中醫肛腸理論與實踐

——2013年中医肛肠学术年会论文集

主　　编　田振国　韩　宝
执行主编　柯　玮　李振国

中医古籍出版社

图书在版编目（CIP）数据

中医肛肠理论与实践/田振国，韩宝主编．—北京：中医古籍出版社，2013. 11
ISBN 978－7－5152－0481－9

Ⅰ. ①中… Ⅱ. ①田… ②韩… Ⅲ. ①肛门疾病－中医外科学－文集 ②直肠疾病－中医外科学－文集 Ⅳ. ①R266－53

中国版本图书馆 CIP 数据核字（2013）第 260674 号

中医肛肠理论与实践
——2013 年中医肛肠学术年会论文集
主　　编　田振国　韩　宝
执行主编　柯　玮　李振国

责任编辑　刘从明
封面设计　陈　娟
出版发行　中医古籍出版社
社　　址　北京东直门内南小街 16 号（100700）
印　　刷　北京金信诺印刷有限公司
开　　本　850mm×1168mm　1/16
印　　张　43　彩插 8 页
字　　数　1600 千字
版　　次　2013 年 11 月第 1 版　2013 年 11 月第 1 次印刷
书　　号　ISBN 978－7－5152－0481－9
定　　价　108. 00 元

《中医肛肠理论与实践》编委会

前　言

为了总结交流中国肛肠领域近年来的教育、临床、基础和科研经验，加强肛肠疾病的基础与临床研究，进一步提高肛肠界医务工作者的诊治水平；推广和普及国内外本领域适宜技术的应用，力争让肛肠疾病患者享受质优价廉的治疗方案；针对中医、中西医结合肛肠本科、研究生教育及国内外大肠肛门病最新进展进行广泛的学术交流，我们组织肛肠学科部分知名专家编写常见肛肠疾病的诊断和治疗以及诊疗指南的解读。并将来自全国近三十个省、市、自治区、各级医院专家和临床医生撰写的300多篇学术论文编辑成《中医肛肠理论与实践》一书，并由中医古籍出版社正式出版。

该书较全面地反映了近几年来中医及中西医结合在防治肛肠病方面的新理论、新经验、新方法和新成果。这些文献是值得我们学习借鉴的。

本书的出版得到中医古籍出版社及山东信诺医疗器械有限公司有关领导和工作人员的大力支持和帮助，在此一并表示谢意。

由于编者水平有限，编审时间短促，书中定有错漏之处，敬请同道予以谅解。

编　者

2013年10月

目　录

学术经验

中医肛肠专业国家级重点专科建设的内涵、目标与条件

田振国

辽宁中医药大学附属第三医院/辽宁省肛肠医院 (110003)

目前中医的医疗服务体系仍然存在整体能力不强、专科发展目标不明确、专科学术水平不平衡等问题。开展国家级重点专科建设，有利于引导中医医院把建设与发展的重心转移到以临床技术水平和服务能力为主题的内涵建设上来，有利于树立行业品牌，展示行业发展成果，提高专科医疗技术水平和医疗质量。中医肛肠专业的国家级重点专科经过多年的建设发展取得了一定的成绩，形成了较为完整的经验积累，分述如下：

一、重点专科的概念

关于专科的概念古人曾这样描述，“医之，有专门之学者”，与我们现在认为专科即专门为一个科系发展建立的相对独立的科室的认识已经没有什么区别。我们认为重点专科的建设要有五个要素，分别是有丰富的内涵，有标准化的目标，有完整的计划，有实施目标的措施，有和谐发展的环境，这样才能称之为完善的重点专科。目前我们的中医肛肠重点专科是中医占主导地位，突出中医专科优势，体现中医自身特色，提高中医疗效的专科。

二、中医肛肠专科形成的历史过程

早在春秋战国时期（公元前770～221年）就有肛肠科疾病的记载。《山海经》中最早提出了痔、瘘的病名并沿用至今：“……其中有虎蛟，其状鱼身而蛇尾，其音如鸳鸯，食者不肿，可以已痔。”“仓文赤尾，食者不痈，可以为瘘。”《内经》中《素问·五脏别论》记载了魄门（肛门）的生理功能，《素问·生气通天论》提出痔的病机，《灵枢·肠胃篇》最早记述了胃肠道的实际解剖数据，《灵枢·水脏篇》最早记载了肠息肉的病名及病机，《灵枢·刺节真邪篇》最早记载了大肠肿瘤的病机。《难经》五十七难中将泄泻分为五种进行辨证，“有胃泻，有脾泄，有大肠泄，有小肠泄，有大瘕泄，名曰后重”。

其后历代医家均有肛肠科疾病的相关研究与记载，并不断的完善与发展。

汉代医圣张仲景的《金匮要略》中有关于肠痈的脉证及治疗方药的记载。《神农本草经》首载了脱肛病名：“蛞蝓味咸寒。主贼风，㖞僻，轶筋，及脱肛，惊痫挛缩。一名陵蠡。生池泽。”

晋代皇甫谧所著的《针灸甲乙经》记述了针灸治疗脱肛、痔、下痢等肛肠的方法。首载了“凡痔与阴相通者，死”。这是对肛肠病合并阴道、尿道病的最早论述。

隋代巢元方的《诸病源候论》详列痢候四十种，对肠道病进行了较全面记述，描述都很具体确切。痔病诸侯中，指出了五痔是牡痔、牝痔、脉痔、肠痔、血痔。另文提出了气痔、酒痔，认为“痔久不瘥，变为瘘也。”最早记载了导引之术防治肛肠病：“一足踏地，一足屈膝，两手抱犊鼻下，急挽向身极势，左右换易四七，去痔五劳三里气不下。”

唐代孙思邈的《千金药方》首载了用鲤鱼肠、刺猬皮等治痔的脏器疗法。

宋代《疮疡经验全书》《太平圣惠方》均有关于肛肠科疾病的记载，宋代已建立了痔瘘专科，有专门痔瘘医生。在《普济方》中记载了相关的轶事，宋高宗患瘘，朝中黄院子（宋时内廷的杂役人员）推荐临安痔科专家曹五，用“取痔千金方”（枯痔散的一种）给宋高宗治愈了痔疾。愈后黄院子被加官为观察使。宋代还有痔瘘专书，如《五痔方》，王伯学的《痔瘘论》，滑寿的《痔瘘篇》等。

金元四大家对痔病均有自己不同的看法李东垣采用清热润燥四法治疗痔病，朱丹溪用补阴凉血消痔，刘完素以五种痔疾分别立方，张从正认为治痔法同治湿。

明代陈实功的《外科正宗》记载了三品一条枪（枯痔疗）、挂线法、系痔法、割痔法。《外科图说》记载着探

肛筒、银丝挂子、过肛针、弯刀、勾刀、穿肛弯针、方头剪和治疗先天性锁肛的手术器械。

清代《古今图书集成》记载枯痔、挂线、结扎、脱管、熏洗、引导、针灸、熨痔、割痔、内治、外治等疗法。内服方剂242首，单验方317首，仅熏洗方就达到300余种。另有痔瘘专著《马氏痔瘘科七十二种》，可见当时前人已经对肛肠科的疾病有了很全面的认识。

建国以后，国家卫生部注重中医药事业的发展，保护及收集散落于民间的传统医药治疗方法与方剂。于1952年开始，多数民间痔瘘专科医生陆续进入医院，成立院中科专科医院。如：

黄济川（1862－1960）四川内江人。清末开设痔瘘专科诊所，1956年创立“黄济川痔瘘专科诊所”，研制了“枯痔散”，“药线”等。

邓少杰（1916－1979）福州人。1956年在福州市人民医院任肛肠科主任，1958年研制“枯痔疗”出席全国文教卫生群英会。

丁泽民1919年出生于江苏江都。上世纪50年代研制出“枯痔液”，70年代将激光技术应用于肛肠病治疗。

史兆岐（1935－2001）中国中医研究院广安门医院肛肠科主任。研制出消痔灵注射液，获国家科技进步二等奖，南斯拉夫、比利时发明金奖。

陆琦1921年生人。1956年首创“内痔插药法”，1978年设计“内痔套扎法”，曾因治好周总理痔病，被誉为“痔科国宝”。

新中国肛肠领域的许多知名专家，为新中国肛肠学科体系的建立奠定了坚实基础，推动了新中国肛肠病学的快速发展。老一代痔科专家为新中国的中医肛肠事业作出了巨大贡献。

第一届副会长常务理事闻茂康、王方林、张庆荣、李雨浓、李润廷、金虎、杨书兴、尹伯约、任全保、芮恒祥、周济民、贺执茂、黄乃建、曹吉勋、彭显光、喻德洪、叶松荣、卢克博、陈之寒、王秀珍、张东铭、邓正明、柏连松、陈民藩……

2007年第五届理事会成立以后，先后评审五批中医肛肠学科名专家，共207名。

2007年5月在沈阳召开肛肠分会换届暨学术研讨会上评出全国首批中医肛肠学科知名专家18人。2008年9月在沈阳召开肛肠分会学术交流大会上评出第二批中医肛肠学科知名专家37人。2009年10月在西安召开全国第十三次中医肛肠学术交流大会上评出第三批中医肛肠学科知名专家31人。2009年10月在西安召开全国第十三次中医肛肠学术交流大会上评出第三批中医肛肠学科知名专家31人。2010年10月福州召开肛肠分会成立三十周年纪念大会暨全国肛肠学术交流大会上评出第四批中医肛肠学科知名专家49人。2011年10月在北京召开中华中医药学会肛肠分会五届理事会换届会议暨2011年全国肛肠学术交流大会上评出第五批中医肛肠学科知名专家名单72人。

2010年，国家中医药管理局评出全国中医肛肠学科名医工作室（站），其中肛肠科2人为丁泽民教授及田振国教授。

其后，中华中医药学会肛肠分会先后评出全国中医肛肠学科先进名医工作室（站）两批，第一批43人，第二批32人。

建国后肛肠学会和肛肠专科组织机构的发展应当说受历史条件限制，发展还是相对缓慢的（家传、师承），是古老的中医传承与新兴的现代学科的有机结合。

1956年中国中医研究院成立了“痔瘘研究小组”。

1964年中医研究院在北京召开11个单位参加的痔瘘座谈会。

1966年国家卫生部召开24个单位参加的部级痔瘘成果鉴定会。

1975年中医研究院主持召开河北衡水第一届中西医结合防治肛肠疾病协作组会议。

至今已经召开了十三次全国的中医肛肠学术会议。

三、重点专科的建设历程

国家中医药管理局与2002年开始进行中医的重点专科技术，其中中医肛肠科因为疗效显著，效果良好，在国家的中医建设中走在了建设的前列，也成为中医专科建设的标杆之一。

国家中医药管理局“十五”期间重点专科（专病）建设单位：中医肛肠科8个（2002－2006）

北京长青肛肠医院

辽宁中医药大学附属第三医院

吉林中西医结合肛肠医院

南京市中医院肛肠治疗中心

河南中医学院第一附属医院肛肠科

郑州市大肠肛门病医院

湖南中医药大学第二附属医院肛肠科

中国中医研究院广安门医院肛肠科

国家中医药管理局“十一五”期间重点专科（专病）建设单位：中医肛肠科共28个。（2007–2011）新增20个。

“十五”期间8个重点专科“领先，滚动”，仍为“十一五”加强建设重点专科。

河北唐山市中医院

山西中医学院第二中医院

内蒙古自治区中蒙医医院

内蒙古呼伦贝尔市中蒙医

中国医科大学附属第一医院

长春中医药大学附属医院

黑龙江省哈尔滨市中医医院

黑龙江省齐齐哈尔市中医医院

福建中医学院附属人民医院

福建省厦门市中医院

山东中医药大学附属医院

山东临沂市中医

河南漯河市中医院

湖北省来凤县民族医院

四川川北医学院附属医院

云南省保山市中医医院

西安市中医医院

青海省中医院

银川市中医医院

北京东直门医院

国家中医药管理局“十二五”期间重点专科建设单位：中医肛肠科共68家。（2011年12月评审）

注：十一五28家，十二五35家。其中十二五培育项目5家。

国家临床重点专科评审共三批：中医肛肠科共16个。（一批6个，二批6个，三批4个）

四、重点专科建设的任务和目标（参考国家中医药管理局十一五重点专科终期验收标准）

（一）科室建设

1. 专科科室命名符合《国家中医药管理局关于规范中医医院医院与临床科室名称的通知》的有关规定。

2. 规划、计划及措施

按照要求制定并实施专科建设发展规划，规划中体现中医特色。制定并实施年度重点专科工作计划，计划与协作组每年工作要求一致。制定并实施本专科发挥中医药特色优势的具体措施。

3. 专科中医药文化建设

门诊候诊区、病房走廊设立专科中医药文化宣传栏，介绍本专科中医药治疗特色、中医药疗效等内容，宣传内容中使用中医病名和中医术语。

4. 门诊情况

门诊量逐年增加；优势病种（3个以上）的门诊量明显增加；中医治疗比例总体不低于60%；优势病种中医治疗比例不低于80%。

5. 住院情况

床位数不低于60张，并逐年有所增加，出院人数逐年增加，优势病种（3个以上）的收治人数较建设前有所增加。中医治疗比例总体不低于60%，优势病种中医治疗比例不低于70%，区域外住院患者比例达到30%以上，护理开展辨证施护，建立具有中医药特色的专科护理常规对中医药特色护理进行评价并制定改进措施。

6. 设备配备

诊疗设备是否满足临床工作需要，配备有专科中医诊疗设备。

7. 经费投入

建设经费做到专款专用，地方与单位投入经费总额不低于国家投入的经费总额，地方政府或单位对重点专科建设额外投入专项经费。

8. 人员结构、学术带头人及专科负责人

人员结构：中医药类别执业医师占执业医师的比例达到70%以上；高级职称的比例，三级医院占30%，二级医院占20%；三级医院硕士以上学位应占30%以上；二级医院本科学历应占70%以上。

学术带头人：能把握本专科建设要求、发展方向，指导本专科制定建设规划；专业水平得到同行认可（在省级以上学术团体任职）；指导专科建设发挥中医特色、提高中医临床疗效；确定学术继承人。

专科负责人：

组织制定并实施专科建设规划；至少半年召开一次专科工作会议；组织落实学术带头人及名老中医临床经验的继承工作；专科病种的健康教育宣传，组织制定专科教育处方、专病门诊。

（二）特色优势

1. 诊疗方案

本专科明确3个以上稳定的优势病种。

优势病种中、西医病名符合重点专科建设的病名要求。

诊疗方案体现中医临床思维且规范、可行：

①中、西医诊断标准明确

②理法方药完整

③治疗方法具有中医特色

诊疗方案中纳入中医特色疗法、名老中医经验、中医诊疗设备、适宜技术、中成药、现代技术、收费项目等内容。

对诊疗方案的掌握、应用情况：

①在疾病诊治的整个过程中中医思维理念的体

②在治疗过程中能用中医药解决的问题，首选中医药解决。

③中医技术、方法等应用情况。

本科的治疗方法被纳入到协作组诊疗方案中。

临床路径：开展中医临床路径应用推广工作。

2. 医院中药制剂

品种数量，重点专科不少于3种，重点专病不少于2种。

3. 临床科研

建设周期内围绕提高优势病种中医临床疗效、解决难点、开展科研工作。三级医院至少有省部级以上（含省部级）在研课题2项，二级医院应有省部级以上（含省部级）在研课题1项；建设周期内以优势病种临床诊疗方案的应用为主题的研究成果获得国家级、省部级成果。

4. 创新

建设周期内围绕优势病种在中医药理论、技术、药物及设备、器械等方面有创新。

（三）中医疗效

1. 疗效评价

优势病种（3个）疗效明显，每年至少对一个优势病种诊疗方案中的治疗方法进行疗效评价，对治疗方法优势、不足等进行分析、总结，不断优化诊疗方案，临床疗效有所提高，将协作组验证的诊疗方案与本科诊疗方案进行对照，分析每个方案的优势特色。

2. 难点分析

分析优势病种（3个）中医治疗的难点并提出解决难点的思路和措施。

（四）协作组工作

1. 协作组日常工作情况

日常参会情况参加国家中医药管理局、本专科协作组、协作分组工作会议，参与诊疗方案梳理，参加协作组验证，参与优势病种诊疗方案和临床路径的制定。

2. 网络平台建设

2009年开通视频网络平台及参会情况

（五）重点专科建设的目标

目标：

提高中医肛肠临床疗效，满足人民群众健康需求

“探索建立中医药核心价值体系，提高中医药文化影响力”

条件：

要有“厚德包容，诲人不倦”的学术带头人，“谦虚谨慎，作风扎实”的学术继承人，“结构合理，合作紧密”的学术团队，“团结，紧密，严肃，活泼”的科室风气，“德、能、勤、廉，综合提高”的人员素质，“精益求精，引领前沿”的专业水平，“精雕细刻，勇攀高峰”的技术创新思维，“理解宽容，履职尽责”的医患关系，“综合服务，人文关怀”的服务意识，“严谨，有序，高效，快捷”的工作状态，“和谐合作，友好相处”的内外环境，“长期积累，积奠牢固”的基础建设。

重点专科建设成功的根本保障：

1. 树立“人为本，德为先”理念，“要把正确的道德认知，自觉的道德养成，积极的道德实践紧密结合起来。”
2. 强调“立身不忘做人为本，做事先做人”原则，“理性平和的社会心态，礼让宽容的人际关系。”
3. 结合职业讲修养的方式
4. 提倡“宽容，包容，严以律己宽以待人”的美德。
5. 坚持“干一行，爱一行，专一行”“讲风格，讲奉献，讲诚信，讲形象”的道德风范。
6. 做到团结人，尊重人，育好人，用好人，留住人，践行科学的人才观，敢为事业用人才的新理念。
7. “四不要”：不要怨天尤人；不要贪图安逸；不要沉湎幻想；不要好高骛远

（六）重点专科建设的最终目的

三型专科：学者型专科，和谐型专科，创新型专科。

三高专科：高素质团队，高层次技术，高质量服务。

三突出专科：文化特色突出，中医特色突出，专科优势突出。

三满意专科：病人满意，社会满意，政府满意。

重点专科建设是一项利国、利民、利业、利己的战略性系统复杂的工程，需要有自强不息，奉献拼搏，奋发有为的精神和勇气去做坚持不懈的努力。让我们中医肛肠界的专家、学者，同仁携手共建，合作共建，为推动我国肛肠事业稳中求进，又好又快的发展，做出我们应有的贡献。

肛漏（瘘）病的诊疗方案、临床路径与诊疗指南的解读及诊治技巧

张燕生　李倩蕾

【摘要】诊疗方案、临床路径和诊疗指南（以下简称方案、路径、指南）的制定或修订，是医学发展不同阶段的必然产物。制定一个有着严格工作顺序、有准确时间要求的医疗、护理照顾计划，以及规范化诊疗指导，是流程管理方法在单病种诊疗中的体现，最终起到规范医疗行为、减少变异、降低成本、提高疗效的作用，是持续改进医疗质量的新的管理模式。

【关键词】诊疗方案；临床路径；诊疗指南；解读

一、肛漏（瘘）病方案、路径、指南的解读

诊疗方案（Diagnosis and treatment scheme）治疗工作的具体计划或对某一疾病的诊治制定的具体措施。

临床路径（Clinical pathway）是以循证医学证据和指南为指导，针对某一单病种的诊断、治疗、康复和护理所制定的一个诊疗标准化模式。

诊疗指南（guide）意指正确的指导或依据。

国家中医药管理局医政司2010年发行了22个专业95个病种中医诊疗方案和临床路径，其中包括中医肛肠5

个病种，其目前主要在中管局重点专科施行；2009年，为全面提高常见肛肠疾病中医临床疗效和科研水平，在国家中医药管理局的领导及中华中医药学会组织下，中华中医药学会肛肠专业委员会完成了《中医肛肠科常见病诊疗指南》（以下简称《指南》）编写工作，并于2012年8月正式颁布执行，并将其收录到国家标准委目录中。《指南》结合近年来肛肠疾病科研与临床发展的状况，全面系统论述了肛肠疾病的中西医常规处理的方法，其内容更简洁、易读，适用于具体操作。为临床实践、诊疗规范和质量评定提供了重要参考依据。如何准确解读中医诊疗方案、临床路径与中医肛肠科常见病诊疗指南，对规范诊疗流程，提高诊疗水平，规避医疗风险都具有重要意义。下面仅就“肛漏病（单纯性高位肛瘘）”做一个简要的解读，对常用的治疗方法做一个简要的介绍，并使从业者既了解其内涵，又掌握其诊疗的技巧。

二、肛漏（瘘）病的指南、方案、路径重点与内涵

相较以往各版本，《指南》在肛瘘部分的内容具有以下特点和优势：

1. 内容丰富，体系化特征明显。1994年版《中医病证诊断疗效标准》论述了肛瘘的病症名、诊断依据、证候分类和疗效评定，但未论述肛瘘治疗内容，体系结构不够完整；2002年版《肛裂、直肠脱垂、肛瘘、痔的诊断标准》集中论述了肛瘘的诊断标准，并将1994年版《中医病证诊断疗效标准》中“诊断依据”和“证候分类”内容按照“西医诊断标准”和“中医诊断标准”进行划分。具体内容变化较小；2012年版《指南》在以前版本基础上，全面论述了肛瘘的定义、诊断、辨证、治疗等方面内容，尤其在辅助检查诊断方面，除结合传统的检查方法外如探针、肛门直肠镜、亚甲兰染色、瘘道造影等等，还增加了直肠腔内超声、CT或MRI等边缘学科的新的检查手段。增加鉴别诊断的病种也较为齐全、完善，从而形成了相对完整的肛瘘诊疗体系。

2. 与时俱进，结构更加合理。《指南》新增并详细论述了肛瘘的治疗，弥补了1994年版《中医病证诊断疗效标准》和2002年版《肛裂、直肠脱垂、肛瘘、痔的诊断标准》在此方面的缺失，符合新时期外科学规范化、标准化发展趋势和要求。同时，鉴于现代外科学对疗效的评定标准已基本统一且获得广泛认可，无需单独制定疗效评定标准，因此2012年版的《指南》删除了疗效评定内容，做到有增有减，在充实《指南》内容的同时，避免冗余，更加科学。

3. 论述细化，更具可操作性。相对于1994年版《中医病证诊断疗效标准》和2002年版《肛裂、直肠脱垂、肛瘘、痔的诊断标准》，新《指南》除体系框架完整外，各部分论述也更加细化，尤其是对临床实践操作具有明确指导意义的诊断和治疗部分，均细化至4级标题论述，使肛瘘临床实践工作有章可循，非常实用。例如：肛瘘的治疗首先分为治疗原则、中医治疗、西医治疗、手术治疗和护理调摄五部分，其中手术治疗部分又分为手术方式、术后处理、术后并发症的防治对策及特殊患者的处理，每点内容又进一步细化阐述。

4. 简单明了，语言表述准确。2012年版《指南》尽管在内容和篇幅上比以往各版本大幅增加，但论述简单明了，不易产生迷惑和误解。在语言方面，均使用标准的医学术语和规范，表述严谨、语言精炼，易于临床医师在实践中熟悉和掌握。

总体而言，各版本均反映了当时医学界对肛瘘疾病诊疗的理论和实践需求，体现了肛瘘诊疗的基本发展方向。其中2012年版《指南》是我国迄今为止有关肛瘘诊疗内容最系统、论述最精确的，对于统一肛瘘诊疗标准和临床实践具有很强的指导意义。

同时，可以发现新《指南》对肛腺感染引发的肛瘘论述较为详尽，对特异性肛瘘的论述稍显笼统。医学的发展永无止境，对肛瘘的认识也同样永无止境，对肛瘘部分的论述仍存在进一步完善的空间。

例如可以增加肛瘘的流行病学及与中西医对应病名的统一；肛瘘病因病理与病因病机的准确描述。肛瘘在我国占肛门直肠病发病人数的1.67%～3.6%，国外认为8%～25%，发病年龄以20～40岁青壮年为主。婴幼儿发病亦不少见。男性与女性发病率之比为5∶1～6∶1。国家中医药管理局“十五”重点专科（专病）项目建设监测系统中：西医病名为：肛瘘（ICD：K60.301），相对应的中医病名为：肛漏病（TCD：BWG050）。《指南》中提出：肛瘘的中西医病名相同，与上述重点专科的病名规定有所不同，将来有望相关部门对病名做出统一规范。

2010年执行的肛漏病的中医临床路径是参照“国家中医药管理局‘十一五’重点专科协作组肛漏病（肛瘘）诊疗方案”制定的一个标准住院流程。整个路径内容全面，形成了完整的肛瘘（单纯高位）诊疗体系，明确了适用对象、诊断依据、治疗方案选择等10个方面的内容。此外，路径住院表单详细列出住院期间主要诊疗工作项目、重点医嘱及主要护理工作项目，方便临床标准化操作。

但2010年版肛漏病中医临床路径仅适用于高位单纯肛瘘。根据《指南》及肛漏病的诊疗方案，除高位单纯肛瘘外，还包括低位单纯肛瘘、低位复杂肛瘘、高位复杂肛瘘。现有临床路径无力担负起规范各类型肛瘘诊治

的使命，与《指南》无法完全匹配，导致肛瘘诊疗体系出现空白，因此，需要针对不同类型肛瘘，依据《指南》制定相应的中医临床路径，以便使各种类型肛瘘疾病均具备标准化诊治流程，提升临床诊治的科学性、可操作性。

《指南》及诊疗方案为肛漏病临床诊治确定了标准，路径则为临床诊治提供了标准流程；指南及诊疗方案是临床路径的依据，临床路径是诊疗方案的具体治疗流程的体现，二者之间在逻辑上形成了细化递进、相辅相成的关系，共同构成了肛漏病诊疗体系的主体内容。

三、肛漏（瘘）病的历史沿革与研究进展

1. 肛漏病的历史沿革

我国是最早认识“瘘”并记载诊疗方法的国家之一，并在长期的医疗实践中逐步形成一套独具特色的理论体系，发挥着与现代指南相类似的规范和指导功能。在成书于战国之前的《山海经》已明确提出了“瘘”的病名，并记载了治疗瘘病的方法。《五十二病方》将瘘病归入“牡痔”之中，并叙述了治疗肛瘘的手术方法。宋《太平圣惠方》将瘘与痔从概念上进行了区分，并最早记载了药捻脱管法治疗肛瘘的应用。明·徐春甫所著《古今医统》中引用元朝医书《永类钤方》记载了肛瘘挂线术的具体方法及原理，详细的描述了如何运用药线的慢性勒割作用和引流作用来治疗肛瘘，此法在很大程度上保护了肛门的括约功能，避免或减少了肛门失禁的发生。明·申斗垣《外科启玄》中详细介绍了脱管药捻的制作方法，并确定施捻方法和换药原则。清代《外科大成》则提出对复杂性肛瘘要分阶段治疗的思想。清代医学著作中已对肛瘘的分类、病因、治疗及医疗器械等做了较为系统的阐述，例如《外科图说》中绘制了钩刀、柳叶刀、弯刀、银丝、小烙铁、尖头剪、方头剪等各种手术器械，其中“银丝”即是现代肛瘘挂线术中的探针；书中还详尽描述了肛瘘切开术的方法及手术禁忌症。

古代医家对肛瘘的治疗经验对现代临床治疗肛瘘具有很好的指导意义，特别是挂线疗法，深刻的体现出祖国医学的先进性。随着现代医学的进一步发展，挂线术仍以不同的形式成为治疗肛瘘的主流手术方法，并被应用于其他肛门疾病的治疗中。

国外对肛瘘也早有认识。古印度将肛瘘列入预后不良的8类病种之一。古希腊学者的医学著作中，已有采用收敛和结扎方法治疗肛瘘的记载，并已认识到切断肛门括约肌会导致肛门失禁的不良后果。古罗马著名医生Calsus（公元前25年～公元50年）详细记载了肛瘘的切开法和挂线法，之后诸多学者对于治疗肛瘘的手术方法及器械都进行了改进和提高。

肛瘘的发病原因至今没有明确统一。1961年英国著名学者A. G. Parks通过对病例组织活检，发现90%的肛瘘是由肛门腺感染所致，并提出以彻底切除感染的肛隐窝、肛门腺导管和肛门腺为重点，不切断肛门括约肌的肛瘘挖除术，该术式为近代各种肛瘘括约肌保存手术奠定了基础。1980年埃及学者Ahmed Shafik通过研究肛门解剖结构和排便机制提出中央间隙感染学说，另有我国徐明娟通过组织学研究提出上皮细胞致病学说，但肛腺感染学说仍然被大多数学者所公认，并基于此学说而发展出的各种手术方法均以能否彻底切除感染的肛隐窝、肛腺及肛腺导管为手术成败的关键。随着肛肠医学的进步，尽管有许多新思路新技术不断涌现，但国内外几经修改并颁布的肛瘘诊治指南，包括2012年中华中医药学会发布的《中医肛肠科常见病诊疗指南》中对肛瘘的阐述也均是基于肛腺感染学说而提出的。

肛瘘是一种较为复杂的肛周常见疾病，分类的方法也多种多样。我国古代医家多是依据瘘管的部位、形态、特征等进行分类，但范围比较广泛，例如《外科大成》按其分布和走形将肛瘘分为八类，并生动的描述了每种肛瘘的特点：“瘘有八。肾俞漏，生肾俞穴；瓜穰漏，形如出水西瓜穰之类；肾囊漏，漏管通于囊也；缠肠漏，为其管盘绕于肛门也；屈曲漏，为其管屈曲不直，难以下药至底也；串臀漏、蜂窝漏，二症若皮硬色黑，内必有重管，虽以挂线，依次穿治，未免为多事；通肠漏，惟以此漏用挂线易于除根。”还有鼠瘘、阴瘘等等。

近代国内外学者根据自己的临床经验和体会，结合解剖学的研究进展，也提出了许多分类方法，仅现行的分类方法就有20余种，如按内外口分类：单口内瘘、内外瘘、单口外瘘、全外瘘；按瘘管形态分布分类：直瘘、弯曲瘘、后位蹄铁型肛瘘、前位蹄铁型肛瘘、环形瘘；按内外口及瘘管数量分类：单纯性肛瘘、复杂性肛瘘；随着对肛漏本质认识的不断深入，对肛漏的分类越趋合理。具有代表性的分类方法有以下几种：

欧洲地区：

1934年Millgan－Morgan提出将肛瘘分为5类：皮下瘘、低位肛瘘（瘘道在齿线平面以下）、高位肛瘘（瘘道

在齿线平面以上)、肛门直肠瘘(瘘道贯穿肛门直肠的坐骨直肠瘘及骨盆直肠瘘)、黏膜下瘘。

1966年苏格兰医生Eisenhammer根据他的肌间瘘性脓肿理论,将肛瘘分为内群(感染源于肛管内侧肛隐窝,包括高位内外括约肌间瘘、低位内外括约肌间瘘、黏膜下瘘),外群(感染源于肛管外侧,如外伤、克罗恩病所致的坐骨直肠窝瘘、皮下瘘),内外合并群(感染源于肛管内外两侧的不规则型),共3类5型。

1975年Goligher以提肛肌为界,将肛瘘分为5类:皮下瘘(有完全性和盲瘘2型)、低位瘘(有完全性和盲瘘2型)、高位瘘(有完全性高位瘘、完全性低位瘘合并高位盲端瘘、高位盲瘘3型)、肛管直肠瘘(坐骨直肠型和骨盆直肠型2型)、高位肌间瘘(有完全性括约肌间瘘和盲端括约肌间瘘2型)。

1976年A. G. Parks依据瘘管与括约肌关系将肛瘘分为4类:括约肌间瘘、经括约肌瘘(包括贯穿括约肌的低位和高位瘘)、括约肌上瘘(向上穿过肛提肌,向下穿坐骨直肠窝透皮肤的高位瘘)、括约肌外瘘(常由外伤、克隆氏病、溃疡性结肠炎及肠癌所致)。

1977年Marks将肛瘘分为:表浅肛瘘、括约肌间瘘、横穿括约肌瘘、括约肌上肛瘘、括约肌外肛瘘及其他。

亚洲地区:

1975年全国肛肠协作组河北衡水会议肛瘘诊断标准按病源分为:化脓性肛瘘和结核性肛瘘;按病变程度分为:单纯性肛瘘(低位、高位)、复杂性肛瘘(高位、低位、蹄铁型)。其中以内口及瘘管的数量区分单纯与复杂,以瘘管走行侵犯括约肌的程度区分高位与低位。

1979年日本隅越幸男将肛瘘分为4类10型:皮下及黏膜下瘘(皮下瘘、黏膜下瘘)、内外括约肌间瘘(低位单纯型肌间瘘、低位复杂型肌间瘘、高位单纯型肌间瘘、高位复杂型肌间瘘)、肛提肌下瘘(单侧单纯型瘘、单侧复杂型瘘、双侧单纯型瘘、双侧复杂型瘘)、肛提肌上瘘。

1979年我国张庆荣将肛瘘分为10类:内外瘘、外肛瘘、内肛瘘、蹄铁型肛瘘、高位或低位肛瘘、直瘘和弯瘘、括约肌间瘘、经过括约肌瘘、括约肌上方瘘、括约肌外瘘。

1984年金虎将肛瘘分为5类:皮下及黏膜下瘘、直肠瘘、蹄铁型瘘、皮下多发性肛瘘。

近年来,我国政府有关部门组织行业学会不断改进、更新并颁布了多版具有临床指导意义的标准、指南:

1994年,我国首次由行业学会制定,政府颁布出台的《中医病证诊断疗效标准》中首次对"肛漏(瘘)"的名称进行了界定,指出"肛漏(瘘)"系肛痈成脓自溃或切开后所遗留的腔道。也就是说"肛漏(瘘)"是肛周感染的后遗症。并在肛漏(瘘)的诊断依据中,将1975年衡水会议的分类进行了针对性的简化,删除了肛漏(瘘)性质的描述;依据内、外口及瘘管的数量和瘘管与肛管直肠环的关系,将肛瘘分为4类:低位单纯性肛瘘、低位复杂性肛瘘、高位单纯性肛瘘、高位复杂性肛瘘。此分类方法简单明了,易于临床医师掌握;证候分类有湿热下注、正虚邪恋、阴液亏虚;最后有简单的疗效评定标准。但《标准》没有提及肛瘘的治疗问题。

2002年11月中华中医药学会肛肠专业委员会在厦门市经肛肠专业委员会常务理事会讨论通过了《肛裂、直肠脱垂、肛瘘、痔的诊断标准》(试行草案),其中对肛瘘的诊断标准在原有标准的基础上重新进行了归类,并强调了单纯性肛瘘内口的位置在肛隐窝,并将高、低位瘘管与肛管直肠环的关系精确到与外括约肌深层上下,对临床治疗的指导作用更加明确。2009年,为全面提高常见肛肠疾病中医临床疗效和科研水平,在国家中医药管理局的领导及中华中医药学会组织下,中华中医药学会肛肠专业委员会完成了《中医肛肠科常见病诊疗指南》(以下简称《指南》)编写工作,并于2012年6月正式颁布。《指南》结合近年来肛肠疾病科研与临床发展的状况,全面系统论述了肛肠疾病的中西医常规处理的方法,为临床实践、诊疗规范和质量评定提供了重要参考依据。

2. 肛漏(瘘)病的研究进展

肛瘘(Anal rectum fistula):现被定义为是肛周皮肤与直肠肛管之间的慢性病理性管道。流行病学研究肛瘘在我国占肛门直肠病发病人数的1.67%~3.6%,国外认为8%~25%,发病年龄以20~40岁青壮年为主。婴幼儿发病亦不少见。男性与女性发病率之比为5:1~6:1。

病因病理:现代医学认为肛瘘和肛周脓肿分别属于肛周间隙化脓性感染的两个病理阶段,急性期为肛周脓肿,慢性期为肛瘘。肛周脓肿成脓后,经肛周皮肤或肛管直肠黏膜破溃或切开排脓,脓液充分引流后,脓腔随之逐渐缩小,脓腔壁结缔组织增生,使脓腔缩窄,形成或直或弯的管道,即成肛瘘。少数是由其他非腺性感染所致的并发症如炎症性肠病、直肠癌、外伤、会阴部手术及肠结核等并发直肠周围脓肿破溃后形成。

病因病机:中医学认为肛瘘的形成多为肛痈溃后久不收口,湿热余毒未尽;或痨虫内侵,肺、脾、肾三脏亏损;或因肛裂损伤日久染毒而成。包括外感风、寒、湿、热等邪气,饮食不节,肺、脾、肾三阴亏损,负重奔走,劳碌不停,妇女生产用力,房劳过度,体弱病衰,虚劳久嗽等,导致机体阴阳失调,经络壅塞,气血不畅,正气内伤,毒邪乘虚而入;或脾胃功能受损,内生湿热,湿热下注,郁久不化,热腐成脓,穿肠穿臀而成肛痈、肛漏。

手术治疗肛瘘被公认为有效、治愈率高的治疗方法，现代肛瘘手术方法可以分为括约肌切断手术和括约肌保存手术两大类。早在 1934 年 Millgan – Mongan 通过对肛门直肠解剖学研究，提出了肛门直肠环的概念，认为只要不切断肛门直肠环，切断内括约肌和外括约肌浅层、皮下层，不会引起肛门失禁。这种观点成了后来处理肛瘘的准则。隅越幸男通过临床观察，具体指出：切断外括约肌皮下部无影响，但女性在肛门前方切断时可使肛门闭锁不严；切断外括约肌浅部，一般不影响功能；切断外括约肌深部，可导致肛门不完全失禁，失去对稀便和排气的控制能力，不得已需切断时，一般在后正中线切断影响小，在前方及两侧切断影响大，纤维化后切断障碍少，未纤维化时切断障碍多；切断耻骨直肠肌，排便会完全失禁，对稀便、干便失去控制能力，并使会阴弯曲变直，肛门直肠移位变形，甚至导致直肠黏膜脱垂。

《指南》已推广的手术方法主要有：肛瘘切开（除）术、肛瘘挂线术、肛瘘隧道术、肛瘘切开旷置术等等。上述方法都经过全国各地学者的广泛验证，切实有效，而且都有适应症需要遵循及注意事项需要规避。近年来，随着现代科学技术的发展，国内外学者设计出多种治疗肛瘘的新方法，也取得了较好的效果。例如：纤维蛋白胶封闭术、LIFT 手术等。

四、肛漏（瘘）病的诊疗技巧（诊断、鉴别、药物与手术治疗要点技巧）

肛漏病是肛周皮肤与直肠肛管之间的慢性、病理性管道，常于肛门直肠周围脓肿破溃或切开引流后形成。

1. 诊断要点

（1）临床症状：

流脓：是主要症状，分泌物刺激皮肤而瘙痒不适，当外口阻塞或假性愈合，瘘管内脓液积存，局部肿胀疼痛，甚至发热。

疼痛：瘘管通畅无炎症时常不感疼痛，只感觉局部发胀和不适，行走时加重。当瘘管感染或脓液排出不畅而肿胀发炎时，可引起疼痛。

瘙痒：由于脓液不断刺激肛周皮肤，常感觉瘙痒，肛周潮湿不适，皮肤变色、表皮脱落，纤维组织增生和增厚，有时形成湿疹。

排便不畅：复杂性肛瘘经久不愈，可引起肛门直肠周围形成纤维化瘢痕或环状的条索，影响肛门的舒张和闭合，大便时感到困难，有便意不尽的感觉。

全身症状：在急性炎症期和复杂性肛瘘反复发作时，可出现不同程度的发热、或伴有消瘦、贫血、体虚等长期慢性消耗症状。反复发作的肛周肿痛、流脓，急性炎症期可发热。

（2）体征

肛门视诊：可见肛瘘外口形态、位置和分泌物。

肛管直肠指诊：是重要的检查方法。浅部肛瘘肛门周围可触及条索状硬结及其行径。直肠指诊可触及内口、凹陷及结节。

（3）分类诊断

低位单纯性肛瘘：内口在肛隐窝，仅有一个瘘道通过外括约肌皮下部或浅部，与皮肤相通。

低位复杂性肛瘘：有两个以上内口或外口，肛瘘瘘道在外括约肌皮下部和浅部。

高位单纯性肛瘘：内口在肛隐窝，仅有一个瘘道，走行在外括约肌深层以上。

高位复杂性肛瘘：有两个以上外口，通过瘘管与内口相连或并有支管空腔，其主管通过外括约肌深层以上。

（4）辅助检查诊断：

探针检查：初步探查瘘道的形态和走向。

肛门直肠镜检查：与亚甲蓝配合使用，可初步确定内口位置。

瘘道造影：可采用造影剂造影，对于复杂性肛瘘的诊断有参考价值。

直肠腔内超声：观察肛瘘瘘道的走向、内口、以及判断瘘管与括约肌的关系。

CT 或 MRI：用于复杂性肛瘘的诊断，能较好地显示瘘道与括约肌的关系。

2. 鉴别诊断

肛瘘需与结核性肛瘘、炎症性肠病肛瘘、化脓性汗腺炎、肛周皮下囊肿感染、会阴部尿道瘘、骶尾部囊肿或畸胎瘤合并感染脓肿、藏毛窦感染、直肠子宫内膜异位症、巴氏腺囊肿感染等鉴别。另外，不常见的结核或放线菌等感染亦可表现为特异性肛瘘，临床详细的病史和相关检查有助于正确诊断。

（1）肛周化脓性汗腺炎　是肛门周围大汗腺感染后在皮内和皮下组织形成的范围较广的炎性皮肤病症，常并发脓肿、复杂性窦道和瘘管，反复发作，广泛浸润。中医属“蜂窝漏”“窜臀瘘”范畴。此病症最易被误诊为肛瘘的肛门皮肤病。化脓性汗腺炎的主要特征是脓肿形成和遗留窦道，好发于大汗腺的分布区，肛门周围、会阴部、腹股沟及腋窝等处。窦道常有隆起和脓汁，有许多开口，所以易被误诊为多发性肛瘘或复杂瘘。区别要点是化脓性汗腺炎的病变在皮肤及皮下组织，病变范围广泛，可有无数窦道开口，呈结节状或弥漫性，但窦道均浅，不与直肠相通，切开窦道后无脓腔和瘘管。

（2）骶前囊肿　是一种先天性疾病，一般认为是因胚胎发育异常引起的。常见为表皮囊肿和皮样囊肿。位于骶骨前直肠后间隙。囊肿呈单囊性、双囊性或多囊性，腔内可有胶冻状黏液，无感染时，常无症状。有时感觉骶尾部胀痛，若囊肿长大或继发感染，则出现发热、局部红肿、疼痛等症状，巨大囊肿可压迫邻近组织和脏器，如压迫直肠可引起便秘、排便困难等，压迫膀胱可有尿失禁、排尿不畅、尿潴留等症状。疼痛为最多见症状，常因坐位或站立改变体位而引起疼痛，溃破或切开引流后，形成瘘道，无内口，易与肛瘘外口混淆而误诊为肛周脓肿或肛瘘。因此肛周脓肿或肛瘘多次手术不愈者应警惕有无骶前间隙的病变，腔内B超（TRUS）、CT、MRI可协助诊断。

（3）藏毛窦囊肿　是在骶尾部臀间裂的软组织内一种慢性窦道或囊肿，内藏毛发是其特征。囊肿内伴肉芽组织，纤维增生，常含一簇毛。虽在出生后可见此病，但多在青春期20～30岁因毛囊、皮脂腺活动增加后发生，并出现症状。表现为骶尾部反复红肿化脓，自行破溃，炎症消退后形成窦道，距肛管直肠较远，窦道总体走向趋于内侧，无内口，也可表现为骶尾部急性脓肿，穿破后形成慢性窦道，或暂时愈合，终又穿破，如此可反复发作。

（4）骶尾部骨髓炎　有骶骨骨髓炎造成骶骨与直肠之间的脓肿，脓液由尾骨附近穿破，形成瘘管。瘘口常在尾骨间的两侧，并与尾骨间平齐，有时有两个对称、距离相等的瘘口。探针可探入数厘米，瘘管与直肠平行，位于骶骨前凹内，瘘口与肛管之间无变硬组织，碘油造影可显示管道呈倒“Y”字形，不与直肠相通。X线摄片可见骨质病变。

（5）骶髂骨骨结核　骶、髂、髋、耻骨骨结核可形成脓肿，脓液在臀部或会阴部或腹股沟穿破，形成瘘管，需要与肛瘘鉴别。骨结核具有发病缓慢，无急性炎症，破溃后流清稀脓液，久不收口，创口凹陷，纳差，低热，盗汗等结核特有的症状。瘘口距肛门较远，与直肠不通。X线摄片，可见病变骨骨质破坏。

（6）肛管直肠癌　肛管直肠癌晚期，溃烂后也可以形成瘘管，但其特点是肿块坚硬呈菜花样，溃疡深大，分泌物为脓血，恶臭，并持续性疼痛。病理检查可确诊。

（7）会阴部尿道瘘　多发生于先天或后天的骑跨伤。

（8）结核性肛瘘　外口较大，凹陷，周围皮肤暗紫，皮下有潜行的穿凿性瘘道，而且脓出稀薄，皮下硬条索触及不明显者应考虑结核性肛瘘。同时可伴有潮热盗汗，心烦口干等症状。

（9）肛周皮脂腺囊肿感染　肛周皮脂腺因发生囊肿后，经常被挤压而反复发生红肿，甚至流脓。红肿时应与肛周脓肿区别；当破溃由于其久不愈合时应与肛瘘区别，由于肛周皮脂腺囊肿因无内口，故病变处与隐窝之间无条索状肿物可及。探针、染色、造影、B超、腔内B超等检查均可证实。

（10）克罗恩病导致肛瘘约35%并发肛门直肠周围脓肿、瘘管，肛门周围和臀部可有广泛溃疡和肉芽肿性病变，可见腹痛、腹泻、恶心呕吐，并伴有低热、贫血、低蛋白血症、电解质紊乱等不同程度的全身症状及关节、结膜、皮肤、肝肾等肠外表现。

3. 辨证施治

（1）湿热下注证

主证：肛周有溃口，经常溢脓，脓质稠厚，色白或黄，局部红、肿、热、痛明显，按之有索状物通向肛内，可伴有纳呆，大便不爽，小便短赤，形体困重，舌红、苔黄腻，脉滑数。

治法：清热利湿

方药：萆薢渗湿汤加减。黄柏、苍术、银花、蒲公英、紫花地丁、萆薢、茯苓、栀子、车前子、白术、茵陈等。

（2）正虚邪恋证

主证：肛周瘘口流脓，脓质稀薄，肛门隐隐作痛，外口皮色暗淡，时溃时愈，按之较硬，多有索状物通向肛内，可伴有神疲乏力，面色无华，气短懒言，舌淡、苔薄，脉濡。

治法：扶正祛邪

方药：托里消毒饮加减。生黄芪、当归、穿山甲、皂刺、川芎、白术、茯苓、白芍、熟地、甘草等。

（3）阴液亏虚证

主证：肛周瘘口凹陷，周围皮肤颜色晦暗，脓水清稀，按之有索状物通向肛内，可伴有潮热盗汗，心烦不寐，口渴，食欲不振，舌红少津、少苔或无苔，脉细数无力。

治法：养阴托毒

方药：青蒿鳖甲汤加减。青蒿、鳖甲、知母、生地、丹皮等。

4. 中成药及外用药

在肛瘘的治疗中，手术配合中药的内外治疗，则会起到事半功倍之效，常用中成药多具有活血止痛之功，如马应龙麝香痔疮栓、马应龙麝香痔疮膏、肛泰栓、肛泰软膏、普济痔疮栓，肛瘘急性肿痛时可外敷金黄膏、拔毒膏等以清热解毒、散结消肿止痛，围手术期可采用中药熏洗，以清热祛湿、活血止痛、收湿敛疮。

5. 手术治疗

手术是治疗肛瘘的主要手段，基本原则：去除病灶、引流通畅，尽可能减少括约肌损伤，保护肛门功能。治疗的关键是清除感染内口，对不同程度的肛瘘需要选择合适的手术方式，也可几种术式结合运用。

【肛瘘切开挂线术】

适应证：高位肛瘘

原理：以橡皮筋穿过瘘管两端收紧，使直肠环肌局部持续受压而缺血被慢性切开，使切开与组织粘连固定及修复同时进行。

特点：创面边引流、边切开、边修复，防止了术后肛门失禁、狭窄、大出血等继发症。安全可靠，疗效确实。

操作技巧

（1）寻找内口务必耐心，切忌盲施暴力，以免造成假内口。

（2）拉紧皮筋的松紧度以10—15天之内自然掉落为宜。笔者经验一般以拉长疾管内皮筋2厘米即可。过紧则切割过快失去挂线意义，且患者疼痛剧烈，过松则须多次紧线，延长恢复时间。

（3）术后换药关键是使伤口引流通畅，保证伤口由基底逐渐向上生长。为使引流通畅，内口附近的内痔应予结扎。

（4）如高位复杂肛瘘，主管可采用此法，支管可采用对口引流方法，从而更好的保护肛周皮肤的完整性。

【肛瘘切除术】

适应证：低位肛瘘

原理：低位肛瘘不涉及高位肌层，直接切除不影响肛门功能。

特点：操作简单，病除彻底。

操作要点：

（1）切除时贴管壁进行，创口勿过深过大。

（2）如用此法治疗高位肛瘘则会出现不同程度的肛门失禁。

【肛瘘切除缝合术】

适应证：低位肛瘘。

原理：切除肛瘘病灶，全层缝合伤口。

特点：愈合快，保存括约肌并防止肛门变形。

操作要点：

（1）切除时应细心设计，尽量使创口宽度小，修剪外口宜呈梭形，缝合不致张力过大。

（2）在齿线部的一针须深缝，以挂住内括约肌一部分，且须扎紧以免渗液感染。

（3）一旦发现感染应即时拆线或间隔拆线，改按开放伤口换药。

【肛瘘切开搔扒术】

适应证：初发低位肛瘘，疤痕组织较少者。

原理：切开瘘管，搔扒管壁及腐烂组织根治。

特点：简单易行，保存括约肌。

操作要点：

（1）纤维硬化组织搔扒愈彻底，对恢复愈有利。

（2）瘘管切开后如有支管窦道，可适度扩大管腔，进行搔扒，或对口引流，保证引流通畅，并减少皮肤及肌肉的损伤。

【肛瘘截断挂线术】

适应证：内、外口间距较远的高位肛瘘

原理：就近截断肛瘘，近段切开挂线，远段引流。

特点：损伤小，缩短愈合时间，有利于保存括约肌。

操作要点：

（1）断管处可选在括约肌间隙，以减少括约肌损伤。

（2）对口引流的浮线应松弛，可活动，以保证引流通畅。

【肛瘘改道挂线术】

适应证：蹄铁型肛瘘

原理：蹄铁型肛瘘内口多位于截石位 6 点或 12 点齿线部，将该点原发病灶作纵行切开挂线（改道挂线）两侧弯曲的蹄铁瘘作对口引流。

特点：损伤少，愈合快，利于保存括约肌。

操作要点：

（1）对口引流的浮线应松弛，以保证引流通畅。

（2）外口及瘘道可适当扩大以利引流。

【肛瘘高位挂线，低位缝合术】

适应证：高位单纯肛瘘

原理：高位切开挂线以免肛门失禁，低位管道走行单纯，故可行低位缝合，以加速愈合。

特点：安全有效，加速愈合，有利于括约肌和皮肤的修复。

操作要点：

（1）缝合伤口的疤痕及管壁须清除彻底。

（2）须全层缝合不留死腔，接近挂线处的一针，须以粗线全层缝合并扎紧，以防渗液感染。

【肛瘘分期紧线术】

适应证：多内口的高位肛瘘。

原理：有两个以上内口的肛瘘，不宜同时挂紧皮筋，而行逐个紧线分期脱落，以减少直肠环肌的损伤，保护肛门功能。

特点：安全可靠，治疗彻底，利于括约肌修复。

操作要点：探查内口要仔细认真，避免制造假内口或遗漏内口。

【肛瘘经内口探查根治术】

适应证：内盲瘘，内口清楚者。

原理：内盲瘘无外口，在内口容易触及或肛镜下直观者，可用本法经内口逆行探查瘘管走行并根除。

特点：稳妥可靠，内口得以正确处理。

操作要点：

（1）原发内口须准确定位，指诊于齿线部如觉察到明显凹陷或凸起处，即为肛瘘内口。肛镜下可确认内口处明显凹陷或红肿，与其他肛隐窝不同，自内口纳入弯探针应无阻力，否则可能是假内口。

（2）为防止遗漏支管，可自切开创口用探针上行探查。

【肛瘘皮肤造口探查根治术】

适应证：内盲瘘，皮下索条清楚但内口不明确者。

原理：内盲瘘无外口，内口亦触摸不清楚者，忌盲目探查内口，以免引发肛窦炎。依条索于皮肤相应位置造外口，上行探查内口，从而彻底清除病灶。

特点：安全可靠，利于内口的探寻。

操作要点：

（1）探针应顺瘘管自然前行，勿以暴力人为造瘘。

（2）探查内口应轻柔，勿急躁，避免人为造假内口。

（3）明确找到内口后，应谨慎探查有无分支，以防遗漏。

【肛瘘黏膜造口挂线术】

适应证：外盲瘘。

原理：外盲瘘无内口或内口暂时闭合，此时可于黏膜最薄弱处上方造内口挂线，使原发内口在挂线范围之内从而根治。

特点：操作方便，较大把握地处理了内口。

操作要点：

（1）在皮筋自然脱落后，应再次以探针探查有无其他内口，若有，应再次挂线或切开。

（2）初次探查时不能确定内口范围，可先钝性扩大瘘管，以提脓祛腐药捻引流几日，再次探查时，常可定位原发内口。

【肛瘘黏膜挂线术】

适应证：黏膜下瘘

原理：黏膜下瘘一般在齿线附近有内口，多数较简单且直行。由于黏膜下血管丰富，如果切开易引起出血，而经肛管不易止血，采用挂线术出血少，且引流通畅。

特点：不易出血，不伤及肌层，安全可靠。

操作要点：

（1）在纳入探针后，应先仔细探查有无开放的外口，在确无开放的外口时方可自瘘管盲端穿出，继而挂线。

（2）探查时手指应持续于肛管内引导，动作宜轻柔，以防伤及正常黏膜及对侧肠壁。

【婴幼儿肛瘘切开挂钱术】

适应证：婴幼儿肛瘘反复感染不愈

原理：婴幼儿肛瘘一般主张以保守治疗为宜。若频繁感染发作者，可行切开挂线术。婴幼儿肛瘘术后再生能力强，伤口愈合快，疗程短。

特点：伤口窄小，对括约肌损伤小，愈合瘢痕小，肛门功能良好。

操作要点：

（1）外口及瘘管不必作大量修剪，以免瘢痕过大。

（2）婴幼儿组织娇嫩，挂线皮筋不宜过紧。

【隧道式对口脱线引流术】

适应证：单纯或复杂性高位肛瘘

原理：利用丝线反复掺入提脓祛腐药物，待管道病变组织脱净后，采用棉垫压迫法使管壁组织粘连，闭合管道。

特点：组织损伤小，完整保存皮肤，瘢痕小，后遗症少。

操作要点：

（1）待病变组织引流彻底后，再采用垫棉压迫，否则易复发。

（2）部分患者对某些提脓祛腐药物有过敏现象，应用时要仔细观察病情变化，并做好应对预案。

【纤维蛋白胶黏堵法】

适应证：单纯性肛瘘

原理：清除肛瘘感染组织后，使用纤维蛋白胶进行填充，以改善症状。

特点：肛周组织损伤小，不破坏肛门括约肌组织，减少手术后遗症，患者痛苦少，为国外推荐治疗肛瘘的首选方法。

操作要点：术中彻底清除瘘管炎性组织。

【LIFT 手术（经括约肌间瘘管结扎术）】

适应证：各种类型肛瘘

原理：选择括约肌间入路，靠近内口处结扎瘘管，闭合内口，切除所有感染组织后缝合外括约肌缺损。

特点：肛周组织损伤小，不破坏肛门括约肌组织，减少手术后遗症，患者痛苦少。美国将此法作为治疗肛瘘保留括约肌的一线选择。

6. 当前临床肛瘘诊疗中存在的问题

临床上治疗肛瘘的方法有很多，但解决肛瘘的根本均在于消除原发感染病灶：内口及瘘道，正确处理内口是手术成功的关键。没有一种技术适合所有的肛瘘，需要临床中依据肛瘘的具体情况，组合运用多种方法，以达到既能根治肛瘘，又能维护肛门功能和形态的目的，但当前临床肛瘘诊疗中存在一系列问题：

（1）诊断不明确

诊断过程中未能详细追问病史，仅通过肛门指检及临床经验进行诊断，而忽略腔内超声、核磁共振成像技术、电子结肠镜检查等辅助检查手段，容易导致误诊、漏诊。

（2）选择术式不合理

临床中需结合肛周解剖结构、索罗门定律及经验选择合理手术方式，实践中大量存在将一种术式应用于各种类型肛瘘的现象，导致后遗症多、愈合时间长、复发率高、患者痛苦大。

（3）桥形愈合

手术切口过度追求创面小而引流不通畅，术后换药不能及时清除粪便残渣及增生水肿的肉芽组织，不能使创面由基层逐步生长直至皮肤愈合，形成桥形愈合。

（4）部分手术细节未能形成规范

例如在治疗高位肛瘘的挂线术中，需要橡皮筋保持适度张力，以缓慢勒割直肠环肌，但张力大小全凭术者个人经验，未形成统一标准，张力过大，使勒割速度太快，失去挂线意义，肛门功能易受损；张力过小，勒割速度慢，愈合时间长。在此方面，北京广安门医院做出初步尝试，定制了统一弹性系数的挂线材料，并标记出弹力刻度，为挂线术开创了新的标准化思路，值得借鉴推广。

7. 北京马应龙长青肛肠医院治疗肛瘘的心得

我院在长期临床诊治中取得了一系列经验和心得：

（1）术前所有肛瘘患者均采用指诊、肛门镜及腔内超声检查以明确诊断，对症状、体征不明确及难以鉴别的病例需增加核磁共振成像检查、瘘道造影及电子结肠镜检查以协助诊断。对疑难病例进行专家会诊，拟定治疗方案。

（2）针对不同类型的肛瘘选择不同术式，低位单纯肛瘘一般选用肛瘘切除术；低位复杂肛瘘选用肛瘘切开加对口引流术；高位单纯肛瘘选用切开挂线术；高位复杂肛瘘选用切开挂线及对口引流术。术中在保证引流通畅的基础上，尽量缩小切口，对复杂肛瘘采用主管切开或挂线，支管对口引流，在彻底清除内口及病变组织的基础上，有效保留了皮肤的完整性，减少了瘢痕形成。

（3）换药及时，密切观察创面变化情况，同时注重整体观念，辨证施治，采用中药口服及中药熏洗以促进创面的愈合，取得显著疗效。

附：肛瘘的典型图片与鉴别诊断疾病的图片

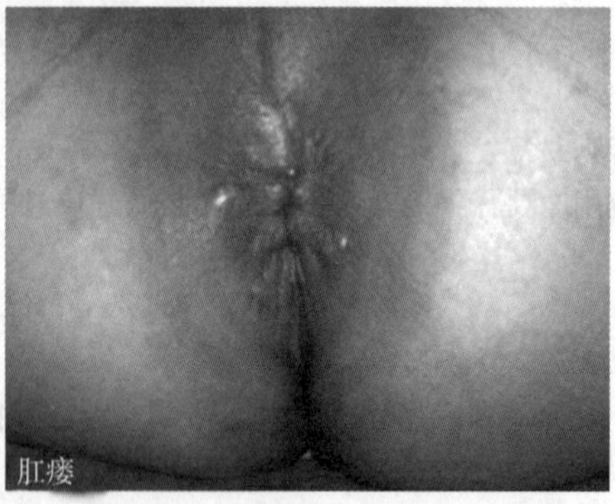

肛瘘

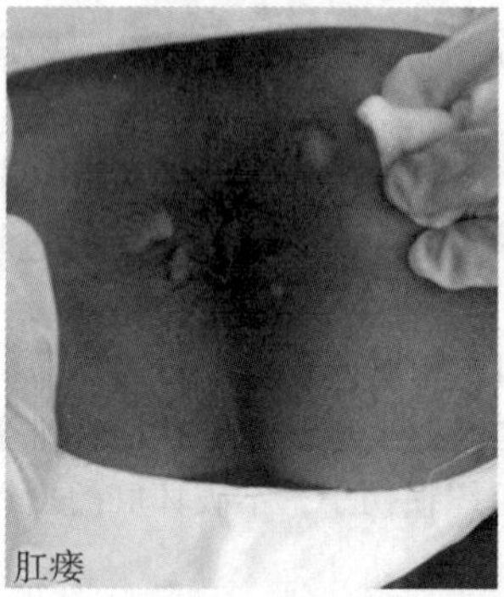

肛瘘

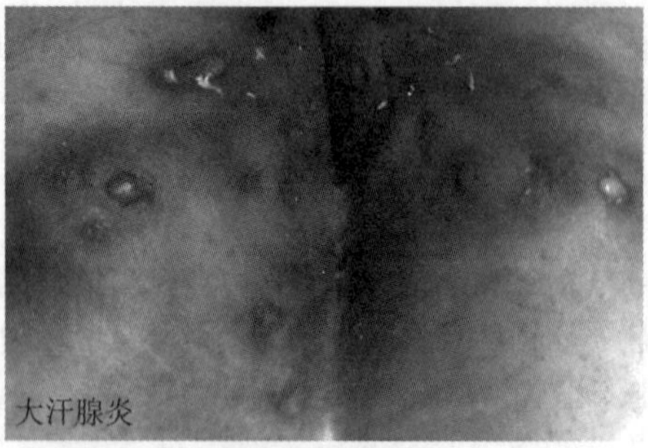

大汗腺炎

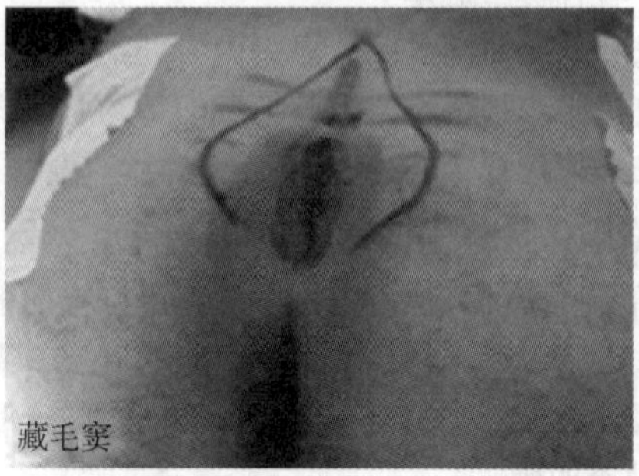

藏毛窦

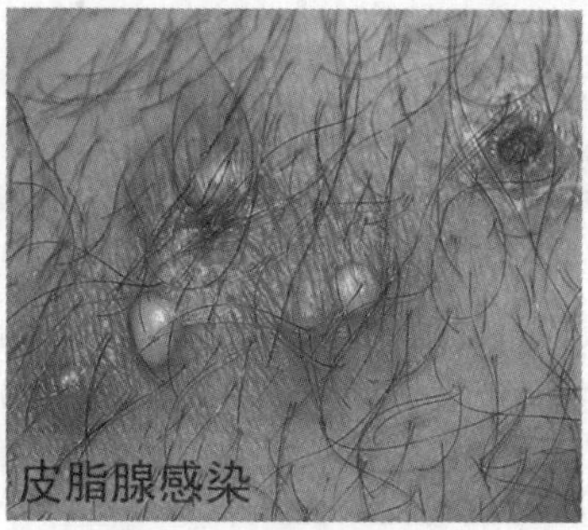

皮脂腺感染

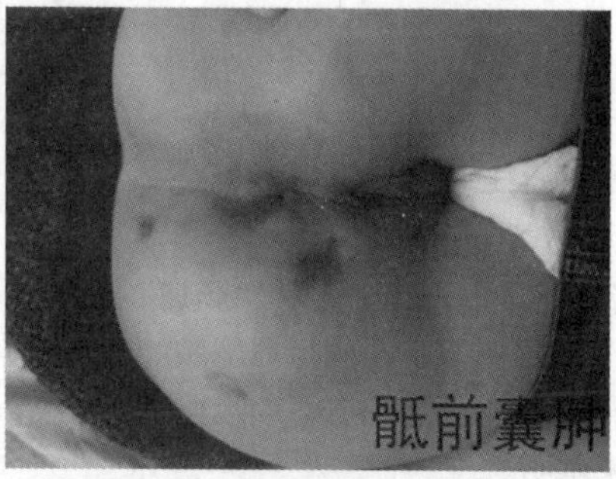

骶前囊肿

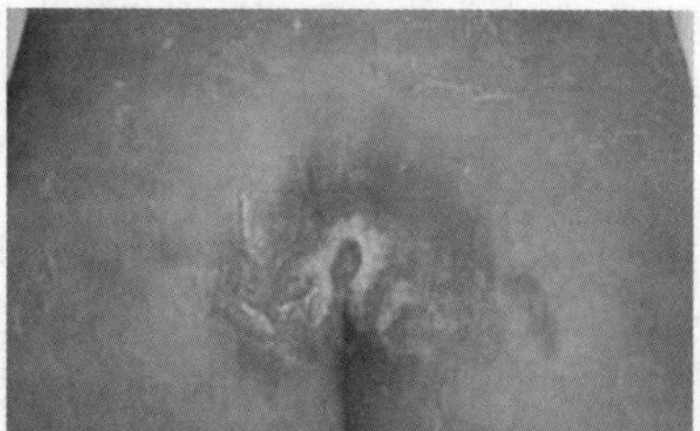

骶尾部骨髓炎

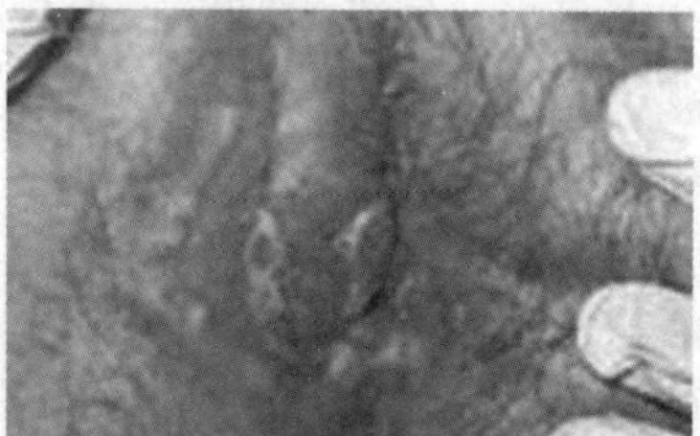

肛管直肠癌

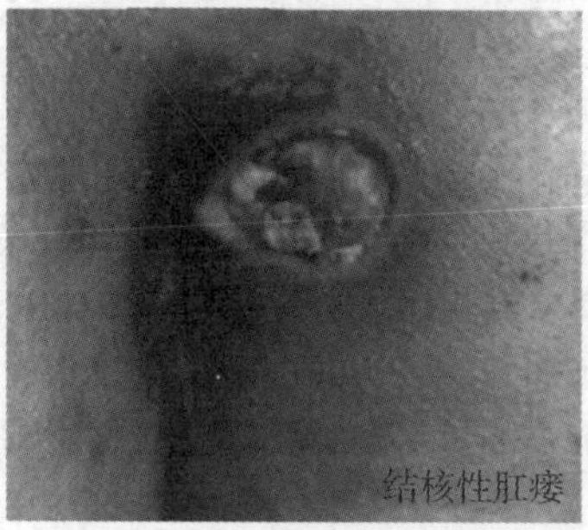

结核性肛瘘

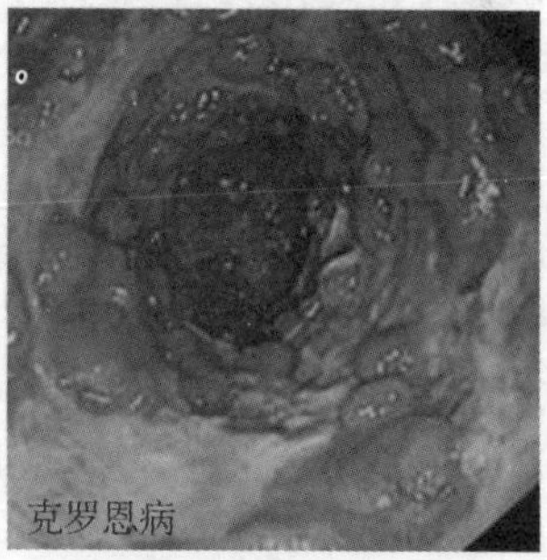

克罗恩病

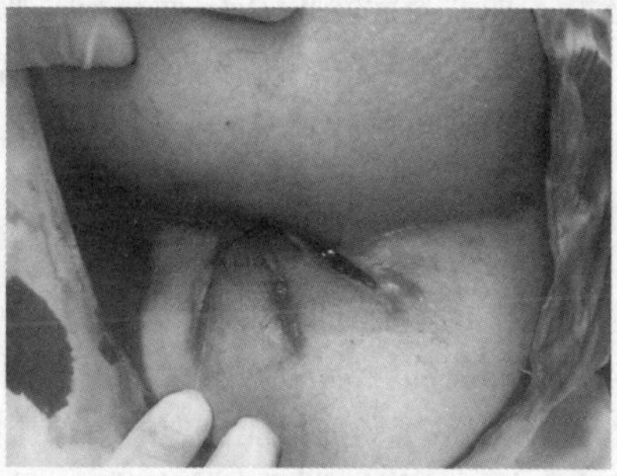
后蹄铁型肛瘘术式错误

“肠痈”新识

张燕生　代红雨　高　杰

北京中医药大学东方医院肛肠外科（100078）

【摘要】笔者对比了古人和今人对“肠痈”的颇多论述，认为“肠痈”不仅仅包括发生于肠道的特异性（感染性）疾病，如“阑尾炎”及“阑尾周围脓肿”，也应包括发生于肠道的非特异性（非感染性）疾病，如“炎症性肠病”，而且与“肠澼”、“下利”、“泄泻”、“痢疾”、“滞下”、“大瘕泄”等关键词，本文试图从症状，病机及治疗等诸多方面来阐明之。

【关键词】肠痈；现代肠道的多种疾病；症状；病机

“肠痈”一病的记载最早见于内经，今人多将其等同于“阑尾炎”，我们通过临床并结合古文献的复习认为现代医学所说的“炎症性肠病（包括克罗恩病、溃疡性结肠炎）”也应归于“肠痈”的范畴。而与“肠澼”、“下利”、“泄泻”、“痢疾”、“滞下”、“大瘕泄”无关。下面将我们的新识与同道讨论如下：

1. 从并发症解读“肠痈”

痈者“壅”也，气血壅滞不通之意。《内经》中已有外痈、内痈之分，《灵枢·上膈篇》曰：“其痈在管内者，即而痛深；其痈在外者，则痈外而痛浮，痈上皮热。”指出了内痈、外痈部位以及证候表现的区别。关于内痈，《内经》中明确提到的有肠痈和胃脘痈等。《素问·厥论篇》云：“少阳厥逆，机关不利，机关不利者，腰不可以行，项不可以顾，发肠痈不可治，惊者死。”这是现存医籍中“肠痈”病名最早的记载。不但指出了肠痈的一种发病机制，还可以有肠外的症状以及疾病的预后。故《类经·疾病类·十二经之厥》注曰：“足之少阳，胆经也。机关者，筋骨要会之所也。胆者筋其应，少阳厥逆则筋不利，故为此机关腰项之病。肠痈发于少阳厥逆者，相火之结毒也，故不可治。若有惊者，其毒连脏，故当死。”临床研究表明，溃疡性结肠炎患者约11.5%在病变活动期可并发关节炎，其中以大关节受累为主，常以关节肿胀、滑膜积液为主，骨质无损害，约6%可并发强直性脊柱炎、颈椎炎。[2]而阑尾炎发病后，是不会有其肠外表现的。这是其一。

其二在《灵枢·上膈篇》曰：“下管虚则邪气胜之，积聚以留，留则痈成，痈成则下管约。”下管即肠道，“约”，缠束也，下管约即肠道狭窄、严重者还应该出现肠梗阻的表现。《外科正宗·肠痈论》云：“夫肠痈者，……，如积袭日久，因循不识此症，误作胀病治之，以致毒攻内脏，胃肠受伤；或致阴器攻烂，腐黡黑斑，色败无脓，每流污水，腹连阴痛，烦躁不止，身热口干，衾帏多臭，卧房难进者，凡犯之俱为不治也。”这里记载的是肠痈日久误治，而出现直肠阴道瘘的并发症。《洞天奥旨·肠痈》：“开胃救亡汤。治大肠生痈，右足不伸，腹痛便脓血，肛门如刀之割，此肠溃也。”这里既有因约而致的肠梗阻；因毒攻阴器造成的直肠阴道瘘；也有因便频而造成的肛裂。以上这些均非阑尾炎病后所应出现的并发症。

后世医家关于“肠痈”的论述颇多，纵观这些论述，我们觉得古人所说的“肠痈”是指发生于小肠、大肠的一类疾病，他不仅仅包括发生于肠道的特异性（感染性）疾病，如“阑尾炎”及“阑尾周围脓肿”，同时也包括发生于肠道的非特异性（非感染性）疾病，如“炎症性肠病”，而且与“肠澼”、“下利”、“泄泻”、“痢疾”、“滞下”、“大瘕泄”等证名相比，“肠痈”的相关描述与炎症性肠病的临床表现、病因病机更为贴切。因此，我们认为今人所说的炎症性肠病应当归属于“肠痈”的范畴。

2. 从临床表现解读“肠痈”

中国现存的第一部外科专著中即已有肠痈病症的记载，《刘涓子鬼遗方·木占斯方》载：“病在上者当吐，在下者当下脓血，此谓肠痈之属也。”明确指出了肠痈的主要临床表现可见呕吐（如克罗恩病肠梗阻）及脓血便。并提出运用“诊少腹”方法判断肠道疾病，即腹部触诊的应用，《刘涓子鬼遗方·大黄汤方》曰：“痈之为病，诊小腹肿痞坚，按之则痛。”坚者，硬也，这段记载了肠痈可能出现的腹部压痛、腹肌紧张的体征。《诸病源候论·小儿杂病诸候六·肠痈候》又云：“肠痈之状，小腹微强而痛是也。”这里也指出肠痈可见小腹部疼痛，腹部肌肉微紧张。除腹痛外，腹泻、黏液脓血便、里急后重是溃疡性结肠炎的主要临床表现，这些症状在古医籍的肠痈篇记载中均可见到：《诸病源候论·痈疽病诸候·肠痈候》云：“大便脓血，似赤白下，而寮（实）非者，是肠痈也。”《外科正宗·肠痈论》记载：“夫肠痈者，……大便坠重，小便涩滞若淋，甚者，……转侧水声，此等并见则内痈已成矣。”张锡纯在《医学衷中参西录》中也提出相似的论述：“肠中脂膜腐败，由腐败而至于溃烂，是以纯下血水杂以脂膜，即西人所谓肠溃疡也。”以上所说“呕吐”、“转侧水声”一般是肠梗阻的表现；“大便重坠”、“脓血或血水”实非阑尾炎所应出现的证候，而恰与今人所说的炎症性肠病相当。

3. 从病因病机解读“肠痈”

既往所说肠痈（阑尾炎）的病因病机多以饮食不节，湿热下注，蕴结肠道，气血瘀滞涵盖之。但后世医家针对临床表现，对其病因病机的认识有所发展，如《诸病源候论·痈疽病诸候·肠痈候》载：“肠痈者，由寒湿不适，喜怒无度，使邪气与营卫相干，在于肠内，遇热加之，血气蕴积，结聚成痈。热积不散，血肉腐坏，化而为脓。”丹波元坚在《杂病广要·肠痈》中云：“肠痈者，肠内生痈也，大肠小肠皆有之，大抵得之不节饮食，不适寒温，或积垢瘀凝，或败血留滞，壅塞不行，久郁化热，久热腐脓，而痈斯成矣。”《丹溪心法·痈疽八十五》：“肠痈，大肠有痰积死血流注。”肠痈的病因病机记载最详尽的当首推《外科正宗》。《外科正宗·肠痈论》云：“夫肠痈者，皆湿热、瘀血流入小肠而成也。由来有三：一、男子暴急奔走，以致肠胃传送不能舒利，败血浊气壅遏而成者一也；二、妇人产后，体虚多卧，未经起坐，又或坐草艰难，用力太过，育后失逐败瘀，以致败血停积，肠胃结滞而成者二也；三、饥饱劳伤，担负重物，致伤肠胃，又或运化不通，气血凝滞而成者三也。”指出肠痈发病机制与脾胃虚弱、湿热内生、瘀血停滞密切相关等等。这些记载均指出外感六淫（寒、湿）、情志失调（喜怒无度）、饮食内伤（不节饮食）等致湿浊内蕴、痰浊内生、气血壅塞，日久化热，化腐生脓，导致肠痈内生。综上所述，肠痈发病绝不止饮食不节一种原因，凡外感、内伤、情志、痰浊等因素均可导致肠道营卫不和、湿热蕴结、气停血凝、经络阻塞等，其根本在于血瘀。现代研究也发现，炎症性肠病组织病理可见结肠黏膜溃疡，溃疡表面覆有脓苔，黏膜水肿、弥漫性充血等，同时也发现溃疡性结肠炎患者存在着微循环及血流变的改变[3]~[7]；患者伴发高凝状态，易合并血栓形成；血浆黏度、纤维蛋白原、红细胞体积比均升高，提示本病的血液黏稠度增高，血液流变异常；而且有研究者[8]对82例溃疡性结肠炎患者进行观察，发现不论中医的任何证型，都存在微循环障碍。目前认为血瘀是一个与微循环有密切关系的病理过程［9］，而慢性炎症感染是引起微循环障碍的重要因素之一。由此可见，溃疡性结肠炎患者不但存在着血瘀的表现，同时存在着“瘀而化热，热胜肉腐，肉腐为脓”的表现。如此看来肠痈的病因病机不似阑尾炎之如此简单。

4. 炎症性肠病非“肠澼”、“泄泻”、“痢疾”

现代医家关于炎症性肠病病名的研究（尤其是溃疡性结肠炎），多数赞同其属于中医“肠澼”、“泄泻”、“痢疾”范畴。我们认为，纵观古医籍有关肠澼、泄泻、痢疾的记载，认为溃疡性结肠炎并非属于“肠澼”、“泄泻”、“痢疾”范畴。

4.1 炎症性肠病非“肠澼”

“肠澼”，出于《内经》。《素问·太阴阳明论篇》云：“食饮不节起居不时，阴受之，……，阴受之则入五脏，……，入五脏则䐜满闭塞，下为飧泄，久为肠澼。”饮食不节、起居失调，均为内伤，内伤入阴伤五脏，结合原文此处应指脾脏，脾气虚，运化失常，完谷不化，下为飧泄，日久为肠澼。澼，指垢腻黏滑似涕脓的液体，因自肠排出澼澼有声故名。故肠澼应为脾气虚弱，无力运化水谷精微，清浊不分而下的一种泄泻，并非炎症性肠病。《素问·生气通天论》记载：“因而饱食，筋脉横解，肠澼为痔。”有人认为此处所指为肠澼可并发痔疾。但也有人纠正说此处肠澼当指由于饮食不节，肛管皮下、直肠黏膜下筋脉曲张破损出现的痔疮便血，而非肠澼的并发症，正如《古今医鉴·肠澼》曰：“夫肠澼者，大便下血也。”。因而说将炎症性肠病归属于肠澼之属是不恰当的。

4.2 炎症性肠病非“泄泻”

关于泄泻的记载很多，《内经》中根据不同特点，又有飧泄、洞泄、溏泄、濡泄、骛溏、注泄等名称。

飧泄，出《素问·阴阳应象大论》：“清气在下，则生飧泄”。王冰注：“热气在下则谷不化，故飧泄。”《说文解字》曰：“飧，餔也。”餔，形声。从饣，甫声，本义，申时食。顾名思义，飧泄指泄泻完谷不化，因脾胃阳气亏虚，或诸邪客于肠胃所致。《素问·藏气法时论》曰：“虚则腹满肠鸣，飧泄食不化。”

洞泄，出《素问·生气通天论》：“是以春伤于风，邪气留连，乃为洞泄”。《说文解字》曰：“洞，疾流也。”故洞泄当指泄下速度快，如水流，泻下无度。王冰注：“风气通肝，春肝木王，木胜脾土，故洞泄也。”《圣济总录·泄痢门》：“洞泄为食已即泄，乃飧泄之甚也”，“洞泄寒中，注下水谷，食久即出，食物不消”。认为属寒泄。故洞泄实为木旺乘土，脾气虚弱，无力运化水谷精微，完谷不化，食已即泄，完谷不化，泄时速度快，如厕即泄。

溏泄，出《素问·气交变大论篇》：“岁木不及，燥乃大行，……，民病中清，胠胁痛，少腹痛，肠鸣溏泄。”张介宾注：“木不及而金乘之，故燥气大行。中清胠胁少腹痛者，金气乘木，肝之病也，肠鸣溏泄者，木不生火，脾之寒也。”溏，从水，唐声。本义：水池。故溏泄当指大便稀薄，如水样。

濡泻，出《素问·阴阳应象大论篇》：“湿盛则濡泻。”王冰注：“湿盛则内攻于脾胃，脾胃受湿则水谷不分，水谷相和故大肠传而注泻也。以湿内盛而泻，故谓之濡泻。”故濡泻又称湿泻，症见泻下如水。

鹜溏，出《素问·至真要大论篇》：“阳明在泉，……，主胜则腰重腹痛，少腹生寒，下为鹜溏。”鹜，鸭也。指泻下大便水粪混杂，色清稀薄如鹜（即家鸭）粪。

注泄，症名，见《素问·至真要大论篇》：“太阴之胜，火气内郁，……，独盛则湿气内郁，寒迫下焦，……，燥（湿）化乃见，少腹满，腰脽重强，内不便，善注泄。”王冰注：“湿胜于上，则火气内郁。胜于中，则寒迫下焦。不便，谓腰重内强直，屈伸不利也。”此乃下焦湿盛之症，注者，灌也，注泄即水泻。

综观上述各类泄泻，虽与炎症性肠病有相似临床表现——腹泻，但飧泄、洞泄、濡泻、溏泄、鹜溏、注泄仅为完谷不化，或泻下如水，或泻下无度等，并无炎症性肠病之典型临床表现“里急后重、黏液便、脓血便”，故不能与炎症性肠病等同。

4.3 炎症性肠病非“痢疾”

“痢疾”病名首见于《神农本草经·卷一·上经·黄芪》。在《济生方·痢疾论治》载：“今之所谓痢疾者，古所谓滞下是也。夫人饮食起居失其宜，运动劳役过其度，则脾胃不充，大肠虚弱，而风冷暑湿之邪，得以乘间而入，故为痢疾也。大凡伤热则为赤，伤冷则为白，伤风则纯下清血，伤湿则下如豆羹汁，冷热交并，则赤白兼下。”《妇人大全良方·妇人滞下方论》云：“夫赤白痢疾者，古人名之滞下是也。究疾之源，皆因外感五邪之气，……，一郡之内，上下传染，疾状相似。或只有一家，长幼皆然；或上下邻里间相传染。”综上所述痢疾发病与疫毒有关，而且具有传染性，其症状虽似炎症性肠病，但二者性质不同，因此将炎症性肠病归属于痢疾范畴是不恰当的。

综上，从现代研究及古医籍关于病因病机的记载，提示炎症性肠病当属于“肠痈”范畴。

5. 肠痈的治则治法

中医治疗疾病注重辨证治疗，根据不同证型施治。中医外科作为中医学的一个重要分支，在治疗方面有着自己独特之处，其在辨证同时也强调辨病，高锦庭在《疡科心得集·疡证总论》中云：“凡治痈肿，先辨虚实阴阳。经曰：诸痛为实，诸痒为虚，诸痈为阳，诸疽为阴。又当辨其是疖、是痈、是疽、是发、是疔等证，任何施治，庶不致于差谬。”故辨病与辨证同等重要，从而在辨证、辨病的基础上确定治疗大法。

外科的治疗方法分为内治和外治两大类。

5.1 内治法

外科的内治法除了从整体观念进行辨证施治外，还依据外科疾病的发生发展过程，按照疮疡初起、成脓、溃后三个不同发展阶段（即初起为邪毒蕴结、经络阻塞、气血凝滞；成脓期为瘀久化热、腐肉成脓；溃后则为脓毒外泄、正气耗损），确立了消、托、补三个总的治疗原则。

肠痈为外科痈证之内痈，其治疗遵循此治则。古医籍中记载治疗肠痈的方药颇多，纵观其立法不离于此。

5.2 消法

《金匮要略·疮痈肠痈浸淫病脉证并治第十八》：“肠痈者，少腹肿痞，按之即痛，如淋，小便自调，时时发热，自汗出，复恶寒。其脉迟紧者，脓未成，可下之，当有血。……大黄牡丹汤主之。”肠痈病，热毒内聚，营血瘀结肠中，经脉不通则少腹肿胀痞满，疼痛拒按；正邪相争，营卫郁滞不和，故发热、汗出、恶寒；紧脉主痛，迟本主寒，但若邪热结聚，阻滞血脉流行亦可见迟脉，故脉迟紧为热伏血瘀而脓未成之象，“可下之”。大黄、芒硝荡涤实热，宣通壅滞；丹皮、桃仁凉血逐瘀；冬瓜仁排脓散痈。共奏泻热解毒，消痈排脓、攻下逐瘀之功。根据仲景所描述症状及用药分析，认为此属肠痈里实热证，[10]脓未成时，即为初起，当用消法。

至东晋，刘涓子在《刘涓子鬼遗方》中也有类似记载，药物相近，《刘涓子鬼遗方·大黄汤方》曰：“治肠痈，大黄汤方。痈之为病，诊小腹肿痞坚，按之则痛，或在膀胱左右，其色或赤，或白色，坚大如掌，热，小便欲调，时色色汗出，时复恶寒。其脉迟坚者，未成脓也。脉数脓成，不可服此方。”药用大黄、牡丹、芥子、硝石、桃仁，且明确指出，脓未成时（初起）用此方下之，而脓已成（成脓期）不可用此方。

二方均以荡涤肠腑实热、逐瘀消痈排脓为治法，为肠痈初起“消”法的代表方剂。

5.3 托法

托法是针对中医外科疾病的一种独特的内治法，对于实证者有托毒外出的透托法，对于虚证者有扶正达邪之寓意的补托法。张仲景在《金匮要略》中还提到治疗肠痈的另一主方——薏苡附子败酱散，《金匮要略·疮痈肠痈浸淫病脉证并治第十八》：“肠痈之为病，其身甲错，腹皮急，按之濡，如肿状，腹无积聚，身无热，脉数，此为腹内有痈脓，薏苡附子败酱散主之。”肠痈病，气血瘀阻，营郁化热，热毒化脓，局限于肠，故身无热，此时已伤及阳气，阳气不足，正不胜邪，故其脉数无力。方用薏苡仁性味甘淡微寒，健脾渗湿，排脓消痈，利肠胃，故方中用量较大；配附子辛散郁滞，振奋阳气，然其大热有毒，故用量宜小；败酱草辛苦微寒，有清热解毒，消痈排脓之功。三药相合，共奏温阳健脾，排脓解毒，以消肠痈。[10]根据此处所描述症状及用药分析，认为此属肠痈虚寒证，此时腹内痈已成脓，为脓成期，当以排脓使毒随脓出，当用托法。仔细研究此方药用，认为实为托法之补托，此时正气不足，当扶助正气，以防毒邪内陷，配合消痈排脓之品，以达脓出毒泄的目的。

《刘涓子鬼遗方·木占斯方》曰："治发背及妇人发房并肠痈，木占斯方。"药用木占斯、厚朴、甘草、细辛、栝蒌、防风、干姜、人参、桔梗、败酱，本方木占斯为主药，现代本草中已无，但在古外科医籍中多处可见，为中医古代重要的疮科用药之一。据考证，[11]认为木占斯即为现代的骨碎补，具有补肾强筋健骨和健脾补血之功。综合此方用药，认为本方立法为温补脾肾、消痈排脓，当为补托法方。

南宋杨士瀛在《仁斋直指方论》中提到究原排脓内补散，"究原排脓内补散，治肠痈冷证"（《仁斋直指方论·肠痈证治》），药用人参、当归 川芎、厚朴、防风、北梗、白芷、辣桂、黄芪、甘草、白茯苓，认为"究原排脓内消散，活血排脓，抚养正气"（《仁斋直指方论·肠痈门》）。方中人参、黄芪、辣桂益气扶正，当归、川芎、厚朴、防风活血下气逐瘀，北梗通调肺气，白茯苓健脾利湿，共奏扶正、逐瘀、排脓之功。在扶助正气之时，消痈排脓，为肠痈成脓期"托"法之方。

陈实功就前世医家对肠痈的认识、治验进行归纳，根据肠痈不同发展时期加以总结："初起小腹疼痛，或软或硬，脉芤数者，瘀血也，宜下之；小腹作痛有块，大便秘涩，小便如淋者，宜和而利之；已溃时时下脓，复痛不止，饮食无味者，宜托而补之。"（《外科正宗·肠痈论》）指出内痈之肠痈，治时仍可根据脓成与未成，对于不同时期肠痈，分别使用消、托、补法，明确了中医外科内治法三大治疗法则在肠痈治疗中的应用，可以说为后世医家治疗肠痈提供了一个良好的纲领。同时，陈实功也提及治疗肠痈各期的治方，但关于补法方剂仅提及八珍汤、十全大补汤及八味丸，查阅明以前现存的医籍，未见针对肠痈专用补法的方剂，明代以后渐有此类方剂记载。

5.4 补法

《青囊秘诀·大肠痈论》云："人有大肠生痈，右足不能伸，腹中痛甚，便出脓血，肛门如刀之割，此肠痈已溃烂也。……凡痈疽之症，均以有胃气为佳，故治痈疽，以扶胃气为第一义，而少加败毒化脓之味，则正气不伤而火毒易散也。今大肠痈溃，不思饮食，则胃气已尽绝，大危之症也，若不急补胃而惟治痈，必死之道也。方用肠痈溃烂汤：人参、玉米、白术、山药、元参各一两、甘草三钱、金银花四两、山羊血一钱。水煎服，服药时冲入山羊血。"指出肠痈痈脓溃后，治疗宜以救胃气为先，佐以祛脓之品，实为肠痈溃后，应用"补"法。"此方全在救胃，而败毒祛脓已在其中矣，妙在金银花虽是治毒之品，而仍乃滋阴之药，为疮家夺命之将军，乃至仁至勇之师，又得参术以助其力，则散毒尤神，山羊血止血消浊，且善通气，引诸药直入痈以解散之，乃向导之智者也。合而治之，则调合有人，抚绥有人，攻剿有人，安得不奏功如神乎？自然胃气大开，化精微而输于大肠也，倘胃气未伤，服之尤奏功如响，万勿疑畏而不敢用，枉人性命耳。"（《青囊秘诀·大肠痈论》）

5.5 外治法

关于肠痈治疗的记载主要为内治法，外治法记载较少，主要为针刺和灸法。关于灸法虽多部医籍可见，但实为对两处穴位施灸：

《千金翼方·针灸下·痔漏》曰："灸肠痈法。屈两肘正尖头骨，各灸百壮，则下脓血而愈。"肘尖为上肢奇穴，主治瘰疬、痈疽、肠痈[12]。《针灸逢源·痈疽门》曰："千金方屈两肘正肘头锐骨，灸百壮，下脓血而安。（大阳脉合曲池，小肠脉合小海，故灸此）。"曲池为手阳明大肠经腧穴，也为手阳明大肠经合穴；小海为手太阳小肠经腧穴，也为手太阳小肠经合穴。合穴为五输穴之一，古代医家认为，经脉之气的流注运行与自然界水之流动相似，即由小到大，由浅入深，流注于江河，汇聚于海洋，用以说明经气在流注运行中所过部位的浅深不同，其具有的作用也不同。《灵枢·九针十二原篇》载："所初为井，所溜为荥，所注为输，所行为经，所入为合。"五输穴是十二经脉之气出入之所，具有治疗十二经脉、五脏六腑病变的作用。《灵枢·邪气脏腑病形篇》载："合治内腑。"说明合穴适用于与腑有关的病证。曲池位于"肘外辅骨陷者中"，小海位于"肘内大骨之外，去端半寸陷者中"（《灵枢·本输篇》），二者连线之间便为肘尖，故李学川说大阳脉（疑为大肠脉）合曲池，小肠脉合小海，肠痈病灸肘尖穴可愈。

此外，《圣济总录》还记载了对另一处穴位施灸治疗肠痈，《圣济总录·治痈疽疮肿灸刺法》曰："肠痈，灸两手后肘尖上，各一七壮，左右同，又灸两足大趾岐间，各三壮。"《针灸逢源·经穴考正·足厥阴肝经》曰："行间，在大指本节前岐骨缝间，上下有筋，前后有小骨尖，其穴正居陷中，有动脉应手。肝脉所溜为荥，实则泻之。"故《圣济总录》中所说的两足大趾岐间应为行间穴，当表现为肝气郁结或肝郁化火等实证时，针刺或灸此穴可达到疏肝理气泻火之功。故认为古代医家辨证取穴，对于有肝郁证表现的肠痈患者采用灸行间穴，以达疏肝理气之功，从而治疗肠痈。

至此，可以看出古代医家不仅对于肠痈的病因病机、症状有了明确的认识，而且在治则治法方面也有了完整的体系，依从中医外科内治治疗总则，根据肠痈的不同时期分别采用消、托、补法，外治上禀承传统疗法——灸法，从而完善了肠痈的因、症、治理论体系。而根据古代医籍关于肠痈的记载，分析认为溃疡性结肠炎属于“肠痈”范畴。

医源性直肠阴道瘘的诊治

李国栋

中国中医科学院广安门医院

【摘要】直肠阴道瘘是直肠和阴道之间由上皮组织构成的病理性通道，病因复杂，医源性因素占很大比重，近年来发病有上升趋势，文章总结2009年6月至2012年6月收治22例医源性直肠阴道瘘经验，对该病的成因、诊断、治疗及预防得出措施，为临床诊断和治疗提供依据。

【关键词】直肠阴道瘘；手术治疗；诊断

直肠阴道瘘（rectovaginal fistula，RVF）是直肠和阴道之间由上皮组织构成的病理性通道，临床上病人可出现阴道排气、排便，炎症和刺激引起全身症状及性功能障碍，从而出现严重的社会心理问题。近年来随着结直肠癌发病率升高，吻合器使用的推广，不合理的医疗措施导致医源性RVF的发生有上升趋势[1]。本文讨论了RVF的病因、诊断、分类、治疗等，以期对临床诊疗有所帮助。

1 临床资料与方法

1.1 临床资料　本组22例，年龄17~64岁。病程3月至4年。发病原因，因直肠癌手术、痔手术、肛周脓肿手术等引起15例，放疗引起3例，外伤导致2例，分娩导致2例。直肠阴道瘘的分类，单纯型17例，复杂型5例。

1.2 治疗方法　5例单纯型直肠阴道瘘修补通常采用瘘管切除后分层缝合。4例低位单纯型瘘合并括约肌损伤选择会阴体切开手术，全部切除括约肌内的瘘管与瘢痕，并对括约肌进行重建。8例中位单纯型瘘，经阴道瘘管切除并分层修补。手术操作时要充分游离瘘口周围的直肠及阴道壁组织，切除瘘口周围的瘢痕组织，暴露新鲜的组织，在瘘口周围组织无张力情况下分3层进行缝合修补。缝合直肠壁时不穿透肠黏膜，< 1cm的瘘可以进行内翻肠黏膜荷包缝合关闭直肠瘘孔，1cm以上的直肠瘘孔进行连续或间断的直肠黏膜内翻缝合，再依次间断缝合直肠肌层及阴道壁。> 2cm的瘘孔、复杂型直肠阴道瘘或有手术失败史的直肠阴道瘘，应该考虑 经腹手术。5例高位复杂型直肠阴道瘘需要开腹手术进行修补，包括瘘管切除修补再吻合术。手术医生应该选择自己熟悉的手术路径，选择经阴道修补直肠阴道瘘较易。

1.3 结果本组22例，手术一次治愈18例（81。8%），二次治愈3例（13.6%），未愈1例（4.5%）。未愈患者因肿瘤复发而转院治疗。

2. 讨论

2.1 病因及发病情况　直肠阴道瘘可由先天异常造成，但多数是后天获得。病因包括损伤（手术，产科及跌打损伤），肛门直肠内药物注射，炎症性肛肠疾病，肿瘤和放射性损伤，其中最常见的是产科原因。值得重视的是随着低位保肛手术的推广，吻合器使用的推广，术前辅助放疗、化疗的联合应用，直肠癌术后并发直肠阴道瘘的病人有增多趋势[1,2,3]，约为0.9%~9.9%[4,5,6]。其中盆腔放疗引起直肠的急性组织改变包括炎症影响直肠尤其是吻合部位组织的血运和组织修复，使吻合部位缺血坏死是术后并发RVF重要诱因之一，而直肠阴道瘘的发生与肿瘤的位置、肿瘤的分期、肿瘤距肛门口的距离，以及手术技巧、手术难度、引流方法有关，而与是否进行预防性造口，以及是否采用腹腔镜手术无关。有报道使用双吻合器手术的患者较单吻合器的患者直肠阴道瘘的发生率高[1]。故医源性发病值得重视。

2.2 诊断及分类　RVF的分类方法并不统一，在直肠的下三分之一及阴道的下二分之一为低位瘘。位于直肠中三分之一和阴道后穹窿的瘘为高位瘘。目前较为公认的是根据瘘口在阴道内的位置、大小及病因，将RVF分为单纯型和复杂型。发生于阴道的中低位，直径<2.5cm，由创伤或感染因素引起的瘘称为单纯型；发生于阴道高位，直径>2.5cm，由炎症性肠病、放疗或肿瘤引起的瘘及修补失败的VAF，称为复杂瘘。

RVF的诊断：RVF的诊断相对比较明确，通过患者的症状和特征，一般均能够明确诊断，最常见的症状为患者主诉经阴道有排气或少量粪样液体流出，可合并低热、阴部疼痛等。瘘口较大的患者，可从阴道排出成形便。但是对瘘管走行及瘘口位置等精确的判断对指导临床治疗方案有较高的价值，因此合理有效的术前检查和评估方法至关重要。位置较低的RVF通常直视下即可确定漏口大小及位置。高位且瘘口小的RVF常用美蓝灌肠，阴道内填充棉球观察其是否染色来确诊，可分别行阴道镜和直肠镜精确定位，阴道直肠双合诊对RVF的诊断有一定的帮助。影像学检查：直肠腔内超声检查可确定RVF的位置，该检查的能较好地评估括约肌损伤程度[2]。近年来直肠内MRI亦被广泛使用对RVF进行评估。Dwarkasing等[7]推荐应用直肠内MRI对RVF进行临床分型，对于放疗相关的RVF患者，可选择使用阴道镜加瘘口造影以除外可能发生的阴道－小肠、结肠瘘。有研究表明[8]，括约肌正常的RVF直肠内推进瓣术后手术成功率在50%，异常的仅为33%，临床应了解病人是否发生大便失禁，这对于了解低位RVF是否合并括约肌损伤有重要意义。由于括约肌功能与手术成败密切相关，RVF患者术前都应进行直肠内超声及直肠肛管压力测定，以发现隐藏的括约肌功能障碍。

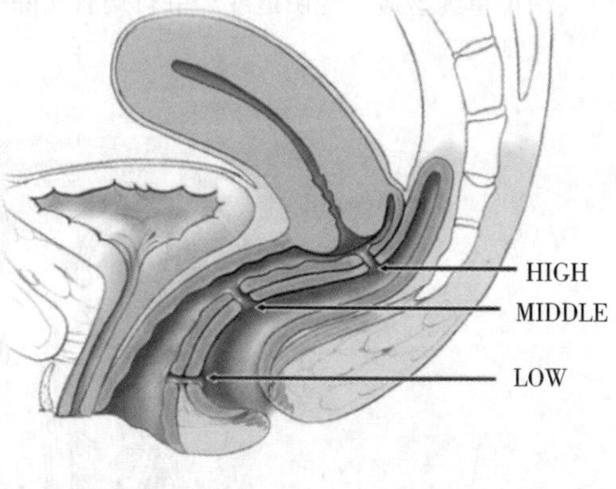

3 治疗

3.1 RVF的非手术治疗与转流性造口　RVF非手术治疗包括低渣饮食、肠外营养、使用1～2周广谱抗生素等，并予充分引流、阴道局部冲洗、坐浴等局部治疗。

转流性造口是过渡性、辅助性治疗方法，对它的应用尚有争议，通常情况下对症状轻微的单纯型RVF，可先行非手术治疗并观察，不应常规行转流性造口；症状严重的单纯型瘘则应手术修补；复杂型瘘尤其是放疗后RVF患者，应行转流性造口并择期手术修补。晚期肿瘤术后发生医源性直肠阴道瘘，应行永久性转流性肠造口术。转流性造口对RVF的治疗效果有限，造口后不可盲目认为RVF可自行愈合，一旦造口还纳后，瘘复发，外科医师将面对更加复杂的再次修补问题[2]。

3.2 RVF的手术治疗　手术修补是直肠阴道瘘惟一的治愈手段。一旦发现RVF，即应根据瘘的类型和患者情况，制订个体化治疗方案，积极手术修补，从而尽早获得高质量的生存期。

通常情况下，单纯型RVF修补通常采用瘘管切除后分层缝合，低位单纯型瘘如合并括约肌损伤可选择会阴体切开手术，全部切除括约肌内的瘘管与瘢痕，并对括约肌进行重建。未合并括约肌损伤的低位单纯型瘘，可选择经会阴瘘管切除术。

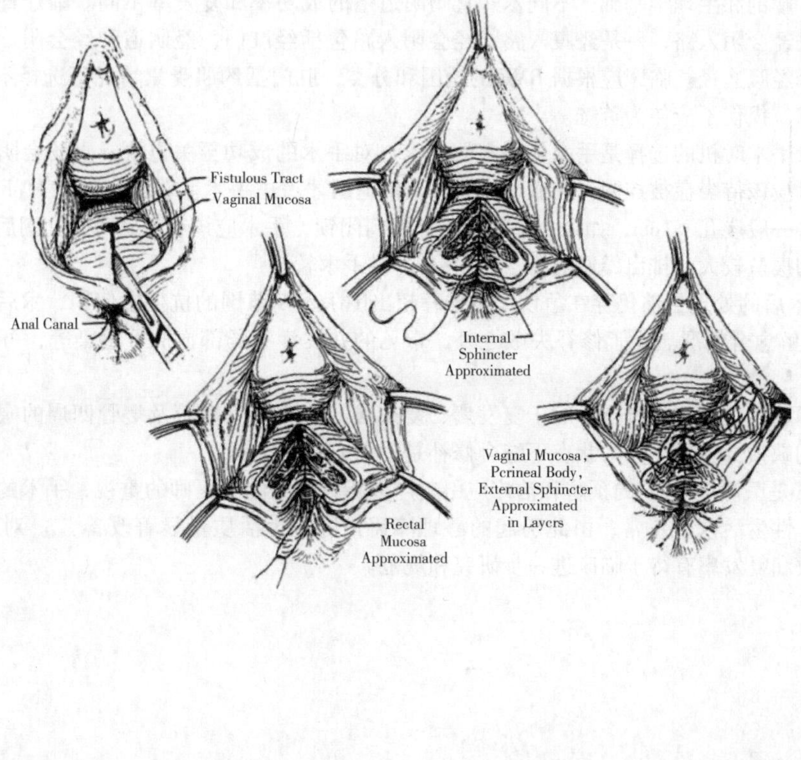

中位单纯型瘘，经阴道或经肛行瘘管切除并分层修补或可使用直肠推进瓣技术等。

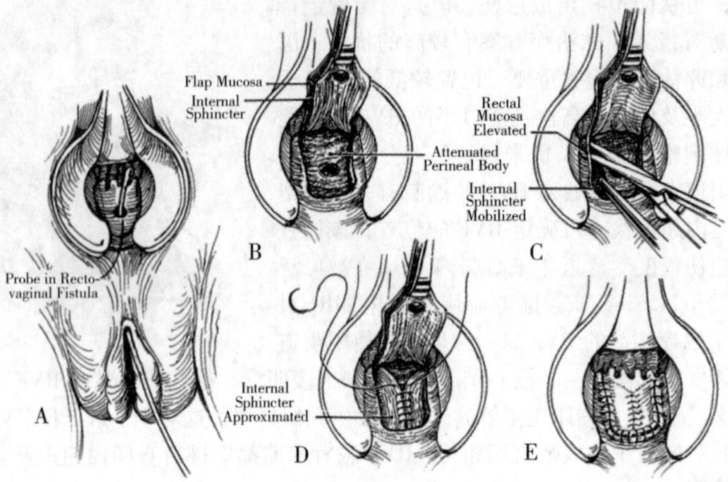

高位 RVF 通常需要开腹手术进行修补，包括瘘管切除修补再吻合术、Parks 结肠—肛管直肠肌袖内吻合术，但后者再发肛管狭窄的几率非常高，患者须长期扩肛，对生活质量影响较大[2]。近年来国内外学者报道了腹腔镜下修补简单的高位 RVF 的成功病例[9,10,11]，但该技术在患者选择上相对严格，对患者瘘口大小，位置、原因及括约肌功能、腹腔条件和整体的健康状况等均有限制，同时需要很高的腹腔镜操作技巧。在某些适应症下，这种术式减少了手术创伤，减少伤口并发症，减少术后疼痛及尽早恢复。高位瘘通常在经腹修补术后填充大网膜或折叠下翻的腹直肌等。以上方法均有成功报道[12,13]，但 Zimmerman 等[14]的研究表明：是否植入组织瓣对于经肛移动瓣修补术后 RVF 复发率等并没有影响。

4 结语

直肠阴道瘘是相对少见的疾病，但近年来其发病有上升的趋势，明确直肠阴道瘘的复杂病因十分重要，在很大程度上影响临床对策选择。近年来，在直肠阴道瘘多方面病因中，医源性因素占了绝大部分[15]，任何医源性损伤破坏直肠阴道隔结构导致直肠和阴道相通均可形成直肠阴道瘘。因此，提高手术技巧，避免医源性损伤是减少 RVF 的重要途径。

在治疗上，手术修补是直肠阴道瘘惟一的治愈手段，多数学者提倡个体化选择手术方式[8,15,16,17]，手术方式的选择依赖于病因学、解剖和生理学基础，不同术式直肠阴道瘘的成功率和复发率不同。治疗直肠阴道瘘的手术方式不外乎两类：一是经会阴入路，一是经腹入路。经会阴入路包括经肛门，经阴道和经会阴。一般低位瘘选择会阴途径，高位瘘选择经腹途径。临床应根据 RVF 的诱因和分类，肛门括约肌受累情况等选择不同术式。其中，会阴入路因其对会阴部位损伤不应作为首选。

好的肠道准备及手术时机的选择是手术最基本的要求，对手术的成功至关重要。直肠会阴部有明显充血、水肿或炎症性病变者，应该待炎症被控制，充血、水肿完全消退后才考虑手术。对于先天性 RVF 患者，过早的手术常常造成手术失败，一般瘘孔 <1cm，如果为单纯性不伴肛门闭锁，手术应该在患者月经初潮后进行，以免手术致阴道瘢痕性缩窄。如瘘口较大，排出粪便通畅，到 3～5 岁时手术较好[18]。

对于 RVF 修补术后的处理目前仍存在争议，不推荐超出围手术期范围的抗生素使用，术后前 4 周可每周复查 1 次以除外感染并了解愈合情况。除了修补失败之外，常见的并发症有局部血肿、感染等，可对症处理并行局部治疗。

手术的复发问题一直是治疗的难点，对于复发瘘、复杂瘘，彻底切除瘘管及瘘管四周的瘢痕组织，并且能够分别将直肠阴道壁的缺损部分在无张力状态下缝合修补是手术成功的关键。

总之，RVF 尤其是医源性 RVF 的预防和治疗应引起广大相关学科临床医师的重视，手术的积极治疗可以使症状消失，炎症控制，性生活恢复正常，由此引起的心理障碍消除，生活质量显著改善[19]。对于各种术式的适应症，操作标准，疗效和复发率有待于临床进一步研究和规范。

参考文献：略。

白芍七物颗粒对UC大鼠血小板和血清一氧化氮的影响

何永恒[1] 曾 松[2]

1. 湖南中医药大学第二附属医院肛肠科（410005）
2. 湖南中医药大学2010级硕士研究生（410007）

【摘要】目的 探讨白芍七物颗粒对溃疡性结肠炎（UC）大鼠血小板和血清一氧化氮的影响。方法 采用2，4，6-三硝基苯磺酸（TNBS）法进行造模。检测全血血小板及血清一氧化氮的含量，分析白芍七物颗粒对UC大鼠的影响。结果：与空白组比较，模型组PLT和血清NO含量明显上升（$P<0.05$），MPV明显下降（$P<0.05$）；与模型组比较，白芍七物颗粒组PLT和血清NO含量明显下降（$P<0.05$），MPV明显升高（$P<0.05$）。结论 白芍七物颗粒可以降低UC大鼠血小板计数和血清NO的含量，提高血小板平均体积（MPV），这可能是其治疗UC的机制之一。

【关键词】溃疡性结肠炎；白芍七物颗粒；血小板；一氧化氮

溃疡性结肠炎（Ulcerative Colitis，UC））又称慢性非特异溃疡性结肠炎，是世界卫生组织列为现代难治病之一。本研究选用大鼠为研究对象进行实验研究，探讨其对UC大鼠血小板计数、血小板平均体积和血清NO含量的影响。

1. 实验材料

1.1 实验动物 采用SPF级SD大鼠40只，雌雄各半，体重180g±20g，由湖南中医药大学动物实验中心提供。SPF级动物合格证号：SCXK（湘）2011~0003；SPF级实验室许可证：SYXK（湘）2009-0001。

1.2 实验药品、试剂

白芍七物超微颗粒：专利号：201210087608.3。阳性对照药美沙拉嗪缓释颗粒（艾迪莎）：法国爱的发制药有限公司生产，批号：H20120207；一氧化氮试剂盒：美国R&D公司分装，批号：E50038；2，4，6-三硝基苯磺酸（TNBS）：美国Sigma公司生产，批号：107K5008。

1.3 主要仪器 Sartorius BL150电子天平，北京赛多利斯仪器系统有限公司；TDZ5—4.0多管道自动平衡离心机；长沙天创仪器有限公司。全自动血细胞分析仪，Sysmex Corporation生产，型号Sysmex XT1800i。酶标仪：深圳市汇松科技发展有限公司生产，型号：MB530。自动洗板机：深圳市汇松科技发展有限公司生产，型号：PW-960。

2. 实验方法

2.1 动物分组与造模 实验大鼠用随机数字表法分为4组，每组10只，雌雄各半。除正常组外，其余三组按照参考文献[2]采用2，4，6-三硝基苯磺酸（TNBS）法进行动物造模。大鼠禁食不禁水24h，以10%水合氯醛腹腔麻醉（0.3ml/100g）后用硅胶输液管一次性将TNBS（100mg/kg）和50%乙醇溶液（1：1，v/v）0.25ml溶液轻缓注入距大鼠肛门约7~8cm深的肠腔内，并将大鼠倒置，捏紧肛门5min，使造模剂充分渗入大鼠的肠腔，后将大鼠平放，使其自然苏醒，给予正常饮食。正常组则注入等体积生理盐水。

2.2 给药 造模成功后，各组大鼠开始灌胃给药，根据成人常规剂量按人与动物系数折算[3]，白芍七物颗粒含药13.2g·kg^{-1}·d^{-1}，美沙拉秦缓释颗粒为0.42g·kg^{-1}·d^{-1}。正常组及模型组则灌入10ml/kg生理盐水，一天一次，连续灌胃14d。

2.3 取材及观察指标 各组大鼠给药14d后禁食不禁水，称取每只大鼠的体重，用10%水合氯醛进行腹腔麻醉（0.3ml/100g）。麻醉满意后，通过腹腔静脉取血，用采血管和EP管分别采血3ml。采血管中标本送实验室进行血小板参数测定。EP管中标本静置半小时后放入离心机，以3000r/min的速度离心15min，取上清液置—40°C冰箱保存待测NO。

2.4 统计方法各组实验数据以均数±标准差（$\bar{x}\pm s$）表示，数据采用SPSS16.0软件分析，$p<0.05$表示有统计学意义。

3. 结果

3.1 对大鼠血小板的影响 模型组与空白组比较，具有统计学意义（$P<0.05$）。白芍七物颗粒组与模型组相比较具有统计学意义（$P<0.05$）。结果见表1。

表1　实验大鼠血小板计数和血小板平均体积（MPV）水平（$\bar{X}\pm S$）

组别	n	血小板计数（$\times10^9$/L）	血小板平均体积（MPV）（fL）
空白组	10	585.30 ±17.61	8.39 ±0.23
模型组	8	818.60 ±17.45#	6.19 ±0.41#
美沙拉嗪组	10	705.00 ±19.01★	7.69 ±0.22★
白芍七物颗粒组	10	652.40 ±27.40▲	7.88 ±0.26▲

注：与空白组比较，# $P<0.05$；与模型组比较，★ $P<0.05$，▲ $P<0.05$。

3.2 对大鼠血清一氧化氮含量的影响：模型组与空白组比较，具有统计学意义（$P<0.05$）。白芍七物颗粒组与模型组相比较具有统计学意义（$P<0.05$）。结果见表2。

表2　实验大鼠血清一氧化氮（NO）含量水平（$\bar{X}\pm S$）

组别	n	一氧化氮（NO）（ng/L）
空白组	10	50.00 ±4.33
模型组	8	110.11 ±11.02#
美沙拉嗪组	10	73.88 ±3.55★
白芍七物颗粒组	10	72.23 ±3.20▲

注：与空白组比较，# $P<0.05$；与模型组比较，★ $P<0.05$，▲ $P<0.05$。

4. 讨论

1968年Morowitz等首次提出大多数I B D患者存在血小板计数异常，与疾病的活动性有关，当病变肠段切除后血小板仍有异常表现，说明血小板参与了肠道炎症的发生、发展[4]。血小板不仅参与止血与血栓形成，而且是重要的炎症细胞，血小板数量的升高，平均血小板容积下降等已作为活动性IBD的观察指标之一[5]。凝血系统的激活是炎症发生发展的重要因素，其中血小板数量的增多和活性的增强不仅能形成血栓，且活化后释放一些炎症因子作用于中性粒细胞和巨噬细胞，刺激细胞间黏附和炎症的持续表达[6-7]。血小板活化后释放的炎症介质如血小板活化因子、血栓烷素、血小板因子-4和血小板衍生生长因子等，促使其他炎症细胞聚集、趋化。当肠道出现溃疡性病变时，活化血小板常常聚集在黏膜炎症处，并接近中性粒细胞浸润的密集区[8]。活动期患者血小板聚集功能较缓解期明显增强。而经治疗后便血症状明显好转的同时血小板聚集功能亦降低，与国内外其它研究结果相近[5]。国内外均有通过改善患者凝血功能来治疗溃疡性结肠炎的方法。

NO是一种新型的免疫分子和炎症递质，有较强的生物学活性。可介导内毒素和炎症因子（IL-6，TNF等）的病理作用，参与炎症及组织损伤[9]。NO参与了UC肠黏膜的炎症反应，而且，与炎症细胞间可能有协同作用，共同给肠道黏膜造成损伤[10]。NO参与UC的病理生理过程，可作为临床判断UC患者病变严重程度的指标之一。UC患者的肠黏膜存在粒细胞的浸润，浸润的粒细胞除释放蛋白溶解酶外，还产生强有力的炎症介导因子一氧化氮(NO)。NO在UC的肠黏膜中合成增加，增加的NO影响多种免疫活性物质的合成和分泌，并产生细胞毒功能。大量资料证实，NO参与了UC发生过程中的炎症和组织损伤。一方面可通过伴随产生的自由基损伤组织，另一方面启动机体免疫防御系统，其作用过强，即可造成正常组织的损伤。

芍药汤是《素问病机气宜保命集》中的名方，具有清热燥湿，调气行血之效。白芍七物颗粒是何永恒教授根据多年治疗湿热内蕴型UC的临床经验，在芍药汤的基础上化裁而成，验之于临床，效果显著。作者在长期的临床实践过程中总结出UC发病为湿热下注大肠，气血相互搏结，气血凝滞，血败肉腐，内溃成疡，故见脓血便，腹痛固定不移，舌紫暗，或见瘀斑，舌下脉络青紫曲张。故其致病的中心环节在于湿热、气滞、血瘀；局部病理表现特征为“肠疡”。治宜清热燥湿、调气行血。全方重在清热燥湿，调气行血。方中白芍柔肝理脾、调和气血而止泻痢腹痛为君药。黄芩、黄连、黄柏性味苦寒，入大肠经，清热燥湿解毒以为臣。芍药酸苦，敛阴和营，润燥补脾，缓急止痛，“三黄”苦寒燥湿，清大肠湿热。君臣配伍，一泄下焦之热，一益太阴之虚，苦坚酸收，以敛肠胃之气，具有清热止利，坚阴止痛的功效。当归养血活血佐助芍药养血和营，体现了“行血则便脓自愈”之义；当归甘温而润，芍药性凉而滋；当归辛香性开，走而不守，芍药酸敛性合，守而不走。二药相伍，辛而不散，酸而不敛，开合相得，动静相宜，养血补血之功最佳。同时当归能养肝而活血，芍药柔肝而和营，二者合用，具有明显的和血止痛作用。当归性辛温，可佐制三黄之苦寒降泄，一寒一热，寒温并施，避免了纯用苦寒药，伤阳败胃之弊。黄柏苦寒，清大肠湿热疗痢疾；木香辛温，行气止痛除后重。二药反佐为用，不仅有清热燥湿，行气止痛的作用，且黄柏得木香不致苦寒伤胃。木香、大腹皮行气导滞，配伍清热燥湿之“三黄”，以调理大肠之气滞，鼓舞脾胃之气机，即所谓“调气则后重即除”之意。诸药参合，相互为用，湿去热清，调气行血，故可愈。

参考文献：略。

著名肛肠病专家史兆岐教授学术思想简介

韩　平　曲牟文　指导：韩　宝　李国栋　赵宝明

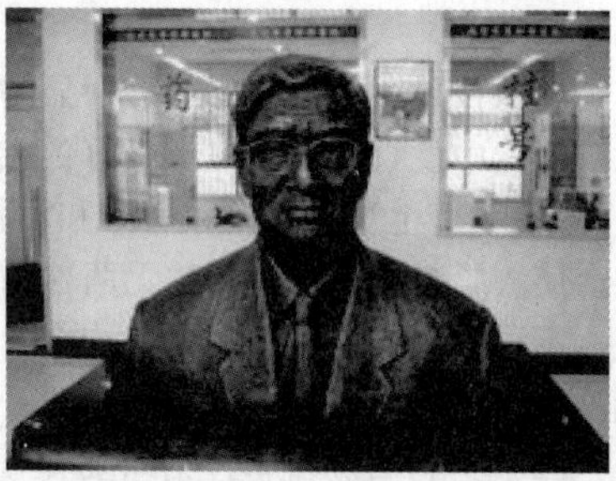

史兆岐教授（1935年2月－2001年10月），原中国中医院研究院广安门医院肛肠科主任、主任医师、研究员、教授，中国中医药学会肛肠学会主要创始人之一。曾任中国中医药学会肛肠分会副会长兼秘书长、北京市肛肠分会主任委员；中西医结合大肠肛门病学科国家级专家、国务院特殊津贴获得者、中国共产党十三大、十四大党代表。其研究发明的“消痔灵”注射治疗晚期内痔，开创了非手术治疗的新方法。在中西医结合治疗完全性直肠脱垂、高位肛瘘、直肠癌方面，亦取得可喜成果，为发展中医肛肠学科作出了突出贡献。重点从事中西医结合研究与治疗大肠肛门疾病，是我国中西医结合肛肠学科主要学术牵头人以及《中国肛肠病杂志》主要创刊人之一。他在研究晚期痔疮、完全性直肠脱垂、溃疡性大肠炎、直肠癌、顽固性便秘疾病中，获得一项国家级成果（国家科技进步二等奖），二项卫生部级成果，三项中国中医研究级成果，二次获国家医药科技成果金杯奖和神农杯金奖。“消痔灵注射液”及注射治疗三期内痔和静脉曲张性混合痔的新疗法，先后获1980年国家卫生部科研成果甲等奖、1985年国家级科技进步二等奖、1986年南斯拉夫第14届伊诺瓦国际发明金奖和比利时第35届尤里卡世界发明一级骑士勋章。1983年获国家人事部颁发有突出贡献专家证书，1990年获国务院政府特殊津贴证书。曾任中国肛肠学会副会长兼秘书长。主要成果有：消痔灵四步注射法治疗Ⅲ、Ⅳ期痔的研究、完全性直肠脱垂的非手术法研究、中西医结合治疗直肠癌，具有国际先进水平。研制出FA867注射法治疗直肠癌等。

史兆岐教授1935年2月出生于辽宁省抚顺市。1954年中学毕业后，考入沈阳中国医科大学，于1959年以优异成绩毕业。毕业后，被分配到卫生部中医研究院广安门医院外科。不久，即参加卫生部举办的全中国西医离职学习中医班学习中医。学习期间，史兆岐深深为博大精深的中医学术所吸引，因而学习异常勤奋、刻苦。1962年5月，经过两年半的学习，期满结业，因成绩突出，获卫生部颁发的奖状。此后史兆岐又被选送到北京医学院第一附属医院麻醉科进修，得到了谢荣教授的指点。一年后，进修结束，他回到了广安门医院，被分配到肛肠科。从此开始，他一直从事大肠肛门学科的中西医结合研究与治疗。

自史兆岐教授1963年7月到中医研究院广安门医院肛肠科工作后，每天都要接触大量痔、肛瘘、肛裂、直肠脱垂等肛肠疾病患者。他亲眼目睹许多患者，由于采取了西医的手术治疗方法，术后影响了肛门功能。特别是晚期内痔的手术治疗，术后疼痛、大小便困难、感染、大出血、肛门狭窄或肛门松弛等合并症和后遗症，一直未能得到理想解决办法。史教授认为“痔是一种常见病，发病率很高，要求在治疗上必须寻找“简、易、便、效”的方法，并提出一种理想的治疗方法必须要注意到以下几点：（1）近期效果和远期效果满意、（2）治疗方法简易，疗程短，便于推广；（3）治疗无痛或基本无痛；（4）无大小便困难；（6）无出血及继发性大出血、（6）无感染；（7）无肛门狭窄和肛门松弛等后遗症。并强调指出：只有考虑到上述要求，才能对一种治疗方法作出正确的的评价。为痔疮病人解除痛苦的强烈责任心，驱使他勤求古训，博采众方，设法寻求治疗痔瘘疾病的良方妙药。为此，史兆岐查阅了大量的中医文献，决心从伟大的传统医学宝库中获得启示。他发现，中医在治疗痔疾方面，已经积累了丰富的经验。早在两千年前，《内经》中就有了“筋脉横解，肠辟为痔”的记载，已经看到内痔发生与血管扩张、排便困难有关。同时，对内痔脱出、脱肛，提出了“下者举之”的非手术治则。根据中医药“酸可收敛、涩可固脱”的理论，不少医书介绍了有关的理法方药。北齐医学家徐三才提出的“涩可固脱”治则，唐代《本草拾遗》中记载的以五倍子等酸性药物治痔的经验，明代《世医得效方》和《本草纲目》中有关五倍子、明矾治痔的记述，都给史兆岐以启发。他决心研制以中药为主的硬化剂，采用注射方法治疗晚期内痔和混合痔，经过多次试验筛选出以五倍子、明矾为主要成份的消痔灵组方。他克服不少困难，终于研究出消痔灵注射内痔新疗法。有了理想的药物，还必须有合理的注射方法。史兆岐通过实验研究和大量临床观察，对晚期内痔和静脉曲张混合痔的治疗，提出了四步注射方法即对母痔以上正常黏膜下层的直肠上动脉区、痔的黏膜下层、黏膜固有层、齿线稍上方痔黏膜下层的洞状静脉区进行注射。从1977以来，广安医院以及全国各医院使用消痔灵注射内痔病例上千万计，临床治愈率达96.4%，无一例无效者。一般一次注射4—7天后内痔即可消失，无坏死，无合并症和后遗症，具有无创、微痛、高效、远近期效果满意、经济便宜，为非手术治疗晚期内痔的理想方法，至今仍在临床上广泛应用。

1979年12月，史兆岐的“消痔灵注射治疗晚期内痔新疗法”通过了中医研究院组织的专家鉴定。参加鉴定会的吴蔚然、朱预、丁泽民等50多位著名医学专家一致认为这项研究是中西医结合的典范，不但有所创新，而且居于世界领先水平。1980年，该项成果获卫生部甲级科研成果奖。1985年，获国家科委“国家科技进步二等奖”。同年，在南斯拉夫国际发明博览会上，获得国际发明金奖；在比利时尤利卡世界发明博览会上获世界发明一级骑士勋章金奖。1990年7月，获中国医药卫生科技成果博览会金杯奖，同年10月获中国中医药文化博览会“神农杯”金奖。

史教授发明的消痔灵具有明显的收敛固脱作用，不仅对内痔以及以内痔为主的混合痔有显著的治疗效果，而且对轻、中度直肠脱垂也有良好的治疗作用。史教授认为直肠全层脱垂发生于乙状结肠与直肠的附着点（固定点），在治疗上重点是是在直肠和乙状结肠的交界处黏膜下层注射消痔灵，其次是两侧骨盆直肠间隙及直肠后间隙，使直肠与周围组织产生无菌性粘连固定作用，就象用缝线作固定缝合一样，使直肠恢复原位并与周围组织固定，不再脱出肛外。为了提高治疗效果及防止术后感染，史教授示范注射时反复强调无论是进行痔疮或直肠直肠脱垂注射都要注意以下几个问题即：（1）要注意严格无菌操作，每注射一次要消毒一次注射部位、换一次注射针头，（2）进行直肠脱垂注射时要在食指指引下准确无误地将消痔灵注入直肠左右及后侧间隙。（3）注射后要充份按柔注射部位，使药液均衡分布，防止药液过度集中发生硬结及坏死。史兆岐教授的谆谆教诲至今仍使我们受益匪浅。

“消痔灵”注射治疗晚期内痔这一新疗法在国内外的推广使用，标志着史兆岐教授事业上获得很大的成功。但是，成就和荣誉，金杯和奖章并没使他陶醉。他把成功作为新的起点，在科学探索的道路上，继续前进。史兆岐选择的新的攻击目标是危害人类的常见病——直肠癌。直肠癌是常见的恶性肿瘤。近半个世纪以来，对直肠癌的治疗仍是以手术加化疗为主，无大的突破，治疗效果与预后亦无显著提高。直肠癌患者至少有一半最终死于局部复发和远处转移。近年来，中医药抗癌的研究，主要不是药物直接杀伤癌细胞和抑瘤，而主要是通过增强肌体免疫达到抗癌作用，至今尚未见把中药注射液直接注射到直肠癌以达到抑瘤作用的研究。

史兆岐根据多年来对中医药的摸索，并从“消痔灵”注射液治疗晚期内痔获得成功的经验中得到启发，提出了FA867（中药）直接注射到直肠癌及其周围组织。通过临床、病理学、细胞学、动物抑瘤等实验方法，研究FA867液的抗肿瘤作用及其原理，为治疗直肠癌和扩大癌症应用，提出具有抗肿瘤作用的新药物、新技术、新方法。1985年，史兆岐的科研设计在国家“七·五”癌症攻关中中标。他担任了“FA867（中药）注射治疗直肠癌的临床与实验研究”课题组组长。1990年12月，中国中医研究院主持对“FA867（中药）注射治疗直肠癌的临床与实验研究”课题进行专家鉴定。由吴咸中、吴蔚然教授等7位全国著名医学专家组成的鉴定委员会，经过详细审阅史兆岐的科研报告后认为，该项研究证实：FA867液（中药）注射治疗直肠癌，可以抑制癌细胞DNA合成，使肿瘤缩小。FA867对癌组织的动脉、静脉、淋巴管产生不同程度的栓塞和闭塞。该项成果适用于直肠癌手术前注射、直肠癌手术后局部复发再手术前注射，对于防止术中癌细胞扩散、术后癌细胞从静脉血管和淋巴管转移有良好作用。对直肠癌术后复发不宜再行手术、或不宜手术的晚期直肠癌，用FA867液多次注射，能减轻患者临床症状，提高生活质量，延长生存期。鉴定委员会确认：“这是中西医结合有所创新的科研成果，为治疗直肠癌增添了一种中医新药物和新方法，在国内外属于首创”。“FA867（中药）注射治疗直肠癌的临床与实验研究”得到了专家们的赞赏，通过了鉴定。1992年至2001年10月18日去世前夕，史兆岐教授与其学生韩平在辽宁锦州九泰药业积极支持和配合下，由上海中医药大学附属曙光医院肛肠科、辽宁中医药大学附属肛肠医院、长春中医药大学附属医院肛肠科参与完成600例三期临床试验研究。研制出国家级三类中药新药“三味痔疮栓”，于2003年荣获国家药监局颁发新药证书及国家发明专利，目前已正式生产，应用临床。此外，在中西医结合治疗复杂性肛瘘、溃疡性大肠炎研究方面也取得突出的成绩。

史兆岐同志一生严谨治学，将自己的经验毫无保留地传授给后人，前后参加百余次全中国各类肛肠学习班的教学工作，培养了2名硕士研究生，3000余名肛肠医生，在全国各地培养出一大批专业人才，为我国肛肠学术的发展作出了卓越贡献。即使在1987年患胃癌住院手术治疗后，仍坚持工作坚持教学。为加强同国外同行交流，他先后应邀到日本、香港、南斯拉夫、罗马尼亚等地进行讲学，提高了我国肛肠专科在世界的知名度和学术水平。

史兆岐教授留给我们最深的印象是他对病人有着强烈的同情心与责任感，他对学生为人师表、诲人不倦。他曾反复教诲我们“肛门功能十分重要，做手术时要象爱护自己的眼睛一样爱护病人的肛门皮肤组织”。当年史教授还对我们说，当肛肠医生要画好“三幅”示意图，即肛门平面图、肛门矢状图以及冠状图等，他了了几笔，即可将肛肠疾病（主要是痔、肛周脓肿、肛瘘、肛裂等）发病部位、数目、大小、形状、病变（瘘管）走向、经过位置（肛瘘与括约肌关系）等钩画得十分清楚，使人看后一目了然。史教授对治疗肛肠疾病的深刻认识以及对肛肠疾病治疗方法评价的科学、严谨、创新态度对我们目前的肛肠临床和科研工作仍有很大的指导意义与现实意义。

史兆岐教授在科学探索的道路上奋勇攀登，同时也一直同自己的疾病作顽强的斗争。史兆岐有家族性高血压病史，在大学读书时血压就高。工作以后，繁忙、紧张、疲劳，使得血压有时高达180/100毫米汞柱。他依靠服用降压药物维持，夜以继日地工作，顽强拼搏。1987年5月，卫生部部长陈敏章亲自为他作了胃镜检查，确诊为低分化腺癌。这对于正在满怀信心地从事直肠癌治疗研究的史兆岐教授来说，在精神上无疑是一个很大的打击。但史兆岐教授面对厄运，并未屈服。手术前一天深夜，他还从病房走到自己的研究室，把研究工作中急需处理的几件事向同事们作了安排。手术后进行了全身化学治疗，史兆岐的身体反应很大，肝功能不正常，头发、牙齿脱落，血小板只有几万，体重下降13公斤。史兆岐深深意识到情况的严重。即使如此，他考虑的还是工作。他向同志们说：“我现在感到最宝贵的是时间”。在剩下不多的时间里他考虑了以后要做好的4项工作：一是将国家课题直肠癌的研究抓好；二是努力把消痔灵新疗法在国内外推广；三是建立好科室研究梯队，以便多出成果，多出人才；四是把自已从事中医肛肠疾病研究的思路、经验加以总结，写成书稿，在手术后3个月，史兆岐便拖着病体重新投入研究工作。

史兆岐同志的一生是任劳任怨、艰苦奋斗、努力奉献的一生，是光明磊落、为人民服务的一生。史兆岐老师带着一身的疲惫，带着充实无憾的微笑离我们而去了，我们为失去一位好前辈、好师长深感痛惜。敬爱的史兆岐老师，您培育出的无数学子会继续完成您的遗愿，使肛肠事业兴旺蓬勃地发展，您永远活在我们的心中。

史兆岐教授著作：

1 史兆岐．中西医结合治疗肛门直肠疾病．北京：人民卫生出版社，1972. 2 中医研究院广安门医院、基础实验室（史兆岐执笔）．明矾注射治疗直肠脱垂临床疗效观察和初步实验研究．新医药杂志

3 史兆岐．外剥内扎治疗混合痔的研究，中华外科杂志，1979，

4 史兆岐．中西医结合研究肛肠疾病概况及展望．江苏医药，1979，

5 史兆岐．肛门手术的疼痛与止痛问题．宁夏医药，1979，

6 史兆岐．痔、肛瘘．见外科学．北京：人民卫生出版社，1979.

7 史兆岐．消痔灵注射治疗晚期内痔的临床和实验研究．中医杂志，1981

8 史兆岐．中西医结合治疗溃疡性结肠炎的研究．中国肛肠杂志，1981.

9 史兆岐．6%明矾注射治疗完全性直肠脱垂的研究．中医杂志，1982

10 史兆岐等．大肠肛门疾病问答．北京：科学技术文献出版社，1982.

11 史兆岐．切开挂线疗法治疗高位复杂性肛瘘的研究．中医杂志，1983

12 史兆岐等．中国大肠肛门病学．郑州：河南科学技术出版社，1985.

13 史兆岐．消痔灵及其疗法的标准．中国肛肠杂志，1987

远兴痔疮水治疗肛窦炎、溃疡性直结肠炎、晚期直结肠癌的疗效显示

凌远志

香港肛肠学会会长

1. 远兴痔疮水简介

肠道病患中以肛窦炎及溃疡性直结肠炎这两大问题最为群医所苦恼，因其治疗过程困难以及难以根治，而其难治之处在于大多数的病因未明。远兴痔疮水以中医药理之精粹为体，辅以无副作用的中药，达到活血化瘀，消肿止通，收敛止血的良效，再加上液状药水能深入患处，到达病灶，使药液在病变部份充份接触，达到内外兼备，标本兼治的目的。

2. 临床资料

选取肛肠疾病中较典型的三大类病例：肛窦炎、溃疡性直结肠炎、晚期直结肠癌作临床研究。其中肛窦炎31

例、溃疡性直结肠炎 32 例、晚期直结肠癌 28 例。

肛窦炎 31 例，年龄 21 ~ 78，急性期表现肛门发胀、下坠、排便疼痛加剧，肛指触痛明显。溃疡性直结肠炎 32 例，医院肠镜检查病变分布：直肠位 8 例、左侧结肠位 19 例、全结肠位 5 例，全确诊为溃疡性结肠炎。临床表现黏液浓血便，日均 3 ~ 6 次，兼有里急后坠、下腹痛等症状。

晚期直肠癌 28 例，男 19 例女 9 例，其中 50 ~ 70 岁 23 例，71 ~ 85 岁 5 例。患者全被医院确诊为中、低化线癌。临床表现大便次数增多、黏液浓血便、便后不净及肛门坠胀疼痛，指诊可触及硬性肿块、表面凹凸不平，指染黏液血。

3. 治疗结果显示

3.1 肛窦炎　以香港远兴药厂制造的注册中成药「远兴痔疮水」作治疗药品，因其有较完善的药效毒理实验支持，对治疗肛窦炎、溃疡性直结肠炎效果理想。

治疗方法：

方法①：直接内注远兴痔疮水，把导液管紧套伸缩瓶嘴，患者躺卧，把导管插入且门 2 ~ 3cm 处，轻按压伸缩瓶 1 次，每天三次。10 天为 1 疗程。

方法②：如肛窦炎伴有直肠炎，基本疗程如方法 1，患者先解大便，取左侧卧位，约注入半瓶药水。每天注射 2 次，10 天为 1 疗程，可按患者病情而更改剂量。

疗效显示：此患者有 31 例，治疗后症状消失，检查直肠肛窦无充血，黏膜水肿消退无分泌物溢出，肛乳头存在但不红肿疼痛者 24 例治疗后症状消失，检查直肠肛窦仍有轻度充血水肿，肛乳头炎症疼痛减轻者 6 例；治疗后症状无改善者 1 例。

3.2 溃疡性直结肠炎　远兴痔疮水采用传统中医的保留灌肠治疗法，让中成药剂可直达患处，起消炎、镇痛、活血及化瘀的功效。而此病的特点正是采用中医的保留灌肠治疗法为主。

3.2.1 治疗方法

方法①：治疗孤立性直肠溃疡，先请患者先解大便，取左侧卧位，向患处注入一整瓶剂量的药水，注入药液后请患者继续躺卧 10 分钟，以令药液顺利的触及患处。每日早晚各 1 次连续 10 天，随症状改善，可改为每天灌肠 1 次，20 天 1 疗程，一般用药 2 疗程。

方法②：治疗溃疡性结肠炎，患者先解大便，取左侧卧位，把导管插入肛门内并尽量到达病变部位，再将整瓶药液注入，10 分钟后患者可转换姿势，促进药剂和患处接触，一般要求药剂在身体保留约 30 分钟。每天需早晚注射各 1 次，连续 10 天，20 天为一疗程，一般用药 2 ~ 3 疗程，可按病情而调整用药次数。

疗效显示：痊愈有 20 例，黏液脓血便、里急后重，腹痛等症状消失，大便正常，医院肠镜检查黏膜病变恢复正常或溃疡患处愈合；疗效良好的有 11 例，其症状明显减轻，经医院检查后溃疡数减少；无效的有 1 例，临床症状、肠镜检查均无明显改善。

3.3 晚期直结肠癌

由于晚期直结肠癌不能接受手术、化疗及放疗，建议采用中药治疗。因为中药治疗可促进自身免疫力功能，不会破坏身体的益细胞，达到扶正祛邪的效果。除此之外，晚期直肠癌病人的一个主要病症是痛楚，所以采用远兴痔疮水助患者快速镇痛。以典型的（热毒蕴结型）为例，患者肛肿，触痛明显，质硬，皮肤灼热；伴有恶寒，发热便秘，尿赤；舌红，苔薄黄，脈数。

治疗方法：请患者取左侧卧位，把导管插入肛门内并尽量到达病变部位，再将整瓶药液注入，让药液留在体内时间愈久愈好，可促进药剂和患处接触。每天需早晚注射各 1 次，可按病情而调整用药次数。

疗效显示：治疗 28 例中，疗效优良的病例有 19 例，疗效良好的例子有 8 例，无效的有 1 例。

4. 讨论

肛窦炎、溃疡性直结肠炎、晚期直结肠癌，在中医学上认为是肝失疏泄、脾运化功能障碍、清阳不升，浊阴下降、水津不布而为湿，水湿流溢于肠道为泄泻，湿邪日久不去则气血运行不畅而为瘀，故疏肝健脾化湿，和中理气化瘀，是治疗该病的关键，不论①湿热壅盛型证候、②瘀阻肠络型证候、③肝肾虚弱型证候、④肝郁脾虚型证候，都能以（远兴痔疮水）加以治疗。

溃疡性直肠、结肠炎是一种至今原因不明确的慢性肠黏膜炎或特发性大肠炎，西药在治疗过程中易生较强的抗药性及对肝脏的损伤，而中药能收标本兼治，对治疗本病有较大的优势。中成药灌肠剂「远兴痔疮水」以三七、九里香、两面针、五指毛桃、艾叶、栀子、山芝麻、鸡血藤等中药成份组成，以清热解毒、活血化瘀、具有明显的抗炎、止血、止痛作用。其药效毒理试验表明该药可显著降低肠道黏膜毛细血管的通透性，改善体内循环系统，消炎并修复肠道黏膜病变，从而促进肠道正常生理功能恢复，这亦是此痔疮水治疗肛肠炎症及肠细胞病变的独特之处。

香港肛肠学会通讯地址：香港九龙尖沙咀加拿芬道20号加拿芬广场10楼1006室

挂线疗法治疗耻骨直肠肌综合征所致慢性便秘的技术规范研究

刘佃温　刘世举

河南中医学院第一附属医院（450000）

耻骨直肠肌综合征是一种临床常见排便障碍性疾病，主现表现为排便不畅，欲解不得，肛门紧、排便时肛门“打不开”、排出困难等特点。依据“紧者松之”之理论，结合当前耻骨直肠肌部分松解技术，改良设计出“挂线疗法”用于治疗耻骨直肠肌综合征所致慢性便秘，并在三个中心进行重复性试验研究，结果三中心间无显著性差异，总有效率达98.7%，现将结果汇报如下。

1. 研究方法

采用不同中心间的重复性试验方法。

2. 病例分配及分组

本研究采用三个中心，两个中医医院，一个西医医院，即河南中医学院第一附属医院（简称郑州）、辽宁中医药大学附属第三医院（简称辽宁）、焦作市人民医院（简称焦作）三家综合性医院。根据以往长强穴挂线疗法治疗耻骨直肠肌综合征所致慢性便秘的临床治愈率88%，遵循统计学的要求及有关法规，设对照组和验证组比例为1：1，计算出每组样本量为80例，郑州80例为试验组、辽宁40例+焦作40例为对照组。

3. 病例选择

3.1 西医诊断标准　耻骨直肠肌综合征所致慢性便秘的诊断标准，参照罗马Ⅲ标准及中华医学会2003年9月南昌全国便秘专题讨论会制订的我国“慢性便秘的诊治指南”。

3.1.1 诊断依据：过去的6个月中至少3个月连续或间断出现以下2个或2个以上症状：

①1/4以上的排便有紧迫感。

②1/4以上的排便干结或坚硬。

③1/4以上排便时有排便不尽感。

④1/4以上排便时有肛门直肠的梗阻/阻塞感。

⑤1/4以上的排便需要额外帮助。

⑥每周排便小于3次，没有排稀溏便现象，且不足以诊断IBS。

3.1.2 专科检查：排粪造影检查显示力排时耻骨直肠肌切迹明显或有“搁架征”；肛管张力高，耻骨直肠肌痉挛伴锐利边缘，手指通过狭窄时病人极不舒适，疼痛，直肠后方较深呈袋状；肛门直肠压力测定提示肛管直肠收缩压及直肠静息压高于正常人。

3.1.3 诊断标准：具备以上至少两个症状+专科检查阳性体征。

3.1.4 纳入标准：

①符合西医诊断标准及中医诊断标准者。

②经药物及其它保守治疗无效者。

③年龄18~65岁，性别不限。

④签署知情同意书者。

3.1.5 排除标准：

①经检查证实有直肠、结肠器质性病变者。

②慢传输型便秘及混合型便秘，或仅有临床症状而无阳性体征者。

③因其它原因如直肠前突、会阴下降、直肠黏膜内套叠、肠疝等为主引起的慢性便秘。

④合并有心血管、脑血管、肝、肾和造血系统等严重原发性疾病，糖尿病、结核、精神病及凝血功能障碍患者患者。

⑤年龄在18岁以下或65岁以上者。

⑥未签署知情同意书者。

⑦瘢痕体质者。

⑧孕妇。

3.1.6 剔除病例标准：

已入组病例但符合以下之一者，应予剔除：

①误诊、误纳。

②符合排除标准。

③无任何检测记录者。

3.1.7 退出（脱落）病例标准

①病人自行退出；

②失访；

③研究者令其退出（依从性差；出现夹杂症；严重不良事件）。

4. **治疗方法**

4.1 术前准备

①术前一般不需禁食，若病人要求采用椎管内麻醉时术前6小时应禁食。

②术前可根据情况患处备皮。

③术前清洁灌肠或肛内挤入开塞露1~2支，排空大便。

4.2 操作步骤

①麻醉及患者体位：可采用局部麻醉、骶管麻醉、腰麻或鞍麻等。麻醉满意后，可取侧卧位，左右侧均可，以患者自感舒适，放松，便于医生操作。

②消毒：肛周皮肤常规碘伏消毒三遍，范围要求以肛门为中心15cm以上，肛内常规碘伏消毒三遍，铺无菌巾。

③术前检查：术前再次经肛内指诊、肛门镜检查，确认无器质性病变。

④手术操作方法：选定在肛门后正中或两旁距肛缘约1cm~3cm处（视病人耻骨直肠肌肥厚程度）入路，向同方位肛缘方向切开皮肤及皮下组织，用小弯血管钳或球头探针由外向里探入，从齿线上约0.5cm~1.0cm处探出，并引出橡皮筋，进行收紧结扎，仔细结扎出血点，查无搏动性出血后，纳入太宁栓一枚，挂线处注射长效止痛剂，纱布包扎固定。

4.3 术后处理

①每次大便后使用高锰酸钾溶液或清热解毒收敛生肌中药坐浴外洗，伤面局部外敷药膏，至伤面痊愈，或肛周常规换药。

②可选择应用抗生素3~5天预防感染。如头孢他啶针4.0g，甲硝唑注射液250ml静脉滴注，每日一次；对青霉素过敏者或改用左氧氟沙星针2.0g静脉滴注，每日一次。

③橡皮筋约7~10天自动脱落，如超过12天皮筋不能自行脱落者，可用剪刀剪开为挂断的组织，取出橡皮筋。皮筋脱落后仍需常规换药，或外敷药膏。

④术后两周可配合扩肛，使用广口肛门镜，以完全插入肛内为度，每周1~2次，持续4周。

⑤术后配合饮食调理，并养成良好定时排便习惯，必要时配合少量药物治疗。

4.4 治疗时间及疗程　疗程20天，术后随访60天，了解复发情况。

4.5 观察指标

4.5.1 人口学资料和一般情况：

年龄、性别、病程、药物过敏史等。

4.5.2 安全性观测指标：

①一般体检项目（体温、心率、呼吸频率、血压）

②血、尿常规化验。

③心电图。

4.5.3 疗效性观测指标：

①主要症状：排便次数、大便性状、排便困难程度、排便时间等。

②次要症状：腹胀、腹痛、肛门坠胀。

③肛门直肠压力测定情况及自主控便能力情况等。

4.5.4 观测时点：

①人口学资料：疗前一次

②安全性观测指标：疗前、疗后各一次

③疗效性观测指标：疗前、疗后每5天各记录一次，至20天为止。

④时间窗：治疗前≤7天，治疗后≤3天。

5. 疗效评定

5.1 证候分级计分标准　主要症状指标和次要症状指标。

5.2 疾病疗效标准

①治愈：一周内排便次数大于2次，便质转润，排便通畅，自觉症状消失。

②好转：排便欠通畅，自觉症状较前明显改善。

③未愈：排便与自觉症状均无改善。

5.3 症状积分疗效标准

综合疗效指数（尼莫地平法）=［（治疗前症侯积分－治疗后症侯积分）÷治疗前症侯积分］×100%。

临床治愈：治疗后症状消失，症状积分减少≥90%。

显效：治疗后症状明显改善，症状积分减少<90%，≥70%。

有效：治疗后症状有改善，症状积分减少<70%，≥30%。

无效：治疗后症状无明显改善，症状积分减少<30%。

6. 结果

6.1 病例分布入选及完成情况　试验共入组160例，其中试验组入组80例，完成80例，脱落0例，剔除1例；其中对照组入组80例，完成80例，脱落0例，剔除0例。入选160例样本中有1例未进入PPS集的病例。

6.2 人口学及体格检查

FAS分析：治疗前试验组和对照组在性别、年龄、收缩压、舒张压、脉搏、一般检查等均具可比性（$P>0.05$）。PPS分析：与FAS分析结果一致。

6.3 实验室检查

FAS分析：治疗前试验组和对照组血红蛋白、血红细胞、血白细胞、血小板、尿蛋白、尿糖、尿红细胞、尿白细胞、排便一般性状、粪便镜检等实验室检查均具可比性（$P>0.05$）。PPS分析：与FAS分析结果一致。

6.4 临床症状合计总分

FAS分析：治疗前试验组和对照组临床症状合计总分对比，经t检验，两组样本方差整齐，$t=-0.516$，$p=0.607$，其差异不具有统计学意义。PPS分析：与FAS分析结果一致。

6.5 主要症状积分

FAS分析：治疗前试验组和对照组之间各临床症状积分对比，其中排便次数、大便性状、排便困难程度、腹痛、肛门坠胀均具可比性（$P>0.05$）。

试验组和对照组之间排便时间症状积分经卡方检验，确切概率$P=0.012$，认为试验组和对照组在排便时间上的差异具有统计学意义。以综合疗效评价为应变量，以排便时间为自变量纳入模型，采用Logistic回归对二者之间的相关性进行检验，$p>0.05$，认为综合疗效评价与疗前排便时间之间无相关性，试验组和对照组病例在排便时间得分上的差异对疗效评价不产生影响。

治疗前试验组和对照组之间腹胀临床症状积分经卡方检验，确切概率$P=0.028$，认为试验组和对照组在腹胀上的差异具有统计学意义。以综合疗效评价为应变量，将腹胀与组别作为自变量同时纳入模型，采用Logistic回归进行检验，$p<0.05$，认为试验组和对照组病例在疗前腹胀上的差异对两组疗效评价的差异不产生影响。PPS分析：与FAS分析结果一致。

6.6 肛门直肠测压

FAS分析：治疗前试验组和对照组直肠肛门反射、肛管最大收缩压、肛管最长收缩时间、肛管静息压、排便动作对比，均具有可比性（$P>0.05$）。

6.7 疗效判定

6.7.1 疾病疗效

PPS分析：试验组治愈71（89.9%）例，显效8（10.1%），对照组治愈77（96.2%），显效2（2.5%）例，

好转1（1.2%）例，综合疗效评价，经卡方检验，确切概率 $P=0.077$，认为两组在综合疗效评价指标上的差异不具有统计学意义。三中心综合疗效评价，经卡方检验，确切概率 $P=0.104$，认为三个中心在综合疗效评价指标上的差异不具有统计学意义。FAS分析：与PPS分析结果一致。

6.7.2 访视5疗程后症状总积分比较

PPS分析：试验组和对照组访视5疗程后症状总积分比较，经t检验，两组样本方差整齐，$t=0.027$，$p=0.978$，认为访视5疗后试验组和对照组在症状总积分上的差异不具有统计学意义。

三治疗中心访视5疗程后症状总积分经单样本方差分析，样本方差整齐，$p=0.732$，认为访视5疗后3个中心在症状总积分上的差异不具有统计学意义。FAS分析：与PPS分析结果一致。

6.7.3 访视5疗程后各症状积分比较

PPS分析：访视5疗程后试验组和对照组之间排便次数、大便性状、排便困难程度、排便时间、腹痛、腹胀、肛门坠胀等症状对比，各症状差异均不具有统计学意义（$P>0.05$）。FAS分析：与PPS分析结果一致。

6.7.4 疗前疗后症状积分对比：

PPS分析：试验组和对照组各组内治疗前与访视5疗程后症状积分对比，各组访视5疗程后症状积分均明显小于治疗前症状积分，经配对t检验，均具有显著统计学差异。FAS分析：与PPS分析结果一致。

6.7.5 疗前疗后各症状指标对比

PPS分析：试验组和对照组各组内治疗前与访视5疗程后各症状指标对比，治疗后症状积分均明显低于治疗前症状积分，经配对样本秩和检验，两组各症状指标在疗前和疗后的积分均有显著的统计学差异。FAS分析：与PPS分析结果一致。

6.7.6 60天后随访症状总积分比较

PPS分析：试验组和对照组60天后随访症状总积分对比，经t检验，两组样本方差整齐，$t=1.529$，$p=0.128$，认为随访时试验组和对照组在症状总积分上的差异不具有统计学意义。FAS分析：与PPS分析结果一致。

6.7.7 不良事件统计

入选160例病例中未发现不良事件

7. 讨论

7.1 耻骨直肠肌综合征治疗现状　耻骨直肠肌综合征是一种以耻骨直肠肌痉挛性肥厚，致使盆底出口处梗阻为特征的排便障碍性疾病，主要表现为肛门紧、排便时肛门“打不开”、排便费力、排出困难、排便时间明显延长等，据有关资料报道，近年来其发病率有逐渐增高趋势。相当于中医的“肛门挛急”，多因气滞血瘀，脉络受阻，或肛门部手术或其他损伤，经气失调而成。在保守治疗无效的情况下，采用手术治疗已成为多数人的选择。手术治疗常以后矢状入路或直肠入路行耻骨直肠肌部分切除或切断术，有效率约为22.0%～88.9%不等，疗效不稳定，部分患者术后发生切口感染，肛管自控能力减弱，严重的可造成肛门失禁，该术式要求较高，不仅要求术者熟悉肛周解剖，还对手术者的临床经验要求较高，术中要仔细分离耻骨直肠肌，勿戳伤直肠壁，同时离断耻骨直肠肌的多少还要根据患者的病情和耻骨直肠肌肥大痉挛程度而定，许多专家对此持慎重态度，推广应用有一定难度。

7.2 挂线疗法机理及应用　挂线疗法是传统的中医外治法，是治疗肛瘘较为成熟的一种有效方法，尤其是治疗高位肛瘘一种必须的方法，其原理是以线代刀，慢性勒割，损伤小，引流好，已成为国内治疗高位复杂性肛瘘的经典术式，以线代刀，缓慢切割，切开与愈合同时进行，避免了手术瞬间同时切断肛管全层所造成的肛门失禁，并起到良好的引流作用。

耻骨直肠肌综合征主要体征是排便时耻骨直肠肌不松弛反而收缩，括约肌功能长度明显延长。本疗法依据“紧者松之”之理论，结合当前耻骨直肠肌部分松解技术，改良设计出“挂线疗法”用于治疗耻肌直肠肌综合征所致慢性便秘，机理是依靠挂线的勒割作用，使被挂线的组织因缺血而逐渐坏死、勒开，避免了耻骨直肠肌部分切除或切断术所带来的切口感染、肌肉突然断开、肛管自控能力减弱，甚至肛门失禁等不良后果。挂线后既保持了肛管的完整性，又切断了痉挛肥大的肌组织，并经肛管直肠压力测定，患者术后肛管功能长度较治疗前明显缩短，肛管静息压较治疗前明显降低，同时又保证了良好的肛门功能。

挂线疗法尽管能迅速有效地使痉挛肥厚的耻骨直肠肌得到松解，解决排便之急。但其作用机制尚不十分清楚，可能与橡皮筋异物刺激长强穴有关，在长强穴处挂线既达到疏导气血、调畅气机、缓解痉挛，又能切开、松解肛管。因长强穴属督脉经，位于脊骶端，《甲乙经中国针灸大辞典》载长强穴主治便秘、便血、痔疮、尾骶部疼痛。很有必要对其机制进行深入研究。

7.3 研究结果及可能存在的问题　通过三家不同中心间的重复临床观察验证，结果证实挂线疗法治疗耻骨直肠肌综合征所致的慢性便秘技术操作简便，效果显著，总治愈率达93.1%，且术后恢复快，安全性高，无明显后遗症及并发症，克服了手术切除或切断的不足。三个中心间疗效无明显差异，说明该方法易于推广。由于耻骨直肠肌综合征患者在排粪造影和肛肠压力测定过程中，有一定的人为因素或干扰因素，不能完全反映病人的真实情况，因此，在临证时，一定要结合病人的临床症状。

7.4 挂线操作要点及难点讨论

7.4.1 挂线时，左手食指应插入肛内作引导，指腹推压耻骨直肠肌，一便于穿透耻骨直肠肌；二保护前壁直肠黏膜；三确定从内口探出的位置。

7.4.2 根据病人耻骨直肠肌肥厚及痉挛的程度判断橡皮筋穿过组织的厚度，一般情况下：内口在齿线上约0.5～1cm，橡皮筋穿过部分肛门外括约肌皮下部、浅部、深部及部分耻骨直肠肌，约穿透耻骨直肠肌的1/2～2/3。

7.4.3 橡皮筋松紧度要适中，以十天左右脱落为宜。

7.4.4 术后两周可配合扩肛，防止瘢痕挛缩、形成狭窄。

7.4.5 本疗法主要是解决排便出口梗阻之急，术后尚需辨证用药调理，纠治便秘发生根本。

7.5 有效性分析 试验组治愈71例，占89.9%，显效8例，占10.1%，总显效率100%；对照组治愈77例，占96.20%，显效2例，占2.5%，好转1例，占1.2%，两组总治愈率达93.1%，显效率达6.3%。两组之间经卡方检验，确切概率 $P=0.077$，认为两组在综合疗效评价指标上的差异不具有统计学意义。试验组和对照组60天后随访症状总积分对比，经t检验，两组样本方差整齐，$t=1.529$，$p=0.128$，认为随访时试验组和对照组在症状总积分上的差异不具有统计学意义。三中心综合疗效评价，经卡方检验，确切概率 $P=0.104$，认为三个中心在综合疗效评价指标上的差异不具有统计学意义。经三中心对比研究，挂线疗法治疗耻骨直肠肌综合征所致的慢性便秘疗效显著，三中心对比无临床差异，中心效应不明显，说明该手术方法可操作性强，适合临床推广。

7.6 安全性分析

本临床试验无不良事件报告，说明本试验方法安全性好。

8. 结论

8.1 本研究通过三个不同中心重复性临床观察研究，结果提示三中心间无显著性差异，三中心总治愈率达93.1%，显效率达6.3%，无任何不良事件发生，进一步证实了其安全性、有效性及可操作性。

8.2 挂线疗法所需器械简单，技术操作简单，易于掌握推广应用。

8.3 相信在《挂线疗法治疗耻骨直肠肌综合征所致慢性便秘技术操作规范文本》及《挂线疗法治疗耻骨直肠肌综合征所致慢性便秘技术操作教学光盘》的指导下推广应用，必将为广大便秘患者带来福音。

课题来源：国家中医药管理局50项中医特色临床诊疗技术规范化的示范研究

课题编号：2009ZL31

肛周囊性肿块的误诊误治分析

刘佃温

河南中医学院第一附属医院

【摘要】目的 通过对肛周囊性肿块的误诊误治分析，探讨肛周囊性肿块的诊断与治疗。方法 对自2005年1月至2012年12月诊治的69例肛周囊性肿块患者临床资料进行回顾性分析和总结。结果 22例诊断为囊性畸胎瘤，42例误诊为肛周脓肿及肛瘘，2例表皮样囊肿误诊为皮样囊肿，2例脊索瘤误诊为皮样囊肿，1例中肾管囊肿误诊为皮样囊肿。结论 肛周囊性肿块临床容易误诊，超声、CT、MRI无特异性，需病理确诊，且术后容易复发，手术中应尽量完整切除肿瘤及囊壁。

[关键词] 皮样囊肿，表皮样囊肿，脊索瘤，误诊误治

肛周囊性肿块（肛周脓肿除外，下同）是指发生在肛门直肠周围的囊性包块，一般多无明显自觉症状，肿块较大者可有伴有肛周疼痛、肛门坠胀或排便不畅。临床上常以“肛周脓肿”切开排脓，致使切口久不愈合而成瘘，按瘘反复手术仍不愈，教训深刻。肛周囊性肿块具有多样性，应细心诊治，笔者自2005年1月至2012年12月共诊治肛周囊性肿块69例，针对其临床特点、诊治情况及体会作一扼要讨论，现总结如下：

临床资料

一、一般资料

2005年1月至2012年12月共诊治肛周囊性肿块69例，其中男22例，女47例，男女之比为1：2.14，年龄最小者22岁，最大者67岁，30岁以下者9例，占13.04%，30岁~40岁19例，占27.54%，40岁~50岁31例，占44.93%，50岁以上者10例，占14.49%，平均年龄38.18岁。无手术病史21例，有手术病史48例，其中2~5次手术者29例，5次以上2例。22例诊断为囊性畸胎瘤，42例误诊为肛周脓肿及肛瘘，2例表皮样囊肿误诊为皮样囊肿，2例脊索瘤误诊为皮样囊肿，1例中肾管囊肿误诊为皮样囊肿。56例术后病理支持，5例无术后病理，8例术后病理不支持。

二、临床表现

皮样囊肿或表皮样囊肿早期均无明显自觉症状，常在肛门指诊中无意发现。囊肿较大或合并感染时，可感觉肛门坠胀、发热、肛周疼痛或排便不畅等。囊肿破溃后可流出黄油样液体或咖啡样液体或米泔水样液体。脊索瘤早期即有骶尾部疼痛症状，随肿块增大，可压迫直肠和膀胱，引起尿失禁、便秘，甚至截瘫等。CT表现为不均质密度，与骶前关系密切，可有骨质破坏。

三、误诊误治

69例病人中有8例病人在检查痔疮时发现直肠周围有无痛性囊性包块，经检查诊断为囊性畸胎瘤，14例有肛门下坠不适感而就诊，诊断为囊性畸胎瘤；42例病人曾在外院误诊为肛周脓肿、肛瘘进行多次手术治疗不愈，其中2例病人手术达到8次，经术前检查及术后病理证实为皮样囊肿；2例表皮样囊肿误诊为皮样囊肿，2例脊索瘤误诊为皮样囊肿，1例中肾管囊肿、表皮样囊肿误诊为皮样囊肿、畸胎瘤；本组病例有56例病理支持，5例无病理记录，8例初诊为皮样囊肿，术后病理不支持。

四、典型病例

病例1：王XX，男，42岁，直肠后无痛性包块伴排便困难。CT检查：盆腔内见类圆形囊状低密度影，大小约8.7X10.97cm，边缘清晰，密度均匀，CT值约15.6Hu；骶骨旁见不规则形软组织块影，密度均匀，CT值约41.6Hu。MRI平扫：盆腔内骶尾骨水平前方见巨大不规则异常信号影，直肠后方见实性信号呈稍长T1稍长T2信号，大小约8cmX9cmX10cm，实性肿物后方及骶尾骨前方见不规则长T1长T2囊性信号，大小约5cmX6cmX7cm，其内见分层现象，上层为短T1长T2信号，压脂序列呈低信号，下层为长T1长T2信号，压脂序列呈高信号，囊性病灶内见片状短T2信号。直肠、膀胱明显受压移位（图1）。术前诊断：1、皮样囊肿　2、畸胎瘤。

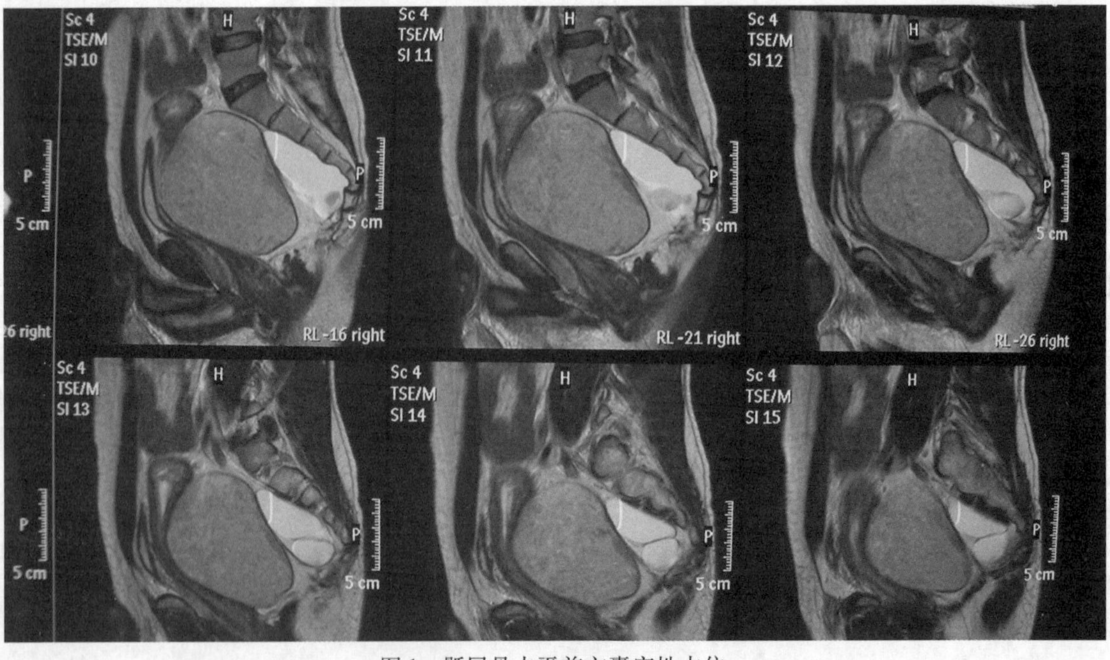

图1：骶尾骨水平前方囊实性占位

术中：从直肠后实性包块中取出大量类似黄色软便物质，从骶前囊性包块中取出大量白色类似米泔水样液体，取出包囊分别送检，病检提示：1、病变符合中肾管囊肿（图2）；2、病变符合表皮样囊肿（图3）。

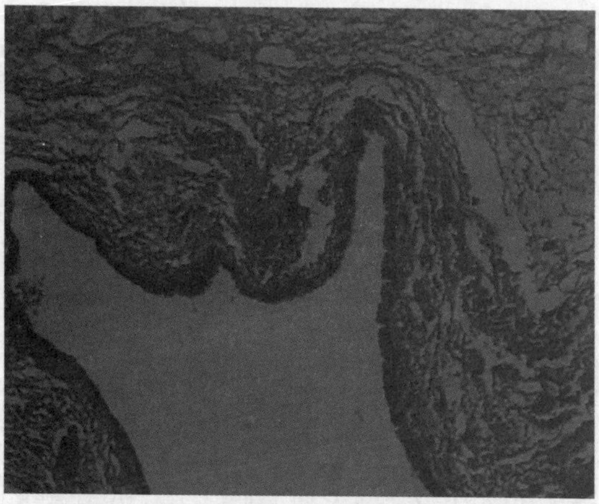

图2

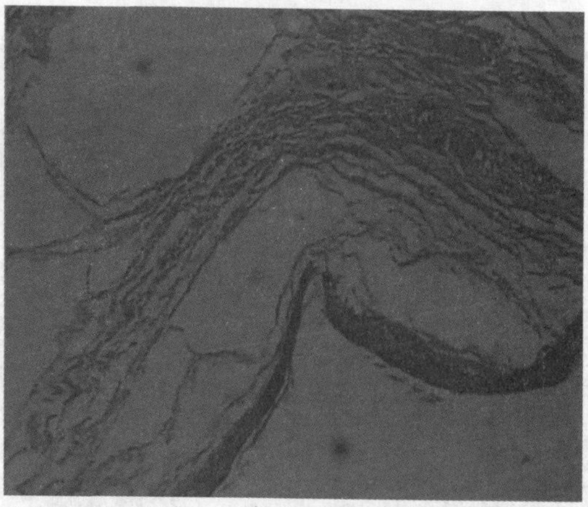

图3

病例2：赵XX，女，43岁，以肛门坠胀，伴有疼痛、排便不畅收入住院。

CT检查：骶前见不规则囊性包块，密度均匀，与骶尾骨界限不清。提示：骶前畸胎瘤（图4）。

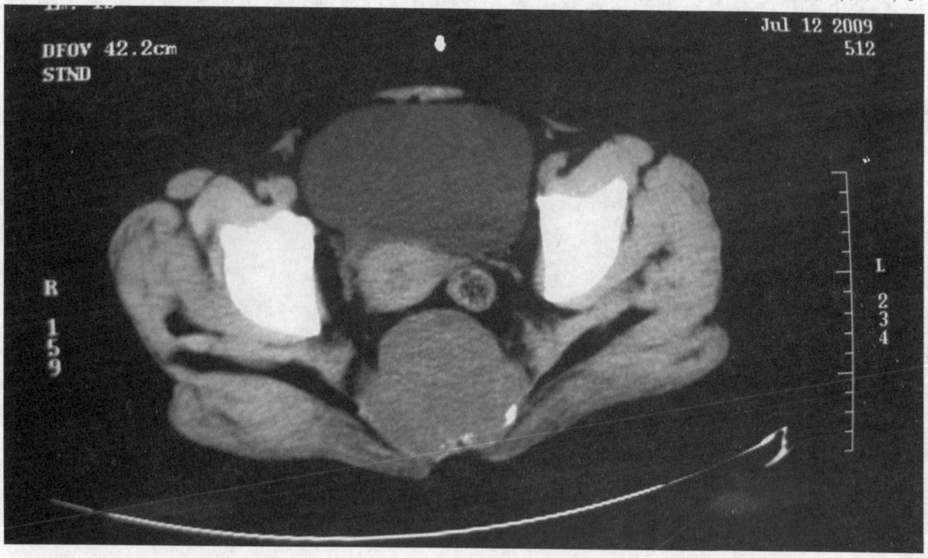

图4　骶前畸胎瘤

术后病理及免疫组化提示；脊索瘤（图5、6）。

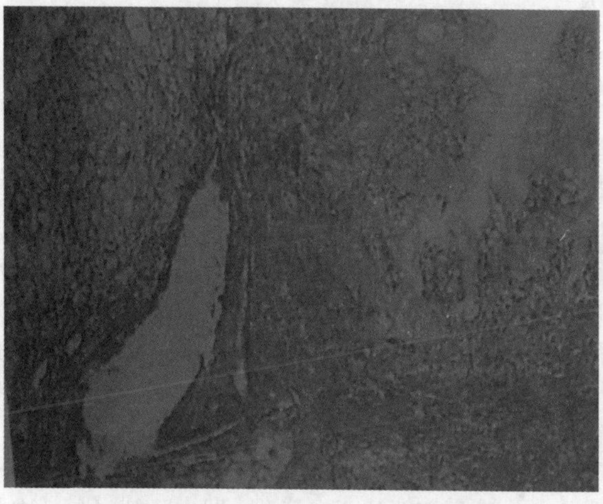

图5

图6

病例 3：张 XX，女，45 岁，入院前曾两次按“肛瘘”手术治疗。入院后进行瘘管造影检查及 CT 检查，可见瘘管顶端（即盲端）膨大、增粗，边界清楚（图 7）；直肠 CT 检查，可见有圆形或椭圆形边缘清楚的囊性包块（图 8）。术前诊断：囊性畸胎瘤。

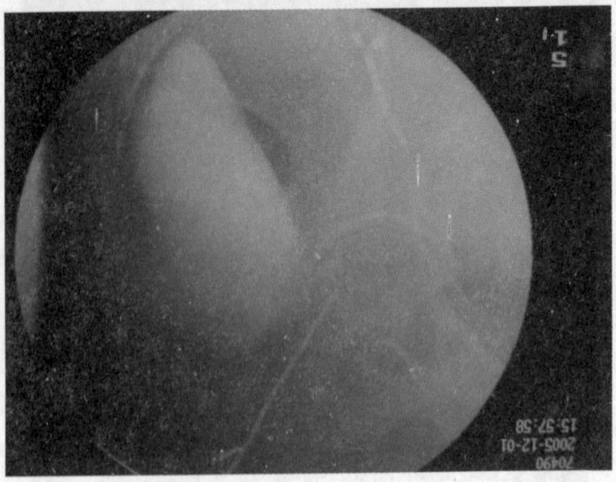

图 7　瘘管造影显示骶前直肠后有一巨大腔隙，边界清楚，与直肠不通。

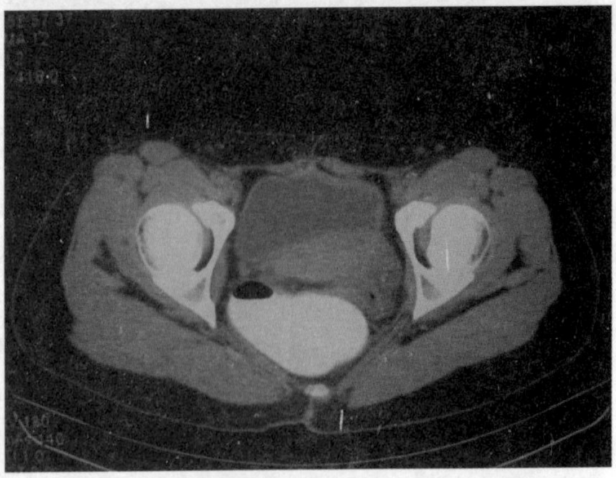

图 8　CT 检查显示直肠后有巨大囊状阴影，表面光滑，与周围界线清楚

采取折刀位，硬外麻醉，采用 C 型切口，找出囊肿并抽出囊内液体，术中可见光滑囊壁（图 9），然后将囊壁钝性或锐性完整剥离（图 10），术后放置引流，Ⅰ期缝合；病理提示：镜下为囊壁样组织，周围纤维组织增生，囊壁被覆磷状上皮组织，符合皮样囊肿。

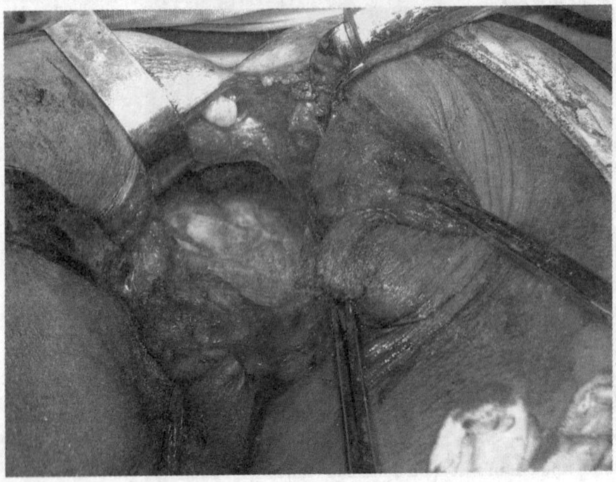

图 9　术中显露骶前光滑囊壁。

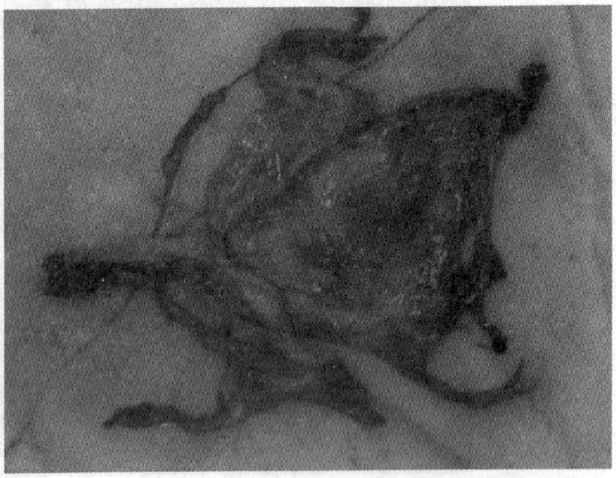

图 10　术后剥离出染色的完整瘘管及囊壁。

讨论

一、肛周或直肠周围无痛性囊性肿块应首先考虑皮样囊肿

皮样囊肿属先天性疾患，它是错构瘤的一种，皮样囊肿有很厚的壁，纤维囊内壁是鳞状上皮组织，在这些鳞状上皮组织里可以看到各种皮肤附属物，偶尔里面还有牙齿和头发。儿童时期因囊肿较小不易发现，随年龄增长而增大，继之出现临床症状，甚至出现继发感染，表现为肛周脓肿的特征，此时应注意鉴别。皮样囊肿与表皮样囊肿仅从临床表现及超声、影像上不易鉴别，但在病理组织上二者截然不同，表皮样囊肿为胚胎发育时期遗留于组织中的上皮发展形成的囊肿，也可由于损伤、手术使上皮细胞植入而形成，一般部位较浅，没有皮肤附件，其囊腔内仅有角化物质及脂肪物质，不含毛发。病例 1 却位置过深。笔者认为：肛周或直肠周围有“无明显肿胀疼痛的囊性包块”，在排除肛门直肠周围脓肿的情况下，应首先考虑皮样囊肿。

二、男性患中肾管囊肿，位于骶前实属罕见

1. 在胚胎发育早期，无论男性或女性，在尿生殖嵴内均有与生殖器相关的两套管道，即中肾管（包括中肾小

管）及苗勒氏管，左右各一，二者在演变为成人器官时某些部分可残留，发生囊肿或肿瘤。

2. 在女性，苗勒氏管分化为输卵管、子宫及阴道，中肾管则退化，残余部分可在成人的卵巢、输卵管、阔韧带、子宫颈及阴道壁内形成加特纳囊肿（gartner，s cyst），还可在腹膜后间隙如肾周、结肠后、胰头或胰尾附近形成囊肿。女性应多为中肾管囊肿。

3. 在男性，中肾管衍化为生殖管道，而苗勒氏管则退化，尤其多位于膀胱、前列腺后侧面，也有报道位于附睾旁。男性应多为苗勒氏管囊肿。而本例为男性患者，患中肾管囊肿，且位于骶前，极为罕见。

三、囊性包块与脊索瘤

从病例2影像检查看，骶前有巨大囊性包块，密度均匀，压迫直肠，入院诊断为囊性畸胎瘤。误诊原因是忽视了详细病史及影像检查，该患者数年前即有骶尾部疼痛症状，曾对症治疗未引起重视，随肿块增大，压迫直肠出现排便困难，骶尾部疼痛加重而就诊。CT表现为囊性包块与骶骨关系密切，且有骨质破坏现象。术后病理提示：脊索瘤。

四、常规检查能明显降低误诊率

临床上有许多譬如“复杂性肛瘘”、“肛周脓肿”或“肛周无痛性包块”，术前未经任何检查即行手术治疗，甚至历经数次手术不愈，仍未进行相关检查，或许不具备检查条件，反复误诊误治，致使肛门变形，功能下降，使再手术者无从下手。笔者建议对肛周及直肠周围无痛性囊性包块或多次手术不愈的肛瘘患者术前应常规进行瘘管造影或直肠CT、MRI，直肠腔内超声检查，术后常规病理检查。本组69例病人，首诊误诊率高达68.12%，已充分说明，若注重术前、术后的常规检查，能明显降低误诊率。

参考文献：略。

PPH术与外剥内扎硬注术治疗重度脱垂性痔的疗效对比研究

黄德铨　陈　敏　甘昌芝　侯艳梅　康　健　杜勇军　戢　敏

四川　成都　成都中医药大学附属医院（610072）

【摘要】目的　对重度脱垂性痔的外剥内扎术与痔上直肠黏膜环切钉合术（PPH）术的疗效进行比较研究。方法　将确诊的162例重度脱垂性痔患者，随机分为PPH组和外剥内扎组，每组81例，比较两组病例的手术疗效以及术后7天患者情况。结果　术后两组患者在便血、外痔突出、肛门或下腹疼痛、肛缘水肿、肛门坠胀等方面比较有统计学差异（$P<0.05$或$P<0.01$）。结论　PPH术治疗重度脱垂性痔疗效明确，与外剥内扎术内扎硬注术比较在改善患者的某些症状体征如便血、外痔突出、肛缘水肿等方面更有优势。

【关键词】重度脱垂性痔；PPH术；外剥内扎硬注术

痔为肛肠科常见病、多发病，俗语称“十人九痔”，可见痔患病人群广。我国1977年对29个地区的155家单位中取得完整资料的57292人进行普查，结果患有肛门直肠疾病共33837人，发病率为59.1%，其中痔发病率为的87.25%[1-3]。文献报道[4]2000-2007年对确诊的3000例肛肠病病例中痔的发病率占总数的63.5%。另有文献报道[5]，在广州中医药大学门诊部接受体检的291例职工中痔疮患者高达244人，占总人数的83.8%。此外，流行病学调查还证实，痔的发病与年龄、性别、饮食、职业等多种因素相关。患者群多在13至84岁之间，以青中年为主，且男性多于女性，嗜辛辣、饮酒、久蹲厕所以及暴饮暴食等患病居多[4,5]。临床上将痔分为内痔、外痔、混合痔，其中又将内痔及混合痔按照临床症状分为4度，而重度脱垂性痔主要表现为症状明显的Ⅲ、Ⅳ度脱垂性内痔和混合痔为主，需采取手术治疗，我们通过临床观察总结，将对外剥内扎硬注术及痔上直肠黏膜环切钉合术（PPH）术的疗效进行比较，对两种手术方式的优缺点进行探讨。

1. 研究方法

1.1 研究对象　病例均来源于2010年3月~2012年5月于成都中医药大学附属医院肛肠科住院手术的重度脱垂性痔患者。纳入研究对象后，告知其进行相关检查及问卷调查。所有参与观察的患者均签署知情同意书。

1.2 随机及盲法　采用简单随机分法，用SPSS软件包在计算机上产生随机号，填写随机分配，注明序号、分组，装入不透明、密封的信封。采用单盲设计。

1.3 诊断标准

1.3.1 西医诊断标准：采用2006年中华医学会外科学分会结直肠肛门外科学组中华中医药学会肛肠病专业委员会中国中西医结合学会结直肠肛门病专业委员会讨论制定的《痔临床诊治指南》（2006版）：

内痔是肛垫（肛管血管垫）的支持结构、血管丛及动静脉吻合支发生的病理性改变和（或）异常移位。外痔是直肠下静脉属支在齿状线远侧表皮下静脉丛的病理性扩张和血栓形成。混合痔是内痔通过丰富的静脉丛吻合支和相应部位的外痔静脉丛相互融合。其中Ⅲ度：可有便血；排便或久站及咳嗽、劳累、负重时有痔脱出，需用手还纳。Ⅳ度：可有便血；痔持续脱出或还纳后易脱出。

1.3.2 中医诊断标准：根据1994年中华人民共和国中医药行业标准（中医肛肠科病证诊断疗效标准）对“痔”的诊断依据做了具体限制。

内痔的诊断依据：内痔系发生于齿线以上的静脉曲张团块，又称“里痔”。

①便血，色鲜红，或无症状。肛门镜检查：齿线上方黏膜隆起，表面色淡红。多见于一期内痔；②便血，色鲜红，伴有肿物脱出肛外，便后可自行复位。肛门镜检查：齿线上方黏膜隆起，表面色暗红。多见于二期内痔；③排便或增加腹压时，肛内肿物脱出，不能自行复位，需休息后或手法复位，甚者可发生嵌顿，伴有剧烈疼痛，便血少见或无。肛门镜检查：齿线上方有黏膜隆起，表面多有纤维化。多见于三期内痔。

混合痔的诊断依据：混合痔系发生于同一方位齿线上下，形成一体的静脉曲张团块。

①便血及肛门部肿物，可有肛门坠胀、异物感或疼痛；②可伴有局部分泌物或瘙痒；③肛管内齿线上下同一方位出现肿物（齿线下亦可为赘皮）。

1.4 纳入标准

①符合西医Ⅲ－Ⅳ度的内痔或以Ⅲ－Ⅳ度内痔为主的混合痔；②符合三期内痔的诊断依据；③年龄在30至65岁之间的患者；④对研究人员观察和治疗有良好的依从性、签署手术及麻醉同意书。

1.5 排除标准

①妊娠期及哺乳期妇女，过敏体质，瘢痕体质；②一年内已接受手术治疗者；③不愿意参加试验；④年龄<30岁、>65岁者；⑤合并有肛门直肠部感染、肛门直肠狭窄、内痔嵌顿坏死或血栓形成、直肠肿瘤患者；⑥合并严重心、脑、肝、肾、造血系统原发性疾病者以及中枢神经疾病、精神疾病患者。

1.6 治疗方法

术前准备：术前完善血、尿常规，肝肾功，血糖，心电图等检查，排除手术禁忌症，术前备皮、灌肠，直肠黏膜环切钉合术组术前30分钟肌注阿托品0.5mg、地西泮10mg。

麻醉：两组病例均采用1.5%利多卡因20ml行腰俞穴麻醉。部分腰俞穴麻醉效果欠佳者适量追加局麻。

体位：全部采用膀胱截石位，此体位术野暴露充分，手术操作便利，更有利于减轻患者负担。

手术方案：两组患者均采用2%碘伏消毒术野，盖无菌洞巾，用2%碘伏消毒肛管及直肠下段。

（1）A组：直肠黏膜环切钉合术组（PPH组）

①采用苏州法兰克曼医疗器械有限公司供应的一次性使用痔上黏膜环切吻合器。用圆形扩肛器充分扩肛后，在扩肛器引导下置入并固定透明肛镜；②在半弧形肛镜缝扎器的暴露下，于3点位齿状线上2.5cm左右进针，做一单荷包缝合，9点位处挂一辅助牵引线；③旋开圆形痔吻合器至最大位置，置入吻合器并使其钉砧头深入到荷包线的上端，然后将9点位辅助线及荷包线收紧并打结。在带线器的帮助下，将3点位缝线和9点位的辅助线的尾端分别从吻合器的两侧孔中引出；④将脱至吻合器外的线尾适度牵拉收紧，同时逐旋紧吻合器，击发吻合器（若为女性患者应配合阴道指诊，确认阴道壁完整后击发吻合器）；⑤击发后使吻合器处于闭合状态60秒，旋开吻合器，并从肛管中移出；⑥检查吻合器中切除的黏膜圈是否呈完整环状。通过肛镜缝扎器检查吻合口，有活动性出血的部位需“8”字缝扎止血；⑦用1∶1消痔灵注射液对吻合口上下作点状黏膜下注射。

（2）B组：外剥内扎注射术组

用消痔灵1∶1浓度分别对内痔区作黏膜下注射，每个痔核约2ml，钳夹外痔顶端，从外痔外缘向肛管内做梭形切口，切开皮肤至齿线。血管钳提起皮瓣，剪刀剥离痔外静脉丛至齿线。提起已游离外痔，用中弯血管钳钳夹对应内痔基底部。2号带针线在血管钳下作“8”字贯穿缝合，双重结扎。如结扎内痔较大，可减去部分残端。同法处理其它部位痔核。

术后处理：常规术后当天卧床休息，半流质饮食，术后第一天晚改普食，鼓励患者多食富含纤维素的蔬菜、水果及粗制食品，多饮水，多床旁活动，并口服润肠通便药保持大便松软通畅，便后用聚维酮碘兑水坐浴，熊珍膏换药，并观察肛门情况。两组均给予有效的抗感染、止血治疗。

积极预防并发症：①尿潴留：先热敷、按摩小腹，诱导排尿，亦可新斯的明1mg肌注，兴奋膀胱逼尿肌，以助排尿，如无效，且膀胱明显充盈者，可导尿，前列腺增生患者亦可术前置尿管；②疼痛：予以口服止痛药，每次一片，必要时50mg 哌替啶肌注。

1.7 观察指标 患者便血、内痔脱出、外痔突出、疼痛症状以及术后并发症（术后疼痛、肛门水肿、肛门会阴坠胀、大便情况、术后肛门功能）等，评分如下表：

观察项目	0分	1分	2分	3分
便血	无便血	偶有出血，擦纸带血	大便带血或少量滴血	滴血或喷射状出血，量多
内痔	无脱出	便时脱出，便后可自行回纳	排便或久站及咳嗽、劳累、负重时有痔脱出需用手还纳	痔持续脱出或还脱出，纳后易脱出
外痔突出	无外痔突出	有1枚外痔突出	有2枚外痔突出	有3枚以上外痔突出
肛门或下腹痛	无肛门疼痛	肛门疼痛轻，尚能忍受	肛门疼痛时间长服药才能减轻	肛门疼痛较重持续，需注射药止痛
肛缘水肿	无肛缘水肿	<1/4 圈肛缘水肿	1/4 < 圈肛缘水肿 < 1/2	>1/ 2 圈肛缘水肿
肛门会阴坠胀	无肛门或会阴坠胀	排便后肛门或会阴坠胀，持续时间短	肛门或会阴坠胀经常存在	肛门或会阴坠胀难以忍受
大便情况	排便通畅	排便欠畅，偏干或偏稀，便次明显增加，无需借助药物排 便	排便不畅，费力难解，大便干结 需强力努挣方能解出，或需辅助药 物排便	排便困难，药物辅助无效，需灌肠处理

分别记录两组患者治疗前和治疗后7天后的症状体征情况，进行疗效评价。

1.8 统计方法：采用SPSS17.0统计分析软件进行统计分析。对符合正态分布、方差齐性的计量资料进行单因素方差分析，对不符合者采用非参数检验；非正态分布采用秩和检验。以 $P<0.05$ 为有显著差异，具有统计学意义。

2. 结果

2.1 一般资料：162例病例均符合病例纳入标准、排除标准，随机将其分为PPH组（A组）和外剥内扎术组（B组），每组各81例。两组基线情况如下：

表1 一般情况（均数±标准差）

组别	例数（n）	性别		年龄（岁）
		男	女	
A组	81	13	68	41.14±11.06
B组	81	12	69	38.16±13.10

治疗前A组和B组人口学资料、年龄的基线情况分布差异均无统计学意义（$P>0.05$），具可比性。

表2 治疗前两组症状积分比较（均数±标准差）

观察项目	A组	B组
便血	2.23±0.657	2.19±0.654
内痔	2.25±0.623	2.31±0.625
外痔突出	2.23±0.597	2.32±0.588
肛门或下腹痛	0.96±0.872	0.91±0.840
肛缘水肿	0.73±0.633	0.78±0.632
肛门或会阴坠胀	1.73±0.895	1.67±0.908
大便情况	1.41±0.972	1.36±0.953
总分	11.54±4.809	11.53±4.775

从表2可以看出，治疗前A组和B组症状积分比较均无统计学意义（$P>0.05$），具可比性。

2.2 手术治疗后7天两组疗效评价

表3 手术治疗后7天两组疗效评价比较（均数±标准差）

观察项目	A组	B组
便血	0.04±0.19	0.41±0.85▲
内痔	0.00±0.00	0.04±0.19
外痔突出	0.00±0.00	0.06±0.24*
肛门或下腹痛	0.02±0.16	0.16±0.37▲
肛缘水肿	0.04±0.19	0.17±0.38▲
肛门或会阴坠胀	0.16±0.37	0.09±0.28*
大便情况	0.15±0.39	0.26±0.65
总分	0.41±1.10	1.19±2.69▲

说明：与A组比较，* $P<0.05$，▲ $P<0.01$

如表3所示，经过不同手术方式的治疗，两组在便血、外痔突出、肛门或下腹疼痛、肛缘水肿方面差异均有统计学意义（$P<0.05$ 或 $P<0.01$），且总分的比较也有显著性差异（$P<0.01$）。说明PPH术式在改善便血、外痔突出、肛门或下腹疼痛、肛缘水肿方面优于外剥内扎注射术组。

3. 讨论

据《痔诊断暂行标准》痔暂行定义为痔是肛垫病理性肥大及肛管皮下血管丛血流瘀滞形成的局部的团块[6]。临床主要表现为便血、脱出、肛门不适、疼痛。痔上直肠黏膜环切钉合术（PPH术）其实质是保留肛垫的完整性，通过吻合器在痔的上方环形切除直肠下端肠壁的黏膜和黏膜下层组织（原则上不切除痔区组织，但是对于痔块大，严重脱垂的环形痔可以同时切除痔的上半部分），同时远近端黏膜进行吻合，使脱垂的内痔被向上悬吊和牵拉，不再脱垂。由于位于黏膜下层供给痔区血液的血管被同时切断，术后痔区血供减少，痔块在两周后左右逐渐萎缩，同时因血供阻断，也起到了治疗痔区出血的作用[6]。外剥内扎硬注术是通过外剥离皮下静脉丛，内结扎痔核，阻断血供，从而使痔核缺血、坏死、脱落。二者均为安全有效的手术方式。

我国早在《内经·素问·生气通天论》中就提出“因而饱食，筋膜横解，肠澼为痔”，明确指出了痔的病因病机、病症以及病名，认为饱食强力致筋脉横解，肠澼为痔。

痔是人类为现代文明所付出的代价[7]，人类直立行走使肛门部血液回流不畅，而肛门部的解剖结构尚不能适应这种变化造成肛门缘血管扩张、曲张和扭曲所致。自19世纪以来，许多学者做了大量的研究，普遍认为痔是直肠黏膜下和肛管皮肤下痔静成丛淤血、扩张和屈曲形成的柔软静脉团[8]。另有学者认为[9]“痔是人人皆有的正常解剖结构，是直肠下端的唇状肉赘或称‘肛垫’”。人体肛管内齿线上方有一宽1.5-2.0cm的环状组织带，通常称痔区。该区厚而柔软，为高度特化的血管性衬垫，简称肛垫[10]。随后有学者[11]提出了肛垫下移学说，认为痔是肛垫病理性肥大、移位及肛周皮下血管丛血流瘀滞形成的团块[12]。

随着人们对痔的认识的提高，在治疗的目的上由过去的以消除痔组织为目的，改为消除症状为目的。在手术方法上以过去的尽可能彻底的在解剖学上将痔切除，改为通过手术将脱垂的肛垫复位，并在手术的过程中尽可能保留肛垫的结构，以达到术后不影响或尽可能少影响精细控便的目的。随着姚礼庆教授把PPH术引入中国，混合痔的PPH术也越来越多的运用于临床中，与传统的外剥内扎硬注术式相比较，其优势已经从术中术后出血量少、术后疼痛轻、恢复时间短、远期并发症少等方面得到了证实。本研究结果也表明，PPH术有其治疗优势，既能消除痔的症状，又能保留肛垫，具有十分重要的意义。

参考文献：略。

外痔切剥辅助PPH术治疗混合痔的临床研究

杨向东[1] 贺 平[1] 龚文敬[1] 黄德铨[2] 肖 飚[3] 陈诗伟[4]

1. 成都肛肠专科医院/中国PPH技术培训中心 2. 四川省中医院
3. 成都市第三人民医院 4. 广东省中医院

【摘要】目的 观察和评价外痔切剥辅助吻合器痔上黏膜环切术（PPH）治疗混合痔临床疗效。方法 采用前瞻性、多中心、随机、对照的研究方法，将216例混合痔患者随机分为A组（试验组）和B组（对照组），分别采用外痔切剥辅助吻合器痔上黏膜环切术和外剥内扎术，并在术后1天、术后3天、术后一周及术后三个月对便血的情况、肛门疼痛、肛门或会阴坠胀、肛门不适、肿物突出、肛门潮湿、肛门瘙痒根据疗效评分标准进行评价。结果 A组在手术时间、恢复工作时间、创口愈合时间上明显好于B组，且经统计学检验，差异有统计学意义（$p<0.05$）。术后一日时肛门疼痛、肛门潮湿、肿物突出、大便情况、便血情况指标评分A组明显低于B组，经统计学检验，差异有统计学意义（$P<0.05$）；术后一日时肛门瘙痒、肛门不适、肛门坠胀指标评分A组与B组比较统计学检验，组间差异无统计学意义（$p>0.05$）。术后三日时肛门疼痛、肛门潮湿、肿物突出、便血情况指标评分A组明显低于B组，经统计学检验，差异有统计学意义（$P<0.05$）；术后三日时大便情况、肛门不适、肛门瘙痒、肛门坠胀指标评分A组与B组比较经统计学检验，组间差异无统计学意义（$p>0.05$）。术后一周时肛门疼痛、肛门潮湿、肿物突出、便血情况、肛门不适、肛门坠胀指标评分A组明显低于B组，经统计学检验，差异有统计学意义（$P<0.05$）；术后一周时大便情况、肛门瘙痒指标评分A组与B组比较经统计学检验，组间差异无统计学意义（$p>0.05$）。术后三月时肿物突出、便血情况指标评分A组明显低于B组，经统计学检验，差异有统计学意义（$P<0.05$）；术后三月时肛门疼痛、肛门潮湿、大便情况、肛门不适、肛门瘙痒、肛门坠胀等指标评分A组与B组比较经统计学检验，组间差异无统计学意义（$p>0.05$）。术后三月复发率A组明显低于B组，经统计学检验，差异有统计学意义（$P<0.05$）。结论：外痔切剥辅助吻合器痔上黏膜环切术（PPH）治疗混合痔肛门功能损伤小，疼痛轻微，术后并发症少，恢复快，术后复发率低，方法简便、操作简单，易于掌握和推广等明显优点。

【关键词】外痔切剥；吻合器痔上黏膜环切术；混合痔

吻合器痔上黏膜环切术（Procedure for prolapse and Hemorrhoids，PPH）这一治疗痔病的新技术，一经问世立刻受到肛肠界关注，并认为是现代痔病治疗的重大突破。PPH主要解决内痔及肛垫下移，但对外痔、肛门周围松弛变性的组织及屈曲扩张的静脉丛不能很好的处理，导致术后肛门周围仍存在程度不等赘物，主要是松弛的皮肤和隆起的皮下静脉丛，使混合痔手术后既不能达到完整美观的美学效果，而且因为赘物的存在会导致患者肛门潮湿、坠胀瘙痒和污染内裤等不适症状。而外剥内扎术治疗混合痔常伴有肛门部水肿，疼痛明显并且时间长，创面愈合慢，如果切除的组织过多，术后可伴有一定程度的肛门失禁或肛管狭窄等[1-3]。观察和评价外痔切剥辅助吻合器痔上黏膜环切术（PPH）治疗混合痔临床疗效，我们以外剥内扎术为对照进行了前瞻性、多中心、随机、单盲临床研究，现报道如下。

1 资料与方法

1.1 研究对象

1.1.1 纳入标准

（1）符合混合痔诊断标准；（2）符合III、IV度内痔或反复出血的Ⅱ度内痔的诊断标准；（3）同时伴有结缔组织外痔、血栓性外痔、静脉曲张性外痔及炎性外痔之一或以上者；（4）年龄在30~60岁之间；（5）患者知情并同意.

1.1.2 排除标准：

（1）混合痔伴有肛周脓肿、肛瘘者；（2）妊娠期及哺乳期妇女、过敏体质者；（3）长期患有非痔源性便秘、腹泻者；（4）经检查证实有结肠、直肠器质性病变者；（5）合并有心、脑血管、肝、肾或造血系统等严重原发性疾病者。

1.2 临床资料 本研究观察216例，按2:1:1比例在三个中心分配，其中成都肛肠专科医院108例，四川省中医院54例，成都市第三人民医院54例。将患者按随机化方案，分A组（试验组）108例和B组（对照组）108例。其中脱落病例21例，A组脱落7例（6.48%），B组14例（12.96%）。符合方案观察病例195例，A组101

例，其中男55例，女46例，年龄（45.59±9.81）岁，B组94例，其中男44例，女50例，年龄（45.59±9.70）岁。所有病例在年龄、性别、术前大便情况、便血、肛门疼痛、肛门坠胀、肛门不适、肿物突出、肛门潮湿等指标评分及脱落率等经统计学检验均无明显差异（$p>0.05$）；具有可比性。

1.3 方法

A组：采用外痔切剥辅助吻合器痔上黏膜环切术，术前常规清洁灌肠，行骶管麻醉或腰俞穴麻醉，取膀胱截石位，采用美国强生公司PPH03型环切吻合器。PPH手术过程：①在痔块脱垂较少且肛膜外翻较轻微的三个点用三把无创伤钳固定撑开。导入的CAD33能使痔脱垂或肛管黏膜脱出部分复位，移去内栓后，脱垂的黏膜落入CAD33的套筒中。在会阴部用缝线将CAD33固定。②通过CAD33导入肛镜缝扎器（PSA33），缝线高度在齿线上2～4厘米不等，通过旋转PSA33完成对整个肛管四周的荷包缝合。③导入HCS33并使其钉跕头深入至荷包线的上端，然后将荷包缝线打结。用带线器（ST100）将缝线的尾端从HCS33的侧孔中拉出并打结。④适度牵拉荷包缝合线，旋紧吻合器，将脱垂的黏膜置入HCS33头部的空腔中。至保险刻度后击发并切除空腔中的直肠黏膜。击发后保持HCS33处于闭合状态30秒，以帮助止血，旋开HCS33，并从肛管中移出。⑤通过PSA33检查吻合口，如有出血，可行跨越吻合口的“8”字缝合。外痔切剥术过程：在PPH术吻合成功后，仔细检查肛门外残存的赘物，在明显隆起增生处肛缘外1cm处作一梭形切口，切除松弛皮肤及皮下变性增生结缔组织直至齿线下0.5cm；然后用Allis钳提起切缘两侧，仔细剥离清除皮下曲张静脉从、淤滞血栓和变性肌纤维后用止血钳对基底部钳夹止血数秒。

术后处理：手术当日半流食，次日正常饮食。术后静脉常规给与抗炎止血液体1～3天，或口服抗生素。便后太宁栓及痔疮宁栓各1粒纳肛换药3-7天，合并手术换药至伤口痊愈。

B组：采用外剥内扎术治疗，术前准备、手术体位、术后处理与A组相同。

1.4 观察指标　观察两组的手术时间、创口愈合时间、恢复工作时间、疗效、安全性评价、创口愈合情况、术后复发情况。

根据疗效评分标准对便血的情况、肛门疼痛、肛门或会阴坠胀、肛门不适、肿物突出、肛门潮湿、肛门瘙痒各项指标进行积分。于术前、术后1天、术后3天、术后一周及术后三个月各观察记录一次。肛门直肠指检：于术前、术后一周和术后三个月各检查记录一次。肛门镜检查：于术前、术后一周和术后三个月各检查记录一次。观察周期：1周。随访：3个月。

1.5 疗效评定

1.5.1 疗效评分标准：

①肛门疼痛：无疼痛（0分）；疼痛轻，持续时间短，疼痛可忍受（2分）；疼痛时间长，每日超过4小时，服用一般止痛药可缓解（4分）；疼痛剧烈持续，需注射止痛针可缓解（6分）。②肛门或会阴坠胀：无肛门或会阴坠胀（0分）；术后3天内肛门坠胀，但持续时间较短（2分）；术后1周内肛门仍坠胀，持续时间较长（4分）；术后3个月后仍感肛门或会阴坠胀，难以忍受（6分）。③肛门不适：无肛门不适（0分）；偶然出现肛门不适，持续时间较短（2分）；肛门不适持续存在，但可以忍受（4分）；肛门不适持续存在，难以忍受（6分）。④肛缘肿物突出：无肛缘水肿（0分）；肛缘周围局部水肿，肿物1枚（2分）；肛缘局部水肿，肿物2枚以上（4分）；肛缘呈环状水肿（6分）。⑤肛门潮湿：无肛门潮湿（0分）；自觉肛门潮湿，检查无异常（2分）；肛门潮湿，检查可见肛周湿润，经提肛训练能缓解（4分）；肛门湿润，检查可见肛周有黏液或粪渣，经提肛训练不能缓解（6分）。⑥肛门瘙痒：无肛门瘙痒（0分）；肛门轻微瘙痒，无需处理（2分）；肛门瘙痒明显，需局部用药处理（4分）；肛门瘙痒严重，局部用药后无缓解（6分）。⑦大便情况：通畅（0分）；欠通畅，但能自行排出（2分）；排便困难，需用开塞露（4分）；不能排便，需灌肠（6分）。⑧便血情况：无（0分）；手纸染血或大便带血少许（2分）；便时滴血较多，一般止血药可止（4分）；大出血，需缝合止血（6分）。

1.5.2 疗效指数（n）＝（治疗前积分－治疗后3个月积分）/治疗前积分×100%。治愈：症状消失（$n\geq95\%$）；显效：症状基本消失（$95\%>n\geq70\%$）；有效：症状缓解（$70\%>n\geq30\%$）；无效：症状基本没有变化，甚至增加（$n<30\%$）。

1.5.3 复发的判断标准：手术完全康复后，3月内再次出现便血、肛内肿物脱出，经内窥镜检查确诊。

1.6 统计学方法　比较两组的脱落率方法采用卡方检验和Fisher's精确概率检验；比较两组的性别、便血、肛门疼痛、肛门坠胀、肛门不适、肿物突出、肛门潮湿、肛门瘙痒、大便情况、尿潴留、创口愈合情况、疗效构成，方法采用卡方检验及CMH卡方检验（检测各中心间有无交互作用）；比较两组的年龄、手术时间、恢复工作时间、伤口愈合时间构成，方法采用多因素方差分析以分组和中心为因素。

2 结果

A组与B组比较在疗效、安全性评价、尿潴留、创口愈合情况方面无明显差异。A组在手术时间、恢复工作时间、创口愈合时间上明显好于B组，且经统计学检验，差异有统计学意义（$p<0.05$）。术后一日时肛门疼痛、肛门潮湿、肿物突出、大便情况、便血情况指标评分A组明显低于B组，经统计学检验，差异有统计学意义（$P<0.05$）；术后一日时肛门瘙痒、肛门不适、肛门坠胀指标评分A组与B组比较经统计学检验，组间差异无统计学意义（$p>0.05$）。术后三日时肛门疼痛、肛门潮湿、肿物突出、便血情况指标评分A组明显低于B组，经统计学检验，差异有统计学意义（$P<0.05$）；术后三日时大便情况、肛门不适、肛门瘙痒、肛门坠胀指标评分A组与B组比较经统计学检验，组间差异无统计学意义（$p>0.05$）。术后一周时肛门疼痛、肛门潮湿、肿物突出、便血情况、肛门不适、肛门坠胀指标评分A组明显低于B组，经统计学检验，差异有统计学意义（$P<0.05$）；术后一周时大便情况、肛门瘙痒指标评分A组与B组比较经统计学检验，组间差异无统计学意义（$p>0.05$）。术后三月时肿物突出、便血情况指标评分A组明显低于B组，经统计学检验，差异有统计学意义（$P<0.05$）；术后三月时肛门疼痛、肛门潮湿、大便情况、肛门不适、肛门瘙痒、肛门坠胀等指标评分A组与B组比较经统计学检验，组间差异无统计学意义（$p>0.05$）。术后三月复发率A组明显低于B组，经统计学检验，差异有统计学意义（$P<0.05$）。

表1　两组脱落率

	分组例数（n）	脱落数（n）	比例（%）
A组	108	7	6.48
B组	108	14	12.96

两组的脱落率B组大于A组，但经统计学检验，组间差异无统计学意义（Fisher精确概率法 $p=0.1670$）。

表2　两组的疗效

	合计	痊愈		显效		有效		无效	
		例数（n）	比例（%）	例数（n）	例数（n）	例数（n）	比例（%）	例数（n）	比例（%）
A组	108	82	75.93	21	19.44	5	4.63	0	0
B组	108	79	73.15	25	23.15	4	3.70	0	0

两组的疗效评价A组好于B组，但经统计学检验，组间差异无统计学意义（卡方 $=0.0629$，$p=0.8019$）。

表3　两组的安全性评价

	合计	1级		2级		3级		4级	
		例数（n）	比例（%）	例数（n）	比例（%）	例数（n）	比例（%）	例数（n）	比例（%）
A组	108	101	93.52	4	3.70	3	2.78	0	0
B组	108	97	89.81	8	7.41	3	2.78	0	0

两组的安全性评价评级A组低于B组，但经统计学检验，组间差异无统计学意义（卡方 $=1.394$，$p=0.4980$）。

表4　两组手术时间、创口愈合时间、恢复工作时间

	合计（n）	手术时间（min）	创口愈合时间（d）	恢复工作时间（d）
A组	101	41.67 ±10.44	11.03 ±2.46	10.69 ±4.60
B组	94	47.79 ±8.08	14.72 ± 2.69	14.64 ± 3.50
t		20.56	89.05	44.67
p		<0.0001	<0.0001	<0.0001

两组的手术时间、伤口愈合时间、恢复工作时间A组均短于B组，经统计学检验，组间差异有统计学意义

表5　两组肛门疼痛

	术后一日				术后三日				术后一周				术后三月			
	A		B		A		B		A		B		A		B	
	例数（n）	比例（%）	例数（n）	比例（%）	例数（n）	比例（%）	例数（n）	比例（%）	例数（n）	比例（%）	例数（n）	比例（%）	例数（n）	比例（%）	例数（n）	比例（%）
0分	6	5.94	0	0.00	47	46.53	12	12.77	64	63.37	16	17.02	100	99.01	94	100
2分	62	61.39	19	20.21	50	49.50	75	79.79	37	36.63	78	82.98	1	0.99	0	0.00
4分	25	24.75	49	52.13	4	3.96	7	7.45	0	0	0	0	0	0	0	0
6分	8	7.92	26	27.66	0	0	0	0	0	0	0	0	0	0	0	0
卡方	45.2445				26.0834				42.4726				0.8800			
p	<.0001				<.0001				<.0001				0.3482			
合计	101		94		101		94		101		94		101		94	

表6　两组肛门潮湿

	术后一日				术后三日				术后一周				术后三月			
	A		B		A		B		A		B		A		B	
	例数（n）	比例（%）	例数（n）	比例（%）	例数（n）	比例（%）	例数（n）	比例（%）	例数（n）	比例（%）	例数（n）	比例（%）	例数（n）	比例（%）	例数（n）	比例（%）
0分	80	79.21	40	42.55	86	85.15	56	59.57	97	96.04	72	76.60	101	100	93	98.94
2分	17	16.83	40	42.55	15	14.85	23	24.47	4	3.96	22	23.40	0	0	1	1.06
4分	4	3.96	14	14.89	0	0	15	15.96	0	0	0	0	0	0	0	0
6分	0	0	0	0	0	0	0	0	0	0	0	0	0	0	0	0
卡方	28.0719				22.6343				15.5937				1.0204			
p	<.0001				<.0001				<.0001				0.3124			
合计	101		94		101		94		101		94		101		94	

表7　两组肛缘肿物突出

	术后一日				术后三日				术后一周				术后三月			
	A		B		A		B		A		B		A		B	
	例数（n）	比例（%）	例数（n）	比例（%）	例数（n）	比例（%）	例数（n）	比例（%）	例数（n）	比例（%）	例数（n）	比例（%）	例数（n）	比例（%）	例数（n）	比例（%）
0分	81	80.20	45	47.87	81	80.20	39	41.49	91	90.10	62	65.96	93	92.08	73	77.66
2分	20	19.80	47	50.00	20	19.80	55	58.51	10	9.90	32	34.04	8	7.92	21	22.34
4分	0	0.00	2	2.13	0	0	0	0	0	0	0	0	0	0	0	0
6分	0	0	0	0	0	0	0	0	0	0	0	0	0	0	0	0
卡方	23.1747				30.3685				16.8772				7.8639			
p	<.0001				<.0001				<.0001				0.0050			
合计	101		94		101		94		101		94		101		94	

表8　两组便血

	术后一日				术后三日				术后一周				术后三月			
	A		B		A		B		A		B		A		B	
	例数（n）	比例（%）	例数（n）	比例（%）	例数（n）	比例（%）	例数（n）	比例（%）	例数（n）	比例（%）	例数（n）	比例（%）	例数（n）	比例（%）	例数（n）	比例（%）
0分	20	19.80	5	5.32	50	49.50	32	34.04	78	77.23	41	43.62	96	95.05	76	80.85
2分	81	80.20	88	93.62	51	50.50	62	65.96	23	22.77	53	56.38	5	4.95	15	15.96
4分	0	0	1	1.06	0	0	0	0	0	0	0	0	0	0	3	3.19
6分	0	0	0	0	0	0	0	0	0	0	0	0	0	0	0	0
卡方	9.8992				4.7174				22.6912				10.0786			
p	0.0071				0.0299				<.0001				0.0015			
合计	101		94		101		94		101		94		101		94	

表9　两组肛门瘙痒

	术后一日				术后三日				术后一周				术后三月			
	A		B		A		B		A		B		A		B	
	例数（n）	比例（%）	例数（n）	比例（%）	例数（n）	比例（%）	例数（n）	比例（%）	例数（n）	比例（%）	例数（n）	比例（%）	例数（n）	比例（%）	例数（n）	比例（%）
0分	76	75.25	68	72.34	79	78.22	79	84.04	72	71.29	56	59.57	99	98.02	91	96.81
2分	25	24.75	26	27.66	22	21.78	15	15.96	29	28.71	38	40.43	2	1.98	3	3.19
4分	0	0	0	0	0	0	0	0	0	0	0	0	0	0	0	0
6分	0	0	0	0	0	0	0	0	0	0	0	0	0	0	0	0
卡方	0.2024				1.0838				2.8806				0.2744			
p	0.6528				0.2978				0.0897				0.6004			
合计	101		94		101		94		101		94		101		94	

表10　两组肛门不适

	术后一日				术后三日				术后一周				术后三月			
	A		B		A		B		A		B		A		B	
	例数（n）	比例（%）	例数（n）	比例（%）	例数（n）	比例（%）	例数（n）	比例（%）	例数（n）	比例（%）	例数（n）	比例（%）	例数（n）	比例（%）	例数（n）	比例（%）
0分	47	46.53	41	43.62	42	41.58	36	38.30	48	47.52	32	34.04	94	93.07	86	91.49
2分	50	49.50	45	47.87	59	58.42	58	61.70	49	48.51	50	53.19	7	6.93	8	8.51
4分	4	3.96	8	8.51	0	0	0	0	4	3.96	12	12.77	0	0	0	0
6分	0	0	0	0	0	0	0	0	0	0	0	0	0	0	0	0
卡方	0.6882				0.2210				6.2479				0.1648			
p	0.4068				0.6383				0.0124				0.6848			
合计	101		94		101		94		101		94		101		94	

表11　两组大便情况

	术后一日				术后三日				术后一周				术后三月			
	A		B		A		B		A		B		A		B	
	例数（n）	比例（%）	例数（n）	比例（%）	例数（n）	比例（%）	例数（n）	比例（%）	例数（n）	比例（%）	例数（n）	比例（%）	例数（n）	比例（%）	例数（n）	比例（%）
0分	87	86.14	67	71.28	87	86.14	81	86.17	95	94.06	85	90.43	101	100.	94	100
2分	9	8.91	11	11.70	14	13.86	13	13.83	6	5.94	9	9.57	0	0	0	0
4分	3	2.97	10	10.64	0	0	0	0	0	0	0	0	0	0	0	0
6分	2	1.98	6	6.38	0	0	0	0	0	0	0	0	0	0	0	0
卡方	7.8745				0.0001				0.9397							
p	0.0050				0.9931				0.3324				1.0000			
合计	101		94		101		94		101		94		101		94	

表12　两组肛门坠胀

	术后一日				术后三日				术后一周				术后三月			
	A		B		A		B		A		B		A		B	
	例数（n）	比例（%）	例数（n）	比例（%）	例数（n）	比例（%）	例数（n）	比例（%）	例数（n）	比例（%）	例数（n）	比例（%）	例数（n）	比例（%）	例数（n）	比例（%）
0分	42	41.58	34	36.17	52	51.49	56	59.57	77	76.24	48	51.06	92	91.09	91	96.81
2分	59	58.42	60	63.83	47	46.53	38	40.43	24	23.76	39	41.49	9	8.91	3	3.19
4分	0	0	0	0	2	1.98	0	0	0	0	7	7.45	0	0	0	0
6分	0	0	0	0	0	0	0	0	0	0	0	0	0	0	0	0
卡方	0.5650				2.8496				16.2983				2.6709			
p	0.4523				0.2406				<.0001				0.1022			
合计	101		94		101		94		101		94		101		94	

表13　两组术后3月内复发情况

	合计（n）	例数（n）	比例（%）
A组	101	5	4.95
B组	94	18	19.15

A组复发率明显低于B组，经统计学检验，组间差异有统计学意义（卡方=5.5649，p=0.0098）

3 讨论

肛垫下移学说认为，痔的主要结构成分是黏膜上皮、血管及纤维—肌性组织。肛垫上皮具有一定的免疫及内分泌功能，有精细的辨别觉，有多种化学性和机械性受体，可以引发保护性肛门反射，对维持正常排便活动有极其重要意义。而痔的发生是由于固定肛垫的悬韧带Treitz肌和Park韧带发生损伤或断裂，导致肛垫的脱垂和下移引起[4]。而静脉曲张学说认为痔是由于静脉屈曲扩张瘀血形成，表现为痔核青紫，说明痔核形成与静脉瘀血有关。由于各种因素引起静脉血流受阻，腹压增加及重力作用等是导致静脉血流受阻的重要因素。静脉屈曲扩张、瘀血是痔核形成的基础，痔核下脱加重静脉瘀血，静脉瘀血又加重痔。目前，学术界比较公认的是，痔是一个多因素的疾病，至少由2~3个因素引起，多种因素相互促进而加重[5]。

基于肛垫下移学说的痔病的最新治疗方法PPH术已在全球范围内广泛地开展。但单纯PPH术主要针对内痔或伴有外痔程度较轻的患者，对于混合痔伴有严重外痔甚至肛管外翻的患者，PPH术效果往往不理想，既不能够达到使肛管修复、美观的效果，而且术后各种不适如疼痛、坠胀、潮湿等的症状较明显。这些残留外痔的存在往往又成为导致痔病复发的重要因素，有部分患者甚至在 PPH 术两到三个月就复发。外剥内扎术在外痔处理上有明显的优势，但是外剥内扎术也存在术后疼痛剧烈，肛门功能损伤大，整形效果不佳，术后恢复时间长，术后复发率高等问题。

我们基于对痔多因素致病的认识，设计了外痔切剥辅助 PPH 术治疗混合痔的手术方式。即在混合痔行 PPH 术后，对肛门外残存的外痔进行切（切除松弛皮肤及皮下变性增生结缔组织）、剥（剥除皮下曲张静脉从、淤滞血栓）处理。通过本研究证明外痔切剥辅助 PPH 术治疗混合痔，充分结合了 PPH 术和肛缘外痔切剥术的双重优点。外痔切剥辅助 PPH 术治疗混合痔的手术方式，在 PPH 术后对肛缘残留的外痔进行切（切除松弛皮肤及皮下变性增生结缔组织）、剥（剥除皮下扩张屈曲的静脉丛）处理，减少术后肛缘水肿潮湿、疼痛、坠胀瘙痒等不适；使肛门恢复美观平整，副作用小，肛门功能损伤小；方法简便、操作简单，易于掌握和推广。外痔切剥辅助 PPH 术治疗混合痔为降低 PPH 术后的复发率和并发症的发生率、减轻术后不适以及使肛管修复美观提供一种了简便、有效、安全、无痛化、微创化的治疗方法。

参考文献：略。

搔刮祛腐法治疗高位后蹄铁形肛瘘术后创面修复的临床研究

王业皇[1] 郑春菊 周 芳[2]

1. 江苏 南京 南京中医药大学第三附属医院 南京市中医院（210001）

2. 江苏 南京 南京中医药大学研究生部（210029）

【摘要】目的 观察搔刮祛腐法治疗高位后蹄铁形肛瘘术后创面愈合的临床疗效及其安全性；方法 从 2011 年 10 月 ~2013 年 6 月在南京市中医院肛肠科经入院诊断为高位后蹄铁形肛瘘并住院行高位后蹄铁形肛瘘切开挂线术的 40 例患者，随机分为 2 组，分别接受搔刮祛腐法（治疗组）与传统换药法（对照组）治疗，每组各 20 例，以 8 周为总疗程，分别记录术后第 7，14，21，35 天创面面积及纵径的大小及创面完全愈合时间，临床总体疗效。应用统计软件 SPASS18.0 对结果进行统计学分析，计数资料用 X^2 检验；计量资料先进行正态性检验和方差齐性检验，满足要求者两样本均数比较用 t 检验，P 值 <0.05 将被认为所检验的差别有统计意义。结果 平均随访 6 个月，术后第 7 天创面面积、纵径减小率无显著性差异，总体疗效及术后第 14，28，35 天创面面积及纵径减小及创面完全愈合时间有显著性差异。结论：搔刮祛腐法可促进肛瘘术后创面愈合，缩短愈合时间，疗效确切，值得临床推广。

【关键词】搔刮祛腐法；高位后蹄铁形肛瘘；创面修复

高位后蹄铁形肛瘘是高位复杂性肛瘘中常见类型，手术多采用切开挂线术，术后创面较大，且创面易生脓腐坏死组织，愈合迟缓，形成难愈性创面，如何促进肛瘘术后创面“可控”[1]性愈合是肛肠科医师亟待解决的问题，本研究对高位后蹄铁形肛瘘术后创面采用搔刮祛腐法，经临床观察取得了良好的疗效，现报道如下：

1. 临床资料

1.1 一般资料 2011 年 10 月 ~2013 年 6 月在南京市中医院肛肠科经入院诊断为高位后蹄铁形肛瘘并住院行高位后蹄铁形肛瘘切开挂线术的 40 例患者，随机分为 2 组，并签署知情同意书，治疗组：20 例，男 18 例，女 2 例，平均年龄 32.20 ± 9.63 岁，对照组 20 例，男 15 例，女 5 例，平均年龄 43.50 ± 12.33 岁。两组在年龄，性别方面差异无统计学意义（$P>0.05$），具有可比性。

1.2 诊断标准 参照 2006 年中华中医药学会肛肠分会、中华医学会外科学分会结直肠肛门外科学组、中国中西医结合学会大肠肛门病专业委员会制定的《肛瘘临床诊治指南》有关肛瘘部分的诊断标准。

1.3 纳入标准 ①符合高位后蹄铁形肛瘘诊断标准并入院行高位后蹄铁形肛瘘切开挂线术的患者；②患者年龄在 18 ~65 岁之间，性别不限；③术后创面面积大小 $20cm^2\sim24cm^2$，创面纵径 6 ~7cm（纵径为自然放松状态下创面基底部紧贴创面至肛缘的距离），创面切口≤2 个；④接受本研究并知情同意者，能接受随访者。

1.4 排除标准 ①患者年龄在 18 岁以下或 65 岁以上者；②创面切口 >2 个以上者，创面纵径 >7cm，或 <6，创口面积 $>24cm^2$ 或 $<20cm^2$；③合并有心脑血管、肝、肾、造血系统等严重疾患和精神病患者、糖尿病、放化疗术后、结核患者；④合并有特殊致伤因素的损伤，如反射伤、大面积烧伤、强碱或强酸灼伤、激光烧灼伤、毒气

伤、毒蛇或狂犬咬伤者；⑤孕妇及6个月内准备妊娠的妇女；⑥合并克隆氏病、溃疡性结肠炎、肠结核等肠道疾病者和合并肛裂、息肉疾病者。

2. **方法**

2.1 手术方法　两组的手术方法相同，均在鞍麻下行高位复杂性肛瘘切开挂线术，为同一位肛肠科高年资主任医师完成。

2.2 术后处理

2.2.1 相同处理：常规抗感染3~5天，术后第一天起予消肿洗剂100ml（南京市中医医院制剂）用开水冲至适量，趁蒸汽熏蒸患部，水温适宜时坐入药液中坐浴15~20min，换药时先予常规碘伏消毒，再予生理盐水冲洗创面，清除异物、粪便和分泌物，保持创面引流通畅，后用凡士林纱条嵌入创面引流，纱布包扎固定，每日换药1次，至创面愈合。

2.2.2 不同的处理：治疗组：采用搔刮祛腐法换药，术后第7日起，用刮匙在创面内由内而外，由深及浅刮除脓腐坏死组织及水肿肉芽组织，以刮净出新鲜肉芽组织为度，如无异常分泌物予轻度刮除，或是纱布轻轻摩擦，微微出血为度。搔刮前15min用丁卡因50mg配生理盐水10ml配置好的表面侵润麻醉剂喷于创伤表面。

2.3 观察指标

2.3.1 总体疗效评定：参照国家中医药管理局医政司制定的《中医临床病症诊断疗效标准》[2]，治疗8周后进行疗效评价：①痊愈：创面上皮完全覆盖，疤痕坚实，无瘘下积脓等假性愈合现象；②显效：创面缩小>75%，无脓性分泌物，肉芽组织新鲜，症状缓解；③有效：创面缩小>25%，肉芽组织较新鲜，症状改善；④无效：创面虽较前新鲜，但缩小<25%，肉芽生长很少，甚至存在假性愈合现象，创面无缩小趋势。

2.3.2 创面面积：分别在术后第7、14、21、35天分别用相机拍摄侧卧位自然放松状态下创面，以一元硬币作对比，采用Photoshop8.0图像处理软件计算创面面积。

2.3.3 创面纵径：分别在术后第7、14、21、35天取侧卧位自然放松状态下，用探针测自创面基底部紧贴创面至肛缘的距离，予标记，用尺子量出后记录。

2.3.4 创面愈合时间：自术后第一日开始至创面完全愈合的时间。

2.4 统计方法　采用SPSS18.0统计软件统计分析，计量资料符合正态分布者以均数±标准差（$\bar{X}\pm S$）进行描述，组间比较采用成组t检验。计数资料用X^2检验；计量资料先进行正态性检验和方差齐性检验，满足要求者两样本均数比较用t检验，$P<0.05$将被认为所检验的差别有统计意义。

3. **结果**

3.1 总体疗效比较　治疗8周后总体疗效比较治疗组的显愈率为85%，对照组的显愈率为75%，两组总体疗效有统计学差异（$P=0.041$，$P<0.05$）。见表1。

表1　术后第8周两组临床总体疗效比较

组别	例数	痊愈	显效	有效	无效	显愈率
治疗组	20	15	2	3	0	85%
对照组	20	8	7	4	1	75%

3.2 术后创面面积及纵径比较：结果显示两组在手术当天及术后第7天创面面积大小及纵径比较上无显著性差异（$P>0.05$）；两组在术后第14，21，35天，在术后创面面积及纵径大小比较上有显著性差异（$P<0.05$）。见表2，表3。

表2　术后创面面积比较

组别	例数	创面面积（cm^2）（$\bar{X}\pm S$）				
		手术当天	术后第7天	术后第14天	术后第21天	术后第35天
治疗组	20	22.36±1.01	20.23±0.91	17.74±0.89	10.58±1.13	5.27±0.86
对照组	20	22.54±0.84	20.39±0.81	19.68±1.06	12.55±1.11	7.58±1.09
P		0.544	0.553	0.000	0.000	0.000

表3　术后创面纵径的比较

组别	例数	创面纵径（cm）（$\overline{X}$±S）				
		手术当天	术后第7天	术后第14天	术后第21	术后第35天
治疗组	20	6.53±0.59	5.94±0.38	4.83±0.38	3.79±0.34	2.75±0.54
对照组	20	6.39±0.64	5.91±0.51	5.24±0.42	4.42±0.43	3.46±0.44
P		0.494	0.889	0.001	0.000	0.000

3.3 创面愈合时间的比较　治疗组的创面愈合天数（56.55±7.93）天，明显短于对照组（70.80±8.54）天，有非常显著性差异（P<0.05）。

4. 讨论

高位复杂性肛瘘术后创面较大，创面的管理一直是困扰肛肠可医师的一大难题，各种促愈方案各有千秋，目前尚无特效疗法，创面愈合是一个复杂而有序的生物学过程，主要包括炎症反应、细胞增殖/结缔组织形成、创面收缩和创面重塑几个阶段[3]各环节交错影响，创面只有经历了这些阶段后才能得以愈合，但是须重视创面的修复的时限性[4]，此时通过机械的方法切除坏死组织或刮除陈旧的肉芽组织，不仅起清创的作用，同时还形成了新的创伤，启动了新一轮的创面愈合过程，使难愈创面获得了重新愈合的机会，大的肛瘘术后创面亦如此，需及时将创面脓腐组织及坏死的肉芽祛除，传统医学亦认为"瘀不去则新不生"，"大凡痈疽疮肿溃后，若有腐肉凝滞者，必取之，乃推陈致新之意"[5,6]。搔刮祛腐法可明显缩小创面面积，加速创面愈合，避免创面桥形愈合及肛门锁眼样畸形。但本研究对失活组织的判断不够准，缺乏明确的量效标准去指导搔刮，仅是根据肉眼观察，但是临床疗效是值得肯定的，未来还需进一步组织学病理学乃至分子生物学的指导。

参考文献：略。

田振国教授治疗肛瘘经验总结

张虹玺　导师　田振国

辽宁省肛肠医院（110003）

【摘要】田振国教授是我国著名肛肠病专家，从事中医肛肠病临床与科研工作三十余载，在多年的临床实践中，继承中医传统疗法，结合现代医学理论，对肛瘘的治疗形成了一套行之有效的治疗方法。田振国教授认为湿热蕴结、气血凝滞是本病的病机，采取清热解毒、活血化瘀、利湿排脓等方法进行辨症论治，中药口服外敷与手术相结合的方法，根据患者情况灵活掌握，在临床上取得良好疗效。

【关键词】肛瘘；中医药疗法；经验总结

肛瘘是肛肠科的常见病，同时也是肛肠科的疑难病种之一，近年来，随着人们的生活水平不断提高，肛瘘的发病率也在不断上升，如何一次性治愈本病并且有效地预防并发症的发生是治疗中要解决的关键问题。田振国教授采集三十余年的经验摸索出治疗本病的有效方法，现将其治疗经验总结如下：

田振国教授认为，对于肛瘘的治疗切记以下几点：合理的选择切口，不仅可以减轻局部创伤，而且可以加快创面愈合；准确寻找内口是根治肛瘘的关键；术中操作和术后换药是疾病治愈的保证，正确的处理挂线是加速疾病康复的重要因素。

1. 手术的经验总结

1.1 切口选择原则

①直达患病部位。

②避开血管、神经、扩约肌。

③沿着皮纹走行切开。

④避开负重部位，如坐骨结节。

⑤引流通畅，贯穿脓腔。

1.2 切口形状的选择

①放射状切口：一般适用于低位单纯和低位复杂性肛瘘。

②对口引流：一般适用于高位复杂性肛瘘和多外口肛瘘、外口距肛缘较远肛瘘。

1.3 寻找内口的方法

1594747694 内口是肛瘘的原发病灶，只有准确找到内口并正确处理好，才可能根治肛瘘。内口寻找的方法很多，以下几种方法可供参考。

①可参考所罗门定律判断内口。

②肛门镜检查法：原发灶处的肛隐窝一般均有炎症表现，局部充血明显，隐窝深大，或可见脓液分泌物流出或增大的肛乳头。

③压迫排脓法：即用肛门镜显露肛隐窝，用手指压迫瘘管，如果有脓液溢出的肛隐窝即为内口所在。

④双合指诊法：将食指插入肛门，拇指压迫瘘管，食指感到有冲击感或流脓处为内口位置。

⑤探针探查法：肛瘘外口探入，肛内隐窝穿出处即为内口。

⑥借组现代诊疗设备如 CT\ MRI 等确定瘘管走形及内口位置。

1.4 术中注意事项

1594747695①定位要准确，明确判断内口位置后再行手术。

1594747696②肛瘘多外口或超过肛缘外 3cm 以上，可行两个以上切口对口引流。

1594747697③引流要彻底，瘘管搔刮或切除。

1594747698④用探针寻找内口时，用力切忌过猛，以免造成假道。

1594747699⑤挂线先期不要太紧，避免过早脱落形成沟状瘢痕或易形成假性愈合。

1.5 术后换药要点：

1594747700①动作轻柔灵活，深瘘道可用弯钳深部消毒。

1594747701②注意创面彻底引流，不留死腔。

1594747702③注意创面肉芽及上皮生长情况，必要时修剪创面以促进生长。

1594747703④防止假性愈合，在挂线脱落后，避免创缘桥联生长形成瘘道。

1.6 关于挂线的问题：

1594747704①挂线原则是：肛瘘越高位，挂线宜松，反之宜紧。外口距肛门较远挂线宜紧，距肛门较近挂线宜松，挂线必须掌握好松紧度，使括约肌与周围组织发生粘连，边勒开边修复，故无出血及肛门失禁的危险，挂线太紧，则脱落快，达不到慢性切割作用，不利于创面愈合，且易产生肛门失禁。挂线太松，则切割作用弱，影响疗效。

1594747705②紧线时间：对于高位复杂性肛瘘，可推迟紧线时间，脱线过早影响肛门功能，还可造成轻度肛门失禁，假性愈合。

1594747706③如挂两个以上橡皮筋者，先以浅者脱落，依次类推。

2. 术后辩证用药，促进疾病恢复

田振国教授认为，肛肠病术后病因病机可以概论为：肌肤破伤，经络阻隔，气血耗损，机能障碍，热毒蕴结，腹气闭塞，心神扰乱，脏腑失和。针对病因病机遣方用药必取得良好疗效。

2.1 肛瘘术后（切开搔刮、挂线）

治则：扶正利湿，收敛解毒。

方药：扶利汤。党参 30g，黄芪 30g，黄柏 30g，土茯苓 50g，椿皮 15g，薏米 15g，大青叶 20g，蒲公英 20g

2.2 针对术后并发症

①术后尿潴留

治则：行气利尿。

方药：淋利汤。

石韦 15g，革薢 20g，滑石 20g，车前子 20g，茯苓 20g，木通 6g，灯芯 10g，竹叶 10g，穿心莲 10g，白花蛇舌草 20g

②术后粪便嵌塞

治则：泻热通便，缓急止痛。

方药：泻利汤。厚朴 20g，枳壳 30g，枳实 15g，榔片 20g，川军 15g，芒硝 10g，滑石 20g，商陆 10g

③创面愈合迟缓

治则：补气生血，除湿收敛。

方药：收利汤。党参20g，黄芪30g，苍术15g，山药15g，当归20g，白芍30g，五味子15g，何首乌15g，阿胶15g

3. **总结**

我国是认识“瘘”病最早的国家之一。在成书于战国以前的《山海经》已明确提出了瘘的病名，并记载了治疗瘘疾的方法。《五十二病方》将瘘归入“牡痔”之中，叙述了治疗肛瘘的手术方法。明·徐春甫所著《古今医统》中引用元朝医书《永类钤方》肛瘘挂线术云：“至于成瘘穿肠，串臀中，有鹅管，年久深久者，必是永类钤方挂线治法，庶可根除。”并评述了挂线法的具体方法和原理。随着医学科学技术的发展，肛瘘的治疗方法不断地多样化，不断地创新，形成了许多独具特色的术式，将肛瘘的治疗技术提高到了一个新的水平。

田振国教授从医四十载，擅长用中医药治疗肛肠疾病，对于肛肠科常见及疑难病症的保守及手术治疗造诣颇深，师古而不泥古，继承又不断创新，其治疗方法临床疗效确切。笔者有幸侍诊于侧，得传一二，兹将田振国教授肛瘘诊治经验总结一二，以飨同道。

黄芪红花饮在溃疡性结肠炎缓解期的临床应用

柳越冬[1] 陶弘武[2] 指导 田振国

1. 辽宁中医药大学附属第四医院（110101）
2. 辽宁中医药大学附属第二医院（110034）

溃疡性结肠炎的治疗，在国际医学领域仍是一个难题，因其发病原因和机制尚不完全清楚，不易治愈，且愈后易复发，目前缺乏特效治疗药物，已被世界卫生组织列入难治性疾病名录。近年来，运用中医药理论指导临床实践，在治疗溃疡性结肠炎方面积累了一定经验，在缓解溃疡性结肠炎患者临床症状和改善患者生存质量、预防溃疡复发等方面均取得了进展。中医药预防溃疡性结肠炎复发，可以长期维持用药，同时副作用较少，因此深入探讨溃疡性结肠炎的复发机制，探索有效方药，预防复发，意义十分深远。

溃疡性结肠炎病位在肠，病在血分，病机虚实夹杂。发作期气血壅滞，肠中有滞而不通，以邪实为主。缓解期脾肾亏虚，余邪未净，以正虚为主。瘀血内阻、积滞不通是溃疡性结肠炎反复发作的病理基础。溃疡性结肠炎缓解期患者，由于慢性久痢，夹虚夹瘀，病情复杂，唯益气活血之法，与溃疡性结肠炎缓解期病机相一致，才是其正治。黄芪，味甘，气微温，气薄而味浓，可升可降，阳中之阳也，无毒，专补气。红花味辛、性温，破血、行血、和血、调血之药也。依据”药食同源”、“腑病以通为用”的中医理论，我们在临床应用具有益气活血功效的黄芪红花饮或黄芪红花茶、黄芪红花粥等给缓解期的溃疡性结肠炎患者服用，已有10余年历史，对预防溃疡性结肠炎复发，前期临床工作证实有效，拆方实验进行方剂优化时也进一步验证了其有效性。

黄芪红花饮每个疗程取黄芪30g、红花10g，汤药常规煎煮，或水煎好后代茶饮用，每日一剂。连服一个月后停药一周；依病情缓解情况可再服下一个疗程，三个疗程为一个治疗阶段。用煎过的汤液烧饭或烧粥，就变成黄芪红花饭、黄芪红花粥，也很有益。黄芪红花粥具体做法：黄芪30g择净、润透，切为薄片；红花10g洗净，去杂质；水煎取汁，共煎两次，二液合并，分为两份，每取1份同大米50g煮粥，每日1剂，早晚服用。

黄芪性味甘、微温，红花味辛、性温，两者配伍本身没有副作用，只是体质偏热的人不宜常用久用。最常见的副作用就是长期服用后出现“上火”症状。边服边观察有无“上火”的表现或身上原有疾病有无加重的感觉，一旦有则应停用或配伍其他药物才能应用；如果疲乏等症状减轻，精神和体力改善而又无上述副作用，可长期服用，最安全的方法是以身体能耐受而无副作用为度。

黄芪健脾益气，为补气圣药，现代药理研究表明，黄芪能增强和调节机体免疫功能，提高机体的抗病力，抗衰老、抗缺氧。红花能活血通经、祛瘀止痛，可抑制血小板聚集，改善血液高凝状态，抑制血栓形成。中药黄芪、红花药源充足，价格便宜，便于临床推广应用。

溃疡性结肠炎临床经验方的优化与方解

柳越冬[1]　陶弘武[2]　王　刚[3]　指导　王长洪　田振国

辽宁中医药大学附属第四医院（110101）
辽宁中医药大学附属第二医院（110034）
沈阳市铁西区中医院（071700）

博士后合作导师王长洪教授治疗溃疡性结肠炎的临床经验方，其方剂组成包括健脾益气（黄芪、炒白术、苍术、肉桂、炮姜），清热解毒（苦参、青黛、败酱草、白头翁、黄连），化瘀通络（当归、川芎、红花）三组药物。导师的临床经验方经多年临床观察，疗效确切。然而究竟是哪些药物在治疗中起作用？方剂的起效机制是什么？在导师的指导下我们进行了拆方实验来探讨这些问题。

1. 溃疡性结肠炎临床经验方的优化

中药复方是中医的药物治疗主要的方式，进行中药复方拆方的研究，有利于探明中药复方的配伍原理和作用机制，为指导临床用药提供科学依据。拆方实验后可去除同类药物中无明显作用的方药，从而达到精简、优化处方的目的；并根据处方中各不同性质药物作用的主次分析，指导溃疡性结肠炎的临床诊治。拆方研究中多因素的完全析因设计必然会带来极大的工作量，需要极大的人力及物力才能实施，因此使方药组成相对复杂的一些中药复方的拆方研究陷于停滞状态。而正交设计法利用正交设计表“均匀分布，整齐可比”的特点，使每次实验的因素及水平得到合理安排，通过实验结果的分析获得较全面的信息，探讨各因素的主次地位及交互作用，寻找诸因素的最佳组合。正交设计法有设计简便，计算简便，因节省实验单元而统计效率高等优点，因此被选择为本中药复方研究的实验设计方案。

本拆方实验以SD大鼠为实验动物，采用三硝基苯磺酸（TNBS）－乙醇法建立溃疡性结肠炎大鼠模型，应用正交设计方案，通过大体观察和光镜下病理检测，分析导师王长洪教授的临床经验方中各组成中药的主次关系及相互间的交互作用，通过拆方实验优化组方。

1.1 直观分析法实验结果分析　K1和K2分别为1水平（用药）和2水平（不用药）实验数据结果的总数，K值越小说明结肠的大体或病理损伤越轻，或者恢复更好。极差R的大小表示该因素的水平变动时，对实验结果影响的大小。R值越大说明该药物应用与否的差别越大，也就是该药物的作用越重要，或者表明该列所代表的交互作用更为明显。比较各组实验的R值，正值越大表示“用药”对治疗结果影响越大，即两者的协同作用越大；负值越大表示“用药”对治疗结果影响越小，即两者的拮抗作用越大，正值与负值表示的作用相反。

健脾益气组单味药与其它两组的拆方实验，A、B、C、D、E分别表示黄芪、白术、苍术、肉桂、炮姜五味药物，大体观察结果表明，按R值正负大小排列，A＞B＞C＞D＞E，E药为负与治疗作用相反；A与B、B与C、C与D的交互作用相对明显，可增加治疗效果；三种药物A、B、C对治疗结果影响较大。病理观察结果表明，按R值正负大小排列，A＞C＞B＞E＞D，D药为负与治疗作用相反；但A与D、C与D、B与D的交互作用相对明显；三种药物A、C、B对治疗结果影响较大。

清热解毒组单味药与其它两组的拆方实验，A、B、C、D、E分别表示苦参、青黛、败酱草、白头翁、黄连五味药物，大体观察结果表明，按R值正负大小排列，D＞C＞B＞E＞A，只有D＞C＞B起到治疗作用，而A、E均为负与治疗作用相反；B与D、C与D的交互作用相对明显，可增加治疗效果；D、C、B三种药物对治疗结果影响较大。病理观察结果表明，按R值正负大小排列，E＞B＞D，起到治疗作用，其他俩药起到的作用与治疗作用相反；C与D、B与C、A与B的交互作用相对明显，可增加治疗效果，其他组合的作用及三种药物的交互作用均与治疗作用相反。

化瘀通络组单味药与其它两组的拆方实验，A、B、C分别表示当归、红花、川芎三味药物，大体观察结果表明，按R值正负大小排列，B＞C＞A；A与C、B与C的交互作用相对明显，可增加治疗效果，A与B的交互作用与治疗作用相反。病理观察结果表明，按R值正负大小排列，B＞A为正，起到治疗作用，C为负与治疗作用相反；A与B、A与C、B与C的交互作用相对明显，可增加治疗效果。

1.2 方差分析法实验结果分析　正交实验的直观分析法简单、直观、计算量小，但不能估计实验误差。即不能区分是由于各因素的水平变化而导致实验结果的差异，还是由于实验的随机波动而导致实验结果的差异。为解决此问题，又对实验结果进行了方差分析。

健脾益气组单味药与其它两组的拆方实验，A、B、C、D、E 分别表示黄芪、白术、苍术、肉桂、炮姜五味药物，将空列合并为误差项，自由度为3，用以计算 F 值。查 F 价值表，F0.05（1，3）=10.1，F0.01（1，3）=34.1。由大体方差分析表可见，A、B、C、E 四种药物有明显的治疗作用（P<0.01），A 与 B 的交互作用比较显著（P<0.05）；病理方差分析表可见，各组均无显著治疗作用，但结合 F 值可知，A、C 两种药物治疗作用稍好。

清热解毒组单味药与其它两组的拆方实验，A、B、C、D、E 分别表示苦参、青黛、败酱草、白头翁、黄连五味药物，将空列合并为误差项，自由度为3，用以计算 F 值。查 F 价值表，F0.05（1，3）=10.1，F0.01（1，3）=34.1。由大体方差分析表可见，D 药物及 B 与 D 的交互作用比较显著（P<0.05）；病理方差分析表可见，C 药物有明显的治疗作用（P<0.01），D、E 两种药物治疗作用比较显著（P<0.05）。

化瘀通络组单味药与其它两组的拆方实验，A、B、C 分别表示当归、红花、川芎三味药物，将空列作为误差项，自由度为1，用以计算 F 值。查 F 价值表，F0.05（1，1）=161，F0.01（1，1）=4052。由大体方差分析表可见，各组均无显著治疗作用，但结合 F 值可知，B 药物治疗作用稍好；病理方差分析表可见，各组均无显著治疗作用，但结合 F 值可知，B 药物治疗作用稍好。

1.3 综合分析讨论　溃疡性结肠炎是炎症性肠病，参与炎症的因素有两方面：一方面是大肠杆菌等病原微生物（抗原，与肠表面的抗原有相同或相似的抗原决定基），另一方面是机体的免疫反应。而抗原只起一个诱导作用，起反应的主要原因是交叉反应，最终相当于由病原微生物诱导机体产生抗体，抗体与肠道细胞表面的抗原发生反应，从而导致局症炎症产生。局部炎症产生会有白细胞浸润，毛细血管扩张，血管通透性增强等病理表现。

健脾益气类中药，可以调解免疫应答反应。如增加 MHC－I 类分子的表达，提高 NK 和 TCL 细胞对自身细胞的识别，不发挥杀伤作用；清热解毒类中药与抗生素的作用有部分类似，可以认为对病原微生物有杀伤作用，从而减少抗体的产生；化瘀通络类中药，能够解决毛细血管扩张，血小板被活化后产生的微血栓，能够使局部血液加快，病理产物代谢加快，减少炎症症状。

在导师王长洪教授治疗溃疡性结肠炎的临床经验方中，三组药物各司其职，应用直观分析法的原始数据，可得到如下结果：

	大 体	病 理
未用药	5	8
去除化瘀通络组药物	4.1	6.1
去除健脾益气组药物	5	7.2
去除清热解毒组药物	4.3	5.8
全　　方	3.5	5

由上表可见缺少清热解毒组药物和化瘀通络组药物，方药的治疗效果仍然明显，而缺少健脾益气组药物，实验动物的大体和病理的损伤评分均有明显上升。可见健脾益气组药物在全方中所起的作用最为重要，而三组药物合用效果最好。

应用直观分析法和方差分析法分析实验数据时，主要因素应取较好的水平，而次要因素可根据对成本、时间、收益等方面的统筹考虑而选取适当的水平。因此，本实验综观直观分析法和方差分析法，考虑大体观察和病理观察结果，经综合分析认为，健脾益气组药物中，黄芪、白术、苍术三味药物在治疗中作用最强；清热解毒组药物中，青黛、白头翁、败酱草三味药物作用最强；化瘀通络组药物中，红花的作用最强。健脾益气组药物在全方中所起的作用最为重要，而三组药物合用效果最好。经拆方实验后，新的优化处方应为黄芪、白术、苍术、青黛、白头翁、败酱草、红花七味药物组成。

2. 优化溃结方的方解

黄芪为补中益气之要药，白术与苍术作用相似，均有健脾益气，燥湿利水之功，而白术偏于健脾，苍术长于燥湿。黄芪、白术合用健脾益气，有助于脾脏运化水湿，但同时有固表敛汗的作用不利于水湿外达，而方中加入苍术，用其即可健脾燥湿，又长于祛湿解表的特点，使本方扶正而不恋邪，祛邪而不伤正。

现代药理学研究表明，黄芪有强心作用；也有扩张血管的作用，能够改善皮肤血液循环及营养状况，并且降低血压。苍术主要有效成分是以β－桉叶醇及茅术醇为代表的挥发油，可调整胃肠运动功能、抗溃疡、保肝、抑菌等。白术具有双向调节胃肠道兴奋性及抗溃疡作用；具有抗应激、抗氧化作用，能提高红细胞超氧化物歧化酶

(SOD)的活性，降低丙二醛（MDA）含量，从而有效清除自由基，减少其对结肠的损伤；白术能够提高NK细胞及T淋巴细胞活性，提高巨噬细胞的吞噬功能，提高人体免疫力，从不同途径降低了溃疡性结肠炎发病及病理状态下的不利因素。

黄芪、白术、苍术三味药合用，健脾益气，温补脾阳，运化水湿，从根本上针对溃疡性结肠炎的发病病机，治疗效果明显。

青黛清热解毒，凉血消斑，清肝泻火，定惊。现代药理作用表明青黛能降低毛细血管的通透性，对平滑肌有抑制作用，可调节机体免疫功能，并具有类皮质激素样作用，其化学成份靛玉红还具有较强的抗肿瘤、抗病毒和抗菌作用[43]。

败酱草清热解毒，消痈排脓，祛瘀止痛。《本草正义》："此草有陈腐气，故以败酱得名。能清热泄结，利水消肿，破瘀排脓。"现代药理作用表明败酱草对金黄色葡萄球菌、痢疾杆菌、伤寒杆菌、绿脓杆菌、大肠杆菌有抑制作用，还有抗肿瘤作用，其乙醇浸膏或挥发油均有明显镇静作用。

白头翁清热解毒，凉血止痢，燥湿杀虫。现代药理作用表明白头翁具有抗阿米巴原虫、抗阴道滴虫、抗菌、抗病毒作用，白头翁乙醇提取物具有镇静、镇痛及抗痉挛作用，其所含白头翁皂甙A3有一定抑癌作用。

青黛、白头翁、败酱草均为苦寒之品，易伤脾碍胃，黄芪、白术、苍术此三味即可使全方温补与祛邪相辅相成，相得益彰。

红花破血逐瘀能力较强，同时兼有活血之功，《本草汇言》：红花，破血、行血、和血、调血之药也。《本草衍义补遗》：红花，破留血，养血。多用则破血，少用则养血。可见红花同时兼有破血、行血及养血的功用，对溃疡性结肠炎多有淤血停滞导致病情迁延的情况有较好的治疗作用。

综观全方，黄芪、白术、苍术、青黛、白头翁、败酱草、红花七味药物组成的优化溃结方剂具有健脾益气、清热解毒、化瘀通络的功效。

溃疡性结肠炎的中医病名为"休息痢"，已被WHO确定为世界难治性疾病，目前认为溃疡性结肠炎脾气虚弱为其基本病机，湿热之邪是其主要致病因素，瘀血阻滞是久病不愈的重要原因。导师王长洪教授健脾益气、清热解毒、化瘀通络的治疗方法与此观点不谋而合。拆方实验显示，导师王长洪教授的临床经验方中健脾益气组药物中，黄芪、白术、苍术三味药物作用最强；清热解毒组药物中，青黛、白头翁、败酱草三味药物作用最强；化瘀通络组药物中，红花的作用最强。三组药物有协同作用，健脾益气药必不可少。新的优化处方应为黄芪、白术、苍术、青黛、白头翁、败酱草、红花七味药物组成，具有健脾益气、清热解毒、化瘀通络的功效。

当归注射液穴位注射治疗小儿直肠脱垂48例

柯 玮 刘锡昭 倪吉凯 张湘杰 于福德

广东 深圳 武警广东边防总队医院（518029）

【关键词】当归注射液；穴位注射；小儿直肠脱垂

当归（Angtlica sinensis（Olin）Diel）系伞形科植物的干燥根，味甘，性辛、温。有补血活血、调经止痛、润肠通便的功能。近年来，该药的应用范围日渐扩大，笔者自1992~2012年运用四川雅安生产的10%当归注射液治疗小儿直肠脱垂，疗效满意。现报告如下：

1. 病例资料

1.1 一般资料本组48例，男38例，女10例；年龄最小6个月，最大7岁；病程最长1年，最短5 d。

1.2 诊断标准根据1975年全国肛肠会议（衡水）制定的直肠脱垂分度标准。本组48例，Ⅰ度直肠脱垂41例，Ⅱ度直肠脱垂7例。

2. 治疗方法

年龄较长患儿取侧卧位。年龄较小患儿嘱家长让患儿取胸膝位姿态，俯卧于家长大腿上，患儿臀部抬高，双腿夹持于家长大腿间，夹紧固定可靠。取长强穴（尾骨端下5分）、提肛穴（位于肛门两侧，即肛门截石位3点，9点位，旁开肛门5分）[1]。常规消毒后，使用4号半针头刺入穴位约1~1.5 cm。每个穴位注射2~4 ml药液，术后轻揉按摩肛门及肛周组织3~5 min。1周2次为1个疗程。

3. 疗效观察

3.1 疗效标准根据1975年全国肛肠会议统一标准，排便时或腹压增加时肛门无脱出物，无便血等症，为治愈；经两个疗程治疗后，排便时或腹压增加时肛门有时仍有物脱出，为无效。

3.2 治疗结果见表1。所有病例均随诊1年。其中治愈47例治愈率97.9%。无效1例，占2.1%。

表1　当归注射液治疗直肠脱垂结果

脱垂	例数	不同疗程病例		治愈例	无效例子	治愈率（%）
		1个疗程	2个程			
Ⅰ度	41	38	3	41		100
Ⅱ度	7	5	2	6	1	85.9
合计	48	43	5	47	1	97.9

4. 体会

现代医学认为，小儿骶骨曲尚未形成，直肠与骨盆几乎垂直，长期腹压增加时，削弱了盆底筋膜，直肠侧韧带、提肛肌复合体对直肠的固定作用，易引起直肠黏膜或直肠全层脱垂。祖国医学认为直肠脱垂属虚证。《难经》云："病之虚实，入者为实，出者为虚。"小儿则与脏腑未充有关。清代《疡科心得集》曰："老人气血已衰，小儿气血未旺，皆易脱肛。"当归味甘质润，味甘则能补，故具有补益、润泽的作用。张亦雷曰："当归为血家气药，以辛升运竹为用，以温和燠煦为功，气血虚寒者得之，则血随气行而归其所归，此当归命名之取义也。"《本草正》曰："当归，……大约佐之以补则补，故能养营养血，补气生精，安五臧，强形体，益神志，凡有虚损之病，无所不宜。"长强穴乃督脉络穴，具有益气固脱、升阳举陷的作用。提肛穴属经外奇穴，有加强肛门约束的能力。笔者使用当归注射液注射诸穴，确能起到升阳固脱的作用。经临床应用证实，效果甚佳。该方法使用方便，痛苦小，术后无尿潴留，无继发感染、发热等并发症，避免了强化剂注射后产生的硬结、溃疡坏死等后遗症，值得推广。

当归注射液治疗血栓性外痔480例

柯　玮　张湘杰　倪吉凯　刘锡昭

广东　深圳武警广东边防总队医院（518029）

【摘要】目的　观察当归注射液治疗血栓性外痔的疗效。方法：480例患者常规消毒后，取10%当归注射液4 ml+利多卡因2 ml，局部注射，1次/d，连续注射3 d为1疗程。结果：480例患者中治愈400例，其中1个疗程治愈340例，两个疗程治愈60例，好转70例，未愈10例，总有效率97.5%。结论：当归注射液具有活血化瘀、镇痛的作用，治疗血栓性外痔疗效显著。

【关键词】当归注射液；血栓性外痔

1992年以来，笔者运用当归注射液治疗血栓性外痔480例，疗效满意。总结如下：

1. 病例资料

依据国家中医药管理局1994-06-28发布的《中医病证诊断疗效标准》（以下简称《标准》），选择血栓性外痔（肛缘皮下突发青紫色肿块，局部皮肤水肿，肿块初起尚软，渐变硬，可活动，触痛明显），中医辨证属气滞血瘀证（肛缘肿物突起，排便时可增大，有异物感，胀痛或坠痛，局部可触及硬性结节。舌紫，苔淡黄，脉弦涩。）者作为观察对象。本组480例，其中男性315例，女性165例；年龄20~70岁，平均35.2岁；病程1~20 d，平均3.4 d。痔核最小直径0.5 cm，最大直径2.5 cm。

2. 治疗方法

患者取左侧卧位，局部常规消毒。将10%当归注射液4 ml加上2%利多卡因2 ml，用10 ml注射液抽取，然后换上4号半针头，在注射前仔细观察血栓性外痔的形态，在其基底部快速进针约1~2 cm深，缓慢注射缓慢退针，不必呈扇形注射，以免加重患者痛苦，注意观察患者有无不良反应。术毕，外敷笔者自配的克痔Ⅰ膏剂，并轻揉痔核及注射部位约 3 ~ 5 min。肛内上双氯芬酸钠栓一枚，敷料固定。1 次/d，连续注射 3 d 为 1 个疗程。术后每日正常饮食排便，便后硝矾洗剂坐浴。

3. 疗效观察

3.1 疗效标准依据前《标准》评定疗效，症状消失，痔消失，为治愈；症状改善痔缩小，为好转；症状与体征均无改变，为未愈。

3.2 结果治愈 400 例。其中 1 个疗程治愈 340 例，两个疗程治愈 60 例。好转 70 例，未愈 10 例。总有效率为 97.9%

4. 体会

祖国医学认为血栓性外痔多因过服辛辣食品，脾胃受损，功能失调，湿浊中生，湿热互结，循互下注达于肛门，阻遏气机，气血瘀结，热伤血络，迫血妄行，血溢于皮下脉外而成。瘀血阻滞，气机不通，不通则痛。治疗当以清热除湿，活血化瘀为主 [1]。而当归为血家圣药，具有补气活血，调经止痛，润燥滑肠，生肌健胃的功能。当归注射液局部注射后，使气血待以通调，气畅血行，则瘀结得去，集聚得消，团块得化。现代药理学研究发现，当归不仅能有效扩张外周血管，降低血管张力，加速血流量，而且可显著降低血浆粘度，明显抑制血小板聚集，有良好的活血化瘀功能。当归对中枢神经系统有明显的抑制作用，其镇痛镇静效果是乙酰水杨酸的 1.7 倍，而且当归对各种致炎剂引起的急、慢性炎症肿胀均有明显的抑制作用，可有效降低毛细管通透性，抑制 PGE2 的合成与释放，显著降低炎性组织中的 PGE2 含量，降低补体旁路的溶血活性，并有显著的免疫增强、损伤抑制、抑菌和促创伤愈合的作用。有明显的“通经活血、消肿定痛的”作用 [2]。近期研究还表明，当归具有钙离子通道阻滞作用。国外有学者局部应用钙离子拮抗剂、硝苯地平治疗血栓性外痔，效果良好。它通过抑制钙离子拮抗剂、硝苯地平治疗血栓性外痔，效果良好。它通过抑制钙离子进入肛管内括约肌，使肌纤维活动减少，再加上有抗炎剂调节微循环等作用，从而降低肛门内括约肌的张力，减轻括约肌的痉挛，缓解疼痛，促进局部血液循环，达到治疗目的。当归是否因相同机理而发挥作用，有待进一步研究。

参考文献：略。

螺旋 CT 三维重建诊断肛瘘 44 例

柯 玮 柯 勇 刘锡昭 张湘杰 倪吉凯

广东 深圳 武警广东边防总队医院（518029）

肛瘘是常见病、多发病，在我国约占肛肠病患者数的 1.67% ~3.6%。由于肛瘘发生原因和涉及的范围不同，临床治疗及效果也有较大的差异，到目前为止，高位复杂性肛瘘仍然是肛肠外科临床较难处理的疾病之一，复发率在 10% 左右 [1]。其复发的重要原因之一是没有准确的找到和处理内口，或对肛瘘的管道走向、分枝、腔隙大小了解不足，鉴于此，笔者尝试应用螺旋 CT 三维重建技术（Three - dimensional re - construction，3D）成像技术，检查 44 例肛瘘患者，现就其临床应用价值探讨如下。

1 临床资料

1.1 一般资料　本组 44 例，男 32 例，女 12 例，年龄：13 ~61 岁，平均 31.5 岁，病程 1 ~12 年，平均 3.2 年，其中 15 例伴肛周脓肿，8 例有切排史。

1.2 方法　常规排空大便，先嘱患者侧卧于 CT 机上，将 76% 泛影葡胺稀释成 10% 左右，用圆头注射针头，由外口注入，注意仔细清洗，擦干外溢的造影剂，并用锡点在外口处作标记，将 10 ml 注射器针筒涂上润滑剂后轻轻插入肛门，并固定，然后嘱患者仰卧，开始扫描，扫描参数：笔者使用 ToshibaXvision/GX 螺旋 CT 机，行常规轴面扫描，扫描时间 1.0 s，电压 120 kV，电流 200 mA，层厚 5 mm，螺距 1.0，使用本机所带软件包进行多平面重建（MPR）。

1.3 结果　44 例患者重建后的三维立体图片显示肛瘘诊断正确，与术后相符。所有 CT 轴位片及重建后的三维立体图片均由 3 位富有经验的放射科医师及临床外科医师分别判读，结果表明，三维重建后取得的立体图像能清晰显示瘘道的形态、走行，使用软件旋转功能后能为外科医师提供术前客观的立体资料。

2 讨论

肛瘘的诊断方法总的分为两种，一是凭临床经验操作，二是影像学诊断。前者包括：（1）Goodsall 法则。（2）

指诊法。高位瘘常不易触及索状物或仅能触及半程，需要指出的是国内有许多老专家凭借着丰富的临床经验，仅凭手指和探针即可对多种复杂的瘘管作出准确的判断。(3) 探针法（探针走向与肛管平行为高位瘘特征，常不易探到原发内口）。(4) 肛镜检查（双叶肛镜直视观察，内口呈炎性硬结或疤痕凹陷，感染期压之有分泌物）。(5) 隐窝钩法（倒钩法）。适用于无外口的内盲瘘病例，倒钩插入0.5 cm以上，即可确定为内口所在［2］。还可用于：①瘘管壁到达内口时模糊不清时；②内口与管道成角，不能直接找到内口时；③内口附近有坏死腔，从外口找内口的路已断；④早期脓肿脓液从隐窝处流出者；⑤肛裂感染后形成的皮下盲瘘；⑥梳状结；⑦探查感染的隐窝。(6) 亚甲蓝注射法或注液法。2%亚甲蓝2 ml + 生理盐水10 ml + 适量3%过氧化氢，注射时用双叶肛镜插入肛内观察。(7) 坠道式剥离牵引法，适用于高位肌间瘘。(8) 开窗留桥分段探查法，适用于长弯形马蹄瘘。(9) 肛外切开，血管钳插入人为造口法，适用于窦腔高深无外口的内盲瘘（僵硬型）病例。后者包括：(1) X线碘油造影。其操作方法简单，费用低廉，但由于水溶性造影剂易受体位影响外流致检查成功率相对较低。同时，该方法只能获得平面资料，对瘘道形态、走行判断困难，且对瘘道附近组织受侵程度几乎不能提供任何信息，因而对外科医师术前的帮助极其有限［3］。任东林［1］认为，肛瘘造影不应作为常规检查，对十分复杂而瘘道宽大的病例，临床意义较大。(2) 超声检查。目前有三种方式。一是经直肠腔内超声检查，可显示直肠周围脓肿的形态、大小、范围、与括约肌的关系，是否合并肛瘘。尤其对高位复杂性脓肿有较大的诊断价值。不足之处为：对脓肿范围的认定与病灶实际大小尚有差距，完全符合率仅73%，超声检查难以在单一平面上完整显示其三维形态，造成对病灶范围判断的偏小或偏大。直肠超声对肛瘘的诊断相对困难，尤其对浅表、细小的瘘管难以查出，分析主要原因是直肠探头对浅表瘘管的压迫造成瘘管假性闭合。另外在患者肛周有炎症时，不易接受这种有可能引起疼痛的方法。二是经会阴部体表超声检查，超声诊断可以准确显示肛管直肠周围脓肿的脓腔位置、大小及分布，准确判断脓肿成熟与否，是否合并有肛瘘，尤其对深部脓肿不能确诊时，对早期脓肿未有液波感、无法明确判断脓肿成熟否的患者，借助超声诊断可以立即确诊。其不足同上。三是超声内镜技术。超声内镜下，已经闭合的肛瘘内口表现为黏膜下或内括约肌的缺损、中断、低回声灶，一些缺损与肠壁外括约肌间缺损相连。Stoker等［4］探讨了超声内镜技术在肛瘘诊断中的应用后，发现超声内镜虽也能对肛周瘘道附近的部分结构进行显示，但图象的直观性较差，不利于临床医师参考，也不能提供立体资料。(3) MRI。国外资料表明，MRI对肛瘘诊断的准确率达85%以上，简单的肛瘘，MRI能显示括约肌间隙的异常信号及其向下通于皮肤的瘘口。复杂肛瘘，MRI能显示瘘管通过直肠旁间隙穿过肛管或直肠壁。它具有能三维成像、伪影少、无电离辐射、软组织分辨率高等优点，能较好地显示肛门括约肌、直肠等瘘道周围组织结构，从而有助于判断瘘道周围炎症侵及的范围，但缺点是操作相对费时较长、费用昂贵，且不能提供直观的三维立体图象。(4) 螺旋CT三维重建。对于肛瘘，肛肠外科医师迫切需要了解的是瘘管的内口具体的位置、瘘管的走形、分枝、瘘管与括约肌之间的关系。无论是X线造影还是平面CT成像、MRI或彩超，都不能显示立体的三维图像，它通常需要临床医师边看图像边想象，而由于个人的思维方式和空间想象能力不同，那么对病变的理解就可能产生一些偏差和分歧，而CT三维重建可以客观逼真的反映瘘管的类似于树枝状的立体结构，其技术的最大优点是能提供目前为止术前最为全面的影像学资料供外科手术参考。通过直接扫描获得的断层CT图像可判断瘘道附近结构受侵犯的程度，通常用于判断炎症侵及的范围，在极特殊的情况下，也能判断慢性肛瘘是否有癌变，通过三维重建，可以清晰地显示瘘道形态、长度、边缘及走行，通过图像后处理工作站软件提供的旋转技术，可以提供瘘道本身丰富的立体信息，在拟行外科手术治疗的病例中能提供给外科医师最直观的资料，它对临床制定手术计划、减少复发有重要的指导作用。注意事项及需改进的问题：(1) 扫描前及扫描期间患者的准备和配合；(2) 扫描参数的设定：3D重建成功与否与扫描技术参数的设定直接相关。较各种参数互相制约，实际工作中应根据扫描范围和临床要求合理选择参数，使其匹配达到最佳化。(3) 注意仔细清洗肛周溢出的造影剂，且造影剂的浓度不宜过高，否则易产生伪影。(4) 对3D图像最好是临床医师和放射科医师一起读片沟通，因为3D图像不可避免的受到人为因素的影响以及机器、软件功能的制约，临床应用时应注意结合轴位和MPR图像。(5) 外口的标记以及直肠腔内空气的密度对比，对于多个外口的复杂瘘管，笔者认为有必要在外口处作不同的标记，以提高图像的直观性，另外利用注射器针筒插入直肠可造成直肠腔内的空气与直肠周围组织和瘘管的密度对比，有利于图片的可阅读性，但它是否对瘘管产生挤压，影响图像的结论有待于进一步观察。(6) 本组中有6例病例内口显示欠佳，可能与瘘管壁的纤维化、造影剂不通畅有关。相信随着多排CT的出现和软件不断的升级，螺旋CT三维重建技术会给临床工作提供更丰富、更有价值的信息图像。

参考文献：略。

浅析苗医理论及其对大肠癌的认识

曹 波[1] 邓文玲[1] 李 志[1] 董聿锟[1] 刘 访[1] 王福磊[2]

1. 贵阳中医学院第一附属医院（550001）
2. 深圳市光明新区人民医院肛肠科（518000 ）

苗族是一个具有历史悠久而古老的民族，苗族医药是中国传统医药中的一块瑰宝，疗效好，在民间广为流传应用，救治了很多黎民百姓。苗族医药经过数千年的文化积淀及无数代人的实践积累和潜心研究，已经发展成为一个理论体系较为完善的独立学科。在此，作者简单概述苗族医药的理论体系并就其对大肠癌的认识进行浅析，以利于苗族医药在对大肠癌的诊治、推广应用和现代化发展。

1. 苗医理论概述

1.1 苗医学术思想及对人体的认识

苗族人民秉承“人天合一，万物有灵”的自然观念，形成了对人体的生理现象的观点：“三生成学说”、“五基成物学说”、“三界学说”、“九架组学说”、“气、血、水三要素论”、“三肚论”、“交环学说”、“六大关节论”、“四大筋脉学说”、“魂魄学说”等。[ ]

1.2 苗医对疾病的认识

苗医认为人体生病有很多原因，但不外乎两种“毒”和“乱”。苗医所说的“毒”含义甚广，不仅包括虫毒、草毒、疫毒，自然界冷、热、风、湿之类，即便耗伤生灵能过度亦谓之“毒”；还有人体内部新陈代谢中都在产生毒、运行毒、排泄毒。所谓“乱”则是因饮食不节、外界伤害、情志不畅、房事不节、劳累过度等所致之伤害。苗医有“毒可致乱，乱可生毒；无毒不致病，无乱不成疾”之说。[1]

1.3 苗医对疾病的分类

苗医经过漫长的生活实践和用药经验，逐渐发展形成了独特的“纲、经、症、疾”诊疗模式和对疾病的模糊分类：“三十六大证、七十二疾、一百零八小证、四十九翻”等说法。其中，两纲五经归类法是苗医药的核心，是民族医药的经典[ ]。苗医认为凡疾病在发生发展过程中，表现为慢性、寒冷、虚弱、安静、功能低下的多属冷病，表现为急性的、温热的、躁动的、机能亢进的多属热病。在治疗时，遵循两纲：“冷病热治纲、热病冷治纲”。苗医为了能更加便于对疾病性质的认识，又将疾病进行五经的归属分类，指：热经，冷经，快经，慢经，夜经（贵州黔东南一代的苗医将五经总结为：热经、冷经、快经、慢经、半边经）。[1.]

苗医将表现为疼痛、出血、自觉冷热、吐泻、水肿等，但预后好的病症呼之为“七十二症”，如腹胀症、气臌症、痛泻症、久痢症、红痢症、气、血、水、火四大弱症等，其实临床实践中远远要多于这个范围。

1.4 苗医对疾病的诊治方法

苗医诊病，流传有“一观神态二察色、三视男女当有别、四望年龄看四季、五取各部细号脉、第六细问再触摸、百病疑难有窍诀”，“小儿疾病最难明，仔细观察看指纹、根赤必是阴隔事，根青必是水相会、血到力功实难救、纵是名医枉费心”等口诀。杜江教授在《苗医基础》一书中将其归纳为：望、问、号、听、嗅、摸、弹、蛋等几大主要诊断方法。[1]

苗医在治疗疾病时，常遵循热病冷治、冷病热治、弱漏用补、邪重用攻、遇毒要用八治法、气要通、血要散、常病要用内外治、怪病要用奇法医的原则，选用相应的治疗方法内外结合进行治疗。常用方法有治毒法，通散法，补法，养胃法等。[1]

1.5 苗医治病组方用药特点

苗医遣方用药比较灵活、简练，常“一方一病”，“一方一药”。在苗族民间流传有大量“简、便、廉、验”的单方，还有“三千苗药、八百单方”之说。[ ]

苗医除善用单味药物治病外，对复杂的疾病，也进行科学的组方，但依然注重简要实用，一个经方，常不超过十位药物。苗医在组方时“严分主辅、主次分明”。一个组方中，常包含有主药、辅（副）药。苗医将主药称之为“母药”，苗语中称“阿奶嘎”、“阿朋”，是根据疾病的主要症状按照苗族医理所选用的，一般只有一味；方中的其他辅药被称之为“子药”，是根据疾病的次要症状按照苗族医理所选用的对疾病起到一定治疗作用或协助、增强主药发挥更大功效的药物，可以是一味或多味。[3]

2. 苗医对大肠癌的认识

大肠癌患者常表现为：腹部肿块、腹痛腹胀、大便变形或性状的改变：呈黏液状或脓血便，晚期转移者可出现消瘦、贫血、乏力等恶病质状况。根据其临床表现应归属于苗医的“龟症”，“红、白痢”，“气、血、水、火四大弱证”等范畴。

2.1 龟症

苗医所说之“龟症”指在腹部能触摸到包块，形如乌龟的龟背，因此得名。根据大肠癌的临床症状，当归属于其范畴。龟症在苗语中称为“波”或“播”，苗医又根据肿块的软硬程度和外在表现，分为：气龟（包块质软，按之消失，起手复现，聚散无常叫崩播）、石龟（质较硬，按之不消叫向播）、血龟（按之坚硬如石叫衣播）、单龟；又有“母龟”（包块圆而无角，病情较缓和，属阴），“公龟”（圆而有角，凸凹不平，来势凶猛，病情较重，属阳）之分[1,]。

“龟症”主要是风、寒、暑、湿、霜等邪毒损伤人体气、血，再加上人体自身惠气之不足而逐渐形成。气、血、水乃生命之本，血水相融，气血相互依存（苗音：“笨仰象仰”），气推血走，血带气行（苗音：“笨胎象香，象胎笨莽”），血无水不能生，水无血不能养（苗音：“活胎象英，象当活睦”），血水相依相存，不能受损。一旦气或血受损，则伤气必伤血，伤血也必伤气（茵乌就即茵象，茵象即茵乌），结果是气血两伤、气血两亏（苗音：笨象抵伤，乓象也迈乌），经脉阻滞（左心阿通），而发百病。现代医学还发现致“龟症”的恶毒还有微生物毒、化学性物毒、放射性物毒、光毒、热毒、气毒、水毒等。[2]

按苗医五经辩证原则，“龟症”起病较为缓慢，发展过程较长，故苗医将其诊为“慢经”病。治疗上多以调补人体惠气，即培护人体的“搜媚若”为主，再根据龟症的不同而辅以行气、渗湿、排毒、消肿、散结等不同药物进行施治，还可用拔火罐、外敷药物及按摩等治疗手段。“龟”病虽恶，但只要人体惠气尚存，用药得当，供给充分营养，仍可“玛汝务翠”（即治愈“龟”症）。

例如：气龟，苗医常用推拿方法，再加用九香虫（岗冲干）、剑草（阿尚兴）等消食、化积、行气类药物。水龟、血龟、苗医常用止血、散血及活血化瘀类药物，如蒲黄（仰蜡烛）、辣蓼（窝疗）外敷患处，配以葛菌、地苦胆、寄生草（无叶）等药物内服治疗。

对于“公龟”类疾病，发病比较急，病势凶险，多属于现代医学的恶性肿瘤性疾病。其由慢经转化为热经、快经之疾，人体惠气大伤，上马脉、下马脉、五指脉均细微或快而无力，患者常鬓角毫毛，枯槁无泽、面色无华、饮食锐减。苗医常采用扶正祛邪之药（配药中常用刺梨）加上散瘀、止痛、排毒之药外敷进行综合治疗。

苗医治疗龟症常用的药物：黄芪，八月瓜，壁虎、蜈蚣、菜花蛇、五步蛇、银环蛇、四脚蛇、九香虫、牛屎虫、蚂蟥、全蝎、鳖甲、飞鼠屎、麝香、穿山甲、半边莲、儿茶、乳香、没药、蛇床子、血竭、地骨皮、野菊叶、泽兰、天花粉、马钱子、草乌等。

2.2 红、白痢

苗医认为患者出现腹痛腹泻、大便脓血或呈果冻样、里急后重、日泻数次至数十次者谓之“痢证”。其中大便脓血、红多白少、里急后重、脉快者为“红痢症”，主要是因热毒结肠，灼伤血络而发，治当清热止痢、收涩止血，常选用地锦草、野青菜、萎陵菜、天青地白、一柱香等煎服；因湿毒内侵、痰湿内结，以大便白色脓冻、黏稠如脓如涕、日数次至十余次者为“白痢症”，治疗上当化湿解毒、利气止泻，常选用藿香、乌梅、地丁、陈艾叶、槐花之类药物水煎服。

2.3 四大弱证

大肠癌晚期患者常出现消瘦、贫血、乏力等恶病质症状，或由于化疗药物的毒副作用而出现体倦乏力、免疫力下降等症状，根据这些征象应归属于苗族医药理论中“气、血、水、火四大弱证”的范畴[1]。

气弱症是患者生灵能减退、惠气不足，患者表现为体倦乏力、头昏眠差、不思饮食、夜半口干苦、腰膝酸软、脉弱无力，应给与补气健胃，选用杜仲、泡参、白术、大血藤、九头狮子草、益母草、南布正等药物治疗。

血弱症是患者胃纳差、血液生化不足致脸色苍白、口唇失朱、软弱无力、指甲按之回血慢等，应加强纳化、补血生血，瞩患者多吃动物肉、用血当归、鸡血藤、何首乌等炖鸡吃补血生血。

水弱症分为两种情况：汁水弱和精水若。汁水弱是因热毒内聚，体内水汁损耗严重，病在肚架，表现为烦渴、喜饮而不解，身体消瘦，当清热补水，润土养树，常用芦根、生地黄、奶浆藤等煎服；精水弱常是由于病程日久、内热久存而耗损精水引起的，病在肾架，表现为手足心热、午后潮热、腰膝酸软、疲乏无力、声音嘶哑等，治当补肾强精，用双肾草、女贞子、熟地黄、果上叶煎服。

火弱症是因人体生灵能不足，内火衰弱，致使患者怕冷肢凉，面色苍白，口唇发青，声音低微，脉细苔白，应当加强能量，补火逐冷，选用土党参、干姜、附子、土细辛、淫羊藿、木姜子、吴茱萸子等药物。[1]

综上，疾病不是一成不变的，是在不断发展变化的，在不同时期出现不同的临床症状，亦可引发其它相关疾病的产生。苗医理论中亦有同样的观点，苗医在临床实践中，根据患者症状，常不仅仅拘泥于某一病症或某一单经之病，认为是多经疾病共存。同样，在对大肠癌的诊治上，苗医不仅仅拘泥于以上病症的归类，而是根据患者的临床症状进行辩证归类，例如：大肠癌出现肠梗阻患者可归属于“腹胀症、气鼓症”等[1]。

参考文献：略。

内括约肌重建术治疗先天性无肛术后大便失禁 16 例

杨向东　陈小朝　岳朝驰

成都肛肠专科医院/中国 PPH 培训中心

【摘要】目的　探讨内括约肌重建术对先天性无肛术后排便功能的影响。方法　回顾分析 2003 年 1 月 ~2008 年 3 月行内括约肌重建术的 16 例先天性无肛术后大便失禁的病历。结果　随访的 16 例患儿，排便功能优 8 例，良 6 例，差 2 例。结论　内括约肌重建术对减少先天性无肛术后并发症，改善排便功能有积极意义。

【关键词】先天性无肛；内括约肌重建术

先天性无肛畸形是新生儿期常见的一种疾病，手术方式颇多，而手术疗效并非十分满意，且并发症不少。其术后最常见的并发症是排便控制不良，大便失禁。我科从 2003 年 1 月 ~2008 年 3 月，以内括约肌重建术治疗先天性无肛术后大便失禁 16 例，术后患者肛门功能恢复良好，现报告如下。

1 临床资料

1.1 一般资料　本组肛门成形术后患者 16 例，其中男 11 例，女 5 例，年龄 12 ~18 岁（平均 15.6 岁）。低位畸形 10 例，中位 4 例，高位 2 例。均表现为不能控制稀便和气体，6 例不能控制干便，会阴及肛周浸渍潮湿，瘙痒不适。肛门指检：肛门增大，不能闭合，括约肌收缩无力。

1.2 术前准备　给予流质饮食，术前 1 天禁饮食，补液，术前 3 天庆大霉素片 8 万 U 口服 每日三次 术前常规行肠道准备，用温生理盐水清洁灌肠，术晨用甲硝唑液保留灌肠，留置胃肠减压管。

1.3 手术方法　本组患儿全部使用腰俞麻醉辅以基础麻醉。术前留置导尿管，取俯卧位，常规消毒肛周皮肤及直肠下段，铺无菌孔巾。术中从后矢状入路，充分游离直肠远端防止直肠回缩，将直肠远端拖出肛门处约 3 ~5cm，在距直肠远端 2cm 和 6cm 处剔除直肠黏膜约 4cm，肠壁的浆肌层向上翻卷约 180° ~360°。作双层双环套叠式缝合 4 ~6 针，成为双层结肠壁结构，即为重建的肛门内括约肌，并与肛管周围肌纤维缝合固定，将保留的肠黏膜缘与会阴皮肤切口缝合形成新建肛门。术中应注意供应套叠肠管颜色，勿使血管受压，重建后的肛门内径能通过一指半为宜。

1.4 术后处理和随访　术后禁食 3d，避免大便污染切口，伤口暴露，保持肛门口清洁。手术后常规应用抗生素一周，预防感染。要随时保持肛门清洁，清除粪便及分泌物，保持肛口干燥，避免感染。术后 2 周开始指导扩肛，开始时每日一次，出院前教会家长进行扩肛的技术，讲清扩肛要领和扩肛的时间。一般扩肛持续 6 月 ~1 年，手法要轻柔。

2 结果

手术时间平均 45 分钟，术中出血约 60 ~180ml。所有病例术后 3 天开始进流质饮食，术后 1 ~2 天发热 37.2℃ ~38.5℃，第 3 天均降至正常。平均住院时间 11 天，16 例患儿切口均Ⅰ期愈合。术后 1 个月及 6 个月常规来院复诊，术后 1 月每日排便 3 ~6 次，6 月后每日排便 1 ~2 次。患儿会阴外观正常，重建的内括约肌均成活，无肛门狭窄、直肠回缩、黏膜脱出、失禁等并发症。采用 Templeton 等提出的先天性肛门直肠畸形术后远期排例功能评分法[1]。便意感觉：有（1 分）；偶尔有（0.5 分）；无（0 分）。大便失禁：无（1 分）；<3 次/周（0.5 分）；≥3 次/周（0.5 分）。衬裤污粪：无（1 分）；腹泻时有（0.5 分）；经常有（0.5 分）。粪臭：无（0.5 分）；不严重（0.5 分）；严重（0.5 分）。生活限制：无（0.5 分）；限制（0.5 分）。肛周糜烂：无（0.5 分）；有（0.5 分）。最高分 5 分。优 4 ~5 分；良 2 ~3.5 分；差 0 ~1.5 分。16 例患儿，优 8 例（50%）良 6 例（37.5%）差 2 例（12.5%）

3 讨论

先天性无肛畸形是小儿常见的消化道畸形，据国内畸形监测网统计［2］，肛门直肠畸形在我国的发生率是2.81/万，矫正肛门直肠畸形，解决排便控制问题，提高患儿的生活质量，一直是肛肠外科工作者的重点课题。先天性无肛畸形手术方式较多，衡量手术效果最重要的一点就是良好的排便功能，传统的肛门后切术、尾路肛门成型术、会阴肛门成型术等术式各有优缺点。术后肛门狭窄、直肠黏膜外翻、肛门失禁为本病手术后常见的并发症，给患儿带来痛苦，尤其是女婴外阴与肛门太近，容易污染，再次手术又增加了对括约肌的损伤，手术效果降低，因此选择适宜的术式提高术后疗效十分重要。

正常的排便过程是极复杂的过程，排便节制主要与直肠肛门部的平滑肌和横纹肌两个系统相关。前者包括直肠壁内肌肉和肛门内括约肌，受自主神经支配；后者主要包括耻骨直肠肌和肛门外括约肌，受躯体神经支配；这两个系统的完整与否是肛门直肠畸形术后能否获得良好排便控制的关键因素之一［3］。由肛门内、外括约肌共同构成的肛管静息压是排便控制的重要压力屏障，其中肛门内括约肌具有耐疲劳、反射性松弛反应等独特的、无可替代的功能；肛管静息压80%由肛门内括约肌的张力收缩所维持，对气体及液体的自制起重要作用［4］。先天性无肛畸形，尤其是低位畸形，外括约肌大多发育良好；而肛门内括约肌的发育程度与畸形类型有关，即位置越高，发育越差［5］。动物实验和临床研究也证实了上述观点，我们在重建内括约肌中肌层翻卷约180 ~360 使直肠的肌肉增厚至原来的3倍，至少可部分地替代肛门内括约肌，成活的翻卷肌保持了直肠平滑肌的特征，可存在自己的抑制反应，有助于肌管闭合，维持正常排便功能，提高患儿生活质量。我们在术后随访发现，内括约肌成形术后3个月指诊可及收缩感，功能锻炼数月后收缩力明显有力。术后3~6个月的功能锻炼，可恢复便意感及一定程度的控粪功能

参考文献：略。

关于规范公民健康教育和建立医保报销学分制的探讨

杨向东[1] 陈小朝[1] 赵 明[1] 张卫昌[1] 谢 雨[2] 李 庆[2] 侯利蓉[2]

1. 成都肛肠专科医院 2. 成都市医保局

根据我国目前健康教育研究缺少“养生防病”部分的现状，联系近年来国家大力推动的“健康中国2020”计划及党的十八大“建设美丽中国”的相关报告，本文对“规范公民健康教育和建立医保报销学分制”提出了初步的探讨及分析。通过阐述建立规范制度的原因、理论基础、具体方案及可能遇见的问题等，发掘了完善中国特色健康教育、普及“养生防病”知识的可能性，揭开了通过发掘国民自身潜力，进而解决“看病难、看病贵”问题，甚至实现全民健康的新局面。

据调查，《中国学术文献网络出版总库》自二十世纪90年代到二十一世纪10年，20年来共收录100786篇“健康教育”的相关文章，并无一篇涉及中国特色的健康教育，即“养生防病”。关于此项教育的推广研究，将开时代先河，展开一幅全民健康的宏伟前景。

2012年8月17日，《“健康中国2020”战略研究报告》发布。标志着卫生部自2008年开始启动的“健康中国2020”计划，已经为推动卫生事业全面协调可持续发展做出了一定的贡献。继而党的十八大报告首提“建设美丽中国”，“健康是促进人的全面发展的必然要求”，对近些年民众关注身心健康做出明确回应。报告同时提出，为全面建成小康社会，“要提高人民健康水平”，“要坚持为人民健康服务的方向，坚持预防为主……按照保基本、强基层、建机制要求，为群众提供安全有效方便价廉的公共卫生和基本医疗服务”。

两项报告的提交充分说明：人民日渐增长的对健康生活的需求，以及老百姓“看病难、看病贵”，已成为、社会普遍关注的迫切需要解决的问题。根据此项学分制度的相关探讨，虽然无法解决看病贵问题，推动卫生部“健康中国2020”计划，但是完全可以解决看病难的问题。

1. 在疾病形成之前养生防病

首先，解决看病难问题，其实有一条捷径，继承祖国医学的养生防病知识，以促进国民健康为原则，从疾病的源头着手解决。

1.1 最新健康定义　健康不仅仅是指没有疾病或病痛，而且指人在身体、精神和社会等方面都处于良好的状态。传统的健康观是“无病即健康”，现代人的健康观是整体健康。根据1978年世界卫生组织（WHO）给健康所

下的正式定义，衡量是否健康的十项标准：精力充沛，能从容不迫的应付日常生活和工作；处事乐观，态度积极，乐于承担任务，不挑剔；善于休息，睡眠良好；应变能力强，能适应各种环境变化；对一般感冒和传染病有一定的抵抗力；体重适当，体态均匀，身体各部位比例协调；眼睛明亮，反应敏锐，眼睑不发炎；牙齿洁白，无缺损，无疼痛感，牙龈正常，无蛀牙；头发光洁，无头屑；肌肤有光泽，有弹性，走路轻松，有活力。

1.2 以健康新定义为原则，推动“健康中国2020”　以健康新定义为原则，组建人民的健康维护机制是一项功在当代，利在千秋的造福工程！此项工作要让广大民众了解生命的含义、了解生与死的科学意义，在此基础上让民众自觉增强科学的健康意识，懂得什么是疾病，知道疾病是怎么样发生、发展和变化的，进而让大家自觉地增强进行未病先防、已病防变、病后防复等工作，尤其是要防止小病发展成大病、重病。

2. 倡导中国特色的健康教育

由于网络信息泛滥，国民的健康教育实际上大部分是通过网络流传的消息来完成。很多私营医疗机构借此宣传错误科普知识，提高网民的就诊率，某种程度上增加了国民的恐慌。因此，中国特色的健康教育必须由政府设立专门的机构，根据完善的制度，规范化的实施。

2.1 慢性疾病日益增多，国民需要健康教育　近年来，各种疑难病、慢性病日益增多，严重影响人们的身心健康。这些疾病病因复杂、容易复发，使患者内心痛苦、心理压抑，给患者家庭和社会带来沉重负担。

之所以造成了如今这样的现状，除了社会环境与生活环境的影响之外，很大程度上其实由于政府相关对健康教育的缺乏。在城乡一体化提上日程的今天，如果能有计划地组织高级别医学院校专家、学者在各种场合（如电视、广播、平面媒体、网络）开展大规模的、持续不断的健康教育活动，必将使健康教育活动覆盖面扩大到城区基层、农村，充分满足广大民众的需求。

2.2 政府面对的医疗费用问题与健康教育密切相关　人民不注重健康、不懂养生防病的结果，是国家承担了大部分的医疗费用，医保承担了大部分的责任与压力。因此，政府部门如能设立专门的健康教育活动资金，保证健康教育活动能都得到长期、持续地开展，有效地引导广大民众珍爱生命及懂得如何养生防病，规范市民健康教育必定能取得一日千里的成效。

3. 建立医保报销与健康教育学分挂钩制度

将健康教育与医疗保险报销挂钩，有利于引导国民通过学习达到养生防病、减少医疗费用的效果，而任何方案的实施都得益于相应的制度保障，学分制度将是能够量化的、行之可靠的、符合时代发展的制度。

3.1 学分制保证广大民众具有养生防病知识　在人的健康成本中，医疗只占不到20%，更多决定人健康的是环境、是生活方式和社会。这就涉及如何运用养生防病的知识，促成现代人民的健康生活方式，从而减少疾病支出。如能借鉴目前卫生部门对医护人员实行继教学分考评制度，通过国家应用制度的方式规定健康教育的量，并且适当调整医保政策，使健康教育学分与生病住院医保报销比例挂钩，必定能有效普及养生防病知识。

3.2 学分制满足疾病高发人群的健康需要　对退休后享受养老保险金的所有人员进行健康教育培训，即使是国家领导人，也应实行强制性的接受健康教育。这个人群是疾病高发的人群，将中国特色的健康教育制度话、规范化，并且通过学分制加以管理，与医保报销比例挂钩，就能使每一位享受养老保险金的人员每年完成规定学分，自给自足的满足自身对健康的需要，健康到老。

4. 可能存在的问题和建议：

4.1 资金问题：鼓励私营医疗机构，增强医疗市场竞争，维持市场活力，筹集基层医疗健康教育助推资金。从医保资金中抽取一部分，推动规范医疗健康教育。

4.2 城乡医疗的差异问题：在城市以社区卫生机构为中心，在农村以乡镇卫生院为中心，相应的社区或村子选出并聘用固定的养生防病监督员。鼓励村两委成员，即在该村具有一定的政治、文化素质并有一定的威望的人员参与、加入养生防病队伍，发挥他们的人际关系作用，完善规范化健康教育管理。

4.3 医保监管问题：医保报销机构需要设置常驻基层的岗位，固定轮换时间，避免与基层的相互隔阂，第一时间了解人民的健康水平及养生防病知识宣传动态，同时便于监督管理健康教育学分制度。

4.4 人民自身动力问题：有必要将健康水平实现评分，使全民都能看到养生防病带来的具体好处，进而更加努力地配合健康教育。

4.5 利益冲突问题：除设置相关的岗位之外，最能推动一个系统发展的其实是利益分配机制。调整各方面利益的相关性，防止医保机构等政府部门站到人民利益的对立面，促进该系统的建立与发展。

综上所述，提倡中国特色的健康教育——“养生防病”，是一件功在千秋社稷的大事，随着社会的发展必将兴起一波新的学习热潮。如果能够充分发掘传统文化的瑰宝，通过养生防病，以全民健康为着手之处，从根源上减少疾病的发生，就可以避免传统健康教育及预防医学针对个别特殊病种（如传染性疾病或慢性疾病）做简单预防的局限性。因此，一旦通过普及、推广，使全民都具有充足的养生防病知识，必定能使全体人民的身体素质都达到质的飞跃，进而从根本上解决“看病难、看病贵”问题。

古法养生妙谈——剖析剂川养生方

杨向东　陈小朝　赵　明

成都肛肠专科医院/中国PPH技术培训中心（610015）

“人参杀人无过，大黄治病无功。”古人曾以此句，描述医者喜补不喜攻的心态，引出当补则补、当攻则攻的道理。身为医生，当补还是当攻，是一个值得斟酌的问题。但提到这句话，就不得不讲讲它的由来，谈谈医家虽公认当“损有余、补不足”，却仍不免以补法大行其道的原因。

1. 用药如用兵

用兵攻城，乃是在不得已的危急之时，恰当地动用自己的一切力量，以求挽狂澜于既倒，起大势于倾危。如果能够不用兵，以其他的方法和和气气的解决问题，又何必兴师动众地攻伐呢？用药驱邪，正如用兵打仗一般，劳民伤财，损伤自身。

2. 人体的生长状老已是不变的自然规律

每个人都会经历一个壮年之后由盛转衰的过程。《素问·上古天真论》这样描述衰老的过程：“女子……四七，筋骨坚，发长极，身体盛壮，五七，阳明脉衰，面始焦，发始堕。六七，三阳脉衰于上，面皆焦，发始白。七七，任脉虚，太冲脉衰少，天癸竭，地道不通，故形坏而无子也。丈夫……四八，筋骨隆盛，肌肉满壮。五八，肾气衰，发堕齿槁。六八，阳气衰竭于上，面焦，发鬓颁白。七八，肝气衰，筋不能动，天癸竭，精少，肾脏衰，形体皆极。”既然是由盛转衰，生命的本源在不断消耗，这个过程中，虚损不足总是绝对的，而亢盛有余总是相对的。对机体而言，“有余”往往不是绝对的有余，它与不足常常共存，造成恶性循环，导致各种疾病及亚健康状态，加速衰老的过程。在女子“五七”之年、男子“五八”之年的转折点，把握阴阳的发展规律，恰当地调摄养生，较之“六七”、“六八”衰退之势已定时采取措施，必定收到事半功倍的效果。除了衰老的问题，黄帝还提到了衰老较缓慢的情况：“帝曰：有其年已老而有子者何也？岐伯曰：此其天寿过度，气脉常通，而肾气有余也。”保存、补益肾气，使之充盛过于常人，是延缓衰老的根本途径。因此，针对机体存在的虚损不足施用补法，其实是医者经过权衡利弊之后，做出的明智选择。

3. 今人的体质存在一定的特殊性

《素问·宣明五气》有言：“久视伤血，久卧伤气，久坐伤肉，久立伤骨，久行伤筋，是谓五劳所伤。”现今的城市居民，生活上较为安逸，“伤筋”、“伤骨”的情形渐渐少见，但从事久坐办公一类工作的人群日渐增多，终日坐在电脑边伤气伤血的情形极为多见。日常休闲中，以坐着上网聊天、浏览网页、看电影、看电视为主，甚或以躺着看娱乐节目为乐的人更是不计其数。形体缺乏必要的运动，相应的虚损情况日渐增多。同时，由于医药产业的现代化，大多数病情的发展在抗生素等药物的影响下变得趋于平稳，需要大剂量使用攻邪药的病患大大减少，需要运用性质平和的补虚药的亚健康人群相对增加。

4. 讨论

综上，补法在现代医疗环境中的广泛推行，是时代的大趋势，是促进今时之人从亚健康走向健康的必行之路。不论医疗还是养生，补而不滞、补而不燥、补而不峻的药剂，都是符合大众需要的最优选择。

4.1 关于黄济川老先生的济川养生方　民国时期，蜀中四大名中医之一黄济川老先生，精于养生之术，因其擅于调摄，年逾九十仍鹤发童颜，精神矍铄，赴京会诊，治病讲学。黄老虽已仙逝，留下的思想体系仍在中医药行业中继续发展。成都肛肠专科医院专家组在精研黄老遗方之时，发现了黄老生前所饮药酒的原方——济川养生方。养生方的组成正符合现代人体对于补虚损之气、活久滞之血、温冰伏之阳、养久耗之阴、填已空之髓的需求，现就其组成用药做一番分析，以求在现代医药与养生的补益剂用法中窥豹一斑。

4.2 关于该方中阴阳双补的虫草、灵芝药　方中首用阴阳双补之虫草、灵芝为君，以其味甘而平，无所偏向，统领诸药，从而对机体进行均衡的调补，达到解疲乏，疗虚损，进而养生延年的目的。其中，虫草味甘，性平入肺肾二经，既能补肺阴，又能补肾阳，是唯一的一种能在同时平衡补益、调节阴阳的中药。《本草问答》：“生于冬至，盛阳气也。夏至入土，阳入阴也，其生苗者，则是阳入阴出之象，至灵之品也。”灵芝味甘，性平，归心、肺、肝、肾经。《神农本草经》：“紫芝味甘温，主耳聋，利关节，保神益精，坚筋骨，好颜色，久服轻身不老延年。”《药性论》：“保神益寿。”《本草纲目》：“疗虚劳。”

4.3 关于该方中的红参、三七之运用　红参、三七专入气血为臣，二者相配，补气而不雍滞，养血生血的同时又可活血行血，与当归补血汤方义相类，用药上则更高一筹。其中，人参味甘、微苦，性温，归脾、肺、心经。功效大补元气，复脉固脱，益气摄血。《景岳全书》载：“阳衰气虚，必加人参以为之主……盖人参之功，随阳药则入阳分，随阴药则入阴分，欲补命门之阳，非加人参不能捷效。”《素问·脏气法时论》：“脾欲缓，急食甘以缓之”而本方取人参之甘，以缓脾气。又有三七味甘、微苦，性温，入肝、胃经。功效补血、止血、活血，祛瘀生新。《本草纲目拾遗》记载：“人参补气第一，三七补血第一，味同而功亦等。”

4.4 关于该方中的鹿茸、鹿鞭之运用　鹿茸、鹿鞭，乃血肉有情之品，因其味咸性温，为补阳之臣，海马亦属血肉有情之品，甘温归肝肾，而佐之，再配合雪莲花、仙茅性热而助阳道，补养元阳，从而温阳化气，进而补充了生命的原动力。其中，鹿茸味甘、咸，性温，主填精益髓，温补肾阳，归肝、肾经。《纲目》曰：“生精补髓，养血益阳，强健筋骨。治一切虚损，耳聋，目暗，眩晕，虚痢。”鹿鞭味甘咸，性温，无毒，入肝、肾、膀胱三经。功效补肾，壮阳，益精，活血。《备急千金要方·食治》载“鹿茎筋”：“茎筋，主劳损。”海马味甘，性温，归肝、肾经。功效补肾壮阳，消症瘕，活血散瘀。又名龙落子，是珍贵药材，《本草纲目》载：“暖水藏，壮阳道，消瘕块，治疗疮肿毒。”《本经逢原》：“阳虚多用之，可代蛤蚧。”《海南介语》：“主夜遗。”《药材学》：“温通任脉，用于喘息及久喘。”而民间素有“北方人参，南方海马”之说，可见海马温补之效。雪莲花，味甘苦，性温、大热，入肝、脾、肾三经。《纲目拾遗》：“治一切寒症。”《四川中药志》：“壮阳，补血，温暖子宫。治男子阳痿，女子月经不调及崩带。”本方用之，以其大热之性除寒壮阳，增一分则嫌温燥，减一分却略显不足。仙茅味辛，性平，宣而复补，入肝肾二经，无大毒，有小热。《海药本草》：“主丈夫七伤，明耳目，益筋力，填骨髓，益阳不倦。”古方中有仙茅丸，能壮筋骨、益精神、明目、黑须发。

4.5 关于该方中的龟版、鳖甲之运用　龟版、鳖甲二者乃血肉有情之品，味咸入肝肾，为补阴之臣，配合枸杞子、女贞子性偏寒凉而属阴为佐，共奏滋养元阴、助益精血，以潜浮游之阳的功效。其中，龟版味甘咸，性平。无毒，入肝、肾经．功效，滋阴，潜阳，补肾，健骨。《本草述钩元》：“气味俱阴，入足少阴经……所补者，阴气。”鳖甲味咸、性微寒。归肝、肾经。功用滋肾潜阳，软坚散结。《本草述钩元》：“足厥阴血分药也……丹溪云补阴而更云补气，盖气有阳气阴气之殊，本于《内经》可证也。经曰，阴虚则无气，无气则死。盖唯是真阴之气，有化乃有生，有生即有化。”故龟板与鳖甲相配，养肝益肾，补阴气，助精血互化。枸杞味甘，性微寒，无毒，入足少阴肾经、手少阴心经。功效，补肾益精，养肝明目，补血安神，生津止渴，润肺止咳。南北朝道学家陶弘景言其“补益精气，强盛阴道。”女贞子味甘、苦，性凉，归肝、肾经。功效补养肝肾，明目，清虚热。《医方集解》载二至丸，以女贞、旱莲用于肝肾不足，腰膝酸软，须发早白。

4.5 关于该方中的制首乌之运用　制首乌味涩性温而重于补益精血，为益精之臣，又以山茱萸、金樱子味涩、性偏温，而重于补精固涩为佐，使肾精得固，精足方可化气，继而分化阴阳，调和气血各自得力。其中，首乌味苦、甘、涩，性微温，无毒。归肝、心、肾经。制用补益精血。《开宝本草》云：“益气血，黑髭鬓，悦颜色，久服长筋骨，益精髓，延年不老。”山茱萸味酸、涩，性微温，归肝、肾经。功效补益肝肾，涩精固脱。始载于东汉《神农本草经》，列为中品。《名医别录》载其：“益精，安五脏，通九窍”，又清代《本草新编》载：“温肝经之血，补肾脏之精，兴阳道以长阴茎，暖腰膝而助阳气，经候可调，小便能缩，通水窍，去三虫，强力延年，轻身明目。”金樱子味酸、甘、涩，性平，归肾、膀胱、大肠经。《蜀本草》载“治脾泄下痢，止小便利，涩精气。”

4.6 关于该方中的黄精之运用　黄精因其味甘入脾，当为调和诸药之使。其味甘，其性平，归肺，脾，肾经。功效滋肾润肺，补脾益气。《名医别录》言其：“主补中益气，除风湿、安五脏”。《日华子本草》载之：“主五劳七伤、强筋骨、止饥、耐寒暑，益脾胃、润心肺”。以此药为使，在补中焦脾土的同时，引诸药入脾胃，使药物经过脾胃的运化充分被人体吸收利用。

5. 小结

观诸此方，阴阳双补，阳中有阴，阴中有阳，此非药物之堆砌，实乃方以中和之法，补以和之耳。《景岳全书·新方八阵·补略》言：“善补阳者，必于阴中求阳，则阳得阴助，而生化无穷；善补阴者，必于阳中求阴，则阴得阳升，而源泉不竭。”方中用红参、三七相配合，益元气、补血、活血、止血，免除如鹿茸、鹿鞭、海马、仙茅之类大剂量补阳药的活血、动血之弊。而大剂量的补阳药，又使鳖甲、龟版、枸杞子、女贞子之类的纯阴药，不至于滋腻助湿，冰伏而作邪气，有碍脾胃运化。山茱萸、金樱子在益精的同时固涩肾精，不同于补而兼通的六味地黄丸，此类用法的方义在于减少本方补益功效的耗散，从而使少量的补益剂达到更强的功效。血肉有情之品在的使用，是本方的另一大特点，龟版、鳖甲、鹿茸、鹿鞭、海马之类，因其血肉有情，各从其类，补益效果较草木类药物更强，两类药物相互协调，相互配合，正顺应了机体阴阳的相互转化，相互依存，使补阳、补阴的作用均衡有力。

补法的使用，是每个医者都在研究的问题，如黄老泡酒所用养生方这样的巧妙配伍，在注重阴阳的平衡与转化的基础上，令疗效持久而稳定，的确是我辈医者学习养生用药不可多得的珍贵资料。

结肠瘫痪症行选择性结肠切断旷置术后旷置结肠综合征的报告

杨向东　龚文敬　李艳羽　曹暂剑　张　琦　安　辉

成都肛肠专科医院/中国西部 PPH 技术培训中心

【摘要】目的　探讨选择性结肠切断旷置术后旷置结肠综合征的临床表现和原因。方法　回顾性分析以选择性结肠切断旷置术治疗 28 例结肠瘫痪症患者。结果　28 例病人中痊愈 25 例（89.3%），缓解 3 例（10.6%），出现选择性结肠切断旷置术后旷置结肠综合征 4 例（14.3%）。结论　选择性结肠切断旷置术治疗结肠瘫痪症术式简化，术程缩短，安全有效，有较大临床应用价值。部分病人术后出现轻度粪便返流引起的旷置结肠综合征，说明结肠瘫痪症病人结肠的蠕动和排空功能严重障碍，非手术治疗无效。

【关键词】结肠瘫痪症；选择性结肠切断旷置术；旷置结肠综合征

顽固性便秘尤其是结肠慢传输便秘一直是临床治疗上的难题。在著名肛肠病专家王玉成和曹吉勋教授的指导下，2003 年初，我们提出了结肠瘫痪症和选择性结肠切断旷置升 - 直或盲 - 乙吻合术，术后配合中医药、针灸、心理的综合治疗方法，取得了满意的效果，但是始料不及的是部分病人竟然出现了腹胀、烦躁等旷置结肠综合征的现象。今报告如下。

1 资料和方法

1.1 一般资料　本组 28 例，女 18 例，男 10 例。年龄 20 ~ 75 岁，病程 2 ~ 32 年。纳入条件：①症状：顽固性重度排便障碍持续 2 年以上，无便意或便意差，并有由此继发的各系统并发症。如消化系统系列症状；神经精神系统系列症状等。②经长期的（至少半年以上）并且正规系统的中医、西医、针灸、理疗、气功、体育锻炼等方法治疗无效者。③均排除结肠器质性疾病④放射学检查：结肠慢传输试验显示结肠传输障碍；钡灌肠提示结肠形态异常或肠管排列异常；排粪造影排除出口梗阻性疾病。

1.2 治疗方法　术前早期充分肠道准备：因其排便障碍，故肠道准备较之普通肠道疾病的手术要提前进行。通常要提前 5d 以上，用刺激性泻药逐日加量，并在术前一天再结合其它肠道清洁方法达到肠道清洁的目的。

手术方法：开腹后，首先观察结肠在腹腔内大体位置摆布，再提起结肠逐段探查各段结肠充盈扩张、肠壁厚薄等状况，结合病史、钡灌肠和结肠运输试验结果，决定患者结肠的取舍，分别采取升 - 直或盲 - 乙吻合。在决定取舍的位置切断肠管，先将远端肠管之切口封闭，旷置远段肠管再将近端肠管与乙状结肠下段或直肠上段或直肠中下段行端侧吻合，从而使结肠成为一个 Y 状结构旷置的结肠。术后处理：①按照结肠术后常规输液预防感染、营养支持治疗。②辅以中医中药治疗：以疏肝理气、健脾和胃、活血化瘀、排毒解郁等为法则，给予辨证施治。常用处方：党参 50g，柴胡 15g，当归 15g，枳壳 15g，香附 15g，川芎 12g，陈皮 12g，桃仁 50g，红花 15g，郁金 15g，神曲 15g，甘草 10g。术后次日，煎汤从胃管灌入，一次 50mL 左右，一日 3 至 6 次。③针灸理疗：主要选足三里、三阴交、涌泉、神阙等穴位于手术后立即进行针刺、热灸或按摩。④心理治疗：病人在整个围手术期中都要不断地给与心理治疗，从结肠的生理病理和排便的生理，从思想上尽可能解除其对便秘的种种疑虑，增强战胜疾病，恢复生活的信心。

2 结果

2.1 疗效标准　①痊愈：症状体征消失，排便恢复或接近正常。每日排便 1 ~ 3 次，且大便成形、排便通畅。②显效：症状体征显著改善，偶有腹部不适或轻度胀、痛，但不需用药。③好转：症状体征有明显改善，但经常腹胀腹痛，有时排便不畅，需要借助药物。④无效：症状体征基本无改善，经常需药排便。

2.2 治疗结果　痊愈 25 例，占 89.3%；显效 2 例，占 7.1%；好转 1 例，占 3.5%，总有效率 100%。并发症：

术后1周发生盲－直吻合口漏1例，经局部引流后痊愈。术后8d发生粘连性完全性肠梗阻1例，行粘连松解术后治愈。1例女性术后便意强但排便不畅，经放射检查提示为骶直分离，经肛门行骶直硬化注射粘连术，术后恢复正常。术后1～3月内发生不全性小肠梗阻9例，其中女性6例，男性3例，经中西医保守治疗痊愈。术后有4例（14.3%）病人出现类似术前的症状，如腹胀，尤其以左侧腹为甚；情绪烦躁；甚至呃逆频频，恶心欲吐等。如果使用泄剂排泄之后上述症状则减轻或消失。经肠镜检查发现，旷置的残余结肠段有不同程度的干便积留，甚至有的形成粪石状。对此4例病人行再次旷置结肠切除后痊愈。

3 讨论

在消化科中，我们已习惯把无机械性梗阻因素存在时胃的排空极度延迟称为胃瘫。结合国内外相关文献和临床观察发现，重度结肠慢传输性便秘其整个结肠基本上处于瘫痪状态。其中不仅有结肠形态学的异常，更重要的是结肠神经与肌肉的功能降低或退行性改变导致结肠的蠕动和排空功能障碍。限于现代结肠排便生理、病理的认识，对其诊断、治疗尚缺乏切实有效的方法，部分或全结肠切除术术后疗效不满意且存在诸多并发症。根据此类患者的临床表现结合目前国内外对该病现有的一些认识，我们将其称为“结肠瘫痪症”。

1908年Arbnthnot Lane［1］首次提出经腹手术治疗慢性顽固性便秘，1911年Chapple［2］也报道了50例慢性顽固性便秘的外科治疗，虽然成功率都不高，且有诸多并发症，但给慢性顽固性便秘的外科治疗奠下了基础，并且至今全结肠切除、回直吻合仍然是治疗慢性顽固性便秘的经典术式。国内外文献报导较多［3］，疗效差异很大在50～100%之间，但约10%的病人术后便秘复发，30%术后有顽固性腹泻，此种顽固性腹泻往往比顽固性便秘更难让病人接受。此外由于该手术方式须切除的肠段较多，使得手术过程相对复杂，手术时间长，创面大，损伤组织较多，既增加了手术风险，又使术后并发症相对较多，据报道粘连性肠梗阻是手术后最常见的并发症，发生率约为7%～50%［4］［5］。

由于结肠慢传输型便秘并不构成对病人的生命威胁，病人求助于手术是希望获得更高的生活质量，为此2003年初，在著名肛肠病专家王玉成和曹吉勋教授的指导下，我们提出选择性结肠切断旷置术，术后配合中医药、针灸、心理的综合治疗方法，取得了满意的效果。在结肠瘫痪症患者手术中，我们可以发现病变结肠段充气、扩张明显，管壁菲薄透明，刺激（指叩）肠段均蠕动反应不启动或明显蠕动缓慢。送病理检查可以发现肠壁肌层变簿、有断裂现象，神经结细胞减少，嗜铬细胞沉着等，结合病史、钡灌肠和结肠运输试验结果，决定患者结肠的取舍，分别采取升－直或盲－乙吻合。因此，本术式尽可能正确地保留了功能肠段，并且由于对病变肠段实行旷置，而不是切除，将低了手术的难度，手术创面小，出血少，损伤组织少，操作相对简单，手术时间缩短，术后恢复快。在保证疗效的前提下，不仅规避了相当一部分手术风险，而且减少了手术并发症。此术式虽然阻断了近端肠管内容物的通过，但由于肠管本身的功能并未尚失，这段肠道的分泌、吸收等功能依然存在，其内的分泌物、黏液等可从远端流出。当粪便进入直肠，在其产生的压力尚未达到排便的反射压时，直肠与旷置结肠间就存在一定压力梯度差，此时直肠压力大于结肠的压力，故少部分粪便返流至旷置结肠，也正因如此，增加了重吸收水分的黏膜面积以及扩宽了贮存粪便的空间，故不易发生严重腹泻并发症，避免从一个极端走向另一个极端。

我们在本组28例病人的观察中发现有4例（14.3%）出现了类似术前的症状，如腹胀，尤其以左侧腹为甚；情绪烦躁；甚至呃逆频频，恶心欲吐等。如果使用泄剂排泄之后，上述症状则减轻或消失。经肠镜检查发现，旷置的残余结肠段有不同程度的干便积留，甚至有的形成粪石状。我们把这一系列症状称为“旷置结肠综合征”。有人对旷置的结肠行钡灌肠结果显示［6］，3d内旷置结肠钡剂基本排空，腹部透视亦无异常，说明旷置的肠管在缺乏小肠节段性蠕动张力的推动下仍存在自身运动，不会因“废用”而丧失其运动功能。对此4例出现选择性结肠切断旷置术后旷置结肠综合征的患者，我们分析认为这些返流的粪便在进入结肠后，由于水分的吸收，虽然粪质变干，但是毕竟量少，主要还是归因于其结肠本身的病变。此4例结肠瘫痪症病人的结肠神经结、肌肉等病理改变，而导致肠道动力的减弱甚至瘫痪，致旷置肠段的内容物无法被排除，而形成不同程度的干便积留，甚至是形成粪石，由于内容物长期滞留以及细菌的毒素作用，易损伤肠上皮，导致肠黏膜充血水肿或糜烂等，从而术后病人出现左侧腹胀，长期则出现情绪烦躁，呃逆频频，恶心欲吐。因此我们认为，旷置结肠综合征从临床上说明重度慢传输便秘病人结肠的蠕动和排空功能严重障碍，几乎处于瘫痪状态。故将其称为结肠瘫痪症更为接近临床实际。对于此类患者采取非手术治疗显然是徒劳的，就目前来说任何保守治疗都是杯水车薪。

参考文献：略。

中医肛肠方药临床信息规范化研究中存在的几个主要问题

杨向东[1] 袁学刚[1] 张 昱[2]

1. 成都肛肠专科医院/中国西部PPH技术培训中心（610015）
2. 成都市高新区桂溪社区卫生服务中心（610023）

【摘要】本文通过运用计算机数据库（Access数据库）技术对中医肛肠方药相关临床信息进行规范化研究，发现古代医学典籍对肛肠方药相关临床信息的记载存在较多问题，给计算机的识别和利用造成困难，制约了中医肛肠的现代化进程。笔者参考大量原始文献，按照统一标准对500余首中医肛肠古方进行了系统、规范化处理，为今后深入研究奠定了基础。

【关键词】中医肛肠；方药临床信息；规范化研究；Access数据库技术

中医肛肠学科是祖国传统医学伟大宝库中极为珍贵的组成部分，在夏商时代甲骨文中即有“痔”的记载，在《山海经》中首次提出“痔”、“瘘”的病名并沿用至今。我国现存最古老的医书《五十二病方》记载了大量有关肛肠方面病名、治疗方法方面的内容。然而，在中医药学数千年发展过程中，中医术语的使用多种多样，不同时代、不同地域、不同医家对同一病名、症状、方剂名或药名的用语各有差异，缺乏统一，如何有效识别并合理利用宝贵的资源是困扰中医肛肠研究工作的难题，本研究通过利用计算机技术对500余首中医肛肠古方相关临床信息（包括病名、症状名、方剂名、药物名）进行规范化研究处理，为今后该领域的研究工作奠定基础。

本研究的实验对象为中医古代典籍中有关肛肠方药的相关临床信息，由于时代久远，不同医家对同一事物的认识存在差异，描述各异，增加了研究的难度。在建立数据库时，必须忠实于原始文献，参照统一标准，在最大程度上保留原文献表述含义的基础上，对数据（语言表达）进行规范统一。只有规范的术语，才能实现计算机的检索需要［1］，才能得到准确的分析结果。本研究主要参考《中华人民共和国国家标准·中医临床诊疗术语·证候部分》［2］（以下称“国标”），《中医诊断学》［3］七版教材，和《中医症状鉴别诊断学》［4］、《中华本草》［5］、《中华人民共和国药典》［6］、《中药大辞典》［7］、《中药学》［8］对对原始文献中术语进行规范。

1. 规范中存在的问题

1.1 病名规范　在古代文献记载中对同一病名描述不一，多为症状性描述。进行规范后如下表（表1.1）所示：

表1.1　病名规范示例表

原病名	规范病名
便血、下血、泻血、下血不止	便血
脱肛、脱出、肠头脱出、肠头挺出	脱肛
痔、气痔、血痔、肠痔、五痔、痔疾	痔疮
漏口、痔瘘、痔漏、漏疮	肛瘘

1.2 症状规范　方随证立，而“证”的确立则必须依赖对各种看似散乱，实则紧密关联的症状进行综合判断。症状包含了中医肛肠学科中丰富的临床诊疗信息，对肛肠疾病的诊断有重要的指导意义，特别是有些症状（便血、脱出等）能很好的反映肛肠科的特异性。然而，症状部分也是中医学用语中最为灵活的部分，规范十分困难，主要问题有以下两点：

1.2.1 症状为描述性语言　古代医家习惯于用描述性语言来表述症状，有时候一段描述性语言中甚至包含多个症状，需要分解、规范。例如表1.2.1所示：

表1.2.1　症状规范示例表

原方主治症状	规范症状
治脉痔下部痒痛生疮、血出	瘙痒　疼痛　便血　脱出
治牡痔肛边生肉，如鼠乳，时出脓血	流脓血　赘肉
治脉痔有虫，时或痛痒，血不止	瘙痒　疼痛　便血

1.2.2 同一症状表述不统一

受年代、地域、不同医家的语言习惯等多因素影响，同一个症状往往表述不一，有将症状与部位统一的，也有将症状的严重程度具体化描述的。例如表1.2.2所示：

表1.2.2　症状规范示例表

原症状	规范症状
溢液、流脓、出脓血、下脓血、流脓血	流脓血
脱肛、肠头脱出、肠头挺出、肛门脱出、肛肠下脱	脱肛
肛边疼痛、肛中痛、疼痛肿胀、疼痛、肛肠疼痛 痛不可忍	疼痛

1.3 药名规范

在中医文献中同一药物往往有不同称谓，有多种别名，为适应数据分析需要，本研究参考统一标准规范药名，例如表1.3所示：

表1.3　药名规范示例表

原药名	规范药名
槐角、槐荚、槐实、槐角子	槐角
皂荚、皂角、皂荚子、皂角子、	皂荚
桂心、肉桂、桂皮、	肉桂

1.4 方剂名规范　古代典籍中，方剂命名往往非常杂乱无序，有的方名是对病名的描述，如“疗五痔下血不止方”；有的是对主治症状的归纳，如“治谷道痒痛痔疮，槐皮膏方”；有的方剂是作者转引用自其他文献，如“肘后疗痔下部如虫啮方”等。本研究对此类现象按主治病、主治证或主治症状统一规范，如统一为“痔方”、“脱肛方”若同类现象有重复出现，则在方剂名后以阿拉伯数字做标记，如“痔方1，痔方2，痔方3”等。对于同一方剂名反复多次出现者，在数据录入时在方名后依次编以阿拉伯数字标记。如“黄连丸方1，黄连丸方2，黄连丸方3”等。经过上述规范处理，有利于数据分析利用。例如表1.4所示：

表1.4　方剂名规范示例表

原方剂名	规范方剂名
古今录验疗三十年痔，肛出下血如鸡肝，此肠痔；肛边生痤横肛中，此牡痔；肛边生乳，此牝痔。皆饱劳气所生方	痔方
疗五痔，大便肛边清血出，紫参丸疗不差，服之无不差方	痔方1
疗五痔下血不止方	痔方7

2. 讨论

目前数据挖掘[9]（Data Mining，DM）技术已经广泛应用于内科学如消渴病[10]、肾病类方[11]研究及中医基础理论研究如方剂配伍规律研究[12]，将该技术运用于研究中医肛肠方药临床信息具有良好发展前景。然而，要将计算机技术运用于中医药临床信息的分析研究，对中医药临床数据的规范化预处理，是十分关键的环节（上述例子仅仅是本研究大量繁杂规范工作中的一小部分）。数据预处理的结果，要能够完整、准确地表达原始数据的信息，并使得处理后数据能够被计算机准确识别，才能得到最接近于本质的分析结果。本研究中所牵涉的数据预处理，即对病、证、症状、药物、方剂名的规范处理，规范不合理将直接影响研究结果的精确性。目前尚需寻求一种合理且最能反映中医特色、原貌的数据规范方法，这涉及到中医学各个方面的规范化研究问题[13][14]，也是当前中医基础理论研究的热点和难点之一。

参考文献：略。

浅析肛周脓肿术后分期换药

杨向东　陈小朝　袁学刚

成都肛肠专科医院/中国 PPH 技术培训中心（610015）

【摘要】肛周脓肿术后用药换药是否得当，直接影响伤口的愈合，我们根据患者术后伤口在愈合过程中要经历初、中、后三期的不同证型阶段，提出了”辨证分期，选药换药”原则进行换药，能取得良好的效果。

【关键词】肛周脓肿术后；伤口经历初、中、后三期；辨证分期；选药换药

肛周脓肿术后均为开放性伤口，用药换药是否得当，直接影响伤口的愈合，肛肠科医生一直在努力寻找能减轻疼痛、减少出血及分泌物渗出、促进早期愈合的药物和方法。笔者通过临床观察，认为肛周脓肿患者术后伤口变化情况可辨证分为三期，疮疡祛腐期、生肌长肉期、收口敛皮期，依此给予选用恰当药物进行换药处理，效果满意。

1. 治疗方法

行肛周脓肿一期根治术。截石位，肛周常规消毒，骶管麻醉或肛周局部浸润麻醉，肛内消毒，扩肛，经脓肿顶点作放射状切口，排出脓液，食指肛内引导，探针于切口处进入脓腔至内口或最薄弱处探出，沿探针全层开放脓腔，用手指进入脓腔捣毁分隔，延长切口远端略超出脓肿范围，修剪两侧创缘使其不内翻，双氧水冲洗伤口。

2. 换药方法

根据临床表现：肛周脓肿术后创面修改过程可分为初期、中期、后期。即疮疡祛腐期、生肌长肉期、收口敛皮期，遵循中医辨证论治的原则，分别采用不同的药物治疗，以利于术后创面的尽快愈合。

初期（疮疡祛腐期）：应用提脓祛腐之药物透脓祛腐，使疮内蓄积之脓毒早日排出、腐肉迅速脱落。肛周脓肿术后，其脓腔壁仍残留有少量的坏死组织、脂肪及筋膜，换药时先用生理盐水冲洗创面，并用无菌棉球轻轻拭去创面分泌物、黏液；创面脓液较多时，先用无菌棉球蘸除，再用生理盐水棉球轻轻蘸净分泌物，最后用无菌干棉球蘸干后创面，外盖无菌纱布，胶布固定。若腐肉太多，祛除困难，必要时可用刮匙搔刮，或剪刀修剪残留的坏死组织。若创面坏死组织较多，脓液稠厚不易引流，可内置橡皮引流条，并尽量扩开创面，做到引流通畅。脓腔较大时，应用我院特制黄连纱条填塞。换药 1～3d 后，创面可见有乳白色薄膜出现，分泌物增多，周围组织水肿逐渐消退。

中期（生肌长肉期）：术后 3～4d 创面可见肉芽呈殷红色、润泽，肉芽坚实，颗粒较小而均匀、平整，触之易出血，分泌物似血浆。改用紫草油纱条换药，外盖无菌纱布，胶布固定。

后期（收口敛皮期）：术后 7～20d 用生肌散促进生肌长皮，使创面迅速愈合。直接将生肌散敷洒创面，外盖无菌纱布，胶布固定。

3. 讨论

3.1 肛周脓肿术后分期换药的重要性　手术后伤口愈合成功与否，与术后换药息息相关，对肛周脓肿术后换药更有其重要性。由于肛周脓肿多发病急，炎症重，操作不便，加之患者恐惧疼痛或对本病认识不足而不积极配合，或医生对其术后特殊情况掌握不够等因素，往往达不到预期之目的。特别是中医外科对临床用药的要求，无论内服外用均要遵循“辨证施治和分期换药”，具有特殊性。若掌握不够，不但达不到治疗目的，而且还会给患者造成不必要的痛苦和精神负担及经济负担，甚至延误治疗时机，影响愈合时间及疗效。鉴于以上种种原因，要求肛肠科医生特别是基层医生须掌握辨证施治，尤应注意分期换药法在治疗肛周脓肿中的重要性。

3.2 中医辨证分期选药换药施治法的理论依据　中医药在外科换药治疗方面有着悠久历史，远在周秦时代已有专科设立。在临床治疗和理论方面，外科学也有其特点，如在各种局部治疗中，根据“内外统一”的理论，贯穿“整体观念”的原则，而施用内服和外治相结合的疗法，进行辨证施治，不仅指导外科内外结合治疗，而且还对伤口各种不同的具体情况辨证分期选药施治。

肛周脓肿术后创面修复处于中医学疮疡理论之“溃后期”修复，临床应根据肛周脓肿术后病程长短、创面中坏死组织多少、腐脱之难易，辨明肉芽组织的有无及虚实，以“祛腐生肌，煨脓长肉”理论指导具体用药。

3.2.1 祛腐生肌 祛腐生肌即使用疡科含有汞的腐蚀药，如红升丹，迅速脱落腐肉，提脓祛腐，使疮疡内蓄之

脓毒，得以早日排出。脓腐去后，则使用紫草油润肤生肌，使创面新肉生长。皮肤愈合的规律是“腐去肌生”，“腐”即坏死组织，“肌”即肉芽组织，任何皮肤溃疡在坏死组织未脱以前不会有可见的肉芽组织，一旦坏死组织脱净，肉芽组织将很快从创面上生长出来并逐渐填满缺损。对“腐去肌生”要辨证理解，“腐去肌生”，“肌生腐去”的辨证过程是一个从量变到质变的动态过程，有学者[1]通过光镜和电镜下观察，发现溃疡表现有坏死组织存在，创面上未见肉芽组织，但在其下方新生的毛细血管（肉芽）已经开始生长。一个溃疡创面，如有较多坏死组织时，在使用外用中药祛腐类药之后，脓量明显增加，但其质地较稀，这就是坏死组织已经液化腐脱的结果。

3.2.2 煨脓长肉 所谓“煨脓长肉”换药法，是指在疮面愈合的后期阶段，运用外敷中草药膏（散），经皮肤和创面对药物的吸收，促进局部的气血通畅，增强其防御能力，使创口脓液渗出增多，载邪外出，从而达到促进创面生长目的。此法一是提脓祛腐拔毒，增加局部脓液的渗出；二是渗出的脓液有助于创面肉芽、皮肤的生长，祛腐生肌。在肛周脓肿术后换药中期，创面坏死组织脱净后，创面分泌液逐渐黏稠，同时肉芽组织很快生长出来，并逐渐填满缺损。煨脓长肉的主要机理：增强创面的抗感染能力，特别在局部使感染得到有效的控制；促进局部微循环，促进创面血管再生，促进创面细胞增生、分化，充分调动机体的免疫功能。有学者[2]从细胞组织学的角度证实了煨脓长肉的科学性：任何手术后创面的愈合均需要经过创面渗出期、肉芽生长期、上皮生长期等三个阶段，术后创面渗出液中含有大量招引因子能激活机体的吞噬系统，起到抑制局部感染作用，渗出液导致的局部湿润环境及渗出液中含有钾钠等离子均能促进成纤维细胞的生长和增殖，在成纤维细胞填充创口后，上皮细胞由创面边缘逐步覆盖整个创口，直到完成创面的愈合过程。创面愈合过程实质上就是一个细胞激活与增殖，纤维蛋白合成与重组的过程。

3.3 掌握伤口单纯局部变化与整体治疗相结合的关系 伤口局部变化是疾病整体变化的局部表现，在治疗伤口方面除局部治疗外，配合整体治疗可起到积极主动的作用。如伤口突然分泌物多、疼痛，伤口组织发红，除局部原因和某些腔隙存在外，还可能与患者发热或其它部位有急性炎症有关，可进一步检查病变部位，了解变化情况，对症处理，或配合抗生素治疗，或配合中药清热解毒类药治疗；如伤口组织灰白、生长缓慢，应考虑患者气血虚弱之可能，宜选择八珍汤、十全大补汤等加减；如伤口组织颜色正常，未发现伤口窦道、支管，但伤口有分泌物渗出，可考虑有某种细菌感染，影响局部伤口生长，应作分泌物细菌培养加药物敏感试验，一旦查出细菌种类及敏感药物，准确选药，内服、注射或局部伤口外用，均可促其早愈。

参考文献：略。

硬化注射术治疗直肠腺瘤术后肛门坠胀 1 例

杨向东 陈小朝 岳朝驰

成都肛肠专科医院/中国西部 PPH 培训中心

患者男，65 岁，因排便困难伴大便习惯改变 2 年入院。入院症见：神志清，精神可，形体消瘦，大便每天 2-3次，大便较细，解出困难，偶伴有少量黏液，无脓血便，腹部胀满，饮食量减少。查体：腹部膨隆，未扪及包块，无压痛反跳痛及肌紧张。电子肠镜示：距肛缘约 12cm 直乙交界处可见一大小约 3□4□3cm 大小的肿块，占据肠腔 2/3，质脆，活动度尚可。完善相关辅助检查后，于 2008 年 4 月 12 日在全麻下行剖腹探查术，直肠腺瘤经腹切除吻合术，术后病检示：直肠管状腺瘤，部分上皮中重度非典型增生。术后伤口愈合可，于术后第十天出现肛门坠胀难忍，站立或活动后加重，几天后肛门部流出胶冻样物质，腔内 B 超及指检未见异常，给予口服中药及甲硝唑液灌肠后无明显改善。后给予消痔灵硬化注射后，症状好转出院。

治疗方法：患者取右侧卧位，腰俞穴麻醉成功后，常规消毒铺巾，将齿线以上 3cm 的肠管牵出肛门，局部消毒。由齿线以上 3cm 向下至齿线上方，用 7 号注射针将药液呈点状注射入黏膜下层，注射至黏膜呈灰白水疱隆起为度，各注射点相距约 1 cm。注射完毕后将肠管回纳入肛内，肛周及肠腔重新消毒，用 1% 利多卡因局部浸润麻醉，在截石位 9 点肛缘外 1.5~2 cm 处，用 7.5 号腰穿针沿直肠纵轴穿刺，用左手示指在肠腔内引导，穿刺进入约 6~7 cm，针尖有明显突破感，且与引导手指间有钝厚感并可上下自由滑动，说明穿刺针进入骨盆直肠间隙，取出针芯，向间隙内扇形注入药液约 20mL。同法在截石位 3 点和 6 点肛门与尾骨尖连线中点处进行穿刺、注射。注射完毕后用塔形纱布行肛门外固定。注射时避免穿刺针刺穿肠腔，不能将药液误注入肠壁肌层、骶前筋膜、腹膜腔内。术后使用抗生素预防感染，卧床休息 3 d，禁食 3 d，3 d 后用开塞露灌肠协助排便。

讨论：肛门坠胀的产生是一个复杂的、多因素作用的结果，其具体机制尚不完全清楚。另外，肛门坠胀是患者的一个主观症状，目前仅能靠患者的叙述来判断，这就缺乏客观性。目前，对手术后吻合口与肛门坠胀的关系的相关性研究还较少。我们总结肛门坠胀多属中医中的“气虚下陷”范畴。《素问》有云：“下者举之”。根据中医“酸可收敛，涩可固脱”的理论，采用以五倍子、明矾为主药的消痔灵硬化注射治疗，正是取其“下者举之”、“酸敛固脱”的原理。注射后引起注射区组织的无菌性炎症，局部纤维蛋白渗出，形成瘢痕组织，从而治疗肛门坠胀，其具体机制尚需要进一步探讨。

溃疡性结直肠炎的手术治疗

杨向东　陈小朝　赵　明

成都肛肠专科医院/中国 PPH 技术培训中心

1. 概述

溃疡性结直肠炎（u lcerative co litis，UC）是一种原因不明的主要发生在结直肠黏膜层的炎症性病变，以弥漫性、浅表性结直肠溃疡为主要病理改变，左半结肠受累多见，但可累及全结肠和直肠。以腹痛、腹泻、黏液脓血便为主要症状。根据流行病学资料提示，UC 的发病率在国内外有逐年增高的趋势，此病反复发作，迁延数月、数年乃至数十年，严重影响患者的正常工作和生活［1］。尽管近年来在遗传学、免疫学以及环境因素等方面对溃疡性结肠炎发病机制的研究有了很大进展［2－4］，但其病因和发病机制尚未明确，仅在研究过程中发现 UC 发病可能与免疫异常、感染、遗传、过敏及神经因素有关。

2. 溃疡性结直肠炎的手术治疗进展

在 IPPA 手术出现之前，全结直肠切除术能够彻底的治疗溃疡性结肠炎，但是该术式存在创伤大、术后并发症多，病人术后生活质量差等缺点，无论从医生角度还是病人角度，对于选择该术式还存在较大的顾虑，因此外科手术在治疗溃疡性结直肠炎方面，长期处于次要地位。

20 世纪以来，对溃疡性结直肠炎的治疗从灌洗到回肠贮袋肛门吻合术，手术方法一直在不断改进。随着科技进步，人们对溃疡性结直肠炎的病因及预防有了更深刻的认识，手术方法也日臻完善。由于外科技术的进步和围手术期管理技术的发展，全结肠、直肠切除术后的病死率明显降低，使溃疡性结直肠炎外科治疗的作用受到了更多的关注。外科技术水平的提高和贮袋构建有较好的排便控制作用，手术不应再作为一种被迫选择的治疗方案，在药物疗效不佳时即应早期考虑手术，并争取进行彻底性的全结肠、直肠切除术，这样可以大大缩短患者治疗时间，改善预后。

3. 溃疡性结直肠炎的手术治疗

3.1 溃疡性结直肠炎的手术治疗指征

3.1.1 现行手术指征　目前公认，在出现以下情况时，溃疡性结直肠炎需要手术治疗。其中，择期手术的适应症包括：（1）慢性持续性经内科治疗无效而反复发作者；（2）全大肠炎性变者；（3）高龄患者；（4）已经癌变或怀疑癌变的病例者；（5）有局部合并症者；（6）有全身性合并症者；（7）因本病而导致发育障碍者。急症手术的适应症包括：（1）病情急剧恶化；（2）并发肠穿孔；（3）急性肠扩张；（4）大量出血。

综合考虑以上各种因素，最引人注目的是早期发现癌变的问题。流行病学［6］调查数据表明，溃疡性结直肠炎发生大肠癌，为一般人口的 7 — 11 倍。因溃疡性结直肠炎与大肠癌的症状相似，且溃疡性结直肠炎的癌变病理呈多发性，形态扁平，CEA 及大肠细胞学检查，特异性不高假阳性较多，一般很难早期发现。既使纤维结肠镜检也因检查困难取材谨慎，导致癌变的发现率受到影响。溃疡性结直肠炎的癌变，组织学上多为分化较低的黏液腺癌，恶性程度较高。总的来说，鉴于溃疡性结直肠炎癌变难以早期发现，且恶性程度高，择期手术治疗是防止癌变最有效的治疗方式。

3.1.2 其他手术相关指征　临床上一般认为病变广泛，病程十年以上的青少年患者应警惕癌变的发生，同时，为了避免青少年时期的生长发育障碍，应考虑尽早手术。老年患者自身免疫力低下，一旦出现症状，相同情况下病情重于年轻人；老年患者往往伴有肠道菌群失调及肠道动力障碍，使原有病情加重；老年患者疼痛反应迟钝，往往症状与病情不符；老年患者病程较长，病情反复。许文安［7］等调查研究 60 岁以上老年人溃疡性结直肠炎

252例，发现老年人所患溃疡性结直肠炎临床症状无明显特异性，但病情相对较重；结肠镜下病变范围以直乙状结肠及左半结肠多见；病理学改变无明显特异性，但异型增生的发生率较高，应加以重视，考虑尽早手术。

姜氏等［8］认为，溃疡性结直肠炎患者，在尚未出现明显外科并发症的时候，若血清类粘蛋白的初始值显著较高，而血清白蛋白及血红蛋白的初始值较低，经内科治疗后血沉无明显降低，且大便次数无明显减少之患者，应及早考虑某种方式的外科手术治疗。对于病变范围较小，而血清类粘蛋白值相对较高的患者，更应早期手术治疗，以免延误手术时机而使病情复杂化。

总之，我们认为凡是上述患者，应本着早期发现早期治疗的原则，采取积极的手术态度。

3.2 溃疡性结直肠炎手术方式评价　目前UC的外科治疗有5种基本的手术方式：（1）结直肠切除加回肠造口，（2）结肠全切或次全切除直肠保留（回直肠吻合或升结肠直肠吻合），（3）全结、直肠切除回肠肛管吻合，（4）全结、直肠切除回肠贮袋造口（Kock造口），（5）全结、直肠切除回肠贮袋肛管吻合术。手术方式的选择应根据病人的年龄、病变部位及有无癌变等来进行。由于病人通常有明显腹泻，因此围手术期处理十分重要，多用1天肠道准备法，或在手术头天晚或当天早晨进行清洁灌肠。

3.2.1 结直肠切除加回肠造口与全结、直肠切除回肠贮袋造口　结直肠切除加回肠造口多用于全结肠型UC或长期服用激素，病情严重的病人。该手术操作并不困难，因不是恶性肿瘤，故无需行淋巴清扫。切除结肠时可在结肠血管的主干部位钳夹、切断、结扎。这样不仅创伤小，而且可节约手术时间。在切除直肠时，应靠近直肠外膜进行，这样只切除了直肠，保留了直肠周围组织，盆腔残留的组织较多，有利于愈合，同时避免了骶前神经和盆神经的损伤。笔者认为，此法优于经骶前脏层、壁层筋膜之间切除直肠。

Kock［9］自制性回肠造口（即全结、直肠切除回肠贮袋造口）国内应用较少，术后大部分病人能完全控制气体及粪便，无造口周围皮肤刺激或不良气味，但因腹部仍有造口，并需每日多次插入导管引导排便排气，病人仍多感不便。且有30%的病人还会出现出血、炎症、造口旁疝等并发症。这种手术时切除全部结肠和直肠，做永久性回肠造口术，理论上是根治性手术，也是治疗本病的传统手术治疗方式。

术后一般无复发，绝大多数病人能在术后维持良好的健康状态。虽然结直肠切除是彻底的治疗方法，但病人常难以接受。这种手术会给病人带来一个长期人工肛门的不便，术后的永久性回肠造口不易管理，同时造成男性性功能的障碍。

3.2.2 结肠全切或次全切除回、直肠或升、直肠吻合　此类手术以全结肠切除十回肠直肠吻合术为主，该术式相对简单，易于操作，可以避免重建人工肛门，但是保留下来的直肠有炎症复发的可能，炎症可能向回肠蔓延的缺点。但残留的直肠结肠仍有发生溃疡的可能且有癌变的隐患，其中约有7%的病人可发生癌变［10］，手术后应定期取活组织检查直肠黏膜有无发育异常。另外，由于直肠存在活动性病变，还可能影响回－直肠吻合口的愈合，而存在发生吻合口瘘的可能。因此仅适用于升结肠或直肠病变不严重，且病人有条件定期密切随访者，该手术目前已很少应用。

3.2.3 全结、直肠切除回肠肛管吻合术　即全结肠切除＋直肠黏膜剥除＋回肠肛管吻合术，适用于肛门括约肌功能正常的病人，从理论上讲，该术式是最理想的术式，因该术式保留了前两个术式的优点，而避免了上两个术式的缺点。但该手术术式操作复杂，易发生缝合不全、骨盆脓肿等并发症，有时更需要临时性的做回肠造瘘。回肠肛管吻合的最大缺点是大便次数多，病人难以承受，因此自从IPAA手术应用临床以来，该手术正被逐渐淘汰。

3.2.4 与全结、直肠切除回肠贮袋肛管吻合术　该术式是一种较为理想的术式，自从1978年IPAA手术应用临床以来，使一大部分UC病人摆脱了造口之苦。由于贮袋的制作技术要求较高，因此需有一定经验的医生来完成。具体的贮袋类型应根据回肠系膜的游离程度、病人盆腔的宽窄，医生的经验及习惯来选择。贮袋容积的大小与术后功能有很大关系。J形及H形贮袋为双袢型，操作相对简单，但其容积小，术后大便次数较多。S形贮袋为3袢型，容积较大，术后大便次数较少，但手术操作相对复杂，且贮袋炎发生率高。W形贮袋为4袢，容积最大，术后功能最好，但手术操作也最复杂。目前应用较多的是J形贮袋，并已很少保留直肠肛管。IPAA手术多用于60岁以下或肛门括约肌功能良好者。对部分老年病人，贮袋手术失败的病人，选择全大肠切除回肠造口术仍不失为一种理想的手术。

为保证贮袋血供良好，系膜长度应足够，回肠袢无张力，应注意：（1）尽量靠近盲肠切断回肠，以保留回结肠动脉分支；（2）游离小肠系膜根部至十二指肠横部；（3）保证贮袋的顶端能达到耻骨联合下6cm。肠管必须保持无张力，保留边缘血管，依靠边缘血管供血，防止贮袋发生缺血。（4）术中贮袋操作使用强生公司产品直线型切割缝合器，可缩短贮存袋操作手术时间，减少贮袋瘘的发生。虽然目前IPAA作为标准术式而被广泛接受，而且随着双吻合器，三吻合器的广泛应用手术也变得更快捷、便利并大大改善了手术后的效果，但要恢复比较理想的肠道功能和大便次数仍需大约1年左右的时间，因此病人仍应有承受大便次数多，甚至大便失禁的思想准备。

对于一般情况差的虚弱病人，或长期使用免疫抑制剂的病人，为减少并发症，建议分期手术或行预防性造口。

理想的肛管吻合位置一直存在争议，一方面在肛管顶部横断直肠能保留所有肛管的感觉上皮，并且极可能对改善术后的控便功能有利；另一方面，有人担心保留的一小部分直肠肛管柱状上皮可能会使炎性病变组织残留，有导致不典型增生和恶变的危险。Jeong [11] 对222例病人远端吻合圈的情况进行了病理分析，根据病理结果将病人分为两组：其中一组病人远端吻合圈包括鳞状上皮或移行上皮，另一组病人对肛管移行区进行保留，病理检查只见柱状上皮。分别对两组病人的术后功能进行了评价，结果远端吻合圈的病理类型对功能恢复并无多大影响。另一项随访210例 [12] 行IPAA手术者（至少5年）肛管移行区的病理活检，仅7例病人在术后4～51个月出现肛管移行区的非典型增生。因此，至少在目前5～10年的随访结果中，保留肛管移行区不会增加癌变的发生，但必须密切随访，如果反复活检发现有肛管上皮非典型增生，应切除肛管移行区，并行新的回肠贮袋肛管吻合。

在使用双吻合器过程中，对于骨盆狭小或肥胖的病人，很难将55mm闭合器放置在距齿线2cm以内的位置，从而使直肠黏膜切除不完全。因此，如果病情允许，建议采用30mm的残端闭合器和33mm的管状吻合器，这样可以保证将闭合直肠残端角上残留的一小部分直肠黏膜完全切除，避免留下癌变的隐患。

4. 讨论与总结

目前，终需手术治疗者仅占UC病例的10%～20%。对于其中某些UC病例的治疗，我们主张采取更为积极进取的态度。Von Flue 等 [13、14] 指出：UC通过结肠切除是可以治愈的。外科治疗是一种重要选择，这在治疗上应该及早考虑而不是作为一种后期的选择。对于伴严重并发症的UC，手术治疗已无争议。手术指证中有一项是内科治疗无效，如何理解掌握和应用“无效”这一指证则有一定困难。对于某些频繁复发或慢性活动的UC，药物治疗虽也有一定的效果，病人长期反复采用激素及SASP/5—ASA，但症状并未能彻底控制，生活质量差，承担了较重的医疗费用负担，历时多年后，结肠病变仍不断发展，终于不得不行手术治疗。这些病人也不能说治疗完全无效。他们症状不重，似可勉强坚持工作或学习，要及时做出采用手术治疗的决定，无论医生或病人都可能会感到困难和犹豫。“长期内科治疗效果差，难以维持正常生活和工作” [15] 或许是这一指证较明确的含义。

资料显示，现今可供选择的最佳手术是全结直肠切除回肠贮袋肛管吻合术，即康复性直一结肠切除术（Restorative proctocolectomy）。但具体做法上尚有不同意见。有人认为金标准手术为结直肠切除伴回肛贮袋吻合术（IPAA，Ileal pouch—anal anastomosis），能消除本病及其肠外表现、消除肿瘤发生、并且重建患者控制大便的能力。贮袋指利用造口处的肠曲作一小袋样结构，具暂时贮存大便功能。有人则主张作末端回肠断端永久性回肠造口，其短期及长期的并发症均较IPAA少。经过一段时间后，大便可接近成形，特别是现有的肠造口袋已较前改进，使用方便，生活工作可以正常或接近正常。新近文献更倾向于IPAA，认为它是治疗UC的最佳选择，是过得硬的手术 [16、17、18]。IPAA虽然仍然有一些并发症，但总的评价是好的，它使病人消除了UC，提高了生活质量，90%的病人对IPAA的结果满意。Hahnloser 等 [19] 报道409例病人，术前及术后每年评估，直到术后15年时，91%病人保持了同样的工作，另外，社交活动、运动、旅游、性生活，在术后均获改善。

我们认为，对于药物不能彻底治愈，或癌变风险较大的UC，需要尽早通过外科手术彻底治愈 [20]。早期手术治疗，可以有效避免因延误手术时机引起的病情复杂化。特别是对于久治不愈，病情顽固的青少年患者，症状不重但病程较长、病理改变严重的老年患者，及时实施手术治疗，对预防癌变有重要意义。

参考文献：

[1] 英国胃肠病学会炎症性肠病组．成人炎症性肠病处理指南 [J]．胃肠病学，2005，10（1）：57－61.

[2] Toshifum iH, Haruhiko O. Novel pathophys biological concepts of inflammatory bowel disease [J]. J Gastroenterol 2006, 41 (1): 10 - 16.

[3] Kazuhiko N, Kuniomill, Takahiro M, et al. Novel strategies for the treatment of inflammatory bow el disease: Selective inhibition of cytokines and adhesion molecules [J]. World J Gastroenterol 2006, 12 (29): 4628 - 4635.

[4] 简燕婷，麦国丰．炎症性肠病研究进展 [J]．国外医学内科学分册，2005，1（32）：17－20.

[5] 李莉，张雯．溃结宁方治疗溃疡性结肠炎临床研究 [J]．湖北中医杂志，2009，31（6）：12 － 13.

[6] Giannakis M, Stappenbeck TS, Mills JC, Leip DG, Lovett M, Clifton SW, Ippolito JE, Glasscock lI, Arumugam M, Brent MR, Gordon JI. Molecularproperties of adult mouse gastric and intestinal epith elial progenitors in their niches. BfOZ Chem 2006. 281: 11292 - 11300

[7] 许文安，汪芳裕，万海军，陆恒．老年人溃疡性结肠炎的临床和内镜分析 [J] 临床医药实践，2010，7（19－7B）：884－885

[8] 姜南，仇连峰，李媛，朱照宇，崔雪竹，王丽娟．溃疡性结肠炎的手术治疗时机 [J] 医学研究通讯，2004，33（5）：46－47.

[9] Hopkins Tanne J. Resignation of US judge puts reproductive rights at risk. BM/200 331: 130

[10] Kirsner JB. Inflammatory bowel diseases: from the mystical to the cellular and now the molecular. World, Gastroenterol 2005; 11: 4127－4128

[11] Jeong SC, Fabio P, Steven DW, et al. Functional outcomes in patients with mucosal ulcerative colitis after ileal pouch analanastor mosis by the double stapling technique. Dis Colon Rectum, 2000, 43 (10): 1398

[12] Heuschen UA, Ant schbach F, All emeyer EH, et al. Longterm followup after ileoanal pouch procedure. Dis Colon Rectum, 2001, 44 (4): 487

[13] Von Flue M, Ott K Surgical strategies in patients with inflammatory bowel disease [J]. Ther Umsch, 2003; 60 (30): 165~173

[14] Martinez—Hemandez— Magro P, Villanueva— Saenz E. Alvarez Tostado—Fernandez F, et a1. Surgical treatment of unspecific chronic ulcerative colitis A 5 — year experience [J] Rev Gastroenterol Mex. 2002; 67 (3): 179~185

[15] 吴阶平，裘法祖，主编. 黄家驷外科学 [M]. 第5版北京：人民卫生出版社，1997：1205

[16] Cima RR, Pemberton JH. Surgical indications and procedutes in ulcer—ative colitis [J] Curt Treat Options Gastroenterol, 2004; 7 (3): 181~l90

[17] Halmloser D, Pemberton JH, Wolff BG, et a1. The effect of ageing on function and quality of life in ileal pouch patients: a single cohort experience of 409 patients with chronic ulcerative colitis [J]. Ann Surg, 2004; 240 (4): 615~621

[18] Lin JJ, Song Zf, Xu JH. The prognosis of the total proctocolectomy and ileal—pouch anal anastomosis [J]. Zhonghua Wai ke Za Zhi, 2004; 21 (140): 861~863

[19] Halmloser D, Pemberton JH, Wolff BG, et a1. The effect of ageing on function and quality of life in ileal pouch patients: a single cohort experience of 409 patients with chronic ulcerative colitis [J]. Ann Surg, 2004; 240 (4): 615~621

[20] Cima RR, Pemberton JH. Surgical indications and procedutes in ulcer—ative colitis [J] Curt Treat Options Gastroenterol, 2004; 7 (3): 181~190

溃疡性结肠炎的中医药治疗

杨向东　陈小朝　赵　明

成都肛肠专科医院/中国 PPH 技术培训中心（610015）

【摘要】溃疡性结肠炎是一种病因发病机都尚未完全明了的肛肠内科疑难病之一，单纯西医尚无特异的治疗方法，而若以中医治疗，只要辨证准确，无论是煎剂，还是中成药或是灌肠法，都会有一定的疗效。

【关键词】溃疡性结肠炎；病因众多；病机不明；中医辨证治疗

溃疡性结肠炎（Ulcerative Colitis，UC）是一种病因、发病机制未明的慢性非特异性结肠炎症性疾病，可见于任何年龄，但以 20~30 岁最多见，现已被世界卫生组织列为现代难治病之一[1]。现代医学认为，UC 与遗传、免疫失调有关，遗传基因缺陷，肠黏膜屏障的破坏，免疫反应的异常导致了 UC 的发生[2]。由于现代人生活方式的改变、工作压力的增大，溃疡性结肠炎的发病率逐渐增高，现代医学的治疗尚无特异的治疗方法，主要采用糖皮质激素、柳氮磺胺吡啶、免疫抑制剂等药物治疗，疗效不甚理想，副反应大，症状迁延，复发率高。

而近年来，中医药治疗溃疡性结肠炎取得了很大的进展，经实践证实具有疗效确切、不良反应少、安全持久等特点，显示出中医药治疗溃疡性结肠炎广阔的前景，突现出明显优势[3]，具有重要的临床意义。

1. 中医药治疗，重在辨明病机

1.1 病机复杂，病程缠绵

据笔者考证，溃疡性结肠炎以腹泻、脓血便、腹痛和里急后重为主要临床表现，其病名在中医典籍中无记载可考，但从其临床表现来看，当属“泄泻”、“肠风”、“久痢”、“肠澼”等范畴。病因复杂，有外感、饮食、情志、脾虚等不同，情志因素是主要诱因，临证亦有寒、热、虚、实之别。但总的来说脾虚为本，湿热为标，始终存在着脾虚湿蕴的病机变化。脾胃运化失职，湿浊内蕴，久而化热，下注大肠，气血凝滞，脂络受伤，肠道传导失司，病位虽然在肠，但根源却在脾胃。脾虚是本病发生的主要因素，湿热蕴热是溃疡性结肠炎局部病理变化的关键环节，气滞、血瘀是疾病发生发展过程中的重要病理环节，脾肾虚衰是本病的必然转归。脾虚与湿、热、滞、瘀交合，中夹情志因素，相互影响，致使本病缠绵难愈，易反复发作。

目前对于溃疡性结肠炎的病机，许多医生做了理论研究，如路广晁[4]认为，脾虚湿蕴、热毒瘀阻是本病的基本病机；脾虚是其本，湿热、气滞、血瘀为其标。王幼立等[5]认为脾虚“不及游溢”是溃疡性结肠炎发生的主要病机。沈洪[6]提出从肺、脾论治溃疡性结肠炎的新观点，认为本病属肺脾同病，除了既往认知的湿、热病理因素外，痰也是本病的重要病理因素之一。李军祥［7］认为病理变化主要是湿热之邪壅滞肠间，与气血相搏结，脂膜和血络受伤，腐败化为脓血。病机关键是气血失调。于玫等[8]认为瘀血是本病发病的始动因素，气血壅滞是发作期的核心病机，瘀血内阻是缓解期的主要病理因素，是复发的宿根。

1.2 病机与疗效

鉴于溃疡性结肠炎病因病机复杂，证候变化多端，因此在治疗唯有根据病机分期、分型论治，整体辨证用药，更需要内服中药与其他中医治疗方式合理配合，同时兼顾整体调理与局部用药的治疗方法。目前中医多以自拟方分型、分期治疗。如周玉和[9]将溃疡性结肠炎分为肝脾不和、气滞湿郁、脾虚湿盛、寒热夹杂，分别施以疏肝理气，和脾化湿、温运脾湿、调和寒热法治疗，临床总有效率达93.5%。王奎平[10]采用辨证结合辨病分期治疗，发作期治以清热化湿，行气活血导滞；缓解期治以健脾益气，佐以清热化湿，行气化滞，选用相应方药进行治疗。结果临床有效率达100%。

2. 溃疡性结肠炎中医药治疗方法

2.1 中药内服治疗

2.1.1 基本方加减治疗：谢志彬等[11]采用健脾清肠汤（党参、白术、茯苓、甘草、黄芪、制半夏、陈皮、马齿苋、五倍子）加减治疗本病78例，总有效率91.02%。李鲜[12]采用资生丸随证加减治疗本病，取得满意疗效，总有效率87%。张洪俊[13]运用抑木扶土、止泻涩肠的加味痛泻要方治疗溃疡性结肠炎32例，有效率93.7%。林芝韵[14]受《内经》“风胜湿”的启发，自拟祛风胜湿汤（防风、白芷、升麻、葛根、芍药、木香、徐长卿、白及、茯苓）加减治疗溃疡性结肠炎30例，有效率为83.33%。

临证加减时，配伍用药同样是决定疗效的关键，如步玉如[15]认为：对于泄泻初期兼表证及湿盛或脾虚下陷者，配伍风药，有利于取得良好的疗效。

2.1.2 自拟方治疗：梁巧霞等[16]认为，脾胃虚弱，湿热蕴蒸，肠络受损是本病病机，其中脾胃虚弱是根本。自拟健脾清肠护膜汤治疗溃疡性结肠炎67例，并与西药治疗的38例进行疗效对比。结果治疗组有效率为92.54%，对照组有效率为65.79%。王正国[17]自拟养肠补溃汤（黄芪、党参、炒白术、黄连、败酱草、陈皮、薏苡仁、白头翁、苦参、白芍、秦皮、枳壳）随证加减治疗本病42例，总有效率86.30%。

2.1.3 中成药治疗：郑秀芳[18]采用自制的芪茶益肠胶囊（黄芪、白芍、儿茶、凤尾草、黄连等）治疗本病30例，疗效显著。刘振琦等[19]采用中药肠炎康胶囊（黄连、黄芩、白头翁、败酱草、黄芪、茯苓、薏苡仁、白术、柴胡、白芍、陈皮、厚朴、当归等）治疗本病60例，总有效率94%。

2.2 灌肠治疗：周放明[22]采用中西医结合灌肠治疗溃疡性结肠炎30例，疗效满意。对照组药物：SASP2g、泼尼松龙20mg、山莨菪碱10mg、庆大霉素16万U、1%普鲁卡因20mL，5%甲硝唑150mL。治疗组药物：黄连5g，云南白药4g，白芍、白及、煨木香、地榆各10g，马齿苋、白头翁、黄芩各12g，炮姜、赤芍各8g。加水500mL，水煎20min，取汁150mL，纳入SASP2g、泼尼松龙20mg。治疗组总有效率高于对照组（$P<0.05$）。邓叶芬等[23]采用自拟中药方煎煮液灌肠治疗本病。药物为蒲公英30g、银花30g、连翘20g、野菊花20g、生地黄20g、地榆20g、甘草10g。治疗组总有效率为92.3%。张宏[24]采用自拟黄蓝饮（黄芪、绞股蓝、炒薏苡仁各30g、柴胡、郁金、蒲黄、白芍、赤石脂、乌梅各15g，半枝莲30g，野菊花15g）灌肠治疗溃疡性结肠炎取得满意效果。若见便下脓血、下痢急迫、腹痛腹胀、舌红、苔黄腻、脉滑数等，加苦参、黄连、赤芍、白芍、白头翁、仙鹤草、白芷；晨起肠鸣即泻，便如清水、便血色淡、面色苍白、气短神疲、畏寒肢冷、舌淡、苔白滑、脉沉弱等，加党参、肉豆蔻、肉桂、金樱子、五倍子、仙灵脾、河子、黄柏、白花蛇舌草，总有效率为88%。叶东海等[26]选用清热利湿，活血化瘀，生肌收敛中药煎剂保留灌肠。灌肠治疗通过局部用药提高结肠黏膜局部的药物浓度，有利于病灶修复，且避免了整体应用收敛药物恋邪之弊，可弥补整体辨证用药之不足。

2.3 其他疗法：溃疡性结肠炎的中医药治疗，尚有针刺、隔药灸等治法。如刘炳锐等[25]选神阙穴敷药加灸治疗。朱世楷以中药口服、灌肠、脐外敷的三位一体治疗，采用具有穿透力强、吸收快特点的脐部外敷给药方法，使用脐部外敷经验方（公丁香、艾叶、补骨脂、肉桂、木鳖子、柳树皮、五倍子等）扶正升阳、温中止泻[27]。实现了多种中医药治疗方式的合理配搭，应当予以重视。

综上所述，目前中医学对溃疡性结肠炎的辩证体系日趋精细，据此处方用药，疗效可靠，中医药治疗方式多样，多种方式均疗效肯定。近年来中医药在治疗溃疡性结肠炎方面虽然取得了一定的进展，但仍存在一些需要进一步探讨和解决的问题：

2.1.1 临床溃疡性结肠炎的分型和疗效评定缺乏统一、公认、具有可比性的标准。中医药治疗溃疡性结肠炎缺乏科学的、规范化、多中心、大样本的临床研究。基础实验研究较少而临床疗效观察较多，其中近期疗效观察多，远期疗效观察的报道少。许多临床研究设计不够严谨，缺乏对照组，且对照试验结果缺乏说服力。

2.1.2 中药内服治疗报道较多，中药其他方式给药、针灸推拿治疗报道较少。各种治疗方式缺乏系统的整合，精于内服汤剂处方的医者往往不擅针灸，长于外治、局部治疗的医者则不擅汤剂处方。因此，笔者认为，有必要对中医理论指导下的临床诊断、治疗加以重视，深入研究，进而构建一套中医药各种治疗方式合理搭配、充分发挥各自优势，有效治疗溃疡性结肠炎的实施原则。

参考文献：略。

肿　瘤

结直肠癌的流行趋势及对策

安书卷　丁晓玲　胡改霞

新郑肛肠病医院（河南 新郑 451150）

结直肠癌是最常见的消化道肿瘤之一，对人类危害严重。多年来，国内外学者对结直肠癌的发病因素进行了广泛探索，但迄今病因未明，而发病率和病死率却逐年上升，治愈率提高不大。通过流行病学了解其流行趋势、探索其病因、早期诊断、早期治疗已成为结直肠肿瘤防治工作的重要内容。

1. 结直肠癌的流行病学特点

1.1 发病率和死亡率呈上升趋势。据世界卫生组织统计 2008 年结直肠癌新发病例为 1267 万例，死亡 757 万例，结直肠癌在全部癌症病例中发病率排位男性占第四位，女性占第三位。在世界肿瘤死因排行中，结直肠癌位于肺癌、胃癌和肝癌之后，居第 4 位。30 年来，我国结直肠癌的发病率和死亡率呈明显上升趋势。1990 - 1992 年，我国十分之一人口的抽样调查结果显示，结直肠癌平均死亡率为 4.54/（10 万），比 1977 年全国结直肠癌死亡率 3.54/（10 万）增加了 28.2%，居肿瘤死亡率的第 5 位[1]。2004 - - 2005 年，全国第 3 次死因回顾抽样调查报告显示，我国结直肠癌死亡率升至 7.42/（10 万），比 1990 - 1992 年增加了 63.4%（即年均增加 4.9%）。在我国肿瘤死因排行中，结直肠癌位于肺癌、肝癌、胃癌和食管癌之后，居第 5 位[2]。

1.2 其发病具有明显的地区差异，与经济及卫生水平有一定的相关性。高发区域为：北美、西欧（英国）、澳大利亚、新西兰；低发区域：亚洲、非洲、部分拉丁美洲。20 世纪 70 年代我国的死因回顾调查数据显示，结直肠癌多分布于东南沿海，特别是江浙一带。近年的统计数据显示，城市结直肠癌发病率为 33.0/（10 万），死亡率为 14.9/（10 万）。农村结直肠癌发病率为 15.2/（10 万），死亡率为 8.0/（10 万）[2]。由此可见，结直肠癌无论发病率或死亡率，城市高于农村，男性高于女性。

1.3 结肠癌发病具有明显的性别与年龄差异。全球的统计资料显示，结直肠癌患者男性多于女性，但从发展趋势看，女性增长速度较快，特别是结肠癌。全世界结肠癌平均发病率男性为 20.1/（10 万），女性为 14.6/（10 万）；死亡率男性为 10.2/（10 万），女性为 7.6/（10 万），一般而言，男女比例为 1.2：1。20 世纪 80 年代我国结直肠癌患者的平均发病年龄为 56.8 岁，而 20 世纪 90 年代为 59.7 岁[3]。结直肠癌发病年龄有老龄化趋向，随年龄增长其发病率增高，中国的趋势亦如此。在发达国家，90% 病例发病年龄在 50 岁以上；在发展中国家，平均发病年龄为 40 岁。20 世纪 80 年代，中国结直肠癌患者男性和女性的比例为 1.5：1，20 世纪 90 年代为 1.3：1，女性比例明显升高。

2. 结直肠癌致病危险因素

结直肠癌的病因尚未完全清楚，但多数学者认为是由饮食因素、疾病史以及生活方式与遗传因素协同作用的结果，致癌物的作用结合细胞遗传因素，导致细胞遗传基因突变，逐渐发展为肿瘤。结直肠癌患病的危险因素包括饮食因素（高动物脂肪、高动物蛋白、高能量和低纤维素）、遗传因素（家族性腺瘤性患肉病和遗传性非患肉病性结直肠癌）和疾病因素（结直肠腺瘤、溃疡性结肠炎和息肉病）。

2.1 饮食因素　高脂，高肉食，低纤维饮食与直肠癌的发生有密切关系。高脂饮食不但可刺激胆汁分泌增加，而且可促进肠道内某些厌氧细菌的生长，胆醇和胆盐一经厌氧菌分解形成不饱和胆固醇，如脱氧胆酸和石胆酸在肠道内部都有增加，后两者都是致癌物质或辅癌物质，因此可导致直肠癌的发生。

2.2 遗传因素　在直肠癌患者家族中，10 - 15% 左右位遗传性结直肠肿瘤，属常染色体显性遗传病，如 FAP 和 HNPCC；80% - 85% 为散发性结直肠癌，常见易感基因：代谢酶基因（CYP，GST，NAT 等）、DNA 修复能力相关的 DNA 修复酶基因、细胞周期相关基因、细胞免疫和炎症反应基因。

2.3 疾病史　直肠癌的发病与息肉及慢性炎症刺激有密切关系。有人认为，直肠息肉是癌症的前期病变，特别是家族性多发性腺瘤息肉病，发生癌变的可能性极大；乳头状腺瘤性息肉，癌变的机会也较多。慢性的炎症刺激，可导致直肠癌的发生。如血吸虫病、阿米巴痢疾、慢性非特异性溃疡性结肠炎、慢性菌痢等，可通过肉芽肿，炎性和假性息肉阶段而发生癌变。溃疡性结肠炎病程超过10年的患者，容易演变，且癌变的恶性程度高，易于转移，预后较差；有关资料统计，结直肠癌的病人中，患结肠炎的发病率比未患结肠炎的高8～10倍。

2.4 生活方式　不良的生活方式与结直肠癌的发病有相关性。大量的饮酒吸烟，久坐，缺乏锻炼，肥胖等都可能是结直肠癌发病的危险因素。

此外，肿瘤的发生，还与精神因素、年龄、内分泌因素、环境应激能力、气候因素、免疫功能失常及病毒感染等有密切关系，但尚需在一定条件下才能发生直肠癌。

3. 结直肠癌的防治策略

3.1 一级预防（病因预防）　针对危险因素的预防。1. 科学合理的饮食结构，戒烟，控制每日热量总摄入，限制高脂肪、高蛋白动物性肉食品限制煎、炸、熏、烤类和腌制品摄入。增加新鲜蔬菜、水果、谷物食入量和品种，少食精致纤维素食品，多食粗纤维食品。2. 健康的生活方式，控制体重，减少肥胖经常性体力活动、加强锻炼，补充维生素A、C、E及微量元素钙、硒等。

3.2 二级预防　早期发现，早期诊断，早期治疗。结直肠癌的诊断方法：大便潜血实验，乙状结肠镜检查，全结肠镜检查，钡灌肠检查，粪便DNA检测。

结直肠癌的高危人群：有肠道疾病症状（包括腹泻、便秘交替发生、排便不尽感、黏液血便、下腹隐痛等），曾患结直肠癌者，一级亲属中患结直肠癌者，FAP或HNPCC家族成员有过盆腔放疗史，高危人群的筛查策略。高危人群的筛查策略，以肠镜为主要手段；定期随访和复查，1－2年；对于有结直肠腺瘤、克隆氏病、溃疡性结肠炎等根据情况复查和随访。

结直肠癌的治疗方法：手术，放疗，化疗，分子靶向治疗，中医中药。

3.3 三级预防　对症治疗，防治残疾，晚期姑息、止痛治疗，改善生活质量。

参考文献：略。

直结肠灌洗液中GRP78ELISA法检测对直结肠癌早期诊断价值的探讨

常永春[1]　龚立文[2]　李　娟[3]

1. 深圳龙岗坪山人民医院　2. 深圳博爱医院

3. 北京中医药大学深圳临床基地　深圳五洲中西医结合医院

【摘要】GRP78（分子伴侣，内质网驻留蛋白，是一类广泛表达于细菌和哺乳动物的“特殊蛋白质”。异常增生的细胞及组织蛋白的成熟有赖于分子伴侣的协助，但迄今分子伴侣特别是内质网分子伴侣在直结肠癌的发生发展中的作用尚不清楚。本文应用ELISA法、高分辨电泳技术，研究了（对）直结肠癌、直结肠良性病变的灌洗液及癌组织研磨液进行了分析，结果发现GRP78在直结肠（良性病变）的良性灌洗液中两种（检测）方法均呈现阴性反应，而（直结肠）癌组织随着病变的恶化程度，呈现持续增高。

研究结果还表明GRP78蛋白在早期的直结肠癌灌洗液和组织研磨液中显著高于正常组织。经显著性测定 $P < 0.001$，这些首次的实验结果提示GRP78与早期直结肠癌的发生密切相关。

【关键词】分子伴侣GRP78；直结肠灌洗液；直接肠癌

GRP78（分子伴侣，内质网驻留蛋白）是一类广泛表达于细菌和哺乳动物的“特殊蛋白质”，也是一类高度保守的应激蛋白，许多应激条件都可以诱导其表达上调。其高度的保守性也说明GRP78可能参与了细胞某些正常或异常的生命活动。现在的研究结果表明分子伴侣GRP78，与肿瘤的发生发展关系密切【1.2】。分子伴侣GRP78因其在内质网应激信号通络中的核心地位而备受关注【3】，国外许多学者在神经母细胞瘤细胞、腺癌细胞，急性淋巴母细胞中发现GRP78表达细胞膜表面【4】，根据以上研究结果，我们推测，肿瘤细胞膜表面GRP78在肿瘤的侵袭和发生发展中可能具有重要的调节作用。我们自已建立了GRP78的ELISA检测方法；应用（对）直结肠良恶性灌洗液、直结肠癌灌洗液及癌组织研磨液进行了ELISA法及高分辨电泳法检测，两种方法检测结果的比较分析，并初步探讨了GRP78在此过程中的实际应用价值。

1. 材料与方法

1.1 材料

1.1.1 基础材料标本：选取2.5kg左右的雄性家兔2只。取GRP78纯品1.0ml（5mg）与4ml完全福氏佐剂充分混合，免疫雄兔，制备抗血清。

1.1.2 主要试剂：GRP78纯品（美国供应商stressgen供应）；高分辨电泳试剂盒。（法国sebia公司）；酶标板（上海科华公司）；化学试剂分析纯（深圳亚洲医药有限责任公司）。酶标记抗体自配。

1.2 临床材料及标本

1.2.1 病人来源：深圳市第二人民医院、龙岗区坪山人民医院、黑龙江省人民医院，共收集病例150例，其中男49例，女101例；恶性43例，良性107例。收集2006年-2008年12月以来的肛肠疾病病人，腹部有不适症状或脓血便、血便病人，均被列为被检对象，采用双盲法随机抽样检测。

1.2.2 每位病人均做直结肠灌洗检查，患者取截石位，医生将100ml无菌生理盐水灌洗到直结肠内，在体内停留5分钟后将灌洗液抽出，立即用冷藏箱冷藏送至检验科备检，未能及时送检的，立即放-22℃冷冻室内冰冻储存，备用。阳性病例手术后病理组织做GRP78ELISA法和高分辨电泳检测。

1.3 组织标本的处理

将直结肠组织5g，用PH7.4PBS洗净后，电动捣碎机将组织破碎。破碎后的组织加入装有10倍浓缩PH7.4PBS容器中，用10ml注射器反复吹打5分钟，置于冰上孵育30min后以10000 rpm/min离心10min，取上清重复离心一次，装1ml样品杯中备用。

1.4 直结肠灌洗液标本的处理

将直结肠灌洗液在XW—80A旋涡混合器上震荡10分钟，用10ml离心管离心10000rpm/min，10min，取上清装入1ml样品杯中备用。

1.5 取纯化后的抗GRP78蛋白特异性抗体0.2ml加到10ml包被液中充分混匀，取100ūl/每孔，4℃过液；洗涤5次，除去未结合的抗体及其他杂质。

加入待检样品100ūl /每孔，同时设立空白对照和标准曲线，标准曲线为GRP78蛋白特异性0、10、20、40、80、和160ūg/ml，37℃温育1小时，洗涤5次甩干。

加入酶标记抗体100ūl /每孔后，37℃温育1小时，洗涤5次甩干。

加入底物A、B溶液各50ūl /每孔，避光显色15分钟，用1mol/L硫酸终止反应后，在酶标仪上450nm为测定波长、620nm为参考波长读取吸光度值，并根据标准曲线计算出待测样品中GRP78蛋白含量（ūg/ml）。

每份样本在做ELISA检测方法的同时，取上清液10ūl，上高分辨电泳进行电泳分析，利用sebia图像分析软件系统分析结果。

2. 结果

2.1 良恶性直结肠灌洗液在高分辨电泳仪上的表达情况

利用高分辨电泳对随机采取的直结肠灌洗液进行了上样分析，以美国供应商stressgen提供的GRP纯品蛋白为内参照，生理盐水为阴性对照，经扫描仪扫描，图像分析。结果发现有很多样品结果与GRP纯品蛋白图像相似，甚至峰值比GRP纯品蛋白的峰值还高。（见图1）

2.2 恶性直结肠灌洗液与癌组织研磨液在ELISA与高分辨电泳实验结果

将直结肠灌洗液利用事先准备好的免疫板，100ūl /孔，进行检测，检测结果在半对数坐标纸上查得结果，进行分析。恶性灌洗液ELISA显示的结果与高分辨电泳的结果基本吻合。癌组织研磨液两种方法学比较T=0.517，P>0.5。癌性灌洗液两种方法学比较T=0.27，P>0.5无显著差异。（见图2）。

2.3 良恶性直结肠灌洗GRP78ELISAF法与高分辨电泳实验结果

将直结肠灌洗液利用事先准备好的免疫板，100ul/每孔进行检测，检测结果在半对数座标纸上查得结果，进行分析。恶性灌洗液显示的结果与高分辨电泳的结果基本吻合，良性灌洗液均为阴性结果。灌洗液两种方法学比较T=11.37，P<0.001。高分辨电泳两种方法学比较T=12.38，P<0.001（见图3）

2.4 我们将高分辨电泳与ELISA法显示高值的病理组织进行两种方法学分析

结果发现原位癌组织研磨液的GRP78峰值比例占总蛋白的12.3-63.8%之间，转移癌组织研磨液高分辨电泳峰值占总蛋白的60-64%以上。T=2.91，P<0.5。ELISA法原位癌与转移癌比较T=2.83，P<0.5。说明原位癌，癌细胞含量少，因此分泌的Grp78也相对少。（见图4）

2.5 良性灌洗液与早期灌洗液比较T=12.38　P<0.001有显著差异，早期灌洗液与晚期灌洗液比较T=1.9　P>0.5有差异。说明早期癌组织癌细胞含量低分泌的Grp78蛋白较晚期的癌组织分泌量低，但较良性组织灌洗液高很多。说明肿瘤组织无论大小，早期、晚期，都含有Grp78蛋白。（见图6）

2.6 直结肠灌洗液GRP78酶联免疫吸附法与高分辨电泳，病理细胞学检查的相关性分析，发现直结肠癌

GRP78 蛋白质在 ELISA 法与高分辨电泳中的水平表达存在着高度的相关性。即在原位癌中表达增高，随着肿瘤的侵袭与发展呈现逐渐增高，与病理细胞学也完全相符。（见原始病例）43 例癌性病例中，有一例与病理细胞学不符，（龙岗坪山人民医院）后跟踪 4 个月调查，在老家已做手术，确诊为直肠癌。（见图 6、7）

2.7 良性直结肠灌洗液，无论在高分辨电泳及 ELISA 方法中，结果均显示阴性，1. 无峰值 2. ELISA 显示阴性，OD 值 0.02 – 0.2 之间。

有关分子伴侣内质网驻留蛋白 GRP78 直结肠癌灌洗液中的表达，作为早期诊断直结肠癌的一个手段，迄今国内尚未见报道。本课题无论从 ELISA 法检测 GRP78 的含量还是高分辨电泳检测 GRP 的峰值表达，均可以看出在直结肠癌的灌洗液中 GRP 蛋白质的表达水平上具有相同的变化趋势，即良性灌洗液在高分辨电泳的图像上无峰值表达，在 ELISA 方法学上，OD 值均低于 0.034 低于空白值水平，计算结果呈阴性。

11 例原位癌，坪山人民医院提供的病例 5 例，深圳第二人民医院 6 例。GRP78 高分辨电泳峰值水平是总蛋白质的 13.5% – 35% 之间。ELISA 法 OD 值在 0.33 – 0.45 之间，经曲线查询结果在 15 – 44ug/ml 之间，组织研磨液两种方法学一致，均为高表达。坪山人民医院其中一例经病理细胞学检查未定，经病例跟踪，4 个月后定为直肠癌。其余 10 例均支持 GRP78 的结果。

另 32 例恶性病例，其中市第二人民医院 30 例，黑龙江人民医院 2 例，GRP78 高分辨电泳峰值水平是总蛋白质的 25 – 38%，ELISA 法 OD 值在 0.28 – 0.57 之间，经曲线查询结果在 0.4 – 1.25ug/ml 之间，与病理细胞学相同，血清 CEA 值在 20ug/ml 以上，组织研磨液两种方法高度一致。根据以上研究结果可以推测，肿瘤细胞膜表面蛋白质的合成，合成越多，需要更多的分子伴侣来维持新生蛋白质的正确构型，帮助其分泌到细胞外。因此，可以认为肿瘤的分化程序越低，恶性程度越高 GRP78 表达越高，呈高度正相关。（见图 7、图 8）

在肿瘤的早期细胞的增殖和分化速度相对较慢，需要的分子伴侣机对减少，GRP78 的表达较少，良性组织无新生蛋白质的合成，因此不需要分子伴侣的参加，因此检测不到 GRP78 的含量，无表达。

肿瘤细胞是由正常细胞转化而来，基本属于自我免疫耐受范围之内，与正常的细胞不同的是高速性增殖，浸润与转移因其逃避免疫识别，而异常抗原变化极其微小，在细胞内与一些蛋白融合，极不易被检出，因此早期发现是一大难题。本课题的 5 例原位癌中两种方法学的表达高度一致，较金标准的病理细胞学还早一步检测到 GRP78 蛋白质肿瘤信息。本课题认为直结肠灌洗液 GRP78 蛋白质水平可以做为衡量直结肠癌的恶性程度及分化程度的生物学检测指标。GRP78 在其他肿瘤的发生发展中的详细生物学意义，有待于进一步探讨。

附图：

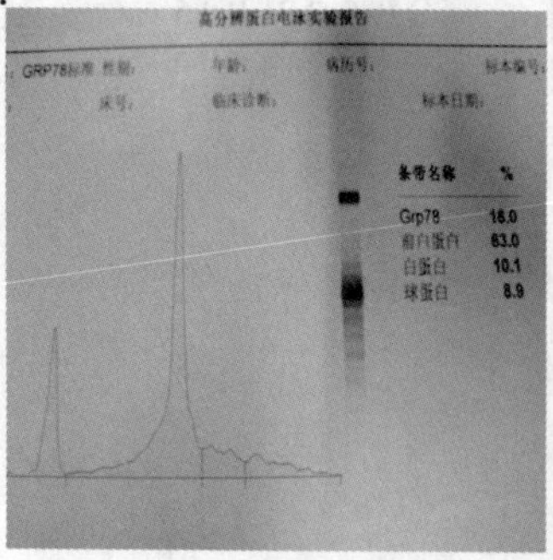

① Grp78标准峰值

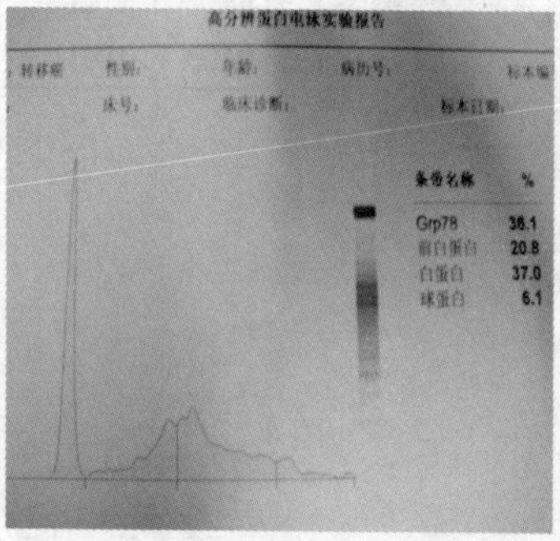

② 组织GRP78转移癌峰值

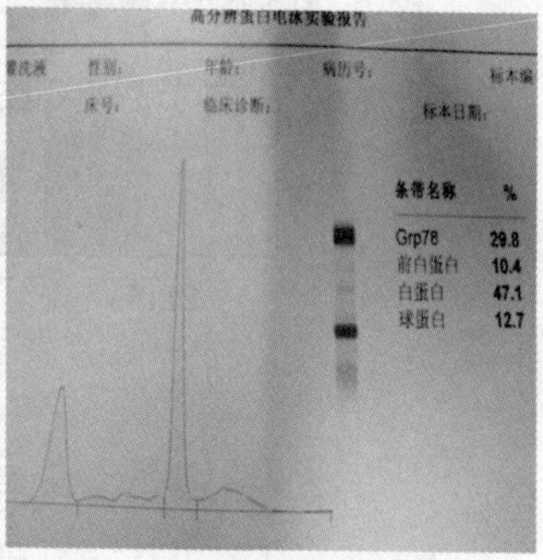

③ 癌灌洗液GRP峰值

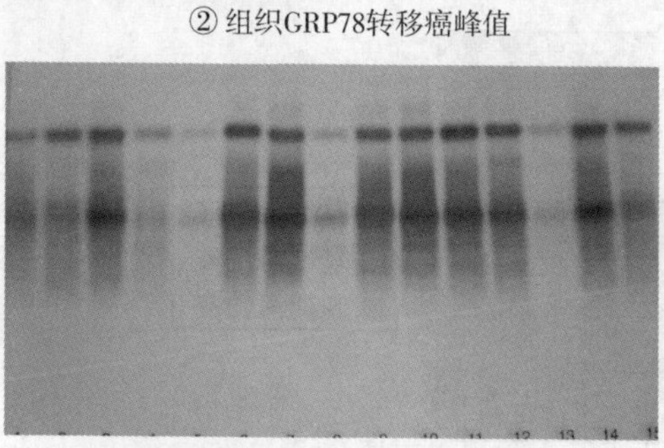

④ 高分辨电泳GRP78琼脂糖电泳图

图 1

注：头所指处为 GRP78 峰值

1. GRP78 标准带　2. 3. 4. 5. 6. 7. 8. 癌灌洗液　9. 10. 11. 12. 13. 14. 15. 癌组织研磨液

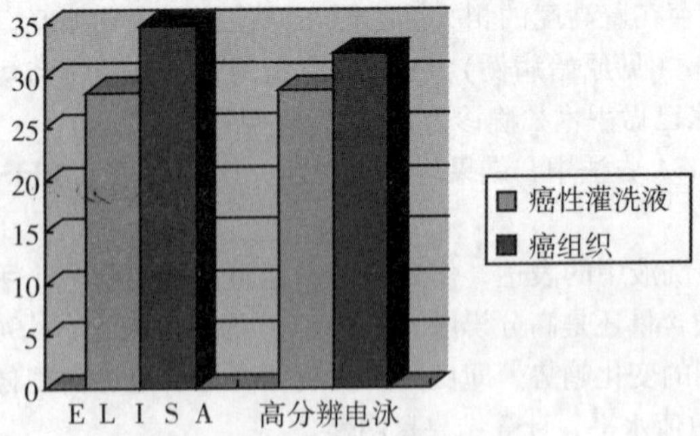

癌性灌洗液两种方法学比较分析
T=0.27　P > 0.5
癌组织两种方法学比较分析
T=0.517　P > 0.5
无显著差异

图 2

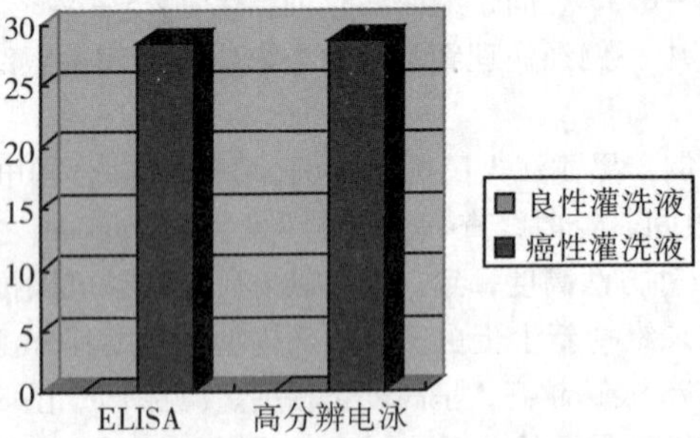

良恶性灌洗液Elisa法
T=11.37　P < 0.001
良恶性灌洗液高分辨电泳
T=12.38　P < 0.001

图 3

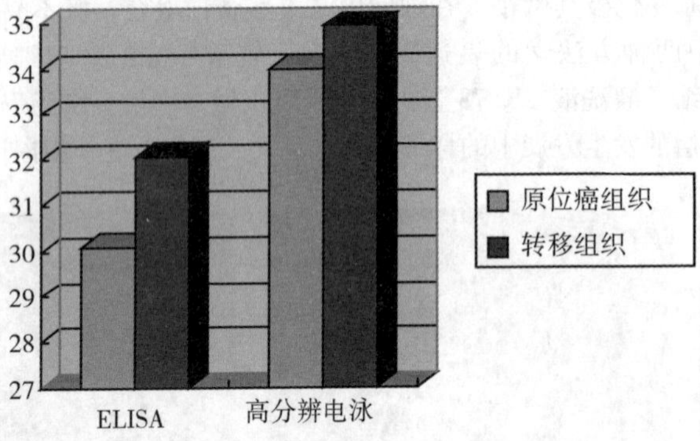

高分辨T=2.91 P,0.5
ElisaT=2.83 P < 0.5

图 4

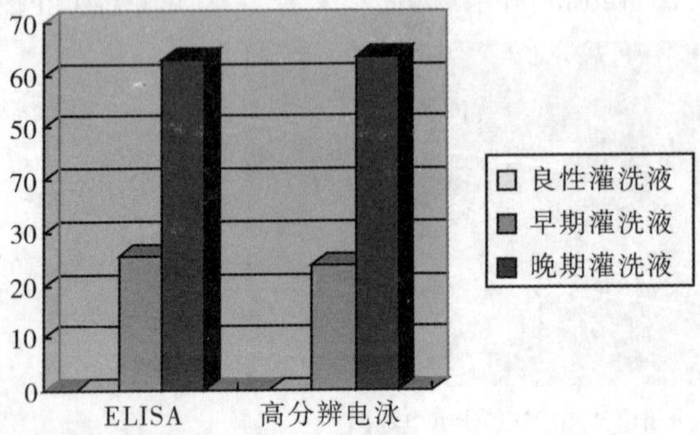

良性灌洗液与早期灌洗液比较
T=12.38　P<0.01
有显著差异
早期灌洗液与晚期灌洗液比较
T=1.90　P<0.5
有差异

图 5

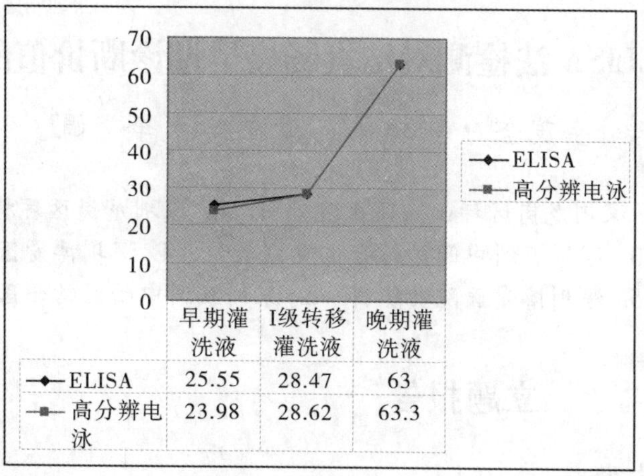

灌洗液随着肿瘤的恶化程度，GrP78呈持续增高，病理细胞含量越多，Grp78蛋白含量也越多

图6

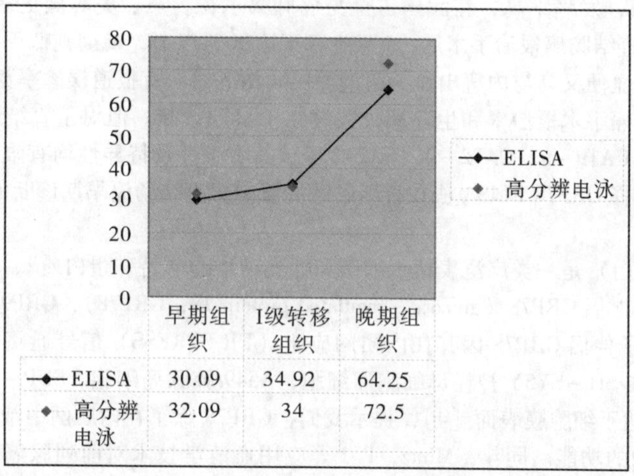

组织研磨液随着肿瘤的恶化程度、分化程度越低，GrP78越高，病理细胞含量越多

图7

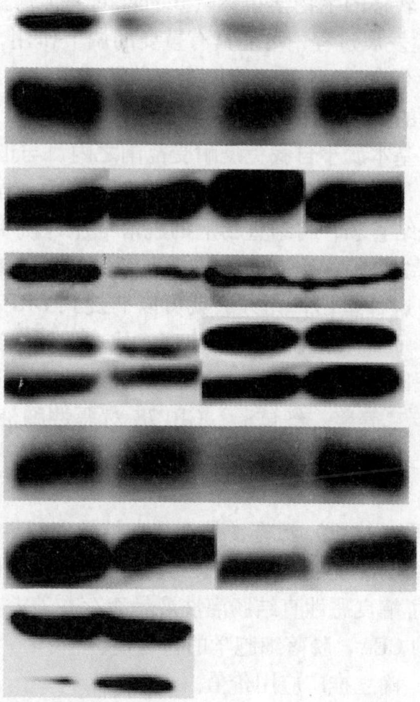

图8

直结肠灌洗液中GRB8ELISA法检测对结直肠癌早期诊断价值的研究

常永春[1]　陈　芳[2]　金茂全[3]　张晓平[4]　龚立文[5]　李　娟[6]

1. 深圳龙岗区坪山人民医院外科　2. 深圳龙岗区坑梓人民医院
3. 深圳五洲中西医结合医院检验科　4. 深圳博爱医院检验科
5. 深圳博爱医院功能科　6. 深圳五洲中西医结合医院检验科

立题报告

一、立题依据、目的与研究内容：

直结肠癌是消化道常见的恶性肿瘤，发病率高，在我国占全身癌肿第三位，英、美等国更多见，占第二位，每年约有4万~5万人死于此病，早期直结肠癌根治手术后，5年生存率达90%以上，晚期则低于20%，但癌肿初起缺乏症状，待增大溃破出血后，黏液血便又易与内痔出血、菌痢等疾病相混淆，有报道误诊率竟达88.57%，误诊时间平均8月左右。故欲提高结直肠癌手术根治率和生存期，关键在于早期诊断。但对于直结肠癌的辅助诊断和监测，常用的血清肿瘤标志物CEA、CA19-9、CA72-4、CA242等，其敏感性及特异性均有限，更不能作为其早期诊断的敏感指标，为此本课题拟选择GRP78 ELISA法在直结肠灌洗液中对直结肠癌早期诊断的方法做一探讨，以期获得直结肠癌早期诊断的依据。

GRP78（分子伴侣，内质网驻留蛋白）是一类广泛表达于细菌和哺乳动物的“特殊蛋白质”，在进化上具有高度保守性，现在的研究结果表明，分子伴侣GRP78（glucose-regulated protein 78，GRP78），GRP94/GRP96等与肿瘤的发生和进展关系密切［1，2］。分子伴侣GRP78因其在内质网应激（ER STRESS）信号通路中的核心地位而备受关注［3］，2003年Shin，B.K等在SH-SY5Y神经母细胞瘤细胞，A549肺腺癌细胞、SUP-B15急性淋巴母细胞、白血病B细胞中发现GRP78表达于细胞膜表面［4］，提示我们，GRP78除了在内质网中帮助蛋白质折叠和组装和结合钙外，可能存在尚未被认知的功能。同年，Mintz，P.J等应用血清学技术对前列腺癌、前列腺骨髓转移癌病人血清中GRP78抗体的表达水平明显高于前列腺原位癌，因此，他提出前列腺癌病人的血清中GRP78的抗体水平可以作为衡量前列腺恶性程度及转移的生物学指标（Biomarker）［5］。根据以上研究结果我们推测，肿瘤细胞膜表面GRP78在肿瘤的侵袭和发生发展过程中可能具有重要的调节作用，因此本课题试提出用已知抗体查直结肠灌洗液及肿瘤组织做好未知抗原（蛋白质），是否能做为直结肠癌早期诊断的一个诊断依据？从这一目的出发本课题初步探讨了Grp78在这一过程中的实际应用价值。

肿瘤细胞是由正常细胞转化而来，基本属于自我免疫耐受范围之内，与正常的细胞不同的是高速占位性增殖、浸润与转移。因其逃避免疫识别，而异常抗原变化十分微小，或在细胞内或与一些蛋白融合。因此早期发现是一大难题。本课题利用大量生理盐水灌洗结直肠，将结直肠上的脱落细胞冲洗下来，然后进行GRP78筛查。人体细胞从正常向恶性转化过程中，新陈代谢结果使细胞表面物质排列紊乱，也使这种应激蛋白异常增生，早期结直肠癌细胞尽管含量很少，但其表面只要有这种蛋白，此方法就可以捕捉到GRP78抗原，从而达到早期诊断的目的。考虑到GRP78抗体的出现滞后于GRP，而且在灌洗中不易出现，故本课题未选用GRP78抗体作为检测对象。

2005年，我们曾在本溪钢铁集团医院与中国医科大学，锦州医学院合作过GRP78用于胸液性质的鉴别诊断，取得了不错的进展，获本溪市科技进步二等奖。经试验，GRP78对恶性胸液的诊断特异性达85.7%，灵敏度达90.4%。证明GRP78确实与肿瘤的发生发展关系密切。结合我们和其它学者的研究结果，我们拟提出以下科研计划：一、基础研究，二、临床研究。

1. 结直肠癌灌洗液的GRP78蛋白质（抗原）筛查，是否与直结肠癌的早期诊断呈正相关。
2. 直结肠癌组织GRP78与恶性直结肠灌洗液是否呈正相关，是否有早期诊断价值。
3. 直结肠灌洗液GRP78的表达，了解良恶性直结肠灌洗液是否存在着差异。
4. 恶性结直肠灌洗液与肿瘤标志物CEA、脱落细胞学的符合度。
5. 建立血清中GRP78的检测方法，确立推广应用价值。

设计报告

一、基础研究

1. GRP78 蛋白检测方法的建立

GRP78 蛋白的提取

1.1 前处理

粗分级分离

1.2 高分辨电泳定位 GRP78

2. GRP78 抗血清的制备

2.1 GRP78 抗血清的纯化

3. 酶标记抗体的制备

4. 检测 GRP78 蛋白的 Elisa 方法的建立

5. 标准曲线的制备

6. 包被物和酶标记物实验浓度的确定

二、临床研究

1. 病例来源、病例的收集

1.1 直结肠灌洗液的收取

1.2 标本处理

1.3 组织标本的处理

2. 利用 Sebia 图象分析软件系统分析结果，将内参照 100mg/100ml 做为标准，计算肿瘤原位及转移程度所见总蛋白的百分比，以灰度比值作用，所得数据进行 ANOVA 统计学分析。

技术报告

一、基础研究

1. GRP78 蛋白检测方法的建立

1.1 GRP78 蛋白的提取

前处理：分离纯化 GRP78

将已知直结肠癌组织 15g，用 PH7.4PBS 洗净后用电动捣碎机将组织破碎。

粗分级分离：破碎后的组织加入浓缩 PH7.4 磷酸盐缓冲液，用 10ml 注射器反复吹打分解，置于冰上孵育 30 分钟后以 10，000rpm/min 离心 10 分钟，取上清后重复离心一次。（利用考马氏亮蓝的方法测定蛋白质浓度）

1.2 高分辨电泳定位 GRP78：分子量为 78KP

纯品 GRP78（做为标准品）的准备由美国供应商 stressgen 供应。

用蛋白定性试纸条方法测定蛋白含量，各样品上样量蛋白质含量 >25mg/L

1. 样品在琼脂糖凝胶板上点样，每孔加 10ul，样品加样完毕，让样品于器械中扩散 5min，放入电泳仪中。

2. 电泳后对已分离蛋白质的凝胶进行染色，染色液为氨基酸

3. 脱色，去除剩余的染料。

4. 烘干

5. Sebia 全自动扫描仪进行扫描，利用 Sebia Ib 图像分析软件系统分析结果。

（一）毛安试剂及仪器设备

（二）抗血清的制备

选取 2.5kg 左右的雄性家兔 2 只

免疫用抗原的准备：

取白电泳定位纯品 GRP781.0ml（5mg）与 4ml 完全福氏佐剂充分混合。

免疫过程：取混合后的抗原佐剂混合物在家兔颈部皮下行多点注射（每只 10 - 15 点）；10 天时同上再次免

疫；20 天时用纯品 GRP78 蛋白抗原同上直接免疫（2.5mg/ml）；30 天时同前次免疫，同时于家兔耳静脉抽血 2ml，分离血清放冰箱保存。

抗体效价测定，在 1% 的琼脂板上中间打 1 个孔，周围打 6 个孔；取 GRP78 蛋白（1mg/ml）加入中间孔，外周 6 孔分别加入倍比稀释的抗血清（原倍，1∶2、1∶4、1∶8、1∶16、1∶32），抗血清效价≥1∶8，可于第 4 次免疫后 5－7 天静脉放血，分离血清。

抗血清纯度鉴定：利用免疫电泳来鉴定免疫血清的纯度，同鉴定 GRP78 纯品蛋白方法。

抗血清的纯化：取免疫血清 40ml 加入 0.06mol/L PH4.0 醋酸盐缓冲溶液 160ml，用 0.1mol/LnaOH 调 PH 至 4.5，搅拌下每 ml 稀释样品缓慢滴加？酸 5.0ml，?? 搅拌 30in 后以 15000rpm/min 离心 30min，除去不溶解的沉淀物。取上清液按 9：1 的比例加入 10×PBS 缓冲液，用 1.0mol/LnaOH 调 PH 至 7.4，冰浴冷却至 4.0℃每 ml 加入硫酸铵固体 0.277g，搅拌 30 min 后，以 6000rpm/min 离心 15min。吸弃上清液，用原血清 1/10 体积的磷酸盐缓冲液溶解沉淀物，用 20 倍体积 PBS 透析，多次更换 PBS，至透析液中无硫酸铵为止。(用纳氏试纸测定)

将上述透析后的样品置 50－55℃水浴中加热 20min，再以 6000rpm/min 离心 20min，上清液即为提取的 GRP78 抗体血清。

附：10 倍浓缩磷酸盐缓冲液（10×PBS）的配制，取 NaCl80.0g，KCl 2.0 g，$Na_2HPO_{411.58}$g，$KH_2PO_4$2.0g，0.1mol/LEDTA20ml，蒸馏水溶解后，补足到 1000ml，调 PH 至 7.4。

（三）酶标记抗体的制备

改良过碘酸钠氧化标记法

（1）移取 4.0gHRP 溶于 1.0ml 的蒸馏水中。(附：HRP 标记的兔抗羊抗体北京中山公司提供)

（2）移取 0.1 新鲜配制的 0.1mol/Naio4 加入到 HRP 溶液中，高温搅拌 20 分钟。

（3）将上述醛化的 HRP 溶液对 1.0mmol/LPH44 醋酸盐缓冲 4°C 透析过夜，每 30 分钟换液一次透析 4 小时以上。

（4）用 20ul0.2mol/L PH9.5 碳酸盐缓冲液将醛化的 HRP 溶液用 PH 值在 9.0－9.5 之间，别将抗体（Grp78）溶解于 0.01mol/L PH9.5 碳酸盐缓冲液 1.0ml 中（蛋白质含量 5.0g/L），立即将上述两种溶液混合均匀，高温搅拌反应 2 小时。

（5）标记物可以对大量的 0.1mol/L PH7.4PBS（含 0.5mol/LNacl）缓冲溶液透析过夜，用 0.01mol/L PH7.4PBS 缓冲溶液洗，以除去游离的 HRP 和游离的 GRP78 抗体。

（6）加入少量甘油，分装后于冰箱内冻存。

（四）检测 GRP78 蛋白的 ELISA 法建立

（1）取纯化后的抗 GRP78 蛋白特异性抗体 0.2ml 加入到 10ml 包被液中充分混合。取 100ul/每孔 96 孔板 4°C 过夜。

（2）使用时洗涤 5 次除去未结合的抗体及其他杂质。

（3）加入标样品 100ul/每孔 37℃混合 1 小时，洗板机洗板 5 次。

（4）加入酶标记抗体 100ul/每孔后 37℃混合 1 小时，洗板机洗板 5 次。

（5）加入底物 A、B 溶液各 50ul/每孔避光显色 15 分钟，用 1mol/L 硫酸终止反后，在酶标仪上 450uml 波长测定吸光度值。

（五）标准曲线的制备：

用纯化的 GRP78 蛋白从低到高的浓度，每孔加入 100ul 不敷出 10、20、40、80、160、320、640、1280ug/ml，以次加到抗 GRP78 蛋白特异性抗体标记板中，混合 1 小时，加入酶标抗体 100ul/每孔 37℃混合 1 小时，洗板机洗板。

加入底物 A、B 溶液，每孔各 50ul 避光显色 15 分钟，加终止液终止反应后，在酶标仪上 450mm 波长测定吸光度值，OD 为纵座标，GRP 蛋白浓度为横座标绘制出标准曲线。

（六）包被物和酶标记物实验浓度的确定：

利用方阵滴定法来确定：

取 96 孔微也板 A－G 排孔内分别用 0、10、0、15、0、20、0、25、0、30、0、35、0、40、0、45ml/10 稀释的纯化抗血清包被；1－12 排孔分别用 500、1000、1500、2000、2500、3000、3500、4000、4500、5000、6000、8000 倍稀释的酶标记物，按照前述 ELISA 法操作来确定最佳包被物和酶标记物浓度。

临床研究

1 材料与方法

1.1 病人来源程序：

深圳市第二人民医院、黑龙江省人民医院

1.2 收集 2004 - 2008.5 月以来的肛肠疾病住院病人，腹部有不适症状或有脓血便，血便病人均被列为被检对象。采用双盲法随机取样。

1.3 每位病人均做直结肠灌洗检查，患者取仰卧位，医生将 100ml 灭菌生理盐水灌洗到直结肠内（生理盐水量少，肿瘤位置高时灌洗不到位），经上下翻滚 5 分钟后将灌洗液抽出，立即用冷藏和冷藏送至五洲医院检验科，未能及时送检的立即放 -22℃ 冷冻室内冰冻储存。收集灌洗液的同时抽血 2ml，良性病例和疑似病例同时做血清 CEA、GRP78 的定量检测，阳性病例手术后病理组织做 GRP78 定量检测。

1.4 标本处理　将直结肠灌洗液充分振均混合（悬混合器上）后，装入 10ml 大离心管中，以 3000rpm/min 离心 30 分钟，取最下层血清液做 GRP 抗体定量筛查，方法为 ELISA 法，病人血清同时做 CEA 检测，以 5mg/ml 为阳性界限。

1.5 组织标本的处理：将直结肠癌组织 5g 用 PH7.4PBS 洗净后，用电动捣碎机将组织破碎，破碎后的组织加入 10 倍浓缩 PH7.4PBS（磷酸盐缓冲液）。用 10ml 注射器反复吹打 5 分钟，置于冰上鸭盲 30 分钟后以 10000rpm/分离心 10min，取血清重复离心一次，且已包被好的酶标板上进行检测（用热海迅达公司的酶标仪进行检测），同时取血清液 10ul，上高分辨电泳仪上进行电泳分析。

2 结果

2.1 良恶直结灌洗液在高分辨电泳仪上的表达情况：利用高分辨电泳对随机采取的直结肠灌洗液进行了上样分析，以美国提供的 GRP 纯品蛋白为内标，生理盐水为阴性对照，经扫描仪扫描图像分析，结果发现有很多样品结果与 GRP 纯品蛋白图像相同，其峰值比 GRP 纯品蛋白的峰值还高。图 1

2.2 良恶性直结肠灌洗液在酶免疫结果：将直结肠灌洗液利用事先准备好的免疫板，100ul/每孔进行检测，检测结果在半对数座标纸上查得结果，进行分析显示的结果是高分辨电泳的

2.3 我们将高分辨电泳与酶免疫显示高值的病理组织进行两种方法学分析，结果发现原位癌组织的结果 GRP 水平略高比例是总蛋白的 0.6% 以上。

2.4 我们将所有的病例均进行了血清 CEA 的检测，结果发现良性病例血清学均低于 2ug/ml 以下，原位癌血清学低于 4ug/ml 以下，只有部分转移面积广，程度，血清 CEA 才有改变，CEA > 5ug/ml 以上。见图 4

2.5 直结肠灌洗液 GRP78 酶联免疫吸附法与高分辨电泳，病理细胞学检查的相关性分析。

对结果进行相关分数分析，发现直结肠癌 GRP78 蛋白质在 ELISA 法与高分辨电泳中的水平表达存在着高度的相关性。见图 5

即在原位癌中表达稍高，随着肿瘤的侵袭及发现逐渐增高，与病理细胞学也完全相同，原始病例。

2.6 良性直结肠灌洗液，无论在高分辨电泳及 ELISA 方法中，结果均显示阳性，1. 无峰值　2. ELISA 显示阳性，OD 值高值 0.2。

3 对照

有关分子内质网蛋白 GRP78 直结肠癌灌洗液中的表达，作为早期诊断直结肠癌的一个手段，迄今国同低频尚未见报道。本课题无论从 ELISA 法检测 GRP78 的含量还是高分辨电泳检测 GRP 的峰值表达，均可以看出在直结肠癌的灌洗液中 GRP 蛋白质的表达水平上相同的变化趋势，即良性灌洗液在高分辨电泳的图像上无峰值表达，在 ELISA 方法学上，OD 值均低于 0.034 低于空白值水平，计算结果呈阴性，血清 CEA 低于 0.5ug/ml。

5 例原位癌，坪山人民医院提供的病例，GRP78 高分辨电泳峰值水平是总蛋白质的 16%。ELISA 法 OD 值在 0.33 - 0.45 之间，经曲线查询结果在 0.5 - 0.75mg/ml 之间，其中一例经病理细胞学组织研磨液两种方法学一致，均为高表达学检查，未定，但经病例很，4 个月后定经直肠癌。其余 4 例均支持 GRP78 的结果。

另 40 例恶性病例，其中市第二人民医院 31 例，黑龙江人民医院 2 例，坪山人民医院 7 例，GRP78 高分辨电泳峰值水平是总蛋白质的 25 - 38%，ELISA 法 OD 值在 0.28 - 0.57 之间，经曲线查询结果在 0.4 - 1.25ug/ml 之间，与病理细胞学相同，血清 CEA 值在 20ug/ml 以上，组织研磨液两种方法高度一致。根据以上研究结果可以推测，肿瘤细胞膜表面蛋白质的合成，合成越多，需要更多的分子伴侣来维持新生蛋白质的正确构型，帮助直分泌到细胞外。因此，可以认真了肿瘤的分化程序越低，恶性程度越高 GRP78 表达越高，呈高度相关。图 6 在肿瘤的早期细胞的增殖和分化速度相对较慢，需要的分子伴侣机对减少，GRP778 的表达较少，良性组织无新生蛋白质的合成，因此不需要分子伴侣的参加，因此检测不到 GRP78 的含量，无表达。

肿瘤细胞是由正常细胞转化而来，基本属于自我免疫耐受范围之内，与正常的细胞不同的是高速性增殖，浸润与转移因直逃避免疫识别，而异常抗原变化慢微小，在细胞内与一些蛋白融合，极不易被检出，因此早期发现

是一大难是。本课题的5例原位癌中两种方法学的表达高度一致，较金标准的病理细胞学还早一步检测到GRP78蛋白质肿瘤信息。本课题认为直结肠灌洗液GRP78蛋白质水平可以做为衡量直结肠癌的恶性程序及分化程序的生物学检测指标。GRP78在其他肿瘤的发生民展中的详细生物学意义，有待于进一步探讨。

二、研究方案

（一）蛋白纯化

1. 方法学设计：随机取昆明小鼠（体重26－30g，雄性），取手术后病人结直肠活体癌组织（癌细胞丰富处），经无菌细胞培养液洗涤三次，取癌细胞3－5＊10^6个/mL，用无菌注射器将其直接注入小鼠直肠组织内，制成小鼠结直肠癌模型。

2. 进行小鼠活体肠癌细胞的原代培养，应用色谱技术分离并纯化内源性的GRP78。

3. 用纯化的GRP78免疫小鼠，制备抗－GRP78单克隆抗体。

4. 用抗－GRP78单克隆抗体包被聚四氯乙烯反应板内，抗体过量。

5. HRP标记的兔抗羊抗体（北京中山公司）。

6. 辣根过氧化物酶显色液。

（二）活体肠灌洗液

材料与方法：

1. 病人来源：平山人民医院，博爱医院，五洲中西医结合医院，辽宁省肿瘤医院，本溪钢铁集团总医院，广东中山医学院、深圳北大医院。

2. 收集2002年——2007年以来的肛肠疾病住院病人，腹部有不适症状或有脓血便、血便病人，均列为被检对象。设良性对照组：内外痔病人。

3. 每位病人均做活体肠灌洗检查，患者取仰卧位，医生将100mL生理盐水灌洗到活体肠内，（生理盐水量少，肿瘤位置高时灌洗不到位），经上下翻滚5分钟后将灌洗液抽出，立即送检验科检验。收集灌洗液的同时抽血2mL，良性病例和疑似病例同时做血清CEA、GRP78的检测。阳性病例跟踪随访2个月至2年，直至临床确诊。

4. 将活体肠灌洗液装入10mL大离心管中，1500RPM离心10分钟，取上清液做GRP78抗原筛查，方法学ELISA法。沉渣部分做脱落细胞学检查。

5. GRP78抗原筛查：

a. 取活体肠灌洗液100uL，加入用小鼠纯化蛋白包被的聚四氯乙烯反应板中，同时把已知GRP78标准0，50，100，250，500，1000，2500（ng/mL）加入到7个标准孔中。

b. 每孔各加入抗－GRP78单克隆抗体100uL，放水浴箱中1h。

c. 取出，用吐温20冲洗液冲洗5次，将板拍干。

d. 每孔各加入50uL GRP78 HRP标记的兔抗羊抗体。放水浴箱中1h。取出，用吐温20冲洗液冲洗5次，将板拍干。

e. 加入辣根过氧化物酶显色剂A、B。

f. 放水浴箱中15分钟，取出加终止液。

g. 立即在酶标仪上进行比色。

h. 在半对数坐标纸上，以标准孔浓度为横坐标，以吸光度为纵坐标，绘出标准曲线。以样品吸光度在标准曲线上查出GRP78抗原含量，单位ng/mL。

三、可行性分析

坪山人民医院，博爱医院，五洲中西医结合医院具有可供实验用的实验室，先进的仪器、设备、色谱分析仪等。有深圳北大、广东中山医学院的大力支持。我们的实验人员具有较深的资历，较高的学历，研究生毕业，完全具备对这项实验的技术能力，并有充足的实验样品。为了使本课题具有较高的可信度，我们在实验中设计了多种对照组，使用不同的实验方法，从不同的角度证明同一个结论，使结果更客观的反映出真实性、可信性，避免研究的随意性、偶然性。本课题所取标本一律采用双盲法进行分析。

本课题的特色和创新点：

采用活体肠灌洗液做为样品进行活体肠癌早期诊断研究尚属国内首创。

GRP78采用ELISA法检测，国际、国内都属首创，目前国际、国内相关课题的研究，包括我们2005年关于GRP78用于胸液性质的鉴别诊断的研究，都是采用的WESTERN BLOT（免疫印迹杂交）技术。本项技术的研究除为肠癌早期诊断开辟了一条崭新的途经，还为广大市民造一大福，本项研究检查费用只是原方法学费用的1/10。经济、实用。具有具大的社会效益和经济效益。

四、国内外动态

GRP78是近年来国内外研究的热门课题。GRP78（分子伴侣，内质网驻留蛋白，内质网应激蛋白）是一类广泛表达于细菌和哺乳动物细胞的“特殊蛋白质”，可以与新生蛋白质和未折叠蛋白质结合，帮助折叠使其形成正确的空间构象。GRP78与肿瘤的发生和进展关系密切，肿瘤分化程度越低，GRP78表达也越高，与肿瘤的恶性程度呈高度负相关。

2003年Shin，B. K等在SH－SY5Y神经母细胞瘤细胞方面的研究，A549肺腺癌细胞、SUP－B15急性淋巴母细胞白血病的研究。同年，Mintz、P. J等应用血清学技术对前列腺骨髓转移癌病人血清中GRP78抗体的表达水平的研究。还有关于抗感染免疫、肿瘤耐药、血液标本方面的研究，方法多为免疫印迹技术。

国内方面，有中国医科大学关于小白鼠不同阶段脑组织GRP78表达水平的研究，肝转移癌等的研究。将GRP78用ELISA检测的实验诊断方法学方面的研究，及应用结直肠灌洗液用于结直肠癌早期诊断的研究，国内尚未见报道。

五、仪器设备：DNA扩增仪；扫描仪；液相色谱分析仪；高速离心机；

参考文献：略。

大肠癌术后腹泻中西医治疗

党长宁 刘铁龙 于永铎 孙凤伟 路 越 黄 洋 刘伟志

辽宁省肛肠医院 大肠外科（110003）

目前，大肠癌发病率仍呈逐年上升趋势，位列癌症发病率第3位[1]。随着各种新观念的提出和新技术的广泛开展，患者的术后生存率较以前有了明显提高，肿瘤复发率也有明显降低[2]。但是行肠道重建术后大部分患者都会出现排便功能失调的症状，其中以腹泻最多见，其恢复周期长，有的甚至无法恢复至原来的水平，生活质量受到很大影响[3]。排便功能的恢复问题，是大肠癌保肛术后康复的重要内容。

大肠癌患者由于术前彻底的清洗肠道粪便，口服抗生素杀灭肠道细菌以及术后静脉给予大量的抗生素加重了肠道菌群紊乱；术后由于部分大肠被切除，重建消化道，破坏了正常的肠道菌群，出现了一些不存在于肠道的菌群；同时肠黏膜的吸收功能减弱；手术产生的病理反射和术后腹腔内环境改变导致的神经性腹泻，故大肠癌患者术后常伴有腹泻。以往使用抗生素治疗，常使肠道菌群失调加重而效果不佳，甚至加重菌群失调，破坏肠道菌群常态平衡，加重腹泻。

对于腹泻中西医诊断标准参照如下：

1. 西医诊断标准

参照“中国腹泻病诊断治疗方案”[4]，临床表现为排便次数增多，多者每天>15次，少者每天3～4次，大便稀薄，不成形，排便不规律，经病理证实为大肠癌行肠道重建术，且排除外来致病菌性肠炎、痢疾等其他疾病。

2. 中医诊断标准

参照《中医内科学》[5]，泄泻脾虚下陷证诊断要点，临床表现为大便时溏时泻，食少，食后脘闷不舒，稍食则泻，大便次数明显增加，面色萎黄，神疲倦怠，舌质淡，苔白，脉细弱。

3. 大肠癌术后腹泻机制分析

3.1 西医观点

引起大肠癌患者术后腹泻的原因很多，机制至今也未有统一定论。解剖结构改变、周围神经损伤、肠道内细胞菌群改变都有可能导致腹泻。

3.1.1 神经机制改变：有研究证实直肠在控制排便过程中起着“储存自制”的作用[6]，行直肠癌手术后肠管管径变小，顺应性降低，大便次数就会增多甚至失禁，Bittorf B等[7]通过手术前后的顺应性比较证实了这一观点。排便活动要通过一系列神经反射来完成。手术导致神经反射受损，排便功能就会受到影响。现代研究发现，存在于直肠壁外的耻骨直肠肌内或者盆底组织骶前间隙的直肠感觉器能感受粪便是否从结肠到直肠。Van Duijvendijk P等[8]通过对11例直肠癌患者直肠肛管抑制反射及临床症状的观察发现大便次数及失禁率与其抑制反射存在着一个正相关的动态变化关系。

3.1.2 解剖结构的改变：

①切除过多的肠组织，尤其是小肠，减少了肠道的消化吸收面积。术后过早地进食，食物中不能被充分消化分解的大分子物质使肠道处于高渗状态，致使水份潴留，在肠道没有代偿适应之前出现腹泻。

②回盲瓣的切除失去了原有的节制功能。小肠内未完全消化吸收的物质快速进入结肠，使结肠处于高渗状态或受到酸性液的刺激，影响结肠对水份及其它物质的吸收，导致腹泻。同时抗反流的功能消失，使小肠结肠化，细菌移位，改变了小肠的腔内环境。

③小肠被错误地旷置形成内瘘，亦可表现为腹泻。

3.1.3 菌群失调：术前彻底清肠，口服抗生素及术后静脉给予大量抗生素加重了肠道菌群紊乱。研究也发现术后大肠杆菌和肠球菌计数均明显增加，双歧杆菌和乳酸杆菌计数则明显减少，双歧杆菌/大肠杆菌比值较术前倒置更为显著[9]。

3.1.4 感染：术后腹腔感染、肠瘘，直接刺激肠道导致腹泻。感染的存在，患者处于高代谢状态，加重患者消耗，营养不良及低蛋白血症使腹泻更加严重。

3.1.5 内环境的改变：手术操作对腹腔的干扰，术后腹腔感染导致肠道的植物神经功能紊乱，从而影响肠道消化吸收功能。患者合并水、电解质、酸碱平衡紊乱亦直接影响肠道神经内分泌调节作用。

3.1.6 术前存在原发肠道疾病：术前肠道存在慢性炎症，术后病变肠管加重临床症状。如 Crohn 病、溃疡性结肠炎、放射性肠炎等。如合并肝硬化门脉高压症或严重的心功能不全，使肠道处于瘀血状态，亦影响肠道功能的恢复。

3.1.7 其他，如短肠综合征、术后禁食期间胃液中胃酸进入肠道，使小肠或结肠酸化，肠黏膜充血水肿，分泌物增多。影响消化酶的活性和分泌，进而影响食物的消化分解，加重腹泻，严重时可发生溃疡和出血。

3.2 中医观点

大肠癌术后腹泻，属中医学“泄泻”范畴，脾虚湿盛是主要病因。正气内虚是肠癌发病的根本原因，术后耗伤气血致正气更虚，而致中气下陷，脾虚气陷证：泻下溏薄或软烂而不成形，食后即有胀滞感欲大便，并多为腹微痛或不痛，肛门不收等，常神疲倦怠等，舌质淡，苔薄白为辨证要点，治宜补中益气。其他如抗生素性肠炎证属脾虚寒湿证型泄泻等。

4. 治疗

4.1 西医观点

4.1.1 患者腹泻早期采取禁食、肠外营养支持，既可提供营养，又可减少胃肠液的分泌，有利于患者症状的改善。生长抑素可有效地减少胃肠液的分泌，但不利于组织的修复。病情早期肠功能差，不可能经肠道提供足够的营养，过早地进食只会加重腹泻、脱水、电解质和酸

碱平衡紊乱。症状改善后可限量进食，较少进食以刺激肠道的适应性。可进些低蛋白、低脂肪、高碳水化合物的食物。要素饮食和半要素饮食要在腹泻基本控制后再采用，量不宜多，速度不宜过快，否则高渗状态加重腹泻。适当的肠内营养能直接刺激肠黏膜使其增殖，保护肠屏障，防止肠内细菌移位。

4.1.2 应用H2 受体拮抗剂减少胃肠道分泌，防止消化道溃疡，减少术后应激性溃疡的发生，尤其是对短肠综合征的患者，可服用碳酸氢钠直接中和胃酸。对有肠道激惹症状的患者，可用抑制肠蠕动的药物。口服丽珠肠乐等活菌制剂，有利于肠道微环境的改善，也可使用收敛剂及消化酶制剂。

4.1.3 可予易蒙停[10]等中枢系统止泻药，以减少排便次数。易蒙停（盐酸洛哌丁胺）是通过抑制胃肠推进性蠕动来达到止泻目的。临床上易蒙停广泛应用于各种腹泻的治疗。

4.1.4 多种菌株复合制剂，具有更大缓冲和适应能力。口服该类药物后三联活菌扩散定植于肠黏膜表面，形成一层有保护作用的生物学屏障，直接补充人体肠道内有益的正常生理性细菌，改变肠道内的微生态环境，抑制并清除肠道中致病菌。减少肠源性毒素的产生，提高机体免疫力。其产生的乳酸和乙酸，可降低肠道 pH 值和 Eh（电位）值，利于肠道厌氧菌生长，使肠腔恢复生理菌群，抑制致病菌的生长和繁殖。近年来发现双歧杆菌具有明显抗大肠癌的作用，大肠癌术后当停用抗生素后立即给予多种菌株复合制剂，不仅可恢复肠道的正常菌群，防治术后腹泻，同时可能对肿癌的治疗起辅助作用。

4.1.5 积极治疗术后并发症和合并症。如腹腔感染、肠瘘、门脉高压症、心血管疾病、Crohn 病、溃疡性结肠炎。

4.1.6 短肠综合征的患者采用分阶段 TPN 及进食相结合治疗方法，不能有效者可采用手术治疗，如小肠倒转术、人工小肠瓣及结肠间置术、小肠移植术等。

4.2 中医观点

治疗上以补气健脾，升陷利湿为基本辨证治则[11]。补中益气丸功用补中益气，升阳举陷，主治脾虚气陷证。方中重用黄芪补中益气，升阳固表，以人参、炙甘草、白术补气健脾，当归养血和营，陈皮理气和胃，佐以升麻、柴胡升阳举陷。诸药合用共奏补脾益气、升阳止泻之功。现代药理研究也证实了方中黄芪具有提高免疫功能作用，对预防肿瘤的复发和转移具有重要的意义[12]。临床上也已证实补中益气丸具有双向调节作用，可治疗便秘与泄泻，并可补益正气，促进术后体虚的恢复，加快机体恢复。并且补中益气丸中未含有止泻中药成分，不引起药物过量导致的便秘。

抗生素性肠炎证属脾虚寒湿证型泄泻。选用胃苓汤 + 吴茱萸、干姜有温中化湿，利水止泻之功效，其中吴茱萸为止利之圣药，据现代药理研究表明：吴茱萸成分提取物有镇痛作用．且对多种致病菌有抑制作用。

5. 预防

手术中尽量保留有生命或可能有生命的每寸肠管，做好肠管排列，减少术后粘连性肠梗阻的发生。确保肠吻合口血运良好，减少吻合口瘘和狭窄的发生。尽量减少和避免远侧小肠及回盲部的切除。可以采用选择性迷走神经切断术减少胃酸的分泌。积极预防感染的发生。纠正低蛋白血症和电解质酸碱平衡紊乱。

6. 讨论

肠切除术后腹泻病因较多，应该认真分析对待，不能盲目认为继发感染而联合大量使用广谱抗生素，而忽略了解剖改变、其它合并症及并发症的治疗。肠切除术后腹泻除外感染、原发炎性疾病，均可应用肠外营养、调整饮食结构、适当使用 H2 受体拮抗剂、易蒙停等药物合并中药饮片以行补气健脾，升陷利湿之攻。菌群失调则联合易蒙停、多种菌株复合制剂及万古霉素等二线抗生素治疗。而真正意义的短肠综合征是发生在大段肠管切除者，切除近侧小肠不致引起腹泻。目前认为如果依赖肠道吸收维持机体所需要的营养，残存肠管应有 100cm。并保留完整的结肠。结肠切除者则残存肠管应有 150cm。所以说小部分切除小肠不会造成短肠综合征。正常成人小肠黏膜的吸收面积大大超过维持正常营养所必需的面积，有很大的储备功能，因而患者能够耐受部分小肠切除而不发生临床症状。残留的肠管术后也会发生适应性代偿变化，包括肠管扩张、肠壁肥厚、蠕动减慢、绒毛增高、黏膜细胞增殖等，这些变化可改善肠道吸收，减轻腹泻。

总之，肠切除术后腹泻的出现应予足够的重视，并且具体分析其发生原因后予以系统治疗，以避免抗生素的滥用，以及菌群失调的发生。

参考文献：略。

直肠癌术后早期并发症的护理

冯　菁

（长春中医药大学附属医院　肛肠科　吉林　长春　130021）

【摘要】目的　探讨直肠癌术后早期并发症的护理。方法　根据直肠癌术后早期的护理，对直肠癌术后早期出现及潜在的并发症进行评估，实施护理。结果　实施护理能够减少直肠癌早期并发症的发生。经验　解决了临床护理工作中遇到的实际问题，提高了护理质量。

【关键词】直肠癌；护理措施；并发症

直肠癌是 Z 状结肠与直肠交界处至赤线之间的癌，是消化道常见的恶性肿瘤。我科 2006 - 2012 年 8 月共收治直肠癌病人 70 例，采取正确的护理措施，收到了满意的效果，现报道如下：

临床资料：术后 70 例病人中，男 46 例，女 24 例，年龄 30 岁 - 78 岁。其中 1 例术后切口裂开，重新缝合，愈后效果欠佳，两例切口感染愈后尚可，67 例愈后效果良好。

并发症的预防及护理

①出血：术后止血不彻底，缝线松脱，凝血机制障碍等都可能术后出血，常发生在术后的三天到七天。出血量根据伤口敷料渗血或引流管内出血多少及全身情况加以判断。因此要观察引流液的颜色，性质及量。同时测血压，脉搏，呼吸，观察有无腹胀，面色和肢端的血管充盈情况。如病人表现胸闷，口渴，烦躁不安，脉速，面色苍白，四肢湿冷，呼吸急促，脉压缩小，甚至表情冷漠，血压下降等，说明有内出血和休克，立即配合医生抢救。用立止血和补充血容量，输血，必要时再次进行手术。

②切口裂开：由于病人一般状态差，营养不良，组织愈合能力差，或因缝合欠佳或切口感染，术后腹胀咳嗽时切口裂开。因此病人咳时按压伤口，腹带稍紧一点。如切口有淡红色液体流出，或听到缝线崩裂声，此时安慰病人不要惊慌立即用无菌盐水纱布覆盖，并加以腹带包扎，通知医生进手术室重新缝合。对体弱病人防止伤口裂开，术前应加强营养，必要时输血，改善体质，术后加用腹带包扎并推迟拆线日期。

③切口感染 严格执行无菌操作，保持切口敷料干燥，清洁，定期更换敷料。如切口有红肿热痛或体温升高等表现，给予抗生素并理疗。如已成脓，应拆线引流。

④吻合口瘘的发生 为了防止吻合口瘘的发生，在护理方面除要保证会阴部引流通畅以外，要注意病人的体位，最好嘱病人多左右翻身，其目的是盆腔的渗液不能长期的存留在直肠后方，因为做低位前切除术90%以上都发生在直肠后方。如果在术后能保持直肠后方不存留液体，则可以减少发生吻合口瘘的机会。亦有益术后小肠早期恢复。

⑤肺不张和肺炎 术前控制呼吸道感染，嗜烟者术前戒烟。术后防止呕吐吸入，协助病人半坐位，鼓励病人深呼吸，多翻身并拍背咳痰，排除呼吸道分泌物，解除支气管梗阻，使不张的肺膨胀起来。如咳嗽无力用吸管吸痰。刺激咳痰，痰液粘稠不易咳出，遵医嘱行雾化吸入。

⑥血栓性静脉炎 术后病人长期卧床，下肢血液回流下畅，加以失水。血液浓缩，多次静脉穿刺，输注高渗溶液或刺激性药物等引起，因此静脉用药时应选择粗直弹性好的血管。从远端到近端，左右交替使用，使损伤的静脉得以修复。原则上不选用下腔静脉，防止栓塞。

⑦尿路感染，膀胱炎 术后留置尿管，因此每日用新洁尔灭棉球擦洗尿道口及会阴二次，集尿系低于膀胱水平，防止逆行感染。

⑧皮肤感染 协助病人翻身，按摩受压部位，保持床铺平整，干燥，无渣屑，建立床头翻身卡。必要时在骨突出处垫气垫，及时更换床单，衣服预防皮肤感染。

小结：

直肠癌手术范围较广，手术时间较长，术后腹部切口留置导尿管时间较长，病人的排便习惯改变，给病人带来很大的生理和心理创伤，尤其术后早期病人卧床，使其生活不便，若发生并发症，会延长病人住院时间和增加住院费用。通过对70例直肠癌术后病人实施护理，减少了早期术后并发症的发生。经临床实践，解决了临床护理中遇到的问题，提高了护理质量。

参考文献：略。

中医药防治结直肠癌

贺　平[1]　樊　海[2]

1. 成都肛肠专科医院（610015）　2. 成都中医药大学（611130）

结肠癌和直肠癌是常见的恶性肿瘤之一，约占癌肿的3%～5%。在胃肠道的癌病中，其发病率仅次于胃癌，食管癌，而居消化道癌的第三位[1]。男性多于女性，男女比例约为2：1。一般以40～70岁的患者为多，年龄30岁以下者仅少数，约占4%。直肠癌患者中，约有3/4的癌肿发生在肛管、直肠及直肠与乙状结肠交界处，距离肛门口25厘米的范围以内。仅有1/4病人发生在升结肠横结肠、和降结肠。中医学对本病的记述散见于“脏毒便血”、“肠覃”、“瘕瘕”、“锁肛痔”等范围之内。如《外科大成》说：“锁肛痔，肛门内外如竹节锁紧，形如海蛇，里急后重，粪便细而带扁，，时流臭水……”这些描述，与现代结肠癌、直肠癌，、肛管癌等症候颇为相似。中医认为其与饮食、情志、感受寒湿、水土因素及他病累及等因素有关；现学认为肛管直肠癌的发生与下列因素有关：慢性炎症刺激、良性肿瘤恶变、饮食因素、遗传因素、免疫功能失常、病毒感染。目前对结直肠癌的治疗原则主要是早发现、早诊断、早治疗，目前仍以手术切除癌肿为主，术后辅以化疗、放疗、免疫疗法及中医药治疗等。中晚期癌仍是目前临床难点，西医治疗虽然有效但也存在许多问题，放化疗虽能起到一定作用，但是同时会大面积杀伤免疫细胞，免疫细胞被大肆破坏，这样就导致一种局面，即使有一个癌细胞没有被杀死，他们也会在没有人体免疫细胞的情况下，快速繁殖、转移。还有一部分中晚期的患者，多次的化疗使得体内的肿瘤细胞不再敏感。这就给中医药的运用留下了许多空间，因此本文将从一般治疗、放化疗后治疗及转移的治疗三个方面来论述。

1. 一般治疗方面

1.1 直肠癌方[2]

白头翁30g、马齿苋15g、山慈菇15g、黄柏10g、象贝母10g、当归10g、赤芍10g、广木香10g、炒枳壳10g。每日一剂分两次服用。

本方口服清解湿热，化痰散结。其中 白头翁、马齿苋、山慈菇 、黄柏清热燥湿，解毒消痈；当归、赤芍、广木香、炒枳壳活血化瘀，行气通滞。本方治疗直肠癌18例，1、3、5年生存率分别是100%、66.7%、38.9%，晚期直肠癌患者5年生存率为38.9%。

1.2 通幽消坚汤[3]

白花蛇舌草35g、槐角35g、槐花35g、龙葵20g、仙鹤草20g、地榆20g、当归10g、生黄芪10g、败酱草10g、穿山甲15g、昆布15g、三七参6g、生大黄5g、黄药子20g。每剂煎取400ml，每日早、中、晚3次分服。槐花15g、鸦胆子15g、角刺10g、血竭10g、白花蛇舌草40g、生大黄40g、败酱草40g。水煎，将两次药液混合，取汁200ml，一次灌肠保留1~2小时，每7日1次。功用与评述：清热解毒，散结消肿。方中白花蛇舌草、鸦胆子、龙葵、败酱草，黄药子、生大黄清热抗癌，解毒消痈；皂角刺、血竭、穿山甲、昆布解毒攻坚，消肿散结。槐角、槐花、仙鹤草、地榆、当归、生黄芪益气养血，活血止血。附：本方治疗直肠癌72例，结果在未经手术者53例中，13例显效（症状消失，肿物消失或缩小2/3，成活5年以上），20例有效（症状好转，肿物得到控制或发展较慢，成活2年以上），20例无效（未达以上指标）。已手术者13例，3例显效，6例有效，10例无效。本方驱邪与扶正兼施，通利与固涩兼顾，驱邪而不伤正。

1.3 清肠消癖汤[4]

华蟾10g、壁虎6g、蜈蚣3g、三七10g、人参10g、黄芪15g、黄精15g、当归10g、川芎9g、白芍10g、熟地15g、枸杞子15g、紫丹参15g、鸡血藤15g、重楼10g、马齿苋30g、天花粉10g、仙鹤草15g、槐花15g、蛇莓15g、半枝莲15g、蒲公英15g、败酱草15g、白术10g、茯苓10g、白英15g、水蛭6g、八月札15g、白毛藤15g、炙甘草6g。每日1剂，水煎2次，饭后温服（注：每日用药渣煎熬后外洗肛门）。功用与评述：华蟾、蛇莓、半枝莲、蒲公英、败酱草、白英，白毛藤，重楼、马齿苋、槐花清热解毒，消肿散结；人参、黄芪，黄精、当归、川芎，白芍，熟地、枸杞子、紫丹参、鸡血藤、天花粉、仙鹤草、白术、茯苓补肾健脾，补益气血；壁虎、蜈蚣、三七、水蛭，八月札破血活血，软坚散瘀。附：共观察患者86例，按《最新国内外疾病诊疗标准》和卫生部统一制定的全国中医中药治疗恶性肿瘤疗效评定标准综合而定，治愈34例（39.54%），临床治愈30例（34.88%），显效19例（22.09%），无效3例（3.49%），总有效率为96.51%，经观察肿块消失时间最短者用药66天，最长者用药136天，平均用药时间101天。

1.4 夏清章[5]等运用补气化湿汤并微创手术治疗结直肠癌

结直肠癌患者82例，结果显示中药并微创手术治疗组清扫淋巴结（12.44±4.25枚），多于常规组的（10.52±5.79）枚，差异具有统计学意义（p=0.017）。结论：中药并微创手术能有效治疗结直肠癌，远期疗效高于常规手术。

1.5 吕仙梅[6]等研究中药干预治疗晚期大肠癌生存期的作用

采用非随机同期对照研究的方法，将198例Ⅳ期大肠癌分别纳入中药组和非中药组，采用单因素分析的Kaplan-Mieir法估算中位总生存期（OS），Log-rank法进行组间显著性检验，多因素分析Cox比例风险模型分析其独立愈合因素。结果显示，198例Ⅳ期大肠癌患者死亡，占50.50%，Cox比例风险模型分析显示局部治疗（P=0.031）、中药治疗（P=0.019）是影响晚期大肠癌OS的独立相关因素。非中药组中位OS为19.66个月，中药组中位OS为32.67个月。中药组中位OS较非中药组延长了13.01个月（P=0.025）说明中药干预治疗可延长晚期大肠癌OS。

2. 放化疗后治疗

2.1 放化疗后不良反应主要有

①消化道反应：以恶心呕吐为主；多伴有便秘、纳差或纳呆等症状，多日不可恢复，进而使体重下降，中医辨证属于脾胃虚弱，胃气上逆，治宜和胃降逆，甘草6g、鸡内金30g、生麦芽30g、黄连3g、紫苏梗10g、姜半夏10g、广陈皮10g、香砂仁6g、广木香6g，此期因患者味觉特别敏感，药量不可过大，25min，煎取100~150ml，两次药合并，每次服用100~150ml，一天两次，必要时分四次服用，或加10ml姜汁兑服。

②骨髓抑制：主要表现为白细胞下降、血小板减少或贫血等症状，患者可有神疲乏力下肢明显。辨证属脾肾气虚，治以健脾益肾为法，方拟芪君补菟汤加减。

③手足综合征与周围神经炎：主要表现有手足末梢麻木、感觉迟钝、由冷觉触发或加重，严重者可有感觉异常而致精细运动障碍（由奥沙利泊引起）；及手足麻木，感觉障碍，色素沉着、皮肤红肿或红斑，严重者可有水泡、脱屑、脱皮或疼痛等（由希罗达引起的手足综合征）临床采用中药内服与中药外洗足浴的方法治疗直肠癌放化疗后引起的周围神经炎和手足综合征取得了良好的效果[7]。

2.2 邓德厚[8]等运用益气消积方配合化疗治疗晚期大肠癌

共18例，将36晚期大肠癌患者随机分为益气消积方+化疗的治疗组和单纯化疗的对照组。观察两组化疗后的临床症状的改善、卡氏评分（KPS）、肿瘤标记物变化及骨髓毒性分级状况。结果显示：与对照组比较，治疗组患者乏力、便秘症状缓解情况、KPS评分及癌胚抗原CEA测值、骨髓白细胞抑制比率差异有显著性（$p<0.05$），恶心呕吐、腹胀痛症状的缓解、糖类抗原CA199的测值、红细胞、血小板抑制比率差异无有显著性（$p>0.05$）。说明益气消积方可以改善患者乏力、便秘临床症状，提高生活质量，增加抗肿瘤作用，防治化疗导致的骨髓抑制，有利于化疗按时完成。

2.3 徐燕霞[9]等运用降逆灵并化疗治疗晚期大肠癌

共121例，结果显示中药降灵可增效减毒，尤其明显降低消化道反应，且能改善患者造血功能，提高生活质量，延长生存期。

2.4 黎治平、曾纪权[10]等观察气血双补法并化疗对结直肠癌术后预防复发及转移的作用

结果长期服用后，机体的免疫力得以提高，联合化疗，双向调节有效抑制了肿瘤的复发和转移。

2.5 陈光、于波[11]等探讨复方苦参注射液对结直肠癌术后患者免疫功能的保护作用

结论显示能较好的保护结直肠癌术后患者的免疫功能。

2.6 尤建良［12］等运用中药微调三号方配合化疗治疗中晚期大肠癌

共30例，结果显示中药微调三号方（WD-3）治疗中晚期大肠癌患者能改善生活质量，缓解临床症状，稳定病灶提高疾病控制率，有效提高机体免疫功能，增强对免疫细胞的监视及杀灭能力。

3. 转移后的治疗

3.1 肿瘤的复发与转移主要与血管生成因子、黏附机制、信号转移、细胞凋亡等多种机制有关。而中医认为肿瘤的复发与转移与脏腑虚损为本，痰毒损络为标。中药通过直接细胞毒作用、免疫增强作用、与化疗药物协调作用等可以多靶点、多方面减少肿瘤的复发与转移，提高患者生命质量。丁义江等运用健脾中药对直肠癌的术后肿瘤的复发与转移进行干预，患者于术后开始服用健脾中药，观察术后1、2、3年肿瘤的复发与转移发生率及时间，其研究结果表明服用健脾中药能明显降低患者两年的复发率和转移率[13]。

3.2 郭志雄采用扶正抑癌汤并化疗治疗转移癌

抑癌汤（薏苡仁、太子参、灵芝等）对38例结直肠癌患者加化疗以治疗，与31例单纯化疗患者进行对照，结果治疗组患者体力状况好于对照组；治疗组生存率高于对照组，治疗组复发率（21.1%）低于对照组(48.3%)；

3.3 马俊等运用健脾消瘤方预防结直肠癌的术后转移或复发

健脾消瘤方（党参15g、黄芪30g、白术15g、八月札15g、茯苓30g、薏苡仁30g、郁金15g、土茯苓30g、野葡萄根30g、蜈蚣2g、天龙6g、瓦楞子30g、天葵子12g、黄精30g、山萸肉15g、仙灵脾15g、菟丝子15g，并随证加减每日一剂，三个月为一个疗程，至少两个疗程，预防结直肠癌的术后转移复发取得了较好的效果，患者使用该方后的转移复发情况和生活质量均明显高于对照组[15]。

3.4 包素珍[14]等从中西结合角度探讨了中晚期直肠癌治疗规律

认为中药“复方三根汤”（藤梨根、虎掌根、野菊花根各30~60g，党参、白术、茯苓、八月札各15g，生苡仁30g、生山楂12g、甘草6g）结合化疗（FOM方案）可明显减轻患者症状，改善生活质量，提高远期生存率及机体的免疫功能，降低CEA水平，提示该方对肿瘤的复发及转移有临床意义。

3.5 蒋益兰[16]等采用中药建脾消癌饮加化疗治疗直肠癌术后患者

共40例，并与单纯化疗40例进行对比，结果：1、3、5年中药加化疗组分别为920.50%、77.5%和67.5%，单纯化疗组分别为90.0%、62.5%和45.0%，结果同时证明减轻化疗毒副作用，减少术后复发转移率的作用。

4. 总结

手术前中药治疗能增强患者的免疫力，并有一定的抗癌作用，对于癌症患者手术前控制病情及手术后恢复都是有利的。手术后运用中药能够一定程度上控制残余癌细胞活动，防治复发和转移，提高生存率；恶性肿瘤患者在治疗过程中疾病本身以及许多化疗药物都会引起机体免疫功能下降，致使不少病人不是死于癌症，而是死于机

体免疫防御功能衰竭，因而，目前已有不少生物反应调节剂疗法应用于临床以提高肿瘤患者机体正常防御功能。如莪术就具有增强癌苗特异性免疫作用，甘草就是一种很好的免疫抑制剂，可抑制调节活性T细胞，能阻断巨噬细胞对抗原的处理和免疫信息传递。除此以外还应注意：做好癌症病人的思想工作，帮助患者树立战胜癌症的信心，调动病人机体内在的抗癌能力，积极配合治疗，以求迅速控制癌症的发展；在饮食上，应吃易于消化，富于营养的事物，特别是在癌症晚期，病人气血双亏，更应该增加血肉有情之品，如鳖龟鸭鲜鲫鱼、鸡蛋、牛奶、以及水果、蔬菜等，以养正气，增强抗病能力；坚持 锻炼，经常活动，养成定时排便的良好习惯，防止便秘。少食辛辣食物，节制烟酒。

参考文献：略。

TST 切除低位直肠肿瘤的临床疗效探讨

鞠应东　夏超锋

聊城市人民医院　252000

【摘要】目的　探讨低位直肠肿瘤采用TST治疗的适应症和价值。方法：回顾性分析我院肛肠科近5年内收治的经TST切除19例低位直肠肿瘤患者的临床资料，其中管状腺瘤10例，绒毛状腺瘤4例，直肠类癌（直肠高分化神经内分泌肿瘤）1例，软纤维瘤1例，均为广基，早期直肠癌3例，瘤体直径为1cm～2.5cm，距肛缘4cm～6cm；浸润深度仅限于直肠黏膜层或黏膜下层。结果：19例患者的瘤体均获完整切除，病理结果示组织切缘均为阴性；术后无并发症。随访至今无复发。结论：TST是治疗低位直肠肿瘤的新方法，是一种创伤小、临床疗效好的术式，值得推广。

【关键词】TST；低位直肠肿瘤；

直肠是大肠息肉、腺瘤最多发的部位，有学者报道86%腺瘤分布在直肠及乙状结肠[1]，而腺瘤是一种公认的癌前病变，应早期手术切除[2]。治疗中保留肛门的功能倍受关注。目前大部分腺瘤可经纤维结肠镜切除，但对内镜切除有困难或有恶变可能的无蒂腺瘤、大而硬的无蒂广基腺瘤则需手术治疗。目前手术切除的方法非常多，经肛门局部切除由于肛管空间狭小，术野显露不佳，操作较困难；TEM虽然治疗效果好，但投入大，费用高，患者难以接受；经腹切除创伤较大，且容易出现肛门功能失常。我科近5年来应用一次性选择性痔上黏膜切除术治疗低位直肠肿瘤19例，既能达到彻底切除的效果，又能成功地保留肛门及其括约肌的功能，疗效满意，现报道如下。

1 资料与方法

1.1 临床资料　本组患者19例，男性15例，女性4例，年龄35～70岁，术前常规行肛门指检和硬性乙状结肠镜检查并取活检。选取瘤体直径≤1cm～2.5cm，距肛缘≤4～6 cm，浸润深度仅限于黏膜或黏膜下层，而腔外无肿大淋巴结。19例患者均行全结肠镜或结肠气钡双造影检查排除多原发肿瘤，并自愿签署器械使用同意书。

1.2 手术方法　术前6小时禁食，2小时肛内灌注40ml开塞露清洁灌肠。采用持续硬膜外麻醉或全身麻醉，取折刀位，肛门周围常规消毒铺巾，四指扩肛，肛内置入单孔TST缝扎器，用7×17号缝合针带7号缝合线，在瘤体右侧基底处贯穿黏膜下组织，缝合后打结固定，置入HYG－34吻合器后收紧荷包线、打结，顺时针旋紧吻合器，至指针到绿色击发区后击发吻合器并压迫20s，逆时针缓慢旋开吻合器，观察吻合口有无明显渗出血，切除的组织送病理。术后应用抗生素3－5天。

2 结果

19例患者均完整切除瘤体，术后情况：切缘均经病理证实无肿瘤细胞残留。术后病理诊断：管状腺瘤10例，绒毛状腺瘤5例，直肠类癌1例，为直肠高分化神经内分泌肿瘤，软纤维瘤1例，早期直肠腺癌3例，其中临床分期：PT i sN0M0 2例，PT 1N0M0 1例，术后均无吻合口瘘及切口感染发生。术后随访1－5年，均无复发。

3 讨论

TST（Tissue－selecting Therapy stapler），又称一次性选择性痔上黏膜切除钉合术，是在PPH的基础上进行改进的一种手术方式。我们应用该方法治疗低位直肠肿瘤，效果明显，体会有以下优点：①既能完整的切除瘤体，又不破坏肛门的精细功能；郁宝铭等[3]曾报道腺瘤癌变或直肠癌高转移率达42%，而肿瘤的大体类型、在直肠内的部位以及肿瘤的大小与淋巴结阳性率无关，肿瘤局部浸润深度和病理分化程度才是决定肠壁浸润程度的主要因素，本组所有患者切除组织切缘均为阴性，切除深度均达到直肠肌层，与郁宝铭等描述的相吻合，故能较好的治疗此类疾病，况且术后吻合口感染率为0%，排便功能、排尿功能甚至性功能均未出现异常，较好的维护了肛门的功能；②能减少手术创伤，缩短治疗时间，达到微创化[4-5]，该手术平均手术时间为20分钟，比经肛门局部切除手术节省约2小时左右，同时只针对瘤体部位造成创伤，尽量保留其他部位的直肠黏膜，创伤程度小，手术时间短。

当然，本手术仍存在很大的局限性和选择性，本方法的主要适应症是瘤体直径≤2.5cm，距肛缘≤6cm广基的直肠良性肿瘤或类癌及癌细胞仅局限于直肠黏膜层或黏膜下层的早期低位直肠癌。本术式最主要的局限性是低位直肠癌或直肠腺瘤癌变不能同时切除可能存在的淋巴结的病变，而因此病例的选择是决定本手术能否成功的最重要因素。研究证明[6]，直肠癌或直肠腺瘤癌变主要是绕肠壁浸润，不到10%的病变在肠壁内向远侧的转移会超过1 cm，同时，由于结直肠黏膜并无淋巴引流，当病变局限于黏膜而未超出黏膜肌层时，不会发生淋巴结转移，当癌肿瘤侵及黏膜下层时，发生淋巴结转移的机率一般也小于5%，故术前应结合直肠腔内B超结果判断肿瘤分期，有文献报道[7]有经验的医生通过精确的直肠腔内超声检查行术前肿瘤分期，准确率可达67%～93%；同时根据直肠癌或直肠腺瘤癌变多表现为局灶性的特点，术前可应在腺瘤表面及基底的不同部位分别采取组织做病理切片检查，以提高诊断的准确性。这样就能大大提高手术的成功率，使得该手术在临床上得到更加广泛的推广应用。

参考文献：略。

结直肠肿瘤的中医药治疗研究进展

李宇飞　李华山※

中国中医科学院广安门医院肛肠科（100053）

【摘要】结直肠癌是我国发病率较高的恶性肿瘤之一。目前对结直肠癌的早期治疗西医以手术切除为主、中晚期以放化疗为主。随着中医药学的不断发展，在结直肠肿瘤的综合治疗中显示出了独特的优势。在各阶段配合其治疗，可明显改善患者预后、延长患者的生存期、提高患者生活质量、减轻患者由于放化疗引起的不良反应并抑制肿瘤的复发和转移等．并且随着中药有效成分研究的不断进展，亦在抑制肿瘤发生发展及诱导肿瘤细胞分化和凋亡等方面显示出了极好的疗效，合理的应用可极大地改善患者预后．本文将从中医角度全面的综述结直肠肿瘤的病因病机、发生发展及辨证治疗等内容，旨在更好的指导临床治疗．

【关键词】结直肠肿瘤；中医；治疗

引　言

结直肠肿瘤是我国常见的消化道恶性肿瘤，其发病率呈逐年升高趋势，手术切除仍被认为是目前唯一能达到彻底治愈的有效方法，然而适合手术切除的患者却仅占少数，随着中医药学的发展，近年来在治疗结直肠肿瘤方面显示出了独特的优势，它可以很好的配合其他治疗手段延长患者的生存期，提高患者生活质量，减轻患者由于放化疗引起的不良反应等．现将中医药在结直肠肿瘤治疗方面的现状综述如下。

1. 中医对结直肠肿瘤病因病机的认识

在祖国医学的文献中并没有确切的记载结直肠癌的病名，而古代医书中所载的如“肠溜”“肠蕈”“肠中积聚”“肠风”“脏毒”“肠澼”“腹痛伏梁”“锁肛痔”等病症，与结直肠癌的症状体征相类似．如：《灵枢·水胀篇》：“帝曰：肠蕈何如？岐伯曰：寒气客于肠外，与卫气相搏，气不得荣，因有所系，癖而内着，恶气乃起，息肉乃生，其始生者，大如鸡卵”《灵枢·五变篇》：“黄帝曰：人之善病肠中积聚者，何以候之？少俞答曰：皮肤薄而不泽，肉不坚而不泽，如此肠胃恶，恶则邪气留止，积聚乃伤肠胃之间，寒温不次，邪气稍至。蓄积留止，大聚乃起．”《外科大成》：“锁肛痔，肛门内外如竹节锁紧，形如海蛇，里急后重，粪便细而带扁，时留臭水．”《灵枢·水胀篇》：“肠蕈何如？寒气客于肠外，与卫气相搏，气不得荣，因有所系，癖而内着，恶气乃起，息肉乃生，其始生者，大如鸡卵”，说明大肠癌的病因系寒气客于肠外，或误食不洁之品等，内因包括忧思抑郁，阴阳失调，正气不足，引起脾虚、气滞．血瘀、痰凝、热毒、湿邪久聚，从而相互交结而生肿瘤。中医学对结直肠癌病因病机的认识主要包括饮食因素、起居不节、感受外邪、先天因素、情志因素等方面．《内经》曰：“饮食自倍，肠胃乃伤”．宋·严用和《济生方》：“过餐五味，强食生冷果菜，久则积结为徵瘕”．张子和：“积之始成也，伤酸苦甘辛咸之味，或停温凉寒热之饮”。

刘伟胜教授[1]在临证之中尤为重视内虚尤其是脾肾亏虚在肠癌发病中的重要作用，他认为脾肾不足，复因感邪，致脾胃运化失司，湿浊内生，流注大肠，气机阻滞，瘀血内蓄，湿瘀日久，形成积块而发为肠癌，湿、瘀为其基本病理因素，而脾虚湿毒瘀阻是大肠癌最主要的发病机理，湿热、瘀滞、癌毒是病之标；脾虚、肾亏是病之本．其病位在肠，与脾、胃、肝、肾关系密切．即大肠癌早期偏气滞、湿热、血瘀；晚期多偏脾肾阳虚、肝肾阴虚、气血亏虚。施志明[2]认为，结直肠肿瘤的发生是因虚致积、因积致虚的病证。贾小强等[3]认为瘀毒留滞大肠是大肠癌发生发展的重要机制。王小宁[4]认为，脾虚气弱是大肠癌的发病基础，瘀毒留滞是肿瘤发生、发展、转移的病理基础。

总之，肠癌的产生是由于素体脾肾不足，或饮食不节，致脾胃虚弱之人，因热毒蕴结，火热湿毒下注肠道，日久积结而成．湿热、火毒、淤滞属病之标；脾虚、肾亏、正气不足乃病之本，二者互为因果．因虚致积，因积益虚，终则阴阳离绝，神离气脱。

2. 辨证施治

2.1 结直肠肿瘤的辨证分型研究

许云等[5]根据临床调查和数理统计结论，将根治术后大肠癌分为7大证型，分别为：肠燥津亏证、脾胃不足证、脾气亏虚证、肝阴亏虚，湿热内蕴证、肝胃不和证、肾气亏虚证、阳虚湿停证．郭勇教授[6]通过长期临床实践，将大肠癌辨证分型为：脾虚湿阻证、气阴亏虚证、湿热蕴结证、阴虚内热证四型，并提出湿热证是大肠癌的重要临床证型，故清热化湿是大肠癌的重要治则，其基础方为四君子汤合三根汤。王晓戎等[7]将大肠癌中医证候整理为14个证型，其中出现频率较高的6个证型依次为：湿热蕴结证、气血两虚证、脾肾阳虚证、肝肾阴虚证、瘀毒阻滞证、寒湿困脾证．李斯文教授[8]认为肠癌总属本虚标实之候，早期多以湿热，瘀毒偏盛，治以祛邪为主，晚期则脾肾阴阳气血俱虚，治当扶正固本为主。并通过长期临床实践，将肠癌辨证分型为：脾虚湿热、湿热瘀毒、脾肾寒湿、气血亏虚四型。吴继萍等[9]将结直肠癌患者辨证分型为：脾虚湿毒，脾肾两虚，肝肾阴虚、气血亏虚、湿热瘀毒五型。

2.2 结直肠肿瘤的辨证论治研究

2.2.1 内治法：结直肠癌临床上以大便性状改变为特征．随着肿瘤的进展可出现肠道刺激症状，便频，腹痛，腹泻便秘交替出现，不规则大便，黏液脓血便等．在辨证时，首先要分清寒、热、虚、实。该病大多以本虚标实为特点。本虚多为脾虚胃弱或脾肾两虚，标实多属湿热、瘀毒为患．故临证时应四诊合参，全面分析。

齐元福教授[10]临证针对肿瘤病人邪实与正虚并存的特点，强调将扶正培本、健脾益气、活血化瘀三法与化疗有机地结合起来，并提出晚期肿瘤病人尤要重视顾护胃气。周仲瑛教授[11]将结直肠癌分为不同阶段，认为病之初起或手术之前，邪盛正不虚，故抗癌解毒配合化痰软坚、逐瘀散结等治法为主；中期或者手术、化疗之后，兼有脏腑功能失调，可适当伍入调理脏腑功能之品，顺理气机；晚期患者，正虚明显，出现不同的并发症，此时则需补益气血、滋阴温阳，兼顾抗癌散结、软坚化痰、散瘀消肿等辨证处理．杨宇飞等[12]结合古人经验及现代结直肠癌的防治特点，认为结直肠癌的根本病因是络脉闭阻，其形成的基本病机是局部阳气不达，这也是肠癌术后复发转移的基本病机。在该病因病机的基础之上，提出“通阳”作为结直肠癌的主要治则，并且根据通阳理论研制出祛邪胶囊，得到较好临床疗效。[13]提出结直肠癌术后，术后无病与术后转移多有乏力、纳差、苔白、脉沉、腹胀等肝郁脾虚，术后无病脾虚为主，术后转移肝郁突出，并多有咳嗽。其中术后无病治宜健脾益气兼疏肝、调节情志为主；术后转移治宜重在疏肝解郁、健脾益气、宣肺止咳为主。郭勇教授[3]认为治疗大肠癌当采用中医分阶段治疗的方法，这与周仲瑛教授有相类似之处。他将大肠癌的中医治疗分为围手术期、辅助治疗期、随访观察期及晚期姑息治疗期四个阶段，围手术期通过理气健脾中药调理，可提高患者对手术的耐受性，促进术后恢复，调节免疫功能；辅助治疗期主要有化疗、放疗、生物靶向、免疫、中医药等治疗方法，在化疗期间通过理气、疏肝、和胃中药的调理，可起到增敏减毒的作用；随访观察期，可通过扶正祛邪中药的调理，减低肿瘤复发转移、延长无瘤生存期；晚期姑息治疗期应以中药为主，采用扶正祛邪并用，积极控制症状，提高生存质量，延长生存期。

2.2.2 其他疗法：早在明清时期，就有关于大肠癌外治方法的阐述，譬如：外搽疗法，调敷疗法，熏洗疗法，针灸疗法等[14]。陈志平等[15]应用“解毒得生煎”直肠内给药辅助治疗大肠癌也取得了不错效果，研究显示其对改善患者临床症状，提高患者生活质量有明显疗效，总有效率达83.3%，亦可使临床症状改善时间平均缩短3～5d. 李斯文教授[5]临床应用中药熏洗及灌肠方法取得较好疗效，并创制消瘤Ⅰ号，消瘤Ⅱ号，灌肠Ⅰ号，灌肠Ⅱ号方用于结直肠癌的治疗。孙凤江[16]外用三脑止痛化积栓配合抗癌软坚清肠饮及三胶补元止血散内服，治疗晚期直肠癌患者 200 例，结果显示可明显延长患者生存期，经随访平均可延长 7y 左右（2～10y）。中医的外治疗法，如针灸治疗可明显改善患者术后肠道功能的恢复情况。穆立新等[17]通过研究发现，针灸在大肠癌术后具有很好的调节肠道功能的作用，其针灸治疗组的总有效率达 96.67%，显效率为 90.00%，明显高于口服西药治疗的对照组（有效率为 40.00%）。马云龙等[18]报道中医外治疗法可用于结直肠癌术后患者的并发症治疗，他用清热止疡汤坐浴治疗低位直肠癌术后吻合口炎 30 例，并与用肿节风注射液配液坐浴治疗的 32 例进行对照，结果治疗组总有效率达 96.67%，对照组总有效率 93. 75%，且治疗组复发率低于对照组。

3. **中医药治疗结直肠肿瘤的疗效分析**

中药在临床实践及体内外实验中已证实有明确抗大肠癌活性的作用，现代药理学证实其可能的主要机制包括：抑制细胞增殖、诱导细胞凋亡、抑制血管生成、逆转多药耐药、抑制粘附与侵袭转移、调节免疫功能等[19]. 近几年，越来越多的临床实验已证实中医药在结直肠癌治疗中的优势所在，其疗效显著. 笔者认为，中医药治疗结直肠癌的优势与特色主要表现在以下几个方面：(1) 突出以人为本，辨证施治，强调带瘤生存的概念，这正是中医学治病的核心所在。(2) 改善临床症状和生存质量，提高生存率。(3) 对放化疗的增敏减毒作用。(4) 术后调补，促进机体康复，提高机体免疫功能。(5) 防治转移和复发，阻断癌前病变。

3.1 提高疗效，改善患者生活质量

付莺等[20]采用静脉滴注复方苦参注射液 15ml 加入生理盐水中，联合奥沙利铂、亚叶酸钙和氟尿嘧啶化疗方案，其临床总有效率及患者生活质量改善率分别为 62.5%、66.67%，明显高于单纯化疗组（41.67%、37.5%）。曾英等[21]采用扶正抗癌方结合 FOLFOX 化疗，其有效率分别为 57.14%、33.33%（$P<0.05$）。侯安继等[22]应用扶正抗癌ⅳ号方治疗不适合放化疗的晚期结直肠癌患者，在中医症状疗效与生存质量方面明显优于给予最佳方案治疗的对照组. 海艳洁等[23]采用槐耳颗粒联合 FOLFOX4 方案化疗，患者在中医症状评分疗效，Karnofsky 评分，食欲及体重方面明显优于对照组，证实槐耳颗粒联合化疗可改善晚期大肠癌患者的中医证候及体力状况，提高患者生活质量。

3.2 对放化疗的增敏减毒作用

几乎所有抗癌药物均有不同程度的毒副作用，主要表现在骨髓造血功能的抑制，消化道胃肠反应，免疫功能低下等方面，中医药在防治这些毒副反应方面可以发挥较好的作用。

3.2.1 与化疗药联合，减毒增效：韩慧娟等[24]应用康艾注射液联合化疗治疗 60 例大肠癌术后患者，在生活质量改善率方面，优于单纯化疗组；同时，化疗后治疗组在白细胞、恶心呕吐及腹泻不良反应发生率，血小板及周围神经毒性不良反应发生率方面亦明显优于对照组. 束家和等[25]采用益气解毒汤联合 CapeOX 方案治疗晚期大肠癌患者，可明显控制肿瘤进展，提高患者临床获益率、延长生存期、改善临床症状和生活质量，并能提高免疫功能，减轻化疗的不良反应，其临床总有效率为 44.44%，白细胞下降、恶心呕吐等不良反应的发生情况也明显少于单纯化疗组。方乃青等[26]认为参附注射液对预防化疗毒副作用、改善患者生活质量、辅助化疗顺利完成有积极作用，与单纯化疗组比，其白细胞下降、恶心呕吐的发生率及 KPS 评分下降均小于对照组。文洽先等[27]采用肠癌方联合 OLF 方案化疗，其贫血及恶心呕吐等毒副反应的发生率明显低于对照组。陈永乐等[28]应用复方肠泰联合 FOLFIRI 方案化疗，在改善患者体力状况、生活质量方面以及化疗所引发的白细胞、血红蛋白和血小板降低等部分毒副反应发生率方面均低于单纯化疗组。

3.2.2 治疗放化疗后毒副反应：放化疗后引起血小板减少、反射性肠麻痹、肠道黏膜损伤等毒副反应较为常见，西药治疗效果不理想且昂贵，中医药针对此方面的治疗有良好效果。徐婵媛等[29]得出 559 例进展期大肠癌化疗后不良反应的发生率为 88.6%，进展期大肠癌患者重度不良反应的发生证候主要为脾肾阳虚型和气血两虚型，因此治疗方法以扶正培元为主，并充分考虑各系统各类型不良反应。郑岚等[30]于化疗间歇期给予扶中升白方，可明显延长患者因化疗所致白细胞减少的出现时间，降低白细胞减少程度，化疗后白细胞和血红蛋白恢复加快，使粒细胞集落刺激因子使用剂量减少。王振飞[31]用艾迪注射液配合化疗治疗大肠癌术后患者，其生存质量明显改善，KPS 评分明显提高，改善率为 55%，效果明显优于单用化疗组。对照组化疗后患者白细胞、血小板均有下降；治疗组较稳定，且恶心呕吐、腹泻及外周神经毒性发生率等也明显降低。赵仁等[32]认为直肠癌放疗致肠道黏膜损伤的中医证候中，热毒伤阴证最多占 43.33%，脾胃虚弱证占 26.67%，痰瘀互结占 13.33%，湿热内蕴证占 10.00%，而肾阴亏虚占 6.67%。其证候中阴虚与气虚相兼较多见，即以热毒过盛，伤津耗液为主，伤阴证候为最多，放疗毒副反应证候群主要以热象为著，属热（毒）邪耗气伤阴，临床诊治中应用补益气阴中药，疗效显著. 朱翔等[33]采用中医滋阴养血法与西医支持疗法结合治疗化疗后引起的血小板减少症患者，其升血小板疗效明显，32 例中总有效率为 87.5%。

3.3 术后调补，促进机体康复，提高机体免疫功能

中药治癌是通过增强或抑制免疫反应来调节肿瘤患者的免疫能力达到抑制肿瘤，扶正祛邪的目的。中医学认为，免疫功能与机体正气呈正相关。扶正就是提高或调整人体的免疫功能，扶植和增强免疫防御系统，抑制或杀灭癌细胞。

笔者早期[34]证实中药肠癌康复汤联合5－氟尿嘧啶、丝裂霉素化疗方案可显著提高大肠癌手术患者的免疫功能，在术后2个月，$CD3^+$、$CD4^+$及NK细胞活性在中药组及中化组均恢复正常，且较治疗前均有不同程度的提高，但化疗组恢复较为缓慢，在体液免疫方面亦取得了相类似的结果。王文海等[35]应用辨证汤药配合化疗治疗肠癌术后患者，治疗组CD4T淋巴细胞的比例较治疗前及对照组均明显升高．陆清昀[36]采用扶正抗癌方联合化疗能够改善肠癌患者的细胞免疫及体液免疫功能，有利于机体的康复，患者的生活质量明显得到改善。．尤建民等[37]证实中药微调三号方可改善中晚期大肠癌患者生活质量，缓解临床症状，稳定病灶，提高疾病控制率，有效提高机体免疫机能，增强对肿瘤细胞的免疫监视及杀灭能力。治疗组在治疗后CD3、CD4、CD4/CD8水平显著高于治疗前及单纯化疗组．海艳洁等[38]证实艾迪注射液可调节大肠癌患者免疫功能，联合化疗可改善晚期大肠癌患者体力状况，提高患者生活质量．在化疗前后机体免疫状态（$CD3^+$、$CD4^+$、$CD8^+$、$CD4^+/CD8^+$）的变化方面，治疗组较单纯化疗组$CD8^+$明显下降，$CD4^+/CD8^+$比值显著上升。侯冰宗[39]等报道应用艾迪注射液治疗可迅速提高大肠癌患者术后早期机体的细胞免疫和体液免疫功能．使用艾迪治疗组患者的细胞免疫指标（CD3、CD4、CD4/CD8、NKC、IL－2R、T淋巴细胞转化率）及体液免疫指标（IL－2R，TNF－a）在术后1wk开始迅速恢复且维持在高水平状态，明显优于未用艾迪注射液组。

3.4 防治复发和转移

尽管手术切除是大肠癌治疗的最佳方案，但仍会有部分患者术后出现复发，且远处转移亦是肠癌患者常发生的情况，肝脏是最主要的转移部位，约占38%－60%。而结直肠癌肝转移病人若不进行治疗的五年生存率接近于零。近年来中医药在抗肿瘤复发转移及减少微小转移灶方面越来越受到大家的重视。

关家慧等[40]通过对222例Ⅱ～Ⅲ期结直肠癌根治术后患者进行研究，在中西医结合治疗组中，1、2、3、4、5年复发转移率分别为0（0/97），2.06%（2/97），12.37%（12/97），13.40%（13/97）和14.94%（13/87）；明显优于未加中药组（5.0%、24.48%、31.63%、39.79%和44.82%）。蔡茂红[41]应用金龙胶囊联合化疗方案治疗结直肠癌肝转移患者，其近期临床收益率、血CEA下降比率、体力状况、白细胞降低程度及免疫指标改变方面均明显好于对照组。王飞等[42]应用康莱特注射液（KLT）联合环磷酰胺（CTX）进行裸鼠实验，结果显示KLT联合CTX可以抑制模型裸鼠的脾脏接种瘤及肝脏转移瘤的生长，与对照组相比，CTX＋组的脾脏接种瘤和肝脏转移瘤重量减轻最明显，KLT组次之。蒋益兰等[43]应用健脾消癌饮配合化疗治疗大肠癌术后患者62例，结果其复发转移率为25.8%，5年生存率为63.4%，明显高于单用化疗治疗的60例患者的复发转移率和5年生存率（48.3%，35.5%）。

4. 中药成分抗结直肠肿瘤的现代研究

中医药学在晚期肿瘤患者的直接治疗中可发挥重要作用，特别是可以从某些天然药物中寻找抗癌有效成分。如应用组合得当，可增强患者机体免疫功能，诱导癌细胞分化和凋亡，从而改善患者预后。

张喜林等[44]通过实验研究表明，黄芪总提取物能够明显起到抑瘤作用，随着黄芪剂量增长，抑制率逐渐增加。因此黄芪可作为一种有效的生物调节剂，在肿瘤的防治中发挥巨大的潜力。徐永中等[45]通过应用不同浓度的蟾酥灵处理结肠癌SW620细胞，结果显示，蟾酥灵对结肠癌细胞生长具有很强的抑制作用与诱导细胞凋亡有关。崔旭琴等[46]指出，毛兰素能显著诱导结肠癌SW480细胞凋亡，并诱导细胞周期阻滞于G2－M期，毛兰素通过下调XIAP，Bcl－xL蛋白表达以及激活Caspase－9、Caspase－7、Caspase－3和PARP活性从而诱导SW480细胞凋亡，抑制其增殖，且随药物浓度与时间增加，抑制率呈明显的剂量时间效应，48h半数抑制浓度IC50为24.5nmol/l。陈立武等[47]通过实验研究得出，复方中药针剂得力生可诱导直肠癌细胞凋亡，术前尽早应用可提高疗效，治疗组术前应用得力生静脉滴注及生理盐水稀释保留灌肠，17例便血、肛门下坠感减轻，7例不全性肠梗阻患者腹痛减轻，术后电镜观察标本可发现凋亡的癌细胞，疗效明显优于对照组。崔澂等[48]通过比较三氧化二砷、川芎嗪、黄芪、氧化苦参碱、猪苓多糖、蒿甲醚等六种不同类型抗瘤中药制剂对结直肠癌NK、T细胞免疫功能抑制的影响，得出不同类型抗瘤中药制剂下调结直肠癌免疫抑制的类别、程度、出现和维持的时间不尽相同，然而下调肿瘤细胞产生的NK、T细胞免疫功能抑制是中药制剂抗瘤效应机制之一。张惠等[49]报道，As2O3亦具有抑制肿瘤血管生成的作用，能明显抑制血管内皮生长因子在人结肠癌细胞LoVo中的表达。王毅等[50]通过移植瘤模型，检测肿瘤组织微血管密度（MVD）、血管内皮生长因子（VEGF）及其受体（FLK21）、内皮抑素（ES）的积分光密度（IOD），

计算 VEGF/ES 比值，结果显示复方肠复康组可使移植瘤 MVD、VEGF、FLK21 及 VEGF/ES 比值显著降低，同时使 ES 含量明显增高。

5. 结论

综上所述，中医药在治疗结直肠肿瘤的研究中取得了很大进展，尤其是中医中药联合放化疗治疗中晚期癌症患者，在提高生存率，改善患者生活质量，提高机体免疫功能，提高患者对手术及放化疗的耐受性及敏感性，改善放化疗后毒副反应等方面，均显示出了独特优势。目前纯天然中药对某些实验肿瘤有一定的抑制作用，可抑制恶性肿瘤细胞的生长增殖，虽杀灭癌细胞能力远不及化学抗癌药物，但是中医中药不良反应轻微，根据辨证论治，扶正祛邪相联合，可以整体调节患者机体内环境，增强机体的免疫作用，从宏观上调整机体的抗癌能力．因此，中医中药联合手术及放化疗的综合治疗将是以后的发展方向，中医药在结直肠肿瘤患者中的应用应得到极大关注。

参考文献：

[1] 白建平，邓宏，张海波，李柳宁．刘伟胜教授治疗大肠癌经验简介．新中医 2010；42：132－133

[2] 丁金芳，黄云胜，李明花，施志明．施志明治疗大肠癌经验举要．上海中医药志，2007；41：43－44

[3] 贾小强，邱辉忠，黄乃健，林国乐．大肠癌辨证分型与肿瘤浸润转移相关性的前瞻性研究．中华中医药杂志，2005；20：144－146

[4] 王小宁，霍介格．中医治疗大肠癌的思路与方法探讨．中国中医基础医学杂志，2007；13：681－682

[5] 许云，赵爱光，谷晓红，吴煜，杨宇飞．218 例大肠癌根治术后中医辨证规律的临床研究．世界科学技术－中医药现代化，2011；13（6）：938－943

[6] 赵海燕，郭勇教授．中西医结合治疗大肠癌的经验．中医中药，2010；7：138－139.

[7] 王晓戎，张 宏，袁孝兵，郜 峦，李 平．基于现代文献的大肠癌中医证候及病机研究．中国中医急症，2009；18：1859－1861.

[8] 郭利华，冯 妮，陈宝财，李斯文，李斯文教授．辨证治疗结直肠癌的经验．中医临床研究，2011；3：81－82.

[9] 吴继萍，冯 妮，李斯文．中医辨证论治结直肠癌术后的临床研究．光明中医，2011；26（9）：1816－1818.

[10] 郑 祎，齐元富教授．运用中医药治疗大肠癌的经验．中医学报，2010；25：323－324.

[11] 何煜舟，宋欣伟，阮善明，蒋旭宏，周仲瑛教授．治疗大肠癌的治法治则探讨．中华中医药学刊，2010；28：696－697.

[12] 杨宇飞，王建彬．通阳法防治结直肠癌的理论探析．浙江中医药大学学报，2009；33：715－716.

[13] 戚 晶，殷东风．结直肠癌术后无病与术后转移证候特点及演变规律系统评价．实用中医内科杂志，2012；26：41－42.

[14] 张 宏，王晓戎．明清时期大肠癌外治法浅析．中医药临床杂志，2012；24：392－393.

[15] 陈志平，万 胜，万海栋．“解毒得生煎”直肠内给药辅助治疗大肠癌 42 例临床观察．江苏中医药，2011；43：44.

[16] 孙凤江．中医药治疗晚期直肠癌的研究与体会．中医杂志，2003；44：126.

[17] 穆立新，姜军作，范杰华．针灸治疗大肠癌术后 30 例疗效观察．大连大学学报，2006；27：100－102.

[18] 马云龙，张红英，李永清，施光其．中药外用治疗低位直肠癌术后吻合口炎疗效观．辽宁中医杂志，2007；34：937－938.

[19] 王舒雯，许尤琪．中药治疗大肠癌机理研究评述．中医学报，2012；27：665－667.

[20] 付 莺，戴 泉．复方苦参注射液联合化疗治疗中晚期大肠癌临床观察．光明中医，2011；26：343.

[21] 曾 英，李世杰．扶正抗癌方结合 FOLFOX 化疗方案治疗大肠癌的临床观察．西部中医药，2011；24：1－4.

[22] 侯安继，刘 源，胡 艳，周 维，张红卫，黄燕莉，沈晓燕，周 莉，顾魏峰．扶正消癌ⅳ号方治疗晚期结直肠癌疗效观察．时针国医国药，2009；20：2908－2910.

[23] 海艳洁，郑 宇，庄亚严，张高坤，王 敏，卢 林，王志强，赵秀峰，崔虎军，周宏博，郝志英．槐耳颗粒联合化疗对晚期大肠癌的初步临床研究．药物流行病学杂志，2012；21：53－55.

[24] 韩慧娟，张来喜，陈大志，王 勇．康艾注射液配合化疗治疗大肠癌术后 60 例临床观察．新中医，2010；42：42－43.

[25] 束家和，周荣耀，钟 薏，吴丽英．益气解毒汤联合 CapeOX 方案治疗晚期大肠癌 45 例．上海中医药杂志，2011；45：33－35.

[26] 方乃青，肖 寒，申小苏．参附注射液联合化疗治疗脾肾两虚型肠癌的疗效与安全性．山东医药，2010；50：70－71.

[27] 文洽先，吕国强，张振勇，朱 娅，许 彬．肠癌方联合化疗治疗晚期大肠癌的临床观察．实用医院临床杂志，2011；8：149－151.

[28] 陈永乐，姚 远．复方肠泰联合 FOLFIRI 方案化疗治疗晚期结直肠癌临床疗效观察．当代医学，2012；18：36－37.

[29] 徐婵媛，李柳宁，潘大铭，温泽淮．进展期大肠癌患者入院中医证候与化疗后不良反应相关性的回顾性分析．辽宁中医药大学学报，2011；13：104－106.

[30] 郑岚，沈小珩，周东亮．扶中升白汤对大肠癌化疗所致白细胞减少的治疗作用．现代中西医结合杂志，2011；20：1821－1822.

[31] 王振飞．大肠癌术后化疗配合艾迪注射液临床观察．福建中医药，2007；38：9－10.

[32] 赵 仁，李卫强，朱西杰．直肠癌放疗后肠道黏膜损伤的中医证候易感性初步研究．江苏中医药，2010；42：25－26.

[33] 朱 翔，方明智，黄 欣，钱 垠，刘 青，杨兴华，李 敏．滋阴养血治疗结直肠癌化疗后血小板减少临床观察．辽宁中医药大学学报，2010；12：145－146.

[34] 李华山，李华宏，唐宗江，张 森，高 枫，李国栋，王彩秀．肠癌康复汤对大肠癌患者术后免疫功能的影响．中国中西医结合杂志，2000；20：580－582.

［35］王文海，龚航军，周荣耀，李 佳，宋花玲，余根培，张 强．中医辨证治疗 140 例中晚期大肠癌术后患者的临床分析．上海中医药大学学报，2010；24：43－46.

［36］陆清昀．扶正抗癌方对大肠癌肿瘤患者免疫功能的影响．浙江中医药大学学报，010；34：688－689.

［37］尤建民，龚时夏，周留勇．中药微调三号方配合化疗治疗中晚期大肠癌 30 例．南京中医药大学学报，2010；26：259－261.

［38］海艳洁，鞠宝玲，杜 萍，卢 林，王志强，赵秀峰，周宏博，崔虎军，郝志英．艾迪联合化疗对晚期大肠癌患者免疫功能及生活质量的影响．中国药师，011；14：1634－1636.

［39］侯冰宗，舒晓春，周少朋，房思炼，李霄凌．中药艾迪注射液对大肠癌术后机体免疫功能的影响．第四军医大学学报，2008；29：933－935.

［40］关家慧，杨宇飞，吴 煜，许 云，吴显文，刘端祺，张 侠，宋飞翔，耿振英．中西医结合治疗减少Ⅱ－Ⅲ期结肠直肠癌根治术后复发转移 222 例队列研究的再随访．癌症进展，2010；8：193－195.

［41］蔡茂红．金龙胶囊联合化疗治疗结直肠癌肝转移的临床观察．四川医，2011；32：227－229.

［42］王 飞，王亚非，李玉明，王以浪，张 亮．康莱特注射液对结肠癌肝转移裸鼠血浆骨桥蛋白的影响．临床肿瘤学杂志，2011；16：682－684.

［43］蒋益兰，潘敏求，蔡 美．健脾消癌饮配合化疗拮抗大肠癌术后复发转移 62 例总结．湖南中医杂志，2007；23：1－3.

［44］张喜林，李文虎，李路勇，李书花．黄芪总提取物抗肿瘤作用的实验研究．中国现代药物应用，2010；4：29－31.

［45］徐永中，范 钰，张尤历，张宇川，李 华．蟾蜍灵对结肠癌 SW620 细胞凋亡的影响．江苏大学学报（医学版），2007；17：515－517.

［46］崔旭琴，苏 鹏，朱启彧，安君霞，王 晶，吴 坚，唐亚雄．毛兰素诱导结肠癌 SW480 细胞凋亡的分子机制．应用与环境生物学报，2011；17：512－516.

［47］陈立武，杜 建，黄铭涵，陈文列．得力生诱导直肠癌细胞凋亡的临床观察．现代肿瘤医学，2006；14：1413－1415.

［48］崔 澂，王润田，支国成，李金生，王智华，张征峥，邓郁青．不同类别抗瘤中药制剂下调结直肠癌免疫功能抑制的比较研究．实用肿瘤杂志，2010；25：300－303.

［49］张 惠，陈卫昌，岑建农．三氧化二砷对人大肠癌 LoVo 细胞血管内皮生长因子表达的影响．江苏医药，2007；33：153－155.

［50］王 毅，刘碧清，胥方元，王旺胜，仝崇毅．肠复康合剂对裸鼠移植性人结肠癌血管生成的抑制作用．中国中西医结合消化杂志，2003，11：325－328.

※41※通讯作者信息：电子邮件信箱：lihuashan@263.net；联系电话：（010）88001025.

结直肠癌术后吻合口漏非手术治疗的护理对策

陆海英　赵浩翔　朱桂凤

广西　桂林　广西桂林市中西医结合医院肛肠外科（541004）

【摘要】目的　探讨大肠癌术后吻合口漏非手术治疗患者的必须采取的护理措施。方法　对 2006 年至 2012 年 6 例非手术治疗的患者采取心理护理、给药护理、饮食护理、引流管护理、功能锻炼的指导及基础护理等护理对策。结果　综合护理策略的实施保证了非手术治疗的效果，6 例患者均治愈，平均住院时间为 49 天。结论　对非手术治疗的吻合口漏的患者辅以有效的护理对策，可提高治愈率，减少患者再次手术的痛苦，降低病死率及住院时间，获得显著的疗效。

【关键词】肠癌术后；吻合口漏；护理

吻合口漏是结直肠癌术后严重的并发症之一。一旦发生吻合口漏，如果处理不当可以导致其他的并发症发生甚至死亡。而且因此而引发一系列的问题—治疗过程漫长费用昂贵，甚至危及生命，给患者带来极大的痛苦或医疗纠纷。近几年来本人对患者发生吻合口漏后非手术治疗情况下进行切实有效的护理，积极配合治疗，减少了住院时间，取得满意的效果。

1. 临床资料

1.1 一般资料　2006 年至 2012 年共发生吻合口漏 8 例。其中一类为一般情况较好的以引流液增多为主要表现，但炎症反应不严重者，共有 6 例，本文将其作为临床保守治疗护理病例。这 6 例中男 4 例，女 2 例，年龄 40－85 岁，为术后 5－7 天发生吻合口漏。有 2 例为伴随吻合口漏出现全身炎症表现较重综合症者，估计漏口较大进行手术治疗。

1.2 方法　通过营养支持、控制感染、有效引流、肠道灌洗加上生长抑素的应用；通过心理干预、皮肤护理等具有针对的护理，均能提高治疗和护理的效果。

1.3 结果 6 例吻合口漏保守治疗患者 1－2 个月均痊愈。

2. **讨论**　结直肠术后吻合口漏发生的因素常见一下几点①解剖学因素：吻合口漏多发生于直肠中线部位，此部位存在潜在低血流灌注区域[1]②全身情况相对较差如低蛋白症、糖尿病等。③肠道准备不理想容易引起吻合口污染。④吻合技术不熟练导致吻合口存在缺陷。⑤引流不畅等等[2]。近几年来对出现吻合口漏治疗方式分两类，一类是对伴随吻合口漏出现全身盆腔炎症表现如腹痛、腹胀，腹膜炎全身炎症反应综合症者；估计漏口大，漏出液多或合并其他器官复合型漏者；患者全身情况差免疫低下者，积极采取早期造口，或者保守治疗三到五天后腹膜炎无局限趋势也行肠造口。另一类对于一般情况较好以引流液增加为主要表现，但炎症反应不严重者，这类患者临床上较多见，采用先保守治疗、短期观察的策略。保守治疗包括局部冲洗、抗炎、肠外营养等，经过治疗一般均能痊愈。

3. **护理对策**

3.1 病情观察　注意观察患者腹痛腹胀情况，肛门有无排气排便。严密观察生命体征变化，尤其体温变化。

3.2 心理护理　并发症的发生给患者带来强烈的打击。患者表现为焦虑、烦躁、自卑、缺乏信心。责任护士应加强与患者沟通，耐心的倾听患者倾诉、感受，介绍成功病例，详细耐心解答有关疾病的知识，增强护患彼此沟通和信任，鼓励患者树立战胜疾病的信心。加强巡视、主动沟通，尽量满足身心所需，使患者感受到护士的关心和重视，从而缓解心理压力。向病人家属做好解释工作，使家庭给予病人极大的支持，让病人感觉温暖。使患者在最佳的心理状态积极配合接受治疗。

3.3 用药护理　遵医嘱及时准确给药。根据药敏结果按医嘱使用有效抗生素并合理安排输液，控制局部感染。禁食期间使用中心静脉置管进行静脉营养支持治疗，每日记录 24 小时出入量，维持水电解质和酸碱平衡。使用生长抑素时，确保微量泵注入通畅速度准确，以减少肠液，促进漏口愈合。出现吻合口漏后，我们应用 10% 葡萄糖注射液进行肠道灌洗，以利用高糖的渗透压原理达到局部消炎作用，并可以冲洗清洁漏口且具有营养促进漏口愈合。灌洗时分次低压进行。插管深度在吻合口上 10－20cm。用石蜡油充分润滑肛管前端及肛门，插管动作轻柔，如有阻力不可强行插管，然后注入药液，肠道粪水自然流出，如此反复进行灌洗，直至引流出清亮灌洗液。灌洗过程注意询问病人感受，观察腹部体征，有无腹痛加重。记录引流液量和灌洗液是否一致。灌洗完毕清洁肛门，并给予金霉素眼膏涂搽保护肛周皮肤。

3.4 饮食护理　吻合口漏发生后早期遵医嘱给予禁食，待漏出量不大或无腹膜炎体征告知进无渣流质饮食，逐渐过度到半流食。饮食宜高蛋白、高维生素、高热量清淡营养。

3.5 引流管的护理　妥善固定引流管，防止脱落、扭曲、受压，保证有效负压引流。做好患者及家属宣教工作，患者翻身、更衣、下床活动注意引流管的保护。经常巡视动态观察引流液的颜色、性质和量。若引流浑浊带有粪渣，引流液增多均提示吻合口漏加重，应及时通知医生。发生吻合口漏后，腹壁引流管口经常有粪便及消化液流出，如护理不当很容易引起引流管口皮肤发炎或湿疹．每天用生理盐水棉球擦洗周围皮肤后擦干皮肤，用无菌纱布覆盖。如果形成瘘口并引流液较多可按照造口护理的方法贴好造口袋，在造口袋底部开一小口，放入连接管，连接负压引流器，将流出液充分吸走，一般每 3－5 天更换造口袋一次，保持瘘口周围皮肤清洁干燥。

3.6 基础护理　保持室内空气清新，保持床单清洁干燥，随时更换污染的衣物、被服。保持皮肤清洁、干燥无异味，每日进行床上擦浴，以促进局部血运。正确使用便器，减少局部皮肤的摩擦。定时协助患者变换体位，避免局部长期受压是预防压疮的重要护理措施。指导患者半卧位休息，以利于引流和炎症局限。指导患者深呼吸，鼓励有效咳嗽，定时翻身叩背，协助排痰，预防肺部感染并发症。留置胃管期做好口腔护理每日 2 次，保持口腔清洁，高热时给予物理降温或药物退热。

3.7 功能锻炼的指导　根据患者的病情制定患者的功能锻炼计划，遵循循序渐进的原则。向患者或家属讲解功能锻炼的重要性及必要性，取得配合。首先指导患者床上主动及被动活动，活动时密切观察生命体征变化，如有不适立即停止活动。病情允许后有责任护士陪同下床活动，下床前妥善固定好各管道，活动结束后评估患者生命体征及各管道连接情况[3]。

参考文献：略。

直肠癌术后吻合口漏非手术治疗的护理对策

陆海英 朱桂凤 赵浩翔

（广西桂林市中西医结合医院肛肠外科 广西桂林 541004）

（陆海英 13978313006）

【摘要】目的 探讨直肠癌术后吻合口漏非手术治疗患者的必须采取的护理措施。方法 对2006年至2012年6例非手术治疗的患者采取心理护理、给药护理、饮食护理、引流管护理、功能锻炼的指导及基础护理等护理对策。结果 综合护理策略的实施保证了非手术治疗的效果，6例患者均治愈，平均住院时间为49天。结论 对非手术治疗的吻合口漏的患者辅以有效的护理对策，可提高治愈率，减少患者再次手术的痛苦，降低病死率及住院时间，获得显著的疗效。

【关键词】直肠癌术后；吻合口漏；护理

吻合口漏是直肠癌术后严重的并发症之一。一旦发生吻合口漏，如果处理不当可以导致其他的并发症发生甚至死亡。而且因此而引发一系列的问题—治疗过程漫长费用昂贵，甚至危及生命，给患者带来极大的痛苦或医疗纠纷。近几年来本人对患者发生吻合口漏后非手术治疗情况下进行切实有效的护理，积极配合治疗，减少了住院时间，取得满意的效果。

1 临床资料

1.1 一般资料 2006年至2012年共发生吻合口漏8例。其中一类为一般情况较好的以引流液增多为主要表现，但炎症反应不严重者，共有6例，本文将其作为临床保守治疗护理病例。这6例中男4例，女2例，年龄40－85岁，为术后5－7天发生吻合口漏。有2例为伴随吻合口漏出现全身炎症表现较重综合症者，估计漏口较大进行手术治疗。

1.2 方法 通过营养支持、控制感染、有效引流、肠道灌洗加上生长抑素的应用；通过心理干预、皮肤护理等具有针对的护理，均能提高治疗和护理的效果。

1.3 结果 6例吻合口漏保守治疗患者1－2个月均痊愈。

2 讨论

直肠术后吻合口漏发生的因素常见以下几点①解剖学因素：吻合口漏多发生于直肠中线部位，此部位存在潜在低血流灌注区域［1］②全身情况相对较差如低蛋白症、糖尿病等。③（术前）肠道准备不理想容易引起吻合口污染。④吻合技术不熟练导致吻合口存在缺陷。⑤引流不畅等等［2］。近几年来对出现吻合口漏治疗方式分两类，一类是对伴随吻合口漏出现全身盆腔炎症表现如腹痛、腹胀，腹膜炎全身炎症反应综合症者；估计漏口大，漏出液多或合并其他器官复合型漏者；患者全身情况差免疫低下者，积极采取早期造口，或者保守治疗三到五天后腹膜炎无局限趋势也行肠造口。另一类对于一般情况较好以引流液增加为主要表现，但炎症反应不严重者，这类患者临床上较多见，采用先保守治疗、短期观察的策略。保守治疗包括局部冲洗、抗炎、肠外营养等，经过治疗一般均能痊愈。

3 护理对策

3.1 病情观察 注意观察患者腹痛腹胀情况，肛门有无排气排便。严密观察生命体征变化，尤其体温变化。

3.2 心理护理 并发症的发生给患者带来强烈的打击。吻合口漏的患者病程长，心里负担重，临床表现为焦虑、紧张、烦躁、自卑、缺乏信心。责任护士应加强与患者沟通，耐心的倾听患者倾诉、感受，介绍成功病例，详细耐心解答有关疾病的知识，并告诉患者具体治疗的目的和作用，取得患者的信任和配合，增强护患彼此沟通和信任，鼓励患者树立战胜疾病的信心。加强巡视、主动沟通，尽量满足身心所需，使患者感受到护士的关心和重视，从而缓解心理压力。向病人家属做好解释工作，使家庭给予病人极大的支持，让病人感觉温暖。使患者在最佳的心理状态积极配合接受治疗。

3.3 用药护理 遵医嘱及时准确给药。根据药敏结果按医嘱使用有效抗生素并合理安排输液，控制局部感染。禁食期间使用全胃肠外营养支持治疗，每日记录24小时出入量，维持水电解质和酸碱平衡。使用生长抑素时，确保微量泵注入通畅速度准确，抑制消化液的分泌，促进漏口愈合。出现吻合口漏后，我们应用10%葡萄糖注射液（加庆大霉素）进行肠道灌洗，以利用高糖的渗透压原理达到局部消炎作用，并可以冲洗清洁漏口且具有营养促进漏口愈合。灌洗时分次低压进行，每日2次。插管深度在吻合口上10－20cm。用石蜡油充分润滑肛管前端及肛门，插管动作轻柔，如有阻力不可强行插管，然后注入药液，肠道粪水自然流出，如此反复进行灌洗，直至引流出清亮灌洗液。灌洗过程注意询问病人感受，观察腹部体征，有无腹痛加重。记录引流液量和灌洗液是否一致。灌洗完毕清洁肛门，并给予金霉素眼膏涂搽保护肛周皮肤。

3.4 饮食护理　吻合口漏发生后早期遵医嘱给予禁食，待漏出量不大或无腹膜炎体征，告知进无渣流质饮食，逐渐过度到半流食。饮食宜高蛋白、高维生素、高热量清淡营养。

3.5 引流管的护理　妥善固定引流管，防止脱落、扭曲、受压，保证有效负压引流。做好患者及家属宣教工作，患者翻身、更衣、下床活动注意引流管的保护。经常巡视动态观察引流液的颜色、性质和量。若引流浑浊带有粪渣，引流液增多均提示吻合口漏加重，应及时通知医生。发生吻合口漏后，腹壁引流管口经常有粪便及消化液流出，如护理不当很容易引起引流管口皮肤发炎或湿疹. 每天用生理盐水棉球擦洗周围皮肤后擦干皮肤，用无菌纱布覆盖。如果形成瘘口并引流液较多可按照造口护理的方法贴好造口袋，在造口袋底部开一小口，放入连接管，连接负压引流器，将流出液充分吸走，一般每3－5天更换造口袋一次，保持瘘口周围皮肤清洁干燥。

3.6 基础护理　保持室内空气清新，保持床单清洁干燥，随时更换污染的衣物、被服。保持皮肤清洁、干燥无异味，每日进行床上擦浴，以促进局部血运。正确使用便器，减少局部皮肤的摩擦。定时协助患者变换体位，避免局部长期受压是预防压疮的重要护理措施。指导患者半卧位休息，以利于引流和炎症局限。指导患者深呼吸，鼓励有效咳嗽，定时翻身叩背，协助排痰，预防肺部感染并发症。留置胃管期间做好口腔护理每日2次，保持口腔清洁，高热时给予物理降温或药物退热。

3.7 功能锻炼的指导　根据患者的病情制定患者的功能锻炼计划，遵循循序渐进的原则。向患者或家属讲解功能锻炼的重要性及必要性，取得配合。首先指导患者床上主动及被动活动，活动时密切观察生命体征变化，如有不适立即停止活动。病情允许后有责任护士陪同下床活动，下床前妥善固定好各管道，活动结束后评估患者生命体征及各管道连接情况［3］。

参考文献：略。

低位直肠癌诊治的新观念

路直美　陈继贵　张宇星

武汉市第八医院（肛肠医院）肛肠外科

【摘要】直肠癌是人类最为常见的恶性肿瘤之一，近几年来，在我国结直肠癌的发病率和死亡率仍处于上升趋势。我国结直肠癌中75%－80%是直肠癌，而直肠癌中75%的患者是低位直肠癌。近几年来，随着诊治理念的更新以及手术技术的进步，低位直肠癌的外科治疗策略已发生了较大改变。在观念上，从传统的已根治肿瘤挽救患者生命为最终目标，转变为力求经过彻底消除肿瘤和保留排便、排尿及性功能，提高患者的生活质量。在手术方式和手术技术也发生了明显变化如功能性保肛手术，全直肠系膜切除和微创手术越来越受到重视和推广。以手术为主的多学科规范化综合治疗的效果更佳，中医药治疗已成为低位直肠癌手术治疗不可缺少的辅助治疗方法，患者的五年生存率明显提高。未来手术技术，尤其是微创技术和机器人手术也将更趋完善。

【关键词】低位直肠癌；全直肠系膜切除；微创手术；综合规范化治疗；功能性保肛；新辅助治疗；中医药治疗

结直肠癌是我国常见的实体恶性肿瘤之一，其发病率位居恶性肿瘤第三位，死亡率居第五位[1]。在我国，结直肠癌中75%－80%是直肠癌。在直肠癌中75%的患者是低位直肠癌。近几年来，我国结直肠癌的发病率和死亡率仍处于上升趋势。

随着社会经济和医学科学技术的发展，近几年来低位直肠癌的外科治疗策略已发生了较大改变，随着术前准确分期在观念上，从传统的以根治肿瘤挽救患者生命为最终目标，转变为力求兼顾彻底消除肿瘤和保存功能，提高患者的生活质量。在手术方式和手术技术上发生明显变化，以功能性保肛手术、全直肠系膜切除术和微创手术越来越受到重视和推广。以手术为主的多学科规范化综合治疗已获共识，新辅助放化疗或术后化疗和放疗已成为低位直肠癌手术不可缺少的辅助治疗方法。本文就低位直肠癌外科诊治的新观念作 一综述。

一、低位直肠的定义

一般认为，直肠解剖长度为15－16cm，传统外科分段将直肠分为上、中、下3段，并将中下段直肠癌称为中低位直肠癌。直肠的解剖学定义对直肠癌的治疗非常重要，有研究显示距肛缘12cm以内与12cm以上的肿瘤无论是手术切除原则综合治疗策略还是局部复发率方面，均存在明显差异[2]。上段直肠由于肿瘤的生物学行为与结肠近似，治疗应区别于中低位直肠。因此，NCCN指南现已将直肠癌定义为硬性直肠镜下距肛缘12cm以内的癌性病变，即传统定义的中低位直肠癌。

二、术前分期

规范化治疗的前提是规范的术前诊断。直肠癌的术前诊断包括病灶的定性、定位、定量和分期4个方面。对于直肠癌患者而言，影像学检查是肿瘤治疗前（包括新辅助治疗和手术治疗）基域评估新辅助治疗效果评价以及术后随访监测最为有效的手段。美国《NCCN直肠癌临床实践指南》以及中国《结直肠癌诊治规范（2010年版）》一致推荐：合理使用直肠腔内超声（EUS）、CT和MRI等影像学检查方法对直肠癌进行评估，以获得准确的临床TNM分期[3]。

1. **EUS检查**：EUS可以选择变频探头获得更高的分辨率，对于评价肿瘤在肠壁内的浸润深度方面相对较为准确。因此，EUS可以用于诊断相对较早的T1－T2期中低位直肠癌，其准确率可达69%－97%。由于EUS的变频探头探测深度范围少，不能清楚地显示直肠系膜内结构和直肠周围的淋巴结，因此EUS对于分期诊断T3－T4进展期直肠癌的价值不大。并且EUS也不能用于探测上段直肠癌以及已致肠腔狭窄的直肠癌[4]。

2. **CT检查**：CT尤其是薄层单排螺旋CT目前已被较为广泛地应用于直肠癌的分期诊断。对于外科医师而言，其也是相对容易读片的检查方法。CT可以评价直肠周围的淋巴结转移，但对软组织显示对比度相对较差，很难将黏膜、黏膜下与肌层分辨开。因此，CT并不适合评价T分期尤其是T1－T2期直肠癌。直肠癌治疗失败90%是由于浸润、转移、复发[5]，而远处转移以肝和肺转移是结直肠癌治疗失败的最为常见的原因。而一项关于直肠癌肺转移的研究报道，肛管癌的肺转移发生率明显高于上段直肠癌[6]。分析其原因直肠癌一般经直肠中下静脉通过下腔静脉直接进入肺循环，而结肠癌经门静脉进入肝脏，导致结肠癌发生肝转移。在可切除的结直肠癌病例中，15－20%已发现肝、肺转移，50%的患者根治术后2年内出现远处转移。因此，在结直肠癌术前检查、术后复查随访中要警惕肝、肺转移的存在，减少漏诊。对远处转移的评价，NCCN指南推荐胸部、腹部和盆腔的CT检查。而PET－CT检查，仍不推荐作为常规检查。

3. **MRI检查**：MRI目前被推荐用于直肠癌的术前分期诊断。虽然难于区分黏膜和黏膜下层，但MRI能够很好地分辨直肠壁及直肠系膜分层结构。MRI不仅对T3和T4期直肠癌的评价更为准确同时对进展期直肠癌术前环周切缘（CRM）的评价也较EUS和CT更为准确。MRI对于阳性淋巴结判断的准确率已有所提升。

对于临床TNM分期的判断，上述3中检查方法各有利弊，可以相互补充。Bipat等[7]，一项涵盖90个临床研究的荟萃分析结果表明，EUS似乎是目前判断直肠癌T分期尤其是T1－T2期最准确的方法，MRI次之，CT效果最差。但EUS检查结果会受到检查者经验、肿瘤位置及肠腔狭窄等因素的影响。

对于N分期的术前评价仍然难以准确判断，似乎没有哪一种检查方法更优势。近年来，随着分子影像技术的发展，超微超顺磁性氧化铁增强扫描的MRI逐渐被用于临床，其能够标记淋巴结特征，诊断特异性更佳，但敏感性并未增加[8]。随着影像技术的发展，MRI有望成为未来判断N分期的最佳方法。

对于预测环周切缘（定义为肿瘤外缘与直肠系膜之间的最短距离），MRI显然优于CT，而EUS则无法评价CRM。CRM阳性的直肠癌患者术后局部复发率高的观点已被许多研究证实。美国2013直肠癌治疗指南强调，TME术后如发现肿瘤侵犯直肠系膜，可使局部复发率升高4倍。TNM分期对于肿瘤切缘阳性的定义为0mm，但CRM小于或等于1mm。CRM检测是否阳性，具有重要的临床意义，除了能预测直肠癌患者的预后外，还可以用来评价新辅助治疗的效果。若新辅助治疗后CRM仍为阳性，提示其治疗效果欠佳，且预后较差。此外，CRM还可指导术后辅助治疗，若CRM阳性，术后宜加放化疗辅助治疗。

预后和预测评估指标包括CRM阳性，新辅助治疗的反应效果差，脉管浸润以及淋巴结外的肿瘤侵犯等都是高复发率和预后差的指标，同样也预示着术后需要采取更为积极且全面的辅助治疗措施。

关于淋巴结的数目，NCCN和美国癌症联合委员会（AJCC）均建议至少需检出12枚淋巴结。尤其是二期直肠癌，如果初始检出淋巴结数目不足12枚，推荐病理医生复检大体标本，重新送检更多疑似的淋巴结。诸多研究表明，接受新辅助治疗者，淋巴结检出会少于直接手术者，一般都不足12枚。对于接受新辅助治疗的直肠癌患者，所检出的淋巴结数目同样适用于现有的12枚的标准，但需要在TNM分期前冠以Y以示为新辅助治疗后的分期。

对于中低位直肠癌外科医师术后在样本上使用丝线或金属夹，抑或墨汁染色作出标记，以方便病理学评估。诊断优先，方法正确是规范化治疗的前提。准确的TNM分期是判定直肠癌可切除性以及制定合理治疗方案的关键，没有术前准确分期，规范化综合治疗根本无从做起。

三、全直肠系膜切除（TME）

1908年，英国Miles根据直肠癌淋巴引流分为上中下三段的特点，设计了根治性腹会阴联合直肠癌切除术，被后人称之为Miles手术。此术式是直肠癌外科治疗的里程碑。1939年，Dixon提出前切除术，给低位直肠癌患者带来了保肛希望。无论是Miles手术还是Dixon手术的局部复发率都相当高。1982年，英国Heald提出了TME的观念，直肠癌术后局部复发的主要原因在于不规范的直肠系膜切除，而TME是直视下锐性分离盆腔脏层和壁层间的间隙，直达提肛肌水平，将脏层筋膜与包绕的直肠周围脂肪，血管及淋巴管即所谓的直肠系膜全部完整切除。肿瘤远端肠壁切缘距肿瘤2cm处以上，直肠系膜的切除距肿瘤切缘不得小于5cm。这对降低直肠癌术后局部复发和提高患者术后生存率具有重要意义，已成为中低位直肠癌根治术必须遵循的手术原则。1992年，1997年Heald分别报告按TME原则切除后的局部复发率为2.6%、6%，而未行TME者为29%。经过20年的临床实践，TME目前已成为治疗中低位直肠癌的金标准[3]。此外，TME手术还使直肠癌患者术后的泌尿生殖功能明显改善。因此，TME被誉为直肠癌外科治疗的新里程碑。

四、下切缘的再认识

低位直肠癌患者保肛手术其切缘的判定至关重要。直肠癌下切缘的安全距离是决定能否保肛的最重要因素。1939年，Dixon提出前切除术，使低位直肠癌患者保留肛门。但是，直肠肿瘤远端肠管切除多少才算彻底，安全，而不会复发，一直是外科医生关注的焦点。1948年，Black提出至少应切除2cm。1951年，Goligher提出了5cm。1983年，Williams提出了5cm不是最佳，2.5cm已足够。嗣后Madsen等主张切除1cm已足够，为了确保手术的根治性，建议对手术切缘做术中快速冰冻病理检查。国内学者对直肠癌远端肠壁内扩散进行研究，提出光镜下定界和分子定界标准一般切除3cm即可[9]。最近美国Worrg介绍了美国关于下切缘的再认识，认为术前放疗后，1cm的下切缘即为合理，更长的下切缘无助于减少局部复发。因此，直肠远端切除距离（下切缘）应大于或等于2cm，就能够完全切除所有微小病变，术前放疗后应大于1cm，即已满足根治手术，这一观点已被普遍接受。对于低位直肠癌患者不能单纯依据肿瘤下切缘与肛缘的距离，应综合考虑患者肿瘤分期与分化程度，远端切缘是否阴性和肛提肌功能是否完整及对术后生活质量的影响等多方面因素。

五、微创手术

直肠癌的微创手术包括内镜下切除术，直肠黏膜切除术（EMR）、直肠黏膜剥离术（ESD），经肛门内镜显微手术（TEM），腹腔镜下直肠癌切除术，达芬奇机器人手术。

结肠癌的腹腔镜手术已被NCCN认可。但由于缺少证据支持，最新的NCCN指南对腹腔镜直肠癌手术仍推荐仅限于临床研究。事实上，在日本，韩国及我国等亚洲国家，腹腔镜下直肠癌切除术已广泛开展。众多报告显示患者术后恢复腹腔镜手术优于开腹手术，而肿瘤根治效果与开腹手术相当。英国医学研究会实施的腹腔镜辅助手术与开腹手术治疗结直肠癌的CLASSIC试验结果显示，两组患者5年总生存期，无进展生存期以及局部复发和远处转移方面差异无统计学意义[10]。随着腹腔镜技术的普及和提高，保留自主神经的腹腔镜直肠癌根治术是可行的[11]。腹腔镜结直肠癌手术的安全性，可行性和肿瘤根治性已被多项大样本多中心RCT研究证实，从而奠定了腹腔镜技术在结直肠外科领域中的地位[12]。当腹腔镜广泛应用于临床并取得巨大成功后，腹腔镜手术对推动外科的微创理念及技术发挥了历史性的作用[13]。腹腔镜手术本身也在不断发展，从多孔到单孔，经自然腔道以及达芬奇机器人手术等，给患者带来的利益是显而易见的[14]。

六、新辅助治疗

直肠癌术后局部复发风险高，但现在越来越多的证据表明，直肠癌术前给予新辅助治疗可带来更大的疗效，能够使肿瘤降期，增加手术切除率，提高保肛率，减少小肠反应。治疗方案主要有两种一是术前短程的放疗方案（SCRT）：25Gy/5f/IW，不联合化疗，放疗结束后一周内进行手术。二是术前长程放化疗方案（LCCRT）：45－50.4Gy/25－28f/5－6W，联合氟尿嘧啶化疗，治疗结束后8－12周进行手术。最近MRC，CR07和NCICCTG CO16多中心随机研究报告结果，总共1350例患者入组研究，随机分为SCRT组和LCCRT组，结果SCRT组的局部复发率明显低于LCCRT组（P<0.01），且3年无瘤生存率也提高了6%[15]。Sauer等[16]经过10年的随访结果显示，术前放化疗在降低局部复发率方面优于术后放化疗。因此，新辅助放化疗后手术多学科综合治疗已成为2，3期直肠癌的标准治疗模式，已被NCCN指南推荐。Belluco等[17]报道了139例T3N0－T3N1的局部晚期直肠癌，比较术前放化疗后经局部切除术（LE）与TME两种术式的临床结果。29例行LE，110例接受TME，两组患者五年总生存率，无病生存率，远处转移生存率和局部复发生存率差异均无统计学意义。研究表明，局部晚期直肠癌术前同期放化疗后达病理学完全缓解（CPR）者行LE的疗效并不亚于根治性切除患者的疗效。因此局部晚期直肠癌经同期放化疗后达CPR者可考虑放弃根治性外科手术，而选择创伤相对较小的LE，或放弃手术而采取密切随访观察的治疗策略，从而减少和避免根治性外科手术带来的各种并发症及后遗症，从而提高患者的生存质量。

临床和基础研究表明环氧化酶－2（COX－2）过度表达与直肠癌的发生、发展密切相关。其表达水平可以预测直肠癌对放化疗的反应。另有荟萃分析显示，血管内皮生长因子（VEGF）可作为预测直肠癌细胞对放化疗反应的较好的生物学指标，并可预测直肠癌手术后是否会出现远处转移。癌胚抗原（CEA）为结肠癌组织产生的一种糖蛋白，可广泛存在于内胚叶起源的消化系统肿瘤，在正常人的血清中也可有微量存在。诸多报道CEA可以作为评价直肠癌术前放化疗是否达病理学完全缓解的指标。

基因表达异常引起细胞失控性生长是恶性肿瘤生长的根本原因。研究显示，应用基因表达的分析模型（包括肿瘤生长因子基因、凋亡基因、细胞增殖基因、信号传导基因以及与细胞黏附相关的基因五大类）能有效的预测直肠癌对放化疗的有效性且为直肠癌患者的个体化治疗提供依据。

七、功能性保肛手术

低位直肠癌手术治疗方面，已不再满足于单纯的术后长期生存，而对术后正常的生理功能和生活质量提出了更高的要求。在保证根治的前提下，最大限度地保留排便，排尿及性功能。正常人具有肛门自制功能，自制能力依赖于括约肌功能，感觉反射和储粪功能。患者的肛门自制功能是否被保留是衡量保肛手术成功与否的重要标志。低位直肠癌保肛手术后，一些患者有便频，排粪急，排便失禁等，另有部分患者表现为便秘，排粪困难等症状[18]。随着时间的推移，绝大部分患者的不适症状会有所改善。如何尽快减轻上述症状，改善术后排便控制功能，目前较为理想的重建术式为结肠J形贮袋可以增大新直肠的容积，此外，应养成定时排便的习惯以及调整饮食结构。

低位直肠癌术后，泌尿及性功能障碍的发病率较高，而Miles术后发生永久性阳痿较Dixon术后较为常见。保留植物神经的直肠癌根治术可有效地减少患者术后性功能和排尿障碍。Lin等[19]强调了 解 直肠前侧方的手术解剖，是避免泌尿及性功能障碍的关键。在直肠侧方，脏筋膜将直肠与盆腔侧壁间分为内外侧两部分。内侧段为直肠与脏筋膜间的直肠侧韧带，外侧段为脏，壁筋膜间的盆内脏神经，直肠侧韧带并非以往所认为的是直肠与盆壁间的结构。因此在手术中解剖到致密的直肠侧韧带，那么分离的层次应该在脏筋膜的内侧。如果解剖到较多的神经结构，层次应该在脏筋膜的外侧。减少术后功能障碍的发生率，避免盆丛（下腹下丛），损伤是关键。盆丛位于Denonvilliers筋膜的两侧，因而是一个直肠前侧方而非直肠侧方的解剖结构[20]。术中切除Denonvilliers筋膜侧缘时，需采用Heald的" U" 型切除，以避免盆腔自主神经的损伤。盆丛损伤并不意味着功能障碍，临床发现损伤单侧盆丛约超过90%的患者可保持正常的排尿功能。这说明盆丛可能存在着不同的功能单元。组织学研究表明，据乙型胆碱酯酶染色下神经纤维的成分及形态学表现，将盆丛分为前上部、后上部和下部三个部分。腹下神经连接于前上部，盆内神经连接于后上部。腹下神经是交感神经盆内脏神经是副交感神经。这些解剖发现提示我们，损伤这些不同的部位可能会引起不同的泌尿生殖功能障碍。

八、多学科综合治疗

多学科综合治疗已成为局部进展期直肠癌（T3－T4NX或TXN1－N2）尤其是范围广泛、位置固定直肠癌的标准治疗手段。越来越多的证据表明，术前给予新辅助治疗可以带来更大的疗效，减少局部复发和全身肿瘤控制，甚至有15%－20%的患者出现CPR，肿瘤体积缩小除了能够提高手术切除率外，还能增加低位直肠癌的保肛率。术前接受过新辅助治疗的患者，术后病理分期如为高于2期或3期，应接受辅助化疗。EORTC试验结果，只有那些新辅助治疗发生降期的患者才能从辅助化疗中获益[15]。

对于有些直肠癌患者术前影像学分期不足，因而未能在术前行新辅助治疗而直接手术，术后病理结果发现肿瘤分期较晚，应采用术后辅助放化疗。MOSAIC和NSABPC－07试验对比了FOLFOX方案和单纯的5－Fu方案，结果显示，FOLFOX方案能够明显提高直肠癌患者的无瘤生存率和总生存率。

如今癌症临床治疗已进入多学科规范化综合治疗的新时代，中医药治疗（针对肿瘤本身的治疗、针对肿瘤并发症的治疗、针对肿瘤治疗中所出现的不良反应的治疗）已成为低位直肠癌手术治疗不可缺少的辅助治疗方法。其原则观其脉症，知犯何逆，随症治之。通过现代药物分子学，分子生物学，基因组学等先进技术，证明中药能通过扶正培本、活血化淤、清热解毒、软坚散结等多个环节起到防治肿瘤作用。大抵而言，术前以补益扶正注射液为主，参芪扶正注射液对气虚的治疗安全有效。术后以扶正祛邪治，攻补兼施。对于放化疗患者配合中药，健脾和胃、降逆止呕、养胃生津，还可结合艾灸、穴位贴敷，穴位足三里注射等，减轻放化疗之毒性，提高放化疗完成率，增加近期及远期疗效。临床研究证实温经活血的中药外洗手足可消除奥沙利铂化疗患者神经毒性麻木之症。黄莲解毒汤煎水外洗手足可消除口服卡培他滨手足综合征。经过规范化综合治疗后，在定期复查随访中，应用以人为本、整体观念的中药疗法在防范肿瘤复发、转移方面也有显著疗效。

参考文献：

［1］孔灵芝，赵平，中国肿瘤死亡报告－全国第三次死因回顾性抽样调查．北京：人民卫生出版社，2010.

［2］Kapiteijn E，Marijnen CA，Nagtegaal ID，et al. preoperative radiotherapy combined with total mesorectal excision for resectable rectal cancer N Engl J Med . 2001，345；638－646.

［3］卫生部医政司，结直肠癌诊疗规范专家工作组．结直肠癌诊疗规范（2010 年版）．中华胃肠外科杂志，2010，13：865－875.

［4］Kav T，Bayraktar Y，How useful is rectal endosonogwaphy in staging of rectal cancer World J Gastrenterol，2010，16；691－697

［5］Khan NF，Mant D，Carpenter L，et al. Long－term health outcomes in a British Cohort of breast，colorectal and prostate cancer survivors；a database study，Br J Cancer，2011，105 suppl 1；s29－s37.

［6］Watanabe K，Saito N，Sugito M，ET AL. Prediotive factors for pulmonary metastases after curative resection of rectal cancer without preoperative chemoradiotherapy. Dis Colon Rectum，2011，54；989－998

［7］Bipat S，Glas AS，Slors FJ，et al. Rectal cancer；Local stuging and assessment of lymph node involvement with endoluminal US，CT，andMR imaging；a meta－analysis，Radiology，2004，232；773－783.

［8］Koh DM，George C，Temple L，et al. Diagnostic accnracy of nadal enhancement Pattern of rectal cancer at MRI enhanced with ultrasmall superparamagnetic iron oxide；findings in pathologically matched mesorectal Lymph nodes. AJR Am J Roentgenol，2010，194；w505－w513

［9］万德森，直肠癌外科治疗的新观念．中华肿瘤杂志，2012，34：（3）161－164

［10］Jayne DG，Thorpe HC，Copeland J，et al，Fire－year follow－up of the medical research council CLASICC trial of laparoscopically ssisted versus open surgery for colorectal cancer. Br J Surg，2010，97；1638－1645.

［11］Ho VP，Lee Y，Stein SL，et al. Sexual function after treatment for rectal cancer；a review. Dis Colon Rectnm，2011，54；113－125

［12］Jayne DG，Thorpe HC，Copeland J，et al. Five－year follow－up of the Medical Research Council CLASICC trial of laparoscopicnlly assisted versus open Surgery for colorectal cancer. Br J Surg，2010，97；1638－1645.

［13］Georgion AN，Rassweiler J，Herrmann TR，et al. Evolution and simplified telminology of netnral orifice transluminal endoscopic surgery（NOTES）. laparoendoscopic single－site surgery（LESS），and mini－laparoscopy（ML）. World J Urol，2012，30；573－580.

［14］Autorino R，Yakoubi R，Whitr WM，et al. Natural orifice transluminalendoscopicsurgery（NOTES）；Where are We going Abibliometric assessment. BJU Int，2013，111；11－16.

［15］詹天成，李明，顾晋，解读美国结直肠外科医师协会 2013 直肠癌治疗指南．中华胃肠外科杂志，2013，16（8）：701－707

［16］Sauer R，Liersch J，Merkel S，et al. Preoperative versus postoperative chemoradiotherapy for locally advanced retal cancer；results of the German CAO/ARO/AIO－94 randomized 3 trial after a mediam follow－up of 11 years. J Clin Oncol，2012，30；1926－1933.

［17］Belluco C，De paoli A，Canzonieri V，et al. Long－term outcome of patients With complete pathologic response after neoadjuvant chemoradiation for CT3 rectal cancer；implications for local excision surgical strategies. Ann Surg Oncol，2011，18；3686－3693.

［18］Bryant CL，Lunniss PJ，Knowles CH，et al. Anterior resection syndrome. Lancet Onsol，2012，13；e403－e408.

［19］Lin M，Chen W，Huang L，et al. The anatomy of lateral ligament of the rectum and its role in total mesorectal excision. World J Surg. 2010，34；594－598.

［20］Lin M，Chen W，Huang L，et al. The anatomic basis of total mesorectal excision. Am J Surg，2011，201；537－543.

直肠间质瘤手术后感染一例治疗体会

王功友　王保学　李　璐　周　勇　葛淑静

山东省济南肛肠医院　邮编：250002

一、病历摘要

患者董某某，男 23 岁，一个月前因直肠间质瘤在某医院行直肠间质瘤手术切除治疗（经骶尾部切除尾骨，切除瘤体），术后一周伤口红肿，2天后可见脓性分泌物，给于一日两次清创换药，治疗一个月后未见明显好转，医院建议改道手术治疗，病人拒绝接受此种治疗方法，遂回老家济南到我院住院治疗。专科检查：病人取截石位视诊见6点位距肛缘7厘米处可见一破溃口，其皮下可触及条索状肿物通向同位肛内4厘米处，触压伤口，流出脓液约5毫升。综上所述，该患者诊断为直肠间质瘤手术后感染，完善各项检查，清洁灌肠，硬膜外麻醉成功后，用刮匙搔刮窦道腐烂组织并适当扩创后，用3%过氧化氢冲洗窦道，再用0.9%生理盐水冲洗。肛内6点位4厘米处用卷筒油纱条放入肛内5厘米处。外口用凡士林油纱条引流。每天2次换药，一周后改为每日一次换药。控制大便3-5天一次，根据病人情况3-5天灌肠一次。术后配合抗炎，营养支持治疗，肛肠科常规换药，太宁栓1枚纳肛，住院27天后，肛门疼痛消失，伤口愈合，病人十分满意。

二、讨论

该直肠间质瘤患者，年龄，23岁，身体素质好，手术时临床无特异性症状，表现为便血、直肠肿物、大便习惯改变，未侵犯周围组织。我们治疗此例直肠间质瘤手术后感染的体会是。给于窦道充分引流，以灌肠的方法控制大便次数，灌肠清理大便后，对内口及创面充分清洁换药，并每次肛内6点位4厘米处用卷筒油纱条放入肛内5厘米处。始终保持内口不进入污染物，有利于伤口内肉芽组织的生长。取得了很好的治疗效果。

肠系膜下动脉根部结扎在直肠癌前切除术中的应用观察

吴　揭

湖北省松滋市中医院　湖北松滋　434200

【摘要】目的　探讨肠系膜下动脉（IMA）根部结扎对直肠癌根治术的临床应用价值。方法　对2003年1月~2007年12月收治的173例直肠癌前切除术患者的病历资料进行回顾性分析，其中行IMA根部结扎者（简称根部结扎组）85例，行非根部结扎者（简称非根部结扎组）88例，非根部结扎组采用IMA低位结扎及结扎部位淋巴结廓清；根部结扎组采用IMA根部结扎术及根部淋巴结廓清，比较两组患者的平均手术时间、淋巴结数及转移度、复发率、5年生存率、并发症发生率，并进行统计分析。结果　非根部结扎组的淋巴结数、淋巴结转移度、术后生存率明显低于根部结扎组，复发率则明显高于根部结扎组（$P < 0.05$）；两组手术时间、并发症比较，差异无统计学意义（$P > 0.05$）。结论　IMA根部结扎及根部淋巴结廓清对直肠癌的治疗效果优于IMA非根部结扎及结扎部位淋巴结廓清，值得推广应用。

【关键词】肠系膜下动脉；根部结扎；直肠癌前切除术

直肠癌是最常见的消化道恶性肿瘤，其与结肠癌发病率和死亡率已跃居全球恶性肿瘤第2位[1]，根治性手术在直肠癌的治疗中起着关键作用。直肠癌根治手术的过程中．对肠系膜下动脉（inferior mesenteric artery. IMA）的处理可行根部结扎或非根部结扎。非根部结扎是指在左结肠动脉水平以下结扎切断血管，根部结扎是指在肠系膜下动脉起始部结扎切断血管。关于两种结扎方式的选择目前尚存在争议[2,3]。本文回顾性分析同期行根部结扎和非根部结扎肠系膜下动脉两组直肠癌前切除术手术病例，现报道如下：

1. 资料与方法

1.1 一般资料　2003年1月至2007年12月行直肠癌前切除术患者共173例，行IMA根部结扎者（简称根部结扎组）85例，其中男49例，女38例，年龄37-71岁，平均年龄52岁，病理分期Dukes A期3例，Dukes B期39例，Duke C期43例，Dukes D期0例；行非根部结扎者（简称非根部结扎组）88例，其中男46例，女40例，年龄36-69岁，平均年龄51岁，病理分期Dukes A期3例，Dukes B期40例，Duke C期45例，Dukes D期0例。两组性别构成、平均年龄，病理分期相比较无统计学差异（$P > 0.05$）．两组患者无合并肠梗阻、结肠坏死、穿孔、恶液质及远处转移等。

1.2 方法　根部结扎组：行IMA根部结扎及D3式廓清术，IMA根部结扎组在廓清N3群淋巴结时，强调近腹主动脉行IMA根部结扎。近侧端切除结肠离肿瘤切缘距离不小于20 cm，行侧方淋巴结清扫，在肿瘤下缘不少于5 cm处、切除及剥离由骶骨前筋膜脏层包裹直肠背侧和两侧的脂肪、血管和淋巴组织。非根部结扎组：行IMA低位结扎及结扎部位淋巴结群廓清术，保留左结肠动脉，在其下缘分支水平结扎切断血管，清扫其区域淋巴结，其淋巴结采用触摸法检出．直径大于5 mm者均予检出，所有检出淋巴结均送病理检查。

1.3 观察指标　观察两组患者的平均手术时间、送检淋巴结数及转移度、复发率、5年生存率、并发症发生率。

1.4 统计学方法　使用SPSS 13.0统计软件，数据以均数±标准差（χ±s）表示，计量资料采用t检验，计数资料采用xz检验。

2. 结果

2.1 手术时间　根部结扎组平均手术时间206±25min，非根部结扎组平均手术时间197±47min，$P>0.05$，无统计学差异.

2.2 送检淋巴结结果　根部结扎组送检淋巴结总数、平均数、转移淋巴结数及转移度均明显高于非根部结扎组，两组比较，差异有统计学意义（$P<0.05$），且根部结扎组中IMA根部有淋巴结转移者达到9例，转移率为10.5%，而在非根部结扎组中未检出。见表1.

表1　两组取检淋巴结检查结果对比

组别	例数	取检淋巴结	平均每例送检淋巴结	转移淋巴结	转移度
非根部结扎组	88	1029	11.7	267	25.9%
根部结扎组	85	1207	14.2	391	32.3%

2.3 两组术后随访　最长随访时间10年，最短6年。两组随访率均>90%. 非根部结扎组的复发率高于根部结扎组，两组比较，差异有统计学意义（$P<0.05$）；根部结扎组的5年生存率为67.8%，明显高于非根部结扎组的58.9%，两组比较，差异有统计学意义（$P<0.05$）。见表2。

表2　两组5年随访疗效对比［n（%）］

组别	例数	随访	复发	生存
非根部结扎组	88	81（92.0）	11（12.5）	52（59.1）
根部结扎组	85	79（92.9）	5（5.9）	58（68.2）

两组术后主要并发症为粘连性肠梗阻、吻合口瘘、感染。两组并发症比较，差异无统计学意义（$P>0.05$）。见表3。

表3　两组术后并发症对比［n（%）］

组别	例数	吻合口瘘	粘连性肠梗阻	感染
非根部结扎组	88	8（9.1）	3（3.5）	5（5.7）
根部结扎组	85	8（9.4）	2（2.3）	6（7.1）

3. 讨论

IMA系腹主动脉前壁平第3腰椎水平发出的，供应结肠脾曲远端结直肠的区域性动脉主干，它的主要分支为：左结肠动脉、乙状结肠动脉、直肠上动脉。在结肠至直肠上段之间的结直肠肠管系膜侧存在边缘动脉弓（Drummond动脉弓），它不仅发出分支令相邻肠段血运交通，亦垂直发出终末动脉至相应结直肠肠壁内。除此之外，结肠脾曲至降结肠中段区域肠系膜上、下动脉间还存在Riolan动脉弓，令该区域肠管有较为丰富的血液供应。而仅于其二级动脉分支（左结肠动脉、乙状结肠动脉、直肠上动脉）根部切断血管，游离结肠时只要保留结肠中动脉和近侧端的肠旁边缘动脉弓，则可保证直肠癌前切除手术时吻合口的良好血供。Hida等[4]报告198例根部结扎IMA的直肠癌病人中，112例病人行直肠癌前切除手术，吻合口瘘发生率为6.3%，与没有根部结扎的直肠癌手术相比，吻合口瘘的发生率两者间差异无显著性意义，与本文研究数据相近。可见，根部结扎IMA不会增加因吻合口血供不良导致的直肠癌前切除术吻合口瘘的发生率。而且IMA根部结扎操作简单易行，并不增加手术时间、出血量、手术难度及手术并发症，IMA根部结扎能更好地松解降结肠，有利于降低直肠癌低位前切除术的吻合口张力。相反，有研究证明，有8.7%病例无左结肠动脉，30%病例左结肠动脉与乙状结肠动脉共干[5]。因此，保留左结肠动脉也就可能保留了该动脉旁转移淋巴结，导致术后复发。直肠癌前切除术中保留腹下神经，维护男性射精传导通路的完整性，对提高手术后病人生活质量有重要意义，如损伤自主神经丛，可能导致性功能障碍、尿潴留等并发症。Nano等[6]认为IMA根部少有自主神经分布，而IMA主干及分支均可能有神经纤维包绕，因而无合适的结扎点，认为根部结扎IMA是避免神经受损的最佳位点。

肠系膜下动脉根部淋巴结指从肠系膜下动脉起始部至左结肠动脉起始处之间的淋巴结，是直肠癌淋巴引流的第3站淋巴结，也是进展期直肠癌淋巴结转移的重要途径[3]。研究表明腹膜返折以上直肠癌的淋巴引流途径主要沿直肠上动脉向上至肠系膜下动脉，最终引流到腹主动脉旁淋巴结，腹膜反折以下直肠癌的淋巴引流也主要沿直肠上动脉、肠系膜下动脉向上引流，同时可伴有侧方淋巴结引流。沿肠系膜下动脉向上转移是进展期直肠癌最主要的淋巴转移途径[7,8]，因而淋巴结清扫是直肠癌根治性手术的关键环节。从表1的对比分析结果看，根部结扎组所发现的淋巴结转移尤其是IMA根部淋巴结转移明显高于非根部结扎组，而早有研究证明，IMA根部有淋巴结转移者5年生存率明显低于无转移者[4,9]，这也与本文表2中所统计的复发率、5年生存率相印证。IMA根部结扎可以更好地清扫区域淋巴结，最大限度地清除病灶．有利于提高手术后综合治疗效果；同时．可以了解该部位有无淋巴结转移．以确定结直肠癌分期。为预后判断及术后治疗方案的制定提供依据。尽管IMA根部淋巴结转移预后不良，但清扫周围淋巴结则利大于弊，可以最大限度地清除病灶，部分病人有望根治，部分病人减少了肿瘤负荷，有利于提高手术后综合治疗效果，有利于提高直肠癌术后5年存活率和降低肿瘤复发率[10]。

参考文献：略。

肛周 Buschke - Lowenstein 肿瘤1例

颜景颖[1]　任东林[2]

1. 深圳市福永人民医院肛肠科（广东　深圳　518103）
2. 中山大学第六附属医院（广东　广州　51）

Buschke - Lowenstein 肿瘤，又称巨大型尖锐湿疣，是一种缓慢增长的肿瘤，由 Buschke 和 Loewenstein 于1925年最先描述，好发于肛门、生殖器部位。临床较少见，但其发生率有逐年增高趋势[1]。对此病行 Mile's（经腹会阴联合直肠切除）术治疗鲜见报道。近期，笔者成功为一肛周 Buschke - Lowenstein 肿瘤患者实施 Mile's 术，现报告如下。

1 病例资料

患者，男，54岁，以“肛周肿物增生10年，加重半年”为主诉于2013年6月5日入院。

10年前，发现肛周一疣状增生物，绿豆大小，未引起重视。肛周增生物逐渐增多，伴局部潮湿、瘙痒不适。遂至某医院皮肤科就诊，诊断“肛周尖锐湿疣”，行激光切除术，切除标本送病检提示“尖锐湿疣”。时隔一年后，肛周反复出现疣状增生物，亦多次到各医院的皮肤科、肛肠科就诊切除，用中草药外洗等治疗。近半年来，肛周肿物呈进行性明显增大，伴肛周胀痛不适，低热，精神萎靡不振，大便1次/3～5天，排出困难。严重影响正常生活及行走，遂来住院治疗。患病以来，患者体重无明显减轻。

专科查体：肛周附着脓性分泌物，呈恶臭味；前后从会阴中心至尾骨尖、左右各距肛缘约4cm范围内密集分布菜花状增生物隆起，表面凹凸不平、潮湿、糜烂，呈淡红色，相互融合，各增生物鸡蛋至拳头大小，根部无蒂，质软，触之易出血。阴茎、阴囊无异常增生物，阴囊根部红肿，质中，压痛。直肠指诊，肛管及直肠下端触及众多颗粒形质软增生物，表面光滑，未扪及质硬包快，肠腔无狭窄。肛周肿物醋酸白试验阳性。

血化验：血常规 WBC16.8 $\times 10^9$/L，生化、肿瘤标志物、梅毒、HIV抗体等无明显异常。

电子结肠镜检查见：肛管及直肠下端散在分别疣状增生物，结肠无异常。肛周增强（MRI）检查提示：肛管及肛周皮下巨大肿物，结合临床考虑尖锐湿疣肿物，侵犯肛管内外括约肌，破溃并高位复杂性经括约肌型肛瘘及会阴、阴囊根部脓肿；双侧坐骨直肠窝、会阴部炎症，双侧腹股沟区、直肠系膜及盆壁多枚肿大淋巴结；膀胱、前列腺、精囊腺大小、形态及信号未见明显异常，盆腔未见游离积液。胸、腹、盆增强CT扫描无明显异常。

临床诊断：1、肛周 Buschke - Lowenstein 肿瘤（巨大型尖锐湿疣）2、肛周脓肿。

患者入院后，局部予中药坐浴2次/天，润肠通便，输液抗感染治疗。充分术前准备后，拟2013年6月17日在全麻下行肛周肿物切除术+横结肠造瘘术。术中见：阴囊根部皮下脓肿；肛周巨大增生物，约20cm×12cm×8cm大小，质软，侵袭肛周皮下间隙、两侧坐骨直肠间隙、括约肌间隙、肛管及直肠下段黏膜，盆腔及腹腔无转移灶。多点取材做快速冰冻切片检查提示：尖锐湿疣。考虑病变广泛，保肛困难，病程长，恐日后肿瘤复发、恶变，因此，征得患者家属同意后改行 Mile’s 术。

术后病理回示：（肛周）病变符合尖锐湿疣，伴灶性中度不典型增生，鳞状上皮局部糜烂，伴大量炎症细胞浸润及炎性肉芽组织形成。

目前患者情况良好，局部无复发，远期疗效仍在随访中。

通讯作者：颜景颖，男，32 岁，医学硕士，主治医师。研究方向：肛肠疾病中西医结合临床诊治。

手机：15013831981

电子邮箱：gangchangyisheng@ sina. com

联系地址：深圳市宝安区福永人民医院肛肠科，邮编 518103.

2 讨论

2.1 发生与进展

尖锐湿疣（condyloma acuminatum，CA）是最常见的性病之一，由人乳头瘤病毒（HPV）感染所致生殖器、肛周增生性损害。随着性观念开放，及夫妻分离外出务工增多，该病的发病率逐年升高。根据疣体的形态可分成 2 型，一种是无柄型，即是丘疹型，形态扁平而无蒂；另一种是有柄型，包括乳头型，菜花型，鸡冠型和蕈样型，形态向上生长明显并有蒂。少数呈乳头瘤样增殖的巨大型尖锐湿疣，即 Buschke－Lowensteinz 肿瘤[2]。临床呈肿瘤样侵袭性生长，向下侵犯较深组织，从而代替正常组织，可发生感染、坏死，极少发生远处转移。疾病本身为良性，其生物学行为被认为介于良性的尖锐湿疣与恶性的鳞癌之间[3]。病程迁延，慢性炎症刺激和反复物理治疗、药物刺激增加了尖锐湿疣鳞状细胞癌变的概率[4]。大量流行病学资料表明，尖锐湿疣与生殖器恶性肿瘤的发生有密切关系。有报告外阴部尖锐湿疣经 5～40 年后可能转化为鳞癌，有 15% 的阴茎癌，5% 的女阴癌及某些肛门癌是在原有尖锐湿疣基础上发生的[5]。应当引起高度重视。

2.2 诊断与鉴别

诊断主要依据临床所见、醋酸白试验阳性及病理检查。临床上，Buschke－Lowenstein 肿瘤应与疣状癌相区别。相似之处：两者外观都呈菜花样改变，发病与 HPV 关系密切，以局部侵袭性生长为主，很少发生远处转移。但前者感染的人乳头瘤状病毒 HPV16/11 型，为低致癌性；后者感染的人乳头瘤状病毒 HPV16/18 型，具有高致癌性。疣状癌是鳞状细胞癌的一种特殊类型，好发于阴茎、肛门、直肠等皮肤黏膜交界处。疣状癌病理特征性表现为上皮呈棒样指状突起，基底部和周边部呈球茎状或鼓槌状推进式生长，基膜常完整，周围间质可见散在的淋巴细胞浸润。而 Buschke－Lowenstein 肿瘤上皮呈乳头瘤样结构，挖空细胞较疣状癌更多见，细胞分化良好，核异型性不甚明显，基膜完整，无基底部球茎状或鼓槌状推进式生长现象，借此可以鉴别。

2.3 治疗与预后

肛周 Buschke－Lowenstein 肿瘤治疗非常棘手。首先，患者因长期受疾病困扰，常出现强烈的恐惧、愧疚、焦虑、抑郁等不良情绪，而部分家属亦对其不理解，甚至厌恶。所以，我们应当先与患者及其家属做好沟通工作，解除精神负担，树立战胜疾病的信心，积极配合诊治。然后，完善相关检查，主要包括肛周彩超、MRI、电子结肠镜确定病变范围，醋酸白试验、局部组织活检、肿瘤标志物确定病变性质，梅毒及 HIV 抗体初筛试验判断与其他性病的相关性。接着，拟定治疗方案。对于肛周 Buschke－Lowenstein 肿瘤的治疗目的是去除肿瘤，改善症状及体征，非根除 HPV。一方面，因肿瘤巨大，血管丰富，活动摩擦易出血、感染，保守治疗难度大、周期长。另一方面，因其皮损范围广，手术一次切除亦相对困难。目前治疗方法较多，如手术切除、钝性刮除、电灼、CO_2 激光、冷冻、免疫调节剂、局部放疗、化疗等。对于肛周 Buschke－Lowenstein 肿瘤治疗尚无公认的最佳方法[6]。但其存在化生为鳞状上皮恶性肿瘤的可能，治疗宜积极、彻底。国际上，对这类患者多主张采用手术为主，而且是扩大切除，并进行植皮[7]。但是肛周面积有限，扩大切除、植皮及术后瘢痕痉挛可能会引起肛门畸形甚至肛门功能障碍。如何既能有效保护肛门功能和形态，又能彻底清除疣体，并降低复发率，常使医务人员困惑。个人认为，对于早期的肛周 Buschke－Lowenstein 肿瘤可行局部切除，视皮损情况可加行皮瓣转移术修复创面，二期缝合，预防性结肠造瘘术防止伤口感染、裂开、大便困难等；对于广泛侵犯肛周间隙、直肠或恶变的 Buschke－Lowenstein 肿瘤，可行 Mile’s 术。术中必须做快速病理检查，若为恶性肿瘤则根据病情进行相应范围的手术。

尖锐湿疣普遍容易复发，但肛周 Buschke－Lowenstein 肿瘤切除后治愈率高，复发率低[8,9]。为巩固疗效，术后仍需要长时间的综合治疗，包括使用干扰素、阿维 A、胸腺肽免疫治疗，提高免疫力，对性伴侣进行诊治，健康教育等。

参考文献：略。

青状年结直肠癌误诊浅析

张和平[1] 王敬敏[2]

1. 焦作市中医院 454000 2. 焦作市人民医院 454000

【摘要】目的 探讨青年人结直肠癌误诊的原因，以便早期诊断和治疗。方法 回顾分析68例青年结直肠癌患者的诊断和治疗情况。结果 本组直肠癌68例中被误诊为结肠炎9例，痔疮并出血15例，痢疾8例，肛周脓肿并肛瘘2例；误诊为阑尾周围脓肿8例，消化性溃疡3例，缺铁性贫血1例。误诊率66.2%，青年人结直肠癌的发病率男性大于女性，以黏液性腺癌为主要类型。结论 青年人大肠癌早期临床症状不明显，恶性程度高，预后差，其治疗水平有赖于对这些特征的认识，力争早期诊断及治疗。

【关键词】结直肠癌；青年；诊断；误诊

结直肠癌是常见的恶性肿瘤，近几年其发病率上升很快。结直肠癌好发于中老年人，早期症状不明显，容易引起漏误诊。但青年结直肠癌进展快，往往发现时已属晚期，增加治疗难度，影响预后。

1. 资料和方法

2000年1月至2006年1月间我院收治年龄≤30岁的结直肠癌患者共68例。查阅相关病历及随访资料，总结其性别、病程、误诊、临床表现、肿瘤部位、病理类型、分期、治疗及预后情况。

2. 结果

2.1 一般资料 本组68例中，男45例，女23例，年龄22~48岁，发病至就诊时间4个月~22个月，平均11.5个月。

2.2 首次就诊的主要表现 本组结直肠癌误诊病例中血便或黏液脓血便为主要就诊，其中有痔疮治疗未见好转继续就诊者。有腹泻、便秘及排便习惯改变及腹痛者者。有贫血面容、乏力和体重下降者，其中有些可以可触及腹部包块，直肠指检发现有直肠肿物，触之处血。

2.3 发病部位 本组病例中结直肠癌发生部位以直肠最多，占57.2%，其次为乙状结肠，占16.1%。

2.4 确诊情况 入院后常规行电子结肠镜检查，对肠梗阻不能耐受者用碘造影剂灌肠造影检查，并取组织病检确诊，病检以黏液性腺癌为主要类型、CT检查明确是否转移。

2.5 误诊病种 本组68例中误诊为为结肠炎9例，痔疮并出血15例，痢疾8例，肛周脓肿并肛瘘2例；误诊为阑尾周围脓肿8例，消化性溃疡3例，缺铁性贫血1例。误诊率66.2%青年人结直肠癌的发病率男性大于女性。

2.6 治疗及预后 本组病例多数患者确诊时已属中期，Duckes C、D期50例，占73.6%（50/68）．比文献报道中的高，这与病例数少，曾在基层医院诊治过有关。68例病例中行根治术的只有21例（占30.8%），本组的5年生存率是13.2%。

3 讨论

3.1 临床特征 青年人结直肠癌发病症状隐匿，缺乏特异性，早期可无任何症状，加之青年人对疾病的耐受能力较强，对一般的腹部不适容易忽视，或者由于医务人员的疏忽和认识不足，忽视了肛门指检等基本检查，导致就诊时间晚，误诊多，出现合并症的情况也多。本文显示平均确诊时间为11.5个月，误诊率66.2%。

3.2 误诊原因分析 （1）青壮年直肠癌的直肠刺激症状如腹泻、便频，便血、里急后重等缺乏特异性，易同其他消化系统疾病混淆。医生对该病临床症状不典型、早期表现不明显等认识不足，因而导致误诊。（2）医生对该病临床症状不典型、早期表现不明显等认识不足，因而导致误诊。（3）并发症的表现掩盖结直肠癌的症状，结直肠与腹部多个脏器相连，易表现为相邻脏器的病症。（4）缺乏完善的体格检查，忽视简单的直肠指检，本组32例直肠癌均可经直肠指检发现肿块。（5）辅助检查不完善及对检查结果缺乏进一步的分析，本组病例有1例误诊为缺铁性贫血的患者，就是早期对贫血、大便隐血实验阳性不做进一步分析，未做钡灌肠和纤维结肠镜进一步检查。

3.3 减少误诊的措施 （1）仔细询问病史，结肠癌早期有类似痢疾、结肠炎的表现，询问病史。应注意是否同时存在消瘦、便血、贫血及腹块等临床表现。结肠癌好发于40—45岁以上，对40岁以下病人，尽管不在好发年龄段，但也不应忽视（2）临床医生要提高青壮年结直肠癌的警惕性，重温基础知识，加深了解，形成青年人大肠癌的概念，特别是大肠癌高发区域的青年人，又有多年结肠炎病史、慢性腹泻病史以及有息肉与肿瘤家族史者均应高度警惕；(3) 对青年直肠疾病患者不能忽视“一指三检查”（直肠指诊，乙状结肠镜检查，纤维结肠镜检查），尤其强调指诊的重要性。(4) 注意鉴别，防治漏诊，对确实是患有痔疮、肛瘘或结肠炎，同时并发大肠癌的青年人，应特别注意，不能只满足常见病的诊断 (5) 对高危人群要定期复查，对高发地区要开展普查。有下列因素应列为高危人群：生活在结直肠癌的高发区成人；有结直肠癌家族史者；结直肠癌根治术后患者；有肠道慢性病变者；曾患子宫癌，卵巢癌和乳腺癌者等，认为某种乳头状甲状腺癌的患者可能同时合并有与结直肠癌相关的家族性腺瘤样息肉。

参考文献：略。

直肠癌 Miles 术结肠造口常见并发症及预防

张 威 岳书有 刘瑞涛 汪志伟 指导：魏淑娥

河南中医学院附属肛肠病医院 郑州市大肠肛门病医院（河南 郑州 450004）

【关键词】直肠癌；Miles 术；结肠造口并发症；预防

肠造口术是挽救、延续生命和改善生活质量的重要手段，结肠或回肠造口可能是临时性或者永久性的。直肠癌行 Miles 手术后，行腹部结肠造口，也称造瘘，这种造口为结肠单管造口，而且是永久性造口。尽管现代外科水平较高，肠造口术的并发症发生率仍然很高。因此，防治肠造口并发症显得十分重要。本文就直肠癌 Miles 术结肠造口常见并发症及预防简述如下。

1. **造口缺血坏死** 由于肠管提出时牵拉张力过大或扭曲，或因造口孔过小，或因造口旁疝、脱垂等压迫肠系膜血管所致。坏死通常在肠系膜对侧，多位局限性，常累计约 1/4 的造口部肠管，轻者经临床观察，黏膜可自行坏死脱落，长出肉芽组织或上皮而自愈。广泛性坏死是因为肠壁主要营养动脉血液循环受影响而导致的，不太多见。少数坏死累及腹腔内的肠段，需经造口处插入内镜检查，明确诊断并及时采取措施。

2. **造口回缩** 是双腔造口术比较多见的并发症，常与结肠游离不充分、外置的肠管过短、有张力或缝合固定不确切、支撑棒过早去除或滑脱有关，而腹腔内有炎症、缝合固定不确切、瘢痕粘连、肥胖、肠系膜过短时，更容易发生此并发症。目前认为造口端肠黏膜和皮肤一期缝合可减少肉芽组织生长，减少纤维组织形成及造口部狭窄的发生。建议下列情况不宜做一期缝合：①肠梗阻肠管膨胀明显；②肠管内有大量粪便潴留、肠道准备不充分；③过度肥胖，对肠管易产生牵拉力。

(1) 治疗：如肠管部分回缩，肠端尚在腹腔外，一般不需特殊处理，但要严密观察回缩进展情况，如肠造口断端已回缩至腹腔，产生腹膜炎征象，需立即剖腹探查。

(2) 预防：袢式造口可用支撑棒通过肠系膜并固定牢靠、防止滑脱，必要时延长拔出时间，对防止肠管回缩有一定疗效。

3. **造口穿孔** 穿孔多发生在结肠缝合于腹壁处，早期发生的原因与手术操作有关，结肠与侧壁膜缝合固定造口时，缝线贯穿结肠全层。如牵拉结肠过紧，术后即可发生穿孔。因此在固定结肠时，可利用肠系膜、肠脂垂进行缝合，或缝线仅穿过浆肌层缝合固定，如穿孔发生在腹腔内，短期即可引起腹痛，产生腹膜炎征象，一旦确诊，应立即手术，并根据穿孔大小、污染情况，决定手术方式。

4. **造口旁疝** 及小肠从结肠旁脱出，发生率约为 10% 左右，是由于造口肠管与腹膜缝合不确实或残留的空隙过大所致，目前认为经腹直肌旁造口及经剖腹原切口处造口最容易发生造口旁疝，而经腹直肌造口可减少造口旁疝的发生，以及患者的全身情况，如造口周围肌肉和组织萎缩、营养不良、术后感染、慢性咳嗽、过度肥胖以及排尿困难等引起负压增高的因素，均可诱发造口旁疝的发生。

(1) 治疗：立即把脱出的小肠还纳腹腔，必要时开腹将小肠还纳后再将腹壁切口两侧皮肤和腹膜缝合、固定。

(2) 预防：改善患者一般情况，术中认真、适宜缝合，术后避免肠管胀气及一切可致腹压增高的因素。

5. **造口狭窄** 狭窄可在手术的早期或晚期发生，多在皮肤－黏膜连接处，由于肠管拖出腹壁各层与浆膜层间断缝合，皮肤也与浆膜层缝合，由于浆膜层受粪便分泌物等刺激而引起浆膜炎、炎性肉芽组织增生而致瘢痕挛缩形成造口狭窄。

(1) 治疗：可先用手指扩张治疗，如无效且排便困难，可再行手术环形切除造口部瘢痕组织，将肠壁全层与皮缘用细线间断缝合。

（2）预防：将肠壁全层与皮肤一期缝合，可减少狭窄，此外，造口部坏死，回缩也可引起狭窄。

6. 造口周围感染　如有脓肿出现，应拆除缝线进行引流，以免感染向腹腔内发展，同时应用抗生素及全身支持治疗。

7. 造口周围损伤性皮炎　由于造口器材和造口排泄物漏出刺激皮肤，易出现皮肤炎性改变，所以宜选用优质造口袋，应用皮肤保护软膏及胶剂。对于接触性皮炎应避开皮肤皱褶，选择适宜的造口位置。

中医药在大肠癌手术快速康复外科中的应用

张　威　朱桂霞　汪志伟　指导：宋光瑞

河南中医学院附属肛肠病医院　郑州市大肠肛门病医院　（河南　郑州　450004）

【关键词】大肠癌；快速康复技术；中医药治疗；综述

快速康复外科（fast tract surgery，FTS）最早为丹麦外科医师Kehlet等提出，它的核心理念是：贯穿病人手术前后的整个治疗过程，采取一系列积极措施促进病人术后加速恢复，缩短住院时间，减少并发症发生率，节约医疗资源。在欧美国家该理念已逐渐得到认可，尤其在结直肠癌方面已有较多的运用。

结直肠外科FTS基本构成要素是：（1）全面深入的术前宣教；（2）不作肠道准备；（3）无需麻醉前用药；（4）术前无需严格禁食，术前2 h应口服葡萄糖液；（5）胸段持续硬膜外麻醉并使用短效麻醉药；（6）手术期间高浓度氧吸入；（7）避免术中过量补液；（8）微创手术；（9）术中保温；（10）避免使用阿片类镇痛药；（11）不主张常规放置引流管；（12）不主张常规放置胃管；（13）早移除尿管；（14）术后给予缓泻剂和消化道动力药；（15）术后早期经口饮食；（16）术后强制早期下床活动。其中，持续硬膜外镇痛、避免阿片类镇痛药、无须常规放置胃管、术后早期恢复饮食和早期下床活动是FT最主要的措施。

中医是我国的国粹，几千年来的实践证明中医中药在治疗疾病中起着重要作用。快速康复外科进入中国，众多中医学者在该方面进行了理论和实践的研究，中医理念和方法的加入极大丰富了快速康复外科的内容，提供了很多行之有效，验之有用的方法。

一、术前准备　胃肠道手术术前准备工作包括术前营养支持以提高应激能力，术前情绪安定，术前胃肠道清洁准备等方面。

（一）术前营养支持　在辨证论治的理论指导下面，给予适当的中医中药治疗，培补元气，使病人有更好的状态去接受手术，从而降低术后的并发症，加快术后康复。有研究者采取术前予注射“参芪注射液”提高患者机体的免疫功能，取得了良好的临床疗效。

（二）术前心理治疗　一方面可以采取语言开导进行情志调治，来安定患者的情绪，另一方面可以采用中药方剂进行安神调理，如酸枣仁汤、逍遥散等，有机地将两者相结合，有助于减轻患者的焦虑和紧张情绪，为手术创造条件。

（三）术前肠道准备　快速康复外科不主张严格限制饮食，废除机械性肠道准备，或仅在术前1天口服肠道缓泻剂及肠道抗生素。不少中医专家认为结合中医中药进行术前肠道清洁准备效果更加理想。通里攻下中药具有除满、消胀、推陈致新、荡涤肠胃功效，能明显增加胃肠道推进性运动，有学者近年来有用增液承气汤、胃肠复元汤等进行肠道准备，一方面可以起到推陈致新、荡涤肠胃功效，另一方面对机体本身正气没有攻伐，驱邪而不伤正，临床证实效果满意。其中有学者使用简便的番泻叶代茶饮，既没有清洁灌肠法增加肠内压，而引起肿瘤细胞扩散的危险，也没有肠管痉挛、逆向蠕动的弊病。

二、术中辅助　术中辅助主要体现在针灸镇痛、辅助麻醉以及预防术中并发症等方面。有学者提出针灸配合一定的镇静及镇痛药物，实施某些手术或者进行术后镇痛，同时针刺、电针和艾灸可以调整肾上腺素及血管加压素，能抑制胃酸分泌，调节胃肠运动，解除胃痉挛，对麻醉前后的并发症预防具有重大意义。

三、术后处理　主要包括术后营养支持，术后肠道功能恢复，术后并发症处理等方面。

（一）术后营养支持　术后应用“参芪注射液”静脉滴注，以及采用运用健脾助运方剂少量频服，能很好的，培补元气，促进患者机体正气的恢复。

（二）术后胃肠道功能恢复

采用针灸治疗，可以取穴：中脘、天枢、足三里、上巨虚、下巨虚、阳陵泉、太冲，以疏通气机，理气止痛，通腑导滞，调和阴阳，激发正气，促进胃肠之蠕动。

严志登等[2]采用电针治疗，取双侧足三里，常规针刺得气后接电针仪，采用疏密波刺激，强度以患者能忍受为限，出现双下肢肌肉微颤动为宜；术后第12小时开始第1次治疗，其后每12小时1次．每次20min，共6次。结果：电针结合中药疗法在急诊开腹手术后的早期应用，能显著促进患者胃肠功能恢复，从而促进患者术后快速康复，减少住院总天数，具有良好的应用前景。术后早期运用电针疗法促进胃肠功能恢复，还有以下优势：（1）电针为非消化道途径治疗，副作用少；（2）电针能有效防止术后恶心呕吐；（3）针灸减轻术后疼痛及机体应激反应；在促进术后胃肠功能恢复方面有独特优势。

蔡北源等[3]采用腹针治疗，能显著促进患者胃肠功能恢复。选穴：主穴（君臣）选择中脘、下脘、气海、关元；辅穴（佐使）：大横（双侧）、天枢（双侧）；操作过程：患者取仰卧位，常规皮肤消毒，根据腹壁脂肪及体型胖瘦，分别选用0.22mm～40—50 mm的毫针，按照君、臣、佐、使顺序进针，君、臣穴深刺，佐、使穴中刺，均采用弱刺激。治疗方法：术后每12小时治疗1次，每次持续20 min，连续治疗4次。

采用耳穴按摩，治疗情志不畅、胃气不和和上腹胀满、嗳气、恶心、纳差等症状，以调整脏腑功能、疏通经络、行气活血、促进胃肠功能恢复，达到尽早肛门排气的目的。

中药外敷，外敷药物可以是如用炙甘遂、生大黄、丁香、小茴香、砂仁、蜂蜜、大蒜素等，将药物敷于脐部，脐部受药物的刺激和吸收，激发经络之气，可疏通经络、调和气血，调整脏腑的阴阳平衡，促进术后肠蠕动。

谢丽娟等[4]对手术后24小时对伤口换药后应用微波辅助治疗，照射功率50～80W，辐射器距伤口10cm高度，以患者感觉温热舒适为宜，时间20分钟。结果显示：腹部手术后切13微波热疗促进切口愈合，减轻患者痛苦，缩短住院日，达到快速康复作用。微波治疗是根据微波加热的原理，利用微波对患者切口进行透热治疗，改善局部血液循环，增加组织代谢，加强局部营养，提高组织再生能力，有解痉、止痛、消炎等功效。

快速康复外科的优势显而易见，目前使用的方法多为西医方法，中医药方法及理念的加入将使得快速康复外科的内容更加丰富完善，中国特色的快速康复外科将会有光明的应用前景，更好地造福患者。

参考文献：略。

直肠癌Miles术结肠造口常见并发症及预防

张　威　岳书有　刘瑞涛　汪志伟　指导：魏淑娥

河南　郑州　河南中医学院附属肛肠病医院　郑州市大肠肛门病医院　（450004）

【关键词】直肠癌；Miles术；结肠造口并发症；预防

肠造口术是挽救、延续生命和改善生活质量的重要手段，结肠或回肠造口可能是临时性或者永久性的。直肠癌行Miles手术后，行腹部结肠造口，也称造瘘，这种造口为结肠单管造口，而且是永久性造口。尽管现代外科水平较高，肠造口术的并发症发生率仍然很高。因此，防治肠造口并发症显得十分重要。本文就直肠癌Miles术结肠造口常见并发症及预防简述如下。

1. **造口缺血坏死**　由于肠管提出时牵拉张力过大或扭曲，或因造口孔过小，或因造口旁疝、脱垂等压迫肠系膜血管所致。坏死通常在肠系膜对侧，多位局限性，常累计约1/4的造口部肠管，轻者经临床观察，黏膜可自行坏死脱落，长出肉芽组织或上皮而自愈。广泛性坏死是因为肠壁主要营养动脉血液循环受影响而导致的，不太多见。少数坏死累及腹腔内的肠段，需经造口处插入内镜检查，明确诊断并及时采取措施。

2. **造口回缩**　是双腔造口术比较多见的并发症，常与结肠游离不充分、外置的肠管过短、有张力或缝合固定不确切、支撑棒过早去除或滑脱有关，而腹腔内有炎症、缝合固定不确切、瘢痕粘连、肥胖、肠系膜过短时，更容易发生此并发症。目前认为造口端肠黏膜和皮肤一期缝合可减少肉芽组织生长，减少纤维组织形成及造口部狭窄的发生。建议下列情况不宜做一期缝合：①肠梗阻肠管膨胀明显；②肠管内有大量粪便潴留、肠道准备不充分；③过度肥胖，对肠管易产生牵拉力。

（1）治疗：如肠管部分回缩，肠端尚在腹腔外，一般不需特殊处理，但要严密观察回缩进展情况，如肠造口断端已回缩至腹腔，产生腹膜炎征象，需立即剖腹探查。

（2）预防：袢式造口可用支撑棒通过肠系膜并固定牢靠、防止滑脱，必要时延长拔出时间，对防止肠管回缩有一定疗效。

3. 造口穿孔　穿孔多发生在结肠缝合于腹壁处，早期发生的原因与手术操作有关，结肠与侧壁膜缝合固定造口时，缝线贯穿结肠全层。如牵拉结肠过紧，术后即可发生穿孔。因此在固定结肠时，可利用肠系膜、肠脂垂进行缝合，或缝线仅穿过浆肌层缝合固定，如穿孔发生在腹腔内，短期即可引起腹痛，产生腹膜炎征象，一旦确诊，应立即手术，并根据穿孔大小、污染情况，决定手术方式。

4. 造口旁疝　及小肠从结肠旁脱出，发生率约为10%左右，是由于造口肠管与腹膜缝合不确实或残留的空隙过大所致，目前认为经腹直肌旁造口及经剖腹原切口处造口最容易发生造口旁疝，而经腹直肌造口可减少造口旁疝的发生，以及患者的全身情况，如造口周围肌肉和组织萎缩、营养不良、术后感染、慢性咳嗽、过度肥胖以及排尿困难等引起负压增高的因素，均可诱发造口旁疝的发生。

（1）治疗：立即把脱出的小肠还纳腹腔，必要时开腹将小肠还纳后再将腹壁切口两侧皮肤和腹膜缝合、固定。

（2）预防：改善患者一般情况，术中认真、适宜缝合，术后避免肠管胀气及一切可致腹压增高的因素。

5. 造口狭窄　狭窄可在手术的早期或晚期发生，多在皮肤－黏膜连接处，由于肠管拖出腹壁各层与浆膜层间断缝合，皮肤也与浆膜层缝合，由于浆膜层受粪便分泌物等刺激而引起浆膜炎、炎性肉芽组织增生而致瘢痕挛缩形成造口狭窄。

（1）治疗：可先用手指扩张治疗，如无效且排便困难，可再行手术环形切除造口部瘢痕组织，将肠壁全层与皮缘用细线间断缝合。

（2）预防：将肠壁全层与皮肤一期缝合，可减少狭窄，此外，造口部坏死，回缩也可引起狭窄。

6. 造口周围感染　如有脓肿出现，应拆除缝线进行引流，以免感染向腹腔内发展，同时应用抗生素及全身支持治疗。

7. 造口周围损伤性皮炎　由于造口器材和造口排泄物漏出刺激皮肤，易出现皮肤炎性改变，所以宜选用优质造口袋，应用皮肤保护软膏及胶剂。对于接触性皮炎应避开皮肤皱褶，选择适宜的造口位置。

中医药在大肠癌手术快速康复外科中的应用

张　威　朱桂霞　汪志伟　指导：宋光瑞

1. 河南中医学院附属肛肠病医院　2. 河南　郑州郑州市大肠肛门病医院（450004）

【关键词】大肠癌；快速康复技术；中医药治疗；综述

快速康复外科（fast tract surgery，FTS）最早为丹麦外科医师 Kehlet 等提出，它的核心理念是：贯穿病人手术前后的整个治疗过程，采取一系列积极措施促进病人术后加速恢复，缩短住院时间，减少并发症发生率，节约医疗资源。在欧美国家该理念已逐渐得到认可，尤其在结直肠癌方面已有较多的运用。

结直肠外科 FTS 基本构成要素是：（1）全面深入的术前宣教；（2）不作肠道准备；（3）无需麻醉前用药；（4）术前无需严格禁食，术前 2 h 应口服葡萄糖液；（5）胸段持续硬膜外麻醉并使用短效麻醉药；（6）手术期间高浓度氧吸入；（7）避免术中过量补液；（8）微创手术；（9）术中保温；（10）避免使用阿片类镇痛药；（11）不主张常规放置引流管；（12）不主张常规放置胃管；（13）早移除尿管；（14）术后给予缓泻剂和消化道动力药；（15）术后早期经口饮食；（16）术后强制早期下床活动。其中，持续硬膜外镇痛、避免阿片类镇痛药、无须常规放置胃管、术后早期恢复饮食和早期下床活动是 FT 最主要的措施。

中医是我国的国粹，几千年来的实践证明中医中药在治疗疾病中起着重要作用。快速康复外科进入中国，众多中医学者在该方面进行了理论和实践的研究，中医理念和方法的加入极大丰富了快速康复外科的内容，提供了很多行之有效，验之有用的方法。

一、术前准备

胃肠道手术术前准备工作包括术前营养支持以提高应激能力，术前情绪安定，术前胃肠道清洁准备等方面。

（一）术前营养支持　在辨证论治的理论指导下面，给予适当的中医中药治疗，培补元气，使病人有更好的状态去接受手术，从而降低术后的并发症，加快术后康复。有研究者采取术前予注射“参芪注射液”提高患者机体的免疫功能，取得了良好的临床疗效。

（二）术前心理治疗　一方面可以采取语言开导进行情志调治，来安定患者的情绪，另一方面可以采用中药方剂进行安神调理，如酸枣仁汤、逍遥散等，有机地将两者相结合，有助于减轻患者的焦虑和紧张情绪，为手术创造条件。

（三）术前肠道准备　快速康复外科不主张严格限制饮食，废除机械性肠道准备，或仅在术前1天口服肠道缓泻剂及肠道抗生素。不少中医专家认为结合中医中药进行术前肠道清洁准备效果更加理想。通里攻下中药具有除满、消胀、推陈致新、荡涤肠胃功效，能明显增加胃肠道推进性运动，有学者近年来有用增液承气汤、胃肠复元汤等进行肠道准备，一方面可以起到推陈致新、荡涤肠胃功效，另一方面对机体本身正气没有攻伐，驱邪而不伤正，临床证实效果满意。其中有学者使用简便的番泻叶代茶饮，既没有清洁灌肠法增加肠内压，而引起肿瘤细胞扩散的危险，也没有肠管痉挛、逆向蠕动的弊病。

二、术中辅助

术中辅助主要体现在针灸镇痛、辅助麻醉以及预防术中并发症等方面。有学者提出针灸配合一定的镇静及镇痛药物，实施某些手术或者进行术后镇痛，同时针刺、电针和艾灸可以调整肾上腺素及血管加压素，能抑制胃酸分泌，调节胃肠运动，解除胃痉挛，对麻醉前后的并发症预防具有重大意义。

三、术后处理

主要包括术后营养支持，术后肠道功能恢复，术后并发症处理等方面。

（一）术后营养支持　术后应用“参芪注射液”静脉滴注，以及采用运用健脾助运方剂少量频服，能很好的，培补元气，促进患者机体正气的恢复。

（二）术后胃肠道功能恢复

采用针灸治疗，可以取穴：中脘、天枢、足三里、上巨虚、下巨虚、阳陵泉、太冲，以疏通气机，理气止痛，通腑导滞，调和阴阳，激发正气，促进胃肠之蠕动。

严志登等[2]采用电针治疗，取双侧足三里，常规针刺得气后接电针仪，采用疏密波刺激，强度以患者能忍受为限，出现双下肢肌肉微颤动为宜；术后第12小时开始第1次治疗，其后每12小时1次．每次20min，共6次。结果：电针结合中药疗法在急诊开腹手术后的早期应用，能显著促进患者胃肠功能恢复，从而促进患者术后快速康复，减少住院总天数，具有良好的应用前景。术后早期运用电针疗法促进胃肠功能恢复，还有以下优势：（1）电针为非消化道途径治疗，副作用少；（2）电针能有效防止术后恶心呕吐；（3）针灸减轻术后疼痛及机体应激反应；在促进术后胃肠功能恢复方面有独特优势。

蔡北源等[3]采用腹针治疗，能显著促进患者胃肠功能恢复。选穴：主穴（君臣）选择中脘、下脘、气海、关元；辅穴（佐使）：大横（双侧）、天枢（双侧）；操作过程：患者取仰卧位，常规皮肤消毒，根据腹壁脂肪及体型胖瘦，分别选用0.22mm～40—50 mm的毫针，按照君、臣、佐、使顺序进针，君、臣穴深刺，佐、使穴中刺，均采用弱刺激。治疗方法：术后每12小时治疗1次，每次持续20 min，连续治疗4次。

采用耳穴按摩，治疗情志不畅、胃气不和和上腹胀满、嗳气、恶心、纳差等症状，以调整脏腑功能、疏通经络、行气活血、促进胃肠功能恢复，达到尽早肛门排气的目的。

中药外敷，外敷药物可以是如用炙甘遂、生大黄、丁香、小茴香、砂仁、蜂蜜、大蒜素等，将药物敷于脐部，脐部受药物的刺激和吸收，激发经络之气，可疏通经络、调和气血，调整脏腑的阴阳平衡，促进术后肠蠕动。

谢丽娟等[4]对手术后24小时对伤口换药后应用微波辅助治疗，照射功率50～80W，辐射器距伤口10cm高度，以患者感觉温热舒适为宜，时间20分钟。结果显示：腹部手术后切13微波热疗促进切口愈合，减轻患者痛苦，缩短住院日，达到快速康复作用。微波治疗是根据微波加热的原理，利用微波对患者切口进行透热治疗，改善局部血液循环，增加组织代谢，加强局部营养，提高组织再生能力，有解痉、止痛、消炎等功效。

快速康复外科的优势显而易见，目前使用的方法多为西医方法，中医药方法及理念的加入将使得快速康复外科的内容更加丰富完善，中国特色的快速康复外科将会有光明的应用前景，更好地造福患者。

参考文献：略。

便　秘

白术七物颗粒结合针刺治疗结肠慢传输型便秘的临床研究

何永恒* 　邓如丹　杨周雨

湖南中医药大学第二附属医院肛肠科（410005）

【摘要】目的　观察白术七物颗粒结合针刺治疗结肠慢传输型便秘的临床疗效，为临床推广提供充足的循证医学证据。方法　将60例观察对象随机分为4组，白术七物颗粒+针刺组、针刺组、白术七物颗粒组、对照组（莫沙比利组）。分别进行对应治疗，观察四组临床疗效。结果　四组治疗后临床症状积分均较本组治疗前降低（$P<0.05$）；白术七物颗粒+针刺组治疗后临床症状积分低于另外三组，差异有统计学意义（$P<0.05$）；白术七物颗粒+针刺组疗效明显优于另外三组，差异有统计学意义（$P<0.05$）；白术七物颗粒+针刺组治疗后不透X线标志物残留数少于另外三组，差异有统计学意义（$P<0.05$）。结论　白术七物颗粒结合针刺在治疗结肠慢传输型便秘方面明显优于单独使用针刺/单独使用白术七物颗粒/莫沙比利口服，且不良反应轻，是治疗结肠慢传输型便秘的安全有效的方法。

【关键词】结肠慢传输型便秘；白术七物颗粒；针刺治疗；临床研究

结肠慢传输性便秘（STC）系指由于结肠动力障碍，使肠道内容物滞留于结肠或通过结肠缓慢的便秘，是功能性便秘中最常见的一种类型，发病率较高，且有年轻化的趋向。但目前其病因及发病机制尚不完全明了，临床上病情顽固，治疗困难。本研究旨在证明白术七物颗粒结合针刺在治疗STC方面具有明确优势。现报告如下。

1. 资料与方法

1.1 一般资料

所有观察对象均为2013年1月~2013年7月期间湖南中医药大学第二附属医院的门诊或住院病人，共60例，随机分为4组。其中男16例，女44例，年龄18~60岁，病程0.5~20年。经统计学分析，四组患者性别、年龄、病程和治疗前积分差异无统计学意义（$P>0.05$），均有可比性。

1.2 诊断标准

①西医诊断标准依据《功能性胃肠病的罗马Ⅲ诊断标准》[1]拟定；

②中医诊断标准参照《中医病证诊断疗效标准》[2]中“便秘”的诊断标准拟定。

1.3 纳入标准

①第一诊断必须符合便秘病（便秘-结肠慢传输型）的患者；

②疾病分度属于中、重度（参考国际慢性便秘症状评分标准）；

③年龄在18~60岁的男女患者；

④知情同意，志愿受试。

1.4 排除标准

①年龄在18岁以下，或60岁以上患者；

②有其他消化道疾病者，如结肠扩张、肠梗阻、溃疡性结肠炎、克罗恩病等；

③合并有心脑血管、肝、肾、肺等疾病不能耐受该治疗方法治疗者；

④合并有传染性疾病如乙型肝炎、进行性脏腑结核、性病（梅毒、尖锐湿庆等）患者；

⑤处于月经期、妊娠期或哺乳期的女性患者；

⑥一年内接受腹部、肛门部手术的治疗者；

⑦合并严重精神障碍或长期使用精神类药物的患者；

⑧过敏体质患者；

⑨有吸毒史及医源性病例。

1.5 治疗方法

1.5.1 针刺治疗：针刺所取主穴和辩证配穴以及操作方法均参考 2012 年全国便秘病（便秘 – 结肠慢传输型）中医临床路径和诊疗方案。

主穴：第 1 组：天枢、气海、上巨虚、足三里、百会；第 2 组：中髎、下髎、大肠俞、肾俞、脾俞。

辨证配穴：肠胃积热证加曲池、尺泽、内庭；肝脾不调证加合谷、支沟、太冲、肝俞、三阴交；肺脾气虚证灸神阙、气海、百会，可加公孙、胃俞、列缺；肝肾阴虚证加三阴交、照海、太溪；脾肾阳虚证灸关元、命门、腰阳关，可加太溪、照海、大钟。

操作：两组穴位隔日交替使用。

1.5.2 疗程：

白术七物颗粒 + 针刺组：予白术七物颗粒（主要药物：生白术、地黄、升麻、槟榔、沉香等；专利号：201210057943.9），每日 1 袋，加开水 400ml，分 2 次口服。每日针刺一次，每次针刺留针 30min。

针刺组：每日一次，每次针刺留针 30min，10 次为一个疗程，共治疗 2 个疗程。

白术七物颗粒组：予白术七物颗粒，每日 1 袋，加开水 400ml，分 2 次口服。

莫沙比利组：口服莫沙比利，每次 5mg，每日 3 次。

四组均 10 天为一疗程，共治疗 2 个疗程。

1.6 观察指标

观察四组临床症状积分、临床疗效和不透 x 线标志物残留数变化。

1.7 疗效标准

参照《中药新药临床研究指导原则》[3] 的疗效评定标准。采用尼莫地平法计算。

临床痊愈：患者自然排便，粪便质地柔软，每周 >2 次，治疗后积分 0 分。

显效：患者多能自然排便，偶用泻药，排便频率、粪便质地、腹胀等症状较治疗前明显改善，治疗后积分 1 – 5 分。

有效：患者排便频率、粪便质地、腹胀等症状较治疗前好转，泻药使用较治疗前减少，治疗后积分 6 ~ 10 分。

无效：患者排便频率、粪便质地、腹胀等症状较治疗前无明显改善，治疗后积分 11 ~ 16 分。

1.8 统计学方法

计数资料用 x^2 检验，等级资料用秩和检验，多组均数之间显著性差异检验采用方差分析。所有统计过程在统计软件 SPSS16.0 下进行。

2. 结果

2.1 四组治疗前后积分比较，见表 1。

表 1　四组治疗前后积分比较（x ±s，分）

组 别	例数（n）	痊愈	显效	有效	无效	总有效率
白术七物颗粒 + 针刺组	15	6	4	4	1	93.33%
白术七物颗粒组	15	5	3	4	3	80.00%
针刺组	15	2	4	3	6	60.00%
莫沙比利组	15	1	3	7	4	73.33%

注：四组治疗后临床症状积分均较本组治疗前降低（$P < 0.05$）；白术七物颗粒 + 针刺组治疗后临床症状积分与另外三组比较差异有统计学意义（$P < 0.05$）。

2.2 四组治疗后疗效比较，见表 2。

表 2　四组治疗后疗效比较

组 别	例数（n）	治疗前	治疗后
白术七物颗粒 + 针刺组	15	11.27 ±1.44	7.73 ±1.87
白术七物颗粒组	15	11.87 ±1.56	9.73 ±1.98
针刺组	15	12.26 ±1.62	10.53 ±2.47
莫沙比利组	15	10.93 ±1.44	9.46 ±1.96

注：经检验，白术七物颗粒 + 针刺组与另外三组的临床疗效对比有统计学意义（$P < 0.05$）。

该图表表明白术七物颗粒 + 针刺组疗效明显优于另外三组。且总有效率明显高于另外三组。

2.2 四组治疗前后不透X线标志物残留数比较，见表3。

表3　四组治疗前后不透x线标志物残留数比较（x±s，个）

组　别	例数（n）	治疗前	治疗后
白术七物颗粒+针刺组	15	15.46±2.13	4.36±1.32
白术七物颗粒组	15	15.27±1.59	6.53±1.57
针刺组	15	15.46 ±1.57	10.37±2.12
莫沙比利组	15	15.27±1.81	7.98±1.96

注：由表2可见，四组治疗后不透X线标志物残留数与治疗前减少有显著差异（$P<0.05$）；且白术七物颗粒+针刺组治疗后不透X线标志物残留数与另外三组比较差异有统计学意义（$P<0.05$）。

在2个疗程的治疗及随访过程中，白术七物颗粒+针刺组出现1例不能胸闷不适；针刺组出现一例不能耐受；莫沙比利组出现2例上腹部不适，减少剂量后不良反应减轻能坚服药。经x^2检验，$P>0.05$三组治疗后不良反应无统计学意义。

3. 讨论

STC的病因至今尚未明确，发病机制复杂。目前许多研究表明，STC的病因及发病机理与Cajal间质细胞、肠神经系统、平滑肌纤维、胶质细胞源性神经营养因子及精神、心理、药物等因素有关。中医对STC的病机则趋向于认为接近虚秘，多表现在气虚与阴虚两方面。对于STC的治疗目前尚无特效药，现代医学采用内科治疗效果不甚满意，手术治疗有严格的手术适应症且以后仍有一定的便秘复发率，并可能出现腹泻等并发症。与西医、西药相比，中医药治疗STC不但在通便方面有优势，同时，对紊乱的胃肠功能也进行了调整，使患者的体质情况得到改善，提高了患者的生活质量，在治疗便秘方面有广阔的发展前景。而白术七物颗粒剂是何永恒教授[4]由北京医院已故魏龙骧名老中医的“运下”白术汤与《卫生家宝》的“降气”沉香四磨汤变化出焉。其组成及制备工艺专利已被国家知识产权局受理（专利号：201210057943.9）。方中以生白术为君药，用量最大，益气健脾，使脾滞得运；生地黄滋阴清热、生津养血；槟榔归胃、大肠经，消积降气；沉香性温，长于降气温中；佐以升麻，升举阳气，取其行气运下之中而有升举之意；黄芪助白术补脾益气；木香性温祛寒，入脾而宽中尤其善行胃肠之气，且能助生白术使脾气得运。诸药合用，益气养阴，行气运下，使脾滞得运，腑气得通，便秘自除。

针灸可以通腑行气，促进结肠蠕动，通便导滞。其次针灸也可以改善结肠传输时间。目前诊断慢传输型便秘的主要客观依据是结肠传输试验显示传输时间延长。针刺治疗可以通过刺激患者的肠神经系统，达到增强结肠蠕动能力和缩短结肠通过时间的效果。故针灸在治疗结肠慢传输型便秘中也起到了重要作用。肖文胜等[5]通过临床观察认为中药加针刺治疗慢传输型便秘有较好疗效。孙建华等[6,7]研究表明电针天枢使大鼠的结肠c-kit和SCF基因表达上调，使肠壁平滑肌结构与ICC趋于正常，可能是针灸治疗STC的机制之一。

将两种治疗方法有机结合，取长补短，并且这两种治疗方法相对于手术、单纯药物口服更加安全，并发症少，值得临床推广。

4. 结论

综上所述，白术七物颗粒结合针刺治疗结肠慢传输型便秘同单独针刺治疗/单独使用白术七物颗粒/莫沙比利口服相比，在临床疗效和结肠传输试验等方面相比均有明显优势。而且不良反应较小，充分显示出白术七物颗粒与针刺两种治疗相结合治疗慢传输型便秘的优越性，值得临床推广。

参考文献：略。

便秘的治疗新进展

邓业巍

（郑州人民医院肛肠外科，河南　郑州，450003）

一、概述

慢性便秘是临床常见的消化系统疾病。西方国家发病率为2~27%。在美国，便秘的发病率约15%，我国北京地区的流行病调查显示：发病率约 6.07%，60 岁以上的发病率 14.87%；女性在便秘的患者中较为多见，男女之比 1∶4。随着社会的发展、饮食结构的精细化及工作的快节奏，便秘的发病率呈逐年上升趋势。

什么是便秘（Functioned Constipation FC）?

排便持续困难、便次较少或排便不尽感，费时费力，无论大便干与稀，均称之为便秘。

罗马Ⅲ标准：过去 3 个月有以下 2 种或 2 种以上症状且持续存在至少 6 个月以上。

1. 排便费力；

2. 粪便呈团块或硬块；

3. 排便不尽感；

4. 排便时肛门阻塞感；

5. 排便需手法协助；

6. 排便次数每周少于 3 次；

功能性便秘分型：根据便秘发生的部位与结肠动力学特点将便秘分为三型

1. 慢传输型便秘（Slow Transit Constipation STC），由于结肠动力障碍，肠内容物滞留于结肠或排出缓慢。

2. 出口梗阻型便秘（Outlet Obotructive Constipation OOC），非器质性因素导致肛门、直肠功能异常，但结肠功能正常。

3. 混合动力型便秘（Mixed Constipation MC），兼有上述二型的特点。

功能性便秘的病因

1. 饮食因素：

进食过于精细，含膳食纤维少，食物残渣也相对减少，故大便量也少，每天饮水进食少，不能有效的刺激肠蠕动而引发便秘。

2. 精神因素：

工作过于紧张、生活节奏过快、工作性质和时间的变化等严重干扰了正常的排便习惯。患有抑郁、焦虑、强迫限食行为等心理障碍者易出现便秘。

3. 生理因素：

特别是老年人，随着年龄的增加，消化道器管功能减退，如唾液腺，胃肠和胰腺等分泌消化酶的量逐渐减少，腹部和骨盆肌肉乏力，排便时腹压降低，结肠肌层变薄，平滑肌张力减弱，肠反射降低，蠕动减慢，使成形大便在肠腔内停留时间过长，水分吸收过多，大便干结而产生便秘。

4. 滥用泻药：

长期服用泻剂，特别是刺激性泻药，对肠道黏膜及肌层神经丛造成损伤，使肠道不能自主运动，抑制肠道压力感受器。抑制排便反射而形成便秘。

5. 缺乏锻炼：

老年人室外活动较少，尤其是患有脑卒中、糖尿病、冠心病，肢体活动受限，长期卧床者，使肠道蠕动减弱引起便秘。

6. 忽视排便：

有便意时，由于工作或特殊原因而不能排便，进行克制，忍耐而未立即排便，久而久之使排便反射逐渐消失，导致便秘。

7. 肛门疾病：

痔疮、肛裂、直肠内套叠、直肠前突、盆底肌痉挛等引起便秘。

8. 不良习惯：

上厕所看报纸、书籍、手机、ipad、久蹲厕所，时间越长，越破坏排便反射，排便时间应在 3～5 分钟内，超过就要离开马桶。

9. 年轻女性穿塑身衣、扎束腰腰带：

这样会抑制排便的副交感神经，使大肠的内分泌消化液减少，在小肠中，将食物向下分解排出的力量减弱从而引起便秘。

10. “没事找屎”：

每天排便一次，偶尔每 2～3 天排一次大便也属正常。但有的人如果哪天不排便就“寻死觅活找屎”，只有拉出来才能有欣快感，导致精神过度紧张引起肛门、直肠排便协调异常而出现排便困难，引发便秘。

二、便秘的发病机制

其发病与胃肠动力障碍、内脏高敏感、肠外神经系统、肠内神经系统、肠间质细胞等多种因素有关。便秘是一种：生物－心理－社会医学模式的典型疾病。

1. 脑－肠轴（brain－gutaxis）异常：脑－肠轴是胃肠道和肠之间双向整合功能的复杂系统，有神经、内分泌及免疫系统的参与，并受心理、社会因素的影响而变化。

（1）肠神经系统（enteric nervous system，ENS）异常

肠神经系统主要是指存在于消化道内的肌间神经丛和黏膜下丛的神经元构成。人的肠神经元有8～10亿个，相当于整个脊髓内所有神经元的总数，是独立于中枢神经系统而行使其功能的完整结构，故又称之为“肠脑”。如果其神经元数量减少、形态结构异常、突触减少，或损伤后修复的时间相对延长，均可引起便秘。

（2）神经递质异常

胃肠道中，除了常见的乙酰胆碱和去甲肾上腺素肠神经递质外，还有许多种在脑内与胃肠道中双重分布的大量神经递质如：降钙素、促生长激素神经肽、胰高血糖素、神经肽Y、血管活性肠肽（VIP）、一氧化氮（NO）、脑啡肽、P物质等，如果这种调控肠神经的复杂网络系统出现不协调，就会出现便秘。

（3）情绪反应

因精神因素引起“肠脑”的“情绪反应”，就会引起胃肠道的功能紊乱。它主要通过大脑皮质→边缘系统→蓝斑核→迷走背核→自主神经系统→肠神经系统→交感、迷走神经系统功能失常→胃肠道动力系统紊乱→便秘。

2. Cajal间质细胞异常

Cajal间质细胞是呈网络状分布在胃肠道神经细胞与平滑肌之间的一种特殊细胞，与肠道神经系统递质的调节和平滑肌的运动有密切关系，是胃肠道平滑肌运动的起搏细胞，能产生慢波（即肠肌的电活动，以调控胃肠道平滑肌的收缩）和传导电活动，参与神经递质的调节，对胃肠道的运动调控起关键作用。如果Cajal间质细胞的数量减少与缺失，就会导致肠神经系统与平滑肌间的信息传递发生障碍，而引起便秘。

3. 平滑肌异常

STC患者结肠平滑肌细胞明显减少或有缺陷，导致平滑肌细胞功能退化，使胃肠道收缩蠕动变缓慢，胃肠道平滑肌收缩性下降引发便秘发生。

4. 激素异常

孕酮可抑制自发性结肠肌肉运动的幅度和频率，过度表达的孕酮受体使收缩G蛋白下调，抑制G蛋白上升，降低VIP诱导的抑制肌肉收缩，导致结肠传输功能减弱以及异常的前列腺素（PG）和环氧合酶水平也可导致结肠运动受损，引起便秘。

5. 心理因素

肠道的运动受内脏自主神经和内分泌系统支配，与人的情感行为密切相关。精神状态的改变，可使肠道运动规律紊乱。交感神经兴奋时，会抑制肠道运动及消化液的分泌，而副交感神经功能相反。异常的精神状态、情绪及应激反应都能影响到胃肠的运动功能。

三、便秘的临床表现

功能性便秘是指由多种原因引起的排便不畅，排便费时费力，无便意或有便意而粪便排出困难异常，需要其它措施协助排便。

1. 慢传输型便秘（STC）

（1）无便意，排便间隔时间长。

（2）肛门指检：直肠壶腹空虚无粪便。

（3）传输试验：标志物通过时间延长。

2. 出口梗阻型便秘（OOC）

直肠前突、直肠黏膜内脱垂、直肠黏膜内套叠、会阴下降综合征、盆底失弛缓综合征。

（1）便意频繁，排便费时费力。

（2）肛门指检：直肠壶腹内有粪便。

（3）传输试验：标志物常留在直肠。

（4）排粪造影：肛门直肠测压有异常。

3. 混合型便秘：（MC）

具有以上两种便秘的临床表现。

四、便秘的诊断

便秘的诊断一般并不难，根据症状、体征即可确诊，但还要做以下检查，以决定治疗方案。

1. 肛门指诊：非常重要，既可以了解肛门括约肌的情况，又可以检查出直肠黏膜的情况，还可以排除是否有直肠癌。

2. 肛门镜检

3. 电子肛肠镜检查

4. 结肠传输试验

5. 排粪造影

6. 磁共振排粪造影（MRI 和盆腔动态 MRI）

7. 肛门直肠测压

8. 结、直肠测压

9. 球囊逼出试验

10. 盆底肌电图检查

五、便秘的危害

1. 诱发脑卒中、脑出血、脑血栓

2. 诱发高血压病

3. 诱发心脏猝死

4. 诱发老年痴呆

5. 诱发乳腺癌

6. 诱发肛门部疾病：如痔疮、肛裂、直肠脱垂

7. 诱发粪嵌塞，形成粪便溃疡，直肠炎

8. 诱发结肠癌

9. 诱发胆结石、胆囊炎

10. 诱发各种癌症的发生

11. 诱发头疼，特别是偏头疼，血管紧张性头疼

12. 诱发神经衰弱、抑郁症等精神疾患发生

13. 诱发腹股沟疝

14. 诱发排尿困难、尿潴留

六、便秘的治疗

1. 一般治疗

（1）改善饮食习惯：多食五谷杂粮，增加膳食纤维，多饮水，每日 1500ml ~ 1800ml 水，多食蔬菜水果。

（2）调整生活方式：生活要有规律，避免久坐久站，不要快节奏，加班加点熬夜不休息。

（3）加强肠道管理：加强排便的生理教育，坚持良好的排便习惯，避免滥用泻药，不能忍便。

（4）保持良好的心态，适量的体育锻炼。

2. 药物治疗

（1）容积性泻剂：主要是指含纤维素和欧车前的各种制剂，小麦麸皮、玉米麸皮、魔芋、琼脂、纤维素、车前子制剂，吸收后增加溶积，轻度刺激肠蠕动，抵达结肠后被肠道细菌酵解，增加肠内渗透压和阻止肠内水分被吸收，增强导泻作用。适用于轻度便秘患者，大量使用可导致腹胀，短期使用效果好，长期使用会产生药物依赖。

（2）渗透性泻剂：主要有盐类和糖类渗透性泻药。通过在肠腔内形成高渗环境，增加肠道内渗透压，吸收大量水分并阻止肠道吸收水分，使肠中容积增大，增加粪便的容积，增强对肠黏膜的刺激，促进肠蠕动，促进排便。多用于肠道检查前的清洁肠道准备。主要包括聚乙二醇，硫酸镁磷酸盐、乳果糖、山梨醇、甘露醇等。适用于轻中度便秘，可长期应用。不适用于暂时性便秘的迅速通便治疗，腹痛腹胀副作用较轻。

（3）刺激性泻剂：作用最强的一类泻药。主要包括含蒽醌类泻药（大黄、番泻叶、芦荟），果导，蓖麻油和比沙可啶等。直接刺激结肠黏膜、肌间神经丛、平滑肌，增进肠蠕动和黏液分泌，促进排便。长期应用会引起药

物依赖，引起药物性便秘及引起肠道黑变病，引起水电解质紊乱，低钠、底钾血症，出现水泻和腹痛，不可长期应用，可短期应用迅速缓解便秘。

（4）润滑性泻剂：液体石蜡油，甘油，开塞露，多库酯钠可软化大便。适用于避免排便用力的患者。如老年体弱，高血压，心脏病，动脉瘤，痔病患者。口感差，长期使用可引起脂溶性维生素吸收障碍，影响胡萝卜素，钙磷吸收，引起肛门直肠黏膜损伤，出现肛周渗液，易发生吸入性肺炎。

（5）促肠动力药：作用于肠神经末梢，释放运动神经递质，拮抗抑制神经递质或直接作用于平滑肌，增加肠道动力和推动作用。主要用于慢传输型便秘及便秘型 IBS，包括西沙比利，为 5 - HTG 受体激动剂，可促进乙酰胆碱释放，增强上消化道的蠕动（胃、小肠）。伊托比利，具有多巴胺 D2 受体阻滞和乙酰胆碱酯酶抑制的双重作用，通过内源性乙酰胆碱释放并抑制其水解而增强并协助胃、十二指肠运动。

（6）益生菌制剂：对缓解便秘症状有一定的帮助。主要包括双歧杆菌、乳酸杆菌、粪链球菌等对人体有益的菌群，可分解淀粉和非淀粉多糖产生的短链脂肪酸供结肠黏膜细胞利用刺激肠道蠕动，可调节肠道的神经肌肉活性，抑制肠道致病菌，维持肠道屏障功能的完整性，改善肠道功能。

（7）直肠黏膜保护剂：复方角莱酸酯，主要起到保护直肠黏膜，减少炎性渗出，修复受损的直肠黏膜。包裹在粪便表面，形成润滑的外衣，以利于粪便排出。

（8）中医中药：便秘主要以虚为主，所以“扶正”在治疗中起主导作用，主要立足于脾肾，其次在于气血。如：半夏泻心汤，附子理中汤，八珍汤等辩证加减均可起到升清降浊，益气补血，扶阳助运，促进排便之功效。

3. 外科治疗

（1）慢传输型便秘：主要是结肠传输功能障碍，肠内容物传输缓慢引起的便秘。主要是大便次数减少，便意消失伴腹胀。手术适应证：①至少两次以上结肠传输试验证明结肠传输明显延长（ >72h 以上），除外出口梗阻型便秘；②系统正规非手术治疗无效（至少半年以上）；③严重影响日常生活与工作；④病人有强烈的手术意愿，无精神障碍。手术方式：①结肠部分切除术；②结肠次全切除、盲肠直肠吻合术；③全结肠切除、回肠直肠吻合术；④全大肠切除回肠贮袋肛管吻合术；⑤结肠旷置术，不切除结肠，直接行回肠乙状结肠或直肠端侧吻合术；⑥回肠造口术。

（2）出口梗阻型便秘：主要包括直肠内脱垂、直肠前突等。适应症：主要分为盆底痉挛型和松弛型两大类。盆底痉挛型：耻骨直肠肌综合征，采用肉毒素注射及耻骨直肠肌部分离断术。盆底松弛型：直肠内脱垂（套叠）、直肠前突、骶直分离，会阴下降和盆底疝。手术方式：①直肠黏膜纵行折叠术，柱状结扎术，硬化剂注射术；②直肠前突，经直肠会阴修补术；③吻合器痔上黏膜环切术（PPH）；④直肠前突、直肠内套叠（经肛门吻合器直肠部分切除术，即 STARR 术）；⑤盆底抬高术成形术

4. 生物反馈治疗

生物反馈概念及机制：生物反馈是将近代心理学、精神生理学与物理医学有机结合起来，利用专门的电生理仪计算机，将参与生理活动的人体内生物学信息，如肌电信号、皮肤电信号加捕抓放大，并通过视觉或听觉的方式显示出来。患者通过对这些信息的认识，有意识地调节和控制自身生理活动，经过反复训练，形成生物反馈通路，通过大脑皮质、下丘脑产生神经体液变化，调整生理反应，纠正偏离正常范围的生理活动，达到治疗疾病的目的。

正常排便机制是粪便进入直肠，引起直肠机械性扩张，直肠内压增高，通过直肠反射内括约肌张力下降，肛管压力降低，盆底肌，外括约肌张力下降，肛管压力降低，靠腹压排出大便。它的任何一环节出现障碍、不协调、反常收缩，均可造成大便排出困难。

生物反馈通过安全的间歇式的反复刺激，间接改变中枢神经系统中会阴神经系统的反应，让盆底神经协调功能恢复正常，达到治疗便秘的目的。

生物反馈治疗仪的六大功能：

（1）GLAZEK 评估

（2）模版式 KEGEL 训练：

初级便秘训练

高级便秘训练

（3）多媒体反馈训练：

盆底肌放松训练、

盆底肌力量增强训练、

盆底肌耐力训练

盆底肌精准训练。

(4) 心理肌电反馈训练

(5) 盆底神经肌肉电刺激

(6) 肌电触发电刺激

适应证：(1) 功能性便秘 (2) 肛门失禁 (3) 盆底功能障性疾病 (4) 肛门直肠痛。

疗程：每天1次，每次30分钟，10次为一疗程。

5. 便秘的结肠水疗

结肠水疗概念：结肠水疗又称大肠水疗是通过结肠水疗仪对结肠进行清洗给药的一种方法。大肠水疗的专业设备是由美国人20多年前改进和制造的肠道清洁设备。西班牙10年前依托电子高科技技术，改进了结肠水疗仪器，提高其舒适性，使结肠水疗成为一种集健身、保健、治疗疾病的高科技、技术。

机制：结肠水疗是通过结肠灌注治疗机在结肠腔内建立起有效的透析治疗系统。利用结肠自身的吸收和排泄功能，清除肠腔内和黏膜上的有害代谢产物和毒素，达到治疗疾病的目的。

方法：结肠水疗仪将过滤的适宜温度（36~38℃），8~10L的水，通过肛门缓慢地反复注入结肠深处，水压随肠腔压力而自动调整，将结肠壁上的宿便转化、稀释，并刺激肠蠕动，以利于粪便的排出。

优势：

(1) 不单单是机械刺激，因结肠壁内有黏膜下神经丛，肌间神经丛，肌间神经丛有结肠“小型脑”样作用，通过机械刺激，引起肠黏膜神经冲动，引起肠管运动，上传至大脑产生排便反射。

(2) 将滞留在结肠内的粪便软化和分次排出，清除结肠中的有害物质，并帮助恢复结肠黏膜黏液腺正常分泌，润滑大便以利排出。

(3) 结肠水疗使用水制剂，不会形成依赖，也不会改变菌群，特别有利于益生菌的生长，使肠道菌群趋予平衡。

(4) 经肛门注入一定量的水，使结肠内压力达到阈值后产生“排便反射”，反复多次注入、排出，使患者自觉建立起正常的“排便反射意识”。

(5) 结肠水疗反复注入一定量的水，使结直肠机械性扩张和收缩，同时起到训练结、直肠肌肉张力的作用，重新构建结、直肠的蠕动节凑，恢复正常肠蠕动、运动功能。

七、便秘治疗的误区

1. 滥用清热解毒、导泻通便药

许多报纸、电视广告“肠润茶”，“给肠子洗洗澡吧”，“喝肠清茶，便秘不在困扰”，“一粒便秘通”等夸大其治疗作用，其实主要成分主要是大黄，番泻叶之类的刺激性泻药，长期服用反尔会使便秘加重，甚至引起结肠黑变病，进而诱发结肠癌。

2. 长期饭后吃水果

许多人认为饭后吃水果是现代生活的最佳搭配，有助于身体健康、通便。其实饭后马上吃水果会影响消化功能。特别是老年人，长期饭后吃水果会引起便秘。

食物进入胃以后，须经过1~2h的消化过程才能缓慢排出，如果饭后立即吃水果，就会被先期到达的食物阻滞在胃肠，使其不能正常在胃内消化，停留时间过长，引起腹胀便秘。应在饭后1~2小时或饭前吃水果这样更有利于各种纤维素、糖类和矿物质的吸收，获得更合理的营养成分补充。

3. 芦荟是“宝”，还是“草”，长期应用治便秘

芦荟因其有强大的生命力，独特的观赏性和多种医用功效，使其迅速成为了老百姓家中的常见植物，被美国人称为“万能药”，“世纪草”，而被日本人成为“全科大夫”而埃及人别称之为“不死草”。

因芦荟含有大黄素苷，可促进肠蠕动，改善胃肠功能，缓解便秘，是一种刺激性泻药，长期应用会引起泻药性便秘。

4. 自作主张，粪嵌塞后自己解决

粪嵌塞后自行用筷子或木棒挖出大便，结果引起直肠损伤、大出血，大有人在；正确方法是应该立即到医院找专科医生协助排便或进行灌肠、结肠水疗。

5. 不规律用药

不按医生开据的疗程用药，不彻底治疗，认为大便通了，疾病也就痊愈了，药就不用了，结果便秘反复发作，久治不愈。

6. 多吃香蕉，结果便秘越来越重

很多人认为香蕉能起到润肠通便的作用，其实香蕉容易造成便秘。香蕉未成熟时，外皮呈青绿色，味道很涩，为了运输方便我们所吃的香蕉都是经过催熟的。香蕉里的涩味来自于香蕉中的鞣酸，催熟后涩味消失，但鞣酸的成分仍存在，鞣酸有非常强的收敛作用，使粪便变得干硬造成便秘。

7. 误把“便秘”当做“肠炎”治

许多患者大便并不干结，每天1次或数次，无脓血液黏液，但排出费时费力，排出困难，总是感觉肛门口有粪便，就是排不出来或排不尽，有堵塞感，到不正规医院或诊所按“肠炎”给予输液治疗。结果越治越重，其实是出口梗阻性便秘，直肠黏膜内脱垂，直肠前突。

8. 对便秘的认识不了解，轻信手术

便秘是一种复杂的多因素疾病，自己大量饮水也多吃蔬菜水果，但便秘仍不能解除。造成精神抑郁或焦虑，梦想通过手术“一次性”解决问题，结果是手术后效果仍不明显，没有诊断清楚病因，她的便秘是由于精神过度紧张所致。

八、便秘的食疗

食疗是治疗便秘的最基本方法，也是简单易行的好办法。通过饮食调理达到刺激肠蠕动、润肠通便之功效。

1. 凉拌菠菜：

菠菜250g，麻油15g，将菠菜放入沸水中烫3分钟取出，用麻油调拌，每日2次。

2. 芹菜大枣粥

芹菜200g，大枣6枚放入锅中煮烂，再加入白糖，空腹食水，2-3次/日。

3. 糯米粥

糯米100g，槟榔、郁李仁、火麻仁各15g，煮粥食水。

4. 红枣牛奶粥

牛奶500g，红枣10枚，大米50g，将红枣大米清水入锅中，煨煮至粥稠加入牛奶即成，早晚食水。

5. 松仁大米粥

松仁30g，大米100g，蜂蜜少许，松仁大米一同入锅熬粥，最后加入少许蜂蜜食用，早晚用。

6. 大枣五仁粥

大枣500g，松子仁、柏子仁、黑芝麻、杏仁、核桃仁各100g，大枣煮成枣泥，去掉核皮，五仁捣碎与枣泥混匀，早晚食用。

7. 山药当归粥

山药100g，当归30g，桃仁60g，大米100g，冰糖适量，将桃仁、当归淘洗干净，入锅煮至粥稠，加入适量冰糖，融化后即可。早晚食用。

8. 红薯粥

红薯50g，小米50g，煮成粥，早晚食用。

食疗中，要注意合理搭配，防止偏食，讲究疗程，一周左右，不易长时间单纯食用某一种或某一类食物，禁忌食辛辣食物，同时要多活动才能凑效。

九、便秘的预防

1. 调理饮食结构

（1）注意饮食量：只有进足够多的食物量，才能在肠道内形成食物残渣刺激肠蠕动，使粪便正常排出体外。

（2）注意饮食质量：主食不宜过精细，常吃粗粮杂粮、富含膳食纤维食物。

（3）注意多饮水：当感觉口渴时，机体的细胞就已经严重缺水了，每天应饮用1500~3000ml水。

2. 养成良好的排便习惯

（1）定时排便：早晨起床后，人体内结肠会产生集团运动，将粪便推入直肠而起便意，正常起床后排一次便为最好。

（2）不要忍便：许多人习惯于方便时才去厕所，有便意时强忍，使排便反射减弱或消退引起便秘。

（3）入厕“速战速决”，最好5分钟结束战斗，不在厕所上网、看书读报、吸烟等。

3. 养成良好的生活方式

（1）避免久坐久站

（2）积极锻炼身体：定期运动可加强结肠运动，促进肠蠕动。

（3）保持生活规律，充足睡眠，乐观自信，心情放松，开怀畅笑。

（4）每天定时做提肛运动10~20分钟。

（5）按摩保健：每天顺时针按摩腹部，一般每次20~30分钟。

4. 及时治疗引起便秘的相关疾病

（1）肛周疾病：痔、肛瘘、肛裂、肛周湿疹等都可引起便秘。

（2）甲状腺功能亢进与减退。

（3）红细胞增多症。

（4）便秘型肠易激综合征。

（5）结直肠肿瘤。

5. 其它

（1）偶尔发生便秘，少吃或不吃泻药，可于早晨空腹饮温开水50－120ml或淡盐水。

（2）补充B族维生素。B族维生素能促进消化液分泌，从而达到促进肠蠕动的目的。

（3）喝含益生菌的酸奶。益生菌有助于改善肠道微生态平衡，维持肠道菌群，使肠道蠕动正常，改善便秘的症状。

电针治疗盆底失弛缓综合征所致便秘（热秘型）的临床研究

范　培　黄　明

新疆伊犁州中医医院肛肠科（835000）

【摘要】目的　本研究旨在通过观察电针在治疗盆底失弛缓综合征所致便秘中的临床疗效、对排便动作的影响，验证电针穴位刺激在治疗盆底失弛缓综合征所致便秘中的有效性，为临床寻找一种简单有效的治疗方法提供科学依据。方法　将符合入选标准的90例患者按随机分为三组，电针组30例，取长强穴、支沟穴进行电针穴位刺激；药物组30例，患者口服麻仁滋脾丸，一次一丸，每日三次。针药组30例，患者在电针治疗的同时口服麻仁滋脾丸，电针治疗的方法与电针组相同，药物服用方法与药物组相同。三组均治疗2周。结果　在近期疗效评价方面，经统计学分析，针药组综合疗效优于药物组（$P<0.0167$），针药组与电针组无显著性差异（$P>0.0167$），电针组综合疗效优于药物组（$P<0.0167$）。结论　通过研究表明，电针治疗盆底失弛缓综合征所致便秘（热秘型）疗效确切。电针治疗联合麻仁滋脾丸口服在改善盆底失弛缓征所致便秘（热秘型）症状方面优于单纯的药物口服和电针治疗。口服麻仁滋脾丸治疗盆底失弛缓综合征所致便秘（热秘型）主要以改善便秘症状为主，远期疗效不理想。

【关键词】盆底失弛缓综合征；便秘；电针

便秘是一种常见病、多发病，随着生活方式及饮食结构的改变、精神心理和社会因素的影响，便秘的发病率呈逐年上升之势，美国Sonnerberg[1]进行的流行病学调查研究表明，便秘的发生率为2%，国内有人[2]调查显示发病率为4.43%，发病率与年龄呈正相关。便秘严重影响患者的生活质量，并成为一些疾病的诱发因素。根据结肠动力学的病理生理机制，便秘可分为结肠慢传输型（slow transit constipation，STC）、功能性出口梗阻型（outlet obstructed constipation，OOC）及混合型三种。盆底失弛缓综合征（anismus）所致便秘在临床中较为常见，属功能性出口梗阻型便秘的一种。

针灸作为中医传统疗法，主要通过刺激穴位激发机体内的生理调节机制，从而达到阴阳平衡，综合调理的治疗目的。经研究发现，针灸在治疗功能失调性疾病方面具有明显优势，并且应用越早效果越明显。电针是在毫针针刺得气的基础上向人体腧穴输入脉冲电流，用电刺激代替捻针来加强或维持得气的效果，以提高治疗效果。本研究利用电针仪在针刺得气后维持或加强得气效果来治疗盆底失弛缓征所致的便秘，通过对照研究观察不同治疗方法的疗效，旨在验证电针在治疗盆底失弛缓综合征所致便秘中的有效性和可行性，为该方法的临床应用提供依据。

1. 资料与方法

1.1 临床资料　本研究共观察病例90例，所有观察对象均来自于2012年8月~2013年6月在伊犁州中医医院就诊的门诊及住院患者，诊断符合盆底失弛缓综合征所致的便秘。把90例患者按随机数字法分为三组，针药组30例，药物组30例，电针组30例。经统计学分析，三组患者在性别、年龄、病程方面均无显著性差异，具有可比性。

1.2 诊断标准

1.2.1 西医诊断标准：盆底失弛缓综合征所致便秘的诊断主要参照国际通常采用的功能性肠病罗马Ⅲ标准，结合专科检查、排粪造影检查、结肠传输试验等检查结果明确诊断。

1.2.2 中医诊断标准：[3]大便质较干，排出困难，伴有腹胀，口有异味，心烦不安，小便短赤，舌红苔黄，脉滑数。证属热秘。

2. 治疗方法

本研究采取随机对照的方法，将符合纳入标准的90例患者分成三组，分别为针药组、药物组和电针组，每组各30例。电针组：在毫针针刺得气后采用电针仪对进行穴位进行持续刺激；药物组：口服麻仁软胶囊进行治疗；针药组：电针治疗的同时口服麻仁软胶囊。

2.1 电针组

设备选择：使用上海生产的G6805－2A电针仪及仲景牌0.32mm×25mm毫针。

穴位选择：长强穴，支沟穴。

操作方法：患者取屈膝侧卧位，穴位处皮肤用75%酒精消毒。长强穴取穴及进针方法：该穴位位于尾骨端与肛门连线的中点处，进针后针尖与骶骨平行刺入约0.5～1寸，注意勿穿破直肠壁以防止感染。支沟穴取穴及进针方法：该穴位位于前臂背侧，手背腕横纹上3寸，在尺骨和桡骨之间，阳池穴和肘尖的连线上，直刺0.5～1寸。针刺穴位得气后行捻转泻法，之后将电针仪的两极分别连在长强穴与支沟穴针柄上，采用连续波，输出强度以患者耐受为度。每次留针20分钟，每日一次，双侧支沟穴交替针刺治疗，采用左侧屈膝侧卧位或右侧屈膝侧卧位。

2.2 药物组　口服麻仁滋脾丸，一次1丸，每日3次。

2.3 针药组　电针治疗的同时口服麻仁滋脾丸，电针治疗的方法与电针组相同，药物服用方法与药物组相同。

2.4 疗程及其它　三组均治疗2周。在治疗期间，均嘱患者勿食辛辣刺激食物，多进食水果蔬菜等富含粗纤维食物，适量运动。治疗结束后随访一个月。

2.5 疗效评定

2.5.1 便秘症状评估量化标准：根据临床观察情况，按照便秘症状评估量进行症状量化评分，主要评分项目为：排便困难程度：排出顺畅（0分），排便不畅，排便不尽（2分），排便困难，有阻塞感（4分），需手住排便或用开塞露辅助（6分）；排便次数：1～2天一次（0分），3～4天一次（2分），5～7天一次（4分），7天以上一次（6分）；大便性状：成型软便（0分），便如香肠状（2分），便干硬呈团块状（4分），便干成粒状（6分）；排便时间：≤5分钟（0分）6～10分钟（2分）11～15分钟（4分）≥16分钟（6分）；腹痛：无（0分）有（1分）；腹胀：无（0分）有（1分）；肛门坠胀：无（0分）有（1分）。根据症状积分情况判定疗效。

2.5.2 症状积分疗效标准

综合疗效指数（尼莫地平法）＝［（治疗前症侯积分－治疗后症侯积分）÷治疗前症侯积分］×100%。

痊愈：临床症状消失，每日可自行排便1－2次，便质不干，排便通畅，无排便不尽感，便秘症状评估综合疗效指数≥90%；

显效：临床症状基本消失，治疗后排便稍有不畅，略感费力，偶伴有便后不尽感，与治疗前相比较症状有明显好转，便秘症状评估综合疗效指数≥70%；

改善：临床症状好转，排便时稍感困难，排便不尽感和肛门坠胀感仍存在，偶尔需服润肠通便药，便秘症状评估综合疗效指数≥30%；

无效：症状与治疗前比较无改善，便秘症状评估综合疗效指数<30%。

其中将痊愈、显效、改善的病例归纳为治疗效果为有效的病例。

2.5.3 远期疗效：治疗后一个月根据患者症状积分计算综合疗效指数，判定远期疗效。

3. 统计方法

观测数据利用SPSS15.0统计分析软件处理。$P<0.05$被认为差异具有统计学意义。根据临床资料特征，计量资料以均数±标准差（$\bar{x} \pm s$）表示，三样本均数间的多重比较采用方差分析；三样本构成比的比较采用卡方检验，两两比较时根据公式计算调整后的检验水准为0.0167。

4. 结果

4.1 近期综合疗效分析

经2周治疗，电针组临床痊愈0例、显效7例、改善18例、无效5例，有效率为83.3%；药物组临床痊愈0

例、显效5例、改善11例、无效14例，有效率为53.3%；针药组临床痊愈1例、显效15例、改善10例、无效4例，有效率为86.7%，经卡方检验，三组疗效不等（见表1）。三组间的两两比较采用卡方检验，针药组与药物组综合疗效经统计学分析，两组病例疗效比较有明显差异，针药组综合疗效优于药物组；针药组与电针组综合疗效经统计学分析，两组病例疗效无明显差异；药物组与电针组综合疗效经统计学分析，两组病例疗效比较有明显差异，电针组综合疗效优于药物组（见表2）。

表1　治疗后三组近期综合疗效分析

组别	例数	有效			无效	有效率
		痊愈	显效	改善		
针药组	30	1	15	10	4	86.7%
药物组	30	0	5	11	14	53.3%
电针组	30	0	7	18	5	83.3%

注：经卡方检验，$x^2=10.629$，$P=0.005<0.05$

表2　治疗后三组近期综合疗效两两比较分析

组别	x^2值	P值	检验水平α′
针药组与药物组	6.429	0.011	
针药组与电针组	0.000	1.000	0.0167
药物组与电针组	6.239	0.012	

4.2 治疗前后平均症状积分比较

治疗前针药组平均症状积分为14.90±4.730，药物组平均症状积分为14.83±4.186，电针组平均症状积分为14.57±3.785，经方差分析，$P=0.950>0.05$，三组治疗前平均症状积分无明显差异，具有可比性。经2周治疗后，针药组平均症状积分为5.37±5.040，药物组平均症状积分为10.36±4.823，电针组平均症状积分为7.69±4.210，经方差分析，三组平均症状积分不等（见表3）。对三样本平均症状积分进行均数间的多重比较，针药组与药物组症状平均症状积分经统计学分析，有明显差异，针药组平均症状积分低于药物组；针药组与电针组症状平均积分经统计学分析，有明显差异，针药组平均症状积分低于电针组；药物组与电针组症状平均症状积分经统计学分析，$P=0.043<0.05$，有明显差异，电针组平均症状积分低于药物组（见表4）。综合比较结果，治疗三周后，在平均症状积分方面，针药组<电针组<药物组。

表3　治疗后三组平均症状积分比较分析

组别	例数	$\bar{x}\pm s$	F值	P值
针药组	30	5.37±5.040		
药物组	30	10.36±4.823	8.301	0.001
电针组	30	7.69±4.210		

注：经方差分析，$F=8.301$，$P=0.001<0.05$

表4　治疗后三组平均症状积分两两比较分析

组别	P值	检验水平α
针药组与药物组	0.000	
针药组与电针组	0.046	0.05
药物组与电针组	0.043	

4.3 远期综合疗效分析

治疗后1个月对患者进行随访，根据便秘症状评估量化表积分情况进行疗效判定，电针组临床治愈0例、显效5例、改善13例、无效12例，总有效率为60%；药物组临床治愈0例、显效0例、改善8例、无效22例，有效率为26.7%；针药组临床治愈0例、显效8例、改善12例、无效10例，有效率为66.7%，经卡方检验，三组远期疗效不等（见表5）。三组间的两两比较采用卡方检验，针药组与药物组相比，在远期疗效方面有明显差异，针药组优于药物组；针药组与电针组相比，在远期疗效方面无明显差异；电针组与药物组相比，在远期疗效方面有明显差异，电针组优于药物组（见表6）。

表5　随访1月综合疗效比较分析

组别	例数	有效			无效	有效率
		痊愈	显效	改善		
针药组	30	0	8	12	10	66.7%
药物组	30	0	0	8	22	26.7%
电针组	30	0	5	13	12	60.0%

注：经卡方检验，$^2=11.028$，$P=0.004<0.05$

表6　随访1月综合疗效两两比较分析

组别	x^2值	P值	检验水平 α′
针药组与药物组	9.643	0.002	
针药组与电针组	2.287	0.592	0.0167
药物组与电针组	6.787	0.009	

5. 理论探讨

盆底失弛缓综合征所致便秘是指因盆底肌失弛缓所致的排便困难、排便时间延长、排便时肛门不能放松，甚至反而收缩的一组症候群，是常见的功能性出口梗阻型便秘。盆底失弛缓综合征主要特点为患者在排便时盆底肌肉不能协调松弛，甚至异常收缩，导致排便困难等症状[4]。盆底失弛缓综合征所致便秘在临床上可表现为以下症状：便质较干，排便努挣，便时费力，排便时间延长，伴有排便不尽感等。随着检查方法的发展，排粪造影、肛管直肠压力测定及盆底肌电图检查在盆底失弛缓综合征的诊断方面取得了较大成果。目前临床主要采用药物治疗、盆底肌锻炼、生物反馈治疗、肉毒素注射、手术等治疗方法。药物治疗以缓解症状为主，但一些药物长期应用容易形成依赖性，甚至可以形成泻剂结肠。肉毒素注射疗效较好，但需要反复注射，患者接受程度较差。手术治疗为严格保守治疗无效后考虑的治疗方案，需要掌握严格的适应症。因为该病的发病原因涉及神经调节，精神因素，发育异常等多方面因素，所以增加了其治疗的复杂性。中医在治疗便秘方面有其独特的优势，并积累了丰富的经验，临床疗效明显，且具有副作用小，方法简单，易被患者接受的特点。针灸作为中医治疗的重要组成部分，在便秘治疗方面发挥了重要作用。便秘属于针灸的一级病谱，经临床验证，疗效确切，并能从病因出发，使该病从根本上得到治疗。

经过长期试验研究，针灸具有三方面的特点：

①良性、双向性。良性调整作用是给予机体适合的针灸刺激后，病理状态会朝着正常的生理状态转化，使失调和紊乱的过程恢复。双向调整是指针灸的作用既可以使功能低下者得到增强，又可使功能亢进者得到抑制。

②整体性、综合性。针灸对特定穴位的刺激可以对整个脏腑功能产生作用，能够发挥多方面的调节作用。

③功能性、早期性。针灸对功能失调疾病具有治疗优势，并且在疾病早期疗效显著。该研究采用电针代替传统手法刺激，用电刺激代替捻针来加强或维持“得气”，以调高针刺疗效，同时发挥电针刺激参数可调，能够节省人力的优点。在取穴方面，支沟穴为手少阳三焦经的经穴，自古以来即为治疗便秘的要穴，能够疏利三焦，调整脏腑功能。长强穴位于肛门与尾骨端连线的中点，是督脉的络穴，别走任脉，自古以来就是治疗痔疾、脱肛、泄泻、便秘的要穴。督脉为阳脉之海，任脉为阴脉之海，刺激长强穴可以调整一身之阴阳。督脉与肝经在颠顶交汇，又可起到疏肝利胆，消散局部郁热的作用[5]。现在解剖学认为长强穴周围有肛管动、静脉及尾神经后支和肛门神经分布[6]，同时针刺部位位于盆底肌、肛管外括约肌等组织周围，用电针对该穴位刺激，可以发挥针灸的双向、整体、良性调节作用，改善周围组织的血液循环，组织代谢，使协调性异常的肌肉组织功能逐渐正常化。这是该研究能够取得良好疗效的主要原因。因本病较为复杂，本研究从症状改善情况等方面给予观察，同时样本含量偏小，研究时间有限，同时仅对中医症候分型中的一型（热秘型）进行观察，因此将来需要在病例大样本、多水平层次及电针发挥疗效的机理等方面做深入研究。

参考文献：略。

心理因素对功能性便秘发病的影响

冯文哲　宋继刚　张彦峰　姜　华　高强强

（陕西中医学院附属医院　咸阳　712000）

【摘要】心理因素在功能性便秘的发生中具有重要作用，但它如何引起功能性便秘目前尚未明确，相关研究显示可能与多个层次的紊乱有关。本文从心理应激与疑病反应、神经调节与排便动力学异常及内分泌激素、神经递质异常等方面对心理因素在功能性便秘发病中的可能机制进行阐述。

【关键词】心理因素；功能性便秘

功能性便秘（Functional Constipation，FC）是肛肠科常见的疾病，表现为排便困难，大便干结，排便次数减少等。FC 的发病率随着饮食结构的变化及社会心理因素的影响在逐年增高，已成为严重影响现代人生活质量的重要因素之一。近年来，心理因素在 FC 发病中的作用越来越受到关注。心理因素在 FC 发病中的机制可能是通过抑制外周自主神经对结肠的支配，还可通过大脑皮层而影响下丘脑和植物神经系统尤其是副交感神经而引起[1]，另外，许多内分泌激素、神经递质和其他调节因子的异常也起了不可忽视的作用。

1 心理应激与疑病反应

心理应激（Psychological Stress）是机体对内外事件通过认识、评价而察觉到应激原的威胁时引起的心理、生理机能改变的过程。过激、过久、过量的应激导致疾病的发生。FC 患者中便秘症状的发生或加重往往与其工作和社会经历中的某些事件有关，如退休导致生活规律的改变和收入的减少以及突然松弛引起的不适感，工作变动、搬家、入学或就业等引起的生活环境的改变，以及夫妻严重争执、父母死亡、家庭纠纷、好友去世等带来的心理应激等。社会因素导致心理应激的程度和影响取决于个体的认知评价、情感反应、应对方式等心理因素。王颢等[2]采用 SCL290 心理测试量表观察 23 例便秘患者，结果便秘患者具有明显的抑郁、焦虑、强迫和偏执等症状，认为 FC 的发病与心理因素有关。其研究结果也显示，FC 患者与对照组相比具有明显的神经质个性，较内向且不稳定，并伴有明显的焦虑和抑郁情绪，其神经质个性特征与焦虑、抑郁状态以及所经历的负性生活事件刺激量有一定关系。Dykes 等[3]对 28 例女性难治性特发性便秘患者进行了便秘与心理因素关系的探讨，该研究使用标准化的诊断量表对所有患者过去和近期进行精神心理评价，包括家庭和社会事件刺激因素。结果表明，难治性功能性便秘患者 3/5 有近期情感障碍，2/3 有既往精神应激事件。

疑病反应（Hypochondriacal Reaction）表现为对自身健康状况过分关注，常为自己身体极微小的变化而感到极大的不安。甚至深信自己患了某种疾病。常常诉说有某些躯体的特殊不适感觉，认为这些不适是由于患了某种严重的疾病，或是异物、虫子进入体内的结果。为此而忧心忡忡，四处求医。但经检查却不能证实有他所认为的那种疾病。患者似乎有一种特殊的能力，一般人不容易觉察的身体内部活动，他却能觉察，如心脏的跳动、肠胃的蠕动。这是因为他过分关注自己身体的反应，异常敏感的结果。患者对身体各种不舒服很敏感，而这种不舒服又往往成为他所认定的新“病变”的先兆。这样不断反复循环，便感觉到身体的“疾病”越来越严重了。疑病反应通常有下列表现：经历刺激性事件—出现伴有躯体症状的焦虑和忧郁—产生有病观念。如果外界环境改善或通过医生的努力，使病人对自己的症状有一个正确的认识，病人的症状常可减轻直至消失。假如因某种原因使病人的有病观念保持不变，病人就会产生焦虑等精神症状。这些精神症状可以成为选择性感知的启动因素，使病人感觉到在正常情况下感觉不到的东西，这时，病人会因自己的症状而产生疑病感觉—加重精神症状—躯体化症状—加重选择性感知—加重疑病。许多 FC 患者表现出对肠功能的许多错误认识或异想，如他们认为粪便是有毒的，如果不每天排便将有危机降临；有些人羞于提及排便问题，无视便意，随之而来的是粪便干结、肛裂或痔疮，甚至引发情感创伤而使便秘加重。

2 神经系统调节与排便动力学异常

结肠动力的异常、肛门直肠肌肉收缩不协调等可能是引起 FC 的直接因素，而社会心理因素则是造成这种异常情况的主要原因。如人际关系紧张、家庭不和睦、心情长期处于压抑状态，都可使植物神经紊乱，引起肠蠕动抑制或亢进。情绪波动明显时，过度反应可使平滑肌张力增加，这些资料提示心理社会因素可以通过中枢神经系统对平滑肌进行调节。Emmanuel 等[4]通过对 34 例便秘症状超过 5 年的女性患者（19 ~ 45 岁，平均年龄为 36 岁）和 19 名健康女性（21 ~ 60 岁，平均年龄为 38 岁）完成综合健康调查问卷（GHQ - 28）和 Bem 性角色表（女性心理感觉指数测量表），同时进行直肠黏膜多普勒血流检查，测量胃肠自律神经活动的水平，阐明心理状态和心理机能之间的关系。结果表明，便秘女性 GHQ－28 问卷表总分较高，躯体症状及焦虑亦较明显。直肠黏膜血流量与躯体症状和焦虑抑郁水平呈负相关。提示，便秘女性患者多存在焦虑及抑郁倾向，并且与测量胃肠外在神经活动的直肠黏膜血流量变化呈负相关，表明心理因素可能是通过自律的传出神经通路影响胃肠动力。正常的排便活动必须依赖各种排便自制活动的相互协调，而排便－自制反射既是非意识性反射活动，又受大脑高级中枢的意识性控制。在大脑的参与下，其下传冲动不仅可加强也可抑制低级排便中枢的活动。如果因精神因素长期有意识主动收缩括约肌抑制排便，结果将降低直肠的敏感性，提高直肠的顺应性，使直肠无力，产生便秘。胃肠动力学是近年发展最快，被认为可能揭示胃肠运动规律的一门新兴学科。学者们因此对功能性便秘患者进行广泛而深入的研究，并取得了重大发现。研究表明，焦虑情绪可增加盆底肌群的紧张度，导致排便时肛管直肠矛盾运动，证实精神因素可能与排便动力有关。老年患者抑郁和痴呆的发病率高，导致长期有意识抑制排便或无意识排便，使直肠敏感性降低，顺应性升高，直肠无力，或因粪便停滞，内括约肌失弛缓，盆底肌增厚导致便秘。此外，中枢神经系统还可能对随意肌进行调节。国内徐海珊等[5]采用焦虑抑郁量表（HAD）对 28 例慢性功能性便秘的患者（其中男性 12 例，女性 16 例，年龄平均 50 岁）进行了评分及肛门直肠动力学的检测，结果表明，慢性功能性便秘有明显肛门直肠动力学改变。高利利等[6]试验研究发现心理障碍尤其焦虑可增加盆底肌群的紧张度，从而引起排便时肛门直肠矛盾运动，导致便秘。研究发现[7]功能性便秘患者通常都表现出结肠的高振幅蠕动性收缩（HAPCs）数量显著降低，也可表现为其幅度的下降和持续时间的缩短，这就提示了结肠推进性活动受损。功能性便秘患者全部结肠节段在进食后对其内容物的动力反应（如胃结肠反应）比正常人迟钝或缺如，这说明肠总体上对物理性（食物）刺激的反应存在功能障碍。功能性便秘的胃肠动力学异常还表现为盆低肌功能失调。流行病学资料显示[8]，在盆低肌功能失调的慢性病人中，焦虑的计分比较高，而焦虑水平的增高常常与随意肌，如盆低肌的紧张度增加有关。盆底肌的功能正常与正常排便有密切关系。在正常情况下，在安静非排便状态时，盆底肌处于轻度收缩状态，当腹内压增高或直肠充盈进行排便或进行模拟排便动作时，盆底肌和肛门外括约肌松弛，肛直角增大，肛管压力降低，使粪便得以顺利排出，盆底肌功能失调的表现是以盆底肌包括耻骨直肠肌持续性收缩为特征的，这类病人由于盆底肌在排便时出现反常收缩，肛管不能有效扩张而产生出口梗阻性排便困难，导致慢性便秘。Grotz 等[9]用 brief symptom inventory（BSI）对 184 例慢性便秘病人结肠通过时间（Transit Time，TT）作了研究，160 例病人被分为正常结肠 TT、结肠 TT 延长、盆低肌功能紊乱及结肠 TT 延长合并盆低肌功能紊乱四组，研究结果发现，四组中，正常结肠 TT 组的抑郁计分明显高于另外三组，说明盆低肌功能失调型便秘似乎与与焦虑有关。

3 内分泌激素、神经递质和其他调节因子异常

人的心理活动通常与某种情绪活动相关联，如愤怒、恐惧、焦虑、忧愁、悲伤、痛苦等。情绪虽然是适应环境的一种必要反应，但强度过大或时间过久，都会使人的心理活动失去平衡。如果这些消极情绪经常反复出现，引起长期或过度的精神紧张，就可产生神经功能紊乱、内分泌失调等，从而导致某些器官、系统的疾病。心理—社会因素以各种信息影响大脑皮层的功能，而大脑皮层则通过植物神经系统、内分泌系统、神经递质系统和免疫系统这些重要的生理中介机制，影响内环境的平衡，使靶器官产生病变。在情绪应激下，内分泌系统功能很容易发生变化。可见，心理因素或情绪状态对内分泌功能状态有重要的影响。人在焦虑、愤怒等情绪状态下，可伴随特殊的生理和生化变化。坎农于 1932 年首先分析了不同情绪状态对胃肠功能的影响。他认为胃是最能表现情绪的器官之一，并区分了有利或不利于胃肠道分泌和收缩的各种情绪。美国神经内分泌学家马伦应用精确的研究方法，在 60 年代证明了情绪与内分泌激素水平之间的联系。他认为心理因素可以改变体内激素的平衡，影响整个代谢过程。随着胃肠运动障碍性疾病研究的深入，一些研究发现功能性便秘患者胃肠动力学异常与特定的内分泌激素水平异常有关。激素、神经递质、信使受体等调节因子与神经系统一起完成调节胃肠运动。

肠道平滑肌的运动受多种激素调节，已有研究提示[10]心理社会因素可激活内分泌系统，影响消化道激素分泌和对胃肠运动的调节。心理障碍尤其是焦虑如血管活性肠肽（VIP）能引起胃肠环形平滑肌、下食道扩约肌（LES）、幽门括约肌、Oddi 括约肌、回盲瓣和肛门内括约肌舒张，P 物质可使胃肠环形和纵形平滑肌收缩，与 VIP 共同调节胃肠蠕动。最近还发现，降钙素基因相关肽（CGRP）在结肠运动的调节中有重要作用，能抑制结肠纵形肌和环形肌的自主收缩[11]，外周应用 CGRP 能抑制结肠运动，使排便次数减少，结肠 TT 延长。P 物质（SP）来源于壁内神经丛，是兴奋性运动神经元递质。Wheatley 等[12]通过免疫组化发现 80% 便秘患者结肠平滑肌中缺乏 SP，而 Chang 等[13]发现 SP 能促进胃肠蠕动，如果 SP 处于低水平，则导致肠道运动处于抑制状态，而引起慢性便秘。精神因素诱发功能性便秘这一方面的研究尚不多，但可以预测精神内分泌的变化对有心理因素背景的慢性便秘的发生和发展可能有重要意义。

总之，功能性便秘的发病机制是复杂的、多因素的，是以反复发生便秘，且难以用肠道的解剖结构或生化异常来解释为主要临床特征的；其致病因素较复杂，发病机理不甚清楚，目前认为与社会心理因素有关。随着医学模式向社会－心理－生物医学模式的转变，心理因素已成为功能性便秘发病的高危因子，其发病机制可能为：长期的社会因素影响与个体的心理应对方式交互作用可促使患者处于慢性应激状态，导致皮层下功能被抑制，使位于边缘系统和下丘脑的情感中枢、植物神经中枢和神经内分泌中枢的功能降低。迄今为止，已有相当多的研究表明，肠道功能既受植物神经系统的控制[14]，也受神经内分泌的影响[15]，此外，由于情绪中枢也位于同一部位，因而往往会同时出现各种情绪障碍，而情绪障碍更加剧了植物神经及神经内分泌系统的功能紊乱。临床实践也表明，功能性肠病患者多伴有抑郁和焦虑情绪，而抑郁症和焦虑障碍的患者也常常伴有胃肠功能障碍。但精神心理因素是 FC 的病因，还是其结果，尚在进一步研究中。

参考文献：略。

《意大利慢性便秘和出口梗阻型便秘治疗共识》解读

耿学斯　张志谦

由意大利医院胃肠病协会（AIGO）和意大利结直肠外科协会（SICCR）组成的联合委员会对 2011 年 4 月份之前发表在 PUBMED/MEDLINE/COCHRANE 数据库的英文文献进行系统性回顾，在遵循循证医学的基础上形成慢性便秘和出口梗阻型便秘治疗的共识，共识意见采用证据水平级别（见表 1）和推荐级别（见表 2）表达。

表 1　证据级别

证据级别	
Ⅰ	随机临床试验，$P < 0.05$，样本数量足够大，研究方法恰当
Ⅱ	随机临床试验，$P < 0.05$，样本数量不够，和/或研究方法不够恰当
Ⅲ	非随机临床试验但设置平行对照
Ⅳ	非随机临床试验但设置历史对照
Ⅴ	病案系类研究

表 2　推荐级别

推荐级别	
A	两个以上Ⅰ类证据的临床试验支持，且其它Ⅰ类证据的临床试验结论不与之冲突
B	一个Ⅰ类证据的临床试验支持；或两个以上Ⅰ类证据的临床试验支持，但存在一个与之结论相反的Ⅰ类证据的临床试验；或两个以上Ⅱ类证据的临床试验支持
C	Ⅲ－Ⅴ类证据的临床试验支持

1 改变生活方式

改变生活方式被认为是治疗慢性便秘症状的一线选择。若无效，再采用各种药物治疗。

1.1 体育锻炼

流行病学研究显示久坐人群患便秘的概率更大。体育锻炼可促进结肠运动，减少老年便秘患者的其它症状。但目前尚缺乏锻炼身体对改善便秘作用的研究。临床上经常建议便秘患者增加体育锻炼，但目前尚无证据能证明体育锻炼可改善便秘。

1.2 排便习惯

临床上经常建议慢性便秘患者有便意感的时候就去排便，每天的排便时间固定，最理想的情况是晨起和饭后排便，因为这些时间点解肠蠕动比较快。但目前尚缺乏评估这些做法的研究。

1.3 增加液体摄入

一般认为增加液体摄入可改善便秘。研究显示健康受试者每天摄入 2L 的液体，虽然液体摄入量增加了，但尿量也增加了，大便次数却未见增加。这个研究结果并不奇怪，因为小肠每天吸收水分的量是 7－10L，增加的液体摄入均被小肠吸收，因此对大便次数不造成影响。目前还没有评估增加液体摄入量改善便秘作用的研究，仍缺乏增加液体摄入量可以改善便秘的证据，除非患者处于脱水状态。通过改变生活方式来改善便秘的建议常常是无效的。Ⅴ级证据，C级推荐。

2 药物治疗

2.1 膨胀性泻剂

膨胀性泻剂富含纤维素。口服这些药物的同时也必须摄入足够的水分以便增加大便的重量。作用时间一般是12小时到72小时之间。纤维分为两类：可溶性和不可溶性。不可溶性纤维素包括含有纤维素、半纤维素和木质素。可溶性纤维素有半乳甘露聚糖，果胶，树胶和胶浆剂，蔬菜和水果均含有这些成份。大部分可溶性纤维可在结肠里发酵，蚤草仅能部分发酵。发酵可使短链脂肪酸和气体增加，因此膨胀性泻剂的常见副作用是腹胀。

2.1.1 不可溶性纤维素：目前仅有两个关于不可溶性纤维素的研究的记录良好的安慰剂对照试验[1]。第一个采用麦麸，第二个采用黑面包。第一个是交叉研究，研究对象24人。该研究中仅记录使用过安慰剂后再服用麦麸者的疗效。第二个试验比较了富含黑面包饮食者与食用低纤维面包者的疗效，研究对象共29人。富含黑面包饮食者的排便次数和排便费劲症状明显得到改善。

研究表明服用麦麸和2L水可增加排便次数（$p<0.001$）并减少泻药的使用。采用麦麸治疗便秘的证据级别为Ⅲ级，C级推荐。

2.1.2 可溶性纤维素：蚤草纤维部分可溶，是目前研究最多的纤维素。到目前为止有三个关于蚤草疗效的安慰剂对照试验。其中两个研究显示蚤草跟安慰剂相比可显著增加排便频率（$p<0.05$）并使大便软化（$p<0.05$）。第三个研究结果显示蚤草和安慰剂疗效无明显差异。比较蚤草和其它泻剂的研究显示蚤草在增加大便次数和软化大便上疗效比乳果糖、比沙可啶、多库酯钠、番泻叶和镁盐更佳。蚤草的使用证据级别是Ⅱ级证据，B级推荐。

2.2 渗透性泻剂

渗透性泻剂通过渗透作用使水分进入结肠之中。糖基泻剂和聚乙二醇泻剂（PEG）在24小时和48小时之间有效。氢氧化镁和镁盐在6－8小时内有效。

2.2.1 乳果糖：研究显示乳果糖可增加大便次数（$p<0.05$），这些研究可能因为研究数量和患者年纪存在偏倚；此外这些研究未说明患者的性别分布和治疗周期。乳果糖的副作用包括腹胀、恶心和腹部绞痛。一些试验比较了乳果糖与其它泻剂的疗效，结果显示乳果糖疗效不如PEG（聚乙二醇）[2]。蚤草＋番泻叶疗效优于乳果糖，乳果糖的使用：Ⅱ级证据，B级推荐。

2.2.2 镁盐：到目前为止的文献中只有一个研究比较了氢氧化镁和膨胀性泻剂的疗效。该文章发表于1987年，研究对象为老年患者，这项研究存在诸多缺陷。该研究结果显示服用氢氧化镁后患者的大便次数明显增多（$p<0.001$）。使用氢氧化镁的可能风险是高镁血症。该研究中虽然未发现高镁血症，但若患者存在肾脏疾病就有可能出现高镁血症。镁盐的使用：Ⅴ级证据，C级推荐。

2.2.3 聚乙二醇：聚乙二醇（PEG）是一种不会被肠道菌群分解的有机聚合物。PEG的疗效被大量的研究所证实。PEG软化大便的同时还可增加大便次数（$P<0.01$）。等渗的或高渗的PEG可长时间的增加大便次数（$P<0.001$）。患者对PEG耐受良好，很少出现副作用（腹部绞痛，腹胀，恶心）。PEG在增加大便次数和软化大便上的疗效比乳果糖更佳。采用PEG后需要再用其它泻药或出现腹胀的比率都比较低。一个研究显示PEG疗效优于替加色罗[3]。PEG的良好疗效使其成为治疗慢性原发性便秘的重要支柱。此外，回顾性分析显示PEG使用2年后仍有疗效。PEG的使用：Ⅰ级证据，A级推荐。

2.3 刺激性泻剂

刺激性泻剂不能被吸收，其主要通过刺激肠道蠕动起作用；它们可刺激分泌物的产生，减少水分和电解质的吸收。刺激性泻剂在服用后6－12个小时后开始起效。比沙可啶和匹可硫酸钠（SPS）是刺激性药物的药物前体。

尽管刺激性泻剂用于治疗便秘的时间已经很长了而且常作为其他泻药无效时治疗选择，但是直到最近才出现刺激性泻剂的安慰剂对照试验。SPS[4]和口服比沙可啶[5]在软化大便的同时也可增加大便次数、减少其它泻药的使用（$P<0.01$）。患者对这些药物耐受良好，可改善患者的生活质量。

番泻叶＋膨胀性泻剂的疗效优于乳果糖（$p<0.05$）但不如蚤草。但乳果糖软化大便的作用优于刺激性泻剂（$p<0.001$）。

刺激性泻剂的副作用包括腹部绞痛和腹泻。动物实验研究显示刺激性泻剂不会破坏结肠上皮细胞。据报道某些药物可引起肝毒性；蒽醌衍生物可导致结肠黑变病。

SPS和比沙可啶的使用：Ⅰ级证据，B级推荐。目前尚无法提供其他刺激性泻剂的推荐级别，因为目前尚缺乏关于这些药物的安慰剂对照试验。

2.4 软化性泻剂

软化性泻剂通过增加大便含水和脂类的数量使大便乳化；如果橄榄油和甜扁桃仁油的摄取量超过小肠的吸收量就能起到软化大便的作用。

2.4.1 多库酯钠：多库酯钠是一种含亲水和亲脂成份的阴离子去污剂，因此可以软化大便；该药可以口服也可以灌肠。通过直肠灌肠给药，其起效时间是30分钟。两个口服多库酯钠的试验得出的结果相反。第一个试验显示多库酯钠在增加大便次数方面与安慰剂无显著差异，但另外一个试验显示多库酯钠在增加大便次数方面明显优于安慰剂，差异有统计学意义（$p<0.01$）。多库酯钠的使用：Ⅴ级证据，C级推荐。

2.4.2 液体石蜡（凡士林油）：口服液体石蜡的起效时间是6－12小时。它可降低肠道对水分和电解质的吸收。长期使用可破坏黏膜上皮细胞从而导致脂溶性维生素的吸收障碍。误吸可引起脂质性肺炎。目前尚无关于液体石蜡的随机临床试验。

2.5 血清素促肠蠕动剂

5－羟色胺主要作用于肠神经系统中间神经元所表达的$5-HT_3$和$5-HT_4$受体。$5-HT_4$受体的刺激可引起肠道兴奋性反应如蠕动反射。西沙比利是是部分$5-HT_4$受体激动剂。伦扎必利是一种苯甲酰胺盐酸盐，是$5-HT_4$受体的完全激动剂。替加色罗是一种氨基胍吲哚，是一种$5-HT_4/5-HT_1$受体的部分激动剂。研究显示它也能抑制多巴胺和去甲肾上腺素的转运蛋白。普芦卡必利是一种二氢甲酰胺，是选择性$5-HT_4$受体激动剂。

研究表明西沙比利并没有明显的疗效，此外该药物还有心脏毒性的副作用，因此未能通过药监部门的审核。该药在2000年因为诱发罕见的剂量依赖性心血管事件包括QT间期延长，晕厥和室性心律失常而退出市场。

研究[6]显示伦扎必利在改善便秘症状上的疗效仅比安慰剂略好一些，但无法改善便秘患者的生活质量。此外该药还可引起缺血性结肠炎。

研究表明替加色罗和普芦卡必利均能增加排便次数（$p<0.001$），软化大便，改善便秘症状。早先，替加色罗通过美国FDA批准上市，但是在欧洲除瑞士外均未获批准上市。因为可增加心血管副作用（心肌梗死，不稳定型心绞痛，和中风）该药于2007年3月退出市场，目前只有在紧急情况下方可使用。心血管副作用可能与血管壁上$5-HT_{1B}$受体介导的血管收缩有关[7]。

对$5-HT_4$受体选择性更高的药物可能减少心血管副作用的发生。研究显示普芦卡必利疗效确切而且安全[8]。2009年7月普芦卡必利获得欧洲药品管理局（EMA）的批准。普芦卡必利的使用：Ⅰ级证据，A级推荐。

2.6 促分泌药物

促分泌药物通过激活肠道氯离子通道（芦比前列酮）或肠细胞鸟甘酸环化酶受体（利那洛肽），刺激液体分泌进入肠腔而起作用。

2.6.1 芦比前列酮：研究显示芦比前列酮可显著增加大便次数，软化大便并且缓解排便费劲的症状。该药的主要副作用是恶心。该药于2006年获得FDA批准用于成年慢性原发性便秘。EMA尚未批准该药在欧洲使用。芦比前列酮的使用：Ⅰ级证据，B级推荐。

2.6.2 利那洛肽：研究[9]显示该药对肠易激综合征（IBS）有效[10]。慢性便秘患者使用该药后，大便次数明显增加，大便明显变软，排便费劲症状也得到显著改善[11,12]。生活质量也得到改善。该要的主要副作用是腹泻。目前该药处于Ⅱ期临床试验之中。

2.7 胃肠道μ－阿片受体拮抗剂

鸦片类药物的使用可因为干扰胃肠道μ－阿片受体而出现便秘。甲基纳曲酮和爱维莫潘可使鸦片类药物的止痛效果不受影响而且肠蠕动增加（$p<0.001$）[13]。但研究显示这类药物对便秘型肠易激综合征（C－IBS）无效[14]。因此胃肠道μ－阿片受体拮抗剂可能只对鸦片类药物导致的便秘有效。证据级别：Ⅰ级证据，A级推荐。

2.8 益生菌

口服益生菌使微生物进入并在肠道繁殖。其主要作用是减少肠易激综合征的腹胀或腹部疼痛。

研究显示双歧杆菌发酵牛奶后IBS症状明显缓解，但便秘无明显改善[15]。在“自我报告”便秘的女性患者中使用益生菌可改善便秘的症状（$p=0.003$）。不管是健康或是便秘患者，双歧杆菌都可增加大便次数（$p<0.01$），软化大便[16]。目前尚缺乏益生菌治疗慢性原发性便秘的安慰剂对照试验。在治疗慢性便秘时可考虑益生菌与其它药物结合。益生菌治疗慢性便秘：Ⅴ级证据，C级推荐。

2.9 秋水仙碱

秋水仙碱在治疗各种炎症性疾病时疗效显著。研究显示秋水仙碱可增加大便次数并且减少泻药的使用[17]。秋水仙碱的使用：Ⅲ级证据，C级推荐。

3 灌肠

灌肠剂一般用于偶发性便秘或卧床患者的便秘或粪便嵌塞患者。目前尚未见长期使用灌肠剂治疗便秘的随机对照研究。最近 Christensen 等[18]研究显示采用经肛门灌肠方法，31% 慢传输型便秘和 43% 出口梗阻型便秘患者有效。灌肠治疗治疗慢性便秘：V 级证据，C 级推荐。

4 康复治疗（RT）

康复疗法（RT）对于盆底失弛缓型便秘有效。各治疗中心的治疗方案各异，但是所有的康复疗法试图通过仪器和教育手段改善便秘相关行为，恢复正常的排便模式。电刺激疗法、运动疗法、生物反馈可互相配合使用矫正盆底失弛缓型便秘的腹部、直肠和肛门括约肌的功能，改善直肠感知阈值。康复疗法需要训练有素的治疗师，治疗过程中需要花费患者和治疗师大量的时间。

功能性出口梗阻型便秘是康复疗法的主要适应症。生物反馈是治疗盆底失弛缓的一个选择。研究显示其成功率大约为 70%[19]，远期成功率约为 50%[20]。Ⅰ级证据，A 级推荐。

一般是在药物治疗无效时才采用生物反馈单独治疗或者与其它康复疗法联合使用。当药物治疗无效时，康复疗法可用于治疗出口梗阻型便秘，因为其没有副作用。即便康复疗法失败，也不会对患者造成伤害，也不会影响后续治疗（包括手术）[21]。

研究显示生物反馈疗法在治疗盆底失弛缓时疗效优于泻药。Ⅰ级证据，B 级推荐。

明显的解剖损害、严重的心理或神经性疾病，依从性差以及患者与理疗师之间缺乏互动都可能影响康复疗法的疗效。Ⅲ级证据，C 级推荐。

研究显示盆底失弛缓患者采用生物反馈 2 年后症状仍在不断改善之中[22]。Ⅰ级证据，B 级推荐。

5 手术治疗

5.1 结肠慢传输型便秘

5.1.1 结肠切除术：目前尚无关于手术选择标准的随机对照试验。最常见的部分/次全或全结肠切除术的选择标准是（V 级证据，C 级推荐）（1）每周排便少于两次[23]；（2）症状持续时间（平均 5 - 17 年）；（3）存在严重影响患者生活质量的症状如腹胀或腹部疼痛，恶心，呕吐[24]；（4）行为学、饮食、药物和康复疗法治疗失败[25]；（5）具有慢传输型便秘的影像学证据[26]；（6）通过排粪造影和肛门直肠测压除外盆底功能性或器质性病变（出口梗阻型便秘，先天性巨结肠）；（7）功能性检查（测压、放射核素检查）除外上消化道运动障碍；（8）心理评估结果正常（有心理障碍的便秘患者术后效果很差）。

5.1.2 全结肠或次全结肠切除术 + 回肠直肠：目前尚缺乏关于此术式的随机或对照研究。V 级证据，C 级推荐。

5.1.3 部分结肠切除术：研究结果显示如果患者通过放射学检查证实存在部分结肠慢传输，采用部分结肠切除术可取得不错的效果（82% - 96%）。V 级证据，C 级推荐。

5.1.4 结肠次全切除术 + 逆蠕动性盲肠直肠造口术（萨利氏手术）：到目前为止，共三个研究报道了 43 名患者采用次全结肠切除术 + 盲肠保留术 + 逆蠕动盲肠直肠吻合术。采用萨利氏手术的患者大便失禁发生率较低，每天大便次数较少，大便较连贯，术后生活质量较高。随访 4.5（2 - 7）年后，每天的大便次数为 2.5，手术的成功率为 88%。Ⅲ级证据，C 级推荐。

5.1.5 马龙顺行节制性灌肠：尽管最近的研究显示成年采用此方法取得成功，但马龙顺行节制性灌肠（MACE）在儿童患者或并发神经性疾病如脊髓脊膜膨出、大脑或脊髓损伤或先天性巨结肠中手术成功率最高。V 级证据，C 级推荐。因为文献中没有此种方法的随机试验或对照试验，因此无法列出证据级别和推荐等级[27]。MACE 最主要的并发症是灌肠口狭窄（8% - 50%）[28]。

5.1.6 骶神经刺激（SNS）：研究显示保守治疗无效的慢传输型便秘和传输时间正常的便秘患者采用骶神经刺激（SNS）有效。该方法主要可以增加排便次数，减轻排便费劲症状，减少排不尽感（$p < 0.001$）[29]。4 个研究共 86 名患者的总体成功率为 60%（25% - 75%）[30]。2 个研究共 12 名患者接受永久植入起搏器，各经过约平均 11 个月和 8 个月的的随访时间后，成功率分别为 100% 和 75%[31]。Kamm 等所做的多中心前瞻性研究显示平均随访 28 周后（1 - 55 个月），每周排便次数从 2.3 次增加至 6.6 次。Ⅲ级证据，C 级推荐。

5.2 出口梗阻型便秘：出口梗阻性便秘的治疗具有很大的挑战性，因为解剖和功能性异常常常互相联系，互为因果，难于区分。症状的复杂性和治疗方法的多样性使得疗效的评估变得很难[32]。手术指征：存在可修复的解剖缺陷，症状严重影响生活质量者。V 级证据，C 级推荐。

5.2.1 直肠内套叠：有两种手术入路：经腹（直肠固定术）和经肛门（吻合器经肛门直肠切除术或德洛姆经

直肠切除术)。研究显示尽管术后几乎所有患者的脱垂都得到解决，但是50%患者术后便秘症状持续存在或者加重。其它研究显示两种术式都能改善套叠以及并发的其它骨盆解剖和功能性异常如肠疝，直肠孤立性溃疡，大便失禁以及会阴下降综合征。Ⅴ级证据，C级推荐。

一个通过评估患者生活质量比较吻合器经肛门直肠切除术和生物反馈疗效的研究显示前者的疗效更佳（$p < 0.0001$）[33]。Ⅱ级证据，C级推荐。

5.2.2 直肠前突：手术的方法包括：经阴道阴道后位缝合以及经直肠或经会阴修复术。从症状改善的角度看，Arnold等发现经肛门和经阴道手术无任何差异。Ⅴ级证据，C级推荐。即便手术已矫正解剖异常，30% – 72%的患者仍存在排便障碍。Ⅴ级证据，C级推荐。术后并发症包括大便失禁和性功能障碍。

5.2.3 完全性直肠脱垂

经腹直肠固定术 + 乙状结肠切除术和直肠网筛固定术治疗完全性直肠脱垂均安全有效。Ⅱ级证据，B级推荐。到目前为止只有一个前瞻性随机对照试验比较了经腹直肠固定术 + 乙状结肠切除术（组Ⅰ）和直肠聚乙醇酸网筛固定术（组Ⅱ），Ⅰ组11个及Ⅱ组12个便秘患者分别有8个和10个症状得到改善。术后6个月组Ⅰ和组Ⅱ分别有3个和7个患者的便秘症状消失，但是组Ⅱ中其它5名患者因为严重便秘在术后一年内需要行结肠切除术。

6 小结

从《意大利慢性便秘和出口梗阻型便秘治疗共识》可以看出目前便秘治疗的研究存在以下问题：（1）缺乏标准化：如生物反馈治疗、手术治疗缺乏标准化，因此各研究中心的疗效无法进行比较和综合；（2）缺乏安慰剂对照试验；（3）衡量疗效的指标过于单一：治疗终点常常是大便次数的改变，而没有考虑其它症状；（4）试验周期过短，研究结果具有较大的局限性，因为研究表明随着时间的推移一半患者开始对他们的治疗不满意[34]。此外，缺乏证据支持并不意味着"否定"某个结论，因为日常诊疗中的许多决策来源于临床经验，实际上有时很难找到"科学的证据"来支持其中的某些广为使用的临床操作，但这并不意味着我们得放弃或反驳这些已经使用多年的疗法。循证医学理论是指导临床工作的有效方法，但如果放弃一些常识和个人经验，过于死板地坚持循证医学的话可能会得出一些错误的结论[35]。

参考文献

[1] Suares NC, Ford AC. Systematic review: the effects of fibre in the management of chronic idiopathic constipation. Aliment Pharmacol Ther 2011; 33: 895 – 901

[2] Lee – Robichaud H, Thomas K, Morgan J, Nelson RL. Lactulose versus Polyethylene Glycol for Chronic Constipation. Cochrane Database Syst Rev 2010; (7): CD007570

[3] Di Palma JA, Cleveland MV, McGowan J, Herrera JL. A randomized, multicenter comparison of polyethylene glycol laxative and tegaserod in treatment of patients with chronic constipation. Am J Gastroenterol 2007; 102: 1964 – 1971

[4] Mueller – Lissner S, Kamm MA, Wald A, Hinkel U, Koehler U, Richter E, Bubeck J. Multicenter, 4 – week, double – blind, randomized, placebo – controlled trial of sodium picosulfate in patients with chronic constipation. Am J Gastroenterol 2010; 105: 897 – 903

[5] Kamm MA, Mueller – Lissner S, Wald A, Richter E, Swallow R, Gessner U. Oral bisacodyl is effective and well – tolerated in patients with chronic constipation. Clin Gastroenterol Hepatol 2011; 9: 577 – 583

[6] Lembo AJ, Cremonini F, Meyers N, Hickling R. Clinical trial: renzapride treatment of women with irritable bowel syndrome and constipation – a double – blind, randomized, placebo – controlled, study. Aliment Pharmacol Ther 2010; 31: 979 – 990

[7] Tack J, Müller – Lissner S. Treatment of chronic constipation: current pharmacologic approaches and future directions. Clin Gastroenterol Hepatol 2009; 7: 502 – 508; quiz 496

[8] Sloots CE, Rykx A, Cools M, Kerstens R, De Pauw M. Efficacy and safety of prucalopride in patients with chronic noncancer pain suffering from opioid – induced constipation. Dig Dis Sci 2010; 55: 2912 – 2921

[9] Barish CF, Drossman D, Johanson JF, Ueno R. Efficacy and safety of lubiprostone in patients with chronic constipation. Dig Dis Sci 2010; 55: 1090 – 1097

[10] Andresen V, Camilleri M, Busciglio IA, Grudell A, Burton D, McKinzie S, Foxx – Orenstein A, Kurtz CB, Sharma V, Johnston JM, Currie MG, Zinsmeister AR. Effect of 5 days linaclotide on transit and bowel function in females with constipation – predominant irritable bowel syndrome. Gastroenterology 2007; 133: 761 – 768

[11] Johnston JM, Kurtz CB, Drossman DA, Lembo AJ, Jeglinski BI, MacDougall JE, Antonelli SM, Currie MG. Pilot study on the effect of linaclotide in patients with chronic constipation. Am J Gastroenterol 2009; 104: 125 – 132

[12] Lembo AJ, Kurtz CB, Macdougall JE, Lavins BJ, Currie MG, Fitch DA, Jeglinski BI, Johnston JM. Efficacy of linaclotide for patients with chronic constipation. Gastroenterology 2010; 138: 886 – 895. e1

[13] Webster L, Jansen JP, Peppin J, Lasko B, Irving G, Morlion B, Snidow J, Pierce A, Mortensen E, Kleoudis C, Carter E. Alvimopan, a peripherally acting mu – opioid receptor (PAM – OR) antagonist for the treatment of opioid – induced bowel dysfunction: results from a random-

ized, double – blind, placebo – controlled, dose – finding study in subjects taking opioids for chronic non – cancer pain. Pain 2008; 137: 428 –440

[14] Foxx – Orenstein AE, Camilleri M, Szarka LA, McKinzie S, Burton D, Thomforde G, Baxter K, Zinsmeister AR. Does coadministration of a non – selective opiate antagonist enhance acceleration of transit by a 5 – HT4 agonist in constipation – predominant irritable bowel syndrome? A randomized controlled trial. Neurogastroenterol Motil 2007; 19: 821 –830

[15] Agrawal A, Houghton LA, Morris J, Reilly B, Guyonnet D, Goupil Feuillerat N, Schlumberger A, Jakob S, Whorwell PJ. Clinical trial: the effects of a fermented milk product containing Bifidobacterium lactis DN – 173 010 on abdominal distension and gastrointestinal transit in irritable bowel syndrome with constipation. Aliment Pharmacol Ther 2009; 29: 104 – 114

[16] De Paula JA, Carmuega E, Weill R. Effect of the ingestion of a symbiotic yogurt on the bowel habits of women with functional constipation. Acta Gastroenterol Latinoam 2008; 38: 16 – 25

[17] Taghavi SA, Shabani S, Mehramiri A, Eshraghian A, Kazemi SM, Moeini M, Hosseini – Asl SM, Saberifiroozi M, Alizade – Naeeni M, Mostaghni AA. Colchicine is effective for short – term treatment of slow transit constipation: a double – blind placebo – controlled clinical trial. Int J Colorectal Dis 2010; 25: 389 – 394

[18] Christensen P, Krogh K, Buntzen S, Payandeh F, Laurberg S. Long – term outcome and safety of transanal irrigation for constipation and fecal incontinence. Dis Colon Rectum 2009; 52: 286 – 292

[19] Foxx – Orenstein AE, Camilleri M, Szarka LA, McKinzie S, Burton D, Thomforde G, Baxter K, Zinsmeister AR. Does coadministration of a non – selective opiate antagonist enhance acceleration of transit by a 5 – HT4 agonist in constipation – predominant irritable bowel syndrome? A randomized controlled trial. Neurogastroenterol Motil 2007; 19: 821 –830

[20] Rao SS, Seaton K, Miller M, Brown K, Nygaard I, Stumbo P, Zimmerman B, Schulze K. Randomized controlled trial of biofeedback, sham feedback, and standard therapy for dyssynergic defecation. Clin Gastroenterol Hepatol 2007; 5: 331 – 338

[21] Rao SS. Biofeedback therapy for constipation in adults. Best Pract Res Clin Gastroenterol 2011; 25: 159 – 166

[22] Rao SS, Valestin J, Brown CK, Zimmerman B, Schulze K. Long – term efficacy of biofeedback therapy for dyssynergic defecation: randomized controlled trial. Am J Gastroenterol 2010; 105: 890 –896

[23] Costi R, Roncoroni L, Violi V, Sarli L. Subtotal colectomy with antiperistaltic cecoproctostomy for slow – transit constipation: concerning the paper: Jiang CQ, Qian Q, Liu ZS, Bangoura G, Zheng KY, Wu YH (2008) Subtotal colectomy with antiperistaltic cecoproctostomy for selected patients with slow – transit constipation – from Chinese report. Int J Colorectal Dis 23: 1251 – 1256. Int J Colorectal Dis 2009; 24: 1117 – 1118

[24] Shin JK, Cheon JH, Kim ES, Yoon JY, Lee JH, Jeon SM, Bok HJ, Park JJ, Moon CM, Hong SP, Lee YC, Kim WH. Predictive capability of anorectal physiologic tests for unfavorable outcomes following biofeedback therapy in dyssynergic defecation. J Korean Med Sci 2010; 25: 1060 – 1065

[25] Shim LS, Jones M, Prott GM, Morris LI, Kellow JE, Malcolm A. Predictors of outcome of anorectal biofeedback therapy in patients with constipation. Aliment Pharmacol Ther 2011; 33: 1245 – 1251

[26] Riss S, Herbst F, Birsan T, Stift A. Postoperative course and long term follow up after colectomy for slow transit constipation – – is surgery an appropriate approach? Colorectal Dis 2009; 11: 302 – 307

[27] Poirier M, Abcarian H, Nelson R. Malone antegrade continent enema: an alternative to resection in severe defecation disorders. Dis Colon Rectum 2007; 50: 22 – 28

[28] Altomare DF, Rinaldi M, Rubini D, Rubini G, Portincasa P, Vacca M, Artor NA, Romano G, Memeo V. Long – term functional assessment of antegrade colonic enema for combined incontinence and constipation using a modified Marsh and Kiff technique. Dis Colon Rectum 2007; 50: 1023 – 1031

[29] Kamm MA, Dudding TC, Melenhorst J, Jarrett M, Wang Z, Buntzen S, Johansson C, Laurberg S, Rosen H, Vaizey CJ, Matzel K, Baeten C. Sacral nerve stimulation for intractable constipation. Gut 2010; 59: 333 –340

[30] Kamm MA, Dudding TC, Melenhorst J, Jarrett M, Wang Z, Buntzen S, Johansson C, Laurberg S, Rosen H, Vaizey CJ, Matzel K, Baeten C. Sacral nerve stimulation for intractable constipation. Gut 2010; 59: 333 –340

[31] Holzer B, Rosen HR, Novi G, Ausch C, H? lbling N, Hofmann M, Schiessel R. Sacral nerve stimulation in patients with severe constipation. Dis Colon Rectum 2008; 51: 524 – 529; discussion 529 – 530

[32] Altomare DF, Spazzafumo L, Rinaldi M, Dodi G, Ghiselli R, Piloni V. Set – up and statistical validation of a new scoring system for obstructed defaecation syndrome. Colorectal Dis 2008; 10: 84 – 88

[33] Lehur PA, Stuto A, Fantoli M, Villani RD, Queralto M, Lazorthes F, Hershman M, Carriero A, Pigot F, Meurette G, Narisetty P, Villet R. Outcomes of stapled transanal rectal resection vs. biofeedback for the treatment of outlet obstruction associated with rectal intussusception and rectocele: a multicenter, randomized, controlled trial. Dis Colon Rectum 2008; 51: 1611 – 1618

[34] Johanson JF, Kralstein J. Chronic constipation: a survey of the patient perspective. Aliment Pharmacol Ther 2007; 25: 599 – 608

[35] Wald A. Constipation in the primary care setting: current concepts and misconceptions. Am J Med 2006; 119: 736 – 739

结肠传输试验、钡灌肠及便秘症状学研究进展

龚文敬　蓝海波　杨向东　任叔阳　安　辉　刘建新

成都肛肠专科医院便秘科

便秘通常是指排便次数减少或排便困难、费力。很多人都可能有过便秘的经历。全身性疾病（如系统性硬化、内分泌或代谢性疾病）、神经系统疾病（如帕金森病）、长期服用某些药物（如鸦片类药、抗胆碱能药）、肛门直肠疾病（如直肠脱垂、直肠前突）等多种原因均可导致慢性便秘。慢性功能性便秘（CFC）分为3型：慢传输型（Slow transit constipation，STC），出口梗阻型（outlet obstructive constipation，OOC），亦称排便困难型和混合型（mixed constipation，MC）。

影像学检查是诊断慢性便秘的客观依据，其中结肠传输试验、钡灌肠是诊断结肠型便秘主要的方式，对了解结肠的形态、功能，明确诊断，指导治疗及预后有重要意义。慢性便秘除了有排便困难的症状外，还存在有胀气、腹部不适、腹胀、腹痛等症状，个别患者还存在烦躁、焦虑等精神症状。那么影响检查得到的结肠异常情况与患者的症状体征是否一致，两者之间有没有关联性，目前尚缺乏研究。本文就结肠传输试验、钡灌肠、便秘症状学做一综述。

1. 结肠传输试验研究进展

慢性功能性便秘（CFC）按其排便困难发生部位和动力障碍类型分为慢传输性便秘（STC）、出口梗阻型便秘（OOC）和混合型便秘（MC），此已为大多数学者所接受。但迄今无一检查方法被公认为CFC分型之金标准。1969年Hinton等[1]首次应用不透X线标志物测定结肠通过时间，现已广泛应用于临床评估便秘的结肠动力（功能）并用以区分便秘类型。结肠运输迟缓所引起的便秘在便秘的诊断中占有重要位置，由于患者多无结肠器质性病变，故纤维结肠镜、结肠气钡双重造影都无助于诊断。结肠运输试验是诊断此类疾病的唯一手段，并可以区分结肠慢运输与出口梗阻型便秘。

1.1 结肠运输试验方法　检查前3d禁止服用任何能增进或延缓胃肠道运动功能的药物或者食物，检查期间保持正常的起居和生活规律，膳食合理，情绪稳定。每位患者口服1枚装有20粒不透X线的标记物胶囊，此后分别于48h、72h、96h摄腹部平片一张，如果出现标记物全部排空，即终止摄片；如果96h摄片还有5粒以上标记物存在，120h再加摄腹部平片。读片方法[2]：从胸椎棘突至第五腰椎棘突做连线，再从第五腰椎棘突向骨盆出口两侧做切线，将大肠分为左侧结肠区、右侧结肠区和直肠乙状结肠区3个区域，通过这3个区域来描述标记物位置，每天记录存留在这3个区域的标记物粒数。

关于标志物，目前各医院使用的标记物规格不一，市场上没有统一的标记物销售，有的采用自制标记物，欠规范，无统一的材料及工艺标准。临床发现，个别慢性便秘患者服用标志物后大便排出正常，到底是标志物材质的影响，还是患者本身存在心理疾患，目前尚无统一的说法，但多数学者倾向于使用统一规范的标志物，以保证数据的准确性，方便临床研究及学术交流。北京协和医院使用20根10×1mm的钡条，进餐同时吞服，推荐48h时摄取第一张腹平片，标志物排出≥90%（18根）为正常；如异常，根据存留钡条的分布特点以判断便秘类型，必要时加拍72h时的腹平片进一步评估[3]。临床发现个别标志物存在与椎骨重影，导致在分析中出现遗漏，影响结果的准确性，硫酸钡药物动力对胃肠动力无明显影响，药物代谢安全[4]，故有学者尝试直接使用钡剂进行结肠传输试验，如孙蕴、焦俊等[5]对74名正常志愿者，为无下消化道症状的正常体检者及非便秘原因住院患者，采用GE PⅡ胃肠机。将普通医用硫酸钡（青岛东风制药厂生产）调制成80%（g/ml）高浓度硫酸钡混悬液[4]；自制不透X线标记物。将74名正常志愿者分为两组：一组41名选用钡剂做结肠运输试验；另一组33名用传统的标记物行结肠运输试验。33例便秘患者短期内分别用钡剂及标记物做结肠运输试验，并同期行排粪造影检查。结果显示：将正常人钡剂组及标记物组的全肠道通过时间行t检验，$t=0.0625$，$P>0.20$，二者差异无统计学意义。STC患者与正常组之间24、48、72h结肠各段钡剂排空率比较经卡方检验，STC患者与正常组之间72 h结肠各段钡剂排空率差异有统计学意义，24h及48h的结肠各段钡剂排空率差异无统计学意义。钡剂结肠运输试验的诊断试验评价参数：约登指数0.8042，正确率90.32%，Kappa值0.8058。作者认为钡剂结肠运输试验的优点：（1）钡剂法所用试剂为医用硫酸钡，属临床用药，符合特殊检查用药标准。（2）钡剂法可在观察结肠动力的同时观察全消化道的形态、轮廓、黏膜、张力、蠕动、柔软度及移动度等，排除部分消化道器质性病变，减少了患者的检查次数和辐射

剂量。（3）钡剂颗粒细腻，与肠道内容物混合更加均匀能更真实地反映结肠功能状况。（4）该方法简单易行，仅需常规X线机和药剂，适用于基层医院。但钡剂对消化道功能的影响尚缺乏研究，并存在残留钡剂的不足。李彬强等[6]通过同样的试验，结论为钡剂可代替标记物行结肠运输试验检查。

慢传输型便秘和排便障碍的检查结果可能存在一定的重叠，慢传输型便秘与功能性排便障碍可同时存在，排便障碍也可导致近端结肠标志物传输变慢[7]。结肠传输时间检查和球囊排出试验一样，不能提示排便障碍的机制。其它可用于测量肠道传输时间的技术还有放射性同位素法[8]，但与不透X线标志物法相比，操作烦琐、价格昂贵，且无明显的优点，故临床上使用较少。

1.2 结肠运输试验机制　正常结肠通过时间≤33 h，且与年龄因素无相关性。不透光标记物追踪法就是通过口服不透X线的标记物，使其混合于肠内容物中，在比较接近生理状态下，摄片观察结肠的运动情况。结肠运输试验反映的是结肠壁神经肌肉的功能状态，此方法只能了解结肠运动总体轮廓，不能完全反映结肠各段的功能状态。

1.3 结肠运输试验的临床意义　结肠运输试验是目前诊断结肠无力型便秘的重要检查方法，可以区别慢运输型便秘和出口梗阻型便秘。根据标记物分布特点可分为3型，①全结肠运输迟缓型：从回肠末端开始，标记物在升结肠、横结肠和降结肠中前行受阻，运行速度减慢，因而标记物弥漫分布于全结肠；②右半结肠迟缓型：标记物主要聚集于右半结肠，此型少见；③左半结肠迟缓型：标记物主要聚集于左半结肠及乙状结肠区域，可能为左半结肠无力或继发于出口梗阻。

临床上广泛应用不透X线标志物法测定结肠通过时间（结肠运输试验）以评估便秘类型。但由于结肠运输试验无标准检查方法[9-15]，加之对功能性便秘的定义也不同，致使文献报道结果相差甚远，导致对结肠运输试验的评价困难，直接影响其对治疗的指导意义。国内多采用一次口服20粒标志物连续多次（3-5d）摄片法[12,14,16-17]，以口服标志物后第3天（72h）结肠内存留标志物>20%为结肠传输异常；并以传输指数（TI）为分型指标，TI>0.5）定为OOC，TI<0.5为STC，TI=0.5为MC。此法主要依据为国人全肠道通过时间上限为3.1d[10]，而以传输指数0.5为截断值用以区分慢传输（STC）和出口梗阻（OOC）则纯属人为界定，似无理论依据支持。此法分型判断标准其实与一次口服20粒标志物后72h一次摄片法并无实质性差异[14]。此定性（充其量“半定量）分型方法（标准）虽简明易懂，容易掌握，但此法建立在“静态”基础之上，忽视了结肠系“动态”传输过程以及结肠各分段通过时间具差异性和直、乙状结肠“出口梗阻”势必影响其上段结肠传输这一事实，故而值得推敲。

2. 钡灌肠研究进展

钡灌肠是一种很老、也很成熟的检查方法，它是通过将稀薄的钡剂灌肠，以钡剂来衬托出肠黏膜的形态改变片诊断疾病的，通过多张照片与正常肠黏膜进行对比分析得出诊断结果。钡灌肠也可用于小儿的肠套叠复位。钡灌肠检查仅能看到消化道的轮廓，而且充满钡剂的消化道造影常掩盖了微小的病灶，因此常口服发泡剂或向肠道注气，使胃肠道内既有高密度的钡剂，又有低密度的气影，形成气钡对比造影，容易获得阳性结果。用于消化道检查的钡餐是药用硫酸钡，因为它不溶于水和脂质，所以不会被胃肠道黏膜吸收，因此对人基本无毒性。

检查方法：由一次性的直接双重气钡造影代替了传统方法的充盈像、黏膜像、继而再灌气造成双对比影像的作法。其优点是节省时间、用钡量明显减少，提高了诊断准确率。具体步骤是：检查前先配制好双重造影用的硫酸钡，浓度为60-80-100%重量/体积（W/V）为宜。灌钡前先注射低张性药物，迅速取头低30°俯卧位，将硫酸钡经肛管注入直肠、乙状结肠、降结肠、脾曲，再改换体位（右侧卧位）再注入气体，使钡剂直达升结肠。钡剂总量约200-300ml，空气总量约600-800ml，撤除肛管，让患者翻转1-2次，按不同体位分别摄取各段结肠，均能获得良好的双对比影像。

X线钡剂灌肠是诊断结肠冗长症的主要依据和重要手段[18]。结肠结构的改变包括结肠的长度，结肠袋，结肠盘曲、扭转，结肠折曲等基本可以通过钡灌肠诊断明确，临床上以结肠冗长症多见。成人正常解剖升结肠长度为15cm，横结肠55cm，降结肠20cm，乙状结肠40cm，如果超过正常值及活动范围增大者可诊断为结肠冗长症[19]，可发生于结肠各段。最常见部位为横结肠、乙状结肠，临床上出现相应的症状，该症并非罕见，常被漏诊或误诊。结肠冗长症是一种先天性畸形，是结肠在发育过程中因基因再度复制而过长所致[20]。结肠冗长致便秘属慢传输型，是由于结肠无力引起，即结肠动力不良或障碍性便秘[21]，关于慢传输型便秘原因的研究已研究了很多，其中引人注目的是关于神经病变的研究，普遍认为其与先天性巨结肠一样是一种肠神经系统异常性疾病[22]。尽管也存在结肠冗长而无临床症状者，无需治疗，但具有长期顽固性便秘，非手术治疗无效者，应行外科治疗[23]，因为本病可能引起肠梗阻、肠穿孔、痔疮，甚至结肠癌等并发症[24]。

许晓明[25]对9例便秘患者行钡灌肠检查，有5例乙状结肠盘曲冗长明显，其中2例乙状结肠袢高点达L2水平与正常横结肠高度相仿，9 例中有 8 例存在肝、脾曲过曲，横结肠低垂，最低处于小骨盆腔，双侧与升、降结肠重叠，使折曲过锐。并有 4 例肝、脾曲呈“8”字形袢状，钡剂灌注推进困难。赵文彬[26]等对 12 例患者性钡剂灌肠检查时均显示：冗长的乙状结肠明显突向右下腹，且表现弯延、迂曲，有的甚至呈环状绕圈。孙小林等[27]术前经钡剂灌肠造影检查获得确诊：乙状结肠冗长症、乙状结肠扭 5 例，形成 1 个由左下腹向上腹部延伸的弧立膨胀的肠袢，并可跨过中线到腹腔右侧；乙状结肠冗长症 13 例，分别在腹腔左侧形成 1 - 2 个迂曲、折叠、旋转或盘旋、曲折的肠袢，并可跨过中线到腹腔右侧，向下与直肠相连。

杨维良等[28]发现结肠冗长症可发生于结肠各段，可单段或多段根据结肠累及的部位、范围，根据钡灌肠结果，可将结肠冗长分为 3 型：Ⅰ型单节段结肠冗长，Ⅱ型两节段结肠冗长，Ⅲ型三节段以上结肠冗长。对 25 例经 X 线钡剂灌肠检查，分别为乙状结肠冗长症 11 例，其乙状结肠在左下腹形成 1 个或 2 个以上的曲折，有 1 例形成 4 个曲折，跨过了中线到右侧，然后再向下与直肠相连；升结肠冗长 2 例，其长度超过 15cm 或形成 1 个回折，甚至达左下腹部；降结肠、乙状结肠冗长 5 例，降结肠过长者在脾曲以下 1 个或 2 个回折向下降，乙状结肠过长者在左下腹形成了 1 个或 2 个以上的曲折，其中有 1 例形成 4 个曲折，跨过了中线到右侧，然后再向下与直肠相连；横结肠、降结肠、乙状结肠冗长 4 例，横结肠过长者形成向下严重弯曲，甚至达盆腔，在肝曲或脾曲达横膈；全结肠冗长 3 例，其升结肠、横结肠、降结肠及乙状结肠均超出正常长度 1. 5 倍或 2 倍。乙状结肠冗长中有 3 例合并直肠前突与内痔。根据冗长结肠累及的部位及范围，本组 17 例为Ⅰ型，单节段结肠的冗长；5 例为Ⅱ型，两节段结肠的冗长；10 例为Ⅲ型，3 节段以上结肠的冗长。孙学术等[29]采用同样的办法对结肠进行分型，指导临床治疗。

3. 便秘症状学研究进展

慢性便秘的最新诊断标准为刚发布的罗马Ⅲ中的标准，之前临床和科研多采用 1999 年罗马Ⅱ标准中对慢性便秘的定义，但不同的流行病学研究所采用的标准并不完全一致。便秘的症状多种多样。

3.1 关于便秘的患病率流行病学调查

西方国家中，不同调查显示的慢性便秘患病率从 1.9% 至 27.2% 不等，平均患病率为 14.8%，不同调查间巨大的差异可能与采用的调查方法和诊断标准不同有关[30]。北美两个采用罗马Ⅱ标准的调查显示患病率分别为 14.7% 和 14.9%[30]。

我国北京、广东、天津、重庆地区对 18 岁以上成年人进行抽样调查，慢性便秘的检出率为分别为 6.07%、4.0%、11.6% 和 3.19%[31,32,33,34]。南昌地区抽样调查得到的患病率为 3.3%[35]。台湾和香港地区抽样调查得到的患病率分别为 8.5% 和 14.3%[36,37]。上述调查的主要对象均为成年人。其中，除天津地区外，其余的调查均采用罗马Ⅱ标准对慢性便秘的定义。

在其他亚洲国家，韩国的一项采用罗马Ⅱ标准的调查报道，慢性便秘患病率为 9.2%[38]。新加坡的平均患病率为 7.3%[39]。

Pare 等人[40]的研究显示：对同一人群，分别采用自我报告（self - report）、罗马Ⅰ和罗马Ⅱ作为判断是否有便秘的标准，以被调查者自我报告方式得到的患病率（27.2%）明显高于以罗马Ⅰ（14.9%）或罗马Ⅱ（16.7%）为标准得到的患病率。上述韩国的调查也显示以自我报告方式得到的患病率要明显高于罗马Ⅱ标准得到的。而伊朗的一项调查结果正好相反，以罗马Ⅱ为标准得到的患病率要高于被调查者自我报告得到的患病率（分别为 32.9% 和 9.6%）[41]。

由此可见，对慢性便秘的不同定义会明显影响调查得到的患病率。另外，患

病率还受到调查手段、文化差异等因素的影响。但北美的两项调查（美国和加拿采用了相同的标准（罗马Ⅱ）和相似的调查手段（邮寄调查），得到结果也很接近（14.7% 和 14.9%）[30]；大陆地区以罗马Ⅱ为标准的 5 个调查，采用了内容相似的问卷，得到的结果也相差不远（为 6.07%、4.0%、3.19%、3.3% 和 3%）[31,32,34,35,42]。可以看到，采用罗马Ⅱ标准和相似调查方式的慢性便秘患病率调查具有可重复性，而我国的患病率可能要低于西方。

3.2 关于便秘的症状谱

Johanson 等[41]对随机抽样后入选的 557 名（≥18 岁）符合罗马Ⅱ功能性便秘诊断标准的患者进行调查显示，79% 的患者有排便费力症状，有胀气、硬便、腹部不适、便次减少、腹胀、排便不尽感、腹痛、直肠疼痛、排便急迫感等症状的患者分别占 74%、71%、62%、57%、57%、54%、48%、41%、35%。且在病程 >/6 年的患者中，各种症状的发生率高于在病程≤5 年的患者中的发生率。硬便和排便费力是前 2 个最令患者感到严重的症状，腹胀、排便费力和硬便是前 3 个最令患者感到烦恼的症状，腹胀和腹部不适是最令患者感到影响其生活质量的症状。国内尚缺类似研究。

综上，目前对便秘的症状学研究较少，虽然临床上开展结肠传输试验及钡灌肠的检查较多，但关于结肠结构及形态学改变与便秘症状的相关性尚缺乏研究。

参考文献：

[1] Hinton JM, Lennard - Jones JE, YoungAC. A newmethod for studying gut transit times using radiopaque markers. Gu, t 1969, 10: 842 - 847.

[2] 刘世信．结肠运输试验对诊断便秘的价值［J］．中华医学杂志，1993，73（2）：75

[3] 柯美云，张秀兰．第34章胃肠道通过时间的不透x线标志物法检查技术．见：周吕，柯美云，主编．胃肠动力学：基础与l临床．北京：科学出版社，1999. 429 - 437.

[4] 中华人民共和国卫生部药典委员会编．中华人民共和国药典（1995年版）二部临床用药须知．北京：化学工业出版社，1995，673

[5] 孙蕴、焦俊等．钡剂结肠运输试验及其与标记物检查的初步对照研究［J］．临床放射学杂志，2008，27（10）：1338 - 1342.

[6] 李彬强，姚海东，黄智棠，邱凯涛．钡剂结肠运输试验与标记物结肠运输试验的对比研究［J］．吉林医学，2010，31（15）：2147 - 2148.

[7] Karlbom U, Pahhnan L, Nilsson S, eI a1. Relationships betwecn dcfecographic findings, rectal emptying, and colonic transit time in constipated patients. Gut 1995; 364: 6): 907—12.

[8] Degen LP, Phillips SF. Variability of gastrointestinal transit in healthy womcu and men. Gut1996; 39 (2): 299 - 305.

[9] Satish SC, RaoMD, PhD, FRCP (Lon). Clinicalutility ofdiagnostictests for constipation in adults: a systematic review. Am JGastroentero, l 2005, 100 (7): 1605 - 1615.

[10] 李实忠，喻德洪，屠岳．顽固性便秘的结肠运输试验．中国肛肠病杂志，1990，10（3）：9.

[11] 陈金华，王毅，龚水根，等．慢性便秘患者的结肠传输时间及其临床意义．第三军医大学学报，2003，25（12）：1085 - 1088.

[12] 陈延，王学勤，戴菲，等．不透X线标记物检测胃肠道运动的临床应用．实用放射学杂志，2001，17（9）：647 - 650.

[13] 展淑琴，罗金燕，龚均．便秘患者胃肠通过时间测定及意义．西安医科大学学报，1999，20（3）：329 - 331.

[14] 张义侠，刘峥艳，吕淼，等．慢性便秘的分型和肛门直肠测压表现．中华消化杂志，2001，21（8）：488 - 490.

[15] 詹丽杏，邹多武，许国铭，等．功能性便秘和便秘型肠易激综合征的结肠运输试验及直肠感觉阈值比较．中华消化杂志，2002，22（1）：19 - 21.

[16] 周知然，王志凤，罗雄．结肠运输试验在慢性功能性便秘诊断和分型中的作用．新疆医科大学学报，2005，28（2）：142 - 144.

[17] GuanYingXIONG ZhiQuan ZHAO. Clinical significance of functional constipation categorized by colonic transit time and pelvicfloor electromyography. Chinese Journal of Digestive Diseases, 2004, 5: 156 - 159.

[18] LEONIDAS J C, VALDERANRA E. Development of colon length, muscularure and hanstration after birth and assoeiated malformations [J]. Abdom Imaging, 1998, 23.

[19] 哈尼帕·阿法坎德尔．原发性结肠冗长的外科治疗［J］．罕见疾病杂志，2001，8：6 - 7.

[20] MCMAHON J M, UNDERWOOD E S, KIRBY W E. Colonic spasm and pseudo - obstruction in an elongated colon secondary to physical exertion: diagnosis by stress barum enema [J]. Am J Gastroenterol, 1999, 94: 3362 - 3364.

[21] 杨维良，张新晨，张好刚，等．成人结肠冗长症的诊断与外科治疗82例报告［J］．中华胃肠外科杂志，2007，22（12）：905 - 908.

[22] 张俭省，朱荣，马品跃，等．原发性结肠冗长的结肠形态病理学分析［J］．中华消化杂志，2004，24（2）：118 - 119.

[23] Ripctti V, Caputo D, Greco S, et al. Is total colectomy the right choice in intractable slow - trunsit conslipation [J] Surgery, 2006, 140 (5): 435 - 440

[24] 陈祖名．结肠冗长14例的诊断与治疗体会［J］．中国医疗前沿，2008，3（18）：56 - 57.

[25] 许晓明．结肠冗长症的X线诊断体会［J］．黑龙江医学，2003，7（23）：558 - 559.

[26] 赵文彬，陈代祥，黄少华．成人乙状结肠冗长症15例诊疗体会［J］．医学临床研究，2005，8（22）：1183 - 1184.

[27] 孙小林，娄善华，勾虎平．腹腔镜辅助手术治疗成人乙状结肠冗长症［J］．医中国实用医药，2009，4（19）：67 - 68.

[28] 杨维良，张新晨，杨学伟，等．成人结肠冗长症的诊断与外科治疗．中华胃肠外科杂志，2004，7（2）：124 - 126.

[29] 孙学术，周雅姣，樊阳．浅析12例结肠冗长症钡剂灌肠的X线表现及临床意义．中华胃肠外科杂志，2008，3（33）：152.

[30] HigginsPD. JohansonJF. EpidemiologyofconstipationinNorthAmerica: a systematicreview. Am J Gastroenter01. 2004 Apt; 99 (4): 750 - 9.

[31] 郭晓峰，柯美云，潘国宗等．北京地区成人慢性便秘整群、分层，随机流行病学调查及其相关因素分析．中华消化杂志 2002，22（10）：637 - 638.

[32] 熊理守，陈曼湖，陈惠新等．广东省社区人群慢性便秘的流行病学研究．中华消化杂志2004，24（8）：488 - 491.

[33] 阚志超，姚宏昌，龙治平等．天津市成年人慢性便秘调查及相关因素分析．中华消化杂志2004，24（10）：612 - 614.

[34] 向国春，龙庆林，刘利等．重庆市人群便秘患病率流行病学研究．重庆医学2004，33（10）1541—1542.

[35] 吕农华，谢勇，黄德强等．南昌市部分人群中慢性便秘的流行病学调查分析．中国实用内科杂志2005，25（3）：236 - 237.

[36] LuCL, Chang FY, Chen CY, et a1. Significance ofRome H - definedfonetional constipationiTaiwan and comparisonwith constipation - predominant irritable bowel syndrome. Aliment Pharmacol Ther. 2006 Jul 15; 24 (2): 429 - 38.

[37] Cheng C, ChanAO, Hui WM, et a1. Coping staries, illness perception, anxiety and depression ofpatients withidiopathic constipation:

a population – based study. Aliment Pbarmacol Ther. 2003 Aug 1; 18 (3): 319 – 26.

[38] JonDW: ParkHYLeeOY, et a1. Apopulation – based studyonbowelhabitsin aKorcau community: prevalence offunctional constipation and self – reported constipation. Dig Dis Sai. 2006Aug; 51 (8): 1471 – 7.

[39] Chela LY, Ho KY, Phun KH. Normal bowel habits and prevalence offunctional bowel disorders in Singaporean adults——findings from a community based study in Bishan. CommunityMedicineGIStudyGroup. SingaporeMcdJ. 2000 Jun; 41 (6): 255—8.

[40] Pare P. Ferrazzi S, Thompson WG ai. An epidemiological survey ofconstipation in canada: definitions, rates, demographics, and predictors ofhealth care seeking. Am J Gastronnter01. 2001 Nov; 96 (111: 3130 – 7.

[41] Adibi P. Behzad E. Pirzadeh S. et a1. Bowel Habit Reference Values and Abnormalities in Young Iranian HealthyAdults. Dig Dis Sci. 2007 Apr 5; [Epub ahead ofprint]

[42] Jobanson JE Ktalstein J. Chronic constipation: a survey ofthe patient perspective. Aliment Pharmacol Ther. 2007 Mar 1; 25 (5): 599 – 608.

慢传输型便秘及相关精神心理因素研究现状

龚文敬　刘立舟　赵希忠

成都肛肠专科医院便秘科

慢传输型便秘在人群高发，是结直肠外科和消化内科常见的疾病。近年来，国内外诸多研究表明慢传输型便秘可能作为一种躯体化症状而随着抑郁和/或焦虑等精神心理障碍的发展而持续存在，往往由心理冲突，情绪矛盾转化而来，与精神心理密切相关[1]。而在实际临床工作中也发现，就诊的患者伴有多种精神心理障碍，存在不同程度的抑郁、焦虑等精神障碍。

虽然已有相当数量的报道和研究阐明慢传输型便秘与精神心理障碍密切相关，但是目前临床却始终未明确肯定精神心理干预在慢传输型便秘治疗中的意义。现今眼下治疗手段无非有两种，一种为传统的内科保守治疗，另一种为外科手术治疗。然而，当前即使在内科保守治疗无效而采用外科手术干预，单单用手术切除肠段治疗慢传输型便秘，也无法有效处理患者的精神心理障碍，导致术后精神障碍依旧持续存在，往往无法正确评价外科治疗疗效，解决患者痛苦。针对这一问题，观察比较精神心理干预在配合外科手术治疗慢传输型便秘中的作用，科学、合理、循证地评价在治疗慢传输型便秘中运用精神心理干预疗法的价值就成为了临床上有重要意义的课题之一。本文就当前慢传输型便秘及精神心理因素等相关问题做回顾性的总结文献报道，现简要概述如下：

1. 便秘的概念、流行病学与机理

便秘是一个独立的疾病，并非多种疾病的一个症状，包括：大便量少，干硬，排出困难，长时间用力排便；或并发某些特殊症侯如：直肠胀感，排便不尽感或需手法协助排便，在不使用泻剂的情况下，7 天内自主性排空粪便不超过 2 次或长期无便意。胃肠道转运状况推荐用国际通用的 Bristol 粪便分型来判断，符合便秘标准者多为 BristoⅠ ~ Ⅱ型[2,3]。

1.1 便秘的流行病学

目前，便秘随着社会老龄化，现代生活节奏加快，饮食习惯等改变，不仅是影响现代人生活质量的重大疾病之一，而且与大肠癌的发病关系密切。美国每年以便秘为主诉就诊者超过 250 万例[4]，还有更多的服用轻泻剂者。一项国内 6 个城市老年人便秘调查结果显示：我国北方地区便秘患病率高于南方地区，如北方城市北京患病率为 20.3%，西安患病率为 l2.9%，沈阳为 18.5%；南方城市上海患病率为 7.0%，广州为 9.0%，成都为 10.4%[5]。此外，便秘还呈明显年轻化趋势，郭晓峰对北京市 l8 ~ 70 岁的城乡居民进行调查，发现不同年龄段中 30 ~ 39 岁组患病率最高[6]。

1.2 祖国医学对便秘病因病机的认识

中医学认为，便秘的基本病变虽属大肠传导失常，但与脾胃肝肾等脏腑的功能失调有关。如阳明燥热，津伤液耗，肠道失润；睥气不足，气虚传送无力；肝气郁结，气机壅滞，气内滞而物不行，或气郁化火，火邪伤津，亦可使肠道失润；肾开窍于二阴，又主五液，肾阴不足则肠失濡润，肾阳不足则推动无力，阴寒凝滞，腑气不通。关于便秘一病，有虚秘、气秘、冷秘、寒秘、热秘等不同名称。归纳起来不外乎虚、实、寒、热、缓、急之分。在此基础上再加以概括，便分为气阴亏虚、湿热气滞、脾肾亏虚、肝脾不调型 4 症[7]。

1.3 现代医学对便秘的认识

现代医学认为便秘的病因极其复杂，可以归纳为以下几类：

1. 一般病因：（1）不合理的饮食习惯，如膳食纤维摄入不足、饮水不足；（2）不良排便习惯，如不定时排便等；（3）长期抑制便意；（4）不合理使用泻剂，现已证明滥用含有蒽醌类及其衍生物等接触性泻剂可以形成“泻剂结肠”[8]；（5）环境或排便体位改变；（6）运动量少[9]；（7）妊娠；（8）老年·营养异常；（9）先天发育不良

2. 结直肠和盆底器质性病变：（1）机械性梗阻如良·恶性肿瘤等；（2）直肠或肛管病变：肛裂、肛管或直肠狭窄、内括约肌失弛缓、直肠前突、直肠内脱垂、盆底痉挛综合征、耻骨直肠肌肥厚、骶直分离、盆底疝、直肠瓣肥大、孤立性溃疡等；（3）结直肠神经病变及肌肉异常：假性肠梗阻、先天性巨结肠、继发性巨结肠（特发性和获得性）、巨直肠；（4）结肠结构异常：结肠冗长、结肠盘曲等。

3. 功能性疾病：（1）功能性便秘；（2）功能性排便异常；（3）便秘型肠易激综合征。

4. 结直肠外神经异常：（1）中枢性：各种脑部疾患、肿物压迫、脊髓病变骶副交感神经损伤、多发性硬化等；（2）神经支配异常：Hirschsprung 病、Chagas 病等[9]

5. 精神或心理异常：（1）精神病；（2）抑郁症；（3）神经性厌食

6. 医源性：（1）药物：如阿片制剂、精神类药物、抗惊厥药、抗酸药、抗胆碱能制剂、铁剂、钙离子通道拮抗剂、利尿剂等；（2）制动

7. 内分泌异常及代谢性疾病：甲状腺功能低下·甲状旁腺功能亢进·催乳素升高、雌激素降低、老年性营养不良[9]、电解质紊乱（高钙血症、低钾血症）、糖尿病、垂体功能低下、嗜铬细胞瘤、铅中毒等

2. 慢传输型便秘的精神心理障碍研究动态

2.1 国内研究动态

1990 年 11 月，中华医学杂志编委会制定了“便秘诊治暂行标准”，明确地指出精神异常作为便秘的一项单独病因，包括：①抑郁症；②精神病；③神经性厌食症[10]。中华消化学会胃肠动力学组在我国慢性便秘的诊治指南（草案）中提出，慢性便秘的病因有功能性和器质性病因两类，而后者包含结肠神经肌肉病变，明确地提出了精神心理障碍因素。在此之后，中华医学会消化病学分会继续广泛征求意见，在 2003 年确定的慢性便秘的诊治指南中提出：对伴有明显焦虑和抑郁的患者，应做有关的调查，并判断和便秘的因果关系，在治疗上提出诊治分流原则，做分层，分级的三级诊治分流，需要多学科包括心理学科的会诊，以便决定合理的治疗方案[11]。

与此同时，临床诊治工作也逐步明确肯定精神心理因素对肠道功能的重要影响，诸多临床和实验室资料均揭示精神心理因素与肠道功能有关。罗成华指出，便秘患者焦虑和抑郁的发病率分别是 15.3% 和 10.4%，揭示焦虑相较抑郁而言，与慢性便秘有着更强烈的联系，患者心理问题与慢性便秘间的联系并不仅仅是选择性的偏差，而可能是与症状本身有关[12]。柯美云等进行的一项对北京地区多中心流行病学调查发现 52.7% 的患者合并焦虑和（或）抑郁状态：561 例慢性便秘患者中，429 例（76.5%）完整填写 Zung 氏焦虑/抑郁自评量表，15 例（3.5%）单纯存在焦虑状态，103 例（24%）单纯存在抑郁状态，108 例（25.2%）同时存在焦虑和抑郁状态，抑郁的发生率（49.2%）明显高于焦虑（28.7%）（$P<0.05$）[13]。贺平等通过对慢性功能性便秘患者进行心理测试，研究精神心理因素与功能性便秘之间的关系，结果显示：功能性便秘患者负性事件得分均高于健康组，表明功能性便秘患者较健康者有较多的生活应激事件[14]。夏瑾等对便秘患者社会心理状况分析，便秘患者与对照组相比具有明显的神经质个性，较内向且不稳定，并伴有明显的焦虑和抑郁情绪，其神经质个性特征与焦虑、抑郁状态以及所经历的负性生活事件刺激量有一定关系[15]。王颢等采用 SCL-90 心理测试量表观察了 23 例便秘患者，结果便秘患者与对照组在综合情况、抑郁、焦虑、强迫症状和精神病性症状方面均存在显著差异（$P<0.05$），而抑郁、焦虑两方面更为突出，仅在敌对和恐怖两方面无显著差异（$P>0.05$），认为便秘的发病与心理因素有关[16]。徐海珊等采用焦虑抑郁量表（HAD）对 28 例慢性功能性便秘的患者进行了评分及肛门直肠动力学的检测，结果表明，慢性功能性便秘有明显肛门直肠动力学改变，明显高于对照组[17]。丁一玲等发现与中国常模相比，便秘患者的 SF-36（汉化版简明健康调查量表）各维度评分除躯体疼痛、生理功能外，生理职能、活力、情感职能、精神健康、社会功能和总体健康等 6 个维度评分均明显降低[18]。张蕾等人观察焦虑与老年人便秘的相关性后发现焦虑与老年人便秘发生相关，焦虑者发生便秘的高达 50.82%，可能有焦虑者发生率 43.98%，而无焦虑者只有 19.2%[19]。段建华等在对慢性便秘患者精神心理因素的研究中发现，便秘患者负性事件以夫妻关系、家庭纠纷、工作变动、家属重病、入学就业困难、工作增加、离婚等为常见[20]。戴菲等采用症状自评量表、焦虑自评量表（SAS）和抑郁自评量表（SDS），对 40 例慢性便秘患者和正常人的精神心理因素进行评价。结果显示，慢性便秘患者较正常人躯体化（$P<0.05$）、忧郁（$P<0.05$）和焦虑（$P<0.05$）因子分及总症状指数（$P<0.05$）明显增高；SAS 和 SDS 总分分

别为53.58±5.72和51.62±7.44，明显高于正常人36.71±4.86（$P<0.05$）[21]。林征等的研究显示慢性功能性便秘患者症状因子总积分以及躯体化、强迫症、抑郁、焦虑、恐怖、人际关系、偏执和精神病性评分均显著高于对照组[22]。精神心理障碍与便秘因果关系尚未完全清楚，可能有两类不同情况：①精神心理障碍发生于便秘之前，称“原发性”精神心理障碍；②精神心理障碍发生于便秘之后，称“继发性”精神心理障碍。

2.2 国外研究动态

众多国外学者在长期观察研究比较中也发现便秘患者心理异常发生率高。Kumar等证实，长期受到精神压力的困扰，可导致β1肾上腺素能受体分子的改变。患者的内括约肌显示对β2催动肌素的敏感性增加，故精神因素可能是致病因素之一[23]。Johanson等评估便秘与其他疾病的相关性后发现神经系统和精神心理疾病才与大多数便秘有密切关系，包括：抑郁（OR6.5），带状疱疹（OR5.1），震颤性麻痹（OR3.2），骶尾部拉挫伤（OR7.7）等[11]。Towers等研究发现慢传输型便秘患者躯体化、强迫症状、抑郁和焦虑因子评分及总症状指数明显增高[24]。Emmanuel等通过对34例女性便秘患者进行综合健康问卷（GHQ－28）和女性心理感觉指数测量，同时进行直肠黏膜多谱勒血流检查，结果显示，测得的GHQ－28总分较高，躯体症状和焦虑较明显；直肠黏膜血流量与躯体症状和焦虑水平呈负相关，表明心理因素可能是通过自主传出神经通路影响胃肠功能[25]。Nehra等研究表明，心理疾病的发病率与直肠排空紊乱密切相关，有心理异常的患者将其心理问题细分后给予评分，安排他们进行盆底肌肉再训练，研究分析这些病人的心理状态和再训练的结果之间的关系。证明了处于第三期治疗的便秘病人其心理异常的发病率是非常明显的，并且给予行为学治疗疗效明显[11]。Chattat等研究病态行为，感情异常和肠道传输时间的关系，发现便秘患者与正常对照组相比心理异常发生率显著增加[26]。ChengC用罗马Ⅱ标准对3282名亚洲人群进行了调查并做焦虑和抑郁问卷评价调查，结果表明被调查者中14%存在便秘，便秘患者的焦虑和抑郁评分高于健康被访者，且女性多于男性[27]。Annie等研究发现便秘患者较正常人的抑郁、焦虑评分明显升高，同时发现心理应对机制的缺陷或无效是便秘的重要病因之一[28]。Fisher等用心理测试方法进行评估发现便秘患者更为抑郁，进一步研究表明手术效果差的患者较手术效果好的患者更为抑郁和焦虑[29]。Blomhoff S等发现脑中特定的情感环路的神经信息能转译成特定的胃肠道调节模式，从而影响自主神经、神经内分泌、感觉等躯体功能，例如愤怒可增强收缩消化道，增加黏膜血供，提高胃酸分泌量；恐惧抑制上消化道动力[30]。Whitehead的研究认为焦虑可增加盆底肌群的紧张度，导致排便时出现肛管直肠矛盾运动，认为老年便秘患者焦虑情绪与排便时直肠肛管运动协调性紊乱相关[31]。Dykes的研究也表明：女性便秘患者一般的心理社会功能如躯体化、焦虑、抑郁、以及女性社会角色感觉都有损害[32]。

3. 慢传输型便秘精神心理因素的发病机制研究

3.1 祖国医学对便秘情志异常的发病认识

从中医角度上看，便秘属于“阴结”、“脾约”、“大便难”等范畴，肺失清素，胃失和降，肝失条达，脾失运化，俱能导致气机郁滞，湿困中焦，风中大肠，亦可使所化失于宣达，传导迟缓，而为便秘[33]。

在对慢传输型便秘患者的诊治中发现，患者大多有肝气郁结、气机郁滞证的临床表现，多见明显的情感异常，其具体表现各不相同，喜、怒、优、思、悲、恐、惊各有偏重，情志不舒，悲伤忧思，七情所伤，气机失调，肝气郁结，腑气不通，便秘乃成。

慢传输型便秘患者的特点是“气内滞而物不行”。粪便虽不结燥，但排出困难，虽感腹胀，肛门下坠，但蹲厕后无粪便，或排不干净，或排出后仍感坠胀。伴有胸胁痞满，纳食减少，头重昏闷，倦怠身困，腹胀肠鸣，矢气频或少，嗳气，苔多薄腻，脉象弦大等。

3.2 现代医学对慢传输型便秘精神心理障碍的发病认识

慢传输型便秘的病理生理学基础主要是胃肠动力学异常和内脏感觉异常。

肠道的运动受内脏自主神经和内分泌系统支配，与人的感情行为密切相关，精神状态改变，可使肠道运动规律紊乱而形成便秘。在由交感神经和副交感神经所构成的自主神经中，交感神经兴奋时，会抑制肠道运动及消化液分泌，而副交感神经兴奋则功能相反。精神心理障碍可能直接抑制外周自主神经对结肠的支配，还可通过大脑皮层影响下丘脑和自主神经系统，尤其是抑制副交感神经[34]，导致便秘。

结合当今大量的研究表明，便秘患者存在个性异常，抑郁，焦虑积分显著高于正常人，应激事件发生频率亦高于正常人，但因症状而求医与有症状而不求医者相比，有更多的精神心理障碍，对应激反应更加敏感和强烈。因此，有关精神因素在便秘发病学上有两种观点，一种是认为便秘是机体对各种应激的超常反应，另一种认为精神因素并非直接病因，但可诱发或加重症状，而使患者就医[35]。精神心理障碍可降低直肠敏感性，增加因直肠壁容量扩张的机械刺激所引起的排便反射所需容积，干扰患者感觉功能致缺乏便意，这可能是造成便秘的原因之一。

在结肠动力问题的研究上，早在1921年，英国生理学家J. N. Langley在研究哺乳动物胃肠道神经支配时就发现胃肠道有一个独立于中枢神经系统（CNS）的神经结构，将其称之为肠神经系统（ENS）。后者从一级神经元，中间神经元到支配胃肠效用器的运动神经元一一具有，成为自主性神经系统的第三大支系，被称为“肠脑。”

目前研究热点集中在探讨CNS与ENS即脑肠互动的机制。中枢神经系统、肠神经系统和脑肠肽形成了一个庞大的神经—内分泌通路，即脑—肠轴，它将中枢神经系统与胃肠道连接起来，并形成双向的环路[13]。一方面，精神状态、情绪及应激反应，通过上述途径引起不同的脑肠肽反应，调节胃肠运动功能[36]；另一方面，胃肠道内脏感受器将所捕获的刺激信息上行传入中枢神经系统进行整合，由其调控并产生反应[37]。精神抑郁、过分激动或负性生活事件使机体发生条件反射异常，高级中枢对副交感神经的抑制增强，反过来导致肠壁交感神经活动加强，产生便秘。便秘，特别是慢传输型便秘，通过脑—肠轴的调节作用于中枢，引起人体认知、行为、心理生理学以及人际关系等方面的精神心理障碍[34]。与现代社会—心理—生物医学的观点相似，后者认为：长期的社会因素影响与个体的心理应对方式交互作用可促使患者处于慢性应激状态，后者可导致皮层下功能被抑制，使位于边缘系统和下丘脑的情感中枢、植物神经中枢和神经内分泌中枢的功能降低。由于三者位于同一解剖部位，故以上两系统中枢易受情绪影响，往往“一波三折”，由于各种情绪异常更加剧植物神经及神经内分泌系统的功能紊乱，从而形成恶性循环，无环无端。

4. 慢传输型便秘精神心理障碍的表现及测评方法

4.1 慢传输型便秘精神心理障碍的表现

4.1.1 焦虑症

以不切实际地或过度地担忧各种生活问题为特征的一种慢性病，常持续6月或更长时间。在此期间受困扰的日子多于不焦虑的日子。表现为：精神紧张，自主神经功能亢奋，过度警觉。但需排除甲亢、咖啡因中毒等的原发病。焦虑本身可能不直接引起慢传输型便秘，但患者经常担心便秘症状的复发以至于他们过着不健康的生活方式，这种压力诱使便秘复发。

4.1.2 强迫症

分为强迫观念和强迫行为。患者具有定期重复的、持续的观念，想法、冲动或幻想，或以强迫的形式或根据一定的规则或固定的形式，做一些重复的、有目的的、故意的，但明显过度的行为。最初患者是不自觉的，后期意识到后能尝试压抑这种观念和行为，但已明显干扰患者的正常生活。一些强迫症表现以排便问题为中心，使得便秘的治疗更趋复杂。忽视正常排便的教育会导致这种疾病的持续存在。

4.1.3 抑郁症

便秘患者中最多见的精神性疾病。抑郁的程度不等，由轻型（心情恶劣）到精神病性型，其躯体不适通常包括便秘和生理节奏混乱等。主要诊断标准为：至少持续2周心情抑郁或对生活、工作失去兴趣、缺乏快乐。

4.1.4 神经性厌食和神经性贪食

在便秘女性中常见，一些患者承认有饮食异常，而许多人由于尴尬或有意识到他们的异常饮食的影响而否认。在一些贪食患者中共同的特征是滥用缓泻剂。可通过询问常规使用泻剂的患者对体重和身体形象的关心程度，发现他们异常的饮食习惯。

4.1.5 精神迟钝

从发育期开始，不同于痴呆或其他的器质性脑病，可定义为智力亚正常，通常伴有明显的功能异常。由于交流异常，可由第三者确证病史信息，并可通过心理测试发现[38]。

4.2 慢传输型便秘的精神心理测评方法

目前针对慢传输型便秘的精神心理障碍，国内大多使用以下几种测评问卷：

4.2.1 艾森克个性问卷（EPQ）成人版

共88项，分为4个量表，分别代表神经质、精神质、内外向、掩饰质。用模板套取原始分，依据“EPQ成人各量表的T分表”获得标准分进行分析[39]。

4.2.2　Zung焦虑自评量表（SAS）和抑郁自评量表（SDS）

每个量表均含有20个项目，评定范围为一星期，按症状出现频度采用4级症状评分，20个项目得分总和为总分（X），乘以1.25后取其积的整数部分即得标准总分（Y），Y = 1.25X，以Y值分别评估受试者的抑郁和焦虑情况。以我国常模的上限为界，SAS量表分 >50 分表明有焦虑症状，而SDS量表分 >53 分表明有抑郁症状[40]。

4.2.3 社会支持评定量表（SSS）

采用1986年肖水源等所制定的量表，共10项，分别计算主客观支持分及对支持的利用度[41]。

4.2.4 生活事件量表（LES）

采用张亚林，杨德森等修订的LES记录，包括50项调查，其中48项为我国常见生活事件，评估受试者1年内所发生的负性生活事件，刺激量计算方法 =该事件影响程度×该事件影响持续时间×该事件发生次数，研究取正性和负性事件得分进行统计分析[42]。

4.2.5 综合医院焦虑抑郁量表（HAD）

采用Zigmond AS与Snaith RP创制的评分，由14个条目组成，其中7个条目评定焦虑，个条目评定抑郁，各条目评分>7分有上述精神异常倾向。

4.2.6 症状自评量表（Symptom Checklist，SCL－90）测试

包括：总分、总均分、阳性项目数、阴性项目数、阳性症状均分及躯体症状、强迫、恐怖、人际敏感、抑郁、敌对、焦虑、偏执和精神病性等九个因子，是最常用的评估躯体疾病的患者精神心理症状的工具，总分超过160或阳性项目数超过43项或任何一因子分超过2分者评估为阳性。

4.2.7 汉密尔顿抑郁量表（HAMD）和汉密尔顿焦虑量表（HAMA）

采用交谈和观察方式，运用0~4分5级评分方法，0分代表无症状，1分代表轻度，2分代表中度，3分代表重度，4分代表很重。总分能较好地反映病情的严重程度，即病情越轻，总分越低；病情越重，总分越高。

5. 慢传输型便秘的治疗方法

5.1 一般治疗

改善饮食及生活方式调理，如多饮水，多食瓜果蔬菜及多渣食物，增加每日活动量。加强良性排便训练，如标准膝胸位、排便动作及腹肌锻炼。养成良好排便习惯，建立排便生理反射，定时排便锻炼。加强排便生理教育，建立正确排便观念。

5.2 中医治疗

5.2.1 中药辨证论治

以“整体观”为处方之本，针对病因及临床表现，合理用药。临床常用辩证分型：

1. 气阴亏虚型

治法：增水行舟，即滋阴养血，增液润肠。方用增液承气汤加减。

2. 湿热气滞型

治法：理气开秘，即颠气行滞，升清降浊。方用玄参汤加减。

3. 脾肾亏虚型

治法：益脾补肾，即补益脾肾，培本通便。方用六味地黄丸加减或补中益气汤加减。

4. 肝脾不调型

治法：疏肝健脾，即疏肝解郁、行气健脾。方用逍遥散加减。

5. 其余证型请根据临床随证加减

5.2.2 中医非药物疗法

配合普通针刺、电温针、穴位敷贴、穴位埋线、TDP照射等多种中医非药物疗法。

5.3 西医治疗

5.3.1 药物治疗

应避免滥用泻剂。目前临床常用的通便药物有：

1. 膨胀性泻剂：如小麦纤维素、麦麸、甲基纤维素、琼脂等；
2. 刺激性泻剂：如单纯使用大黄、番泻叶、酚酞（果导片）等。
3. 高渗性泻剂（容积性泻剂）：如硫酸镁，甘露醇等。
4. 润滑性泻剂：如石蜡、甘油等。
5. 促动力泻剂：如莫沙必利，西沙比利等。

5.3.2 生物反馈疗法

5.3.3 手术治疗

慢传输型便秘经过一段时间规范的非手术治疗后疗效不佳，经特殊检查显示有明显异常，如经结肠传输试验证实结肠传输功能异常者（包括结肠瘫痪症、先天性巨结肠、成人巨结肠、继发性巨结肠、结肠无力等）以及各种结肠结构异常可考虑手术治疗。应慎重掌握手术适应证，针对不同病变选择相应的术式。

手术方式包括：1. 全结肠切除术；2. 次全结肠切除；3. 选择性结肠切除术。

对于能够精确判断结肠节段性传输功能异常的患者，首选选择性结肠切除术，尽量保留功能肠段·年老、体弱、全身状况差的患者，可采用结肠旷置术或回肠造口术。

6. 讨论

慢传输型便秘是一种独立的疾病，严重危害人体健康及生活质量。对其发病机制的研究中，精神心理因素越来越被国内外学者重视。2002 年世界胃肠病学大会（曼谷）制定了胃肠动力性疾病新的分类体系，新分类体系中提出了“心因性动力病”（psychomotor disorder）这一全新概念。众多调查研究均表明精神心理因素是慢传输型便秘发生的决定性因素之一。并且大量研究和临床均证实，患者往往存在较高的精神心理障碍，尤其是在焦虑、抑郁方面表现得更为突出。精神心理因素在慢传输型便秘中的发病机制尚不十分清楚，可能与通过大脑皮质影响下丘脑及自主神经系统，从而使肠蠕动和肠管张力减弱有关[43]。患者因自已的症状产生疑病感觉，而加重精神症状，产生躯体化症状，又加重选择性感知，进一步加重疑病[44]。便秘患者容易产生精神心理障碍，可能因为一方面长期遭受病痛折磨，严重影响生活质量，在心理上产生明显的负面情绪；另一方面，精神心理障碍也可致脑肠轴的失调，进一步损害排便机制，使患者产生大便困难等一系列便秘症状。所以不论便秘与精神心理障碍孰因孰果，临床治疗中精神心理干预都十分必要。

但长期以来，临床各科患者，往往羞于提及精神心理障碍，特别是慢传输型便秘患者自我暗示较强，否认自身精神心理障碍，诊断的接受性及治疗的依从性较差，致使迄今为止，精神心理干预在慢传输型便秘治疗中仍未受到充分重视，慢传输型便秘的治疗依旧停留在如上所述的常规方法中。从而，对伴有精神心理障碍的慢传输型便秘患者，即便采取外科手术治疗，但由于术后精神心理障碍的持续存在，治疗效果常常不甚理想，无法达到明显缓解患者术前症状，改善患者精神心理障碍的目的。

鉴于此，我们提出，临床应充分重视患者的精神心理状态，在各种常规治疗手段的同时，配合精神心理干预，使慢传输型便秘的治疗获取更好的效果。

在当今的治疗环境下，对慢传输型便秘患者进行精神心理干预是具有重要意义的。在医学技术日新月异，治疗手段层出不穷的今天，从患者的角度出发，选择一种更加有效经济的治疗方法已经成为临床医生的首要责任；而在现有医学水平的基础上，临床医生亦可以根据不同的理论指导为基础，充分重视患者精神心理的异常，针对性地选择个性化的治疗方案，为慢传输型便秘的治疗开拓出一片灿烂的明天。

参考文献：

[1] Heymann—Monnikes I，Arnold R. Florin I，et a1. The combination of medical treatment plus multicomponent behavioral therapy is superior to medical treatment alone in the therapy of irritable bowel syndrome［J］. Am J Gastroenteroi，2006，95（4）：981.

[2] 张丹，夏志伟．功能性便秘的罗马Ⅲ标准［J］．中国医刊，2008，43（12）：63—64.

[3] Long streth GF，Thom pson WG，Chey WD，et al. Functional bowel disorders［J］. Gastro entero logy，130（5）：1480—1491.

[4] Schiller LR. Chronic constipation：pathogenesis. diagnosis. treatment［A］. In：Champion MC. Qrr WC. ed. Evolving concepts in gastroin. testinal molility. London：Blackwell Science Ltd，1996. 185—1894.

[5] 于普林，李增金，郑宏．老年人便秘流行病学特点的初步分析［J］．中华老年医学杂志，2001，20（2）：132—134.

[6] 郭晓峰，柯美云，潘国宗等．北京地区成年人慢性便秘流行病学调查及其相关因素分析［J］．基础医学与临床，2001，21（增刊）：106—107.

[7] 张惠卿，尹逊香．便秘的分类及中医治疗原则［M］．中国中医药现代远程教育，2005，10（10）：31.

[8] 高峰，张胜本，张连阳等．慢传输型便秘乙状结肠壁内肽能神经递质变化及意义［J］．第三军医大学学报，1997，19（5）：451—452.

[9] 刘宝华．便秘的诊断及治疗［M］．北京：军事医学科学出版社，2002. 19.

[10] 中华医学会外科学分会肛肠外科学组．便秘诊治暂行标准［J］．中华医学杂志，2000，80（7）：491.

[11] 中华医学会消化病学分会．慢性便秘的诊治指南［J］．中华消化杂志，2004，24：39—40.

[12] 罗成华．便秘治疗学［M］．北京：科学技术文献出版社，2009. 11，29.

[13] 刘巍，刘晓红，方秀才，等．北京地区门诊慢性便秘患者多中心流行病学调查［J］．胃肠病学，2010：15.

[14] 何红艳，贺平．功能性便秘的精神心理因素研究［J］．结直肠肛门外科，2008，14（6）：400—402.

[15] 夏瑾，陈建永，潘峰，等．功能性便秘患者社会心理状况分析及护理对策［J］．中华护理杂志，2006，41（3）：43.

[16] 王颢，喻德洪，沈一峰．心理因素在便秘发病中作用的初步研究［J］．第二军医大学学报，1999，20（11）：925.

[17] 徐海珊，姜铀，战敏等．慢性特发性便秘患者肛门直肠动力及精神心理因素的研究［J］．临床内科杂志，2001，18（9）：379—381.

[18] 丁一玲，詹咏梅，吕娟．护理干预对功能性便秘患者心理状态和生活质量的影响［J］．护理实践与研究，2009，6（11）：65.

[19] 张蕾，陈长香，曹克勇．焦虑与老年人便秘相关性研究［J］．中国健康心理学杂志，2008，16（1）：97.

[20] 段建华. 医学硕士论文 [D]. 北京：中国协和医科大学；中国医学科学院，2005.

[21] 戴菲，龚均. 慢性便秘患者精神心理因素的研究 [J]. 中国肛肠病杂志，2000，20（1）：13—14.

[22] 林征，林琳，张红杰等. 功能性便秘患者社会心理行为状况调查及生物反馈治疗效果随访 [J]. 中国临床康复，2005，9（28）：67—69.

[23] 张东铭，功能性便秘解剖生理基础研究及进展 [J]. 中国临床医生，2001，8（29）：56.

[24] Towers AL，Burgio KL，LocherJL，et al. Constipation in the elderly：influence of dietary，psychological，and physiological factors [J]. Am Geriatr Soc，1994，42（7）：70 1—706.

[25] Emmanuel AV，Mason HJ，Kamm MA. Relationship between psychological state and level of activity of extrinsic gut innervation in patients with a functional gut disorder [J]. Gut，2001，49（3）：209—213.

[26] Chattat R，Bazzocchi G，Balloni M，et al. Illness behavior，affective disturbance and intestinal transit time in idiopathic constipation [J]. Psychosom Res，1997，42（1）：95.

[27] Cheng C，Chan AO，Hui WM，et al. Coping strategies，illness perception，anxiety and depression of patients withy idiopathic constipation：a population - based study [J]. Aliment pharmacol Ther，2003，18（3）：319 - 326.

[28] Annie Chan，Cecilia Cheng，Wai Mo Hui. Differing coping mechanism，stress level and anorectal physiology in patients with functional constipation [J]. World J Gastroenter，2005，11（34）：5362—5366.

[29] Fisher SE，Breckan K，Andrew s HA，et al. Psychiatric screening for patients with faecal incontinence or chronic constipation referred for surgical treatment [J]. Br JSurg，，2006，76（4）：352.

[30] Blomhoff S，Spetalen S，Jacobsen MB，et al. Phobic anxiety changes the function of brain - gut axisin irritable bowel syndrome [J]. Psychosom Med，2001：63.

[31] Whitehead WE. Illness behaviour in：Kamm MA，Lennard Jones JE eds. Constipation [M]. Petersfield：Wrightson Biotnedical，1994：95—100.

[32] Dykes S，Smilgin—Humpreys S，Bass C. Chronic idiopathic constipation：a psychological enquiry [J]. Euro J Gastroenterol Hepatol 2001：39—44.

[33] 辛学知. 便秘中西医诊治 [M]. 北京：科学技术文献出版社，2008. 93，129—131，278.

[34] 杨向东，杨玉刚. 便秘导致精神心理障碍的探讨 [C]. 全国第十四次中医肛肠学术交流大会暨第十三届中日大肠肛门病学术交流会论文集，2009. 274—276.

[35] 陆再英. 内科学 [M]. 北京：人民卫生出版社，2008. 426.

[36] M Delvaux. Role of visceml sensitivity，in the pathophysiology of irritable bowel syndmme [J]. Gut，2002，51（7）：67—71.

[37] 潘国宗. 肠易激综合征发病机制研究的进展 [J]. 胃肠病学和肝病学杂志，2004，13（4）：333—334.

[38] 胡薇，喻德洪. 便秘心理因素的评估和治疗 [J]. 大肠肛门病外科杂志，2004，10（2）：56.

[39] 龚耀先. 修订艾森克个性手册 [M]. 北京：中国心理卫生杂志社，1999. 31—35.

[40] 张明园. 精神科评定量表手册 [M]. 湖南：科学技术出版社，1993. 62.

[41] 肖水源. 社会支持评定量表 [J]. 中国心理卫生杂志，1993，7（增刊）：127—131.

[42] 张亚林，杨德森. 生活事件量表 [J]. 中国心理卫生杂志，1993，8（增刊）：101—106.

[43] 罗丹，刘诗. 慢性功能性便秘的心理治疗 [J]. 临床消化病杂志，2007，19（3）：136.

[44] 伍早安，喻伟，缪勇. 老年慢性特发性便秘患者的心理评估 [J]. 解放军保健医学杂志. 2005，7（1）：41.

选择性结肠切除术治疗慢传输型便秘的临床研究

龚文敬　蓝海波　安　辉　任叔阳　张　琦　曹暂剑

成都肛肠专科医院便秘科

通讯作者　成都肛肠专科医院/中国 PPH 技术培训中心　杨向东

【摘要】目的　观察和评价选择性结肠切除术治疗慢传输型便秘的临床疗效。方法　采用前瞻性、随机、对照的研究方法，将 84 例慢传输型便秘病人随机分为结肠次全切除组（n = 40）和选择性结肠切除组（n = 44），分别施行结肠次全切除术和选择性结肠切除术治疗，并观察手术前后排便困难、过度用力排便：粪便性状；排便时间：下坠，不尽、胀感；排便频率；纳差、腹胀等指标。结果　近期疗效两组患者术后肛门排气、排便时间、术后住院时间无明显差别。选择性结肠除组术后便秘症状改善度明显好于结肠次全切除组 [（67.6 ± 6.2）% vs（78.6 ± 7.3）%，p < 0.01]。两组患者术后大便次数、直肠刺激症状、肛门疼痛、大便失禁、腹泻、腹痛、腹胀及术后并发症如肠梗阻和切口感染的发生率无明显差异（见表2）。腹泻，腹痛、腹胀和肛门疼痛症状多在术后 2 ~ 3 周后

可逐渐自行缓解。患者恢复饮食后均出现大便次数增多，经饮食调整或加用止泻药物（如复方苯乙哌啶、易蒙停）可以控制，其中2例病人经上述治疗仍未得到满意控制，通过使用肠内营养加止泻药物，症状得以控制。术后随访选择性结肠切除组在GIQOL指标评分、便秘症状指标改善度、病人排便频率满意率和生活质量满意率等方面明显高于结肠切除组。在便秘复发和应用泻剂等方面明显低于结肠切除组．两组在长期的腹痛、腹泻症状、大便失禁等方面无显著差异。结论：选择性结肠切除术治疗OFC较传统结肠次全切除术更好地改善术后早期和随访1年后患者便秘症状指标；明显降低术后长期便秘复发率，更多的患者对术后长期排便频率和生活质量感到满意，并未增加术后早期并发症，疗效方面较单纯针对STC的结肠次全切除术显示出优越性。选择性结肠切除术治疗OFC设计更为合理，有很高临床应用价值。

【关键词】选择性结肠切除术；结肠次全切除术；便秘；慢传输

便秘是临床多发病、常见病。随着社会老龄化，现代生活节奏，饮食习惯等改变，便秘不仅是影响现代人生活质量的重要良性病之一，而且便秘与大肠癌发病关系密切。1908年Arbnthnot Lane首次提出经腹手术治疗慢性顽固性便秘，给慢性顽固性便秘的外科治疗奠下了基础。但是目前外科治疗慢性顽固性便秘存在粘连性肠梗阻、术后腹泻、术后复发等许多并发症，也严重制约着外科治疗便秘的发展。我们在提出结肠瘫痪症的基础上，立足于结肠全切与次全切除，又改进形成了一个新术式——选择性结肠切除术，取得了较好疗效现报道如下。

1.1 材料与方法

1.1.1 诊断标准　根据2003年全国便秘专题研讨会制定的“慢性便秘诊治流程”、1999年中华医学会外科学分会肛肠外科学组山东会议拟定的《便秘诊治暂行标准》、2002年南昌全国便秘专题讨论会及功能性便秘罗马Ⅲ标准综合制定：

（1）符合功能性便秘罗马Ⅲ标准：

①. 必须包括以下2项或2项以上：

a. 至少25%的排便感到费力

b. 至少25%的排便为干球状或硬便

c. 至少25%的排便有不尽感

d. 至少25%的排便有肛门直肠梗阻或阻塞感

e. 至少25%的排便需要手法帮助（如手指帮助排便、盆底支持）

f. 排便次数<3次/周

②. 在不使用泻药时很少出现稀便

③. 没有足够的证据诊断IBS

④. 诊断前症状出现至少6个月，且近3个月症状符合以上诊断标准

（便秘复发标准：参照功能性便秘罗马Ⅲ标准）

（2）病程在2年以上，且经6个月以上系统的保守治疗无效；

（3）体征：长期努挣大便的结果可以使出口处呈松弛、退化性改变，如直肠黏膜内脱垂、痔、盆底松弛等，女性患者可有直肠前突。日久未解便者可于左下腹扪及条索状的硬结、硬块，解便后可消失。

（4）辅助检查　结肠传输试验为首选的检查法。采用不透x光标志物法，以80%或以上标志物在3天内不能排出为依据。同时应用纤维结肠镜排除肠道器质性病变，见直肠内脱垂、内套叠以及结肠黑变者对确定诊断意义更大。

1.1.2 纳入、排除病例标准

1.1.2.1 纳入病例标准

（1）符合慢传输型便秘诊断标准的病人；

（2）胃及小肠蠕动功能正常；

（3）年龄在18-65岁之间，男女不限；

（4）患者要求手术治疗并签署知情同意书。

1.1.2.2 排除病例标准

（1）妊娠期及哺乳期妇女；

（2）过敏体质；

（3）已接受过腹部外科手术治疗者；

（4）器质性精神障碍，或精神活性物质和非成瘾物质所致精神心理障碍。

（5）合并肝、肾及造血系统等严重原发性疾病者；

（6）不愿接受手术者；

1.1.2.3 病例的剔除和脱落

a. 数据不全等影响疗效或安全性判断者；

b. 观察中自然脱落、失访者。

C. 受试者依从性差，发生严重不良反应事件、发生并发或特殊生理变化等不宜继续接受试验，自行退出者等，均为脱落病例。

1.2.2.4 退出试验标准

a. 据知情同意书约定，受试者在任何时候均可退出试验；已接受手术治疗者应统计疗效。

b. 中途破盲的病例。

c. 治疗尚未结束发生不良反应，医生判断患者不适宜继续观察治疗，该病例可退出临床试验，但已接受治疗者应统计疗效。

d. 研究者要认真记录退出试验的原因，与试验的关系：

（1）自动退出。（2）出现不良反应的患者。（3）试验过程中出现严重的其它并发疾病者。研究者应详细记录中止试验的治疗评价。

e、中途有患者提出退出试验的患者要明确其原因：

（1）患者提出退出试验。（2）患者未按时来医院复诊，应电话、信件等询问理由并调查事情的经过。（3）其它。研究者应详细记录退出时的治疗评价。因患者自身因素，不愿继续接受试验，可退出试验，但应询问其退出原因，分析退出缘故，并记录在册。

1.1.2.5 中止试验标准：试验中发生不良反应，应及时中止试验，以保护受试者。

1.1.3 临床资料：2003年6月至2007年12月我院收治慢传输型便秘病人84例。随机分为结肠次全切除组（n=40）和选择性结肠切除组（n=44），分别施行结肠次全切除术和选择性结肠切除术治疗。84例患者便秘病程3~32年。表现为排便次数减少，缺乏便意，粪质坚硬，5~20日排便1次，每次排便时间延长，为40分钟至2小时。所有病例均有长期服用刺激性泻剂史，并且对泻药依赖性逐渐增加，用药剂量不断加大，均符合目前世界范围内公认的慢性功能性便秘的罗马Ⅲ诊断标准．且严重影响生活，患者异常痛苦，不能停药或治疗无效，诊断为慢传输型便秘。患者本人均强烈要求手术治疗。按中华医学会外科学分会肛肠外科学组建议的6项便秘症状指标评分（包括排便困难、过度用力排便：粪便性状；排便时间：下坠，不尽、胀感；排便频率；纳差、腹胀），评价便秘症状。全部病例均进行电子纤维结肠镜捡查，排除结肠器质性病变。两组结肠传输时间均明显延长，平均为92.2小时．两组临床资料差异无显著性，P＞0.05见表1。

表1　两组患者术前临床资料比较

	结肠次全切除组	选择性结肠切除组	P值
病例数量	40	44	
年龄（岁）	51.3±7.7	47.9±8.4	0.334
性别（男/女	8/32	8/36	1.000
病程（年）	15.1±8.8	16.5±7.8	1.000
服用泻剂（例数）	40	44	NS
便秘症状指标评分	15.1±8.8	15.6±12.5	0.336
结肠传输试验（小时）	92.2±11.2	95.5±12.5	0.534

注：患者术前临床资料两组比较，P值均＞0.05

1.1.4 方法：选择性结肠切除组：腹正中切口，开腹后，首先观察结肠在腹腔内大体位置摆布，再提起结肠逐段探查各段结肠充盈扩张、肠壁厚薄等状况，开腹后，首先观察结肠在腹腔内大体位置摆布，再提起结肠逐段探查各段结肠充盈扩张、肠壁厚薄等状况，结合病史、钡灌肠和结肠运输试验结果，决定患者结肠的取舍，分别采取升－直或盲－乙端端吻合。要注意保证吻合口无张力，肠系膜无扭转。缝合肠系膜，关腹。腹腔内可放置引流条。

结肠次全切除术组：取截石位，正中切口开腹。游离盲肠、升结肠、横结肠及降结肠。仔细保留回结肠血管及支配盲肠的分支。保留回盲结合处以上5cm升结肠，切除其余结肠。直肠离断处在骶骨岬下方3－4cm处，切除上1/3的直肠。经肛门行升结肠、直肠端端吻合。要注意保证吻合口无张力，肠系膜无扭转。缝合肠系膜，关腹。腹腔内可放置引流条。

术后处理：两组均给予禁食，持续胃肠减压，直到肠鸣音恢复、肛门排气为止，然后改为流质饮食，第7天后改为半流质饮食。静脉补液，维持水和电解质平衡及营养支持。术后应用抗菌药物，预防感染。并辅助心理治疗。

1.1.5 观察指标：按中华医学会外科学分会肛肠外科学组建议的6项便秘症状指标评分（包括排便困难、过度用力排便；粪便性状；排便时间：下坠，不尽、胀感；排便频率；纳差、腹胀），评价便秘症状。具体如下：

a. 排便困难、过度用力排便
0分：无
1分：偶尔
2分：时有
3分：经常

b. 腹胀
0分：无
1分：偶尔
2分：时有
3分：经常

c. 粪便性状
0分：Bristol 图谱分级7－4级；
1分：Bristol 图谱分级3级；
3分：Bristol 图谱分级2级；
5分：Bristol 图谱分级1级；

d. 排便时间
0分：<10min/次；
1分：10－15；
3分：15－25min/次；
5分：>25min/次；

e. 下坠、不尽、胀感
0分：无
1分：偶尔
2分：时有
3分：经常

f. 频率
0分：1－2d/次
1分：3d/次
3分：4－5d/次
5分：>5d/次

（Bristol 图谱分级。Bristol 大便性状图谱分型如下：1型，分散的干球粪，类似坚果，很难排出；2型，呈腊肠状但为多块；3型，呈腊肠状但在其表面有裂缝；4型，呈腊肠状或蛇状，表面光滑而柔软；5型，软的团块有清楚的边缘，易排出；6型，软片状，边缘毛糙，软糊状；7型，水样，无固形成分。）

1.1.5 统计学方法：采用 SPSS13.0 统计软件，计量资料数据以 X±s 表示．行单因素方差分析，F 检验。计数资料数据以频数和百分数表示．行 Fsher's Exact Test 检验。

1.2 结果

（1）近期疗效　所有病人手术成功，无死亡病例，未发生吻合口出血、肠瘘、盆腔感染或吻合口狭窄等并发症。大便呈稀糊状．病人顺利出院。两组患者术后肛门排气、排便时间、术后住院时间无明显差别。选择性结肠除组术后便秘症状改善度明显好于结肠次全切除组［（67.6±6.2）%vs（78.6±7.3）%，p<0.01］。两组患者术后大便次数、直肠刺激症状、肛门疼痛、大便失禁、腹泻、腹痛、腹胀及术后并发症如肠梗阻和切口感染的发生率无明显差异（见表2）。腹泻，腹痛、腹胀和肛门疼痛症状多在术后2～3周后可逐渐自行缓解。患者恢复饮食后

均出现大便次数增多，经饮食调整或加用止泻药物（如复方苯乙哌啶、易蒙停）可以控制，其中2例病人经上述治疗仍未得到满意控制，通过使用肠内营养加止泻药物，症状得以控制。

表2　两组患者术后近期疗效比较

	结肠次全切除组	选择性结肠切除组	P值
肛门排气时间（小时）	69.2±10.3	71.4±10.5	0.370
肛门排便时间（小时）	80.5±12.4	78.6±11.6	0.256
术后住院时间（天）	9.8±2.3	12.5±4.6	0.084
每天大便次数	7.8±2.7	7.3±2.4	0.639
便秘症状改善度（%）	67.6±6.2	78.6±7.3	0.001
直肠刺激（例数，发生率%）	8（20.0%）	12（27.3%）	1.000
肛门疼痛（例数，发生率%）	8（20.0%）	12（27.3%）	1.000
腹泻症状	24（60.0%）	20（45.6%）	0.670
大便失禁（例数，发生率%）	4（10.0%）	4（9.1%）	1.000
腹痛腹胀（例数，发生率%）	8（20.0%）	8（18.2%）	1.000
肠梗阻（例数，发生率%）	4（10.0%）	4（9.1%）	1.000
切口感染（例数，发生率%）	4（10.0%）	4（9.1%）	1.000

* 便秘症状改善度（%）＝（治疗前积分－治疗后积分）/治疗前积分×100%

（2）手术后随访结果　对所有患者采取了电话、问卷或来院复查等不同形式的随访1年以上．平均1.7±0.7年。21例均得到随访．随访率为100%。我们制订了一个50个问题的调查表询问肠道功能情况．包括：改良的36条胃肠生质量（gastrointcstinal quality－of－life，GIQOL）指标［4，5］满分为144，而健康对照者平均分数为125±15；中华医学会外科学分会肛肠外科学组建议的6项便秘症状指标（包括排便困难、过度用力排便；粪便性状；排便时间；下坠、不尽、胀感；排便频率；纳差、腹胀）：反映出口功能的6项指标（包括长期的腹痛：腹泻症状；大便失禁；夜间大便失禁；应用泻剂；肠梗阻）和2项病人满意度指标（排便频率满意度；生活质量满意度；回顾性选择他们是否仍然愿意接受此手术治疗）。虽然两组便秘症状指标评分均较术后早期有所降低，但选择性结肠切除组在GIQOL指标评分、便秘症状指标改善度、病人排便频率满意率和生活质量满意率等方面明显高于结肠切除组。在便秘复发和应用泻剂等方面明显低于结肠切除组．两组在长期的腹痛、腹泻症状、大便失禁等方面无显著差异。两组各有2例诉仍有腹痛，但疼痛程度较术前有明显减轻，3例有不同程度的腹泻，2例偶有大便失禁。7例有便秘复发，选择性结肠切除组1例，应用给予心理治疗、膨胀性泻剂和促动力药后症状可缓解，结肠切除组6例，应用膨胀性泻剂和促动力药后2例症状可缓解，2例采用生物肌电图仪指导下的生物反馈训练症状可缓解，2例症状持续。

表3　两组患者术后随访结果比较

	结肠次全切除组	选择性结肠切除组	P值
便秘症状改善度（%）	60.3±8.5	72.4±7.6	0.001
GIQOL指标评分	92.1±9.6	106.8±7.9	0.001
长期腹痛（例数，发生率%）	8（20.0%）	8（27.3%）	1.000
腹泻症状	4（10.0%）	4（9.1%）	1.000
大便失禁（例数，发生率%）	4（10.0%）	4（9.1%）	1.000
应用泻剂（例数，发生率%）	24（60.0%）	4（9.1%）	0.032
排便频率满意率（例数，发生率%）	12（30.0%）	36（81.2%）	0.030
生活质量满意率（例数，发生率%）	16（40.0%）	40（90.1%）	0.003
便秘复发率（例数，发生率%）	24（60.0%）	4（9.1%）	0.024

* 便秘症状改善度（%）＝（治疗前积分－治疗后积分）/治疗前积分×100%

1.3 讨论

慢性便秘从病因学上可分功能性和器质性，其中器质性原发于肠管本身病变如肿瘤或肌肉、抻经病变，也可呈全身性或代谢性疾病的肠管运动异常；而功能性便秘（functional constipation，FC）约占50%，包括：①慢传输型便秘（slow transit constipation，STC）；②出口梗阻型便秘 outlet obstructive constipation，OOC）；③混台型便秘（MIX）[1]。目前世界范围内公认的慢性功能性便秘的 Rome Ⅲ诊断标准[2]。

目前绝大多数FC患者采取内科治疗，但近年来人们通过对结直肠、盆底解剖及生理的研究对导致FC的病因研究有了突破性进展，所谓“功能性”者可能有一定程度的器质性改变，锗误的用药反会使病变加重，因而治疗策略有所改变，约有10%的FC患者需要手术治疗。中华医学会外科学分会肛肠外科学组于1999年召开的“便秘诊治标准学术研讨会”上，曾指出对便秘患者“经过一段时间严格的非手术治疗后收效不大的顽固性功能性便秘，各种特殊检查显示有叻确的病理解剖和确凿的功能性异常部位者，可考虑手木治疗”[3]。两组84例患者均符合以上条件，且强烈要求手术治疗。

Arbutthnut Lane（1908年）提出经腹结肠切除术治疗慢性便秘的报道[4]，为功能性便秘的外科治疗奠定了基础．虽然其手术的理论基础仅仅是经验性的，但结肠次全切除的手术方法仍是目前最为常用的手术方式。

Ockenmann C[5]综合文献408例行结肠切除的结果，成功率平均为80%。结肠切除术按切除的范围可分为4种手木方式：结肠部分切除近远断端吻合、结肠次全切除升直吻合术、结肠全切除回直肠吻合和结直肠全切除回肛吻合术。结肠全切除和次全切赊术区别在于后者多保留小部分（5-10cm）的近端结肠和回盲瓣。结肠全切除是国外治疗FC的经典术式。推崇者主要认为该术式可达到最高的便秘改善率．但术后短期内的严重腹泻很难避免。

结肠次全切除术疗效与全结肠切除术疗效相近，由于保留了更多的结肠和回盲瓣，术后腹泻程度稍有减轻轻。次全切除虽然增加了排便次数，但远期也存在较多问题，在手术前应充分考虑，对老年等肛门括约肌功能薄弱的病人慎行结肠全切除术。①粘连性肠梗阻，总的再手术率为12 %以上[6]。②腹泻。目前对于结肠次全切除术中，保留多少结肠并无统一的标准，因此疗效差异也很大。保留结肠过多便秘可能会复发；保留过少则控便能力下降，可出腹泻或现肛门失禁[7]。FitzHarris[8]随访75例因慢传输性便秘行结肠次全切除术的病人，21 %有大便失禁。

但是对于结肠次全切除术中如何保留或保留多少结肠，学术届仍没有统一的标准，保留结肠过多便秘可能会复发；保留过少则控便能力下降，仍可出腹泻或现肛门失禁，因此临床报道的疗效差异也很大，并且仍不能避免术后粘连性肠梗阻等诸多并发症。

针对这种情况，我们在提出结肠瘫痪症的基础上，立足于结肠全切与次全切除，又改进形成了一个新术式——选择性结肠切除术，按不同患者的个体差异，辨证的，因人制宜地来决定结肠的取舍。这一术式的关键就在于如何选择，它包含几方面的选择：主要是根据患者的主诉，结合钡灌肠、结肠运输实验、排粪造影等影像学资料及术中对结肠形态学的观察，加上对结肠触诊、指叩等来决定结肠的取舍。这一取舍包括了对结肠近端升结肠的取舍，也包括对结肠远端降乙直部的取舍。我们手术的直接目的就是要缓解患者的症状，所以患者的主诉是相当重要的，而这一点往往容易被许多临床医生所忽视。其中患者的主诉，我们又以腹部的症状为主。比如若患者的腹部症状以上腹部为主，说明患者合并上消化道的动力障碍，对升结肠的保留可适当减少，否则容易复发，降低疗效。对于吻合口位置的选择，我们认为大便最终要经肛门排出，因此矛盾也集中在远端，位置多设计在直肠中下段，尽量使大便在近端停留时间缩短，若大便滞留时间过长，仍可出现诸多不适症状。

1.4 小结

（1）选择性结肠切除术治疗OFC较传统结肠次全切除术更好地改善术后早期和随访1年后患者便秘症状指标；明显降低术后长期便秘复发率。

（2）选择性结肠切除术治疗OFC较传统结肠次全切除术患者胃肠生活质量更高．更多的患者对术后长期排便频率和生活质量感到满意。

（3）选择性结肠切除术治疗OFC和传统结肠次全切除术相比．并未增加术后早期并发症。

（4）选择性结肠切除术治疗OFC，可同时解决大多数顽固性功能性便秘病人存在的结肠慢传输和出口梗阻两种病理生理改变。疗效方面较单纯针对STC的结肠次全切除术显示出优越性。

（5）选择性结肠切除术治疗OFC设计更为合理．有很高临床应用价值。

参考文献：略。

精神心理因素与功能性便秘相关性的研究进展

贺　平[1]　党　萍[2]

1. 成都肛肠专科医院　610015　2. 成都中医药大学　610075）

【摘要】精神心理因素在功能性便秘的发病机制中所起的作用目前倍受关注，本文就二者的相关性和机制及精神心理因素在功能性便秘治疗中的体现等几方面作一简要综述，希望对功能性便秘的治疗有所帮助。

【关键词】功能性便秘；精神心理因素

功能性便秘（Functional Constipation，FC）是具有持续性排便困难、排便次数减少或排便不尽感的一种功能性肠病[1]。以往曾认为FC是单纯性便秘、习惯性便秘或特发性便秘等，不同于器质性病变引起的继发性便秘。现在研究普遍认为FC是缺乏器质性病因，没有结构异常或代谢障碍，又除外肠易激综合征的慢性便秘。其诊断现多采用2006年5月通过并发表的FC罗马Ⅲ诊断标准[2]：①必须包括下列2个或2个以上症状：a. 至少有25%的排便感到费力；b. 至少有25%的排便为块状便或硬便；c. 至少有25%的排便有不尽感；d. 至少有25%的排便有肛门直肠梗阻和（或）阻塞感；e. 至少有25%的排便需要人工方法辅助（如指抠、盆底支持排便）；f. 每周少于3次排便。②如果不使用泻剂，很少见到松散便。③诊断肠易激综合征依据不充分。诊断前症状出现至少6个月，且最近3个月满足以上症状标准。根据结肠动力学特点而进行的分型，分为慢传输型便秘、功能性出口梗阻型便秘和混合型便秘。

随着生物—心理—社会医学模式的提出，生物和心理社会因素结合起来，为功能性便秘提供了一些新的诊疗思路和方法。精神心理因素在功能性便秘的发病机制中所起的作用目前倍受关注。胡薇[3]等提出功能性便秘的精神心理因素表现有：在问病史和体检中患者频繁提问，并表现出对肠功能的许多错误认识或异想，并顽固地信以为真；羞于提及排便问题，无视“便意”；存在一些与便秘相关的精神性疾病，包括焦虑症、强迫症、抑郁症、饮食异常、精神发育迟缓等。近年来，这一方面的文献研究也越来越多，现从以下几方面作一简要综述。

1. 精神心理因素与功能性便秘的关系

1.1 从总体上谈精神心理因素与功能性便秘的关系

贺平[4]等在“脑-肠轴”学说基础上提出“秘由心生”，“心”是指精神意识、思维活动等心理因素，“秘”指功能性便秘。认为异常的精神心理状态可能是引发功能性便秘的根本原因。而异常的精神心理与患者的性格特质及其近远期的负性事件经历有关。所以从某种程度上来说，功能性便秘的发生与患者的性格特质以及负性事件经历相关。此外贺平等通过对所有受试对象进行生活事件量表（湖南医科大学杨德森、张亚林编制的50项版本）的测试，将两组间的测试结果进行比较分析；对实验组50例FARD患者进行90项症状自评量表（DerogatisL·R 1975年编制）的测试，将测试结果与全国正常成人症状自评量表常模比较分析，得出功能性肛门直肠疾病（FARD）与精神心理因素、应激和生活事件关系密切，在“生物-心理-社会”的全新医学模式下，对此类患者进行精神心理学方面的测试和治疗是必要的[5]。何红艳[6]等对36例功能性便秘患者（实验组）和22例健康者（对照组）进行对照研究，采用生活事件量表、症状自评量表进行心理测试，分析心理状况，得出精神心理因素在功能性便秘发病中起了一定作用。

1.2 从性别差异上谈精神心理因素谈与功能性便秘的关系

精神心理因素对女性功能性便秘的影响越来越受到重视。女性慢性便秘者较男性更常合并抑郁[7]。辛海威[8]等也指出女性功能性便秘患病率明显高于男性，且这类女性患者具有病程长，病程在10年以上者占42%；排便次数减少、排干硬粪、需要手法辅助排便、需要改变体位促进排便较男性更为常见，常伴有腹胀等特点。

1.3 从年龄层次上谈精神心理因素谈与功能性便秘的关系

刘义红[9]等采用艾森克人格问卷45例FC患儿及30例对照组进行对照研究，结果发现FC儿童的个性特征为内向及不稳定型。熊淑英[10]等通过研究发现：功能性便秘组儿童行为问题发生率高于健康对照组；4~5岁功能性便秘男童体诉、不成熟、攻击三个因子得分和女童社交退缩、抑郁、肥胖、分裂样四个因子高于对照组相应因子得分，6~11岁功能性便秘男童抑郁、强迫性、多动、攻击性四个因子得分和女童分裂样强迫性、体诉、违纪三个因子得分高于对照组相应因子得分；功能性便秘组儿童在规律性、适应度、坚持度和注意分散度四个气质维度得分低于对照组；家庭环境方面功能性便秘患儿的亲密度、知识性、独立性、控制性四个方面得分低于正常对照组，矛盾性方面的得分高于对照组。霍建勋[11]等采用自填问卷调查法对237名功能性便秘学生和565名非便秘学生进行了有关功能性便秘预防的自我保健意识和行为的测查调查结果显示，功能性便秘组的部分自我保健意识和行为的平均秩次高于非便秘组，表明有功能性便秘大学生的自我保健意识和行为能力弱于非功能性便秘大学生，他们尚未意识到自我保健意识和行为对防治功能性便秘的积极作用。周惠清[12]等采用多级整群随机抽样方法，对国内6个省及2个直辖市中51 956名中小学生进行流行病学问卷调查发现失眠、疲劳及心情焦虑烦躁等躯体精神心理因素在功能性便秘的发病中具有重要作用。张瑛华[13]等通过观察50例老年慢性便秘患者，经结肠传输功能试验、排粪造影分析发现老年慢性功能性便秘患者患抑郁症占38%，而且大多数发生于结肠传输功能正常的患者，即老年结肠传输功能正常型便秘患者与抑郁或焦虑密切相关。

2. 精神心理因素在功能性便秘发病中可能的机制

2.1 现代医学的认识

徐三荣[14]总结心理因素在慢性特发性便秘中可能的机制有疑病反应、选择性感知与躯体化、脑一肠轴及精神内分泌学。邵迥龙[15]等推测焦虑症状的产生可能与便秘患者自主神经系统功能异常有关，尤以迷走神经为甚。其可能机制是：心理障碍可通过大脑皮层影响下丘脑和自主神经系统，尤其是迷走神经，使肠管肌肉蠕动减弱，胃肠道分泌消化液减少，易发生便秘。焦虑等心理障碍也可通过影响外周自主神经对结肠的支配而引起便秘。张莉华[16]认为人体内的胃肠道是一个由中枢神经、肠神经和自主神经共同支配的系统，胃肠功能就是在这三个神经系统的密切配合、调控下所完成的。机体通过脑-肠轴之间的双向环路进行胃肠功能的调节称为脑肠互动，其中任何一个环节出现异常，都会引起胃肠功能或者结构的损害而产生疾病。精神心理因素可能正是基于“脑肠轴”神经通路影响胃肠功能。何红艳[6]等认为长期的社会因素影响与个体的心理应对方式交互作用可促使患者处于慢性应激状态，导致皮层下功能被抑制，位于边缘系统和下丘脑的情感中枢、植物神经中枢和神经内分泌中枢的功能降低。情感中枢功能降低时，其对不良情感的调节能力下降，从而形成一个恶性循环；当植物神经中枢对自主神经系统的调节功能降低，交感神经兴奋时，使括约肌收缩、胃肠道运动受抑制，而出现便秘症状；当神经内分泌中枢调节功能降低，肾上腺髓质激素分泌增加时，使括约肌收缩、胃肠道运动受抑制，而出现便秘症状。植物神经系统和神经内分泌系统中枢，与情感中枢的皮层下整合中心位于同一解剖部位。胃肠道功能的障碍，会引起同一部位的情感中枢所控制的各种情绪障碍，从而形成一个恶性循环。

2.2 中医学对其病机的认识

贺平[4]等认为此种大便不畅当责之于心、肝功能失调。心不藏神，神志异常，则影响肝的正常疏泄功能，肝的疏泄功能失职，则气的升发就显不足，气机的疏通和调畅受碍，结直肠气机的正常运行也会受到影响，而出现传导不利、腑气不降、大便秘结的临床症状。且肝胆互为表里，胆汁是肝之余气积聚而成，肝的疏泄正常，则胆汁能正常的分泌和排泄，又能促进脾胃的健运功能。如肝之疏泄失常，胆汁分泌和排泄不利，就会影响脾胃的升清和降浊功能，出现运化水谷精微失利，继而引起大便秘结的病机变化。总之，精神心理刺激由心而作用于肝，致全身气机紊乱，脏腑功能失调，结直肠传导失常，进而导致功能性便秘的产生。窦学俊[17]试以中医学肝藏象的主要功能之一——主疏泄为纲，以常见病——功能性便秘为载体，结合中西医学有关此病的认识，将形态结构研究成果融入中医藏象学体系，探讨该病的深层机制与肝藏象学发展的新思路。气机疏泄在功能性便秘形成的各环节中均有重要意义。便秘有干结和传导失常（结肠通过时间延长）的特点，干结与传导可互相影响。干结可引起传导受阻；传导障碍致使粪便在肠道内存留时间过长，水分被吸收而干结。传导失常是气机失畅的一种表现，干结必然会伴有传导失常，而传导失常在未形成气郁热盛或伤阴时（尤其阳虚者）可不出现干结。

3. 精神心理因素在功能性便秘治疗中的体现

李俊[18]等提出对功能性便秘中的出口梗阻性便秘尤其盆能协调运动障碍性便秘，采用意念导引法，既让患者通过现代解剖知识的认识，自我训练、自我调节来纠正和治疗自身功能性疾病的方法。其在临床初步运用中疗效满意。张瑛华[19]等认为在临床工作中，对有老年慢性便秘经药物治疗效果欠佳同时存在结肠传输试验正常的患者应及时进行心理测试，使有心理问题的患者能得到及时的治疗。刘绍能[20]等对151例确诊为功能性便秘患者进行中医辨证分型，然后采用汉密尔顿焦虑量表（HAMA）和汉密尔顿抑郁量表（HAMD）进行测评，同时纳入25例健康人作为测评对照得出功能性便秘患者以脾胃气虚证、阴虚肠燥证为多见，并有明显的焦虑、抑郁倾向，其中气机郁滞证者更为突出。因此，针对可归属于心身疾病的FC，应该在用药治疗的同时，尽可能地对患者的焦虑、抑郁等情绪进行调解与疏导，这对恢复患者的正常排便功能大有裨益。黄康[21]等对60例功能性便秘患者经心理干预加生物反馈治疗后，功能性便秘患者临床症状、焦虑和抑郁量表评分都较治疗前有明显改善。表明心理干预联合生物反馈治疗对功能性便秘有良好的治疗效果，具有较高的临床应用价值。

4. **结语与展望**

精神心理因素在功能性便秘的发生、发展及治疗中作用日益重要，但在临床上有些医务工作者还是会犯轻易忽视或过分重视的错误。使用怎样的检测手段和评价指标将精神心理因素更好的量化和精确，对于功能性便秘的治疗起到更好的主导或辅助作用起着重要的作用，这仍有待广大医务工作者共同努力。

参考文献：

[1] Dross man D. The Functional Gastrointestinal Disordersand the Rome III Process [J]. Gastroenterology, 2006, 130 (5): 1377 - 1390.

[2] 张丹，夏志伟. 功能性便秘的罗马Ⅲ标准 [J]. 中国医刊，2008，43 (12)：63 - 64.

[3] 胡薇，喻德洪. 便秘心理因素的评估和治疗 [J]. 大肠肛门病外科杂志，2004，10 (2)：150 - 153.

[4] 贺平，王启，吴韬. 秘由心生 [J]. 结直肠肛门外科，2009，15 (5)：346 - 348.

[5] 贺平，王启. 功能性肛门直肠病患者的精神心理因素分析 [J]. 结直肠肛门外科，2010，16 (6)：388 - 389.

[6] 何红艳，贺平. 功能性便秘的精神心理因素研究 [J]. 结直肠肛门外科，2008，14 (6)：400 - 402.

[7] McCrea GL, Miaskowski C, Stotts NA, et al. Gender differences in self - reported constipation characteristics, symptoms, and bowel and dietary habits among patients attendinga specialty clinic for constipation [J]. Gender Medicine, 2009, 6: 259 - 271.

[8] 辛海威，方秀才，柯美云. 功能性便秘性别差异及其原因 [J]. 协和医学志，2011，2 (3)：281 - 283.

[9] 刘义红，熊丽萍，张海燕. 功能性便秘儿童的个性分析 [J]. 临床消化病杂志，2010，22 (5)：294 - 296.

[10] 熊淑英，孙晓勉，程述梅等. 儿童功能性便秘与心理行为因素的相关性研究 [J]. 中国儿童保健杂志 2012，20 (7)：632 - 634.

[11] 霍建勋，张利霞，杨翠英等. 大学生功能性便秘患者自我保健意识和行为调查 [J]. 保健医学研究与实践 2011，8 (1)：10 - 11.

[12] 周惠清，李定国，宗春华等. 全国城市中小学生功能性便秘危险因素研究 [J]. 临床儿科杂志，2008，26 (2)：113 - 114.

[13] 张瑛华，徐丽姝，叶瑞繁. 老年慢性便秘与精神心理因素关系的研究 [J]. 实用医学杂志，2007，23 (13)：2030 - 2031.

[14] 徐三荣. 心理社会因素与慢性便秘关系的研究进展 [J]. 国外医学. 消化疾病分册，2003，23 (2)：99 - 102.

[15] 邵迴龙，张红明，汪倩等. 焦虑情绪对老年慢性便秘患者自主神经功能的影响 [J]. 中国现代医学杂志，2007，17 (8)：954 - 959.

[16] 张莉华，方步武. 脑肠轴及其在胃肠疾病发病机制中的作用 [J]. 中国中西医结合外科杂志，2007，13 (2)：199 - 201.

[17] 窦学俊. 在功能性便秘发病机制研究中重视气机疏泄的探讨 [J]. 江苏中医药，2010，42 (6)：1 - 2.

[18] 李俊，贺平. 意念导引法治疗便秘初探 [J]. 按摩与导引，2004，20 (5)：28 - 29.

[19] 张瑛华，徐丽姝，叶瑞繁. 老年慢性便秘与精神心理因素关系的研究 [J]. 实用医学杂志 2007，23 (13)：2030 - 2031.

[20] 刘绍能，蔡冬，燕东等. 功能性便秘中医证候分布与焦虑抑郁相关性研究 [J]. 中国中医药信息杂志，2011，18 (2)：22 - 24.

[21] 黄康，余跃，高显奎等. 心理干预联合生物反馈在功能性便秘中的临床应用研究 [J]. 淮海医药，2012，30 (2)：95 - 97.

慢性便秘的中医治疗策略

贺　平　任叔阳　张　桢　龚文敬　安　辉　蓝海波

成都肛肠专科医院　(610015)

【摘要】慢性便秘是一个高发病，也是医学界一个研究热点。对于慢性便秘的诊治到目前为止，仍然没有形成一个统一的规范，没有确定一个大家公认的临床治疗路径。中医也同样面对这一世界难题，也有自身局限，但作为便秘的一种治疗手段是不容忽视的，也是必不可少的，这一点在业界基本已达共识。本文仅从中医角度，结合现代临床提出中医治疗慢性便秘的中医策略，以期对临床有帮助。

【关键词】慢性便秘；中医；治疗

1. **祖国医学对便秘的认识**

祖国医学认为，便秘是大便秘结不通，排便时间延长，或欲大便而艰涩不畅的一种病证[1]。便秘可以是暂时性的，也可以是长期性的，长期性便秘我们通常称之为慢性便秘，国内发生率为4% ~6%，其中60岁以上人群发生率高达15% ~20%[2]，随着人们生活饮食结构的改变，各种社会、工作、生活、学习、家庭等多方面的压力的形成，慢性便秘无论在国内，还是在国外都已经成为一种常见病、多发病，而且其发生人群逐年增多，不仅给患者本人带来了极大的痛苦，也给其家庭甚至社会造成了诸多负面的影响，因此，慢性便秘越来越受到医学界的重视。

1.1 慢性便秘的难治性原因分析

祖国医学对便秘的认识较早，论著颇丰，内容涉及便秘之病名、分类、病因病机、立法遣方用药等多个方面。迄今为止最早的中医典籍《黄帝内经》中就有“大便难”、“后不利”、“不便”之描述，自《伤寒论》以来，逐渐将便秘作为单独的病证进行论述，随后又有诸多医家对便秘著书论治，各辞一说，可谓百家争鸣，各有千秋。然而时至今日，便秘仍然是一个难题，尤其是慢性顽固性便秘，患者走遍大江南北，寻遍世上良医，尝尽天下良方，仍然不能得到彻底地治疗，自感痛不欲生，懊恼不已，最后将希望寄托于手术，其结果也是差强人意。近几年来，全国各地肛肠疾病的专题学术交流如雨后春笋般纷然沓至，与国际间的交流也日趋频繁，尤其值得一提的是学术交流的内容几乎每次都会涉及便秘，而且以便秘作为专题的学术交流会几乎每年都要召开。然而，慢性便秘的诊治仍然没有形成一个统一的规范，没有确定一个大家公认的临床治疗路径，大家几乎都是凭着自己的临床经验做治疗，不像痔、肛瘘、肛裂等疾病那样，虽然手术方式有所差异，但治疗路径基本是公认统一的，也基于此，便秘已经成为各科医生研究的热点、焦点和难点，其范围涉及到结直肠外科、消化内科、神经科、泌尿科、妇科、精神心理科等多领域。在现代医学如此发达的今天，为什么慢性便秘仍然得不到有效地治疗，笔者临证多年，一直在苦苦思索着这个问题，我们认为，中医的治疗方面主要存在以下几个方面的问题：

1.1.1 病因不明：慢性便秘患者往往自述起病没有明显的诱因，不知不觉就患上了便秘，医生也找不到一个明确的病因，于是主观上进行揣测，难免主观臆断，判断错误，现代医学借助高科技手段对便秘的病因进行探索，取得了一些成绩，但仍不十分明确。中医讲“治病要究其本源”，源头找不到，自然收不到好的疗效。

1.1.2 辨证不清：中医治病讲究“辨证论治”，其关键就是先要定“证”，证不清则治无效，慢性便秘患者往往证型复杂，舌脉不符，变化多端，难以把握，这就造成医生常常辨证不清，用药模棱两可，疗效自然甚微。

1.1.3 治疗不对证：临床中由于通便药物种类繁多，医生治疗便秘往往想当然用药，这种药无效则换其他药物，并没有根据患者的证型对症下药，其原因一方面是医生的专业技术水平参差不齐，另一方面是经济利益的驱使。其结果造成患者肠道不同程度的损害，便秘的治疗越来越复杂，难度越来越大，错失了最佳治疗时机，要想很快得到满意的临床疗效事比登天。

1.1.4 传统治疗手段的滞后：中医治疗手段陈旧，不被大众所接受。中医的治疗方法很多，比如针刺、艾灸、汤药、拔罐、穴位埋线、药物敷贴、导引术等等，但这些方法会给患者带来一定的痛苦，或者会给他的生活带来不便，同时由于中医治疗作用缓慢，需要患者长时间坚持，要有足够的耐心，因此，这些方法和治疗手段与现代人生活不相符，不容易被大众所接受，临床长期应用起来困难较大。

1.1.5 传统药物治疗的经济效益低：中医治疗项目收费较低，不能带来很好的经济效益。这也是很多中医院不用中医或少用中医，靠用西医治疗来维持医院效益的主要原因，医院发展要靠自己，医生生活要靠自己，这就造成中医的治疗不景气，没有形成派势，没有更多的人愿意去深入研究。再加上，很多中医治疗项目没有纳入医保，临床开展起来就更加困难。

然而尽管中医治疗便秘存在方方面面的问题，但中医的疗效还是令人肯定的，作为便秘的一种治疗手段是不容忽视的，也是必不可少的，这一点在业界基本已达共识，结合这些困惑我们提出了自己在中医治疗慢性便秘方面的策略，总结如下：

首先强调预防，即“治未病”，而一旦患上便秘，治疗上总体要分阶段，先是要做到全面检查，根据检查结果及症状、体征来明确诊断，然后进行一系列保守治疗，如中药、西药、针灸、生物反馈、心理干预等，经过一段时间的保守治疗后仍不见任何起效，患者失去了治疗信心，在严格把握好手术时机和手术适应症的情况下，在患者及其家属的强烈要求和理解同意下可行手术治疗，术后胃肠功能的恢复和调理也至关重要。在治疗慢性便秘的整个过程中强调中医“整体观”和“辨证论治”，根据患者病情采取个体化治疗，同时加强精神心理干预，另外，我们强调慢性便秘的患者要有终生调理治疗的思想意识，而中医的调治要贯彻始终，充分发挥挖掘中医药等调理胃肠道的独特优势。具体策略如下：

2. 强调中医“治未病”思想

这其中包括两层含义，一是“未病先防”，二是“既病防变”。《黄帝内经》云：“不治已病治未病、不治已乱治未乱……”、“上工治未病”，慢性便秘不是短时间形成的，往往有一个循序渐进的过程，如果提前预防或者在疾病的初期就意识到其危害，采取相应的对症措施，那么就不会使疾病向更坏的方向发展。同样的环境、同样的生活，有些人就更容易患上便秘，根据便秘流行病学调查，老年人和妇女是便秘的易感人群。另外，不同的体质，患上便秘的几率不同，研究表明，抑郁质的人患有便秘的可能性明显高于其他体质的人。我们找到了这些规律，就可以针对易感人群，针对这种体质的人进行“未病先防”，那么，到底如何做呢？那就是对这些易感人群普及便秘知识，进行健康宣教。让他们努力做到：第一，精神上做到“恬淡虚无、精神内守”；第二，行为上做到“法于阴阳，和于术数，食饮有节，起居有常，不妄作劳”；第三，做到“形与神俱”。医生要有治未病思想理念，要懂得便秘的危害，认识到慢性便秘的严重性和治疗上的复杂性，并通过各种方式让大众知晓。在政府和卫生部门的支持下，医院应尽量多组织专科医生开展普及大众的便秘知识讲座，将便秘的危害、预防常识等传授给大众，这些活动看似花了些金钱和精力，但从长远来看，如果减少了慢性便秘患者，这将节省很多财力，有助缓解社会压力和家庭负担，这绝对是件利国利民的好事。

另外，还要努力做到"既病防变"。一旦患上便秘，一定要尽早找到专科医生求治，然后在专科医生指导下进行调理，以免耽误病情，或者因为自己长时间乱服泻剂，对肠道造成不可逆转的损害，到时患者痛苦至极，医生束手无策，岂不悲哉！

3. 强调分阶段综合治疗，中医应用贯彻始终

分阶段治疗指的是在慢性便秘发展的不同阶段，治疗的侧重点不同。便秘初期，症状较轻，主要通过饮食调节、定时排便以及生活习惯的调理，必要时辅以少量药物；便秘中期，饮食和生活习惯调理无效情况下，采取口服中药、针灸、拔罐等中医疗法，可适当服用少量西医缓泻剂，坚决避免长期口服泻剂或长期应用开塞露，还可根据患者病情适当选用生物反馈治疗、电针治疗等；便秘后期，一切保守治疗无效，患者及家属强烈要求手术，并对术后并发症理解同意情况下可考虑手术治疗；便秘术后康复期，仍需要采用口服中药、针灸等中医方法调理，促进胃肠道功能恢复。综合治疗是指每一阶段可采用多种方法调理以增强治疗效果，或者在应用药物的时候，采取多种药物联合使用的方法，即目前比较流行的"鸡尾酒疗法"，既增强疗效，又相互拮抗副作用。需要强调的是每一阶段的治疗都要充分发挥中医中药、针灸等方法的独特优势，中医方法的应用贯彻始终。

4. 强调中医"整体观"思想和"辨证论治"思想，采取个体化治疗原则

"整体观"和"辨证论治"是中医治疗的非常重要的两个治疗原则。中医讲人体是一个有机整体，各个组成部分在结构上密不可分，生理上相互联系、相互制约，在病理上也是相互影响的；同时人与自然也具有统一性，即"天人合一"，人的行为、生活习惯要与自然相适应，违背自然规律，身体就会受到伤害。"辨证论治"中的辨证是决定治疗的前提和依据，论治是治疗疾病的手段和方法。辨证和论治是理论和实践相结合的体现，是理法方药在临床上的具体运用，是指导中医临床的基本原则。

便秘的辨证是以"整体观"为基础的，主要体现在两个方面：一是脏腑辨证的整体观，二是治疗上的整体观。《黄帝内经·五脏别论篇》中曰"魄门亦为五脏使，水谷不得久藏"，说明化物传导、排泄糟粕虽然部位在大肠，但与五脏的功能均有一定关系，其传导有赖于气机升降出入的调畅，而气机的升降出入是由诸多脏腑协调完成的。肺居上焦，主一身之气，与大肠互为表里，肺气宣降正常，则大肠传导有序，若肺失宣降，则大肠传导失司，糟粕淤滞难行；脾胃居于中焦，为气机升降之枢，关乎全身气机的调畅，脾之升运有助于大肠对食物残渣中水液的吸收，胃气之通降有助于大肠对糟粕的排泄，若脾胃呆滞，升降失常，则食滞中焦，壅塞胃肠；肝居下焦，喜条达而主疏泄，肝气条达，则脾气得以升运，胃气得以和降，饮食得以纳化，糟粕得以下行，若肝失疏泄，则木郁土壅，糟粕内停；肾司二便，肾气的蒸化和固摄，以司二便的排泄。由此可见，五脏气机的调畅是大肠传导正常的基础，便秘病变不是某一两个脏腑，而往往涉及多脏腑，因此，在辨证上要强调整体观。

同时，由于慢性便秘病程较长，病情复杂，患者的"证"也会随时间的推移而不断发生变化，成为一个全身性疾病，那么在"论治"上，无论在哪个阶段也必须运用"整体观"。

5. 强调"情志调节"，进行精神心理干预

真正在临床接触慢性便秘患者的医生都不难发现这些患者都或多或少的伴有精神症状，所以，笔者根据这种普遍现象提出了"秘由心生"的观点[3]，杨向东教授认为"便秘是'悟'出来的""十个便秘九个疯、还有一个想腾空"，其实并不夸张，当然这里的便秘指的是慢性顽固性便秘患者，这其中"疯"的原因一部分患者是由于遭受了精神心理刺激后开始便秘，自己的心结始终无法打开，另一部分患者是由于长时间忍受便秘疾苦而逐渐形成的。而大家都知道，胃肠道是最容易受情绪影响的，长时间的紧张、抑郁、焦虑等都会使胃肠道出现异常，那么为了避免情绪因素对胃肠道的影响，我们就要强调精神心理干预，要形成以医生为主，患者家属及其本人为一体的心理干预模式，医生要想尽一切办法为患者树立信心，引导患者接受正规治疗，必要时辅以抗精神类药物，同时告知患者家属要充分理解患者的痛苦，努力为其创造一个轻松、舒适的生活环境，语言上要多鼓励、多关心。患者本人应接受自己精神心理上的问题，正面客观地对待，以一种正常的心态积极地配合医生治疗，这样就会使患者的治疗更加卓以疗效。

6. 强调终生调治

慢性便秘是一种慢性疾病，其发病不是一夕所致，俗话说："病来如山倒，病去如抽丝"，这种病有其发生、发展，逐步演变的过程，治疗上也不可能很快就能痊愈，尤其是患者在不正规治疗下长期大量口服刺激性泻剂，对胃肠道造成不可逆转的损害后，治疗起来就更加棘手。需要强调的是，手术治疗只是便秘治疗的一个阶段，不能看成是治疗的结束，术后康复也同等重要，我们认为慢性便秘跟糖尿病、高血压一样，要树立终生调理治疗的意识，形成一种调理的习惯，同时要让患者接受这种意识，掌握一些中医调理方法，从而提高生活质量。

7. 讨论

慢性便秘已经成为医学界一个值得关注的研究热点，随着现代科技在医学中的不断应用，其检查手段也越来越先进，然而慢性便秘还没有被人类彻底认识，还没有行之有效的治疗方案，要想尽快搞清楚慢性便秘的病因、病理，制定一个完整的、系统的便秘诊治方案，笔者认为：医院应建立专门的便秘科室组建团队，成员需包括：结直肠外科医生、内科医生、精神心理科医生、影像学医生等等，如果有妇科、泌尿科的医生作为辅助就更好，然后将慢性便秘病人集中，总结这类人群的特点，针对性做相关临床治疗和科研观察，在治疗中不断总结经验教训，在科研中不断明确方向，在交流中不断启迪发展。实践是检验真理的唯一标准，只有真正有大量的客观数据做基础，才有话语权，才有说服力。中国便秘联谊会于2011年4月由成都肛肠专科医院牵头成立，这个事情让整个肛肠界欢欣鼓舞，我们要利用好这个平台，争取早日将慢性便秘这个难题攻破，从而为更多的慢性便秘患者解决病苦，真正提高他们的生命质量。

参考文献：略。

重度直肠前突手术治疗96例疗效观察

黄　熠　孙　昱

（大连大学附属新华医院，辽宁　大连　116021）

【摘要】目的　介绍一种治疗重度直肠前突的手术方法，探讨其疗效．方法　临床选择重度直肠前突患者96例，采用经肛门直肠黏膜柱状排列结扎并直肠黏膜基底部注射硬化剂的手术方法治疗，并观察近远期疗效．结果　采用本文所介绍的方法治疗重度直肠前突，可以取得良好效果．随诊1-5年，12例复发，复发率12.5%，疗效尚满意．结论　重度直肠前突采用本文所介绍的方法治疗效果尚可，可以推广应用，但应用中需注意严格掌握手术指征．

【关键词】重度直肠前突；手术治疗；手术指征

直肠前突是出口阻塞综合征中一种常见的疾患，一直被认为是女性排便困难的一个主要原因。在40岁以上经产妇发病率较高，重度直肠前突患者非常痛苦。目前手术是治疗重度直肠前突的主要方法，但治愈率、有效率较低，术后复发率高达50%左右，多数治疗不能有效解决患者的痛苦。自2008年至今我科共收治96例重度直肠前突患者，采用经肛门直肠黏膜柱状排列结扎并直肠黏膜基底部注射硬化剂的手术方法治疗，疗效尚可。现总结如下。

1 材料与方法

1.1 病例选择

本组病例为2008年至今大连大学附属医院肛肠科收治重度直肠前突患者96例，均为女性，年龄自55-70岁不等，育有1-3个子女，55-65岁占70%。患者病史2-10年，平均5年。临床表现主要为排便困难，肛门坠胀感及便后不尽感，严重者需把手指伸入阴道或放在会阴部向直肠囊袋内加压以助排便，或者应用通便药物方可排便，非常痛苦。指诊直肠前壁凹陷感明显。排便造影示重度直肠前突，伴有会阴下降。

1.2 治疗方法

（1）术前准备：常规备皮，术前1日给以全流食，术前1日晚口服10%甘露醇500ml，术日晨温盐水500ml洗肠一次。

（2）麻醉方法：联合阻滞。

（3）黏膜柱状排列结扎：首先行四指扩肛。然后在肛镜暴露下，提起直肠前壁黏膜，分别纵行钳夹3排共7-9点直肠黏膜并结扎。钳夹黏膜时应探查阴道，小心勿将阴道黏膜夹入切除形成直肠阴道瘘，以直肠黏膜凹陷感消失为准。

（4）注射方法：以10ml注射器配5号半针头注射10%葡萄糖酸钙注射液于结扎直肠黏膜基底部的黏膜下层，在左、右、下3点各注射3ml；以10ml注射器配9号长针头注射10%葡萄糖酸钙注射液分别注射于2、4、8、10

点直肠黏膜下及直肠壁旁。

（5）术后治疗：常规抗炎补液换药治疗，给以全流食3日以控制排便，并口服润肠通便药物，加强提肛锻炼。

2 结果

患者住院9－13天，平均住院日10.7天。患者术后切口疼痛轻微可以耐受，部分患者术后伴有轻度腹痛，可以自行缓解。术后2－4天首次排便，排便通畅伴有轻度疼痛，可以自行缓解。换药5－7天后，患者排便通畅无疼痛。术后7－12天指诊结痂脱落后出院。术后随访1－5年，患者均诉排便通畅，12例复发，复发率12.5%，疗效尚可。

3 讨论

直肠前突是出口处梗阻型便秘的常见原因之一。多因产伤、会阴软组织松弛而使盆底直肠阴道膈薄弱，排便时直肠向阴道侧膨出引起直肠下段生理弧度的改变，造成排便障碍。在40岁以上经产妇发病率较高，重度直肠前突患者非常痛苦，多伴有会阴下降。主要症状为便秘、排便困难、便后不尽感，结合肛诊检查及排粪造影检查即可诊断。国内对本病主要采用外科手术治疗，一般认为手术指征是：（1）有典型的临床表现，手按压肛门周围协助排便有效。（2）排粪造影有典型的X线表现，其前膨出>3.0 cm。（3）无直肠内套叠、成人先天性巨结肠和慢性假性结肠梗阻等排粪困难疾病者。（4）结肠运输试验功能正常或轻度延长。⑸耻骨直肠肌电图检查正常[1]。目前手术术式较多，经肛门及经阴道术式均有，两者间无明显效果差异，治愈率低，有效率仅为70%－90%，术后复发率高达50%左右[2]。经肛门术式繁多，各有优缺点，多数治疗均不能有效解决患者的痛苦。PPH[3]和STARR[4]手术是目前手术效果较好的两种术式，目前还有应用新型直肠内吻合器切除多余直肠前壁报道，有效率86.2%，没有严重并发症[5]，但手术费用较高，部分患者难以承受。经阴道手术损伤大，愈合慢，痛苦大，患者不易接受。也有采用手术加局部注射硬化剂[7]，但术式较繁，损伤较大，不易推广。

直肠前突手术成败关键在于直肠前突正确定位。经直肠手术优点是方法简单，可同时处理其它合并存在的肛管直肠疾病。开放性手术，术中出血多，影响视野，而闭合性手术简单，病人痛苦少，术后恢复快，术后感染率大大下降[6]。本方法经直肠利用丝线结扎直肠黏膜创面闭合，出血少，感染的可能性低，术后恢复快，手术方法简单，便于推广。硬化剂注射在临床中应用广泛，治疗作用及安全性有目共睹[7]。患者术后均排便通畅，肛门坠胀感及便后不尽感消失，有效率100%。术后随访1－5年，患者均诉排便通畅，12例复发，查排粪造影为轻中度直肠前突，复发率12.5%，疗效尚可。

分析复发原因，其中3例患者有明显的用力排便，如厕时间长的情况，另9例患者无明显的诱因，考虑原因如下：（1）患者术后不良习惯。（2）直肠黏膜延展性较大，结扎部分黏膜形成的瘢痕软化后再次出现前壁的松弛。（3）本术式仅在黏膜处结扎，没有直肠全层切除，导致固定效果欠佳，通过注射辅助也不能达到良好效果，但是不切除直肠全层可以有效避免直肠阴道瘘的发生，两者衡量后选择了黏膜结扎。

本组96例患者中无术后大出血情况，究其原因为黏膜结扎多点，脱落时间分散，创面分散，黏膜损伤小，创面出血少，因此，脱核期出血现象没有发生。预防上主要是保证患者术后大便通畅，应用黏膜保护剂[7]，同时嘱患者不可大量活动。术后1周注意观察患者的一般情况，保证及时发现及时治疗。

通过上述分析，笔者认为对重度直肠前突的治疗，采用经肛门直肠黏膜柱状排列结扎并直肠黏膜基底部注射硬化剂的手术方法治疗，可以达到100%有效率，术后复发率较低，疗效尚可，可以采用。

参考文献：略。

浅谈通调三焦法治疗功能性便秘的作用机理

姜　华　崔亚萍　冯文哲　高强强

陕西　咸阳　陕西中医学院附属医院肛肠科（712046）

功能性便秘可以表现为持续困难的、不频繁的或不完全的排便感，是一种功能性肠病。人口统计学显示，便秘症状在人群中的发生率超过27%[1]。随着人们饮食结构的改变以及精神心理和社会因素等多方面的影响，便秘已成为影响现代人生活质量的重要因素之一，并与结肠癌、心脑血管疾病及老年痴呆等发生相关[2]。因此，有必要探索其病的病因、发病机制、诊断、治疗等因素，以提供完善有力的资料，提高临床疗效。

我们根据《诸病源候论》中“大便难者……，谓三焦不和，则冷热并结故也”的论述以及中医关于三焦的认识，认为三焦气机失畅是导致功能性便秘的基本病机，通调三焦为该病的有效治法。

1. **三焦气机失畅可导致功能性便秘**

《难经》云“三焦者，水谷之道路，气之所终始也”，由此可见三焦也包括了消化道的部分功能。三焦为上、中、下三焦的合称，为六腑之一，具有传化水谷和运行水液的功能。《素问·六节藏象论》说：“三焦者……仓廪之本，营之居也，名曰器，能化糟粕，转味而入出者也。”指出三焦具有对水谷精微变化为营气，以及传化糟粕的作用。三焦功能失调，互为因果，相互影响，可导致大肠传送糟粕的传导功能失常，从而引起功能性便秘的发生。

若脏腑功能失调，可导致三焦气机失畅而引起功能性便秘。肺位于上焦，为华盖之脏、水之上源，与大肠相表里，肺气的宣肃与大肠传导密切相关。肺主治节可以使大肠按规律传导；肺主肃降是为大肠传导功能的动力；肺为水之上源可以同调水道，是大肠润燥的枢纽。因此肺气的清肃下降是大肠传导动力之一，肺布散的津液对于大肠具有濡润作用。若肺气壅塞，失于肃降，气不下行，津不下达，可引起腑气不通而致肠燥便秘。脾胃属于中焦，为后天之本，气血生化之源，是气机升降的枢纽。营卫之气来源于脾胃，肾气亦靠后天脾胃运化的水谷精微不断充养和转化。同时胃的通降作用，还包括小肠将食物残渣下输于大肠，及大肠传化糟粕的功能在内。若脾胃虚弱，脾失健运，水液不布，聚而生痰生湿，中焦斡旋功能失常，使中焦阻塞，升降失常，致心下痞满，腹胀，大便不下。肾属于下焦，若肾阴不足，则肠道失其濡养，便干不行；若命门真火不足，则大肠失于温煦，传运无力，大便不通。另外，肝的疏泄使全身气机调畅，若肝的疏泄功能异常，则可影响大肠的传导糟粕功能。因此，上、中、下三焦各脏腑为病，在导致便秘的表现上虽然各不相同，但是在病机上却是互为因果、相互作用。

2. **三焦水道不利可引起功能性便秘**

《素问·灵兰秘典论》言：“三焦者，决读之官，水道出焉”。指出三焦有疏通水道、运行水液的作用，是人体水液升降出入及浊液排出的通道。若三焦水道不通利，则脾、肺、肾等脏腑调节水液的功能将难以实现，引起水液的输布与排泄障碍，水液代谢失常，而致“水乱二便”，故水液在人体内的布散和向体外的排泄必须以三焦为通道，与肺、脾、肾等脏腑的功能协调作用密切相关。又“大肠主津”，大肠接受小肠下传的含有大量水液的食物残渣，将其中的水液吸收，使之形成粪便。若大肠失于濡润而引起的便秘，是因三焦水道不利，津液输布不正常所致。

同时现代医学认为结直肠的主要功能是在吸收食物残渣中的水分和盐类，使粪便成形的同时，也分泌一定量的黏液，保护黏膜、润滑肠道促进逐渐失去水分的粪便排出。水液代谢对于维持机体正常的生命活动及生理功能至关重要，而腹泻、便秘等胃肠疾病的发生、发展和转归与水液代谢的动态平衡密切相关，作为水转运的特异性通道蛋白在其中具有相当重要的生理病理意义。消化道上皮细胞表达丰富的 AQPs[3-4]，可通过影响肠道水分吸收而引起便秘，提示经细胞途径的水分吸收机制可能具有更为重要的意义；此外 AQPs 参与肠内黏液的分泌。目前多数学者普遍认为结肠 AQPs 异常表达通过引起结肠对水分的过度吸收和（或）肠液分泌减少，从而参与便秘的发生。由此可见，AQP 含量增加或减少可能与功能性便秘的发生、发展有一定关系，其有可能成为治疗功能性便秘的新靶点。这与中医学“大肠主津”、“小肠主液”有异曲同工之妙。基于以上分析，功能性便秘的发生与水液代谢平衡失调关系密切。由此亦可知功能性便秘的发生与主水液代谢的三焦不无关系，三焦水道不利可以引起功能性便秘。

结合中医传统理论“大便难者……，谓三焦不和”以及中医对三焦的生理功能的认识“三焦者，决读之官，水道出焉”，我们临床上提出“三焦气机失畅是功能性便秘的基本病机之一”，“通调三焦为治疗功能性便秘的有效治法”，这既可以进一步丰富中医学对功能性便秘病因病机及治则治法的认识，又为中医药防治功能性便秘提供新方法及新的研究思路。

参考文献：略。

PPH 术加硬注术治疗直肠前突 73 例临床疗效观察

李荷英　琚晓　焦文涛　李　鑫　宋芳义

长治市中医医院

【摘要】目的　探讨吻合器痔上黏膜环切术（PPH 术）加硬化剂注射术对直肠前突患者治疗的临床疗效。方法　对 73 例直肠前突患者行 PPH 手术的临床资料进行回顾性分析。结果　术后随访 3–6 个月，治愈 52 例，好转

16 例，未愈 5 例，总有效率 93.1%，未发生严重并发症。结论　采用 PPH 术加硬化剂注射术治疗直肠前突具有操作简单、创伤小、恢复快、疗效显著等优点。

【关键词】PPH 术；硬注术；直肠前突；临床疗效

直肠前突又叫直肠膨出，即直肠前壁突出，亦称直肠前膨出。常由直肠阴道隔松弛，直肠壁突入阴道内形成，是出口梗阻型便秘的常见原因之一。本病多见于慢性便秘致腹内压长期增高的女性、多产妇、排便习惯不良者、老年女性会阴松弛等[1]。传统手术治疗多采用经阴道或肛门行直肠前突修补术，存在手术创伤大、愈合时间长、术后并发症多等问题。笔者观察自 2009 年 3 月至 2012 年 5 月采用 PPH 术治疗直肠前突 73 例，收到了良好的效果，现报告如下：

1 资料、纳入标准与方法

1.1 临床资料：本组 73 例，均为女性；年龄 23 – 65 岁，平均 47 岁；病程 3 – 20 年，平均 7 年。其中合并直肠黏膜内脱垂 41 例，混合痔（以内痔为主）28 例，肛裂 4 例。有既往手术史者 7 例。术前排粪造影显示：轻度 13 例，中度 43 例，重度 17 例。

1.2 纳入标准：检查排除功能性便秘，指诊及排粪造影证实直肠前突。

1.3 手术方法：术前常规清洁灌肠，采用腰俞穴麻醉或肛周局麻，取截石位，采用常州市海达医疗器械有限公司 HYG – 34 一次性肛肠吻合器。手术步骤：（1）麻醉显效后，用圆形扩肛器进行扩肛，在扩肛器引导下置入透明肛镜，在会阴部 6、12 点用缝线将其固定。（2）在半弧形肛镜缝扎器的显露下，在齿状线上 2.5 – 5cm 处 3 点位进针做一单荷包缝合，9 点位挂一牵引线。（3）旋开圆形吻合器至最大位置。导入吻合器并使其钉砧头深入荷包线的上端，收紧荷包缝线并打结。用带线器将缝线的尾端分别从吻合器的 6、12 点位侧孔中拉出并打结。（4）适度牵拉荷包缝合线，旋紧吻合器。配合阴道指诊，确认阴道壁完整后击发吻合器，保持吻合器处于闭合状态 60s，将吻合器旋开移出。（5）检查切除黏膜的完整性，检查吻合口，有活动性出血的部位用可吸收线行“8”字缝合止血。（6）配制 1∶1 消痔灵注射液，用细 5 号针头分别由脱垂黏膜上端与黏膜下点状注射至齿线上 0.5cm，每处注射 2 – 3ml，于 12 点位前突最明显处加强注射（使各点药液分布均匀），加强直肠前壁固定效果。（7）油纱明胶海绵塞肛，留置排气管，无菌纱布包扎，胶布固定。（8）术后处理：术后进流食，次日晚正常饮食。术后常规给予静脉抗炎止血药 5 – 7d。便后常规换药 12 – 15d。

2 结果

本组 73 例，手术后即作直肠指诊，可感觉到直肠前突处明显紧张，所有切除标本均呈前宽后窄。其中 6 例因术后第 1 次惧怕排便，给予开塞露肛内注射后大便顺利排出，未出现其他严重并发症。住院时间 7 – 10d，平均 8d。12 例患者 2 周内有排便不尽感，全部病例于 20d 后大便通畅。6 个月后复查排粪造影 16 例，未发现直肠前突征象。术后随访 3 – 6 个月，其中治愈 52 例（占 71.2%），便秘症状明显缓解，每日 1 – 2 次，每次不超过 7min（平均）。好转 16 例（占 21.9%），2 – 3d 排便 1 次，症状明显改善，未愈 5 例，总有效率 93.1%。

3 讨论

Sehapayak（1985 年）认为直肠阴道隔松弛是发生直肠前突的病因。PPH 术针对直肠前突形成的机理及产生的病理结果进行治疗。1. PPH 术切除了松弛的直肠黏膜及黏膜下层，增加直肠前壁的张力，达到治疗直肠前突的目的[2]；2. 保留了正常的肛垫，符合生理解剖；3. 吻合后吻合口（尤其是前侧）与周围组织形成瘢痕粘连，可有效地增加直肠前壁的强度和降低直肠壁的顺应性，防治直肠前突的复发。4. 硬化注射的机理主要是对注射后的局部组织产生较强的致炎作用，引起局部组织产生纤维化，使脱垂的肛垫粘连固定于内括约肌的表面，达到消除前突形成的基础，治愈本病[3]。5. 将药液分三组柱状注射入直肠黏膜下层，形成三组柱状瘢痕，使黏膜与肌层粘连，从而起到框架固定作用，扩大直肠有效通过面积，促进排便通畅[4]。6. 各柱状瘢痕之间留有一定宽度的正常黏膜，保持其弹性，防治术后瘢痕挛缩引起直肠狭窄，反而加重排便不畅。7. 局部注射药物要均匀，不可在一处注射药液过分集中，每次注射时要回抽注射器，防止药液入血。8. 注射后要采用食指指腹揉压注射区，使药液分散均匀，避免因局部药物集中，炎症反应强烈，引起术后肛门坠胀、便意频数、坏死出血等并发症。

PPH 术治疗直肠前突的关键在于荷包的设计与缝合，合理的荷包设计可收到良好的临床疗效。在齿状线上 2.5 – 5cm 处 3 点位进针做一荷包缝合，9 点位挂一牵引线。使收紧荷包时直肠黏膜各部位张力均匀，保证切取黏膜的完整性。操作注意：直肠前突多为女性患者，要注意防止阴道损伤，在收紧荷包线时必须常规做阴道内指诊，确认阴道后壁完整后才可击发。

参考文献：略。

润肠解秘油治疗便秘的临床应用研究

李 平 王仙锐 张立君

吉林市中西结合肛肠医院（132001）

1. 概论

便秘病是临床常见病，多发病，随着社会老龄化以及人们生活节奏和饮食结构习惯的改变等，功能性便秘病越来越受重视，其中慢传输型便秘占功能性便秘发病率的45.5%它不仅是影响现在人生活质量的重要疾病之一，而且与大肠癌发病，肛肠疾病，衰老，诱发心脑血管疾病的意外，泌尿系统疾病等多方面密切相关，一些慢性顽固性慢传输型便秘患者一直困扰着肛肠科医生，消化科医生，甚至神经科医生，近年来以便秘为专题的学术会议屡见不鲜，慢传输型，便秘各方面的研究报道成出不穷，成为了国际国内研究的一个热点，近年来我们运用自制的中药、油剂治疗便秘取得了满意的疗效。

祖国医学以为便秘是大肠传导功能失常导致排便周期延长，或周期不长，但粪便干结排除艰难或粪质不硬有便意，但便而不畅的病症。便秘是消化系统的常见症状，可由器质性疾病或功能异常而引起，给患者带来了极大的痛苦，甚至可引发心脑血管意外等严重后果。因此对便秘的治疗应予以足够的重视。鉴于现市场所售治疗便秘的药物含有大黄、番泻叶、芦荟等成分，长期应用此类含有蒽醌类药物，可形成顽固性便秘，以及大肠黏膜黑便的危险，而我们应用的中药油剂不含蒽醌类药物，以麻油为基质通过直肠给药，有其疗效可靠，制剂方便，易于保管，便于携带等特点，可作为临床和家庭的常备药。

2. 国内外研究现状和发展趋势

国内外医学界对治疗便秘以取得了较大的发展，然而仍存在着一定的缺点，因便秘病因及发病机制尚不十分明确。在治疗上口服治疗便秘的西药，往往具有副作用，有些患者长期使用而产生了对“泻药”的依赖性。一些新疗法如生物反馈治疗，大肠水疗等疗效尚未肯定，手术治疗往往具有粘连性肠梗阻，顽固性腹泻，胃肠瘫综合症等术后并发症，甚便秘复发，医生因常常面临医疗纠纷的困扰而对手术治疗慎之又慎。在治疗便秘上中医治疗显示了独特的优势，具有多样性和灵活性。但笔者担忧的是现在临床和市场上所售治疗便秘的中药大多含有蒽醌类成份。此类药在治疗上虽有立竿见影的效果，但长期应用又可导致顽固性便秘和存在着大肠黏膜黑便的危险。因此为了更好的继承发扬祖国医学在治疗便秘病上的特色和优势，为在临床上寻找一种操作简便，疗效快捷持久又无毒副作用，适用于推广的药物而研制了润肠解秘油。

使其在临床上既能发挥润肠通便的作用，又有利于减少预防因便秘而导致的各种并发症。

2.1 具体运用如下

我们从2001年开始筛选了临床常用治疗便秘的中药组成方剂，又用此类药物与中药汤剂灌肠治疗便秘进行比较经临床论证，最终于2008年选择了具有润肠通便又能起防止便秘所引发的并发症的油剂。

2.1.1 药物组成：肉苁蓉35克、代赭石30克、麻仁25克、桃仁20克、杏仁20克、柏子仁20克、生石膏30克、牛蒡子20克、桔梗20克、香附20克、沉香10克、栀子15克、地榆20克、紫草15克、白莲20克、牛膝15克、马齿苋20克、甘草15克。

2.1.2 主治：便秘（功能性便秘）。

2.1.3 方解：本方所治因功能性所致便秘，方中肉苁蓉补肾益精，润肠通便，代赭石降医以调畅气机其为君药，麻仁润燥滑肠，桃仁化瘀通便，杏仁润肺通便，柏子仁养心安神润肠通便，诸药内医并合生石膏清胃泄大其助君药以行通便之功，牛蒡子苦寒泻下，桔梗宣肺以通便，香附，治表，理气止痛，治疗因便秘，气机雍滞的腹痛，又可佐寒药之过，使之气机调畅以利排便，栀子清化湿热，又能防因便秘日久而致的心情烦躁，地榆可止因大便干燥而引发的便血，紫草润燥滑肠，白莲可缓解因便秘所致的肛门肿痛，牛膝，马齿苋活血化瘀，利肠止血，解毒共为佐药，甘草调和诸药为使，诸药合用，共奏润肠通便之功，主治症见，自然排便次数少，便意缺乏，数天或数十天排便一次，粪便干结，轻微腹胀，腹痛，肛门有下坠感等。

2.1.4 制法：取上述药一剂，浸入1500毫升麻油内一周后，将此药液放大火烧开再用文火煎至药枯干，用细纱布过滤装瓶备用。

2.1.5 用法：每日晚睡前用20毫升注射器接一次性导尿管抽取15—20毫升中药油剂通过肛门推注到直肠，经过直肠黏膜吸收而起到治疗便秘作用，一般 10 天为一疗程，可用 2—3 个疗程，首次应用应在医生的指导下，孕妇忌用。

此项目以列入吉林市科技发展计划项目中。

李华山治疗习惯性便秘经验

李宇飞　王晓锋

中国中医科学院广安门医院肛肠科　（100053）

指 导　李华山※

【摘要】总结李华山辨治习惯性便秘的临床经验和用药特点，强调以调畅气机，升清降浊；健运中焦，以补为通；滋阴润燥，增液行舟；泻下攻积，缓泻通便；用药轻灵，以药滑之；科学饮食，重视调养六大方面为主要治疗原则，详审病机及病症特点，整体调理，标本兼顾。

【关键词】习惯性便秘；中医药；李华山；经验

李华山（1962— ），男，中国中医科学院广安门医院肛肠科副主任，主任医师，硕、博士生导师，博士后合作导师，从事中医临床、教学 30 余年，对中西医结合疗法治疗肛肠疾病经验颇丰，擅长治疗肛门直肠疾病，结直肠肿瘤及难治性便秘等疾病。获得各级奖励 10 余项，主持各级研究课题 9 项，其中包括国家自然科学基金课题 2 项，主编参编专著 5 部，核心期刊发表论文 30 余篇。被中华中医药学会授予“全国中医肛肠学科名专家”、“全国中医肛肠名医工作室”称号，2012 年被中国中医科学院评为“中青年名中医”。

便秘为肛肠科临床常见病、多发病，是指粪便在肠内滞留过久，秘结不通，排便周期延长；或周期不长，但粪质干结，排出艰涩；或粪质不硬，虽有便意，但便而不畅的病症[1]。通常该病经久不愈，可发展为慢性疾患，长期便秘不仅影响患者的生活质量，亦为患者带来一定的心理负担，且容易诱发痔疮、肛裂等肛门疾患。吾师对习惯性便秘的辨治，执简驭繁，提纲挈领，切于实际，易于师法。现将李华山临证经验介绍如下。

1. 病因病机

便秘属祖国医学“脾约”、“后不利”、“大便难”等范畴，习惯性便秘是指粪便在肠内滞留过久，津液耗伤，致大便秘结不通，排便时间延长，或虽有便意，而大便排出困难的病症。临床主要表现为大便干硬，排便困难，3 ~ 5 日 1 行，甚或 7 ~ 8 日 1 行；或 1 ~ 2 日 1 行，但粪质干硬，量少色黑，坚硬难排；亦或因排便时间较长，浊气下降，引起腹胀、腹痛、纳寐差、头晕等症。《素问 · 灵兰秘典论》：“大肠者，传导之官，变化出焉。”便秘的基本病变属大肠传导失常，同时与肺、脾、胃、肝、肾等脏腑的功能失调有关。如胃热过盛，津伤液耗，则肠失濡润；脾肺气虚，则大肠传导无力；肝气郁结，气机壅滞，或气郁化火伤津，则腑失通利；肾阴不足，则肠道失润；肾阳不足，则阴寒凝滞，津液不通，皆可影响大肠的传导，而发为本病。

吾师认为，习惯性便秘患者，起病缓，病程长，病情错综复杂，正如《诸病源候论》所云：“大便难者，由五脏不调，阴阳偏有虚实，谓三焦不和则冷热并结故也”，故便秘的发生，缘于多因素共同起作用，然吾师临证中将主要病机归纳为“虚”、“滞”、“燥”三字，具体分析如下：①中虚：久秘伤气，中焦脾胃虚弱，气虚推动无力，运化功能减弱，气血津液生化乏源，肠道干涩失于濡润，腑气不通而致便秘；②气滞：三焦气机失畅，腑气不通，气郁化火，津液疏布失司，糟粕内停，大便传导失司而致便秘；③燥结：阴虚津少，无以润肠，无水行舟，燥屎内结，艰涩难下，传导不利而致便秘。故治便秘唯以“通下”为导，结合病机之偏重，辨证施药，切不可峻攻泻下，以防伤正。如《景岳全书 · 秘结》所云：“阳结者邪有余，宜攻宜泻者也；阴结者正不足，宜补宜滋者也，知斯二者即知秘结之纲领矣。”

2. 临证经验

2. 1 健运中焦，通畅肠腑，以补为通

吾师认为脾胃虚弱可致便秘的发生，脾为后天之本，气血生化之源，脾虚无力行舟，致清气不升，浊气不降而发为便秘之证，正如《素问 · 口问》有云：“中气不足，溲便为之变”。临床以大便排出困难为主症，且久秘必伤气，因此临证中吾师擅用健脾益气之品以补中焦之虚，助肠腑之运，尤擅应用黄芪、白术等药健运中焦脾胃，黄芪甘温，“炙用补中，益元气，温三焦，壮脾胃”；白术，苦燥湿，甘补脾，温和中，生用可补脾和中，30 克始用，最大用至 60 克至 90 克，小剂量始用，用补之法贵乎先轻后重，贵在成功，且实验研究表明，白术能促进肠

胃分泌，加快肠蠕动，大剂量应用，作用尤为显著[2]，二药合用，以补为通，共使中焦得健、升降复常、肠腑乃通。

2.2 调畅气机，清升浊降，肠腑乃通

中焦气机不畅是便秘发生的根本病机，脾胃乃气机升降之枢，“脾宜升则健，胃宜降则和”，脾升胃降，气机得畅，腑气乃和，肠腑得通。吾师认为发生便秘之证，胃不降浊而致大肠传导失司。临床常见腹满，便结不通，排便时间延长等症。故临证中尤擅应用升清降浊之品以调畅气机，吾师常用枳术丸行气化积，健脾燥湿，白术苦甘性温，归脾、胃经，健脾益气，通利大便；枳实苦辛微寒，入脾、胃、大肠经，苦寒下降，辛助通运，脾胃大肠之气得以运转，则能推动糟粕，二药其性苦以泻浊，一以健运脾胃，一以通降胃浊，一攻一补，祛邪而不伤正，使清升浊降，以复肠道下行之机。同时辅以理气之品，如陈皮、厚朴等药，共奏调畅中焦气机，降浊通便之功，同时有实验报道，厚朴[3]、陈皮、枳壳等理气之品，可奏促肠动力之功[4]。

2.3 滋阴润燥，养血润肠，增液行舟

不同程度的津液亏损是便秘发生的潜在病机，津伤无以润肠，故生便秘之证。吾师认为习惯性便秘患者病程多较长，长期服用泻剂，故津液走，气血耗，肠道津液耗伤严重，津乏无以行舟，津枯血燥，肠道失润，故大便不下。因此治疗中关键在于益肾滋阴，养血润燥，以增水行舟，润肠通便。临证中吾师尤擅用增液汤，该方适用于阳明温病，无上焦证，数日不大便，当下之，若其人阴素虚，不可行承气者。方中玄参咸寒润下、生地黄滋阴壮水、麦冬甘寒养阴，三药合用，滋阴增液，津液盛则大便调和。然津血同源，血虚无以生津，津伤则血亏，故辅以当归，补血活血，润肠通便。《本草备要》言当归“血滞能通，血虚能补，血枯能润，血乱能抚”，治疗习惯性便秘不可或缺；肉苁蓉甘咸而温，补肾阳，养血润燥，补阳气而不燥，养阴血而不腻，诸药共奏养血滋阴、润肠通便之功。

2.4 泻下攻积，荡涤肠腑，缓泻通便

习惯性便秘患者，若虚象不著者，临床中可见大便数日不通，腹痛胀满，身热面赤，溲短赤等症。吾师擅以峻泻药缓用，方中适量辅以攻下之品，多能见效显著，尤擅以增液承气汤软坚荡实，泻下攻积，以解之标。方中大黄味苦性寒，芒硝味咸苦性寒，二药均入大肠经，治实热便秘性猛力宏，然习惯性便秘，大多偏虚，吾师临证中采用备而不用，小量续用，中病即止之法，可趋利除弊。大黄每从小剂量开始，常规用量为6克，最大用至9克，并将大黄单包，嘱患者根据大便情况自行调整大黄用量，切勿泻下过度，损伤正气，因妄用硝黄等泻下攻积之品，可加重气血阴阳亏虚，加重便秘或诱发其他疾患。

2.5 用药轻灵，以药滑之，润肠通便

习惯性便秘的治疗，吾师多从“润”字着眼，寓泻于润之中。《周礼》亦云：“滑以养窍，大便燥结……皆宜滑剂，燥结者，其麻仁、郁李之类乎”，吾师认为用药之时，慎勿陡攻，用药应平和轻灵，不能唯以攻伐为主，宜先润养，予子、仁类药物以润之，凡草木之实，性多善降，能通大便，如瓜蒌仁、火麻仁、杏仁、决明子、牛蒡子、苏子、莱菔子之属。子仁类药物滋润多脂，性滑利窍，可润滑肠道，利于排便。然诸子多降，唯决明子气禀清明，能降能升，通便而不泻下，降寓于升，且决明子入肝经，为“足厥阴肝经正药”，清肝利水、益肾填精以通便，尤擅治老年人习惯性便秘。牛蒡子味辛能散，入于肺经，有宣透发散之功，其体滑善降，肺主一身之气，主宣发肃降，且与大肠互通表里，肠腑之通降，尤赖肺之宣肃，故吾师方中尤擅用牛蒡子一药，正有“提壶揭盖”之妙。

2.6 科学饮食，规律生活，重视调养

现代人或过度节制饮食，或嗜食肥甘厚味，或生活节奏快，或工作压力大，或生活不规律，或久坐伏案工作，均可生便秘之病。因此吾师主张在辨证治以中药调理的同时，生活中应尤为重视日常调养，建议做到以下四点：①养成良好的排便习惯。定时排便，生活规律，控制排便时间，勿久蹲久坐；②调整饮食结构。嘱患者科学饮食，勿暴饮暴食，饮食清淡，少进食辛辣刺激等物，多食水果、蔬菜、粗粮等富含纤维素的食物；③加强体育锻炼。养成良好的生活习惯，适当运动，可辅以腹部按摩及提肛运动等锻炼，促进肠道蠕动；④调养情志。习惯性便秘患者多伴有不同程度的心理疾患，或焦虑或抑郁，因此调整良好的心理状态，舒畅情志，解除忧愁，调整脏腑机能和精神状态，树立战胜疾病的信心，有助于建立正常的排便反射。

3. 典型病例

患者李某，女，55岁，初诊时间：2013年1月5日。主诉：大便排出困难伴便质干硬5余年。现病史：大便排出困难5年余，便质干硬，如羊屎状，大便4~5日1行，长期靠泻药及开塞露排便，用药后症状稍可缓解，药停症状反复，曾于多家医院就诊，经肠镜、全腹及盆腔CT等辅助检查后未见明显器质性病变。刻下症见：大便4

日未行，排出艰涩不畅，脘腹胀闷，口中异味，头晕乏力，时有汗出，寐可，纳差，小便调，舌暗红，边有齿痕，苔白腻燥，脉弦滑。辨证：脾虚气滞，阴虚肠燥。治法：健脾理气，滋阴润燥，润肠通便。处方：黄芪20g、生白术30g、炒枳壳10g、陈皮10g、姜厚朴10g、玄参15g、生地黄15g、麦冬15g、当归10g、瓜蒌仁20g、火麻仁20g、炒决明子20g、肉苁蓉15g、大黄6g（另包）、炙甘草10g。七剂，水煎服，日一剂，晨起空腹服。并嘱患者多进食水果蔬菜，适量运动，并嘱其每日行摩腹及提肛运动。二诊时间：2013年1月12日。服药后排便较前好转，有便意，便质稍软，2~3日1行，腹胀，时有嗳气，舌质红，苔薄白，脉弦滑。处方：黄芪20g、生白术30g、炒枳壳15g、陈皮15g、姜厚朴15g、玄参15g、生地黄15g、麦冬15g、当归10g、瓜蒌仁20g、火麻仁20g、炒决明子20g、肉苁蓉15g、炙甘草10g，七剂，水煎服，日一剂，晨起空腹服。守上方服用1月后，患者病情明显缓解，大便排出通畅，质软成形，日行一次，无其他不适主诉，病瘥。

按语：本案证属脾虚气滞，阴虚肠燥，治以健脾理气，滋阴润燥，润肠通便。方中枳术丸配以黄芪，健脾补气，且炒枳壳宽肠下气，辅以陈皮、厚朴，补虚兼行气滞，以促排便；玄参、生地黄、麦冬，滋阴生津，增液行舟，辅以当归，养血润肠；肉苁蓉补肾阳，养血润燥；瓜蒌仁、火麻仁、炒决明子，皆为润肠通便之品；一诊方中6克大黄，缓泻以行大便，甘草调和药性，诸药共行润肠通便之效。二诊腑气得通，浊气自降，缘方药腻滞碍胃，现腹胀、嗳气等症，故原方加重炒枳壳、陈皮、厚朴药量，行腑中之气滞，减攻下之大黄，守方1月余，诸症均解，症除病安。

4. 体会

习惯性便秘为临床常见病、多发病，临证中多以证候兼夹，病机错杂为特点，《证治汇补》有云："如少阴不得大便以辛润之，太阴不得大便以苦泄之，阳结者清之，阴结者温之，气滞者疏导之，津少者滋润之"。吾师在临证中对该病的诊疗提出了自己独到的见解，根据具体病症，明辨病机，灵活应用，采用多法兼施，尤重一法的原则，整体调理，平衡阴阳，以共助大肠传导之功。在治法上，根据便秘"不通"的特点，以辨证论治为中心，强调"先其所因，伏其所主"的临证思维，以调畅气机为先导，同时辅以健运中焦，滋阴润燥，缓泻通便等不同方法，所用之药，大多具有补药之体，泻药之用的特点，共奏"通下"之功。

参考文献：略。

加味补中益气汤治疗虚性便秘48例临床观察

梁尚勤　梁方向　梁方魁　梁卫武

河南兰考中医院肛肠医院　（475300）

【摘要】虚性便秘（现代医学之功能性便秘）是肛肠科疑难症，且发病率高，在我国中老年人35%患有不同程度的便秘，国外报道为40~50%，以持续性坠胀、排粪困难、便硬、或质软排不尽感为主症的肠道功能性疾病。其病因，发病机制复杂，现代医学对本病治疗不尽人意，余业医四十余载，用加味补中益气汤治疗虚性便秘48例，疗效满意，现总结如下：

1. 临床资料

1.1 一般资料

自2011年3月~2013年3月，有完整记载的门诊病人46例均采用加味补中益气汤治疗。其中男13例，占28.2%，女33例约占71.8%，年龄最大的85岁，最小的12岁（女 学生），病程最长的36年，最短的4年。

1.1 中医辨证

根据国家中医药管理局制定的《中医病症诊断疗效标准》便秘系气阴不足，燥热内结，脏腑不畅所致，以排便间隔时间延长，大便干结难解为主要临床表现的病症。常指习惯性便秘，余认为便秘一症，中老年人发病多，且久病必虚，当从虚论治，常见脾虚气弱型，证见：大便干结如栗，临厕乏力努挣，挣则汗出气短，面色晄白，神疲气怯，舌质淡，苔薄白，脉沉或弱。

2. 引起虚性便秘原因分析及危害

2.1 病因：

①疲劳，长期排便不规律，强忍排粪，恐惧疼痛，久则造成没有便意感；

②年志体弱，消化吸收功能减退，老年人发病率比青壮年高2～3倍，65岁以上老年人经常便秘占20%以上；

③长期饮食结构不合理、偏食，如赵某，女，12岁，学生，自幼便秘，大便4～5日一行、质硬，患者面黄肌瘦，身体羸溺，面色灰暗，皮肤粗糙，布满豆斑，不吃蔬菜，只吃方便面，记忆力明显下降；

④精神心理因素，为紧张、抑郁、焦虑、恐惧等影响排便习惯，造成便秘；

⑤产后，气血双虚，饮食过于精细，活动量少；

⑥久病体虚，长期卧床如外伤性截瘫患者；

⑦药物因素，如利尿剂，抗组胺药等。

2.2 危害：

①引发或加重肛裂、痔疮；

②引起胃肠道疾病如胸满、腹胀、恶心、呕吐、暖气、不欲食等；

③严重便秘患者，约10%诱发结肠癌；

④严重便秘者，直肠或结肠受压形成溃疡，严重者引起肠穿孔，肠堵塞（异物如瓜子，粪石等）；

⑤便秘者易诱发心脑血管疾病，因屏气、努挣排便易诱发心梗、脑梗急性发作致生命意外；

⑥便秘者粪便毒素被肠道反复吸收，导致内分泌失调，影响美容；如女性面色晦暗无力、皮肤粗糙，色素沉着，严重者黄褐斑、座疮、腹胀、口臭等；

⑦导致排泄系统失调如女性直肠前突患者引起尿频，小便次数增多；

⑧女性患者可诱发痛经、阴道痉挛，引发尿潴留或尿路感染；

⑨影响大脑功能，如记忆力下降，注意力不集中，反应迟钝，头痛，失眠，多梦，心烦，易怒等。

3. 治疗方法

加味补中益气汤：黄芪30g、生白术30g、首乌15g、党参20g、当归20g、大芸15g、枳实10g、陈皮10g、升麻6g、柴胡6g、甘草10g。

煎服法：水剪服，两次取汁800～1000ml，早晚2次，饭后1小时口服，30天为一病程。

4. 治疗结果

临床治愈：症状消失，大便正常，39例占81.2%；

显效：症状明显好转，7例占14.6%；

有效：症状好转，2例占4.2%。

5. 讨论

补中益气汤出自李果《脾胃论》，具有益气升阳，调补脾胃之功，主治脾不升清与中气不足，气虚下陷等症。

据古今医学典籍研究表明，病久必虚，便秘多由虚证引起，气虚则肠无力，蠕动慢；血虚则津液少，故治疗便秘多从虚论治，以补养为主；常规导泻药则越泻越虚，加重便秘。名医之祖孙思邈指出："年高者气血双虚而秘结，治则以益气荣血为根本。"脾为后天之本，气血生化之源，脾气主升，胃气主降为气机升降之枢纽，气机升降有序，则大肠传导正常，肾司二便，开窍于二阴，故魄门的啟闭与肾的气化功能息息相关，肾中精气充足，气化功能正常，则魄门开合有度。脾气虚弱型便秘与脾、胃、大肠、肝、肾关系密切。

方中黄芪补脾肺之气，增强传导功能；首乌补肝胃、益精血、润肠通便；生白术健脾益气、润肠通便、生用量大方达升清降浊之效为主药；辅以党参大补元气，止渴生津，当归补血活血，润肠通便；大芸补肾益精，润肠通便，且具补血不峻，通下缓和；枳实消痞散结，理立宽肠，陈皮理气健脾；升麻柴胡协诸益气之品，以升提下陷之阳气；甘草调和诸药共为佐使，共奏益气升阳，调补脾胃，补肾润肠通便之功。远期疗效满意。

参考文献：从略

中西医结合治疗直肠前突46例临床观察

梁尚勤　梁方向　梁方魁　梁卫武

兰考县中医院肛肠医院　（475300）

【摘要】便秘是一种较常见的病症，我国中老年人中约35%患有不同程度的便秘，国外报道为40～50%。直肠前突是引起中老年便秘的主要原因。在以前的教科书和肛肠外科专著中均少提及本病。近年来，随着排粪造影、结肠传输功能检查、肛门肌电图检查、肛肠动力学检查等新技术的应用，直肠前突得以早期发现和明确诊断。祖国医学认为：便秘一症虽在大肠，但与脏腑经络、气血、津液、精神、情志等皆有密切关系，是人体阴阳、脏腑、气血、情志失调的一种局部表现，中老年便秘以虚秘居多。我们采用中西医结合治疗直肠前突（即采用“直肠内闭式荷包缝合术”和中药“补肾益气，健脾润肠”法）46 例，痊愈 40 例，治愈率 86.9%；显效 6 例，占 33.1%；有效率 100%，且无后遗症，并发症，远期效果好。

【关键词】便秘；直肠前突；中西医治疗

直肠前突引起的便秘治疗比较困难，手术后复发率较高。自 1993 年起，我们采用“直肠内闭式荷包缝合术”和中医中药（补肾益气、健脾润肠法）治疗直肠前突 46 例，效果显著，现报告如下：

1. 临床资料

性别：女性，年龄：28 ~ 54 岁，平均 41 岁，病程 4 个月 ~ 12 年，以多产妇居多；其中 1 例病程 12 年，大便 7 ~ 8 日一次，每服果导片 8 ~ 10 片，甚或灌肠才能排出大便，苦不堪言。本组 46 例中，合并直肠内套迭 8 例，直肠黏膜松弛，直肠溃疡 6 例，内痔 10 例，肛裂 5 例，肛乳头肥大 6 例。

2. 检查方法

本组 46 例术前需作排粪造影检查，均出现鹅头症，呈囊袋状向阴道方向突出，最大直径 2 × 3cm，平均 1 × 2cm。

12 例作结肠传输功能检查，患者早餐后 8 点一次口服马克胶囊 1 料（内含 20 个不透 X 线颗粒标记物），服药后每隔 24 小时拍摄腹部平片 1 张，本组 12 例于 96 小时后仍见不透光标记物在直肠内，证明病变部位在直肠低位出口处即前突位置。

3. 治疗方法：

3.1 手术方法

“直肠内闭式荷包缝合术”侧卧位局麻或骶麻下扩肛以容 4 指为度，指诊检查直肠前突囊袋中心位置及直径，在囊袋中心位置组织钳夹拉起，距囊袋缘外 0.5 ~ 1cm，用小圆针 1 - 0 肠线行荷包缝合，并将钳夹之黏膜包埋于囊袋内，再以 1 号线浆肌层缝合加固。术后肛内纳痔疮栓 2 粒，合并直肠膜内脱垂、内痔、肛裂、肛乳头肥大者一并处理。

术后平卧，流质，静点 10% GS 能量合剂，甲硝唑针 0.5g 三日。后改庆大霉素 5 万单位肌注，每日两次，共一周。

术后控制大便 3 日，便后硝矾洗剂坐浴，痔疮栓纳入肛内，常规换药。

3.2 术后口服自拟的“便秘通”补益中药

术后自第 3 日起加补肾益气，健脾润便之中药内服，自拟“便秘通”，药用：

当归 15g、生芪 15g、肉苁蓉 15g、何首乌 15g、蜜杏仁 10g、白芍 20g、白术 12g、枳实 10g、甘草 6g，每日一付，日 2 次，药渣熏洗，一般用 10 ~ 14 付。

4. 结果

本组 46 例治愈 40 例（86.9%），显效 6 例（33.1%），有效率 100%。术后均无后遗症和并发症。

5. 典型病例（略）

6. 讨论

直肠前臂由直肠阴道隔支持，并与阴道黏膜分开，该膈主要由骨盆内筋膜组成，内有耻骨直肠肌的中线交叉纤维及会阴体，老年人全身组织松驰、多产妇、排便习惯不良、会阴部松驰、盆腔组织缺陷、便秘致腹压增高等，将导致直肠阴道隔松驰，则在排便动作、腹压增高时，直肠前臂向前突出，直肠内压转阴道而排肛门，故致粪便积存于前突囊袋内而不易排出。如同疝囊突出一样，本病实际上是直肠前臂和阴道后壁疝。

本病多发于女性，中老年患者居多。由于直肠前臂向阴道突出，排便时压力向阴道方向而不向肛门，粪块积存于闪突内造成梗阻，积存时间愈长，大便愈干，直至粪便存满囊袋后，方能努力排便，病员下肤部、会阴部、肛门部位坠胀，极其痛苦。主要表现为排便困难、肛门处有梗阻感、排空不全感、排便时肛门处压力分散，部分病人需用手在肛周或阴道内加压，甚或用手指插入肛内助排便；部分病员则有便血、肛门疼痛等表现，治疗颇为棘手。

6.2“直肠内闭式荷包缝合术”关键是封闭囊袋，用荷包缝合加包埋，闭合了囊袋，不出血。本术式损伤少、痛苦少、简单易行，尤适用于中老年女性患者。

6.3 祖国医学认为：便秘一症，虽在大肠，但与脏腑、经络、气血、津液、精神、情志等皆有密切关系，中老年女性患者以虚秘居多。直肠前突是引起中老年便秘的主要原因。中医中药有其独特疗效。

6.4 饮食疗法：多食新鲜蔬菜、水果、油类麸皮等。

6.5 精神疗法：保持心情愉快，消除紧张情绪，告诉患者本病是完全可以治愈的，应树立坚定信心，积极参加体育锻炼，每日作提肛运动20次，生活要有规律。

6.6 中药治疗：术后口服自拟“便秘通”以补肾益气，健脾润肠。方中以归芪气血双补、养血补血使肠内血充而滋润为主，辅以滋补肾经的肉苁蓉、何首乌，肉苁蓉配何首乌补肾益肝、养血生津、润肠功能堪佳，白术配枳实健脾理中兼滋液润肠、清肝泻火，则肠管滋润，传输职健，大便才得以通调，增强了通下理气作用，且可防补品滞胃之弊，合用能补益肝肾、养血增液、宽肠理气、润下能便；佐蜜可仁、白芍、白术，滋阴健脾，肺利便通，则大肠津液可布，使甘草调和诸药，共奏益气补肾，健脾润肠之功，药切病机，效如桴鼓。

参考文献：略。

中药并手术在出口梗阻型便秘中的应用

林爱珍 孙光军

湖北省中医院肛肠科 (430071)

便秘是临床很常见的一种症状，严重影响患者的身体健康和生活质量。其中出口梗阻型便秘在便秘患者中占很大一部分。出口梗阻型便秘（OCC）是由于直肠远端或肛管处某种原因造成梗阻、狭窄或痉挛等引起便秘[1]。笔者在临床上采用中医辨证中药口服并合适的手术方式治疗出口梗阻型便秘，取得了较好的疗效，现和大家一起交流学习。

1. 手术适应症及禁忌症

1.1 适应症

出口梗阻型便秘手术选择必须结合临床症状、解剖异常，符合以下条件：

1.1.1 临床症状：以顽固性大便排出困难为特征，3~5天排便一次，有时长达7天，甚至半月一次，排便时间延长，排便费力或虽便意繁频，但每次排便量少，有排便不尽感，即使是稀便也难以排出，多伴有肛门下坠感，部分病人需手指协助排便。

1.1.2 排粪造影

①直肠前突：壶腹部远端显囊袋状突向前方，深度≥6mm为轻度，6~15mm为中度，16~30mm为中度，≥31mm为重度；

②会阴下降：肛上距≥31mm（经产妇>36mm）；

③直肠黏膜内套叠或脱垂：套叠深度≥3mm为异常。3~15mm为轻度，16~30为中度，>31mm或多处套叠或厚度≥5mm为重度。测量包括深度、厚度与肛门距离，所涉及肛管总长度。

1.1.3 肛门镜检可见直肠黏膜脱垂如球状或见充血痔核。

1.1.4 盆底肌电图可见典型的失神经电位。

1.1.5 经内科系统保守治疗三个月无效。

1.2 禁忌症

①经全身体格检查及理化或特殊检查排除器质性便秘，如内分泌及代谢性疾病，多系统性硬化症，神经系统疾病等；

②经肛门指诊，结肠运输试验，排粪造影、肛管直肠压力测定，球囊逼出试验，盆底肌电图检查没有与出口梗阻型便秘相关的解剖和功能上的异常；

③会阴部感染（如脓肿、肛瘘）、直肠阴道瘘、直肠肛门瘢痕、严重炎性肠病、结直肠恶心肿瘤、直肠吻合口癌、盆底痉挛综合征骶直分离，肠疝等；

④伴瘢痕体质、妊娠、哺乳妇女者。

2. 中医辨证论治

笔者认为慢性出口梗阻型便秘，多以阳气不足，肠失温润，推动乏力，致阴寒凝结，糟粕停聚为病机关键，不应滥用泻下药，应以补通塞，塞因塞用，温阳益气，滋养精血，润肠通便为治疗大法。临床上，采用经验方益肠通秘汤为基础化裁，运用于出口梗阻型便秘手术患者的治疗。基本处方为：肉苁蓉 15g、牛膝 10g、当归 20g、升麻 10g、肉桂 3g、制首乌 10g、生白术 30g、麻仁 15g、枳实 10g、黄芪 20g。加水 300～500ml，煎液 100～200ml；2 煎加水 150～300ml，煎液 80～150ml，2 次煎液混合，分早晚 2 次空腹服，每天 1 剂。10 天为 1 疗程。

3. 手术治疗

3.1 手术方式的选择

引起出口梗阻型便秘的因素很多，由单独一种病因引起的出口梗阻型便秘较少，一般有多种病因同时存在。由于出口梗阻型便秘病因不同，采用方法也不同，对于直肠无力型便秘（弛缓型便秘）：如直肠前突、直肠内脱垂、会阴下降综合症，治疗方案选用直肠下端黏膜环（或半环）切术，严重者可行双环切术或双半环切术，即能消除突出囊袋又可以固定脱垂的黏膜同时还可以提高下降的盆底肌；对于盆底失弛缓综合征（失弛缓型便秘），如耻骨直肠肌肥厚或痉挛、内外括约肌失弛缓症、肛管狭窄等治疗方案采用肛管后正中切开松解疗效更确切；如果弛缓、失弛缓同时存在就要选择二者相结合治疗方案，合并混合痔者，术后不能完全上提的外痔作“V”形切口，剥离静脉丛，给予结扎或缝扎，剪除残端多余痔核。

3.2 直肠下端黏膜环（或半环）切术

选用常规直肠型肛痔吻合器。麻醉满意后，患者府卧位、腹部垫高，常规消毒，铺巾。置入扩肛器，并固定于肛缘。用 7[#] 丝线在齿线上 3～5cm 水平面黏膜下作一预置荷包（或半荷包，从 3 点～9 点），若直肠黏膜脱垂严重者可在距第一个荷包缝合上 2cm 处再做一荷包（或半荷包）缝合。荷包缝合满意后置入开放至最大的吻合器，并使吻合器头部位于半荷包线性水平的近端。先后收紧近、远端荷包缝线并打结。从吻合器的两个侧孔引出缝合线，并持续用力牵引该线，同时将吻合器向肠腔稍用力推进，以使肠黏膜尽可能多的被拉至钉仓内。收紧吻合器。做阴道指诊，确认阴道壁完整后，击发吻合器。保持吻合器闭合状态 30～60s 后开放吻合器，退至肛外。仔细检查吻合口，若有活动性出血或明显的渗血则以 3－0 肠线缝扎止血，用凡士林纱条填塞伤口，敷料外盖。

3.3 耻骨直肠肌松解术

在肛门后方肛缘正中与尾骨尖连线上的中点处取一横切口，术者左手食指伸入肛内探查耻骨直肠肌状况并作引导，用止血钳向下向后分离组织，暴露耻骨直肠肌，在尾骨尖处挑起部分耻骨直肠肌及部分外括约肌深部，游离出 1.5～2cm 宽，用止血钳分开钳夹，切除 1～2cm 长，肌肉断端用可吸收线缝扎，间断缝合切口后，放置橡皮条引流，以防血肿形成，塔形纱布压迫固定。

4. 讨论

中医认为，便秘的病位主要在大肠，病机为大肠传导功能失常，与肺、脾、肾关系密切。肺与大肠相表里，肺燥、肺热移于大肠，导致大肠传导失职而形成便秘；脾主运化，脾虚运化失常，糟粕内停而致便秘；肾主五液，司二便，肾精亏耗则肠道干涩，肾阳不足，命门火衰则阴塞凝结，传导失常亦形成便秘。曾四清等对 21 例 OOC 患者行手术治疗后认为 OOC 应用手术治疗可取得一定疗效，但是部分病人效果不理想，特别是远期效果不稳定[2]。江金祥等报道运用手术治疗的同时，结合术后中药口服治疗 OOC128 例取得满意疗效，认为手术治疗能解决梗阻之标，配服中药益气升阳、升提固脱、润肠通便，能杜绝发病之本。标本同治，相得益彰，能取得较好的近期及远期疗效[3]。李五九亦认为 OOC 手术治疗后口服中药能和胃健脾、消积导滞、行气止痛，尽快激发正常的肠蠕动功能，建立正常的排便规律，从而取得较好疗效[4]。中医药治疗出口梗阻型便秘则是以整体观念为原则，详细了解病史，仔细辨证分析，抓其根本，遣方用药，在解除主症的同时，“治病必求于本”“谨守病机，各司其属”，以调理脏腑机能为根本，其疗效稳定，副作用小，简单易行，易于被患者所接受，从而弥补了西医手术治疗出口梗阻型便秘的不足之处。

出口梗阻型便秘可分别由直肠前突、直肠黏膜内套叠、直肠黏膜脱垂、会阴体下降综合征、耻骨直肠肌综合症等所导致。出口梗阻型便秘多数存在不同程度的直肠前突，很多人认为直肠前突是引起出口梗阻型便秘的主要病因，也有不少临床医生基于这个理论，以单纯地进行直肠前突手术作为治疗出口梗阻型便秘的唯一手段，但疗效不理想，复发率很高[5]。在临床中，我们发现只有直肠前突，没有直肠黏膜脱垂，没有盆底肌下降，或没有盆底肌失弛缓，很少出现出口梗阻型便秘。另有人报道，70% 以上的女性都存在着不同程度的“直肠前突”，相当一部分甚至已经超过 3cm，但是却没有排便困难的症状，进一步说明了单纯直肠前突不是引起排便困难的主要原因。笔者发现凡有排便困难、排便不净感，便细、便秘等临床表现的直肠前突患者均有不同程度的耻骨直肠肌综合征或肛门括约肌失弛缓引起的肛门狭窄，而肛门口越狭窄直肠前突越严重。故笔者认为耻骨直肠肌或内外括约肌失弛缓引起的肛门狭窄是直肠前突发病乃至进展的重要因素：耻骨直肠肌、内括约肌失弛缓引起肛管压力增高，大便不能顺畅排出，便向有缺损直肠前壁集中，继而加重直肠前突，反反复复形成恶性循环。因此解决耻骨直肠肌和肛门狭窄问题成为治疗直肠前突的关键环节，肛门松解能够解除直肠中下段堵塞，降低直肠内压力，有利解除排便时粪便对直肠前壁的压力。所以笔者在临床上多采用直肠下端黏膜环切术（或半环切术）并肛管后正中切开松解术的复合手术方式，达到消除引起排便困难的所有病因，真正彻底治愈出口梗阻型便秘的目的。

目前国内治疗出口梗阻型便秘的方法单一，而忽略对直肠前突相关联症的处理，缺乏对直肠前突为主的出口梗阻型便秘的多病变特点综合疗法，从而影响疗效。西医缺乏有效的药物治疗，肉毒素局部注射治疗目前只有小样本报道，且存在术后需重复注射等问题；生物反馈治疗仅对OOC中盆底肌痉挛者部分有效；吻合器直肠下段黏膜环切术是目前国内外用于治疗重度脱垂内痔的一种新方法，具有手术简单、手术时间短，手术创面小，术后恢复快，安全可靠等优点。我们根据其作用机制，联合肛管后正中切开松解术的复合手术方式应用于出口梗阻型便秘的治疗，能同时消除其病因，病变及多个兼症，同时结合中医药辩证用药，加强术后患者的肠道功能的调理，同样具有手术简单、手术时间短，手术创面小，术后恢复快，安全可靠等优点。有望为治疗出口梗阻型便秘提供一种简单、有效而安全可靠的手术方法。

参考文献：略。

论中医体质与慢性便秘的相关性

刘红英　俞立民

武汉市第八医院（430010）

【摘要】阐述了中医体质决定了慢性便秘的易罹性、表现和预后转归，中医体质是慢性便秘发病及其证侯产生的内在基础，分析了中医体质与慢性便秘发病的相关性，提出了应把体质学说引入到慢性便秘的防治研究体系中。

【关键词】中医体质学说；慢性便秘

慢性便秘是临床常见病、多发病。主要表现为排便次数减少、粪便干硬，排便困难，排便时间延长，无便意或虽有便意而欲便不能排出不畅、便后不爽、肛门坠胀等症状。随着饮食结构、精神心理和社会因素对疾病的影响，慢性便秘是当今人类面临的一个重要健康问题，发病率逐年增加。慢性便秘虽不属于危重疾病，但病情复杂，处理棘手，可严重影响患者的生活质量，且医疗费用巨大，给患者带来极大的痛苦，并大大增加罹患其他疾病的危险，已成为值得关注的社会问题。

1. 中医体质学说

体质现象是人类生命活动的一种重要表现形式，它与健康和疾病密切相关。中医体质是指人体生命过程中，在先天禀赋和后天获得的基础上所形成的形态结构、生理功能和心理状态方面综合的、相对稳定的固有特质。是人类在生长、发育过程中所形成的与自然、社会环境相适应的人体个性特征。表现为结构、功能、代谢及对外界刺激反应等方面的个体差异性，对某些病因和疾病的易感性，以及疾病传变转归中的某种倾向性。它具有个体差异性、群类趋同性、相对稳定性和动态可变性等特点[1]。

中医对体质的分类起源于秦汉时期，《黄帝内经》奠定了中医体质学的基础。《黄帝内经》对体质的分类方法主要有阴阳分类法、五行分类法、形态分类法和心理分类法。例如《灵枢．通天》以阴阳的偏颇为依据，将体质划分为太阴人、少阴人、太阳人、少阳人及阴阳之气平和之人。《灵枢·阴阳二十五人》将体质划分为木、火、土、金、水5个主型，每个主型之下又划分5个亚型，共25种体质类型。《灵枢·逆顺肥瘦》将体质划分为肥人、瘦人和壮人等等。此外，古代中医学对体质与发病的关系亦有认识。如《医宗金鉴·订正伤寒论注》说："六气之邪，感人虽同，人受之而生病各异者，何也？盖以人之形有厚薄，气有盛衰，脏有寒热，所受之邪，每从其人之脏气而化，故生病各异也，是以或从虚化，或从实化，或从寒化"。现代中医体质学说自20世纪70年代由匡调元、王琦等学者提出以后，经过40余年的研究，已形成了比较完整的理论体系。

2. 中医体质与慢性便秘发病的相关性

便秘是一种心身疾病，其病因复杂，起病缓慢，病程较长，治疗困难。认为是人体阴阳、脏腑、气血、情志失调而引起粪便滞留肠间，排出困难的一个局部症状。

不同体质类型之间慢性便秘的发病与表现不尽相同。古代医家已有所认识。《内经》中称便秘为“后不利”、“大便难”。汉代张仲景在《伤寒论》中称便秘为“脾约”、“阳结”、“阴结”。《伤寒杂病论·辨脉法》[2]“问曰：脉有阳结阴结者，何以别之？答曰：其脉浮而数，能食，不大便者，此为实，名曰阳结也，期十七日当剧。其脉沉而迟，不能食，身体重，大便反硬，名曰阴结也。期十四日当剧。”“伤寒脉浮而缓，手足自温者，是为系在太阴。太阴者，身当发黄；若小便自利者，不能发黄。至七八日，大便硬者，为阳明病也。”“趺阳脉浮而涩，浮则胃气强，涩则小便数，浮涩相搏，大便则难，其脾为约，麻仁丸主之。”素体阳盛，可致肠胃积热，耗津伤液，肠道干涩，粪质干燥，难以排出。即所谓阳结。脾肾阳气虚弱，温煦无权，不能蒸化津液，温润肠道，于是阴寒内结，糟粕不行，凝积肠道而成阴结。平素忧愁思虑，脾伤气结；或抑郁恼怒，肝郁气滞；或久坐少动，均可导致肝郁脾滞，气机不利，通降失常，传导失职，糟粕内停，不得下行，或欲便不出，或出而不畅，或大便干结而成气秘。如《医学入门－大便燥结》提出：“七情气闭，后重窘迫者，三和散，六磨汤”，还提出：“痰滞不通者，二陈汤加枳壳、槟榔”。

近年来已有学者认识到中医体质在慢性便秘发病中的关键作用。董金荣[3]从肝辨因，认为肝脏体阴而用阳，肝血充，肝用即正常；若肝血虚，肝体失常，“阴虚则无气”，从而影响其疏泄之职，继而影响大肠，致传导失司，同时，若阴血亏虚，肠道失濡，亦可出现便秘之证。杨炯海[4]从肺辨因，认为若肺气不足则治节无权，宣降失职则魄门不启。黑贺英等[5]从脾胃辨因，认为脾胃受病，升降失常，腹胀不通，便秘不下。范钦平[6]从肾辨因，认为因年老肾亏或病后阳气虚弱，导致肾阳不足、无力行舟。

在《中医体质分类与判定》标准中所包括的气虚质、抑郁质、血瘀质、阴虚质、阳虚质、痰湿质、湿热质、特禀质和平和质这9种体质中，抑郁质和气虚质的人患有便秘的可能性明显高于其他体质的人。大量研究表明，慢性便秘患者多并发神经精神症状，通常伴有相应的认知、行为、心理生理学以及人际关系方面的改变或紊乱。临床上，经常遇见部分严重便秘患者伴发有神经精神症状，而其中绝大部分具有抑郁发作的核心症状、心理症状群与躯体症状群三个方面所涵盖的内容。患者常常情绪低落、悲观，注意力和记忆力不同程度下降，经常处于焦虑之中，认为自己身患恶疾，难以治愈，甚至有自杀的念头。因此，抑郁质的人是慢性便秘的高发人群，慢性便秘是诱发加剧患者抑郁的重要因素之一，二者之间容易形成恶性循环。老年人体质虚弱，爱美之人认为自己多肥胖，盲目减肥、排毒，部分便秘患者追求通便后的欣快感，自己滥用导泻通便药，致使气血、津液耗伤，中气伤则肠道蠕动无力，津液耗伤则肠道失濡润滑利，便秘之证更为顽固。另外，根据慢性便秘患者临床表现特点，血瘀质和痰湿质的人便秘的发病率逐渐增高，所谓“久病入络”“久病多血瘀”“七情扰乱，郁而生痰”，痰与瘀二者密切相关，瘀血、痰湿阻滞，大肠气机不利，传导失职则成便秘。因此，正是个体的这种特殊体质决定了其对便秘的易罹性。

3. 中医体质与慢性便秘防治的相关性

3.1 体质调控是便秘个体化治疗的内在依据

由于体质的特殊性决定着便秘发病后临床证侯类型的倾向性，证的特征中包含着体质的特征，故中医临床将判别体质状况视为辩证的前提和重要依据，体质调控成为辩证论治的重要组成部分及进一步的拓展、延伸，是个体化治疗的内在根据[2]。

目前对便秘的治疗仍主要以辩证施治为主。便秘证型众多，临床症状变化较多。随着病情演变及药物治疗干预，症状不断变化，证型也不断变化，使的临床分型意见不一。相对证型来说体质更稳定也更简化，各种易变的证型相当于一个点或片段，而相对稳定的体质却贯穿始终。体质因素决定着便秘的发生和证型，决定证侯的转归和预后。鉴于体质因素在便秘中的关键作用和体质的可调性特点，在便秘临床辩证时，应充分考虑体质特征，并针对体质特征而采取有针对性地治疗措施。积极地改善、修正其体质，从根本上纠正便秘患者脏腑的偏盛偏衰，从而找到治愈和阻断其病情发展的切入点。因此，根据便秘患者不同体质特征而采用不同的治疗方法，将充分体现中医个性化诊疗的思想，符合当今医学模式发展的趋势。

3.2 慢性体质调控是“治未病”理念的重要体现

鉴于便秘与体质的密切相关性及其可调性特点，体质调控就是临床对便秘患者在体质分型的基础上，针对不同体质类型进行相应的调养、治疗，通过后天因素来逐步改善患者体质，以达到调整脏腑阴阳气血的偏颇状态，将疾病消除在萌芽状态，防止其进一步演变，这种“既病防变”的思路就是对《黄帝内经》“治未病”思想的很好诠释。如对抑郁质的慢性便秘患者，除了解决患者的便秘症状，还要对患者进行心理治疗，帮助和指导病人分析认识当前所面临的问题，正确面对各种困难和心理压力，使其树立战胜疾病的信心和勇气，必要时可以让患者到精神科就诊。对于气虚质的慢性便秘患者，应逐步将导泻通便药物撤除，给予补养气血、润肠通便之剂。对于属于血瘀质和痰湿质慢性顽固性便秘患者，治疗的关键是从痰、瘀着手，二者密切相关。凡为血瘀质的便秘患者，治疗以活血化瘀祛痰、养血润肠通便为主，如血府逐瘀汤、桃红四物汤加减；痰湿质的便秘患者，治疗予以健脾燥湿化痰、活血温阳之剂，如二陈汤、温胆汤加减。

因此，充分重视和研究中医体质与便秘的相关性，把体质学说引入到便秘的防治体系中，必将对以调整体质和恢复健康为中心的体质治疗学提供实践基础，为便秘的现代治疗提供新的途径。

参考文献：略。

中医挂线疗法治疗耻骨直肠肌肥厚综合征

刘俊强　指导　赵大方

河南黄金建筑安装公司职工医院　(471300)

【摘要】我科自2010年3月~2011年11月采用中医橡皮筋挂线疗法治疗耻骨直肠肌肥厚综合征所至排便障碍30余例，经临床观察，疗效比较满意。

【关键词】耻骨直肠肌肥厚；挂线疗法；治疗

1. 资料方法

1.1 一般资料

本组男10例，女20例，年龄30~70岁。15例合并有肛窦炎，肛裂。30例耻骨直肠肌肥厚痉挛，主要症状均为缓慢进行性加重的排便困难，排便时间延长，有下坠及排便不尽感。排粪造影检查，力排相≤静态相，肛直角变小，耻骨直肠肌逆向收缩出现搁架征。

1.2 治疗方法

骶管麻醉成功后，取截石位，常规术区清洁消毒，铺无菌巾，碘伏消毒肛管三遍，于肛缘6点处1.5cm处切开皮肤，皮下组织，外括约肌皮下部，切口至齿壮线上，耻骨直肠肌下约1到1.5cm处，用中弯钳从切口顶部基底部缓慢刺入，左手食指在肛管直肠环上1cm处做引导，右手持弯钳适当用力上顶，钝性分离耻骨直肠肌，穿出耻骨直肠肌基底部，夹持橡皮筋拉出肛外，紧扎在耻骨直肠肌上，如有肛裂者将内括约肌及肥厚栉膜带部分切断松解，有肛窦炎者一并切开引流。修剪创口使之引流通畅，查无活动性出血点，凡士林纱条填塞，塔型纱布包扎，丁字带固定，术毕。

2. 疗效

30例病人全部治愈。愈合时间12~25天，平均18.5天，随访0.5~1年，效果良好，未见复发，排粪造影检查，肛直角变大或趋于正常。搁架征消失。

3. 讨论

耻骨直肠肌肥厚综合征是一种以耻骨直肠肌肥大痉挛致使盆底出口梗阻为特征的排便障碍性疾病。耻骨直肠肌为肛管直肠环的一部分，肛管直肠环主要有耻骨直肠肌，外括约肌深层和浅层，内括约肌一部分及联合纵肌起始部共同组成。肛提肌又称提肛肌，它包括耻骨直肠肌，耻骨尾骨肌，髂骨尾骨肌三块肌肉，对于承托盆腔内脏，帮助排便，括约肛门有重要作用。此环平面在齿状线上方1cm左右，上下宽度为2.4cm（1.5~3.4cm）。作用是维持肛管的括约功能，中西医对此环都非常重视，认为它神圣不可侵犯，如果突然切断可引起肛门失禁。耻骨直肠肌肥厚综合征病因多为妇女生育伤阴，肠燥便秘或饮食不节，过食辛辣等多种原因引起长期大便燥结，排便努挣，甚至手助排便，如此反复慢性刺激肛管直肠环，引起耻骨直肠肌发炎纤维化变成硬索状，弹性降低，无张力，从而限制了排便时肛管直肠角不能变钝反而变锐，稀软便均难排尽，干硬便更加困难而痛苦不堪，病人蹲厕过久，造成头晕，心慌，血压升高，甚至造成脑血管破裂等严重后果。西医多采用后路经尾骨后纵型切除手术方法治疗，术后缺点第一，尾骨后皮肤本来好好的，手术后增加一新伤口。第二，切开耻骨直肠肌2/3缝合后重新形成一疤痕性狭窄，造成手术失败。第三，个别病人体型较廋，剥离耻骨直肠肌的时候易造成直肠穿孔，粪便溢出，造成伤口感染长期不愈。根据此发病机理，我们采用中医橡皮筋挂线疗法“以线代刀”既切断松解了耻骨直肠肌，又不导致大便失禁，手术简单，创伤小，恢复快，适用在基层医院应用开展。

中医药治疗慢传输型便秘临床研究概况

刘瑞涛　宋敬锋　张　威

指导：宋太平

郑州市大肠肛门病医院　（河南　郑州　450004）

【摘要】结肠慢传输型便秘由于病因病机复杂，临床症状顽固难愈，许多学者对此进行了大量的临床探索和研究。笔者在临床上发现女性发病率明显高于男性。祖国医学治疗本病具有明显的特点和优势，临床应用广泛。我们查阅了近8年来关于中医药治疗STC的相关文献，总结出中医药疗法能够有效地改善临床症状和体征，应当进一步研究、总结和推广。

【关键词】慢传输型便秘；中医药；综述

结肠慢传输型便秘（slow transit constipation，STC）是一类以结肠动力减弱、结肠传输时间延长为主要特点的顽固性便秘，在儿童和成人身上有很高的发病率，可以引起恶心呕吐、食欲下降、腹痛、腹胀，甚至肠穿孔，以及心脑血管方面的疾病。由于肠道收缩运动减弱，使粪便从盲肠到直肠的移动减慢，或由于左半结肠的不协调运动而引起。属慢性、原发性、功能性、结肠传输缓慢性便秘，主要表现为长期便次减少，每周排便少于2次，缺乏便意，伴腹胀、纳差，依靠泻剂排便，且泻剂用量逐渐增大，粪便干结，呈球状。慢传输型指由于肠道动力减弱、内容物时间延长，不涉及发病原因；慢性指便秘症状持续1年以上；原发性指未发现明确的发病原因；功能性指无全身器质性病因及药物因素，并经钡灌肠和结肠镜检查，排除结、直肠器质性病变；结肠传输缓慢性指导致便秘的病变或功能改变局限于结肠，或以结肠为主[1]。流行病学调查发现功能性便秘在我国的发病率约为10%～15%，而其中慢传输型便秘占45.5%。目前对本病的治疗尚未取得满意的疗效。为了进一步研究和总结，我们查阅了近十年中医药治疗慢传输型便秘的相关文献，发现独特的治疗方法可以改善患者的临床症状，而且不良反应和并发症少，现综述如下。

1 病因病机

便秘是指粪便在肠内滞留过久，秘结不通，排便周期延长，或周期不长，但粪质干结，排出艰难，或粪质不硬，虽有便意，但便而不畅的病证。STC属中医“便秘”范畴。便秘其病位在大肠，与肺、脾、胃、肝、肾等脏腑有关，是一种独立的病证，也可以作为一个症状见于多种疾病。便秘的基本病变属大肠传导失常，同时与肺、脾、胃、肝、肾等脏腑的功能失调有关，多由饮食不节、情志失调、外邪犯胃、禀赋不足等引起热结、气滞、寒凝和气血阴阳亏虚所致[1-4]。近年也有学者认为，血虚血瘀是顽固性功能性便秘的关键病机[5]，在五脏中与肺关系最为密切[6]。李绥军等[7]经过多年的临床观察发现，STC属于中医“虚秘”者居多。以体虚为本，便结为标，虚秘分为气虚、血虚、阴虚、阳虚，久则互相转化，便秘患者常用苦寒泻下之品，终致气血津液不足、肾阳虚损，大肠传导功能失司。

2 辨证论治

祖国医学主张凡治病必求于本。本在于疾病的病机，根据不同病机随证治之。李东垣在《兰室秘藏》曰：“结燥之病不一，有热燥。有风燥，有阳结，有阴结，又有年老气虚津液不足而结燥者。治法云：肾恶燥，急食辛以润之，结者散之，如少阴不得大便，以辛润之，太阴不得大便，以苦泄之，阳结者散之，阴结者温之。

临床上有学者对STC的辨证分型进行了深入研究，比如肖国辉等[8]曾将97例STC患者作为观察对象，分析各证型与结肠运输功能的相关性。结果气虚肠燥证32例，占33%；气阴两虚证27例，占27.8%；热结气滞证16例，占16.5%；脾肾阳虚证22例，占22.7%。认为慢传输型便秘的常见证型有气虚肠燥证、气阴两虚证、热结气滞证和脾肾阳虚证。喻玉等[9]将95例STC患者进行中医辨证分型和神经症状评分，探讨中医证型与神经症状评分的关系。结果肝郁气滞证神经症评分显著高于气虚肠燥证、气阴两虚证、脾肾阳虚证，证实STC的中医证型与心理因素之间存在明显关系，其中肝气郁滞与之关系最为密切。目前，STC的辨证以肝脾不调、肺脾气虚、气阴两虚、脾肾两虚等证型为主[2]。

周仲瑛等认为STC的治疗主要以缓解症状、恢复正常肠动力和排便生理功能为目的，进行个体化的综合治疗[10]。肝脾不调证用六磨汤合四逆散加减，肺脾气虚证用黄芪汤加减，气阴两虚证用增液汤合润肠丸加减，脾肾两虚证用济川煎加减[2]。

李景远等[10]提出STC病变部位虽在大肠，但与脏腑功能失调密切相关，应重点从脾、肝、肾、肺四脏入手辨证论治。①从脾论治，健脾助运，升清降浊。可选用补中益气汤、六君子汤或枳术丸加减治疗。②从肝论治，行气通腑，兼以活血化瘀。可选用四逆、逍遥等方加以疏泄导便之药。③从肾论治，滋阴润肠或温阳通便。肾阴亏虚论治，滋阴润肠以助大便排出，可用六味地黄丸、知柏地黄丸等方加减；肾阳亏虚可用右归饮或半硫丸等方加减；临床还可以桑螵蛸散加减，反“利小便而实大便”之意，行补肾固涩小便而助排便之法。④从肺论治，益气肃肺，清化痰热。可用生脉散、黄芪汤等方加减。

3 辨病专方

诊断上的病、证结合，治疗上的专病专方与辨证加减，是中医传统辨证论治的历史承继与发展，也是中西医优势互补的探索和创新。STC属中医学便秘的范畴，为本虚标实之证。

尤在泾曰“气内滞则物不行”，从脏腑生理功能的认识而论，肝主疏泄，脾主运化，肝脾与大肠有着密不可分的关系，近年就有学者就从疏肝理脾加润肠之法治疗STC，取得较好的疗效。陈明仁[11]采用济川煎合四逆散加减治疗38例，结果治愈15例，好转21例，总有效率94.7%。陈爱霞等[12]用调肝润肠通便法治疗STC 60例，方用加味一贯煎加减，结果治愈25例，显效19例，有效13例，无效3例，总有效率95.00%。肖天宝等[13]以补中益气汤加五磨饮子治疗慢传输型便秘36例，结果36例患者中，显效10例，有效13例，好转9例，无效4例，显效率为27.77%，有效率为63.89%，好转率为88.88%。根据因虚致实的病因病机，吕文立[14]采用温通口服液（黄芪、生白术、肉苁蓉、胡桃肉、当归、党参、大黄、芒硝、枳实、厚朴、柴胡、白芍、莱菔子等）治疗STC 40例，近期治疗有效率100%，半年后随访有8例轻微复发。

便秘的发生虽责之于大肠的传导功能异常，但“肺者，相傅之官，治节出焉”，大肠的传导功能与肺密切相关，如若肺的肃降失常，肺气郁而不得宣肃，脏病及腑，腑气闭塞不通，大肠传导失常，致糟粕不能变化而出，有学者认为从肺论治有“提壶揭盖”之妙用也。陈元等[15]运用宣肺健脾法（生白术、山栀、全栝楼、杏仁、郁金、枳实、厚朴、桔梗、芦荟、决明子、紫菀）治疗慢传输型便秘30例，结果治疗组30例，治愈20例，好转8例，无效2例，总有效率分别为93.3%。何德才等[16]从宣肺养阴角度，自拟宣肺养阴汤（杏仁、黄芪、党参、白术、木香、槟榔、枳实、厚朴、生地黄、元参、麦冬）治疗老年慢传输型便秘60例，结果痊愈24例，显效27例，有效4例，无效5例，总有效率91.7%。

祖国医学认为肺气虚则气机宣降失职，津液不能正常输布，而致津液亏少；脾气虚则气血津液无以生化，肠道津血枯燥，而成无水行舟之候；肾气虚则开合失司，肠道津枯失于传导。故肺脾肾气虚、津血亏乏是本病发病的主要病机。郭敏等[17]用滋阴理肠方（火麻仁、肉苁蓉、枳壳、厚朴、何首乌、丹皮、生地、玄参、麦冬、当归、甘草）内服治疗STC 36例，与口服西沙必利的33例对照组进行对照研究。结果治疗组总有效率为91.6%，而对照组仅为66.7%，两组比较，$P<0.01$。孙士然等[18]就采用益气润肠法治疗STC 142例，方用益气润肠汤（当归、黄芪、桃仁、厚朴、枳壳、生地黄、生何首乌、麦门冬、火麻仁、郁李仁、陈皮、甘草），结果治愈50例，显效53例，有效22例，无效17例，总有效率88.03%。宋铎等[19]以培土生金法“以补为通，以补治秘”为原则，药用人参、白术、甘草、黄芪、陈皮、麻仁等。结果80例中，有效率为95%。谢钧等[20]采用益气化瘀法（药用白术、黄芪、人参、白芍、当归、桃仁、郁金、决明子、莱菔子、枳壳、桔梗）治疗慢传输型便秘30例，结果治愈19例，好转10例，总有效率96.67%。

脾胃同居中焦，是气血化生之源和气机升降的枢纽。大肠传导功能的正常与否，取决于脾胃升清降浊和纳运相济功能的协调与否。韦扬等[21]运用升阳益胃汤能恢复脾阳和胃气，脾阳正常则纳食正常，消化及时，水谷精微散布全身，食物糟粕下传顺畅。胃气旺盛则纳食增多，食物中的纤维含量增加，大便量增加而易排出。于是采用升阳益胃法治疗老年慢传输型便秘42例，方用升阳益胃汤加减（党参、黄芪、归身、川芎、干姜、羌活、独活、川连、柴胡、枳壳、白芍、甘草），结果痊愈12例，显效12例，有效14例，无效4例，总有效率90%。

4 中药灌肠疗法

灌肠疗法又称直肠给药法，是在继承中医传统的直肠给药方法的基础上，结合现代的灌肠技术和中医辨证论治发展起来的一种独特的疗法，是在中医基础理论指导下辨证论治，四诊合参，辨证用药，拟好灌肠的方剂并采用煎制灌肠液中药，液量100ml，温度控制在39-40度，将灌肠液装入输液瓶中。根据病情安排体位，如病变在乙状结肠和直肠，取左侧卧位。挂灌肠器于输液架上，液面高于肛门，小于30厘米，润滑导管后从肛门插入保留灌肠，并尽量保留药液不溢出。

中药直肠给药最早出现于汉代张仲景所著《伤寒论》：“猪胆一枚，泻汁和少许法醋以灌谷道内。”现代医学认为，直肠壁组织是具有选择性吸收和排泄的半透膜。药物灌肠后在体内吸收维持时间长，一方面可产生局部治疗作用；另一方面可通过门静脉或下腔静脉进入体循环产生全身治疗作用。这样不经过消化液分解破坏，又可大部分经下腔静脉进入体循环，减少肝脏的首过效应，从而提高药物的生物利用度[22]。

林晖等[23]采用益气活血灌肠方（黄芪、白术、枳壳、肉苁蓉、何首乌、桃仁）治疗 STC 60 例，方药由本院中药房提供的中药机煎制，每袋 100 mL 真空包装，分早晚 2 次灌肠。患者先左侧卧位，抬高臀部，将擦过石蜡油的肛管插入肛门内约 20 ~ 30 cm，然后用注射器将上述温度约 38 ℃的药液缓慢注入肠内，10 min 后改为平卧位，再过 10 min 改为右侧卧位，再过 10 min 结束治疗。结果痊愈率和总有效率分别为 16.67% 和 93.33%，未见明显不良反应。

宋丙跃[24]采用中药保留灌肠与内服治疗慢传输型便秘 70 例，基本方由白术、黄芪、火麻仁、柏子仁、决明子、肉苁蓉、生地、熟地、当归、麦冬、玄参、枳实、川朴、槟榔、干姜和熟大黄组成。上药经两次煎煮共取汁 900 mL，取 600 mL 分两次温服，另将 300mL 保留灌肠，每日 1 剂。结果痊愈 36 例，显效 22 例，有效 12 例，无效 0 例，总有效率 100%。本研究显示，中药内服与保留灌肠治疗慢传输型便秘疗效显著，无明显副作用。

李萍等[25]按虚实分型并以中药芦荟为主的汤剂以电脑灌肠仪高位灌肠治疗 45 例，结果实证型 29 例治愈 20 例，好转 7 例，无效 2 例，有效率为 93.1%，虚证型证型 16 例治愈 13 例，好转 2 例，无效 1 例，有效率为 93.75%。本研究通过临床对照，认为说明高位灌肠治疗慢传输性便秘优于一般保留灌肠，电脑灌肠仪行高位灌肠使药物直达病处并停留足够的时间，有利于药物的吸收。

丁扣珍等[26]采用益气健脾汤（炙黄芪、肉苁蓉、枳壳、枳实、生白术、陈皮、青皮、制何首乌、桃仁、鸡内金）灌肠治疗结肠慢传输性便秘 92 例，结果 92 例显效 58 例，占 63.04%；好转 26 例，占 28.26%；无效 8 例，占 8.7%。治疗组采用 200 mL 药液灌肠与 200mL 口服，均每日 1 次进行比较，结果对照组 60 例显效 34 例，占 56.67；好转 11 例，占 18.33；无效 15 例，占 25.0%。

5 中药敷贴疗法

所谓贴敷疗法，是以中医基本理论为指导，应用中草药制剂，施于皮肤，孔窍、俞穴及病变局部等部位的治病方法。敷贴疗法是祖国医学中独具特色的外治法之一，由于经穴对药物具有敏感性和放大效应，药物敷贴于特殊穴位能迅速在相应组织器官中产生较强的药理效应。同时能避免药物经口服后肝胃首过效应而削弱药力，同时能减少肝脏的负担以及口服药物对胃肠道的刺激和对消化功能的影响，并能充分发挥药效，提高药物的利用率。

王敏英等[27]采取峻药外敷结合辨证贴脐治疗 STC。湿热瘀结型用大黄、芒硝、枳实、厚朴、乳香、没药、牵牛子、槟榔、皂角刺、冰片，阳虚瘀结型用上方去牵牛子加附子、干姜。与口服清宁丸对照观察。结果：两组总有效率和治疗后便质改善比较无显著差异（$P > 0.05$）；两组治疗前后便质改善和治愈率比较有显著差异（$P < 0.05$）。认为峻药外敷，盖为避其锋芒，临床辨证系体现中医辨证论治之精髓。刘春强等[28]在 30 例慢传输型便秘患者的双侧天枢、足三里、大肠腧以及中极、神阙 8 处穴位行中药膏穴位敷贴，药取生大黄、生地黄、当归、木香、红花、槟榔、枳实等，10 d 为 1 疗程，3 疗程后观察疗效。结果：30 例患者中，临床痊愈 12 例（40%），显效 9 例（30%），有效 6 例（20%），无效 3 例（10%），总有效率为 90%。

6 展望

综上所述，对于大多数便秘患者，传统中医药治疗仍然不失为一种有效、安全、经济的手段。中医对本病治疗方法众多，中医药治疗结肠慢传输型便秘有着很大的优势，疗效确切，副作用少，可使紊乱的胃肠道功能得到调整，又无泻药导致电解质紊乱之虞，故具有潜在而广泛的应用前景。但综观目前整个研究状况，许多医家在诊断便秘时，往往仅靠患者主诉症状，未采用统一的病例纳入标准仍是以一般的临床疗效观察和总结为多，涉及严格遵循随机、双盲对照研究、远期疗效追踪观察及治疗机制探索的则很少，相关的研究尚待开展。另外，中医药治疗本病时由于用量的不同及个体差异常常导致治疗效果的不稳定，评价药物疗效时又往往缺乏严格、统一的疗效评价标准，致使很多报道的方法可重复性较差，故借用现在有效科学的统计方法，对中医药治疗 STC 的疗效做客观的评价及分析，科学的筛选最佳中药配伍，使中医药治疗治疗 STC 更加严谨和规范化。

参考文献：

[1] 周仲瑛．中医内科学［M］．新世纪第二版．北京：中国中医药出版社，2007：249－256.

[2] 中华中医药学会．中医肛肠科常见病诊疗指南［M］．北京：中国中医药出版社，2012：33.

[3] 张海鹏．便秘病证的古今文献研究与学术源流探讨［D］．北京：北京中医药大学，2008.

[4] 王业皇．便秘中医特色疗法［M］．北京：人民军医出版社，2012：25－31.

[5] 李国栋，邱剑峰，袁亮，等．李国栋从血论治顽固性功能性便秘经验［J］．中国中医药信息杂志，2008，15（3）：81.

[6] 巫全胜，王凯君．肃肺润肠汤加味治疗老年习惯性便秘 50 例［J］．新中医，2008，40（11）：82.

[7] 李绥军，宋琛虹．益气温阳养血生津治疗功能性便秘临床观察［J］．中医药学刊，2005，23（10）：1913.

[8] 肖国辉，单铁莲，陈辉，等．慢传输型便秘的中医证型研究［J］．浙江中医药大学学报，2009，33（1）：91－92.
[9] 喻玉，向未，罗传斌，等．慢传输型便秘中医证型与心理因素的关系［J］．实用中西医结合杂志，2012，12（1）：57－58.
[10] 李景远，敖丽英．慢传输型便秘的中医治疗思路探讨［J］．中国中医基础医学杂志，2009，15（9）：688.
[11] 陈明仁．老年慢传输型便秘中医治疗［J］．吉林医学，2012，33（20）：4342－4343.
[12] 陈爱霞，张磊，韩立燕．加味一贯煎治疗结肠慢传输型便秘60例疗效观察［J］．河北中医，2010，32（7）：1015－1016.
[13] 肖天宝，苗大兴．补中益气汤加五磨饮子治疗慢传输型便秘36例临床疗效观察［J］．世界中西医结合杂志，2010，5（2）：177.
[14] 吕文立，朱忠才．温通口服液治疗结肠慢运输型便秘40例疗效观察［J］．黑龙江中医药，2011，3：18－19.
[15] 陈元，张洁颖，吴奕．宣肺健脾法治疗慢传输型便秘30例［J］．陕西中医，2011，32（5）：548－549.
[16] 何德才，杨勇军．宣肺养阴法治疗老年慢传输型便秘的临床观察［J］．国际中医中药杂志，2011，33（3）：243－245.
[17] 郭敏，王爱华．滋阴理肠方治疗老年慢传输型便秘36例总结［J］．湖南中医杂志，2008，24（3）：25－27.
[18] 孙士然，王琳，陈雪清．益气润肠方治疗结肠慢传输型便秘的临床观察［J］．河北中医，2010，32（4）：531.
[19] 宋铎，王永，马兆哲，等．培土生金法治疗老年慢传输型便秘的临床观察［J］．求医问药，2012，10（1）：83－84.
[20] 谢钧，贾彤，李杨．益气化瘀法治疗慢传输型便秘60例临床观察［J］．吉林药中医，2008，28（10）：732－733.
[21] 韦扬，邹世昌．升阳益胃汤加减治疗老年慢传输型便秘临床观察［J］．现代中西医结合杂志，2010，19（28）：3589－3590.
[22] 惠永锋．中药灌肠在肛肠科的临床应用［J］．黑龙江中医药，2012，41（1）：64－65.
[23] 林晖，孙健．益气活血灌肠方治疗结肠慢传输型便秘临床研究［J］．新中医，2012，44（6）：68－70.
[24] 宋丙跃．中药内服与保留灌肠治疗慢传输型便秘的临床疗效观察［J］．中国中医药咨询，2011，3（17）：162.
[25] 李萍，朱银萍，杨楼，等．高位灌肠法治疗结肠慢传输性便秘的疗效观察［J］．南方护理学报，2001，8（6）：41－42.
[26] 丁扣珍，孙建珍．益气健脾汤灌肠治疗结肠慢传输性便秘92例［J］．中国中医药信息杂志，2004，11（7）：625.
[27] 王敏英，张敏娟，黄华丽．中药辨证贴脐治疗结肠慢传输型便秘的研究［J］．四川中医，2009，27（1）：70－71.
[28] 刘春强，肖倩．中药膏穴位敷贴治疗慢传输型便秘30例［J］．河南中医，2011，31（11）：1279－1280.

中医药治疗慢传输型便秘临床研究概况

刘瑞涛　宋敬锋　张　威

指导：宋太平

河南　郑州郑州市大肠肛门病医院（450004）

【摘要】结肠慢传输型便秘由于病因病机复杂，临床症状顽固难愈，许多学者对此进行了大量的临床探索和研究。笔者在临床上发现女性发病率明显高于男性。祖国医学治疗本病具有明显的特点和优势，临床应用广泛。我们查阅了近8年来关于中医药治疗STC的相关文献，总结出中医药疗法能够有效地改善临床症状和体征，应当进一步研究、总结和推广。

【关键词】慢传输型便秘；中医药；综述

结肠慢传输型便秘（slow transit constipation，STC）是一类以结肠动力减弱、结肠传输时间延长为主要特点的顽固性便秘，在儿童和成人身上有很高的发病率，可以引起恶心呕吐、食欲下降、腹痛、腹胀，甚至肠穿孔，以及心脑血管方面的疾病。由于肠道收缩运动减弱，使粪便从盲肠到直肠的移动减慢，或由于左半结肠的不协调运动而引起。属慢性、原发性、功能性、结肠传输缓慢性便秘，主要表现为长期便次减少，每周排便少于2次，缺乏便意，伴腹胀、纳差，依靠泻剂排便，且泻剂用量逐渐增大，粪便干结，呈球状。慢传输型指由于肠道动力减弱、内容物时间延长，不涉及发病原因；慢性指便秘症状持续1年以上；原发性指未发现明确的发病原因；功能性指无全身器质性病因及药物因素，并经钡灌肠和结肠镜检查，排除结、直肠器质性病变；结肠传输缓慢性指导致便秘的病变或功能改变局限于结肠，或以结肠为主[1]。流行病学调查发现功能性便秘在我国的发病率约为10%～15%，而其中慢传输型便秘占45.5%。目前对本病的治疗尚未取得满意的疗效。为了进一步研究和总结，我们查阅了近十年中医药治疗慢传输型便秘的相关文献，发现独特的治疗方法可以改善患者的临床症状，而且不良反应和并发症少，现综述如下。

1. 病因病机

便秘是指粪便在肠内滞留过久，秘结不通，排便周期延长，或周期不长，但粪质干结，排出艰难，或粪质不硬，虽有便意，但便而不畅的病证。STC属中医“便秘”范畴。便秘其病位在大肠，与肺、脾、胃、肝、肾等脏腑有关，是一种独立的病证，也可以作为一个症状见于多种疾病。便秘的基本病变属大肠传导失常，同时与肺、脾、胃、肝、肾等脏腑的功能失调有关，多由饮食不节、情志失调、外邪犯胃、禀赋不足等引起热结、气滞、寒凝和气血阴阳亏虚所致[1-4]。近年也有学者认为，血虚血瘀是顽固性功能性便秘的关键病机[5]，在五脏中与肺关系最为密切[6]。李绥军等[7]经过多年的临床观察发现，STC 属于中医"虚秘"者居多。以体虚为本，便结为标，虚秘分为气虚、血虚、阴虚、阳虚，久则互相转化，便秘患者常用苦寒泻下之品，终致气血津液不足、肾阳虚损，大肠传导功能失司。

2. 辨证论治

祖国医学主张凡治病必求于本。本在于疾病的病机，根据不同病机随证治之。李东垣在《兰室秘藏》曰："结燥之病不一，有热燥。有风燥，有阳结，有阴结，又有年老气虚津液不足而结燥者。治法云：肾恶燥，急食辛以润之，结者散之，如少阴不得大便，以辛润之，太阴不得大便，以苦泄之，阳结者散之，阴结者温之。

临床上有学者对 STC 的辨证分型进行了深入研究，比如肖国辉等[8]曾将 97 例 STC 患者作为观察对象，分析各证型与结肠运输功能的相关性。结果气虚肠燥证 32 例，占 33%；气阴两虚证 27 例，占 27.8%；热结气滞证 16 例，占 16.5%；脾肾阳虚证 22 例，占 22.7%。认为慢传输型便秘的常见证型有气虚肠燥证、气阴两虚证、热结气滞证和脾肾阳虚证。喻玉等[9]将 95 例 STC 患者进行中医辨证分型和神经症状评分，探讨中医证型与神经症状评分的关系。结果肝郁气滞证神经症评分显著高于气虚肠燥证、气阴两虚证、脾肾阳虚证，证实 STC 的中医证型与心理因素之间存在明显关系，其中肝气郁滞与之关系最为密切。目前，STC 的辨证以肝脾不调、肺脾气虚、气阴两虚、脾肾两虚等证型为主[2]。

周仲瑛等认为 STC 的治疗主要以缓解症状、恢复正常肠动力和排便生理功能为目的，进行个体化的综合治疗[10]。肝脾不调证用六磨汤合四逆散加减，肺脾气虚证用黄芪汤加减，气阴两虚证用增液汤合润肠丸加减，脾肾两虚证用济川煎加减[2]。

李景远等[10]提出 STC 病变部位虽在大肠，但与脏腑功能失调密切相关，应重点从脾、肝、肾、肺四脏入手辨证论治。①从脾论治，健脾助运，升清降浊。可选用补中益气汤、六君子汤或枳术丸加减治疗。②从肝论治，行气通腑，兼以活血化瘀。可选用四逆、逍遥等方加以疏泄导便之药。③从肾论治，滋阴润肠或温阳通便。肾阴亏虚论治，滋阴润肠以助大便排出，可用六味地黄丸、知柏地黄丸等方加减；肾阳亏虚可用右归饮或半硫丸等方加减；临床还可以桑螵蛸散加减，反"利小便而实大便"之意，行补肾固涩小便而助排便之法。④从肺论治，益气肃肺，清化痰热。可用生脉散、黄芪汤等方加减。

3. 辨病专方

诊断上的病、证结合，治疗上的专病专方与辨证加减，是中医传统辨证论治的历史承继与发展，也是中西医优势互补的探索和创新。STC 属中医学便秘的范畴，为本虚标实之证。

尤在泾曰"气内滞则物不行"，从脏腑生理功能的认识而论，肝主疏泄，脾主运化，肝脾与大肠有着密不可分的关系，近年就有学者就从疏肝理脾加润肠之法治疗 STC，取得较好的疗效。陈明仁[11]采用济川煎合四逆散加减治疗 38 例，结果治愈 15 例，好转 21 例，总有效率 94.7%。陈爱霞等[12]用调肝润肠通便法治疗 STC 60 例，方用加味一贯煎加减，结果治愈 25 例，显效 19 例，有效 13 例，无效 3 例，总有效率 95.00%。肖天宝等[13]以补中益气汤加五磨饮子治疗慢传输型便秘 36 例，结果 36 例患者中，显效 10 例，有效 13 例，好转 9 例，无效 4 例，显效率为 27.77%，有效率为 63.89%，好转率为 88.88%。根据因虚致实的病因病机，吕文立[14]采用温通口服液（黄芪、生白术、肉苁蓉、胡桃肉、当归、党参、大黄、芒硝、枳实、厚朴、柴胡、白芍、莱菔子等）治疗 STC 40 例，近期治疗有效率 100%，半年后随访有 8 例轻微复发。

便秘的发生虽责之于大肠的传导功能异常，但"肺者，相傅之官，治节出焉"，大肠的传导功能与肺密切相关，如若肺的肃降失常，肺气郁而不得宣肃，脏病及腑，腑气闭塞不通，大肠传导失常，致糟粕不能变化而出，有学者认为从肺论治有"提壶揭盖"之妙用也。陈元等[15]运用宣肺健脾法（生白术、山栀、全栝楼、杏仁、郁金、枳实、厚朴、桔梗、芦荟、决明子、紫菀）治疗慢传输型便秘 30 例，结果治疗组 30 例，治愈 20 例，好转 8 例，无效 2 例，总有效率分别为 93.3%。何德才等[16]从宣肺养阴角度，自拟宣肺养阴汤（杏仁、黄芪、党参、白术、木香、槟榔、枳实、厚朴、生地黄、元参、麦冬）治疗老年慢传输型便秘 60 例，结果痊愈 24 例，显效 27 例，有效 4 例，无效 5 例，总有效率 91.7%。

祖国医学认为肺气虚则气机宣降失职，津液不能正常输布，而致津液亏少；脾气虚则气血津液无以生化，肠道津血枯燥，而成无水行舟之候；肾气虚则开合失司，肠道津枯失于传导。故肺脾肾气虚、津血亏乏是本病发病的主要病机。郭敏等[17]用滋阴理肠方（火麻仁、肉苁蓉、枳壳、厚朴、何首乌、丹皮、生地、玄参、麦冬、当归、甘草）内服治疗 STC 36 例，与口服西沙必利的 33 例对照组进行对照研究。结果治疗组总有效率为 91.6%，而对照组仅为66.7%，两组比较，P<0.01。孙士然等[18]就采用益气润肠法治疗STC 142例，方用益气润肠汤（当归、黄芪、桃仁、厚朴、枳壳、生地黄、生何首乌、麦门冬、火麻仁、郁李仁、陈皮、甘草），结果治愈50例，显效53例，有效22例，无效17例，总有效率88.03%。宋铎等[19]以培土生金法"以补为通，以补治秘"为原则，药用人参、白术、甘草、黄芪、陈皮、麻仁等。结果80例中，有效率为95%。谢钧等[20]采用益气化瘀法（药用白术、黄芪、人参、白芍、当归、桃仁、郁金、决明子、莱菔子、枳壳、桔梗）治疗慢传输型便秘30例，结果治愈19例，好转10例，总有效率96.67%。

脾胃同居中焦，是气血化生之源和气机升降的枢纽。大肠传导功能的正常与否，取决于脾胃升清降浊和纳运相济功能的协调与否。韦扬等[21]运用升阳益胃汤能恢复脾阳和胃气，脾阳正常则纳食正常，消化及时，水谷精微散布全身，食物糟粕下传顺畅。胃气旺盛则纳食增多，食物中的纤维含量增加，大便量增加而易排出。于是采用升阳益胃法治疗老年慢传输型便秘42例，方用升阳益胃汤加减（党参、黄芪、归身、川芎、干姜、羌活、独活、川连、柴胡、枳壳、白芍、甘草），结果痊愈12例，显效12例，有效14例，无效4例，总有效率90%。

4. 中药灌肠疗法

灌肠疗法又称直肠给药法，是在继承中医传统的直肠给药方法的基础上，结合现代的灌肠技术和中医辨证论治发展起来的一种独特的疗法，是在中医基础理论指导下辨证论治，四诊合参，辨证用药，拟好灌肠的方剂并采用煎制灌肠液中药，液量100ml，温度控制在39-40度，将灌肠液装入输液瓶中。根据病情安排体位，如病变在乙状结肠和直肠，取左侧卧位。挂灌肠器于输液架上，液面高于肛门，小于30厘米，润滑导管后从肛门插入保留灌肠，并尽量保留药液不溢出。

中药直肠给药最早出现于汉代张仲景所著《伤寒论》："猪胆一枚，泻汁和少许法醋以灌谷道内。"现代医学认为，直肠壁组织是具有选择性吸收和排泄的半透膜。药物灌肠后在体内吸收维持时间长，一方面可产生局部治疗作用；另一方面可通过门静脉或下腔静脉进入体循环产生全身治疗作用。这样不经过消化液分解破坏，又可大部分经下腔静脉进入体循环，减少肝脏的首过效应，从而提高药物的生物利用度[22]。

林晖等[23]采用益气活血灌肠方（黄芪、白术、枳壳、肉苁蓉、何首乌、桃仁）治疗STC 60例，方药由本院中药房提供的中药机煎制，每袋100 mL真空包装，分早晚2次灌肠。患者先左侧卧位，抬高臀部，将擦过石蜡油的肛管插入肛门内约20~30 cm，然后用注射器将上述温度约38 ℃的药液缓慢注入肠内，10 min后改为平卧位，再过10 min改为右侧卧位，再过10 min结束治疗。结果痊愈率和总有效率分别为16.67%和93.33%，未见明显不良反应。

宋丙跃[24]采用中药保留灌肠与内服治疗慢传输型便秘70例，基本方由白术、黄芪、火麻仁、柏子仁、决明子、肉苁蓉、生地、熟地、当归、麦冬、玄参、枳实、川朴、槟榔、干姜和熟大黄组成。上药经两次煎煮共取汁900 mL，取600 mL分两次温服，另将300mL保留灌肠，每日1剂。结果痊愈36例，显效22例，有效12例，无效0例，总有效率100%。本研究显示，中药内服与保留灌肠治疗慢传输型便秘疗效显著，无明显副作用。

李萍等[25]按虚实分型并以中药芦荟为主的汤剂以电脑灌肠仪高位灌肠治疗45例，结果实证型29例治愈20例，好转7例，无效2例，有效率为93.1%，虚证型证型16例治愈13例，好转2例，无效1例，有效率为93.75%。本研究通过临床对照，认为说明高位灌肠治疗慢传输性便秘优于一般保留灌肠，电脑灌肠仪行高位灌肠使药物直达病处并停留足够的时间，有利于药物的吸收。

丁扣珍等[26]采用益气健脾汤（炙黄芪、肉苁蓉、枳壳、枳实、生白术、陈皮、青皮、制何首乌、桃仁、鸡内金）灌肠治疗结肠慢传输性便秘92例，结果92例显效58例，占63.04%；好转26例，占28.26%；无效8例，占8.7%。治疗组采用200 mL药液灌肠与200mL口服，均每日1次进行比较，结果对照组60例显效34例，占56.67；好转11例，占18.33；无效15例，占25.0%。

5. 中药敷贴疗法

所谓贴敷疗法，是以中医基本理论为指导，应用中草药制剂，施于皮肤，孔窍、俞穴及病变局部等部位的治病方法。敷贴疗法是祖国医学中独具特色的外治法之一，由于经穴对药物具有敏感性和放大效应，药物敷贴于特殊穴位能迅速在相应组织器官中产生较强的药理效应。同时能避免药物经口服后肝胃首过效应而削弱药力，同时能减少肝脏的负担以及口服药物对胃肠道的刺激和对消化功能的影响，并能充分发挥药效，提高药物的利用率。

王敏英等[27]采取峻药外敷结合辨证贴脐治疗STC。湿热瘀结型用大黄、芒硝、枳实、厚朴、乳香、没药、牵牛子、槟榔、皂角刺、冰片，阳虚瘀结型用上方去牵牛子加附子、干姜。与口服清宁丸对照观察。结果：两组总有效率和治疗后便质改善比较无显著差异（P>0.05）；两组治疗前后便质改善和治愈率比较有显著差异（P<0.05）。认为峻药外敷，盖为避其锋芒，临床辨证系体现中医辨证论治之精髓。刘春强等[28]在30例慢传输型便秘

患者的双侧天枢、足三里、大肠腧以及中极、神阙8处穴位行中药膏穴位敷贴，药取生大黄、生地黄、当归、木香、红花、槟榔、枳实等，10 d为1疗程，3疗程后观察疗效。结果：30例患者中，临床痊愈12例（40%），显效9例（30%），有效6例（20%），无效3例（10%），总有效率为90%。

6. 展望

综上所述，对于大多数便秘患者，传统中医药治疗仍然不失为一种有效、安全、经济的手段。中医对本病治疗方法众多，中医药治疗结肠慢传输型便秘有着很大的优势，疗效确切，副作用少，可使紊乱的胃肠道功能得到调整，又无泻药导致电解质紊乱之虞，故具有潜在而广泛的应用前景。但综观目前整个研究状况，许多医家在诊断便秘时，往往仅靠患者主诉症状，未采用统一的病例纳入标准仍是以一般的临床疗效观察和总结为多，涉及严格遵循随机、双盲对照研究、远期疗效追踪观察及治疗机制探索的则很少，相关的研究尚待开展。另外，中医药治疗本病时由于用量的不同及个体差异常常导致治疗效果的不稳定，评价药物疗效时又往往缺乏严格、统一的疗效评价标准，致使很多报道的方法可重复性较差，故借用现在有效科学的统计方法，对中医药治疗STC的疗效做客观的评价及分析，科学的筛选最佳中药配伍，使中医药治疗治疗STC更加严谨和规范化。

参考文献：
[1] 周仲瑛．中医内科学［M］．新世纪第二版．北京：中国中医药出版社，2007：249－256.
[2] 中华中医药学会．中医肛肠科常见病诊疗指南［M］．北京：中国中医药出版社，2012：33.
[3] 张海鹏．便秘病证的古今文献研究与学术源流探讨［D］．北京：北京中医药大学，2008.
[4] 王业皇．便秘中医特色疗法［M］．北京：人民军医出版社，2012：25－31.
[5] 李国栋，邱剑峰，袁亮，等．李国栋从血论治顽固性功能性便秘经验［J］．中国中医药信息杂志，2008，15（3）：81.
[6] 巫全胜，王凯君．肃肺润肠汤加味治疗老年习惯性便秘50例［J］．新中医，2008，40（11）：82.
[7] 李绥军，宋琛虹．益气温阳养血生津治疗功能性便秘临床观察［J］．中医药学刊，2005，23（10）：1913.
[8] 肖国辉，单铁莲，陈辉，等．慢传输型便秘的中医证型研究［J］．浙江中医药大学学报，2009，33（1）：91－92.
[9] 喻玉，向未，罗传斌，等．慢传输型便秘中医证型与心理因素的关系［J］．实用中西医结合杂志，2012，12（1）：57－58.
[10] 李景远，敖丽英．慢传输型便秘的中医治疗思路探讨［J］．中国中医基础医学杂志，2009，15（9）：688.
[11] 陈明仁．老年慢传输型便秘中医治疗［J］．吉林医学，2012，33（20）：4342－4343.
[12] 陈爱霞，张磊，韩立燕．加味一贯煎治疗结肠慢传输型便秘60例疗效观察［J］．河北中医，2010，32（7）：1015－1016.
[13] 肖天宝，苗大兴．补中益气汤加五磨饮子治疗慢传输型便秘36例临床疗效观察［J］．世界中西医结合杂志，2010，5（2）：177.
[14] 吕文立，朱忠才．温通口服液治疗结肠慢运输型便秘40例疗效观察［J］．黑龙江中医药，2011，3：18－19.
[15] 陈元，张洁颖，吴奕．宣肺健脾法治疗慢传输型便秘30例［J］．陕西中医，2011，32（5）：548－549.
[16] 何德才，杨勇军．宣肺养阴法治疗老年慢传输型便秘的临床观察［J］．国际中医中药杂志，2011，33（3）：243－245.
[17] 郭敏，王爱华．滋阴理肠方治疗老年慢传输型便秘36例总结［J］．湖南中医杂志，2008，24（3）：25－27.
[18] 孙士然，王琳，陈雪清．益气润肠方治疗结肠慢传输型便秘的临床观察［J］．河北中医，2010，32（4）：531.
[19] 宋铎，王永，马兆哲，等．培土生金法治疗老年慢传输型便秘的临床观察［J］．求医问药，2012，10（1）：83－84.
[20] 谢钧，贾彤，李杨．益气化瘀法治疗慢传输型便秘60例临床观察［J］．吉林药中医，2008，28（10）：732－733.
[21] 韦扬，邹世昌．升阳益胃汤加减治疗老年慢传输型便秘临床观察［J］．现代中西医结合杂志，2010，19（28）：3589－3590.
[22] 惠永锋．中药灌肠在肛肠科的临床应用［J］．黑龙江中医药，2012，41（1）：64－65.
[23] 林晖，孙健．益气活血灌肠方治疗结肠慢传输型便秘临床研究［J］．新中医，2012，44（6）：68－70.
[24] 宋丙跃．中药内服与保留灌肠治疗慢传输型便秘的临床疗效观察［J］．中国中医药咨询，2011，3（17）：162.
[25] 李萍，朱银萍，杨楼，等．高位灌肠法治疗结肠慢传输性便秘的疗效观察［J］．南方护理学报，2001，8（6）：41－42.
[26] 丁扣珍，孙建珍．益气健脾汤灌肠治疗结肠慢传输性便秘92例［J］．中国中医药信息杂志，2004，11（7）：625.
[27] 王敏英，张敏娟，黄华丽．中药辨证贴脐治疗结肠慢传输型便秘的研究［J］．四川中医，2009，27（1）：70－71.
[28] 刘春强，肖倩．中药膏穴位敷贴治疗慢传输型便秘30例［J］．河南中医，2011，31（11）：1279－1280.

辨证施治治疗便秘

毛　红

第二中医医院/四川省中医药科学院中医研究所（610041）

便秘是一组临床症状，可由多种疾病引起，其主要包括：排便少、便硬、排便困难、时间长、肛门胀堵、便意不尽感等，伴有或不伴有腹痛、恶心、便血、心情烦躁等症状。因其症状多、病情复杂且受饮食、文化、地区等因素影响，目前还无统一的定义。临床常把反复发作、经治疗疗效欠佳、症状严重的便秘称为顽固性便秘。其发病率常与性别、地区和社会文化、生活习惯等不同而异。在我国据天津刘世信报导3.7%左右，西安戴菲报导为9.18%，山东地区在18～70岁调查表明发病率为6.07%；国外据相关资料反映在美国为2%～12.8%，法国为6.3%。如Somenbery报道，一般人群患病率为2%，65～74岁患病率为4.5%，75岁以上增至10.2%，且女性多于男性；Everhan等人的研究认为男性患病率为8.0%，女性为20.1%。有人分析男女之比为1：2到1：4，这可能是因为女性直肠前突高于男性，肠激惹症比男性多，加之月经、情志等变化影响肠道运输功能等因素所致。由于排便是一个复杂的生理运动过程，全身多个系统共同参加完成并受多种因素影响。大肠先天性的或后天性的自身病变可能引起便秘，肠外的病变其他系统也可引起大肠的结构与功能改变而发生便秘。由于病证的复杂性、多因性对其治疗也就十分棘手，盲目地单一地采取某种治疗手段常常会事与愿违，甚至会惹火烧身。因此笔者主张对便秘采用综合性治疗，包括饮食、情志、生活习惯治疗、洗肠、体育锻炼、按摩和药物等方法和手段进行治疗，必要时对于对于神经损伤性的不可逆的肠瘫痪所致的巨结肠和过于冗长的肠管以及出口梗阻性的排便障碍始可考虑手术治疗。而在这当中采用中医的辨证论治进行治疗，再辅以其它疗法进行治疗将会取得良好的疗效，应该大力提倡。现将笔者的经验总结介绍于下。

1. 病因病机

祖国医学认为便秘是因为外感六淫、内伤七情损伤气机或气机郁阻不畅，脏腑功能失调，致肝郁脾虚，运化失常，传导失职，糟粕内停。外感热邪或素体阳虚或饮食不良，过食肥甘厚味、辛辣热物，致热结肠道腑气不通。或血盛伤津燥热内结致大便干结难排。或素体阴虚，脾胃失和，阴液不运而肠燥不润大便难解，而发生便秘。正如《素问》所说：“阳不胜其阴，则五脏气争，九窍不通。”“热气留于小肠，肠中痛，瘅热焦渴，则坚干不得出，故痛而闭不通矣。”《诸病源侯论·在大便不通论》亦说：“大便不通者，因三焦五脏不和，冷热之气不调，热气偏入肠胃，津液竭燥，故令糟粕痞结壅塞不通也。”《寿世保元》也说；“夫阴阳二气贵乎不偏，然后津液流通，肠胃润溢，则传送如经矣。摄养乖理，三焦气滞，运木卓 不行，遂成闭结之患有五，曰风闭、气闭、热闭、寒闭、湿闭是也。更有发汗利小便及妇人产后气血，走耗精液，往往皆能令人闭结。燥则润之，涩则活之，闭则通之，寒则温、热则清，此一定之法也。”不仅对便秘的病因病机进行了精要的论述而且对其治疗大法亦进行了高度的概括。对当今便秘的辨证论治仍有着重要的指导意义。

西医认为排便过程决定于结肠的正常蠕动对粪便的推进力、盆底肌肉的协调运动和排便通道的畅通。直肠静息压0.49kPa左右，5次/min蠕动波，肛管静息压6.7kPa，14.9次/min蠕动波频率排便阻力＞蠕动波，粪便便得以向前。当粪便量50ml→直肠→阈值反射；当粪便量110ml→直肠内压达2.45kPa→便意；当粪便量220ml左右→直肠内压达4.61kPa→14.7kPa→紧急排便，引起便急感。一般认为肠内容物经过小肠（通过时间约占全肠通过时间10%）残渣排入结肠，经过细菌的繁殖，再消化吸收，剩余残渣与细菌构成粪便以每小时约5cm的速度，缓慢向远端移动，储存于乙状结肠甚至降结肠中，当其收缩则将粪便驱入直肠引发排便反射。这时，进入直肠的粪便一方面对直肠产生机械性扩张，使直肠内压升高，通过直肠壁内反射使内括约肌弛缓，张力下降，肛管压力降低，这种反射容量依赖性和速度依赖性，即指在一定范围内，进入直肠的粪便的量越大，速度越快，内括约肌弛缓的幅度越大，越快。与此同时，盆底肌、外括约肌则反射性收缩，以防止因内括约肌张力下降而可能产生的粪便失禁。另一方面，下降的粪便压迫盆底，刺激分布于盆底的排便感受器，冲动至大脑皮层产生便意，并引起直肠平滑肌的反射性收缩。如环境允许排便，则可意识性地解除盆底肌，外括约肌主动收缩。反射性解除其张力收缩使盆底诸肌、耻骨直肠肌、外括约肌松弛，盆底下降呈漏斗状，肛管直肠角变大，肛管压力下降；同时直肠和远端结肠反射性地收缩使肠管变短，肠腔内压增高；因便意刺激反射性地引起腹压上升，使排便动力大大超过排便阻力，排便通道变直缩短，粪便顺利排出。如环境不允许排便，则盆底肌、耻骨直肠肌、外括约肌主动收缩，不让粪便进入肛管，直肠结肠亦松弛，降低直肠内压，便意逐步消除，如仍不理会便意，粪便将在直肠逆蠕动驱动下，返回乙状结肠。上述排便反射过程的任何环节受到干扰，都将破坏这一反射，而引起排便障碍。

因此，如果肠内容物通过结肠时间越长，结肠结构改变，影响肠平滑肌的疾病导致平滑肌细胞数减少而纤维化，肠壁变薄，功力下降，或者因结肠内压力的改变，蠕动方式、神经系统、激素、调节肽等发生变化都可影响结肠功能发生运动失常而致便秘。此外，除先天性巨结肠外，肠肌间的神经丛异常也可导致特发性巨结肠、巨直肠等病变，还有结肠黏膜的吸收功能，容积的大小和肠蠕动内容物运动的速度大小，肠压的变化也可导致便秘。如直肠壶腹容积过大，不能受到正常容量的粪便刺激，或忽视便意，可导致直肠感觉功能的逐步降低；内括约肌弛缓功能障碍，盆底横纹肌及外括约肌便时不能松弛，都可造成出口阻塞性便秘。

此外新的研究表明在直肠与乙状结肠连结处存在有一个生理性括约肌又称第三括约肌。正常状态下，乙状结肠和直肠收缩时该括约肌放松，而该括约肌的失弛缓是造成便秘的一个重要原因。肛直角对粪便下降起机械屏障作用和活瓣作用，正常人此角为80？～90？，排便时此角变大，约137？，在盆底失弛缓型便秘中此角变小（<90？）；肛管高压带平均长度3.69～3.91cm，括约肌用力收缩时变长，其长度和压力大小亦与粪便自制有关，长度越长，控便的自制力越强，因而括约肌痉挛型便秘患者其肛管高压带长度较长。新的研究还认为直肠顺应性大小反映肠壁伸展性及最大耐受量功能状况，而慢性便秘患者直肠顺应性则过高。

因此，正常的有规律的结直肠运动是保证粪便正常传输的基础，任何环节出现动力障碍均可导致便秘。

2. 辨证施治

中医对便秘的治疗积累了丰富而宝贵的经验，早在两千多年前的《黄帝内经》就提出了“盛者泻之，虚者补之，结者散之，留者攻之，燥者濡之。”的治疗大法，如《素问·厥论》中说：“太阴之厥，则腹满月真胀，后不利，不欲食，食则呕，不得卧。……盛则泻之，虚则补之，不盛不虚，以络取之”首先对大便不畅（后不利）、腹胀、月真 满的病证进行了论治。之后张仲景又在《伤寒论》和《金匮要略》中对便秘进行了系统的辨证施治，从阳明腑实证用承气汤类至脾约，用麻仁丸和辨阴结阳结而论治。对后世影响极大，逐渐形成了对便秘一整套系统的辨证施治理论。如清·张璐在《张氏医通》中说：“肾主五液，津液盛则大便如常，房欲过度，精血耗竭，多致秘结，或饥饱劳役，损伤胃气，或辛热厚味，渐渍助火，伏于血中，耗散真阴，津液亏少，致令大便结燥，高年血不充，每患是疾，故古人有胃实脾虚，风秘、气秘、痰秘、冷秘、热秘、虚秘、实秘之分，临证所当细察详问也。胃实而秘，善饮食，小便赤濇，麻仁丸；脾虚不能运化，倦怠懒于言动，补中益气倍升柴当归煎成调生蜜、麻油、清气一升，浊气自降，有脾虚下秘者以此汤下麻仁丸。风秘者，风入大肠，传化失职，羌防、苏子、枳壳、麻仁、杏仁、皂角灰、煎服润肠丸。气秘者，气不升降，谷气不升，其人多噫，枳壳、沉香、苏子、槟榔、乌药、陈皮、煎服降气散或四磨，六磨选用。痰秘者，痰饮湿热阻碍，气不升降，头汗喘满，胸胁痞闷，眩晕腹鸣、半夏、茯苓、木香、槟榔、枳实、橘红、香附、白芥子、姜汁、竹沥、不应，加大黄黄连，甚则控涎丹下之。冷秘者，六脉沉迟，面白或黑，凝阴固结、胃气闭塞、肠内气攻、腹中喜热恶冷、藿香、厚朴、姜、桂、枳壳、陈皮、生姜、煎服半硫丸。……热秘者，六脉数实，面赤口干，身热肠胃胀闷，时欲得冷，或口舌生疮，二肠热结，苏子，黄芩、生地、芍药、杏仁、枳壳、煎服润肠丸或四顺清凉饮。虚秘者，不能饮食，小便清白，或年高，或病久，或脾虚，津枯血少，归身，熟地，苁蓉、参、芪、沉香、松子仁、桃仁、麻仁、蜂蜜或麻仁、枳壳、当归、人参蜜丸服之。……实秘者，能饮食，小便赤涩，枳实、槟榔、木香、砂仁、蓬术、大黄、皂肉灰之属，气滞腹急，大便秘涩六磨汤加大黄。诸秘服药不通，或虚人畏服利药者，宜蜜煎导，削酱姜导。分寒热选用，其猪胆导，非伤寒邪热，不可轻试。”将便秘的中医辨证内、外施治作了详尽的论述，对当今临床仍有极重要的指导意义。

现将笔者在临床对便秘进行辨证施治的经验介绍于下：

（1）胃肠热结：症见大便干结，小便短赤，面红心烦，或兼有腹胀，腹痛，口干口臭，舌红，苔黄或黄燥，脉滑数。治宜清热润燥，方用麻仁丸和玄参、何首乌、生地。

（2）气机郁滞：症见大便干结，排便困难，嗳气频作，胁腹痞闷腹痛，舌苔厚腻，脉弦。治宜理气导滞，方用六磨汤，若热症明显，可加栀子、龙胆草。

（3）燥热伤津：症见大便干结，口鼻咽干燥，皮肤干燥皱裂，干咳少痰或无痰，无汗或少汗，舌红，苔薄白或薄黄少津，脉浮或细数，治宜轻宣润燥，方用杏苏散加减。

（4）湿热蕴结：症见大便先干燥硬结，后溏或粘浊垢腻，排出困难，不爽，或便结与腹泻交替出现，少腹坠胀，脘痞胸闷身重，口苦，不渴，小便短赤，舌红，苔黄白厚腻，脉滑数或滑弦数，治宜清热化湿以通便，方用小承气汤加白术、薏苡仁、草决明。

（5）血虚：症见大便干结，面色淡白无华，心悸健忘，头晕目眩，唇舌淡白，脉细，治宜养血润燥，方用扶正润肠丸或用四物汤加桃仁、何首乌。

（6）气虚：症见大便干结不畅，面色白光白，神疲气乏，少气懒言，临厕努挣乏力，汗出短气，疲乏，肛坠不适。舌淡嫩苔薄白，脉细无力，治宜益气润肠，方用补中益气汤加何首乌、枳实、黄精、火麻仁。

（7）气血两虚：症见大便干结，排便无力，面色无华，少气懒言，失眠健忘，肛门坠胀不适，舌淡苔薄白，脉细数无力，治宜益气养血，润肠通便，方用八珍汤加黄精、芦荟、黄芪；或扶正润肠丸加独参汤。

（8）阴虚：症见大便干结如羊粪，形体消瘦，咽干少津，或见颧红，眩晕，耳鸣，五心烦热，心悸怔忡，腰腿酸软，舌红少苔，脉细数。治宜滋阴补肾，润肠通便，方用六味地黄丸加肉苁蓉、黄精、玄参、玉竹、火麻仁、芦荟。

（9）阳虚：症见大便干结，面色萎黄无华，时作眩晕，心悸，畏寒肢冷，甚则少腹冷痛，小便清长，舌质淡，苔白润，脉沉迟或沉细。治宜温阳散寒，润肠通便，方用济川煎加味。

(10) 气阴两虚：症见大便困难或排便无力，数日一行，便干目涩，肛坠不适，乏力眠少，少气懒言，面色白光白，咽干唇燥，五心烦热，舌红苔薄白乏津，脉细，治宜益气养阴，润肠通便，方用补中益气汤合增液汤加减。

(11) 肝郁脾虚：症见排便不畅，大便或干结或稀软，心情易怒，两胁闷胀，少气懒言，面色无华，纳差。舌淡苔白，脉细弦。治宜疏肝理气，健脾益气，方用逍遥散加四君子汤加减。

生物反馈治疗功能性排便障碍型便秘41例报告

穆　云　王顺和　姚　健　王　玉　刘纪锋　牛苏剑

四川　泸州　四川省泸州市人民医院肛肠科　(646000)

【摘要】目的　明确生物反馈治疗功能性排便障碍型便秘的疗效。方法　对41例符合功能性排便障碍型便秘的患者进行生物反馈治疗，每次60min，每周1次，4次一个疗程，对完成10次以上生物反馈治疗者进行疗效评估。结果　所有患者均完成生物反馈治疗10次以上，平均14次。其中男18例，女23例，年龄34－78岁（平均56岁），病程11月－32年（中位病程13年）。41例患者治疗前后相比肛管、直肠静息压，直肠最大收缩压，初始排便感在治疗后均有明显改善（P<0.05）；治疗后，排便Cleveland便秘评分较治疗前显著降低（P<0.05）。41例患者中治愈21例，显效7例，有效2例，无效11例，总有效率73.17%。结论　生物反馈疗法能有效地治疗功能性排便障碍型便秘。

【关键词】便秘；行为疗法；肛管；直肠

功能性排便障碍型便秘系因直肠、盆底动力障碍性疾病如直肠前突、耻骨直肠肌综合症、肛管内括约肌痉挛、直肠黏膜内脱垂、套叠、会阴下降综合症、盆底痉挛综合症等导致的肛门肛管盆底功能障碍而发生的排便障碍[1]，故罗马Ⅲ标准称其为功能性排便障碍，不再称其为出口梗阻型便秘。在近年来的治疗方面，生物反馈治疗功能性排便障碍型便秘以其无损伤、无不良反应等优点而愈来愈受到医者重视和患者欢迎。我科便秘组在2011年10月到2012年09月对功能性排便障碍型便秘患者41例行生物反馈治疗。取得较好疗效，特报告如下。

1. 资料与方法

1.1 纳入标准

所有患者都要求符合以下诊断标准：(1) 参照2006年国际功能性胃肠型疾病（functional gastrointestinal disorder, FGIDS）Rome Ⅲ 标准[2]；(2) 经过肠镜检查和（或）钡灌肠检查排除结、直肠和肛门器质型疾病；(3) 经排粪造影和结肠传输试验证实为功能性排便障碍型便秘；(4) 排除全身疾病型疾病对胃肠道功能的影响；(5) 患者知情同意并愿意配合治疗者。

1.2 排除标准

(1) 患有下列疾病之一：原有严重心脑血管病，血液病，糖尿病，恶性肿瘤，精神疾病；(2) 妊娠或哺乳期妇女；(3) 患者不同意选择推荐的治疗方式者。

1.3 临床资料

本组男18例，女23例；年龄34－78（平均56岁），病程11月－32年，中位病程13年。所有的患者均详细记录治疗前后的粪便性状、排便次数，并进行评估；粪便性状按Bristol大便性状图谱分型。1型为分离的硬团，2型为团块，3型为干裂的香肠状，4型为柔软的香肠状，5型为软的团块，6型为泥浆状便，7型为水样便。4、5型为正常，其余为异常。治疗后随访，连续≥3个月。均在治疗前和治疗结束后1个月行肛管直肠测压：测定患者肛管直肠静息压、肛管最大收缩压、直肠初始排便感觉阈值、直肠肛门抑制放射等。

1.4 生物反馈治疗

1.4.1 仪器：治疗仪为瑞典Medtronics－Synetics公司生产，使用POLYGRAM NETTM生物反馈治疗应用软件评估肛门直肠功能并通过生物反馈模式显示。

1.4.2 方法

1.4.2.1 患者的教育：通过教育使患者明白正常排便过程中腹部、肛门直肠的肌肉是如何收缩和放松的，向患者讲解便秘的病因，告知患者自身所存在的不正确的动作以及生物反馈治疗的机制，使患者明白治疗的科学性和有效性，树立治疗的信心。

1.4.2.2 治疗方法：患者左侧卧位，将“地线”捆扎在患者右侧大腿上 1/3 处，清洁肛区，在 3 点和 9 点位置使用 2 个表面电极；将导管表面涂抹润滑剂后缓慢插入肛门 10cm 左右。程序开始前，要求患者保持放松 10min 时间，适应插入状态。尽量避免咳嗽、说话影响记录质量。较正仪器后连接主机，采用压力－机电模式，让患者观看屏幕，在操作指导者指导下收缩和放松肛门括约肌训练。内容包括排便用力训练，盆底松弛训练，刺激排便训练以及感受器训练。根据患者治疗情况，确定个体化的疗程。患者每次治疗 60min，每周 1 次。1 个训练疗程为 4 次。满意后可以用家庭训练仪在家中自行治疗。所有患者均完成生物反馈治疗 10 次以上，平均 14 次。

1.5 疗效评估

1.5.1 排便次数及粪便性状疗效

（1）临床治愈：治疗后大便次数及性状恢复正常；（2）显效：治疗后大便次数或性状恢复正常；（3）有效：治疗后再大便次数次数及性状为恢复正常；（4）无效：不能脱离泻药，治疗后大便及性状均无改善。

1.5.2 排便 Cleveland 便秘评分

评定慢性便秘患者症状程度，包括排便频率、排便困难或费力、排便不尽感、腹痛、每次如厕时间、排便辅助方法、每天尝试排便但未成功次数等 7 项。总分 26 分，正常对照为 0 分。分值愈高，提示便秘症状愈重。分别记录患者便秘患者治疗前、2 个疗程后、停止治疗 1 个月后的评分。

1.5.3 肛门直肠测压评估

（1）有效：治疗后肛门直肠测压结果在参考值范围内；（2）无效：治疗后肛门直肠测压无改善。

1.6 统计学方法

采用 SPSS15.0 统计学软件进行统计分析，连续型变量采用“均数 ± 标准差（$x \pm s$）”表示，治疗前后均数比较采用配对 t 检验，$P>0.05$ 为无统计学差异，$P<0.05$ 有统计学差异。

2. 结果

2.1 排便次数及粪便性状疗效评估

治疗后 41 例患者中有 21 例（51.22%，21/41）患者每天可以自主排便，大便为柔软的香肠状。视为临床治愈。7 例患者（17.07%，7/41）排便症状显著改善，2 例有所改善（4.9%，2/41），11 例患者无效（26.83%，11/41），总有效率为 73.17%。

2.2 肛门直肠测压结果比较（见表 1）

41 例功能性排便障碍型便秘患者均行治疗前及治疗结束后 1 个月的肛门直肠压力测定。结果显示，与治疗前比较在肛管、直肠静息压，直肠最大收缩压，初始排便感均有明显改善（$P<0.05$）。

表 1　治疗前后肛门直肠测压结果（$\bar{x} \pm s$，mmHg/ml）

时间	肛管静息压（mmHg）	直肠静息压（mmHg）	直肠最大收缩压（mmHg）	初始排便感觉（mg）	直肠肛门抑制反射（mg）
治疗前	36 ± 8.4	5.2 ± 1.8	130.5 ± 21.4	70.6 ± 23.1	16.3 ± 5.52
治疗结束 1 个月后	65 ± 3.8	2.1 ± 1.5	169.5 ± 18.4	42.2 ± 20.5	15.8 ± 5.2
P 值	<0.05	<0.05	<0.05	<0.05	>0.05

2.3 41 例患者在治疗前、2 个疗程后、停止治疗 1 月后排便 Cleveland 便秘评分比较。（见表 2）

表 2　治疗前，2 个疗程后，停止治疗 1 个月后 leveland 评分比较（n =41，$\bar{x} \pm s$）

差异来源	Leveland 评分
治疗前	9.72 ± 3.56
2 个疗程后	2.75 ± 3.47 *
停止治疗 1 个月后	2.82 ± 3.06 *

*：与治疗前比较，$p<0.05$。

3. 讨论

功能性排便障碍型便秘患者往往具有正常的结肠传输功能，是由于直肠肛门感觉异常或外括约肌、耻骨直肠肌在排便过程中的反常收缩导致的排便障碍，临床表现为排便困难，如排便费力，便后不尽感及手助排便等，是一种常见的慢性功能性便秘。传统的手术治疗或肉毒素注射治疗有效率不尽如人意[3]，近年来因便秘患者不满意或手术并发症而发生的医疗纠纷或诉讼屡见不鲜。我们认为，在实施不可逆转的外科干预之前，应详细评估每位患者的基础生理异常和临床严重程度，以及所希望达到的期望值。严格的非手术治疗是手术治疗前必须而且必要的前提，也是本次研究的动因。在临床治疗中我们发现，生物反馈治疗的相对非侵入性，患者易忍受，费用低，无需住院治疗等优点比较被便秘患者的青睐。

3.1 生物反馈治疗便秘的定义

生物反馈治疗便秘是指患者通过肛门和盆底肌肉活动的体表肌电图，肛管压力感受器、治疗者的肛门指检来了解自己的排便行为，在治疗者的指导下，逐步学习如何恰当地使用腹部肌肉，增大腹压和放松盆底肌肉减少出口梗阻来完成排便过程。

3.2 生物反馈治疗便秘的原理

生物反馈治疗是一种以设备为基础的学习技术，现有多种仪器和方法，包括以测压为基础生物反馈治疗的固有置入测压系统，以肌电图为基础的生物反馈治疗的体表肌电图反馈系统，特制球囊和家庭训练仪。以上系统都是提供患者视觉反馈的装置。所以有学者指出生物反馈疗法是根据条件反射的原理建立起来的一种心理治疗方法，它是利用仪器将患者在通常情况下意识不到的与心理生理过程有关的某些生物信息，如视觉或听觉的方式显示给患者，训练患者通过对这些信息的认识，学会有意识地控制自身心理生理活动，调整机体功能。达到治疗目的。

3.3 生物反馈治疗便秘的心理辅助治疗

Nehra[4]等的研究表明，功能性便秘患者具有重要的心理因素。生物反馈治疗训练在本质上也是一种行为和心理治疗。在实施上，我们发现，理解、接受能力较强，对医师有较好的信任感的患者往往能取得较好疗效，指导者也能根据具体每位患者不正确的生活习惯，针对性地采取帮助措施。反之，对治疗信心缺乏，或者甚至有极大的不信任感的患者，疗效则可能大打折扣。所以治疗前对患者的心理状态和临床症状以及了解患者，作详尽的心理评估是非常重要的，同时必须关注患者的心理状态。良好的便秘治疗师或许也应该是良好的心理咨询师。

3.4 生物反馈治疗便秘的疗效及展望

文献报告的生物反馈治疗便秘的症状改善率为44－100%[5]。由于治疗成功的判定标准、随访时间、对患者的选择存在很大的差异，故生物反馈治疗便秘成功率也有较大差异。但是近年来几乎所有的研究方法表面，生物反馈治疗便秘优于对照组；生物反馈治疗优于聚乙二醇，地西泮/安慰剂；生物反馈治疗治疗疗效优于球囊训练治疗或者假生物反馈治疗。我们的研究表明，生物反馈治疗功能性便秘总有效率为73.17%。和Chiarioni[6]、Heymen[7]等相似，低于Rao[8]等的报告。

目前对于生物反馈治疗便秘如何改变肠道功能的机制仍然知之甚少，在生物反馈治疗逐渐成为一线治疗的同时，需要大量的基础性研究以进一步阐明其机制。功能性便秘是一种极其复杂的症候群，单纯靠生物反馈治疗也具有较大的局限性，所以如何在医学时效学的指导下，联合诸如中药口服，针灸等治疗以进一步提高疗效是我们下一步研究的重点。

参考文献：略。

改良STARR手术治疗直肠前突型便秘临床研究

高记华　王　超　郭娇娇　王　娜　魏绍兴

便秘严重影响着患者的生活质量，极大地危害着患者的身心健康，因此对本病的研究日益受到人们的重视。临床医生提出了多种手术方式来纠正异常的解剖结构，各有特色，但近远期疗效不稳定，易复发，尤其对于直肠前突型便秘。从2010年2月到2013年9月，我们采用改良STARR手术治疗直肠前突型便秘150例，均取得了很好的疗效，现报告如下：

1. 资料与方法

1.1 一般资料

临床选择河北省中医院肛肠科住院病人中经症状、体征、排粪造影示为直肠前突型便秘患者150例。年龄最小32岁，最大76岁，平均51岁，病程最短2年，最长25年。将150位病人随机分呈两组，改良STARR组（80人）和STARR组（70人）。

1.2 诊断标准

参考 1999 年中华医学会中华医学杂志编辑委员会和中华医学会外科学分会肛肠外科学组拟定的《便秘诊治暂行标准》、慢性便秘罗马Ⅲ标准，喻德洪《现代肛肠外科学》。自拟直肠前突诊断标准如下：

1.3 症状

（1）排便困难，需反复持续屏气加大腹压。

（2）排便时间长，大于 5 分钟以上。

（3）便意频数，余便不尽感。

（4）肛门下坠感。

（5）需用手辅助排便。

1.4 体征

（1）直肠指诊：直肠黏膜松弛堆积如棉絮状，无空隙感，可在直肠前壁扪及突入阴道的囊袋样组织，并将阴道后壁推至阴道口。可触及直肠内有残余大便，患者再次排便后复查仍不能完全排空。

（2）直肠镜检：可见直肠松弛黏膜堆积无肠腔。

（3）排粪造影：是目前诊断直肠前突、直肠内脱垂最有价值的手段，在排粪造影片上可看出病人在用力排便时，粪便不是直接流向肛管，而是流向直肠前壁的囊袋。脱垂的黏膜呈漏斗影像或局部充盈缺损。按突出深度分为三度，6～15mm 为轻度，15～30mm 为中度，大于 30mm 为重度，按套叠深度分为三度：轻度：3～15mm，中度：16～30mm，重度≥31mm。

（4）球囊逼出试验时间大于 5 分钟。

（5）结肠传输试验排除结肠慢传输型便秘。

（6）电子结肠镜检查排除占位性病变。

1.5 纳入标准

（1）患者均为已婚已育女性。

（2）符合诊断标准，有典型症状、体征和排粪造影提示

（3）持续或间断正规保守治疗时间累计大于 3 个月，效果不佳或无效。

（4）无严重心、肺、肝、肾等疾病，能耐受手术者。

（5）自愿手术治疗并签署知情同意书。

1.6 排除标准

（1）不符合诊断标准。

（2）长期便秘经保守治疗有效者。

（3）妊娠或哺乳期妇女。

（4）合并有慢性腹泻等胃肠道疾病的患者。

（5）合并有盆底疝、乙状结肠冗长、骶直分离等其他类型便秘及合并有神经性、精神性、内分泌、药源性等疾病所致便秘患者。

（6）合并有严重心、肺、肝、肾等功能障碍，不能耐受手术者。

1.7 STARR 手术介绍和改良 STARR 手术操作步骤

（1）STARR 术

2004 年 Longo 教授提出吻合器经肛直肠切除术（Stapledtransanal rectal resection，STARR）可作为治疗 RE 和/或 RI（直肠套叠 rectal intussusception）相关性 ODS 的新术式，能够同时纠正 RE 或 RI 两种解剖异常。该术式采用两把 PPH 吻合器，分别切除直肠中下端前壁及后壁冗长、脱垂的黏膜及黏膜下层和部分肌层组织，消除了直肠前突的囊袋样松弛黏膜，同时吻合口使黏膜下层和肌层疤痕粘连，加强了直肠前壁的力量，重构直肠中下端的直肠内解剖结构，达到恢复正常解剖结构的动态功能[1]，STARR 术式较 PPH 术治疗直肠前突、直肠黏膜内脱垂切除黏膜组织多，单把吻合器钉仓容积有限，环形切除黏膜及黏膜下层肌组织不能很多，且直径最大为 34mm，导致直肠中下端形成一环形线状疤痕，缩小直肠壶腹直径，对排便仍有影响[2]。国外文献报道 STARR 治疗排便障碍综合征的有效率达到 88% －95%，并且术后并发症发生率低。

（2）改良 Starr 术操作步骤：常规术野消毒，铺无菌单。1‰新洁尔灭棉球消毒肛管直肠及阴道。采用常州瑞索斯两把 PPH 吻合器，压舌板一个。用四指扩肛后，取扩肛器扩肛，取出内芯，将透明扩肛器缝扎固定在肛门上，碘伏棉球反复消毒直肠下段，先从距齿线上 3－5cm9 点位到 3 点位（顺时针）直肠前壁在黏膜下层做两针半荷包缝合，将压舌板从扩肛器的外侧孔插入直肠，要紧贴直肠后壁并压住直肠后壁黏膜，置入吻合器的底钉座，收紧

荷包线，不应太紧，用引线器将荷包线从吻合器侧孔引出，弯钳牵拉，连接吻合器并旋紧，女性检查阴道后壁有无凹陷，确认阴道后壁光滑，即可打开保险，激发吻合器持续1分钟，旋开吻合器并取出，检查吻合口，有活动性出血点用3-0可吸收线8字缝扎止血；取出吻合器管内被切下的组织，检查切除的黏膜宽度。剪断吻合口末端黏膜粘连处，再于同法从粘连处两端行直肠后壁半荷包缝合，压舌板挡住直肠前壁黏膜，与同法切除直肠后壁黏膜，结扎切除两个吻合口连接处形成的“畸角”状黏膜隆起，最后在6点位切开吻合环及部分肌层，手术完毕。

2. 指标

2.1 观察指标

2.1.1 排便频率：记录患者1周内的排便次数，采用计分法：少于每周1次3分；一周2-3次2分；一周4-6次1分；一天一次0分。

2.1.2 排便时间：记录患者每次排便所需时间，采用计分法：30分钟以上3分；10-30分钟2分；5-10分钟1分；5分钟以下0分。

2.1.3 肛门下坠感：采用计分法：重度下坠感3分；中度下坠感2分；轻度下坠感1分，无肛门下坠感0分。

2.1.4 便不尽感：采用计分法：重度便不尽感3分；中度便不尽感2分；轻度便不尽感1分；无便不尽感0分。

2.2 疗效判定方法

将患者的主要症状进行量化评分，两组患者的积分换算成疗效指数来判定疗效。

$$疗效指数（n）=\frac{改良STARR组-STARR组}{改良STARR组}\times100\%$$

2.4 疗效判定标准

根据《中华人民共和国中医药行业标准·中医肛肠科病证诊断疗效标准》中有关直肠前突的疗效判定标准。

痊愈：症状体征消失，n≥75%，排粪造影正常。

显效：症状体征消失，50%≤n<75%，排粪造影好转。

好转：症状体征好转，n<50%，排粪造影改善。

无效：症状体征及排粪造影无变化或加重，n<25%。

2.4 临床资料统计学处理

全部数据采用SPSS13.0软件统计包进行统计学处理，所有计量资料以平均值加减标准差（$\bar{x}\pm s$）表示，符合正态分布采用配对t检验，不符合正态分布采用配对秩和检验。P<0.05为有统计学意义。

3. 结果

	痊愈	显效	好转	无效	有效率
改良Starr术	41	20	19	0	100%
Starr术	33	16	21	0	100%

3.1 两组排便频率比较

两组患者排便频率积分数据经配对秩和检验得出P<0.05，具有显著性差异。所以改良STARR组患者比STARR组患者排便频率比治疗前明显增多。

3.2 两组排便时间比较

两组患者治疗前后排便时间积分数据经配对秩和检验得出P<0.05，具有显著性差异。所以改良STARR组患者比STARR组患者排便时间比治疗前明显缩短。

3.3 两组肛门下坠感比较

两组患者治疗前后肛门下坠感积分数据经配对秩和检验得出，P<0.05，具有显著性差异。所以改良STARR组患者比STARR组患者肛门下坠感比治疗前明显减轻。

3.4 两组排便不尽感比较

两组患者治疗前后便不尽感积分数据经配对秩和检验得出，P<0.05，具有显著性差异。所以改良STARR组患者比STARR组患者便不尽感明显减轻。

4. 讨论

4.1 是指直肠前壁向阴道突出，亦称直肠前膨出。外科又认为是直肠前壁和阴道后壁的疝。直肠前突有3种类型：低位、中位和高位。低位直肠前突多由于括约肌上部或直肠阴道隔的筋膜缺陷引起。中、高位大多数合并子宫脱垂和盆底疝等盆腔脏器脱垂，临床上多见低位直肠前突。排粪造影检查时可见患者在排便时，粪便流向直肠前壁突向阴道的囊袋。

男性的直肠前壁有前列腺支持，因为支持力量较强，很少发生直肠前突。而女性直肠前壁无脏器支撑，所以女性多发病，特别是中、老年妇女。由于产伤、激素水平下降等，直肠阴道隔发生退行性变，变得相对薄弱，此时若加上不良排便习惯，或腹压增加，直肠前壁下段会被过度牵拉，直肠前壁由于部分肌纤维断裂而被拉长，会阴体下降，排便时形成囊袋样前突，从而排便不畅。继而经常长时间频繁做排便动作及干硬大便对肠壁黏膜层推挤致直肠黏膜内脱，脱垂的黏膜堆积到直肠中下段，使肠腔阻塞又加剧排便困难，因此直肠前突常合并直肠内脱垂，所以直肠前突是女性出口梗阻型便秘的常见原因之一。

4.2 改良 STARR 术在治疗直肠前突型便秘的优势

（1）可以通过吻合器经肛门同时修复直肠前突。

（2）创伤小、病人术后痛苦小、并发症少。

（3）手术时间短，住院时间短，恢复快。

4.3 强调术后指导，要求患者多服用高纤维素的食物，如芹菜等，多饮水，多活动，培养定时及时排便良好习惯，辅以心理调节，加强体育锻炼，以上对疾病的顺利康复以及预防术后的复发均有积极的意义[3]。

参考文献：略。

温肾化瘀法治疗慢传输型便秘 120 例

高记华　王　娜　许建成　魏绍兴　王　超

河北医科大学附属中医院　（500051）

【摘要】目的　评价温肾化瘀法治疗慢传输型便秘（STC）的有效性和安全性。方法　对 120 例慢传输型便秘（STC）患者，随机分为治疗组和对照组各 60 例，治疗组口服温肾化瘀水煎液连续 4 周；对照组口服通便灵胶囊 4 周。4 周后通过临床症状积分来进行综合评价。结果　治疗组治愈 24 例，显效 30 例，有效 4 例，无效 2 例；对照组治愈 9 例，显效 12 例，有效 18 例，无效 21 例。便秘主要症状、体征、积分治疗前后比较，差异均有统计学意义（$P<0.05$）。结论　温肾化瘀法治疗慢传输型便秘（STC）疗效显著。

【关键词】温肾化瘀法；慢传输型便秘；通便灵胶囊

结肠慢传输便秘（STC）是一种临床常见病，多发病，是诱发其他多种疾病的重要原因，给患者的健康和生活质量造成极大的伤害。现代医学认为结肠慢传输便秘是一种结肠平滑肌运动和肠神经功能异常所致的结肠传输功能减弱，肠内容物通过缓慢所致。中医学认为便秘病位主要是大肠，“大肠者，传导之官，变化出焉”，又与肺脾肾三脏密切相关。我科自 2011～2013 年应用温肾化瘀法治疗慢传输便秘，取得良好疗效，现报告如下：

1. 临床资料

1.1 一般资料

120 例病例系 2011 年 2 月～2013 年 6 月在河北省中医院肛肠科门诊确诊为观察对象，并有完整资料的病例。其中治疗组 60 例，男 21 例，女 39 例；年龄最小 22 岁，最大 71 岁；病程半年～1 年 27 例，2～3 年 24 例，4～5 年 7 例，5 年以上 2 例。对照组 60 例，男 24 例，女 36 例，年龄最小 21 岁，最大 70 岁，病程半年～1 年 26 例，2～3年 25 例，4～5 年 7 例，5 年以上 2 例。两组患者性别、年龄、病程经统计学处理（$P>0.05$）无显著性差异。两组患者临床主要表现为排便间隔时间延长，排便时间延长，大便排出困难，大便干结，并伴有腹痛、腹胀、矢气少和全身乏力等。

1.2 诊断标准

1.2.1 全部病例均符合罗马Ⅲ诊断标准中慢性功能性便秘的诊断，经全身体检及理化或特殊检查排除器质性便秘（如：消化道肿瘤内分泌代谢性疾病神经系统疾病等）并经排粪造影、肛管直肠压力测定检查，排除出口梗阻性便秘为主症者。

1.2.2 慢传输型便秘中医辨证标准：参照《中药新药治疗便秘的临床研究指导原则》，主症：便次减少，排便费力便质干结或不干结，伴腹胀、腹痛，面色无华，神疲气短，舌淡，苔薄，脉细。

1.2.3 纳入病例标准：①病程在6个月以上；②符合结肠慢传输型便秘诊断标准；③符合中医便秘诊断标准。

2. 治疗方法

2.1 治疗组

中医治疗重用温肾化瘀法，基本方组成如下：黄芪30g、肉苁蓉15g、制首乌10g、山萸肉15g、白芍15g、枳壳10g、升麻10g、当归10g、桃仁10g、红花10g、焦三仙30g、内金15、甘草10g等，以冷水400ml浸泡30min后煎煮10min，滤出药液；继续加水至400ml，煎煮10min，滤出药物，将2次药液混合约300ml，分早晚2次餐后服用，连续服用4周为1个疗程.

2.2 对照组

予口服通便灵胶囊5粒，晨起顿服，每日1次，连续治疗4周

3. 观察指标

3.1 治疗前后排便主要症状、体征积分及不良反应

参照有关文献[1]的评分标准：便次排便间隔：1~2天排便1次0分，3天排便1次3分；便质：软便0分，先干后软1分，干硬2分，干结如球3分；排便费力不适感：无0分，劳累后发生1分，时有发生3分；每次排便时间：15min以内0分，15~20min1分，21~30min2分，30min以上3分。

3.2 疗效标准

参照有关文献[2]中便秘的疗效标准并结合症状积分拟定：痊愈：主要症状消失，大便正常，积分为0分，保持2周以上；好转：主要症状好转，积分降低1/2；无效：症状无改善，积分无降低

4. 统计学处理

采用SPSS13.0统计软件包进行统计学分析，计量资料用均数标准差表示 $\bar{x} \pm s$，采用t检验；计数资料率的比较采用 x^2 检验

5. 结果

5.1 治疗组：痊愈24例，显效30例，好转4例，无效2例；对照组：痊愈9例，显效12例，好转18例，无效21例，治疗组有效率优于对照组。（$P<0.05$）见表1。

表1　患者临床疗效比较

组别	例数	痊愈	显效	好转	无效	有效率
治疗组	60	24	30	4	2	96.67%
对照组	60	9	12	18	21	65%

5.2 治疗组与对照组治疗后症状积分比较，治疗组优于对照组（$p<0.05$）见表2

表2　治疗后排便主要症状、体征积分变化比较

组别	排便间隔	便质	排便费力不适感	排便时间
治疗组	2.62±0.49	2.7±0.47	2.84±0.39	2.44±0.59
对照组	0.91±0.93	1.14±1.04	1.14±0.92	0.47±0.69

6. 不良反应

治疗组无1例发生不良反应，对照组4例患者初次服药后出现便溏，1例出现头晕，未做特殊处理，3天后症状缓解，未发生严重不良反应而中止用药。

7. 讨论

慢传输型便秘（STC）是原发性便秘的一种，是临床常见的以便意淡漠及腹胀为主要症状的结肠动力障碍性疾病。随着人口老龄化的推进、不良的生活方式以及泻剂排毒的广泛使用，此类便秘有增多的趋势，其病因是节段性结肠或全结肠的蠕动功能减弱而导致粪便在结肠内传输缓慢，引起腹胀、腹痛、便意感觉下降、便秘以及全身症状（疲劳）、头痛等症状；结合结肠运输实验及钡灌肠检查发现：其结肠推进能力明显降低，表现为结肠袋减少或消失，结肠扩张，横结肠下垂，乙状结肠冗长，结肠肠壁变薄，蠕动减弱等结肠平滑肌张力下降的表现。其病理基础是肠神经系统严重损害，肌间神经丛与黏膜下神经节细胞减少与变性[3]。西药虽有药可医，但本病病

程长，长期滥用泻剂，还可引起大肠黑变病，出现脱水、电解质紊乱等危险，远期疗效欠佳；手术治疗，则患者损伤大，术后并发症多，又为多数患者难以接受，虽有部分患者行手术治疗，但疗效不够确切[4]。故寻找一种疗效好且无甚毒副作用的中药制剂治疗慢传输便秘是我们研究的方向。

笔者在跟师学习中总结导师的经验，采用温肾化瘀法治疗慢传输型便秘，取得良好疗效。张介宾认为“肾开窍于二阴”，“肾主下焦，开窍于二阴，水谷入胃，清者由前阴而出，浊者由后阴而出。肾气化则二阴通，肾气不化则二阴闭，肾气壮则二阴调，肾气虚则二阴不禁，故曰肾者胃之关”。笔者认为便秘的病因病机主要是肾阳亏虚，气血瘀滞，此类便秘患者多为中老年人；肾阳亏虚，气化无力，开合失司，故小便清长，大便闭结。诚如《内经》云：“年四十而阴气自半；六十，阴痿，气大衰，九窍不通，下虚上实”，反映了老年人正常生理功能的衰退，具有阳气亏虚，阴液亏少的特点。年老阳衰气弱则推动无力，阴亏血少、津液亏虚则肠道失润，而发为便秘。国内有学者通过肠电图发现，虚证便秘患者，肠蠕动比正常人偏低[5]。肠蠕动减少，传导速度减慢，这种功能减退与神经传导和肌肉的收缩力有一定的关系，而通过温补肾阳而增强肌肉收缩能力，恢复或改善大肠传导功能。由此笔者认为，虽《内经》云“魄门亦为五脏使“，然慢传输型便秘与肾、肺关系尤为密切[6]，肾主纳气，肺主呼吸，肾气不足，不能摄纳肺气，肺气耗散，肺与大肠相表里，津液不能输布于大肠，导致粪干肠燥，肺气不能肃降，大肠传导无力，故而发生便秘。肾藏元阴元阳，五脏之阴非此不能滋，六腑之阳非此不能化，肾阴足则大肠得润，大便排泄通畅，命门火充则能蒸化津液，温润大肠，故阴阳和则出入有常，阴阳病则启闭无序；“金水相生”，肾气充盈，肺气得以摄纳，肃降的功能得以发挥，大肠得以温润推动，大便顺畅。故治当温补肾阳、宣发肺气、活血化瘀、润肠通便，从虚论治，取得满意效果。

方药组成：黄芪30g、肉苁蓉15g、制首乌10g、山萸肉15g、白芍15g、枳壳10g、升麻10g、当归10g、桃仁10g、红花10g、焦三仙30g、内金15、甘草10g。辩证加减。肉苁蓉味甘能补，甘温助阳，质润滋养，咸以入肾，为补肾阳，益精血之良药，何首乌归肝、肾经，制用：补益精血，无阴则阳无以生，与肉苁蓉，阴阳互生，大补肾阳，山萸肉补益肝肾，平补阴阳，三药为君药，温补肾阳；黄芪为补中益气之要药，枳壳破气消积，升麻升阳举陷，一升一降，一补一行，补而不滞，调畅气机，气行则血行；当归为补血之圣药，白芍养血敛阴，桃仁、红花活血化瘀，血脉畅通，血行则气行。七药为臣药，共奏健脾行气，活血化瘀之功。焦三仙、内金健脾消食和胃为佐药，甘草为使药，调和诸药。全方共奏温补肾阳、活血化瘀、消食和胃、润肠通便之效。故临床以本方为基本方，综合患者体质，病程及兼证加减治疗结肠慢传输便秘疗效甚著，且不刺激胃肠道，无明显毒副作用，值得推广应用。

参考文献：略。

慢传输便秘诊治探讨

席作武

河南省中医院肛肠科（450002）

慢传输型便秘（STC）是临床上较为常见的一种慢性顽固性便秘，是由于多种原因导致的肠道运动功能障碍、肠内容物传输延迟、具有慢性、原发性、功能性的特点。病因尚未完全明了，临床主要表现为大便次数少、无肠道蠕动的感觉，无坠胀及无便意，仅有长期不排便所致腹胀和不能进食的症状，严重的影响了现代人生活质量。慢传输型便秘是一种较难治的慢性肠道疾病，以往对慢传输型便秘的治疗以内科保守治疗为主，但保守治疗仅能暂时缓解症状，往往难以根治，甚至可能造成症状的加重或其它并发症，远期疗效并不令人满意。近年，外科手术逐渐在慢传输型便秘的治疗中取得了显著的效果。我院近年来对经结肠运输试验及排粪造影检查明确诊断为慢传输型的便秘患者采用手术治疗，取得了满意的疗效，现将STC的诊断及治疗近况总结如下。

1 慢传输型便秘的诊断

需对患者进行系统的检查，逐步明确是否慢性、原发性、功能性、慢传输型便秘。慢传输型便秘患者诊断标准参照中华医学杂志编委制定的《便秘诊断治疗暂行标准》[1]。符合以下标准者纳入观察：（1）结肠运输试验异常，72h结肠排空率低于80%，标记物散在分布于各部结肠内；（2）排粪造影检查排除出口梗阻及结肠形态异常；（3）排除器质性病变及腹部大手术所致的便秘；（4）大便干燥，排解费力；（5）排便间隔延长；（6）病程在6个月以上。

确定慢传输型便秘的简易方法是结肠传输试验，受试者自检查前3天起禁服泻剂及其它影响肠功能的药物。检查日服含有20粒标记物胶囊1粒，每隔24小时摄腹部平片1张，至标记物排出80%以上为止（最多不超过5张腹部平片，未婚女性应减少摄片张数）。观察标志物的分布对判断有无慢传输型便秘很有帮助。

2 慢传输型便秘的治疗

慢传输型便秘的诊治已引起社会的广泛关注，我国便秘的临床诊治水平和基础研究都在不断提高。目前用于治疗便秘的西药可分为刺激性泻剂、溶剂性泻剂、渗透性泻剂和润滑性泻剂等。主要是对症治疗，效果并不理想。

（1）郑氏[2]对慢性便秘的内科治疗分为以下几个方面：

①一般治疗：对慢性便秘患者，消除疑虑，确立信心，应调整生活方式，如保持每天活动，留有充裕排便时间，坚持定时大便习惯，不错失便意等。心理支持，增加膳食纤维，鼓励多饮水，可避免因结肠对水、盐吸收过多而致大便干少。

②容积性：为非淀粉性多糖浓缩物，适用于摄食膳食纤维不足患者。不吸收性糖及多经基醇：如乳果糖与乳糖醇，均为合成性双糖，不被小肠吸收。

③盐类轻泻剂：如硫酸钠、氢氧化镁、枸橼酸镁或硫酸镁等，其通便机制主要为渗透性作用。

④蒽类化合物：诸如番泻叶、芦荟、美鼠李皮及弗朗鼠李皮等均为植物衍生物，有许多类似性。这类化合物系非活性糖甙，通过小肠时不被吸收，也不发生改变，但进入结肠后则被细菌糖甙酶水解成活性分子而发挥通便作用。蒽类轻泻剂的通便作用业已肯定，剂量应用得当，对人体并无害处，其作用迅速，尤其是作为临时的单剂通便作用时，可适用于任何情况。慢性便秘患者可试用每周2次的方法，但个体间疗效差异可能较大。

⑤多酚（二苯甲烷）化合物：包括酚酞、双醋苯睫及小硫酸钠等目前仍在应用中。

⑥去污剂：磺酞丁二酸二辛钠作为一种大便软化剂，其疗效尚需作进一步研究。

⑦液体石蜡：系一种矿物质油，能软化大便，其乳剂在临床广泛应用。

⑧促动力学药：对照研究表明，西沙比利在与其他轻泻剂合用时，可减少轻泻剂用量，停用西沙比利后，仍可继续发挥改善作用。但迄今尚无证据表明西沙比利可作为便秘的常规治疗。

（2）其他治疗：不吸收性液体用作结肠灌洗剂，如聚乙二醇4000，作为通便药用于临床取得较好疗效。而且，其含电解质溶液可作肠道清洁剂使用。此外，尚有改变肠道细菌、灌肠、肛栓剂及行为治疗等方法。

（3）中医治疗：本病在中医学属"便秘"范畴，其病因多为热结、气滞、寒凝和气血津液亏虚导致大肠传导功能失常所致。运用中医综合疗法辩证分析对症治疗慢传输型便秘，疗效显著。

（4）外科手术治疗

①结肠全切除回直肠吻合术。

②结肠次全切除升直肠吻合术。疗效不低于结肠全切除回直肠吻合术，但由于保留了回盲瓣，术后腹泻发生率明显降低。

③结肠旷置术。手术创伤小、恢复快，但有出现旷置结肠粪便返流严重，腹胀腹痛明显，需定期行结肠水疗排空的问题。

④结肠部分切除术。术前经钡灌肠、结肠运输试验等明确结肠慢传输部位位于降结肠及乙状结肠，行左半结肠切除取得良好效果。

⑤在腹腔镜下行结肠次全切除术，患者术后恢复快，手术瘀痕小，在条件允许的情况下，值得推广。

3 总结

排便是一个复杂的生理过程，与饮食、生活习惯、精神状况等均有关，STC可能是由全结肠、节段结肠或伴有小肠传输缓慢引起。结肠慢传输型便秘的根本原因在于结肠动力减弱，药物治疗短期有效，不能根治，最终多需要手术治疗。通过长时间的临床观察和探索，武现生、马龙安[3]认为患者须同时具备下列条件方可实施手术治疗：①经2次或2次以上结肠传输试验确诊；②经6个月以上系统的保守治疗无效或效果差，患者要求手术治疗；③纤维结肠镜检查排除器质性病变；④钡剂灌肠造影有结肠无张力的依据；⑤小肠蠕动功能正常；⑥排除出口梗阻性便秘和便秘型肠易激综合征。慢传输型便秘的经典术式是，全结肠切除及回、直肠吻合术，国内外文献报导最多[4]，疗效为50～100%，但约30%有顽固性腹泻，10%的病人便秘复发。我院近年来，在对保守治疗无效的慢传输型便秘患者实施结肠切除术时，针对全结肠切除术后腹泻并发症的问题，研究设计了新的手术方法，即：次全结肠切除及盲肠或升结肠与直肠吻合术；或左半结肠切除及横、乙状结肠远段吻合术；两种术式均保留了部分结肠，有效防止顽固性腹泻的出现。术后每天大便多在2～3次，既预防复发，又有较好的控便功能。掌握好手术适应症，两种术式效果明显，是治疗结肠慢传输型便秘的主要手术方式。

总之，慢传输型便秘是结肠神经丛细胞减少、变性的器质性病变；经排粪造影及全肠道传输时间检查明确诊断，对保守治疗无效的慢传输型便秘患者，充分切除病变结肠，保留部分功能尚存的结肠，能有效治疗便秘，并有效防止腹泻并发症的发生。但是仍有部分患者术后效果欠佳，因此对慢传输型便秘的手术远期疗效及手术切除范围等尚待进一步探讨。

参考文献：略。

宣肺通便法治疗慢传输型便秘30例

徐 进

云南中医学院第一附属医院 （650021）

【摘要】目的 观察宣肺通便法治疗慢传输型便秘的临床疗效。方法 将60例慢传输型便秘患者随机分为治疗组和对照组（各30例），治疗组采用宣肺通便方（黄芪、白术、条参、枳壳、桔梗、苏子、莱菔子、炒柴胡、刺蒺藜、当归、草决明、槟榔、甘草）治疗；对照组口服麻仁软胶囊治疗，疗程均为2周，观察治疗前后排便情况。结果 治疗组和对照组的治愈率分别为40%、26.7%（$P<0.05$）；总有效率分别为93.3%、73.3%（$P<0.05$）。结论 宣肺通便法治疗慢传输型便秘疗效确切。

【关键词】便秘；中医药疗法；宣肺通便。

功能性便秘（FC）是一种常见的胃肠道功能性疾病，主要表现为持续性排便困难、大便干结、排便次数减少和（或）排便不尽感等。临床上可分为慢传输型便秘（STC）、出口梗阻型便秘和混合型便秘，其中STC约占FC的37.5%～45.5%[1,2]。目前现代医学尚缺乏安全、有效的治疗方法。临床上我们采用宣肺通便法自拟方治疗STC30例取得满意疗效，现报道如下。

1. 资料与方法

1.1 一般资料

60例慢传输型便秘患者均为我院2010年～2012年门诊患者，经肛门指检、胃肠运输试验、排粪造影、肠镜检查排除出口梗阻型便秘和混合型便秘，确诊为单纯慢传输型便秘。采用随机数字表法将患者随机分为治疗组、对照组各30例，治疗组中男性12例、女性18例；平均年龄52（21～72）岁；平均病程7.9（1～20）年。对照组中男性11例、女性19例；平均年龄52.4（22～73）岁；平均病程8.1（1～22）年。两组患者在性别、年龄、病程方面比较，差异无统计学意义（$P>0.05$），具有可比性。

1.2 诊断标准

西医诊断标准参照《功能性胃肠病罗马Ⅲ诊断标准》[3]；中医诊断标准参照1995年国家中医药管理局制定实施的《中医病证诊断疗效标准》之虚秘标准。

1.3 治疗方法

1.3.1 治疗组 采用自拟宣肺通便汤治疗，药物组成：黄芪30g、白术60g、条参30g、枳壳15g、桔梗12g、苏子15g、草决明30g、莱菔子30g、炒柴胡12g、刺蒺藜20g、当归15g、槟榔15g、甘草10g，1剂/d，水煎取汁约300ml，分早中晚3次服用。

1.3.2 对照组 口服麻仁软胶囊［阿特维斯（佛山）制药有限公司，生产批号：国药准字Z10930033］，2次/d，3粒/次。两组患者均治疗1周为1个疗程，共治疗2个疗程，随访6个月。

1.4 疗效判定标准

按国家中医药管理局1995年颁布的《中医病证诊断及疗效标准》[4]及《中药新药治疗便秘的临床研究指导原则》[5]执行。以服药2个疗程后的临床症状改善情况为主。

①痊愈：排便正常，或恢复至病前水平，其他症状全部消失者；

②显效：便秘明显改善，排便间隔时间及便质接近正常，或大便稍干而排便间隔时间在72 h以内，其他症状大部分消失者；

③有效：排便间隔时间缩短1d，或便质干结改善，其他症状均有好转者；

④无效：便秘及其他症状均无改善者。

1.5 统计学方法

运用 SPSS 13.0 for windows 统计软件进行数据处理。计数资料采用 x^2 检验。$P<0.05$ 有统计学意义。

2. 结果

2.1 临床疗效比较

治疗组总有效率与对照组比较，差异有统计学意义（$P<0.05$），见表1。

两组便秘患者临床疗效比较［例（%）］

组别	例数	痊愈	显效	有效	无效	总有效率
治疗组	30	12（40.0）	14（46.6）	2（6.7）	2（6.7）	28（93.3）
对照组	30	8（26.7）	9（30）	5（16.6）	8（26.7）	22（73.3）

2.2 不良反应：对照组3例患者服药后出现腹痛、腹泻，经对症处理后好转；治疗组无不良反应。

3. 讨论

功能性便秘（FC）是一种常见病、多发病，在人群中的发病率约为4%左右。随着社会生活方式和饮食结构的改变，其发病率正逐年增高，并向年轻化发展。长期便秘可引起结肠憩室、肛周疾病、结肠黑变病、泻剂性肠病等，并增加女性乳腺癌发病的危险性，同时也是结直肠癌的高危因素、心脑血管疾病发生的诱因之一，严重影响患者的身体健康和生活质量。治疗方法包括饮食疗法、心理治疗、药物治疗、生物反馈治疗、手术治疗等。STC是以便意淡漠及腹胀为主要症状的结肠动力障碍性疾病，结肠蠕动存在明显障碍，结肠运动、分泌等功能下降，其病因及发病机制尚不完全明确，肠神经元病变、平滑肌变性、中枢神经病变、胃肠激素异常等都只能做出部分解释。目前多采用分级治疗，首先是药物治疗，但不良反应大，复发率高，最终求助于手术，但患者难以接受，且其疗效尚不完全肯定。

STC属中医学“便秘”范畴，为本虚标实之证。其病位在大肠，但与脾胃肺肝肾等脏腑关系密切。《内经》云：“大肠者，传导之官，变化出焉。”脾主运化，胃主和降，胃与肠相连，水谷入口，经脾的运化输布，胃的腐熟受纳，最后将糟粕传入大肠。便秘的发生责之于大肠的传导功能异常，大肠的传导功能与肺密切相关，肺与大肠相表里，手太阴肺经与手阳明大肠经相络属，因此大肠的传导功能依赖于肺气的清肃下降。肺气清肃下降，大肠之气随之而降，则糟粕能下。而传统上往往认为便秘与脾胃及肾脏关系密切，却忽略了肺的作用。《医经精义》点明“理大便必须调肺气也”；《素问·灵兰秘典论》曰：“肺者，相傅之官，治节出焉”，将肺比作一国之相，以治节概括其生理特点。治节，即治理调节，指肺有治理调节全身脏腑及其功能的作用。对排便来讲，肺的功能主要体现在治理和调节大肠的气机与大肠津液的输布、运行和排泄两个方面。如若肺的肃降失常，肺气郁而不得宣肃，脏病及腑，腑气闭塞不通，大肠传导失常，致糟粕不能变化而出，潴留肠腑；又肺为水之上源，脾之运化水液的作用，有赖于肺气宣发肃降功能的协调。肺失宣降，水液不行，则大便艰涩难行，即所谓上窍闭而下窍不通。自拟宣肺通便汤中黄芪补气升阳具补肺健脾之功；重用生白术取其益气健脾润燥通便之效；条参补益气血；柴胡疏肝理脾、调畅气机、升清降浊；枳壳行气开胸，宽中除胀；桔梗性平味苦，即升且降，善于开提肺气，能解肺与大肠之气机，气机畅则窒塞散，上窍开则下窍通，正寓“提壶揭盖”之意。莱菔子消食化积，降气除胀；槟榔消积导滞、缓泻通便；草决明、苏子养血益精、润燥滑肠具缓泻之力；当归补血以润肠通便；刺蒺藜疏肝散郁、祛风活血；甘草调和诸药。诸药合用，在上之肺气得宣，气机调畅，在下之大肠传导功能亦可恢复，此乃“提壶揭盖”之妙用也。

现代药理研究还证实，黄芪能改善脾虚大鼠胃肠推进功能，调节胃肠动力异常[6]生白术显著增强胃、十二指肠平滑肌收缩，有促进胃排空及肠推动作用；枳壳具有增强肠蠕动之功，恢复肠壁肌肉的收缩力，以此来加快粪便下行；以上诸药合理配伍应用，既调节肠道生理，营养肠道及神经，又增强肠道肌肉的收缩力，促进肠壁有节律地蠕动，标本兼治。同时服药期间还需指导患者合理饮食，适当运动，定时排便，起居规律，做到药物治疗与健康保健相结合，达到彻底治愈的目的。

综上所述，宣肺通便法能够改善结肠慢传输便秘患者的结肠运动功能，而且不刺激胃肠道，无明显毒副作用。

参考文献：略。

出口梗阻性便秘的手术治疗附68例分析

闫守月

河南省濮阳市油田总医院肛肠科（濮阳 457000）

便秘分为结肠性便秘和直肠型便秘。直肠型便秘即为出口梗阻性便秘。随着社会的现代化发展，我国生活水平的提高，生活节奏加快，人们饮食习惯、排便习惯、先天发育缺陷以及老年退行性改变等造成出口梗阻性便秘发病率日益上升，严重影响患者的生活质量，长时间的痛苦使个别患者出现抑郁甚至有了自杀倾向。2010.3－2012.3我科收治出口梗阻性便秘68例，均进行手术治疗，获得了较好的疗效，现报告如下：

1. 临床资料

1.1 一般资料　本组68例，均为女性。年龄最小32岁，最大68岁，平均38岁。直肠前突合并直肠黏膜内脱垂32例；直肠前突合并耻骨直肠综合症8例；直肠前突合并直肠黏膜内脱垂及耻骨直肠综合症28例；68例中合并有痔、裂24例。病程1～5年46例，6～10年16例，10年以上者4例，20年以上者2例。

1.2 诊断标准

1.2.1 排便困难，肛门梗阻感、排便不净、下坠。2－7天排便一次，有时需用手指插入阴道向肛门挤压才能排便或口服泻剂方能排便。

1.2.2 肛门指诊　直肠前突：直肠前壁薄弱、凹陷凸向阴道；耻骨直肠综合症：病人腹压增高时有夹指感，肛管紧张度增高，肛管延长；直肠黏膜内脱垂：肛内黏膜有壅塞感。

1.2.3 肛门镜检　直肠前突及耻骨直肠综合症无明显变化；直肠黏膜内脱垂：黏膜松弛，塞满镜筒；排便动作时可见黏膜向下堆积。

1.2.4 排粪造影　直肠前突：直肠下段呈囊袋状突向前方；直肠黏膜内脱垂：直肠壁向远端肠管脱垂，肠腔变细，近端直肠黏膜直肠壁进入远端直肠和肛门但未脱出于肛门，鞘部成杯口状；耻骨直肠综合症：肛管直肠环有切迹，肛直角变小。

1.2.5 均有口服导泻药史，排便时长超30分钟。

1.3 术前准备　所有患者进行血细胞分析、血凝常规、肝功、肾功及血脂血糖、输血常规检查，40岁以上患者进行癌胚抗原及肿瘤标志物检查，胸部拍片和心电图、心电向量检查；糖尿病患者空腹血糖要降到8mg/L以下；严重血液病及心脑血管疾病为禁忌症；术前天下午进行结肠灌注，清洗肠道。

2. 手术方法

68例患者均采用局部麻醉。患者取右侧卧位。局麻时取距肛缘1－1.5cm依次6－9－3－12点位进行局麻（利多卡因10ml、布比卡因10ml、生理盐水20ml、肾上腺素4滴混合液，高血压患者不加肾上腺素），注射总量不超过30ml。麻醉满意后，进行扩肛，指诊确定直肠前壁凹陷处，组织钳夹住凹陷黏膜，然后用弯钳夹住夹起黏膜基底部，同时阴道指诊确定弯钳没有夹住阴道壁肌肉，钳下双十号丝线结扎，黏膜残端暂不处理；然后将痔疮连续套扎器连接负压吸引器，将套扎器套管对住3点位齿线上2.5cm黏膜，开动负压吸引器，压力达到－0.09KP，转动齿轮360°，打出胶圈，释放负压吸引器压力归零，见黏膜球直径约0.04－0.06cm，黏膜球内注射消痔灵混合液（局麻液1：消痔灵液1），以同样方法对7、11点位3.0cm黏膜进行套扎；患者如不合并耻骨直肠综合症，在肛门后位切断肛门外括约肌皮下部及部分内括约肌，伤口长约2～3cm。患者如合并耻骨直肠综合症，6点位取长强穴向肛缘切开皮肤、皮下，切断栉膜带后，对耻骨直肠肌3/4进行橡皮筋切挂；合并有痔者，Ⅰ、Ⅱ硬化剂注射治疗；Ⅲ、Ⅳ行外剥内扎术；合并有肛裂者，由于已切断内括约肌，切除前哨痔、肥大的乳头即可。最后切除结扎黏膜残端，修剪肛创面，无菌包扎。

术后当天以卧床休息和流质饮食为主，尽可能48小时不排大便，术后48小时排便并进行换药，换药每天早晨一次。静脉滴注抗生素预防感染4天，口服抗生素3天。每日排便后中药金玄痔科熏洗散熏洗坐浴，先熏洗后坐浴，每日2次，熏洗后肛周垫干毛巾片，时刻保持肛周清洁干燥。聚乙二醇口服散剂预防便秘。橡皮筋8－12天脱落，创面3－4周愈合。

3. 疗效标准：按1992年第七次全国肛肠学术会议的疗效标准。

治愈：术后排便每日一次，通畅、规律、无下坠及排不净感。术后2周肛内指诊，检查肛管张力正常，排粪造影“搁架症”消失，用力排便时肛直角明显变大。

有效：术后日排便一次，稍费力，耻直肌张力增加，用力排便时，耻直角明显加大。前突深度变小，黏膜松弛好转。

无效：排便与治疗前无明显区别、排粪造影无明显变化。

4. **结果**：全体68人术后随访6-24个月，痊愈64例，4例有效，有效率100%，愈合时间平均18天；无后遗症。

5. **讨论**：

能引起出口梗阻性便秘因素很多，其中包括退行性和器质性病变。如直肠黏膜脱垂、直肠前突、盆底肌松弛、直肠肛管狭窄、痔裂、瘘等。功能性出口梗阻性便秘是由于直肠和肛门括约肌在排便时出现反射失常或阻塞[1]。临床上常见的疾病是直肠前突、直肠黏膜内脱垂和耻骨直肠综合症。单一疾病引起出口梗阻性便秘少见，多数是有两种或三种疾病因素引起，本组病例68例均为女性；可能是由于女性解剖因素及绝经后期雌激素分泌减少，盆底肌肉筋膜组织激素依赖性改变造成肌肉退行性变引起。耻骨直肠综合症是由各种原因造成耻骨直肠机长期呈痉挛性收缩状态，或因肛管周围感染，或不适当的硬化剂注射等使耻骨直肠机增厚，失去了弹性，排粪时不能松弛，肛直角亦不会发生变化；直肠前突病因是直肠阴道隔薄弱、损伤或缺损，导致直肠前壁突入阴道内，引起粪便滞留其突入的囊腔内；直肠黏膜内脱垂是由各种原因导致直肠黏膜松弛，向下滑动而形成如习惯性便秘、慢性腹泻等。综上所述，解决出口梗阻性便秘的总的原则是消除直肠前壁突出，打开直肠后壁通道，消除黏膜脱垂，使大便顺利通过直肠肛门。我们采取的手术疗法，首先对凸向阴道的黏膜进行结扎，紧缩了直肠前壁黏膜，再对齿线上黏膜进行套扎，更进一步增加了直肠前壁黏膜的紧张性；同时对松弛的黏膜进行套扎，黏膜球内注射消痔灵混合液，结扎的黏膜坏死，底部黏膜固脱，解决了直肠黏膜脱垂；后部切断栉膜带或耻骨直肠机切挂，解除了大便通过后通道的阻力。

6. **总结**

对于梗阻性便秘的治疗，首先进行心理指导，药物口服及生物反馈疗法；对于时间较长以及保守疗法无效的病例，尤其是严重影响患者的生活质量的患者，还是应用手术疗法为宜；即便是进行手术，也必须和患者进行沟通，不要认为手术治疗后，就能百分百的解决便秘问题。

便秘的诊断和治疗

闫守月

河南省濮阳市油田总医院肛肠科（河南 濮阳 457001）

食物经口而入，经过胃、小肠营养成分的吸收，形成食物残渣进入大肠，在大肠中的运行时间可达10小时以上，在这一过程中，食物残渣中大部分水分被大肠黏膜吸收，同时经过大肠内细菌的发酵和腐败作用形成粪便。粪便除含有食物残渣，还包括脱落的肠上皮、粪胆色素、大量的坏死细菌及一些重金属。正常人直肠内没有粪便，只有当肠的蠕动将粪便推入直肠时，刺激直肠壁内的机械感受器，经神经传入到低级中枢，再传到大脑皮层，引起便意和排便反射，通过肛门内括约肌和肛门外括约肌舒张，使粪便排出体外，完成一次排便。在排便过程中，任一环节出现差错，导致排便机制障碍，使粪便在结肠内通过或直肠的排出延迟达3天以上的状态就称为便秘。所以说，便秘不是一个独立的疾病名称，而是对排便困难及排便次数减少状态的概括。便秘不同的患者有不同的含义，其中包括（1）大便量太少、太硬、排除困难；（2）排便困难合并一些特殊症状群，如长期用力排便、直肠胀感、下坠感、便不尽或需用手帮助排便；（3）7天内排便次数少于2~3次。

1. **病因及分类**

慢性便秘有功能性和器质性病因。器质性病因可以由胃肠道疾病、累及消化道的系统性疾病如糖尿病、硬皮病、神经系统性疾病等，许多药物也可以引起便秘。大致可以分为：

1.1 精神因素便秘

人体排便受大脑皮质的任意控制，一旦人体出现精神因素，就会出现便秘如长期焦虑、抑郁，长期工作繁忙或情绪激动；肛门疼痛疾病恐惧排便长期抑制排便等。

1.2 药物性便秘

长期服用某些药物可以导致便秘：铝抗酸剂、铁剂、阿片类、抗抑郁剂、抗帕金森氏病药、钙通道拮抗剂、利尿剂以及抗组胺药等。

1.3 迟缓性便秘

肠管运动迟缓，紧张性过低，导致肠内容物下输无力，通过肠道时间过长，导致水分吸收过多而使粪便变干，出现便秘。临床上以年老体弱、久病重病，产后、营养缺乏，脏器下垂，内分泌性疾病等。

1.4 痉挛性便秘

自主神经失调，支配肠道的副交感神经系统功能亢进，致使肠道功能异常。临床上以便秘或便秘与腹泻交替出现，排出的粪便如羊粪状。

1.5 梗阻性便秘

结直肠或毗邻器官肿瘤造成结直肠狭窄或梗阻及肛门出口梗阻。如直肠癌、结肠癌、直肠前突、耻骨直肠肌综合症、盆底疝、直肠黏膜内脱垂等。

2. 诊断要点

2.1 罗马Ⅲ标准

具备在过去6个月中至少12周连续或间断出现2个或2个以上症状：1/4的时间有排便费力；1/4的时间有粪便成团块或硬结；1/4的时间有排便不尽感；1/4的时间有排便时肛门阻塞感或肛门直肠梗阻；1/4的时间有排便需用手协助；每周排便少于3次。不存在稀便，也不符合肠易激综合症的诊断标准。

2.2 中华消化学会标准

（1）常有排便次数减少，少便意，粪便坚硬，因而排便困难。（2）肛直肠指检时无粪便或触及坚硬的粪便，而肛门外括约肌的缩肛和力排功能正常。（3）全胃肠或结肠通过时间延长。（4）缺乏出口梗阻性便秘的证据。

3. 相关检查[1]

3.1 胃肠通过实验　是判断结肠慢传输性便秘或是出口梗阻性便秘的必要而又简单的可行的方法。

3.2 肛管直肠测压　了解肛管直肠的功能状态。

3.3 排粪造影　是诊断功能性出口处梗阻的重要手段。

3.4 盆底肌电图　评价盆底肌的功能情况。

3.5 球囊逼出实验　了解直肠肛管内的功能和便秘原因。

4. 治疗方法

4.1 一般疗法

4.1.1 情志疗法 保持良好的精神状态，不要急躁、焦虑、抑郁，具有乐观向上的生活态度；和朋友多聊天，笑口常开。

4.1.2 饮食疗法：多饮水，每日1500ml以上，多食膳食纤维，多食含B族维生素及叶酸如粗粮、酵母、豆类及其制品等；以及易产气食物如洋葱、萝卜、蒜苗等。饮食中增加高脂肪食物，植物油能直接润肠，且分解产物脂肪酸有刺激肠蠕动作用。干果的种仁（如核桃仁、松子仁、各种瓜子仁、杏仁、桃仁等），含有大量的油脂，具有润滑肠道、通便的作用。

4.1.3 运动疗法：进行适当的体育锻炼。增强膈肌、腹肌的力量，促进肠蠕动，加快肠内容物的排出的力量。

4.1.4 养成良好的排便习惯 有便就排，不要拖延，尽量安排在合理时间，形成健康的排便反射弧。

4.2 药物疗法

4.2.1 容积性泻剂：抵达结肠后被肠道菌群酵解，增加肠内渗透压和阻止肠内水分被吸收，增强导泻作用。主要包括可溶性纤维素（果胶、车前草、燕麦麸等）和不可溶性纤维（植物纤维、木质素等）。容积性泻剂起效慢而副作用小、安全，故对妊娠便秘或轻症便秘有较好疗效，但不适于作为暂时性便秘的迅速通便治疗。

4.2.2 盐类泻剂：服用后在肠内形成高渗溶液，刺激肠管蠕动而增加排便。如硫酸镁、氢氧化镁，这类药可引起严重不良反应，临床应慎用。

4.2.3 刺激性泻剂：服用后刺激肠壁，使肠蠕动增强，促进排便。包括含蒽醌类的植物性泻药（大黄、弗朗鼠李皮、番泻叶、芦荟）、酚酞、蓖麻油、双酯酚汀等。刺激性泻剂应在容积性泻剂和盐类泻剂无效时才使用，有的较为强烈，不适于长期使用。蒽醌类泻剂长期应用可造成结肠黑便病或泻药结肠，引起平滑肌的萎缩和损伤肠肌间神经丛，反而加重便秘，停药后可逆。

4.2.4 渗透性泻剂　作用机制为物理作用，增加肠内渗透压，肠内液体量增多，软化粪便，促进肠管蠕动。常用的药物有乳果糖、山梨醇、聚乙二醇4000等。适用于粪块嵌塞或作为慢性便秘者的临时治疗措施，是对容积性轻泻剂疗效差的便秘患者的较好选择。

4.2.5 润滑性泻剂：润滑肠壁，软化大便，使粪便易于排出，使用方便，如开塞露、矿物油或液状石蜡。

4.2.6 促动力剂：促进胃肠蠕动治疗慢传输排便障碍。如莫沙必利、伊托必利有促胃肠动力作用，普卡比利可选择性作用于结肠，可根据情况选用。

4.2.7 微生态制剂：补充正常生理性菌群，改善肠道微生态环境。避免与抗生素通用。

4.3 生物反馈疗法

生物反馈治疗是利用专门的设备，采集自身生理活动信息加以处理、放大，用人们熟悉的视觉或听觉信号显示，让大脑皮层与这些脏器建立反馈联系，通过不断的正反尝试，学会随意控制生理活动，对偏离正常范围的生理活动加以纠正，使病人达到“改变自我”的目的。可用于直肠肛门、盆底肌功能紊乱的便秘患者，其长期疗效较好。

生物反馈治疗可训练患者在排便时松弛盆底肌肉，使排便时腹肌、盆底肌群活动协调；而对便意阈值异常的患者，应重视对排便反射的重建和调整对便意感知的训练。训练计划并无特定规范，训练强度较大，但安全有效。

4.4 手术疗法

4.4.1 结肠型便秘　疗效不尽人意，并发症、后遗症、复发率难以避免，多选用全结肠切除及回直肠吻合术，解除排便障碍疗效可达80%。但容易出现腹泻情况。观点是能不做就尽量不做结肠手术。

手术治疗指征（1）经过严格保守治疗不见效。（2）有确切的结肠无张力的证据。（3）无出口处梗阻。（4）无明显的焦虑、忧虑及精神异常。（5）无弥漫性肠道运动失调的临床证据。

手术方式：（1）全结肠切除及回结肠吻合术（2）次全结肠切除术及回、乙吻合术。（3）次全结肠切除术及盲、直肠吻合术（4）结肠部分切除术。

4.4.2 直肠型便秘　又称出口梗阻性便秘，是指粪便进入直肠后，排出困难或滞留过久而引起的便秘包括直肠前突、直肠内脱垂、盆底失迟缓综合症、会阴下降综合症等。

4.4.2.1 直肠前突：是指排便时直肠前壁和阴道后壁突入阴道，导致出口梗阻性排便障碍的疾病。按照前突程度分为轻、中、重三度。轻度前突深度0.6－1.5厘米；中度1.6－3.0厘米；重度3.1厘米以上。

手术方式[2]：（1）经阴道直肠前突修补术：适应中重度直肠前突伴阴道后壁松弛或脱垂。（2）经肛门直肠前突修补术 a 经直肠闭式修补（Blok）术：适应于轻、中度的中、低位直肠前突 b 直肠黏膜切除绕钳缝合修补术：轻度、中度直肠前突。c Sehaoayak 手术：适应于轻度、中度直肠前突，合并直肠远端黏膜脱垂。d　STARR 术：轻度、中度直肠前突，合并直肠远端黏膜脱垂

4.4.2.2 直肠黏膜内脱垂 是指直肠黏膜层或全层套叠入远端直肠腔或肛管内而未脱出肛门的一种功能性疾病。可分为4度：Ⅰ度3－15mm；Ⅱ度：16－30mm；Ⅲ度：大于30mm；Ⅳ度：直肠脱垂。

手术方式：（1）硬化剂注射疗法：适应于直肠黏膜脱垂和直肠黏膜内脱垂，不合并或合并小的直肠前突、轻度的会阴下降。（2）改良黏膜环切肠肌折叠术（Delorme 术）　（3）PPH 术或 STARR 术　（4）直肠黏膜胶圈套扎术：适用于直肠中段或远段黏膜内脱垂。

4.4.2.3 盆底失迟缓综合症：是指盆底肌群在排便时舒缩功能失调，不能完成正常的排便功能而致排便困难的一种病证，表现为静息时盆底肌成收缩状态，排便时盆底肌不仅不放松，反而收缩。

手术方式：（1）耻骨直肠机部分切断术：适应于耻骨直肠机显著肥大并致肛管狭窄。（2）长强穴挂线术：适应于耻骨直肠机显著肥大并致肛管狭窄。

4.4.2.3 会阴下降综合症：是指患者在安静状态下肛管位置低于正常水平；而在用力排便时，会阴下降，低于坐骨结节水平。

手术方式：（1）盆底固定术：适应于重度会阴下降，保守治疗无效，患者自觉症状非常痛苦。（2）消痔灵注射疗法：适应于诊断明确，保守治疗3个月无效者。

5. 总结

便秘是由多种原因引起的，是目前国际上难治症之一，绝大部分以慢性功能性便秘为主，通过非手术疗法可以解决问题。手术疗法为辅，疗效显著。结肠性便秘手术谨慎，直肠型便秘手术有时不是单一手术方式，通过辅助检查和临床表现，确定造成直肠型便秘的确切病症，如直肠前突合并直肠黏膜内脱垂、直肠前突合并直肠黏膜内脱垂及耻骨直肠综合症，这种情况下，就要用联合手术方式解决问题。在治疗便秘方面，祖国医学也有独到之处，虚实并举，取得了很好的疗效。

参考文献：略。

老年便秘中医治疗进展

杨雨萱[1] 贺 平[2]

1. 成都中医药大学（610075） 2. 成都肛肠专科医院（610015）

【摘要】随着人口的老龄化，便秘的发生率越来越高。而老年人随着年龄的增长，症状逐渐加重，不仅影响生活质量，对心、脑血管疾病的老年患者还有诱发和加重原有病情的危险因素，而且还能引起肠道疾病等严重的并发症。其治疗一直是临床的难点，且发病率呈现逐年升高的态势。笔者将近年来关于老年人便秘的中医治疗状况作一简要的综述。

【关键词】老年人；便秘；中医疗法；综述

便秘是消化系统常见症状之一，既可单独出现，亦可是某些疾病的伴发症状，又能成为其他疾病的诱因。长期便秘可诱发加重疾病，便秘患者粪便在肠内滞留时间过久，肠内蛋白质分解，发酵有害物质不能及时排出体外，重新吸入血液而引起全身中毒症状，如头晕乏力精神淡漠、腹痛腹胀、消化不良，食欲减退等，给老年人带来很大的精神压力和痛苦，由于大便秘结，在排便时诱发昏厥，血压突然升高，脑供血不足，心绞痛，急性心肌梗死等，从而造成严重的后果。因此在临床上积极开展对老年人便秘的治疗，不仅能解除患者便秘之苦，同时也可以减少其他相关疾病的发生，意义重大。

1. 病因病机

中医认为便秘的发生是因为大肠传导功能失常所致。《素问·灵兰秘典论》云：“大肠者，传导之官，变化出焉”。大肠传导失职引起便秘，其病位在大肠，内应五脏，与肺脾胃肝肾等脏腑关系密切。常见病因为气血阴阳虚衰，及饮食、情志、邪热、瘀结等。苏仁意[1]认为老年性便秘多以肾阴不足、津枯血少、肠道失润为发病的主要机理。梁傍顺等人[2]认为老年性便秘与脾肾的关系最为密切，为肠燥津枯，脾肾亏损。莫健平[3]认为老年人脏腑机能衰退，气血虚少，气虚则大肠传送无力，血虚则肠道失润，大便干结。陆氏等[4]认为其中医辨证则多属气机郁滞，脾胃通降失调，津亏肠燥传导失司，糟粕内停，不得下行。付照[5]认为老年性便秘多为气血不足，下元虚损以及阳虚而阴寒内盛所致。张玉贤[6]认为便秘之疾病病因复杂，症侯多变，主要为痰浊阻中，腑气不通，肝郁日久、心血阴津暗耗而致肝肾阴亏，肠腑失润则便秘。李丽等[7]认为老年性便秘多与老年人多肺燥、肾亏、瘀滞之特点关系密切。

2. 中医治疗

2.1 辩证治疗

以辨证分型治疗老年便秘的临床报道较多，但各家标准各有所长。王耀将本病分为3个证型，脾肾亏虚型治以益气温阳、润肠通便，方用八珍汤、济川煎加减；阴津亏耗型治以养阴生津、养血润燥，方用增液承气汤加减；气机郁滞型治以理气顺滞 、清热通便，方以六磨汤加减[8]。付照将老年便秘分血虚津亏型，以养血润燥为主，方用《尊生》润肠丸加减；肺脾气虚型，以益气润肠为主，方用黄芪汤加党参、白术等；肾阳虚弱型，以温阳通便为主，方用济川煎加肉桂等[9]。冯建庄将老年便秘分为脾虚气弱型，治宜补脾益气、润肠通便，予当归润肠汤合本事黄芪汤加减；肝郁气滞型，治宜顺气行滞、清金润燥，予东垣清燥汤合六磨汤加减；阴虚肠燥型，治宜滋阴补肾、润燥通便，予景岳济川煎合润肠丸加减[10]。郭慧君等将老年便秘分肺脾气虚型，治宜健脾益气、润肠通便，予黄芪汤合四君子汤加减；脾肾阳虚型，治宜温补脾肾、润肠通便，予济川煎合四君子汤加减；阴血亏虚型，治宜滋阴养血、润肠通便，予润肠丸合增液汤加减；肠道气滞型，治宜顺气行滞通便，予六磨汤加减[11]。韩丽丽将老年便秘分为：脾胃气虚型，治以补中益气汤加枳术丸；脾肾阳虚型，方选济川煎加补脾益气之药；血虚阴亏型，治以增液汤加四物汤配五仁丸联合使用[12]。

2.2 单方治疗

目前治疗老年人便秘的成方很多，并随证加减，有的得到了很好的疗效。孙中伟用炙甘草汤加枳壳、瓜蒌（炙甘草15g、人参10g、生地黄30g、麦冬、麻子仁阿胶各20g、桂枝、生姜、大枣各10g，枳壳15g、瓜蒌20g）治疗老年性慢性便秘35例，痊愈43%，显效占31%，没有无效病例[13]。甘莉等用四物汤加味（当归、生地黄、熟地黄各20g、川芎6g、白芍12g、制大黄10g、桃仁9g、枳壳5g、杏仁、麻仁各9g）治疗老年便秘48例，有效率达91.7%[14]。王齐军以济川煎加减（肉苁蓉、当归、枳壳、制首乌、瓜蒌仁、白术各15g，太子参30g、牛膝、杏仁、槟榔各12g，升麻10g）治疗老年便秘62例，有效28例，无效4例，总有效率93.3%[15]。李建荣用润肠丸（当归、太子参、桑椹子、生首乌、桃仁、枸杞、肉苁蓉、草决明、牛膝）治疗老年性便秘200例，总有效率98%[16]。金萍用加味黄芪汤（黄芪25g、白术15g、枳壳10g、草决明10g、陈皮10g、肉苁蓉12g、牛膝10g、砂仁6g、党参15g、升麻8g、当归10g、甘草6g）治疗老年气虚型便秘36例，总有效率100%[17]。金锋等用补中益气汤加减（炙黄芪、党参各20g，白术15g、当归10g、陈皮9g、炙甘草、升麻、柴胡各6g）治疗老年秘116例，有效率87.07%，好转率为95.69%[18]。

2.3 针灸治疗

针灸疗法对老年性便秘有较好的疗效。邓月红采用针刺双侧天枢，左侧水道，左侧归来的方法治疗老年性便秘78例，治疗4周后，总有效率达到97.5%[19]。夏春发等采用针刺背腧穴肺俞、脾俞、肝俞、三焦俞、大肠俞的方法治疗老年性便秘45例，总有效率达100%[20]。李洁新等采用针刺脾俞、三阴交、足三里、太溪、关元、大肠俞、天枢的方法治疗老年性便秘37例，总有效率为94.59%[21]。胡玉彪采用耳针配合推拿，主穴取大肠、脾、直肠、三焦、乙状结肠，推拿采用捏脊，揉按天枢、中脘等穴位治疗老年便秘34例，总有效率为91.2%5[22]。黎倩平等采用中药大黄、厚朴、生地黄等研细末敷神阙穴治疗老年便秘96例，总有效率为92.7%[23]。

2.4 传统导引

中医传统导引疗法作为一种自然疗法，比起药物，更宜长期使用，且更适用于老年人。成都肛肠专科医院杨向东、辛华[24]等人通过对已故中国痔瘘科泰斗黄济川老先生预防和治疗胃肠疾病经验的总结，整理改良出一套集太极拳、八段锦、易筋经、五禽戏、木兰拳等多种功法于其中的导引术，即“济川捭阖术”，其功法刚柔并济，动静结合，通过姿势、呼吸、意念的锻炼，身、心、息并调，精、气、神并练，内理脏腑，外通经络，使气血调和情志调畅从根本上治疗便秘。张海波[25]等人通过对《诸病源候论》中导引术系统分析，结合实践经验，编创出一套新的治疗便秘的导引术，其通过呼吸咽气操作改善肺的宣降功能；通过揉腹摩腹改善脾胃升降之功；搓摩胁肋以条达舒畅肝胆气机，再辅以按敲腰背益肾之法，诸节合用，共奏导滞通便之效。

3. 小结

现阶段，治疗老年性便秘的方法多样，标本同治，疗效显著。便秘作为多种疾病的一种症状或症状群，并不是孤立存在的，采用中医药疗法可以在整体上予以调理，但也存在一些问题，如诊断和辨证分型及临床疗效不统一，临床报道较多，基础研究较少等，均有待今后加强研究。

参考文献：略。

化瘀通便颗粒治疗慢传输型便秘46例临床观察

于永铎[1]　陈萌[1]　辛世勇[1]　尹玲慧[2]

1. 辽宁省肛肠医院（110005）　2. 辽宁省中医院（110032）

【摘要】目的　研究化瘀通便颗粒治疗结肠慢传输型便秘的临床疗效。方法　选取46例患者，予化瘀通便颗粒口服，两周为1疗程。分别观察治疗前，治疗一周，治疗两周的各症状治疗情况。结果　治疗总有效率93.5%，治疗前、后症状总积分有显著性差异，$p<0.05$。结论　化瘀通便颗粒治疗结肠慢传输型便秘有明显的临床疗效。

【关键词】慢传输型便秘；化瘀通便颗粒；治疗

慢传输型便秘（Slow transit constipation，STC）是临床较常见的慢性消化系统疾病，属慢性功能性便秘的一个类型。是由于各种原因导致的肠道运动功能障碍、肠内容物传输延迟，具有慢性、原发性、功能性的特点。其中“原发性”指对其病因及流行病学了解不全面；“功能性”指无全身器质性病因及药物等因素，并经钡灌肠和结肠镜检查除外结直肠器质性病变，而结直肠肛管盆底等动力检查存在与便秘相关的功能异常。临床上由于导致便秘的病变或功能改变局限于结肠，或以结肠为主，故又称结肠STC[1]，STC的主要临床表现是较长时间的大便次数减少，无便意，或不自主排便。多数患者伴有腹胀、纳呆等。近年来，随着生活方式的改变，得便秘的患者与日俱增。成为危害社会的疑难病之一。治疗方法也日渐增多，西医主要使用各种泻药如液体石蜡油、硫酸盐等，虽能取得一时的疗效，但长期使用副作用较大，有的可引起结肠黑变，也容易产生药物依赖型。近年来，有报道开展多种术式手术治疗本病，虽取得一定疗效，但并发症较多，且对于手术的远期疗效并不满意。而中医药治疗慢传输性便秘有独特优势。

根据多年治疗慢传输型便秘的临床经验，笔者认为慢传输型便秘患者多有血瘀证表现，提出以活血化瘀为法，自拟方治疗血瘀型慢传输型便秘，其研究目的和意义在于通过对慢传输型便秘患者治疗前后临床症状积分的改变来观察其疗效。

1. 资料与方法

1.1 临床资料

选取的46例病例均来自2006年10月～2008年1月我院门诊及住院患者，男16例，女30例；年龄在17～69岁之间，平均年龄46.52岁；病程最长31年，最短2年；平均病程8.25年。

1.2 诊疗标准

1.2.1 西医诊断标准：根据罗马Ⅱ体系（1998年世界胃肠病罗马会议）与胃肠动力疾病新概念（2002年世界胃肠病学大会曼谷分类），结合2002年中华医学会消化病学分会胃肠动力学组制定的我国慢性便秘的诊治指南（草案），结肠慢传输型便秘的诊断标准如下：（1）符合罗马Ⅱ标准关于功能性便秘的诊断标准：在去的12个月中至少有12周连续或间断出现以下2项或2项以上症状：①1/4以上时间有排便时费力；②1/4以上时间粪便呈团块或硬结；③1/4以上时间有排便不尽感；④1/4以上时间排便时肛门阻塞感或肛门直肠梗阻；⑤1/4以上时间有排便需用手法协助；⑥1/4以上时间每周排便<3次。排便间隔时间延长（72>h）；（2）结肠传输试验异常，80%的标记物在3天以上不能排出。排粪造影正常。（3）二周内行肠镜检查排除结肠器质性疾病；排除不明原因腹痛、研究其间可能服用影响肠动力的药物、便秘型IBS、有明显心肺和内分泌疾病以及肝肾功能明显减退者；结缔组织疾病和神经系统疾病；腹部外伤史；严重心理障碍者；妊娠和哺乳妇女；近5d内曾服用泻药。

1.2.2 中医诊断标准：参照《中医病证诊断疗效标准》[2]和中华医学会制定的《便秘诊治暂行标准》[3]确诊：①排便间隔时间延长，排便频率≤2次/周；②每次排便时间延长>15分钟以上，病程>3个月；③粪便干燥坚硬，或颗粒便、硬便，重者大便艰难，或先干后稀，临厕无力努挣，挣则汗出气短，时有腹痛腹胀，矢气少。

1.2.3 中医辨证

血瘀型便秘：除上述症状外可伴面色晦暗，舌暗淡或舌边有瘀斑，苔白，脉涩。

1.2.4 纳入标准

（1）符合慢传输型便秘诊断标准。

（2）符合便秘的中医诊断标准及血瘀型证型。

（3）年龄在18～80岁之间。

（4）在治疗期间不使用其他方法治疗该病。

1.2.5 排除标准

（1）不符合慢传输型便秘诊断标准及中医诊断标准血瘀型证型者。

（2）年龄18岁或〉80岁的患者。妊娠或哺乳期妇女。

（3）经检查证实有结肠、直肠器质性疾病（如肿瘤、炎症、克罗恩氏病、直肠息肉、肠结核等）所致的肠腔狭窄患者。

（4）合并有严重的心血管、呼吸、结缔组织、内分泌或造血系统等严重原发性疾病，精神病患者。

（5）因服用药物导致结肠运输缓慢者（如：吗啡、抗胆碱能药物、神经阻滞剂、钙通道阻滞剂等）。

（6）便秘型IBS患者。

（7）腹部局部病变或损伤所致排便动作减弱者。

2. 方法

2.1 治疗方法

自拟化瘀通便颗粒，主方组成：当归30g、川芎15g、生地25g、赤芍15g、桃仁15g、炙黄芪25g、陈皮20g、柴胡15g、枳实20g、桔梗20g、甘草10g。加减：气虚血瘀型加党参20g、白术20g、茯苓20g；气滞血瘀型加厚朴20g，木香20g；津亏血瘀型加肉苁蓉20g、黄精20g、火麻仁20g；热盛血瘀型加栀子20g、黄芩20g、牡丹皮20g；寒凝血瘀型加吴茱萸25g、干姜20g。肾虚血瘀可加桑寄生15g、肉苁蓉20g、山药20g、补骨脂20g以补肾活血通便。日1剂，水煎服，早中晚各1次；连续用药2周为1个疗程。一般治疗2个疗程后根据患者用药前后主症及大便性状的变化而判定疗效。

2.2 疗效评定标准

参照《中华人民共和国标准·中医病症诊断及疗效标准》（国家中医药管理局1995年1月）及《中药新药治疗便秘的临床研究指导原》[4]。

（1）临床痊愈：大便正常，或恢复至病前水平（疗效指数在90%以上，保持2周以上），其它症状消失；（2）显效：便秘明显改善（90%＞疗效指数≥70%，保持2周以上），其它症状大部分消失；（3）有效：便秘有所缓解（70%＞疗效指数≥30%，保持2周以上），其它症状均有好转；（4）无效：便秘和其它症状均无改善（30%＞疗效指数）。

测算公式为（尼莫地平法）：疗效指数＝（治疗前症状总分－治疗后症状总分）/治疗前症状总分

2.3 症状分级评分

观察指标	分数（分）
1）排便间隔时间	
正常或病前水平	0
超过自己习惯1天或每3日排便1次	2
超过自己习惯2天或每4日排便1次	4
超过自己习惯3天或每5日排便1次	6
2）便质	
正常或病前水平	0
先干后软	2
干结成块似腊肠状	4
干结如羊屎状或大便带血	6
3）排便费力情况	
正常或病前水平	0
费力伴不适感或排便不尽感，但只在劳累后发生	2
费力伴不适感或排便不尽感，时有发生	4
费力伴不适感或排便不尽感，经常发生	6
4）每次排便时间	
正常或病前水平	0
15～20分钟	2
21～30分钟	4
30分钟以上	6

2.4 统计学处理方法

用SPSS12.0统计软件包进行统计分析。计量资料采用两组独立样本 t 检验或配对 t 检验；计数资料比较用卡方检验。计量数据以 $.x \pm s$ 表示。等级资料比较采用秩和检验（两个独立样本）。

3. 结果

治疗46例；治愈15（32.6%）；显效21（45.7%）；有效7（15.2%）；无效3（6.5%）；总有效率93.5%。

表1－1　治疗前后总积分比较（$x \pm s$）

治疗例数	基线期	治疗2周后	治疗4周后
46	16.75±2.86	7.95±2.67	3.05±2.36*

与基线期比较*$P<0.05$

表1－2　治疗前后各症状积分比较（$x \pm s$）

观察指标	基线期	治疗2周后	治疗4周后
排便次数	5.28±1.01	2.82±1.53	0.84±1.65*
便　质	3.72±0.78	2.23±1.12	1.23±1.26*
排便困难程度	3.57±1.22	2.01±1.24	1.20±1.08*
每次排便时间	4.57±1.08	2.27±1.21	1.09±1.24*

与基线期比较*$P<0.05$

治疗四周后，进行结肠传输试验，口服马克胶囊，每24 h摄腹部平片1张直至第5天。标记物颗粒全部排除体外的结果为：24 h排出体外17例（36.96%），48 h排出体外23例（50.00%），72 h排出体外3例（6.52%），43例在72 h内排出，总有效率93.48%。

4. 讨论

历代中医对便秘的命名不一。在《黄帝内经》里称“大便难，后下利”等。汉代张仲景所著的《伤寒论》有“阳结”、“阴结”、“脾约”的记载。《兰空秘藏》、《丹溪心法》、《名医类案》等书中分别有“大便结燥”，“大便燥结”的叙述。直到清代冼金鳌著的《杂病源流犀轶》才出现便秘这个词[5]。

瘀血是导致便秘的一个重要病因病机的观点。笔者提出以活血化瘀法为大法，辨证治疗便秘。《内经》中有“气血流通为贵”的对便秘病症的论述。因此，调整脏腑气血阴阳平衡，实为治疗本病纲领。古代文献中，治疗便秘的方剂中不乏活血化瘀药。如陈士铎《石室秘录》载：“凡久病之后，或大便一月不通，不必性急，止补其真阴，使精足以生血，血足以润肠，方出熟地、玄参、当归各一两，川芎五钱，火麻仁一钱，大黄一钱，桃仁十个，红花三分，水煎服。”陈氏虽言补阴使精足以生血，但毕竟久病之后，必有淤滞，又大便一月不通，糟粕停留肠道必压迫肠道脉络而致血行不畅，所以方中用当归、川芎、大黄、桃仁、红花以活血化瘀，使瘀去络通，则血自生，肠自润。

笔者根据瘀血致秘提出活血化瘀治法。该方以当归、川芎、生地、赤芍为君药，补血活血。臣以炙黄芪，补气健脾，脾胃为气血生化之源；加之桃仁活血祛瘀，润肠通便；陈皮行气健脾、柴胡疏肝解郁，二者以助行气活血之功。佐以桔梗开宣肺气，载药上行，又可合枳实一升一降，开胸行气，使气行则血行。甘草调和诸药。全方的配伍特点：既行血分瘀滞，又解气分郁结，活血而不耗血，祛瘀又能生新。合而用之，使瘀去气行，大便自通。活血化瘀汤在改善各主要症状方面均有疗效，从临床观察结果上可以看出，活血化瘀法治疗慢传输便秘有明显的临床疗效。

参考文献：略。

强化穴位埋线治疗慢传输型便秘的临床疗效观察与评价

于永铎[1]　陈萌[1]　辛世勇[1]　尹玲慧[2]

1. 辽宁省肛肠医院（110005）　2. 辽宁省中医院（110032）

【摘要】目的　观察强化穴位埋线治疗慢传输型便秘的临床疗效。方法　45例患者随机分为强化穴位埋线组（23例）和穴位埋线组（22例），观察两组患者治疗前后相关症状并记录总积分。结果　强化穴位埋线组总有效率91.3%，穴位埋线组总有效率81.82%，治疗后两组症状分级总积分比较 $P<0.01$，治疗组总积分降低幅度比对照组大，提示强化穴位埋线治疗疗效优于穴位埋线治疗疗效。结论　强化穴位埋线治疗慢传输型便秘疗效优于穴位埋线。

【关键词】强化穴位埋线；慢传输型便秘；疗效评价

慢传输型便秘（slow transit constipation，STC）是临床较常见的慢性消化系统疾病，属慢性功能性便秘的一个类型。它在我国有广大患者群，现代医学非手术对其治疗效果不显著，而手术治疗创伤大，费用高昂，中医药治疗慢传输性便秘有独特优势，强化穴位埋线治疗慢传输型便秘便是其中一种治疗方法。笔者采用强化穴位埋线治疗本病疗效满意，现报告如下：

1. 临床资料

全部45例患者均为2010年4月~2013年5月在辽宁省肛肠医院门诊和住院患者。

诊断标准符合罗马Ⅲ标准[1]，参照《中医病证诊断疗效标准》[2]和中华医学会制定的《便秘诊治暂行标准》[3]确诊：①排便间隔时间延长，排便频率≤2次/周；②每次排便时间延长>15分钟以上，病程>3个月；③粪便干燥坚硬，或颗粒便、硬便，重者大便艰难，或先干后稀，临厕无力努挣，挣则汗出气短，时有腹痛腹胀，矢气少。

2. 研究方法

2.1 分组方法

采用随机对照实验，将45例诊断合格患者，随机分为强化穴位埋线组23例和穴位埋线组22例。

2.2 治疗方法

2.2.1 强化穴位埋线组

①材料：硬膜外穿刺针刺（12号），铬制医用羊肠线（3 #），皮肤缝合针（大号），消毒和局部麻醉相关药品和器械。

穴位：大肠俞（双）、天枢（双）、足三里（双）、气海透关元透中极。

②操作方法：

常规消毒、局部麻醉，用12号硬膜外穿刺针将4cm长3号羊肠线1根埋入足三里穴深约6厘米处，再使用大号皮肤缝合针将3号羊肠线双股约4cm长埋入上述其余穴位肌层中，每一穴位同时重复埋线3次，线体不可外露，再次消毒，包扎，嘱患者注意休息，保持局部清洁。

2.2.2 穴位埋线组

①材料：同治疗组。

②穴位：同治疗组。

③操作方法：除每一穴位操作1次外，余同治疗组。

2.3 症状分级标准

观察指标	分数（分）
1）排便间隔时间	
正常或病前水平	0
超过自己习惯1天或每3日排便1次	2
超过自己习惯2天或每4日排便1次	4
超过自己习惯3天或每5日排便1次	6
2）便质	
正常或病前水平	0
先干后软	2
干结成块似腊肠状	4
干结如羊屎状或大便带血	6
3）排便费力情况	
正常或病前水平	0
费力伴不适感或排便不尽感，但只在劳累后发生	2
费力伴不适感或排便不尽感，时有发生	4
费力伴不适感或排便不尽感，经常发生	6
4）每次排便时间	
正常或病前水平	0
15~20分钟	2
21~30分钟	4
30分钟以上	6

2.4 疗效评定标准

参照《中华人民共和国标准·中医病症诊断及疗效标准》（国家中医药管理局1995年1月）及《中药新药治疗便秘的临床研究指导原则》[4]。

疗效指数（EI）=（治疗前症状总分－治疗后症状总分）/治疗前症状总分

治愈：大便正常，或恢复至病前水平（EI≥90%，保持2周以上），其它症状消失。显效：便秘明显改善（90%>EI≥70%，保持2周以上），其它症状大部分消失。有效：便秘有所缓解（70%>EI≥30%，保持2周以上），其它症状均有好转。无效：便秘和其它症状均无改善（30%>EI）

2.5 统计学分析

采用SPSS16.0统计软件，计数资料用卡方检验，计量资料用t检验。计量数据以$x \pm s$表示。

3. 结果与分析

表1　疗效比较（例）

组别	n	治愈（%）	显效（%）	有效（%）	无效（%）	总有效（%）
强化穴位埋线组	23	5（21.7）	11（47.8）	5（21.7）	2（8.7）	21（91.3）
穴位埋线组	22	2（9.09）	7（31.82）	9（40.91）	4（18.18）	18（81.82）

穴位埋线组总有效率91.3%，对照组总有效率81.82%，两组临床疗效有统计学差异（$P<0.05$）。提示强化穴位埋线组疗效优于穴位埋线组。

表2　总积分比较（$\bar{x}\pm s$）（分）

组别	治疗前	治疗后
强化穴位埋线组	16.76±2.657	3.19±1.455
穴位埋线组	16.35±2.522	4.77±1.902

经t检验，治疗后两组症状分级总积分比较$P<0.01$，治疗组总积分降低幅度比对照组大，提示强化穴位埋线治疗疗效优于穴位埋线治疗疗效。

4. 讨论

穴位埋线是集针灸、注射、埋针等多种效应于一体的复合疗法，多种刺激同时发挥作用。羊肠线作为一种异体蛋白植入穴位，通过物理化学刺激改善血脉循环，恢复组织器官功能，提高机体营养代谢。羊肠线的软化、液化、分解，吸收过程产生一种持久的刺激，刺激信息和能量通过经络传入体内以达到“输其血气，令其调达”的目的。

查阅文献，目前国内多采用单股或双股医用羊肠线埋入穴位，即穴位埋线。每个穴位笔者采用双股羊肠线，并反复操作三次，共六股羊肠线，即强化穴位埋线。在同个穴位上多次埋线以起到强化刺激的作用，作用时间长，以增强其疗效。以待进一步的临床研究。

强化穴位埋线治疗慢传输型便秘在应用中有以下优势：(1) 疗效显著，强化埋线，作用迅速持久。(2) 安全、副作用小。穴位埋线由针灸演变而来，发挥了中医特色，创伤小，感染机会少。(3) 治疗时间短，患者痛苦小。(4) 简便易行，适用范围广。对医疗设备，水平要求相对低，便于基层推广。国内外对穴位埋线治疗慢传输型便秘的研究报道不多。本文临床研究强化穴位埋线，结果疗效显著。强化穴位埋线疗法治疗慢传输型便秘，顾本求源，治愈率高，复发率低，费用低廉，弥补了药物对症治疗痊愈率低，剂量依赖性强，便秘进行性加重等缺点。

参考文献：略。

直肠固缩术在出口梗阻性便秘中的治疗效果分析

张　波[①]　沈云天　冯红武　指导老师：毛宽荣

（西安马应龙肛肠医院：陕西省　西安市　710016）

【摘要】目的　评价直肠固缩术对出口梗阻性便秘的治疗效果。方法：　回顾性分析43例行直肠固缩术手术的出口梗阻型便秘患者术前术后症状。43例行直肠固缩术的出口梗阻性便秘患者，对其术前术后的症状进行评分比较。结果　手术前后症状评分比较具有显著性差异，术后症状明显改善。结论　出口梗阻性便秘是一种病因复杂的良性疾病，其治疗手段主张采取多种、联合的治疗方法，治疗目的首重消除症状。而直肠固缩术是一种经肛、简单、安全、有效、可重复治疗的手术方式。

① 作者简介：张波，男，学士，副主任医师，主要从事结直肠肛门外科工作。现为西安马应龙肛肠医院肛肠一科主任，任中华中医药学会肛肠学会理事和中华医学会激光医学分会外科学组委员。E-mail：1223852169@qq. com

【关键词】外科学；出口梗阻性便秘；手术；直肠固缩

为了治疗出口梗阻性便秘，笔者在PPH手术的基础上，从2012年9月至2013年3月采用直肠固缩术治疗出口梗阻性便秘43例，取得较好疗效，现现报道如下：

1. 资料与方法

1.1 一般资料

本组43例，其中男性9例，女性34例。年龄36－72岁，平均年龄51.90±10.75岁。病程3－20年，平均7.81±5.10年。43例患者术前均有不同程度的排便困难，服用泻药2年以上，便秘症状分布见表1。所有患者术前经指诊、肛门镜检查及排粪造影、慢传输试验、肛肠压力测定明确诊断，均有多发性出口梗阻性便秘，子诊断在3－6个。其中43例患者均有会阴下降，34例女性患者均有直肠前突，其他常见诊断依次为直肠黏膜内套叠、盆底疝、盆底痉挛、耻骨直肠肌肥厚、骶直分离、乙状结肠冗长、直肠折曲等。

表1 症状分布

便秘症状	排便困难	排便不尽	便意频繁	肛门下坠	大便干燥	便意缺乏
n	43	43	39	27	13	3

1.2 手术方法

手术由肛肠科医生，麻醉师和手术室护士参与。由麻醉师给予腰麻成功后取截石位，充分暴露肛门部，常规消毒铺巾。手术方式由以下手术构成（1）PPH手术：手术医生在肛门6、12点处肛缘预置固定线，用内栓进行扩肛，用预置线固定透明肛镜。12点进针，做环状荷包缝合，6点预置牵引线，荷包呈前低后高，前点为直肠前突最深点。置入痔吻合器头行痔上黏膜环切定合。（2）直肠高位柱状缝合术：在12、5、7点，吻合口上4cm，做连续柱状缝合。如黏膜松弛明显，可柱状钳夹，纵行切除肠黏膜再行柱状缝合。（3）硬化剂注射术：消痔灵直肠黏膜和直肠周围深间隙注射。（4）盆底封闭术：如有盆底痉挛和耻骨直肠肌肥厚，予以内括约肌松解和阴部神经、耻骨直肠肌后正中（即长强穴）氢化可的松、胞二磷酸胆碱、维生素B_{12}局部封闭。

1.3 术后护理

术后除止血、抗感染等常规治疗外，给予肠内营养，控制排便4天。初次排便可使用灌肠、开塞露等协助排便。之后嘱患者：（1）每次排便时间<5min；（2）晨起空腹饮凉盐水1500ml；（3）适当增加粗纤维和动物脂肪摄入；（4）和呼吸配合锻炼提肛运动；（5）根据患者舌苔脉象，予以补中益气丸、六位地黄丸或四君子汤加减等口服；（6）给患者反复强调，术后并非回归正常，和正常人比较仍然有所差异，因此不能放松生活调养。

1.4 分析方法

采用直接询问和电话随访，根据便秘罗马Ⅲ标准设计计分法[1]，统计患者术后2周、1月、6月中最近7天内的排便情况，和术前便秘情况进行比较。评分标准见表2.

表2 便秘症状评分标准

标准	计分
便程：	
7天内均可顺利排便	0分
偶有1－2次的排便困难，需要用力解便	1分
需要饮食调节，否则出现排便困难	3分
常有排便困难，超过1/4的排便需要借助缓泻剂	6分
排便困难，超过1/4的排便依赖峻泻剂和灌肠	10分
便次	
每天至少1次排便	0分
不能保证1天1次排便，但每周不少于3次排便	1分
每周少于3次排便，通过饮食调节可自行排便	3分

续表

标准		计分
便质		
	需要服用非峻泻剂药物保持排便	6分
	不服用峻泻剂或灌肠则无排便	10分
	便质不干燥	0分
	偶有便质干燥，通过饮食调节迅速纠正	1分
	必须加强饮食调节，否则大便干燥	3分
	需要经常服用缓泻剂，否则超过1/4的时间，大便干燥	6分
	必须服用峻泻剂，否则大便干燥	10分
便感		
	无排便不适	0分
	有轻度肛门坠胀等不适，但和排便无关	1分
	少于1/4的排便后有肛门坠胀等不适，多可自行缓解	3分
	超过1/4的排便后有排便不尽感，但不是每次	6分
	每次排便均有排便不尽感	10分

2. 结果

43例手术均顺利完成，住院时间3－9天，手术创面完全治愈，未出现手术并发症。分别针对便程、便次、便质、便感和综合评分，对其便秘症状得分进行均数 u 检验，进行统计学分析，发现该手术在术后近期和中长期（$P<0.01$）对便秘症状均有非常显著性疗效。

表3 术前术后便秘症状评分统计

便秘症状	术前	术后2周	术后1月	术后6月
便程	8.16±2.56	0.88±1.18	1.34±1.17	1.02±0.99
便次	6.37±3.87	0.58±0.50	0.88±0.63	1.07±0.59
便质	4.47±4.30	1.21±1.08	1.02±0.83	0.79±0.68
便感	9.81±0.85	1.65±1.70	2.72±1.79	1.95±2.53
综合	7.20±3.74	1.08±1.25	1.49±1.39	1.21±1.48

3. 讨论

3.1 关于手术在出口梗阻性便秘治疗中的地位

功能性便秘是相对于肠道和全身明确性疾病所导致的器质性便秘以外的，按照常规检查手段不能发现异常器质改变的慢性便秘症状患者。国内中华医学会外科学分会结直肠外科学组在1999年制定的《便秘诊治暂行标准》，将慢性便秘分为慢性器质性便秘和慢性功能性便秘两类，后者又分为结肠运输功能障碍型便秘、功能性出口处阻塞型便秘和混合型便秘[2]。而随着罗马III标准的出台，原来很多包含在功能性出口处阻塞型便秘中的许多疾病被排出在功能性疾病之外。为此，2007年中华医学会外科学分会结直肠外科学组又制订了《中国慢性便秘诊治指南》[3]。新指南结合了罗马III标准，对原有的便秘进行了修正，但是对于原来出口梗阻性便秘的各种具体疾病，如直肠前突、直肠黏膜内套叠等在诊断上没有做明确判别，在治疗上偏重内科治疗。对于罗马III标准的便秘和排便障碍疾病，因为未发现形态学异常，应以内科治疗为主。但是对于上述在形态上均发生了变化的疾病，笔者认为手术是其有效的治疗方式之一。通过手术纠正器质性改变，纠正排便轴，恢复正常的形态学结构或者人为的进行结构重建，消除排便的力学障碍，增加排便动力，是可以恢复排便通畅的[1]。

根据患者的病因分析，出口梗阻性便秘是多病因致病，并且症状和病因之间存在相互加重的影响关系。同时我们在临床上也可以发现，单一的出口梗阻性疾病并不能导致便秘。因此解决出口梗阻性便秘的手术方式应该采取多种方式，针对出现的出口梗阻性疾病尽可能多的进行治疗，才能收到良好疗效。

本组43例患者均出现会阴下降，结合出口梗阻性疾病的形态学表现，除盆底痉挛外大多数疾病表现的都是一种松弛性疾病，而且盆底痉挛也可以视作机体对盆腔松弛采取的一种代偿手段。因此对于中老年便秘患者，尤其是非手术治疗效果不佳的出口梗阻性便秘患者，可以看作是一种退行性疾病，是一种和衰老有关的疾病。针对这一状况，手术的原则就是纠正松弛，去除松弛的直肠组织，恢复直肠“直”的生理特性。而衰老是无法逆转的自然规则，出口梗阻性便秘的病因无法从根本上消除，因此便秘手术的目的是改善症状，只要能改善症状，就是行之有效的方法。而作为外科医生，我们不可能永久的治愈出口梗阻性疾病，只要我们能够将症状改善维持更长的时间，减少长期服用泻药的毒副作用，消除患者的精神忧虑，提高患者的生活质量，对于患者而言就是福音。

3.2 直肠固缩术的原理分析

多项研究证明，便秘患者的感觉阈值、直肠便意阈值、直肠最大耐受量均高于正常人，认为便秘患者存在直肠感觉功能的损害，直肠壁对容积扩张的低敏感、高耐受可能是引起便秘的原因之一[4][5]。但同时也说明长期便秘会导致直肠容积增大，直肠无法正常的传导腹肌收缩带来的压力传导，因此导致粪便推进无力。直肠固缩术首先利用PPH和直肠高位柱状缝合，缩小直肠容积，降低直肠壁的耐受，恢复直肠“直”的生理需求，其次增加直肠壁的硬度，方便腹压传导，从而改善排便。

通过PPH、直肠高位柱状缝合、硬化剂注射，术后观察患者肛门位置较术前均有所提高，术后肛门下坠感较术前明显减轻。考虑通过综合治疗对会阴下降有所纠正，对盆底进行上提，全方位的改善盆腔松弛情况，减少对神经的牵拉，阻断生理功能的衰退。提高盆底还可以改善局部血液循环，配合肛门括约肌的锻炼，改善盆底肌群能力。

神经封闭治疗具有消除炎症、减轻水肿、放松肌肉，同时可以增进局部血液循环、加速致痛物质的代谢、促进受损部位神经的修复，从而解除或减轻疼痛的作用[6]。会阴封闭针对阴部神经和肛提肌和内括约肌松解可以改善肛门功能，消除痉挛，促进排便。在放松耻骨直肠肌和提肛肌的基础上，对肌肉不造成机械损害，避免由于瘢痕造成的挛缩。同时封闭对会阴神经进行一定的营养，改善局部环境，消除TrP的乙酰胆碱蓄积[7]，有效放松肛门，便于粪便排出。

直肠固缩术是一种经肛手术，根据出口梗阻性便秘的疾病形态特点，将多种临床操之有效的方法整合一起，综合改善盆底状况，才可以收到良好疗效。

3.3 直肠固缩术的辅助治疗

直肠固缩术并非使直肠恢复正常形态，而是通过人为干预，减少了直肠顺应性，缩小直肠容积而达到治疗效果，和正常人比较，解剖形态仍然存在差异。同时便秘患者一般还伴有心理、生活等诸多异常，因此对于术后患者一定要加强术后护理，增强饮食、生活调理，改善忧虑、焦躁的心理状态。

传统医学将便秘分为实秘、虚秘，根据中华中医药学会脾胃病分会制定的《慢性便秘中医诊疗共识意见》，将慢性便秘分为肠道实热、肠道气滞、脾肺气虚、脾肾阳虚、津亏血少证[8]。但笔者结合临床，发现慢性便秘患者多表现为虚症，和肾脏的关系尤其密切。肾为先天之本，主藏精，主生殖与生长发育，主水，主纳气。慢性便秘患者以老年男性和女性患者居多，其中女性患者多见于更年期前后。这类患者多表现为肾虚，无论肾阴虚或是阳虚，均会导致便秘。因此不用泻剂，反而使用补气、补肾的中药在临床上收到良好疗效。

综上所述，出口梗阻性便秘是一种病因病机复杂的良性疾病，其治疗手段应采取多种、复合的治疗，治疗目的首重消除症状。而直肠固缩术是一种经肛手术，操作简单，安全、毒副作用小，对全身不造成影响，可以反复治疗，是一种值得推荐的手术方式。

参考文献：略。

便秘患者的精神心理学评估

张郭莺　龚文敬　杨向东　蓝海波　安　辉　任叔阳　赵希忠

成都肛肠专科医院便秘科

1. 便秘和精神心理因素的相互关系

目前研究发现便秘与精神心理因素关系密切。患者的便秘主诉、排便过程和胃肠动力功能障碍可能会受患者的性别、个性、应激和早期排便训练的影响。研究表明女性功能性便秘中心理障碍倾向更为明显[1]。功能性便秘患者具有明显的内向和神经质、焦虑、抑郁个性。并与负性生活事件有关，更需要得到社会的支持[2]。早期排便训练对排便的影响可能与不良的排便训练可导致的肛门直肠功能异常有关，如盆底肌不协调性收缩和大便失禁。故意地抑制排便导致排便次数和粪便重量的减少、肠道传输时间延缓。抑制排便的现象很常见，有1/4的人排便急迫感要在几小时后才会再次出现[3]。

功能性便秘患者还常常合并有各种心理问题或心理障碍，而且便秘病情越严重，心理问题可能更突出。Dykes等[4]对28例女性难治性特发性便秘患者进行便秘与心理因素关系的研究：采用标准化诊断量表评价所有患者的既往和近期精神心理状态，结果表明61%的患者有近期精神心理障碍，64%有精神心理疾病。便秘患者的心理问题主要表现为抑郁和焦虑。阚志超等[5]2004年对天津市7220名慢性便秘患者进行调查，结果显示慢性功能性便秘患者焦虑、抑郁者患病率高。

不同类型的功能性便秘患者的心理问题严重程度也不同。心理障碍因素在正常通过型便秘中的作用似乎更重要。Gila等[6]发现正常通过型便秘与慢通过型便秘相比健康相关生活质量更差，相应的心理综合测评指数也较低。而抑郁型心理障碍在出口梗阻型便秘的发病和发展中可能具有重要意义。出口梗阻型便秘患者具有较高的精神心理障碍发生率，李学锋等[7]研究发现在23例出口梗阻型便秘患者中，16例存在抑郁性心理障碍，出口梗阻型便秘患者抑郁性心理障碍发生率为69.57%，特别在焦虑/躯体化、睡眠障碍、阻滞等方面更为突出。出口梗阻型便秘患者精神心理障碍症状越严重，其肛门直肠动力学障碍越严重，二者呈正相关。

可以肯定的是精神心理问题和便秘有着密切关系，尤其是抑郁和焦虑两种心理问题。但是二者之间是怎样发生关系的，目前还不清楚。

2. 便秘并发的常见精神心理症状

（1）抑郁综合征

抑郁综合征包括核心症状、心理症状群和躯体症状群三部分。

1）核心症状

情绪低落是抑郁综合征的核心。主要体现在患者感到心情的压抑、沮丧、烦恼、悲伤等，其中以压抑感最为常见。如便秘患者经常唉声叹气、表情忧愁。患者可出现兴趣的下降或消失，以及“三无症状”和“三自症状”。但是要诊断抑郁综合征必需有情绪低落和兴趣的下降或消失两症状之一。

兴趣下降或消失主要是指患者没有兴趣从事工作、学习、家庭生活以及娱乐活动，患者认为做这些事情没有意思，不能从中体验到快乐。患者整日以解大便为中心任务，从早上就开始盼着解大便，没有心情做其它事情。常说“什么都没有意思”或“活着没意思”。

“三无症状”是指患者感到无望、无助和无价值。无望指患者感到自己无论对于现在还是对于未来都感到没有希望，如患者诉“我的病可能医不好了”等。无助指患者感到自己总是处于孤立无援的境地，尽管周围的人都在积极关心和帮助他，如患者诉“谁也帮不了我”，有的患者会跪在地上求医生。无价值指患者感到自己所做的任何事情，甚至自己的存在无论对于自己，还是对于他人或社会都毫无价值。严重的便秘患者感到自己像废物一样，活着就是拖累别人。

2）心理症状群

抑郁综合征包含很多心理学症状。

“三自症状”指自责、自罪和自杀三个典型症状。自责指患者对自己既往的一些轻微的过失或错误痛加责备，认为自己的一些作为让别人感到失望。认为自己患病给家庭社会带来巨大的负担。抑郁患者半数左右会出现自杀观念。轻者常常想到与死亡有关的内容，或感到活着没意思。严重的会主动寻找自杀的方法，并反复寻求自杀。严重的便秘患者经常流露出生不如死的想法，临床上会听到患者说“医生，还不如给我打一针，让我死了算了。”

焦虑与抑郁常常伴发，主观的焦虑可以伴发一些躯体症状，如胸闷、心跳加快、尿频和出汗等。有些严重的患者有濒死感。临床看到便秘患者行外科治疗后会更加紧张。原因是他们往往术前抱有很高的期望，有的认为是“最后一搏”，然而术后的恢复并不像他们想象的那么顺利。

认知症状主要是注意力和记忆力下降，但是可逆性的。认知歪曲也是重要特征之一，如对各种事物均作出悲观的解释，将周围的一切看成灰色的。并发抑郁的患者常常很悲观，每当大便不如他意，患者就可能认为自己的手术没做好，怀疑肠梗阻。

精神运动性迟滞或激越在心理上表现为思维发动的迟缓和思流的缓慢。病人常诉脑子很迟钝。同时注意力和记忆力下降。在行为上表现为运动迟缓，工作效率下降。激越患者脑中反复思考一些没有目的事情，思维内容无条理，大脑处于紧张状态；行为上表现为烦躁不安，有时不能控制自己的动作，但又不知自己为何烦躁。

个别会出现精神病性症状，主要是妄想或幻觉。妄想是在病理基础上产生的歪曲的信念、病态的推断和判断。幻觉是在客观现实中不存在某事物的情况下，病人却感知有它的存在。

3）躯体症状群

睡眠紊乱、食欲紊乱、性功能减退、易疲劳和非特异性躯体症状如疼痛、周身不适、植物神经功能紊乱。

（2）焦虑综合征

焦虑是一种基本的人类情绪，是对日常生活中应激的常见反应。大多数便秘患者都有轻重不同的焦虑。其中只有很少一部分是病理性焦虑，即焦虑综合征。患者焦虑的强度与现实的威胁明显不相称，导致患者精神痛苦和自我效能下降。焦虑综合征的特点如下：

1）焦虑的生理方面：增高的中枢神经系统警觉水平，可伴有睡眠障碍；增高的机体交感神经系统反应，心率加快、出汗、口干、肌肉震颤；可有内脏器官功能失调及多系统的躯体症状。有些患者反复诉说心慌，可是心电图等相关检查完全正常。

2）焦虑的心理方面

对危险的过高评价和防御反应；持续的精神紧张、不安、痛苦的情绪；注意力不仅集中、思维效率下降。临床上这类患者常常表现为坐立不安，反复要求见医生，如果他们的主管医生过周末，他们会更加焦虑不安。有些患者会说“医生不在，我没有安全感”。他们显得特别依赖人，给医生带来很大的压力。

3）焦虑的行为方面

无目的的行为、动作增多，行为效能下降，运动性不安；难以采取现实目标指向的行为；缓解焦虑的行为，如回避、退缩、寻刺激、物质依赖。

（3）躯体化症状

便秘患者常常有各种身体不适感，包括心血管、胃肠道、呼吸等系统的不适，及头痛、背痛、肌肉酸痛及焦虑等其他躯体表现。临床上常见的症状是腹胀和腹痛。而相关的医学检查结果确实正常的。但是患者对此会做出夸大的解释，认为自己的肠道不通或者是运动太慢。反复找医生，问同样的问题。虽然医生多次解释说目前相关检查没有发现异常，患者仍然持怀疑态度，有的反复要求检查。患者对身体的细微变化过度关注，每天观察自己的大便量、颜色和形状。观察自己的脸色和舌苔。

（4）人际关系敏感

主要指个人不自在感，自卑感，尤其是在与他人相比较时更突出。有些便秘的患者与人交往时总是显得不自信，交谈时目光交流少，常常低头，说话声音低沉，显得特别不自在。但是患者常常意识不到。

（5）其它

有些患者特别容易恼怒，发脾气和冲动的特征，经常与家人争吵，偶尔会与医生争吵。

3. 便秘的精神心理学评估方法

精神心理学评估最好由专职的精神科医生或心理医生来做。其他专业的医生用一些量表进行初步的评估，但是不能下诊断。目前在临床上经常采用的有如下几种评估工具：

（1）90项症状自评清单，又名症状自评量表（Self－reporting Inventory）：本量表共90个项目，包含有较广泛的精神症状学内容，从感觉、情感、思维、意识、行为直至生活习惯、人际关系、饮食睡眠等，均有涉及。此量表使用简便，测查角度全面。它对有可能处于心理障碍边缘的人有良好的区分能力，适用于测查人群中哪些人可能有心理障碍、有何种心理障碍及其严重程度如何。在临床上常常作为诊断参考，也可以用作初级的筛查工具。为患者自评问卷

（2）焦虑自评量表（Self－Rating Anxiety Scale，SAS）：用于评定焦虑病人的主观感受。测量的是最近一周内的症状水平，评分不受年龄、性别、经济状况等因素的影响，但如果应试者文化程度较低或智力水平较差不能进行自评。SAS共20个项目，它们的症状如下：焦虑、害怕、惊恐、发疯感、不幸预感、手足颤抖、躯体疼痛、乏力、静坐不能、心悸；头昏、晕厥感、呼吸困难、手足刺痛、胃痛，消化不良、尿意频数、多汗、面部潮红、睡眠障碍、恶梦。为患者自评问卷。

（3）抑郁自评量表（Self－Rating Depression Scale，SDS）：该量表因使用简便，应用颇广。为自用于衡量抑郁状态的轻重程度及其在治疗中的变化。不受年龄、性别、经济状况等因素影响，但如受试者文化程度较低或智力水平稍差则不能进行自评。SDS由20个陈述句和相应问题条目组成；20个条目反映抑郁状态四组特异性症状：1.精神性情感症状，包含抑郁心境和哭泣两个条目；2. 躯体性障碍，包含情绪的日间差异、睡眠障碍、食欲减退、

性欲减退、体重减轻、便秘、心动过速、易疲劳共八个条目；3. 精神运动性障碍，包含精神运动性迟滞和激越两个条目；4. 抑郁的心理障碍，包含思维混乱、无望感、易激惹、犹豫不决、自我贬值、空虚感、反复思考自杀和不满足，共八个条目。为患者自评问卷。

（4）汉米尔顿焦虑量表（Hamilton Anxiety Scale，HAMA），是临床中常用的量表之一。本量表包括14个项目。主要用于评定神经症及其他病人的焦虑症状的严重程度。汉密顿焦虑量表中除14项需要结合观察外，所有项目都根据病人的口头叙述进行评分，同时特别强调受检者的主观体验。HAMA分躯体性和精神性两大类因子结构：（1）躯体性焦虑（somatic anxiety）；由肌肉系统、感觉系统、心血管系统症状、呼吸系统症状、胃肠道症状、生殖泌秘系症状和植物神经系症状等7项组成。（2）精神性焦虑（psychic anxiety）；由焦虑心境、紧张、害怕、失眠、认知功能、抑郁心境以及会谈时行为表现等7项组成。为他评问卷，由精神科医生或心理医生来完成。

（5）汉米尔顿抑郁量表（Hamilton Depression Scale，HAMD），是临床上评定抑郁状态时应用得最为普遍的量表。本量表有17项，21项和24项等3种版本。它以总粗分和因子分两种方式计分，可归纳为7类因子结构：（1）焦虑/躯体化；（2）体重；（3）认识障碍；（4）日夜变化；（5）阻滞；（6）睡眠障碍；（7）绝望感。因子分可以更为简捷清晰地反映病人的实际特点。适用于具有抑郁症状的成年病人。一般采用交谈与观察的方式，最好由两名或以上的评定员进行评定。其中汉密尔顿抑郁量表中的第8、9、11项，依据对患者的观察进行评定，其余各项则根据患者自己的口头叙述评分，其中第1项需要两者兼顾，另外第7和22项，尚需向患者家属或病房工作人员收集资料，而第16项最好是根据体重记录，也可依据病人主诉及其家属或病房的工作人员所提供的资料进行评定。为他评问卷，由精神科医生或心理医生来完成。

参考文献：略。

中西医结合微创治疗结肠慢传输型便秘的临床研究

张和平

焦作市中医院肛肠科（454000）

【摘要】目的　探讨中西医结合微创治疗结肠慢传输型便秘的可行性、有效性。方法　回顾分析2008年4月至2010年4月在中国人民解放军第150中心医院全军肛肠外科研究所诊治的150例结肠慢传输型便秘患者，分别采取普通开腹手术和腹腔镜手术及围手术期的西医和中西医结合治疗，分析三种治疗的治愈率和并发症发生率、复发率的情况。结果　①普通开腹手术+西医组、腹腔镜手术+西医组的和腹腔镜手术+中西医结合组治愈率分别为82%（41/50），84%（42/50），98%（49/50），三组比较差异有统计学意义（$x^2=7.197$，$P=0.027$）。②并发症发生率分别为16%（8/50）、4%（2/50）和2%（1/50），三组比较差异有统计学意义（$x^2=7.207$，$P=0.029$）。③三年复发率分别是17.1%（7/41）、16.7%（7/42）、2%（1/49），三组比较差异有统计学意义（$x^2=7.627$，$P=0.020$），结论　①腹腔镜手术较传统开腹手术，治愈率高，并发症少。②腹腔镜手术+中西医结合治疗是治疗结肠慢传输型便秘行之有效的首选方法，其治愈率高，并发症少，复发率低。

【关键词】慢传输型便秘；中西医结合；腹腔镜；治疗

结肠慢传输型便秘是临床上较为常见而治疗颇为困难的肠道动力性病症。流行病学调查发现功能性便秘在我国的发病率约为10%～15%，而其中结肠慢传输型便秘占45.5%[1]。传统药物以对症治疗为主，易产生依赖性，停药后便秘又复发。手术治疗术式不一，且并发症多，一般都是严重影响患者生活质量时不得已而为之。现将笔者所在研究所对STC患者实施手术治疗情况报告如下。

1. **资料与方法**

1.1 一般资料

选取2008年4月～2010年4月在中国人民解放军第150中心医院全军肛肠外科研究所住院治疗的慢性传输性便秘的患者，普通开腹手术组平均年龄42岁（25～65），病程约11.8年；腹腔镜手术+西医组平均年龄46岁（18～70），病程约12.5年；腹腔镜手术+中西医组平均年龄48岁（22～77），病程14.7年，男女之比是2∶1。临床表现：无明显诱因出现排便不畅，便时费力，排便不净感明显，大便1次/3～5天，大便较干，无黑便，无黏液脓血便，无里急后重，无腹痛、恶心、呕吐，无发热、黄疸等伴随症状。纳入标准，全部符合罗马Ⅲ标准。三组病例一般资料经统计学处理无显著性差异（$P>0.05$），具有可比性。

1.2 辅助检查

钡灌肠检查发现69例乙状结肠冗长，56例横结肠下垂，纤维结肠镜检发现结肠黑病变8例，结肠息肉3例，盆腔造影显示盆底疝1例，排粪造影：54例显示直肠黏膜脱垂，其中22例合并耻骨直肠肌痉挛和直肠前突，单纯直肠重度前突11例。

2. 治疗方法

根据结肠运输试验的结果选择，如果结肠运输试验24小时内标志物全部进入结肠的，选择结肠全切除。24小时内标志物部分或全部没有进入结肠的选择结肠次全切除。

2.1 普通开腹手术

①麻醉成功后患者取截石位，取左下腹经腹直肌切口进入腹腔，行结肠次全切除术。升结肠，横结肠，降结肠，部分乙状结肠切除治疗。

②回肠，乙状结肠吻合术，小肠，乙状结肠端端吻合治疗。

2.2 腹腔镜全切除术手术方法

①麻醉、体位 采用气管插管全身麻醉。病人取截石位，两腿尽量放低根据手术进程调整体位；

②切口位置：完全腹腔镜全结肠切除术可采用4~5个穿刺切口，一般位于脐、右上腹、右下腹、左下腹。为便于使用腔镜下切割缝合器行回肠直肠吻合，右下腹采用12mm套管；因可能更换镜头、超声刀套管位置，其他穿刺口也均采用10mm或12 mm，若采用腹腔镜辅助或手助腹腔镜全结肠切除术，则不需12 mm套管，可多采用5mm套管。辅助或手助切口常选下腹正中或右下腹，长5~7cm；

③探查：建立气腹、安置套管后，30°腹腔镜经脐部入腹常规探查；

④游离全结肠 根据病变位置，先正常后异常、先容易后困难的次序分离全结肠；

⑤标本移出，在完成全结肠游离后，扩大右下腹穿刺切口至3~4cm，经辅助切口移出标本；也有将结肠从开放的直肠经肛管拖出，将安置了抵钉座的回肠还纳入腹腔，关闭直肠残端完成吻合，不作腹部小切口；

⑥重建肠道连续性 采用吻合器重建。

2.3 腹腔镜次全切除术手术方法

①手术准备同上

②实施：用超声刀切断供应乙状结肠及降结肠动静脉，分离乙状结肠系膜及降结肠内侧腹膜，分离降结肠左结肠旁沟腹膜，至此乙状结肠及降结肠完全游离，同法游离横结肠及升结肠。取下腹正中切口约6cm，依次切口皮肤各层，进入腹腔，将游离结肠移出腹腔，于乙状结肠末端闭合器闭合肠管，切断肠管，闭合器于盲肠预断处闭合，切断盲肠，移走标本，小针细线间断缝合浆肌层包埋加固。

3. 结果

3.1 普通开腹手术+西医组治愈率41例，好转9例，治愈率82%；腹腔镜手术+西医结合组治愈42例，好转8例，治愈率84%；腹腔镜手术+中西医结合组治愈49例，好转1例，治愈率98%，三组比较差异有统计学意义（$x^2=7.197$ $P=0.$ PO27，$P<0.05$）。

3.2 腹腔镜手术+中西医组有1例发生胸腔积血，分析可能与患者伴有原发性血小板减少性紫癜有关，发生率为2%（1/50）；腹腔镜手术+西医组有1例腹痛，1例粘连性肠梗阻，腹腔镜手术+西医组并发症发生率为4%（2/50），可能与病人体质和术后活动时间较晚等有关；普通开腹手术+西医组发生1例切口裂开，2例粘连性肠梗阻，腹痛2例，1例腹泻和1例肛门失禁，普通开腹手术并发症发生率为16%（8/50），可能与术中手术情况和术后用药及术后下床活动时间和活动量有关（$x^2=7.$，207 $P=0.$ PO29，$P<0.05$）。

3.3 一年后随访，普通开腹手术+西医组复发7例，复发率17.1%；腹腔镜手术+西医组复发7例，复发率是16.7%；腹腔镜手术+中西医组复发1例，复发率为2%；中西医结合非手术组复发9例，复发率28.1%，三组复发率相比差异有统计学意义（$x^2=7.6277$ $P=0.$ O20，$P<0.05$）。

表1　三组治疗方式治疗效果对照

治疗方式	n（例）	治愈	好转	腹腔积血	腹痛	切口裂开	肠梗阻	腹泻	肛门失禁	复发
普通开腹手术+西医组	50	41	9		2	1	2	1	1	7
腹腔镜手术+西医组腹腔镜	50	42	8		1		1			7
手术+中西医组	50	49	1	1						1

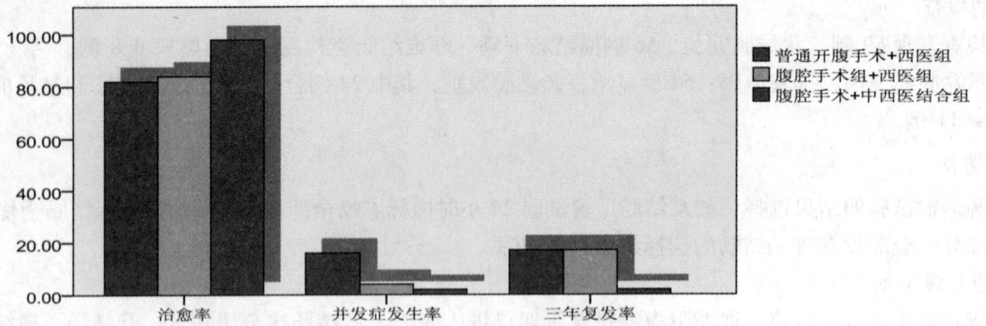

图 1　三组治疗效果的对比分析

4. 讨论

目前临床上对便秘的保守治疗主要有一般治疗：通过改变生活、饮食、生活行为、习惯等的辅助治疗手段；药物治疗：主要是一些西药泄剂和中药缓泻剂通过改善消化道症状治疗便秘，以及生物反馈治疗等[2]，在一定程度上缓解便秘的紧张，但都不能从根本上治疗便秘[3]。

中西医结合微创治疗方案集多种治疗方法于一体，有步骤，递进性地展开治疗[4]。根据患者病情发展的不同阶段选择不同阶段的治疗，亦可两种或多种方法同时兼用以达到更好的疗效，坚持中西并用，先保守后手术的治疗原则。该方案中医药物治疗有别于传统中医。传统中医治疗慢传输型便秘多从虚辩证包括气虚、血虚、阴虚、阳虚，亦或从五脏辩证[5]。中西医结合微创治疗方案根据虚秘的分型辩证治疗。此外，腹腔镜微创治疗慢传输型便秘是近几年来提出的一种较新的治疗方法[6]。较以往传统开腹手术针对手术治疗，是一种更加安全、有效的治疗方式，一般作为最后的治疗方法。

"中西医结合微创治疗慢传输型便秘"采用中西医结合非手术治疗，改善便秘，降低复发率；采用腹腔镜微创手术较普通开腹手术，可以提高治愈率，降低并发症的发生[7]。围手术期应用中医中药辩证施治治疗，减少并发症，降低复发率。中西医结合腹腔镜微创治疗慢传输型便秘，综合应用、充分发挥各种治疗方法的优势，相互弥补不足，可取得更优越的疗效。

"中西医结合微创治疗慢传输性便秘方案"较单纯的一种方法治疗更能达到满意的效果[8]。中西医结合微创治疗较中西医结合非手术治疗在整体调理的基础上切除冗余结肠，彻底去除病因，明显提高治愈率和降低复发率。中西医结合微创治疗较传统手术治疗不但减少并发症的发生，更是从根源上解除了便秘，降低复发率；所以中西医结合腹腔镜微创治疗既能结合现代科技的新技术为人类的健康服务，又能把祖国的传统医学与现代科技相结合，更好的促进医学科学的发展，更好的为人类的健康服务[9]。由于本研究病例数相对较少，得出的结论也较局限，远期疗效尚待在病例不断积累的基础上，进一步观察。

参考文献：略。

出口梗阻性便秘——骶直分离 269 例分析

张玉生

西安马应龙肛肠医院（710016）

【摘要】目的　通过分析骶直分离在不同年龄发生的情况，探讨女性盆底解剖和生理因素与骶直分离之间的内在相关性。材料与方法　回顾性复习了盆底解剖及生理，肛肠动力学及有关排粪造影文献和我院的排粪造影检查资料。结果　女性骶直分离 207 例，年龄在 17—78 岁，其中经产妇 154 例，男性骶直分离 62 例。其中极少数单独存在，多数合并其他异常。结论　盆底结构复杂，尤其是女性随着生理的改变，其内在结构也在变化，只有掌握其内在相关性，仔细检查，认真测量，才能揭示出骶直分离与便秘之间的病理机制，为临床进一步认识骶直分离性便秘提供科学依据。

【关键词】骶直分离；便秘；排粪造影

骶直分离（S－RS）指第三骶椎水平处骶骨和直肠之间的距离大于 20mm，且直肠近段向前下移位，并折屈成角，乙状结肠和/或小肠位于骶直间[1]。在女性便秘患者中较常见，其盆底解剖结构复杂，造成原因说法不一，本文通过我院排粪造影检查有骶直分离征象，并有完整数据资料的患者269例，其中女性207例，并结合有关文献和实际工作体会，进行分析讨论女性盆底解剖生理与骶直分离性便秘之间的相关性。

1. 数据与方法

1.1 一般数据　在269人中，女性207人，未婚18例，已婚未育29例，年龄17—78岁，平均年龄38岁，便秘史1—30年。排便次数3—7天排便一次的152例，7—14天排便一次的45例，15天以上排便一次的10例，平均天数7天一次。排便时间：30分钟以内146例，30—60分钟48例，60分钟以上的13里，平均时间40分钟。间断性排便158例，依靠泻药或灌肠排便的49例。

1.2 临床症状　多数患者大变不成形，肛门和会阴部又坠胀和阻塞感，腹部胀痛不适，便意强烈，便时量少不出，站立起后又有便意，反复多次，越使劲反而越难便出。多数患者做过结肠镜检和结肠慢运输试验，有的镜检报告：肠黏膜变黑；慢运输试验阳性。

1.3 检查方法　检查前2小时口服钡剂100毫升，勿需禁食，透视观察钡剂进入5—6组小肠后行清洁灌肠两次，带水分略有吸收后，用75% W/V硫酸钡悬液（含CMC0.25%）700—1000毫升，灌入结肠，在不同体位观察结肠形态，有无移动盲肠，冗长或器质性病变后，让患者坐在特制的DS-1检查装置上排粪，仔细观察排粪全过程，同时摄取静坐、提肛像，抢拍初排像，不失时机地抓住力排和黏膜像，必要时摄取强忍和正位像。摄片范围包括骶尾骨、耻骨联合及肛门下缘。

1.4 测量方法　结合透视，并在X光片上认真分析乙状结肠、直肠形态变化。用于胶片同样放大率的刻度尺，测量静坐、初排、力排时第三水平骶骨前缘和直肠后壁之间的距离，由一名高年资医师询问病史，记录相关数据，操作造影检查，测量书写报告，再由另一名上级医师进行核对。

2. 结果

本组按照卢任华提出国人的骶直分离诊断标准。女性骶直分离207例，年龄在17—78岁，其中经产妇154例，男性骶直分离62例。其中极少数单独存在，多数合并其他异常。

3. 讨论

肛肠解剖：肛管和直肠位于盆腔内，为消化道末端，肛管长3—4厘米，直肠全长约12厘米，上端在第三骶椎平面接乙状结肠，下端穿过盆隔终于肛管。以盆隔为界，直肠可分为两部分，上部为直肠壶腹，下部称为直肠会阴部。若以腹膜与直肠的关系而论，可分为腹膜内直肠和腹膜外直肠，在女性腹膜返折以下是直肠阴道隔，以上是直肠子宫窝，且与阴道后穹隆及子宫颈相邻直肠的后面借助于疏松的结蒂组织与肛尾韧带、肛提肌、骶前筋膜与骶尾骨相连。直肠的两侧是腹膜返折形成直肠旁窝，窝内有回肠袢，子宫附件或乙状结肠深入。直肠的支持组织包括骶骨曲及韧带，盆筋膜和盆底横纹肌，这些结构保证直肠承受腹压合排便压力来维持正常形态和位置，并相互配合来完成正常生理排便过程[2]。

排便动力学：正常情况下，固态粪便储存在乙状结肠、降结肠中，直肠壁松弛，而肛门内括约肌、耻骨直肠肌处于张力性收缩状态，使结肠至肛门这段距离中，形成一个尽心端压力低，远心端压力高的压力梯度，排便的阻力大于排便的动力，粪便得以储存（自制）。此时，直肠一般呈空虚状态，静息压约0.49kpa，大大低于主要有肛门内括约肌产生的肛管静息压6.79kpa。部分人之长中有时也有少许粪便，但不引起便意，直肠瓣及迂曲的乙状结肠也可阻挡粪便在重力作用下进入直肠，有助于治厂保持空虚状态。当结肠收缩将粪便驱入之长，一次进入直肠的粪便达10ml，且速度较快时，可引起外括约肌和耻骨直肠肌立即收缩，使肛管压力突然升高，随之内括约肌松弛，肛管压力轻度下降，这一过程称为直肠—内括约肌抑制反射。这种肛管压力下降的程度和持续时间，随每次进入直肠粪便的增多而增加。内括约肌松弛时，外括约肌和耻骨直肠肌反射性收缩，以代偿部分暂时丧失的肛门自制，即意志性自制。若环境不允许牌匾，盆底肌及外括约肌强大的收缩，使肛直角变小，并压迫内括约肌反射性地使直肠及结肠松弛，肛管压力聚降，由于耻骨直肠肌松弛后退，肛直角变大。同时因反射性腹压上升，直肠内压急剧升高，出现压力梯度逆转，排便压力超过排便阻力，直肠内粪便顺利排出。因此，一次有效的排便应具备：排便压力有效升高，内、外括约肌同步松弛，畅通无阻的排便通道等三大条件[3]。

内在相关性与损伤机理：在女性直肠毗邻组织中，影响较大的是子宫组织。由于直肠是由骶前筋膜连接在骶尾骨上，前方便是子宫，女性在怀孕阶段，腹压增大，胎体会把盆腔部分脏器向上推移，排便逐渐适应此生理变化，当分娩之后，腹压突然下降，上移脏器回位，体内激素的变化，引起女性便秘。这时如果保持正常排便，适应一段时间就会调整恢复如前，如果排便困难，用力长时间做排便动作，就会引起骶前筋膜的变化，弹性减弱拉长，直肠就会发生前坠折屈，骶直间距变大，小肠或乙状结肠可能进入骶直间隙，用力排便时会压迫直肠，以致粪便无法下移。长期的用力排便会导致和加重骶直分离，而骶直分离的便秘患者因一直有便意感，而又排不完全，会反复用力排便，使病情加重。男性和未孕女性，因其腹压和盆底结构变化不大，因此发生骶直分离相对较少。发生骶直分离的大多数伴有其他异常，单一的骶直分离很少见。

小结

综上所述，掌握盆底解剖生理，排便动力学和排粪造影相关的理论，熟悉操作技术，及时抓住造影中的有关征象，认真分析，准确测量，做好诊断，为临床提供可靠的治疗依据。如对此认识不足，在检查中极易造成漏诊及误诊。

盆底疝与肠下垂的X线征象对照分析

张玉生

陕西　西安　西安马应龙肛肠医院（710016）

【摘要】目的　通过对照研究盆底疝与肠下垂的解剖位置和X线征象，提高排粪造影对临床治疗的可靠性。材料与方法　回顾性复习了有关文献和盆底疝与肠下垂的排粪造影资料100例，从静坐、力排、黏膜像上详细测量，并结合透视下的动态观察，总结盆底疝与肠下垂的解剖位置和征象。结果　靠泻药或灌肠排便底内疝48例：轻度26例，中度17例，重度4例，混合疝1例。肠下垂52例：轻度27例，中度18例，重度7例。结论：盆底内疝肠下垂两者的解剖部位和征象异同；临床治疗有一定的区别，前者应手术治疗，而后者无需特殊治疗。

【关键词】盆底疝；肠下垂；排粪造影；便秘

引起出口梗阻的原因很多，其中盆底疝就是排粪障碍的一个重要原因。盆底疝分为：乙状结肠疝、小肠疝及混合型疝，多为女性，共同表现为乙状结肠或小肠通过子宫直肠窝或膀胱直肠窝疝如盆腔，压迫直肠前壁或肛管上缘造成出口更阻，而静态或提肛时逐渐恢复正常形态和位置。目前排粪造影是诊断盆底疝和肠下垂的可靠方法，它能为临床提供可靠的治疗依据，同时也能发现其它的异常征象。现将我院从2003年开展排粪造影以来发现盆底内疝48例与肠下垂52例的x线征象对照分析报告如下。

1. 资料与方法

1.1 临床症状　常见的并发症有腹胀痛、口渴、恶心、口苦、头痛、皮疹、心情烦躁等。多数患者大便干结，肛门及会阴部有膨胀和阻塞感，排便用力越大，梗阻感越强烈，迫使患者过度用力，甚至大声呻吟，十分痛苦。有的时常觉得肛门前有异物存留，用手指、纸卷、肥皂条插入肛门后可使排便较为容易。约1/3患者有痔和肛裂病史，而且时常感染，感染时疼痛剧烈，不敢排便，有经验者用手指伸入阴道，向后加压协助排便。少数曾患者表现为神经质，个别有自杀倾向。所有患者曾先后做过钡灌、钡透、结肠镜或妇科等检查。有的肠镜报告：肠黏膜变黑。

1.2 一般资料　100例患者中，女性97例，未婚1例。男性2例，年龄18—76岁，

平均年龄45岁，便秘病史60d—30年不等。排便次数：平均次数7d 1次。排便时间：平均时间45min。辅助排便：需要手指从阴道后壁按压帮助排便14例，依231例，需要手助和泻药排便89例。

1.3 检查方法　如患者平时有背部牵扯疼或直肠压迫感，躺平时症状减轻，应想到有肠疝可能。检查前1—2h口服钡剂100g，勿需禁食，透视观察钡剂进入2—6组小肠后，行清洁灌肠两次，待水分略吸收后，用75% w/v硫酸钡混悬液（含CMC0. 25%）800ml。灌入结肠，在不同体位认真查看结肠形态，如有无移动盲肠、巨结肠、冗肠或器质性病变后。让患者坐在可透光的坐便器上，仔细观察排粪全部过程，同时摄取静坐像、抢拍力排像、不失时机的抓住黏膜像，必要时加拍强忍和正位像。摄片范围包括骶尾骨，耻骨联合及肛门下缘。

1.4 测量方法　结合透视，并在x光片上认真分析直肠形态变化，用与胶片同样放大率自制胶片尺，测量静坐、力排、黏膜像。肛直角：近似于直肠轴线与肛管轴线的夹角；肛上距：耻尾线（尾骨尖与耻骨联合下缘的连线）与肛管中点的垂直距离，正常<：35mm；盆底内疝的疝囊最下极与耻尾线或坐骨尾骨线的垂直距离；肠下垂；即小肠或结肠下极与耻尾线的垂直距离[1]。由一名高年资医师询问病史，记录相关资料，操作造影检查，测量书写报告，再由另一名上级医生进行校对核实。

2. 结果

Jorge把乙状结肠疝分为3度：I进入陷窝的肠袢在耻尾线以上；II度肠袢位于耻尾线和坐骨尾骨线之间；III

度肠袢在坐骨尾骨线以下[2]。盆底内疝48例：乙状结肠疝：轻度9例，中度5例，重度2例。小肠疝（也按此标准）：轻度17例，中度12例，重度2例。混合疝1例。本组资料参照卢任华提出国人直肠前突的分度标准[3]。即小肠或乙状结肠在耻尾线以下子宫或膀胱前方：轻度（6—15）mm27例，中度（16—30）mml8例，重度》3lmm7例。多数合并其它异常，如乙状结肠冗长、直肠前突、直肠内套、会阴下降、骶直分离等。

3. **讨论**

盆底是指封闭骨盆下口的全部软组织而言。这些组织除执行对抗腹压和承托内脏的任务外，还在消化管与尿生殖管出口处构成复杂的纤维复合体，对分娩、排尿及排便运动作精细的调节，是人体一个特殊的解剖实体，有人将盆底结缔组织系统比作建筑物中钢筋架。如果任何原因削弱或损害这个筋架，必将不同程度的影响盆底的稳定性，出现盆底松弛或失弛缓综合征[4]。

引起筋架损伤的原因很多，主要是由盆底松弛所至，这可能由于长期用力排便造成盆底腹膜局限性的薄弱松弛有关，从而使肠腔从薄弱部位向下滑行形成了疝。是小肠或乙状结肠，不正常地进入了因病变形成的腹内间隙，即盆底松弛形成过低的道格拉斯窝。其损伤机理：通过三个方面导致出。梗阻：①疝的内容物压迫直肠或肛管上缘，引起便不尽感、肛门坠胀等；②疝内容物和子宫等将直肠压向骶骨，造成肠腔内粪团通过受阻；③冗长的乙状结肠疝入盆底疝囊，造成乙状结肠扭曲成角，使粪团通过障碍，产生排便困难[5]。本组资料乙状结肠疝都合并有乙状结肠冗长和子宫后倾，因而造成乙状结肠扭曲，疝囊2在膀胱子宫窝处。小肠疝见于子宫前倾点是力排时小肠或乙状结肠通过子宫直肠凹都在子宫直肠陷窝内。他们共同特或膀胱直肠凹下行疝入骨盆内形成滑动性疝。而在静态或提肛时逐渐恢复正常形态和位置。

动态观察有助于鉴别诊断：盆腔的四壁皆为骨性结构，盆内的容积固定不变，正常道格拉斯窝内也被小肠、乙状结肠肠曲占据，不能称为盆底疝。而盆底疝排粪造影时可见迂曲的乙状结肠或小肠肠管在力排时沿直肠前壁逐渐下降，达耻尾线以下，甚至压在直肠肛管交界处的直肠前缘，下坠肠管里的钡剂不易在短期内排出。然后停止排粪，躺平在床上头底足高位，并嘱咐患者用力按摩下腹约5分钟再次排粪，在静态时见直肠内有钡剂，小肠或乙状结肠内的钡剂随肠管而上升，力排时肠管再次下降，下降的肠管后缘紧贴直肠前壁，两者距离 $<1cm$，肠管下降的程度较大，与耻尾线成角 $<90°$。有人认为肠下垂在耻尾线以下就是疝的形成，我们认为肠下垂是在力排时结肠或小肠低于耻尾线以下（耻尾线相当于盆底的位置），它的病理主要是盆底松弛，但距直肠较远，且在耻尾线以下的肠管部分比较宽大，与耻尾线形成钝角，多数都在子宫和膀胱的前方，不直接压迫直肠。而盆底内疝是通过子宫直肠窝或膀胱直肠窝，肠管下滑形成的疝囊，为滑动性疝，用力时压迫直肠前壁。所以，两者临床治疗有一定区别，前者应手术治疗，后者无需特殊治疗。

参考文献：略。

排粪造影在综合性医院的实用性

张玉生

西安马应龙肛肠医院 710016

【提要】本文详细介绍了排粪造影方法，医技要求和可行性，并结合有关文献及工作体会对其实用性进行了探讨，旨在提高综合性医院肛肠科的诊治水平。

【关键词】排粪造影；实用性；便秘

排粪造影是目前对排粪障碍患者进行检查的一种新方法。由于是在患者排便时进行静态和动态x线观察，所以能更好地显示直肠和肛管部位器质或功能性异常，对出口梗阻性便秘具有独特的诊断价值。比传统钡灌肠、临床指诊及结肠镜检查更为敏感和准确。国外始于1965年由phillps首先报道，国内于1985年由第二军医大学长海医院在临床开始研究应用，1990年提出了国人的正常参考值和异常标准。为国内开展临床应用和研究起了重要的推动作用，至今国内已有近百家医疗单位开展了此项检查（1）。而西北地区仅有几家医院从事此项工作，而操作人员未经过专业培训，操作和测量方法不到位，异常征象认识不够，提供给临床的诊断，达不到预期地治疗效果。本人曾从师卢任华教授研修排粪造影一年，本文结合卢老的经验和我们工作中实际体会，试就排粪造影的实用性作一探讨。

检查方法：查前充分了解病情及相关资料，明确检查目的和要求，对复查者要看老片，以便更好地设计检查方案。如患者平时有背部牵扯疼或直肠压迫，躺平时症状减轻，应想到有肠疝可能。检查前1—2小时口服钡剂100g，勿需禁食，透视观察钡剂进入2—6组小肠后，行清洁灌肠两次，待水分略吸收后，75% w/v硫酸钡混悬液（含CMC0.25%）800ml。灌入结肠，在不同体位认真查看结肠形态，如有无移动盲肠、巨结肠、冗肠或器质性病变后。让患者侧坐在可透光的坐便器上，仔细观察排粪全部过程，同时摄取静坐像、抢拍力排像、不失时机的抓住黏膜像，必要时加拍强忍和正位像。摄片范围包括骶尾骨，耻骨联合及肛门下缘。

医技要求：为了提高诊断质量，一定要有一套完整地操作常规和扎实的工作作风。在理论方面：必须熟悉肛肠解剖生理，肛肠动力学，在技术上掌握摄片操作和读片报告。排粪造影摄片操作基本与钡剂灌肠相同，仅是体位和排粪动作与之不同。要求全面显示，具体分析，看好了才照，不要照好了再看，对病变应明确部位、大小、形态、边缘、动度等。做好记录，以免张冠李戴，看好造影片后整理环境，以免徒劳往返。报告书写：结合透视，并在x光片上认真分析直肠形态变化，测量静坐、力排、黏膜像上肛直角、耻尾线肛上距、耻尾线乙状结肠距、骶直间距、骶骨及尾骨曲率和异常征象（2）。总之，要强调一个“细”字，贯彻于查前、查中、查后的处理，遵循对常见、典型；常见、不典型；不常见、典型；不常见、不典型的顺序，结合临床，深入科学的分析鉴别，以得出正确结论，切忌草率、先入为主，做到定期随访。如能将上述方法运用自如，其诊断正确率必然会高。

可行性：目前：县级以上医院都有大功率的电视摇控x光机，具备观察整个排粪过程动

态变化的首要条件。坐桶：卢任华教授研制出，DS—I型排粪造影用装置和测量尺，可以订购。也可以自制，方法是用木质马桶，两侧用铁皮镶嵌以吸收部分X线，人为的增加盆底软组织密度，以免肛管部位因曝光过度而不能现示，内套塑料袋当便器，这种便桶取材简便，成本低，效果好。测量用具：所用角度仪和测量尺是根据坐桶后部中线壁与盆腔中线器官放大率一致而制成。所测数据均为实际数值。卢老认为：在没有连续摄影或录像的条件下只要摄好静坐、力排、排空后黏膜像，即可反映出排便功能的异常情况。附属器具：同一般钡灌。如有条件可到上级医院短期进修培训，以尽快掌握上述操作和数据测量方法。

实用性：便秘是一种常见的多发病症，1990.J争全国“便秘诊治标准研讨会”把便秘的病因分为六类27条，每条又列有若干疾病。在美国大约有400万人患有慢性特发性便秘，占人口总抛%，每年住院病人中有92万患有便秘，其中1%死于便秘或与便秘相关的疾病（3）。国内发病率尚无确切数字，但据报道，天津地区便秘发生率为4.43%，与日本报道的发病率4%相近。连云港地区发病率为3.5%。上海老年人便秘占35.8%4（4）。常言道：“民以食为天”。随着人们生活质量的提高，便秘的危害越来越受到人们的重视，因为人们目前更清楚的认识到，便秘可给肌体造成许多危害，如脱肛、直肠内套、直肠前突、会阴下降综合征等，而这些病变又是加重便秘的因素。形成恶性循环，最终导致“顽固性便秘”，对于高血压、冠心病来说又是一个危险的信号。对于脑血管畸形、脑血管硬化的病人来说，又是一个罪魁祸首。对年轻的患者来说顽固性便秘常伴有烦躁、失眠、精神抑郁等症状，严重的影响了工作和休息。因而，患者对便秘的诊治要求日趋迫切，门诊量在各医院都在显著增加。

实用价值：顽固性便秘，病因十分复杂，其诊治较为困难。功能性出口梗阻性便秘在静止状态下行钡剂灌肠、内窥镜检查均不能发现异常，它的特点是当患者在排粪时才出现梗阻征象。而排粪造影就是根据肛肠动力学和功能形态设计的一种检查，可观察或拍摄排粪的瞬间，以了解肛管直肠在排粪时的功能异常。其常见的“功能性出口梗阻”疾病有以下几种（5）（6）。

1. 直肠前突：是末端直肠前壁向阴道突出而造成的一种病变，造影时可见直肠远端呈“鹅头”样改变或口袋样向前突起。国内卢氏将其分为Ⅲ度，即6—15mm为轻度，16—30mm为中度，大于31mm为重度。

2. 直肠前壁黏膜脱垂：是指粗而松弛的直肠黏膜脱垂于肛管上部，使该处呈凹陷样改变，黏膜脱垂单独存在较少，多伴有其它异常。

3. 直肠内套叠：当增粗松弛的脱垂黏膜在直肠内形成环状套叠时，即为直肠内套叠，卢氏依套叠的深度和厚度将其分为Ⅳ度：Ⅰ度：皱襞深3—15mm，Ⅱ度：16—30mm，Ⅲ度：>31mm，多重或厚度>5mm，Ⅳ度：直肠脱垂。也有人认为直肠内套叠是直肠黏膜外脱垂的早期改变。结合测量套叠肛门距离，既可反映其罹患程度，又可提示被涉及直肠的长度，为临床治疗提供可靠依据。

4. 盆底痉挛综合征：为盆底肌肉的一种功能性疾病，主要是耻骨直肠肌呈持续性收缩，不松弛，肛直角减小至90度或更小，力排时肛直角不增大，并出现耻骨直肠肌痉挛切迹，本症常合并其他异常，如合并直肠前突，则100%出现“鹅征，”即肛管为鹅嘴，痉挛变细的直肠远段似鹅颈，直肠近段和乙秩结肠为鹅身尾。

5. 会阴下降：为一种继发性变化。正常肛管上方恰好位于耻尾线以下或同一水平，在正常排便时不低于25—30mm（经产妇不低于35HⅡn），若此距离增大则可诊断会阴下降。

6. 耻骨直肠肌综合征：主要表现为肛直角变小、肛管狭长、钡排出很少或不排，且出现“搁架征”。“搁架征”是指肛管直肠结合部后上方在静坐、力排时都平直如搁板状，没有变化或变化很小，此为耻骨直肠肌肥厚所致。

7. 内脏下垂及肠疝：内脏下垂为盆腔内小肠或乙状结肠的下缘低于耻尾线以下。肠疝多为阴道后小肠疝，部分可见乙状结肠疝入直肠膀胱窝内，此类患者常伴有胃下垂或其他内脏下垂。

8. 其他：如直肠癌、骶前脓肿、畸胎瘤、子宫肌瘤、肛瘘、肛门术后、会阴或骶骨外伤等引起的便秘，都能提供给临床参考。

上述疾病在没有排粪造影前多认为是习惯性便秘，而得不到正确诊治。非专科医院既没有盆底肌电图，又没有肛肠测压仪等设备，故利用现有设备开展排粪造影检查，对认识出口梗阻所致的顽固性便秘具有非常重要的价值。

经济效益：诊断水平的提高亦可促进治疗水平和经济效益的提高。虽然排粪造影发现的

以上疾病多需外科治疗，而基层医院肛肠科目前尚未开展此类手术，但国内外专家认为：查清原因后首先宜采用饮食、药物和中西医结合等保守疗法。那么，这类患者即可在您的医院就近得到保首治疗，若保守治疗效果不理想，再转上级或专科医院手术（7）。这样，既减轻了患者的经济负担，也为科室和单位增加了收入，同时也给上级医院提共了临床资料，更利于促进顽固性便秘治疗水平的提高。使医院正真走上了科技兴院，科技就是生产力的发展道路。

社会效益：我省130多个综合性医院有大型x光机，如果每个医院都能开展排粪造影检查，每个县都能通过短期培训或进修，逐步开展顽固性便秘的外科手术，这对提高基层医院肛肠科的诊治水平，无疑是个好的开端。

参考文献：略。

中重度直肠前突联合手术疗效评价

赵　彬[1]　安海伟[1]　刘文泉[1]　刘彦才[1]　孙美玲[1]　张殿林[2]　李明辉[3]

1. 辽宁　葫芦岛辽宁省葫芦岛肛肠医院（125001）

2. 辽宁　沈阳辽宁省肿瘤医院（110042）

3. 辽宁　大连大连大学附属新华医院（116021）

【摘要】为探讨治疗中重度直肠前突（RC）的有效方法，回顾性分析200例RC经直肠联合手术方法（肛门扩大术、直肠黏膜切除绕钳缝合修补术、消痔灵注射术）的临床资料。结果显示，本组治愈率81%（162/200），显效为12%（24/200），有效4%（8/200），无效3%（6/200），总有效率为97%。结果表明联合手术方法治疗RC疗效非常理想、确切、安全可靠、手术直视、简单，术后恢复快、无并发症。此法可将作为首选或重要的手术方法来治疗中重度RC。

【关键词】出口梗阻型便秘；直肠前突；直肠阴道隔；疗效；评价

直肠前突（RC）又称阴道后壁膨出。为出口梗阻型便秘（OOC）的常见原因之一[1]，在顽固性便秘病例中，RC占其首位，为30.6—62.0%[2]。因此，对RC的治疗及研究具有重要的临床意义。中重度RC导致OOC需行手术治疗，但总体疗效欠佳[3]。我院自2006年1月至2012年6月采用联合手术及黏膜下注射治疗RC患者200例，取得理想的效果，总结报道如下。

1. 资料与方法

1.1 临床资料　本组200例患者，均完全符合RC的诊断标准[4]。全部病例均为女性，年龄30~79岁，平均年龄48.5岁，都是经产妇，生育1~4胎，病程2.5~25年，平均9.2年。住院资料显示：有长期排便困难史，入院前不同程度接受多种排便药物或灌肠治疗和物理方法6个月以上史，每次排便均在20min以上，患者需用手按压会阴部或阴道后壁才能排出。直肠指诊：在肛管上方直肠前壁扪及直肠阴道隔薄弱凹陷区。排粪造影：直肠壶腹部有“鹅头征”X线征象。严重影响生活质量，影响工作，并有强烈的手术意思的患者[5]。RC中度（深度16~30mm）者173例，重度（>31mm）者27例。合并混合痔21例，直肠黏膜内脱垂32例，伴肛裂25例，肛乳头瘤18例。本组200例患者均行结肠传输试验，排出结肠慢性传输型便秘。

1.2 治疗方法　术前2d进全流食，甲硝唑口服，每次0.4g，日三次，阴道冲洗日2次。术前一天口服20%甘露醇500ml和水2500ml或术前一天晚及术晨生理盐水清洁灌肠各一次。均采用骶管或硬膜外麻醉，取臀高折刀俯卧位，常规消毒会阴部、肛管直肠及阴道。充分扩肛至6指以上，再次重新消毒。（1）行肛门扩大术：于12时位，行经肛做放射状切口，下到肛缘外1.5cm，上至齿状线0.5cm；切开皮肤、皮下组织，切断部分内括约肌和外

括约肌皮下部，肛管及少许直肠黏膜（0.5cm），止血，修剪皮缘，横行缝合直肠黏膜、肛管皮下组织及皮肤。（2）直肠黏膜切除绕钳修补术[4]：再次会阴、肛管直肠及阴道常规消毒后，用肛门直肠拉钩左右牵拉肛管直肠，显露直肠远端，暴露好直肠前壁。术者用右手示指探查RVS薄弱区部位、大小、宽度和深度，另一手示指插入阴道内将突出阴道内的RVS部分顶回直肠腔内，并用其食指作引导，根据排粪造影所示RVS薄弱区的大小、宽度和深度及结合方才指诊、触诊、扪诊所得情况为准，测得出RVS薄弱区的实际情况，一般长为7.0cm。在齿线上1.5cm处用组织钳钳夹提起直肠前正中线位置黏膜，用大弯止血钳纵行钳夹前突的RVS薄弱区黏膜，注意要使被钳夹的黏膜组织一定要上窄下宽。电刀切除钳上方的黏膜，用2号肠线自齿线上方1.0cm处绕钳自下而上的间断横行缝合，并同时用左手示指在阴道内作引导，勿穿破阴道黏膜，缝合直肠黏膜、黏膜下层、部分肌肉组织以及RVS边缘两侧的肛提肌组织，合并在一起折叠紧密地缝合结扎在一起，上端缝合直到耻骨联合水平。缝合顶点时要超过止血钳尖端1cm左右。缝合时始终保持要下宽上窄，与直肠纵轴平行，严防缝合后之柱状组织上端形成黏膜瓣，影响日后排便。缝合完毕要检查，切断黏膜面是否有出血，必要时缝扎止血。同时再行肛诊，如发现仍有薄弱区残留或仍感前突明显，可行并排做同样的缝合，但中间应留正常黏膜。彻底消除RVS的薄弱区。对于其他部位直肠黏膜内脱垂，则行止血钳夹内扎，周围黏膜下注射1：1消痔灵1.5ml。合并混合痔者做外剥内扎术，合并肛裂患者行纵切横缝术。（3）消痔灵注射：选用5号长针头，用1：1消痔灵分别在柱状缝合之两侧及6时位行黏膜下柱状注射自上而下注射，其长度与柱状缝合等同，在柱状缝合两线间适当做黏膜下点状注射，每点注1.5ml，总量一般40-60ml。

手术注意事项

（1）术中必须严格应用无菌技术，在缝合时及黏膜下注射时，进出每一针一定要用碘伏严格消毒局部及注射针头，预防感染发生。同时术前要做阴道清洁冲洗消毒2天是非常重要的。

（2）RC黏膜柱状缝合一定要下宽上窄，避免形成黏膜瓣影响排便。

（3）以左手食指伸入阴道内作引导，防止缝合时穿透阴道黏膜。

（4）RC在柱状缝合时缝针必须穿过直肠黏膜下层、肌层及一定要穿透两侧肛提肌的边缘，确保两侧肛提肌能紧密靠拢愈合在一起，完成RVS的重建，增加新建的RVS的厚度、坚固性、强度和张力。

（5）RC在纵行柱状缝合时要保持与直肠纵轴平行，间距要适当，约0.6cm。

（6）柱状缝合的长度，以排粪造影和结合指诊为准，一般在7-8cm即可。

（7）缝合后行，如仍感有薄弱区或前突明显，可并排做同样缝合，但中间应保留正常黏膜。

（8）注射硬化剂除严格遵守无菌技术外，应以低浓度大剂量为宜，即消痔灵1：1混合液，正确掌握注射方法，不宜过浅或过深及穿透肌层，尽量避开血管，先抽吸无出血者再注药。准确注在黏膜下层为佳。

（9）切除直肠黏膜时勿切除过多，以免缝合过紧张力太大致缺血坏死。并要仔细止血，谨防局部血肿形成。

术后治疗　（1）术后禁食2d，以后进流质饮食一周。（2）术后给5d抗生素预防感染。（3）对排尿有困难或尿潴留：先予新斯的明0.1mg肌注，45min可排尿，必要时留置导尿。（4）术后第四天服润肠通便药，以利大便通畅。（5）指导患者定时排便，多饮水，多吃多纤维食物。（6）便后要中药水坐浴、换药。

1.3 疗效判定标准 根据1999年中华医学会外科学分会肛肠外科学组制定的《便秘诊治暂行标准》[6]及现代肛肠外科学[7]中的标准判定疗效。治愈：症状、体征消失，排粪造影显示RC深度<0.5cm；显效：症状、体征基本消失，排粪造影显示RC减少1.2-1.5cm；有效：症状、体征改善，排粪造影显示RC深度减少0.8-1.1cm；无效：症状、体征无改善，排粪造影显示RC深度基本无改变。

2. 结果

本组200例患者，全部定期随访，最短经随访6个月至1年。经肛门指诊、排粪造影显示证实治疗结果为：治愈81%（162/200），显效12%（24/200），有效4%（8/200），无效3%（6/200），总有效率为97%。术后无迟发型出血，均无肛管直肠狭窄、肛门直肠脓肿、直肠阴道瘘等并发症和后遗症。

3. 讨论

RC又称直肠前膨出、阴道后壁膨出等，多见于中老年女性、经产妇，女性占99.1%[8]。是OOC常见原因之一。给患者带来很大痛苦，甚至出现精神抑郁[9]。1985年Sehapayak认为RVS缺损和薄弱是发生RC的病因[10]。在2011年9月张东铭报道RC的病理生理及正常解剖学的改变是由于分娩产伤、低激素致胶原分解增加，造成RVS松弛及直肠阴道压力梯度升高导致出现RC[11]。总之国内外专家和学者对RC的病机及治疗等作了长期广泛、深入的研究，目前的很多观点仍是一个假说，因此，RC的治疗方法较多，至今仍没有一个行之有效的、统一的、根治的方法，现常用方法如经肛门、阴道的开放性或闭合性修补术，单纯性的修补术现在多数专家学者一致认为：

且均是近期疗效佳，远期疗效差或有待观察[12]，或合并硬化剂注射治疗、而新的方法则报导最多的是STARR术及补片的运用等，其疗效众说不一，短期疗效均较好，远期疗效尚待进一步观察，也有的人认为近期疗效并非手术的效果，而是与术后肛管直肠的炎性刺激有关[13]。

为此根据我院6年200多例临床治疗经验疗效总结，笔者认为因RC的发病机制复杂，涉及许多方面，因而对其治疗，首先应严格掌握手术适应症，唯有经过长期正规的非手术治疗失败者，才考虑手术治疗。在此前提下，在众多术式中根据其RC的不同程度选择合适的手术方式至关重要，只有这样才可以明显的提高治愈率，减少痛苦，患者如有合并直肠黏膜内脱垂、混合痔、肛裂、肛乳头状瘤等应同时予以治疗，否则影响疗效。

肛门扩大术对RC的治疗效果亦起到重要作用：防止肛门肛管功能性痉挛阻碍肛门排便的顺利和通畅，人为的扩张了肛门，又不使肛门失禁，而使肛门排便不受阻力。因此明显的降低和减少排便时对直肠前壁的压力，防止RC的复发诱因。

RVS对直肠阴道后壁起到悬吊和支持作用，因而RVS损伤是诱因RC的最主要的因素。所以在手术修补RVS时必须达到全长全宽的RVS重建术。手术要行横缝：（1）消除向阴道突出的囊袋。（2）修补RVS薄弱区，消除RC，术后则形成瘢痕纤维化粘连，使黏膜坚固固定在RVS，增加RVS厚度、强度、张力。（3）起到向上悬吊、提拉松弛的直肠黏膜，使直肠前壁成为一个紧绷的界面，不产生前突。从而纠正RVS正常解剖学和生理功能异常的改变，恢复了原来的解剖生理学，恢复了肛管直肠正常的顺应性，直肠再不扩张，不再向阴道突出。手术达到了最大程度上的功能恢复。

直肠黏膜下层硬化剂注射：注射后，引起直肠黏膜下层发生无菌性炎症，局部纤维蛋白渗出，形成纤维化，继而形成瘢痕组织，发展为瘢痕挛缩，从而使分离、滑脱的直肠黏膜和黏膜下层与直肠肌层紧密牢固的粘连在一起，由于瘢痕的挛缩，因此增加重建的RVS厚度、强度、张力及界面的紧张度，对直肠前壁又进一步加强悬吊和支持作用和防止复发。

我院的联合手术方法：既能切除RC和直肠黏膜内脱垂的黏膜，又能最佳的达到完全修补RVS缺损和薄弱区，术后形成瘢痕化粘连，使直肠黏膜紧密牢固地粘连在直肠肌层上，使直肠黏膜提拉悬吊在肌层上，重建坚固的RVS，防止直肠黏膜松弛和滑脱，增加RVS的厚度和强度及张力。更关键是纠正正常解剖学和病理生理学正常变异，恢复直肠顺利通道和正常通畅排便功能。本术式疗效明显，治愈率明显优于传统的手术方式。提高了治愈率、显著减少复发和并发症的发生，减少病人疾苦。手术直视、操作简单、手术时间短、无出血、安全可靠、痛苦小、康复快，值得临床广泛推广。

参考文献：略。

骶神经刺激治疗脊髓损伤后排便障碍动力学研究

赵 刚 迟玉花 邸爱婷 张 瑶 高海瑞

青岛大学医学院附属医院 255666

【摘要】目的 脊髓损伤常导致损伤平面以下运动及感觉功能不完全或完全丧失，损伤后患者的生活质量严重下降。脊髓损伤后骶副交感中枢与高级中枢联系中断，直肠功能障碍出现排便障碍。方法 本研究选择39例脊髓损伤患者，采用肛肠动力学评估脊髓损伤后患者的肛管直肠功能，治疗组20例，以骶神经刺激作为干预手段；对照组19例，采用常规针刺治疗，30天为1疗程，治疗3个疗程。结果 治疗后排便费力治疗组优于对照组，尤其是额外帮助（如手指抠挖、盆底按摩）症状减轻，大多数患者可自行排便，骶神经刺激在改善肛管缩榨压、最大耐受量、RAIR优于常规针刺。结论 骶神经刺激可能通过神经反射调节肛门括约肌复合体，改善RAIR，改变肠道的感觉功能，提高肠道的自主排便能力。

【关键词】脊髓损伤；排便障碍；骶神经刺激；动力学；

脊髓损伤（spinal cord injury，SCI）常导致损伤平面以下运动及感觉功能不完全或完全丧失。外伤性脊髓损伤的年发病率在12.1－57.8/100 0000左右[1]，青壮年男性人群占相当大的比例，尤其是年龄在15－24岁之间的青壮年男性[2]。SCI患者因其维系低级排便中枢与高级排便中枢的之间联系的神经通路被破坏，导致胃部及结肠反射减弱，肠动力减小，肠蠕动变弱缓慢，肠道内物质停留时间变长导致内容物中的水分过多的被吸收，此外肛门括约肌受损，导致肠道功能障碍可表现为便秘、腹胀和其他不适[3]。对脊髓损伤的治疗方法虽很多，但治疗效果并不十分理想，目前仍然缺乏有效改善脊髓损伤病人的运动、感觉和自主神经功能的治疗方法[4]。

骶神经刺激（sacral nerve stimulation，SNS）是用电脉冲刺激骶神经以调节控制肠道的异常神经回路，对神经无损伤，大大改观了排便功能障碍的治疗状况。肛肠动力学是通过测压的方法用以量化和评估肛管、直肠控制排便的功能，并为研究某些肛管、直肠疾病和排便异常等提供病理生理学基础。本研究采用肛肠动力学评估脊髓损伤后患者的肛管直肠功能，以骶神经刺激作为干预手段，让SCI患者规律排便，控制直肠和肛门括约肌的排泄功能，改善患者排便障碍，提高生活质量，减轻社会负担具有重要社会意义。

1. 材料与方法

1.1 研究对象　选择2011年9月至2013年5月就诊于肛肠科门诊和病房收治的39例脊髓损伤患者，均符合脊髓损伤神经学分类国际标准[5]。脊髓损伤组男25例，女14例，年龄为19～69岁，平均年龄为36.35岁，病程5～89个月，平均病程为28.83月，两组经统计学处理，P>0.05。采用残存功能和预后相近的脊髓损伤平面及损伤程度的病例随机化原则分组。分为骶神经刺激治疗组20例，常规针刺组19例。排除标准为：（1）生命体征不稳定；（2）具有精神障碍；（3）患严重心肺等脏器病变；（4）有其它可能影响研究结果的因素或根据研究者判断不宜进入研究的患者。测试期间并发症：未发生伤口感染、神经损伤所致局部疼痛或下肢活动受限等。

表1　一般情况对比

组别	年龄	性别		病程
		男	女	
治疗组	34.21	14	6	29.81
对照组	36.19	11	8	27.35

注：经秩和检验，P>0.05

1.2 研究方法　39例入选对象均自愿接受和配合便秘临床症状评分、肛肠动力学检查。动力学检测采用液压灌注式测压系统（Medical Measurement Systems公司生产，荷兰）。

观测指标：肛管静息压、肛管缩榨压、力排前静息压、力排后残余压。直肠感觉功能：初始感觉阈值、排便持续感觉阈值、直肠最大耐受量、直肠肛管抑制反射（rectal anal inhibitory reflex，RAIR）。

治疗方法：

治疗组：采用Pajunk公司神经刺激仪，纳米涂层针具有运动和感觉神经纤维双重刺激功能。患者取俯卧位，暴露肛门，双足背踝部垫置软枕，悬空双脚尖部。根据骨性标志确定骶后孔位置：两坐骨切迹连线与中线交点，再结合腰骶关节与骶尾关节连线的中点作为S3水平参考点，各旁开一横指即为左右S3骶孔，S3典型的应答是患者感到阴茎、阴道及直肠的牵拉感，提肛肌特征“拉风箱”门状收缩和震颤感的大拇趾背屈活动。同时，结合患者的自诉感觉亦很重要。

刺激参数：刺激频率1Hz/2Hz；刺激脉冲宽度0.05ms～1.00ms；使用刺激针时脉冲电流范围0.1mA～60.0 mA。

对照组：采用常规针刺疗法。针具：针灸针和电针仪。取穴：督脉穴和背俞穴为主，双下肢取目前常用文献中出现频率较高的体针穴位：环跳、足三里、悬钟、三阴交；肝肾亏虚型加太溪，瘀阻脉络型加血海。取穴标准参照2006年中华人民共和国国家标准（GB/T12346－2006）《腧穴名称与定位》。

操作方法：消毒、进针与行针、出针等针刺操作参照新世纪全国中医药院校规划教材石学敏主编的《针灸学》的操作方法。电流强度在0.1～1.0mA范围，以引起肌肉收缩、患者能够耐受为准，或以患者诉有酸、麻、胀、触电样感觉为主，定时为20min。

疗程：治疗组1周治疗3次；对照组每日治疗1次。1个月为1疗程，共治疗3个疗程。

1.3 统计学分析

采用SPSS 16.0统计软件进行统计学处理，计量资料比较采用t检验，用$\bar{x} \pm s$形式表示；计数资料采用x^2检验，等级资料比较采用秩和检验。$P<0.05$为差异有显著性，$P<0.01$为差异有非常显著性。

2 结果

2.1 临床症状分析　治疗后排便费力治疗组优于对照组，尤其是额外帮助（如手指抠挖、盆底按摩）症状减轻，大多数患者可自行排便，经统计学处理，P<0.05；治疗前后症状积分有极显著性差异，经统计学处理，P<0.01。

表2 治疗前后2组排便障碍症状评分描述

症状	治疗组		对照组	
	治疗前	治疗后	治疗前	治疗后
排便不尽感	1.69±0.85	0.63±0.74	1.97±0.67	0.62±0.71
排便梗阻感	1.65±1.06	0.51±0.84	1.76±0.66	0.76±0.83
排便费力	2.53±0.53	0.49±0.87	2.45±0.71	0.79±0.82
大便性状	2.16±1.16	0.97±0.99	2.52±0.97	0.85±0.79
排便次数	1.53±1.16	0.47±0.71	1.97±0.18	0.36±0.69
排便时间	2.32±0.66	0.57±0.69	2.16±1.59	0.73±0.81
腹胀	1.47±0.67	0.19±0.39	1.64±0.74	0.30±0.46

表3 治疗前后2组症状评分比较（分，$\bar{x}\pm s$）

组别	n	治疗前	治疗后	t	P
治疗组	20	10.71±2.07	3.22±2.15	17.42	0.000
对照组	19	14.16±2.51	5.31±3.45	12.79	0.000

2.2 动力学监测结果 结果显示，治疗前两组肛管静息压、肛管缩榨压、力排前静息压、力排后残余压无显著差异，经统计学处理，$P>0.05$；治疗组治疗前后肛管静息压、力排前静息压、力排后残余压无显著差异，经统计学处理，$P>0.05$；肛管缩榨压有显著差异，经统计学处理，$P<0.05$；对照组治疗前后肛管静息压、肛管缩榨压、力排前静息压、力排后残余压无显著差异，经统计学处理，$P>0.05$。治疗组在肛管缩榨压改善方面优于对照组，经统计学处理，$P<0.05$。

表4 治疗前后2组测压结果（mmHg，$\bar{x}\pm s$）

	治疗组		对照组	
	治疗前	治疗后	治疗前	治疗后
肛管静息压	81.56±1.85	72.93±19.35	83.46±2.79	74.09±2.35
肛管缩榨压	83.46±20.79	185.61±5.91	84.85±17.71	153.33±8.32
力排前静息压	66.97±29.41	65.63±3.23	68.68±21.23	62.67±2.79
力排后残余压	34.06±20.71	35.31±2.83	38.12±14.31	34.18±27.87

2.3 直肠感觉功能结果

结果显示，治疗前初时感觉、持续感觉、最大耐受量、RAIR组间比较无明显差异，经统计学处理，$P>0.05$。两组治疗前后初时感觉、持续感觉、最大耐受量、RAIR比较有显著差异，经统计学处理，$P<0.05$。治疗后初时感觉、持续感觉组间比较无明显差异，经统计学处理，$P>0.05$；治疗后最大耐受量、RAIR治疗组优于对照组，$P<0.05$。

表5 治疗前后2组感觉结果比较（ml，$\bar{x}\pm s$）

	治疗组		对照组	
	治疗前	治疗后	治疗前	治疗后
初时感觉	58.50±14.24	31.50±11.37	54.71±19.72	44.02±11.18
持续感觉	138.50±27.01	74.00±19.84	124.71±36.08	80.59±22.77
最大耐受量	248.50±38.56	170.50.±24.39	235.29±36.09	206.18±22.79
RAIR	35.00±8.27	24.50±6.86	36.47±7.86	32.18±7.72

3 讨论

脊髓损伤是人类所经历的创伤中最具破坏性的创伤之一，常常导致永久性残疾，其多由车祸、坠落等高能量撞击引发脊柱骨折、脱位所致。绝大多数患者均遗留部分或完全性瘫痪，损伤后患者的生活质量严重下降。大量科学研究和临床实践诞生了多种SCI治疗方法，例如药物治疗，康复锻炼等，但这些手段仅仅改善了脊髓受损后局部情况，而临床效果相当有限。

正常人排便机制主要涉及神经反射与肛门内括约肌、外括约肌和盆底肌有意识的主动协调收缩来完成。直肠肛门抑制反射使内括约肌在直肠扩张时舒张，这该反射导致“采样机制”的发生，从而决定启动排便还是推迟排便。脊髓损伤后的直肠运动功能丧失了内部和外来神经支配的复杂整合通路，骶副交感中枢与高级中枢联系中断，直肠收缩强度变小，持续时间缩短及协调性活动障碍[6]。肛门括约肌收缩无力，有活性的支配肛门括约肌运动单元数量有限[7]。我们发现患者的肛管静息压增高，而肛管缩榨压则降低，同时力排前静息压、力排后残余压均高于正常，导致SCI患者的直肠的容积增大，其中95%的患者排便时需要刺激才能排出，而50%的患者需要他人协助才能完成排便，49%的患者平均每次排便所需时间超过半个小时[8]。脊髓损伤后，33%的患者认为肠道功能障碍相比膀胱功能障碍和性功能减退更加影响生活质量[9-10]。在本研究中，SCI患者初时感觉、持续感觉、最大耐受量均升高，患者直肠容积增大而便意缺乏，粪便在肠道中积存时间过长而加重排便困难，大多数患者存在手助排便情况，精神厌恶排便过程而加重临床症状，进而影响生活质量。

骶神经刺激是Brindley[11]首先提出，通过调节、支配盆底肌的神经反射发挥治疗作用。通过调节神经网络中控制肠道功能的骶反射，降低肛门内、外括约肌的压力及肛门直肠抑制反射，降低排便难度，增加排便频率，改善腹痛、腹胀的症状[12]。直肠在控便的机制中发挥重要作用，括约肌并不是唯一维持控便的结构，肛门直肠反射紊乱以及直肠感觉运动功能障碍是排便的决定性因素。我们研究过程中发现肛管缩榨压骶神经刺激优于常规针刺，改善最大耐受量、RAIR直肠感觉方面骶神经刺激优于常规针刺，考虑骶神经刺激通过神经元之间的连结及中枢的输入调节肠道及内、外肛门括约肌的活动，进而改变肠道的感觉功能，提高肠道的自主排便能力，同时患者的排尿和性功能方面较治疗前有明显改善。

目前关于电刺激疗法改善脊髓损伤后神经源性肠道功能障碍的临床研究中，随机对照试验的数量很少，病程时间长，无法准确说明自然恢复或物理治疗的疗效占多大比例，影响数据的真实性、可靠性。本研究以骶神经刺激和传统医学针刺疗法作对照，发现骶神经刺激在改善肛管缩榨压、最大耐受量、RAIR优于常规针刺，考虑骶神经刺激可能通过神经反射调节肛门括约肌复合体，改善RAIR发挥作用。但因研究对象数量有限，病程长短不一，存在脱落或失访，可能影响本研究的质量。此外，因神经刺激的耐受性及疲劳性，刺激强度及判断疗效是另一难点。为了进一步验证骶神经刺激疗法治疗脊髓损伤后神经源性肠道功能障碍的治疗效果，还需开展大样本量的，设计更完善的随机对照试验研究。同时还需将我们的结局指标客观化，程序化，避免主观情绪如过高的期望值影响到对干预效果的客观评价，提高研究质量。

参考文献：略。

功能性便秘动力学改变与情志因素相关性临床研究

赵　刚　迟玉花

（青岛大学医学院附属医院肛肠科　山东　青岛　邮编　255666）

【摘要】目的　探讨功能性便秘肛肠动力学与患者生活质量及情志因素相关性的分析。方法　患者进行肛肠动力学指标观察分析，采用生命质量调查问卷、精神心理状态评定量表问卷调查，进行动力学指标和情志因素相关性分析。结果　患者组生活质量所有8个维度的评分均低于健康对照组；存在明显的焦虑、抑郁情绪。焦虑、抑郁积分与生活质量负相关；肛肠动力学和精神心理因素相关（$P<0.05$），肛管缩榨压及其持续时间与SAS、SDS呈负相关；初始感觉阈值、排便感觉阈值和最大耐受容量与SAS、SDS呈正相关。结论　便秘显著损害患者的生存质量，易合并有焦虑、抑郁等情志因素的异常。焦虑、抑郁和生存质量相关，肛肠动力学和精神心理因素相关。

【关键词】功能性便秘；肛肠动力学；情志因素；相关性分析

功能性便秘一般病程较长，反复发作，不是单一因素的疾病，而是多因素多种疾病可能产生的一组症状，临床表现复杂多样，严重地影响了患者的生活质量。国内外的调查均显示，便秘患病率逐年增高，使他们的精神与肉体遭受到极大的伤害，但是却易被医护人员及患者忽视。随着临床病例研究的深入，我们发现功能性便秘表现出多种病因，联合致病，但主要还是结直肠动力障碍所致。近年来，肛肠动力学的检测技术和观察指标不断提高，可以判断有无直肠、盆底功能异常或直肠感觉阈值异常，对盆底运动状态下的功能进行定性、定量观察，从而在肛肠疾病的诊断和研究中得到广泛应用。

随着生物－心理－社会医学模式的提出，精神心理社会因素在疾病中的作用越发受到重视，精神心理因素在功能性便秘中作用机制复杂，影响患者的生存质量。心理因素异常不仅是胃肠疾病发生的诱因，也是胃肠疾病的表现。本研究以肛肠动力学检测和问卷调查的方式对门诊便秘患者的症状谱、精神心理状况、生命质量状况等方面进行相关性分析，将生物和心理社会因素结合起来研究FC，为临床诊疗提供了新的诊疗思路和方法。

一、材料与方法

1. 肛肠动力学检测

肛肠动力学检测采用荷兰Medical Measurement Systems公司生产的系列仪器。

直肠肛管压力测定的检测指标包括以下几个方面：

（1）直肠静息压（rectal resting pressure，RRP）及肛管静息压（anal resting pressure，ARP）的测定：测定时受检者处于平静放松状态，依次记录八个通道的压力，2、3、4、5四个通道记录的为ARP，而8通道记录的压力为RRP。以上检测连续重复3次，然后取2、3、4、5四个通道中最大压力的数值为ARP，取8通道中3次检测的平均值为RRP。

（2）肛管缩榨压（anal squeeze pressure，ASP）及肛管缩榨压持续时间（anal squeeze pressure time，ASPt）的测定：嘱受检者做用力屏大便动作（用力收缩肛门动作），重复两次，每次间隔30秒，记录四个通道压力及动作持续时间，最大压力为肛管缩榨压，记录的时间为持续时间。

（3）直肠肛管抑制反射（rectoanal inhibitory reflex，RAIR）：测试时，以10ml/次的梯度、2ml/秒的速度向测压球囊注入空气，3～5秒后放出空气，记录是否出现RAIR，重复上述操作，分别注入10，20，30，40，50ml的空气，直至出现RAIR为止。直肠肛门抑制反射的三种状态：存在，不典型，缺乏。

（4）直肠感觉功能检测：

受试者直肠感觉功能检测指标主要有：分别检测直肠对容量刺激的初始感觉阈值（first sensitive volume，FSV）、排便感觉阈值（defecating sensation volume，DSV）、排便窘迫阈值（defecating tolerable volume，DTV）、直肠最大耐受量（maximum tolerable volume，MTV）。在具体检测中，对受试者以10ml/次的梯度、2ml/秒的速度间隔30秒缓缓地向气囊内注气，当受试者感到直肠被扩张时的最小注气量为FSV，受试者感到有便意时的最小注气量为DSV，当受试者出现尚可控制的排便感的注气量为DTV，当受试者出现不可控制的排便感的注气量即为MTV。

2. 便秘临床症状调查分析

入选者须符合“罗马Ⅲ诊断标准”。

入选者需排除结直肠肿瘤等所引起的梗阻性便秘。

3. 精神心理状态评定量表

抑郁自评量表（self－rating depression scale，SDS）和焦虑自评量表（self－rating anxiety scale，SAS）[1]使用简单，能相当直观地反映患者抑郁或焦虑的主观感受，基本达到量化，使用者不需要经过特殊训练。

嘱患者本人根据最近1～2周的实际情况，对问卷中的问题作出合适的选择，医生进行必要的解释。根据患者选择，计算粗分和标准评分。SDS与SAS按症状出现频度评定，分4个等级：没有或很少时间，少部分时间（3～5日），相当多时间（6～10日），绝大部分或全部时间（11～14日）。若为正向评分题，依次评为粗分1、2、3、4。反向评分题（文中有＊者），则评为4、3、2、1。

病情指数＝总分（累加分）/80（满分）×100%

该值越大，病情越重。标准评分50%以下为正常范围；50%以上为抑郁或焦虑；50%～59%为轻度抑郁或焦虑；60%～69%为中度抑郁或焦虑；70%为重度抑郁或焦虑。

4. SF－36生命质量调查问卷表

SF－36（short form health survey，SF－36）[2]主要用于14岁以上普通人群的健康测量，从定量化的角度，比较直观、全面地反映人群的健康状况，且易于管理和操作，包括10项共36个条目，分为8个维度，分别是生理功能（physical function，PF）、生理角色限制（role physical，RP）、躯体疼痛（body pain，BP）、总体健康（general health，GH）、活力（vitality，VT）、社会功能（social function，SF）、情感角色限制（role emotional，RE）、心理健康（mental health，MH）。在所有条目中，除第一个条目（健康自我评价变化）外，其余均被用来计算得分。前4个维度被定义为生理健康内容（physical health components，PHC），后4个维度被定义为心理健康内容（mental health components，MHC）。评分越高，说明生命质量越好。

其评分方法是逐条回答SF－36中的每一个问题，其中躯体角色功能和情绪角色功能的问题回答“是”或“否”，其余问题的回答分4个或5个等级，每个问题根据其代表的功能损害的严重程度，将各维度得分转换成百分制。每一维度最大可能评分为100，最小分为0，8个维度评分之和为综合分数，得分越高所代表的功能损害越轻。各个维度的原始分按量表转换公式：

各维度转换得分＝［（原始分－最低可能评分）/一般平均可能评分］×100。

二、统计学处理

使用SPSS 16.0统计分析软件。根据观察指标和数据的不同，计量资料采用频数统计、均值计算、中位数计算等统计学处理，用 $\bar{x}\pm s$ 形式表示，多组间比较用方差分析，组间两两比较用t检验；计数资料采用 χ^2 检验。变量之间采用Logistic回归及线性相关分析，相关系数r值为正，表示正相关；r值为负，表示负相关。$P<0.05$ 为差异有显著性，$P<0.01$ 为差异有非常显著性。

三、结果

1. 症状分布与性别、年龄、病程的关系

分析各种症状在不同性别、年龄和便秘病程的患者中的分布规律，以患者有无某症状为应变量（0表示无此症状，1表示有此症状），以年龄、性别（0为男性，1为女性）、病程为自变量，作应变量为二分类的Logistic回归分析。结果显示在不同性别、年龄、病程的患者中，某些症状的出现率存在差异。见表1。

表1 症状分布与性别、年龄、病程的关系

项目	症状
在病程长的患者中更多见的症状	排便不尽感
	排便梗阻感
	手助排便
在年龄相对较大的患者中更多见的症状	排便费力
	排便不尽感
	手助排便
	硬粪便
在女性患者中更多见的症状	排便不尽感
	手助排便
	排便费力
分布与性别、年龄、病程均无关的症状	排便次数
	排便时间
	腹胀

注：对于便秘相关症状，除排便次数、排便时间、大便性状等客观症状外，其它主观症状只有当其强度在中等以上或出现频率在经常以上时才认为患者具有此症状（如“排便不尽感”，当患者经常或每次排便后都有此症状时，我们认为患者有此症状）。

2. 精神心理状况和生命质量

（1）精神心理状况

患者和健康对照比较，患者存在明显的焦虑、抑郁状态，经统计学处理，$P<0.01$。结果见表2。

表2　FC和正常对照SAS和SDS自评量表比较

	SAS标准分（$\bar{x}\pm s$）	SDS标准分（$\bar{x}\pm s$）
FC	57.68±6.83	56.67±6.29
健康对照组	44.50±2.37	41.85±2.14
t	12.907	15.941
P	0.008	0.005

注：经t检验，P<0.01。

（2）SF-36问卷

接受调查的便秘患者和健康对照生活质量方面的比较，患者组所有8个维度的评分均低于健康对照组，除生理职能、活力和情感职能外，经统计学处理，P<0.01。见表3。

表3　便秘患者和健康对照生命质量方面的比较（分，$\bar{x}\pm s$）

SF-36	便秘患者	健康对照	P
生理功能（RF）	84.12±12.71	94.50±4.38	0.001**
生理职能（RP）	72.94±17.56	85.00±12.91	0.734
躯体疼痛（BP）	65.06±15.80	85.56±5.37	0.001**
总体健康（GH）	71.57±10.58	87.00±3.50	0.001**
活力（VT）	68.40±13.50	85.00±8.82	0.179
社会功能（SF）	74.24±16.56	92.80±6.20	0.001**
情感职能（RE）	67.52±19.91	76.90±15.94	0.722
精神健康（MH）	61.90±9.36	78.40±2.07	0.000**

注：**P<0.01。

（3）便秘患者生活质量与焦虑、抑郁情绪的相关性

结果显示，经相关性分析患者焦虑、抑郁积分与其生活质量呈负相关，焦虑、抑郁积分越高，生活质量越低。提示不良精神因素可能是FC患者生活质量欠佳的主要原因。见表4。

表4　便秘患者生活质量与焦虑、抑郁情绪的相关性

生活质量各维度	SAS	SDS
生理功能（RF）	-0.031**	-0.097*
生理职能（RP）	-0.067**	-0.049*
躯体疼痛（BP）	-0.049**	-0.059*
总体健康（GH）	-0.082**	-0.097*
活力（VT）	-0.048**	-0.145*
社会功能（SF）	-0.087**	-0.079*
情感职能（RE）	-0.031**	-0.083*
精神健康（MH）	-0.082**	-0.217*

注：表中SDS、SAS栏数值为相关系数，*P<0.05，**P<0.01。

（4）FC肛肠动力学指标与焦虑、抑郁情绪的相关性

结果显示，FC患者肛管缩榨压及缩榨压持续时间与SAS、SDS评分呈负相关；初始感觉阈值、排便感觉阈值和最大耐受容量与SAS、SDS呈正相关，经统计学处理，P<0.05。见表5。

表 5　肛肠动力学指标与焦虑、抑郁情绪的相关性

肛肠动力学指标	SAS	SDS
RRP	-0.228	-0.104
ARP	-0.038	-0.066
ASP	-0.013 *	-0.021 *
ASPt	-0.144 *	-0.083 *
初始感觉阈值	0.091 *	0.053 *
便感觉阈值	0.029 *	0.011 *
排便窘迫阈值	0.013	0.024
最大耐受容量	0.017 *	0.104 *

注：表中 SDS、SAS 栏数值为相关系数，* $P<0.05$。

讨论

便秘患者易出现焦虑抑郁状态，一方面因长期受病痛折磨，严重影响生活质量，在生理、心理上产生明显的负面影响；另一方面，心理障碍可影响脑－肠轴的调控，进一步损害排便机制，降低疗效，使患者缺乏信心和耐心，降低治疗依从性[3]。外在刺激和内在信息通过神经系统与高级神经中枢相连，影响胃肠感觉、动力和分泌等；内脏活动也作用于中枢的痛感、情绪和行为。精神抑郁、过分激动或负性生活事件使机体条件反射障碍，高级中枢对副交感神经抑制增强，导致肠壁交感神经活动加强，产生便秘[4]。

周丽荣等[5]对 FC 肛肠动力学和精神心理因素进行相关性探讨，发现精神心理因素导致肛门直肠动力学异常。此外，抑郁情绪会导致直肠敏感性降低，直肠壁容量扩张机械刺激引起排便反射所需容积增加，患者感觉功能受损，缺乏便意感。Dykes 等[6]研究使用标准化的诊断量表对女性难治性特发性便秘患者过去和近期进行精神心理评价，包括家庭和社会历史因素。Emmanuel 等[7]提示，便秘女性患者多存在焦虑及抑郁倾向，并且与测量胃肠外在神经活动的直肠黏膜血流量变化呈负相关，表明心理因素可能是通过自律的传出神经通路影响胃肠道功能。徐海珊等[8]发现慢性特发性便秘与功能性出口梗阻、某种特定的心理异常以及老龄、体重指数增高均有一定的相关性，必须进行多因素的动力学、心理学等研究和详细分析。通过本研究我们认识到，生活质量及精神心理状态与 FC 有着密切关系，FC 患者更易表现为焦虑和抑郁等心理障碍，精神心理因素和便秘症状可能通过肛肠动力学变化而互相影响。所以，在今后治疗中加强对 FC 症状人群的生活质量和精神心理状态与肛肠动力学的相关性研究应成为重要课题，为临床治疗提供依据。

参考文献：略。

功能性便秘直肠感觉功能障碍及生物反馈治疗的临床研究

赵　刚　迟玉花　邸爱婷　孙彬彬　王莹莹

（青岛大学医学院附属医院肛肠科　山东　青岛　邮编　255666）

【摘要】目的　采用罗马Ⅲ标准分型分析 FC 直肠感觉障碍及生物反馈治疗临床研究。方法　对功能性便秘患者予以排粪造影、结肠传输试验及肛肠动力学检测临床分型的便秘患者，结肠慢传输型 31 例，出口梗阻型 36 例，混合型 33 例，予生物反馈训练，对直肠感觉功能指标进行观察分析，两周为一观察疗程，四周后评价疗效。结果　初始感觉和排便感觉阈值慢传输型显著增高，混合型和出口梗阻型高于正常；排便窘迫阈值和直肠最大耐受容量慢传输型高于正常，混合型和出口梗阻型正常。治疗后初始感觉阈值、排便感觉阈值、排便窘迫阈值、直肠最大耐受量慢传输型高于其他两型。结论　生物反馈有助于脑调节大肠的传导动力和恢复肠道感觉功能，调节直肠感觉功能，有助于建立正常的排便规律和排便行为，增强肌力。

【关键词】功能性便秘；直肠感觉；生物反馈；临床研究

便秘（constipation）是由多种疾病引起的一组症状，临床表现有很大的个体差异性，目前定义已从狭隘的排便频率减少到包括排便困难更广义的范畴。功能性便秘（functional constipation，FC）罗马Ⅲ标准，是目前全球用于功能性便秘诊断、治疗的共识性文件[1]。临床发现，大多数便秘患者都出现直肠感觉障碍，排便、自制以及多种肛肠疾病的发生、发展都与患者存在异常感觉有关，感觉功能检查提供了一种有效的定量手段。

人类排便机制是一个涉及多种因素，经过一系列复杂而又协调的生理反射而发生的生物调节过程。便秘多由排便反射过程受到干扰而引起。排便反射不仅是非意识性的反射活动，而且还受大脑高级中枢意识控制[2]，生物反馈治疗在国外已进行了数十年的研究，作为功能性便秘可接受的有效治疗方法[3]，生物反馈训练以调整排便反射作为治疗机制而改善盆底肌和结直肠动力，为便秘的非药物治疗提供理论依据。

一、材料与方法

1. 研究对象

本临床研究病例来源于山东中医药大学及青岛大学医学院附属医院肛肠门诊及病房的病人。病例收集时间为2009年12月——2012年2月。根据临床症状可分为结肠慢传输型（slow transit constipation，STC）和出口梗阻型（outlet obstructive constipation，OOC）2个基本类型。OOC更为常见，许多主诉便秘的患者都有直肠排空感觉异常。STC和OOC同时存在为混合型（mix constipation，MC）。

2. 仪器：液压灌注式测压系统（Medical Measurement Systems公司生产，荷兰）、测压导管、灌注系统、多导记录仪、戴尔兼容性计算机、肛门直肠测压分析软件。八通道带球囊水灌注式测压导管（型号UPS2020），其前端套附一球囊（体积约6.5×3.5cm，外径8.0 mm），每个测压通道内径为0.8mm，相邻侧孔互成45度角，各通道间距1cm。测压管头端带有气囊，可开展直肠感受容积试验、直肠肛门抑制反射试验、气囊逼出试验。

3. 测压方法：检测前告知受试者检查中可能出现的不适，使其保持平和的心态，避免咳嗽、移动肢体。检查时嘱受试者全身放松，并取左侧屈膝屈髋卧位。同时连接测压导管和压力传感器，依次开启液压灌注系统，使每侧孔水灌注速度保持在0.5ml/min。然后将涂有石蜡油测压导管润滑后，经肛门缓缓插入，插入至距肛门15cm处，使1通道位于肛门口，使2、3、4、5各通道位于肛管处，6、7、8通道位于直肠处，尽量使可能多的测压通道保留在肛管内，之后把测压导管固定，稳定三分钟后行直肠感觉功能检测。

受试者直肠感觉功能检测指标主要有：分别检测直肠对容量刺激的初始感觉阈值（first sensitive volume，FSV）、排便感觉阈值（defecating sensation volume，DSV）、排便窘迫阈值（defecating tolerable volume，DTV）、直肠最大耐受量（maximum tolerable volume，MTV）。在具体检测中，对受试者以10ml/次的梯度、2ml/秒的速度间隔30秒缓缓地向气囊内注气，当受试者感到直肠被扩张时的最小注气量为FSV，受试者感到有便意时的最小注气量为DSV，当受试者出现尚可控制的排便感的注气量为DTV，当受试者出现不可控制的排便感的注气量即为MTV。

4. 生物反馈：通过图片向患者耐心细致地说明正常的排便机制，使患者对自身病情有充分了解，同时介绍生物反馈疗法的基本原理。目的是使患者能认识到在治疗中与医师密切配合的重要性。

患者正常饮食，治疗前排空粪便。将抹有润滑油的测压导管经肛门缓慢插入直肠，然后患者取屈膝屈髋侧卧位，面对电脑屏幕，开启电源。首先反复向患者讲解正常的排便机制和治疗过程及目的，指导其学会观察生物反馈治疗仪屏幕上显示的肌肉运动曲线，学会收缩和放松肛门肌肉。患者在生物反馈治疗仪的帮助下，慢慢学会正确协调收缩舒张腹肌、盆底肌。传统生物反馈治疗每周1~2次，每次1 h，每疗程10~15次。我们将整个疗程缩短为4周，每周3次，共进行12次，每次治疗时间60min。关键是努力使患者在模拟排便时能正确协调收缩舒张腹肌、盆底肌肉，掌握要领后要求其回家反复训练。

二、统计学处理

采用SPSS16.0统计软件。根据观察指标和数据的不同，计量资料采用t检验，用$\bar{x} \pm s$形式表示，多组间比较及组间两两比较采用方差分析；计数资料采用χ^2检验，等级资料比较采用秩和检验。$P<0.05$为差异有显著性，$P<0.01$为差异有非常显著性。

三、结果

1. 治疗前直肠感觉结果比较

慢传输型显著增高，与其他两型比较有极显著差异，经统计学处理，$P<0.01$；

表 1 治疗前三型感觉结果比较（ml，$\bar{x} \pm s$）

	STC	OOC	MC	F	P
初始感觉阈值	46.21 ± 8.200**	38.06 ± 12.380	42.19 ± 8.322	5.322	0.007
排便感觉阈值	118.28 ± 19.833**	88.89 ± 29.547	97.19 ± 22.322	11.743	0.000
排便窘迫阈值	167.93 ± 23.961**	129.44 ± 37.106	150.34 ± 36.018	10.820	0.000
直肠最大容量	210.34 ± 27.056**	169.72 ± 43.060	186.56 ± 31.275	11.013	0.000

注：与其他两组比较，** $P<0.01$。

2. **治疗后直肠感觉结果比较**

表 2 治疗后三型感觉结果比较（ml，$\bar{x} \pm s$）

	STC	OOC	MC	F	P
初始感觉阈值	34.17 ± 6.036*	32.45 ± 4.873	31.87 ± 3.966	4.030	0.037
排便感觉阈值	115.86 ± 20.092**	89.17 ± 26.766	95.94 ± 21.681	10.974	0.000
排便窘迫阈值	135.85 ± 8.517**	127.57 ± 16.072	125.14 ± 12.756	5.483	0.006
直肠最大容量	184.48 ± 17.846**	162.22 ± 32.259	170.94 ± 20.847	6.565	0.002

注：与其他两组比较，** $P<0.01$，* $P<0.05$。

3. **治疗前后直肠感觉比较**

结果显示，排便感觉阈值前后无显著性差异，经统计学处理，$P>0.05$；初始感觉、排便窘迫阈值及直肠最大耐受量均有极显著性差异，经统计学处理，$P<0.01$。见表3。

表 3 治疗前后直肠感觉比较（ml，$\bar{x} \pm s$）

	治疗前	治疗后	t	P
初始感觉阈值	41.86 ± 10.441	33.20 ± 5.113	9.158	0.000
排便感觉阈值	100.41 ± 27.269	99.38 ± 25.60	1.682	0.096
排便窘迫阈值	147.85 ± 36.596	142.26 ± 26.892	3.497	0.001
直肠最大容量	187.42 ± 38.495	171.75 ± 26.379	8.252	0.000

注：经 t 检验。

讨论

正常人直肠仅有神经丛，缺少神经末梢，对疼痛、触觉及温觉不敏感，而对压力和扩张敏感，当直肠被粪便扩张时，通过直肠壁的机械感受器可将粪便扩张肠壁的信号经盆神经传入骶髓（S3～S4）及排便高级中枢，产生便意及排便活动，其传出神经为阴部神经。由于脑－肠轴神经系统存在记忆（或存在惯性），在外界有害刺激去除后，肠道感觉和功能的异常（如同高级神经受到各种刺激产生的情感）却保留下来，并持续一段时间，使人体继续存在胃肠道感觉和功能的异常。这时需要用相应的治疗药物和措施，及时调整胃肠道感觉，纠正脑－肠轴神经系统出现的偏差，临床上对因治疗的同时及时对症治疗往往能起到较好的效果[4]。

部分便秘患者，由于精神因素经常或长时间地用意识主动收缩括约肌抑制排便，结果肛管静息压和直肠感觉增高。直肠感觉冲动在脊髓经多次交换神经元上传形成，患者不同的主观感受可能与不同中枢处理过程有关[6]。直肠感觉异常与直肠壁感受器和传入神经损害有关[7]。Chang 等[8]通过对直肠感觉低下的 FC 进行针对感觉的电刺激治疗后，直肠感觉随症状好转而增加，表明便秘直肠壁对容积扩张引起排便反射的阈值增加，产生便意所需的容积增加，致使便意缺乏导致粪便过久储存于直肠，造成排便间隔延长和排便费力。我们发现 FC 初始感觉阈值、排便感觉阈值、排便窘迫阈值及直肠最大耐受容量出口梗阻型均低于对照组，说明该组患者的直肠黏膜对容量刺激的反应增加，与肛垫病变时直肠敏感性增加有关，但是其改变的机制尚有待于进一步明确。

生物反馈治疗目的是训练其用力排便时松弛盆底肌，将盆底肌松弛和大便推进协调起来，利于排便，最终使痉挛的盆底肌逐渐恢复正常松弛，患者异常排便感觉恢复正常。临床文献报道生物反馈治疗盆底肌功能失调型便秘疗效优于药物和手术治疗，可对耻骨直肠肌和肛门外括约肌进行再训练，重建患者盆底肌功能，改善肌肉的力量和协调性[9]。杨柳明等[10]以生物反馈训练治疗FC，结果显示肛门直肠测压，感觉阈值和肌电图等客观参数显著改善，并发现延长治疗时间和缩短治疗间隔可提高治愈率，持续家庭训练能减少复发。王爱明等[11]采用生物反馈治疗盆底功能失调型便秘，发现直肠感觉阈值、最大耐受容量、直肠肛门抑制反射较治疗前降低，盆底肌的反常收缩消失，恢复正常排便；排便次数、排便不尽感、肛门坠胀感较治疗前有所改善。

从国内外研究资料来看，生物反馈对便秘治疗的疗效肯定，成功率达73%～76%。我们证实生物反馈治疗有效率达78.1%，生物反馈调节功能性便秘患者直肠和肛门协调收缩；有助于建立正常的排便规律和排便行为，训练增强肌力，恢复运动功能，直肠感觉随症状好转而降低，且与进行治疗前比较直肠感觉功能提高。生物反馈治疗便秘的疗效评价[12]主要包括排便次数、排便费力和不尽感、大便性状、泻药使用情况、患者对排便的满意程度及肛直肠功能评估等。当然，生物反馈的疗效是与便秘患者症状的改善和精神健康、生活质量的改善联系在一起的[13]。患者对治疗的依从性和能否完成疗程也是影响疗效的主要因素，而与是否合并其他盆底病变无关[14]，如何客观量化疗效指标尚有困难。

生物反馈虽对FC的治疗有独到之处，但目前只在少数医院或研究中心进行[15]，病情的改善主要依靠患者的主观体会，治疗终点的定义缺乏，没有一个长期疗效的评估，治疗期间需要细致、耐心地指导，耗时、费人力，远远不能满足数量巨大的便秘患者的需要。今后对于生物反馈治疗排便功能异常的研究应关注改善训练方式、长期随访、进行大样本量的实践等来揭示其中可能存在的具有统计学差异的科学本质。

参考文献：略。

黄芪润肠颗粒结肠水疗治疗慢传输型便秘的临床前瞻性研究

赵京贤[1]　罗明雷[1]　宋富利[1]　夏丽华[1]　赵　蒙[2]

1. 山东临沂市沂水中心医院肛肠科（276400）
2. 山东中医药大学09级中医学七年制在读生（250014）

【摘要】目的　研究黄芪润肠颗粒结肠水疗治疗慢传输型便秘的疗效。方法　用自拟黄芪润肠颗粒内服并用结肠水疗机将药物直接送入全结肠与六味安消胶囊进行对照研究。结果　黄芪润肠颗粒内服并用结肠水疗组40例，治愈28例，显效6例，有效3例，无效3例，总有效率92.50%，六味安消胶囊组40例，治愈24例，显效6例，有效4例，无效6例，总有效率85%。黄芪润肠颗粒结肠水组与六味安消胶囊组有显著差异（$p < 0.05$）。结论　黄芪润肠颗粒结肠水疗在临床综合疗效，结肠传输试验疗效方面，均优于六味安消胶囊，是治疗结肠慢传输型便秘的有效方法。

【关键词】慢传输型便秘；黄芪润肠颗粒；结肠水疗；临床研究

结肠慢传输型便秘（slow transit constipation STC）是临床上常见而治疗颇为困难的肠道动力性疾病，近年来对便秘的探讨、研究和各类治疗便秘的报道层出不穷，成为国内外研究的热点。STC是一类常见的顽固性便秘，以药物治疗为主易产生依赖性，停药后易复发，手术治疗，并发症多，疗效也不确切。自2012年以来，用自拟黄芪润肠颗粒内服和结肠水疗给药治疗40例，并用六味安消胶囊治疗40例对照观察，疗效差异显著，现报道如下。

1. 资料和方法

1.1 临床资料

观察病例均为2012年7月～2013年4月的门诊和住院病人，共80例，随机分为两组，其性别、年龄、病程统计学无意义，$p > 0.05$），均有可比性。均符合西医诊断标准（功能性胃肠病的罗马Ⅲ诊断标准）；中医诊断学标准，参照中药新药临床研究指导原则，进行辩证为气阴两虚，主症：排便时间延长，排便困难，神疲乏力，面色晦暗，腹胀纳呆，舌淡，苔白，脉弦细或细数。排除合并有心脑血管病、传染病、重症溃疡、结核病、妊娠及近期肛门病手术患者。

1.2 治疗方法

治疗组用自拟黄芪润肠颗粒（黄芪、白术、何首乌、生地黄、火麻仁、当归、木香、枳壳、炙甘草）一剂，用开水400毫升冲化，每次200毫升内服，早晚各一次；黄芪润肠颗粒一剂，用开水400毫升冲化，行结肠水疗，将400毫升药液分次从结肠水疗机加药口注入，冲水时逆时针揉腹，数分钟后排水，反复进行，结肠水疗完毕后嘱患者平躺3～5小时，24小时后排大便，使结肠内残留药物充分吸收，一周一次。一个疗程7天。对照组为六味安消胶囊，口服，一次4粒，一日3次。一个疗程7天。治疗前后分别行结肠传输试验，以对比结

肠传输功能改善情况。

2. 结果

2.1 两组临床疗效比较，见表1。

表1 两组临床疗效比较

组别	例数	治愈	显效	有效	无效	治愈率	总有效率
黄芪润肠颗粒组	40	28	6	3	3	70.00%	92.50%
六味安消胶囊组	40	24	6	4	6	60.00%	85.00%

黄芪润肠颗粒组与六味安消胶囊组治愈率比较 $p < 0.01$；总有效率 $p < 0.01$。

临床疗效比较方面黄芪润肠颗粒组优于六味安消胶囊组。

2.2 两组治疗前后不透X线标志物残留数比较，见表2。

表2 两组治疗前后不透X线标志物残留数比较

组别	例数	治疗前	治疗后
黄芪润肠颗粒组	40	15.37±2.16	4.38±1.36
六味安消胶囊组	40	15.23±1.36	5.36±1.53

由表2可见，两组治疗后不透X线标志物残留数均较本组治疗前减少（$p < 0.05$），治疗组治疗后不透x线标志物残留数少于六味安消胶囊组（$p < 0.05$）。

3. 讨论

结肠慢传输型便秘（slow transit constipation STC）是临床上常见而治疗颇为困难的肠道动力性疾病，流行病学调查功能性便秘在我国发病率为10%～15%，其中结肠慢传输型便秘占45.5%，它不仅影响人们生活质量，而且与大肠癌发病、肛肠疾病、衰老、诱发心脑血管疾病意外等多方面密切相关。祖国医学认为，便秘是指大肠传导功能失常，导致大便秘结，排便时间延长或周期不长，但粪质干燥，排出困难，或粪质不硬，虽有便意，但便而不畅的病证。《内经》称便秘为“后不利”“大便难”，张仲景称便秘为“脾约”“阴结”“阳结”等。该病患者一直困扰着肛肠科和消化科医生。近年来对便秘的探讨、研究和各类治疗便秘的报道层出不穷，成为国内外研究的热点。STC是一类常见的顽固性便秘，以药物治疗为主易产生依赖性，停药后易复发，手术治疗，并发症多，疗效也不确切。为此我们设计课题发挥中医药独特优势和先进的结肠水疗机相结合，将药物直接输送到病变部位，发挥药物的最佳作用。

STC属中医学“虚秘”范畴，临床上多以气阴两虚、气机失调论治，其发病主要与脾、肾、肝、胃、大肠等脏腑功能失调有关，尤以脾肾大肠为主。脾之气虚，运化不足，中焦气机失调，运化无力，气阴两虚；肾虚则二便失司，肠失温润，气化无力，魄门启闭失常，致大肠传导失司，形成便秘。黄芪润肠颗粒针对病机，方中重用黄芪益气健脾，补脾肺之气，升提固脱，现代药理学研究证实，黄芪能改善脾虚大白鼠胃肠推进功能，调节胃肠动力异常[1]；白术健脾益气，既能通便又能止泻，具有双重调节作用[2]；首乌、生地、当归、火麻仁，滋阴补肾，润肠通便，木香、枳壳、行气温中除胀，炙甘草调和诸药。诸药合用，健脾益肾，养阴生津，润肠通便，使脾滞得运，腑气得通，肠燥得润，促进了大肠的运动，保持大便 通畅，故该法是治疗结肠慢传输型便秘的有效方法。

参考文献：略。

张东岳教授治疗便秘经验浅析

周艳阳　张相安　张宇翔

河南中医学院第一附属医院

张东岳教授是我国著名中医肛肠病专家，从医50年来一直工作在医疗一线，孜孜不倦，对业务精益求精，对便秘病的治疗有独到经验，形成了一系列的治疗方法。笔者作为张老国家名老中医经验继承人，通过几年的认真学习，总结如下。

便秘是临床一种常见病，指大便干结，排便间隔时间延长，排出困难，或不干结亦排出困难及便不尽感。张老将其简练归纳为长、干、长、难、不尽感，即排便间隔时间延长、大便干结、入厕时间长、排出困难、便后有不尽感。

《素问·灵兰秘典论》："水谷者，常并居于胃中，成糟粕而具下于大肠。""大肠者，传导之官，变化出焉。"认为如果胃肠功能正常，则不致发生便秘。

张老认为，便秘病因虽多，还是宜从虚、实、寒、热四个方面来把握，具体病机有胃肠积热、气机郁滞、气血阴阳不足、阴寒凝滞，病位在大肠，与肺脾肾三脏关系尤为密切。因为肺与大肠相表里，肺热肺燥或肺气郁闭，均易移位于大肠，致传导失职，形成便秘。脾运化失职，易糟粕内停。肾司二便，主二阴，命门火衰易阴寒凝结，形成寒秘。

在以上认识基础上，张老拟订了治秘六法，总结如下。

一、增水行舟法

用于阴津受损，津亏液涸，大肠失于濡润，症见：大便秘结，结块成团，色多褐黑，三五日排便一次，粪便量少，气味甚臭，多伴有头晕头痛，心悸失眠，体倦消瘦，口干舌燥，小便频数，五心烦热，舌红少津，脉象细数，或沉而无力。

方药：增津宝（东岳方）

当归20g	川芎12g	白芍20g	生地20g
肉苁蓉30g	锁阳15g	何首乌30g	柏子仁20g
栝蒌仁20g	槐米20g	女贞子15g	

水煎服，每日一剂，分早晚2次服。

二、宣肺理气法

多因忧愁思虑过度；或久坐不动；或跌打损伤，伤及胃肠；或肺失宣降，腑气不通，致使大肠气机郁滞，传导失职，糟粕内停，而形成气秘。症见：大便干结，欲便不出，或虽不干结，但排出困难，便后不爽。伴胸腹胀满，嗳气呃逆，食欲不振。苔薄白，或薄黄，或薄腻，脉弦，或弦缓，弦数，弦紧。

方药：宣达散

紫苏子12g	制半夏10g	厚朴（姜汁炒）10g	炙甘草6g
当归15g	陈皮12g	生姜3g	肉桂6g
栝娄仁20g	枳壳12g	莱菔子20g	

水煎服，每日一剂，分早晚2次服。

三、补脾益肾法

多因年老体弱，或久病体虚，或久下伤阴，真阴耗损，寒从内生，浊阴凝聚，温煦无权，阴阳两虚，而令阴结。症见：粪蓄肠间，而无便意，或虽有便意，而努挣乏力，久蹲不出，甚至需手法帮助排便，便后疲乏不堪。伴汗出气短，头晕耳鸣，心悸懒言，纳呆，腹胀喜按，小便清长。舌质淡，苔薄腻，或厚腻，脉虚无力。

方药：煦晖培元丹

当归15g	杭白芍20g	何首乌30g	女贞子15g

锁阳 15g　　韭菜子 12g　　熟地黄 20g　　仙灵脾 12g
桃仁泥 10g　　火麻仁 15g　　莱菔子 20g　　生甘草 6g
生白术 30g

水煎服，每日一剂，分早晚 2 次服。

四、清热泻火法

素体阳盛，嗜食辛辣厚味，或热病后，余热留恋，或肺燥肺热，下移大肠，均可导致肠胃积热，津液耗伤，以致肠道干涩，大便燥结。症见：大便干结，肛门灼痛，伴腹部胀满，口干口臭，面红身热，烦燥口渴，时欲饮冷，小便短赤。舌苔黄燥，或焦黄起芒刺，脉象滑数或弦数。

方药：热秘荃

厚朴 15g　　枳实 15g　　当归 15g　　赤芍 15g
桃仁 10g　　生地 20g　　麦冬 15g　　黄芩 12g
桔梗 12g　　莱菔子 20g　　生大黄（后下）12g　　芒硝（另冲）10g
生甘草 6g

水煎服，每日一剂，分早晚 2 次服。

五、养血益肾法

年老体弱，久病之后，妇人产后，过用利汗之剂，素患消渴，损伤气血阴液；或饮食偏嗜，食物过于精、细、少，营血不足；或排便习惯不良，多日不便，肠液干涸，形成“虚秘”。

方药：秘宝康

全当归 20g　　肉苁蓉 30g　　何首乌 30g　　杭白芍 20g
锁阳 15g　　槐米 20g　　火麻仁 12g　　郁李仁 12g
柏子仁 12g　　栝蒌仁 12g　　炙杏仁 12g　　六神曲 15g
焦山楂 15g　　炒麦仁 15g　　莱菔子 20g　　陈皮 12g
生甘草 6g

水煎服，每日一剂，分早晚 2 次服。

六、宣肺健脾补肾法

多因见秘就泻，滥用泻剂，以致长期依赖泻药，泻药剂量逐渐加大，形成“惰性结肠”，结肠蠕动迟缓。症见：长期服用泻药史，多日无便意，粪便潴留肠间，如果不服用泻药，大便干结难解，即使不干，也十分费力。

方药：畅尔舒

生黄芪 30g　　当归 15g　　生白术 30g　　何首乌 30g
肉苁蓉 30g　　锁阳 15g　　炙杏仁 12g　　栝蒌仁 15g
广陈皮 12g　　桔梗 12g　　紫菀 10g　　枳实 15g
槟榔 15g

水煎服，每日一剂，分早晚 2 次服。

张东岳教授是我国著名的中医外科专家，从事肛肠专业已 50 余年，颇有建树，无论在内治还是外科手术方面均有创新。以上治秘六法，是张东岳教授长期临床的宝贵经验，我们做到尽可能的全面总结，如有不足敬请批评指正。

痔瘘裂杂病

四黄祛毒方坐浴治疗血栓外痔的临床研究

曹 科 韩 宝 梅 荣 徐慧岩 叶宇飞 李 杨 肖新凯 李绍旦 杨明会

北京 北京解放军总医院中医肛肠科（100853）

【摘要】目的 观察四黄祛毒方熏洗治疗血栓外痔的临床疗效。方法 将80例血栓外痔患者随机分为两组，治疗组40例，对照组40例，治疗组采用中药四黄祛毒方坐浴治疗，对照组采用高锰酸钾溶液坐浴治疗，对比观察两组患者疗效，治疗后疼痛评分，疼痛完全缓解时间及血栓痔核完全消失时间。结果 治疗组和对照组总有效率，治疗后疼痛评分，疼痛完全缓解时间及血栓痔核完全消失时间，两组之间具有统计学差异（$P<0.05$）。结论 四黄祛毒方坐浴治疗血栓外痔优于传统的高锰酸钾溶液坐浴。

【关键词】四黄祛毒方；血栓外痔；疗效；临床研究

血栓外痔是临床多发病，常因过食辛辣刺激食物，大便临厕努挣，肛周皮下静脉破裂，血液淤积皮下而成。临床常以患者自觉肛门肿胀、疼痛有异物感为主症，好发于肛缘3点、9点，可见肛缘有明显隆起，有剧烈疼痛，初起肿块较硬，可扪及圆形血栓[1]。血栓外痔常采用手术治疗剥离血栓，但是术后切口疼痛、易于污染及愈合迟缓等限制了手术治疗的临床应用，笔者自2011年1月以来，采用自拟四黄祛毒方坐浴治疗血栓外痔40例取得较好疗效，现将结果报道如下.

1. 资料与方法

1.1 一般资料

选择2011年1月至2012年12月在解放军总医院中医肛肠科就诊治疗的血栓外痔患者80例，所有血栓外痔患者均符合国家中医药管理局制定的诊断标准[2]：肛缘皮下突发青紫色肿块，局部皮肤水肿，肿块初起尚软，渐变硬，可活动，触痛明显。入组患者排除合并其他肛门疾病者，如肛瘘、肛周脓肿、肛裂、嵌顿痔等，妊娠或哺乳期妇女，合并有严重的心脑血管疾病及肝、肾等严重的原发性疾病者，精神疾病患者。

所有患者按就诊顺序随机分为治疗组40例，对照组40例。治疗组中男27例，女13例，年龄22~67岁，平均年龄（37.7 ± 10.9）岁，病程1~7天，平均病程（2.9 ± 1.2）天。对照组中男29例，女11例，年龄24-68岁，平均年龄（38.9 ± 10.7）岁，病程1-9天，平均病程（3.1 ± 1.5）天。两组患者性别、平均年龄、病程间差异无统计学意义（$P>0.05$）。

1.2 治疗方法

1.2.1 治疗组：治疗组采用中药四黄祛毒方坐浴治疗，四黄祛毒方由生黄芩20g、黄柏15、黄连10g、生大黄20g、苦参20g、五倍子20g、桃仁15g、红花15g、乳香15g、没药15g组成，所有药材由解放军总医院中药房提供，经鉴定合格。每剂药加清水约3000ml，浸泡30min后，先以武火煮沸，再用文火煎15~20min后，保留药渣，倒取药液，再加热水约2000ml，先以武火煮沸，再用文火煎15~20min后，倒取药液两次药液混匀后分为两份备用，每剂药使用一天，分两次使用。每次坐浴前取一份药液加热至40℃，洗净肛周皮肤，将肛门浸泡至药液内坐浴10分钟。

1.2.2 对照组：对照组采用1：5000高锰酸钾溶液坐浴治疗，每次坐浴前取1：5000高锰酸钾溶液2000ml，加热至40℃，洗净肛周皮肤，将肛门浸泡至药液内坐浴10分钟。

治疗组和对照组患者均给予坐浴治疗7天，坐浴治疗的同时，均嘱患者注意休息，鼓励患者多食粗纤维食品，保持大便通畅。

1.3 疗效评价

按1994年国家中医药管理局制订的《中医病证诊断治疗标准》[3]拟定，治愈：在一个疗程内疼痛消失，肛缘皮下紫蓝色肿块消失；显效：在一个疗程内疼痛明显减轻，肛缘皮下紫蓝色肿块减小1/2以上；有效：在一个疗程内疼痛减轻，肛缘皮下紫蓝色肿块减小1/3以上；无效：在一个疗程内症状、体征无明显变化。疼痛评定采用视觉模拟评分法（VAS，visual analogue scale）[4]。

1.4 统计学方法

应用SPSS 13.0统计学软件进行统计分析处理，计量资料组间比较采用成组设计资料的t检验，等级资料比较采用秩和检验，$P<0.05$ 有统计学意义。

2. 结 果

2.1 两组疗效比较

治疗组治愈31例，显效7例，有效1例，无效1例，总有效率为97.5%，对照组治愈22例，显效10例，有效3例，无效5例，总有效率为87.5%。经比较两组有效率无统计学差异（$P>0.05$），见表1。

表1　两组临床疗效比较（例）

组　别	n	治　愈	显　效	有　效	无　效	总有效率（%）
治疗组	40	31	7	1	1	97.5%*
对照组	40	22	10	3	5	87.5%

注：与对照组比较 * $P<0.05$

2.2 两组治疗后疼痛分值比较

记录患者疼痛情况，根据VAS法，即在横线上标以0~10的数字，0为无痛，1~3为轻度疼痛，4~6为中度疼痛，7~10为重度疼痛，以患者治疗前最痛分值和治疗后48小时疼痛分值。经比较两组疼痛分值具有统计学差异（$P<0.05$），见表2。

表2　两组治疗前后疼痛分值比较

组　别	n	治疗前疼痛分值	治疗后疼痛分值
治疗组	40	$6.77\pm1.51^*$	$2.37\pm0.47^{\triangle}$
对照组	40	6.61 ± 1.60	2.70 ± 0.63

注：治疗组与对照组比较 * $P>0.05$，△ $P<0.05$

2.3 两组治疗后疼痛完全缓解时间和血栓痔核完全消失时间比较

治疗组疼痛完全消失最长为5天，最短为2天，平均为（2.10 ± 0.59）天；对照组最长为6天，最短为2天，平均为（2.77 ± 0.70）天。治疗组血栓痔核完全消失最长为10天，最短为5天，平均为（6.6 ± 1.9）天；对照组最长为11天，最短为5天，平均为（8.2 ± 2.0）天。经比较两组痔核扎线脱落时间及创面愈合时间均具有统计学差异（$P<0.05$），见表3。

表3　两组治疗后疼痛完全缓解时间和血栓痔核完全消失时间比较（天）

组　别	n	疼痛完全缓解时间	痔核完全消失时间
治疗组	40	$2.10\pm0.59^{\triangle}$	$6.6\pm1.9^{\triangle}$
对照组	40	2.77 ± 0.70	8.2 ± 2.0

注：治疗组与对照组比较 △ $P<0.05$。

3. 讨论

血栓外痔是肛肠科常见疾病之一，属中医“痔”、“痔疮”范畴，对于本病的病因病机，历代医书亦多有记载。《医宗金鉴·外科心法要诀·卷六十九》所云：“痔疮形名亦多般，不外风湿燥热源”。主要特点是起病急剧，疼痛明显，严重影响患者生活质量。目前对痔的治疗方法包括非手术和手术治疗两种。部分肛肠学者认为应遵循无症状的痔无需治疗、有症状的痔无需根治及保守治疗为主的原则[5]。对于无法手术的患者，坐浴治疗是首选治疗方法。

本研究采用中药四黄祛毒方坐浴治疗血栓外痔，通过随机对照研究发现，治疗组和对照组总有效率方面具有统计学差异，治疗组在治疗后疼痛评分低，疼痛完全缓解时间及血栓痔核完全消失时间短，与对照组比较具有统计学差异。在多年临床实践研究基础上，笔者以《医宗金鉴》去毒方为基本方加减自拟四黄祛毒方治疗血栓外痔，方中黄芩、黄连、黄柏、苦参清热解毒、清利湿热，桃仁、红花能活血破瘀，乳香、没药能散结气、通瘀血、消肿止痛，生大黄取其凉血解毒、清利湿热之效，五倍子用其收敛固脱之功，数药合用具有活血化瘀、清热利湿、消肿止痛的功效。中药坐浴是历史悠久的外治方法之一，通过用温热药汤坐浴病处达到祛邪治疗疾病的目的[6]，主要原理是利用温水能改善肛周循环，使肛门括约肌松弛，使血流通畅，同时药液直接作用于病变部位，并借助热力经皮肤黏膜吸收，从而发挥清热解毒，活血行气，收涩固脱等疗效，加快血栓痔核的吸收。

本研究证实，中药四黄祛毒方坐浴治疗血栓外痔，具有疗效高，治疗后疼痛缓解明显，血栓痔核吸收快等特点，免除手术之苦，是非手术疗法治疗血栓外痔的一种好选择。

参考文献：略。

骶尾部藏毛窦诊断与治疗

祝　斌　戴　洛

【摘要】目的　探讨骶尾部藏毛窦的临床特点、诊断与治疗。方法　回顾性分析2010年10月–2013年1月收治5例骶尾部藏毛窦患者的临床资料。5例病人均反复发作骶尾部感染，待炎症消退后均行藏毛窦一期切除缝合术。结果　5例患者病检结果诊断为藏毛窦，3例患者术后I期愈合，2例患者术后切口轻度裂开。经换药后治愈。随访6—12月均无复发。结论　藏毛窦疾病容易误诊，术前应进行仔细检查，明确手术范围，彻底手术切除是预防复发的关键。

【关键词】骶尾部；藏毛窦；手术治疗

藏毛窦（pilonidal sinus）是在骶尾部臀间裂的软组织内形成一种慢性窦道或囊肿，内藏毛发是其特征。临床表现为骶尾部反复脓肿形成，破溃后形成慢性窦道，经久不愈。本病较为少见，多发生于青年，（10–20岁）多见。男性比女性更易发病。肥胖、毛发浓密、和臀间沟深者好发［1］。本病与种族无关，但和职业有关，军人、美容师和剪毛人员多见［2］。2010年10月–2013年1月我院共收治骶尾部藏毛窦的患者5例，现报告如下。

1 临床资料

1.1 一般资料　5例患者均为男性，中位年龄22.5岁，均为肥胖多毛者。病程平均6月；均表现为骶尾部脓肿，反复破溃，经久不愈。查体：5例患者于骶尾部后中线臀沟附近、距肛缘6–10cm处有2–5个窦口，2例窦口内可见毛发；所有患者病灶周围与肛管间未触及条索状物。B超显示骶尾部不均质低回声区，X线检查均未发现骶尾骨异常。

1.2 手术方法及结果：5例患者行一期切除缝合术。距离病灶边缘约1.5cm处行梭形切口，以电刀锐性剥离，深至骶尾筋膜，将窦口以及囊肿完整切除，彻底止血后，大量生理盐水冲洗切口，伤口全层用10号丝线放减张线数根并用2–0可吸收线缝合皮下组织，再用1号丝线褥式缝合皮肤，然后收紧减张缝合线。切口内置橡皮片引流，加压包扎伤口。术中解剖标本均见窦道内有长1–2cm毛发数根。术后病理：符合藏毛窦。3例患者一期愈合，12–14天拆线出院；2例切口出现脂肪液化切口轻度裂开，予通畅引流、局部换药后4–6周完全愈合。随访6–12个月，无1例复发。

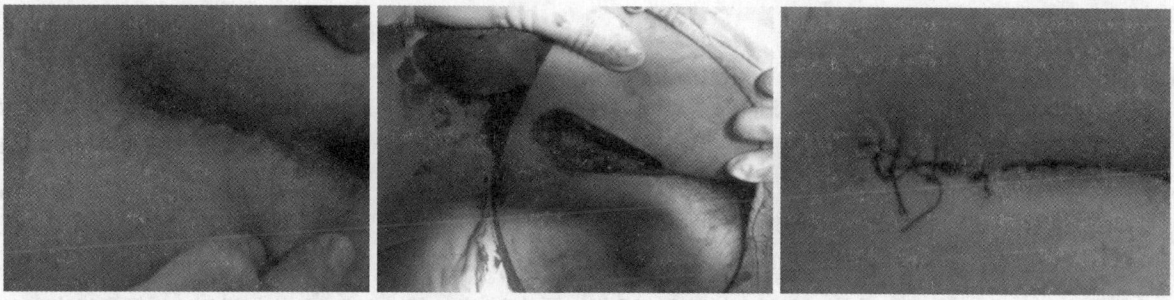

2 讨论

2.1 发病机制　藏毛疾病为少见病，其发病机制仍有不同看法。先天性学说认为藏毛窦是先天性上皮残留或先天性皮肤凹陷所致，藏毛窦内的毛发为内陷的上皮存在毛囊的缘故。后天性学说认为该病是由于致病因素影响臀裂表面皮肤引起。Bascom认为，臀裂表面皮肤是正常的，各种因素共同作用导致发病。特别是走路时臀部的扭动和摩擦，尤其是多毛的男性，使臀中裂之间的毛发刺入附近的皮肤，形成短管道，而毛发仍然与其根部相连，短管道随即皮化，当毛发自毛囊脱落后，被皮化管道产生的引力吸入。因而提出第一阶段为刺入性窦道，第二阶段为吸入性窦道。毛发聚集于皮下脂肪内成为异物，继发细菌感染，即形成慢性感染或脓肿［3］。目前多数学者更倾向于后天学说，笔者认为藏毛窦的发病与遗传因素、臀中裂的解剖特点、内分泌、肥胖、环境等有关，具体机制有待进一步研究。

2.2 诊断与鉴别诊断　藏毛窦通常表现为骶尾部急性脓肿或者慢性窦道，经过长时间稳定后间断疼痛或者排出液体。通过疾病位置、外观和臀裂部位皮肤表面的小凹陷可以诊断。可以分为急性藏毛窦，慢性藏毛窦，和复发性藏毛窦。需与汗腺炎、肛瘘、肛旁脓肿、结核肉芽肿相鉴别。本组有2例曾被分别误诊为“肛瘘”“肛旁脓肿”。临床上藏毛疾病所致窦口多在臀沟处，窦道走行多向头颅侧，很少向下朝向肛管。肛管内没有内口，不能触及肛瘘典型的条索样肿块，静止期在骶尾部中线处皮肤可见不规则小孔，直径约1mm至2cm。周围皮肤红肿，常有瘢痕，有的可见毛发。探针可探入3—4cm，挤压时可排出稀淡臭液体［4］，因而有别与肛瘘及肛旁脓肿。而汗腺炎所形成的病灶及窦道较浅，可见形成皮下的纤维网状结构。结核性肉芽肿常累及骨骼，X线可见骨质破坏，身体其他部位可有结核性病变。本组5例窦口，未触及包块位于骶尾部，窦道行向头颅侧，骶尾部均可见直径2－3cm左右的包块，未见内与肛管间条索状肿物。因此临床上有上述特点者，应考虑藏毛疾病的可能，不应将是否有毛发作为诊断此病的唯一依据。

2.3 治疗　骶尾部藏毛窦只有手术切除才能治愈，手术方式的选择应根据囊肿与窦道的数量，分布及有无并发感染决定［5］。①如藏毛窦并发感染时，应先行抗感染，如伴有脓肿则应充分切开引流，尽量清除腔内的肉芽组织和毛囊、毛发，待炎症局限后择期行切除缝合术。如脓肿较小，感染病灶局限，也可完整切除病灶，切口一期缝合。②对无明显感染的患者，如只有囊肿或单一窦道或病变范围小，张力小、可行一期切除缝合术。需完整切除纤维囊壁及周围的肉芽肿，伤口全层用10号丝线放减张线数根并用2－0可吸收线分层缝合皮下组织，术后加强换药，促进愈合。本组5例行一期切除缝合术，术后2例出现切口脂肪液化，予通常引流后6周愈合，余3例均一期愈合。③对有较多窦口和窦道，病灶范围较大的患者，病灶完整切除后，创面较大，可采取病灶切除部分缝合术或皮瓣移植术闭合创面。病灶切除部分缝合术将切口两侧皮肤、皮下脂肪与骶骨筋膜缝合，使大部伤口一期愈合，中间一部分伤口由肉芽组织愈合。对伤口过大不能缝合和手术后复发患者可采取切除病灶后伤口开放式，但治愈时间较长。

我们认为藏毛窦术后易发生感染、复发，复发的原因与窦内组织切除不完全有关；而对于范围较大的病灶，虽手术彻底清除病灶组织，因创面过大，切口缝合时留有死腔、皮肤张力过大导致局部缺血或切口裂开，均可继发感染，延迟愈合。因此，病灶切除的彻底性及创面闭合方法的合理性是防止术后复发的关键。为了预防术后复发，我们建议患者使用脱毛剂，常保持骶尾部清洁无毛。

参考文献：略。

潜行三断法治疗肛裂临床疗效观察

陈达楼

四川省西昌市中医院肛肠科（615000）

【摘要】目的　探讨采用潜行切断部分内外括约肌对陈旧性肛裂的治疗效果。方法　本组选择238例陈旧性肛裂患者，分别在左、右、后侧用线状刀做潜行切断部分内括约肌进行松解。结果　治愈219例，好转19例。结论　微创伤，易操作，痛苦小，无后遗症，疗效确切可靠。

【关键词】旧肛裂；潜行三断松解内括约肌；临床观察

1. 一般资料

本组238例、男：103例、女：135例、年龄9－57岁，平均33岁，其中18－27岁占78%，后侧裂口占96%，病程均在半年以上。

2. 诊疗标准：

2.1 诊断标准　根据1995年实施的中华人民共和国中医病证诊断疗效标准，本组238例，全部为三期肛裂。

2. 2疗效评定

2.2.1 治愈：症状消失，裂口愈合。

2.2.2 好转：症状改善，裂口或创面缩小。

2.2.3 未愈：症状无改善，裂口无变化。

3. 手术方法

术前常规备皮，选择1%盐酸利多卡因10－15毫升，加入肾上腺素2滴（5号针头），行腰腧穴麻醉（改良骶管麻醉），取膀胱截石位，消毒手术区，盖消毒巾，消毒肛管及直肠下端，先用5毫升空针抽取1%盐酸利多卡因1.5毫升、亚甲蓝0.5毫升，从后正中距肛门缘1.5－2公分处沿肛管方向刺入达裂口基底后，在左手食指引导下，将2毫升利多卡因美蓝液缓慢推人基底后周围组织。

3.1 后侧潜断　右手持线状刀，左手食指在肛内引导（以免误穿肛管直肠），线状刀于后正中距肛门缘2公分处刺入皮肤皮下，沿肛管后潜行至肛管溃疡基底深处，跨过节膜环达齿线水平高度，确定刀背向肠腔，刀刃向节膜带环，然后向下向后适度用力切断部分节膜带，顿时断端有指感松弛，张力降低，若首次断端松解不明显可再重复一次。然后退出线状刀，左手食指紧压断端，线状刀口（皮肤）微小不需缝合，用消毒纱布点压2－3分钟即可。

3.2 左、右侧潜断　线状刀叶面与肛管平行，刀背向肠腔，刀刃向外侧，于括约肌外缘线刺入，分别在左、右食指引导下沿肛管外侧潜行跨过增厚的黏膜下肌和部分内外括约肌，然后向外向下适度用力切断。导引食指紧压切断1－2分钟，使未切断的肌纤维断裂，外切口用消毒纱布点压2－3分钟即可。然后剪除裂口下端裂痔，去除溃疡面的疤痕组织，有肥大肛乳头者采用电凝切除。继之扩肛2－3分

钟，至肛管径达三横指为佳，最后消毒创面，肛内塞吲哚美辛栓一粒，裂口溃疡涂少许生肌丹，置紫草油纱条引流包扎固定。

4. 术后处理

4.1 术后饮食无特殊要求。

4.2 一周内给予替硝唑片口服，保持大便通畅。

4.3 次日排便，便后用金玄痔科洗散坐洗，痔疮膏常规换药。

5. 治疗结果

5.1 疗效　本组238例，一次性治愈219例，好转19例，有效率100%。

5.2 并发症　238例中，首次大便后有12%的患者手纸带血，无需特殊处理，疼痛轻微，无感染。

6. 疗程

住院时间5－7天，裂口愈合时间10－15天，平均12.5天。

7. 讨论

肛裂是常见的肛管疾病，陈旧性肛裂是由于肛管反复裂伤与感染至皮肤全层裂开形成的溃疡，因长期疼痛引起内括约肌痉挛造成局部血供不足而经久不愈，临床上病人多有典型的便秘、损伤、疼痛、带血等周期性恶性循环，所以保守治疗只能缓解不能治愈。随着括约肌痉挛是肛裂主要病因的确立，通过手术解除括约肌痉挛、改善局部血液循环被广泛应用于治疗肛裂，其方法有单纯“后正中节膜带切断松解”、“溃疡切除加侧切松解”、“侧面切开括约肌挑出切断松解”等。为了尽量减少肛管周围组织的损伤，避免术后疤痕组织对后期功能的影响，我院肛肠科自94年始，就采用线状刀潜行切断两侧及后侧部分内括约肌（即：潜行三断法）治疗陈旧性肛裂，其特点是，线状刀叶面细小，虽然三侧切断，但是每侧切断的程度和对肛管周围的组织及神经血管的损伤极小，而且对括约肌三侧联合松解的效果确更充分。需要特别注意的是，术中一直强调食指的导引，这是手术成败的关键，也是预防并发症（误穿肠壁）的关键。近几年来我们在后侧切断前，在节膜带后注入少许利多卡因美蓝液，一方面为后侧节膜带切断提供有利条件，另一方面利多卡因美蓝液可以降低因括约肌长期痉挛造成神经末梢的高度敏感性，为松解括约肌、改善局部循环、促进溃疡愈合、减少术后复发起到了更好的作用。从本组238例临床疗效观察，潜行三断法治疗陈旧性肛裂融微创、松解、扩肛为一体，手术操作简便、痛苦小、愈合快、疗程短、无后遗症，疗效确切可靠。

中西医结合外治法干预肛门慢性湿疹疗效比较研究

陈　敏　黄德铨　康　健　杜勇军　侯艳梅　曹吉勋

四川成都　成都中医药大学附属医院（610072）

樊文彬

四川 成都　四川省第四人民医院（610016）

【摘要】目的　通过随机对照单盲试验，研究中西医结合外治法干预慢性肛门湿疹不同疗程症状及体征的对比情况。方法：将纳入的249例慢性肛门湿疹患者，随机分为三组，分别为A组、B组及C组，依次给予2个月、4个月、6个月治疗。具体治疗方法为：先用复方苦参汤熏洗共20分钟，擦干后局部涂抹熊珍膏、曲安奈德益康唑乳膏适量。早晚各治疗一次，连续用药一周后停药两周。进行观察比较：入组后6月以及12月各组肛周瘙痒、湿润、红斑、肥厚及苔藓化、丘疹及水疱、鳞屑等症状体征改善情况。结果：在瘙痒症状的控制上，短期疗效三组差别不大，但在随访中C组明显优于其他两组；入组6月及12月，C组在对湿润、红斑、丘疹及小水疱、肥厚及苔藓化、鳞屑症状的改善上与A组、B组比较，P均<0.05，差异具有统计学意义。说明C组在改善患者各项症状及体征方面疗效确切。结论：采用复方苦参汤外用熏洗合熊珍膏、曲安奈德益康唑乳膏外涂周期性用药6个月治疗慢性肛门湿疹，在改善慢性肛门湿疹症状及体征方面优势明显，是疗效确切、安全、不易复发的治疗方案。

【关键词】慢性肛门湿疹；复方苦参汤；中西医结合

肛门湿疹，中医又称肛周湿疡、浸淫症、血风疮、绣球风等[1]，发病率高，肛肠科门诊患者中比率达10%左右，临床以红斑、丘疹、水疱、渗出、糜烂和肥厚等多种皮肤损害为特征。历代医家对于肛门湿疹的论述，病因不外乎风湿、血热、血燥，主要病机为湿热内蕴、脾虚湿盛、血虚风燥。西医多认为本病病因涉及变态反应、神经功能障碍、内分泌失调等[2,3]，是由于内外激发因子所引起的一种迟发型超敏反应[4]。慢性肛门湿疹易反复发作、迁延不愈，给患者造成极大困扰。本研究采用中西医结合外治法干预慢性肛门湿疹，症状体征改善明显，现报道如下：

1. 资料与方法

1.1 一般资料　纳入的249例慢性肛门湿疹患者，均来源于2009年6月~2011年3月成都中医药大学附属医院肛肠科门诊，符合2002年国家药品监督管理局颁布《中药新药临床研究指导原则》（试行）[5]制定的西医诊断标准：病程均在半年以上，症状特点：瘙痒反复发作，病程较长，皮损颜色暗淡，浸润肥厚，呈苔藓样变，色素沉着。

纳入病例年龄在18~70岁之间；无心、脑、肾及其他系统严重原发性疾病及精神病患者；近一月内未系统应用皮质类固醇激素、免疫抑制剂及细胞毒性药物等治疗，两周内未局部用过皮质激素。将纳入的病例随机分为3组，每组83例。A组男13例，女70例，平均年龄（41.46 ± 11.03）岁，平均病程24.16月；B组男12例，女71例，平均年龄（38.73 ± 13.22）岁，平均病程25.19月；C组男15例，女68例，平均年龄（40.06 ± 12.95）岁，平均病程27.32月。3组患者基线资料具有可比性。

1.2 治疗方法

1.2.1 治疗药物

①中药复方苦参汤，组成：苦参40g，白鲜皮20g，黄柏15g，苍术15g，地肤子15g，蛇床子15g，川椒15g，白芷15g，金银花12g，野菊花12g，蒲公英12g，紫花地丁12g，石菖蒲12g。

②熊珍膏（成都中医药大学附属医院院内制剂），主要成分为熊胆粉、珍珠粉、黄连、黄柏等，具有清热燥湿、祛风止痒、生肌润肤等作用。

③曲安奈德益康唑乳膏（商品名：派瑞松，国药准字H20000454，西安杨森制药有限公司）由1%硝酸益康唑与1%曲安奈德组成。

3.2 治疗方法　中药文火煎至药液剩约1000~1500ml，将药液倒置盆中，先熏蒸肛门10分钟左右，再坐入其内浸渍约10分钟，共约20分钟。肛门干燥后再局部涂抹适量熊珍膏及曲安奈德益康唑乳膏，轻轻按摩。早晚各一次，每天使用复方苦参汤一剂，7天为一疗程，连用1周后间隔2周再用药，如此反复使用，每3周时间为1个疗程。本研究患者均采用以上方法治疗，所不同的是，A组治疗时间为2个月，B组为4个月，C组为6个月。

1.3 观察指标　观察比较治疗前后肛周瘙痒、湿润、红斑、肥厚及苔癣化、丘疹或小水疱、鳞屑等症状体征的评分。

瘙痒：无瘙痒，0分；度偶瘙痒，不影响工作学习生活，不需用药，2分；阵发性瘙痒，时轻时重，影响睡眠工作学习生活，需用药，4分；剧烈瘙痒，严重影响睡眠工作学习生活，6分。

肛门湿润：无湿润感，0分；偶有湿润感，2分；肛门浸渍感觉明显，4分；经常有肛门浸渍感觉，内裤污染，6分。

红斑：无红斑，0分；色淡红，高出皮肤不明显，2分；色暗红，稍高出皮肤，4分；色较鲜红，明显高出皮肤，6分。

肥厚及苔癣化：无肥厚及苔癣化，0分；略有肥厚，苔癣化不明显，2分；皮损较肥厚，苔癣化，4分；皮损明显肥厚苔癣化，有放射壮皲裂，6分。

丘疹或小水疱：无丘疹或小水疱，0分；色微红，分布稀疏，无小水疱，2分；色淡红，分布略密，可见丘疱疹，4分；色较红，分布较密，散见小水疱，6分。

鳞屑：无鳞屑，0分；少量细碎鳞屑，2分；较多白色细薄鳞屑，4分；较厚鳞屑或痂屑，6分。

1.4 疗效标准　依照2002年《中药新药临床研究指导原则》（试行）[5]制定疗效判定标准。

1.5 统计学方法　采用SPSS17.0统计分析软件对录入数据进行统计分析。对符合正态分布、方差齐性的计量资料进行单因素方差分析，对不符合者采用非参数检验；非正态分布采用秩和检验；对计数资料予四格表 x^3 检验。所有的统计检验均采用双侧检验，以P<0.05为有显著差异，具有统计学意义。

2. 治疗结果

本次研究入组249例，A组入组83例，完成76例，脱落7例；B组入组83例，完成79例，脱落4例；C组入组83例，完成83例，脱落0例。

2.1 入组6及12月各组瘙痒情况的比较（均数±标准差）

组别	例数	评分	
		6个月	12个月
A组	83	2.99±1.777	3.32±1.551$^{\Delta}$
B组	83	2.94±1.857	3.29±1.841$^{\Delta}$
C组	83	2.63±1.924	1.81±1.452

注：与C组比较，ΔP<0.01。

入组6月，C组同A组及B组比较，P值均大于0.05，差异无统计学意义。入组12月，C组同A组及B组比较，P<0.05，差异有统计学意义。说明在瘙痒情况的控制上，短期疗效三组差别不大，但在随访中C组明显优于其他两组。

2.2 入组6及12月各组湿润情况的比较（均数±标准差）

组别	例数	评分	
		6个月	12个月
A组	83	2.92±1.691*	3.61±1.759*
B组	83	2.72±1.580*	3.29±1.841*
C组	83	2.22±1.593	1.66±1.524

注：与C组比较，*P<0.05。

入组6月及12月，C组同A组及B组比较，P<0.05，差异有统计学意义，有可比性，说明C组的湿润情况在治疗后及随访都明显优于其他两组。A、B两组入组12月的湿润情况平均评分较入组6月升高，说明湿润情况12月较6月有所反复。C组入组12月的平均评分较入组6月降低，说明湿润情况进一步减轻，远期疗效可。

2.3 入组6及12月各组红斑情况的比较（均数±标准差）

组别	例数	评分	
		6个月	12个月
A组	83	2.70±1.961*	3.00±2.000*
B组	83	2.72±1.940*	2.71±1.784*
C组	83	1.98±1.780	1.42±1.415

注：与C组比较，*P<0.05。

入组6月及12月后，C组同A组及B组比较，P<0.05，差异有统计学意义，说明C组的红斑情况在入组6月及12月改善均较其他组佳。A组平均评分较入组6月升高，说明红斑情况随访较治疗后有所反复。C组入组12月的平均评分较入组6月降低，说明红斑进一步好转，远期疗效可。

2.4 入组6及12月各组肥厚及苔藓化情况的比较（均数±标准差）

组别	例数	评分	
		6个月	12个月
A组	83	2.10±2.139*	2.21±1.864*
B组	83	1.78±1.822*	2.18±1.789*
C组	83	1.47±1.741	0.92±1.139

注：与C组比较，*P<0.05。

入组6月及12月，C组同A组及B组比较，$P<0.05$，差异有统计学意义，说明C组在治疗后及随访都明显优于其他两组。A组及B组入组12月的平均评分都较入组6月升高，说明肥厚及苔藓化12月较6月有所反复。C组入组12月平均评分较入组6月降低，其远期疗效更好。

2.5 入组6及12月各组丘疹及小水疱情况的比较（均数±标准差）

组别	例数	评分	
		6个月	12个月
A组	83	2.29±2.167*	2.79±1.962*
B组	83	1.86±1.788*	2.86±1.913*
C组	83	1.30±1.446	1.13±1.295

注：与C组比较，*P<0.05。

入组6月及12月，C组同A组及B组比较，$P<0.05$，差异有统计学意义，说明C组的丘疹及小水疱控制明显优于其他两组。A组及B组入组12月的平均评分都较入组6月升高，说明丘疹及小水疱12月较6月有所反复。C组入组12月的平均评分较入组6月降低，说明其远期疗效可。

2.6 入组6及12月各组鳞屑的比较（均数±标准差）

组别	例数	评分	
		6个月	12个月
A组	83	0.89±1.855*	1.11±2.024*
B组	83	0.94±1.883*	1.09±1.995*
C组	83	0.51±1.282	0.41±1.116

注：与C组比较，*P<0.05。

入组6月及12月后，C组同A组及B组比较，$P<0.05$，差异有统计学意义，说明C组的鳞屑情况在治疗后及随访都明显优于其他两组。A组及B组入组12月的平均评分都较入组6月升高，说明鳞屑情况12月较6月有所反复。C组入组12月的平均评分较入组6月降低，说明鳞屑情况进一步减轻，体现了其疗效的可持续性。

3. 讨论

慢性肛门湿疹尚无可靠疗效满意的治疗方法。西医的治疗手段主要是抗过敏及对症治疗，停药后易反复。中医学认为本病主要是由于风、湿、热夹杂，而致湿热内蕴、血虚风燥，因此清热、祛风、燥湿是治疗本病的主要方法，在治疗肛门湿疹方面优势突出，为中西结合治疗肛门湿疹提供了广泛的临床基础。

在治疗过程中，由于皮肤增粗、增厚，患者局部搔抓致皮损及苔藓样变加重，可影响药物吸收[6]，因此，我们认为给皮肤提供一个良好的生长恢复环境，是治疗肛门湿疹的关键。由于表皮的基底层细胞分裂由基底层移行至颗粒层约需14天，再行至角质层表面并脱落又需要14天，称为表皮通过时间或更替时间[7]。所以基于表皮生长周期的理论指导临床外用治疗肛门湿疹是有理论依据的。

本研究发现，C组在湿润、红斑、丘疹及小水疱、肥厚及苔藓化、鳞屑症状分值与A组及B组比较，发现C组在改善患者症状及体征方面疗效确切，有临床意义。同一指标同一分组不同入组时间进行比较发现，除B组的红斑症状分数6月和12月无明显变化外，其余各项指标显示：A组及B组的12月的评分均数较6月明显升高。说明入组12月后A组及B组均有一定程度的反复。而C组各项指标评分12月均远远低于6月，积分均数明显降低，说明治疗疗效确切，复发率低。说明本方案采用中西医结合外治法，并根据表皮生长规律周期性用药，效果良好，值得临床推广。

参考文献：略。

多环痔核吻合套扎器的弹力胶圈基础研究

上海市浦东新区浦南医院　陈少明　顾培德
上海众仁生物医药科技有限公司　世贸部肛肠研发中心
邵彦辉　熊远龙

痔套扎吻合治疗的其原理是完全阻断被套扎组织的血液并维持一定长的时间，从而引起被套扎吻合组织干性坏死，套扎吻合组织脱落、修复并为疤痕组织代替。该方法简单方便，是全球的治愈率最高的非手术治疗法[2]，但该方法仍有出现术后疼痛和出血并发症，发生率高低等问题需要研究探讨，目前一些临床现象表明其发生与胶圈弹力有关[3]。为此，我们设计了新型的套扎吻合胶圈，并进行了的内径和弹力方面比较研究：胶圈套扎吻合血管黏膜组织的牢固与否与胶圈内径有关，虽然内径与套扎吻合成功率呈负相关（$P<0.01$），但是并发症的发生率和内径大小呈双向、负向、正向等混合相关。胶圈套扎吻合术后近期并发症和胶圈弹力的关系：出血的发生与胶圈弹力有关，弹力越大，出血的可能性越大，但是弹力过小脱落较慢延长愈合时间，又增加感染发生率，只有合适的弹力才能减轻减少出血的发生率；胶圈套扎吻合术后近期并发症和胶圈内经的关系：1、出血：内径过大、过小都会影响出血发生率多少，2、疼痛：分析内径过小因为组织坏死过快疼痛反应剧烈，内径过大坏死过慢延长坏死时间，患者坠胀疼痛时间天数就长，感觉疼痛重。

关键词痔；套扎器；胶圈；内径；弹力；胶圈

1 材料和方法

1.1 材料

套扎吻合器：由上海众仁生物医药科技有限公司研制出品的有多项专利产品的多环痔核吻合套扎器（一次性负压吸引痔核钳）[1]；美国库克多环痔疮套扎器；

胶圈：主要公开的配方由硅橡胶、天然橡胶和硫化剂按标准工艺制作生产，本产品无毒、无害、无气味［5］。

负压设备：上海宝佳医疗设备厂瑟曼峰SXT－5A吸引器 最大负压大于等于0.08KPA

1.2 方法

1.2.1 胶圈弹力的测量：用内径相同、弹力不同的3组胶圈进行弹力测量试验，用两个特制的2个勾针勾住胶圈拉向两个方向，在勾针逐渐挂上祛码，胶圈逐渐伸长，直到胶圈伸展的长度等于套扎吻合器的周长，记下祛码的重量；记下将胶圈拉长至1.727cm所需的重量，维持这一重量并观察3Omin，胶圈长度不变者为合格。

1.2.2 动物实验：将3组弹力相同、内径不同（1.2mm－3.2mm）胶圈分别套扎吻合100处部位动物（猪）结肠黏膜，观察其套扎吻合成功次数。

1.2.3 临床研究：用三组弹力不同的胶圈进行痔套扎吻合术，三组胶圈拉长1.727 cm（套扎吻合器周长）所需的重量又分1．5kg组（1组）、2．5kg组（2组）3．5kg组（3组）。用上述三组不同的胶圈随机套扎吻合三组内痔患者，每组100例，观察套扎吻合结果。

1.2.4 统计分析所得结果采用 spss13 检验。

2 结果

2.1 胶圈内径与套扎吻合成功率的关系见表1。结果表明，胶圈内径与套扎吻合成功率呈曲型相关（$r=-1$，$P<0.01$）。

2.2 三组患者出血并发症的比较见表2。

2.3 三组患者疼痛并发症的比较见表3。

表1　胶圈内径与套扎吻合成功率的相关关系

胶圈内径分组（mm）	套扎吻合次数	成功次数	成功率（%）
1.2	100	100	100.00
2.2	100	99	99.00
3.2	100	95	90.00

注：$r=-1$，$P<0.01$

表2　三组胶圈内径与出血并发症的比较

组别	例数	胶圈内径	出血率（%）	肛门疼痛（%）
1	100	1.2	4.00	2
2	100	2.2	1.00	4
3	100	3.2	3.00	19

注：出血1、3组分别与2组比较 $X^2=4.21$、3.20，$^{**}P<0.01$

疼痛1、3组分别与2组比较 $X^2=2.21$、5.25，$^{**}P<0.01$

表3　三组胶圈弹力与患者疼痛、出血并发症的比较例（%）

组别	例数	胶圈（kg）	肛门疼痛（%）	出血率（%）
1	100	1.5	17.00	1
2	100	2.5	8.00	1
3	100	3.5	3.00	3

注：疼痛2组分别与1、3组比较，$X^2=3.21$、3.80，$^{**}P<0.05$

出血1、2组分别与3组比较，$X^2=4.56$，$^{**}P<0.05$

讨论

目前研究痔弹力胶环内径、弹力适当的胶圈是预防痔胶圈套扎吻合术后并发症的重要课题。

本文结果表明，胶圈套扎吻合血管黏膜组织的牢固与否与胶圈内径有关，在套扎吻合组织团块负压等外在相同的情况下，必须配合适适配的胶圈内径才能起到最佳效果；胶圈内径越小，套扎吻合越紧，吻合成功率越高，再脱落的机会越小，但是术后出血和术后疼痛发生率增加。

虽然内径与套扎吻合成功率呈负相关（$P<0.01$），但是并发症的发生率和内径大小呈双向、负向、正向等混合相关。

临床实验表明胶圈套扎吻合术后近期并发症主要为出血与肛门疼痛。

胶圈套扎吻合术后近期并发症和胶圈弹力的关系：

1. 弹力与出血研究结果：出血的发生与胶圈弹力有关，弹力越大，出血的可能性越大，但是弹力过小脱落较慢延长愈合时间，又增加感染发生率，只有合适的弹力才能减轻减少出血的发生率；

2. 弹力过小易出现疼痛，这和其他学者报道相符[3]，这可能由于胶圈弹力过小，只套扎吻合了套扎吻合组织的静脉而没有阻断动脉供血从而导致套扎吻合组织水肿，并波及齿状线以下肛管组织引起疼痛。

胶圈套扎吻合术后近期并发症和胶圈内经的关系：

1. 出血：内径过大、过小都会影响出血发生率多少，这一现象可能与内径过小套扎吻合组织脱落时间早，套扎吻合创面尚未修复有关；内径过大脱落时间慢，延迟愈合，创面修复延长，会增加感染疼痛，有待进一步病理研究证实。

2. 疼痛：分析内径过小因为组织坏死过快疼痛反应剧烈，内径过大坏死过慢延长坏死时间，患者坠胀疼痛时间天数就长，感觉疼痛重。

参考文献：略。

注：本项目为上海市浦东新区科技发展创新基金项目　项目编号：PKJ2010－Y22
致谢浦南医院科教科、手术室、病理室、病案室和上海众仁生物科技的人力物力支持

痔上黏膜环形错位套扎术和痔上黏膜环切钉合术的对照研究

上海市浦东新区浦南医院外科　陈少明　顾培德
通讯作者：上海市浦东新区迎博医院外科　于庆环

【摘要】为观察痔上黏膜环形错位套扎术式（EPH）的疗效，通过对以该EPH术式为治疗组，同时设置PPH对照组，将符合纳入标准的240例住院患者随机分成两组，每组各120例使用相应术式治疗后观察；结果：两组手术时间、术中出血量、术后大出血例数、吻合口狭窄统计 $P<0.05$ 有显著差异，结论：经对比观察该新术式具有以下特征：1）无金属钉植入；2）减少吻合口出血；3）缩短手术时间；4）减少并发症和后遗症。

【关键词】痔上黏膜环形错位套扎术；EPH;，痔上黏膜环切钉合术；PPH

研究的主要内容

本课题组以痔上黏膜环形错位套扎术式（The East Rubber band ligation and coincide of dislocation for Prolapse and Hemorrhoid简称东方PPH即EPH）为治疗组，同时设置对照组：痔上黏膜环形切除钉合术（PPH），将符合纳入标准的240例住院患者随机分成两组，每组各120例使用相应手术术式治疗，术后观察比较两种术式在手术时间、术后并发症及治愈率等方面的差异，比较两种术式在手术时间、术后并发症及治愈率等方面的差异。

1. 资料与方法

1.1一般资料　时间为2011年1月至2013年2月间病例。按单双号随机分成二组。

治疗组120例，男58，女62，最大年龄70岁，最小19岁；对照组120例，男61，女59，最大年龄70岁，最小18岁。

1.2纳入及排除标准　纳入标准：符合“中华医学会外科分会结直肠外科学组制定的标准”中的Ⅲ、Ⅳ期脱垂的内痔、内痔为主的环型混合痔、嵌顿性内痔（应在炎症消退后再行本手术）、直肠黏膜脱垂；符合上述诊断的年龄在18~70岁之间的病人，男女不限，完成知情同意及相关告知。排除标准：伴有肛瘘、肛周脓肿、肛裂、消化道感染性疾病、精神病、糖尿病、严重心脑血管疾病、严重过敏、凝血机能障碍、孕妇、月经期、特异性感染（如结核、克罗恩病、溃疡性结肠炎等）或恶性肿瘤。

1.3脱落标准

脱落的界定：所有填写了知情同意书并筛选合格进入研究的患者，均有权随时退出临床研究，无论何时何因退出，只要没有完成临床试验全程观察，均为脱落病例。脱落病例的处理：当受试者脱落后，研究者必须写明脱落原因，并尽可能与患者联系，完成所能完成的评估项目，并填写治疗后记录表，尽可能记录最后一次观察时间。

1.4手术方法：

1.4.1 EPH：利用套扎吻合器（美国库克产品和上海众仁生物医药科技有限公司出品智大夫 多环痔核吻合套扎器）在痔上2－4厘米处的直肠黏膜处（PPH环切钉合术的平面）上下错位2厘米进行环形一周套扎8个强力弹力环，通过器械作用紧紧套扎在痔上黏膜的基底部，形成机械性的缩窄，使黏膜组织缺血坏死，继而脱落，最后创面逐渐修复痊愈；将脱垂的内痔悬吊上拉，恢复原来肛垫的正常解剖位置。由于同时套扎阻断直肠黏膜下供应痔的部分动脉，术后痔血供减少，肥大和充血的肛垫趋于萎缩变小。

1.4.2 PPH：利用特制的管型钉合器（上海金钟牌 上海手术厂产品）经肛门在脱垂的痔上3厘米环状切除直肠下端黏膜及黏膜下组织，同时完成对远近端肠壁黏膜断端的钉合，将脱垂的内痔悬吊上拉，恢复原来肛垫的正常解剖位置。由于同时切断直肠黏膜下供应痔的部分动脉，术后痔血供减少，肥大和充血的肛垫趋于萎缩变小[3]。

1.5观察指标设定

1.5.1手术时间

表1 手术时间分度积分

-5	-4	-3	-2	-1	0	1	2	3	4	5
10min	11min	12min	13min	14min	15min	16min	17min	18min	19min	20min

1.5.2 术中出血量（分度：通过测算，标准小纱块 7.5×7.5 厘米 12 厚，一块浸透出血 15 毫升，半块浸透出血 7.5 毫升，三分之一块浸透出血 5 毫升，四分之一块浸透出血 4 毫升，五分之一块浸透出血 3 毫升。）

表2 术中出血量分度

分度	0	1	2	3	4	5	6	7	8	9	10
出血量（ml）	0	0-5	5	5-50	50	50-300	300	300-500	500	500-1000	1000

1.5.3 术后疼痛

表3 术后疼痛分度

分度	0	1	2	3	4	5	6	7	8	9	10
程度	无	…	轻	…	中	…	重	…	剧烈	…	无法忍受
可耐受	+	+	+								
影响睡眠				+	+	+	+	+	+	+	+
需止痛药					+	+	+	+	+	+	+
麻醉止痛							+	+	+	+	+
伴其它症状								+	+	+	+
被动体位											+

注：…表示介于前后之间

1.6 统计处理 将所有病例的疗效、手术时间、手术中出血和术后疼痛、出血及观察统计手术后三个月并发症和后遗症。组内比较应用 t 检验，组间比较采用 Ridit 检验。统计分析将采用 SPSS17.0 统计分析软件进行分析。

2 结果

2.1 EPH 组：手术中出血 4 例，术后出血 0 例，吻合口狭窄 0 例，术后疼痛 18 例，治愈率 100%，平均住院天数 5.01 天；

2.2 PPH 组：手术中出血 49 例，术后出血 20 例，其中大出血 5 例二次进手术室止血，吻合口狭窄 4 例，术后疼痛 27 例，治愈率 100%，平均住院天数 4.92 天。

2.3 统计处理：将所有病例的疗效、手术时间、疼痛、出血、组内比较应用 t 检验，组间比较采用 Ridit 检验。统计分析将采用 SPSS17.0 统计分析软件进行分析。未作特殊说明，统计检验均采用双侧检验，检验水准为 0.05。（参考表1）

表1 两组病例手术方法结果比较

指标	EPH	PPH	P
例数	120	120	
手术平均时间（min）	12.50	19.87	P<0.05
术中出血例数	4	49	P<0.01
术后出血例数	0	20	P<0.01
术中平均出血量（ml）	0.12	3.55	P<0.01
术后疼痛	18	27	P>0.05
术后大出血例数	0	5	P<0.01
吻合口狭窄	0	4	P<0.01

2.4 EPH 病例手术图谱

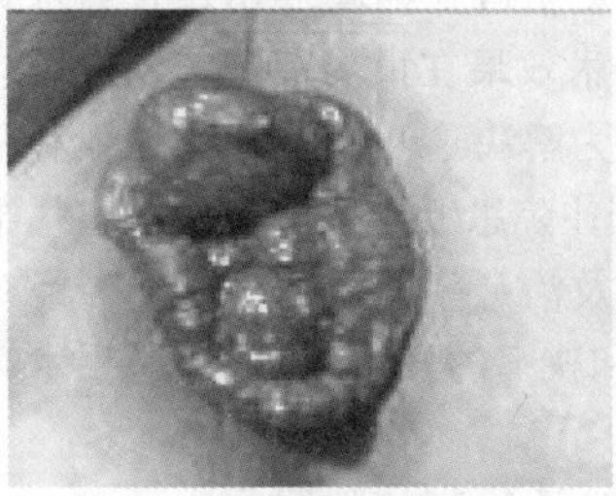
术前

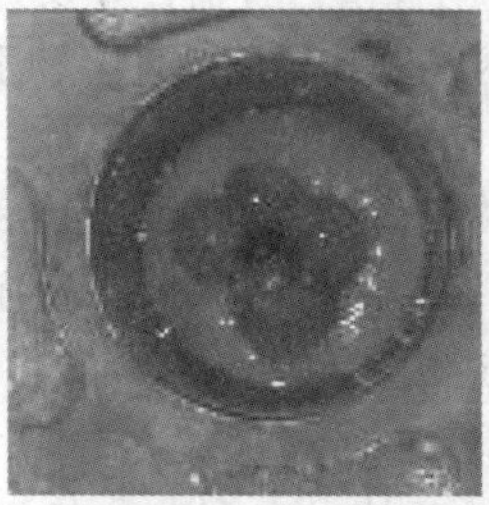
痔上4厘米的4个环

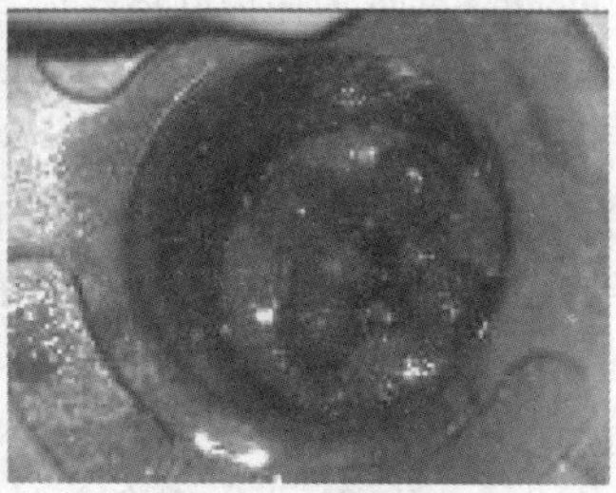
痔上的8个错位套扎环

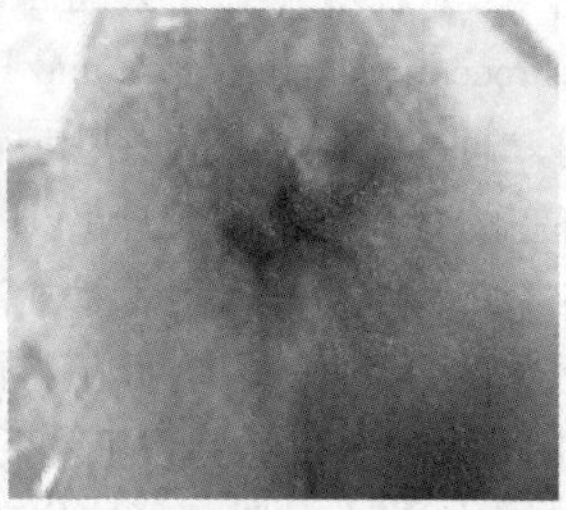
术后

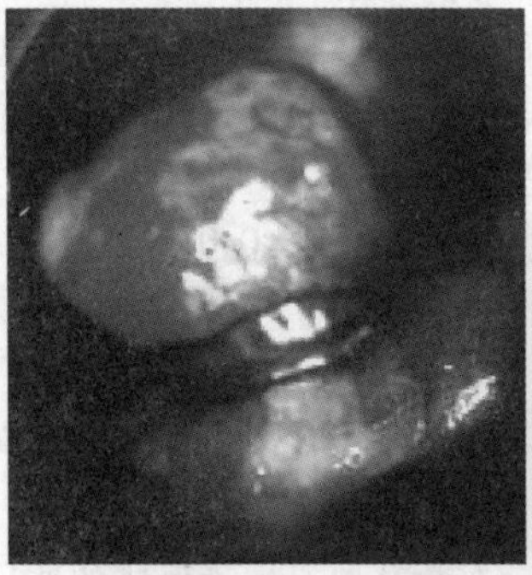

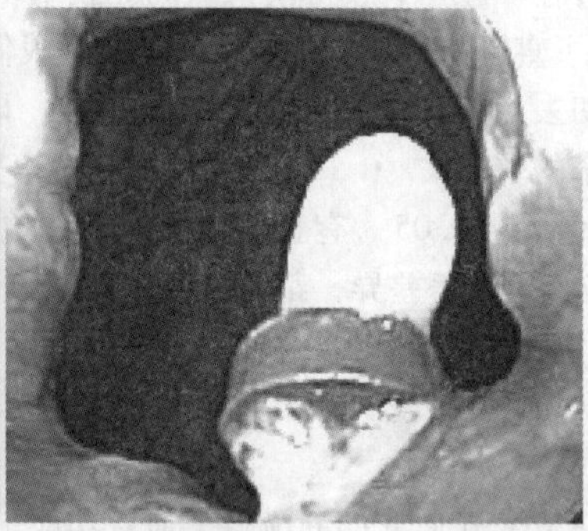

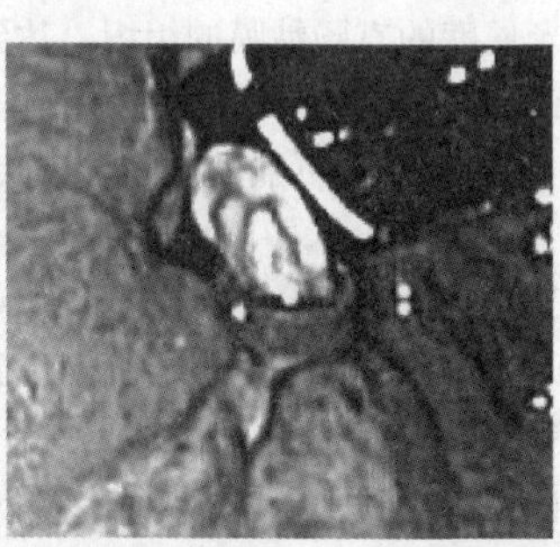

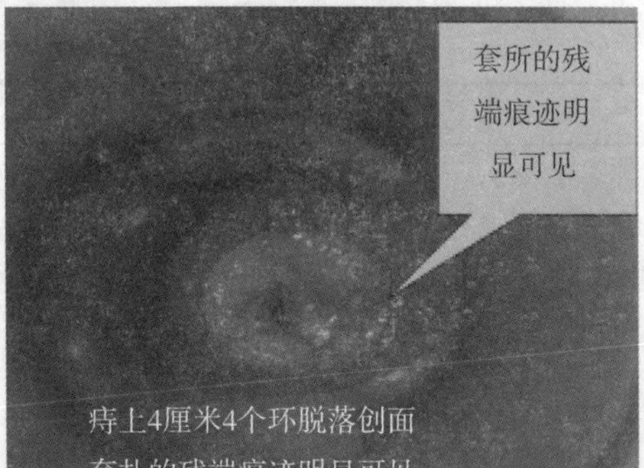

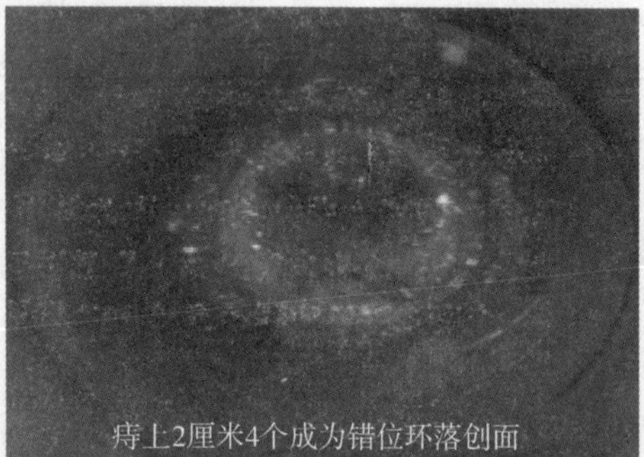

2.7 EPH 和 PPH 病例手术吻合口图谱比较

2种手术术式的比较

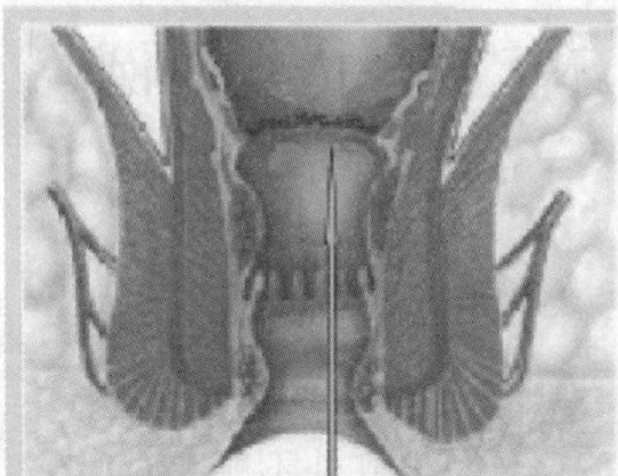
PPH术后线形疤痕
金属钉永久植入
易直肠狭窄

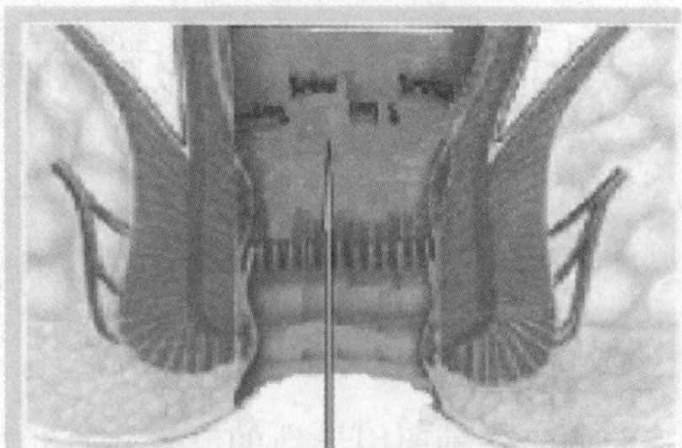
E-PPH术后错位疤痕
无钉疤痕逐渐会消失
不宜直肠狭窄

3 讨论

3.1 1993 年强生公司和 Autonio Longo 为保护肛垫改造胃肠管型钉合器，并设计发明痔上黏膜环切钉合新术式（Procedure for Prolapse and Hemorrhoid 以下简称 PPH），此术式以其先进的理念和手术效果在世界范围普及推广应用，通过大量临床观察管型钉合器内的钉子会引发出血、疼痛、直肠狭窄并发症。为解决这一问题，课题组利用特制的套扎吻合器设计 EPH 为组，同时设置 PPH 对照组，将符合纳入标准的 240 例住院患者随机分成两组，每组各 120 例使用相应手术术式治疗，术后观察比较两种术式在手术时间、术后并发症及治愈率等方面的差异。经对比观察该新术式具有以下特征：1）无钉植入套扎吻合；2）避免或减少吻合口出血和狭窄的发生；3）缩短手术时间；4）减少术后并发症和后遗症。

3.2 痔上黏膜环形错位套扎术式（EPH）是一项创新性的新技术本手术是在 PPH 手术环切的同一水平面，对痔上黏膜环形一周的错位闭合性慢性枯切技术，一般 5－7 天左右完成切除和愈合，一次套扎 8 环，一个套扎环套扎的组织直径达到 1 厘米以上，一个套扎物直径一厘米，实际套入直肠黏膜组织大于 2 厘米，按最少 8 个环计算，套扎了 16 厘米长度的直肠黏膜的组织，达到了直肠平均周经 14 厘米以上。我们应用管型吻合器切除的痔上黏膜组织和对猪直肠黏膜组织套扎 8 个环的组织切去后统计学比较，无显著差异。该术式科学的创新设计出错位环形套扎，避免在同一个平面可能发生吻合口狭窄的弊端。

3.3 两组手术时间、术中出血的比较：p 值均 <0.05　有显著差异，两组吻合口狭窄 $P<0.01$，有显著差异，EPH 术式优于 PPH 术式；术后疼痛：$p>0.05$　无显著差异，都是微创术式。

3.5. EPH 术式住院时间和费用比较经济（见表 2）。

两组住院天数、住院费 P 值分别是：0.071、0.104 无差异，两组手术材料费 $P=0.047$ 在卫生经济学方面减少患者手术材料费用支出，EPH 术式优于 PPH 术式。

3.6. EPH 和 PPH 相同点，都具备功能：1）套扎后立即断流痔上血管功能，2）套扎后有上提肛垫功能；不同点 EPH 并发症少 PPH 有出血、金属钉植入、吻合口狭窄［5］等情况发生可能。

EPH 和 PPH 比较简表：表 6

项目区别	EPH	PPH
上提肛垫	+	+
断流血管	+	+
金属钉异物	－	+
吻合口狭窄	－	+
手术中出血	+	+
手术后出血	－	+

+表示具备，－表示无

参考文献：略。

注：本项目为上海市浦东新区科技发展基金创新基金项目（项目编号：PKJ2010－Y22）

分段横切横缝治疗嵌顿性环状混合痔 516 例

陈淑兰

北京东大肛肠医院（100020）

嵌顿性环状混合痔是由于各种原因导致的肛管、直肠黏膜下移、脱出肛外不能及时回位，刺激肛门括约肌痉挛、挤压、以致血液及淋巴回流受阻，痔核不能复位而导致充血和水肿，并有血栓形成，部分痔核坏死，患者常感肛周剧烈疼痛寝食不安，是肛肠外科常见的急症，也是痔常见及严重的并发症之一。我院从 2007 年以来采用分段横切横缝治疗嵌顿性环状混合痔 516 例，通过 3－5 年以上系统跟踪观察，术后并发症少，远期疗效可靠，现小结如下：

手术方法：骶麻成功后取左侧卧位，肛周皮肤用碘伏常规消毒，肛管直肠内也用碘伏消毒，指法扩肛 4－

6cm，肛门括约肌充分松弛后，根据痔核的形态，设计好痔核的分段以及保留肛管皮桥、黏膜桥的部位及数量，一般保留3-4条。手术过程（1）、后位电切扩肛，切断部分括约肌；（2）、消痔灵注射，用2：1的消痔灵注射液注射内痔部分，注射后食指轻揉按摩；（3）、痔动脉波动明显，肛垫下移明显，给予痔上黏膜结扎或痔上 动脉缝扎，基底部注射2：1消痔灵；（4）、分段结扎及横切横缝，将环状混合痔分为6-8段。第1段，切开皮肤及皮下组织，钝性剥离痔内曲张静脉及血栓组织至齿线上，大弯钳钳夹痔核基底部，用10号线8字贯穿结扎，然后将被扎痔核用电钳钳夹，通电2-4秒钟，用电刀切除干瘪的痔核组织，2：1的消痔灵注射痔核基底部。第2段，Alice钳夹痔核及皮肤，横行弯钳钳夹痔核基底部，切除弯钳上痔核组织，间断缝合2-3针，以此类推治疗其他痔核。（5）、电凝止血查无出血点，长效止痛剂点状注射封闭切口创面，肛内痔消炎痛栓1粒，检查无肛管及直肠狭窄、出血后，生肌油沙条填塞创面，外盖敷料加压包扎，术毕。

术后常规处理：术后抗菌素预防感染治疗3-5天，半流饮食一天，24小时控制大便，患者排完小便后可离院卧床休息。术后第二天改为普食，每天便后中药熏洗15分钟，以清热解毒、去腐生肌。每日清洗后换药一次，肛内纳龙草膏一支，以清热解毒、凉血止血，肛缘给予生肌油沙条及生肌散，直至创面愈合。大便不通畅者，麻仁软胶囊1.2g，每日2次口服。

创面愈合最早10天，最晚25天，平均疗程17天。3-5年的随访观察，术后均未发生切口疼痛，大出血，感染及肛门失禁，除5例肛门轻度狭窄外，其余均无后遗症发生。

讨论：1. 治疗原则。环状嵌顿性混合痔主要病理过程是肛门括约肌痉挛导致脱出的痔核静脉血液循环及淋巴回流障碍，如不及时嵌顿，会发生缺血坏死，在肛肠外科属于急症，应争分夺秒立即解除嵌顿，早起诊断，早期手术。

2. 术前准备。嵌顿性环状混合痔疾病来势较快，患者主观感觉病情严重，十分急迫，需在短时间内进行必要的准备，以解除痛苦减少并发症。根据病情做好必要的常规术前准备，做好患者的心理治疗，使患者消除心理负担。

3. 严格无菌操作，预防术后感染。环状嵌顿混合痔手术治疗的关键是长效麻醉剂解除括约肌痉挛，改善血液及淋巴循环。长效麻醉剂（亚甲蓝注射液、利多卡因注射液、生理盐水注射液，比例为1∶1∶5），亚甲蓝对神经有较强的亲和力，可逆行损害末梢神经髓质，新生髓质大约30天修复，故可起到长效止痛的作用，其麻醉效果可维持20天左右。

本手术医疗费用低，操作简便，手术时间短，很少有尿储留的发生，术中、术后不易发生大出血，没有黏膜外翻、脱垂及肛门失禁等后遗症，术后彻底不残留皮赘，肛门外观好，患者满意度高，值得推广。

外伤性直肠瘘伴肛周脓肿一例

北京东大肛肠医院　陈淑兰　赵令玉
邮编：100020

患者，男性，35岁。十天前，肛门直肠外伤，曾在当地某三甲医院及北京某大医院就医，与患者协商，外伤性瘘口先做引流术，肛门部创伤3-6个月以后再进行手术治疗，患者不愿接受，10天后为求进一步治疗到我院。

入院检查，T37.6℃，P88次/分，R22次/分，BP100/60mmHg。一般情况差，精神萎靡，面色恍白、暗淡，语音低微，心、肺、腹未见异常，实验室检查WBC11.8/L。局部检查，截石位肛门外观可见黄色脓性分泌物从肛门流出，1点有一1.5*3cm大小创面，表面糜烂；6点-12点皮肤红肿有一7*10cm大小包块，皮温较高，触痛明显；6点波动感明显，压迫6点，肛缘有脓性分泌物从肛门流出；镜检1点肛缘至齿线上2cm有一1.5*2.5cm大小创面；2点有一1*2cm大小肛管组织；齿线上5cm处6点有一3*3cm大小瘘口，可见脓性分泌物流出。指诊：肛门括约肌收缩正常，齿线上5cm处的6点有一3*3cm大小瘘口，从瘘口向上探及直肠后间隙约10cm深，向下探及5-7点肛缘处，6-12点齿线至齿线上5cm处指下饱满，波动感明显，指套染有淡黄色脓性分泌物。MRI检查与临床相符，可诊断为：外伤性直肠瘘伴肛周脓肿。

手术方法：连续硬膜外麻醉成功后，取左侧卧位，7点肛缘做放射状切口至脓腔，排出脓性分泌物约50ml，向上探及直肠后间隙约15cm深；从7点切口探及右侧坐骨直肠间隙脓腔至12点，排出脓性分泌物30ml；9点做放射状切口至脓腔引流通畅，充分清创引流。齿线上5cm的6点瘘口用可吸收线全层间断纵性缝合。2点肛管组织基底部8字贯穿结扎，去除多余组织；直肠后间隙右侧坐骨直肠间隙放置油纱条引流，包扎术毕。

术后治疗：患者术后静脉点滴7天抗菌素，正常饮食及排便，每日便后10% - 20%碘伏清洗直肠、直肠后间隙、右侧坐骨直肠间隙。自制中草药去腐生肌油纱条换药至伤口完全愈合，共计住院35天。随访五年无并发症及后遗症。

讨论：肛门、直肠损伤，常较为严重，处理相对复杂合并症多，如不及时诊断和治疗，死亡率和后遗症发病率较高。直肠创伤，粪便污染严重，多分期手术，不做一期缝合，选择外置或引流。在冲洗清除肠腔内残留粪便后可做修补。污染严重者，会阴部或肛门周围的创口不应缝合，保证充分引流通畅。

此患者为高处跌落骑跨性肛管直肠性损伤，拖延10天后到我院治疗，导致直肠后间隙感染及右侧坐骨直肠间隙的化脓性感染。在创伤后的10天里禁食，未得到良好的营养支持，患者极度虚弱。我们采取彻底清创，缝合瘘口，主要不是修补是否满意，而是粪便的转流通畅，骶前间隙充分引流。术后应用有效地抗菌素及良好的换药，正常饮食及排便，加快了患者伤口愈合的速度。本手术方法简单，成功率较高，值得推广。

柏连松教授熏洗Ⅰ号方治疗混合痔术后肿痛及促进创面愈合的临床研究

普陀区中医医院　肛肠科　陈　倚

【摘要】目的　探讨柏连松熏洗I号方湿热敷治疗混合痔术后创面肿痛、促进创面愈合方面的疗效。方法　病房选取172例混合痔手术病人，随机分成四组，分别于熏洗I号方湿热敷、熏洗I号方传统熏洗、高锰酸钾湿热敷、高锰酸钾熏洗治疗。记录四组的住院时间及创面水肿、疼痛数据，比较四组的疗效。结果　熏洗I号方湿热敷痊愈率达81.40%，显效14.00%，平均创面愈合时间为18.60±3.45天，与另三组相比，$P<0.05$，具有统计学意义。结论　柏连松教授熏洗I号方湿热敷法具有改善混合痔术后创面肿痛，促进创面愈合的临床疗效。

【关键词】柏连松教授；中药熏洗；湿热敷；混合痔术后

痔是直肠黏膜下和肛管皮肤下的静脉丛发生扩张、曲张所形成的柔软静脉团，是肛肠科的常见病、多发病，国内流行病学调查显示，痔的发病率占肛肠疾病的87.25%[1]，女性多与男性，是由于人类直立而特有的疾病。对于脱出、疼痛、出血等症状明显的患者，手术是重要的治疗方法之一。但由于肛门局部神经分布密集，神经末梢敏感，故而术后常常并发创面肿胀疼痛、肛缘水肿充血、出血等并发症，给病人带来很大痛苦，针对术后并发症，拟采用柏连松教授熏洗I号方外用熏洗，同时改变传统熏洗体位——蹲位改侧卧位，治疗痔术后创面肿痛，促进创面愈合。

1. 临床治疗与方法

1.1 一般性资料

自2011.4～2012.4期间收治入院混合痔病例，选取符合《中华人民共和国中医药行业标准·中医肛肠病诊断疗效标准》并行手术治疗的混合痔病例172例，按照入院时间编号，随机分成4组，分别为熏洗Ⅰ号方湿热敷组、熏洗Ⅰ号方传统熏洗组、高锰酸钾湿热敷组、高锰酸钾传统熏洗组，每组43例。其中女性96例，男性76例，病程最长为24年，最短为2年。(见表1)

表1　一般性资料分析

组别	性别		年龄（周岁）($\bar{X}\pm S$)
	男	女	
熏洗I号方湿热敷组	17	26	51.42±10.18
熏洗I号方传统熏洗组	20	23	54.14±9.14
高锰酸钾湿热敷组	17	26	55.19±10.73
高锰酸钾传统熏洗组	22	21	54.00±10.89
总计	76	96	53.69±10.26

1.2 方法

1.2.1 药物准备：①熏洗I号方：虎杖30g、蒲公英30g、黄柏10g、苦参15g。我院制剂室浓煎200ml/袋备用。②高锰酸钾0.5g/袋备用。

1.2.2 治疗方法：

1.2.2.1 所有病例均自愿加入临床试验，签署同意书。治疗过程中，随时能退出试验。手术方式均采用混合痔外剥内扎术。

1.2.2.2 所有病例自术后第二天开始，随机分成四组，予不同的熏洗方式进行临床观察。

①熏洗Ⅰ号熏洗湿热敷组：将熏洗Ⅰ号药液倒在湿热毛巾中央（毛巾湿度以拧至不滴水为度，温度以不烫手为度），患者侧卧位，将毛巾敷于肛门创面，外用热水袋保持温度，热敷时间一般维持15－20分钟。

②熏洗Ⅰ号传统熏洗组：将熏洗Ⅰ号药液倒入坐浴盆中，加入温热开水，量可根据盆的大小及患者部位而定，以臀部能浸于水中为宜，先借用蒸发的热气熏蒸病灶局部，待药液不烫手时，再将整个患部完全进入药液中，整个过程一般15－20分钟。

③1:5000高锰酸钾溶液熏洗湿热敷组：将高锰酸钾按1:5000的比例用热水制成溶液，倒在湿热毛巾中央（毛巾湿度以拧至不滴水为度，温度以不烫手为度），患者侧卧位，将毛巾敷于肛门创面，外用热水袋保持温度，热敷时间一般维持15－20分钟。

④1:5000高锰酸钾坐浴组：将高锰酸钾按1:5000的比例用热水制成溶液，倒入坐浴盆中，量可根据盆的大小及患者部位而定，以臀部能浸于水中为宜，先借用蒸发的热气熏蒸病灶局部，待药液不烫手时，再将整个患部完全进入药液中，整个过程一般15－20分钟。

1.2.2.3 疗程：一周为一个疗程，治疗二个疗程。

1.2.3 观察指标

1.2.4 疗效评价：

①痊愈：症状消失，肛缘水肿消失，肛门疼痛消失，愈合时间缩短（18天内愈合）。

②显效：症状明显改善，肛缘水肿轻，肛门略有疼痛，愈合时间短（19~22天）。

③有效：症状改善，肛缘水肿渐消，疼痛较前略见改善，愈合时间短（23~25天）。

④无效：肛缘水肿未消，疼痛未减轻，愈合时间无明显缩短（25天以上）。

1.3 统计方法

采用SPSS18.0统计软件进行统计，所有计量资料用平均数±标准差（$\bar{X}\pm S$）表示，组间比较采用t检验；计数资料采用卡方检验；等级资料采用Ridit分析与Mann—Whitney秩和检验。$P<0.05$为有显著差异。

2. 结果分析

2.1 疗效评价

根据四组病例住院时间分为痊愈、显效、有效、无效四个等级，详见表2

表2 四组疗效

分组	病例（N）	住院（天）（$\bar{X}\pm S$）	总体疗效*			
			痊愈（%）	显效（%）	有效（%）	无效（%）
熏洗I号方湿热敷组	43	18.60±3.45	35（81.40）	6（14.00）	1（2.33）	1（2.33）
熏洗I号方传统熏洗组	43	19.02±2.87	27（62.79）	14（32.56）	1（2.33）	1（2.33）
高锰酸钾湿热敷组	43	19.02±3.07	3（6.98）	37（86.05）	2（2.33）	1（2.33）
高锰酸钾传统熏洗组	43	19.86±3.28	6（13.95）	15（34.88）	17（39.53）	5（11.63）
合计	172	19.13±3.18	71（41.28）	72（41.86）	21（12.21）	8（4.65）

注：四组两两比较，* $P<0.05$

2.2 创面肿痛情况

根据观察项目，对术后创面水肿、创面疼痛等观察项目进行观察，分别对术后第二天、术后第六天、术后第十天、术后第十四天以及出院时的创面肿痛情况记录相应分值，详见表3

表 3　创缘肿痛情况

分组	病例（N）	术后第二天** ($\bar{X}\pm S$)	术后第六天* ($\bar{X}\pm S$)	术后第十天* ($\bar{X}\pm S$)	术后第十四天* ($\bar{X}\pm S$)	出院时* ($\bar{X}\pm S$)
熏洗Ⅰ号方湿热敷组	43	19.86±3.28	9.91±3.32	4.98±1.87	1.77±1.32	0.33±0.75
熏洗Ⅰ号方传统熏洗组	43	19.02±2.87	10.9±82.69	5.81±1.94	2.93±2.16	1.26±1.58
高锰酸钾湿热敷组	43	19.02±3.07	14.56±3.19	10.05±2.67	5.81±2.43	2.41±1.28
高锰酸钾传统熏洗组	43	18.60±3.45	11.81±3.46	9.58±1.98	4.74±1.90	3.07±1.26

注：四组两两比较，* $P<0.05$，** $P>0.05$

3. 讨论

《丹溪心法》则认为“痔者，皆因脏腑本虚。外伤风湿，内蕴热毒，醉饮交接，多欲自戕，以致气血下堕，结聚肛门，宿滞不散，而冲突为痔也”。由于饮食不节、情志不舒、脏腑虚弱等因素，外受风寒燥湿等邪，导致“气血纵横，经络交错”，“浊气瘀血流注肛门”，则发为痔疮。而痔疮术后，肌肤、肌肉、黏膜受损，脉络受损，筋脉弛张，气血瘀滞于脉外，加重了气血运行不畅，“气伤痛、形伤肿”，“肿者湿也，痛者火也”，湿热火毒之邪未解，加之术后排便时大便摩擦，术后患者创面局部肿痛明显，在整个过程中，湿热积聚、气血瘀滞是主要的病因病机。由于痔术后病位在下、创面在表，“宜淋漓浴之”，“此烫洗（熏洗）之法，乃外科之妙术也。”清·吴尚先《理瀹骈文》所说：“外治之理，即内治之理：外治之药，即内治之药，所异者，法耳”，根据痔病的发病机理，自拟熏洗Ⅰ号方（虎杖、黄柏、苦参、蒲公英）以清热利湿，理气行血，同时改变传统的熏洗体位，改蹲位为侧卧位，以达到减少局部创面水肿，提高患者依从性的目的。

从试验结果来看，采用熏洗Ⅰ号方的病例，其住院时间、创面肿痛情况较采用高锰酸钾的病例有明显改善（P0.05），提示熏洗Ⅰ号方能有效缩短住院时间，促进创面愈合。根据表3结果显示，采用熏洗Ⅰ号方较高锰酸钾能有效改善术后创面肿痛的情况。其机理可能为：

肛门部为任督的起始部、任督二脉相表里，并在口齿处相连、任督二脉贯通后，可带动十二经脉参与活动，任督经气相贯，内连五脏六腑、外络四肢百骸、五官九窍、皮肉筋膜，由经络的沟通和有机的整体活动，使人体内外上下保持协调统一。不同性味中药用于肛门通过刺激、渗透等作用直接进入经络，循行经脉中，通过疏通经络，调理气血、调整阴阳并发挥其归经功效，使药物直达病所，使人体内部生理机能趋于正常，促进创面痊愈。方中虎杖苦平，入肝、胆、肺经，《本草述》记载有：“虎杖之主治，其行血似与天名精类，其疗风似与王不留行类，第前哲多谓其最解暑毒，是则从血所生化之源以除结热……”，具有清混合痔术后之湿热，行气血、通脉络的功效，用为君药；蒲公英苦寒，入肝、胃经，主治疔毒疮肿，《本草正义》曰：“蒲公英，其性清凉，治一切疔疮、痈疡、红肿热毒诸证，可服可敷，颇由应验，……”。《本草经疏》记述有：“蒲公英味甘平，其性无毒。……解热凉血之要药。……”、《本草求真》曰：“蒲公英，……外敷散肿臻效，……”，其味苦所以能燥湿，性寒所以胜热，清热解毒、利湿之功显著，故能祛除混合痔术后创面湿热之邪；黄柏苦寒，归肾、膀胱、大肠经，《本草经疏》记载道：“黄柏，主五脏肠胃中结热。盖阴不足，则热始结于肠胃……肠痔漏，亦皆湿热伤血所致”、《本草衍义补遗》中记载：“柏皮，走手厥阴，而有泻火补阴之功”，能清热燥湿，泄火解毒而不伤阴。蒲公英与黄柏共为臣药，共同加强君药清热解毒、活血化瘀的作用；《本草纲目》记载有：“苦参、黄柏之苦寒，皆能补肾，盖取其苦燥湿，寒除热也”，苦参性苦寒，《名医别录》记载苦参具有“养肝胆气，安五脏，定志益精，利九窍，除伏热肠澼，止渴，醒酒，小便黄赤，疗恶疮下部疡，平胃气，令人嗜食”功效，此方中取其清热燥湿、杀虫止痒的功效，外洗治疗伤口痒痛效果较好，用为佐药。四药相合，清解与苦降并举，理湿与行血皆施，可使湿热去，瘀血行、结气散，气血调和，筋脉通达。通过局部熏洗，使熏洗Ⅰ号方的药效直达创面，从而达到消肿、止痛、促进创面愈合的功效。

柏连松教授、张雅明等通过临床观察，发现混合痔术后患者采用传统熏洗法后，肛门肿胀、局部水肿并未见明显改善，故而在继承传统的基础上，改进熏洗方式，采用湿热敷方式——即采取侧卧位，用毛巾浸渍药液，热水袋外敷以保持温度，此法既保留了熏洗的原有作用机理，通过改变体位，又能防止术后水肿、疼痛，对促进术后创面水肿消退、促进创面愈合有积极的意义。

综上所述，熏洗Ⅰ号方湿热敷能有效改善创面肿痛、缩短住院时间，有效改善痔病术后并发症的发生，从而提高患者对手术的接受性以及依从性。

套扎器在内痔治疗中的应用技巧

丛樾　付　强　李兴雷

辽宁省沈阳市肛肠医院（辽宁　沈阳，110002）

【关键词】套扎器；内痔；应用技巧

套扎器治疗内痔是借助电动负压吸引器应用套扎器对痔或痔上黏膜基底部进行弹性胶圈套扎，阻断内痔血供使痔核萎缩，达到治疗内痔便血、脱出的目的。作为传统套扎手术改良后的治疗方法，因其操作简单易行，疼痛轻微，安全有效，并发症少等特点被临床广泛使用于治疗内痔，如何使用套扎器，熟练掌握手术操作技巧直接关系到手术成功及满意治疗效果，近年来我院开展2万余例套扎器治疗内痔手术，结合临床实践，对套扎器在内痔治疗中的应用技巧体会如下：

1. 手术操作步骤

患者取膀胱截石位，骶管麻醉成功后，碘伏手术部位常规消毒铺无菌巾，消毒肛管及直肠下端，手指轻柔扩肛，插入肛窥器，显露内痔，判断内痔及痔上黏膜位置，选准套扎目标，确立套扎位置。用碘伏消毒手术区，套扎器连接电动负压吸引器，对准要套扎的内痔或痔上黏膜，与其黏膜面紧密接触，再开动电动吸引器，借助负压吸引将内痔或痔上黏膜吸入套扎器枪管内，然后扣动扳机击发，将胶圈推出套扎器枪管，将胶圈推人痔或痔上黏膜基底部，套于痔根部，松开负压释放开关，检查套扎组织是否牢固，退出肛门镜，手术结束。

2. 套扎器选择

2.1 目前套扎器种类繁多，可根据医院医疗条件及病人经济条件选择自动套扎器或手动套扎器，选择自动负压吸引器或手动负压吸引。

2.2 依据痔核的数量可选择单发、连发、多环套扎器，弹性胶圈数量可根据痔核多少选择3个、5个、多个弹性胶圈。

2.3 依据内痔大小，吸入组织多少负压值选择0.06－0.1Mpa之间。内痔小选择负压值0.06Mpa吸入组织少，内痔大选择0.08或0.1Mpa吸入组织多。

3. 套扎器应用技巧及注意事项

3.1 套扎方法

3.1.1 痔上黏膜套扎方法

根据肛垫理论，使用痔上黏膜套扎痔核上方部分的黏膜和黏膜下组织。胶圈套扎后黏膜皱缩，可使肛垫上提，局部炎症反应致使黏膜、黏膜下层粘连，肛垫固定于较高位置，恢复正常下端正常解剖结构，同时阻断部分直肠上动脉供给痔动脉的血供或减少静脉倒流，减少痔的充血肥大或血流瘀滞，痔核逐渐萎缩，临床症状缓解，从而有效地保留了肛管精细控便功能。

3.1.2 内痔套扎方法

对较重的巨大内痔，因为痔上黏膜套扎手术视野暴露痔上黏膜困难，上提组织受限，上提不全，手术效果欠佳，易复发。所以，为保证巨大内痔套扎手术治疗效果，亦可采用直接套扎内痔组织。改良传统手术方法，为保护肛垫组织采用减量内痔套扎，将巨大内痔部分减量套扎，既使肥大内痔萎缩，又保留正常肛垫组织以提高疗效。如果采用传统手术方式套扎全部巨大内痔，一方面内痔巨大脱落困难形成假性息肉，另一方面创面大易造成内痔脱落出血，更重要的是破坏肛垫，影响肛门功能，造成肛门控便精细感觉障碍。根据痔的现代概念和治疗原则，对肛垫一定要注意不要过多损害，所以目前提倡不直接套扎痔本身，但由于痔核本身的病变组织未除，其远期疗效尚需进一步观察。

3.2 套扎高度

最佳胶圈套扎高度齿线上0.5－3cm区间，套扎部位不宜过低，应在齿线上0.5cm以上，以防胶圈套扎肛管导致肛缘水肿和疼痛，胶圈套扎齿线处产生便意感、急便感，也利于保护ATZ上皮。套扎部位也不宜过高，应低于齿线上3cm以下，套扎过高出现上提不全，脱落出血时止血困难，治疗不彻底，术后易复发。

3.3 套扎深度

自动负压吸引黏膜、黏膜下层进入套扎器枪筒内，套扎过浅过少胶圈易脱落，套扎过深过多胶圈脱落困难。掌握套扎深度可以通过观察负压吸引器负压值，套扎器透明枪管头端吸入组织多少来准确判断。

3.4 套扎数量与位置

常规套扎一般为3个点位为最佳，既符合内痔好发部位解剖分布，又充分保留了内痔之间正常黏膜桥，2个套扎点之间相距至少0.5cm，避免套扎处滑脱。套扎一次不能过多，一般不超过5个，以防止形成直肠下端、肛管处狭窄。少于3个点位内痔套扎可以采用同一水平位置套扎或呈锯齿位置套扎方法，5个点位内痔套扎适合采用错位置套扎方法。

4. 套扎注意事项

4.1 单用吸引器套扎一定要选择大小合适的内痔，内痔过小胶圈易脱落，过大则不能进入套扎器而达不到目的。

4.2 如合并外痔、肛乳头肿大，肛裂、直肠小息肉等其他病症，应先行切除，再行内痔套扎手术，避免切除手术过度牵拉造成胶圈脱落。

4.3 套扎器套扎前注意先将弹性胶圈从枪筒退圈到枪口，防止在击发时滚动滑轮用力过大、过快、卡住造成丝线断裂，胶圈不能推出，或滚动滑轮过多连续击发将胶圈推出多个。

4.4 套扎时枪口对准套扎部位，抵住黏膜、调整头端方向，然后击发。如果击发套扎位置不理想可释放负压松开退出套扎器枪管内组织，可重新吸入后再套扎。

4.5 扎吸入组织时可反复提拉抽动套扎器枪管，增加吸入组织多少。

4.6 为使套扎牢固，痔核较大者可用两个胶圈套扎，为防止胶圈滑脱，可在套扎内痔上再注射适量硬化剂、高渗盐水使其充盈。

4.7 为防止术后痔脱落出血，可在套扎内痔之前行痔上黏膜硬化剂注射。

4.8 套扎手术结束后避免指诊、肛镜检查，防止胶圈脱落。

5. 目前临床上常见改良术式

5.1 结扎加套扎

在临床上实践中，套扎器套扎治疗内痔对于巨大的内痔及外痔比较明显的混合痔以及合并肛周其它疾病如外痔、肛裂、肛乳头肥大、直肠息肉等有一定的局限性，本人认为可先将较大内痔病变组织作部分结扎，处理合并症之后，再用高位套扎上提的方法治疗，加强手术的效果，达到即保护肛垫使其上提复位，又可清除显露的可逆性病变组织，从而达到远期治愈的目的。

5.2 注射加套扎

套扎器套扎内痔前，痔区注射硬化剂1-2ml至内痔膨胀充盈变白，注射完毕后，在药液上方再行套扎手术，基底部血管硬化粘连固定，血管闭塞。避免了内痔脱落所致的出血，同时加强了上提效果，提高手术安全性。

6. 总结与体会

内痔为肛肠外科常见病多发病，手术治疗方法繁多。目前临床最常用的一次性自动套扎器手术方法应用广泛。该法是传统治疗内痔止血钳操作套扎方法的进一步发展和自动化，套扎器手术治疗内痔被研究证实是临床有效的器械治疗，是微创治疗手术方法。在微创治疗内痔吻合器切除时代相对经济条件一般的病人可作为治疗内痔的首选。

套扎器治疗内痔手术操作简单方便，可单独一个人操作，耗时短，省时省力。套扎器相对吻合器价格便宜，病人易于接受，经济实用。术后恢复快，住院时间短，并发症少，一次性使用避免交叉感染。套扎器治疗内痔对于环形内痔可分次治疗，为后续治疗带来极大的便利，故可重复治疗。

终上所述，套扎器套扎内痔手术治疗是目前创伤最小的治疗内痔的手术方法，熟练掌握套扎器在内痔治疗中的应用技巧是决定手术成功的关键。

参考文献：略。

肠痈（阑尾炎）的新认识

丛章龙　柳越冬　指导　田振国

中国医科大学附属第一医院鞍山医院（114000）

辽宁中医药大学附属第四医院（110101）

肠痈是指发生于肠道的痈肿，属内痈范畴。按部位可分为大肠痈和小肠痈，在《内经》上已有记载：大肠痈位于右下腹天枢穴即脐旁开二寸；小肠痈在关元穴附近。中医的概念很宽泛，它包括很多种腹腔内化脓性炎症，但大肠痈主要指的是阑尾炎。《难经·第四十四难》中有："大肠、小肠会阑门，分阑水谷精血各有所归故曰阑门。"阑门位于大肠、小肠分界之处起到一个拦坝的作用。可以使小肠的分清泌浊和大肠的传化糟粕的功能各司其职。小肠下口，即大肠上口，曰"阑门"，屈曲变化之处，最易壅塞，肠痈生此为多。不论从阑门的解剖部位上看还是从大肠痈的临床表现上看，现今阑尾炎的病名继承了中国古代中医对阑门肠痈的认识。

早在公元2世纪，汉朝张仲景在《金匮要略》是就总结了汉以前对肠痈的认识和治疗。"肠痈之为病，其身甲错，腹皮急，按之濡，如肿状，腹无积聚，身无热，脉数，此肠内有痈脓，薏苡附子败酱散主之。肠痈者，少腹肿痞，按之即痛如淋，小便自调，时时发热自汗出，复恶寒，其脉迟紧者，脓未成，可下之，当有血；脉洪数者，脓已成，不可下也，大黄牡丹汤主之。"这一经典理论为后世对肠痈的辨证论治奠定了坚实基础。上述两方也是历经千年屡试不爽。

1. 肠痈的中医病因病机

饮食不节（过食生冷，膏粱厚味），湿热壅塞；饥饱劳奔，气血阻于下焦；饱食奔走，肠胃失于展舒；负担重物，进伤肠胃；醉饱房劳，致伤精液；湿滞痰凝，肠胃痞塞；饥饱劳役，肠胃受伤；饱食喜卧，食积停滞；受寒气，肠气不能宣通；脾虚湿壅，湿滞流入小肠；或跌仆停瘀肠膜；或妇人分娩用力太过，气陷阻滞不升；产后喜卧，瘀流入络；或肝气郁结，暴怒忧愁，气结不通，车马疾奔，震动肠胃膜络，尼姑孀妇室女干血停阻；有心经火毒流入小肠，肺经之热移入大肠。以上皆可成痈。《诸病源候论》说"肠痈者，由于寒温不适，喜怒无度，使邪气和营卫相干，在于肠中，遇热加之，气血蕴积，积聚成痈，热积不散，血肉腐败，化而为脓"。

2. 西医病因

2.1 阑尾官腔阻塞　阑尾淋巴滤泡增生而致阑尾管腔阻塞是急性阑尾炎最常见病因，占60%，另有35%是由粪石阻塞管腔而致。

2.2 细菌入侵　阑尾管腔狭窄，阻塞后细菌繁殖，分泌内、外毒素，损伤黏膜上皮并形成溃疡，细菌穿过黏膜进入肌层。阑尾张力升高，血运障碍，最终缺血、坏死。

3. 临床表现

3.1 症状

隋朝的巢元方《诸病源候论》对肠痈的病因和症状已有了很深的认识："肠痈者，由寒温不适，喜怒无度，使邪气与营卫相干，在于肠内。遇热加之，血气蕴积结聚成痈；热积不散，血肉腐败，化而为脓。其病之状，小腹重而微强，抑之即痛，小便数似淋，时时汗出，复恶寒，其身皮皆甲错，腹皮急，如肿状。诊其脉数者，已有脓也；其脉迟紧者，未有脓也。甚者腹胀大，转侧闻水声，或绕脐生疮，穿而脓出，或脓自脐中出，或大便出脓血。惟宜急治之。

3.1.1 转移性右下腹痛

约70～80%的病人有转移性右下腹痛的典型特点：始于上腹，6～8小时后转移并局限于右下腹。可以为隐痛、胀痛、剧痛。由于阑尾的位置多变，其腹痛部位也有区别：肝下区阑尾炎痛在右上腹，盆位痛在耻骨上区，盲肠后位痛在右侧腰部，极少数左下腹部阑尾炎呈左下腹痛。

3.1.2 胃肠道症状：早期可有厌食，恶心、呕吐或腹泻。盆位阑尾炎有直肠刺激症状。

3.1.3 全身症状：发热、心率快，穿孔时达39～40℃。如发生门静脉炎可出现寒战、高热、黄疸。

3.2 体征

3.2.1 脉象：脉弦或弦紧，化热后脉象转数、弦数、洪数或滑数。

3.2.2 舌苔：薄白或白腻，舌质淡红，化热后，舌苔转黄，热甚者可出现黑焦燥苔。

右下腹压痛

3.3.3 经穴触诊：约60～80%的急性阑尾炎患者在足三里和上巨虚之间有一压痛点，称为阑尾穴，两侧均可出现，但右侧较多见。

3.3 腹部体征：

①压痛：最常见最重要的体征，部位取决于阑尾的位置，多为右下腹的麦氏点。

②反跳痛：手指深按压阑尾区后迅速抬手放松，引起腹内剧烈疼痛，即为阳性，表示炎症已累及壁层腹膜。腹肌紧张：腹膜刺激征的表现，提示炎症加重，出现化脓、穿孔或坏疽等病理改变。腰大肌刺激征和腰大肌试验：当炎症波及腰大肌时，常使右髋关节屈曲（缩脚肠痈）；左侧卧位将其右下肢向后方过度伸展时，引起右下腹痛。多见于盲肠后位阑尾炎。闭孔肌试验：平卧，右腿屈曲并内旋髋关节，如能腹痛加剧，表示盆腔阑尾炎。直肠指检：阑尾位置较低时，指检直肠前壁右侧有触痛。盲肠逆行充气试验：左手按压右下腹，右手逆行挤压结肠，而出现右下腹痛，提示阑尾炎。

4. 辅助检查

大多数阑尾炎病人白细胞计数升高。影像学检查缺乏特异性。

5. 鉴别诊断

有很多急腹症与阑尾炎表现相似，所以鉴别诊断显得尤为重要。胃十二指肠穿孔，输尿管结石，妇科疾病，急性肠系膜淋巴结炎等等

6. 治疗

6.1 非手术疗法

6.1.1 适应证：

①单纯性阑尾炎或阑尾炎的早期阶段

②病人不接受手术或客观条件不允许，或伴其他严重器质性疾病有手术禁忌证者

西医主要治疗措施是：抗生素和补液，也可肛门直肠给予抗生素栓。

6.1.2 内治

①蕴热型－急性单纯性阑尾炎或其他各类阑尾炎及阑尾周围脓肿炎症消散的后期

气滞血瘀与化热症状并见，发热、口干、口渴、大便溏而不爽、尿少而赤。舌淡红，苔薄黄或黄腻，脉弦滑或弦数或滑大。治宜通里攻下，祛瘀，清热化湿。方选大黄牡丹汤，或锦经汤、红藤煎剂加减。

②湿热型－阑尾周围脓肿

湿重则口渴不欲饮、大便溏而不爽、小便短少、舌质微红、苔薄黄腻、脉弦滑数；热重于湿则口干欲饮、大便秘结、小便短赤、舌质红、苔黄腻、脉弦滑数。治宜通里攻下，清热化湿和营。方选薏苡附子败酱散合锦红汤加减。

③热毒型：

a）热毒伤阴者，有高热或恶寒发热、持续不退、时时汗出、烦渴欲饮、面红目赤、唇干口臭、呕吐不食、二眼凹陷、大便秘结、小便短、脉弦滑数或洪大而数、舌质红绛而干、苔黄厚干燥或黄厚腻。

b）热毒伤阴损阳者，发热不高或体温反低、但精神萎靡、肢冷自汗、气促、脉沉细而数、舌质淡干、苔多薄白等热深厥深的感染性休克症状。

c）热结阳明者，有全腹膨胀、频频呕吐、无排便排气、治宜通里攻下，清热解毒。方选锦红汤合薏苡附子败酱散合黄连解毒汤加减。

6.1.3 外治

①大蒜芒硝大黄方：适于急性单纯性阑尾炎。大蒜30g、芒硝90g、大黄末15g，捣成糊状，衬凡士林油纱布外敷右下腹。2小时后改敷金黄散或玉露膏。

②金黄散或玉露膏：适于阑尾周围脓肿，每日一次。

6.1.4 针刺疗法

可做为各型阑尾炎的辅助疗法。主穴：阑尾穴、上巨虚、足三里。

6.2 手术疗法

绝大多数阑尾炎一旦确诊，应早期行阑尾切除术，早期手术操作简易，术后并发症少。如果化脓或穿孔后再手术，不但操作困难且术后并发症会明显增加。术前即应用抗生素，有助于防止术后感染。

7. **总结**

1902年在巴黎召开的国际外科学会上通过了"只要阑尾炎的诊断一经确立，即应立即施行手术"的治疗原则。在20世纪60~80年代我国采用中西医结合治疗阑尾炎的报道甚多，近20年来报道越来越少。目前，大多数综合性医院对阑尾炎都施行阑尾切除术，即便中医院也以手术为主，中医药仅作为术后的辅助治疗。不管中医药作为单纯阑尾炎的主要治疗还是手术的辅助治疗，都有一定的疗效的。但就手术时机的把握对很多医生来讲仍然存在一定难度，不明确会导致盲目扩大一些治疗方法的适应范围，从而导致感染难以控制，手术难度增加、术后发生严重的并发症。中医文献上虽没记载肠痈的死亡率的具体数字，但字里行间已描述出其死亡率是非常高的，随抗生素的广泛应用和手术治疗，目前阑尾炎的死亡率仅在0.1－0.5%。中医药治疗阑尾炎随机对照的临床试验仍较少报道，大部分研究仅证实所用方法的有效性及优势，但没有与传统常用方法设立对照，更缺乏严格的统计结果，缺乏有效的说服力。研究方法上仍需进行改进。此外，关于中药作用机制的研究较少，不能局限于比较简单的临床疗效观察。中医药在肠痈围手术期的干预曾一度很重视，尤其是对阑尾炎（脓肿）术后肠功能的恢复取得了很好的效果。故在以下方面尚需进一步研究：（1）按照循证医学的原则进行大样本的多中心随机对照研究，将一些具有良好应用前景的中医及中西医结合处理原则形成规范，在行业内推广应用。（2）中医药对围手术期促进肠功能恢复进行深入研究。（3）对妊娠期阑尾炎或伴有严重器质性疾病有手术禁忌证者结合抗生素治疗同时发挥中医药优势进行深入研究。（4）进一步研究中医药治疗的作用机理。

主要参考书籍
1. 李克光，张家礼．金匮要略．北京：人民卫生出版社，2008，第2版．
2. 唐汉钧．中医外科临床研究．北京：人民卫生出版社，2008，第1版．
3. 周异群，于维珊等．实用中西医结合普通外科学．天津：天津科技翻译出版公司，2003，第1版．
4. 吴咸中．中西医结合急腹症方药诠释．天津：天津科学技术出版社．2001，第1版．
5. 陆德铭，陆金根．实用中医外科学．上海科学技术出版社．2010，第2版．
6. 吴在德，吴肇汉．外科学．北京：人民卫生出版社，2008，第7版．
7. 张董晓，张燕生．肠痈的中医治疗进展．辽宁中医药大学报．2012，(2)，62－64.

直肠内脱垂的临床心得

崔亚萍

陕西中医学院附属医院

作为一个从事近30年的肛肠科临床女医生，很欣慰直肠内脱垂被越来越多的人关注与重视，并被列入肛肠科常见病诊疗指南中。每年我亲自诊治或手术的直肠内脱垂患者近千例，均取得满意疗效，这不仅为科室带来了经济效益，更是为病人减除了难言之隐，这些都能从科室的住院病历中查找到记录。

根据我科室近几年对该病的统计，高发人群主要以45－70岁的中老年女性为主，约占该病的百分之八十。直肠内脱垂病因有很多，但主要与她们的生理解剖，生育史以及在45岁后雌激素水平下降，导致皮肤黏膜松弛有很大关系，其发病率仅次于痔，居于中老年女性肛肠病第二位。

该病应为器质性病变，因其有形态病理性改变，故不应定义为功能性病变。指诊检查：在高于痔平面距齿线约5－10cm处，松弛的直肠黏膜有如绕指样或搅稀泥样改变。近五年来，我科室在电子直乙镜下观察发现，在进镜时直肠黏膜并无明显病理性改变，但退镜时能明显的观察到脱垂的直肠黏膜呈套叠样或半椎状物样堵塞于直肠壶腹部，并以直肠前壁黏膜脱出为主。年轻女性或男性患者是很少看到这一病理性改变的，现有的参考书说到这一点时，提到直乙镜进镜时看不到明显病变，只有在排粪造影时能看到病理性改变。但没有提到退镜时的情况。我们通过观察比较，发现退镜时观察所得结论与我们查排粪造影的检查结果是相吻合的，近几年的临床经验证明，在退镜时认真观察该病变比使用排粪造影检查具有操作简单，更为直观的优势。

直肠内脱垂与痔常伴随发病，但与痔不在一个平面，高于痔平面，所以很多病人在痔术后，症状因没有得到改善而痛苦，反被一些医生误认为有神经官能症或更年期综合症（即功能性病变），所以误诊率很高，故应引起足够重视。

该病的临床症状主要为：无论大便干、稀，均有排便不畅，堵塞感，便不净感，或大便时犹如挤牙膏状，严重者伴有会阴部或骶前重压感等一系列症状。

多年临床工作中发现：小儿或老年男性人群易患外脱肛，可能是因其肛门括约肌松弛而致，而更年期前后的妇女人群，还没有达到括约肌松弛的阶段，或直肠黏膜脱垂的程度较轻，因此不能明显的表现为外脱肛，但脱出物堵塞于直肠并阻塞了粪便的下移，加上残留粪便夹塞于折叠的直肠黏膜之中，致使直肠壶腹部受压，刺激肛管感觉神经而引起上述一系列症状的出现。故此类患者虽无疼、无血、无脱出，但其痛苦的程度并不亚于外脱肛的病人。在人民生活水平提高，注重生活质量的今天，外脱肛病人明显减少，我科每年最多不超过15例。而直肠内脱垂患者近千例（大部分是与痔同病），这个比例是很大的，这并不是说现在直肠内脱垂的发病率高了，而是过去我们对它认识不足，加上仪器不够精确有关（笔者曾在九十年代用老式乙状结肠镜检查患者，发现有便秘的患者在进镜充气时要比其他患者费力，在退镜时观察可见程度不同堆积的肠黏膜，但当时并没有引起足够重视，而是认为肠黏膜堆积皱襞相对增多，导致大便水分吸收增加引起便秘。因条件所限，没有成像系统作记录与统计，更没有先进的操作系统和较大的电子屏幕观看，当时的诊断主要是以排除肿瘤，息肉和溃疡为主）。故很多患者被无奈地冠以多种原因的功能性出口处便秘或神经官能症。我个人认为，出口处便秘的其他类型患者都有不同程度的直肠内脱垂，如果试着把内脱垂问题解决，病人的症状会有明显改善。如：直肠前突多合并直肠前壁黏膜松弛，【直肠前突大部分有子宫后位或子宫颈肥大】，如果把直肠前壁松弛黏膜解决，即使不刻意的治疗直肠前突，也能收到较好的治疗效果。

外脱垂以小儿和老年男性为多见，但很少伴随痔疮，而内脱垂以中老年女性为多见，并多伴有痔病，其中病因还有待于进一步探究，可能与他们的盆底解剖结构，雌、雄激素水平等有关。

治疗方法，滑脱的直肠黏膜如在收口的衣服袖子里一样，呈套叠状堵塞于肛门直肠内，目前我们用肠线点状或柱状缝合加消痔灵注射，收到满意疗效，3个月后在电子直乙镜下复查，套叠样形态有明显改善，排便通道畅通。

在这里主要强调的是：1、该诊疗指南将直肠内脱垂定义为功能性病变，但治疗上却多用手术治疗，这确实是自相矛盾。2、诊疗指南中提出了中药熏洗，我们认为直肠内脱垂的患者不宜熏洗，因为熏洗时腹压较大，长期熏洗可以加重脱垂。3、诊疗指南中辩证分为三型四证，但是中成药的使用只有补中益气丸，建议完善。4、建议增加有关调摄与预防的内容。

以上观点是本人多年从事肛肠临床工作的体会，如有不妥之处，恳请探讨指正。

10%氯化钠纱条对肛门病术后创面的应用

单　隽　杜　江　赵　毅　刘　伟　蒋　冬

河北沧州中西医结合医院东院区肛肠科（061000）

【摘要】目的　观察10%氯化钠纱条在肛肠术后预防切口感染、促进水肿消退的效果。方法　将120例肛肠病术后患者随机分为三组，每组40例，其中治疗组在术后给予10%氯化钠纱条和自制中药坐浴药、对照组在术后给予生肌玉红膏纱条和自制中药坐浴药、空白组在术后仅给予自制中药坐浴。结果　治疗组疗效明显优于对照组、空白组。结论　10%氯化钠纱条具有良好消炎作用，能明显抑制肉芽组织水肿。

【关键词】肛肠病术后；10%氯化钠纱条；临床研究

2012年8月~2013年8月，我科室采用10%氯化钠纱条和自制中药坐浴药治疗肛肠病术后40例，与采用生肌玉红膏纱条和自制中药坐浴药治疗肛肠病术后40例和采用自制中药坐浴药治疗肛肠病术后40例对照观察，报道如下：

1. 临床资料

所观察120例患者均来自我院肛肠科，男性患者75例，女性患者45例；年龄18－72岁，平均年龄42岁；混合痔患者45例，肛裂患者25例，肛周脓肿患者28例，肛瘘患者22例。将120例患者随机分为三组，各组在年龄、性别、病种方面经统计学分析无统计学意义，具有可比性。

2. 诊断标准

混合痔、肛裂、肛周脓肿、肛瘘等诊断标准参照国家中药管理局1995年颁布的《中医肛肠科病证诊断疗效标准》[1]。

3. 观察指标

3.1 痊愈：术后肛门无水肿。显效：术后肛门切口周围组织轻度隆起，存在皮纹。有效：术后肛门切口周围组织中度隆起，有不明显皮纹。无效：术后肛门切口周围组织重度隆起，没有皮纹且皮肤发亮。

3.2 在患者术后第3、5、7、9天分别观察肛门水肿情况。创面水肿程度：无（0分），较小水肿（1分），中度水肿（2分），较大水肿（3分）。

4. 治疗方法

4.1 治法

10%氯化钠纱条由10%氯化钠溶液，纱条由不同长度、不同宽度纱布裁剪而成，二者经过高压灭菌，制成10%氯化钠纱条。

生肌玉红膏纱条由《外科正宗》古方生肌玉红膏，纱条由不同长度、不同宽度纱布裁剪而成，二者经过高压灭菌，制成生肌玉红膏纱条。

自制中药坐浴药由枳壳30g、地丁30g、五倍子30g、木贼30g、芒硝100g后下组成，沧州中西医结合医院煎药室待煎。

4.2 用法

4.2.1 治疗组：自制中药坐浴每次100ml，加入1500～2000ml温水中，每日2次坐浴，然后将10%氯化钠纱条敷在创面上，每日2次。

4.2.2 对照组：自制中药坐浴每次100ml，加入1500～2000ml温水中，每日2次坐浴，然后将生肌玉红膏纱条敷在创面上，每日2次。

4.2.3 空白组：自制中药坐浴每次100ml，加入1500～2000ml温水中，每日2次坐浴。

5. 疗效分析

5.1 统计分析

实验结果计量资料采用t检验，计数资料采用X2检验，各组内等级资料采用秩和检验，各组间等级资料采用Ridit检验。使用SPSS16.0（英文版）统计软件进行分析。

5.2 临床研究结果

表1　三组临床疗效比较

组别	痊愈	显效	有效	无效	总有效率（%）
治疗组	30	3	5	2	95.0
对照组	22	5	7	6	85.0
空白组	8	9	10	13	67.5

表2-1　三组创面水肿程度

组别	创面水肿程度积分	治疗结果
治疗组	1.07±0.15	$P<0.05$
对照组	2.03±0.67	

表2-2　三组创面水肿程度

组别	创面水肿程度积分	治疗结果
治疗组	1.07±0.15	$P<0.05$
空白组	2.99±1.09	

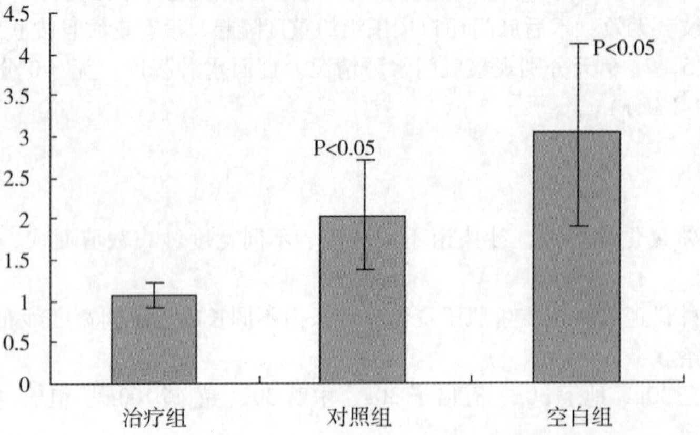

表3　三组患者术后第3、5、7、9天时创面水肿程度积分

组别	3天	5天	7天	9天
治疗组	1.16±0.61	0.88±0.45	0.68±0.43	0.21±0.22
对照组	2.99±0.87	1.95±0.62	1.85±0.62	0.99±0.48
空白组	3.17±1.62	2.99±1.42	2.85±1.02	2.79±0.96
P值	*P<0.05 **P<0.05	*P<0.05 **P<0.05	*P<0.05 **P<0.05	*P<0.05 **P<0.05

注：*P<0.05为治疗组与对照组比较，**P<0.05为治疗组与空白组比较。

经统计学分析治疗组疗效明显优于对照组和空白组，充分说明10%氯化钠纱条外用能有效治疗肛门病术后创面水肿。

6. 讨论

6.1 肛缘水肿是肛门病术后常见病症之一。

6.1.1 黄乃建[2]认为水肿原因主要有两方面原因：

（1）创缘循环障碍。手术使创缘局部原有的静脉、淋巴循环通路被破坏，或者创面压迫过紧，局部循环受阻，组织液滞留，这是肛肠病术后肛门肿胀发生的首要原因；另外术后过早的大便，或大便干燥也会加剧其肿胀的发生。

（2）局部炎症。手术消毒不严，术后引流不畅，创口感染局部炎变，均易发生肛缘水肿。贺执茂[3]认为除以上原因外，痔核脱出嵌顿、外痔切除不够或遗留过多常致炎性渗出而水肿。近年，傅传刚等[4]认为肛门部术后局部水肿是由于手术刺激体内多种血管活性物质释放，作用于血管壁，造成血管壁通透性增高，组织间积液量增多，同时括约肌收缩使静脉和淋巴回流障碍所致；由于该区域神经末梢丰富，尤其齿状线下暴露于切口的躯体神经末 梢易受排便、分泌物等刺激，同时术后内括约肌收缩、痉挛及局部炎症介质释放均可导致局部水肿。

6.1.2 史仁杰[5]等术引起肛缘水肿的主要原因有：

（1）手术不彻底。胞特别是曲张静脉组织及血栓剥离不彻底。

（2）切口过于短小。手术中未考虑到麻醉时肛管松弛向外下移位等因素而导致，以致术后切口全缩在肛皮线上方，因肛管呈收缩状态而致创面引流不畅。

（3）肛管皮肤或皮桥嵌顿于肛门口。敷料压迫过紧，麻醉消失后肛 门皮肤与皮桥不能恢复到正常位置而导致，还有静脉与淋巴回流障碍。

（4）缝合切口张力较大。皮肤切除过多，保留皮桥宽度小，导致肛门部皮肤与皮下组织受牵拉压迫，影响淋巴与静脉回流。

（5）注射失误。局麻时局部注射药液过多或内痔硬化注射药物误注射到齿线以下；另外局麻时不慎损伤肛门部血管导致皮下出血，术后也易形成水肿。

(6) 术前内括约肌痉挛或肛管压力较大。术中如对上述情况不作处理，术后内括约肌痉挛或肛管压力较大继续存在，由于“纽扣孔”作用导致直肠下静脉与肛门静脉回流障碍。

(7) 皮桥悬空。术中潜行切除皮桥下痔组织，导致皮桥呈悬空状态，这种皮桥在排便时易受到挤压、扭曲、擦伤并进而引起水肿。

(8) 范围较大的肛周脓肿和肛瘘手术常可导致肛管缺损相对较大，缺损处压力失衡，容易为周围组织尤其是痔组织挤向该缺损中引起水肿。

(9) 肛周损伤程度较重。手术时间过长与局部组织受钳夹、牵拉过多，局部受损伤程度也相对加重，受感染的机会也相对增大，故术后易发生水肿。

6.210% 氯化钠外用能消消肿的机理分析

10% 氯化钠外用后创面水肿肉芽组织内组织液渗出，迅速达到消除肉芽组织内水肿的作用。其作用机制：高渗氯化钠的促渗透作用，提高细胞外液的渗透压，使细胞内液的水分移向细胞外，局部水肿消退，抑制伤口中细菌的繁殖，增加局部组织的抗感染能力，提高局部淋巴细胞活性，促进炎症消退。同时，降低神经细胞膜去极化的敏感度，影响神经传导正常运行，降低疼痛[6]。10% 氯化钠纱条作用机制明确、效果明显指的临床推广和普及。

参考文献：略。

PPH 联合后正中切开挂线法的临床研究

单 隽 杜 江 赵 毅 刘 伟 蒋 冬

河北沧州中西医结合医院东院区肛肠科（河北 沧州 061000）

目的观察吻合器法痔上黏膜环切术（PPH）联合后正中切开挂线法术后肛门狭窄的情况。方法选择 2008 年 10 月—2012 年 9 月采用吻合器法痔上黏膜环切术（PPH）联合后正中切开挂线法治疗混合痔患者 155 例为治疗组；2004 年 10 月—2008 年 9 月采取常规 PPH 手术治疗混合痔患者 153 例为对照组。比较两组的临床疗效。结果治疗组 155 例中肛门狭窄者 5 例，出院后经 6-12 个月随访，狭窄情况明显好转，无需行肛门狭窄手术。对照组 153 例患者肛门狭窄者 15 例，经 6-12 个月随访，5 例仍需辅助排便，2 例行肛门狭窄手术。经统计软件分析，治疗组疗效明显优于对照组，结论临床应用吻合器法痔上黏膜环切术（PPH）联合后正中切开挂线法治疗混合痔明显减少痔的复发率，且并不增加并发症的发生率，值得临床推广应用。

吻合器法痔上黏膜环切术（PPH）作为一种新技术、新方法广泛应用于临床，其并发症肛门狭窄一直困扰临床医务人员，针对此情况我科改良该技术，采用 PPH 联合后正中切开挂线法治疗混合痔，并对改良前后两种方法进行对比性临床研究。

一、临床资料

选择 2008 年 10 月—2012 年 9 月采用吻合器法痔上黏膜环切术（PPH）联合后正中切开挂线法治疗混合痔患者 155 例为治疗组，男性患者 73 例，女性患者 82 例；年龄 15-75 岁，平均年龄 45 岁；病程 1-40 年，混合痔内痔Ⅱ期患者 76 例，混合痔内痔Ⅲ期患者 79 例。选择 2004 年 10 月—2008 年 9 月采取常规 PPH 手术治疗混合痔患者 153 例为对照组，男性患者 75 例，女性患者 78 例；年龄 18-72 岁，平均年龄 43 岁；病程 1-42 年，混合痔内痔Ⅱ期患者 82 例，混合痔内痔Ⅲ期患者 71 例。性别、年龄、病情经统计学分析无统计学意义。所有患者混合痔诊断标准参照国家中药管理局 1995 年颁布的《中医肛肠科病证诊断疗效标准》[1]，所有患者手术适应症均符合 2005 年中华医学会外科学分会肛肠外科学组指定的《痔上黏膜环形切除钉合术（pph）暂行规范修订》[2]，经麻醉医师评估无手术禁忌症。

二、观察指标

在患者出院前、出院半年、出院一年评估肛肠狭窄情况。肛肠狭窄情况：排便较顺利，便条无明显变细，指诊时食指通过肛管直肠腔情况尚可（1 分），排便时间较长，便条明显变细，指诊时无名指可通过肛管直肠腔（2 分），排便困难，需辅助排便，便条明显变细，指诊时无名通过肛管直肠腔较难（3 分）。

三、手术方法

1. **术前准备**

术区备皮、术前灌肠，患者腰麻，取左侧卧位，常规消毒，铺无菌单，碘伏消毒术区、肛管和直肠。

2. **常规 PPH 手术方法**

麻醉充分后，消毒、铺无菌单，扩肛至4指，放入肛管扩张器，用4号丝线在齿状线上3 ~4cm 作黏膜下荷包缝合，置入吻合器头，收紧荷包线打结，旋紧吻合器，击发切割吻合，保持关闭状态30s 后松开退出。女性患者击发前常规阴道检查，防止阴道后壁夹入吻合器。退出后检查切环是否完整，吻合口有无出血，并作相应处理。

3. **PPH 联合后正中切开挂线法**

麻醉充分后，消毒、铺无菌单，扩肛至4指，放入肛管扩张器，用4号丝线在齿状线上3~4cm 作黏膜下荷包缝合，置入吻合器头，收紧荷包线打结，旋紧吻合器，击发切割吻合，保持关闭状态30s 后松开退出。在截石位6时位处做一放射状切口，长约2cm，切断肛门外括约肌皮下部，以10号线结扎部分肛门内括约肌。女性患者击发前常规阴道检查，防止阴道后壁夹入吻合器。退出后检查切环是否完整，吻合口有无出血，并作相应处理。

4. **术后处理**

术后给予自制中药坐浴药（由枳壳、地丁、五倍子、木贼、芒硝等组成）日2次坐浴，给予日2次常规换药。

四、统计学分析

实验结果计量资料采用t检验，计数资料采用X2检验，各组内等级资料采用秩和检验，各组间等级资料采用 Ridit 检验。使用 SPSS16.0（英文版）统计软件进行分析。

五、结果

1. **治疗组与对照组临床疗效比较**

组别	N	肛门狭窄例数	P值
治疗组	155	5	P<0.05
对照组	153	15	

2. **治疗组、对照组两组患者肛门狭窄评分情况**

组别	肛门狭窄评分	P值
治疗组	1.25±0.26	P<0.05
对照组	2.47±0.56	

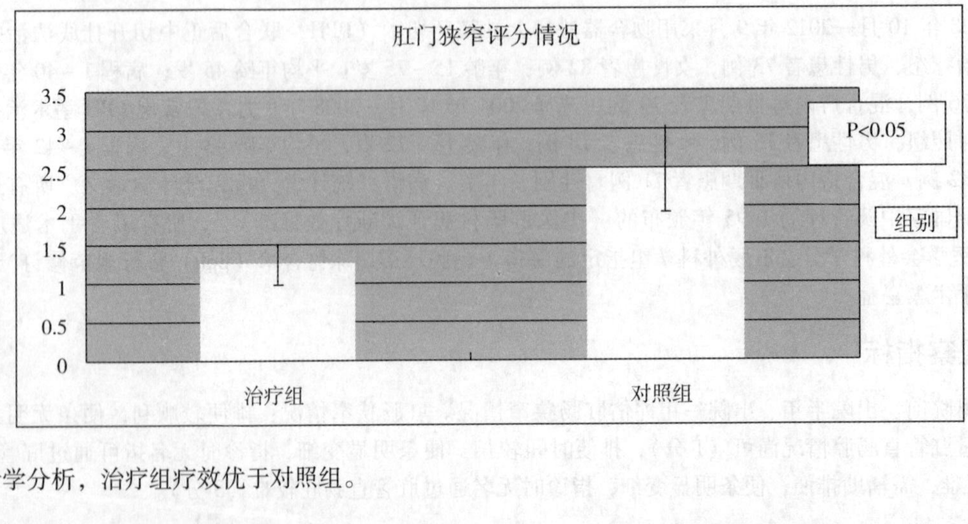

经统计学分析，治疗组疗效优于对照组。

六、讨论

肛门狭窄是pph术后常见并发症之一，严重影响术后患者生活质量，阻碍该技术的发展。肛门狭窄的主要原因是术后肛门疼痛引发肛门内括约肌痉挛，以及手术使肛管皮肤切除过多造成瘢痕纤维化。PPH联合后正中切开挂线法既能发挥PPH技术的痛苦小、恢复快的优势。同时能充分扩肛，减轻肛门内括约肌痉挛状态，改善局部血液循环，改善肛管力量结构及排便时的压力分布，有效防治肛门狭窄。通过几年的临床实践，该技术值得继续研究和推广。

参考文献：略。

复杂性肛瘘的围手术期处理104例临床分析

党长宁　刘铁龙　孙凤伟

辽宁中医药大学附属第三医院　辽宁省肛肠医院　沈阳 110003

【摘要】目的　提高复杂性肛瘘的手术治疗效果，减少术后并发症和再发本病，保持肛门的正常形态和功能。方法：回顾性分析2003年1月至2012年12月我院收治复杂性肛瘘患者104例，分别进行切开挂线术、切缝内口引流术、瘘管摘除缝合术、瘘管旷置术等不同手术方法的处理。结果　随访5~10个月（平均7.2个月），切开挂线术37例，复发1例，平均愈合时间（20.22±5.24）d；切缝内口引流术32例，复发3例，平均愈合时间（18.84±2.66）d；瘘管摘除缝合术23例，复发5例，平均愈合时间（15.56±2.51）d；瘘管旷置术12例，复发4例，平均愈合时间（25.43±3.72）d。结论　低位复杂性肛瘘多采用切缝内口引流术、瘘管摘除缝合术；高位复杂性肛瘘多采用切开挂线术、瘘管旷置术。高位复杂性肛瘘术前以影像学明确标记瘘管走行，术后使用抗生素和中药行抗炎对症治疗，取得满意疗效。

【关键词】复杂性肛瘘；围手术期；治疗

肛瘘是临床上常见的肛门疾病之一，手术仍是最主要的治疗方法[1]，手术方式包括挂线术、瘘管切开术和瘘管切除术等，但手术后复发是影响其疗效的主要原因。国内相关报道肛瘘切除术后的复发率为3.15%。我院自2003年1月至2012年12月分别采用切开挂线术、切缝内口引流术、瘘管摘除缝合术、瘘管旷置术等不同手术方法的处理复杂性肛瘘共104例，结合我院围手术期相应处理的临床治疗经验和有关文献进行探讨分析如下。

1 临床资料

本组病例男67例，女37例，年龄17~73（平均47.2）岁。有典型的反复流脓70例，伴肛瘘感染急性期表现25例；肛周皮下异物感、触及条索状物34例；其中肛周脓肿切开引流术后81例；单纯肛瘘切开术后12例；多次肛瘘手术11例。低位复杂性肛瘘79例；高位复杂性肛瘘25例。术后复发13例。

2 术前处理

2.1 常规检查如血、尿常规、凝血分析、肝功能、血糖、心电图等。通过常规检查，排除特异感染及相关疾病。本组中通过常规检查发现高血压病13例、无症状2型糖尿病7例、冠心病5例。均经相应处理后顺利完成肛瘘手术。

2.2 详细询问病史详细询问病史可大体判断肛瘘的类型。肛瘘若在脓肿期局部红肿热痛明显，病程短，破溃后排脓少，则多为低位复杂瘘；若在脓肿期以肛门部胀痛为主，伴发热、排大小便困难，局部无明显红肿热痛，4~6d以上方破溃或切开排脓，脓量较多，并且存在多次手术治疗的病例，一般考虑为高位复杂肛瘘[2]。

2.3 专科检查专科检查的目的在于明确内口、瘘道走向、瘘道与肛管直肠环的关系，有利于设计合理的手术方案。

2.3.1 专科常规检查：包括指诊法、探针法、牵拉法、倒钩法及染色法等。以明确内口、瘘道走向、瘘道与肛管直肠环的关系，有利于设计合理的手术方案。

2.3.2 瘘道造影：对于高位复杂性肛瘘通过常规检查方法不能明确瘘管走行和内口者，可采取瘘道造影的方法来明确。可以采用让病人变换体位，有利于造影剂充分注人对侧隐性瘘道[3]。造影时应在瘘管外口、肛缘、直肠内放有金属标志物，以便确定瘘管和内口的位置。

2.3.3 超声检查：直肠腔内超声检查法。能够清楚的观察到常规体外扫描无法查到的脓肿及瘘管，能够清晰地分辨肛管直肠各层结构。同时亦可显示肛管直肠及其周围正常组织和异常病变，分辨率可达 2～3mm，能够准确判断肛瘘主管位置及走向，支管个数及分支，波及腔隙位置和范围及其与肛管直肠壁的关系、内括约肌小缺损情况。因此，腔内超声检查是对瘘道进行定量诊断最为简捷、可靠的影像学方法[4]。该方法能够有效地提高诊断质量，更好地指导临床手术定位。

2.4 设计合理的手术方案：高位复杂性肛瘘由于病变位置高、管道多弯曲复杂，常有支管、深部死腔，在治疗上难度较大，有人称之为难治性肛瘘。若手术方法选择不当，不仅可引起肛门失禁、畸形，甚至造成肛瘘久治不愈。因此，术前应设计合理的手术方式，初步确定旷置区的位置、长短、个数、人造外口的位置等问题，避免手术的盲目性，减少不必要的创伤，实现微创疗法，提高治愈率。

3 术中处理

3.1 准确探查寻找和妥善处理内口：术中准确探查寻找和妥善处理内口是治疗肛瘘必须遵守的原则之一。我们通过术前的探针、造影或超声等定位方法，基本可以做到明确内口位置。同时，根据高、低位的区分，低位复杂性肛瘘多采用切除整个感染的肛窦和已被感染的肛腺，彻底清除原发病灶的内口处理方式；高位复杂性肛瘘内口多采用刮匙清创内口或用止血钳钝性扩大内口，然后再挂线或瘘管旷置的方式处理。

3.2 瘘管的微创疗法：在复杂性肛瘘手术操作中由于肛瘘主管或支管分支多，或为马蹄铁形瘘管，瘘管长而弯，按照传统手术操作损伤创面多而大，术后瘢痕挛缩，极易引起肛门畸形和狭窄。目前多采用“短缝合、长变短、弯取直、复杂变单纯、主管充分切开清创引流、支管搔刮冲剪灭或洗旷置或长型瘘分段挂线”等技巧，有效地防止了术后肛门畸形、狭窄的发生[5]。我们对低位和半马蹄形复杂性肛瘘均采用瘘管的微创疗法予以处理，取得较低的复发及致畸率。

3.3 瘘管的旷置：我们对瘘管长度 >6cm 及全马蹄形复杂性肛瘘中多曲瘘管采取旷置法，能有效地缩小创面，缩短愈合时间。

3.4 肛管直肠环的处理：我们对高位复杂性肛瘘中仅有单一瘘管穿越肛管直肠环的病例采用瘘管摘除缝合或瘘管搔刮引流的处理方式；而针对包绕或多处穿越肛管直肠环的病例采用切开挂线术或瘘管旷置的处理方式。

4 术后处理

4.1 舒畅情志、合理饮食、规律排便及适当运动：术后规范良性的生活习惯是取得良好疗效的保证。

4.2 合理使用药物：如有外口流脓，周围红肿，局部压痛及肛管指诊有触痛等明显炎症时，应积极使用抗菌药物治疗，必要时进行脓液培养加药敏试验，以便对症用药。针对反复手术、复杂创面的病例，我们发挥祖国医学传统医药的优势、辨证施治，采用中药坐浴、外敷相结合促进创面快速愈合。同时，部分病例给予藻酸盐敷料[6]等新型材料处理创面，取得很好的疗效。

4.3 术后术区的妥善处理：及时清除腐败物质，确保引流通畅，预防假愈合；选准时机拆除浮线；确保旷置区引流通畅；保持橡皮条完整，适时扎紧橡皮条利于其发挥正常作用等，均是保证术区良好康复的关键。

5 治疗结果

本组病例 104 例，其中采用切开挂线术 37 例，复发 1 例，平均愈合时间（20.22 ± 5.24）d；切缝内口引流术 32 例，复发 3 例，平均愈合时间（18.84 ± 2.66）d；瘘管摘除缝合术 23 例，复发 5 例，平均愈合时间（15.56 ± 2.51）d；瘘管旷置术 12 例，复发 4 例，平均愈合时间（25.43 ± 3.72）d。术后随访 5～10 个月（平均 7.2 个月）。复发病例均采用切开挂线术治疗，痊愈。

6 讨论

6.1 肛管直肠瘘简称“肛瘘”，是常见的肛门直肠疾病，在我国约占肛肠病发病人数的 1.67% ～3.6%，国外约占 8% ～25%。复杂性肛瘘由于病变位置多变，管道多弯曲复杂，常有支管、深部死腔，在治疗上难度较大，国内外有报道[7]多称之为难治性肛瘘。若治疗方法选择不当，不仅可以引起肛门失禁、畸形，甚至会造成肛瘘久治不愈之痛苦。

6.2 复杂性肛瘘手术成败的关键在于正确寻找和处理内口。而内口是初起感染生成的肛瘘的入口，绝大多数内口在肛窦内及其附近。复杂性肛瘘内口约 80% 在肛管后部中线或相临两侧的肛窦内[8]；也可在直肠下部和肛管的任何部位，但常在内外括约肌接连的平面上[8]。内口清除与否和治疗成败关系极为密切，即内口没有良好处理肛瘘不易治愈或愈后易致复发，本组复发的 104 例中有 13 例为内口处理不当所致。寻找内口的可以通过遵循 Goodsall 定律；肛镜下可见齿线处红肿；指诊可触及齿线处有一硬结或凹陷；美兰等自外口注射染色法检查；探针法、牵拉法、倒钩法；碘油造影；直肠腔内超声检查法等。左手食指在肛管内，右手持探针缓缓探进外口，在双手触觉下寻找最薄弱区，探针头感觉最明显处即为内口。在使用探针寻找内口时必须操作轻柔，避免粗暴，以防造成人为假道或假内口。处理高位肛瘘时，探针宜从原发内口上方0.5 cm穿出，再挂线，以充分敞开内口，保证挂线成功。前位马蹄形肛瘘注意防止损伤尿道及阴道。主支管切口与肛门呈放射状，不宜采用弧形切口，同皮肤纹理走向相应，因此术后瘢痕最小，可避免肛门畸形。对支管内坏死组织要破坏、搔刮、清除，使支管外口与主管外口间形成对口引流，保持引流通畅，利于支管愈合，避免过多损伤肛周组织，选择与内口相对应的肛缘切开主管，人造外口，避免对括约肌的斜形切断，从而减少了对括约肌的损伤。彻底清除支管、死腔，使所有支管死腔能有足够的空间与主管道切口创口相遇，保持引流通畅，有利于坏死组织及感染物质的顺利排出。

6.3 我们对瘘管长度 >6cm 及全马蹄形复杂性肛瘘中多曲瘘管采取旷置法，能有效地缩小创面，缩短愈合时间。至于旷置区的位置和旷置长度等问题尚无统一标准。晁希平[9]认为设在距肛缘约1.5~2 0cm为宜，近端创口在皱皮肌外缘，组织松弛，没有压力，粪便及创口分泌物不易流人，有利于远端瘘道的愈合。沈武龙等[10]认为旷置区皮桥宽度约1.5cm。我们对本组行旷置术病例的观察发现，旷置区近端离肛缘的距离大于切开瘘道的深度，更有利于切开部分引流通畅。旷置区皮桥可设置为1.5~4.0cm宽。当 >6cm 时。可在皮桥中间再做一人造外口，将一个旷置区分为两个分段旷置区，旷置区皮桥下挂可滑动的浮线。旷置区浮线既有引流作用，又有提携作用，避免塞人引流条时造成不必要的损伤。拆除浮线应选准时机，拆除过早失去其作用，拆除过晚影响旷置区的愈合。当旷置区近端口愈合到即将影响浮线滑动时，即应拆除浮线。旷置区处理也是治疗成功的关键。旷置区愈合原则：应做到“先近端、后远端”的愈合顺序。换药时可用甲硝唑液冲洗创面，及时更换粗细适宜的引流条。当浮线拆除，冲洗液不能从近端口流出时，证明近端口已愈合，远端口应停止塞入引流条，加压包扎至愈合。

6.4 我们对高位复杂性肛瘘中仅有单一瘘管穿越肛管直肠环的病例采用瘘管摘除缝合或瘘管搔刮引流的处理方式；而针对包绕或多处穿越肛管直肠环的病例采用切开挂线术或瘘管旷置的处理方式。这是因为肛瘘内口在肛管直肠环下1/3处时，可将瘘管切开或切除不会引起肛门失禁；如内口在肛管直肠环2/3处或以上，则应采用挂线疗法，用挂线疗法慢慢切开括约肌，使其边断开边愈合。如此断开的肌纤维断端固定于软组织上，不致回缩过多，并可维持括约肌功能，以免失禁[11]。对内口以上盲端瘘的处理高位肛瘘盲端高于内口时盲端瘘道的处理方法是：将肛管直肠环以下的肛管外括约肌深部下缘、皮下部、内括约肌部分切开至肛缘，敞开创口，保留直肠环及直肠环以上的主管，然后用橡皮筋从内口径直肠环以上的主管盲端穿破肠壁做一挂线的处理方式。应用此法可避免内口以上肛管直肠环及肠壁受损，实现微创治疗。

6.5 高位复杂性肛瘘所挂的浮橡皮条开始主要起引流作用，当瘘道盲端长满肉芽后，即可扎紧橡皮条．使其产生切割作用。低位复杂性肛瘘所挂的浮橡皮条，在括约肌已形成纤维黏连后（约术后1周）即可扎紧橡皮条。具切割作用的橡皮条在术后lOd尚未脱落者，可再次扎紧橡皮条，14d尚未脱落者，可切开尚未断裂的括约肌。橡皮条脱落后，应观察橡皮环是否完整，若橡皮环断开则应切开未被切断的括约肌，否则将造成手术失败。

6.6 术后换药是不可忽视的重要环节。“手术是根本，换药是保障”[12]。若术后换药不当，同样可引起治疗的失败。故应注意：①大便后保持术区清洁。严格无菌操作，换药前，可先用甲硝唑液冲洗切口或创腔，可减轻病人的痛苦。②保持引流通畅。放置引流物时，要把引流物平整的嵌入创面基底部，不可过多、过紧，以保证肉芽组织从基底部生长，以防厌氧菌感染或假性愈合。纳入支管内引流物不宜过多、过深，每个支管从外口插入，其深度逐日递减。③换药时只要把创面上分泌物及粪便吸去即可，切勿用力擦，否则会擦去肉芽组织表面之纤维保护膜，而造成出血。④换药过程中应注意使创面愈合符合“从内向外、从底到面、从两边到中央，逐渐愈合”的原则，谨防假愈合。若在术后换药时发现外部肉芽生长过快。形成瘘道宽度明显小于瘘道深度时，应剪去外部肉芽，引流条塞人基底部，待基底部肉芽填满后逐渐愈合。⑤充分掌握挂线原则与紧线时间。⑥防止瘢痕形成药物使用，及时合理，保护肛门功能正常和外形美观。

6.7 有关瘘管的微创疗法我们建议严格适应症、合理手术及换药技巧，有效地防止了术后肛门畸形、狭窄的发生。

综上所述，复杂性肛瘘的围手术期处理应当遵循提高治疗效果，减少术后并发症和再发本病，保持肛门的正常形态和功能的原则。严格手术适应症，合理选用微创技术、先进材料以及传统高效的药物，结合肛肠科医师的责任心，使患者早日得到康复。

参考文献：略。

外伤致肛门闭锁1例

党红民　刘晓娟　席艳君　貟　丹　陈　波

西安电力中心医院肛肠科（710032）

我科2011年5月收住1名患者，因肛门外伤在当地医院行肛门修复术，术后高热不退，考虑肛门创面感染所致，故行乙状结肠造瘘术，粪便经造瘘口排出。术后给予抗感染、换药等治疗，患者体温正常。但乙状结肠造瘘术后出现肛门完全闭锁，故来我院就诊，该患者在我科先后行“肛门再造术”、“乙状结肠造瘘还纳术”，经三个月住院治疗，术后患者身体逐渐恢复，随访知现在肛门功能恢复良好，可自主排便，肛门无狭窄、无漏液漏粪现象。现报告如下：

患者，男，35岁，因车祸致肛门外伤，急诊在当地医院行“肛门外伤修复术”，术后给予禁饮食、补液、抗感染等治疗。修复术后患者排便不能自主控制，并且持续高热，考虑肛门括约肌功能受损及粪便污染肛门部伤口引起感染，故术后第九天再次行“乙状结肠造瘘术”，造瘘术后结肠造瘘口通畅，大便形成，大便不经肛门排出，加之患者本身为瘢痕体质，肛门部分泌物逐渐减少，肛门逐渐闭锁。患者为求进进一步诊治，逐来我科就诊，门诊以‘外伤性肛门闭锁’收住。入院时患者神志清，精神良好，休息食欲一般。查体T：36.2℃，P：72次/分，R：20次/分，BP：110/70mmHg。发育正常，营养中等，腹部平坦，坐下腹看见一约12cm长手术瘢痕，坐下腹结肠造瘘口红润，血运正常，腹式呼吸存在，未见胃肠型及蠕动波，未见腹壁静脉曲张，全腹软，无压痛，肝脾肋下未触及中大，肝及双肾区无叩击痛，肠鸣音正常。专科情况：（膝胸位）肛门位置居中，肛门部可见瘢痕组织，肛门口完全闭锁，无分泌物流出，无肿胀及触痛。

治疗经过：

全面评估，完善相关检查，肝、肾功、空腹血糖、凝血事项、输血前事项、电解质、心电图、胸部正位片、腹部及泌尿系彩超结果回示均基本正常，可耐受手术，患者倒立试验提示：肛门无气体，无法判断肛门闭锁距离。故于2011年5月25日拟行“肛门闭锁探查术”，术中探查顺利，解剖组织不清，逐行“肛门再造术”，手术顺利，术后肛管留置引流管，便于积血积液排出，观察伤口情况，并加强抗感染、换药等对症治疗。严密观察病情，当肛门部引流明显减少后拔除引流管，每日换药两次，肛管内天填塞凡士林油纱。考虑患者瘢痕体质，给予扩张2次/日，嘱患者坚持提肛运动、生物反馈治疗及微波理疗，以促进伤口愈合。于2011年8月6日再次全面评估患者病情，此时患者神志清，精神可，夜休好、食欲可，结肠造瘘口排便正常。专科情况：肛门部伤口较前缩小，仍可见明显瘢痕组织，指诊：肛门括约肌收缩功能较前好转，扩肛后肛门较前松弛，可容纳两指，肛门部无红肿，无触痛，有少量渗出。给予氯化钠注射液200ml经肛门灌入，嘱患者收缩肛门，患者自主控制是液体不溢出。经评估，完善相关检查，充分术前准备，于2011年8月9日行“已状结肠造瘘还纳术”，术后禁饮食，第6天开始流食，第7天开始排稀便，嘱患者收缩肛门，可短时间控制排便。第9天大便成形，可自主控制。于第7天开始用手指及扩肛器扩肛。患者大便逐渐规律，肛门括约肌逐渐恢复，于2011年8月25日患者恢复良好出院，出院时肛门排便通畅，可自主控制，住患者出院继续扩张及肛提运动，促进肛门功能的恢复，术后定期回访，患者身体恢复较好，肛门括约肌功能较前好转，肛门部瘢痕明显软化，排大便规律，1-2次/日，黄软便，可自主控制大便，无遗粪现象。

讨论：

肛门部位较隐蔽，直肠的解剖位置深在，外有骨盆及臀部肌肉保护。因暴力方向由下向上，如坠落于直立的柱状硬物上，或动物顶伤等常同时伤及肛门和直肠，并有尿道及男性外生殖器等组织器官损伤，且以直肠肛门多见。骨盆骨折常与之并存，多为合并有多部位多器官多系统的复合伤，急诊入院的患者常伴以有不同程度的休克。该例患者引起肛门闭锁的原因：（1）初期处理不当，肛门区括约肌的撕裂伤初期处理时未缝合修复括约肌，致肛门区瘢痕愈合，或虽然修复了肛门括约肌而未能做到及时定期扩肛，导致肛门狭窄闭锁。（2）感染初期时未能彻底冲洗，清除坏死组织和异物、未行直肠周围充分引流均是导致术后感染的重要原因。本例患者初期处理不当加之伤口感染致肛门闭锁经手术治疗成功的案例，经过对此案例诊疗过程的终结，我们认识到尽早行乙状结肠造瘘术的基础上行肛门再造术，且术后在预防控制感染力度的基础上，应给予早期扩肛、坚持提肛运动及生物反馈等治疗措施。扩肛、提肛运动及生物反馈等措施在治疗以上类似病例中有着举足轻重的作用，直接影响着肛门功能的恢复程度。

非麻醉下手法复位治疗急性嵌顿痔

丁 红

辽宁省丹东市振兴区医院 肛肠科

2011年以来，我们用手法复位（不用麻醉）治疗急性嵌顿痔10例，效果甚佳。

1. 治疗方法：患者取膝胸位，不需麻醉。先在受嵌组织和术者右手食指涂石蜡油，然后用食指轻轻按摩水肿组织，待部分水肿组织萎缩后，尽量向两侧分开臀部以扩大肛管腔，并选择水肿最轻处向肛管内缓慢推送。依次还纳其他部位，直至肛门口皮皱恢复正常平整。复位时嘱病人张口吸气，以减轻腹压。术后局部应用化痔栓、痔疮膏及中药坐浴，适当给予止痛镇静剂，病人卧床3天，控制大便24小时。如因排便等因素复发，可嘱病人按上法自行还纳。

2. 讨论：本文手法复位适用于急性环形或局部嵌顿痔早期病人，操作简单，一般嵌顿时间较短者均可还纳成功，在门诊即可施术，还可教病人自行还纳。但需注意，对嵌顿时间过长，糜烂、坏死范围较广，肿胀组织已纤维化及复位时病人不能忍受疼痛者，均不易强行复位。复位成功的标准是肛门口皮皱恢复正常平整。

手法复位的理论依据是：（1）长期痔患者 Treitz 肌断裂、萎缩，齿线上下附近的黏膜和肛管上皮均已松弛，滑动性增加，回缩力减弱，这是造成痔脱出的解剖学基础。我们发现有些病人因齿线下降，使肛管相对变短。实际上，痔核脱出受嵌类似无疝囊的滑动性疝嵌顿，疝容物多为痔核，齿线和齿线上下附近的组织，疝环即为以肌间沟为界的肛门内括约肌下缘和外括约肌皮下部。此环呈现样环形紧张，缺乏弹性，绞锁受嵌组织。因此我们认为，只要在早期还纳受嵌组织，恢复肛管的解剖顺序，即可解除受嵌症状。（2）传统的保守治疗法等待嵌组织自然消肿，不仅病期长，而且病人痛苦大；而急诊手术又因不易区分继发水肿区域而造成肛管上皮及齿线损伤过多，且病人不易接受。本文手法复位方法则可及时解除嵌顿，阻断恶性循环，使疼痛、水肿于短期内消失。（3）本疗法在还纳过程中病人虽有一定痛感，但多数能忍受。不用麻醉而利用紧张的括约肌可维持痔核不易脱出，待水肿消失、刺激解除后，括约肌紧张就会自然缓解。

中西医结合治疗混合痔出血致重度贫血1例

董先政 鲁龙生

怀化市中医医院肛肠科（418000）

1. 病例摘要

患者胡某某，女，31岁。因“反复性肛门疼痛、脱出、便血3年，加剧1周”由门诊以混合痔伴出血于2013年6月5日收住院。

1.1 简要病史

患者自诉3年前因食辛辣过多便时出现肛内有物脱出，自行回纳，伴有肛门疼痛，程度轻微，以胀痛为主，便时滴血或便后手纸染血，色鲜红，少量，外用“痔疮膏”等药，症状好转，后每因食辛辣过多再发，近1周来持续性便血，滴血或射血，色鲜红，每次30－50ml，便时肛内有物脱出，需手托回纳，伴有肛门胀痛明显，头晕眼花、全身乏力，活动后即感心悸、气促，影响日常生活，故前来我科住院。1周以来，患者精神较差，食欲不振，夜寐欠佳，大便每日1~2次，偏干结，量正常，无明显黏液及脓血。小便色黄，通畅。查：T 36.9℃、P 98次/分、R 20次/分、BP 110/66mmHg、Wt 48Kg，神清合作，精神较差，重度贫血貌，面色、口唇、双眼睑黏膜苍白。心肺叩诊阴性。舌质淡红，苔薄黄，脉弦细。专科情况：截石位3、7、11~1点位各见肛缘皮赘隆起，其中以11~1点位明显，约蚕豆大小，触痛，充血、水肿明显，与相应位齿线上方黏膜隆起，隆起黏膜苍白，肛门镜下见11~1点位痔区黏膜充血、水肿、糜烂明显，11点位黏膜有活动性出血点。食指所及直肠黏膜未扪及包块。入院相关检查结果：血常规：白细胞数3.49 10^9/L正常，血小板数235 10^9/L正常，红细胞数3.06 10^12/L、血红蛋白浓度49.20g/L、红细胞压积18.02%、平均红细胞体积58.82fL、平均红细胞血红蛋白含量16.02pg、平均红细胞血红蛋白浓度272.20、红细胞体积分布宽度－CV18.51，血型“A”，RH阳性。患者红细胞计数、血红蛋白浓度、红细胞压积明显下降，提示重度贫血，考虑与痔出血有关。生化检查未见明显异常。心电图：窦性心律、非特异性ST－T改变。胸片未见明显异常。

1.2 治疗经过

入院后输同型（A型RH阳性）悬浮少白细胞红细胞3.0单位，复查血常规：白细胞数6.94 10^9/L、血红蛋白浓度72.20g/L、红细胞压积23.62%、平均红细胞体积65.42fL、平均红细胞血红蛋白含量19.92pg、平均红细胞血红蛋白浓度305.20、血小板数220.40 10^9/L、红细胞体积分布宽度－SD56.61fL、红细胞体积分布宽度－CV25.71，患者红细胞计数、血红蛋白浓度、红细胞压积升高，提示重度贫血病情有所改善，次日清晨清洁灌肠排空结直肠大便时，患者仍有滴血，量约30ml，遂于次日上午在局麻下行痔上动脉缝扎术＋自动痔疮套扎术＋内痔消痔灵注射术＋外痔切除术。手术前建立静脉通路，吸氧，监测生命体征，静推巴曲酶1ku止血；手术中：在11点位混合痔内痔部分活动性出血上方痔上动脉区域行间断“8”缝扎2次（3/0带圆针可吸收线），两针间距0.5cm，阻断痔上动脉血供；接着行3、7、11点位内痔黏膜予以胶圈套扎，在被套扎黏膜行消痔灵注射，注射药液剂量控制在3－5ml；最后手术修剪11～1、7点位外痔部分。手术顺利，麻醉满意，术中生命体征平稳，安返病房，术后常规吸氧，先半流质饮食后改普食，静滴抗生素抗感染，巴曲酶、止血敏止血，艾灸（神阙穴）调理胃肠、通畅大便，耳穴压豆（直肠、肛门、神门）疏通肛门直肠部气血止痛，口服槐榆散合当归补血汤加减，治以清热祛湿、凉血止血、散瘀止痛、补气生血之法，院内中药制剂“洁肤液”熏洗坐浴消肿止痛，“紫草膏”涂擦治疗去腐生肌止痛等对症治疗。住院2周患者伤口及全身情况：大便每日1～2次，排便时伤口疼痛轻微，无痔核脱出，术后前3天，便时染有少量鲜血，胶圈套扎痔组织脱落期无明显出血，出院时肉芽组织填满伤口2/3，平整，引流通畅，面色、口唇、双眼睑黏膜转红润，头晕眼花、全身乏力、活动后心悸、气促明显改善，食欲、夜寐正常。舌质红，苔薄黄，脉平。3月后复查血常规红细胞计数、血红蛋白浓度、红细胞压积上升至正常范围内。

2. 讨论

混合痔是临床常见病、多发病。混合痔内痔长期慢性失血，可以导致不同程度的贫血，重度贫血时可发生晕厥，甚至危及生命，是肛肠科急症之一。结合病史、查体以及辅助检查，该例患者混合痔出血致重度贫血诊断明确，采取中西医结合治疗，取得较好的中医临床疗效，现讨论如下：

2.1 痔的血液供应来源

痔的血液供应来源主要有四支：直肠上动脉、直肠下动脉，肛管动脉和骶中动脉。直肠上动脉是直肠供血中最主要的一支，来自肠系膜下动脉，在直肠上端背面分为左右两支，沿直肠两侧下行，穿过肌层达黏膜下层，与另二支动脉相吻合，在齿线上黏膜下层的主要分支是内痔的供应血管，位于左侧、右前和右后，构成痔的好发部位；直肠下动脉来自两侧髂内动脉，沿直肠测韧带，向内向前直至直肠下端，并与直肠上动脉在齿线相吻合；肛管动脉来自阴部内动脉，供应肛管和括约肌，并与直肠上、下动脉相吻合；骶中动脉是主动脉的直接小分支，沿骶骨而下，供应直肠下端的后壁。该例患者持续性便血，量较多，考虑与动脉出血有关，尤其是直肠上动脉出血量多有关。

2.2 手术治疗止血、去痔核、减轻伤口疼痛的机制

该例患者长期持续性便血，失血量较多，致重度贫血，考虑与直肠上动脉出血有关，故首先采用痔上动脉缝扎术，一则阻断直肠上动脉血供，减少术中出血量，使术野清晰；二则有效减少术后胶圈套扎痔核脱落期创面出血；其次，采用自动痔疮套扎术，套扎母痔区黏膜，保留了齿线组织，使痔术后患者伤口疼痛减轻；再次，在被套扎母痔区黏膜采用消痔灵注射，痔核创面脱落创面脱落完整，可以使痔核创面出血减少、愈合时间缩短；最后，采用手术剪修剪赘皮，创面引流通畅，可以有效减轻术后创缘水肿，同时利于肛缘美观。

2.3 中医药改善患者症状与体征的机制

混合痔术后伤口疼痛、出血、水肿、创面肉芽愈合不良产生的原因是手术导致胃肠生理机能不协调，肛门直肠部气血运行机制遭到破坏而引起。手术直接损伤络脉、经脉，血不随经，则出血。《素问·阴阳应象大论》说：“气伤痛，形伤肿”，气机不利，流通障碍，气聚凝滞而疼痛，血有形，形伤肿，瘀血阻滞而肿胀，加手术敷料填塞伤口的压迫止血，胃肠气机出入受阻，升降失常，大肠传导功能失常，大便燥结难解，燥结大便可使患者排便时疼痛明显，排便努挣创面肉芽充血、水肿明显，势必影响创面愈合。

中医药治疗上当以清热祛湿、凉血止血、散瘀止痛为之法，外治法予以艾灸（神阙穴）调理胃肠、通畅大便，耳穴压豆（直肠、肛门、神门）疏通肛门直肠部气血止痛，院内中药制剂“洁肤液”熏洗坐浴消肿止痛，“紫草

膏”涂擦治疗去腐生肌止痛；内治法方选槐榆散加减，治以清热利湿、凉血止血、散瘀止痛之法，但该例患者合并重度贫血，故合以补气生血，方选当归补血汤，两方相合，治以清热祛湿、凉血止血、散瘀止痛、补气生血为之法，具体选用中药如下：槐花10g、地榆炭10g、黄芪40g、黄柏6g、山楂10g、当归10g、延胡索10g、火麻仁20g、甘草3g，方中槐、地凉血止血，黄柏清热利湿，是为君药；黄芪合当归补气生血，延胡索、山楂活血散瘀止痛，共为臣药；火麻仁具有行气、润肠通便，是为佐使药；甘草调和诸药。

综上所述，中西医结合治疗使该例患者排便通畅，伤口疼痛、水肿减轻，愈合时间缩短，痔组织脱落期出血量少，肉芽组织生长良好，头晕眼花、全身乏力、活动后心悸、气促明显改善，食欲、夜寐恢复正常。

30例多普勒超声引导下痔动脉结扎术并直肠肛门修复术的直肠肛门测压研究

董晓妮　通讯作者：唐迎春

武汉市第八医院痔瘘科（湖北　武汉 430000）

【摘要】目的　比较多普勒超声引导下痔动脉结扎术并直肠肛门修复（DGHAL－RAR）术前及术后直肠肛门测压的数据，探讨该术式对直肠肛门压力的影响程度。方法：利用多普勒超声痔动脉结扎仪对30例有内痔及内痔出血为主的混合痔施行手术治疗。分别在术前及术后1月对患者进行直肠肛门测压，并比较术前及术后直肠肛门测压数据。结果　多普勒超声引导下痔动脉结扎并直肠肛门修复术术前及术后直肠静息压、肛管最大收缩压、初始排便阈值、直肠最大耐受阈值无明显统计学差异，肛管静息压、肛管高压带长度、直肠最小感觉阈值有统计学差异。结论　多普勒超声引导下痔动脉结扎术并直肠肛门修复术在不影响患者肛门功能的基础上可降低患者肛管压力，有效缓解肛垫病理性高压力。

【关键词】痔；多普勒超声引导下痔动脉结扎术并直肠肛门修复术；直肠肛门测压

超声多普勒引导下痔动脉结扎术并直肠肛门修复术（Doppler－guided hemorrhoidal artery ligation and repairment of anorectal，DGHAL－RAR）是一种集超声波探查、缝扎手术为一体的新型痔病诊断治疗方法。通过装有多普勒探头的直肠镜可快速确定痔动脉的位置，并在导管部分开口处准确、方便地手术缝扎痔动脉，达到阻断痔体血液供应，迅速止血的目的，随着痔血流量减少，痔血管张力降低，局部缝扎处结缔组织也将再生，从而促进痔核的萎缩，最终导致痔核缩小，达到使痔体萎缩的目的。DGHAL－RAR手术是一个低侵袭性的微创外科手术，该手术将直肠黏膜及痔上动脉缝合固定在肌层，同时将脱垂痔组织复位后固定缝合在原位黏膜处，加强黏膜的固定作用，防止术后痔复发目。具有操作简单、安全有效、疼痛轻、并发症少等优点[1]。

肛管直肠测压（anorectal manometry，ARM）是直肠肛门功能检查的重要组成部分。它能够客观的检测不同状态下直肠、肛管腔内的压力变化，从而获取肛门括约肌收缩情况、直肠感觉功能、直肠顺应性、直肠肛门反射及排便协调性等方面的信息。目前，该技术已广泛应用于肛门直肠生理功能研究，病理状态下肛门直肠功能的评价，全身或局部疾病诊断、手术选择、疗效评价等方面，在节便、排便生理学及肛肠病研究中占有重要地位[2,3]

1 临床资料

1.1 资料来源　本组30例患者从2010年本院引进DGHAL－RAR开始，符合本术式适应症，且自愿接受该术式的住院内痔及内痔出血为主的混合痔患者，作为观察对象。

1.2 一般资料　本组30例，男20例，女10例，年龄最小19岁，最大81岁；40岁以下的4例，40～70岁的20例，70岁以上的6例。其中单纯内痔出血9例，以内痔出血为主的混合痔21例。

1.3 手术方法

1.3.1 术前常规准备：①充分告知患者DGHAL－RAR手术治疗机理、适应症及其微创微痛、有效安全的特点，消除患者恐惧心理，缓解紧张情绪，最大限度的得到患者的配合，保证手术的顺利完成。②常规术前检查包括直肠肛门测压、血常规、尿常规、大便常规、肝肾功能、血凝四项、心电图等。必要时行电子肠镜检查以排除恶性肿瘤及炎症性肠病。③肛门部备皮，清洗肛门。④术前无需禁食，一般以开塞露2～4支纳肛或清洁灌肠，排空大便。

1.3.2 器械准备：①手术包（常规消毒）：DGHAL－RAR手术专用手柄旋钮盖一个、DG－HAL手术专用推结器1根、与探头长度匹配的长柄持针器1把、长线剪1把、组织剪1把、组织钳1把、血管钳1把、弯盘1个、洞巾1张（大小以侧卧位时覆盖住下肢及臀部为宜）。②痔动脉超声多普勒诊断仪1台（HAL－Doppleer，A. M. I,

奥地利产)。③带有多普勒超声传感器、手术操作窗和内光源的一次性特殊肛门镜超声探头1个。(已用环氧乙烷进行消毒)。④DGHAL－RAR手术专用手柄1个，用福尔马林熏箱熏蒸、环氧乙烷消毒或低温等离子消毒。⑤带针缝线：5/8弧度、27mm、2/0带针可吸收微乔缝线2～3根。

1.3.3 手术过程：

①手术人员安排：手术者1人，助手1人，巡回护士1人。

②麻醉：采用骶麻或局麻。

③体位及仪器摆放位置：截石位。痔动脉超声多普勒检查仪推放于术者左前侧。

④手术步骤：麻醉成功后，用0.5%的碘伏常规消毒术野皮肤，铺置无菌巾单，再用0.5%碘伏棉球消毒肛管及直肠下端。指检并扩肛至两指，将消毒的直肠镜超声探头用耦合剂涂抹后置入肛管直肠内，使超声多普勒探头置于齿状线上4～6cm处，左手握手柄右手拇指和食指捏拄手柄主体，从前正中线开始仔细寻找动脉，缓慢转动肛门内窥镜直至其在直肠内旋转一周，当多普勒探头准确位于痔动脉表面时，可以听到动脉信号的声音，动脉的深度可以从显示屏读出，多普勒信号的强弱代表动脉的中心位置，在接受到超声多普勒信号明显处时由助手固定手柄，再用0.5%碘伏或0.5%洗必泰棉球消毒肛门镜内的手术操作窗口（每进针必须消毒），通过该窗口用2－0的可吸收缝线和坚固的5/8弯针对痔动脉进行“8”字缝合，重点观察前侧、右侧、右后、左后、左侧、左前几个方向，通常这几个位置集中分布了痔动脉的皮下终末支。使用2－0可吸收缝线透过肛门镜的内窗结扎探测到的痔动脉，血管的结扎深度可以在8mm范围内安全进行。在推线器的帮助下对缝合的血管进行结扎（一般需打结4～5次），准确缝扎后多普勒血流声消失或出现明显减弱。完成所有的痔动脉结扎后再次旋转直肠镜超声探头检测结扎效果，对不满意处再次缝扎。用多普勒超声进行血管定位非常必要，否则经常会造成血管丢失的情况。再将多普勒探头往回拉1－1.5cm，定位于齿线上约1－2.5cm，从前正中线开始缓慢转动肛门内窥镜，重复上述步骤。一般此术式需要缝6－10针（平均8针）。经过上述步骤后，观察肛门口如仍有脱垂在外的痔组织，将其推回原位，使用2－0可吸收缝线将痔组织固定缝扎于相应齿线上直肠黏膜上，应避免缝线经过齿线及齿线下。术后肛内置入太宁栓1枚。

1.3.4 术后处理

①手术当日8h后应半流质饮食，次日正常饮食，忌辛辣刺激食物。

②术后常规应用3～5 d抗菌药物。

③手术当日不宜排便。次日便后温水坐浴，常规换药。必要时术后3天内每日用痔疮栓塞肛。

④术后按2周到6个月进行随访、复查（有无尿潴留、肛缘水肿、疼痛及排便困难等并发症；有无出血、脱出症状以及肛门坠胀感）。

⑤术后一月时进行直肠肛门测压。

1.4 数据采集 分别记录30例患者术前及术后一月的直肠肛门测压数据，包括直肠静息压（RRP）、肛管静息压（ARP）、肛管高压带长度（HPZ）、肛管最大收缩压（ASP）、直肠最小感觉阈值（RMT）、初始排便阈值（IDT）、直肠最大耐受阈值（MTT）

1.5 统计学方法 应用SPSS 13.0 for Windows统计软件进行数据处理。术前和术后数据比较采用配对 t 检验。

1.6 直肠肛门测压生理值界定 根据中山大学附属胃肠医院盆底研究实验室及本院盆底研究实验室的大样本数据，界定正常人直肠肛门测压生理值。

2 结果

2.1 直肠静息压 本组病例术前及术后采集的直肠静息压均在生理值范围内，且无统计学显著性差异（$P>0.05$），见表1。

表1 直肠静息压配对t检验结果

	Mean	N	Correlation	Sig.（2－tailed）
术前	8.152	30		
术后	8.134	30	0.828	0.67

2.2 肛管静息压 本组病例术前肛管静息压平均值高于健康人群生理值，术后采集的肛管静息压均在生理值范围内，两者间有统计学显著性差异（$P<0.05$），见表2。

表2 肛管静息压配对 t 检验结果

	Mean	N	Correlation	Sig. (2-tailed)
术前	89.33	30		
术后	60.54	30	0.830	0.000

2.3 肛管功能长度 本组病例术前肛管功能长度平均值高于健康人群生理值，术后采集的肛管功能长度均在生理值范围内，两者间有统计学显著性差异（$P<0.05$），见表3。

表2 肛管静息压配对 t 检验结果

	Mean	N	Correlation	Sig. (2-tailed)
术前	5.192	30		
术后	3.886	30	0.8190.003	

2.4 肛管最大收缩压 本组病例术前及术后采集的肛管最大收缩压均在生理值范围内，且无统计学显著性差异（$P>0.05$），见表1。

表2 肛管静息压配对 t 检验结果

	Mean	N	Correlation	Sig. (2-tailed)
术前	161.24	30		
术后	159.97	30	0.835	0.55

2.5 直肠最小感觉阈值 本组病例术前及术后采集的直肠最小感觉阈值均在生理值范围内，两者间有统计学显著性差异（$P<0.05$），见表1。

表2 肛管静息压配对 t 检验结果

	Mean	N	Correlation	Sig. (2-tailed)
术前	14.8	30		
术后	16.1	30	0.821	0.004

2.6 初始排便阈值 本组病例术前及术后采集的直肠最小感觉阈值均在生理值范围内，两者间无统计学显著性差异（$P>0.05$），见表1。

表2 肛管静息压配对 t 检验结果

	Mean	N	Correlation	Sig. (2-tailed)
术前	48	30		
术后	52	30	0.833	0.66

2.7 直肠最大耐受阈值 本组病例术前及术后采集的直肠最小感觉阈值均在生理值范围内，两者间无统计学显著性差异（$P>0.05$），见表1。

表2 肛管静息压配对 t 检验结果

	Mean	N	Correlation	Sig. (2-tailed)
术前	138.6	30		
术后	144.2	30	0.840	0.41

3 讨论

直肠静息压为静息状态下，直肠腔内的压力值。正常情况下，直肠腔内空虚，所以直肠静息压多来自于直肠壁的压力，在直肠无特殊病变、无新生物、无粪便、无急性炎症的状态下，直肠静息压通常处于一个较低的压力值。术前及术后的直肠静息压无显著性差异说明多普勒引导下痔动脉结扎术并直肠肛门修复术能有效维持直肠壁的弹性，无加重直肠腔狭窄可能。肛管静息压80%来自于肛门内括约肌的张力收缩。正常人群的肛管静息压由直肠一侧呈递增变化，最大值在肛缘上约1-2cm，它所构成的静息压梯度是维持安静状态下肛门自制的主要因素之一，尤其是对气体、液体的自制[4,5]。肛管高压带长度是由内外括约肌静态张力收缩造成的高压区范围。本研究发现，术前患者的肛管静息压及肛管高压带长度高于正常人水平，说明在术前痔患者有内括约肌紧张或者痉挛情况，或者是由于痔组织痔静脉扩张、肛垫充血肿大并下移脱垂后造成的肛管异常高压带，在这个情况下，痔动脉结扎术并直肠肛门修复术通过结扎痔动脉，减少流入/流出比，降低痔组织血流，减少肛垫充血，并通过直肠肛门修复术，抬高肛垫并固定，能够在一定程度上降低肛管的病理性高压力，术后患者的肛管静息压能降至正常，可以证实该假设。肛管最大收缩压是受检者用力收缩肛门时测得的最大肛管压力。主要由肛管外括约肌和耻骨直肠肌收缩产生，是维持肛门自制功能，尤其是应激状态下肛门自制的主要因素[6]。痔动脉结扎术并直肠肛门修复术的操作范围主要是在齿线上1-6cm直肠黏膜处，操作深度为直肠黏膜下层及肛门内括约肌浅层，未涉及肛门外括约肌，而患者在术前及术后的肛管最大收缩压并无明显改变，证实了痔动脉结扎术并直肠肛门修复术对肛门外括约肌及耻骨直肠肌等横纹肌并未产生破坏作用，有效维持了患者原有的肛门收缩功能。直肠的敏感性功能的测定包括直肠最小感觉阈值、初始排便阈值、最大耐受阈值，患者术前及术后的初始排便阈值及最大耐受阈值均未出现明显改变，而直肠最小感觉阈值降低，可推断患者在本身排便机能未发生改变的基础上，提高了患者对肛内少量异物的敏感性。

DGHAL-RAR术适用于Ⅱ~Ⅲ度内痔或以Ⅱ~Ⅲ度内痔为主的混合痔[7-10]，尤其适合以出血为主要症状且年老体弱、基础疾病较多不能耐受传统手术的患者。具有手术操作简便，手术时间短，住院时间短，术后疼痛轻微和术后恢复快的优势，此手术对病人的损伤极小，并且可以在局麻甚至表面麻醉下进行。Attila Bursics等2004年报道DGHAL-RAR术的一年随访结果和常规的闭合性痔剪切术并无差异，而其更短的住院时间、更低的并发症发生率以及更轻的术后疼痛使其更适合作为为期一天的外科手术（1-day surgery），同时，也符合最低侵袭性外科手术的要求，效果令人满意。是其他各种痔治疗方法很好的替代治疗技术[11]。

参考文献：略。

减低缝合法在肛门后侧切口应用的临床研究

杜仲代[1]　马志茹[1]　张　平2

（[1]包头市蒙医中医医院 内蒙古 包头014040；[2]重庆市骑士医院　重庆410021）

【摘要】目的　研究减低缝合法在肛门后侧切口应用的临床疗效。方法　将72例后侧肛瘘和肛管后间隙脓肿，Ⅲ期肛裂，随机分为为治疗组（减低缝合引流术36例）和对照组（全开放引流术36例）。治疗组在肛瘘高位挂线低位切开，肛周脓肿一次性根治术，肛裂切除术的基础上减低缝合，对照组采用传统高位挂线低位切开，肛周脓肿一次性根治术，肛裂切除术。观察两组的治愈率、创面愈合时间及复发率等。结果 两组在治愈率方面无统计学差异，但在创面愈合时间明显优于对照组，有统计学差异。结论　减底缝合方法在肛门后侧切口应用疗效确切，并能有效缩短愈合时间，减少手术后遗症，值得临床推广。

【关键词】减低缝合；肛门后侧切口；临床研究

肛瘘肛周脓肿肛裂是一种常见病、多发病，临床治疗常以手术为主。2011年以来，我们对肛门后侧肛瘘肛周脓肿和Ⅲ期肛裂，在采用肛肠科传统常规手术后，进行减低缝合肛门后侧切口，取得了满意疗效。现报告如下：

1 资料与方法

1.1 纳入标准　①符合中华中医药学会肛肠分会、中华医学会外科学分会结直肠肛门外科学组、中国中西医结合学会结直肠肛门病专业委员会2006年制定的肛瘘、肛裂诊断标准；肛周脓肿按照普通高等教育“十二五”规划教材《中医肛肠科学》的病位分类标准[1]。均有典型症状、体征；②外口在截石位5~7点之间的高、低位肛瘘；③Ⅲ期肛裂；④肛管后间隙脓肿，内口在6点位；⑤无严重心、肺、肝、肾等疾病，能够耐受手术者。

1.2一般资料　将符合以上纳入标准的患者。采用随机设计方法分为治疗组（减低缝合引流术）36例，对照组（全开放引流术）36例。治疗组其中男20例，女16例，年龄18~60岁，平均（35±11）岁，病程4天~3年，平均15个月。对照组男17例，女19例，年龄16~55岁，平均（30±11）岁，病程2天~5年，平均18个月，两组经统计学均衡性检验，在性别、年龄、病程上均无统计学差异，具有可比性。

1.3 治疗方法

1.3.1 术前准备　术前查血常规、尿常规、凝血分析、肝肾功、血糖、乙肝标志物、胸片、心电图等，排除手术禁忌证。术晨温生理盐水清洁灌肠。

1.3.2 手术方法　对照组：患者取截石位。腰俞穴麻醉，碘伏常规消毒肛门周围及会阴部皮肤，铺无菌孔巾。(1) 肛瘘：参考术前X线碘油造影，采用视、触、牵拉、染色及探针等法，确定内口和瘘管走行，做好主引流口的选择。从外口开始沿探针切开瘘管，直至肛门缘。彻底搔刮已切开的管道和腔穴，清除管壁着色的腐朽组织。将探针由肛缘顺瘘管从内口穿出。切开内口以下肛管皮肤、内括约肌、外括约肌皮下部、浅部。搔扒，清除或结扎感染的肛窦、肛门腺，修整创面；高位肛瘘的肛直环以上部分在探针头部结扎一粗丝线，再在粗丝末端结扎一橡皮筋，然后将探针从管道中穿出（或瘘管顶端穿出）使橡皮筋留在管道内，用止血钳夹住橡皮筋末端，适度拉紧，以止血钳在橡皮筋贴近括约肌处夹住，再在钳下方用粗丝线将橡皮筋结扎。如果是马蹄铁形肛瘘，将支管切除后，进行支管全层缝合。冲洗伤口，修整切口．(2) 肛周脓肿：在肛周脓肿波动明显处作放射状切口，引流脓液，从切口探入探针，从内口穿出。顺探针切开，清除或结扎感染的肛窦、肛门腺，修整创面，清除脓腔坏死组织。(3) Ⅲ期肛裂：肛门后正中切开皮肤，及皮下组织，向上至齿线上0.5cm，向下至肛缘外2－3cm.，显露外括约肌皮下部及内括约肌下缘，切除部分内括约肌。合并肛乳头肥大，肛瘘，外痔一并切除。治疗组：在对照组治疗的基础上进一步切除瘘管壁，及脓腔坏死组织，或肛裂纤维化组织，将用7号丝线自切口一侧皮缘进针，自"V"形切口基底部中线出针，即将一侧皮缘与切口基底部中线部组织对合、缝合，减低切口，如此间断减低缝合一侧切口。同法减低缝合另一侧切口。缝合完毕再由内往外打结，不留死腔。使整个较深的"V"形切口变为较浅的线性切口。

1.3.3 术后处理　合理选择抗生素，以预防或控制感染。术后控制排便24 h，无需控制饮食，鼓励患者多食蔬菜、水果等粗纤维食品，保持大便通畅。排便后用坐浴熏洗创面，微波理疗，然后局部换药，生理盐水清洗，碘伏消毒，适度牵拉橡皮筋。湿润烧伤膏纱条纳入并紧贴切口创面，保证肉芽从下往上生长，缝线视切口愈合情况，一般5～7 d拆除。观察两组的疗效，创面愈合时间，创面感染及术后复发情况。

1.4 疗效判定标准 根据1994年国家中医药管理局颁布的《中医肛肠科病证诊断疗效标准》判定[2]。治愈：症状及体征消失，切口愈合。好转：症状及体征改善，切口未愈。未愈：症状及体征均无变化。

1.5 统计学方法　采用SPSS15.0统计学软件，计数资料用 $\chi 2$ 检验，计量资料用t检验，P 值 <0.05 为差异，有统计学意义。

2. 结果

2.1 总疗效比较　两组资料痊愈率均为100%，两组均未见显效及未愈病例。总疗效经x2检验，无显著性差异（$P>0.05$）。

2.2 术后创面愈合时间比较　以手术之日起开始观察，至创面愈合时结束，记录时间，以天计。治疗组创面愈合时间为11—20d，平均15±4.20d；照组，创面愈合时间为15—26d，平均17±5.22d. 经统计学处理t检验两组之间具有显著性差异（$P<0.05$）。

2.3 术后创面感染情况：术后观察两组创面感染情况，治疗组与，对照组均无创面感染的情况。$P>0.05$，两组间无显著性差异。

2.4 术后3月－1年复发情况：术后观察两组复发情况，治疗组与对照组均无复发的情况。$P>0.05$，两组间无显著性差异。

3 讨论

目前临床上手术治疗肛瘘，肛周脓肿，Ⅲ期肛裂常用的方法是高位挂线低位切开引流术，肛周脓肿一次性根治术和肛裂切除，虽然切开引流术创面开放，具有引流通畅、伤口无水肿、疗效确切等优点。已经成为有效，经典的术式。但手术后创面大，愈合时间长，伤口愈合要经过伤口收缩、肉芽组织增生及表皮再生等过程。伤口收缩使伤口卷曲、凹陷，伤口的对合欠佳；肉芽组织过度增生，瘢痕组织增多，术后瘢痕挛缩引起肛门变形，严重时妨碍肛门收缩。我们在传统术式基础上加以改进。此缝合方法一方面能使创面明显减小，另一方面可使切口深度相对降低。故称之为减低缝合（Decreased Suture，DS）[3]。

首先，既保证了内口的引流通畅，又防止粪便等污染物直接与创面的接触，消除粪便直接对创面的机械刺激，为创面的生长提供了一个有利的环境，使切口基底部变浅，从而加速伤口愈合。直接切开瘘管表面皮肤和软组织，然后锐性剥离管壁组织，直至内口处，再完整摘除瘘管或或瘘管顶端穿出挂线；它切除了外口、瘘道、内口，也切除了肛门腺、肛隐窝、肛门腺导管，符合肛瘘，肛周脓肿治疗的原则。Ⅲ期肛裂处理切断了外括约肌皮下部及部分增厚的内括约肌，肛管痉挛状态得到了充分的解除。本资料治疗组伤口愈合时间比对照组平均缩短4-6 d。

操作要点：①彻底清除瘘管壁，坏死腐败组织，纤维化组织，皮肤及皮下组织不能切除过多，修整周围皮缘至平整。②缝合时局部有一定的张力，选择7号丝线，保证有足够的张力，同时不至于缝线过细勒割缝合组织。③缝合时可先将所有缝线缝合完毕后再进行打结，有利于把握缝合后的整体肛门形态，预防肛门畸形。④缝合完毕时和术后拆线前换药时需保证局部有效的加压，确保缝合的各组织层次对合良好[3]。5高位的肛瘘肛直环以上部分采用挂线内口引流；蹄铁形肛瘘将支管切除后，将支管全层缝合，再进行后侧切口减低缝合。6术中严格无菌操作，缝合时应注意不留死腔，术后局部消毒换药。.

采用减低缝合法在肛门后侧切口的应用，是在传统的手术基础上的改良术式，与传统的术式比较，有愈合时间短，并且无增加感染几率的风险，节约病人治疗的费用。是安全有效的手术方式，值得临床推广。

参考文献：略。

Hanley手术治疗低位复杂性肛瘘疗效观察

冯　彬①

湖北省浠水县城关医院肛肠外科（湖北　浠水）438200

【摘要】为探究Hanley手术治疗低位复杂性肛瘘疗效，回顾性分析2009年3月至2011年6月间收治的68例行Hanley手术治疗低位复杂性肛瘘患者的临床资料。结果显示，一次性手术全部治愈，治愈率达100%；住院时间15-22d，平均20d，随访6-18个月，无复发，无肛门功能失禁等功能不良。结果表明，Hanley手术治疗低位复杂性肛瘘疗效确切，值得临床推广应用。

【关键词】Hanley手术；肛瘘；疗效

复杂性肛瘘的手术方式很多，包括近年来应用的纤维蛋白胶瘘管封堵术，肛瘘生物栓瘘管封堵术等微创疗法，都没有一种令人满意。Hanley手术是1995年Hanley针对双侧肌下瘘设计的手术方式，即坐骨直肠窝蹄铁形瘘的手术①。近年来采用该术式治疗低位复杂性肛瘘68例，取得满意疗效，现报告如下。

资料与方法

1. 一般资料

回顾性收集2009年3月至2011年6月间收治的68例接受Hanley手术治疗的低位复杂性肛瘘患者的

临床资料，其中，男性53例，女性15例，年龄21-58岁（平均43）岁，病程2-21（平均11）年，均根据国家中医药管理局颁布的《中华人民共和国中医药行业标准》关于肛瘘的诊断依据，并根据症状、体征和B超等判断，为临床诊断为低位复杂性肛瘘。

2. Hanley手术方法

所有手术均为作者和一名肛肠外科医师共同完成。术前均行清洁灌肠，全部病例均采用简化骶管麻醉，取膝胸位。术中仔细探查，寻找内口，确认主管道及支管道走向、主管道与肛门括约肌之间的关系。明确内口及瘘管走行情况后，在内口周围，作一外宽内窄的切口，切断部分内外括约肌，切开肛门后间隙，清理瘘管壁及炎性坏死组织，并将两侧瘘管的外口切除，用刮匙搔扒瘘管内管壁炎性组织，并将原发内口切开面扩张，修剪成底小口大形，使引流通畅。肛内放置肛泰栓及凡士林纱条引流，敷料包扎，丁字带固定。术后给予补液、抗感染、便后坐浴、伤口换药、微波及支持对症处理。

3. 观察指标

（1）手术相关指标：手术时间、术中出血量、手术并发症；（2）围手术期疼痛：采用视觉模拟评分法（Visual analogue scale，VAS）②；（3）采用Wexner失禁评分法③评价患者排粪失禁程度；（4）术前和术后6个月分别行肛管直肠压力测试；（5）总疗效判定标准：参照《中医肛肠科症诊断疗效标准》执行。痊愈：创面愈合，流脓消失，坠胀、疼痛、瘙痒消失；显效：创面愈合，流脓消失，坠胀、疼痛、瘙痒明显改善；有效：创面未愈合，流

①　冯彬　湖北省浠水县城关医院肛肠外科（湖北　浠水）438200 Email：15926797871@163.com　电话：18062872181

脓基本消失，坠胀、疼痛、瘙痒有所改善；无效：创面未愈合，流脓，坠胀、疼痛、瘙痒改善不明显。

4. 统计学方法

采用SPSS14.0软件进行统计分析。采用t检验、x^2检验等进行统计学处理。$P<0.05$为差异有统计学意义。

5. 结果

所有患者均顺利完成手术。手术时间30－50（平均45）min，术中出血5－20（平均10）ml，住院时间15－22（平均20）d。术后疼痛评分4.5分。术后有7例患者尿潴留行留置导尿，次日拔除导尿管，后均排尿通畅。术后肛门功能经Wexner失禁评分均正常，术前术后肛管测压见表1。随访时间6－18（平均10）个月，治愈68例，期间无1例复发。患者满意度98.5%（67/68）。

表1 手术前后肛管测压结果（Kpa，$\bar{x}\pm s$）

时间	例数	直肠静息压	肛管静息压	肛管舒张压	最大压榨压
术前	68	0.87±0.52	5.00±1.01	5.61±1.83	4.3±0.81
术后	68	0.85±0.21	4.92±0.67	5.42±1.52	4.2±0.52
P值	>0.05	>0.05	>0.05	>0.05	

6. 讨论

肛瘘是常见的肛门直肠病，在我国发病占有肛门直肠疾病的1.67%－3.6%，国外为8%－25%。发病年龄以20－40岁青壮年为主。婴幼儿发病亦不少见，男性与女性比例为5∶1④。目前肛瘘的分类多采用Parks分类，根据瘘管与肛门括约肌的关系，分为括约肌间、经括约肌、括约肌上、括约肌外肛瘘⑤。复杂性肛瘘是Parks分类的改进，是治疗后会引起肛门失禁的肛瘘。当瘘管穿越外括约肌的30%－501%以上（高位括约肌间、括约肌上、括约肌外）、女性前侧瘘管、多个瘘管、复杂性瘘管，或伴有肛门失禁、局部放疗或克罗恩肛瘘都可称为复杂性肛瘘。

正确地寻找肛瘘内口及正确判断瘘管所涉及的病变范围及其与肛门括约肌复合体之间的关系是成功治疗肛瘘的关键。理想的肛瘘外科治疗目标是根除瘘管，同时保护肛门括约肌功能，预防复发，并使患者尽早恢复日常工作。到目前为止，外科医生依然面临艰巨挑战，特别是复杂性肛瘘，仍然是肛肠外科临床难以处理的疾病之一。

Hanley手术治疗低位复杂性肛瘘效果良好且并发症少。本组病例术后创面全部愈合，Wexner失禁评分均为肛门功能正常，通过肛管直肠测压的方法观察Hanley手术对肛门功能损伤较小，综合分析关键是充分保护了肛门括约肌。

通过对临床病例疗效观察Hanley手术治疗低位复杂性肛瘘应注意以下几点：（1）内口和瘘管内部的处理（齿线附近）。应找到正确的内口，并同时处理好内口两侧瘘道，要对两侧瘘道进行搔扒，要彻底刮净腐败组织，使其自然愈合。（2）引流必须通畅。支管道和死腔要充分扩创，主管道应修剪成底小口大形，保证管腔内引流通畅。（3）手术中应尽量减少对肛门括约肌的损伤，尽量保留肛缘皮肤，防止肛门功能不良。（4）术中应充分止血，避免术后出血。（5）术后换药不可忽视。术后应每日换药一次，换药时应使创面清洁、彻底引流，不留死腔。若发现创面过早粘连，应予钝性分离，避免形成桥形假性愈合。

本术式改良了单纯切开法，对向左、右伸展的瘘管只进行搔刮而不切开，仅只切开肛门后方的原发病灶，减少了组织损伤，有利于保证肛门功能及形态的完整性。由于手术创面小，愈合时间缩短，故减轻了患者的痛苦，值得考虑作为低位复杂性肛瘘治疗的首选方法。

参考文献：略。

直肠阴道瘘的病因和诊治概况

冯丽鹏　李国栋　韩　宝　张燕生

北京马应龙长青肛肠医院

【摘要】直肠阴道瘘有先后天之分，后天直肠阴道瘘又有单纯和复杂型之分，单纯型多源于产伤、医源性术后并发症如直肠手术中吻合器高频率使用、手术损伤所致、以及暴力等创伤因素，而复杂型多源于腺体如巴氏腺感染，炎症性肠病尤其是克罗恩氏病、放射治疗、癌症等。[1]本文主要从直肠阴道瘘的病因、类型、诊治进展和要点进行概述。

【关键词】直肠阴道瘘；概况

（一）类型及病因

先天性直肠阴道瘘多与肛门闭锁并存，一般瘘口 < 1cm，无瘢痕组织，手术容易修补。先天性直肠阴道瘘患者所占比例有报道在收治的 1 组 21 例患者中高达 50% 以上（12 /21）。[2]

后天性直肠阴道瘘：

1. 单纯型直肠阴道瘘：①产科分娩损伤占 88%[3]，主要有分娩时会阴Ⅲ度撕裂，修补后直肠愈合不良或修补时肠线穿透直肠黏膜而未及时发现拆除导致瘘道形成；助产不当导致直肠撕裂（非Ⅲ度或Ⅳ度裂伤）；分娩时会阴侧切切口向内延伸过度，缝合不当，撕裂口顶端形成直肠阴道瘘。[4]②创伤：包括手术创伤和暴力外伤。直肠手术中吻合器使用不当导致直肠阴道瘘发生率增高。直肠手术进行肠管端端吻合时，因距离阴道过近，容易将阴道组织收入到吻合器当中或吻合口愈合不良，组织坏死导致直肠阴道瘘。而且瘘口的位置相对较高，近于阴道后穹窿处。痔手术或局部注射硬化剂治疗时，局部损伤或注射部位及注射药物剂量不当使局部坏死后形成直肠阴道瘘。此外，因阴道直肠间隔薄，进行阴道后壁脱垂修补术、变性手术或阴道成形等手术时，切除过多过后阴道壁组织、阴道成形造穴时穴道偏向直肠侧或因手术不熟练、解剖层次不清等都有可能导致医源性创伤性直肠阴道瘘。[2]③感染性损伤：巴氏腺囊肿、肺结核转移、淋巴组织肉芽肿等感染疾患。[3]

2. 复杂型直肠阴道瘘：①炎症性肠病：尤其是克罗恩氏病所致的直肠阴道瘘占 9%[3]，经久不愈，容易反复。②放射源性损伤：外阴癌、阴道癌肿、宫颈癌或盆腔内癌症等行放射治疗时，阴道内安放放射源位置不当，或者剂量过大造成局部组织烧灼而形成直肠阴道瘘道[5]。③癌性瘘：晚期内生殖器、盆腔内恶性肿瘤局部浸润转移、组织溃烂致直肠 - 阴道肿瘤性瘘道形成。如晚期宫颈癌、直肠恶性肿瘤的姑息性手术后局部转移浸润。癌性瘘属无法治疗的瘘。[6]

（二）诊断

直肠阴道瘘的临床诊断一般不难。根据病史及肛门阴道指诊或探针检查，直肠阴道瘘的确诊率为 74%，一些极小的瘘则需要借助肛门 B 超、直肠内窥镜、阴道内窥镜等检查确诊[7]见图【1】。进行临床诊断时必须明确直肠阴道瘘的性质、大小和部位，根据瘘孔在阴道内的部位，将瘘孔位于阴道直肠间隔上段，有腹膜覆盖者称为高位瘘。瘘道累及阴道直肠间隔，且在阴道中下段称为中位瘘。低位瘘位于齿状线上下。位于直肠阴道隔上段、瘘孔 ≥2.5cm 的瘘，或合并有尿瘘称为复杂型瘘。往往继发于肿瘤、放疗、炎症性肠疾病，手术吻合器导致的直肠阴道瘘也多属此类。瘘道只累及阴道直肠隔，瘘孔在阴道中下段，<2.5cm，称单纯型瘘。单纯型瘘多为中低位瘘[8]，多由创伤和炎症引起。

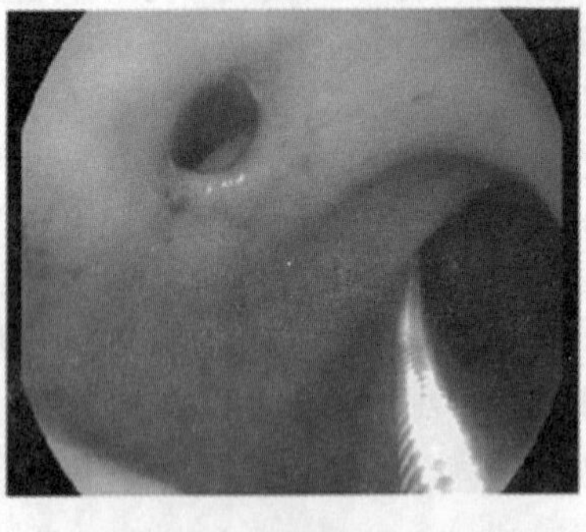
图1

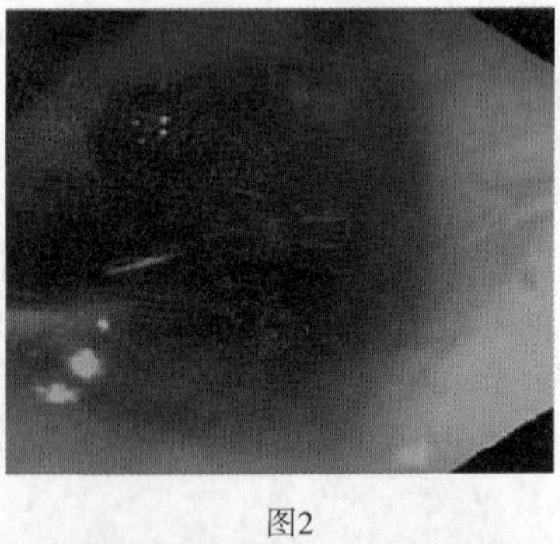
图2

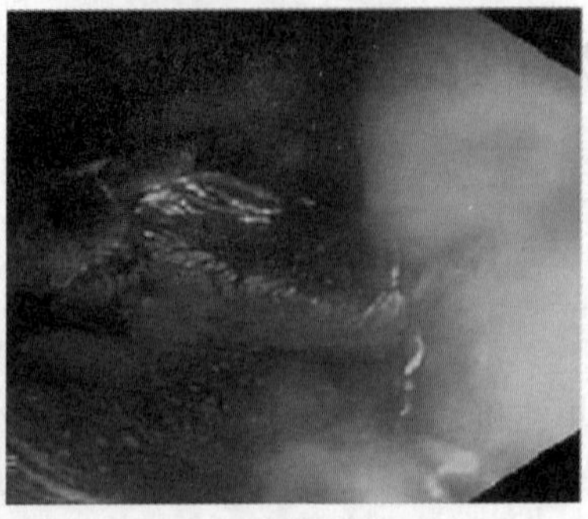
图3

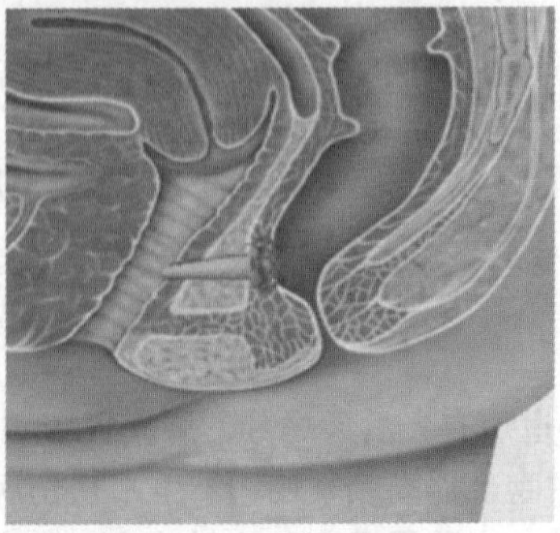
图4

（三）治疗

直肠阴道瘘的自愈性不高，经临床研究放射性治疗导致的直肠阴道瘘，经结肠造瘘术后随访9个月，瘘口自愈的患者只有0.24%，[9]所以需要依据病情选择治疗方式。

修补方式可分为手术修补、注射异源性或同源性脂肪细胞[10]、以及注用黏合剂配合胃肠内镜夹、胶原栓塞见图2、3、4[11]等方式促使局部组织修复，闭合瘘口，近年有用尼龙补片或组织皮瓣修补复杂型瘘的手术方式[12,13]。另还有经腹腔镜进行手术修补[14]、股薄肌移植成形术[15]的报道。

由于直肠阴道瘘往往是瘘道短、多为上皮化的组织，所以应用黏合剂、凝胶和栓塞、夹闭的方法收效并不显著，而应用补片进行修补成功的经验还很有限。

对于修补失败风险较大的瘘口，在治疗初始采用造口转流的方法是降低失败率和减少复发痛苦的直接办法。

临床中，能够对不同类型的直肠阴道瘘，依据瘘口的高度、大小、原发疾病、以及括约肌功能，手术医生掌握的成熟的手术技巧、患者的接受度等诸多方面，决定采用适当的治疗对策，是必要的。

1. 手术路径和方法 手术路径选择取决于瘘道的位置，有多种路径：经肛门直肠、经阴道、外周皮瓣、经腹及腹腔镜手术。[16,17]

一般中低位的单纯型直肠阴道瘘，经阴道进行修补手术容易，成功率高。而且经阴道推移皮瓣的方法较经肛门直肠路径的优点：（1）患者容易接受，而且操作时视野相对宽敞。（2）不会加重损伤肛门括约肌，也可方便进行括约肌修复术。（3）可以避免采用受crohn’s病感染的直肠组织修复，导致瘘口的不愈合或复发。[1]高位瘘及复杂型瘘应经腹进行手术修补。[18]可参看下图[19]。

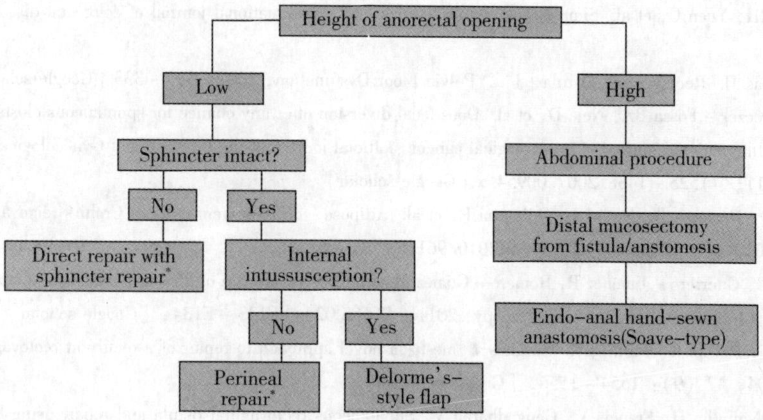

2. 影响手术成功的因素 报道一次手术修补成功率差别较大，在70%～97%之间。[20]由于直肠阴道瘘局部解剖的特点，手术容易失败，一次手术失败后再次修补增加手术难度，并容易导致再次失败，报道3次修补后再修补术成功率只有55%[21]，因此手术应该争取一次成功。影响手术成功有以下几个因素。

2.1 手术时间选择 手术时间选择是手术成功的关键。原则是手术创伤或外伤引起的直肠阴道间隔的损伤伤口应立即修补；压迫坏死性瘘及炎症性瘘道应待损伤后4～6个月炎症消退后再行修补；如果巨大直肠阴道瘘、阴道瘢痕严重、暴露困难或同时合并有其它瘘道如尿瘘者，应先行乙状结肠造瘘，待间隔4周左右，阴道无粪便排出时再行瘘道修补术。若与尿瘘并存时应先修补尿瘘；如确系无法修补的瘘道，可将乙状结肠拖出以代替原有瘘孔的直肠或直接行永久性结肠造瘘。[1]先天性阴道瘘一般瘘孔＜1cm，如果为单纯性不伴肛门闭锁，手术应该在患者月经初潮后进行，以免手术致阴道瘢痕性缩窄。[6]

2.2 手术方法 首选是手术修补，应该进行经腹修补的高位瘘或近肛门的低位瘘强行经阴道手术容易失败；其次是纵行剪开肛门和瘘之间的阴道直肠间隔人造会阴Ⅲ度裂伤修补手术，如果没有正确的将肛门括约肌断端缝合，手术后患者仍有大便失禁。此外，手术医生应该选择自己熟悉的手术路径，妇科医师多选择经阴道修补直肠阴道瘘，外科医师选择经肛门修补瘘也属正确的手术路径。

2.3 手术操作 手术操作时要充分游离瘘口周围的直肠及阴道壁组织，切除瘘口周围的瘢痕组织，暴露新鲜的组织，在瘘口周围组织无张力情况下分3层进行缝合修补。缝合直肠壁时不穿透肠黏膜，＜1cm的瘘可以进行内翻肠黏膜荷包缝合关闭直肠瘘孔，1cm以上的直肠瘘孔进行连续或间断的直肠黏膜内翻缝合，再依次间断缝合直肠肌层及阴道壁。＞2cm的瘘孔、复杂型瘘或有手术失败史的直肠阴道瘘，应该考虑在直肠阴道间隔加用尼龙补片或用组织皮瓣进行修补手术。[12,22]

2. 4 局部感染导致吻合口愈合不良　术前应该进行充分的肠道准备，目的是确保手术时肠内无粪便，抑制肠道细菌，在手术部位形成一个亚无菌环境，将手术局部感染的因素降至最低。可于手术前 3d 进软食，术前 1d 流质或禁食，并口服肠道抗生素 3d。术前晚及手术前行清洁灌肠；手术后保持肠道空虚数日对修补好的瘘孔愈合非常重要，饮食控制加应用抑制肠蠕动的药物，保持无排便 3d 后可逐渐进食流质，控制第一次排便在术后 5d 或 6d 时，可口服石蜡油以润滑大便。常规应用抗生素预防感染。如果术后有稀便解出，应予以便后行局部清洁换药。此外术后禁食期间注意患者营养和电解质平衡。[6]

2. 5 出院指导[23]：嘱患者少食多餐，加强饮食营养，多食高热量、多纤维的食物，保持大便通畅，便后清洗会阴部，内裤以宽松、全棉为主，加强体育锻炼，增强抵抗力，3 个月内禁止性生活，定期复查。注重直肠阴道瘘修复术前和术后的正确护理以及心理护理，对保证直肠阴道瘘手术修复过程的顺利完成、提高愈合率、提高患者的生活质量、恢复信心有着非常重要的意义。

参考文献：

[1] Longo WE, Northover JMA. Reoperative colon and rectal surgery [M] . Martin Dunitz, 2003.

[2] 李安全. 手术治疗直肠阴道前庭瘘 21 例报告 [J] . 中国基层医药, 2000, 7 (4): 261, [Google scholar] .

[3] Champagne BJ, McGee MF. Rectovaginal fistula [J] . Surgical Clinics of North America, 2010, 90 (1): 69 – 82, [Google scholar] .

[4] 孙爱萍. 产时处理不当致直肠阴道瘘 3 例分析 [J] . 江苏临床医学杂志, 1998, 2 (3): 269 – 269, [Google scholar] .

[5] 刘华敏, 周仁祥. 子宫颈癌放疗致放射性直肠阴道瘘（附 4 例报告）[J] . 齐鲁医学杂志, 1999, 14 (004): 295 – 296, [Google scholar] .

[6] 刘彦. 直肠阴道瘘的病因及诊治 [J] . 中国实用妇科与产科杂志, 2005, 21 (4): 201 – 202, [Google scholar] .

[7] Baig MK, Zhao RH, Yuen C, et al. Simple rectovaginal fistulas [J] . International journal of colorectal disease, 2000, 15 (5): 323 – 327, [Google scholar] .

[8] Cera SM, Nogueras JJ. Rectovaginal Fistula [J] . Pelvic Floor Dysfunction, 2009: 325 – 333 [Google scholar] .

[9] Piekarski JH, Jereczek – Fossa BA, Nejc D, et al. Does fecal diversion offer any chance for spontaneous closure of the radiation – induced rectovaginal fistula? [J] . International journal of gynecological cancer: official journal of the International Gynecological Cancer Society, 2008, 18 (1): 66 – 70. DOI: 10. 1111/j. 1525 – 1438. 2007. 00954. x [Google scholar] .

[10] Garcia – Olmo D, Herreros D, De – La – Quintana P, et al. Adipose – derived stem cells in Crohn's rectovaginal fistula [J] . Case reports in medicine, 2010, 2010 (961758. DOI: 10. 1155/2010/961758 [Google scholar] .

[11] Ortiz – Moyano C, Guerrero – Jiménez P, Romero – Gómez M. Endoscopic closure of a rectovaginal fistula combining N – 2 – butyl – cyanoacrylate (Histoacryl) and Resolution clips [J] . Endoscopy, 2011, 43 (S 02): E133 – E134, [Google scholar] .

[12] Pye PK, Dada T, Duthie G, Phillips K. Surgisis ▮ mesh: a novel approach to repair of a recurrent rectovaginal fistula [J] . Diseases of the Colon & Rectum, 2004, 47 (9): 1554 – 1556, [Google scholar] .

[13] Chitrathara K, Namratha D, Francis V, Gangadharan V. Spontaneous rectovaginal fistula and repair using bulbocavernosus muscle flap [J] . Techniques in coloproctology, 2001, 5 (1): 47 – 49, [Google scholar] .

[14] Schwenk W, Böhm B, Gründel K, Müller J. Laparoscopic resection of high rectovaginal fistula with intracorporeal colorectal anastomosis and omentoplasty [J] . Surgical endoscopy, 1997, 11 (2): 147 – 149, [Google scholar] .

[15] Rius J, Nessim A, Nogueras JJ, Wexner SD. Gracilis transposition in complicated perianal fistula and unhealed perineal wounds in Crohn's disease [J] . European Journal of Surgery, 2000, 166 (3): 218 – 222, [Google scholar] .

[16] PELOSI III MA, PELOSI MA. Transvaginal repair of recurrent rectovaginal fistula with laparoscopic – assisted rectovaginal mobilization [J] . Journal of Laparoendoscopic & Advanced Surgical Techniques, 1997, 7 (6): 379 – 383, [Google scholar] .

[17] 赵耀忠, 林子豪, 何清濂, 袁相斌, 刘麒, 陈敏亮. 阴股沟皮瓣修复尿道, 膀胱和直肠阴道瘘 [J] . 中华整形外科杂志, 1999, 15 (2), [Google scholar] .

[18] Kumaran SS, Palanivelu C, Kavalakat AJ, Parthasarathi R, Neelayathatchi M. Laparoscopic repair of high rectovaginal fistula: is it technically feasible? [J] . BMC surgery, 2005, 5 (20. DOI: 10. 1186/1471 – 2482 – 5 – 20 [Google scholar] .

[19] Tozer P, Philip J, Balmforth D, et al. Surgical management of rectovaginal fistula in a tertiary referral centre: many techniques are needed [J] . Colorectal Disease, 2013, [Google scholar] .

[20] Halverson AL, Hull TL, Fazio VW, Church J, Hammel J, Floruta C. Repair of recurrent rectovaginal fistulas [J] . Surgery, 2001, 130 (4): 753 – 758, [Google scholar] .

[21] MacRae HM, McLeod RS, Cohen Z, Stern H, Reznick R. Treatment of rectovaginal fistulas that has failed previous repair attempts [J] . Diseases of the Colon & Rectum, 1995, 38 (9): 921 – 925, [Google scholar] .

[22] Lee RC, Rotmensch J. Rectovaginal radiation fistula repair using an obturator fasciocutaneous thigh flap [J] . Gynecologic oncology, 2004, 94 (2): 277 – 282, [Google scholar] .

[23] 万霞, 朱玲, 蒙喜永, 康安. 对直肠阴道瘘修补术患者的护理体会 [J] . 白求恩军医学院学报, 2007, 5 (5): 322 – 322, [Google scholar] .

解毒散熏洗剂对肛裂术后创面愈合作用的观察

冯群虎　郭世宏　赵文博

深圳市罗湖区中医院（518000）

河南　辉县市中医院（453600）

陕西中医学院（712046）

【摘要】目的　观察解毒散洗剂对肛裂术后伤口恢复的疗效。方法　将66例肛裂患者完全随机分成治疗组和对照组，每组33例。治疗组术后采用解毒散熏洗剂外洗，日三次；对照组采用常规1：5000高锰酸钾溶液坐浴，日三次。结果　治疗组患者伤口在愈合速度和时间上明显优于对照组。结论　解毒散熏洗剂能促进伤口愈合，临床疗效显著，从经济社会效益，和疗效方面来说，是值得临床广泛应用的。

【关键词】解毒散；中药洗剂；肛裂

发生于肛管皮肤的全层纵行裂开并行成感染性溃疡者，称为肛裂。我国古代将其称为“钩肠痔”、“裂肛痔”。临床上肛裂以肛门周期性疼痛、出血、便秘为主要特点。其中尤以疼痛为主要症状，因此肛裂术后缓解患者的疼痛，促进伤口的恢复在肛裂治疗中具有重要意义。

1. 资料与方法

1.1 一般资料

诊断依据及标准参照《中西医结合肛肠病学》[1]，将符合标准的66例患者（二期和三期肛裂）随机分为治疗组A和对照组B（每组33例），均为陈旧性肛裂，其中创缘下端伴有裂痔者53列，肛乳头肥大者32例，皮下瘘2例，肛隐窝炎1例。病人详细情况见表1。

表1　实验组与对照组患者详细情况对比

组别	n	性别（例）		病程（月）			肛裂位置（例）		
		男	女	3	6	9	前位	后位	前后均有
对照组	33	13	20	3	10	20	2	26	5
治疗组	33	12	21	5	12	16	1	28	4
x^2		0.0643			1.1263			0.5179	

由此可见，两组患者具有可比性（$P>0.05$）

1.2 治疗方案

1.2.1 手术方案与换药方案：两组患者手术方法均采用常规侧位内括约肌挑出切断术[2]，同时切除肛裂处外痔，肥大肛乳头，皮下瘘和发炎的肛隐窝；术毕给予亚甲蓝配合利多卡因封闭切口，玉红膏沙条创面外敷引流（玉红膏为自制剂，参照《外科正宗》配比）。术后所有患者每2天换一次药，换药方法为碘伏棉球消毒伤口，玉红膏沙条引流，覆盖消毒纱布。

1.2.2 熏洗方法：治疗组给予解毒散熏洗方：五倍子20g、川椒20g、苦参20g、枯矾20g、地榆15g、蒲公英15g、赤芍15g、苍术15g、防风12g、生甘草15g，7剂，日一剂，使用前先用水浸泡半小时后再煎10～15分钟，先熏后洗，日三次，早中晚各一次（第二次和第三次熏洗只需将药置于火上煎开即可）。对照组给予1：5000高锰酸钾外洗，日三次，早中晚各一次。

1.3 观察指标

①伤口是否发生感染、继发性出血。

②创面愈合率，根据资料显示及临床经验，定以术后14天为判定标准。

③创口愈合时间，从肛裂术后第一天算起，至患者症状完全消失、裂口愈合创面完全愈合所需的时间。采用国家中医药管理局1994年制定的肛裂疗效评定标准[2]；治愈：症状消失，裂口愈合；好转：症状改善，裂口或创面缩小；未愈：症状无改善，裂口无变化。

④所有患者术后随访3个月。

2. 观察结果

2.1 所有患者伤口均未发生感染或继发性出血。

2.2 两组患者创面愈合率比较，以术后 14 天为判定标准，术后第 14 天检查患者伤口，治疗组与对照组患者创面均呈愈合趋势。结果见表 2。

表 2　术后 14 天患者创面愈合率比较（例）

组别	n	治愈	好转	治愈率（%）
治疗组	33	25	8	75.76
对照组	33	14	19	42.42

注：$x^2=7.58$，$P<0.05$

由表 2 可见：术后第 14 天治疗组与对照组创面愈合率比较 $P<0.05$，有显著的统计学差异，这说明治疗组在促进患者创面愈合方面明显优于对照组。

2.3 创口治愈时间比较，结果见表 3。

表 3　创口治愈时间比较（$x \pm s$）d

组　别	创口愈合时间
治疗组	12.5 ± 2.4
对照组	15.7 ± 3.5

注：经两样本 t 检验，$t=4.3316$　$P<0.05$

由表 3 可见：治疗组病人创面的平均愈合时间明显优于对照组，$P<0.05$，优有显著的统计学差异。

2.4 术后随访

所有患者术后随访 3 个月，两组患者均未出现伤口感染，肛门功能未受影响，亦未见其他并发症，两组患者均达到痊愈。

3. 讨论

肛裂手术的创面是开放性伤口，术后熏洗坐浴是治疗肛裂的重要环节，不但可以使肛门括约肌松弛，减轻患者的疼痛，也可以清洗残留粪便，保持肛门部的清洁，促进和改善局部血液循环，辅助解除缺血—痉挛—更缺血这一恶性循环[3]。中医认为湿热下注、气滞血瘀是肛裂产生的重要病因。解毒散熏洗剂具有清热解毒，活血止痛的功效，方中五倍子、枯矾、苦参、地榆、公英清热解毒，止血敛疮；川椒、赤芍散瘀消肿止痛；防风、苍术胜湿健脾；甘草调和诸药，缓急止痛。诸药配伍合理，在减轻患者疼痛，促进伤口愈合上临床疗效显著。使用解毒散熏洗的患者普遍反映伤口疼痛减轻，但因各个患者的疼痛耐受度不同，故未作统计分析。另外，解毒散熏洗剂在其它肛肠疾病中也有确切的疗效，只要应用合理，均能达到理想效果，并且还有价格低廉的优势，易为患者所接受。

参考文献：略。

生肌玉红膏促进肛瘘术后创面愈合 36 例临研究

冯群虎　冯桂成　赵文博

深圳市罗湖区中医院肛肠科（518000）2.

陕西中医学院 2011 级硕士研究生（712046）

【摘要】目的　观察生肌玉红膏对肛瘘术后创面愈合的疗效。方法　将 72 例术后肛瘘患者采用完全随机化设计分为对照组和治疗组，对照组术后采用自制生肌玉红膏油沙条换药，治疗组采用凡士林油沙条换药。对术后伤口创面湿润情况、疼痛、愈合时间以及安全性等方面临床疗效给予综合评价。结果　生肌玉红膏对肛瘘术后创面愈合效果优于凡士林组。

【关键词】肛瘘术后；生肌玉红膏

肛瘘是一种常见的肛门直肠疾病。临床上对肛瘘的治疗以手术方法为主，术后创面多采取开放式处理，创面大，疼痛重，易污染、恢复慢是我们临床工作者必须重视的问题。因此减轻患者疼痛、促进伤口愈合一直为医患双方所共同追求的目标。笔者运自制生肌玉红膏应用于36例肛瘘术后患者换药，取得了良好的临床疗效，现报道如下：

1. 临床资料

1.1 纳入标准 参照中华人民共和国中医药行业标准[1]，将符合标准的60例肛瘘术后患者随机分为治疗组和对照组，为增加可比性，仅选取符合单纯高位肛瘘的患者，即只有一条管道，穿越肛管直肠环或位于其上。两组患者性别、年龄、病程、瘘管位置等一般资料经比较差异无统计学意义（$P>0.05$）。

1.2 排除标准 术前常规检查有糖尿病、出凝血障碍、晚期肿瘤及其他手术禁忌症的患者，未能按规定换药者以及女性患者20天内预期来月经者，合并有其他肛肠疾病者。

1.3 手术操作要点 椎管内麻醉，取截石位，亚甲蓝染色确定内口，在探针或直止血钳的引导下，切开皮肤、皮下组织至瘘管壁，切除瘘管后不予缝合。术中注意勿损伤肛管直肠环。

2. 治疗方法

两组患者均于术后第二天换药，换药前均予院内自制中药熏洗剂（药物组成：黄柏20g、蒲公英30g、苦参20g、野菊花20g、土茯苓10g、丹参10g、车前草10g）熏洗坐浴，日1次，以患者便后为宜。

2.1 治疗组 治疗组熏洗坐浴后给予生肌玉红膏沙条换药，日1次。配制方法参照《外科正宗》，按传统工艺将当归60g、白芷15g、甘草30g、紫草6g、轻粉12g、血竭12g、白蜡50g、麻油500ml配制成油膏制剂。将制好的生肌玉红膏用压舌板均匀涂抹于4cm×3cm大小的纱条上（制备沙条时将纱条的毛边去除干净，防止在换药时有“毛茬”落在伤口内，影响愈合），送供应室高压消毒即成。

2.2 对照组 对照组熏洗坐浴后给予凡士林（南昌华鑫医药化工有限公司生产）油沙条换药，日1次。

3. 观察方法

3.1 创面湿润情况积分：肛瘘术后分别于3、7、14天记录伤口湿润情况，记录方法参照冯氏法[2]，以创面分泌物分泌物渗透单层纱布大小的积分衡量创面湿润情况，具体方法如下（A为换药时伤口面积，B为渗透纱布面积）：B<？ A；1分，？ A≤B<A，2分；B≥A，3分。

3.2 换药时疼痛积分：肛瘘术后分别于3、7、14天记录患者疼痛积分，0级：正常，0分；Ⅰ级：轻度，2分，疼痛轻微，可以忍受；Ⅱ级：中度，4分，疼痛明显，用药缓解；Ⅲ级：重度，6分，难以忍受。

3.3 创面愈合时间：从患者术后第一天至创面痊愈所需的时间，即上皮组织完全覆盖创面所需。

4. 结 果

4.1 创面湿润情况积分（见表1）

表1 创面湿润情况积分比较（$\bar{x}\pm s$）

组别	n	术后天数		
		3天	7天	14天
治疗组	36	2.67±0.667	2.43±0.626*	2.10±0.759*
对照组	36	2.57±0.774	2.06±0.067	1.67±0.802

术后第14天，治疗组与对照组比较：*t（7天）=2.072，*t（14天）=2.149，P值均小于0.05。

4.2 换药时疼痛积分（见表2）

表2 换药时疼痛积分比较（$\bar{x}\pm s$）

组别	n	术后天数		
		3天	7天	14天
治疗组	36	3.33±1.213	2.53±1.279*	1.867±1.167*
对照组	36	3.67±1.295	3.20±1.243	2.533±1.167

术后第7天和第14天，治疗组与对照组比较：*t（7天）=2.047；*t（14天）=2.213，P值均小于0.05。

4.3 创面愈合时间（见表3）

表 3 创面愈合时间比较（$\bar{x}\pm s$）

组　别	n	痊愈时间（天）
玉红膏组	36	19.53 ± 2.129 *
凡士林组	36	23.30 ± 2.366

经独立样本 t 检验，两组患者术后痊愈天数存在显著性差异，$^{*}t = 6.482$，$P < 0.001$。

5. 讨论

玉红膏属于中医的油膏制剂，应用了麻油及白蜡，因此其具有柔软、润滑、无板硬粘着不舒的优点[3]，考虑到肛门生理、解剖的特殊性及肛瘘术后创面形状的不规则性，应用油膏能够很好地保护创面清洁，隔离细菌污染，促进药物的局部吸收。肛瘘术后腐肉已脱、脓水已尽，换药前中药坐浴进一步使创面清洁、腠理疏通，这是生肌前提，此时应用玉红膏能够很好地促进肉芽组织的生长。方中当归活血止痛，白芷具有祛风止痛、消肿排脓，甘草缓急止痛，紫草清热解毒、活血，轻粉攻毒敛疮，血竭活血定痛、化瘀止血，敛疮生肌，赋形剂白蜡和麻油具有局部润滑之效，诸药合用，能够减轻患者术后疼痛和促进伤口愈合。

玉红膏组与凡士林组在伤口湿润情况对比，术后第 7 天和第 14 天具有统计学意义，同时伤口愈合时间明显少于对照组，这说明生肌玉红膏具有“煨脓生肌”作用，祖国医学认为，中医所煨之“脓”是“津液”，有滋养创面，促进创面生肌愈合之功，气血旺盛则成脓迅速。现代医学“伤口湿性愈合理论”认为受损组织坏死，细胞凋亡，液化成脓，排出体外，是机体维持自身稳定的一种正常的生理机制[4]，生理湿润环境对伤口生长是有利的。

本研究证明玉红膏能够减轻肛瘘患者术后创面保持湿润环境，减轻术后疼痛，促进伤口愈合，在治疗过程中亦未发现毒副不良反应。

参考文献：略。

小针刀联合扩肛术治疗肛裂 60 疗效观察

符发年

甘肃省天祝县医院 733200

【摘要】目的　观察小针刀联合扩肛术治疗肛裂疗效。方法　治疗组 小针刀闭合性松解内括约肌配合扩肛术，对照组 肛裂切除内括约肌侧切术。结果　两组均治愈，治疗组术后疼痛程度、住院天数及医疗费用明显优于对照组。结论　小针刀联合扩肛术治疗肛裂疗效显著，痛苦小，疗程短，费用低，是值得推广的中医适宜技术。

【关键词】小针刀；闭合性松解内括约肌；扩肛术；肛裂

自 2008 年 1 月至 2012 年 1 月应用小针刀闭合性松解内括约肌配合扩肛术治疗肛裂 60 例，效果满意，现报告如下。

1. 资料与方法

1.1 一般资料　根据《中华人民共和国中医药行业标准．中医病证诊断疗效标准》遴选具有手术适应症肛裂 120 例，其中男性 48 例，女性 72 例，随机分为治疗组和对照组。治疗组：60 例，年龄 18 ~ 55 岁，病程 1 年 ~ 12 年。对照组：60 例，年龄 17 ~ 60 岁，病程 1 年 ~ 10 年。肛裂部位：前正中位 23 例，后正中位 78 例，前后正中位 29 例。并发哨兵痔 86 例，并发肛乳头肥大 57 例，并发潜行瘘道 47 例。两组在性别、年龄、病程长短等方面无明显统计学差异。

1.2 治疗方法　治疗组：患者取侧卧位，常规消毒铺巾，局部浸润麻醉，肛管内碘伏消毒，缓慢扩肛至可触及不松弛的环状纤维条索，即为痉挛的内扩约肌。在 3 点或 9 点位肛缘外 1 - 1.5cm 处作一个针眼后插入小针刀，左手食指伸入肛门，右手持小针刀在左食指的引导下探入内括约肌外侧，纵行松解内括约肌 1cm。然后双手食指、中指涂石蜡油，先右食指伸入肛门滑润肛门，然后背向伸入左食指，以肛裂后方内括约肌处为指扩点，用两食指用力扩张肛管，扩肛时，有钝性撕纸样传导感，见肛裂创面扩大、纤维性组织断裂、少量鲜血渗出，继之再向肛门内伸入两中指，使其压住后方耻骨直肠肌为支点，再用食指适当扩之，最大限度以 4 指远端指间关节进入肛管为度，维持扩张 5min。对照组：患者取患者取侧卧位，常规消毒铺巾，局部浸润麻醉，肛管内碘伏消毒，缓慢扩肛至可触及不松弛的环状纤维条索，作一小三角形皮肤切口，切除肛裂创面以及并发的哨兵痔、肥大肛乳头和潜行瘘道后截石位 3 点或 9 点位行开放式切口，直视下切断部分内括约肌，切口两侧放射状钳夹切除开放引流。

两组合并有哨兵痔、肥大肛乳头、潜行瘘道一并切除，创面油纱条压迫外加塔形纱垫加压包扎。术后均给予补液抗感染药物3天，于术后次日起每天早晚坐浴、中药熏蒸、创面清洁换药各1次。

2 结果

2.1 疗效判定标准[1]　痊愈：症状消失，裂口愈合。好转：症状改善，裂口或创面缩小。未愈：症状无改善，裂口无变化。

2.2 两组疗效　两组皆治愈，术后半年随访未见复发。术后疼痛，愈合时间，费用比较见表1

表1　两组术后疼痛、愈合时间、费用比较

分组	例数	无疼痛	轻度疼痛	中度疼痛	重度疼痛	愈合时间（天）	费用（元）
治疗组	60	34	19	7	0	7 ± 1.4	1686.28 ± 36
对照组	60	0	38	13	9	21 ± 2.6	2634.48 ± 24

3. 讨论

肛裂是肛管或肛缘部的皮肤裂伤或裂开，深达肛门内扩约肌表面，它可以从肛缘延伸至肛管齿状线[2]。肛裂形成的主要原因内括约肌痉挛和收缩[3]，由于内括约肌痉挛导致肛管压力增高，肛管后壁血液供应障碍[4]，形成缺血性溃疡，使肛裂长期不能愈合。

由于微创手术创伤小，患者遭受痛苦少，身体的损伤轻，康复速度快，有效减少避免了传统外科手术给患者留下的医源性创伤和合并症。近年来，微创手术备受医师及患者的青睐，微创医学发展迅速。小针刀治疗肛裂能够有效解除内括约肌痉挛，联合扩肛使病理性纤维增生环断裂，内括约肌得以松解宽息，降低肛管压力，局部血运增加[5]，恢复肛管皮肤微循环的正常灌注，使缺血状况改善。且扩肛后内外括约肌暂时麻醉数天到1周，肛裂创面扩大并开放，引流通畅[6]，从而解除疼痛出血，瘙痒，进而修复肛裂。传统手术治疗肛裂为开放性切口，术后因排便、换药等因素刺激创面致疼痛加重，而且愈合时间长，医疗费用高。小针刀将开放性手术变为简单的闭合性手术，借助西医解剖和诊断知识，先进行疾病的定性、定位，再运用祖国医学疗法的小针刀“刺、切、钩、割和挑拨”等手法，以最小的创伤达到最大治疗效果。手术创面小，不伤及无辜组织，保持了肛门结构及功能的完整性。与传统术式相比小针刀是一种安全有效的手术，而且具有疗程短，术后痛苦小，护理简单，医疗费用低廉等优点，值得临床推广，可作为Ⅱ、Ⅲ期肛裂的首选方法。

参考资料：略。

中西医结合治疗肛周尖锐湿疣临床及免疫学研究

高贵云　刘伟英

湖南航天医院肛肠科

【摘要】目的　观察中西药结合治疗对肛周尖锐湿疣的临床疗效及细胞免疫的影响。方法　将31例复发性肛周尖锐湿疣患者随机分为治疗组和对照组，另选门诊健康体检者10人作为健康组，在治疗前后分别对患者外周血中T淋巴细胞亚群进行检测，并对两组治疗后复发情况进行比较。结果　治疗前CA患者外周血中CD_{3+}、CD_4^+细胞百分数及CD_4^+/CD_8^+比值均明显低于正常人对照组（$P<0.05$），CD^+8细胞百分数明显高于正常组；治疗组治疗后CD_{3+}、CD_4^+及CD_4^+/CD_8^+比值升高（$P<0.05$），CD_8^+细胞百分比降低（$P<0.05$）。对照组治疗后上述指标无明显变化。治疗后随访到3个月，治疗组复发率17.64%，对照组复发率42.86%，两组比较有显著性差异（$P<0.05$）。结论　肛周尖锐湿疣患者存在细胞免疫功能失调，中西药结合治疗对其有调节作用并能降低复发率。

【关键词】肛周尖锐湿疣；中西医结合疗法；T淋巴细胞亚群；免疫功能

肛周尖锐湿疣（CA）系人类乳头瘤病毒（HPV）感染所致，是肛肠科常见的容易复发的性病，门诊初诊及皮肤性病科转来的病人较多。因其发生在肛周则术后感染和复发的机率会更高，伤口难愈合，临床根治也很棘手。研究表明，尖锐湿疣的发病和复发与免疫状态有关[1]。为进一步探讨尖锐湿疣患者的细胞免疫状态，本着调节机体免疫的原则，运用中药四妙丸合五味消毒饮加味对31例肛周CA患者的复发情况进行临床观察并对治疗前后细胞免疫功能检测，现报告如下。

1 材料与方法

1.1 病例

1.1.1 一般资料　31 例 CA 患者均来源于我院 2008 年 5 月 ~2011 年 5 月的专科门诊或住院病人，将其随机分为治疗组 17 例，对照组 14 例，治疗组 17 例中，男 11 例，女 6 例，年龄 17~69 岁，平均年龄（38.5±3.8）岁，病期 3 月 ~25 月，平均病程（14.8±1.2）月。对照组 14 例中，男 8 例，女 6 例，年龄 16~67 岁，平均年龄（37.6±4.2）岁，病程 3.5~24 月，平均病程（14.2±0.65）月。两组性别、年龄、病程、皮损部位、疣体数目等资料经统计学处理差异无显著性意义（$P>0.05$），具有可比性。另设 10 例健康人作对照观察。

1.1.2 病例选择标准　诊断标准根据卫生部疾病控制司（1991 年）制订的 CA 诊断标准确诊。全部病例经肛门镜检查发现肛周和肛管直肠有疣体分布，且均系复发患者，男性患者疣体还分布于外阴、包皮、冠状沟、龟头、尿道口；女性分布于外阴、大小阴唇、阴道口、阴道壁、宫颈口等。疣体呈乳头状或菜花状，直径约 0.1~4.2cm，且均有不同程度的疤痕或瘢痕增生。所有患者就诊前一个月未用过免疫调节剂。伴有自身免疫性疾病，过敏性疾病、其它性传播性疾病和其它病毒性疾病及慢性疾患者不入选。所有患者在治疗前后均采集外周血检测 T 淋巴细胞亚群。

1.2 治疗方法

1.2.1 一般治疗　所有患者均备皮，常规消毒会阴部、肛周术野皮肤及黏膜，在局部浸润麻醉下，用物理疗法（CO_2激光或微波或高频电刀剑），局部烧灼或热干，使疣体炭化气化或凝固；对于鸡冠花样较大湿疣，先用直钳轻轻夹住疣体并提起，再用弯止血钳夹住基底部，手术刀顺钳夹部位切除，激光或微波凝固止血，对于疣体数量多如鱼籽状且融合成片者，手术中要注意保护肛周及外阴皮肤、肛管黏膜，各疣体间尽量保留皮桥，以防止肛管狭窄及外阴术后畸形，术后用 α-2bIFN300 万$^{\mu}$皮损内注射，隔日 1 次，r-IFN100 万 μ 肌肉注射，隔日 1 次，20 次（皮损内注射、肌肉注射各 10 次）为 1 疗程；左旋咪唑 50㎎口服，每日 3 次，1 周连用 3 天停 4 天，连用 3 周为 1 疗程。术后创面用京万红软膏外涂创面，每天 1~2 次。

1.2.2 对照组：在一般治疗的基础上加用 3% 的硼酸溶液坐浴，每次 5~10 分钟，每天 1~2 次，一般以 20 天为一疗程。3 个疗程以后停止治疗，患者每月复诊 1 次，连续随诊 3 月，判定疗效。

1.2.3 治疗组在一般治疗的基础上加用清热利湿、解毒化瘀的四妙丸合五味消毒饮加味治疗。基本方剂：金银花 马齿苋各 30 克 苍术 黄柏 薏苡仁 野菊花 蒲公英 紫花地丁 天葵子各 15 克 三棱 莪术 牛膝各 10 克。每日 1 剂，分 2 次服。第三煎药渣再加水 3000mL，煮沸 30Min 煎液至 1500~2000ML，然后置冰片 5 克、明矾 10 克溶于药液内，先熏蒸创面，待降温至能耐受时，进行坐浴约 15~20min，每日 1 次，连续使用 20 天为 1 个疗程。连续用药 3 个疗程以后停止治疗。患者每月复诊 1 次，连续随诊 3 月，判定疗效。

1.3 观察指标

1.3.1 皮损严重程度按疣体轻重程度分四级计分法严重（3+）、中度（2+）、轻度（+）、消失（-），每个“+”计 2 分。

1.3.2 疗效评价标准痊愈为疣体治疗后第 3 月末复发，醋酸白试验阴性，症状积分较治疗前减少 90% 以上。显效为疣体第 3 月未复发，症状积分较治疗前减少 70%~89%。有效为疣体第 3 月复发，症状积分较治疗前减少 35%~69%。无效为疣体第 1 月内复发，症状积分较治疗前减少 35% 以下。

1.4 免疫功能检测方法 所有患者在治疗前和疣体去除及疗程结束后各检测 1 次细胞免疫功能。用间接免疫荧光法检测外周血 T 淋巴细胞亚群（试剂盒由美国库尔特公司提供）。详细检测步骤按试剂盒使用说明书进行操作。

1.5 统计学方法　等级资料用秩和检验，计量资料用 t 检验计数资料用χ^2检验，所有数据均在 SPSS13.0 软件包中运算。

2 结果

2.1 两组疗效评定　见表 1。治疗组和对照组，二组比较差异有显著性意义（$P<0.05$）。

2.2 两组复发率比较　治疗结束后随访 3~6 个月，再次有新疣出现为复发。结果：治疗组 17 例有 3 例复发，复发率为 17.64%，对照组 14 例有 6 例复发，复发率为 42.86%，两组复发率差异有显著性（$P<0.05$）。

2.3 二组患者治疗前外周血 CD_8^+ 淋巴细胞百分率明显高于健康组，而 CD_{3+}，CD_4^+ 淋巴细胞百分率及 CD_4^+/CD_8^+ 明显低于对照组（$P<0.05$），而两组患者之间无显著差异。治疗组治疗后 CD_{3+}、CD_4^+、CD_4^+/CD_8^+ 细胞比值升高，CD_8^+ 细胞百分比降低，与疗前相比差异有显著性（$P<0.05$），对照组治疗前后 CD_{3+}、CD_4^+、CD_4^+/CD_8^+ 细胞比值均无显著性变化（$P>0.05$），见表 2。

表1 两组疗效比较 例（%）

分组	例数	痊愈	显效	有效	无效	总显效率	总有效率
治疗组	17	11（64.71）	3（8.70）	2（17.64）	1（5.88）	14（82.35）*	16（94.12）*
对照组	14	6（42.86）	2（14.29）	2（14.29）	4（28.57）	8（57.14）	10（71.43）

* $P<0.05$

表2 CA 患者治疗前后外周血 T 淋巴细胞亚群检测（$\bar{x}\pm s$）%

组别		CD_3^+	CD_4^+	CD_8^+	CD_4^+/CD_8^+
结合组	治疗前	43.05±4.71	35.98±2.32	36.98±3.48	1.03±0.32
	治疗后	55.84±4.25▲	43.24±2.67▲	32.25±4.12▲	1.48±0.43▲
对照组	治疗前	43.59±5.67	37.79±4.53	37.64±2.54	1.08±0.49
	治疗后	47.54±5.65▲▲	39.89±4.65▲▲	35.58±3.23▲▲	1.05±0.32▲▲
健康组		61.68±6.65	47.19±8.57	32.01±4.02	1.55±0.48

▲$P<0.05$ ▲▲$P>0.05$

3 讨论

CA 是一种常见的由 HPV 感染所致 STD，HPV 可能通过正常上皮裂隙而感染基底细胞，并以潜伏状态居住于基底细胞，导致亚临床或潜伏感染。近 10 年来，该病的发病率呈不断上升趋势[2]。尖锐湿疣患者治疗上的难题是治疗后高复发率。虽然其反复发作有很多影响因素，但反复发作的患者细胞免疫功能有显著异常已使国内外学者达成共识[1]，同时与感染的 HPV 类型等有关[3]不容忽视。免疫学研究证实，CA 患者存在明显细胞免疫功能受抑制现象，该病的感染与复发和细胞免疫功能有关，细胞免疫状态是影响尖锐湿疣发生、转归的重要基础之一[4]。因此测定外周血中 T 淋巴细胞亚群的数目和 CD_4^+/CD_8^+ 比值是估计机体细胞免疫调节平衡状态最有意义的参数之一，也是疾病严重和预后的重要标志之一。本研究发现，CA 患者治疗前外周血 CD_8^+ 淋巴细胞百分率明显高于健康组，而 CD_{3+}，CD_4^+ 淋巴细胞百分率及 CD_4^+/CD_8^+ 明显低于对照组，故表明 CA 患者存在着细胞免疫功能缺陷。这可能是 HPV 感染后病毒持久存在、复制，并导致 CA 治疗后复发的基础，所以清除 HPV 病毒的感染，调节机体免疫功能是预防和控制 CA 的关键。结合组采用中西药治疗后，CD_{3+}、CD_4^+、CD_4^+/CD_8^+ 比值增高，意味着中西药结合治疗对肛周尖锐湿疣患者细胞免疫功能具有较强的调节作用，可明显改善 CA 患者细胞免疫状态。

CA 的治疗方法很多，包括免疫调节剂的系统或局部应用，抗肿瘤制剂的局部应用等，但多数方法疗效难以确定，特别是难以解决治疗后复发的问题。我们采用物理疗法去除 CA 疣体后，给予上述中药方剂内服、局部坐浴治疗，发现治疗组复发率明显降低。上述中药方剂内服经临床验证确有清热解毒利湿，活血消徵散结，治疗亚临床感染、防止复发的作用；局部应用及药液的温热效应可直接作用于 CA 患者亚临床感染部位，干扰病毒的复制，增加局部血液循环，改善潮湿环境，促进炎症消退，从而达到抑制 CA 复发的作用。我们在研究中还发现治疗组在通过综合治疗后细胞免疫功能增强，由此使机体内 T 细胞、NK 细胞活性增强，导致它们破坏病毒感染的靶细胞能力增强、清除 HPV，使复发率降低，治愈率升高。综合疗法显示：CA 患者的细胞免疫状态改善，CA 的近期复发率降低。治疗中无副作用，因此我们认为目前在控制肛周 CA 复发尚无满意药物情况下，中西药结合治疗值得临床应用及研究。

参考文献（略）

艾灸治疗肛肠术后尿潴留的疗效观察

高强强

陕西　咸阳　陕西中医学院附属医院（712000）

【摘要】目的　观察艾灸在治疗肛肠病术后尿潴留的疗效观察。方法将 112 例肛肠病术后尿潴留患者随机分为艾灸组和对照组，艾灸组采用温和艾灸治疗，对照组采用传统温热治疗方法，根据疗效标准进行评价。结果 艾灸组治疗肛肠病术后尿潴留的总有效率 85%，对照组为 53%，艾灸组疗效优于对照组（$P<0.05$）。结论：艾灸在临床治疗肛肠病术后尿潴留无明显副作用，值得临床推广。

【关键词】肛肠病；尿潴留；艾灸

尿潴留是指膀胱尿道的器质性和功能性病变所造成的排尿困难、小腹胀痛，甚则小便闭塞不通。肛肠手术后病人易发生急性尿潴留，主要由于手术前后过程中麻醉、手术刺激、疼痛等作用于会阴部位的神经和肌肉，易引起膀胱颈及尿道括约肌痉挛，或膀胱平滑肌收缩无力，从而导致尿潴留的发生，其发生率高达 12% ~52%[1]。术后尿潴留不但给患者增加额外的痛苦和经济负担，且对其术后治疗亦有影响。传统的热敷、按摩、听流水声等引导式排尿效果欠佳，甚至需要行导尿术，这样加重了患者的痛苦和经济负担，笔者采用艾灸治疗肛肠术后尿潴留，收到很好疗效，现报到如下。

1. 临床资料

1.1 一般资料　全部 112 例患者均为 2012 年 5 月至 2013 年 5 月在陕西中医学院附属医院肛肠科接受常规肛肠手术治疗的住院患者。112 例患者随机分为艾灸组、对照组两组，艾灸组 56 例，男性 31 例，女性 25 例，年龄 20 ~64 岁，平均（31.12 ±7.06）岁；对照组 56 例，男性 34 例，女性 22 例，年龄 19 ~66 岁，平均（30.87 ±6.47）岁。两组患者性别、年龄、疾病类型、手术切口、术中术后护理均无显著性差异（$P>0.05$），具有可比性。

1.2 诊断标准：参照《中医病证诊断疗效标准》[2] 中癃闭的诊断标准：小便不利，点滴不畅，或小便闭塞不通，尿道无涩痛，小腹胀满。

2. 治疗方法

2.1 治疗方法

①艾灸治疗组：取穴：关元、气海、中极、三阴交、阴陵泉、膀胱俞六穴进行艾灸。嘱咐患者平卧，将艾条点燃在上述穴位上方距皮肤 3 ~4 厘米处先上下来回移动，5 分钟后对准应灸的腧穴部位约距皮肤 2 ~3 厘米左右，进行熏烤，熏烤使患者局部有温热感而无灼痛为宜，一般每处灸 5 ~7 分钟，至皮肤潮红为度。对于局部感知迟钝的患者，医者应将自己的食指和中指置于施灸部位的两侧，以感知治疗局部的受热程度，以便随时调节距离，防止烫伤。一般患者一次见效，病情重者，可间隔一小时后再次施治。

②对照组治疗方法：采用传统的局部热敷（温度不易过热，以防烫伤皮肤）膀胱区，诱导排尿治疗尿潴留。

两组患者均从术后有明显尿意、自觉腹胀而不能自行排尿开始或小便点滴而出、腹部胀满时开始治疗。

2.2 疗效判定标准　在首次治疗后 30 分钟开始进行疗效评价。根据国家中医药管理局制定的《中医病症诊断疗效标准》[3] 拟定评定标准。显效：治疗后 30 分钟内能自行排尿，且能排尽尿液；有效：治疗后 30 分钟内能自行排尿，但膀胱内尿液排不尽或治疗后 30 分钟 ~90 分钟 能自行排尿且能排尽尿液；无效：治疗后 90 分钟仍不能自行排尿。

3. 治疗结果

3.1 两组临床疗效比较　艾灸组与热敷组治疗后有效率分别为 85% 和 52%，两组疗效比较，$\chi^2=28.124$，$P<0.05$ 差异有统计学意义，艾灸组疗效优于药物组，见表 1。

表 1　两组患者临床疗效比较

	例数	显效	有效	无效	有效率%
治疗组	56	26	22	8	85
对照组	56	8	21	26	53

3.2 两组患者治疗后首次排尿时间及平均显效时间比较

艾灸组与药物组在治疗后首次排尿时间及平均排尿时间比较，差异均有统计学意义（均 $P<0.05$），说明艾灸组首次排尿时间和平均显效时间均短于药物组，见表 2。

表 2　两组患者首次排尿时间及平均排尿时间比较

	例数首次排尿时间	平均排尿时间	
治疗组	56	32.1 ±4.2	54.1 ±1.3
对照组	56	46.2 ±5.4	72.1 ±2.7

4. 讨论

我科收治的病种主要为内外痔、肛裂、肛瘘、肛周脓肿等常见疾病，手术为主要治疗手段，而尿潴留是临床最常见的肛肠病术后并发症，临床多采用传统局部热敷法诱导患者排尿，效果因人而异，尤其是老年人效果多不理想，而留置导尿虽能迅速解决问题，却会给患者增加痛苦和尿路感染的机率。因此我科在临床上采用艾灸治疗尿潴留，其效果明显优于传统方法。

此症属中医学“癃闭”范畴，以小便不利、少腹胀满，甚则小便闭塞不通、排尿困难为主症的一种病症；癃者为小便不利，点滴而短少，闭为小便闭塞，尿液点滴不出[4]。艾灸可振奋膀胱经气，使下焦气机通畅，水道通调；能温补下焦元气，鼓舞膀胱气化功能，达到启闭通尿的作用[5]。中医认为本病的病位在膀胱，膀胱气化不利是导致本病的直接原因。“膀胱者州都之官，津液藏焉，气化则出矣”、“膀胱不利为癃，不约为遗溺”。关元为足三阴经与任脉的交会穴，小肠的募穴，具有培元固脱，温肾壮阳的作用，与三阴交相配，可增强任脉与足三阴经的沟通，具有补肾利尿，祛湿利水之功效；中极为膀胱经之募穴，是膀胱经气结聚之处，对水液代谢有调节作用，具有补肾利尿消肿的作用，配以气海穴，可调膀胱气机，促进气化，具有启闭通尿功效；阴陵泉健脾渗湿、通利小便；膀胱俞疏调膀肮气化功能。

应用艾灸法治疗肛肠术后尿潴留无创伤，患者无痛苦，经济实用，且不会引起尿路感染及损伤，目前未见任何明显副作用，充分体现出祖国传统医学的特色，很值得在临床推广。

参考文献：略。

自动痔疮套扎术（RPH）治疗Ⅱ、Ⅲ度直肠前突的临床研究

龚文敬　廖治先　杨向东

成都肛肠专科医院/中国西部 PPH 技术培训中心

【摘要】目的　探讨自动痔疮套扎术（RPH）治疗中度及中度以上直肠前突症（Rectocele）的临床价值。方法　应用自动痔疮套扎器对22例中重度直肠前突患者施行自动痔疮套扎术，观察手术疗效、并发症。结果　手术均一次成功，平均手术时间20min，平均住院5d，无严重并发症，有效缓解便秘症状。结论：自动痔疮套扎术（RPH）治疗直肠前突症，效果可靠，操作简单，术后痛苦轻微，并发症少。

【关键词】自动痔疮套扎术；RPH；直肠前突；临床观察

直肠前突（rectocele，RC）又称阴道后壁膨出，是一种早为人知的妇科疾病。近年来，由于认识到直肠前突可能是导致出口梗阻便秘的原因之一，所以被更多的肛肠外科医师所重视，出现了多种手术治疗方式。主要包括经阴道或经直肠切开行修补术加固直肠阴道隔。但手术操作较复杂，易出现术后感染、出血甚至直肠阴道瘘等并发症，且治疗效果与手术操作者本身经验密切相关，差异较大［1］［2］。我们运用自动痔疮套扎术（RPH）治疗Ⅱ、Ⅲ度直肠前突，取得了良好效果。现报告如下。

1 临床资料

1.1 一般资料　本组22例患者均为2005年1月至2007年1月我院收治。22例均为女性。年龄在30—65岁，平均43岁。均有阴道生产史，便秘史3~15年。主要临床表现为排便困难，便次增多，肛门处梗阻感，肛门及会阴部坠胀、疼痛，便不尽感，部分患者需用手按压肛门周围或用手指插入阴道内按压阴道后壁方能排出粪便，患者都经过了1年~3年不等的非手术治疗，包括运动、饮食疗法，药物治疗等。直肠指诊触及黏膜松软，直肠前壁可扪及易突入阴道的薄弱区，重度者可将阴道后壁推至阴道外口。直肠镜下黏膜松弛，堆积肠腔，粪便贮积直肠等。其中，中度直肠前壁膨出的深度≥16－30mm 4例，占18.2%；重度18例，深度≥31mm，占81.8%。伴有其他并发症者，内括约肌痉挛4例，直肠黏膜内脱8例，混合痔10例。

1.2 器械　一次性肛门镜、自动痔疮套扎器（专利号：ZL 03223818.5）

1.3 方法　术前常规清洁灌肠，采用腰俞穴麻醉，麻醉成功后患者取截石位，常规痔科术野碘伏消毒铺巾，扩肛后洗必泰反复消毒肛管及直肠中下段。插入一次性肛门镜，充分暴露直肠黏膜。将负压吸引接头与外源负压抽吸系统相接，并确认负压释放开关处于关闭状态。经肛门镜置入枪管并对准目标．在负压抽吸下组织即被吸人枪管内。当负压值达到0.08~0.1KPa时。即可转动棘轮以释放胶圈，将目标组织套住。打开负压释放开关，释放被套扎的组织（约小指尖大小）。套扎的位置分别选择在截石位12点距齿线约3cm（相当于直肠前突高侧边缘），以及距齿线上约2cm直肠前突边缘两侧。其余两个胶圈可选择倒三角法以第一个胶圈为下点套扎。在每一套扎组织中可注射1∶1消痔灵液约0.5~1.0ml。伴有其他并发症者，给予相应处理。

1.4 疗效标准

（1）痊愈：临床症状消失，排便造影显示正常，肛门指诊直肠前壁无前突；（2）显效：临床症状明显改善，排便造影显示直肠前突深度变小；

（3）有效：临床症状改善，排便造影显示异常；

（4）无效：临床症状及排便造影均无变化。

2 结果

本组手术时间15－22min，平均18min. 平均住院5d. 痊愈：临床症状消失，排便造影显示正常12例，显效：临床症状明显改善，排便造影显示直肠前突深度变小9例，有效：临床症状改善，排便造影显示异常1例，总有效率为100%，本组病例术后直肠前壁膨出的深度均≤10mm。本组病例术后出现尿潴留1例，行导尿术后缓解，未发现继发性出血、感染、肛门狭窄、无直肠阴道瘘等严重并发症。术后患者VAS疼痛评分2－7平均5.45。随访3～12个月，均无复发。

3 讨论

便秘是一种常见病和多发病，直肠前突所致出口梗阻性便秘是肛肠科较为难治的疾病之一，直肠前突实际是直肠前壁和阴道后壁的疝，亦称直肠前膨出［3］，是由于直肠阴道隔薄弱缺陷引起的一种顽固性出口梗阻型便秘，直肠阴道隔薄弱可以由发育缺陷、结缔组织退变、分娩时损伤及长期不良排便习惯等引起。过度用力排便、使直肠前壁扩张。前突形成囊袋状突向阴道，排便时改变了粪块的排出方向，使粪便难以排出。直肠前突其发病率极高，约为75%～81%［4］。据统计有症状的直肠前突患者约20%出现性交疼痛［5］，82%有便秘，63%大便带血，70%感觉直肠疼痛，有下坠感者占55%，肛门瘙痒占37%，需用泻药者占62%［6］。因此直肠前突给患者带来了极大痛苦。

目前对于保守治疗无效的中重度直肠前突以手术治疗为主。手术治疗主要是指经阴道或经直肠切开行修补术加固直肠阴道隔。但手术操作较复杂，易出现术后感染、出血甚至直肠阴道瘘等并发症，且治疗效果与手术操作者本身经验密切相关。经阴道手术优点是术野洁净，解剖清晰，可同时处理可能合并的阴道后疝及陈旧性阴道后壁损伤，便于护理换药，而肛管狭窄时亦可施行该术式。缺点是该病时常合并有其它的出口梗阻情况，无法一并处理，且术后疼痛较重，易发阴道狭窄，造成性功能障碍，有报道经该术式后22%患者可引起阴道狭窄和性交障碍［7］。经直肠手术优点是方法简单，可同时处理其它合并存在的肛管直肠疾病．能直接接近括约肌上区。主要缺点是术后感染机会超过5%，同时少数患者出现了直肠阴道瘘［8］。我们主张目前临床上对于便秘（包括直肠前突导致的出口梗阻型便秘）的手术治疗应慎重，特别要强调手术指征的判定，即确定直肠前突与便秘的关系，直接影响术后的疗效。而从目前文献的报导来看，不同手术方式的术后疗效没有很显著的差异，故而建议目前提倡采取对患者影响较小的术式为妥。

我们运用自动痔疮套扎术（RPH）治疗Ⅱ、Ⅲ度直肠前突取得了非常满意的疗效。此方法操作简便易行，不仅疗效确切，而且可避免其它疗法的不良后果，套扎治疗是目前创伤最小的手术方法，并可多次重复进行。Salvati行45 000例胶圈套扎术，只1例感染，经抗生素治愈［9］。国内也曾报道3981例痔实施套扎术，随访无出血、感染、肛门狭窄等并发症［10］。本组22例除一例出现术后尿潴留外，未出现任何不良反应。手术及恢复时间明显比其他手术短。黄乃健［11］提出如下标准：轻抵直肠前壁无自然前凹，用力加压直肠前凹在2cm以内，指诊结束时前凹可迅速回复，肠壁张力较大，此属正常范围，可称直肠前壁薄弱；如直肠前壁前凹超过2cm，指诊结束时前壁复原缓慢或不能复原，肌张力减退，此属异常范围，可称为直肠前突。而本组所有病例术后直肠前壁膨出的深度均≤10mm，并且术后效果立竿见影，套扎完成后指检立即可以发现直肠前壁张力增加，前突消失。术后患者VAS疼痛评分2－8平均5.45，且平分大于4分者均合并如外剥内扎等其他手术。

对于自动痔疮套扎术（RPH）治疗Ⅱ、Ⅲ度直肠前突的机理我们分析后认为：关于直肠阴道隔在形态学上尚有分歧［12］。Ricet等认为，直肠阴道筋膜其实并不存在，仅在直肠阴道之间有一些松散的网状组织。而Milley则认为，直肠阴道筋膜是Denonvillers筋膜的残留物，紧贴于阴道上皮之下。Block认为此处直肠黏膜下层最重要，因为此层胶原纤维含量最高，前突多始于直肠壁黏膜下层变薄，使得直肠可以突入由疏松蜂窝组织构成的直肠阴道隔。因此直肠前突的手术原则为修补薄弱缺损区，重建直肠前壁，恢复直肠正常解剖形态［13］。自动痔疮套扎术（RPH）治疗直肠前突时，套扎的直肠黏膜组织在消痔灵的联合作用下在4～7 d内因缺血坏死以及消痔灵的较强至炎作用下脱落，不但直接消除了脱垂的黏膜，而且引起局部组织产生纤维化，使直肠黏膜与肌层粘连固定，作用就像一个个“铆钉”，大大增强了直肠阴道隔的抗张能力，消除了前突形成的基础。同时悬吊以及向多个方向提拉和绷紧松弛的直肠黏膜，使直肠前壁成为一个绷紧的界面，不再产生前突，也有效地消除套叠的直肠黏膜，增加直肠的顺应性。有研究表明，直肠前突患者还有动力学功能下降，RC 患者的最大肛管收缩压下降，直肠感觉功能下降，直肠反射性收缩功能下降［14］。因此随直肠顺应性的增加，可以增加肛管收缩压，恢复直肠的感觉和反射性收缩功能，增强对粪便的感知功能，形成有效的排便反射，从而有利于粪便的排出。

参考文献：略。

切、引、旷有机结合治疗肛瘘、肛周脓肿

龚希峰

河北石家庄市元氏县龚式肛肠医院（邮编 051130）

（元氏县 107 国道长途汽车站南邻）

所谓切、引、旷，是指治疗肛瘘、肛周脓肿使用的三种方法和措施。“切”即切开或切除组织；“引”即人工辅助强制引流瘘道、脓腔；“旷”即脓腔或瘘道不予处理，既不切开，也不人工强制引流，而令其自然愈合。

要想真正实现治疗肛瘘肛周脓肿微创、微瘢痕，必须把三者有机的结合起来，合理选择，恰当应用。这也是治疗肛瘘和脓肿未来发展的趋势，是肛肠科工作者需要下功夫的地方。

三者中，“切”已被普遍应用，是各种所谓经典术式的基础；“引”也已被很多人认识，但使用不够彻底；“旷”很少有人提及，更难把它视为一种治疗方法。

首先说“切”

“切”从损伤的角度讲，是我们最不愿意用的方法，是三种方法中最后的选择，即能不切的地方尽量不切，但不管任何肛瘘和脓肿又是必须用到的术式。如：内口的清除；制造各种外口和人造通道；大部分肛瘘的过肌管切开；直肠黏膜下瘘的胶线嘞割；切开短而浅的瘘道、脓腔等都需要“切”

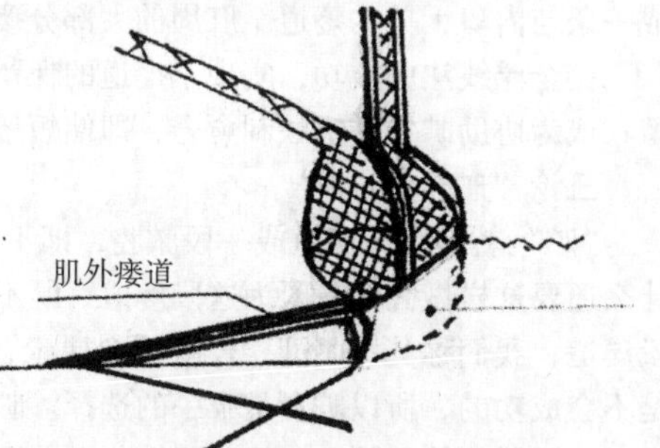

①内口的清创：内口是肛瘘脓肿的感染源，多在肛窦部。内口必须清创，切开或切除。单纯切除内口面积不大，但常涉及到与之相续的过肌管的处理。

若是低位肛瘘，则内口及过肌管一并切开，切口便延伸到肛缘外了。这时要看肛周的肌外瘘道的长短又有两种选择：如果肌外瘘道较短，没超过 2cm，则行一并切开术，这样的手术便是沿瘘道全层切开法；如果肌外瘘道较长，2cm 以上，则从内口沿探针向外切开组织，切断部分内括约肌和部分外括约肌皮下部（记住不是全部外括约肌皮下部），切至肛缘外，即未来的瘘道引流口已移出肛缘外时，停止切开，余下的肌外瘘道内置双胶线浮挂，称这种术式为“内切外挂术。”修剪创缘，令肛管放射状切口自然引流通畅即可。

若是高位肛瘘，过肌管是不能直接切开的，而应实行旷置。但内口要单纯切开，切口向肛缘外延长，切断部分外括约肌皮下部（不延长切口可否，现在还没敢做试验）。令已切开之放射状切口自然引流通畅。其它手术步骤后述。总之，不管什么情况下，内口都是要行切开术的。

②制造各种的外口和人造通道：脓腔要制造外口，用来放脓和探查。大而深的脓腔（如骨盆直肠间隙脓肿）主切口大小能伸入食指即可；中等脓腔能伸入止血钳即可。一条外围瘘道或者是过肌管旷置术中的肌外瘘道，因为只有一个外口，要实现浮线引流，必须再在肛周人造一外口和一条通道，与原瘘道在深部贯通，形成有两个外口的对口瘘道，人造外口及人造通道大小能通过双根引流胶线即可。

③直肠黏膜下的瘘道要剖开，最好用胶线逐渐割断法，即延长了引流时间，又避免了术中出血。

④短浅瘘道切开：长度小于 2cm，深度小于 1cm 的肛周瘘道脓腔可采用一次性切开法。

再论“引”

“引”，即引流，是人工放置引流物于瘘道、脓腔内，协助引流。如深位脓腔放置引流管；瘘道内放置引流药捻；一段瘘道形成两个外口的对口瘘道放置胶线的浮线法，及放入经过药物处理的丝线的拖线法等，其目的是在瘘道不全部切除和对脓腔不全部切开的情况下仍然能保证瘘道、脓腔的通畅引流，至顺利愈合。

在各种人工引流的方法中，首推浮线法，这种对口瘘道引流线固定的形式最为稳定。但由于对浮线法没有规

范化，至临床失败率高，一直没有把它例入常规治疗方法，更没有把它的优势完全体现出来，仅仅是在迫不得已时候偶尔使用之。

既然用“引”，就要弄清两个问题：1、最大限度能把损伤降到什么程度？2、人工引流法其成功率是多少？

经过我十多年摸索和大量临床试验，现已总结出一套浮线法称完全浮线法，利用人工引流代替自然引流，能使整条瘘道保留而治愈；大的脓腔，最大引流口仅能伸入食指便能实现安全愈合，成功率等同于切开法。

完全浮线法的方法和要求：

方法：把肛周的一条瘘道，设计成两端均开口于肛周的对口瘘道，瘘道内放置引流物，引流口外引流物的两游离端对合，丝线结扎，呈环形松弛状态；对于脓腔，在肛周选择一主切口排脓，大小能伸入食指为宜，再在脓腔内不同方向的边缘向肛周做一至两条人工引流通道，开口于肛周皮肤，此外口称挂线外口，引流物从主切口引入脓腔，从挂线外口引出肛外。引流物两游离端在引流口外的肛周对合，丝线结扎，呈环形松弛状态，如此便完成了引流物的放置。

要求：1、引流物的选择：推荐使用圆柱状光滑乳胶线，直径2.5毫米，两根并列，置于瘘道内。

2. 引流物留置时间：持续瘘道、脓腔整个愈合期，直至新生肉芽充满整个瘘道，仅剩引流胶线的空间后再撤线。撤线之日，即是瘘道闭合之日。经验：新鲜脓腔超过18天撤线；陈旧性瘘道超过3周撤线。瘘道纤维化程度越重则撤线越晚，长者超过一月。

3. 被引流瘘道的要求：不得与未得到引流的支管、盲腔连通；不得与肛管、直肠内相通，即肠溶物不得再流入被引流瘘道。

具备上述条件，符合上述要求的浮线法称完全浮线法。

不难看出，肛瘘道不必剔除，外口不必扩大，脓腔最大引流口仅能伸入食指，把损伤降到了最低。

肛周绝大部分瘘道都和内口相通，不能直接挂浮线，我们手术的过程就是如何把一条与内口连通的瘘道转变成一条与内口无关的瘘道。肛周的大部分瘘道都能完成转变，这里不赘述。

完全浮线法的成功，实现了瘘道的保留，凡长度超过3cm或深度超过2cm的瘘道为减小损伤，要选择瘘道保留；或为协助旷置瘘道顺利愈合，即使短瘘道，也要采取浮线引流。

三论“旷”

“旷”就是一段瘘道或一段脓腔，即不切开，也不放置引流物，而是旷置让其自然愈合。它存在着风险，但为什么还要这样做呢？是因为这段瘘道，既不能切开，也不能放置引流物。如保存括约肌术中的穿过外括约肌的那段瘘道，我们称其过肌管，长度约1厘米，切开即意味着外括约肌被切断；若挂浮线，则引流口存在于肛管内，是不会成功的，所以旷置是唯一的选择。旷置术主要用于近内口端的那一小段瘘道。

凡过肌管管径较细，管壁纤维化不严重的，旷置后其愈合率还是很高的，尤其是肛周脓肿，内口至脓腔之间的那段，仅仅是感染通道，旷置，成功率更高。原因是其两端有通畅的引流，即内口开口于肛内，外端有浮线的通畅引流，它会先期闭合的。

举例：如一个肛提肌下深瘘，过肌管穿越外括约肌深部，外口在1点位距肛缘4厘米肛周，内口在12点肛窦的直瘘，手术方法：探针从1点外口探入瘘道，从12点肛窦内口探出，沿探针切开内口，切断部分内括约肌，切至括约肌间隙，这时由于瘘道较深，再切恐损伤外括约肌浅部及部分外括约肌深部肌肉，则选择过肌管旷置法。撤出探针换尖头硬质探针，复从1点外口探入瘘道，食指伸入肛内引导，探针头部至内口抵住食指后，再后撤探针约1厘米，改变探针方向，向肛缘方向穿刺瘘道壁从肛周皮肤刺出，探针头部系丝线引双根胶线，撤探针令双根胶线放置于瘘道内，按完全浮线法处理。近内口外1cm瘘道旷置。称此术式为过肌管短路旷置术。

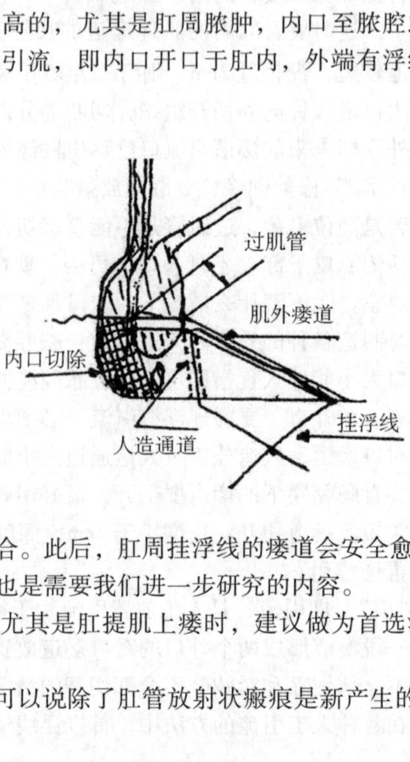

术后每日便后换药，盐水从引流外口高压注入瘘道，可见盐水从肛管内口流出，约十多天后，肛内无盐水流出，证明被旷置的瘘道已闭合。此后，肛周挂浮线的瘘道会安全愈合。

当遇到过肌管管径较大，管壁纤维化明显，行旷置术后会失败，这也是需要我们进一步研究的内容。

不过临床病例统计，短路旷置其成功率还是很高的，当遇到深瘘，尤其是肛提肌上瘘时，建议做为首选治疗方案，不应该因其存在失败率就否定其价值而畏惧使用。

切、引、旷有机结合，治疗肛瘘、脓肿，术后瘢痕做到了最小化。可以说除了肛管放射状瘢痕是新产生的外，肛周仍然是原瘢痕。肛瘘、脓肿总有手术失败者，我们要时刻准备着再次手术，那么你这次手术的伤害是否给下次治疗带来了麻烦？若损伤太大，则难以再次切开、瘢痕多则影响诊断等。所以“切”上一定要慎重。很多人不以为然，认为不就是瘢痕大一点吗。错，为什么能避免形成瘢痕的，非要产生瘢痕呢？一旦切开，有时无法挽救。

切，内口必切；引，肛周瘘道、脓腔尽量人工引流；旷，不得已时，过肌管实行旷置术。为提高一次性成功率，希望未来在“旷”上下功夫，寻找更多的辅助措施，而不是否定这种方法。

善于使用完全浮线法，大胆采用旷置术，最大限度降低“切”的程度，肛瘘、肛周脓肿的治疗将是一个质的飞跃。需要人们转变观念，根据肛门周围组织的特殊性，探索其特殊的治疗方法，不断进步，造福于人类。

2013年6月

氢溴酸高乌甲素注射液用于肛肠疾病术后镇痛的临床观察

何 伟

辽宁省丹东市振兴区医院（118000）

【摘要】为观察氢溴酸高乌甲素注射液用于肛肠疾病术后镇痛的效果，对2876例肛肠病术后患者采用氢溴酸高乌甲素注射液术后镇痛，结果表明，氢溴酸高乌甲素注射液用于肛肠疾病术后镇痛的效果确切，安全可靠。

【关键词】氢溴酸高乌甲素注射液；肛肠疾病术后；镇痛

我院自2006年采用氢溴酸高乌甲素注射液用于肛肠疾病术后镇痛2876例，取得满意疗效，现报道如下。

1 临床资料

本组男1640例，女1236例，年龄17~69岁，病程半月至30余年。混合痔内扎外剥术1609例，单纯肛瘘切开术578例，复杂性肛瘘切开挂线术132例，肛裂行扩肛部分内括约肌下缘离断术557例。

2 治疗方法

手术均采用骶管麻醉，术毕，肛门局部V形创面皮下用氢溴酸高乌甲素注射液注射，根据情况可使用4mg~8mg。均匀注射于整个创面。

3 结果

肛肠疾病术后应用氢溴酸高乌甲素注射液镇痛，止痛效果好，于术后数分钟起效，镇痛时间可达3~7天。大多患者均能自行排尿，未出现明显尿潴留而需导尿，术后肛门创面疼痛得到明显改善。

4 讨论

肛门疾病术后常有持续而剧烈的疼痛，术后疼痛可使机体应激性增高，代谢加快，耗氧量增加，对合并心脏病和高血压等病人尤为不利。肛肠疾病术后疼痛的主要原因有：（1）手术后损伤肛管，创面神经末梢暴露，受到刺激产生疼痛。（2）解剖因素。齿状线以下肛管组织，属于有痛区，感觉十分敏感。（3）排便刺激肛门局部切口。肛肠病术后选择适宜的术后镇痛方法，减轻患者的术后疼痛，促进机体早日康复尤为重要。

氢溴酸高乌甲素是从毛茛科植物乌头根中分离提取的一种生物碱（拉巴乌头碱）的氢溴酸盐。80年代初即经药政部门批准成为国内首创的非成瘾性镇痛药物，20多年来该药被临床广泛应用于各种因素导致的疼痛的治疗，用于术后镇痛的报道也很多见。祖国医学认为，乌头性温，味辛，有大毒，有祛风除湿，散瘀消肿，止痛等功效。现代药理研究表明，氢溴酸高乌甲素注射液为非成瘾性镇痛药，具有很强的镇痛作用，还具有局部麻醉，降温解热，抗炎消肿，阻滞神经肌肉接头传递的等作用。动物实验证实，其镇痛效果与盐酸哌替啶相当，起效时间稍慢，时续时间明显延长，其局麻作用比普鲁卡因强1.5倍，镇痛强度是氨基比林的七倍。临床实验观察，肛肠疾病术后创面注射氢溴酸高乌甲素，局部止痛时间可达3~7天。因其还具有抗炎消肿作用，肛门局部创面注射氢溴酸高乌甲素后可以减轻肛门水肿疼痛，减少了感染机会，有利于创面愈合。氢溴酸高乌甲素注射液用于肛肠疾病术后止痛，临床疗效确切，止痛起效快，维持时间较长，无成瘾性，未见明显毒副作用及不良反应。手术创伤引起的手术后疼痛，可损害患者的身心健康，影响功能的恢复。应用镇痛剂使患者心情愉快，正常饮食，减少了因排便，换药对疼痛的恐惧感。术后疼痛降低，减轻了局部血液循环，有利于切口愈合，缩短了住院时间。

生肌止痛膏对肛周脓肿、肛瘘术后止痛及促进伤口愈合的临床观察

何　伟

丹东市振兴区医院（118000）

【摘要】观察生肌止痛膏对肛周脓肿、肛瘘术后止痛及促进伤口愈合的疗效。结果表明示：生肌止痛膏对肛周脓肿、肛瘘术后疼痛及促进伤口愈合有明显的效果，总有效率为96%，明显优于对照组。

【关键词】生肌止痛膏；中医治疗

目前对肛周脓肿、肛瘘的治疗多以手术为主，术后促进创面愈合是肛周脓肿、肛瘘 治疗中的重要环节。我院采用生肌止痛膏，通过临床观察肛周脓肿、肛瘘术后止痛及促进伤口愈合的疗效，效果明显，现将结果报告如下。

1. 资料与方法

1.1 临床资料

按照国家中医药管理局1995年发布并实施的《中医肛肠科疾病诊断疗效标准》，选择符合 肛周脓肿、肛瘘 诊断且具有手术指征的患者100例，男68例，女32例；年龄16～72岁。按就诊顺序随机分为两组。两组肛周脓肿、肛瘘 患者手术均采用传统的肛周脓肿一期切开根治术、肛瘘切除术、瘘管剔除术。治疗组50例，男33例，女17例，年龄18～72岁，平均43.5岁；对照组50例，男35例，女15例，年龄16～68岁，平均42.1岁。两组间一般资料经统计学处理无显著性差异 $P<0.05$），有可比性。

1.2. 治疗方法

药物制备：当归60g、白芷15g、甘草36g、五倍子12g、地榆15g、枳实27g、血竭12g、冰片12g、蜂蜡60g、麻油500 mL。先将当归、白芷、甘草、五倍子、地榆、枳实入油内浸3日，放入锅内文火熬微枯，细纱布滤除药渣，复入锅内文火煎滚，入血竭化尽，次入蜂蜡，熔化尽后放冰片拌匀，备用。用时将膏均匀涂于纱布上，放油缸内高压消毒后即成。

随机分为治疗组和对照组，每组50例。每组肛瘘25例、肛周脓肿25例。创面换药应根据不同时期、不同部位、不同创面灵活用药，对创腔较深、脓腐较多的创面，取中药油剂少、具有纱眼的无菌纱条便于引流，脓腐逐步消退，创腔较浅、脓腐少的创面，改用中药油剂多、无纱眼的无菌纱布以保护创面。对照组采用传统换药方法。

两组患者均于术后的第2天于排便后使用三矾洗剂坐浴10～15min，拭干，局部创面碘伏消毒。治疗组将生肌止痛膏纱条敷于创面，每日便后换药1次，停用一切止痛药。对照组用凡士林纱条换药。

1.3 疗效标准

显效：疼痛明显减轻，创面无出血、渗出，创面愈合时间明显缩短。

有效：疼痛减轻，创面无出血、渗出，创面愈合时间缩短。

无效：疼痛未减轻，创面有少许渗出，创面愈合时间无明显缩短。

2. 结果

2.1 两组术后疼痛疗效比较见表1。

组别	n	显效	有效	无效	总有效率
治疗组	50	41	7	2	96%
对照组	50	19	17	14	72%

注：治疗组 VS 对照组，$p<0.05$。

2.2 创面愈合天数生肌止痛膏对肛肠疾病术后促进创面愈合效果显著。

治疗组为（17.45±1.86）天，对照组为（21.62±4.38）天，治疗组优于对照组 $P<0.01$。创面愈合天数平均缩短4～7d。

3. 讨论

肛周脓肿、肛瘘术后创面修复时间一般较长，对于肛周脓肿、肛瘘术后创面的治疗，传统中医外科多重视外治，而现代医学则多集中在防止创面感染和对创面进行保护上，如抗感染、清创术、多种创面敷料、维生素类等

治疗措施，以期使创面自然愈合。中医认为，肛门病术后，经络损伤，气机不利，气血运行不畅，气滞血癖；或创面湿热未尽，热毒内奎，气血癖阻，不通则痛；再则气机运行不利，气血不能传输于肌肤、腠理，创面失于荣养，则愈合迟缓。本方用血竭止血生肌敛疮，活血散瘀止痛；当归、枳实行气活血，化瘀止痛；甘草调和诸药，缓急止痛；白芷祛风燥湿，消肿排脓止痛；地榆苦寒，清热凉血，血热散则肿毒消，诸疮作痛能止；五倍子酸涩敛疮，寒能清热；蜂蜡、麻油能润肤生肌。全方共奏活血祛腐，解毒镇痛，清热燥湿，润肤生肌之功效。肛周脓肿、肛瘘换药需要注意合理应用药理的抗菌消炎、活血化瘀、消肿止痛、生肌敛疮之功效，保持创面引流畅通，才能保证创面尽快愈合。

本疗法在创面愈合速度、平均愈合天数、术后止痛等方面优于对照组（$p < 0.05$），证实祛瘀补虚结合、内外兼治的祛瘀生肌法是促进肛周脓肿、肛瘘术后创面愈合的有效方法。生肌止痛膏促进肛周脓肿、肛瘘术后创面愈合的有效制剂。

参考文献：略。

外剥内扎术加消痔灵注射治疗混合痔 1136 例临床观察

何 伟

辽宁省丹东市振兴区医院

【摘要】采用外剥内扎术加消痔灵注射治疗混合痔 1136 例，安全有效，并发症少，近期治愈率 100%。

【关键词】混合痔；外剥内扎术；消痔灵注射术

我院自 2006 年 10 月至今，采用外剥内扎术加消痔灵注射治疗混合痔 1136 例，便后配以中药液熏洗坐浴，痔疮栓纳肛，四黄油纱条换药，疗效满意，总结报告如下。

1. 资料与方法

1.1 临床资料　本组男 621 例，女 515 例；年龄 16 ~ 81 岁；病程 1 ~ 45 年；其中均有不同程度的便血，脱出和疼痛症状。

1.2 治疗方法　术前备皮洗肠，骶管麻醉，患者取截石位，常规铺巾。首先，指法扩肛 4 ~ 5 指，2 ~ 3 分钟。仔细观察痔核分布情况，根据痔核的自然分界设计手术方案。先处理较大的混合痔。为防止书中视野不清，应先处理下方痔核，后处理上方痔核的顺序。（1）外痔剥离：按照先大后小的原则进行外剥内扎，首先选择外痔隆起最明显处作为剥扎点，以弯血管钳钳尖夹持外痔稍外侧，轻轻提拉，尽量保持外痔不因提拉而变形，潜行剥离皮下结缔组织及静脉丛，将剥离组织向肛内游离至齿状线处结扎，剥离的同时注意出血点的结扎。（2）内痔结扎：用中弯或大弯血管钳从游离至齿线处的外痔基底部连同齿状线上内痔基底部，用 10 号丝线自夹持内痔的止血钳下方行单纯结扎或 8 字贯穿缝扎，较大的内痔以 8 字贯穿结扎，较小内痔则直接行根部结扎。切除部分痔核残端，留结扎线头一根，依同样方法处理其他痔核，每个结扎点应上下错开，使结扎点不在同一水平面上。（3）消痔灵注射：向上述两个步骤中保留皮桥上端的直肠黏膜、未结扎的内痔及直肠下端的松弛黏膜下注射 1：1 消痔灵注射液，使药液均匀充盈痔核，每个部位注射药物 1ml ~ 2ml。结扎完毕，将食指和中指伸入肛内探测肛门口径，以容纳 2 指为度，并将消痔灵注射部位药物按摩均匀。若肛门口径狭小，以小弯血管钳于肛门右后侧切口挑出部分内括约肌束予以切断。修剪创缘皮肤，直接切除结缔组织性外痔，剥离曲张静脉团，切口于肛门呈放射状，呈“v”形。使切口在自然状态下对合良好，肛缘平整。肛门镜检查无活动性出血后，肛周局部创面配长效止痛剂注射（可选择复方利多卡因、氢溴酸高乌甲素注射液、长效美兰等），肛管内放置消炎止痛拴 2 枚，明胶海绵填塞创面，塔形纱布加压固定。术后不禁食，适当给予抗生素 3d，口服麻仁丸以防大便干结，便后中药液熏洗坐浴，常规碘伏棉球消毒创面，痔疮拴 1 枚纳肛，四黄油纱条换药。

2. 结果

1136 例患者全部治愈。疗程 13 ~ 23d，平均 17d。术后轻度疼痛 26 例，组织水肿 21 例，首次排尿困难 35 例，脱核期继发性大出血 3 例。随访 1 ~ 3 年，患者均无肛门狭窄及失禁等情况发生

3. 讨论

目前，混合痔的治疗方法很多种，外剥内扎术比较常用。我们把消痔灵注射治疗应用于混合痔外剥内扎术中，

在保留皮桥上端的直肠黏膜、未结扎的内痔及直肠下端的松弛黏膜下注射1：1消痔灵注射液，较小的内痔不予结扎，通过硬化剂，可使痔核组织内产生无菌性炎症，促使痔核内纤维组织增生，使痔核枯萎而治愈。注射消痔灵，可以有效减少痔核脱落后，继发性大出血的发生。

治疗环状混合痔时应注意：(1) 麻醉后手术前应重视扩肛。术前充分扩缸可解除因术后创面刺激引起括约肌痉挛所产生的疼痛；术野充分暴露，易于操作。另外，环状混合痔手术时黏膜、皮肤损伤较多，术前扩肛使肛管皮肤、直肠黏膜充分扩张到一定程度，这样手术时损伤皮肤及黏膜相对减少，术后瘢痕亦相对缩小。术后创面水肿、疼痛，与括约肌痉挛以及血液、淋巴回流受阻有关，而术前扩肛使使血液、淋巴回流通畅，有效避免了术后创面水肿，并且防止了术后因疼痛刺激引起的括约肌痉挛所致的疼痛，为创面早期愈合争取了时间；术前扩肛使联合纵肌纤维充分拉开，又避免了术后因瘢痕造成的肛门狭窄。(2) 术中应注意，外痔切口的顶端应在外痔顶端的稍外侧，剥离血栓及静脉团要彻底，使创面引流畅通，避免术后创面水肿及疼痛；剪除外痔时应将尖头剪紧贴皮肤，勿让剪尖向下剔除过深，以利创面愈合；皮桥保留应合理，我们选择两个痔核之间的自然凹陷处尽量保留皮桥，同时皮桥应大小合适，只要设计合理，一次处理多个痔也能保留足够的皮桥。合理的切口应是术后创面自然对合，肛周无隆起，肛缘平整，这样不仅疼痛轻微，而且愈合瘢痕较小。内痔结扎应在齿状线稍上方，避免误扎皮肤引起术后疼痛；各结扎点应上下齿形交错，防止形成狭窄环。结扎完毕应探测肛门口径，必要时行内括约肌侧切术。术后肛周创面注射长效止痛剂，肛内纳入消炎止痛拴，进一步减轻术后创面疼痛和水肿，避免肛门狭窄。(3) 术毕口服麻仁丸，以保持大便畅通，有利创面恢复及减轻疼痛；同时酌情给予抗感染治疗，便后中药液熏洗，减轻患者疼痛，促进局部血液循环，增强局部组织抗病能力，促进创面修复愈合，减少瘢痕形成，避免水肿发生。换药动作应轻柔，填塞药栓及纱条时应嘱患者放松，待肛管打开后再塞入药物，这样才能做到换药无痛。

通过临床观察，外剥内扎术加消痔灵注射治疗混合痔简单易行，疗程短，不良反应少，复发率低，有效避免了术后水肿，肛门狭窄等并发症，患者痛苦小，疗效确切，值的临床推广。

一次性根治肛周脓肿128例治疗体会

何　伟

丹东市振兴区医院　邮编118000

自2006年10月至今，我院采用一次性根治术治疗肛周脓肿128例，疗效满意，现报告如下。

1. 临床资料

本组男107例，女21例；年龄15至69岁，平均39岁，病程2～9天。其中肛周皮下脓肿75例，坐骨直肠窝脓肿23例，蹄铁型脓肿17例，直肠后间隙脓肿13例。

2. 治疗方法

术前备皮洗肠，采用骶麻、腰麻或腰硬联合麻醉。患者取截石位，常规铺巾。用双叶镜观察肛隐窝有无红肿、充血及溢脓液，确定内口位置。

(1) 一次性切开术。适用于低位单纯性脓肿。在脓肿波动最明显处，做放射状或与肛门呈弧形切口，切开皮肤及皮下组织，彻底排除脓液后，一手食指伸入脓腔，探查脓腔大小，分离脓腔纤维隔，用探针轻轻探查内口，同时用左手食指在肛内引导，找到内口，并从内口处穿出。如无明显内口，可于最薄弱处穿出。沿探针切开脓腔与内口之间的组织，清除脓腔内坏死组织，内口两侧即被感染的肛窦肛腺组织分别结扎，防止出血，使之引流通畅。

(2) 脓肿切开挂线术。适用于内口较深，脓肿属于高位者。用穿刺针指示切口部位，做放射状或与肛门呈弧形切口，充分排除脓液后，食指伸入肛内，寻找内口。如无明显内口，可于最薄弱处穿出，用探针引过消毒好的橡皮筋，行挂线治疗。

(3) 脓肿切开加对口引流术。适用于感染范围较大的坐骨直肠窝脓肿或蹄铁型脓肿。探查脓肿与内口的关系后，在与内口同方位脓肿部位做放射状切口，彻底排除脓液后，以探针引导，切开内口与肛缘之间的脓腔壁，如为高位者，需采取挂线术。食指探查脓腔走行方向及大小，在脓腔旁侧顶端肛缘约3cm处做一放射状切口，修剪切口成梭行，用血管钳钝性分离切口至脓腔，两切口之间脓腔相通，表面留有皮桥。若脓肿范围过大，可做多个对口切口，每间隔3cm做一切口，使切口之间脓腔互通。

修剪切口呈V形，以防皮肤过早愈合形成死腔。术后给予止血处理，双氧水冲洗脓腔，碘伏 纱条填塞，以纱布、胶布加压包扎固定。术后要选择合理有效的抗生素，根据脓液细菌培养和药敏试验是应用抗生素的最好办法。一般3~7天。排便后给予三矾洗剂坐浴，碘伏棉球消毒，填塞四黄油纱引流换药。

3. 结果

本组128例患者中，其中一次性切开术80例，脓肿切开挂线术25例，脓肿切开加对口引流术23例。本组治愈125例，3例形成肛瘘行二次手术治愈。治愈率达97.7%，住院15~38天，随访半年未见复发及肛门失禁、肛门狭窄等并发症。

4. 讨论

4.1 肛管周围有丰富的蜂窝状脂肪组织，故在肛窦炎和肛腺感染基础上，容易引起肛周脓肿，脓肿向外穿过外括约肌，至坐骨直肠窝形成坐骨直肠窝脓肿，有的穿过肛提肌，在肛提肌上方形成直肠间隙脓肿。肛周脓肿任何年龄均可发病，多见于20~40岁中青年，男性多于女性。肛周脓肿一旦确诊，应积极进行全身和局部手术治疗。单纯切开引流，内口未得到处理，容易形成肛瘘，需二次手术。正确寻找并处理内口，彻底清除感染的肛腺，是手术成功的关键。一般在脓肿相对部位隐窝有结节、凹陷，触压脓肿肛隐窝处有溢脓，探针达内口附近时，可感到此处黏膜变薄，应轻柔并循腔进针，尽量做到探针无阻力穿出，不要强行使用暴力，造成人为假道或假口。所以行一次性根治术时应注意，如内口不清，不应盲目寻找，以免形成假道，仅做切开排脓即可，待形成肛瘘后，再行肛瘘手术。

4.2 我们采取一次性根治术治疗肛周脓肿，在切开引流的同时，脓肿一次性根治，减轻了患者的痛苦和经济负担，缩短了疗程。对高位脓肿采取脓肿切开挂线术，挂线术是利用橡皮筋的持续性张力，边勒割，边修复，可避免损伤肛管直肠环而导致的肛门失禁、变形。对范围较大者采用脓肿切开加对口引流术，既解决了脓肿一次性根治的问题，又缩短了伤口愈合时间，减少瘢痕形成。对于蹄铁型脓肿采用对口切开时，保留骶尾韧带，有效保护肛门外形和功能。对于双侧坐骨直肠窝脓肿，采用多放射状切口，间隔用橡皮筋引流所以，合理选择术式非常重要。

4.3 合理设置切口及术后换药，也是手术成功的关键。首先切口要足够大，能充分暴露术野，引流通畅，有利于创面愈合。严格遵守无菌操作原则，注意观察创面愈合情况，遇到问题及时处理，保证创面引流通畅。定期行肛门指诊检查，防止创面内死腔及脓液残留，防止假愈合。

肛肠术后尿潴留的预防和治疗

贺　平　卢雪娇

成都肛肠专科医院（610015）

成都中医药大学（610075）

肛肠术后尿潴留（the Prevention of Urine Retention Due to Anus and Intestine Operation）是指患者在完成肛门直肠手术后，由于各种因素引起的排尿不畅或不能自行排尿，尿液潴留于膀胱。临床症见小便少而费力，排出不畅，而致膀胱过度充盈、膨胀，引起下腹胀痛，甚则痛苦难忍。若尿潴留不能及时妥善处理，可致膀胱出血或破裂，如尿液进入腹腔可引起腹膜炎。尿潴留是肛肠病术后的常见并发症之一，其发病率高达52%[1]。目前临床上主要以导尿为主要治疗方式，但导尿痛苦大，且易于感染，或造成尿道损伤，且严重影响患者生活质量，因而患者不愿意接受。因此针对尿潴留的发病机理，注意对术前、术中、术后做相应的预防以及正确有效的处理，均能减轻患者痛苦，起到预防和治疗肛肠术后尿潴留的作用。

1. 肛肠术后尿潴留的病因病机

1.1 中医学观点

肛肠术后尿潴留是西医病名，而在中医属于“癃闭”的范畴。癃闭这一病证名首见于《内经》，在《素问·宣明五气》曰：“膀胱不利为癃，不约为遗溺”，《灵枢·本输》曰：“三焦……实则癃闭，虚则遗溺”。癃者为小便不利，点滴而短少，闭为小便闭塞，尿液点滴不出。古人认为癃闭主要责于膀胱，认为“膀胱者州都之官，津液藏焉，气化则出矣”[2]。膀胱肛门直肠部同处于下焦，肌腠疏松，易生湿邪，湿热互结，阻滞经络，又因肛门直肠部手术，损伤经脉血络，气血运行不畅，累及膀胱，膀胱藏津而不化，最终导致癃闭。因此膀胱湿热，气滞血瘀，气化不利是其主要病机。本病的病位虽在膀胱，但与脾、肺、肾、三焦功能失调密切相关。

1.2 西医学观点

正常的排尿反射是尿量达到一定程度时，膀胱内的压力增大，刺激膀胱内的感受器，通过复杂的受意识控制的反射活动，造成副交感神经兴奋，引起膀胱逼尿肌收缩和尿道括约肌松弛而产生排尿。正常的排尿动作，必须在肛门括约肌松弛的条件下才能完成。某个环节障碍，均能引起排尿困难或尿潴留。

肛管直肠与泌尿生殖系统解剖位置较为邻近，在女性，膀胱、尿道与直肠、肛管之间则有子宫、阴道相隔；而在男性，膀胱、前列腺、尿道与直肠、肛管紧密相邻，神经、肌肉联系密切，在生理和病理均有着直接的影响。因此，肛门部疾病及肛肠手术中的各种作用因素，如麻醉、手术刺激、疼痛等，均易导致膀胱颈及尿道括约肌痉挛，或膀胱平滑肌收缩无力，引起反射性排尿困难和尿潴留。故而西医学认为肛肠术后尿潴留主要有以下几个原因

1.2.1 精神心理因素和排尿习惯的改变：由于患者对手术的恐惧导致精神过度紧张，适应能力下降，表现出焦虑不安，担心伤口出血，不敢下床排尿，或站立排尿，或不习惯床上排尿，或对术后术后首次排尿高度紧张，一次排尿不畅，即使膀胱不充盈，也不断如厕，引起会阴部肌肉紧张，影响膀胱括约肌的放松和收缩，从而导致尿潴留发生。

1.2.2 体质衰弱者，腹壁肌肉力量减弱，忧虑等，反射性引起小便困难。如老年男性患者若并有前列腺增生，再加上手术刺激，使前列腺平滑肌收缩，后尿道的动力性梗阻增加，更易发生术后尿潴留。

1.2.3 原有泌尿系疾病如尿路梗阻或感染，手术后加重。

1.2.4 麻醉因素：腰麻、骶麻、硬膜外麻醉除能阻滞阴部神经引起会阴部感觉丧失及肛门括约肌松弛外，又能同时阻滞盆内脏神经，引起膀胱平滑肌收缩无力和尿道括约肌痉挛。这是术后早期尿潴留的主要成因。骶麻是对骶裂孔穿刺，注射局麻药于骶管腔以阻滞骶神经而达到麻醉作用，是硬膜外腔的延续，麻醉后脊髓排尿反射受到暂时的阻断，反射性引起尿道括约肌痉挛，致使膀胱过度膨胀，逼尿肌张力松弛或消失，膀胱内压持续升高，以致不能自行排尿。大小便是由会阴神经支配，因而麻醉档次越高，尿潴留发生率越高，硬膜外和腰麻后尿潴留发生比率高于骶麻和局麻，而局麻发生率最低。此外麻醉时使用药物的配比、药物注入计量的多少、术后镇痛泵的使用均能增加术后尿潴留的并发率。如使用镇痛泵的病人，尿潴留发生率高达88.9%，因镇痛泵作用于马尾神经麻痹，使受其支配的膀胱逼尿肌张力松弛，导致尿液无力排出[3]。

1.2.5 手术因素：疼痛，一方面由于肛门部神经较丰富，若术中操作粗暴，过多损伤皮肤、肌肉等组织，使肛门括约肌收缩或痉挛而引起的剧痛，常能直接反射性引起或加重尿道括约肌痉挛而致排尿困难；另一方面，因肛门疼痛，患者也不敢增加腹压用力排尿，故疼痛常能引起尿潴留。手术时直接损伤膀胱神经，致使膀胱逼尿肌无力，膀胱劲收缩和膀胱膨胀感消失而出现尿潴留[4]。此外，在肛门前方结扎组织过多，或在前方注入大量药液（如局麻、痔核注射等），使局部膨胀，以及肛管内留置物过多，创面塔形纱布加压包扎过紧，丁子带压迫过紧等，均可压迫尿道而产生刺激性或异物压迫性排尿困难或尿潴留。

1.2.6 液体输入量过多，有学者认为术前、术中输液过多、过快，使术后膀胱过早充盈，而麻醉后排尿反射受到暂时性阻断，排尿无力导致麻醉性尿潴留。

1.2.7 痔上黏膜环切吻合术（PPH 术）后易致尿潴留：PPH 术是因切除直肠壶腹与肛管之间的环状直肠黏膜脱垂带，在阻断动静脉吻合的终末之时，也损伤了植物神经，从而吻合口对植物神经从的刺激反射引起尿道括约肌痉挛导致尿潴留[5]。此外，PPH 术所需麻醉档次较高，且多配合骶麻使用，而骶神经麻醉后恢复较晚，更加大术后尿潴留的机率。

2. 肛肠术后尿潴留预防

2.1 做好术前谈话，尽量消除患者紧张情绪

做好术前准备，对泌尿系统结石、肿瘤、、前列腺肥大、尿路梗阻或有尿路感染引起的隐匿性排尿困难，提前做好预防性治疗。

2.2 对麻醉性尿潴留的预防

2.2.1 选用确切有效的麻醉方式，目前尿潴留发生率以硬膜外和腰麻高于骶麻和局麻，而局麻发生率最低。但局麻时患者疼痛较骶麻时敏感，且术后麻醉恢复较快，患者疼痛较为剧烈。而骶麻后，患者在术中、术后疼痛都有减轻，在高难度手术中如复杂性肛瘘、高位肛周脓肿、环状混合痔等能有效减轻疼痛，但骶麻引起的急性尿潴留却高于局麻。因而正确有效的选择麻醉方式，能减少尿潴留的发生。

2.2.2 选择适当的麻醉药物、严格控制麻醉剂量、浓度能有效预防尿潴留。布比卡因为长效酰胺类局麻药，适用于外周神经阻滞、硬脊膜外阻滞和蛛网膜下腔阻滞，起效快，作用时间长，是盐酸利多卡因的4倍左右，罗哌卡因是单一对映结构体（S形）长效酰胺类局麻药，其作用机制与其它局麻药相同，通过抑制神经细胞钠离子通道，阻断神经兴奋与传导。罗哌卡因局部浸润麻醉作用时间较同浓度布比卡因长2~3倍。罗哌卡因能引起血管收缩，在同等剂量和浓度的布比卡因使皮肤血流量增加，这有利于减少手术创面出血。因此可根据不同的手术方式，手术难易程度、疾病的轻重来选择麻醉药物、麻醉剂量、浓度可降低尿潴留的发生率。

2.2.3 手术中要对解剖部位清楚，动作轻柔，在骶前操作时避免损失内脏神经．对肛门前方组织避免结扎过多。如内痔过大，结扎后要做减压切口；混合痔外痔部分要剥离至齿状线或齿状线上0.3－－0.5cm，尽量减少结扎面积。术中止血要充分，术后肛内填塞物要适量。

2.2.4 嘱患者术前12消失禁饮，术前、术后补液不宜过多，速度不宜过快，以避免膀胱过早充盈而引起麻醉性尿潴留。

3. 肛肠术后尿潴留治疗现状

3.1 中医治疗现况

肛肠术后尿潴留以实证为主，治疗应根据“腑以通为用”的原则，清利湿热，消散瘀结，通利气机为通调水道大法。但又据临床个体差异，辨证施治。中医药治疗肛肠术后尿潴留方法多样，如穴位按摩、穴位敷贴、穴位注射、针刺、穴位灸、或针灸并用等。

3.1.1 穴位按压法：穴位按压法具有疏通经络之效，可以解除膀胱肌肉痉挛，增强肌束伸缩力，调节神经中枢排尿反射而引起排尿。郭氏[6]根据中医经络俞穴理论，选择三阴交、关元、中极、气海等穴进行按压。陈氏[7]采用耳穴贴压预防肛肠术后尿潴留。

3.1.2 穴位敷贴法：穴位贴敷疗法通过药物直接刺激穴位，并通过透皮吸收，使局部药物浓度明显高于其他部位，作用较为直接。通过药物和穴位经络的双重作用于膀胱，使潴留的尿液得以畅流于体外。代氏[8]等用豹骨、人工麝香、生草乌、生川乌、乳香等24味中药制成的壮骨麝香止痛膏3贴分别纵向贴敷治疗观察肛肠术后尿潴留的278例患者。张氏[9]用通癃开闭散（芍药、甘草、附子、木香、槟榔、艾叶、红花、细辛、当归、熟地、川芎、党参、茯苓、白术）按比例研成粉末，用醋调和装袋蒸透，于术加热奄包敷于辨证施穴之中极、关元、曲骨等穴，用中频药物导入仪使药液入里的方法防治肛肠术后尿潴留。

3.1.3 推拿法：推拿法属于非药物的自然疗法、物理疗法。运用双手推、拿、按、摩、揉、捏、点、拍等形式多样的手法作用于病患的体表、特定的腧穴、疼痛的地方，以疏通经络、行气止痛等疗效达到解除尿潴留的目的。刘氏[10]等对100例痔瘘手术后所产生的创伤性尿潴留患者进行7足反射区及经穴按摩和肌注新斯的明常规处置对比观察。王秀丽[11]用松节油热按摩解除肛肠术后尿潴留，按摩脐下3cm至耻骨联合，两侧至髂前上棘的范围内。

3.1.4 针刺法：针刺疗法是中医学的重要组成部分，针刺经穴可疏通膀胱经气，恢复膀胱气化功能，松弛膀胱括约肌，通利小便而解除术后尿潴留。针刺多取三阴交、中极、关元等再配合其他穴位治疗。潘金蛾[12]等认为针刺中极、关元、膀胱俞、三阴交、阴陵泉等穴，治疗肛肠病术后尿潴留有较好的疗效。李海生[13]等针刺治疗肛肠病术后尿潴留22例，辨证属于实证者治以清热利湿，通利三焦，针刺中极、膀胱俞、三阴交、阴陵泉，毫针用泻法，辨证虚证者治以温补脾肾，益气启闭，针刺肾俞、脾俞、三焦俞、关元，毫针用补法。

3.1.5 穴位注射：穴位注射法封闭治疗肛肠术后尿潴留，穴位多取足三里，三阴交，药物多采用新斯的明，或生理盐水，取到穴位调节和药物双重疗效，是治疗尿潴留较好的一种方法。金惠明[14]对124例肛肠术后尿潴留患者采用足三里穴位注射新斯的明，效果满意。徐利[15]采用中极、三阴交、水道、水泉穴位注射新斯的明治疗肛肠病术后尿潴留，认为新斯的明穴位注射是治疗肛肠病术后尿潴留的理想疗法。

3.1.6 灸法：多采用艾灸、隔姜灸、温灸器等灸中极、关元等穴，以温通膀胱经气，恢复膀胱气化功能，通利小便。采用电温灸器灸中极、关元、三阴交、阴陵泉、足三里、曲谷治疗肛肠术后尿潴留，取得较好的疗效，针刺疗法配以灸法，可以更好的疏通膀胱经气，促进其气化作用，提高膀胱肌的兴奋性，促进尿液排出。李建美[16]等探讨隔姜灸关元穴对痔手术后尿漪留患者排尿的影响，认为隔姜灸关元穴是一种安全有效的方法，可使痔手术后尿潴留患者的排尿时间明显提前。谢丽君[17]等采用盒灸关元、中极治疗肛肠病术后尿潴留取得较好的疗效。

3.1.7 耳针疗法：耳穴与脏腑，经络之间有着密切的联系，通过刺激耳穴可以调节脏腑功能，疏通经络气机。黄过良[18]耳针治疗痔瘘手术后尿潴留160例疗效观察，疗效满意。

3.1.8 电针：电针治疗能疏通经气，解除大脑对脊髓排尿中枢的抑制诱发排尿反射，尽而改善膀胱逼尿肌与尿道括约肌的功能协调，即逼尿肌持续收缩，尿道外括约肌开放，尿液就会通过尿道排出体外。如选取气海、关元、三阴交、足三里、阴陵泉。梁瑞芳[19]采用密波电针治疗术后尿潴留，穴取关元，气海，有效治愈率达97.6%。殷纳新[20]采用电针治疗肛肠科腰俞麻醉术后尿潴留取得较好的疗效。

3.1.9 口服中药对症治疗，或中成药八正合剂，或渗水利湿的中药如车前子、茯苓、泽泻、淡竹叶等以煎汤代茶。陈氏[21]等用五苓散加减治疗肛肠病术后尿潴留60例，对照组37例采用甲基硫酸新斯的明治疗。结论五苓散加减治疗肛肠病术后尿潴留有效率高，适于临床推广用药。

3.2 西医常用处理方法

3.2.1 一般诱导法：尽量缓解患者紧张，放松肌肉，争取自行排尿。可用流水声、“嘘声”、按压小腹等辅助患者排尿。

3.2.2 温水冲洗会阴：用40℃－－45℃的温水冲洗患者会阴部，以刺激尿道周围神经感而促进排尿[3]。

3.2.3 可先于下腹部置热水袋热敷半小时后试排尿，如仍不能排尿，再更换冷水袋进行冷敷[22]．通过冷热刺激，常可引起排尿。

3.2.4 灌肠法：通过清洁灌肠或使用开塞露刺激排便，使肛门和尿道括约肌等松弛而排尿[23]。

3.2.4 刺激法：男性患者可用大蒜汁刺激尿道口，使患者产生尿意以排尿[24]，或用压舌板压舌，使呕吐，促使排尿[8]。

3.2.5 术后5－10小时后，如排尿困难，可先检查肛门敷料填塞情况，如若过紧，可适时将敷料适当放松，减轻张力，但要观察肛门切口有无渗血，以防局部出血。

3.2.6 口服盐酸特拉唑嗪片，可选择地阻断膀胱颈，前列腺腺体内以及被膜上的平滑肌 α1 受体，从而降低平滑肌张力，减少下尿路阻力，缓解因前列腺增生所致的尿频、尿急、排尿困难等症状。

3.2.7 肌肉注射药物：一般注射呋塞米或新斯的明，新斯的明可以促进胃肠道及膀胱平滑肌挛缩，有效解除手术后尿潴留。

3.2.8 导尿：在采用上述方法仍不能排尿者，可导尿，必要时需留置导尿。导尿使因注意无菌操作，一次导尿不宜超过800ml尿液，以防止虚脱和血尿，或膀胱肌无力诱发张力性尿潴留。

4. 讨 论

尿潴留是肛肠术后比较常见的并发症，发病率在12%－－52%，若治疗不当，可造成膀胱逼尿肌永久性损伤，或膀胱破裂、出血，膀胱内压过高，可引起尿路逆行性感染或肾功能损害。而目前就文献和临床上来看，引起尿潴留的诸多因素中，以麻醉、手术中操作、术后疼痛造成的，因此在麻醉时因选择快速、有效的麻醉方式，注意麻醉药物、剂量、浓度的使用；手术中要清楚解剖位置，动作轻柔，控制出血量；术后可使用长效麻醉如肛周封闭术，减轻术后疼痛。肛肠术后尿潴留目前在临床上没有比较明确的诊断标准，观察指标较少，疗效标准不够统一，且临床上对于诱导排尿、肌肉注射、口服药物等方法，疗效不佳，大多使用导尿法。因此我们更应开拓创新，寻找安全、有效且痛苦较小的新方法预防肛肠术后尿潴留。

参考文献：略。

一期切除缝合治疗骶尾部藏毛窦25例分析

洪 宇　鲁明良

（中国人民解放军第一一七医院大肠肛门病中心　浙江　杭州　310004）

【摘要】目的　探讨一期切除缝合治疗骶尾部藏毛窦的手术方法及治疗效果。方法　对25例骶尾部藏毛窦行一期切除缝合手术治疗的临床资料进行回顾总结性分析。结果　全组除一例术后5月复发外均治愈，无手术意外损失及严重并发症，住院时间12－16d，术后随访6月－1年，无窦道复发。结论　一期切除缝合治疗藏毛窦具有手术切除彻底，复发率低。愈合时间短，缩短住院周期的优点。

【关键词】骶尾部；藏毛窦；手术治疗

藏毛窦是皮肤内含有毛发的一种慢性窦道性炎症，多见于肛门后正中线骶尾部，故称骶尾部藏毛窦（Coccygeal pilonidal sinus）．本病在欧美国家多见，近年来在我国此病发病率也明显上升[1]。我院自2005年1月—2010年1月共收治骶尾部藏毛窦患者25例，报道如下。

1 资料与方法

1.1 一般资料　25例患者中，男24例，女一例。年龄18－32岁，平均22.4岁。均为肥胖多毛者。病程1－8年，其中1－2年者8例，3－5年者12例，5－8年者5例。病变窦口均位于骶尾部后正中即臀沟处，窦口少者1个，多者5个。其中4例窦口可见毛发钻出。肛检均未及内口。多数伴有反复感染肿胀、破溃及经久不愈的病史。7例患者窦口有脓液渗出，周围皮肤红肿触痛伴有发热。23例病灶区有质硬条索状硬结，B超检查示软组织块状影或脓腔改变，骨盆X线检查均未发现骶尾骨异常。12例术前泛影葡胺造影均未见窦道与直肠相同，与骶尾骨亦无关系。

1.2 手术方法及结果　25例均行藏毛窦一期切除缝合术，其中8例患者因合并炎症先行抗炎治疗，待炎症控制后再行病灶切除缝合术。术前认真备皮，刮净毛发，并行适当肠道清洗。所有患者均采用硬膜外麻醉，患者取折刀位，用2条宽橡皮胶，分别粘住病灶区两侧皮肤使双臀向外侧牵开，另一端固定于手术床两边以充分暴露臀沟。麻醉后先向肿块内注入美兰5－10ml染色，采取纵向梭形切口或S形切口，先切开皮肤并逐层以电刀彻底切除病变组织：包括窦口，窦道在内的全部慢性炎性增生组织，直至骶尾筋膜。检查肛门括约肌及直肠壁无损伤。对于术中创面渗血较多者，用电凝止血并以浸有肾上腺素的纱布压迫止血的办法。在缝闭切口前放置引流管于创面基底部引流。一期缝合皮下，皮肤。局部加压包扎。引流管负压吸引48－72小时后拔除。术后抗菌素治疗，瞩提早下床活动。25例切口1例发生皮下积液予以拆线引流换药后II期愈合，其余均I期愈合。切除标本送病理均提示：异物炎性肉芽肿，符合藏毛窦改变。其中8例见窦道内毛发。术后随访6月—1年，1例术后5月复发，经再次手术治愈。

2 讨论

骶尾部藏毛窦是一种少见疾病，多见于白人，黑人及黄种人发病罕见，男性多见。[2]本病发病机理有先天性及后天获得性学说。先天性学说认为藏毛窦是先天性上皮的残留或先天性皮肤凹陷所致，藏毛窦里的毛发被解释为内陷的上皮存在毛囊的缘故。但目前为人们所接受的观点为后天获得性疾病[3]，依据为本病在青春期、臀部多毛、肥胖男性多见。藏毛窦多见于年轻男性，可能是人体生理皱襞在臀间裂隙处的簇状毛发，随着臀部的扭动活动刺入皮肤，引起局部组织内的异物肉芽肿反应，并在此基础上继发感染形成脓肿的一种获得性疾病。本组病人全部在18岁后发病，其中仅8例见窦道内毛发，且未发现有毛囊结构，故本组资料更符合后天获得性学说。本病应与肛瘘、结核肉芽肿鉴别。肛瘘瘘管走行向肛门，肛管内多可及内口。而藏毛窦的走形方向多向颅侧，肛检无内口。结核性肉芽肿常有局部骨质破坏，有结核病史。

长期以来人们采用多种治疗方法试图根治藏毛窦，一期切除缝合术具有以下优点：手术切除彻底，复发率低。愈合时间短，痛苦小。手术中需注意以下几点：①切除范围要足够，应完整切除包括窦口，窦道在内的全部慢性炎性增生组织；②止血要彻底，避免留下血肿。③组织缝合要确切，避免留下死腔。④术后最好给予负压吸引以避免皮下积液。有文献报道一期缝合术后早期或晚期发生感染导致切口裂开的发生率为9%－49%，本组病例情况一期愈合率96%，病人平均住院2周，笔者认为关键在于彻底止血及负压吸引。目前一些学者对病灶切除后一期缝合的张力问题进行了研究，提出了Z形成形术，改良的Z形成形术及其他皮瓣成形术。笔者主张对于窦道复杂者，可采用Karydakis切口[4]，在完整切除窦道的同时消除了臀沟，可有效防止复发。据报道藏毛窦极少数可发生恶变[3]，所以一旦确诊，应及时外科手术治疗。

PPH联合外剥内扎术治疗环状混合痔的临床疗效观察

黄丽芳

（福建省龙岩市中医院　肛肠科　福建龙岩 364000）

【摘要】目的　探讨PPH联合外剥内扎术治疗环状混合痔的临床疗效。方法　选择环状混合痔患者70例，随机分为PPH联合外剥内扎术组和Milligan－Morgan组，两组患者分别采用PPH联合外剥内扎术和Milligan－Morgan术治疗，比较两组患者术后住院时间、疼痛、便血及术后并发症发生情况。结果　PPH联合外剥内扎组与Milligan－Morgan组相比，两组患者术后住院时间、疼痛、便血差异无统计学意义（$P>0.05$），肛门狭窄、肛缘水肿、痔复发差异有统计学意义（$P<0.05$）。结论　PPH联合外剥内扎术治疗环状混合痔疗效确切，值得临床应用与推广。

【关键词】PPH；外剥内扎术；混合痔

环状混合痔是肛肠科的疑难病，手术治疗难度大，术后并发症较多，一直是肛肠学术界的难题，PPH治疗环状混合痔主要解决肛垫下移，但不能有效处理外痔，导致术后残留外痔，肛门外观不平整，病人满意度不高。笔者对35例Ⅲ~Ⅳ期环状混合痔患者采用PPH联合外剥内扎术治疗，术后达到肛缘平整美观，疗效比效满意。现报道如下。

1 资料与方法

1.1 一般资料　对2009年8月~2012年1月我院70例痔患者，均根据《痔临床诊治指南》[1]诊断为环状混合痔（Ⅲ~Ⅳ度内痔），排除严重心、肝、肾功能不全及凝血功能障碍者，年龄25~75岁随机分为2组：观察组（PPH+MM术组）男16例，女19例；年龄27~75岁，平均44.6岁；病程半年~30年，平均13年；对照组（MM术组）男18例，女17例；年龄26~73岁，平均46.1岁，病程1~28年，平均11年。两组间性别、年龄、病程、症状及体征等经统计学处理差异无统计学意义，$P>0.05$，具有可比性。

1.2 器械　观察组采用苏州法兰克曼医疗器械有限公司生产的一次性使用管型痔吻合器（直径为32 cm）及其附件。对照组采用常规手术器械。

1.3 手术方法

1.3.1 观察组（PPH+MM术组）采用PPH（又称痔上黏膜环切术）联合外剥内扎术。腰硬联合麻下，取截石位，术区消毒，铺无菌洞巾，置入肛管扩张器扩肛，用10号丝线在12点、6点肛缘皮肤上缝合固定肛管扩张器，取出内芯，暴露齿线上约3~4cm处肠黏膜，消毒后放入肛镜缝扎器，用10号丝线从3点位进针，在直肠黏膜下层行荷包缝合一周到3点位，用另一10号丝线从7点位进针，在直肠黏膜下层行荷包缝合到11点位，不拉紧荷包缝合线，取肛肠一次性吻合器导入头端于荷包缝合线上方，旋开吻合器枪身至最大位置，收紧荷包线拉入黏膜于吻合槽内，打结固定，但不宜过紧，再将荷包缝合线用带线器从吻合器枪身左右侧孔引出，然后把两侧荷包缝合线相互打结，适度牵拉荷包结线，同时旋紧关闭吻合器，如女性患者配合阴道指诊，确认阴道后壁完好后激发吻合器，并保持激发状态60s后，完成直肠下端黏膜环切吻合术，将吻合器慢慢旋开，取出吻合器，用肛镜缝扎器帮助检查吻合口有无出血，对可疑出血或有出血处用2-0可吸收肠线跨越吻合口“8”字缝合，取出肛管扩张器后可见内痔复位上提良好，对脱出严重者，艾利斯钳提起外痔最隆起处皮肤作“V”形切口，剥离到齿状线上0.3cm处，分离皮下曲张静脉丛，然后用止血钳夹住外痔残端及内痔部分基底部，用10号丝线结扎，扎紧后剪去外痔和被结扎的内痔部分，肛缘皮肤切口呈放射状开放性。如果痔核多，外痔静脉曲张明显，两切口之间保留约0.5-1cm皮桥。术毕肛内放置消炎痛栓，自制止血散合凡士林纱布裹明胶海绵填塞肛门加压包扎。

1.3.2 对照组（MM术组）采用单纯MM术即传统的外剥内扎术。麻醉方式同观察组，消毒术野，充分扩肛，艾利斯钳提起外痔最隆起处皮肤作“V”形切口，剥离到齿状线上0.3cm处，分离皮下曲张静脉丛，然后用止血钳夹住外痔残端及内痔部分基底部，用10号丝线结扎，扎紧后剪去外痔和被结扎的内痔部分，肛缘皮肤切口呈放射状开放性，两切口之间保留约0.5-1cm皮桥。术毕肛内放置消炎痛栓，自制止血散合凡士林纱布裹明胶海绵填塞肛门加压包扎。

1.3.3 两组术后用相同抗生素预防感染3-5d，术后每日外用中药坐浴，自制消肿止痛膏换药。

1.4 统计指标　①术后住院时间（D）；②疼痛（术后疼痛采用VAS测量法评分，0分为无疼痛，10分为极度疼痛；③便血情况：无明显出血（记0分）；手纸擦拭带血（记2分）；大便时点滴出血，便后自止（记4分）；术后活动性出血，需缝扎止血（记6分）。④尿潴留（例数）；⑤肛门狭窄（例数）；⑥肛缘水肿（例数）；⑦痔复发（例数）；⑧患者满意度进行分析比较。

1.5 统计学处理　计量资料方差齐时用t检验，方差不齐时用秩和检验，计数资料采用X^2检验。

2 结果及分析

观察组在术后肛门狭窄、肛缘水肿、痔复发、患者满意度方面优于对照组（$P<0.05$），在术后住院时间、疼痛、便血情况、尿潴留方面无显著差异（$P>0.05$）。见下表1。

表1 观察组与对照组治疗环状混合痔的比较

	观察组	对照组	P
术后住院时间	7.2±1.9	8.5±1.1	>0.05
疼痛	4.8±1.5	5.5±1.7	<0.05
便血情况	2.5±1.3	2.7±1.6	<0.05
尿潴留（例数）	9/35	8/35	>0.05
肛门狭窄（例数）	2/35	6/35	>0.05
肛缘水肿（例数）	2/35	7/35	>0.05
痔复发（例数）	1/35	6/35	<0.05
患者满意度（%）	92	63	<0.05

注：计量资料用t检验；计数资料用X^2检验。

3. 讨论

近年来，有学者经过研究论证，提出痔的肛垫学说，认为肛垫是人人皆有的正常解剖结构，它对肛门功能节制起微调作用，而肛垫的病理肥大即为痔病[2]。其中大部分的痔通过保守治疗就可以使症状缓解或消除，Ⅲ度、Ⅳ度痔是不可恢复的病理肛垫，需手术治疗。

外剥内扎术（又称Milligan－Morgan术）是治疗痔的经典术式，但Ⅲ～Ⅳ期环状混合痔痔体环状突起，术中较难分界，所保留的皮桥、黏膜桥在术后易水肿，仍有痔体突出，如切除过多易至肛门狭窄，且术后疼痛明显，同时存在一定复发的可能性[3-4]。PPH手术不损伤肛管的正常生理解剖，在黏膜下阻断血流，使痔核慢慢萎缩，向上提拉肛垫并固定，目前的理论观点是强调PPH手术的无痛性而忽视了完全解决痔的症状。如果仅对混合痔采用PPH术，对于巨大的痔核悬吊固定作用有限，则术后肛门可能存在不同程度的赘生物，造成患者感觉肛门仍有肿物突起，对治疗效果感到不满意。有报道PPH术治疗后半年有复发患者，Jayaraman等[5]在荟萃性分析中肯定PPH术后会带来较高的再手术率。笔者采用PPH联合外剥内扎术治疗环状混合痔，观察组术后肛门狭窄、肛缘水肿、复发率明显低于对照组，差异有统计学意义，说明PPH联合外剥内扎术的治疗效果要明显优于单纯MM术治疗。此术式不仅完全解决痔的症状，而且可以有效避免肛管皮肤切除过多所致的肛门狭窄的并发症，减少因齿状线过多切除及结扎而造成的对肛垫及肛管的精细结构破坏，对肛垫及肛管的损伤程度轻，肛门功能保存完好，肛缘外观平整美观，患者满意度高，是一种安全有效的治疗方法，疗效确切，值得临床应用与推广的一种术式。

参考文献：略。

次侧方内括约肌切开加双缘结扎术治疗Ⅲ期肛裂150例临床观察

黄卫平[1] 肖秋平 林金荣 李庚

（福建中医药大学附属厦门中医院肛肠科）

【摘要】目的 观察次侧方内括约肌切开加双缘结扎术治疗Ⅲ期肛裂临床疗效及其对肛门功能的影响。方法 治疗组选取Ⅲ期肛裂患者150例，均采用次侧方内括约肌切开加双缘结扎术治疗，观察创口愈合时间、随访6月的复发率及测定手术前后肛门直肠压力，并与健康对照组比较。结果 所有患者均痊愈出院，创口平均愈合时间(16±2.87)d，随访6个月无复发病例；术前肛管静息压较正常人显著升高（P<0.05），肛管舒张压较前显著降低（P<0.05），肛管最大收缩压及肛管自主收缩持续时间与正常人比较无明显差异（P>0.05）；术后肛管静息压较术前明显降低（P<0.05），肛管舒张压较前明显升高（P<0.05），肛管最大收缩压及肛管自主收缩持续时间与术前比较无明显差异（P>0.05）；术后肛管静息压、肛管舒张压、肛管最大收缩压及肛管自主收缩持续时间与正常人比较无明显差异（P>0.05）。结论 次侧方内括约肌切开加双缘结扎术治疗Ⅲ期肛裂疗效显著，能有效地解除内括约肌痉挛，改善肛裂溃疡面的供血不足，促进肛裂的愈合。

【关键词】肛裂；次侧切术；双缘结扎术；肛管直肠压力测定

目前对慢性肛裂的手术治疗，内括约肌部分切断以缓解痉挛，同时原发肛裂病灶必须切除扩创以使引流通畅仍为基本原则，而具体切断内括约肌的位置以侧位和原位居多。我科采用自行设计的次侧方内括约肌切开加双缘结扎术（侧切术）治疗Ⅲ期肛裂于2004年通过福建省科技厅及厦门市科技局的技术成果鉴定，临床疗效显著，能有效解除内括约肌痉挛，降低肛管直肠高压状态，同时创口愈合快、并发症少，临床应用广泛。笔者选取2012年8月~2013年5月在我院采取次侧切术治疗Ⅲ期肛裂患者150例，取得了较好的疗效，现报告如下：

1 资料与方法

1.1 临床资料

治疗组150例患者均来自2012年8月~2013年5月福建中医药大学附属厦门市中医院肛肠科住院患者，诊断符合2012年7月中华中医药学会肛肠专业委员会讨论通过的《中医肛肠科常见病诊疗指南》中肛裂诊断标准[1]，Ⅲ期肛裂：肛管紧缩，溃疡基底部呈现纤维化，伴有肛乳头肥大，溃疡邻近有哨兵痔，或有潜行瘘管形成。排除并发糖尿病、结核病、严重的低蛋白血症、血液系统疾病、严重心血管、肝、肾功能损害、伴有腹泻者及孕妇、精神病患者、过敏体质、瘢痕体质，男64例，女86例；年龄18~62岁，平均（30±2.13）岁；病史1~15年。健康对照组来自厦门市中医院江头社区健康受试者30例，均签署知情同意书。

1.2 研究方法

1.2.1 治疗方法：采用次侧切术[2]。术前8 h禁食，术晨清洁灌肠。手术基本步骤：骶麻满意后常规消毒铺巾。截石位5点肛缘外约1.5 cm处作一放射状切口，中号弯血管钳进切口沿肛内方向进入，右手食指进入肛管内，弯血管钳在右手食指的引导下在齿线处穿出，撑开血管钳后，沿血管钳切开皮肤、部分内括约肌，切口两侧用血管钳放射状钳夹，一侧的肛裂（如有皮下瘘可先挑开）、哨兵痔、肥大肛乳头与切缘一并钳夹，另一侧切缘钳夹少许。皮肤稍作剥离后，“8”字贯穿缝扎。术中注意仔细消毒，严格无菌操作，充分止血。术毕予双氯芬酸钠栓1粒纳肛，凡士林纱条填塞创面，塔形纱布加压固定。术后常规应用抗生素预防感染，第2日始每日1：5000 PP液坐浴，雷佛奴尔纱条换药。

1.2.2 观察指标：（1）伤口愈合时间；（2）术前及出院时肛门直肠压力测定（肛管静息压、肛管舒张压、肛管最大收缩压、肛管自主收缩持续时间）。（3）观察患者创面的感染及出院6个月复发情况。

1.2.3 疗效判定：治愈：症状完全消失，伤口愈合好，排便通畅，肛门功能正常，无任何并发症发生；好转：症状改善，伤口缩小，无明显并发症；无效：伤口未愈合，存在不同程度肛门失禁，症状无明显改善。

1.2.4 质量控制 所有研究对象均由2名副主任以上资历医师按照诊断标准做出明确诊断。由专人逐一对资料的完整性 、正确性进行检查，然后进行统计学分析。

1.3 统计学处理 所得数据计量资料以均数±标准差（$x \pm s$）表示，采用t检验，用spss13.0统计软件处理，以$P<0.05$为差异有统计学意义。

2 结果

2.1 所有患者均痊愈后出院，创面愈合时间12~25d，平均愈合时间（16±2.87）d。住院期间所有患者均未出现创面感染，出院6个月随访无复发病例。

2.2 手术前肛门直肠压力及正常人肛门直肠压力指标比较：术前肛管静息压较正常人显著升高（$P<0.05$），肛管舒张压较前显著降低（$P<0.05$），肛管最大收缩压及肛管自主收缩持续时间与正常人比较无明显差异（$P>0.05$）。详见表1

表1 手术前肛门直肠压力及正常人肛门直肠压力指标比较

	肛管静息压（mmHg）	肛管舒张压（mmHg）	肛管最大收缩压（mmHg）	肛管自主收缩持续时间（s）
术前	144.18±2.54	26.73±1.25	174.36±2.984	40.55±2.86
正常对照组	64.45±1.19	37.27±1.83	176.91±1.841	41.82±1.17
t	39.946	−5.940	−1.47	−0.741
P	0.00	0.00	0.17	0.48

2.3 手术前、后肛门直肠压力指标比较：术后肛管静息压较术前明显降低（$P<0.05$），肛管舒张压较前明显升高（$P<0.05$），肛管最大收缩压及肛管自主收缩持续时间与术前比较无明显差异（$P>0.05$）。详见表2

表2 手术前、后肛门直肠压力指标比较

	肛管静息压（mmHg）	肛管舒张压（mmHg）	肛管最大收缩压（mmHg）	肛管自主收缩持续时间（s）
术前	144.18±2.54	26.73±1.25	174.36±2.984	40.55±2.86
术后	66.18±2.04	36.36±1.33	175.45±1.846	39.91±3.69
t	20.594	-.5.869	-0.880	0.385
P	0.00	0.00	0.40	0.71

2.4 手术后肛门直肠压力指标比较：术后肛管静息压、肛管舒张压、肛管最大收缩压及肛管自主收缩持续时间与正常人比较无明显差异（P>0.05）。详见表2

表3 手术后肛门直肠压力指标比较

	肛管静息压（mmHg）	肛管舒张压（mmHg）	肛管最大收缩压（mmHg）	肛管自主收缩持续时间（s）
术后	66.18±2.04	36.36±1.33	175.45±1.846	39.91±3.69
正常对照组	64.45±1.19	37.27±1.83	176.91±1.841	41.82±1.17
t	0.884	-0.439	-1.154	-1.559
P	0.398	0.67	0.28	0.15

3 讨论

肛裂属于肛肠外科常见病、多发病，该病常伴出血、周期性剧痛，严重影响患者的正常生活与工作，给患者带来极大的痛苦。目前国内外学者普遍认为肛裂

的本质是缺血性溃疡，是内括约肌痉挛诱发的结果。括约肌高张力可诱发肛管皮肤缺血，因缺血而导致肛裂形成；降低括约肌张力，则可恢复肛管皮肤血供，促进肛裂愈合，因此解除内括约肌痉挛，消除肛管高压，是治愈肛裂的唯一途径[3]。

次侧方内括约肌切开加双缘结扎术是我科针对Ⅲ期肛裂常用术式的不足而设计的一种新的手术方式。前期研究表明该术式创面愈合时间短、疼痛轻微、出血少、感染率和复发率低[4]，安全有效，已在临床广泛应用。本研究观察病例150例患者均痊愈出院，住院期间无创面感染病例，出院随访6个月亦未发现复发，与前期科研结论一致。肛裂患者术前肛管静息压明显高于正常对照组、肛管舒张压则明显低于正常对照组，肛管最大收缩压及肛管自主收缩持续时间与正常组比较无差异，考虑是肛管皮肤形成溃疡创面，皮下感觉神经末梢显露受到粪块和炎症刺激，引起肛门括约肌痉挛，肛管处于紧缩状态，肛管不如正常人松弛，故肛管静息压高于正常人（P<0.01），而肛管舒张压低于正常人（P<0.01），治疗上应松解肛管，解除内括约肌痉挛。术后肛管、直肠静息压很快就下降，肛管舒张压则回升，恢复至正常水平，而其他相关指标比较无统计学差异，表明次侧方内括约肌切开加双缘结扎术能扩延肛管周径，松解肛管，降低了内括约肌张力，解除了内括约肌痉挛，降低高肛管压，改善了肛管的力量结构及排便时压力分布状况，减少了再损伤机会，改善局部血液和淋巴循环，炎症消退，有利于局部组织的修复，从而有效地阻断了Ⅲ期肛裂长期不愈合的恶性循环，从而达到彻底治愈的目的，为临床提供了科学的依据。

Ⅲ期肛裂采用次侧方内括约肌切开加双缘结扎术进行治疗，可显著降低肛管静息压，肛管舒张压亦明显回升，且能保障肛门功能的完整性，是一种较为理想的治疗慢性肛裂的手术方式，值得在临床广泛应用。

参考文献：略。

国产吻合器在治痔中的应用及评价

黄中训　彭联瑜

重庆龙湖医院肛肠科（重庆 401147）

痔上黏膜环切吻合术（PPH）是一种利用吻合器治疗痔和直肠黏膜内脱垂等肛肠疾病的新技术。

意大利学者 Dr. Longo 在1998年成功进行了世界上第一例 PPH 无痛痔手术并逐渐应用于临床。2000年引入中国，逐渐被广大医师接受并成为常用术式。我们于2009年2月至2012年8月采用 PPH 治疗痔及合并症102例，取

得满意疗效，且我们所用的吻合器是国产的，大大降低了医疗费用，解决了病人看病贵的问题，现报告如下。

1 资料与方法

1.1 临床资料　本组男性76例，女性26例，年龄24~79岁，平均45.7岁，病程2月~31年，其中Ⅱ~Ⅳ期内痔39例，以Ⅲ、Ⅳ期内痔为主的混合痔53例，脱垂环状痔10例，伴直肠黏膜内脱垂15例，伴直肠前突3例，伴血栓性外痔7例，伴肛乳头肥大6例，伴肛裂5例，伴低位单纯性肛瘘2例，伴直肠息肉2例，伴中重度贫血2例，有痔疮手术史11例。

1.2 手术器械　使用江苏常州新能源吻合器总厂有限公司生产的吻合器，由可反复使用的吻合器推钉器、抵钉座及一次性使用的肛管扩张器、肛镜缝扎器、带线器、抵钉座切割垫刀圈、钉仓组件等组成。

1.3 治疗方法　术前1天进食流质无渣饮食，并口服泻剂（20%甘露醇注射液250~500ml，复方聚乙二醇电解质散）或清洁灌肠。完善相关辅助检查（如血常规、凝血功能、肝肾功能、血糖，胸片，心电图，彩超肝胆胰脾肾前列腺或子宫附件等）。术前可肌注地西泮10mg，采用骶麻或腰麻，取患者折刀俯卧位，常规消毒手术区域，指法扩肛至肛门能容纳四指后，再次消毒手术区域及直肠，女性病人包括阴道，铺无菌孔巾，将吻合器及组件调试准备好，置入肛管扩张器及内芯，如肛门偏紧或坐骨高凸置入困难时可用3把组织钳分别在1、5、9点夹住肛缘皮肤，向外牵拉，暴露痔核及直肠下端黏膜，将肛管扩张器及内芯插入肛门，取出内芯，用丝线将肛管扩张器缝扎固定于肛周皮肤上，插入肛镜缝扎器，在齿线上2.5~4cm黏膜下层行环状荷包缝合，用1/0涤纶编织线从3点位进针，在黏膜下层顺时针荷包缝合一周，然后在9点位相同高度跨荷包线缝扎一针，3、9点分别留长线作牵引用，退出肛镜缝扎器，将抵钉座蘑菇头伸入直肠内，使其位于荷包缝线之上，适度收紧荷包缝线并打结，将抵钉座与吻合器对接，用带线器从钉仓两侧孔分别引出3、9点牵引线，旋紧吻合器，同时均匀用力向外牵拉3、9点牵引线，旋紧吻合器到指定可击发刻度后，女性病人指诊阴道后壁完整光滑后，打开保险开关，击发吻合器，保持吻合器呈击发状态30秒钟左右，反旋吻合器旋钮1/2~1周后轻轻退出吻合器和抵钉座（也可反旋至最大限度后在直视下取出），用肛镜缝扎器检查吻合口有无搏动性出血及明显渗血，如有则用3-0可吸收线行8字缝扎止血，对脱垂严重者可在吻合口上下1cm处隆起的黏膜下层注射1：1消痔灵注射液。对合并有血栓外痔、肛乳头肥大、直肠息肉、肛裂、低位单纯性肛瘘等的患者，在PPH术前或术后配合相应手术，有的手术创面可缝合或部分缝合，并在肛门创面下注射长效止痛剂，肛门内留置一根带多个侧孔乳胶引流管，外用纱布包扎胶布固定。术后均用抗菌素静脉滴注4~7天，便后中药坐浴，麝香痔疮栓纳肛及肛门内填塞纱条，TDP照射等治疗，术后第一天进食流质或半流质饮食，控制大便一天，大便干燥者可口服软化大便药物，离院后7~10天来院复查。

2 结果

2.1 疗效　本组102例全部一次吻合成功，切除直肠黏膜及黏膜下层组织完整一圈，宽度为1.3~2.7cm，深度达黏膜下层、部分带有少许肌层。手术时间20~50分钟，平均35分钟；住院时间4~15天，平均7天。随访0.5~4年无复发，总有效率100%。

2.2 并发症　有切除时下腹胀痛21例，（占21%，大多未作特殊处理自行缓解）；尿潴留11例（占11%，留置导尿管后1~3天拔除均能自行通畅排出小便）；出血3例（占3%，经吻合口上下黏膜下层注射硬化剂、明胶海绵填塞、电凝后出血停止，均未作缝扎止血）；术后疼痛15例（占15%，口服药物后好转，1例因吻合口位置过低需要肌注止痛剂）；肛门坠胀及便频17例（占17%，经抗感染、麝香痔疮栓纳肛、药物保留灌肠治疗5~7天后逐渐好转）；吻合口狭窄1例（占1%，麻醉下插入肛管扩张器内芯扩肛，出血处横缝止血后治愈）；残留皮赘6例（占6%，患者无明显不适均未作处理）；血栓性外痔1例（半年后出现）；肛周脓肿1例（1.5年后出现）。无直肠阴道瘘、前列腺损伤、肛门失禁、盆腔感染、肛瘘等并发症出现。

3 讨论

痔是一种常见病、多发病，痔病的治疗目的在于消除痔的症状而不是消除痔核，痔的治疗原则是尽可能保留肛垫组织，并使下移的肛垫重新回复和固定于原来的位置，尽可能减少对肛管解剖及组织结构的损伤。吻合器痔上黏膜环切术（PPH）是目前符合痔治疗原则的治疗方法，PPH原理是通过特制的吻合器切除直肠壶腹与肛管之间的环状直肠黏膜脱垂带，同时阻断动静脉吻合的终末支，减少黏膜下的血液量及黏膜脱垂，同时完成切口吻合后上提了肛垫，从而使痔核回缩至直肠内并逐渐萎缩，恢复肛管黏膜的正常解剖，改善肛门的自制功能，降低肛管内压，调整内外括约肌的活动。我们对脱垂严重者行PPH的同时，在其吻合口上下黏膜下层注射消痔灵注射液，起到加强固定的作用，同时对合并症一起治疗，进一步提高了手术质量和效果。

适应症的选择：根据《PPH技术规范》（中国PPH技术资格认证专家委员会2009年4月拟定，2011年8月修订）选择。①理想适应症：Ⅲ期及以下内痔；②一般适应症：Ⅲ~Ⅳ期内痔、反复出血的Ⅱ期内痔、直肠黏膜内脱垂；③相对适应症：伴有其他并发症或并发病的各期内痔、嵌顿内痔、各型混合痔等；④扩大适应症：直肠脱垂、直肠息肉、直肠阴道瘘、局限性直肠溃疡或局限性出血性直肠炎、功能性出口处梗阻型便秘之直肠前膨出症、直肠黏膜内脱垂等。禁忌症：直肠肛管过度纤维化、直肠肛管狭窄者及直肠黏膜的化脓性感染。

PPH操作要点：(1) 荷包缝合高度应在齿状线上2.5~4.0cm，根据脱垂程度决定，使切除后吻合口位于齿线上1~2cm处，荷包缝合过高，对肛垫的向上牵拉悬吊作用减弱，术后易复发；荷包缝合过低，则吻合时易伤及齿状线及肛垫组织，引起术后剧烈疼痛等不适。(2) 荷包缝合深度应在黏膜下层，过浅可能牵拉时将直肠黏膜撕裂及术后悬吊作用减弱，过深则可能伤及直肠肌层致术后直肠狭窄，前侧缝合过深则可致前列腺、尿道、阴道损伤，故对女性患者，击发前要检查阴道后壁，防止将阴道后壁牵拉入吻合器内，引起阴道后壁切除形成直肠阴道瘘。(3) 脱垂严重者（包括直肠黏膜内脱垂）可行双荷包缝合，以便切除更多组织，悬吊加强，两荷包线相距1.0~1.5cm，伴直肠前突者，可在前侧加一个半荷包。(4) 荷包缝合时避免反复进出针，进针出针应尽量在两直肠柱之间，以免损伤血管引起血肿，影响切除效果。荷包缝合时针距不要过大，防止遗漏黏膜，以免引起切割不全，一般出针位置为下一针的进针位置，一圈缝合4~6针。(5) 荷包缝线尽量收紧，但不能死死捆绑于抵钉座中心杆上，使中心杆有一定活动度，向外牵拉两侧牵引线时要用力均匀，以免因用力不均引起一侧切除过多，一侧切除过少，因为钉仓容积是有限的。(6) 吻合口有搏动性出血或明显渗血时均要用可吸收线8字缝扎止血，8字缝扎的针距与针边距均以0.3cm为宜，太大易致吻合口狭窄，太小易致止血不彻底。(7) 因切割吻合时牵拉内脏神经易致患者血压下降，心率减慢，这时吻合口不易出血，待血压回升后可能引起出血，因此要反复多次检查吻合口是否出血，并且操作不能粗暴。(8) 在吻合口上下黏膜下层注射1：1消痔灵注射液具有收敛固脱作用，可提高疗效，但注射点要距吻合口上下1cm以上，太靠近吻合口易致吻合口狭窄。

并发症的防治：(1) 下腹胀痛 有部分患者诉击发时出现下腹坠胀或痉挛性疼痛，多呈短暂性，尚能忍受，其发生机制多与吻合过程中牵拉肠壁、悬吊过紧，刺激内脏神经有关，可使用654-2静滴及杜冷丁、非那根肌注。(2) 出血 术中吻合后即刻出血，分为明显渗血，搏动性出血和吻合口撕裂出血，通过可吸收线8字缝扎可止血，术后吻合口出血，大多发生在术后24小时内，可能是术中切除的直肠黏膜不够完整或吻合口渗血所致，术中止血不彻底或吻合完毕后动脉血管被压闭及血压下降血管闭锁未行缝扎，吻合时吻合器旋钮旋得过紧致使直肠黏膜坏死，或旋得过松致使吻合钉易撕脱，而待吻合口裂开后也可导致出血。术后吻合口感染致吻合钉脱落引起出血等。术后出血可用1：200000肾上腺素棉球或止血纱布压迫，明胶海绵填塞，电凝出血处，出血处吻合口上下黏膜下层注射硬化剂，用Foley导管的气囊压迫止血、留置24~48小时，以上治疗无效时需在麻醉下缝扎止血。术后少量渗血或排便时少量带血往往不需要特殊处理。(3) 尿潴留 男性多于女性，与麻醉、术后疼痛、惧怕心理、肛门纱布压迫过紧、输液过多、前列腺增生、有尿路感染史等有关，出现尿潴留经热敷按摩下腹、松解肛门敷料、肌注新斯的明等处理后仍不能排尿需留置导尿管，导尿后第1~3天拔除导尿管均能自行通畅排出小便，为减少术后尿潴留的发生，我们主要采用骶管麻醉，术前排空膀胱，控制输液量，及时止痛，口服治疗前列腺增生药物等措施来预防。(4) 术后疼痛 从理论上讲PPH没有肛周皮肤切口，术后不应有肛门疼痛，但实际上由于术中扩肛常常引起轻度的肛门皮肤及括约肌撕裂和钳夹损伤肛缘皮肤，吻合口感染、水肿，吻合口位置过低，合并血栓性外痔、肛乳头肥大、肛裂、低位单纯性肛瘘的同时治疗等有关，因此有些患者术后仍有肛门疼痛，但与传统外剥内扎术相比疼痛明显减轻，极少数患者需要用镇痛剂，一般均可以忍受。(5) 肛门坠胀感及便意频繁 部分患者出现肛门下坠感及大便次数增多，且排便不尽。可能与吻合口过低刺激肛管以及吻合口炎症、吻合口血肿或血栓形成等有关，经抗感染、麝香痔疮栓纳肛、复方黄柏液保留灌肠等治疗，5~7天后症状逐渐缓解。(6) 残留皮赘 以外痔为主的行PPH，同时未配合外痔切除术，术后肛缘皮肤发炎水肿后吸收不全，荷包缝合的黏膜下组织不够，达不到向上提拉所需程度，荷包缝合不完整，缝合黏膜下组织深度不均，巨大混合痔尤其是伴有程度较重的黏膜脱垂者，PPH术后常残留皮赘，可用双荷包、双吻合器切除，必要时配合手术切除。(7) 吻合口狭窄 与吻合口位置过高、吻合口炎症、荷包缝合太深、吻合口瘢痕挛缩等有关。我们主要采用以下方法解决：术中预防，术后抗菌素的应用，术后定期复查，指法按摩扩肛，及时取出暴露的吻合钉，激光烧灼治疗吻合口增生肉芽组织，吻合口狭窄环电刀切开松解，严重狭窄者需在麻醉下行纵切横缝术。

临床评价：国产吻合器行PPH治疗痔及合并症是一种安全有效、创伤小、并发症少、恢复快、价格低廉（吻合器几百元）的方法，能够达到进口吻合器的疗效（国内张敏等报道在手术安全性和有效性方面，国产吻合器与进口吻合器无明显区别）。因此，期待这种PPH技术能在基层医院推广应用。

参考文献（略）

复杂性肛瘘的诊治策略

黄忠诚　李光义

湖南人民医院胃结直肠肛门外科湖南省肛肠疾病质量控制中心（518000）

【关键词】复杂性肛瘘；诊断与治疗；策略

复杂性肛瘘通常没有明确的定义，通常对有两个以上瘘管或者瘘管较长并弯曲的肛瘘称其为复杂性肛瘘，也有学者认为，只要主瘘管累及肛门直肠环或环以上者亦称之为复杂性肛瘘[1]。复杂性肛瘘的治疗以手术治疗为主，随着医学的进步，对复杂性肛瘘的治疗取得了很多的进步，各种手术方式多种多样，但是术后复发及术后肛门失禁仍然是复杂性肛瘘治疗中的两大难题，一直困扰着广大临床医生。据统计：复杂性肛瘘首次术后复发率约0~18%复发，术后肛门失禁率约为10%[2]. 本文从复杂性肛瘘的病理、解剖、诊断、手术方式几个方面，讨论复杂性肛瘘的诊治策略，以提高复杂性肛瘘的疗效。

一、肛瘘的病理基础

肛瘘有原发性内口、瘘管、支管和继发性外口。内口即感染源的入口，多在肛窦内及其附近，后正中线的两侧多见，但也可在直肠下部或肛管的任何部位。瘘管有直有弯，少数具有分支。外口及脓肿溃破处或切开引流的部位，多位于肛管周围皮肤外，由于原发病灶不断经内口进入管道，加之管道迂曲行走于内外括约肌附近，管壁由纤维组织构成，管内有肉芽组织，故经久不愈。如肛瘘反复发作，则应考虑特殊类型肛瘘，如结核性肛瘘、梅毒性肛瘘、溃疡性结肠炎性肛瘘及克罗恩病性肛瘘。

根据肛瘘的病理学基础，为避免肛瘘的复发，在临床治疗过程中，要求我们对肛瘘内口周围炎症纤维组织、疤痕结节切除，向上扩创引流，使瘘管充分愈合。

二、肛门部局部解剖

笔者认为，对肛门部局部解剖的认识是治疗复杂性肛瘘的基础，只有对肛门部局部解剖充分认识、理解，才能对复杂性肛瘘的走形、定位做到心中有数，才能更合理的设计具体手术方式。就肛瘘而言，肛门部局部解剖，重点在于对肛管内面结构及肛门部肌肉的认识。

1. 肛管内面结构

肛管长约4cm，上续直肠，向后下绕尾骨尖终止于肛门。肛管内有6-10条纵向的黏膜皱襞，称肛柱。平肛柱上端的环状线为肛直肠线，相邻肛柱下端之间呈半月形的黏膜皱襞称肛瓣。通过肛柱下端及肛瓣的边缘连成锯齿状的环状线，称齿状线，肛瓣与相邻肛柱围成的小隐窝称肛窦。肛窦内常有粪屑滞留，感染后易致肛窦炎，严重时可形成肛瘘或坐骨直肠窝脓肿等。肛瘘的内瘘口常出现在肛窦处，术中正确定位及处理内瘘口，是治疗复杂性肛瘘的要点之一。

2. 肛门部肌肉

肛门内括约肌：由肛管壁内环形肌层明显增厚形成，属不随意肌，有协助排便的作用，无括约肛门的功能。

肛门外括约肌：为环绕肛门内括约肌周围的横纹肌，按其纤维的部位可分为：1）皮下部：位于肛管下端的皮下，肌束呈环形，前方附于会阴中心腱，后方附于肛尾韧带；2）浅部：在皮下部深面，肌束围绕肛门内括约肌下部，前方附着于会阴中心腱，后方附着于尾骨下部及肛尾韧带；3）深部：肌束呈厚的环行带，围绕肛门内括约肌上部，其深层纤维与耻骨直肠肌混合而不能分隔，其前方的许多纤维交叉进入会阴浅横肌，后方的纤维多附着于肛尾韧带。

耻骨直肠肌：为肛提肌四部分之一，起于耻骨盆面和肛提肌腱弓的部分，肌纤维位于肛提肌其他部分的上方，行向后，绕过直肠肛管交界处的两侧和后方，止于肛管侧壁、后壁及会阴中心腱，并与对侧的肌纤维连接，构成U形袢，还有部分纤维与肛门外括约肌深部的纤维相融合。此肌是肛直肠环的主要组成部分，具有重要的肛门括约肌功能，又可拉直肠肛管交界处向前，阻止粪便由直肠进入肛管，对肛门自制有重要作用，在复杂性肛瘘手术中，切勿伤及此肌束，以免引起肛门失禁。

肛直肠环：肛门内括约肌、肠壁的纵行肌，肛门外括约肌浅、深部和耻骨直肠肌在肛管直肠移行处形成的肌性环。此环在肛管两侧和后方发达，而在肠管前方纤维较少。若手术切断此环，则可引起肛门失禁。

目前按瘘管与肛门部肌肉的关系，将肛瘘分为四类：1）括约肌间肛瘘 瘘管只通过内括约肌，外口常只有一个，距肛缘较近，约3－5cm，少数瘘管向上，在直肠环肌和纵肌之间形成盲端或穿入直肠形成高位括约肌间瘘。2）经括约肌肛瘘 瘘管穿过内括约肌、外括约肌浅部或深部之间，外口常有数个，并有支管相互沟通。外口距肛缘较近，约5cm左右，少数瘘管向上穿过肛提肌至直肠旁结缔组织内，形成骨盆直肠瘘。3）括约肌上肛瘘 瘘管向上穿过肛提肌，然后向下至坐骨直肠窝穿透皮肤。4）括约肌外肛瘘 瘘管穿过肛提肌直接与直肠相同。

三、复杂性肛瘘的诊断

复杂性肛瘘因其内口、外口数量多，窦道走形复杂，术前诊断较为困难，对手术的设计及预后带来了很大的不利影响，因此，术前对复杂性肛瘘内口、外口、窦道走形的诊断与定位，显得尤为重要，常有的诊断与定位方法有：

1. 经验诊断

1.1 视诊法 肛门直肠周围的感染是沿肛门括约肌的走行及淋巴回流方向而蔓延的，故肛瘘外口的位置与瘘管的走行和内口的位置有一定的关系。视诊法主要是根据肛瘘外口的分布确定瘘管的走行和内口位置。

1.2 索罗门定律（Salmon low） 患者取截石位，在肛门中央画一横线，如肛瘘外口位于此线前方，且距肛门不超过5cm时，则瘘管较直，内口居同位齿线上，与外口相对；如外口位于此线后方，则瘘管多弯曲不直，内口多居肛门后中位齿线上，不与外口对应。

1.3 哥德索规则（Coodsall rule） 患者取肛门截石位，在肛门中央画一横线，如肛瘘外口位于此线前方或此线上，且距肛缘在2.34－3.81cm时，则瘘管较直，内口居同位齿线区；如外口位于此线后方，则瘘管弯曲，内口居后中位齿线区。如外口距肛缘超过2.34－3.81cm。无论外口位居此线前后，则主管均弯向后中位。

1.4Parks自然解剖标记 以肛门为中心将肛门会阴部分为8区。即：前中线区、左前区、左区、左后区、后中线区、右后区、右区和右前区。肛门皱襞外3－5cm的范围称内带，5cm以外与肛门有关的区域称外带。如瘘管外口位于内带者，其管道方向呈放射状垂直肛门，大多数内口位于相应的肛隐窝处，内带之肛瘘多局限于肛门前区。如肛瘘外口位于外带者，其管道弯曲，内口大多数位于后中线区。

1.5 触诊法 触诊法包括肛外触诊、肛内触诊和复合触诊。肛外触诊对于表浅肛瘘常可触及硬韧的条索状物，由肛瘘的外口通向肛门直至齿线处内口。初发、短小的结核性肛瘘及高位肛瘘常不能触及条索物。肛内触诊主要是确定内口的位置和了解肛管直肠环硬化的程度。齿线区触及突起或凹陷小结即内口，内口闭锁且无明显结节时不易触清。肛管直肠环若已硬化，则术中可切断，否则将导致肛门失禁。复合触诊即肛门内外的手指配合确定瘘管的走行和内口的位置。

1.6 肛镜检查 肛镜检查主要是确定内口的位置。可直视观察到已感染的肛窦有充血、水肿、隆起或凹陷等炎症反应[3]，感染期压之有分泌物[4]。

1.7 探针法 采用银质的球头探针，从外口沿着瘘管的行径方向缓慢探入，左手示指在肠腔内引导，感觉探针最明显处常为内口所在。也可将探针弯曲成钩状，在肛门镜下从可疑肛窦处探入，若轻易进入0.3cm以上者常为内口[5]。探针检查对于瘘管直，管径较粗的病例探查准确，但对复杂的瘘管探查时容易造成假道或人工内口，引起误诊。

1.8 注射法 注入法分注液法和注气法2种。经典的注液法检查是将一块纱布经肛门镜置入直肠内，从瘘管外口缓慢注入2%的亚甲蓝溶液，取出肛内纱布，如见染色，可证实瘘管的存在和确定内口的部位。注气法为左手示指伸入肛内，右手执注入器紧压于外口，加压注气，如左手示指感气流冲击并有“吱吱”溢气声处，即为肛瘘内口。也可用双氧水注射，利用双氧水分解产生气体的压力可使部分堵塞的瘘管再通，便于亚甲蓝染色。

2. 影像学检查

2.1 造影剂造影 造影剂可选用碘剂，造影剂经外口注入，在X线下观察肛瘘的走行及内口的位置。碘剂造影对通畅性瘘管则效果较好，黄士明等[6]对高位复杂性肛瘘术前采用碘油造影，取得了较好的效果，但对多支管、瘘管不通畅者，则效果欠佳，如Weisman则认为：48％的肛瘘造影能显示术前未预期的管腔。

2.2 腔内超声 能清晰分辨肛瘘主管走向，支管的分布、数量及内口位置，对术中保留括约肌功能，避免肛门失禁具有重要意义。Ratto等[7]对102例肛瘘患者术前行腔内超声检查，并与术中发现相对比，其符合率为：内口91.2%，原发瘘管94.1%，继发瘘管96.1%，伴发脓肿100%。腔内超声诊断的准确率可随着过氧化氢注射和三维成像技术的应用而提高。Buchanan等[8]比较过氧化氢增强的三维直肠内超声与普通三维直肠内超声诊断复杂性和复发肛瘘的准确性，认为气体的存在使32％的原发瘘管和46％的继发瘘管更加明确，有助于复杂性肛瘘的诊断。

2.3 肛门内镜超声 内镜超声是一种将内镜与超声相结合的综合技术，肛门内镜超声可观察已闭合瘘管，其假阳性率很低，Chao[9]报道为8.6%，王振军等[10]通过在瘘管内注入生理盐水进行检查，认为肛门内镜超声定位已经愈合的肛瘘内口准确、快速、简单，并且患者耐受性好。

2.4 螺旋 CT 三维重建　通过直接扫描获得的断层 CT 图像进行三维重建，能清晰观察肛门括约肌、肛提肌、肛旁、盆腔、盆壁的情况和病变范围，可以立体地多角度观察复杂性肛瘘的位置、形态、边缘、长度及其分支，有无与直肠相通，以及死腔、窦道的大小、形态等，为外科医师提供最直观的资料。马海峰等[11]通过 CT 三维重组技术对肛瘘患者行前瞻性研究，其对肛瘘内口诊断的准确性、敏感性、特异性分别为 93.9%，96.17 % 和 66.7%。郭献忠等[12]对 30 例复杂性肛瘘患者术前采用 CT 三维重建技术检查，内口诊断准确率为 75. 9 %；对支管的诊断准确率为 94. 3 %。

2.5 磁共振成像（MRI）　MRI 软组织分辨率高，能直接三维成像，显示肛瘘瘘管的走行及与括约肌的关系，能准确描绘肛门内外括约肌、肛提肌及耻骨直肠肌的解剖结构并显示肛瘘与肛门周围肌肉的关系并对术后疗效作出正确评估。目前，MRI 已被发达国家学者作为对肛瘘进行评估和分类的金标准。Buchanan 等[13]报道 71 例复发肛瘘患者再次术前行 MRI 检查，手术所见与 MRI 符合的 40 例，术后再次复发率为 13 %，而手术所见与 MRI 不符的 31 例术后再次复发率为 52 %，并且术后再次复发的部位在 MRI 检查中均有提示；MRI 指导下的手术降低了 75 % 的复发性肛瘘手术术后的再次复发。

3. 肛肠动力学检查

肛管直肠压力测定（MAP）能准确测试肛门括约肌张力、直肠顺应性、肛管直肠感觉和肛门直肠抑制反射，通过静息压和收缩压，提供肛瘘手术前和手术后生理学数据，可术前评估肛瘘患者的肛门括约肌的功能，有助于手术方式的选择和确定术后括约肌损伤程度，对了解患者术后肛门功能的变化、比较手术方式、评估手术疗效很有意义。张荣在等[14]对 37 例肛瘘患者手术前后用直肠肛管测压法检测直肠肛门反射（ RAR）、肛管最大收缩压（AMCP）、肛管最长收缩时间（ALCT）、直肠静息压（RRP）、肛管静息压（ARP）5 项技术指标，并与 30 名正常人进行对比，结果术后 RAR 完全恢复并敏感率提高，与正常人无差异；AMCP 与术前无差异，比正常人明显降低；ALCT 与术前无差异，比正常人延长；RRP 术后降低，与正常人无差异；ARP 术后降低，比正常人亦显著降低。

四、复杂性肛瘘的手术方式

4.1 瘘管切开、瘘管切除术：一般适用于瘘管局限下肛门括约肌皮下部的肛瘘，对于复杂性肛瘘，仅用于部分瘘管或支管的处理。

4.2 肛瘘切开挂线术　瘘管累及大部分外括约肌，为避免失禁采用挂线。因为挂线能引起周围组织炎性反应和纤维化并起到引流作用，一旦切开可防止括约肌回缩不致造成失禁，其复发率为 2 % ~15 %。切开挂线术是复杂性肛瘘手术中最为常用的方法，根据不同瘘管的具体形式不同，由此而派生出很多不同的手术方式，如复杂性肛瘘切开旷置挂线术、复杂性肛瘘开窗引流挂线术、分段剔除瘘管挂线术等术式，其手术要点在于：充分处理内瘘口、挂线缓慢切开瘘道、瘘管充分引流，达到既避免肛门失禁的问题，又使瘘道充分愈合的目的。

4.3 松弛引流挂线术　是复杂性肛瘘常用的方法，特别是高位经括约肌瘘。切开支管，将探针插入主管，沿瘘管走向，切开覆盖的肛门皮肤直到外括约肌。切开内口和外口之间的肛管黏膜与外面伤口会合，用一根 7 - 10 号丝线通过内口绕过外括约肌进行挂线，松松结扎，能有效引流。3 周后肛门旁伤口大部愈合，在局麻或腰麻下，搔爬不健康的肉芽组织，用探针从挂线的内口穿出，将剩余的少量肌肉组织切开，取出挂线，愈合率最低在 75 %，复发率 27 %。

4.4 勒紧切割挂线　实际上是一种保留括约肌的瘘管切除术，在内外括约肌之间切开覆盖在主管的皮肤肛管和黏膜，在内口处切开内括约肌，显露外括约肌，通过硅胶线或丝线从内口到外口环绕外括约肌挂线，轻柔打结，然后用 Brron 带（或线带）逐渐扎紧挂线。一般每 2 周勒紧一次，其目的是靠挂线对肌肉施加压力，迫使外括约肌缓慢坏死分离，直到将外括约肌勒断为止，使创伤减小到最低程度，避免切断括约肌造成失禁。一般愈合率达 87 %，复发率 6 %，失禁率 10 % ~ 44 %。

另外每当勒紧挂线时病人有明显不舒服感，此法仅适用于高位复杂肛瘘或手术失败多次的病例。

4.5 保留括约肌缝合封闭式手术　此法为瘘管剔除后用可吸收线间断缝合黏膜下组织，肛缘外创口全层间断缝合，置引流皮片。此法能在切开瘘道表面覆盖的组织时保证创面损伤最小，避免切开创面时的盲目性，有利于减轻术后组织水肿，减少皮下积液，消灭死腔，防止术后感染，为创面的一期愈合创造有利条件[15]。但该术式仅适用于低位复杂性肛瘘。

4.6 黏膜徒前瓣（MAF）　MAF 是借助插入瘘管的探针切开皮肤肛管和黏膜直到内口，从切开的内口远端开始游离黏膜和部分内括约肌，做成占直径周径 1/ 3，低宽上窄，呈梯形的中厚层黏膜瓣（包括部分内括约肌），然后缝闭因内括约肌缺损的内口，抬高黏膜瓣覆盖内口，再将瓣缝到肛管末端，外面伤口开放引流，每天冲洗，术后第1天给普食，维持软便。Gustafsson（2002）等报告55％术后一期愈合，45％复发。Sentovich（2003）报告复发率为7％~9％，失禁率为0~8％。3个大

的研究中心报告复发率为1％~16％，成功率95％，仅10％有轻度失禁。此术式仅适用于TSF和SSF。

4.7 脱管瘘切除术 最近土耳其伊斯坦布尔大学ihsan Tasci为了降低CAF术后复发和失禁，研制一种机电一体小型可操纵的导管，其头部有一类似牙科钻插入瘘管（类似地质取岩的原理）每分钟旋转150

圈，将瘘管内2 mm厚的周围肉芽组织、异物等研磨打碎，通过输出管道排出体外，缝闭内口，使肛瘘形成一个圆柱状空腔，促进肉芽组织生长，填充管腔，放置引流促进瘘管愈合。

4.8 关节镜下瘘道切除闭式引流术 该术式利用关节镜引导下切除瘘管、一期缝闭内口和外部创面、内置双套管引流的微创方法，临床应用显示该方法具有创伤小、痛苦轻、恢复快、不影响肛门功能的特点。

4.9 纤维蛋白胶封堵技术（FGST） Abel（1993）首次报道使用FGST治疗阴道直肠瘘和CAF，方法简单，不切断括约肌。Sentovich S. M.[16]研究纤维蛋白胶用于治疗各型肛瘘20例，总成功率为85%。梁红等[17]用医用生物胶治疗低位肛瘘，治疗组35例患者中2例经二次手术治愈。此术式能最大限度地减少肛门功能损害，但针对术后复发率问题还需待进一步研究。

4.10HCPT微创无痛治疗术 该术式融入了高新技术，新一代适用于肛肠的美国HCPT电凝电切仪，由检查系统、治疗系统、纤维结肠镜、数码摄像系统组成。其有开机自检、故障报警功能。其治疗系统的最大特点，就是手术病人不出血、痛苦小，避免后遗症和并发症，杜绝复发。

4.11 生物补片内口修补术 Jamshidi R等[18]报道，7例因开放性损伤导致的肛瘘患者中，有6例予以生物补片（哺乳动物的膜性材料）进行瘘口修补，其中有5例瘘口闭合。其优点是：可以对抗肠内高压，切断细菌和感染物由内口进入瘘管的源头，起到

封闭、加固薄弱、底物充填、支架引导等作用。贝绍生等[19]应用脱细胞真皮基质医用组织补片治疗3例低位肛瘘，术后10d创面基本愈合。但因价格昂贵，目前临床应用并不广泛。

4.12 中医疗法 中医是我国传统医学，经过长期的临床实践，在肛瘘治疗过程中总结出很多宝贵的经验，对肛瘘的治疗起到很好的效果。如箍围药发、掺药法，内服药有十全大补汤、八珍汤补中益气汤、青蒿鳖甲汤、桃红四物汤等。

五、结语

复杂性肛瘘因其瘘管多、瘘管走形复杂，所致术后肛门失禁、术后复发，长期以来困扰着临床医师及广大患者。虽然，目前多复杂性肛瘘的手术方式多种多样，各种术式各有所长，但笔者通过多年的临床经验认为：要想提高复杂性肛瘘的疗效，首先应对肛瘘的病理、肛门部的解剖有充分的认识，只有遵循了病理、解剖知识，才可以根据具体的病例，设计最适合的治疗方案，才可以在传统的治疗方法基础上，探索更好的治疗方式、方法。当然，面对单个病例，术前对复杂性肛瘘的准确诊断是必不可少的，只有对瘘管走形准确定位，治疗才可以有的放矢，所以我们必须重视复杂性肛瘘的术前诊断。对于各种手术方式、治疗方法，我们应充分理解各种方法的要点，理解复杂性肛瘘的治疗原则：①准确寻找并处理内口，彻底清除感染的肛窦、肛腺导管；②彻底清除主管、支管及死腔窦道；③保护肛门括约肌和肛门的生理功能，正确处理肛管直肠环和肛门括约肌切断的问题。总之，我们在总结过去的同时，应突破临床思维的局限，关注自然科学相关领域的发展，充分利用科学发展的成果，追求更简单、更有效的治疗方法。

参考文献：略。

肛瘘括约肌保留术式的研究进展

王秀敏 贺 平

四川 成都 成都肛肠专科医院（610015）

四川 成都 成都中医药大学（610015）

【摘要】本文概述了治疗肛瘘的各种括约肌保留术式的具体操作方式、临床观察结果及其相似的术式演变。力

求通过综述使临床医生了解各种术式的操作方法及适应症，在临床上灵活运用各种术式，提高临床疗效。

【关键词】肛瘘；括约肌保留术；综述

肛瘘是临床上常见的外科疾病之一[1]，以手术治疗为主。肛瘘手术治疗的要点是彻底清除原发感染病灶，即感染的肛隐窝、肛腺导管及肛腺。传统的方式是将瘘管全部切开引流，必要时可将瘘管及其周围的瘢痕肉芽组织一并切除，敞开伤口使其自基底向上逐渐愈合。若单从根治的角度来说，这在临床上不难做到，但从肛瘘的解剖学特性来讲，这却存在着可能损伤肛门周围组织而致肛门功能受损的风险。尤其是高位肛瘘，若手术处理不当，则可能导致肛门狭窄、肛门畸形甚至肛门失禁等严重的并发症。现代研究也证明，肛门外括约肌的完整性，内括约肌反射的完整性、肛门局部上皮电生理感觉，以及疤痕组织引起的肛管缺损等都是影响肛门功能的重要因素。所以如何既能使肛瘘得到根治，又能最大限度地保留瘘管周围组织，维护肛门功能，一直是临床医生思考的问题。随着解剖学和肛门生理病理研究的深入，出现了多种括约肌保留术式。这些术式为提高肛瘘的治疗效果做了有益的尝试，现将各种括约肌保留术式综述如下：

1. 瘘管剔除术（Parks 于 1961 年创制的 Coring - out 法）[2]：从感染肛隐窝从上方 0.5 厘米到肛门上皮，作一卵圆形切口，彻底清除内括约肌下脓肿，创面开放，再从外口挖除瘘管，使呈口大底小的洞状开放创面，保存不切断肛门括约肌，创面开放愈合。自 Parks 创出此法治愈 38 例肛瘘以来，成为现代括约肌保存手术的基础，通过不断改进被广泛应用于临床。与此类似的还有 Goligher 的“肛瘘挖除术法[2]”此法对内口的处理基本上与 Parks 的相同，不同的是对瘘管的处理，只是将瘘管搔爬干净，不作其他处理，他用此法治疗 30 例，经 3 ~ 5 年随访，疗效满意。在此基础上，旷置创口，用药线或橡皮筋引流瘘管，开放换药填充肉芽而愈又发展成为“肛瘘旷置引流术[3]”

2. 内括约肌切开术（Eisenhammer 法）[2]：根据肛瘘是“瘘管性肌间脓肿”学说。从肛门内侧切开感染肛隐窝及脓肿下内括约肌。对于这种方法 Parks 认为，仅仅切开内括约肌而不充分切开延伸到肌间的脓肿及瘘管，有复发的可能性。

3. 内口修补法[4]：切开低位括约肌，挖除感染组织，保留高位括约肌，剔除瘘管后将内口加强缝合。此术式操作困难，失败率也很高。与此相类似的还有日本副岛谦的内口缝合闭锁术：缝合内口，搔爬瘘管干净后放置聚乙烯管引流瘘管而愈合。

4. 直肠黏膜移前术[5]：在感染内口上方 0.5cm 处沿内口周围向下到肛管上皮做椭圆形切口，清除所有感染坏死组织，闭合内口。然后游离内口上方黏膜拉下覆盖内口作无张力缝合，外口及瘘管引流。Lewis WG 等治疗 11 例，1 例感染成脓肿失败。经肛门直肠测压，肛门节制功能完好，随访无复发。与此类似的还有隅越幸男的皮肤瓣闭锁法，其不同点是从内口之下游离皮瓣，上提皮肤瓣和直肠黏膜缝合。

5. 枯痔钉脱管术[3]：以双氧水或生理盐水彻底冲洗瘘管，将枯痔钉插入瘘管内，以充满药钉，但不超出内口为度，剪除外口多余的药钉，外敷纱布、胶布固定，防止药钉脱出，每日换钉一次，使药钉充分接触管壁。如此反复操作至管壁纤维肉芽组织腐蚀脱落（一般需 4 ~ 5 天）。脱管后用纸捻蘸生肌散换药至愈合。成都中医药大学附院把传统中医药线引流技术和直肠黏膜前徙术相结合“内口缝合药捻脱管法[6]”经临床研究这种手术过程简单，疗程短，治愈率较高，尤其是对肛门功能的保护，显著优于当时国外先进水平的高野式括约肌保留术。与此类似的还有古云飞的“推移皮瓣药捻式半管引流术[7]”

6. 纤维蛋白胶封堵术[8]：确定内口及外口，搔爬瘘管内肉芽组织，以双氧水及生理盐水反复冲洗后，注入生物蛋白胶，以肠线缝合关闭两端瘘口。与此类似的还有 Lynn 和 Johnson 的“脱细胞猪胶原网塞瘘管填塞”法和王振军的“脱细胞真皮基质材料肛瘘栓填塞”法以及把生物材料填塞和直肠黏膜前徙术结合起来的“直肠内黏膜瓣前徙纤维蛋白胶封堵术[9]”等。国内于学林等把介入技术引入，使注入生物材料时更加准确和微创，是个明显的进步。据报导纤维蛋白胶封堵等治疗的治愈率差异很大，从 78% 到 15%。因而 Buchanan 通过对猪的肛瘘模型的组织学研究，对此作了更深层次的解释：①难以避免的肉芽组织残留，②排斥反应。但因其具有不破坏肛门周围组织，可重复使用的优点，仍不实为一种安全简便的选择。

7. 隧道式对口拖线引流术[4]：切开管道两端，搔刮空腔，用多股医用丝线环状放置在管道内，换药时将提脓祛腐药物拖入管道内蚀管，尽可能地保留肛周组织，一般安置 7 ~ 10 天。撤线后，施行“棉垫压迫法”，促使管腔愈合，内口封闭。其优点是：不切开，就不损伤皮肤和括约肌，防止了肛门狭窄、肛门失禁、肛门移位等并发症的发生。治疗周期短、临床疗效好、医疗费用省，体现了“中医微创”的优势[9]。龙华医院在此基础上，进行术式改进，创立了“线管分期引流法[5]”：后期采用“单股软管”替代“医用丝线”很好地解决了换药时不容易彻底清洗引流线和疼痛的问题，在愈合时间上也有明显的优势，且临床愈合率均为 100%，具有临床推广价值。与此类似的还有“内口切开管道药线引流术”，其采用的是药线穿入瘘管引流，术后两天换药线一次，四天后抽去药线，九华膏换药直至伤口愈合。

8. 肛门括约肌间瘘管结扎术[10]：将探针引入瘘管，在探针引导下切开内、外括约肌间沟处皮肤，于括约肌之间分离并切断瘘管。两断端均缝扎。断端至外口段的瘘管使用刮匙搔刮，敞开引流，断端至内口段的管道用刮匙经内口搔刮，然后缝闭内口。35例患者中57%的患者肛瘘成功闭合。43%患者于术后2~38周肛瘘复发。无肛门失禁患者。这种术式结合脱细胞真皮基质材料封堵瘘管技术就成了LIFT—Plug术[11]：即在上述手术步骤的基础上用生物材料封堵瘘管，使瘘管愈合。

9. 内镜（关节镜）下潜行切除闭锁式引流术

本法是王业皇教授利用现代腔镜技术结合负压封闭引流技术首次提出来的。方法：在明确掌握瘘管走行及其与括约肌的关系后，在瘘管的边缘打孔作为内镜的光源，在肛瘘外口处用超声刀沿肛瘘走向作潜行切除，直到瘘管顶端。对于内口明确者，则将内口完整切除后缝合或黏膜下截断；如内口不明显，则可将瘘管切到黏膜层，然后在黏膜下将根部用可吸收线作结扎切除，对支管可采用隧道式潜行切除。将管道彻底清创，切口充分止血后，用双氧水、碘伏液及生理盐水依次。然后选用带多侧孔引流管的VSD海绵填塞创面，将外伤口行分层缝合，不留死腔。将未包裹的引流管另一端从距创缘3~4cm正常组织戳孔引出，并固定于肛周皮肤，外贴生物透性薄膜，最后外接负压源进行持续冲洗和负压吸引。该法治疗的29例高位复杂性肛瘘[12]，近期全部治愈，其中3例引流管周围伴轻度感染，经对症处理后治愈，4例出院1个月后复发，全部病例术后随访1~6个月，肛门形态均完整、功能正常。住院时间最短9天，最长30天，平均住院时间18.86天。

自从Parks于1961年创制Coring-out法，开创肛瘘保留括约肌术式以来，各国的医务工作者进行了很多的尝试，提高了肛瘘治疗的临床疗效。但到目前为止，各种术式的名称繁杂，操作方式各有千秋，还未出现一个疗效显著，操作简单，可以大范围推广的术式。因此，我们必须在“彻底清除”和“尽量保留”这对矛盾上下功夫，紧跟“微创外科”的发展趋势，恰当选择适当的方式，提高临床疗效。

参考文献：略。

通讯作者：贺平　男　主任医师　成都肛肠专科医院副院长　四川省中医药学分肛肠分会主任委员　邮箱：1327255153@qq.com

一次性切开挂线法治疗肛周复杂性深部脓肿45例临床观察

姬中清　曹秀清　指导老师　姬兴隆

安徽省蚌埠市姬氏肛肠医院（安徽　蚌埠233000）

肛门直肠周围深部复杂性脓肿传统疗法是先单纯切开排脓，减轻症状，待形成肛瘘后再做二次手术根治。如此疗程长痛苦大费用高，给患者心里带来精神压力。国内多数学者从20世纪60年代就有人研究探索切开挂线引流术治疗脓肿，以防形成肛瘘并取得成功。我院自2008年以来，采用一次性切开挂线治疗肛周复杂性深部脓肿45例，取得了满意疗效，现报告如下。

1. 一般资料

本组病例男42例，女3例，年龄最小18岁，最大55岁，其中18-40岁38例，占84%。均以肛门肿胀疼痛收入治疗。病程2天-7天，前方深部位脓肿5例，后方马蹄形脓肿8例，后方高位深部脓肿32例。

2. 手术方法

术前肠道准备，排尽大便或开塞露灌肠。患者取左侧卧位，常规消毒，在静脉注射丙泊分后病人进入深度睡眠时，作局部麻醉，待肛周松弛后。首先于脓肿波动最明显处以肛门为中心作一1-1.5cm长的放射状切口，排尽脓液。术前波动不典型的可做试验穿刺，抽取少许脓液即可，不要多抽，以免脓肿壁缩小下刀不准。对于马蹄形脓肿和高位复杂性脓肿距离肛门较远的，范围较大的可作多出开窗挂浮线引流术。排尽腔内脓液，再用一食指伸入脓腔内，分离脓腔间隔。使脓液排出，双氧水冲洗脓腔间隙。一手持软质球头探针或长弯血管钳插入脓腔向齿线方向轻轻探查，另一手食指探入肛内协助查找，使探针或止血钳顺利地从内口探出。外口与内口之间的组织橡皮筋扎紧挂线引流。如确定为高位脓肿后，插入探针找到内口，沿探针切开皮下组织至外括约肌浅层橡皮筋挂线。再用系有橡皮筋的球头探针，从内口处邻近两侧的肛窦内口探入至创口外拉出橡皮筋分别结扎。然后再和从主内口拉出探针的橡皮筋，用止血钳夹住一起扎紧，修剪创口，使脓腔充分敞开，切除腐烂坏死组织，充分止血，切口创缘皮下注射复方罗哌美蓝长麻药，术毕肛内塞入吲哚美辛唑酮栓一枚，伤口内放入烧伤止痛膏油纱条引流。

术后应用抗生素 3 – 4 天，不控制饮食，多运动，保持每日一次大便，便后用金玄痔科熏洗散坐浴，创口用复方黄柏液冲洗，切口用烧伤止痛膏换药，橡皮筋 7 – 15 天即可脱落，如不脱落的可切开，伤口 2 – 6 周即可痊愈。

3. 结果

本组病例疗程：最短 14 天，最长 50 天，3 – 4 周者最多，一次性切口愈合 45 例，6 个月后再发生脓肿 1 例，一次手术成功 44 例，治愈率达 98%。

4. 讨论

我们对肛门直肠周围脓肿全部采用一次性切开挂线手术治疗，缩短了治疗时间，减轻了病人痛苦及经济负担，手术简单易行，适合大多数患者。手术成功的关键是能否正确找到原发感染肛窦或内口。现已证明，肛腺感染是肛瘘形成的主要原因，因此正确处理内口，彻底清除感染的肛窦、肛门腺及切开邻近的肛窦和肛腺导管也是重要一步，若感染源不能彻底清除，易反复感染。手术成败和防止复发的关键，除正确找到内口外，术后保持创面引流通畅和创面清洁。术后如引流不畅，污物不能顺利排出，会污染创面，刺激炎性肉芽组织的增生，使切口延期愈合。术后鼓励患者多运动是非常重要的，能增加病人身体的抵抗力并能充分引流不易感染，有利于伤口新鲜肉芽组织生长，换药也是一个重要环节。术后换药纱条一定要超过内口达到肛门内。挂线时橡皮筋不要过紧，一般于 10 天后脱落橡皮筋，伤口即可自行愈合。

本术式的优点：不仅可以消除原发病灶，又可保持引流通畅，同时可最大限度地减少组织损伤，使创面尽快修复。结扎的同时可避免术后出血，解除后顾之忧。术后注射复方罗哌美蓝长麻药，解决了挂线当中勒割组织产生的疼痛，达到了病人术后无痛正常的活动。本组 45 例，均 1 次手术治愈，避免了 2 次手术，缩短了治愈时间，无肛门失禁、变形等后遗症，笔者认为在临床上有推广价值。

2013 – 4 – 18

中药祛毒汤用于混合痔术后的临床疗效评价

贾　菲　李国栋　李　峨　袁　亮　何颖华

中国中医研究院广安门医院（100053）

【摘要】目的　观察中药祛毒汤用于混合痔术后的临床疗效，并与金玄痔科熏洗散及淡盐水作疗效对比观察。方法　选择 120 例混合痔术后患者，随机分为 3 组，分别为祛毒汤组、金玄组及淡盐水组各 40 例。三组均在术后第一日开始进行熏洗坐浴，每日早晚各 1 次，之后均给予生肌玉红膏换药，疗程为两周。对疗前及疗后的创面水肿、疼痛、创面愈合天数的疗效及症候积分进行对比分析。结果　中药祛毒汤用于混合痔术后创面水肿、疼痛及创面愈合情况明显优于对照组（金玄组及淡盐水组）$P < 0.01$。结论　中药祛毒汤有显著的抗炎、镇痛、抑菌及促进创面愈合作用。

【关键词】祛毒汤；中药熏治；混合痔术后

中药祛毒汤是由苦参、黄柏、芒硝、地榆、苍术、防风、生甘草等多味中药组成的外用熏洗剂。本方具有清热燥湿、消肿止痛之功效，临床可用于痔切除术后肿胀、疼痛、伤口愈合迟缓。经过多年的临床实践，证实本方在使用中有确切疗效。为了进一步明确其具体疗效，我科于 2012 年 4 月 ~ 11 月对 120 例混合痔术后住院患者进行了系统的临床观察，现将结果报告如下：

1. 临床资料

1.1 一般资料　所选 120 例病例均为 2012 年 4 月 ~ 11 月期间我科住院患者，随机分为三组。A 组（祛毒汤组）：40 例，男性 19 例，女性 21 例，年龄在 19 岁 – 65 岁之间，平均年龄为 45.15 岁；B 组（金玄组）：40 例，男性 21 例，女性 19 例，年龄在 22 岁 ~ 65 岁之间，平均年龄为 43.60 岁；C 组（淡盐水组）：40 例，男性 15 例，女性 25 例，年龄在 22 岁 ~ 65 岁之间，平均年龄为 46.58 岁。两组经统计学处理，具有可比性（$P > 0.05$）。

2. 诊疗标准

2.1 病例诊断标准[1]

2.1.1 诊断标准：诊断为混合痔，使用传统的混合痔外剥内扎术式，切口为 2 – 3 个。

2.1.2 并发症标准：混合痔外剥内扎术后，出现肛缘水肿、疼痛等并发症。

2.1.3 入选标准：符合混合痔的诊断标准及混合痔外剥内扎术式，出现术后并发症。年龄在18岁~65岁。治疗期间同意不使用其它针对混合痔术后创面外用药的治疗者。

2.1.4 排除标准：不符合混合痔的诊断标准及外剥内扎术式标准。不符合术后并发症诊断标准者。年龄在18岁以下或65岁以上者，妊娠或哺乳期妇女，及对本药过敏者。合并多器官严重疾病，精神病或不愿配合患者。

2.2 疗效判定标准

2.2.1 参照《中医病症诊断疗效标准》[1]：

分为：完全缓解、显效、有效和无效。

疗效指数（n）=（治疗前积分-治疗后积分）/治疗前积分×100%

2.2.2 单一观察指标评估标准：

创面水肿、疼痛均分为4级，创面愈合标准以健康的肉芽组织填满创口，其表面由再生上皮完全覆盖，创口全部机化，胶原纤维增加，肉芽组织变为致密的瘢痕组织为标准。[2]

3. 方法

3.1 治疗方法

（1）A组（祛毒汤组）：本组40例患者，术后第一日开始给予祛毒汤（由中国中医科学院广安门医院中药药剂室提供）1000ml煎毕药液。

（2）B组（金玄组）：本组40例患者，术后第一日开始给予金玄痔科熏洗散（55g/袋，武汉马应龙药业集团股份有限公司提供），将一袋该药粉加1000ml沸水冲化。

（3）C组（淡盐水组）：本组40例患者，术后第一日开始给予淡盐水（由中国中医科学院广安门医院肛肠科病房提供），将1000ml沸水中加入1g盐配制成0.1%淡盐水。

以上三组患者均用药趁热先熏洗，再坐浴，每次30min，每日2次，之后以生肌玉红膏换药。

3.2 疗程：7日为一个疗程，所有患者均使用药物14日（两个疗程）。

3.3 观察指标

创面水肿程度：水肿观察2个疗程，参照单一观察指标评估标准进行评分；疼痛程度：采用VAS0~10数字疼痛强度分级法。疼痛观察1个疗程，由患者提供数据，医务人员做好记录。创面愈合情况：以健康的肉芽组织填满创口，其表面由再生上皮完全覆盖，创口全部机化，肉芽组织变为致密的瘢痕组织为标准，记录术毕至治愈的时间。

3.5 统计方法

应用SPSS12.0统计软件包进行统计分析，计数资料采用卡方检验，计量资料采用t检验，计量数据以均数±标准差（$\bar{x}\pm s$）表示。

4. 结果

4.1 创面水肿情况

4.1.1 对创面水肿疗效的比较

表1 三组病例对水肿疗效的比较

组别	人数	完全缓解		显效		有效		无效	
		例	%	例	%	例	%	例	%
A组	40	28	70	3	7.5	5	12.5	4	10
B组	40	27	67.5	1	2.5	9	22.5	3	7.5
C组	40	15	37.5	1	2.5	15	37.5	9	22.5

经卡方检验，A组与B组，$P>0.05$，无显著性差异；A组与C组，$P<0.01$，有极显著性差异；B组与C组，$P<0.05$，有显著性差异。

4.1.2 三组在术后第3、7、14日水肿证候积分情况比较（$\bar{x}\pm s$）

表2 三组病例水肿证候积分及其变化情况比较（$\bar{x}\pm s$）

组别	人数	术后第3日	术后第7日	术后第14日	治疗后下降值
A组	40	3.60±1.37	1.60±1.52**▲	0.75±1.26**	2.85±1.42**
B组	40	3.35±1.39	2.25±1.30*	0.80±1.26*	2.55±1.28*
C组	40	3.55±1.40	2.90±1.50	1.60±1.45	1.95±1.40

经t检验：术后第3日：A组与B组，P>0.05，无显著性差异；A组与C组，P>0.05，无显著性差异；B组与C组，P>0.05，无显著性差异。术后第7日：A组与B组，P<0.05，有显著性差异；A组与C组，P<0.01，有极显著性差异；B组与C组，P<0.05，有显著性差异。术后第14日：A组与B组，P>0.05，无显著性差异；A组与C组，P<0.01，有极显著性差异；B组与C组，P<0.05，有显著性差异。(与C组比较，* P<0.05，** P<0.01；与B组比较，▲P<0.05。)

4.2 疼痛情况

4.2.1 对创面疼痛疗效的比较

表3　三组病例对疼痛疗效的比较

组别	人数	完全缓解		显效					
		例	%	例	%	例	%	例	%
A组	40	24	60	13	32.5	3	7.5	0	0
B组	40	20	50	14	35	4	10	2	5
C组	40	14	35	13	32.5	10	25	3	7.5

经卡方检验，A组与B组，P>0.05，无显著性差异；A组与C组，P=<0.05，有显著性差异；B组与C组，P>0.05，无显著性差异。

4.2.2 三组在手术当日、术后第1、3、5、7日疼痛证候积分情况比较（$\bar{x}\pm s$）

表4　三组病例疼痛证候积分及其变化情况比较（$\bar{x}\pm s$）

组别	人数	手术当日	术后第1日	术后第3日	术后第5日	术后第7日	治疗后下降值
A组	40	5.10±1.19	4.70±1.32	3.40±1.13*	1.85±1.23**	0.80±0.99**	4.30±1.24**
B组	40	5.15±1.10	4.60±1.13	3.45±1.28*	1.85±1.14**	1.05±1.11	4.10±1.49*
C组	40	4.90±1.11	4.60±1.37	4.05±1.32	2.65±1.39	1.60±1.37	3.30±1.39

经t检验：手术当日及术后第1日：三组间P值均大于0.05，无显著性差异，具有可比性。术后第3、5、7日：A组与B组，P>0.05，无显著性差异；A组与C组，P<0.01，有极显著性差异；B组与C组，P<0.05，有显著性差异。(与C组比较，* P<0.05，** P<0.01)

4.3 创面愈合天数

表5　三组创面愈合天数比较（$\bar{x}\pm s$，天）

组别	人数	愈合天数
A组（祛毒汤组）	40	14.90±3.75**
B组（金玄组）	40	16.30±4.47*
C组（淡盐水组）	40	18.93±5.61

经t检验，A组与B组，P>0.05，无显著性差异；A组与C组，P<0.01，有极显著差异。B组与C组，P<0.05，有显著性差异。(与C组比较，* P<0.05，** P<0.01)

5. 讨论

痔病是祖国医学最早记载的疾病之一，对其的认识可以追溯到夏商时期。西周的《山海经》中最早明确的提出了痔的病名："有鸟焉，其状如鹑，黑文而赤翁，名曰栎，食之已痔。"[3]《黄帝内经》中有"因而饱食，筋脉横解，肠澼为痔"[4]之说，提出了痔疮的病因。在当今社会，痔疮是一种高发病和常见病，据2004年的一次全国性肛门直肠疾病普查结果表明，我国痔疮发病率约40%，以全国13亿人口计算，约有3.6亿痔疮患者。[5]

5.1 祛毒汤方药分析

5.1.1 方剂分析：

熏洗方中的古方祛毒汤出自《医宗金鉴 外科心法要诀 第六十九卷》："凡痔未破已破及成漏者，俱用却毒汤：瓦松马齿苋生甘草各五钱 川文蛤 川椒 苍术 防风 葱白 枳壳 侧柏叶各三钱 焰硝一两"[6]方中诸药共奏清利湿热，解毒消肿，镇痛止血之功。

李国栋教授总结自己多年的临床实践经验，在古方祛毒汤基础上提出了祛毒汤的加减方，用于缓解肛肠病术后的创面水肿、疼痛等并发症及促进术后创面愈合方面，此方已于我科临床应用数十年，取得了良好的临床疗效。祖国医学认为痔的发病多为热毒蕴结、湿热下注，而痔术后使创面皮肤开放，易感外邪，同时使肌肤的完整性遭到破坏，造成气血瘀滞，局部肿胀，不通则痛，以致影响伤口愈合。

祛毒汤方中药物，君药有二：苦参苦寒，归心、肝、胃、大肠、膀胱经，具有清热燥湿解毒杀虫之效；黄柏同是苦寒之品，入肾、膀胱、大肠经，清热燥湿、泻火解毒；臣药芒硝辛咸苦大寒，功能泻热导滞，润燥软坚；地榆苦、酸，微寒，归肝、胃、大肠经，凉血止血，解毒敛疮；在此基础上佐以苍术苦温辛烈入脾胃，燥湿健脾祛风湿；防风辛甘微温入膀胱、肝脾经，能祛风胜湿；生甘草清热解毒；诸药合用，使湿从利从燥而解，使热因清凉而消，使阻遏之气机调达，使瘀滞之脉络通畅。

5.1.2 现代药理研究：[7][8]

苦参有抗病原微生物作用，体外实验，1%苦参碱对痢疾杆菌、金黄色葡萄球菌、大肠埃希菌等均有明显抑制作用。醇浸剂在体外有抗滴虫作用。苦参总碱 50～100mg/kg，能明显抑制小鼠的自发活动，400mg/kg，被动活动明显抑制。苦参总碱单独使用有轻度的镇痛作用，与阈剂量吗啡合用，可显著增加其镇痛百分比。苦参煎剂对溃疡模型有很强的抑制作用，其抗溃疡有效成分为黄烷酮类结构的 Kuralrinone。

黄柏水煎剂、醇浸剂体外对金黄色葡萄球菌、溶血性链球菌、大肠埃希菌等均有不同程度的抑制作用，许多实验证实其对志贺氏菌等具有较强的抑制作用。并对多种致病真菌有抑制作用。

朴硝中的主要成分硫酸钠为盐类泻药，不易被肠壁吸收，可形成高渗状态，阻止水分吸收，甚至可以吸引组织内的水分，故有消肿功效。

地榆，动物实验证明，地榆具有止血作用，并且由于地榆中含鞣酸达 16.94%，具有明显的抗菌作用。地榆粉外用时，对实验性烫、烧伤（Ⅱ～Ⅲ度）的狗有显著疗效，可减少创面渗出，减轻组织水肿，降低死亡率。

苍术能对抗 Ach 及 BaCl2 引起的豚鼠离体回肠收缩，可通过作用于 Ach，或直接作用于平滑肌实现对胃肠运动的调节作用。经苍术、艾叶烟熏处理过的细菌发生变形，呈退行性改变。这可能是其杀灭细菌的机理过程。

防风煎剂腹腔给药，能明显减少醋酸所致小鼠的扭体次数，明显延长热板刺激所致小鼠的疼痛反应时间，对电刺激鼠尾所引起的疼痛反应也有抑制作用，对大鼠蛋清性足趾肿胀有明显的抑制作用，能显著减轻巴豆油所致小鼠耳壳的肿胀程度和重量。

甘草甜素能明显抑制小鼠被动皮肤过敏反映，拮抗组胺、Lx 和慢反应物质对兔离体回肠和豚鼠离体气管平滑肌的收缩。甘草醇提取物及甘草次酸钠在体外对常见致病菌及滴虫均有抑制作用。

5.2 临床研究的结果分析

本次临床研究所选病例的性别、年龄经统计学卡方检验及单因素方差分析均无显著性差异，具有可比性；三组病例治疗前水肿、疼痛积分经统计学分析无显著性差异，具有可比性。

在创面愈合时间方面，A 组与 B 组，无显著性差异（$P>0.05$）；A 组与 C 组，有极显著差异（$P<0.01$）。说明观察组在促进创面愈合方面较 C 组为优。

分析以上水肿证候改善情况，在混合痔术后出现肛缘水肿时，使用观察组药物熏洗可明显减轻其程度，加快消肿速度。观察中发现术后水肿多开始出现于术后 2－3 天，即患者排大便之后，在术后第 3 日三组间无明显差异，而在术后第 7 天时，观察组药物很好的发挥了其清热燥湿消肿的功效，在改善症状及减少积分上效果明显；术后第 14 天时，观察组与 C 组的疗效差异仍然很明显。

分析以上疼痛证候改善情况，使用观察组药物熏洗可明显缩短术后疼痛时间，明显减轻疼痛程度，但是在术后第 1 日三组间无明显差异，由于术后第 1 日才使用熏洗疗效，药物未被充分吸收而未达到起效浓度，因此导致止痛效果不明显；而在术后第 3－5 天时，观察组药物很好的发挥了其清热利湿止痛的功效，在缩短疼痛时间、减轻患者疼痛程度上效果明显；而术后第 7 天及以后，由于伤口的逐步恢复，各组患者疼痛均逐步减轻至消失，因此观察组与两个对照组的效果差异已不明显。

从上述临床观察结果中可以看出，祛毒汤具有清热燥湿、消肿止痛之功效，经过多年的临床实践，证实本方在用于肛门病术后肿胀、疼痛、伤口愈合迟缓等方面均有良好的疗效，值得临床推广和应用。

参考文献：略。

增液汤合麻仁丸治疗混合痔术后便秘24例疗效观察

蒋进广　王　猛　陈　娟

江苏 宿迁市中医院肛肠科（223800）

混合痔是临床上常见的肛肠疾病，常采用手术治疗。混合痔术后便秘是常见的并发症之一，由于肛门部神经的敏感性、术后疼痛较剧、病人心理因素、进食因素等导致痔术后便秘的发生率较高。为了减轻术后便秘给患者带来的痛苦，防止因此引起的诸多术后并发症的产生，我们自2010年12月～2011年12月采用增液汤合麻仁丸加减治疗混合痔术后便秘24例，疗效显著，现将结果报道如下：

1. 临床资料

1.1 诊断标准

根据1999年肛肠外科山东会议《便秘诊治暂行标准》，便秘指粪便在肠道内通过困难，排出时间延长，排便困难或量少，粪便硬结，排便有痛苦。

1.1.1 本病诊断标准：

①患者术后正常进食，排便间隔超过48小时；

②大便干结，艰涩不下，或有便意，大便并不干硬，但排出困难或排便后有残留感或不适感，伴有腹部胀痛，食欲减退，心烦易怒，头晕乏力，睡眠不安等痛苦症状。

1.2 一般资料 本组48例，均为本院肛肠科收住院诊断为混合痔且行混合痔外切内扎术，术后并发便秘的患者。既往无便秘病史。按手术顺序编号，随机分为治疗组和对照组，每组24人，治疗组24例，男13例，女11例；年龄最大68岁，最小19岁，平均年龄42.8岁，病程1～4天。对照组组24例，男16例，女8例；年龄最大72岁，最小23岁，平均年龄45.2岁，病程1～5天。两组性别、年龄、病情资料经统计学处理无显著性差异（$P>0.05$）。

2. 治疗方法

两组患者术后常规采用相同的方法坐浴、换药及预防感染输液等对症治疗。治疗组采用增液汤合麻仁丸加减治疗。方药组成：生地、玄参、麦冬、火麻仁、杏仁、肉苁蓉、当归、白芍、枳壳、厚朴、川牛膝、大黄、甘草等。伴有便血加地榆、槐花、侧柏叶；肛门疼痛较剧者加白芷、合欢皮。以上中药由我院药剂科采用全自动煎药机煎煮后，真空包装而成，每袋120ml，每日2次每次一袋，连服5～7天。对照组采用麻仁丸治疗，6g/次，口服，每日2次。

3. 结果

3.1 疗效标准

参照1995年国家中医药管理局发布的《中医病症诊断疗效标准》。

治愈：2d以内排便1次，便质转润，解时通畅，短期无复发。

好转：3d以内排便，便质转润，排便欠畅。

未愈：症状无改善。

3.2 临床症状评分标准

参照2005年中华医学会外科学分会肛肠外科学组《便秘症状及疗效评估》。

表1　临床症状评分标准

分值	排便困难	粪便性状	排便时间	下坠感	频率（天/次）	腹胀
0	无	B7～4	<5	无	1	无
1	偶有	3	5～10	偶有	2	偶有
2	时有	2	10～20	时有	3	时有
3	经常	1	>20	经常	>4	经常

注：粪便性状按照大便性状Bristol（表中“B”表示）

3.3 疗效观察

3.3.1 两组病例治疗后疗效比较结果见表2。

表2　两组病例治疗后疗效比较

组别	例数	治愈	好转	未愈	好转率
治疗组	24	19	5	0	100
对照组	24	9	7	8	66.7

4. 讨论

便秘是混合痔术后常见的并发症之一，主要由于患者术中出血，阴血亏虚或术后害怕排便，进食减少，脾失健运，气血生化乏源，阴亏血虚；或术后过度进补，伤津耗液，导致肠道津液不足，不能滋润大肠，大肠传导功能失常，失去对粪便的濡润滑利，糟粕停留肠道，引起气机郁滞，不能宣达，腑气通降失常，因而大便秘结。由于手术部位特殊，便秘时不宜服剧泻药物，以免肠道的水分损失过多，加重便秘病情。现代医学常采用润肠滑泻剂或刺激性泻剂，如酚酞片、液体石蜡等，甚至采用开塞露或灌肠疗法，虽有一定疗效，但不能从根本上解决问题，不仅容易产生依赖性，而且无法解决其它术后的病症。随着患者对生命越来越重视，此类疗法已不能满足患者的需求，中药由于毒性低，副作用少，可以根据患者需求，辨证求因以治本，使患者更容易接受。

本法治疗术后便秘，具有养阴增液、润肠通便、顺气行滞等作用。方中玄参、麦冬、生地，以补药之体为泻药之用，使肠燥得润，大便得下；麻子仁、肉苁蓉、杏仁能润肠通便、苦泄降气，枳实、厚朴行气导滞、消积除胀，当归、白芍补血润燥、养血滑肠，大黄通便清热、泻火解毒，牛膝苦泄下降、引血下行，甘草调和诸药。便秘症状改善后，应注意调节饮食起居，养成良好的生活习惯，多食粗纤维含量高的食物，以软化大便，增加粪便量，同时刺激肠蠕动，使排便保持通畅。

本方采用养阴增液、润肠通便、顺气行滞的法则治疗混合痔术后便秘，避免过多地应用刺激性泻药，同时减少刺激性泻药对肠壁神经节细胞的损伤和所产生的负反馈导致的依赖性。因此，我们认为本方疗效可靠，值得在临床中推广应用；但观察病例数较少及远期疗效有待进一步观察。

针刺复合麻醉运用于痔手术的临床研究

靳胜利　杨玉刚　罗瑞娟　指导　田振国

河南　开封市中医院肛肠科（475000）

肛肠科的无痛技术是所有肛肠医师关注和研究的课题。从2013年1月~2013年9月，我们应用针刺复合麻醉（腰俞穴麻醉配合针刺穴位麻醉），在痔病手术中达到了较好的无痛麻醉效果，现报告如下。

1. 临床资料

1.1 一般资料　查随机数字表，根据患者就诊及参加顺序先后顺序将其分成两组：治疗组、对照组每组各30例。本临床研究中试验组患者年龄最小为23岁，最大为64岁，平均年龄标准差39.49±10.23；对照组年龄最小为19岁，最大为65岁，平均年龄标准差40.33±10.53。对两组进行正态性检验，试验组统计量=0.081，P=0.200>0.05，对照组统计量=0.104，P=0.200>0.05，两组均满足正态性。治疗组采用针刺复合麻醉（腰俞穴麻醉配合针刺穴位麻醉）。对照组给予单纯腰俞穴麻醉。所有病例均来自开封市中医院肛肠科痔病患者住院病人。

1.2 诊断标准　参照中华中医药学会肛肠分会制定的“痔临床诊治指南”。[1]

1.3 纳入标准

（1）根据以上诊断标准符合痔的诊断且有手术指征者；（2）年龄在25~70岁之间者；（3）无麻醉及手术手术禁忌症者。

2. 方法

2.1 治疗方法

治疗组术中麻醉方式采用针刺复合麻醉（腰俞穴麻醉配合针刺穴位麻醉），对照组单纯使用腰俞穴麻醉。

2.1.1 腰俞穴麻醉操作方法：患者取左侧卧位，按取穴方法确定腰俞穴后，碘伏常规消毒骶尾部皮肤。注射器抽吸麻醉用药：2%利多卡因5ml+0.75%左布比卡因5ml+生理盐水注射液10ml（实际用药量根据患者具体情况酌情调整）后，套上7号针头，再次定位后于穿刺点处先注一皮丘，继之垂直刺入，抵达骶尾韧带时有一阻力，通过阻力后有一落空感，感到落空感即终止进针。穿刺成功后，固定好针头，回抽无血，推药显阻力适当，局部亦无隆起时，即可缓慢注药。每注药5ml回抽一次。麻醉过程密切观察患者有无意识变化等不良反应。如进针遇到阻力，可在穴位处上下左右寻找裂隙，或适当调整进针角度。

2.1.2 针刺操作方法：取穴：双侧内关、合谷、足三里、宗脉穴位。针刺方向、深度、施术手法及其量学要求按提插捻转补泻手法操作，得气后行小幅度捻转，局部有轻微酸胀感，留针至手术结束。

2.2 观察指标及方法　观察两组患者术中疼痛情况、肛门松弛程度和患者紧张度。

2.2.1 疼痛的评分采用视觉模拟评分（Visualnaaloguescale，VAS）[2]。

0度：患者诉无疼痛感；

轻度：患者诉有疼痛感，但不影响手术操作；

中度：患者诉有疼痛感，面部有疼痛表情，肢体有躲避动作，影响手术操作；

重度：患者诉有疼痛感，面部有疼痛表情，肢体有明显躲避动作，难以进行手术操作。

2.2.2 术中肛门松弛情况评价标准：肛门松弛情况的判断主要是以术者双手食指和中指的测量作为衡量标准。

松弛：麻醉后肛门可容纳4指；

基本松弛：麻醉后肛门可容纳2～3指；

不松弛：麻醉后肛门与麻醉前无变化或只能容纳1指。

2.2.3 术中紧张感评价标准：

0分：不紧张

2分：术前较紧张，手术开始后逐渐放松

4分：持续紧张，全程均感到尚能忍受的紧张不安

6分：非常紧张，全程均有难以忍受的紧张、恐惧和不安，对手术操作异常敏感，肢体始终无法放松和持续不自主的颤抖

2.3 统计学方法

本研究采用SPSS17.0统计学软件进行分析，计数资料采用x2检验，计量资料以均数±标准差（x±s）表示，采用t检验，以p<0.05为显著性差异，有统计学意义。

3. 结果

表1　术中疼痛程度VAS评分（x±s）

组别	N	最小分值	最大分值	平均分值
治疗组	30	0	5.9	2.03±1.41
对照组	30	1.7	7.3	3.71±2.46

经统计学分析（P<0.05），有统计学意义，表明治疗组术中疼痛感明显小于对照组。

表2　肛门松弛程度

组别	N	满意	一般	欠佳	未松弛
治疗组	30	17	9	3	1
对照组	30	14	11	4	1

经统计学分析（P>0.05），无统计学意义，表明术中肛门松弛程度无差异。

表3　患者紧张感

组别	N	不紧张	较紧张	紧张	非常紧张
治疗组	30	24	2	3	1
对照组	30	1	12	9	8

经统计学分析（P<0.05），表明对照组术中紧张感明显高于治疗组。

4. 讨论

随着人民生活水平的提高，人们对诊疗质量的要求也不断提高，不但要求解除病痛，而且要求疾病的诊疗过

程也舒适、无痛苦。目前，“无痛”诊疗已成为一项日益重要的临床医疗任务，近年来得到迅速发展。对于术中疼痛的治疗也越来越多的受到关注，在现有医疗条件下，选择一种更加安全舒适的治疗方法达到术中解除痛苦的目的已经成为每位临床医生追求的目标，也是现在医疗环境下手术操作的前提。

虽然肛肠科疾病在现代社会已属于常见病、多发病，但因其一般不属于急症、重症，故常被患者忽略，同时又因大多数患者有惧痛、害羞的心理而延误失治。待到病情加重，保守治疗无效，必须行手术治疗时，又往往由于其操作区域的部位敏感、神经分布广泛等特殊性，一方面给患者带来心理和生理的双重挑战，另一方面也对医生的手术操作和麻醉方式提出了更高的要求。

腰俞穴属督脉，《难经·二十八难》中记载：“督脉者，起于下极之输，并于脊里，上至风府，入属于脑。”《腧穴学》中将腰俞穴定位为：在骶部，后正中线上，适对骶管裂口。《针灸学》中腰俞穴的局部解剖为：在骶后韧带、腰背筋膜中；有骶中动、静脉后支，棘间静脉丛；布有尾神经分支。

肛肠手术的麻醉方式目前最常用的是肛周局部浸润麻醉、腰俞穴麻醉和鞍麻，硬膜外麻醉方式多使用在结直肠手术中，全麻主要用于在清醒时难以配合手术的患者、婴幼儿、结直肠手术。每种麻醉方式都有各自的优势和缺点，麻醉方式并没有优劣之别，麻醉方式的选择是临床医生根据医院的条件、病人的具体情况、自己的习惯和操作熟练程度而选定的。在传统的中医肛肠外科手术中，肛周局部浸润麻醉、腰俞穴麻醉和鞍麻被广泛应用，随着手术无痛概念的提出和重视，硬膜外麻醉和全麻的应用率有升高趋势。在国内的一些实力较强的综合性医院，中医传统的痔瘘手术和现代医学的结直肠手术同为肛肠科的手术范围。

针刺麻醉简称“针麻”，是根据手术部位、手术病种等，按照循经取穴、辨证取穴和局部取穴原则进行针刺，在得到了麻醉的效果后在患者清醒状态下施行外手术的一种麻醉方法。针刺麻醉是继承和发展中医学所取得的一项新成就，也为应用现代 学方法研究经络理论提供了一条新的途径，它具 使用安全、生理 干扰少、术后恢复快、并发症少、术后伤口疼痛轻等优点，但尚存在镇痛不全、肌肉松弛不够满意等 题。《黄帝内经》认为，经络具 运行气血、平衡阴阳、濡养筋骨、滑利关节、联络脏腑和表里上下以及传递病邪等功能。因此，疏通经 络、调节阴阳、通行气血这些针灸治疗的核心内涵使得痛证成了针灸治疗的典型 代表。针刺麻醉是针刺镇痛的深化，是针刺治疗痛证的进一步延伸。针刺复合麻醉是指以应用针刺麻醉为主，同时配合另一种药物麻醉方法，也称针刺平衡麻醉。如针刺－硬－膜外复合麻醉，针刺－气体吸入麻醉等。

因此，如何把针刺麻醉与腰俞穴麻醉结合起来形成针刺复合麻醉，运用到痔手术中，既能尽最大能力减轻患者的痛苦，又能发挥中医特色，减轻患者的经济负担，是我们目前需要迫切解决的问题。腰俞穴麻醉作为肛肠科专用麻醉，临床应用取得了较好的疗效。针刺复合麻醉主要是在腰俞穴麻醉的基础上，配合针刺内关、合谷、足三里、宗脉穴，达到宁心安神，镇静止痛的目的。

腰俞穴麻醉配合针刺穴位麻醉在肛肠科术中的应用，相较于单纯的腰俞穴麻醉具有起效苏醒快、麻醉完全、术中舒适无不良记忆、术后无明显并发症等优势，保证了临床医生手术操作的顺利进行，值得临床推广。

七叶皂苷钠联合微波防治痔术后水肿的临床观察

李荷英　琚　晓　贾　娜

长治市中医医院肛肠科（046013）

长治市第二人民医院药剂科（046000）

【摘要】目的　探讨七叶皂苷钠联合微波对防治痔术后水肿的有效性。方法　将87例痔外剥内扎术后患者随机分为2组，治疗组（48例）术后应用七叶皂苷钠每日20mg溶于10% G. S500ml或溶于0.9% N. S500ml中静脉点滴，并联合使用微波治疗仪肛周局部照射。对照组（39例）为未使用七叶皂苷钠静滴和微波治疗组。以症状评分方式观察两组的治疗效果。结果　术后24h治疗组与对照组的症状、体征总得分相比较无显著差异；术后48h及术后7d，两组间比较有显著统计学差异（$P<0.05$），治疗组优于对照组。结论　七叶皂苷钠联合微波治疗能有效减轻痔术后水肿、疼痛、出血及坠胀症状，减轻患者痛苦，值得推广应用。

【关键词】痔；术后；七叶皂苷钠；微波

肛缘水肿是痔术后最常见的并发症，，肛管和肛缘皮肤因局部血液和淋巴循环障碍，血管渗透压增加，组织液在间隙中潴留过多而引起水肿、充血、隆起、肿胀或疼痛等一系列症状。笔者在常规换药基础上加用七叶皂苷钠静滴联合微波治疗仪局部照射，在预防和治疗痔术后水肿、疼痛及坠胀方面，取得了满意的疗效，现报告如下。

1. **资料与方法**

1.1 临床资料　选择2013年2月起至4月止我院肛肠科住院的、符合观察条件的痔术后患者，经电脑采用SPSS13.0软件中的Random Number Seed随机分为2组，即术后应用七叶皂苷钠每日20mg溶于10% G.S500ml或溶于0.9% N.S500ml中静脉点滴，并联合使用微波治疗仪肛周局部照射的治疗组。未使用七叶皂苷钠静滴和微波的对照组。纳入标准：①同意参加本试验者；②年龄18岁以上，性别不限；③混合痔手术患者。排除标准：④有明显心、肝、肾功能不全者；⑤拒绝参加本试验者。

共统计87例，其中治疗组48例，对照组39例。

表1　治疗前患者一般情况的比较（X±S）

分组	性别（例）		年龄（岁）	诊断（例）		是否伴有嵌顿（例）	
	男	女		混合痔	内痔	是	否
治疗组	29	19	50.2±14.4	35	13	3	45
对照组	27	12	48.5±13.4	30	9	2	37
P	0.393		0.219	0.805		>0.05	

注：年龄采用student's t检验，起于3项采用X^2检验。

经统计学处理，2组患者在年龄、性别、基础症状及体征等方面无明显差异，两组具有可比性。

1.2 方法

（1）治疗组：于患者手术结束后静脉滴注七叶皂苷钠20mg（北京四环科宝制药有限公司生产，单支剂量10mg）溶于10% G.S500ml或溶于0.9% N.S500ml，1次/日，至术后第5日；术后第1日拆除伤口敷料后予以微波治疗仪（珠海合佳医疗设备有限公司CYP－I型）肛周照射，20min/次，2次/日，至患者出院。对照组：未使用七叶皂苷钠静滴和微波治疗仪治疗。分别于术后24h、48h、以及7d时对患者症状和体征进行评估，标准见表2。

表2　症状和体征评分标准

姓名：　　性 别：　　年 龄：　　病 室：　　住院号：

症状体征	评分				术后		
	0	3	5	10	24h	48h	7d
疼痛	无	轻微，无需使用止痛药	疼痛，需口服止痛药	疼痛不能忍受，须肌注止痛剂			
坠胀感	无	轻微，无需处理	坠胀感明显，但无需立即排便	肛门坠胀感难以忍受，须立即排便			
出血	无	创面少量渗血，排便时无滴血	创面少量渗血，排便时少量滴血	创面渗血较多，排便时滴血量较大			
水肿	无	肛缘及创面周围有轻度水肿	肛缘及创面周围水肿明显	肛缘及创面周围水肿较重			
合计（分）							

1.3 统计学方法

本试验统计数据均输入SPSS13.0统计软件，其中计数资料采用X2检验，计量资料采用t或t'检验。

2. **结果**

分别于术后24h，48h，7d根据患者症状和伤口检查情况进行评估，得分见表3。

表3 术后症状和体征总得分比较（X±S）

分组	24h	48h	7d
治疗组	23.73±3.162	11.28±2.026	9.89±1.832
对照组	23.88±3.378	10.47±1.918	9.25±1.641
P	0.071	<0.01	<0.05

从术后症状和体征总得分来看，术后24h两组得分无统计学意义，48h和7d治疗组得分低于对照组，且在48h两组分值差异相对较大，离散趋势明显。7d时两组得分比较具有统计学意义，但离散趋势不及术后48h显著。

术后48h和7d两组在疼痛、坠胀感、出血、水肿得分比较分别见表4和表5。

表4 术后48h各项疗效参数比较（X±S）

分组	疼痛	坠胀感	水肿	出血
治疗组	5.13±1.700	3.37±1.552	4.22±1.701	3.98±0.526
对照组	4.82±1.643	5.56±0.539	5.15±1.885	3.88±0.441
P	<0.05	<0.01	<0.01	0.541

表5 术后7d各项疗效参数比较（X±S）

分组	疼痛	坠胀感	水肿	出血
治疗组	3.26±0.678	3.27±0.542	3.28±0.455	3.35±0.604
对照组	3.53±0.888	3.65±0.440	3.82±0.555	3.80±0.775
P	<0.01	<0.05	<0.01	<0.05

治疗组平均痊愈时间10.71±3.023d，对照组平均痊愈时间12.44±4.635d，两组间比较P<0.01，具有显著统计学差异。治疗组明显缩短了创面愈合时间。

3. 讨论

痔术后由于局部血液、淋巴循环障碍以及炎症反应渗出增加等形成术后局部组织间隙内液体潴留，加之肛周皮肤及皮下组织松弛、富有弹性，又处于躯干最低位，故患者术后肛门伤口水肿发生率高，表现为伤口周围组织肿胀，往往继发伤口疼痛，出血及肛门坠胀等，延迟创口愈合。因此，有效的稳定血管功能、降低血管通透性、改善微循环是减少痔术后水肿发生的关键所在。

七叶皂苷由欧洲七叶树的干燥成熟果实（中药娑罗子）中提取[1]。20世纪60年代Merkel等人证实具有抗水肿、抗渗出和血管保护作用的活性成分为β-七叶皂苷，是一种三萜皂苷的天然混合物，现临床上广泛应用的药物为其钠盐化合物β-七叶皂苷钠。其药理作用：1、抗炎、消肿、抗渗出：炎症的初始相以血管通透性改变为特征，β-七叶皂苷可以通过降低毛细血管壁的通透性，减轻水肿和渗出。降低组胺和5羟色胺等诱导的皮肤毛细血管通透性过高[2]。2、增强血管张力和收缩性、改善微循环：β-七叶皂苷可促进静脉选择性释放前列腺素F-2a（PGF-2a）[3]，增加静脉张力，并具有促进淋巴回流作用，β-七叶皂苷还可改善循环内血流淤滞状态，加快微循环，带走炎性介质。3、β-七叶皂苷还可增加抗渗出因子PGF-2a合成，其具有强烈的膜稳定作用，从而起到抗炎、抗渗出，提高静脉张力、加快静脉血流、促进淋巴回流、改善血液循环和微循环的作用[4]。因此在痔术后配合使用七叶皂苷钠，可以有效预防和治疗痔术后水肿、疼痛、坠胀感及出血等并发症，减轻患者痛苦，缩短患者住院时间。

另外，为了有效防治痔术后水肿，笔者还选择了微波这一物理疗法。人体的大分子组织（细胞膜、蛋白质、DNA、RNA）有各自的固有频率。微波的频率与人体组织固有频率相接近，可以引起人体大分子组织的谐振，从而改变人体的生理、生化状态：如血管扩张，血流加速，细胞组织的营养和代谢得到改善，并提高组织功能和再生能力，加速了病理产物和代谢产物的排泄，产生消肿的作用［5］。有研究表明微波能促进吞噬细胞恢复正常功能，加速炎症吸收，有增强免疫的作用。同时它也可能降低神经兴奋性，从而有一定止痛作用。本研究结果也证实：微波局部照射痔术后水肿创面能减轻患者伤口的疼痛，对水肿能起到明显疗效[6]，从而缩短住院时间，是痔术后促进水肿消退的一个可行手段。

综合考虑两组患者在术后不同时间段内的观察结果，提示术后48h为充血、水肿的高峰期，治疗组治疗作用最为明显，可以显著的降低疼痛、坠胀感及水肿。但对出血，原发性出血多出现在24h内，继发性出血多出现在术后第7d左右，故术后48h观察两组患者均无明显出血，无统计学差异。

而采用术后第7天作为观察时段是因为此时痔核已开始脱落，而手术造成的充血、水肿已渐轻；此时对观察患者出血指标、坠胀感及水肿指标都是较好时机，可对持续时间较长、表现较重的患者与正常病程患者进行有效甄别，识别观察药物对防治并发症的有效性。观察结果显示两组患者症状评分均较术前显著降低，证实了外剥内扎手术的有效性；而治疗组较观察组仍有统计学意义，提示使用七叶皂苷钠联合微波治疗对预防、减轻术后水肿、疼痛、坠胀感有效。

参考文献：略。

综合术式治疗环状混合痔63例疗效分析

李华春　杨思娥

湖北省广水市中医院肛肠科（430027）

【摘要】目的　探讨外剥内扎、注射术、松解术联合治疗环状混合痔的疗效。方法　对50例环状痔病例，采用外剥内扎、注射术、松解术联合治疗，并与对照组50单用外剥内扎术治疗进行比较。结果　治疗组伤口在愈合时间、疗效明显优于对照组，术后水肿、残留皮瓣等，少于对照组。结论　综合术式（外剥内扎、注射术、松解术）治疗环状混合痔比单一外拨内扎术的疗效优越，并发症少，愈合快。

【关键词】环状混合痔；注射；外剥内扎术；松解术

我科2012年1月~2013年6月间，外剥内扎、注射术、松解术联合治疗环状混合痔的疗效50例取得较好的疗效，报告如下。

1 临床资料

本组共100例病人，均为环状混合痔（诊断标准：按照1975年衡水全国肛肠会议制定的标准），随机分为治疗组和对照组，治疗组50例：男28例，女22例；年龄21~73岁，平均44.6岁；形成环状痔病史4个月至19年，平均7.7±8.03年；外痔呈静脉曲张型24例，属结缔组织型19例；伴血栓形成者7例；并肛裂者5例，并肛乳头肥大者6例。对照组例：男27例，女23例；年龄25~~66岁，平均46.7岁，病程6个月至23年，平均7.85±7.03年；外痔呈静脉曲张型30例。属结缔组织型18例，并血栓形成者7例，并肛裂者4例，并肛乳头肥大者10例。

2 治疗方法

两组病例，全部按术前常规肠道准备，手术采用侧卧位，骶麻或硬膜外麻醉，松弛肛门后扩肛，消毒肛管，查清痔核的部位、数目、病变程度及有无合并症。

2.1 治疗组：先用1∶1（以原液与等量0.5%利多卡因混合而成的）消痔灵混合液20~40ml，对拇痔区截石位3、7、11内痔按四步注射法注射，子痔区行2、3步注射，充分按摩，再视痔核回缩的情况，在外痔较大部位如母痔区作外剥内扎。直钳牵引外痔部分，外痔的外端外延0.5cm处作“V”字形切口，剥离外痔皮下部分，至近齿线下0.5cm改内收即呈“Λ”字形切口剥离至内痔根部约齿线上1.0cm处，提起剥离开的皮瓣及痔组织，用中弯止血钳于内痔基底纵形钳夹，7号丝线于钳底作“8”字贯穿结扎，切除残余痔核，外剥内扎痔核不超过4个。再行外括约肌切断术以松解肛管。

2.2 对照组：术前准备、麻醉方式同治疗组，均采用混合痔外剥内扎术，一次外剥内扎不超过三个痔核。

两组病人术后常规用抗生素，进流质饮食，控制大便2~3天。便后温盐水坐浴，换药至痊愈。

3 结果　依据国家中医学管理局1994年颁布的《中医病症疗效标准》制定疗效标准，治愈：症状及体征消失，创口愈合。好转：症状及体征改善，创口未愈。无效：症状及体征均无变化。全部病例均一次治愈，伤口愈合时间明显短于对照组，外痔水肿、残余外痔、术后疼痛等并发症明显少于对照组。情况详见下表1：

表1 两组术后伤口愈合及并发症情况比较表

组别	n	伤口愈合时间（d）	疼痛（例）	创缘水肿（例）	尿潴留（例）	残留外痔（例）	肛门狭窄（例）
治疗组	50	14.07±2.17▲	7▲▲	5▲▲▲	3	3▲▲▲	0
对照组	50	19.37±3.39	17	13	5	13	3

注：两组间各指标经校正 X^2 检验，均为▲P、▲▲P、▲▲▲P<0.01

4 讨论

两种手术方式，主要方式均采用混合痔外剥内扎术，切除病理性肥大的痔核。但治疗组配合使用注射硬化剂，通过“消痔灵”“四步注射法”。以原液与等量0.5%利多卡因混合而成的。消痔灵”液作为硬化剂进行内痔注射治疗，降低原药液的浓度，大大降低了大剂量注射的毒副作用，减少术后反应，也降低坏死机会，有效避免大出血的发生，使治疗更加安全可靠。本方法平均注射药量为25 mL/人次，通过大容量注射，可使药液充满痔核周围的所有空间，有效避免了痔核萎缩不全及残留部分痔核等情况的发生，为更好发挥疗效创造了条件。它利用化学刺激使痔组织产生无菌性炎症反应，从而使痔黏膜下及痔核及痔周围组织形成无菌性的炎症粘连，使肿胀的内痔及血管团萎缩、机化，从而封闭了曲张的血管，达到迅速萎缩并达到止血的效果。切除外括约肌松解肛管，缓解或解除括约肌痉挛，改善局部血循环使引流更畅，有利于伤口愈合、也便于控制感染，扩大了相对狭窄的肛管内径，降低了大便排出阻力，避免了排便时肛管压力过高而影响远期疗效。所以笔者认为采用外剥内扎、注射术、松解术联合治疗环状混合痔的疗效 稳定、可靠，并发症少，值得推荐。

RPH联合消痔灵注射治疗痔病的病例对照研究

李 胜 林 楠 凌云彪 许瑞云*

福建省上杭县中医院肛肠科（364200）

广州中山大学附属第三医院普外科（510630）

【摘要】目的 对比分析两种痔病治疗方法——单纯RPH和RPH联合消痔灵注射的临床疗效、并发症和满意度。方法：将2010年1月至2011年12月收治的221例各期痔病患者随机分配至以下两组：①单纯RPH组（109例）：只对患者施行RPH，不附加任何其他疗法；②RPH+消痔灵组（112例）：即将RPH和消痔灵注射疗法联合施行，先按常规方法对患者施行RPH，随后在被套扎的组织球内注射0.5~1ml消痔灵注射液。全部患者在围手术期及术后半年，分别就临床疗效、并发症和效价比等进行分析和评价。结果 （1）临床症状（痔出血、痔脱垂）治愈率/好转率：单纯RPH组58.2%/40%；RPH+消痔灵组74.8%/24.3%（P<0.05）。（2）术后1/6/12/24/48小时疼痛评分：两组差异无显著性（P>0.05）。（3）术后创面出血评分：单纯RPH组和RPH+消痔灵组分别为1.0、1.5（P<0.05）。（4）术后创面感染、肛周感染和尿潴留发生率两组差异均无显著性（P>0.05）。（5）患者满意度调查，分为“满意/基本满意/不满意”三个级别，单纯RPH组分别为60.9%/37.2%/1.8%；RPH+消痔灵组分别为77.5%/21.6%/0.9%（P<0.05）。结论：RPH联合消痔灵注射对各期痔病的疗效优于单纯RPH；术后创面出血发生率较低；患者满意度较高，值得在临床上推广。

【关键词】痔；痔病；RPH；胶圈套扎疗法；注射疗法；自动痔疮套扎器

橡胶圈套扎是治疗痔病的经典疗法。但传统方法器械简陋，操作不便，容易出现误操作和并发症。2003年由中山大学发明的自动痔疮套扎器及其配套技术——自动痔疮套扎术（Ruiyun Procedure for Hemorrhoids，RPH）从根本上改变了这一现状。RPH以一种全新的材料和全新的结构问世，赋予了痔病治疗全新的理念[1]，不仅临床疗效得以提高，而且创伤极小，并发症罕见。然而近年来的临床实践发现，RPH仍有一定的术后创面出血率（0.3%~2%），这与橡胶圈本身的特性（如随时间老化、疲劳等）和病人的基础疾病等有关。本研究对RPH进行改良，在其基础上施以注射疗法，旨在为降低RPH术后创面出血率寻找一种新的方法。

1 资料与方法

1.1 一般资料 自2010年1月至2011年12月，共收治221例痔病患者，其中男119例，女102例；年龄26~

* 通讯作者（许瑞云），电话：+86 20 85252263；传真：+86 20 85252263；E-mail address：1798010960@qq.com.

75岁，平均年龄35.2岁；病程1.5～9年，平均5.4年。按2000年中华医学会外科学分会肛肠学组制订的《痔诊治暂行标准》[2]，全部患者均符合诊断；其中Ⅰ期27例（12.2%），Ⅱ期122例（55.2%），Ⅲ期72例（32.6%）。痔疮分型：单纯内痔140例，混合痔81例。主要症状有间断性大便出血、局部不适、搔痒和大便时痔块从肛门脱出。所有患者均未接受过传统手术和局部硬化剂注射治疗。排除标准：Ⅳ期痔患者、血压未控制的高血压病患者、出血倾向、合并直肠（或肛管）的其他疾病、孕妇、晚期肝硬化患者。

1.2 病例分组　采用随机数字法将221例痔病患者随机分为“单纯RPH组”和“RPH+消痔灵组”。两组患者的一般资料如表1。

表1　“单纯RPH组”和“RPH+消痔灵组”的一般资料比较

	单纯RPH组	RPH+消痔灵组	P值
病例数（例）	110	111	
男/女（例）	60/50	59/52	<0.05
年龄（岁）	35.3	35	<0.05
平均病程（年）	5.2	5.5	<0.05
痔病分期：Ⅰ/Ⅱ/Ⅲ（例）	12/64/34	15/58/38	<0.05
痔病分类：单纯内痔/混合痔（例）	72/38	68/43	<0.05
以“痔出血”为主症者（例）	78	80	<0.05
以“痔脱垂”为主症者（例）	26	23	<0.05
“痔出血和痔脱垂”两症并存者（例）	6	8	<0.05

1.3 手术方法

1.3.1“单纯RPH”操作方法：本组RPH手术均采用广州中大福瑞医疗科技有限公司生产的连发式痔疮套扎器（型号ZDFR-TZQ-02）。患者取左侧卧位，术野皮肤常规消毒与铺巾。插入肛窥器，消毒直肠与肛管，显露齿状线和内痔块。将负压吸引接头与外源负压抽吸系统相接，并确认负压释放开关处于关闭状态。经肛窥器置入枪管并对准目标，在负压抽吸下组织即被吸入枪管内。当负压值达到 -0.08～-0.1mPa时，保持数秒钟，然后转动棘轮以释放胶圈，将目标组织套住。打开负压释放开关，释放被套扎的组织（约小指末节至食指末节大小）。

1.3.2“RPH+消痔灵注射”操作方法：在施行RPH后，抽取消痔灵注射液（规格10ml/支，吉林省集安益盛药业股份有限公司生产），向被套扎的组织球内注射0.5～1ml，至组织球膨胀变大，黏膜轻度发白为止；以棉球压迫注射口10余秒以免药业漏失；退出肛窥器完成操作。

1.3.3 术后处理：所有患者术后均口服抗生素3～5天d；无需禁食；保持大便通畅；酌情使用坐浴、外用药膏、肛门药栓等。

1.4 疗效评价

全部患者在围手术期及术后半年，分别就临床疗效、并发症和性价比等进行分析和评价，具体评价指标包括：

（1）临床疗效：即临床症状如痔出血、痔脱垂等的治愈、好转情况，参照我国中医药行业标准及中医病证诊断疗效标准[4]。①治愈：症状及体征消失，创口愈合；②好转：症状及体征改善，创口愈合；③无效：症状及体征无变化。

（2）术后1/6/12/24/48小时的疼痛评分：采用疼痛视觉类比量表评分法（Visual Analogus Scale，VAS）[3]进行计分。

（3）术后创面出血评分：不出血计0分，便纸染血计1分；便后滴血计2分，便后喷射状出血计3分；便后出血超过500ml/日计4分；发生出血性休克计5分。

（4）术后感染率：包括创面感染、肛周感染，出现相应症状与体征者即可诊断。

（5）尿潴留发生率：术前排尿正常，术后发生排尿困难且需留置尿管，排除前列腺肥大因素。

（6）满意度评价：术后半年所有患者发放调查表，询问满意情况，分为“满意、基本满意和不满意”三个级别。

1.5 统计学分析　采用医学数据分析的Excel程序，计量资料比较采用t检验，计数资料比较用χ^2检验。$P<0.05$为差异有统计学意义。

2 结果

所有患者手术过程均顺利，单人可完成操作，耗时约 10～15 分钟。一般不需要麻醉，极少数中青年男性肛门极度紧张者例外（以 2% 利多卡因施以肛周局麻即可）。除极少数患者术后有轻度肛门坠胀或急便感以外（经平卧 6～12 h 后可缓解），绝大多数无任何不适，术后观察 10～15 分钟即可返家。两组患者的疗效、疼痛与并发症资料如表 2。

表 2　“单纯 RPH 组”和“RPH＋消痔灵组”的治疗结果比较

		单纯 RPH 组	RPH＋消痔灵组	*P* 值
疗效评价	治愈（例/率）	64	83	<0.05
	好转（例/率）	44	27	
	无效（例/率）	2	1	
1/6/12/24/48 小时的疼痛评分（分）		3.2	3.0	>0.05
术后创面出血评分（分）		1.5	1.0	<0.05
术后感染（例/率）		0	0	>0.05
尿潴留（例/率）		0	0	>0.05
满意度评价	满意（例/率）	67	86	<0.05
	基本满意（例/率）	41	24	
	不满意（例/率）	2	1	

3 讨论

3.1 关于 RPH

痔疮的治疗方法很多，如药物、注射、胶圈套扎、冷冻、射频、手术等，但临床研究表明，在众多的非手术疗法中，胶圈套扎被认为疗效最好，仅次于手术[5]。胶圈套扎的传统方法是将胶圈套入内痔的根部[6]，利用胶圈的弹性收缩作用阻断痔的血供，从而使痔块缺血、萎缩、脱落而治愈。传统套扎技术的缺点是器械简陋，显露困难，误操作率较高；且套扎位置偏低（紧贴齿状线），术后坠胀感或急便感较明显，创面出血率高达 0.8% ～15%（5，6）。

针对传统套扎技术的缺点，中山大学于 2003 年发明了一种用于痔疮套扎的新式器械——自动痔疮套扎器（又称连发式痔疮套扎器），此后又先后多次对其进行了改良（专利号：ZL03223818.5；ZL200520061355.8；ZL200820051521.X；ZL201020644006.X）。与此同时，与其配套的 RPH 也相继问世。RPH 对传统套扎技术进行了规范、改良与完善，具备了一些新的特点，如胶圈连发，套扎过程自动化，省时、省力和简便，单人可完成操作，耗时仅约 10 分钟，一般无需麻醉。

RPH 改变了传统的单纯痔块基底套扎法，创造了痔上黏膜套扎法，并将痔上黏膜套扎法与痔块基底套扎法有机地进行结合，派生出串联式套扎法、倒三角套扎法、双串联套扎法和三串联套扎法等，兼顾了“痔静脉曲张”和“肛垫下移”两种发病机制，疗效得以提高，适应证范围也得以扩展，不仅适用于内痔，也适用于肛垫下移明显的混合痔和直肠黏膜脱垂。

3.1 RPH 的操作要点

RPH 的基本套扎方法有两种，即痔块基底套扎法和痔上黏膜套扎法。前者是直接套扎痔块基底部的黏膜，套扎中心点位于齿状线上约 1.0cm，相当于痔块的上半部分；套扎完成后胶圈下缘距齿状线约 0.5cm（刚好紧贴移行上皮覆盖的肛柱结构上缘）。后者是套扎痔块上方的直肠黏膜，位于齿状线上 3～4cm 处，不套扎痔块；套扎完成后，胶圈下缘距齿状线约 2.0cm。

RPH 还将痔块基底套扎法与痔上黏膜套扎法联合实施，有以下几种联合模式：①串联式套扎法，即在痔块基底部（齿线上 1.0cm）套扎一个点，在其正上方（齿线上 3～4cm）再套扎一个点；②倒三角套扎法，即在痔块基底部套扎一个点，在其上方成等腰三角形再套扎两个点；③双串联套扎法：即在相邻位置连续做两个串联式套扎；④三串联套扎法：在母痔处连续做三个串联式套扎法。对于轻、中度痔疮，一般采用痔块基底套扎法即可；而对于重度痔疮，将痔块基底套扎法与痔上黏膜套扎法联合起来使用效果更好。

3.2 关于 RPH 与消痔灵注射的联合

RPH 的缺点是仍有一定的术后创面出血率（0.3%～2%），这与橡胶圈本身的特性（如随时间老化、疲劳等）以及病人的基础疾病等因素有关。据分析，创面出血一般发生在痔块基底套扎处，主要因胶圈脱落时痔块内的曲张静脉未完全闭塞、机化所致。本研究在 RPH 的基础上施以消痔灵注射，其作用是使被套扎的痔块曲张静脉团即刻闭塞，并加速其机化与脱落，结果表明，RPH 术后创面出血率降至?%，充分说明了这一新方法的优势。

当然，无论何种疗法，术后创面出血均难于彻底避免，因而正确的处理方法就显得十分重要。RPH 术后一旦发生出血，首先要分辨出血的原因，是原痔疮出血的继续，还是胶圈脱落导致的出血？前者一般出血量小，多发生在术后 1～3 天内；后者出血量较大，多发生在术后 3～8 天内。如判断为后者，建议不要观察或保守，应立即在直视下用可吸收线作“8“字缝合止血即可。

此外，橡胶圈由于容易随时间老化和疲劳，弹性回缩力变弱，往往导致套扎后的胶圈过早滑脱，影响疗效。RPH 联合消痔灵注射避免了这一缺点，注射后组织球膨大，胶圈很难过早滑脱；消痔灵同时还加速了痔块组织的固化、萎缩（作痔块基底套扎时）和痔上黏膜组织的粘连、固定（作痔上黏膜套扎时），因而使疗效大大提高。

3.3 关于外痔的处理

内痔、混合痔和环形脱垂性痔都可以采用 RPH 进行治疗。只有不合并内痔的单纯性外痔、嵌顿性痔和绞窄性痔不适宜采用 RPH。混合痔患者如外痔较轻，在施行 RPH 后，由于肛垫上提，外痔大多可自动回缩至肛门内，无需额外处理。只有当外痔为静脉曲张性外痔且特别巨大，或形成炎性外痔，或发生血栓性外痔时，才需手术切除。切除时注意尽量保护皮肤，切口不要太大、太宽，不要越过齿状线；外痔切除后皮肤切口可用可吸收线作间断缝合。经验表明，“缝合”比“不缝合”伤口疼痛更轻，愈合更快。用可吸收线缝合伤口者，建议不要用 PP 液或其他氧化性强的液体坐盆，否则，缝线容易过早断裂，导致伤口裂开，用抗生素软膏（如红霉素软膏、新霉素软膏等）涂抹换药即可。

有一点值得提醒的是，痔疮治疗的原则不是“根治”，而是“消除症状”。一定要杜绝“见痔就切”和“根除痔疮”的认识误区。痔疮主要有两大症状，即“便血”和“脱垂”，只要消除了这两个主要症状，就基本上达到了治疗目的。千万不要追求所谓的“根治”而进行过多的切除，否则必然导致“功能损害”。

保留肛管直肠环治疗高位复杂性肛瘘

李胜龙　李　杰　鲍　铭　经芳艳　康　东　孙晓兰

南方医科大学南方医院肛肠科，广州，510515

肛瘘是肛肠科的常见病，其中高位复杂性肛瘘有瘘口多、瘘管深、走向迂曲的特点，在手术治疗时，充分切除病灶和保护肛管直肠环功能往往成为矛盾，让术者难以取舍，顾此失彼，常常导致不同程度的肛门控便能力下降、肛门变形或高复发率。随着现代医学的发展和人们对生活质量要求的提高，保护肛门功能的理念已经越来越被肛肠外科医生所重视，近年来国内外的肛肠科专家针对高位复杂性肛瘘治疗中保留肛管直肠环功能的术式提出不同的见解，尽管目前此类手术方式比较多，但均存在一定的局限性[1]，为了探寻一种较为理想的手术方法，我们对我院 2007－2012 年来收治的 165 例高位复杂肛瘘的患者采用保留肛管直肠环的低位切开扩创高位旷置引流，不切或尽量少切肛管直肠环组织的手术方法进行治疗，取得了良好的效果，现报道如下：

1. 临床资料

1.1 一般资料　本组 165 例高位复杂性肛瘘患者均符合 1975 年中华中医药学会肛肠分会制定的诊断标准，即瘘管在肛门外括约肌深部以上者且有多个瘘口和瘘管。其中男性 102 例，女性 63 例，年龄在 18～69 岁之间，平均年龄为 35.24±6.72 岁，病程 2～185 个月，平均 38.12±4.23 个月，瘘管垂直深度最浅者 4.5cm，最深者 12.0cm。其中在我院手术时第一次手术者 46 例，第二次手术者 53 例，第三次手术者 47 例，第四次手术者 12 例，第五次手术者 7 例。

1.2 手术方法　蛛网膜下腔麻醉成功后，患者取膀胱截石位，常规消毒、铺巾，清洁直肠后扩肛，先用探针配合指检仔细探查瘘管的走向，辨别瘘管与内口、肛管直肠环的相对位置关系，然后以双氧水和亚甲蓝混合液从外口注入，同时通过肛门镜、半边镜观察肛内情况以进一步寻找内口和确定瘘管走向。因管腔太大太深，或瘘管弯曲不能直接找到内口者，先把外口切开适当扩创，将腐肉组织搔刮干净，充分显露管腔后再进一步使用探针顺藤

摸瓜边切边探直到找到内口（有时

配合倒钩法从可疑肛隐窝探查），将主瘘管的低位段充分敞开，内口处感染的内痔给予缝扎后切除，主瘘管的远端或支管视具体情况给予切开、开窗旷置、挂浮线、切开缝合等处理，对于瘘管在肛门外括约肌深部以上部分，给予旷置，手术中不时以手指探查扩开，或以电刀切开，保证不留死腔，外侧适当扩创，使其成为外大内小的创面以利引流，确保瘘管处的新生组织从底部长起，切开扩创时同时指检感受着肛管直肠环的张力，以无张力下降或仅稍有下降为尺度；如果因瘘管管腔狭小，外扩创无法达到引流通畅的目的，或者患者肛管较长，考虑扩创切开括约肌时出血会多时考虑挂线治疗，挂线时只挂部分内括约肌或联合部分外括约肌浅部组织，尽量少挂和不挂外括约肌深部组织。用刮匙搔刮干净瘘管内的腐坏组织，双氧水、洗必泰冲洗后油纱填塞、覆盖创面。

1.3 术后处理　所有患者术后均接受高锰酸钾坐浴、切口换药、抗感染以及对症治疗。

1.4 评判标准　（1）疗效标准：参照国家中医药管理局 1994 年颁布的《中医病证诊断疗效标准》。治愈：症状及体征消失，创口愈合；好转：症状及体征改善，创口未愈；未愈：症状及体征均无变化。（2）肛门功能：采用芬兰学者 Hiltunen 的标准：①良好：肛门对干稀便，肠液、肠气的控制正常。②肛门部分失禁：肛门对稀大便、肠液、肠气不能控制，污染内裤。③完全失禁：肛门对成形大便不能控制。

2. 结果

本组 165 例病例一次性手术治愈 148 例，占 90%，未愈 17 例中 1 例未愈者因发现克罗恩病转消化内科治疗，16 例再次手术后治愈 15 例。随访时间 6 个月以上，随访期间无肛瘘复发，无肛门部分或完全失禁，无肛门狭窄。本组患者平均愈合时间为（48.22 ± 8.25）d。

3. 讨论

肛瘘的手术方法很多，但必须遵循三个基本的处理原则，即：①正确寻找并处理好内口；②创面引流要通畅；③应尽量保留肛管直肠环。本文中作者采用保留肛管直肠环的低位切开高位旷置引流术，正是遵循以上原则来进行的。

高位复杂性肛瘘由于病变位置高，管道迂曲复杂，常伴有支管和深部死腔，故手术治疗难度较大，正确寻找和处理内口，彻底清除感染肛窦、肛门腺及瘘管，保持通畅引流是手术成功及防止复发的关键。在临床工作中我们常常发现高位复杂性肛瘘患者的内口往往呈闭合或暂时闭合状态，也正因为如此，感染灶才会向上向外扩散蔓延形成高位复杂性肛瘘。由于内口的闭合、瘘管的弯曲分叉和管腔的深大，术前造影、磁共振、超声内镜检查，注射亚甲蓝、双氧水等等手段往往在复杂性肛瘘内口的判断和瘘管的走行上难以取得实际价值。笔者认为寻找内口时使用探针顺藤摸瓜边切边探的这一最原始方法仍然还是最有效的方法，术中重视指检，配合从外口注入双氧水和亚甲蓝混合液，细致观察，才能找到内口或疑似内口。有学者[2]提出肛瘘的内口很多情况下并非一个单纯显露在齿状线附近的凹陷，而是指齿状线附近感染的肛窦、肛腺累及的一片区域，呈筛漏状，处理内口的同时应当彻底清除周围感染的肛窦和肛腺，决不能遗漏这些潜在的感染灶而导致肛瘘复发，为此，我们在切开内口时同时将内口处的内痔给予缝扎后切除，以保证病灶清除干净和引流通畅。

肛管直肠环是由肛门外括约肌的浅部、深部连合耻骨直肠肌，围绕直肠纵肌和肛门内括约肌，环绕在肛管与直肠交界处，共同融合后构成，该结构维持肛门的括约功能，对肛门的控便和节制发挥重要的作用，术中保留肛管直肠环组织是确保患者术后生活质量的关键。高位复杂性肛瘘因其特有的解剖结构和病理成因，造就了肛瘘瘘管与肛管直肠环之间错综复杂的关系。高位复杂性肛瘘的内口大多数在肛管齿状线平面的肛隐窝处，而瘘管常在肛周感染扩散过程中形成了各种迂曲复杂的走行，有些瘘管穿越肛门外括约肌的浅部或深部的肌间隙进入坐骨直肠窝，有些瘘管则经肛门内外括约肌间隙向上穿行肛管直肠环进入骨盆直肠窝，还有一些瘘管经肛管后深间隙到直肠后间隙并穿行到对侧，这些不同形式的瘘管走行给清创引流增加了不少难度，我们认为肛瘘手术的一条重要原则是既要保证引流通畅又要保护好肛管直肠环，对于肛管直肠环以下的瘘管部分可以一次切开，而对于肛管直肠环以上的瘘管部分则可以采取旷置的方法来保护肛管直肠环。一般情况下，在已经将肛管直肠环以下的瘘管敞开的基础上，可以用刮匙进入高位瘘管进行搔刮管壁的腐肉组织并适当扩创旷置，使其成为一个外大内小的喇叭状创口，保证其引流通畅，使新生肉芽组织从基底部向上生长填充创口；如果因瘘管管径狭小，扩创无法达到通畅引流的目的，或者患者肛管较长，考虑扩创切开括约肌时出血会比较多时可考虑挂线治疗，挂线时只挂部分内括约肌或联合部分外括约肌浅部组织，尽量少挂和不挂外括约肌深部组织。Williams[3]通过对 312 例肛瘘手术患者调查后认为患者术后肛门控便功能的下降与手术中切开切断肌肉的数量成正比。肛门内括约肌仅维持肛管的静止压，术后切断肛门内括约肌仅使肛管远端的静止压下降[4]，而肛门外括约肌的深部以及耻骨直肠肌对肛门的控便节制功能起主要作用，为此，我们对于在肛门括约肌深部以上部分的瘘管进行了高位旷置，最大限度的减少肛门外括约肌和耻骨直肠肌的损伤，保护肛门控便节制功能，很好的贯彻了以上三大原则，做到了少切或不切断肛管直肠环的肌纤维，不影响肛门控便功能而治愈。

近年来各种旨在保护肛门功能的肛瘘术式层出不穷，国内外有较多的文献报道使用直肠黏膜瓣前移术、生物蛋白胶粘堵内口、封闭瘘管等治疗高位肛瘘，其初期效果虽较乐观，但近年的一些报道表明这些术式的效果并不尽如人意，2010 年 Ali 报告[5]直肠黏膜瓣前移技术处理肛瘘内口的术后复发率约在 30% -40%，肛门失禁率在 9% -42%。国外有报道[6]称由于肛瘘栓填塞瘘管法不能保证通畅的引流，其成功率仅为 30% 左右，复发率高、费用贵、较难推广。我们采用的保留肛管直肠环的低位切开扩创高位旷置引流的方法一次性手术治愈率达到 90%，二次手术后 98.8%，随访 6 个月以上无一例肛门失禁或复发。

保留肛管直肠环的低位切开扩创高位旷置引流术不仅保证了高位复杂性肛瘘的治愈率，同时还减少了手术对肛管直肠环的损伤，有效地防止了肛门控便能力下降或肛门移位的发生。本疗法具有愈合快、治愈率高、后遗症少、可行性强的优点，值得临床推广。

参考文献：略。

拓展经典理论 - 运用索罗门（Solomen）定律，一次性根治肛周脓肿的临床对照研究

李 师

辽宁省肛肠医院

【摘要】目的　根据肛门解剖学特点，专科检查结合现代的彩超技术，拓展了索罗门（Solomen）定律，应用于肛周脓肿，指导肛周脓肿一次根治术，并与目前临床常用切开引流术方法进行对照。方法：将 208 例肛周脓肿患者分为观察组和对照组，治疗组 112 例拓展了索罗门（Solomen）定律，指导肛周脓肿一次根治术，对照组采用切开引流术式。观察两组术后一次治愈和二次手术情况。结果　治疗组和对照组比较，治疗组一次性治愈 100%，对照组术后桥形愈合形成肛瘘占 94.79%，需二次手术治疗后痊愈。结论　拓展索罗门（Solomen）定律，适用于肛周脓肿判断内口位置定位，能够指导肛周脓肿一次根治术。

【关键词】拓展索罗门（Solomen）定律；一次根治；肛周脓肿

肛周脓肿起病急骤，疼痛剧烈，需急诊手术。切开引流术为常用术式，但约 95% 以上术后形成肛瘘，需二次手术，不但增加了患者的痛苦而且浪费了有限的医疗资源。切开挂线术，术后复发率低，疗程短，较切开引流术疗程明显缩短，在临床上已经得到普遍应用，但多是临床医生根据经验判断进行手术，缺乏被普遍认可的理论学说支持，所以一次性切开挂线根治肛周脓肿的术式一直存在争议。肛周脓肿手术成败的关键在于寻找原发内口，完全彻底地清除感染的肛隐窝、肛腺和肛腺导管，就能防止脓肿的复发以及脓腔的假性愈合，达到一次性根治的目的。

1. 一般资料

索罗门（Solomen）定律应用于肛瘘，为国内外临床医生普遍认可。我们根据肛门解剖学特点，专科检查结合现代的彩超技术，拓展了索罗门（Solomen）定律，应用于肛周脓肿，指导肛周脓肿一次根治术，并与目前临床常用切开引流术方法进行对照，自 2009 年 7 月— 2012 年 12 月对辽宁省肛肠医院的 112 例肛周脓肿患者进行治疗观察，疗效满意。现报道如下。

2. 病例选择

诊断依据

（1）症状：患者感觉肛门疼痛，甚至影响坐卧及活动，重者伴有发热恶寒。也有的患者肛门疼痛不明显而表现为肛门坠胀、小便不利等。

（2）体征：检查可见肛门局部红肿，触压疼痛，或有溃口溢脓，肛内指诊也常于内口部位扪及压痛或凹陷硬结。肛镜检查可见内口部的肛窦充血、肿胀，有时稍加按压即有脓液溢出。

（3）辅助检查：X 线检查、B 超检查、实验室检查等。

在确诊为肛周脓肿后，进一步查明脓肿的类型，即脓肿所在的腔隙、位置，与肛门腺及肛门括约肌的关系，脓肿为特异性感染还是非特异性感染，引起肛周脓肿的可能病原菌。所有病例均排除结核、克隆氏病、溃疡性结

肠炎和外伤等所致的特发性脓肿。

病例被随机分为治疗组，单纯切开引流组。

纳入标准：

（1）符合上述诊断标准。

（2）年龄 14－70 岁。

（3）急性期是指发病在 3 周之内。

排除标准：

（1）合并心、肝、肾、血液系统等严重疾病、肿瘤等。

（2）过敏体质、病情危笃或疾病的晚期患者；

（3）不合作者，如不愿意接受研究措施或因患有精神病未能合作者。

3. 临床操作方法

治疗组：一次性根治切开挂线术组手术方案

“拓展索罗门（Solomen）定律”应用于肛周脓肿，指导肛周脓肿一次根治术，通过彩超，指诊等专科确定脓肿范围，以脓肿波动最明显处或者彩超定位脓腔中心位置在臀部的垂直投影，假想为将形成肛瘘的外口位置，再根据索罗门（Solomen）定律寻找内口，即经过肛门两侧坐骨结节画一横线，如外口在横线前方，距肛门 5cm 内，则内口在齿线上与外口相对应；如外口在距肛门 5cm 外或在横线的后方，则内口多在肛管后部齿线处。

在以上各种脓肿切开引流完成后，在拓展索罗门（Solomen）定律的指导下，术者左手食指放入肛内协助，右手持球头探针沿切口轻轻探入，在相应的齿线附近探查原发感染内口。术者以食指伸入肛内作引导，另一手持探针经脓腔寻找内口。如内口已溃破，探针可顺利引出；如内口寻找困难，可在针指间最薄弱处穿出。引入橡皮筋。将切口与肛门间皮肤切开，橡皮筋松紧适度后结扎，同时结扎原发内口两侧肛腺组织。填塞无痛生肌散凡士林纱条引流，塔形敷料压迫，丁字带外固定。

对照组：给予切开引流术手术方案。

患者取膀胱截石位，常规消毒，简化骶管麻醉。在皮肤波动最明显或触痛最明显处，彩超定位脓腔中心位置在臀部的垂直投影处按各类脓肿以不同切口。切开脓腔，排出脓液，，分离脓腔纤维隔，彻底清除坏死组织，脓腔经用双氧水和生理盐水冲洗后填塞无痛生肌散凡士林纱条引流，塔形敷料压迫，丁字带外固定。

术后两组均采用一周内每日需换药 2 ～3 次，然后视分泌物情况逐渐减少换药次数，但每日便后必须换药。换药中药坐浴（ 硝矾洗剂）。

4．疗效判断标准

痊愈：创口愈合，症状消失，无肛门变形、肛门失禁等不良反应；

好转：创 口基本愈合，症状消失，但术后肛门不全失禁或完全失禁；

未愈：创口未愈合，症状未改善，或暂时愈合，数日内又复发。

5．统计分析采用 SPSS11. 0 软件。

计量资料用 U 检验，计数资料用 X^2 检验。

2. 结果

治疗组 112 例全部一次性治愈，无肛门变形、复发及其它并发症。对照组 96 例，5 例一次性治愈，91 例术后桥形愈合形成肛瘘，行二次手术治疗后痊愈。

治疗组与对照组治疗结果比较

组别	n	一次治愈（n 、%）	二次手术 n
治疗组	112	112（100%）	0
对照组	96	5（5.21%）	91

P＜0.01

3. 讨论

肛周脓肿起病急骤，疼痛剧烈，需急诊手术。肛管直肠周围脓肿是指因肛腺感染后，炎症肛管、直肠周围软组织或其周围间隙内发生的急性化脓性感染，并形成脓肿。

肛周脓肿多是向肛管直肠周围间隙组织蔓延而发生的化脓性疾病。大范围、多间隙的肛门直肠周围脓肿其内口多在直肠环以上，属于复杂性肛周脓肿，其炎症重、脓肿范围进行性增大，如治疗不及时或方法不当，常自行破溃或手术切开引流后形成肛瘘，传统的治疗方法是单纯脓肿切开引流后，因术后脓肿复发或后遗肛瘘者超过90%，故多与行切开引流术后2~3个月形成瘘管后Ⅱ期再行肛瘘手术。再次手术既增加患者的手术痛苦，又加重了经济负担，使治疗过程复杂化。

肛周脓肿约95%的感染源来自肛腺。感染可沿肛腺管进入肛腺，并通过肛腺体的管状分支或沿联合纵肌向上、下、外各个方向扩散到肛管、直肠周围间隙，形成不同部位的脓肿。由于解剖原因，肛管后侧的肛隐窝最容易发炎，经肛门腺导管感染扩散。由于肛门腺导管分布的差异，炎症可波及肛管后浅间隙、肛管后深间隙、直肠后间隙及 黏膜下间隙，而形成蹄铁型脓肿，脓液向一侧或两侧经括约肌深浅间隙进入坐骨直肠窝形成低位蹄铁型脓肿，向上穿过肛提肌进入直肠后间隙，则形成高位复杂性脓肿。彻底清除肛周脓肿的原发感染病灶即感染的肛隐窝（内口）是根治肛周脓肿和防止后遗肛瘘的关键。

本研究拓展索罗门定律认为，通过彩超，指诊等专科确定脓肿范围，以脓肿波动最明显处或者彩超定位脓腔中心位置在臀部的垂直投影，假想为将形成肛瘘的外口位置，再根据Solomen规律寻找内口，即经过肛门两侧坐骨结节画一横线，如外口在横线前方，距肛门5cm内，则内口在齿线上与外口相对应；如外口在距肛门5cm外或在横线的后方，则内口多在肛管后部齿线处。据此可准确判断内口位置和脓肿的走行情况，指导进行肛周脓肿一次根治术。经过多年临床经验的总结，结合现代检查手段，现拓展索罗门（Solomen）定律，指导肛周脓肿一次根治术，使经典理论现代化，使传统的中医挂线特色疗法科学化。能够得到普遍运用，为肛周脓肿一次根治术填补了理论上的空白。

中医传统的挂线疗法被公认为具有慢性勒割、异物刺激、引流和标志四大作用。目前已成为治疗高位肛瘘、高位复杂性肛瘘的主要治疗手段，将挂线疗法应用于肛周脓肿的治疗是挂线疗法 治疗肛瘘的延伸，应用挂线疗法一次手术根治肛周脓肿，挂线的慢性勒割、异物刺激作用可在缓慢切开组织的同时，底部组织生长。肌肉断端粘连固定、避免了一次性切开，肛门括约肌受损所致的肛门失禁等后遗症。这是挂线疗法治疗肛瘘的主要理论依据而在肛门脓肿的治疗中应用，挂线疗法则亦强调挂线的引流作用可使脓腔渗出顺线流出。并可使创面从基底部愈合。外部位置无法过早闭合。故国外学者将挂线线称为“泄液线”。早期的引流 、后期的慢性切割、异物刺激使组织从基底部生长，维护肛门正常括约功能。是挂线疗法应用于肛周脓肿的治疗的依据所在。一期切开挂线根治术，坚持“一次性根治理念”。诊断明确，处理方法得当，治疗肛周脓肿由于术中同时处理了感染的内口，肛管直肠周围脓肿可以一次性根治，绝大多数病人因不后遗肛瘘，避免了再次手术的痛苦，缩短了疗程，且无炎症扩散、术后出血及肛门失禁等并发症，在临床上得到了广泛的证实，能免除再次手术的痛苦和缩短疗程，减轻了患者经济负担，临床疗效满意。

但在实际治疗上，肛周脓肿采用一次性切开或切开挂线术，仍然存在较大的争议。主要是因为肛周脓肿切开挂线一次根治术，关键技术如何准确的寻找内口，对肛周脓肿如何形成肛瘘、形成什么样的肛瘘缺乏前瞻性的判断，缺乏广泛认可的理论学说支持。

参考文献：略。

纳米银医用敷料在混合痔术后应用的临床观察

李学勇　周振东　指　导　韩　宝　张燕生

北京马应龙长青肛肠医院（100195）

【摘要】目的　观察纳米银医用抗菌敷料在混合痔手术后应用是否有效和安全。方法　对120例混合痔手术患者随机分为治疗组和对照组，每组60例，治疗组60例，采用纳米银医用抗菌敷料引流，对照组60例，采用传统无菌凡士林油纱引流。结果　治疗组的创面愈合时间和疼痛持续时间明显缩短，两组比较有显著性差异（$P<0.05$），治疗组的疗效优于对照组，两组均未出现不良反应。结论　新型纳米银医用抗菌敷料在混合痔手术后临床疗效显著，并且无明显副作用。

【关键词】纳米银；混合痔术后；临床观察

本文从2011年3月至2011年11月，纳入本科室混合痔术后患者120例，采用随机分组方法进行临床研究，治疗组60例术后患者采用纳米银医用抗菌敷料换药治疗，对照组60例用传统无菌凡士林油纱换药，现将结果报告如下。

1. **资料与方法**

1.1 临床资料　根据《中国肛肠科病症诊断疗效标准》[1]中符合混合痔诊断标准的患者纳入 120 例。术后创面范围 2㎝2 - 8㎝2 之间，治疗组 60 中，男 35 例，女 25 例，平均年龄 38 岁；对照组 60 例中，男 32 例，女 28 例，平均年龄 40 岁。两组患者术前营养情况良好，均无糖尿病、心脑血管疾病及血液系统疾病。两组患者性别、年龄、创面面积经 SPSS17.0 统计软件处理，差异无统计学意义（$P>0.05$），具有可比性。

1.2 治疗方法　两组手术当天清晨均用聚乙二醇电解质散清洁肠道，术前排便呈清水样，手术均采用 PPH 术联合外痔切除术，术后均口服芪蓉润肠口服液，以便质成形软便为度，术后 24 小时后第一次换药，以后每日换药一次。治疗组伤口采用纳米银医用抗菌敷料，对照组伤口换药用无菌凡士林油纱，两组均用普济痔疮栓纳肛、肛泰软膏外用，每日中药熏洽、半导体激光照射治疗。

1.3 观察指标及方法　创面愈合时间：全程肉眼观察创面愈合情况，以肉芽组织填平、上皮完全覆盖为愈合指标，统计创面愈合时间。持续疼痛时间：每日换药时询问患者有无疼痛，记录换药时疼痛持续天数。感染：观察创面，色泽新鲜、肉芽组织生长良好为无感染，创面周围红肿硬结、分泌物增多、血象升高为伤口感染。

1.4 统计方法　将原始数据输入 SPSS17.0 软件进行统计学处理，计量资料采用 t 检验，计数资料采用 X^2 检验。

1.5 材料　纳米银医用抗菌敷料由深圳市爱杰特医药科技有限公司生产。

2. **结果**

2.1 疗效判定标准　治愈：便血及肛门脱出症状消失，外痔组织消失，创面愈合；显效：便血及肛门脱出症状消失，外痔组织缩小，创面愈合 2/3 以上；有效：便血及脱出减轻，外痔组织缩小，创面愈合 1/3 以上；无效：症状、体征均无变化。

2.2 疗效　60 例纳米银医用抗菌敷料换药创面愈合时间及疼痛持续时间明显缩短，两组均无出现感染，两组均未出现局部皮疹、红肿等不良反应。治疗组的创面愈合时间及疼痛持续时间两个评价指标均明显优于对照组（$P<0.05$），有统计学意义，纳米银医用抗菌敷料对混合痔术后创面愈合及疼痛影响优于无菌凡士林油纱。结果见表 1。

表 1　两组创面愈合时间、疼痛持续时间比较（天，$\bar{x}\pm S$）

组别	例数创面愈合时间	疼痛持续时间
治疗组	6012.30 ± 2.21	3.25 ± 1.20
对照组	6016.50 ± 3.08 *	5.17 ± 2.03 *

注：与对照组比较，$P<0.01$ *

3. **讨论**

纳米银医用抗菌敷料医用脱脂纱布或医用非织造布和纳米银溶液浸渍切割后加工而成的新型抗菌敷料。纳米银医用抗菌敷料与伤口接触后，迅速并持久地释放纳米银粒子，快速有效地杀灭细菌、真菌及其他病原体，使感染得到控制，并可消炎止痛，有利于引流、保护创面、镇痛等优点，促进伤口愈合。

作用机制：纳米银抗菌谱广，不易产生耐药菌；其油性、网眼设计，能有效确保敷料下积液流畅排出，减轻更换敷料及去除敷料过程中的疼痛，预防感染的发生，并可促进创面早日愈合[2]。纳米银与细菌的 DNA 碱基相结合，彼此形成交叉链接，导致细菌 DNA 结构的变性，抑制了 DNA 复制，使病菌失活[3]。银与细菌细胞壁上的肽聚糖反应，形成复合物，从而抑制氧能量转运，阻止病菌的活动并导致病菌死亡。能与微生物细胞中的高分子结构巯基、羧基、磷酸基等结合，改变其分子结构，使之失活。创面中 MMP 活性增强，MMP 活性过高会破坏生长因子和新生组织，阻碍愈合，而银可以与 MMP 结构中的巯基结合，从而降低 MMP 的活性，促进组织修复与再生[4]。

安全性：纳米银是经过创伤创面进入血液循环，进而分布于全身各器官[5]。纳米银在各脏器的分布、蓄积，是否会产生银毒性反应有待更进一步研究。有学者研究六种不同浓度纳米载银无菌剂的细胞毒性试验，结果显示，其细胞毒性随着浓度的增加而增加，高浓度的纳米载银无菌剂对试验小鼠的成纤维细胞具有毒性，到浓度低于 25 g/L 时，已基本无毒性存在。纳米银对人体是否存在致畸作用，目前还是未知领域，有研究表明，纳米银可对鱼胚胎的早期发育产生影响，且与胚胎发育异常程度呈现剂量 - 效应关系[6]。

银属于重金属，可使细菌蛋白质变性，且机体不易产生耐药性。纳米银是利用了纳米技术将银纳米化，纳米银是结合了纳米技术的优良特征与银元素特有的杀菌作用，创造的新型功能性抗菌材料。纳米银具有强大的接触面积，在同等量细菌的状态下，与传统银制剂比较，用银含量大大降低，血清银与尿银的浓度也均明显降低，由此得出，在疗效提高的同时，银的安全性也同时被提高［7］。因纳米银强力的抗菌、杀灭微生物、消除炎症和促进组织修复与再生的作用，在医学领域中日益应用广泛。为纳米银聚集，失去纳米特性，降低抗菌效果，保存纳米银需添加保护剂，这方面的研究有待进一步开发。

通过观察结果，认为纳米银敷料是一种强效抗菌、使用方便、安全的混合痔术后外用敷料。纳米银医用抗菌敷料应用于混合痔术后创面换药后，创面愈合时间及疼痛时间缩短，无感染、出血等并发症，且无全身及局部不良反应，安全性高，病人耐受性好。

参考文献：略。

大剂量消痔灵原液注射治疗重度直肠脱垂 1 例

李宇飞　王晓锋　指导：李华山※

（中国中医科学院广安门医院肛肠科，北京市西城区北线阁街 5 号，100053）

※通讯作者：lihuashan@263. net，（010）88001025

【摘要】直肠脱垂是肛肠外科较为常见的疾病，但脱出较重时处理起来比较困难. 单纯应用消痔灵原液注射治疗该病疗效显著，可根据患者病情选择 120 - 200ml 剂量不等，并可推荐作为直肠脱垂的首选治疗方法. 该女性患者 79 岁，因直肠肿物脱出 10 余年，加重 1 年就诊，该患者年龄大，一般身体状况较差，不能耐受开腹等手术治疗，经过消痔灵原液 180ml 分两次于直肠周围注射后，脱垂症状消失，随访至今无复发。

【关键词】消痔灵注射液，直肠脱垂，治疗

直肠脱垂是肛肠科较为常见的疾病，但重度直肠脱垂在治疗时较为棘手，临床中无疗效稳定且十分安全的手术方式，诸多待选手术方式均创伤较大，为患者带来极大痛苦，吾师单纯应用大剂量消痔灵原液于直肠周围注射治疗重度直肠脱垂，疗效显著，特报道如下，对肛肠外科医师以后的临床工作具有一定指导意义.

1 病例报告

患者，女，79 岁，因“直肠肿物脱出 10 余年，加重 1 年”由门诊以“直肠脱垂”收治入院. 入院症见：便时肛门肿物脱出，劳累，行走，咳嗽等腹压增加时亦可脱出，需手托还纳，无便血，偶感下腹部坠胀不适，纳寐正常，大便 6 - 7 日 1 行，质硬，呈球状，小便调. 既往阵发性房颤病史 1 年余；高血压病史 6 年余，血压最高达 190/90mmHg，长期服用降压药，血压控制尚可；否认糖尿病等其他内科病史. 体格检查：生命征平稳，浅表淋巴结未扪及肿大，心肺查体未见特殊异常，腹平坦，无压痛，反跳痛及肌紧张，肝脾肋下未触及，肝肾区无叩击痛，双下肢无水肿. 专科检查：视诊：肛门外观无异常，肛门口处可见黏膜堵塞，黏膜色红，力排后可见直肠全层脱出，右侧较重，最长达 9cm；指诊：肛门括约肌松弛，可触及直肠黏膜柔软光滑皱褶，未触及肿块及硬结，指套退出无染血. 镜检：直肠黏膜松弛，黏膜色红，略充血，未见明显出血点. 辅助检查：全消化道造影 + 排粪造影示直肠脱垂；盆腔 MR 平扫 + 增强示直肠脱垂 - - 直肠黏膜，黏膜下层增厚，直肠黏膜部分进入肛管. 直肠系膜内未见明显肿大淋巴结，肛提肌变细但形态完整. 血常规：HGB 108. 0g/L，RBC 3.49×10^{12}/L，WBC 2.94×10^{9}/L；血生化：K 3. 0 mmol/L；心脏彩超：室间隔增厚，主动脉瓣反流（轻度），二尖瓣反流（轻度），三尖瓣反流（轻度），左房增大，左室舒张功能减低. 入院诊断：1. 直肠脱垂 2. 高血压 3. 冠状动脉粥样硬化性心脏病 稳定性心绞痛 心律失常 心房纤颤. 治疗：完善相关术前检查，无明显手术禁忌，于蛛网膜下腔麻醉下行消痔灵注射术，具体方法为：（1）腰麻成功后，患者取右侧卧位，碘伏消毒术区皮肤，铺无菌巾，消毒肛管及直肠下段；（2）9 号腰穿针在膀胱截石位 6 点距肛缘 1. 5cm 进针，左手食指在肛门内作指引，针体越过尾骨尖，沿骶前间隙进针，针体全部进入后，开始边注药边退针，注入消痔灵原液 20ml.（3）再另取一 9 号腰穿针，5 点位距肛缘 2cm 进针，使腰穿针沿直肠侧壁外缘进针，到达骨盆直肠间隙，针体略斜向上，边退针边注入消痔灵原液 10ml，针体退至皮下，再略向下进针，同样注入消痔灵原液 10ml. 同法处理 1、7、11 点位，各点分别注入消痔灵原液 20ml. 先后共注入药液 100ml.（4）术毕，予凡士林纱条填塞肛门，纱布塔形包扎，宽胶布固定. 术后患者无发热等特殊不适，术后短期内时有小腹坠胀不适，3 天左右症状消失. 术后予禁食、抗炎、补液、营养支持等对症治疗. 术后一月余，患者便后仍可见少量直肠黏膜外脱，长度 <2cm，同法在蛛网膜下腔麻醉下分别于膀胱截石位 3 点、6 点、9 点、12 点位各注入消痔灵原液 20ml，共 80ml.

术后随访至今，患者无复发，无肛门肿物脱出，无不适主诉.

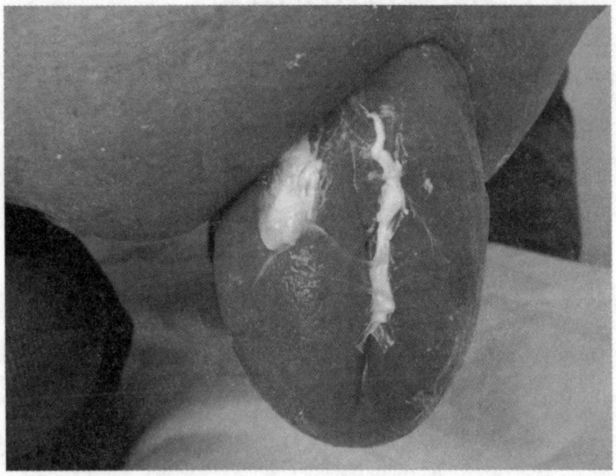

图1 患者入院时照片

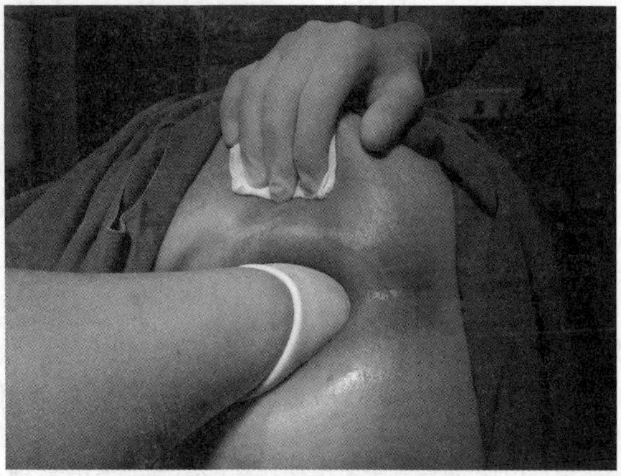

图2 患者肛门极度松弛

2 讨论

直肠脱垂是指直肠黏膜、肛管、直肠全层和部分乙状结肠向下移位而脱出肛门外的一种疾病，该病以直肠黏膜及直肠反复脱出肛门外伴肛门松弛为主要特点．该病处理时较为困难，长期的完全性直肠脱垂将会导致阴部神经损伤而产生肛门失禁、溃疡、出血、狭窄及坏死等危险．临床中治疗直肠脱垂的手术方式众多，手术入路可分为经腹术式[1]及经会阴术式[2]等多种，然而诸多手术方式均创伤较大，为患者带来极大痛苦及经济负担．

注射疗法治疗直肠脱垂历史悠久，使用的注射药物种类繁多，虽然该法具有一定的复发率，但其不破坏直肠、结肠的解剖结构和生理功能，具有痛苦小、费用低、疗程短、无重大并发症且可重复性好等优点，日益受到人们的重视．吾师应用消痔灵原液注射治疗完全性直肠脱垂疗效显著，注射治疗后可使直肠周围组织产生无菌性炎症，形成异物纤维化及瘢痕化，使直肠黏膜与肌层，直肠肌层与周围组织粘连固定，使肛提肌增厚，从而恢复了盆底支持系统的力平衡，加强了盆底支持组织的力量，使直肠不再脱垂．同时，通过临床观察，中重度脱垂患者单纯应用消痔灵注射疗法治疗亦可取得满意疗效，因此该术式可推荐作为直肠脱垂的首选治疗方法，同时该法可重复使用，尤其适用于不耐受大手术的中老年及体质较弱等患者．

消痔灵注射液以中药五倍子、明矾的有效成分为主研制而成，五倍子的有效成分鞣酸对组织有较强的收敛性，能使蛋白凝固，血管收缩，对大肠杆菌等多种细菌有抑菌作用，并有抗渗出作用，可以减轻炎症的渗出反应，为组织不易坏死创造条件。硫酸铝钾水溶液中的铝离子对注射局部有较强的致炎作用，可使组织纤维化或坏死，发生无菌性炎症而产生粘连。因此该药结合中医学“酸可收敛、涩可固脱”的理论，对直肠脱垂的固脱作用效果显著。早期吾师采用消痔灵双层四步注射的方法治疗直肠脱垂[3]，即第一步为左侧骨盆直肠间隙注射，第二步为直肠后间隙注射，第三步为右侧骨盆直肠间隙注射，第四步为直肠黏膜下多点注射。然而随着临床实践的不断观察与总结，我们认为根据患者的脱垂情况，可分别于肛周选择合适的点位注射，不必拘泥于四步疗法，且注射疗法的临床疗效与消痔灵注射液的剂量呈正相关，在注射方法不变的情况下，用药量越大疗效越好，复发率越低，然而注射的具体用药量亦应考虑患者的年龄及身体的一般状况。临床中我们常选择直肠周围注射取代黏膜下多点注射，因直肠周围注射可明显增加直肠周围瘢痕化的形成，大大增加其固脱力，其疗效明显优于黏膜下层点状注射。且选择消痔灵原液与1：1稀释液相比，在副作用相当的前提下可大大增加直肠与其周围组织的粘连程度，明显降低复发率。注射过程中必须严格遵守无菌操作，每点位注射完毕后应更换手套，明确掌握肛管直肠及其周围组织的解剖结构，切忌将药液注入肠壁肌层、骶骨前筋膜及腹腔内，切忌刺穿直肠肠壁。

总之，临床实践中我们应用消痔灵原液分点位于直肠周围注射，消痔灵原液用量根据患者病情而定，最大剂量一次可用至180－200ml，若患者一般身体状况较差，可分次注射，患者术后除短暂性小腹坠胀不适，血象稍有升高外，无其他不适主诉，且疗效肯定，复发率低，值得临床推广与使用。

参考文献：略。

PPH合并补中益气汤治疗老年性痔病的临床体会

李志　贺平

成都中医药大学（610015）

成都肛肠专科医（610015）

【摘要】目的　总结PPH手术合并补中益气汤治疗老年性痔病（以脱垂为主要表现）的临床体会。方法　共48例老年性痔病患者（60岁以上）均采用PPH手术合并补中益气汤治疗。结果　平均手术时间12min，平均住院时间8d，治愈率100%。术后主要并发症：肛门疼痛10例（26.3%），尿潴留15例（55.3%），肛门坠胀18例（47.4%），轻度肛门失禁3例（7.89%），出血1例（2.6%），复发0例。结论　PPH目前广泛应用于痔病的治疗，尤其是以脱垂为主要表现的痔病的治疗，合并补中益气汤后其治疗效果更显著。

【关键词】PPH；老年性痔病；补中益气汤

PPH，即直肠黏膜环切吻合术（procedure for prolapse and hemorrhoids），1998年国外首先开始使用此项技术，国内于2000年7月左右相继开展，因其具有不破坏肛垫，术后疼痛轻、恢复快、近远期疗效好等优点，目前广泛应用于临床。俗话说“十男九痔、十女十痔”，成人痔的发病率高达60%~70%，并且随年龄逐渐增加，故老年痔病患者较多，且大多数伴有脱垂症状。补中益气汤出自李东垣《脾胃论》，具有调补脾胃、升阳益气之功效。主治脾胃气虚、气虚发热及清阳下陷，在临床加减辩证治疗对气虚发热、失眠、气虚头痛、“内脏下垂”等，有较好的效果。我院2011年8月~2012年8月，采用PPH合并补中益气汤治疗60岁以上痔病患者（Ⅲ—Ⅳ度内痔）。临床疗效良好。

1. 临床资料

1.1 一般资料　48例患者中男性20例，女性28例，年龄为60~90岁。临床表现主要为便血、肛门肿物脱出、肛门坠胀感。病程约10~40年，平均25年。Ⅲ度内痔39例，Ⅳ度内痔9例，其中10例曾行硬化剂注射，8例行外剥内扎术。

1.2 手术方式

（1）术前晚及术晨各清洁灌肠。（2）采用骶麻加静脉全麻，骶麻成功后取膀胱截石位。（3）会阴部皮肤及直肠肛管腔内消毒后，由两指扩肛至四指，维持至少3分钟。（4）2把无创伤组织钳钳夹住距肛缘1cm3、9点位，放入扩肛器（包括内芯），肛门前侧及后侧各缝一针固定好扩肛器，取出内芯，确定齿状线的位置。（5）在缝扎器引导下，由3点位进针（缝扎线为2-0），做一环形荷包缝合，深达黏膜下层组织（根据脱垂严重程度），3点位出针。（女性患者行前侧缝合时注意深度，可用左手食指伸入阴道内引导，以防止将阴道后壁缝入。（6）适当收紧缝线，然后打结，靠近中柱，用带线器将线带出。（7）牵引结扎线并顺时针方向旋转收紧。打开保险装置，激发吻合器并保持30S以保证切割完整及有一定止血作用。（8）逆时针方向旋转1周后，左右适当活动钉钻头，检查是否有阻力。（9）取出吻合器，检查切除是否完整、切除组织厚度，仔细检查有无活动性出血，如有给予8字缝扎。（10）术毕，给于太宁乳膏及太宁栓纳肛，塔形加压包扎。

1.3 术后处理　给予常规护理，静脉补液、坐浴、局部外用药物等治疗。术后第一天开始服用补中益气汤，均为补中益气汤基础方辨证加减，每日1剂，每次100ml，3次/天，饭前温服，连续服用8天。

2. 结果

2.1 疗效　手术时间9~25min，平均12min。48例老年患者便血症状完全消失，无肛门肿物脱出情况，总治愈率100%，住院时间6~9d，平均8d。

2.2 并发症　48例中肛门疼痛10例（20.8%），尿潴留15例（31.25%），肛门坠胀18例（37.5%），轻度肛门失禁3例（6.25%），出血1例（2.08%）。

3. 讨论

PPH技术目前广泛应用于肛肠科各种疾病的治疗，如痔疮（包括混合痔、Ⅲ及Ⅳ度内痔等）、直肠前突、直肠脱垂、直肠黏膜内脱垂等。此项技术较为成熟，尤其治疗脱垂性痔病患者更为适宜。但其治疗老年性痔病患者的疗效并不确切，因老年患者有特殊的影响因素：（1）基础疾病的影响，如高血压、心脏病、糖尿病等，术前做好充分准备，术后要持续调整控制，以免发生意外及术后愈合不良。(2) 个体差异性，老年患者新陈代谢慢、抵抗力差，术后愈合需要更长的时间。(3) 治疗棘手，保守疗法或者单纯的硬化注射甚至 PPH 术，其疗效都难以让患者接受，患者及家属期望值高。(4) 易复发，PPH 术治疗青中年痔病患者有较好的效果，痛苦轻、损伤小，但老年性痔病患者一般合并直肠黏膜松弛，其治疗效果并不满意。这就说明，单纯 PPH 术治疗老年性痔病患者，尤其以Ⅲ～Ⅳ度内痔为主的，有一定治疗难度。

笔者通过临床实践，用 PPH 术合并补中益气汤治疗该类患者，取得较满意的效果。补中益气汤出由人参、黄芪、白术、当归、陈皮、升麻、柴胡、炙甘草组成，具有升阳举陷，升举内脏的作用，对因气虚造成的内脏下垂有一定的治疗效果，如内痔脱出、直肠脱垂、会阴下降等。PPH 术解除部分因器质性病变（痔区组织松弛）引起的内痔脱出，而补中益气汤可以在一定程度上缓解因器质性或功能性病变引起的内痔脱出或肛门坠胀甚至缓解心理压力等不适。从临床我们发现，PPH 合并补中益气汤对老年性痔病患者的治疗效果较为突出，比单纯 PPH 或单纯补中益气汤治疗该类疾病有较大优势。临床中我们可以继续总结中西医结合治疗疾病的方法或规律。

参考文献：略。

STARR 手术治疗重度脱垂痔的理论及临床研究

李 志 贺 平

（成都肛肠专科医院 四川成都 610015）

【摘要】治疗重度脱垂痔的手术方式主要有硬化注射术、内痔结扎术、PPH 术及 TST 术。笔者通过理论的研究总结，并在临床实践（共有 50 例手术病人）不断摸索中发现 STARR 手术治疗重度脱垂痔（III 度及 IV 度痔）相对于其他术式有更好的疗效，而且术后复发率极低，残余标本更少，因此认为 STARR 手术治疗该类疾病应被列为优先选择。

【关键词】重度脱垂痔；STARR；理论与临床

1. 理论基础

痔疮是肛肠外科一种最常见的疾病，临床上将内痔分 4 期，其中 III 及 IV 期被称为重度。Ⅲ、Ⅳ期痔疮以排便后痔脱出肛门外需用手还纳或难以还纳、甚至不能还纳为特点，多伴有便污和出血。病人往往主诉排便后痔块脱出肛门外，甚至站立、行走、劳累或咳嗽时痔块脱出。脱出可呈环状或单发。手托、热水坐浴、平躺还纳，或难以还纳，或还纳后立即脱出。肛周常有分泌物和便渣，便后手纸带血或滴血。痔疮的病因目前公认的是肛垫学说。肛垫学说认为痔是人体的正常解剖结构，位于肛管内齿状线上方约 1．5 ～2．0 c m 的环状组织带通常称做痔区。该区为一高度特化的血管性衬垫，简称肛垫，其功能是协助肛门的精细排便。痔病的发生是由于固定肛垫的悬韧带 Treitz 肌和 Park 韧带发生损伤或断裂，导致肛垫的脱垂和下移。肛垫下移即为脱出性内痔；齿状线以下皮下静脉曲张样改变为外痔。痔发展到Ⅲ～Ⅳ期，无论是病理解剖还是生理功能都为不可逆性。既往的痔结扎或切除术都是有痔除痔，未认识到肛垫的重要性。肛垫严重受损后，导致术后长期疼痛和复发，甚至肛门狭窄及肛门失禁，失去精细的闸门功能。严重影响患者生活和工作。随着对痔的认识加深和外科发展，各种新技术和器械不断应用于临床，开创了治疗痔疮的一种新方法：PPH 术。PPH 由 Longo 在 1998 年首次报道，它通过环形切除齿状线上方松弛的直肠黏膜及黏膜下层组织，将肛垫整体向上悬吊，从而防止其下移和脱垂。同时由于切断了位于黏膜及黏膜下层组织供给痔核的血管，使其术后因缺血而逐渐萎缩。由于保留了肛垫．故而保存了肛管直肠对肠内容物的辨识和精细的控便功能。另外，吻合口位于齿状线上方 2cm 区域，此处躯体感觉神经少，故可明显减少术后疼痛。与传统的外剥内扎术相比，PPH 的手术具操作简便、手术及住院时间短、术后疼痛轻、恢复快，并发症较轻等优势。随着直肠肛门外科新的理论和 PPH 技术及器械的不断深入发展，笔者发现 PPH 术并不是万能的，在治疗重度脱垂痔的时候尤其明显，主要有治疗不彻底、有一定比例的复发等。STARR 手术是基于痔疮吻合切除的技术（同 PPH）。它使用两把吻合器连续切除直肠壁的前部和后部最终形成了一个经肛的直肠切除术。比 PPH 切除更多标本，更能减少复发的比例及切除不完全。STARR 手术应用迅速广泛，被认为是 RE、RI、重度脱垂性痔疮甚至直肠溃疡的一种有效治疗手段。相比较 PPH 术，STARR 手术用于治疗重度脱垂痔的效果更好，因此笔者做了以下临床研究。

2. **临床对比实践研究**

本院自2010年3月至2012年3月，共选取230例，以下手术均采用强生0 1、0 3型痔吻合器以及法兰克曼 H J Z 3 2型痔吻合器进行操作。现报道如下：

2.1 实验组临床观察资料

本组资料共50例患者，均采用STARR手术。男20例，女30例，年龄27～68岁，平均42.5岁。其中Ⅲ期15例，Ⅳ期35例。病程为1～20年，平均8年。其中5例曾行硬化剂注射3年以上，14例行传统外剥内扎术4年以上。

手术方法　(1) 术前晚及术晨各清洁灌肠。(2) 采用骶麻加静麻，麻醉后取膀胱截石位。(3) 会阴部皮肤及直肠腔内消毒后，扩肛至四指，维持至少60～120秒。(4) 用肛管扩肛器置入肛门扩肛，取出内芯，将肛管扩肛器缝扎固定。在借助肛镜缝合器协助下，于直肠前壁距痔疮顶点约2 cm处或肛管直肠环上方2 cm，自截石位9点到3点（顺时针）作半荷包，深及肌肉层。同法在此缝线上约1 cm和2 cm处分别再各缝一半荷包，（上下共3条缝线，各相距约lcm）l用挡板（压舌板）从肛管扩肛器外缘窗1：3紧贴直肠后壁插入约5cm挡住直肠后壁，置入吻合器，将3根荷包线绕吻合器连杆同时收紧打结，自侧孔引出，轻轻拉紧，旋紧吻合器。关闭20 s后激发吻合器，旋松半圈吻合器并取出。检查吻合口，有活动性出血点用4－0可吸收薇荞线8字缝扎止血。再于直肠后壁距痔疮顶点约2 cm处或肛管直肠环上方2 cm，自截石位3点到9点（顺时针）作半荷包，尽可能缝至肌层。同法在此线上约1 cm和2cm层面处分别作半荷包，中间半荷包水平与前侧吻合口平齐；用挡板（压舌板）从肛管扩肛器外沿前方窗口紧贴直肠前壁插入挡住直肠前壁，同法置人吻合器，将3根荷包线绕吻合器连杆同时打结，自侧孔引出，轻轻拉紧。旋紧吻合器，20 S后激发吻合器，取出吻合器，检查吻合口，有活动性出血点缝扎止血；结扎剪除两个吻合口连接处形成的“猫耳朵”状黏膜隆起，以及黏膜桥。检查无出血后，填塞止血纱条及黄连纱条，术毕。术后4小时后可以饮水，2 4小时内进食无渣饮食，24小时后恢复正常饮食。临床疗效手术时间10～30min，平均15min。术后给予抗生素和止血药3天治疗。术后观察：(1) 50例（100%）脱出内痔全部回缩；(2) 2例诉肛门部疼痛，给予盐酸异丙嗪50mg＋盐酸哌替啶25mg肌注后明显缓解；(3) 所以患者次日均可下床活动。手术并发症：(1) 手术当天10例（20%）诉肛门不同程度坠胀不适；(2) 5例（10%）发生尿潴留，男1名，女2名，给予导尿处理；(3) 术后大便带血5例（10%），均为少量出血，便后自止，无大出血病人。(4) 术前合并便秘患者15例，术后便秘均获缓解术后随访1－8个月，平均随访3个月，无一例痔核脱出，0例肛门狭窄。平均住院时间为7d（5－11d）。

2.2 对照组临床观察资料

采用PPH术治疗重度脱垂痔180例，本组资料男80例，女100例，年龄27～68岁，平均42.5岁。其中Ⅲ期100例，Ⅳ期80例。病程为1～20年，平均8年。其中12例曾行硬化剂注射3年以上，37例行传统外剥内扎术4年以上。

手术方法　(1) 术前晚及术晨各清洁灌肠。(2) 采用骶麻加静麻，麻醉后取膀胱截石位。(3) 会阴部皮肤及直肠腔内消毒后，扩肛至四指，维持至少60－120秒；(4) 放入透明的环形肛管扩张器，取出内栓，将肛门镜缝扎器置入。通过旋转肛门镜缝扎器顺时针作一圈黏膜下荷包缝合，取出缝扎器，将痔吻合器张开到最大限度后头端伸入到荷包缝合线上端，收紧缝线并打结。用带线器将缝线拉出，适当牵引结扎线，同样旋紧吻合器并击发，保持吻合器呈关闭状态约30秒，再将痔吻合器部分打开，轻轻拔出，检查吻合口，出血部位加行缝合止血。对肛周局部外痔皮垂明显肥大者，加行皮垂切除或混合痔体外剥内扎术，填塞止血纱条及黄连纱条，术毕。术后4小时后可以饮水，24小时内进食无渣饮食，24小时后恢复正常饮食。临床疗效手术时间7～15min，平均11min。术后给予抗生素和止血药3天治疗。所有患者吻合一次成功，切除标本均呈圆柱状，直肠黏膜及下层宽度为2～3cm，镜下检查示黏膜和黏膜下肠壁组织，无1例标本内发现直肠肌层组织。吻合成功后检查吻合口，无15例发现波动性出血，均给予缝扎止血术。术后观察：(1) 术毕150例（91%）脱出肛门外痔块全部回缩，水肿消退。(2) 术后第1天，25例（10%）诉肛门部疼痛需行药物治疗，给予盐酸异丙嗪50mg＋盐酸哌替啶25mg肌注后明显缓解；；(3) 所有患者次日均可下床活动。手术并发症：(1) 手术当天43例（24%）有不同程度下腹部酸胀不适；(2) 18例（10%）发生尿潴留，均为男性，给予导尿处理；(3) 术前合并便秘患者15例，术后便秘均获缓解 (4) 术后大便带血18例（10%），均为便后少量出血，未发现有大出血，持续2～5d，自行好转。随访：术后随访1～8个月，平均随访3月，有30例出现痔核脱出，发现肛门狭窄3例。平均住院时间为6d（4～10d）。

结果　230例患者中，三度有115例，四度有115例。50例（23.5%）患者实行STARR手术。PPH手术平均时间为25分钟，STARR平均手术时间为33分。这些患者中：三度有15例（30%），四度有35例（70%）。两者术后疼痛、恢复及术后并发症等均无较大差别。但术后脱出痔回缩情况有明显差别，STARR手术成功率为100%。

因此我们可以肯定STARR手术治疗重度脱垂痔效果明显优于PPH术。

讨论　STARR手术在主要用于直肠前突治疗中，取得了很好的疗效。但我们不能忽视其治疗重度脱垂痔的效果，通过本文研究，我们发现STARR手术在治疗重度脱垂痔中优势比较明显，术后复发及残余标本比PPH术及其他手术均明显减少。笔者认为在治疗此类疾病时，应首选STARR手术。当然，还有一些其他劣势也应注意，比如费用问题，术后的并发症，病人的接受程度及其他。随着STARR手术的深入开展，我们相信STARR手术越来越趋于标准、合理化及更有针对性，前景更广阔。

参考文献：略。

吸注套扎治疗Ⅱ、Ⅲ期内痔60例疗效观察

梁新成

山东　济宁　山东省济宁市妇女儿童医院（272000）

【摘要】为探讨医用多能吸注套扎器治疗Ⅱ、Ⅲ期内痔的临床疗效，将120例Ⅱ、Ⅲ期内痔随机分为治疗组与对照组各60例，治疗组采用医用多能吸注套扎器治疗，对照组采用一次性内痔套扎器治疗，并对两组治疗后的疗效进行对比分析。结果显示，两组术后均无即时性出血，近期治愈率均100%。在肛门疼痛、肛门坠胀、尿潴留方面两组比较差异无统计学意义，$P>0.05$。治疗组术后橡胶圈脱落时间最短5天，最长12天，平均8天；对照组术后橡胶圈脱落时间最短5天，最长最长15天，平均11天。但在术后出血、橡胶圈脱落后创面愈合时间及远期治愈率方面治疗组明显优于对照组，$P<0.05$。结果显示，医用多能吸注套扎器集注射、套扎于一体，设计精巧，优势互补，相得益彰。操作简便，费用低廉，疗效确切，利于推广。

【关键词】内痔；吸注套扎术；硬化剂注射；疗效

目前治疗内痔的各种方法虽然很多，但内痔套扎疗法仍以其操作简便，疗效确切，痛苦小，术后并发症少、疗程短等优点而在内痔诸多疗法中仍占有重要的一席之地。特别是近年来，不断改进和创新并使用高科技材料制作的套扎器不断面世，使套扎疗法赋予了新的生命并得以发展和延续。医用多能吸注套扎器就是新时代应运而生的高科技产物。笔者使用该套扎器治疗Ⅱ、Ⅲ期内痔60例，并与一次性内痔套扎器治疗的60例作比较，收到较好的临床效果，报道如下。

1. 资料与方法

1.1 临床资料　依据就诊先后顺序，将120例Ⅱ、Ⅲ期内痔随机分为治疗组和对照组各60例。诊断标准执行国家中医药管理局《中医病症诊断疗效标准》(1)。治疗组60中，男34例，女26例；年龄25~65岁。病史3~15年。Ⅱ期内痔32例，Ⅲ期内痔28例。就诊时大便带血或滴血，排便时肛内脱出肿物或自纳或手托复位者43例。1枚痔核者9例，2枚者13例，3枚者18例，4枚及以上者20例。对照组60例中男38例，女22例；年龄23~64岁。病程3~12年。Ⅱ期内痔31例，Ⅲ期内痔29例，就诊时大便带血或滴血，或自纳或手托复位者41例。1枚痔核者8例，2枚痔核者15例，3枚痔核者18例，4枚痔核及以上者19例者。两组患者性别、年龄、病史、临床表现等资料具有可比性（$P>0.05$）。两组病例的治疗全部在门诊完成。

1.2 术前准备　术前常规检查血、大便、小便三大常规。排除严重心、脑、肝、肾疾病者，排除糖尿病者。术前不禁食，治疗前嘱患者排空大小便，治疗当日不大便。

1.3 套扎器　治疗组选用济南戎翔医疗科技开发有限公司生产的医用多能吸注套扎器（国家中医药管理局首批向全国推荐的中医诊疗设备 国家专利产品 注册号：鲁食药监械（准）字2008第2060057号 标准号：YZB/鲁0051－2008）。该套扎器包括多种一次性治疗吸盘及肛门镜，一次性注射器，有效避免交叉感染。标配一次性外痔套扎吸盘，内痔吸注套扎吸盘，检查肛门镜，治疗肛门镜。自带冷光源，治疗时无需借助外来光源。并具备吸注与套扎双重功效，既可根据病情对治疗部位单独实施吸注（注射药物术者可根据具体情况选用）或套扎，也可在同一治疗部位同时进行吸注和套扎。对照组选用一次性内痔套扎器。包括一次性使用无菌肛门镜（自带光源）、内痔套扎器、胶圈扩张管、橡胶圈、负压吸引器（套扎枪）。

1.4 治疗方法　根据术前检查，患者取膝胸位、侧卧位或截石位，常规肛周皮肤消毒。治疗组在无麻醉状态下完成治疗者49例，局部麻醉下完成治疗者11例；对照组在无麻醉状态下完成治疗者47例，局部麻醉下完成治疗者13例。

1.4.1 治疗组：（1）器械组装：准备好扩锥和乳胶圈，O 型密封圈，消痔灵注射液（1 份消痔灵注射液兑入 1 份 1% 利多可因注射液）。根据病情取出一次性吸盘，以出血为主的内痔选择吸注吸盘，以脱出为主的内痔选择吸注套扎吸盘。先将 O 型密封圈放置到吸盘与与吸杆连接处以增强密封效果（用后取出 O 型密封圈，此密封圈可重复使用）。将吸盘连接杆连接到医用多能吸注套扎器吸杆上，并旋紧。取 5ml 一次性注射器，抽取消痔灵注射液并将其与吸盘注射器接头连接并固定在套扎器主机卡槽上，排空导管及注射器内的气体。然后将胶圈过渡到推锥上，右手固定吸盘，将推锥放在吸盘上，用手将胶圈过渡到吸盘壁上，取下推锥。扣动扳机将胶圈过渡到吸盘前端。放置备用。（2）治疗：根据术前检查情况，以润滑剂涂布肛门及检查用肛门镜，轻轻将肛门镜抵压肛门前方，缓缓将肛门镜推入肛内，仔细检查直肠下段黏膜和痔区情况，退出肛镜。同法插入治疗用肛门镜，镜身缺口对准要治疗的区域，以碘伏棉球反复消毒痔区黏膜 2 ~ 3 次。术者右手持吸注套扎器，左手固定肛门镜，将吸盘对准治疗区内痔核，尽量吸注痔核上缘，扣动扳机至全部行程的 2/3 处，推动注射器针栓注入消痔灵液，注药量以痔核黏膜充盈，表面毛细血管纹理征清晰可见为宜。注射完毕后继续扣动扳机至底部，此时听到橡胶圈的“咔吧”声，即完成一处内痔的注射与套扎。同法处理其他内痔。仔细检查被套组织是否完整。再次碘伏棉球消毒套扎痔核。取出肛镜。治疗完成后，肛内放入太宁栓或马应龙麝香痔疮膏等，无菌辅料包扎，术毕。嘱患者休息片刻，观察无异常后即可回家休息。

1.4.2 对照组：使用一次性内痔套扎器，将橡胶圈按说明固定在套扎器前端，无菌肛门镜涂润滑剂后插入肛内，暴露痔核后以碘伏棉球反复消毒直肠下段及痔区黏膜 2 ~ 3 次。术者右手执套扎枪，左手固定肛门镜。将套扎器前端深入肛门镜内暴露的痔核表面，扣动套扎枪负压扳机，将痔核吸入套扎管内，然后扣动套扎胶圈扳机，将橡胶圈套扎于痔核根部。同法处理其他痔核，仔细检查被套组织是否完整。再次碘伏棉球消毒套扎痔核。取出肛镜。治疗完成后，肛内放入太宁栓或马应龙麝香痔疮膏等，无菌辅料包扎，术毕。嘱患者休息片刻，观察无异常后即可回家休息。

术后当日两组患者均嘱其卧床休息，治疗期间不吃辛辣刺激性食物，适当多食蔬菜水果，保持大便通畅，排便时切记用力努责。次日大便后肛门部坐浴，以太宁栓或马应龙麝香痔疮膏等纳肛。无特殊情况，3 日后回医院复诊。

1.5 观察指标

（1）疼痛：执行 WHO 疼痛分级标准。0 级：无痛或稍感下坠不适；Ⅰ级；轻微疼痛可忍耐，无需止痛药物，不影响睡眠；Ⅱ级：疼痛较重，口服止痛药可缓解，轻微影响睡眠：Ⅲ级：疼痛严重，不能忍受，严重影响睡眠，需肌注止疼药才能缓解。（2）尿潴留：Ⅰ度：术后小便自主顺畅排出；Ⅱ度：经小腹部热敷按摩、流水声诱导或肌注新斯的明后顺利排出：Ⅲ度：小便不能顺利排出，需导尿。（3）肛门坠胀：0 度：术后肛门无坠胀；Ⅰ度：肛门轻微坠胀，不影响站立和活动：Ⅱ度：肛门坠胀较重，站立、蹲踞和活动后加重，平卧后能缓解；Ⅲ度：肛门坠胀重，有痛苦表情，影响站立、蹲踞和活动，时时有欲便感。（4）术后出血：0 度：术后排便时无出血；Ⅰ度：大便时少量带血，未见滴血；Ⅱ度：大便时滴血，出血量在 10 余滴左右，站立后血止；Ⅲ度：大便时滴血较多，一次出血量在 10ml 以内，经用止血药缓解；Ⅳ度：大便出血较多，一次出血量 > 20ml，肛镜检查见有明显出血点或有波动性出血，需缝扎止血。（5）疗效判定标准：按照国家中医药管理局颁布的《中医病症诊断疗效标准》判定。治愈：症状消失，痔核消失；好转：症状改善，痔核缩小或痔核萎缩不全；无效：症状及体征均无变化。

1.6 统计学方法　数据分析采用 SPSS13.0 软件进行统计学分析，计量资料以 $x \pm s$ 表示，组间比较采用 t 检验，以 $P < 0.05$ 为差异有统计学意义。

2. 结果

两组术后均无即时性出血。两组术后肛门疼痛、肛门坠胀、尿潴留方面比较差异无统计学意义，$P > 0.05$，见表 1。治疗组术后橡胶圈脱落时间最短 5 天，最长 12 天，平均 8 天；对照组术后橡胶圈脱落时间最短 5 天，最长最长 15 天，平均 11 天。但在术后出血、橡胶圈脱落后创面愈合时间及远期治愈率方面治疗组明显优于对照组，$P < 0.05$，见表 2。

表 1　两组术后肛门疼痛、肛门坠胀、尿潴留观察指标结果比较（$x \pm s$）

组别	例数	肛门疼痛（例）				尿潴留（例）			肛内坠胀（例）			
		0 级	Ⅰ级	Ⅱ级	Ⅲ级	Ⅰ度	Ⅱ度	Ⅲ度	0 度	Ⅰ度	Ⅱ度	Ⅲ度
治疗组	60	42	15	3	0	58	2	0	12	48	0	0
对照组	60	41*	16*	3*	0	59*	1*	0	13*	47*	0	0

* $P > 0.05$　VS 对照组

表2 两组术后出血、创面愈合时间及远期治愈率观察指标结果比较（x±s）

组别	例数	术后出血（例）					创面愈合时间（d）	3年复发率（%）
		0度	Ⅰ度	Ⅱ度	Ⅲ度	Ⅳ度		
治疗组	60	48	9	3	0	0	15.0±1.9	2（3.3）
对照组	60	30*	15*	5*	8*	2*	19.4±2.3*	3（5.0）*

* $P<0.05$ VS 对照组

3 讨论

内痔胶圈套扎疗法始于20世纪50～60年代，1954年Blaisdell制成一小巧器械，亦即世界最早之结扎器，用丝线或肠线结扎内痔，然而此种结扎法扎线有时会过早松动，偶尔有严重出血之例，此后Blaisdell改为胶圈套扎。1963年Barron首用胶圈套扎法，其应用Gravlee脐带结扎器的原理，用扩圈圆锥将胶圈套至结扎器套管上，用来结扎内痔（2）。我国内痔套扎疗法的研究是从中医传统结扎疗法发展而来。1964年黄乃健教授用胶圈套扎内痔，并设计了不同类型的内痔套扎器。嗣后，陆琦、邓正明、喻德洪、杜克礼、芮恒祥、李润庭等我国著名肛肠病学家分别研制了不同的内痔套扎器，使内痔套扎疗法得到了长足的发展，并收到了较好的临床效果。

就目前痔的临床治疗效果来看，虽疗法众多，但各有其优缺点，各有其相对的适应症与禁忌症。为提高疗效，降低复发、减少和杜绝并发症，广大的肛肠外科临床工作者对治疗痔的疗法和术式不断进行探索和创新，人们越来越认识到单一术式或单一的治疗模式所存在的弊端和不足，而改良术式、联合术式等综合的治疗方法在痔的治疗中突显优势。一些改良术式，联合术式如改良外剥内扎术，消痔灵注射结合外剥内扎术，PPH配合消痔灵注射术，PPH联合HCPT术，PPH联合外剥内扎术，PPH加外剥内扎加消痔灵注射术，改良外剥内扎加痔软化剂注射术等屡见报道。医用多能吸注套扎器的研发就是以中医外治法理论为指导，结合中医内治法中“清热凉血”、“活血化瘀”的治疗原则，以现代医学及生物力学等对痔病的认识的综合理论为依据，在总结吸收前人智慧的基础上诞生的。实行套扎疗法有两个非常重要的环节，一是如何将橡胶圈顺利套扎于痔的基底部，这是操作程序的重点。主要靠套扎器和辅助器械的正确使用来完成。医用多能套扎器在很好地解决了这两个重要环节的同时，研发设计者又巧妙地将注射疗法与套扎疗法有机地融为一体，实现了一机多能的治疗模式。既保证了痔治疗的彻底性，又保证了痔治疗后的出血与复发。使痔的套扎疗法产生了一个质的飞跃。

本产品采用负压原理，利用真空负压将所治疗的内痔吸入吸盘，使痔组织与正常组织拉开间隙，吸盘内的注射针头准确刺入痔体，将已配制好的硬化剂或其他药液即可注入痔体基底部，既改解决了以往注射时的进针力学方向，又解决了注射疗法进针深度不易掌握及药液不能注射到病变部位的问题，注射后紧接着就是进行胶圈套扎，吸注给药的针孔被胶圈闭合，有效阻止了注射药物的外溢与倒流，使药液能充分地发挥其治疗作用。从临床对比观察来看，治疗组治疗后出血明显少于对照组，套扎痔核脱落后创面愈合时间明显少于对照组，远期治愈率明显高于对照组。究求其原因：其一，治疗组是先注射后套扎，笔者所用药物为消痔灵注射液，消痔灵有收敛、固脱、止血的作用，注射到痔体内，使痔组织蛋白凝固，痔血管硬化萎缩，能有效地阻止痔上动脉的血供，既加速了痔核的枯萎，又能有效防止痔脱落期引起的大出血，故套扎痔核脱落后不会产生继发性大出血的危险，增加了套扎疗法的安全性；其二，由于痔核脱落后创面出血少且持续时间短，因而加快了创面的愈合时间；其三，由于硬化剂的持续作用，痔上动脉被硬化萎缩，治疗组远期治愈率明显高于对照组。

注射疗法、套扎疗法本来是两种不同的独立的治疗内痔的方法，医用多能吸注套扎器将其合二为一，可达到优势互补，减少并发症，近远期疗效俱佳的效果。

PPH术中改良荷包结扎方法100例疗效观察

林会城　关键词

深圳市南湾人民医院肛肠科 518123

PPH术 改良荷包结扎

吻合器痔上黏膜环切钉合术（PPH）是意大利学者Longo在1998年首先报告运用痔吻合器治疗痔疮的新方法，手术出血少，术后疼痛较轻，恢复较快，住院时间短等优点，尽管如此，PPH手术仍不可避免地会出现一些并发症，其中常见的有术后吻合口出血，肛门疼痛，坠胀等。我院于20007年采用至今，通过改良荷包结扎方法，未出现一例术后大出血，取得满意效果。现回顾总结如下。

1 资料与方法

1.1 临床资料 均为2007年5月~2009年5月我院住院患者，共100例。其中男46例，女54例，年龄20~68岁。平均44岁。病史最短1年，最长36年。Ⅱ期内痔8例，Ⅲ期内痔22例，Ⅳ期内痔26例，混合痔44例。

1.2 治疗方法

1.2.1 术前准备 完成术前检查及准备工作。

1.2.2 麻醉 硬膜外麻醉。

1.2.3 体位 手术采用膀胱截石位。

1.2.4 器械 采用常州华森医疗器械有限公司GHY34型。

1.2.5 手术过程

① 手指适度扩肛，用三把无创伤钳固定撑开，使圆形肛管扩张器更容易被导入，缝扎固定扩肛器。

② 在肛镜缝扎器的显露下，于齿状线上3~4cm做荷包缝合。从截石3点进针，荷包缝针自出针点原位进针，于截石位9点出针后预留缝10~15cm由助手牵拉，继续完成荷包缝合。

③ 旋开圆形吻合器至最大位置，将钉砧头导入并使之置于荷包线之上，将9点位荷包线剪断，从3点及9点位分别收紧结扎荷包线，用带线器将缝线的尾端从两侧孔中拉出并打结。

④松开三把无创伤钳，适度牵引荷包缝合线，旋紧吻合器，至保险刻度后用力击发吻合器，击发后保持吻合器处于闭合状态30秒钟，以帮助止血，旋开吻合器，并从肛管中移出。

⑤ 通过肛镜缝扎器仔细检查吻合口，如有出血，用4-0可吸收线行跨越吻合口的“8”字缝合。如发现吻合口钉合不牢，也行跨越吻合口的“8”字缝合。

⑥对合并症再行处理：修剪切除多出的外痔，切除并结扎肥大肛乳头。

⑦ 再用肛镜缝扎器检查吻合口，未发现有可疑出血点后，肛管内置入凡士林包裹纱布引流一条。

1.2.6 术后处理 手术当日禁食，次日正常饮食。术后静脉常规抗炎治疗3天。术后第二天，拔除肛管引流条，每日用金玄痔科熏洗散先熏后洗二次。合并手术换药至伤口痊愈。

2 治疗结果

2.1 治疗时间 单纯PPH手术间为8-15分钟，住院3-5天，平均4天。有合并症时手术时间10-20分钟，住院3-8天，平均5.5天。

2.2 术中情况 荷包缝合中个别出针部位出现黏膜下血肿18例（18%）；收紧吻合器击发时出现下腹部不适20例（20%）；术中检查吻合口出血需缝扎止血75例（75%）；切除标本宽度2~2.5cm40例（40%），2.5~3.5cm60例（60%）；标本环形完整96例（96%），4例（4%）有不完整情况。

2.3 术后并发症

2.3.1 疼痛 肛门部疼痛46例（46%），术后需口服止痛药，2例需用杜冷丁止痛剂。

2.3.2 出血 均为便后少量带血，未见大出血及需再次缝扎止血病例。

2.3.3 尿潴留。30例（30%）患者行导尿处理。

3. 讨论

PPH术通过切除直肠壶腹与肛管之间的环状松弛脱垂的直肠黏膜及黏膜下层组织，上提了肛垫。同时阻断了黏膜下动静脉吻合的终末支，减少黏膜下的血流，并恢复肛管直肠的正常局部解剖结构，改善肛门的自制分辨功能，降低肛管内压，调整内外括约肌的活动，最终达到有效控制疾病主要症状的目的。与传统手术相比，PPH术具有术后并发症少，明显减轻术后肛门疼痛，术后恢复快，疗效可靠等优点。

我们的体会：① 荷包缝合是手术成功的关键，荷包缝合技术是PPH操作的核心，缝合的高度、深度、方法直接影响到PPH手术的效果。国内关于荷包缝合的方法报告较多，有单荷包、双荷包、单荷包加对侧牵引、四点牵引等。我们通过改良荷包结扎方法，将单荷包一侧结扎，改为二侧结扎，发现两侧结扎后的荷包黏膜收缩更均匀，减少了黏膜折叠现象。双侧牵引荷包线力度更平衡，牵拉时能使更多的脱垂黏膜进入切割槽内，使切割黏膜更宽、更均匀，通过检查切除标本宽度达到2~3.5cm，标本环形完整占96%，达到满意的临床疗效。

② 荷包缝合应平整，不漏针，在同一平面上。缝合线一般在齿状线上方3~4cm左右。吻合口以在齿状线上2cm为宜。如荷包位置过高，则对肛垫向上悬吊作用不足，痔核回缩不明显，术后仍有不同程度的脱垂；如荷包位置过低，易损伤肛垫，术后易出血、疼痛。缝合深度以黏膜下层为宜，如过浅，则收紧荷包时可能导致黏膜撕

裂，使荷包不完整，易导致术后脱垂症状改善不明显或术后大出血的发生；如位置过深，缝在肌肉上，容易导致持久性的肛门坠胀，感染及吻合口的狭窄。

③ 出血与否同荷包缝合有密切关系。从解剖关系上痔上方的直肠黏膜下有丰富的血管，而这一部分又恰是荷包缝合部位，加上病人来就诊时情况多为直肠黏膜炎症水肿期，黏膜下血管丛脆性增加，荷包缝合收紧牵拉时易造成血管撕裂损伤。

④ 吻合口处理：吻合口处理是 PPH 手术成功的关键步骤之一。吻合口位置距齿状线太近，增加术后疼痛的几率；吻合口钉合不良，是术后出血的重要原因之一；荷包缝合位置过高且荷包缝合时不在同一平面，易造成吻合口狭窄；我们强调，要仔细反复检查吻合口，如有出血或有可疑出血必须行“8”字缝合结扎。我们建议用跨越吻合口的“8”字缝扎方法，这种方法止血彻底，还可起到加固吻合口的效果。检查吻合口时，如发现钉合不良，都要加以“8”字缝扎，这样大大减少了术后出血的可能性。正所谓“细节决定成败”，我们自开展 PPH 手术至今，100 例患者中，无一例出现术后大出血的情况。在目前医患关系紧张的今天，可有效地避免医疗纠纷的发生。

总之，PPH 手术由于其术后疼痛轻、出血少、效果好、恢复快、复发少已逐步被患者所接受。我们采用改良荷包结扎的方法，注重对吻合口的处理，有效减少了 PPH 术后并发症的发生。但我科开展 PPH 手术仅两年，统计病例较少，远期疗效有待进一步观察。

STARR 治疗重症脱垂性痔 25 例临床观察

林素珍[①]　贺　平[②]

①成都郫县中医院；②成都肛肠专科医院

【摘要】目的　探讨 STARR（吻合器经肛门直肠部分切除术）治疗重症脱垂性痔的临床疗效。方法　对 25 例重症脱垂性痔患者施行 STARR 手术疗效作回顾性分析。结果　25 例全部治愈。随访 3～6 个月，均未见复发和其他后遗症。结论　STARR 手术治疗重症脱垂性痔具有安全、创伤小、恢复快、并发症少的特点。

【关键词】STARR；重症脱垂性痔；临床观察

从 2012 年 5 月至 2012 年 12 月，笔者采用 STARR 治疗重症脱垂性痔患者 25 例，取得了很好的疗效，现报告如下：

1 临床资料

1.1 纳入标准（1）年龄 25 岁—80 岁；（2）性别不限；（3）以脱出为主要症状的符合西医Ⅲ、Ⅳ度内痔的诊断标准或环状脱出的混合痔；（4）同意使用吻合器治疗使用者，并在术前签署器械使用同意书。

1.2 一般资料　本组 25 例患者中，男 14 例，女 11 例。年龄 25～80 岁，平均 51 岁；病程 2～40 年。主要临床表现为：便时肛门肿物脱出、出血、肛门坠胀、疼痛及排便困难等。

1.3 方法　（1）术前准备、体位和麻醉：术前 1d 正常饮食，术晨清洁备皮，给予清洁灌肠 2 次。麻醉均采用骶管麻醉（腰腧穴麻醉）。麻醉满意后，转膀胱截石位，同时配合静脉麻醉，以碘伏常规消毒肛周皮肤，铺无菌洞巾，然后碘伏清洁肛管及直肠下段。（2）适度扩肛，于 6、12 点肛缘缝合固定透明肛镜，使肛门镜挡板档住肛管后壁，并予月形肛镜暴露。先在距齿线 4－5cm 处，直肠前壁，约在 2 点位进针，深达肌层，沿逆时针方向做连续螺旋状缝合，至 10 点位止并打结（缝合高度、缝合深度及宽度需根据患者脱出严重程度不同点位作调整），留作牵引线。置入第一把吻合器，牵引缝合组织，激发吻合器，检查吻合口有无出血，如有明显出血点，可行“8”字缝扎止血。（3）取下固定透明肛镜，使肛镜挡板挡住前壁，再次缝合固定。然后在距齿线上方约 4－5cm 处，直肠后壁，从 4 点位经针，深达肌层，沿顺时针方向作做连续螺旋状缝合，至 8 点位止并打结（同样需根据患者脱出严重程度调整），留作牵引线。置入第二把吻合器，牵引缝合组织，激发吻合器，检查吻合口有无出血，如有明显

① 贺平：通讯作者地址：成都市青羊区十二桥路 37 号成都中医药大学十二桥 2 公寓 301 寝室　邮政编码：610075 电话号码：15928074600 性别：女　出生年月：1987 年 4 月　职称：研究生

② 贺平：通讯作者地址：成都市青羊区十二桥路 37 号成都中医药大学十二桥 2 公寓 301 寝室　邮政编码：610075 电话号码：15928074600 性别：女　出生年月：1987 年 4 月　职称：研究生

出血点，可行“8”字缝扎止血。(4) 取下透明肛门镜，仔细检查肛门外残存皮赘，如有皮赘则切除。(5) 肛管内塞入止血纱条，塔形纱布加压包扎。(5) 术后可适当控制饮食，注意休息，酌情应用抗生素和止血药，每日便后可给予太宁栓等换药处理。

1.3 疗效 标准痊愈：症状或体征全部消失。好转：症状或体征基本消失。无效：经治疗其症状或体征与术前无明显变化。

1.4 结果

1.4.1 疗效 本组 25 例，全部痊愈。

1.4.2 并发症 (1) 尿潴留：10 例经行口服盐酸特拉唑嗪片或肌注新斯的明针后症状缓解，3 例行导尿术后症状消失。(2) 出血：无原发性、继发性出血出血。(3) 疼痛：术后出现疼痛的患者为 6 例，疼痛时间主要集中于手术当天及第一次排便时，采用 VAS 视觉评分，分值主要集中在 3~5 分。(4) 肛门坠胀：术后出现肛门坠胀的患者为 3 例，出现坠胀的时间主要集中在术后第 3~5d。(5) 无肛门狭窄及大便失禁情况出现。经术后随访 3~6 个月，未见复发和其他后遗症。

2 讨论

痔病是最常见的肛肠疾病，是肛肠科发病率最高的疾病，患者约占肛肠疾病患者的 50%。痔包括内痔、外痔、混合痔，是肛门直肠底部及肛门黏膜的静脉丛发生曲张而形成的一个或者多个柔软的静脉团的一种慢性疾病。对于痔的治疗，主要有内服、外治、手术、物理疗法等多种疗法。但手术治疗仍是临床解决痔病症状的（特别是以脱出为主要表现的重度脱垂性痔）主要方法。随着对痔的病因病理认识不断发展，有关痔的手术方式也在发展变化。传统的痔手术方式以外剥内扎术（Milligan－Morgan）应用最为广泛[1]，大多数术式都是以切除有病理改变的痔组织为目的，故也称之为痔切除术。但近年来意大利学者 Longo[2] 等人相继完成并改进了 PPH 术。其主要是通过环状切除直肠壶腹与肛管间的直肠黏膜，同时阻断动静脉的终末支，减少血供，提升肛垫，使痔核回缩并逐渐萎缩，保持和恢复肛管的正常解剖生理结构和功能。但由于 PPH 吻合器内没有足够的空间去切除更多的直肠黏膜或肠壁组织，造成切除不完全，因而临床疗效，特别是远期疗效不甚满意；其次由于重度脱垂痔造成自身直肠伸长、膨大、容积增加、直肠肌层变薄或消失的病理性改变，故通过 PPH 术切除时不能将该病理性改变有效切除，导致复发。故手术切除的关键是把变性、无功能、无感觉的黏膜及直肠壁组织都予以切除，更好地改善重症脱垂性痔的症状。

基于重症脱垂性痔的病理改变，手术的设计更应该朝着解决纠正其病理状态为主，仅仅切除少许黏膜效果肯定不好，疗效也不持久，所以探讨手术方式的改进，争取切除更多更厚、变性的直肠壁组织，就成为手术要解决的问题。不管是传统手术，还是 PPH、TST 等都没有完全针对重度脱垂性痔的病理机制，切除的变性的无效的肠黏膜和肠壁组组是有限，因而术后的效果也有限，复发率较高，STARR 术采用两把吻合器，分别切除直肠中下段前壁及后壁的冗长、脱垂的黏膜及黏膜下层，切除的组织量显著增加，使吻合口下层与肌层以瘢痕粘连，消除了直肠下段排便时的囊袋状结构。同时能对以直肠伸长、膨大、肌层变薄或消失为主要病理表现的直肠壁，予以有效的切除，恢复其有效张力，大大降低其复发率。

参考文献：略。

论扎法治痔

刘成伟

广东　韶关市粤北人民医院（512015）

痔是人类特有的疾病，随着年龄的增长，其发病率也逐渐上升，我国有“十人九痔”之说，无论国内外的调查，其发生率均约占 60~70% 左右，这是一种常见病，也是最折磨人的一个病种。

正由于痔的高发病率，使其发病具有广泛性，选择良好的手术方式治疗至关重要，对保障患者健康，促进社会生产力有着重要意义。比照之下，源于痔扎法改良的枪式套扎器套扎术，因其具有操作简便、疗效高、痛苦小、无后遗症的优势，无疑成为痔治疗首选疗法。

采用线扎的方法治疗痔，和祖国医学有很深的渊源。祖国医学对痔采用线扎的方法治疗早有记载，并且成为临床痔手术治疗的重要手段。在湖南长沙马王堆汉墓出土的《五十二病方》中就有“牡痔居窍旁，大者如枣……

絜以小绳，剖以刀。”最古老的记载，是我国最早使用结扎疗法治疗痔核的记载。到宋·《太平圣惠方·治痔肛边生鼠乳诸方》“载有“右用蜘蛛丝，缠系痔鼠乳头，不觉自落”的痔结扎方法。元·危亦林《世医得效方》“用川白芷煮白宁作线，快手紧结痔上，微痛不妨，其痔自然干痿而落，七日后安。”详细介绍使用药线结扎的治疗方法。清·祁坤《外科大成》更指明了痔核治疗的适应证“凡痔头大根小者，以线扎之，头小根大者，用药枯之”。清·《医宗金鉴》更详细描述了痔的线扎方法：“凡遇痔疮瘿瘤，顶大蒂小之证，用线一根，患大者用二根，双扣系扎患处，两头留线，日渐紧之，期患自然紫黑，冰冷不热，轻者7日，重者15日后，必枯落。”。在长期的实践中，不断加深认识，改良技术，使线扎疗法得到逐步完善，从丝线扎到胶（圈）线扎发展到现在的器械套扎（枪式负压套扎器）技术。

围绕痔的临床治疗，国内外存在各种不同的观点，对痔的治疗，是采取手术治疗还是非手术治疗，采取什么手术方式，对痔核切除还是保留等等，还是未能取得共识。保守治疗观点认为，在痔治疗当中要注意保护痔静脉丛免遭破坏，痔的治疗目的是消除症状，而不是消灭痔体。对于没有症状的痔即使体积很大也不一定是治疗指征。

但是，从临床角度上看，对体积大而脱出的痔，不消灭痔体就不可能达到根治的目的，采取保守治疗往往导致患者出现反复便血、脱出、坠胀、疼痛等的发生，而且随着患时间的延长，发作周期越来越密，肛门功能更遭受损害，严重影响患者的生活和工作，给患者带来不必要的痛苦。因此，对二期以上的痔都应该采取手术治疗，去除痔核，以保证远期疗效，避免痔的发展影响肛门功能。

在痔的手术处理采取什么手术方式、去除还是保留痔核的认识，国内外是有差异的。国外由于存在着保留肛垫的观念，尽管肛垫存在病变，仍予保留，其代表术式是痔上黏膜环切术（PPH），是避开痔体，在痔上直肠黏膜作环切，起断流和悬吊作用而达到治疗目的；国内则承继祖国医学，在传统方法上不断改良，其中有源于枯痔的方法改进的痔硬化剂注射法（如新六号枯痔液、消痔灵等），源于扎法改进的枪式套扎器套扎法，是直接在痔体患部施术的方法。这是目前几种痔手术治疗的主流术式。

目前，国内在痔的治疗上没有完全规范施行手术的适宜方式，在临床治疗中，往往出现失治误治现象，如有手术指征的采用保守治疗，而耽误患者，导致病情的不断加重；晚期痔采用硬化剂注射导致直肠周围大面积纤维化硬块，影响肛门功能；早期内痔使用痔上黏膜环切术，导致过度治疗，给患者造成不必要的损伤、痛苦和经济负担等等。因此，有必要探讨兼顾基层应用，既能有效治愈痔，又并发症后遗症少的适宜手术治疗方式，为患者提供人性化服务。相比之下，枪式套扎器套扎术成为不二选择。

枪式套扎器套扎法是通过对增生脱垂的痔核以胶（圈）线结扎，阻断其血运，使其坏死脱落，从而达到治痔目的。具体原理是利用枪式套扎器扣动扳机时产生的负压将痔核吸入负压吸引头内，同时吸引头推动橡皮筋套扎于痔核根部，使痔核因缺血、坏死，脱落而治愈。其特点是在治疗中负压吸引与胶圈套扎同步进行，手术操作时间非常短（全过程仅数分钟）。

枪式套扎器套扎术术前患者只需排空大便，饮食如常，手术操作在肛门镜下操作，无需麻醉。手术过程：患者取侧卧位，肛周常规消毒，铺无菌孔巾，以肛门镜插入肛门，暴露痔核，以1‰新洁尔灭消毒，干纱吸干水分，将套扎枪对准待套扎的痔核，负压口要与所接触的痔黏膜贴合，然后迅速扣动扳机，此时负压吸引和胶圈套扎痔核会同时完成，退出套扎枪，可见被套扎的痔核呈紫色球状体，套扎完毕。视痔核的数量同法处理其它痔核，一般一次可套扎3~4个痔核（对环状痔可行环状齿形套扎，这种方法有被命名为“东方PPH”），要保证每个套扎痔核间黏膜桥在0.5cm左右，对多个痔核结扎术后应行指检，了解肛门情况，避免狭窄产生。术后患者仅有轻度肛门坠胀（一般术后12小时左右消失），无需特别处理，饮食活动如常，注意保持大便正常通畅，每天便后以马应龙麝香痔疮膏即可，结扎胶线一般在术后5~7天脱落。

痔手术治疗目前主流手术比较表

内容\手术名称	硬化剂注射术	痔上黏膜环切术	套扎器套扎术
适应证	Ⅰ~Ⅲ期内痔	Ⅲ期以上内痔	Ⅱ—Ⅲ期内痔
技术原理	通过硬化萎缩达到治疗目的	通过环状切除痔上黏膜以提拉下垂的肛垫达到治疗目的	通过胶线的直接套扎庤核，使庤核坏死脱落，达到治疗目的
麻醉	局部渗润麻醉	骶麻或腰麻	无需麻醉
手术时间	约10分钟	约10分钟	约3分钟
手术创伤	针刺侵入	环状切除直肠黏膜	无

续表

内容\手术名称	硬化剂注射术	痔上黏膜环切术	套扎器套扎术
手术出血	少	可有较多的术中出血	无
手术疼痛	有明显肛门坠胀	有肛门坠胀痛	有肛门轻度坠胀
疗程	门诊	3~5天	门诊
后遗症	术后可产生不同程度的纤维化硬结，刺激肛门直肠，使肛门坠胀感持续，甚者使直肠环纤维化影响肛门功能或致肛管直肠狭窄	术后吻合钉不易脱落，残留直肠内造成异物刺激，可导致反复直肠炎症	无
疗效	近期疗效好，但由于该法不去除肛垫部多余黏膜，因此对于脱出性痔的远期效果不理想	近期疗效好，但由于该法不是针对痔核把多余的肛垫黏膜切除，仅是靠直肠黏膜的上拉使肛垫回缩，因此直肠黏膜的可伸缩性决定了其远期效果不理想	疗效好，由于其针对痔核对多余的肛垫黏膜套扎脱落使其去除，决定其远期效果可靠

从上表比较表明，在目前主流痔手术治疗术式当中最简便有效而又无后遗症的手术方式是枪式套扎器套扎治疗方式。在临床中我们观察硬化剂注射术（我们采用的是消痔灵注射液）术后均有不同程度的纤维化硬结，对痔核较大的脱出性痔，注射药液较多的病例，直肠周围纤维化硬结的面积较广，甚至使直肠环产生纤维化，患者术后的肛门坠胀感常常延续3个月到半年，严重影响患者的肛门功能以及影响患者的生活和工作，尽管随着时间的推移，在1年左右纤维化硬结逐渐软化使症状消除，肛门功能逐渐恢复，但是，依然给患者带来不必要的痛苦与心理负担。在观察吻合器手术当中，我们发现术后患者依然存在不同程度的下腹及肛门部坠胀痛，而吻合口的出血率约为30%（文献报道多在30~60%之间），同时还存在不同发生率的吻合口感染、撕裂、狭窄等并发症。术后1年复查往往吻合钉尚未完全脱落，吻合钉残留的异物刺激，导致直肠反复炎症令患者非常苦恼。而枪式套扎器套扎术则由于操作简便、无创、无后遗症、疗效彻底等优势在目前痔治疗主流手术比照中胜出。

结语

痔是一种常见多发病，由于其发病的广泛性，决定了需寻求一种经济而简便有效，痛苦小，损伤少的手术方式，给予患者正确合理的治疗，避免失治误治与并发症后遗症的发生，这是我们追求的目标。

综观国内外痔的手术治疗状况，我们对目前痔治疗的主流手术方式进行比照，通过对增生脱垂的痔核以胶（圈）线结扎，阻断其血运，使其坏死脱落，从而达到治痔目的的枪式套扎器套扎术，以其具有疗效高，尤其是远期疗效显著，痛苦小，无创，无后遗症，操作简单（仅扣动扳机，术程数分钟），携带方便，不受场地限制等优势，将成为痔手术治疗的首选疗法。

枪式套扎器痔套扎术源于祖国医学的痔线扎疗法，是我国传统疗法延伸发展的产物，是特色疗法在现代医学中应用的又一体现。枪式套扎器套扎术作为首选疗法应用于痔临床治疗，能让更多的患者受益，将更好的为患者提供人性化医疗服务，对积极解除患者痛苦，促进患者健康有着重大的意义。

解毒化瘀丹黄生肌栓并电针治疗肛裂75例临床研究

刘国军

河南　南阳医专附属中医院（第二附属医院）（473061）

【摘要】目的　观察解毒化瘀法结合电针治疗肛裂的临床疗效。方法　按病例入选标准的肛裂患者87例，给予丹黄生肌栓纳肛治疗，结合电针白环俞连续治疗10日，观察治疗后临床疗效及证候积分变化和肛管静息压和肛管蠕动波变化，并以体检健康的志愿者23例进行对照研究。结果　一个疗程后，Ⅰ、Ⅱ、Ⅲ期患者的治愈率分别可达到92.3%、84.2%、74.0%，总有效率为100%、100%、91.3%；中医证候疗效，血热肠燥、阴虚津亏、气滞血瘀愈显率分别为100%、81.8%、94.2%；肛管静息压、肛管蠕动慢波振幅及频率、极慢波出现阳性率均较治疗前显著下降（$P<0.001$），且均接近正常对照组（$P>0.7$）。结论　解毒化瘀法结合电针白环俞治疗肛裂疗效显著，未见明显不良反应。

【关键词】肛裂；治疗；解毒化瘀法；电针

肛管皮肤全层裂开形成感染性溃疡即为肛裂。肛裂是一种常见病，在肛肠科疾病中发病率仅次于痔。以周期性疼痛为主要特点，男女均可发病，青壮年多见。《外科大全》称其为“钩肠痔”。对该病的治疗目前多采用烧灼、腐蚀、封闭及手术（扩肛法、肛裂括约肌切断术、肛裂切除术、肛裂纵切横缝术）等方法，但由于治疗痛苦较大，导致患者依从性较差，甚则半途而废，遭受更大痛苦。我们自1995年始采用解毒化瘀法，使用丹黄生肌栓治疗肛裂，取得一定疗效，2010~2012年使用该法结合电针进一步对其进行了治疗观察，现总结报告如下。

1. 资料与方法

1.1 临床资料

诊断标准　采用1994年国家中医药管理局发布的《中医病证诊断标准》[1]：①排便时疼痛明显，便后疼痛可加剧，常有便秘及少量便血。好发于肛前后正中部位。②肛管皮肤浅表纵裂，创缘整齐，基底新鲜、色红、肿痛明显、创面富于强性。多见于Ⅰ期肛裂。③有反复发病史。边缘不规则，增厚，强性差，溃疡基底紫红色或有脓性分泌物。多见于Ⅱ期肛裂。④溃疡边缘发硬，基底色紫红，有脓性分泌物。上端邻近肛窦处肛乳头肥大，他缘下端有哨兵痔，或有皮下瘘管形成。多见于Ⅲ期肛裂。

1.2 一般资料

87例肛裂患者（资料完整）纳入临床研究（治疗组），并以体检健康的23例志愿者为对照（对照组）。治疗组男49例，女38例；Ⅰ期26例，Ⅱ期38例，Ⅲ期23例；中医证候分类血热肠燥者24例，阴虚津亏者11例，气滞血瘀者52例；年龄22~53岁，平均37.55岁。对照组男12例，女11例，年龄24~50岁，平均37.80岁。

1.3 证候分类标准

①血热肠燥：大便二三日一行，质干硬，便时滴血或手纸染血，肛门疼痛，腹部胀满，裂口色红，舌质红，苔燥，脉弦数。

②阴虚津亏：大便干燥数日一行，便时疼痛点滴下血，口干咽燥，五心烦热，裂口深红，舌红，苔少或无，脉细数。

③气滞血瘀：肛门刺痛，便时便后尤甚，肛门紧缩，裂口色紫暗，舌质紫暗，脉弦或涩。

1.3 方法

1.3.1 栓剂配方：当归10g、黄柏30g、苦参15g、苍术15g、白芷12g、蚤休20g、五倍子30g、地榆15g、丹参20g、大黄20g、紫草20g、甘草9g。

1.3.2 栓剂制做：将上药纳入500ml麻油中，浸泡72小时，上火煎，武火，煎至油沸，文火熬煎药为金黄色时捞出，过滤后，加白腊40g，置微火，徐徐搅拌，至白腊溶化，制成油炒条，消毒备用。

1.3.3 栓剂使用：在常规局部消毒后，将丹黄生肌栓尖端向内纳入肛内，治疗时间选在肛裂疼痛周期的大便后间歇期进行。栓子大小因人而制宜。以达到扩肛目的为度，疗程10日，治疗期间普食（多食纤维食物），忌辛辣油腻。

2. 电针治疗

2.1 仪器设置

①环球牌一次性毫针（苏州针灸用品有限公司，规格直径0.3mm）。

②6508－Ⅱ型电针仪（广东省汕头市医用设备厂）。

2.1 选穴　白环俞位于骶部，当骶正中嵴旁1.5寸，平第4骶后孔。

2.3 操作　俯卧位或侧卧位，体位选择以行针方便、病人舒适，以75%酒精棉球擦拭消毒医者手指及常规消毒患者局部皮肤，以2寸毫针直刺双侧白环俞，进针1.2~1.5寸，以泻法得气后留针。电针仪刺激导线连于针柄，以14~26次/分的疏密波给予电刺激，行针时间为每次行针30分钟，行针过程注意有无晕针等不良反应并及时对症处置。疗程10日。

2.4 观察项目及方法

①记录治疗前后症 候积分变化（尼莫地平法）。

②ZGJ－D3肛管直肠测压仪（合肥·迈迪克电子公司产品）测定肛管静息压及肛管蠕动波和健康对照组进行对比研究。

上述检查治疗前后各进行1次。

2.5 记录不良反应　记录与治疗有关、可能有关的不良反应。

2.6 统计学处理

计数资料采用 x^2 检验，计量资料采用 t 检验。

3. 结 果

3.1 疾病疗效制定标准　依照文献[1]制定。治愈：症状消失，裂口愈合；好转：症状改善，裂口或创面缩小；未愈：症状无改善，裂口无变化。

3.2 证候疗效判定标准　依1975年全国肛肠病学术会议判定标准制定（尼莫地平法）。痊愈：症状、体征消失或基本消失，证候积分减少≥30%；无效：症状、体征均无明显改善，甚或加重，证积分减少不足30%。

3.3 临床疗效　Ⅰ期患者26例，治愈24例（92.3%）好转2例（7.7%），总有效率100%；Ⅱ期患者38例，治愈32例（84.2%）好转6例（15.8%），总有效率100%；Ⅲ期23例，治愈17例（74.0%）好转4例（17.4%），总有效率91.3%。

3.4 证候疗效

①血热肠燥型患者24例，痊愈12例，显效12例，愈显率为100%；

②阴虚津亏型患者11例，痊愈4例，显效5例，愈显率为81.8%；气滞血瘀型患者52例，痊愈26例，显效23例，愈显率为94.2%。

3.5 治疗前后肛管压力测定及蠕动波测定结果

3.5.1 肛管静息压测定结果，见表1。

表1　治疗前后肛管静息压变化（cmH_20，$\bar{x} \pm S$）

组　别	时间	距肛缘距离（cm）			
		1	2	3	4
对照（n=23）		48.5±3.6	68.5±4.3	45.7±2.4	20.8±2.5
治疗	治前	71.8±4.4	100.5±4.2	60.7±3.2	36.4±2.3
（n=87）	治后	50.7±3.3**	70.8±4.7*	46.1±3.0**	20.8±2.1**
	P（t）	<0.001（33.479）	<0.001（42.581）	<0.001（23.568	<0.001（35.324）

注：治疗后与对照组相比，*p>0.05；**p>0.5。（下同）

3.5.2 肛管蠕动慢波测定结果，见表2。

表2　治疗前后肛管蠕动慢波变化（cmH_20，$x \pm s$）

组　别	时间	振幅（距肛缘距离）			
		1cm	2cm	3cm	4cm
对照（n=23）		15.5±4.4	14.2±0.5	13.5±0.2	9.7±0.6
治疗（n=87）	治前	36.7±5.3	20.7±0.3	18.7±0.5	12.5±0.2
	治后	17.7±4.3*	14.8±0.6*	13.1±0.3*	9.1±0.3**
	P（t）	<0.001（22.513）	<0.001（47.584）	<0.001（57.132）	<0.001（24.215）

3.5.3 肛管蠕动极慢波测定结果，见表3。

表3　治疗前后肛管蠕动极慢波阳性率变化［例（%）］

组别	时间	出现（+）	未出现（-）
对照（n=23）		2（8.7）	21（91.3）
治疗（n=87）	治前	87（100.0）	0（0）
	治后	4（4.6）	83（95.4）

治疗组治疗后阳性率经 x^2 检验，明显低于治疗前（$p<0.001$，$x^2=109.264$）；与对照组相比，无明显差异（$p>0.7$，$x^2=0.051$）。

3.6 不良反应

治疗中有 1 例阴虚津亏者出现 1 次晕针，对症处理后未再出现。余未见其他不良反应。

4. 讨论

肛裂在肛肠科中疾病中发病率极高，常由于机械性损伤，感染等原因而致病，病理表现多发生溃疡、肛窦炎、肛乳头肥大、皮下瘘、肛门梳增厚。患者多因排便时疼痛、排便后内括约肌痉挛痛及溃疡性痛等痛苦不堪，因此治疗该病以缓解疼痛、控制感染、修复溃疡为根本治疗目的。我们采用采用解毒化瘀法，使用丹黄生肌栓结合电针白环俞治疗该病取得了明显而满意的疗效。方中蚤休解毒消肿止痛，五倍子解毒消肿止血，白芷燥湿消肿止痛，大黄、黄柏燥湿泻火解毒，苦参、苍术清热祛风燥湿，上方合用共奏燥湿、解毒、化瘀功效。上方油煎制纱条栓纳肛吸收后对中医证候亦有显著改善作用，其中对血热肠燥、气滞血瘀疗效最佳，愈显率分别为 100% 和 94.2%，丹黄生肌栓纳肛后形成柔软支架，持续扩张、松驰肛门扩约肌，裂伤溃疡面扩张暴露，在药物的作用下，使溃疡创面组织生长、修复、褶折丰满。电针白环俞具有疏通气机、祛瘀止痛、缓解平滑肌痉挛的作用。肛管压力及蠕动波测定结果证实，治疗后患者肛管静息压显著下降（$p<0.001$），肛管蠕动慢波振幅及频率亦显著下降（$P<0.001$），肛管蠕动极慢波阳性出现率显著下降（$p<0.001$），且逐渐恢复正常，与对照组相比，差异已无显著性（$p>0.7$）。使痉挛的肛门内括约肌持续松驰，痉挛解除，迅速缓解疼痛。研究显示，一个疗程（10 日）后，Ⅰ、Ⅱ、Ⅲ期患者的治愈率分别可达到 92.3%、84.2%、74.0%，总有效率为 100%、100%、91.3%。提示该法疗效良好，可在临床上推广使用。

参考文献：略。

高位肛瘘伴原发性血小板减少性紫癜 1 例

刘海霞

吉林省梅河口市中心医院肛肠科 135000

【摘要】肛瘘是肛肠科常见疾病之一，其发病率约占肛肠疾病的 1.67%。肛瘘中高位肛瘘治疗难度最大，肛瘘不能愈，必须手术治疗。

【关键词】高位肛瘘；血小板减少性紫癜

1. 病例报告

患者王某某，女 29 岁，因“反复肛门肿痛、流脓血 2 年。”为主诉，于 2012 年 11 月 15 日来我院就诊收住院治疗。患者既往有一次剖宫产手术史。患者自诉有“原发性血小板减少症”的病史，剖宫产时曾经有出血不止的现象。平时有不明原因地发生皮肤青淤，皮肤割伤后很难止住血，偶有感冒发烧，无排便不畅及腹泻病史。家族史无特殊。入院后查体：无阳性体征。辅助检查：血常规：血小板 4.8 万，余未见异常。大小便常规、肝肾功能、电解质均正常。心电图、胸片无异常。专科检查：截石位肛门 11 点距离肛缘约 5 厘米见一破溃外口，较大，红肿，边缘组织呈暗红色，有血性分泌物溢出，色暗红。肛门镜下见内口位于 11 点齿线上 2 厘米处，指诊肛管收缩正常，未触及占位。入院诊断：1、高位肛瘘 2、原发性血小板减少性紫癜。

2. 临床处理

入院后完善各项检查后抗感染、全身对症支持治疗。11 月 20 日复查血小板为 4.9 万，由于局部感染疼痛较重，给予双氧水、甲硝唑液冲洗局部创面，11 月 22 日给输 12 个单位血小板后，25 日复查上升为 6 万，于 11 月 26 日在骶管麻醉下，行高位高瘘根治术。截石位探查，探针由外口向内口引出，全层切开瘘道，清除脓腔内坏死组织，切口全长约 8 厘米。手术顺利。术后治疗：抗炎、支持全身治疗，创面对症换药。因患者免疫力差，经常发热、排便困难、创面生长较慢，常有大便带血现象。住院 40 天痊愈出院。出院时复查血小板 5.5 万。术后随访至今无复发。

3. 讨论

血小板减少性紫癜是较常见的一种出血性疾病，它分为原发性和继发性两种类型。原发性的病因包括免疫因素、脾脏因素和血管因素，多见于成人且多伴有脾脏肿大的表现。临床上血小板减少性紫癜伴有肛门直肠疾病并不多见，但因血小板减少导致出血性疾病和各种炎症、抵抗力低下及细菌感染往往都会引起感染性疾病的发生。

本例患者主要表现为肛门肿痛，流脓血，是反复的肛周炎症的表现。这种反复的炎症反应可以刺激血小板被激活发生凝血反应。但患者素有血小板减少的表现如皮肤常有青瘀和割伤后不易止血的现象，这样患者的凝血功能障碍，导致出血后不能自止，所以肛周反复的肿胀流血，而且因为血小板减少继发细菌感染还会加重肛周的炎症反应，从而形成一种恶性循环，致使病情反反复复。

针对患者的病情，我们采取手术彻底清除坏死组织和抗炎、全身支持和中药调理等综合治疗。中药采用参苓白术散，其中含有四君子汤的成分，具有一定的抗菌群失调的作用［1，2］。中药太子参、黄芪有增强免疫功能，还有对体液、细胞免疫有促进作用，在免疫功能低下有明显的增强作用，还有双向调节的作用［3，4］；仙鹤草、茜草均有抗炎、抗病毒、止血、增强免疫功能的作用，仙鹤草还具有增加外周血小板数目和提高血小板的粘附性，茜草还对过敏性紫癜有治疗作用［5，6］。诸药综合作用起到升高血小板，增强免疫力，而达到止血及抗感染的目的，患者伤口痊愈后随访半年未复发。

参考文献：略。

高位肛瘘套管探针研制和临床应用

刘贺群

【摘要】自行设计研制的新型肛瘘探针，此探针为套管式，包括针芯、针套两部分。针芯分头、体、尾三部分，头部为一膨大弹头状凸起，与针套前端紧密贴合，针体外侧被针套包绕，尾部露于枕套外侧，为针体延伸，末端开设有引线孔。本探针突破肛瘘内口后，推动针芯尾部，针体前1/3顺针套滑动进入肠腔内，退出质硬的枕套，针芯留于瘘管内，由于针芯质软韧性强可任意折弯，其前端膨大可用手指从肛管内顺利勾出，将针芯引出肛门外，带出尾部引线，完成操作，临床应用20例，与传统软质探针挂线进行对照观察，省时、省力、安全方便、创伤小，尤其是解决高位肛瘘挂线困难问题，肛瘘位置越高效果越明显，值得临床广泛推广与应用。

【关键词】高位肛瘘；套管探针；挂线疗法

肛瘘是肛肠科多发病，治愈肛瘘最有效的治疗方法是手术结合挂线疗法，以达到治愈肛瘘和有效保护肛门括约肌的目的。治疗高位肛瘘时由于肛瘘位置深，用普通探针挂线穿透肠壁内口后，由于探针质硬挠曲性差，折弯操作困难，将探针引出肛门外，费时费力，对肠壁损伤大，出血多，用力过大有扎破手套甚至损伤对侧肠壁危险，反复使用甚至有折断可能，给患者造成不必要的痛苦和损伤。经长期考虑，研制出套管探针，克服了上述缺点，现将该器械研制和应用报告如下：

1. 器械制作

本探针为塑料或碳纤维制成，包括针芯、针套两部分。针芯分头、体、尾三部分，头部为弹头状膨大突起，与针套前端紧密贴合，体部纤细与头部相连，包裹于针套内，尾部露于针套外为针体延伸与针体等径，末端开设穿线孔。针套包绕于针体外，成圆筒状，针芯可在针套内顺利滑动。

2. 临床资料

2.1 诊断标准　20 例均按 1975 年全国首届肛肠病学术交流会议制定的肛瘘诊断标准。

2.2 一般资料

2.2.1 实验组：使用本器械治疗高位肛瘘 20 例，男 20 例，年龄 18－50 岁。瘘管深度 6cm －10cm

2.2.2 对照组：使用传统探针挂线操作 20 例，男 19 例，女 1 例，年龄 17－45 岁。瘘管深度 6cm－10cm。

3. 治疗方法

患者均使用小剂量鞍麻，麻醉生效后取侧卧位，碘伏消毒术野皮肤，铺无菌巾，0.2% 新洁尔灭消毒肛管皮肤。

3.1 实验组　取套管探针，针尾穿线备用，探查瘘管，一手食指伸入肛内探查，探针于肠壁薄弱处穿出，使探针头部整体进入肠内，推动针尾，使针芯前1/3进入肠内，退出针套，继续向前推动针尾，在肠内食指顺势勾住针芯头部打弯，将针芯引出肛门外并从瘘管内引出，针尾部的丝线也由外口进入瘘管，由内口引出至肛门外，去掉针芯，外口处丝线系橡皮筋由内口引出，剪开外口瘘管皮肤收紧皮筋，完成挂线，修整创面缝扎止血，置纱条，敷料加压包扎术毕。

3.2 对照组　普通软质探针，直接由内口引出肛门外，其他操作同实验组。

4. **结果**

4.1 操作时间　在探针穿破内口算起，实验组最短 3min，最长 15min，平均 9min。对照组最短 15min，最长 50min，平均 33min，实验组优于对照组。

4.2 操作成功　实验组成功率 100%，对照组 2 例失败改为实验组方法。

4.3 患者反应　实验组无明显反应。对照组自述均有明显坠账感，两例恶心，出汗。

5. **讨论**

5.1　本探针研制主要目的是解决高位肛瘘挂线困难问题，套管探针是本器械设计的关键，针芯与针套紧密配合，针芯可在针套内顺利滑动，穿透肠壁内口后去除套管，留下柔软的针芯可任意折弯，并可顺利将丝线从瘘管内带出，完成挂线手术。

5.2　本器械特点：设计新颖，打破传统实芯探针的思路，结构简单，制作成本低廉，可制成一次性，有效避免交叉感染，并可有效解决高位肛瘘挂线困难问题。

5.2.1 操作简单：传统探针通过内口后折弯困难，即便折弯将探针引出肛门外也是难题，本器械穿破内口后退出针套，留下柔软的针芯，可任意折弯迅速脱出肛门外，省时省力有效解决高位肛瘘挂线问题。

5.2.2 病人痛苦小：操作过程中主要是牵拉造成患者肛门坠账感，本探针突破内口后，边推针尾边折弯柔软的针体，操作时并无牵拉动作，使病人痛苦降到最低。

5.2.3 创伤小：对肠壁损伤只有一个小的穿出孔，创伤小、出血少、无穿破手套，无损伤对侧肠壁危险，探针挠曲性强无折断危险，对术者及患者均有很好保护。

6. 总结：本器械结构简单，制作成本费用低廉，针芯质软，无折断危险，安全系数高，操作省时省力、创伤小、出血少、患者痛苦小，使各种危险降到最低，值得临床推广应用。

血栓外痔剥除术患者脉搏及血压变化与术后安全的探讨

刘　洪　杨春梅　伍　静　何洪波

四川大学华西医院中西医结合科，四川，成都，610041

【摘要】目的　评估血栓外痔剥除术后患者血压及脉搏的变化规律，为术后患者安全离院时间提供依据。方法　采用自身对照法选择在门诊手术室行血栓外痔剥除术的患者 47 例，分别在术前 10 分钟，术后 5、15、20、25 分钟测量血压、脉搏并记录，对患者手术前后血压、脉搏进行比较分析。结果　与术前比较，术后 5、15、20、25 分钟的脉搏均较术前下降，其中术后 5、15 分钟的脉搏下降较术前比较有统计学差异（($P<0.05$)）；其中 12 名患者术后血压变化不明显，占 25.53%，35 名患者术后血压较术前下降，占 74.47%。术后 5、15、20 、25 分钟患者的收缩压较术前下降，差异有统计学意义（$P<0.05$）；术后 5、15 分钟的舒张压较术前下降，差异有统计学意义（$P<0.05$）；术后 4 个时间点患者的脉搏较术前呈现下降趋势，且术后 15、20 分钟脉搏较术前差异有统计学意义（$P<0.05$）；在术后 5、15 分钟时患者收缩压、舒张压和脉搏较术前均呈下降趋势（$P<0.05$）；患者术后 15 分钟与 20 分钟时间点之间的收缩压比较差异有统计学意义（$P<0.05$），其中 20、25 分钟的血压、脉搏差异无统计学意义。结论　血栓外痔剥除术后患者血压、脉搏较术前存在明显变化，术后 20 分钟内应监测患者血压、脉搏变化，以确保患者安全出院。

【关键词】血栓外痔剥除术；手术风险；血压；脉搏

为减少手术风险，提高手术安全性，本研究以血栓外痔剥除术患者为观察对象，探讨手术对患者血压、脉搏的影响，从而规范该手术的围手术期操作。

1　**资料与方法**

1.1 一般资料　选取四川大学华西医院中西医结合科痔瘘专业组 2011.1－2011.12 门诊手术治疗的血栓外痔患者 47 例。其中男性患者 31 例，女性患者 16 例；年龄 17－57 岁，平均 34.5 岁；手术时间 10－20 分钟。病例纳入标准；既往无高血压、心脏病史；经医师诊断，符合血栓外痔剥除手术条件；术前未进食 6 小时以上。

1.2 方法

1.2.1　研究方法：采用自身对照法，对 47 例血栓外痔行手术治疗的患者，分别测量其术前 10 分钟，术后 5、

15、20、25 分钟的血压及脉搏。

1.2.2　手术过程：详细询问病史，排除手术禁忌，征得患者同意，签署手术同意书，术前用 2% 盐酸利多卡因稀释至 1% 后行局部浸润麻醉；行单纯血栓外痔剥除术，切口填充凡士林纱布，塔型纱加压，包扎完毕为手术结束。

1.2.3　统计学处理：采用 SPSS19.0 统计软件包对数据资料进行统计分析。成组计量资料采用配对 t 检验，组间比较采用方差分析，$P<0.05$ 为差异有统计学意义。

2 结果

2.1 一般情况　该组 47 例患者，术后 5、15、20、25 分钟的脉搏均较术前下降，其中 12 名患者术后血压变化不明显，占 25.53%，35 名患者术后血压较术前下降，占 74.47%，其中下降最明显者，收缩压下降 25mmHgg（1 mm Hg = 0.133kPa）。

表 1　47 例血栓外痔剥除术患者手术前后各观察指标变化（$\bar{x}\pm s$）

时间（分钟）	收缩压（mmHg）	舒张压（mmHg）	脉搏（次/分）
术前 10	126.4 ± 17.4	77.8 ± 9.6	78.3 ± 9.7
术后 5	118.5 ± 17.3^{a}	73.8 ± 10.2^{a}	75.4 ± 9.3^{a}
术后 15	$117.9\pm16.9^{a,b}$	73.7 ± 10.5^{a}	75.2 ± 9.5^{a}
术后 20	$114.3\pm13.5^{a,b,c}$	75.3 ± 9.9	74.8 ± 9.2^{a}
术后 25	$115.7\pm13.7^{a,c}$	75.5 ± 9.3	75.0 ± 9.3^{a}

注：a，$P<0.05$；b，$P<0.05$；c，$P>0.05$

2.2 患者术前术后血压脉搏的比较　术后 5、15、20 、25 分钟患者的收缩压较术前下降，差异有统计学意义（$P<0.05$）；术后 5、15 分钟的舒张压较术前下降，差异有统计学意义（$P<0.05$）；术后 4 个时间点患者的脉搏较术前呈现下降趋势，且术后 15、20 分钟脉搏较术前差异有统计学意义（$P<0.05$）；在术后 5、15 分钟时患者收缩压、舒张压和脉搏较术前均呈下降趋势（$P<0.05$）；患者术后 15 分钟与 20 分钟时间点之间的收缩压比较差异有统计学意义（$P<0.05$），其中 20、25 分钟的血压、脉搏差异无统计学意义。见表 1。

3 讨论

3.1 患者血压脉搏变化特点　本组患者行血栓外痔剥除术后血压、脉搏呈现下降趋势，47 例患者中，12 名患者术后血压变化不明显，占 25.53%，35 名患者术后血压较术前下降，占 74.47%，而以往的研究则提示，手术、应激、焦虑、恐惧、疼痛可引起术后血压升高[1,2]。分析其可能的原因为：（1）血栓外痔导致局部皮肤张力增加，血栓本身也压迫周围神经，导致患者疼痛明显，致使患者血压升高。术后患者疼痛解除，可致患者血压下降。（2）患者术前紧张、焦虑均可导致血压升高，而术后随着患者紧张、焦虑情绪的减轻，血压也随之下降。

3.2 术后应监测血压脉搏以确保患者安全离院。患者血压、脉搏在术后 25 分钟内的变化与术前比较，差异有统计学意义，尤其是在术后 15 分钟时，患者收缩压、舒张压、脉搏的下降与术前比较差异有统计学意义，而短时间内血压、脉搏的变化会使患者有头晕、头痛、恶心、心慌等不适，同时因手术、疼痛、焦虑的刺激也增加了术后风险。提示医护人员在为此类患者行手术后 20 分钟内，应嘱其平卧休息，并观察血压、脉搏的变化及有无头晕、恶心等不适主诉，出现异常状况应及时处理，使患者平稳度过术后不适阶段。术后 20、25 分钟的收缩压与术后 5、15 分钟相比有统计学差异，术后 20 与 25 分钟两个时间点之间的血压、脉搏比较无明显变化，说明手术后 20 分钟后患者的血压、脉搏已趋于平稳。因此在术后 20 分钟后，可作为患者安全离院的参考时间点。

血栓外痔剥除术，因其疗效确切，创伤小，作为血栓外痔的常用治疗方案[3]，在临床作为门诊手术开展广泛。本次研究表明，血栓外痔剥除术前后，患者的血压、脉搏均有明显的变化，可引起患者不适，提醒医务人员各项有创操作都是存在风险的，即使是小手术也不例外。因此医护人员在为患者行血栓外痔剥除术时，要充分考虑手术风险。不仅要充分评估患者术前的身体状况，还必须重视术后生命体征的监测，尤其血压、脉搏的监测，并保证患者术后足够的观察时间，以减少手术风险。

参考文献：略。

Y—V肛管成形复方亚甲蓝封闭术治疗慢性肛裂临床观察

刘君德

（四川省广元市第三人民医院肛肠外科　四川 广元　628001）

【摘要】目的　探讨Y—V肛管成形复方亚甲兰封闭术治疗慢性肛裂临床疗效。方法：对我院2010年1月至2013年4月收治的慢性肛裂146例患者，随机分为两组，实验组74例采用Y—V肛管成形复方亚甲兰封闭术治疗；对照组72例采用纵切横缝术治疗。结果：本组146例，实验组病员治愈率为96.5%，术后仅1例患者出现轻微疼痛，创面愈合时间平均7.5天；而对照组病员治愈率为80.8%（$p<0.05$），创面愈合时间平均18.5天（$p<0.05$），术后53例患者切口或排便疼痛（$p<0.05$）。结论：Y—V肛管成形复方亚甲兰封闭术疗效肯定，术后痛苦少，切口愈合快，可作为治疗慢性肛裂的常规术式。

【关键词】Y-V肛管成形术；亚甲蓝混合液封闭；内括约肌切断术；慢性肛裂

自2010年1月以来，我们采用Y—V肛管成形复方亚甲兰封闭术治疗慢性肛裂74例，疗效满意。现报告如下：

1 资料与方法

1.1 一般资料　本组病例，按中华中医药学会肛肠专业委员会制定的肛裂诊断标准，II期肛裂31例，III期肛裂115例。其中男28例，女118例，年龄最小18-56岁，平均36.4岁。病程8月至11年。裂口位于截石位6点108例，6点和12点均有21例，3点、9点共17例。裂口边缘灰白136例，伴有痔103例，伴有肛乳头肥大68例。临床症状：本组病例排便时均有疼痛感，有明显周期性疼痛者94例，便血127例，排便不畅74例。将此组病例随机分为两组，实验组74例，对照组72例，两组病例性别、年龄、病程、肛裂部位及合并症等方面无明显差异。

1.2 治疗方法　实验组：取截石位，在骶麻下行Y—V肛管成形术加复方亚甲兰封闭术。具体操作方法：经裂口做一倒Y字形切口，上至齿线上0.5cm，切口下缘根据患者肛门裂口及狭窄情况作一“∧”形切口，一般切口下至肛缘外1.0—2.0cm即可。切断肛门内括约肌下缘，同时一并切除裂口、痔和肥大肛乳头，并修剪两侧炎性组织，使切口呈三角形。在切口下方做一带蒂“∧”字形全层皮瓣，皮瓣底在肛管外，将皮瓣由皮下组织分离。将皮瓣牵入肛管切口内，用4-0可吸收线行皮瓣尖部与直肠黏膜缝合，两侧与肛管伤口边缘整齐缝合，使倒Y形切口变成倒V形，完全覆盖肛管创面。再用亚甲蓝2ml加布比卡因5ml混合液于切口周围封闭点状注射，术毕肛管内置入麝香痔疮栓，术后保持切口清洁干燥，给予抗生素预防感染。对照组病例均采用纵切横缝术。术中由齿线至肛缘做一纵切口，切开长度约1.5cm，分离内外括约肌之间的组织于后中线经裂创直接切断内括约肌下缘，修剪皮缘，用7号丝线间断横行缝合切口止血，术后予以抗感染、对症治疗，3-5天后拆除缝线。

1.3 疗效评定标准　根据国家中医药管理局制定的《中医病症诊断疗效标准》进行疗效评定。治愈：裂口愈合，症状消失；好转：裂口或创面缩小，症状改善；未愈：术后一月，症状无改善。

1.4 统计学处理　采用X检验，$P<0.05$为差异有统计学意义。

2 结果　两组术后指标对比：

组别	例数	治愈率	疼痛	创面愈合时间	出血	肛门自制功能不全
实验组	74	100%	0例	7.5d	3例	无
对照组	72	89.3%	53例	18.5d	67例	6例

实验组与对照组比较，术后疼痛、创面愈合时间、术后出血、术后肛门功能不全等指标差异有统计学意义，$P<0.05$。

3 讨论

自1835年Brodie最先进行肛门括约肌切开术以来，传统内括约肌切断术是治疗肛裂的经典手术方法，它对消除肛裂引起的肛门内括约肌痉挛有肯定的效果。但创面愈合时间较慢，住院时间也较长，常伴有“锁孔样畸形”或沟状缺损、污染内裤以及肛门自制功能受损等并发症[1]。

据Goligher统计，后正中位内扩约肌切断术后，从新出现疼痛7%，复发仅3%，术后近期排气失禁34%，排便失禁15%。经3年随访仍有13%排气失禁，9%排便失禁，28%分泌物污染内裤[2]。而Lund报告21例病人采用肛周皮肤作推进皮瓣覆盖肛裂创面治疗肛裂，没有出现皮肤坏死和肛门失禁[3]。

我们所采用的Y—V肛管成形复方亚甲兰封闭术，首先在切除肛裂时切断内括约肌下缘，即创面基底部珠白色纤维肌束，处理合并症，解除高肛压，缓解括约肌痉挛所致疼痛。同时通过V形皮瓣可以较完整的覆盖创面，可以减少术后大便对创面的刺激而致疼痛。肛管内缝合线选用可吸收线，术后不用拆线，减少病人的痛苦，明显缩短愈合时间；本组病例创面愈合时间7.5天，较对照组明显缩短。同时还可避免切口皮肤缺损和“锁洞畸形”，且可减少皮肤张力，有利于愈后肛管皮肤的伸展。本组病员术后肛门外观无一例畸形。同时术中给予亚甲蓝混合液封闭，据亚甲蓝具有可逆的损害神经髓质作用，具有持续长效的止痛作用，可有效缓解患者术后切口疼痛，不致使患者产生紧张情绪，本组病例术后无一例发生切口疼痛和排便疼痛。

术中注意事项：[4]皮瓣设计要科学合理。根据肛管狭窄及切除肛裂皮肤缺损情况，设计大小合适的皮瓣。如果肛裂伴肛管狭窄较重或肛管皮肤缺损较多，选择皮瓣要适当增大，游离皮瓣要充分，皮瓣尖端要与肛裂切口顶端直肠黏膜及部分直肠肌层缝合，要使皮瓣能完全无张力覆盖创面。如果皮瓣张力过大，易致皮瓣坏死感染而使手术失败。术中止血要彻底，缝合时切口边缘对合整齐，预防皮瓣下积血和肛管瘢痕较大而影响愈合。

总之，Y—V肛管成形术加复方亚甲兰封闭术既有效解除了内括约肌痉挛，又使创面完全覆盖，保证了术后肛门括约肌功能的完整性。具有疗效好，疼痛轻，愈合时间短，并发症少，可作为治疗慢性肛裂的常规术式。

参考文献：略。

2013年6月30日

一期低切高挂加旷置术、根治肛周脓肿68例

刘俊强　李占伟　田丽萍　指导：韩青科

河南黄金建筑安装公司职工医院（河南洛阳）

【摘要】我科采用一期低位切开、高位挂线，加旷置术，根治肛周脓肿68例，收效满意，现报告如下：

【关键词】低切高挂加旷置术；肛周脓肿

资料与方法

1. 本组男46例，女22例；年龄16-68岁，病程4-12d。皮下脓肿41例，骨盆直肠间隙脓肿12例，直肠黏膜下脓肿8例，坐骨直肠窝脓肿4例，直肠后间隙脓肿3例。

2. 治疗方法：取侧卧位，常规消毒铺巾，骶麻或鞍麻后，食指伸入肛内，确定脓肿部位及范围，寻找内口，插入肛门镜，确定内口位置。以肛门中心，在脓肿顶部或波动最明显处，作放射状切口，使脓腔完全敞开，如是深部脓肿，用食指探查脓腔，彻底分离脓肿间隔，排尽脓液，用刮匙搔扒腔内腐败坏死组织，用双氧水50ml冲洗后，再用生理盐水100ml彻底冲洗干净，一手将球头银质探针由切口探入，沿脓腔底部仔细轻柔探查，另一手食指伸入肛内，针指结合，寻找感染内口。若未探通，可在针指间距最深凹陷处的最高点最薄弱处穿出。探查发现内口位于肛管直肠环以下者，沿探针切开皮肤皮下组织，剪开切口，必要时将内口及其边缘肛隐窝、肛乳头组织一并切除。另外，根据肛缘外端管道弯曲走行，在成角的部位开窗造口，实行分段旷置，旷置的皮桥不宜过宽，用刮匙刮除外口附近及管道内腐败坏死组织，用双氧水、甲硝唑冲洗。若内口在肛管直肠环以上时，探针从外口探入，沿管道走行探清主管道，内口位置及深线，用探针向内口方向探入，并从内口探出肛外，随即在探针头上系橡皮筋，然后将探针拉出，将橡皮筋两端留在肛外，拉紧橡皮筋并用止血钳夹住，用丝线在钳的上部将橡皮筋扎牢，置入红油膏纱条，堵塞管道，外加敷料加压包扎。

3. 结果：68例全部治愈，创面愈合时间15-21d。术后无肛门失禁、移位等后遗症，随访2-3年未见复发。

讨论：一期底位切开加旷置高位挂线根治术治疗各类肛周脓肿，是根据肛腺感染学，采用西医切开引流和祖国医学挂线治疗肛瘘方法相结合，切开排脓的同时处理感染的内口，达到一次手术治疗的目的。手术成败的关键是正确寻找内口，彻底清除感染原发灶，引流要通畅。术后护理很重要，双氧水、甲硝唑及生理盐水的冲洗、和抗菌素置入红油膏纱条外用，能促进创面的愈合，橡皮筋的松紧和紧线时间的把握对预后有直接的影响。肛周脓肿切开挂线与肛瘘挂线的松紧应有区别：橡皮筋在换药过程中可根据情况适时紧线，使脱线时间不至于太长而影

响到创口愈合。换药时注意防止残留脓腔或引流不畅，放置引流条应将其平整的填塞入创面的基底部脓腔最深处，换药时纱条尽量填塞到位，使引流通畅，而达到治疗目的。

针刺辅助治疗直肠脱垂40例疗效分析

刘全林　韩永伟　郭孝然　指导：巩跃生

河南　郑州市大肠肛门病医院（450004）

【摘要】直肠脱垂指肛管，直肠，甚至乙状结肠下端向下移位。只有黏膜脱出称不完全脱垂；直肠全层脱出称完全脱垂，如脱出部分在肛管直肠内称为脱垂或内套叠；脱出肛门外称外脱垂。直肠脱垂常见于儿童及老年，在儿童，直肠脱垂是一种自限性疾病，可在5岁前自愈，故以非手术治疗为主，而针刺作为我国的传统医术，在直肠脱垂的治疗上有着非常显著地优势和疗效。成人完全性直肠脱垂较严重的，长期脱垂将致阴部神经损伤产生肛门失禁、溃疡，肛周感染、直肠出血，脱垂肠段水肿，狭窄及坏死的危险，应以手术治疗为主，与非手术治疗相结合，达到疾病治愈的目的。我院采用针刺辅助治疗直肠脱垂40例，取得满意效果，现汇报如下：

【关键词】直肠脱垂；病因；针刺

引起直肠脱垂[1]的原因很多，大体上可分为三类：一、解剖因素 小儿骶尾弯曲度较正常浅，直肠呈垂直状，当腹内压增高时直肠失去骶骨的支持，易于脱垂。某些成年人直肠前陷凹处腹膜较正常低，当腹内压增高时，肠襻直接压在直肠前壁将其向下推，易导致直肠脱垂。二、盆底组织软弱 老年人肌肉松驰，女性生育过多和分娩时会阴撕裂，幼儿发育不全均可致肛提肌及盆底筋膜发育不全、萎缩，不能支持直肠于正常位置。三、长期腹内压力增加 如长期便秘、慢性腹泻、前列腺肥大引起排尿困难、慢性支气管炎引起慢性咳嗽等因素，均可致直肠脱垂。目前对直肠脱垂的发生有两种学说。一是滑动性疝学说：认为直肠脱垂是直肠盆腔陷凹腹膜的滑动性疝，在腹腔内脏的压迫下，盆腔陷凹的腹膜皱壁逐渐下垂，将覆盖于腹膜部分之直肠前壁压于直肠壶腹内，最后经肛门脱出。二是肠套叠学说：正常时直肠上端固定于骶骨岬附近，由于慢性咳嗽、便秘等引起腹内压增加，使此固定点受伤，就易在乙状结肠直肠交界处发生肠套叠，在腹内压增加等因素的持续作用下，套入直肠内的肠管逐渐增加，由于肠套叠及套叠复位的交替进行，致直肠侧韧带、肛提肌受伤，肠套叠逐渐加重，最后经肛门脱出。

针刺疗法是以中医理论为指导，运用针刺防治疾病的一种方法。针刺疗法具有适应证广、疗效明显、操作方便、经济安全等优点，深受广大群众和患者欢迎。现将我院门诊与病房自2011年12月~2012年12月对40例直肠脱垂患者作回顾性总结，分析如下：

1. 临床资料

本组男18例。女22例；年龄最小6岁，最大70岁；年龄6~40岁15例，岁40~70岁25例。病程半年至15年。

2. 治疗方法

2.1 针刺方法[2]：左侧卧位．准确找出百会穴、关元穴、膻中穴、膈腧穴，长强穴，按常规消毒穴位的局部皮肤。百会穴平刺，补法，关元穴直刺，补法，膻中穴平刺，补法，长强穴针刺方向与肛门呈90度角沿尾骨进针，泻法。其深度与针刺强度可根据患者的年龄、体质及穴位局部的肌肉肥瘦而定。留针30分钟，每天针二次。注意操作必须严格消毒，以防止感染。外敷消毒纱布，胶布固定。方义：百会升提阳气，固脱，关元大补元气，固脱，膻中补气，膈腧补血，长强为痔科要学，诸穴合刺，升阳补气，血载气行，气行脱固，脱肛乃治。

2.2 疗效评价

评价标准 临床疗效评定标准（参照2002年中华中医药学会肛肠分会制定的《直肠脱垂诊断与治疗标准》）

1）治愈：患者排便时无肿物脱出，无肛门坠胀，排便通畅。检查直肠恢复正常位置，排便或增加腹压时直肠无脱出肛门外，无直肠黏膜内脱垂。

2）有效：患者上述症状减轻，排便较通畅，检查脱垂程度减轻，无直肠全层脱垂。

3）无效：治疗前后无变化或病情加重。

3. 疗效观察

40例患者中：Ⅰ度脱垂治疗28例，4个疗程，一周为一个疗程）．全部治愈：Ⅱ度脱垂治12例。8个疗程，治愈9例，有效3例。针灸三疗程后脱肛立上。便后下坠感也随之消失。部分患者在脱出物不能回纳有嵌顿时，治疗期间应先消炎止痛或中药熏洗使其复位回纳后再进行针灸。

4. 典型病例

郭XX，男，62岁，无业。1997年3月初诊。患者自述青年时因受潮湿引起痔疮疼痛出血，经热敷而自愈，后每遇劳累或食辛辣之品后便时有脱出物触之柔软不出血。便后自然回复。去年秋因病情加重，脱出物较以前长且大，便后需用手才能回复。经常反复发作，经中西药多方医治，疗效甚微，求治我院。肛检：嘱其下蹲做排便状，脱出物约8cm，呈圆锥形，淡红色不出血有弹性．表面为环状的黏膜皱囊无炎症、溃烂现象，肛门松弛无力。诊断为Ⅱ度直肠全层脱出。百会穴平刺，补法，关元穴直刺，补法，膻中穴平刺，补法，长强穴针刺方向与肛门呈90度角沿尾骨进针，泻法。轮返治疗四个疗程时，便后脱出物可自行回纳。再继续治疗四个疗程后，大便时无脱出物。嘱其劳逸结合，忌食辛辣寒冷之品。做提肛运动，以巩固疗效，防止复发。

5. 讨论

脱肛[3]是直肠黏膜、肛管、直肠全层和部分乙状结肠向下移位而脱出肛门外的一种疾病。其特点是以直肠黏膜及直肠反复脱出肛门外伴肛门松弛。相当于西医的直肠脱垂。小儿气血未旺，老年人气血衰退，中气不足，或妇女分娩用力耗气，气血亏损，以及慢性泻痢、习惯性便秘、长期咳嗽均易导致气虚下陷，固摄失司，以致肛管直肠向外脱出。本病初起多为气虚下陷所为，久则肾气不充，再则气血两虚等等，均可致肛门直肠固脱乏力，开合失权，不能升提，久拖不纳等证；气血不足，水湿乏运，蕴而化热，湿热互结，趋致肛门直肠后，而出现局部肿胀、疼痛等湿热下注的证候。证候诊断要素：本病以肛门肿物脱出为主要症状。若伴有咳嗽、行走、排尿时脱出，劳累后加重，并可见纳少，神疲体倦，气短声低，头晕心悸，舌质淡体胖，边有齿痕，脉弱，为气虚下陷证；若中气不充，肾气亏乏可表现为直肠滑脱不收，并伴有面白，听力减退，腰膝酸软，小便频数或夜尿多，久泻久痢，舌淡苔白，脉沉弱等肾气不固的证候；若脾肾两虚，日久则气血不足，如是除直肠脱出外，尚可见面色㿠白或萎黄，少气懒言，头晕眼花，心悸健忘或失眠，舌质淡白，脉细弱等气血两虚的证候；若脱出日久，或嵌顿不能还纳，则除见直肠脱出外，尚伴局部肿痛，面赤身热，口干口臭，腹胀便结，小便短赤，舌红，苔黄腻，脉滑数为湿热下注的证候。病初起多为气虚下陷所为，久则肾气不充。

两种术式治疗嵌顿痔手术前后肛管静息压变化及术后并发症的比较研究

刘世茹[1]　陈　敏[1]　肖　丽[2]　李红燕[3]　何　伟[3]　吴　欣[3]

1 成都中医药大学附属医院　四川　成都 610072，
2 成都双流县第一人民医院 四川 双流 610200，3 成都中医药大学　四川　成都 610075

【摘要】目的　本研究通过对两种术式治疗嵌顿痔手术前后肛管静息压的变化，及直肠肛门抑制反射检测，探讨减轻嵌顿痔术后肛门疼痛、肛缘水肿等并发症，为临床治疗嵌顿痔缩短愈合时间、提高疗效提供一种更优的手术方法。方法　将60例嵌顿痔患者随机分为两组，治疗组采用外剥内扎加侧方松解内括约肌，对照组采用常规外剥内扎手术，对两组患者术前及术后两周的肛管静息压、直肠肛门抑制反射检测、术后疗效、愈合时间、肛门疼痛、肛缘水肿程度等指标进行观察。结果：两组患者疗效、术后直肠肛门抑制反射差异无统计学意义（$p>0.05$），愈合时间、术后肛门疼痛、肛缘水肿、术后肛管静息压方面有显著性差异（<0.05），治疗组优于对照组。结论　相较于传统的外剥内扎术，外剥内扎加侧方松解内括约肌术治疗嵌顿痔能更好的解除内括约肌的痉挛，减少术后并发症，缩短愈合时间。

【关键词】嵌顿痔；肛管静息压；直肠肛门抑制反射

嵌顿痔为急症，保守治疗无效，需行手术治疗，常用术式为外剥内扎术。但该术式不能解决痔核嵌顿时内括约肌的痉挛状态，故我们经多年临床实践采用了外剥内扎加侧方松解内括约肌术治疗嵌顿痔。本研究拟用外剥内扎加侧方松解内括约肌术，与传统的外剥内扎术相对照，探讨加用侧方松解内括约肌在一定范围内降低肛管直肠压力与减少术后并发症，如肛门疼痛、肛缘水肿发生率的相关性，达到优化治疗嵌顿痔临床手术方案的目的，现报告如下。

1. 资料与方法

1.1　临床资料　病例来源均为2010年05月至2011年05月成都中医药大学附属医院肛肠科住院病例，诊断标准采用中华医学会外科分会肛肠外科学组（2002）《痔诊治暂行标准》{1}，同时符合Ⅳ度内痔和炎性外痔或血栓外痔标准者，即为本研究的嵌顿痔患者。将60例嵌顿痔患者随机（用随机数字表）分为两组。治疗组共30例，其中男14例，女16例；年龄18－70岁，平均33.2岁。对照组共30例，其中男16人，女14人，年龄18－70岁，平均32.9岁。治疗组脱落4例，对照组脱落3例。故最终治疗组为26例，对照组为27例。两组患者性别、年龄、病情程度差异均无统计学差异（$p>0.05$），具有可比性。见表1。

表1 两组患者的性别、年龄、嵌顿程度比较

组别	性别（例）△		年龄（$\bar{x}\pm s$，岁）☆	嵌顿程度（占肛周象限，例）▲		
	男	女		<1/4 肛周	1/4－1/2 肛周	>1/2 肛周
治疗组	12	14	33.2±6.84	4	7	15
对照组	13	14	32.9±7.21	3	9	15

注：△：两组患者性别比较采用卡方检验，$X^2=0.483$，$P=0.563>0.05$，差异无统计学意义；☆：两组患者年龄比较采用t检验，$t=0.034$，$P=0.577>0.05$，差异无统计学意义；▲：两组患者嵌顿程度比较采用卡方检验，$X^2=0.382$，$P=0.674>0.05$，差异无统计学意义。一般临床资料具有均衡可比性。

1.2 治疗方法　两组病例均行术前全身和专科检查，并完善术前安全性检查：三大常规，凝血分析、肝肾功，心电图，胸片等，必要时做B超、纤维结肠镜等排除手术禁忌症。术前4小时行肛管静息压测定。所有纳入病例均采用腰腧穴麻醉，麻醉成功后取截石位，会阴部常规消毒，铺巾。两组术式具体如下：

（1）治疗组采取外剥内扎加侧方松解内括约肌术：麻醉成功肛门松弛后指法扩肛同时适度还纳脱出内痔，探查痔核的位置、大小，用止血钳钳牵外痔顶部，从外痔外缘向肛管内作V形切口，剥离皮下静脉曲张、血栓至齿线，用中弯止血钳钳夹对应内痔基底部并用2－0丝线钳下作“8”字缝扎，相同方法处理其余较大痔核。并在术中选择一外痔切口在其下方切断松解部分内括肌，以麻醉状态下肛门能容纳2～3指为宜。常选择松解部位为切口在肛门以3、9点连线的下方。肛管以凡士林纱条填塞，外以塔纱加压包扎，胶布固定。

（2）对照组采用常规外剥内扎术。

1.3 术后处理　两组术后均予流质饮食并控制大便1～2 d，抗生素3～5 d预防感染，便后用聚维酮碘坐浴后再用适量熊珍膏及熊珍栓一枚塞肛，促进伤口愈合。

1.4 疗效判定标准总疗效评定　参照《痔诊治暂行标准》[2]。

治愈：经治疗后症状、体征消失，无并发症；

好转：经治疗后症状、体征改善；

无效：经治疗后症状、体征均无变化。

1.5 统计学方法

采用SPSS16.0统计学软件，定性资料采用卡方检验，定量资料采用组间比较采用成组t检验。对两组患者性别、嵌顿程度、肛门疼痛、肛缘水肿均采用卡方检验，年龄、治疗愈合时间及肛管静息压采用成组t检验进行比较。

2. 结果

2.1 术后肛门疼痛评分：采用VAS视觉模拟疼痛评分法，分别对两组患者术后6h、12h、24h、48h、72h进行疼痛评分。结果见表2

表2 两组患者治疗后肛门疼痛评分比较（$\bar{x}\pm s$）

组别	术后6h	术后12h	术后24h	术后48h	术后72h
治疗组（n=26）△	4.54±1.09	3.32±1.03	2.03±0.05	2.01±0.01	0.00±0.03
对照组（n=27）	7.9±1.12	6.42±1.36	4.23±0.59	4.17±0.01	2.69±0.01

注：△：与对照组比较，采用卡方检验，$X^2=12.373$，$P=0.037<0.05$，差异有统计学意义。

表2显示：比较两组患者术后6h、12h、24h、48h、72h的平均疼痛评分，差异有统计学意义（$P<0.05$），治疗组显著优于对照组。

2.2 术后肛缘水肿评分：无水肿：0分；轻度水肿：<1/4肛周，2分；中度水肿：1/4－1/2肛周，4分；重

度水肿：>1/2 肛周，6 分。结果见表 3

表 3　两组患者治疗后肛缘水肿比较（$\bar{x} \pm s$）

组别	术后 6h	术后 12h	术后 24h	术后 48h	术后 72h
治疗组（n = 26）	0.63 ± 0.1△	0.40 ± 0.95△	0.17 ± 0.57△	0.05 ± 0.46△	0.04 ± 0.02△
对照组（n = 27）	1.43 ± 0.65	0.97 ± 0.22	0.57 ± 0.32	0.43 ± 0.07	0.36 ± 0.12

注：△：与对照组比较，采用卡方检验，$X^2 = 5.237$，$P = 0.029 < 0.05$，差异有统计学意义。

表 3 显示：比较两组患者术后 6h、12h、24h、48h、72h 的平均水肿程度评分，差异有统计学意义（$P < 0.05$），治疗组显著优于对照组。

2.3 两组患者治疗愈合时间比较：见表 4

表 4　两组患者治疗愈合时间比较

组别	12 – 15d	16 – 18d	> 18d	平均（d）
治疗组（n = 26）	21	3	2	12.21△
对照组（n = 27）	13	10	4	14.75

注：△：与对照组比较，采用 t 检验，$t = 33.325$，$P = 0.001 < 0.05$，两组差异有统计学意义。

表 4 显示：两组患者治疗愈合时间比较，差异有统计学意义（$P < 0.05$），治疗组愈合时间显著短于对照组。

2.4 两组患者术前术后肛管静息压比较：见表 5

表 5　两组患者的术前、术后肛管静息压比较（$\bar{x} \pm s$，mmHg）

组别	术前	术后 2 周
治疗组（n = 26）	75 ± 5.50△	37.5 ± 8.61▲
对照组（n = 27）	76 ± 4.55	67.4 ± 7.59

注：△：与对照组术前肛管静息压比较，采用 t 检验，$t = 37.67$，$P = 0.17 > 0.05$，差异无统计学意义；▲：与对照组术后 2 周比较，采用 t 检验，$t = 23.57$，$P = 0.0137 < 0.05$，差异有统计学意义，治疗组显著低于对照组。

2.5 两组患者术后两周直肠肛门抑制反射比较：见表 6

表 6　两组患者术后直肠肛门抑制反射比较（例）

组别	阳性	阴性	阳性率
治疗组（n = 26）△	25	1	96.15%
对照组（n = 27）	25	2	92.59%

注：△：与对照组比较，采用卡方检验，$X2 = 32.37$，$P = 0.37 > 0.05$，差异无统计学意义。

表明治疗组在适度松解内括约肌后不会导致肛门自制功能受损不良反应。

2.6 两组患者疗效比较：（见表 7）

表 7　两组患者临床疗效比较（例）

组别	治愈	好转	未愈	治愈率
治疗组（n = 26）△	23	3	0	88.46%
对照组（n = 27）	22	5	0	81.48%

注：△：与对照组比较，采用卡方检验 $X^2 = 35.67$，$P = 0.67 > 0.05$，差异无统计学意义。

3. 讨论

肛门的压力是肛垫内压和肛管壁弹性收缩的压力的总和[3]，二者有互补作用。括约肌张力增高是痔疮的继发现象，而非导致痔疮的原因，因为痔疮合并括约肌收缩是痔核刺激肛管壁组织引起其反射性活动收缩，即所谓的痔—括约肌收缩反射。用力排便、妊娠及分娩等致腹内压长期、反复升高，当超过盆底肌负荷生理极限时，盆底肌过重负荷可导致了盆底下移，盆底的神经及其肌纤维相应拉长，而出现异常交感神经反射性地兴奋加强，以及肌肉反常收缩活动，致使肛垫充血肥大，刺激肛管壁组织，引起了内、外括约肌反射性收缩增强、肛管压力升高[3]。痔核嵌顿时内括约肌一直处于痉挛状态，故行内括约肌松解术后在一定范围内降低肛管直肠压力，且因解除了内括约肌的痉挛，避免了因内括约肌收缩而产生的剧烈疼痛；内括约肌痉挛得到了解除，血液、淋巴的循环得以恢复，避免或降低了术后水肿的发生率；同时松解内括约肌后两断端回缩，两断端相隔 1.00 - 2.00 cm，肛门直径可扩大 0.32 - 0.64 cm，防止了肛门狭窄的发生[4]。Phillips[5] 曾指出，部分内括约肌被切断后，肛管压力降低，但仍然比腹内压高，可维持肛门的自制功能，因而不会致大便失禁。我们在随访中发现行内括约肌松解术的患者，在术后 1 个月肛管静息压力明显降低，且接近正常水平；随访两周未出现直肠肛门抑制反射阴性的不良反应，患者无任何不适症状。

综上，相较于传统的外剥内扎术，本研究采用外剥内扎术加侧方松解内括约肌术解除了内括约肌的痉挛，具有减少术后并发症，缩短愈合时间等优点，是临床治疗嵌顿痔安全、有效、经济的一种优化手术方案。

参考文献：略。

改良吻合器痔切闭术治疗痔病临床探讨

刘卫民　主任医师

承德医学院附属医院肛肠科

自肠道吻合器引入到痔病治疗中后，国内外都开展了大量的临床工作，尤其是 PPH 手术的广泛开展，使得吻合器在痔病治疗中得到了更加广泛的应用。自 1997 年我们开始吻合器痔切闭术和 PPH 手术治疗痔病以来，通过不断临床摸索，我们对吻合器痔切闭术进行了改良，并取得了良好的临床疗效。

一、痔病的发病机理及手术设计

（一）痔病的发病机理　是肛垫组织的肥大下移。这里就存在两个因素：一是肥大，一是下移。何者为因，何者为果？从临床观察来看，痔病的发展有一个渐进发展的过程，开始是单纯的肛垫肥大，逐渐发展，从一期发展到四期，是一个从肛垫病理性肥大到下移的过程。这个过程的观察证实了痔病是由于各种因素导致肛垫组织的病理性肥大，在重力及直肠内压力的作用下，导致其固定及悬吊系统松弛（treitz 肌断裂）而发生肥大的肛垫组织下移。所以肛垫的病理性肥大是因；而后才出现了肛垫的下移。

（二）手术设计　针对痔病的发病机理，合理的手术设计应该是恢复肛垫的大小和位置。针对这样的设计理念传统的外剥内扎术（Milligan - Morgan 手术）是符合的，但存在创伤大，术后较为痛苦，恢复时间较长等问题，而且对于环形混合痔其手术切口设计较为复杂。那么符合这种手术理念而又能回避这些缺点的手术应该就是改良吻合器痔切闭术了。

（三）改良吻合器痔切闭术的改良之处　1、吻合口较早期吻合器痔切闭术稍高，一般吻合口距齿线 0.8 - 1.0CM，荷包缝合应在距齿线上 3 - 3.5CM 处进行缝合，术后肛门疼痛不适较早期痔切闭术要轻。2、早期吻合器痔切闭术，以切闭内痔为手术目的，而改良吻合器痔切闭术在切痔的同时也进行部分黏膜环切，以悬吊恢复肛垫的正常位置。3、对于较大内痔或脱出较多者，结扎于中心杆上的荷包缝合线不要过紧，以便牵拉缝合线时，其在杆上滑动以将更多的痔组织及黏膜牵入切除范围。4、对于某个内痔较大的情况，可于荷包缝合线外齿线上 2.5CM 以上再缝合一针，此处缝线通过牵引孔适当牵拉以保证痔组织的充分切除。5、对于严重病例可缝合一周半或两周，以保证肛垫组织的解剖形态得到充分的恢复。

（四）适应症：伴有排便痔核脱出的 2 - 4 期内痔患者。

二、器材及方法

（一）器材

使用32－34型直肠吻合器。

（二）方法

麻醉方式：骶管麻醉和硬膜外麻醉。

手术过程：麻醉成功后，取截石位，常规消毒，铺无菌巾，先用艾利斯钳分别夹持齿线上黏膜组织，向外牵拉，以1/2，7＊17无损伤线，于内痔对应位置距齿线上3cm－3.5cm依次间断缝合黏膜。置入抵钉座，将荷包缝线结扎于吻合器中心杆上（如痔核过大或脱出黏膜较多则结扎于中心杆上时勿需过紧，以便在切闭过程中，通过钉仓上的侧孔牵拉结扎线，以使更多的痔组织及黏膜进入切割范围。），助手协助保护齿线，以免齿线及齿线以外组织进入切闭范围，术者持吻合器，逐渐旋紧吻合器尾部的调节螺旋，对位满意，打开保险击发、保持击发状态15秒左右。反旋调节螺旋，小心退出吻合器。以喇叭筒肛镜检查吻合口有无出血，检查切下标本是否与缝合组织一致。肛管放引流条，包扎，术毕。

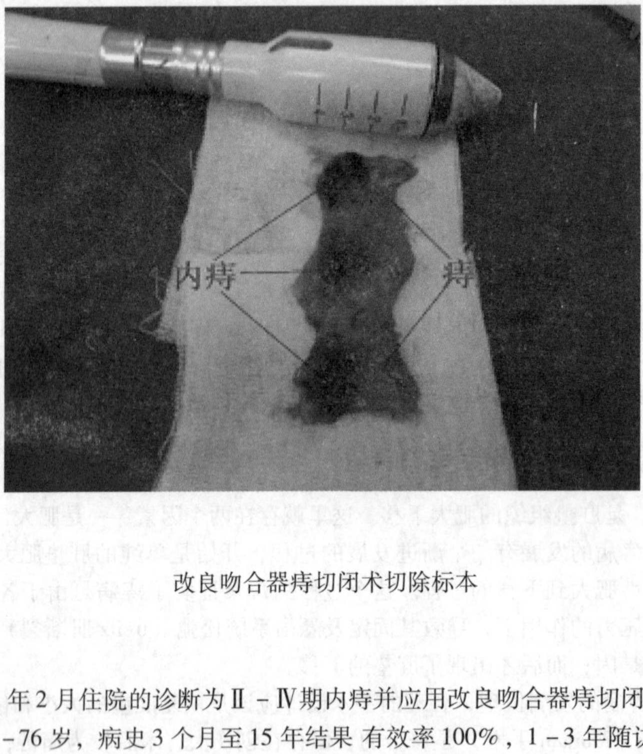

改良吻合器痔切闭术切除标本

三、结果

自2008年8月至2011年2月住院的诊断为Ⅱ－Ⅳ期内痔并应用改良吻合器痔切闭术的患者，共计289例，男217例，女72例，年龄18－76岁，病史3个月至15年结果 有效率100%，1－3年随访，复发率3.6%。

四、讨论

根据痔的肛垫下移理论，痔为肛垫下移所致。即痔为肥大下移的肛垫组织，改良吻合器内痔切闭术切除了肥大下移的肛垫组织，恢复了肛垫的正常解剖位置及功能状态。所以改良吻合器内痔切闭术不失为痔病治疗的优选方案。

（一）改良吻合器痔切闭术与PPH手术比较

1. 设计原理：改良吻合器内痔切闭术是切除肥大下移的肛垫组织，同时通过黏膜切除的悬吊恢复了肛垫的正常解剖位置及功能状态。

2. 切除平面不同：改良吻合器切闭术的切除平面比PPH要低，切除了痔组织，即肥大的肛垫组织。

3. 手术时间不同：单纯的吻合器痔切闭术手术时间3－8分钟即可结束，明显短于PPH手术的手术时间。

4. 个性化处理内痔，减少不必要的损伤。对于内痔的处理可以完全做到个性化处理，对应处无内痔的直肠黏膜可以不进行缝合；对于痔较大或脱出较严重的可在荷包缝线外再行缝合牵拉，以便使痔组织充分进入切割范围或使悬吊更加充分。

5. 术后肛门疼痛不适：因痔切闭术距离齿线较近，故术后肛门疼痛及下坠感较PPH手术为重，一般一至三天症状即可缓解。

6. 术中吻合口出血。熟练手术技巧和操作，一般不会出现吻合口出血。术中出血，一般有如下两种因素：术中荷包缝合时缝合过深损伤血管出现血肿，使局部黏膜变脆，吻合时裂开；吻合器的质量和正确使用。在早期的手术中常常应用重复使用的吻合器，其出现吻合口出血的比例较大。如出现吻合口出血，因吻切平面低，距离肛缘较近，更为方便处理。

7. 术后复发：因改良吻合器痔切闭术切除了肥大的肛垫即痔组织，故其术后复发问题得到了很好的解决。分析改良吻合器痔切闭术术后复发病例，可以看到主要有以下几种方面：1、有便秘或不良的排便习惯导致排便时间过长；2、对于合并静脉曲张型外痔患者应用内痔切闭后，外痔大部回缩故未加处理；3、内痔脱出较严重，而切闭范围过小，导致肥大部分的肛垫没有完全切除，最后肛垫组织进一步肥大脱出而复发。

（二）特殊情况下的手术原则

1. 合并外痔：对于合并外痔的患者，应先行吻合器内痔切闭术，这样由于肛垫的上移和悬吊可使外痔，尤其静脉曲张型外痔，可使其明显缩小，其剥离范围明显变小，损伤较小，有些轻度的静脉曲张性外痔可因内痔切闭而完全消失。

2. 合并肛裂或肛管狭窄：对于合并肛裂的患者，应先行肛裂切除及肛门内括约肌部分切断术，这样可见保证肛管可以顺利放置吻合器。对于肛管狭窄，不能顺利放入吻合器者，可先行后方肛管纵行切开，再行吻合器内痔切闭术。

3. 合并肛瘘：对于合并肛瘘的患者，应先行肛瘘切除术，这样有利于肛瘘内口的处理，如先行吻合器内痔切闭术，在处理肛瘘内口时常需要插入二分叶肛门镜，存在引起吻合口开裂的可能。

（三）术中特殊情况

1. 腹部疼痛：术中采用骶管麻醉的患者，因其麻醉平面较低，在旋紧吻合器及切闭过程中，常常出现腹部疼痛，有时甚至为绞痛，有些患者可于切闭后取出吻合器后自行缓解，个别患者可应用阿托品肌注进行处理。

2. 吻合口出血：吻合口如有活动性出血，应予3-0可吸收线跨越吻合口进行" 8" 字缝扎。

（四）术后生活调护及注意事项

1. 术后肛门疼痛及下坠：吻合器内痔切闭术术肛门疼痛，较PPH手术患者要明显，因其吻合口距离齿线较近所致。但术后1-3天肛门疼痛下坠即可消失，而个别患者肛门下坠的感觉有人持续数日至数周。症状严重者可口服止痛剂，个别患者甚至应用肌注。

2. 术后维持正常排便。术后应维持成形便，大便干燥则引起病人排便痛苦，更易导致吻合口的开裂出血。同时成形便的自然扩肛作用对于防止吻合口狭窄也有重要意义。

3. 钛钉残留问题：大多患者术后2个月左右即可脱落，而有些病人钛钉残留可达数年，无特殊症状者一般无需处理。有些钛钉残留的患者可致出血及下坠，肛镜下观察可见局部渗血或肉芽增生，这种情况，常需取出钛钉，则症状消失。

4. 养成良好的生活习惯：痔病的形成多与患者长期的久坐久蹲及排便次数过多、排便时间过长等不良习惯有关，所以对于痔术后患者的健康生活指导，使患者养成良好的生活习惯是防止痔病再发的关键因素。

注：作者单位：承德医学院附属医院肛肠科　邮编：067000

肛周脓肿继发大面积坏死性筋膜炎1例

刘　歆　张晓飞　黄德荣　王　莹

赣州市中医院肛肠科　（341000）

1. 病历资料

患者曾某某，男性，37岁，住院号53924，从事印刷行业，因肛旁肿痛7天并左大腿后侧肿痛4天于2013年3月11日入院。

患者7天前在厦门市务工期间无明显诱因感骶尾部疼痛，故到当地人民医院求治，予骶尾部CT及电子肠镜检查均未见明显异常，2天后疼痛加剧，故患者坐车回到户籍地，4天前出现左臀部及左大腿后侧大面积红肿故到县人民医院求治，被诊断为“肛周脓肿”，并给予头孢噻肟钠、甲硝唑抗炎治疗，炎症未得到控制，脓肿自行破溃流出大量黄稠脓液，患者肛旁肿痛略有减轻，但出现左大腿后侧红肿范围扩大，遂转诊至我院，

入院症见：神情，精神稍差，左臀部及左大腿后侧大面积红肿疼痛，无发热，纳差，二便难解，查体：T36.3℃，肛检（截石位）见肛缘5点位溃口，挤压可见脓血性分泌物溢出，左侧肛缘、臀部及左大腿后侧至腘窝处皮肤潮红，皮温升高，有少许波动感及捻发感，压痛明显，指诊可及据肛门约5cm处直肠左侧黏膜一钱币大小溃口，

入院辅助检查有：血常规：WBC29.60 $\times 10^9$/L，RBC4.70 $\times 10^{12}$/L，HGB137.00g/L，PLT222 $\times 10^9$/L，NEUT27.50 $\times 10^9$/L，N% 93.64%。

急诊行肛周脓肿切开引流术＋坏死性筋膜炎切开引流术，术中见脓腔范围广泛，涉及两侧坐骨直肠间隙及直肠后间隙，并向肠腔破溃，左大腿中段及远端深筋膜层亦见大量黄稠脓液，肌肉呈熟肉状，切断不出血，部分肌筋膜坏死变性，呈黑色，间断取6个梭形切口，切除＋搔刮去除坏死组织后给予双氧水－生理盐水－稀释活力碘－生理盐水反复术口冲洗，切口之间放置引流管便于术后引流及冲洗。

术后给予抗感染（头孢哌酮钠舒巴坦钠、阿米卡星、奥硝唑）、支持治疗（输人血白蛋白、氨基酸、能量合剂）、切口每日换药1次，换药中术口、引流管予双氧水、生理盐水、稀碘伏、甲硝唑液反复冲洗。术后第2天，患者感左臀部及左大腿后侧大面积红肿疼痛较前减轻，臀部一切口挤压可见黄稠脓液自切口处溢出，左大腿疼痛及红肿范围未见明显加剧，T36.5℃，血常规WBC36.43 $\times 10^9$/L，NEUT 33.13 $\times 10^9$/L，脓液细菌培养出大肠埃希菌－G杆菌，为多重耐药菌（对头孢哌酮舒巴坦钠、阿米卡星敏感），术后第3天，T36.9℃，术口情况无明显变化，查血常规WBC27.79 $\times 10^9$/L，NEUT 24.21 $\times 10^9$/L，术后第4天，T37.0℃，臀部一切口挤压仍可见黄稠脓液自切口处溢出，臀部红肿范围扩大，捻发感明显，左大腿术口内部分筋膜又有部分坏死变黑，考虑炎症未得到有效控制，遂再次手术扩创、术同前，此次手术沿红肿皮肤的边缘增加左臀部切口2个、左大腿后外侧间断纵行切口5个，换药治疗同前，控制排便，并给予输血浆。二次手术中取脓液细菌培养出大肠埃希菌－G杆菌，为多重耐药菌（对头孢哌酮舒巴坦钠耐药、对头孢他啶、阿米卡星敏感，遂改药）。患者第二次手术后第4天出现肛门坠胀，大便难解，指诊可及直肠壶腹部大便拥塞，肠黏膜破损面积约2cm×1cm，未避免大便造成肛门术口感染，遂经温肥皂水灌肠排便后再给予生理盐水、甲硝唑冲洗肠腔。此后，患者病情逐渐好转，术口分泌物逐渐减少，期间，根据术口愈合情况，逐步拆除术口引流管，并改用甲硝唑液冲洗术口。

患者住院42天后出院，出院时生命体征平稳，血常规WBC6.87 $\times 10^9$/L，NEUT 3.54 $\times 10^9$/L，左大腿术口已愈合，肛周术口基本愈合，直肠内未及明显溃口。

2. 讨论

急性坏死性筋膜炎是一种少见的坏死性软组织感染，大多发生于阑尾切除术后、结肠手术或会阴部手术后，其脓液培养常为多菌性感染（如链球菌、厌氧性革兰氏阴性杆菌、梭状牙孢杆菌），以侵犯筋膜为主，累及皮肤、皮下组织，起病急，全身中毒症状重，预后恶劣，常常死于脓毒败血症。其治疗关键在于早期彻底切除坏死组织、创口充分敞开引流、双氧水冲洗、全身大剂量敏感抗生素抗感染。本例患者经两次手术充分切开脓腔，敞开引流，放置引流管亦便于术口冲洗，使用头孢哌酮舒巴坦钠针7日，阿米卡星针11日，奥硝唑针16日，头孢他啶针7日。术口冲洗开始时选用双氧水－生理盐水－稀碘伏－甲硝唑，至双氧水冲洗脓腔时无明显气体产生后改用稀碘伏＋甲硝唑液。因患者禁食且术口渗出多，故住院期间给予输人血白蛋白、血浆、脂肪乳、氨基酸、能量药物等

纠正低蛋白血症、维持水电解质平衡。

此患者因肛周脓肿破溃至直肠，考虑其可能形成肛瘘需行肛瘘切开挂线术，但至笔者发稿时，患者未出现明显肛瘘症状。

以下是部分患者术后照片：

4月2日换药后：

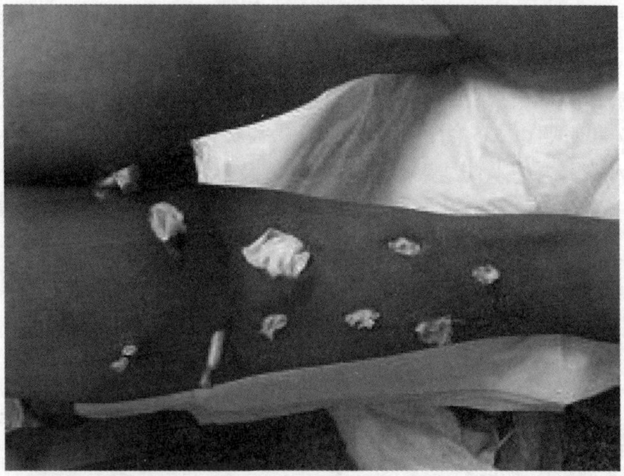

4月11日引流管全部拆除后：

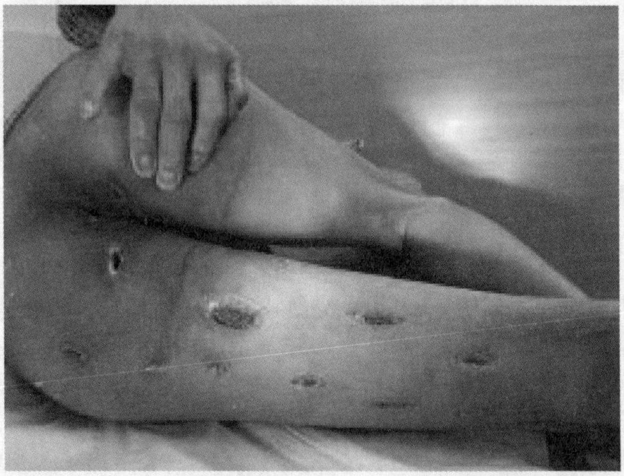

4月22日腿部术口已愈合：

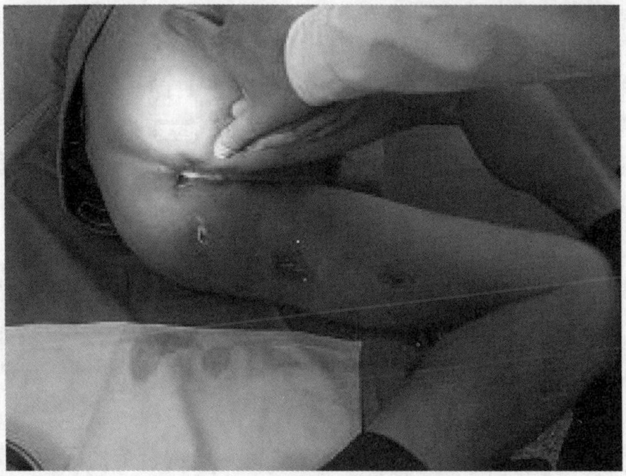

改良外剥内扎术联合注射治疗环状混合痔的临床观察

卢立忠　卢宏博

河南省济源市妇幼保健院肛肠科（济源459000）

【摘要】探讨改良外剥内扎术联合注射治疗环状混合痔的疗效，术后并发症及肛门功能效果。针对271例混合痔患者随机分作试验组136例和对照组135例；试验组采用改良外剥内扎术联合注射术，配合保留皮桥和黏膜桥、扩肛等综合方法，对照组采用外剥内扎术；结果肛缘肿物突出及肛门光滑度试验组优于对照组，既改良外剥内扎术联合注射治疗环状混合痔疗效满意，术后并发症少而轻，肛门光滑度高，肛门功能恢复效果好。

【关键词】改良外剥内扎术；注射；混合痔。

我院从2010年2月－2012年3月，对环状混合痔采用内痔消痔灵注射，外痔多切口配合皮桥及黏膜桥、植皮、扩肛等综合方法治疗，取得了满意的临床疗效，现报告如下：

1　资料与方法

1.1 临床资料　治疗组：136例，男77例，女59例；年龄20－65岁，平均42岁；病程1－20年，平均为10年。其中血栓性环状混合痔38例，出血性环状混合痔29例，脱垂性环状混合痔69。对照组：135例，男72例，女63例，年龄20－65岁，平均42岁；病程平均10年以上。其中血栓性环状混合痔23例，出血性环状混合痔42例，脱垂性环状混合痔70例。

1.2 治疗方法

1.2.1：术前准备：完善术前各项检查，评估病情，排除手术禁忌症，告知手术方法，取得患者积极配合，术前清洁灌肠，排空大便。

1.2.2：手术方法：两组均取侧卧位，行肛门部常规消毒铺巾，局麻或腰俞穴麻醉，适度扩肛，以新洁尔灭棉球消毒肠道后，用肛门镜检查肠腔痔核，观察痔核部位和数目。用1：1消痔灵注射液在肛门镜下行四步注射法注射内痔，以内痔核充盈为度，注射完毕后用手指按摩痔核，使其吸收均匀。外痔部分采用16cm的弯钳夹住手术痔核的突起部，弯针用7号丝线，沿钳夹处做“8”字贯穿结扎混合痔的内痔部分，在相应的外痔处做一“V”形切口或棱形切口，剥离皮下的曲张静脉丛达齿线上0.2cm处结扎，剪去结扎顶端。对较大的痔核，在外痔部分做一棱形切口，其目的是在结扎的两个痔核之间保留0.5－1.0cm宽的皮桥和黏膜桥，结扎痔核时，必须上下错开形成锯齿状。如皮桥张力过大，可以在皮桥上做一线形切口，避免术后皮桥所形成的肛缘水肿，甚至变性，坏死，从而产生皮桥的缺损，创口融合成片导致肛门狭窄。如皮桥中央缝合在结扎痔核的根部，即植皮。最后把已结扎的痔核送回肛门口内，仔细检查有无出血及渗血，对齐皮肤，休整创口后，肛内植入龙珠软膏、痔疮栓、放入油纱条，用纱布包扎，橡皮膏固定。

对照组：按传统行外剥内扎术，指法扩肛，检查痔核的大小位置，钳夹起外痔，取“V”行切口剥离痔核组织至齿线，钳夹痔核根部并用7号丝线“8”字缝扎，修剪切缘，缝合切口。

1.2.3 术后处理：两组病例均采用静脉给予抗生素3天，术后翌日即鼓励患者排便，正常进清淡，高膳食纤维饮食。便秘者给予麻仁丸，保持大便通畅，便后用金玄痔科散坐浴，每天换药1－2次，以促进创口愈合。恢复期扩肛：术后一周，如有排便困难者，每天可用小号肛门镜扩肛10－15min，连续3天后，改用中号肛门镜继续扩肛，以免肛门狭窄。

2　治疗结果

治疗组136例，治愈135例，好转1例，治愈率达99.3%。对照组135例，治愈133例，好转2例，治愈率达98.5%。治疗组136例，创口愈合迟缓2例，占1.47%；肛门赘皮残留1例，占0.74%；肛门狭窄1例，占0.74%。对照组135例，创口愈合迟缓3例，占2.22%；肛门赘皮残留2例，占1.48%；肛门狭窄2例，占1.48%。

3　讨论

环状混合痔是肛肠科常见的重症疾病，治疗难度大；为提高环状混合痔的临床疗效，减少和消除术后并发症和后遗症，我们在痔的新概念、新进展的指导下，遵从痔病的治疗原则。临床实践证明，本方法优于其它手术疗法，通过以下几个方面的相互配合，取得了满意的疗效。

3.1 术前扩肛　国内有学者曾经做过研究，每结扎1个痔核，肛门的直径就缩小0.1cm，结扎的痔核越多，肛门就越小。术前扩肛一方面是使肛门松弛，便于手术操作；另一方面预防术后肛门狭窄。

3.2 消痔灵注射　用1：1消痔灵混合液行内痔注射，其要点一是浓度低，二是量少，能达到痔核萎缩、粘连固定的目的。

3.3 痔核结扎的位置与方法　痔核结扎的位置一般必须结扎在齿线以上，相互错开呈锯齿状，有利于创口的愈合；避免结扎在同一水平线上，形成环状瘢痕狭窄，影响正常的排便功能。对较大的痔核，多采取“8”字贯穿结扎的方式，较小的痔核可采用套扎法。

3.4 切口设计　切口的数目、大小、形状和深浅，必须根据痔核的大小来决定。一般每结扎1个痔核，必须做1个减压口。痔核手术常用的切口有3种，V字形切口、棱形切口和线形切口。痔核较大的，赘皮过多的，选择V字形切口；一般的选择棱形切口；如皮肤张力过大，可选择线形切口。切口的深浅也根据痔核的体积来决定，痔核的直径超过1cm时，切口的深度为0.2－0.3cm。

3.5 皮肤和黏膜桥的留置　在结扎的痔核与痔核之间必须留置正常的皮肤和黏膜，一般选择在两个痔核之间的自然凹陷处，尽量多留，以保证创口的正常修复和正常的肛门功能。结扎痔核时，两个相邻痔核的皮肤和黏膜之间必须留0.5－1.0cm的正常组织，有利于术后创口的自然修复，如皮肤和黏膜保留过窄，承受张力过大，则会引起充血水肿和坏死脱落，造成皮桥和黏膜缺损、创口愈合迟缓、肛门狭窄。因此皮肤和黏膜桥越宽越好，有利于创口的修复和保护肛门功能。环状混合痔多数是反复炎性变赘皮增生松弛而成，因此所留皮桥必须选择在相对平整处，否则皮肤和黏膜桥过长，就形成新的外痔，影响肛门的平整和远期疗效。应用丝线将过长的皮肤和黏膜桥的中央缝在结扎痔核的根部，使肛门恢复平整。

皮肤和黏膜的张力是创口愈合的关键，张力的大小多数与皮肤和黏膜的宽窄有关，皮肤和黏膜桥越宽，它的张力就越小，创口愈合就快；反之皮肤和黏膜桥越窄，它的张力就越大，容易形成局部充血水肿，变性坏死脱落，导致肛门皮肤和黏膜缺损，影响创口的愈合，引起肛门狭窄。

3.6 保护齿线　齿线区是高度特化的感觉神经终末组织带，是排便反射感的诱发区，若齿线区损伤或完全破坏，排便感即消失，粪便就发生淤滞或无便意。

3.7 术后扩肛　由于术后肛门相对性缩小，一般在术后第7天结扎痔核全部脱落后，创口开始修复，每天换药时用小号肛门镜进行扩肛，每次10min，3天后改用中号肛门镜再扩肛，使粘连的组织和瘢痕松解开，有利于创口的愈合。

经过临床观察，必须重视围手术期处理：(1)：充分发挥中医药优势，术后给予中药坐浴，中药膏栓外用，可以加用口服药促进水肿吸收；(2)：重视术后换药；(3)：术后忌辛辣饮食，每天保持排便通畅。

切开挂线治疗高位复杂性肛瘘96例临床观察

卢立忠　张　丽

河南省济源市妇幼保健院肛肠科（459000）

【摘要】探讨切开挂线治疗高位复杂性肛瘘的临床疗效；经临床观察，切开挂线治疗高位复杂性肛瘘有效提高了治愈率，保护了肛周皮肤的完整性和肛门括约肌的功能，减少患者的痛苦，缩短疗程，无后遗症发生，取得理想效果。

【关键词】高位复杂性肛瘘；切开挂线。

高位复杂性肛瘘的治疗是肛肠科疑难疾病之一，手术切开挂线目的是根治瘘管和保护肛门功能。该病因其较难根治、复发率高、疗程长、后遗症多等一直是临床研究的热点。2010年10月－2012年12月我院采用切开挂线治疗高位复杂性肛瘘96例，疗效满意，现报道如下。

1　资料与方法

1.1 一般资料　本组96例高位复杂性肛瘘患者均符合1975年全国肛肠学术会议制定的诊断标准。其中男65例（67.7%），女31例（32.3%）；年龄20－65岁，平均42.5岁；病程1个月－31年；其中全马蹄型肛瘘19例，呈半马蹄型肛瘘24例，合并急性感染8例；外口有二个者25例，二个以上者13例，外口最多者达7个；本组所有患者均有肛周脓肿病史，其中在外院手术1次者16例，2次以上者7例。

1.2 手术方法　术前晚口服缓泻剂，术前清洁灌肠，取腰麻或硬外麻醉，常规消毒铺巾。麻醉显效后，充分扩肛，用新洁尔灭消毒肛管上皮及直肠下段黏膜，结合肛门指检、圆头探针检查、双叶肛窥镜、美兰试验及挤压试验等，确定主瘘管的走向、内口的位置，主管与支管的关系，瘘管与肛门括约肌的关系。在完整切除肌间瘘管困难时，可附加分段引流，引流口挂以橡皮引流线；对高位肌肉部分位则结合传统的中医挂线疗法挂以橡皮筋，慢性切割，以防止肛门失禁。但如原外口不在脓肿的最低位，还应在脓肿的最低位另外开窗引流，以利排脓通畅。切口的形状不采用弧形切口，为放射状。对切口和边缘进行修剪，方便引流，进行消毒和止血，包扎，结束手术。

1.3 术后处理　每日用双氧水棉球清洗创面，0.5%灭滴灵液冲洗创口和引流支管窦腔，术后24小时后即可排便，每次排便后用金玄痔科熏洗散剂坐浴，甲硝唑冲洗创面，根据创面情况酌用九一丹沙条，术后均应用抗生素1周，常规换药，每日2次，促进创面肉芽组织生长，至创面愈合。

2　结果

本组病例一次性手术治愈93例，二次性手术治愈3例。治愈率为100%。随访时间半年－3年，随访期间无复发、肛门失禁、肛门狭窄。2例患者有轻度感觉肛门有少许分泌物外溢。本组患者平均住院时间为26天。

3　讨论

高位复杂性肛瘘由于病变位置高，管道大都弯曲复杂并且伴有深部死腔，临床治疗难度较大，因此也有学者称高位复杂性肛瘘为难治性肛瘘。近年来，随着对肛瘘病因学说认识的逐渐统一，对肛门直肠周围解剖认识的深入，外科手术技术的不断提高，复杂性肛瘘的外科治疗水平有了明显的进步，特别是在彻底清除病灶及对括约肌的保护方面，进步尤其明显。国内外报道的术式及方法颇多，然而术后肛门失禁、肛门畸形、创面肉芽水肿、长期不愈一直是困扰临床医师的问题。本文采用切开挂线引流治疗高位复杂性肛瘘。挂线利用中医疗法，通过橡皮筋的缓慢而持久地机械勒割，使局部组织缓慢分离并修复生长，引流治疗复杂性肛瘘的机理，放射状切口则可有效防止肛尾韧带损伤所致的肛管前移，具有痛苦小、恢复快、瘢痕轻，术后肛门不易变形等优点。两者结合使创面疤痕小，并且有效避免了肛门失禁、畸形、移位等后遗症的发生。

切开挂线引流手术成败的关键在于正确地寻找到和处理内口。在临床上具体应用时，我们认为有几点应予以注意狭窄等。：（1）内口的寻找：在高位复杂性肛瘘的手术治疗中，准确寻找及正确处理内口是治愈肛瘘的关健，这已为多数学者所认同。寻找内口的方法包括：术前详细询问病史及细心的体检，病史方面要注意疼痛的部位及先后顺序，肿块大小及有无发热等伴发症状，切开排脓引流位置及诊疗经过等。局部检查时直肠指检是最基本而有效的检查方法，可直接触摸病变部位于了解皮肤硬度，索状物大小、深度及走向，有无压痛，按压时有无脓液流出等，对病情的判断尤其是内口的寻找很有帮助。直肠指检如肛窦局部有硬结、凹陷或触痛处多为内口所在部位。（2）术前可视具体情况选用某些辅助检查，如骨盆X线照片，内镜B超、盆部CT、瘘管碘油造影、美兰注射等。（3）还应注意，有些病例因管腔阻塞或弯曲过长，上述方法可能无法探及内口。此时顺着瘘管剥离至近肠壁处，牵拉瘘管，见直肠内有凹陷处即为内口，或顺外口剥离一段瘘管至拐弯处切开瘘管，再从此切开处插入探针探查内口。用探针探查内口时切忌用暴力，另要注意极少数患者有多个内口，应注意不要遗漏。剥离瘘管时要紧贴瘘管壁剥离．尽量避免损伤正常组织。剥离过程碰到支管较长或弯曲时，可先用丝线扎住支管，并在主、支管之间切断支管，先剥离主管，待主管剥离干净后再剥离支管；瘘管深达坐骨直肠窝或骨盆直肠间隙接近直肠壁者，剥离瘘管时一定要用一手指伸人直肠内，感受括约肌及肠壁厚度，注意不要损伤肠壁，剥离瘘管的深度最多只能达肠壁外缘；（4）在保证创面引流通畅的前提下，应尽量缩小创面。具体方法包括：较长支管及远离肛缘的创面部分一期缝合，马蹄形肛瘘可分段开窗引流，保留中间的皮桥。（5）挂线时应注意：尽量减少挂线的组织，既尽量切除瘘道组织，挂线时只对肌肉组织挂线：挂线不能太紧，挂线太紧，达不到慢性切割的作用，而且容易造成肛门失禁或肛门移位；挂线太松，则切割力不够，并且易导致创面延期愈合。首次紧线一般在术后7天左右，注意不要紧线过多、过紧，以支管已愈合，橡皮筋脱落为佳。保证支管管腔的坏死组织及感染物质彻底被清除，是防止肛瘘复发的关键步骤。术者要将引流切口开放足够大，支管要充分扩创，仔细检查，寻找支管管道，排除隐患，防止再次发作。本组96例患者有3例经二次手术治愈，均因深部遗留死腔导致创面难以愈合，由此可见，腐败物的彻底清除对保证手术一次成功的意义重大。

术后换药对治疗的成败亦非常关键。我们一定要保证术后换药的科学、无菌。患者术后每次大便后用金玄痔科熏洗散熏洗坐浴，注意换药时只要把创面上分泌物及粪便吸去即可，因为用力擦拭会破坏肉芽组织表面的纤维保护膜，造成出血。

保持引流通畅。因为引流不畅是导致延期愈合的原因之一，对于肛瘘切开部分，修剪皮缘时其宽度应等于或略大于创口深度。放置引流物不要过多、过紧，以保证肉芽组织从基底部生长，以防厌氧菌感染或假性愈合。

本组96例患者经切开挂线引流治疗后，一次治愈率达到96.87%，总有效率达100%。术后随访96例患者中无1例复发，所有病例均未出现肛门失禁、移位、畸形等后遗症。证明了该治疗手段的临床疗效。但是本组有2例患者术后有少量分泌物外溢现象，可能与主管引流切口较深，遗留有沟状疤痕有关，尚待进一步改进。

综上所述，采用中西医结合切开挂线引流术治疗高位复杂性肛瘘，体现了损伤肛门括约肌少，不影响肛门功能，伤口愈合快，彻底治愈肛瘘的原则，并且有效地防止了肛门失禁、肛门移位和疤痕畸形等后遗症的发生，缩短了疗程，值得临床推广应用。

瘘管走行分类与现代治疗理念

我们近20年来治疗各种单纯性或复杂性肛瘘数万例，想通过分析近期的一组数据，来阐明瘘管走行规律与手术治疗的新的理念和体会。同时对多年来专业书中所描述的个别瘘管走行提出异议，有待进一步探讨。

一、瘘管的走行分析分类

我们统计了近些年大部分肛瘘病例，从其中抽出4351例肛瘘手术病例做统计研究，其中：

（一）从比例看

男（3785例）：86.99%，女（566例）：13%。

男：女=6.68：1；（>5：1）。

年龄：最小1岁，最大76岁。

年龄集中在22-47岁。

以上统计说明肛瘘发病年龄集中在儿童和青壮年且与雄激素分泌有关。

（二）内口的位置

1. 内口位于两坐骨结节联线之后的：2658例，占61.16%
2. 内口位于两坐骨结节联线之前的：1327例，占30.58%
3. 内口位于截石位3点、9点两联线之上的：366例，占8.41%
4. 内口位于肛门后正中的：2453例，占56.37%，肛门前正中的404例占9.3%。
5. 单外口的：3576例，占82.18%
6. 多外口的：775例，占17.81%

以上统计说明单纯瘘发病率高，内口位于两坐骨结节联线之后肛窦处的瘘所占比例高，复杂性瘘内口多为后正中肛窦处。

（三）肛瘘的感染源

95%-97%为隐窝腺性感染，其他如克隆病、疖、痈、藏毛窦、肿瘤等为非隐窝腺性感染。

（四）肛瘘的行走规律

走行分类与隅越幸男4类10型大致相同：我们认为此分类全面实用，黄乃建也给予充分肯定。

1. 单纯瘘内口多为相应肛窦感染，管道走行浅直。
2. 复杂瘘内口多在后正中或前正中，后正中居多。瘘管走行深弯，穿绕括约肌。

Ⅰ 皮下黏膜下瘘		Ⅰ7.4%
L 皮下瘘		ⅠL 7.1%
H 黏膜下		ⅠH 0%
Ⅱ 内外括约肌间		Ⅱ 70.3%
L 低位肌间瘘	S 单纯	Ⅱ LS 54.3%
	C 复杂	Ⅱ LC 6.7%
H 高位肌间瘘	S 单纯	Ⅱ HS 6.4%
	C 复杂	Ⅱ HC 2.9%

Ⅲ 肛提肌下				
	U	单侧	S 单纯	III US 6.6%
			C 复杂	III UC 2.6%
	B	双侧	S 单纯	III BS 8.7%
			C 复杂	III BC 3.9%
Ⅳ 肛提肌上	Ⅳ			0%
	Ⅳ:			0%

五、图例分析

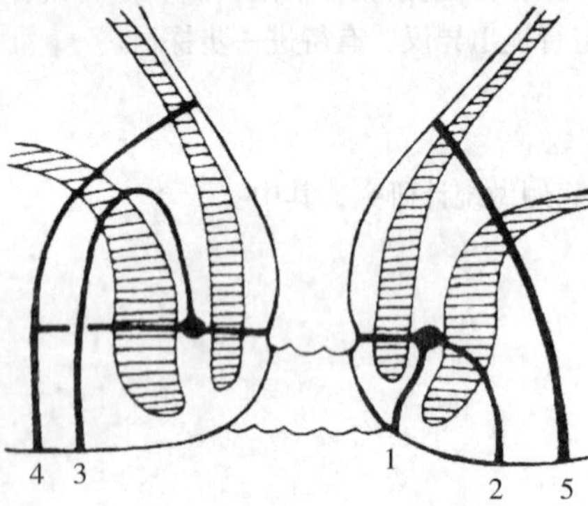

图1

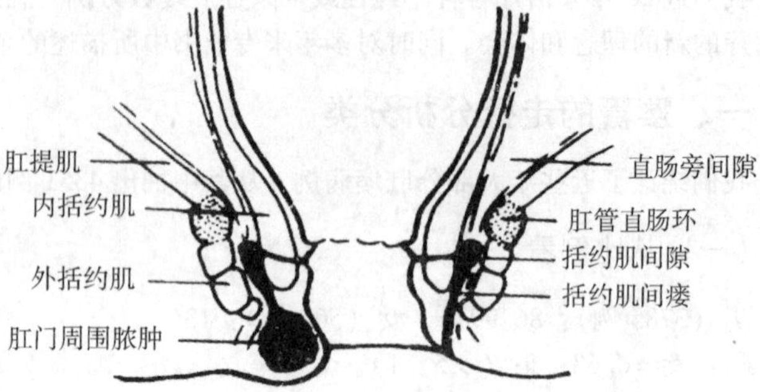

图2

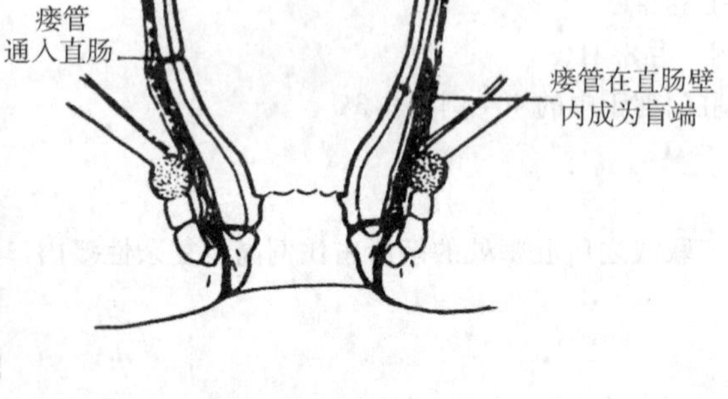

图3

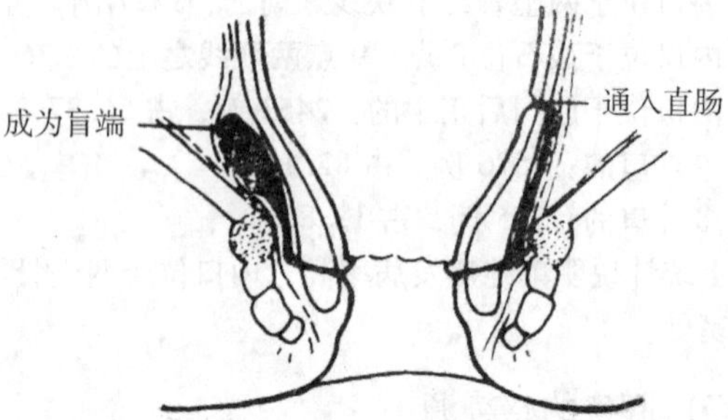

图4

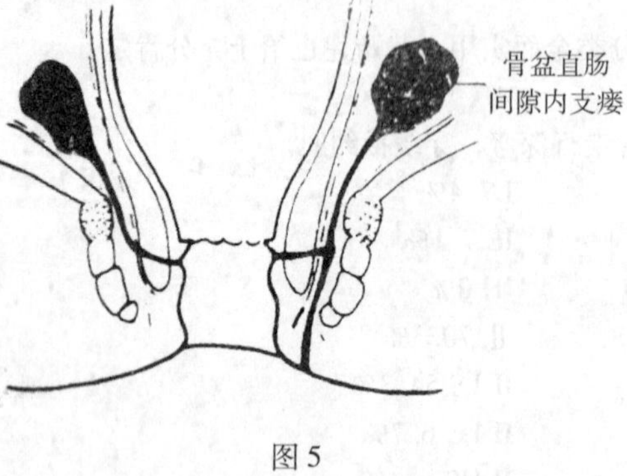

图5

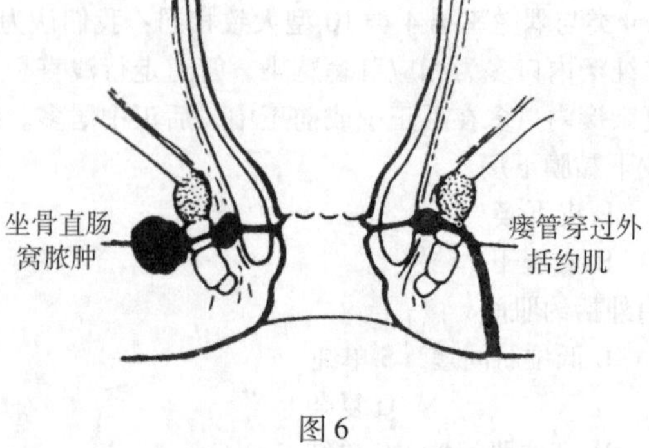

图6

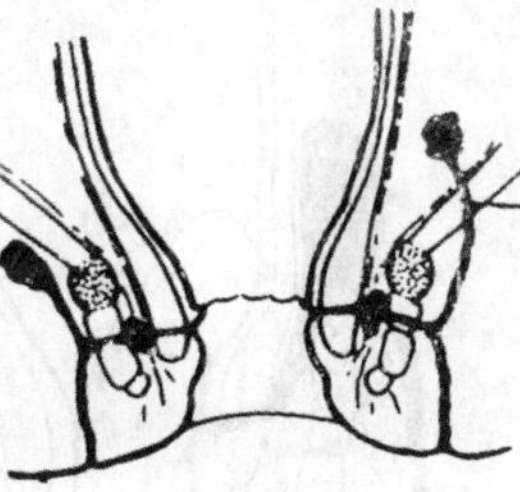

图7

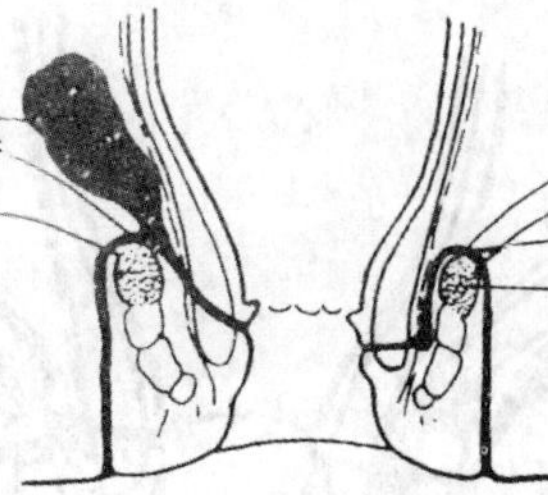

图8

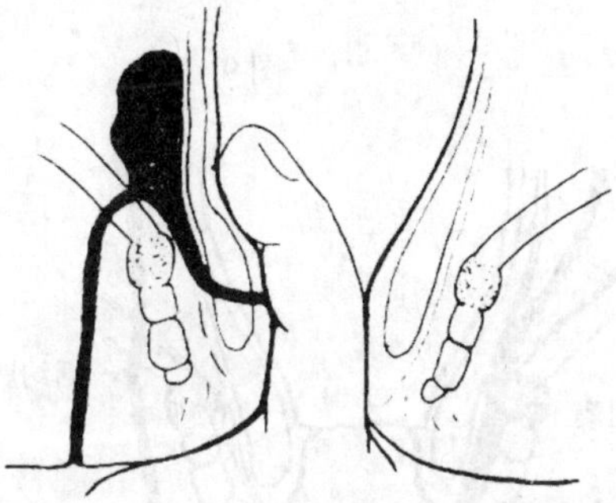

图9

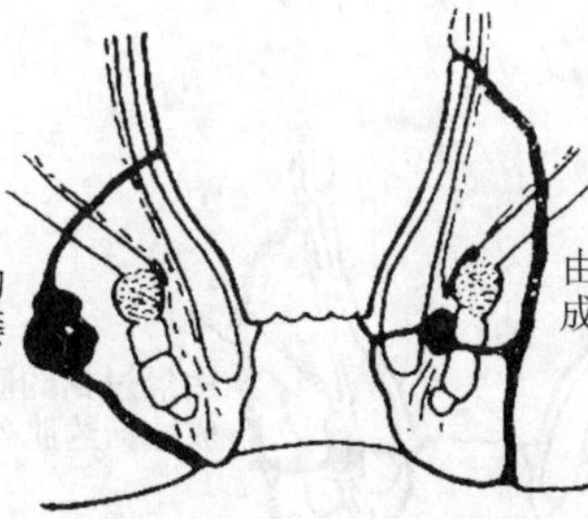

图10

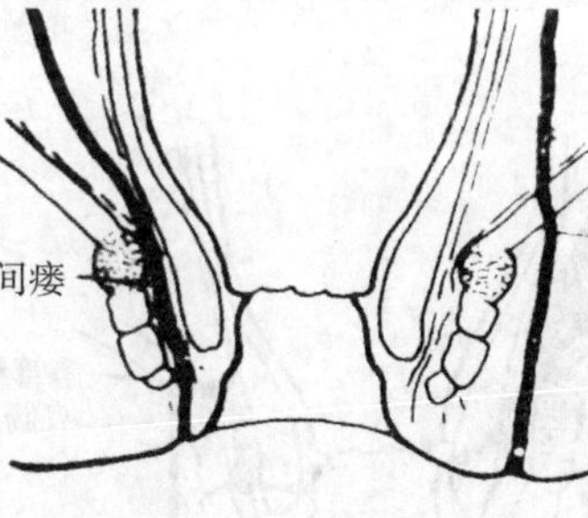

图11

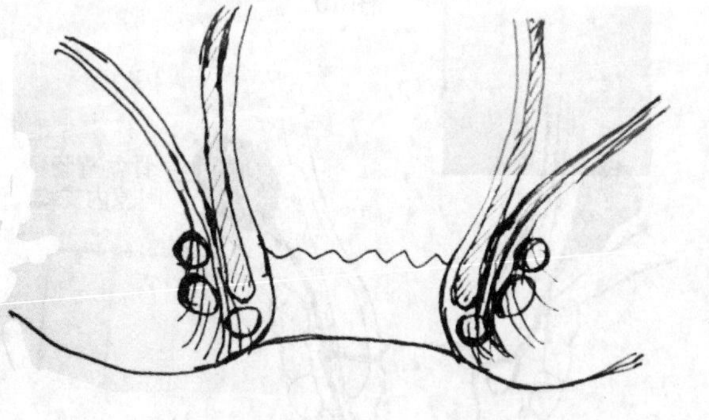

图12

从上述临床手术病例分析瘘管走行规律，部分符合哥－索规则，其次也与 Park 的肛腺分布理论基本一致，从肛瘘的发病原因看，主要为隐窝腺性瘘为主，占95%以上。以下我们主要讨论此类型肛瘘，非隐窝腺性肛瘘另做探讨，具体分析如下：

1. 括约肌间瘘发病率最高，占70.3%，说明肛腺走行穿过内括约肌达括约肌间隙的占2/3以上，其中低位瘘占的比例较大，主要与解剖形态结构有关。

2. 皮下瘘占7.4%、黏膜下瘘未见，主要为皮下瘘。

3. 肛提肌下瘘在肛瘘的发病中占比例最高。即单纯瘘发病率高。

4. 肛提肌上瘘在临床上能够明确诊断的，我们认为主要有三个方面：

（1）直肠后间隙的瘘或脓肿

（2）沿联合纵肌向上至肛提肌上形成的直肠壁内盲瘘或脓肿

（3）位于黏膜下，即高位黏膜下瘘或脓肿

我们从多年的临床实践观察，发现有以下几点疑问，且至今未见到明确的影像学诊断报道：

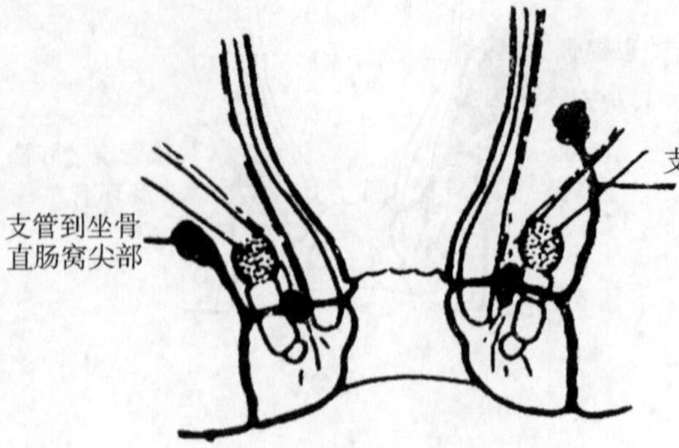

图 7

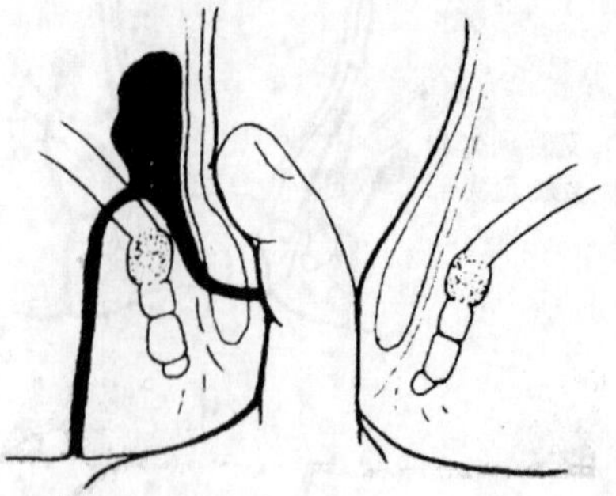
图 9

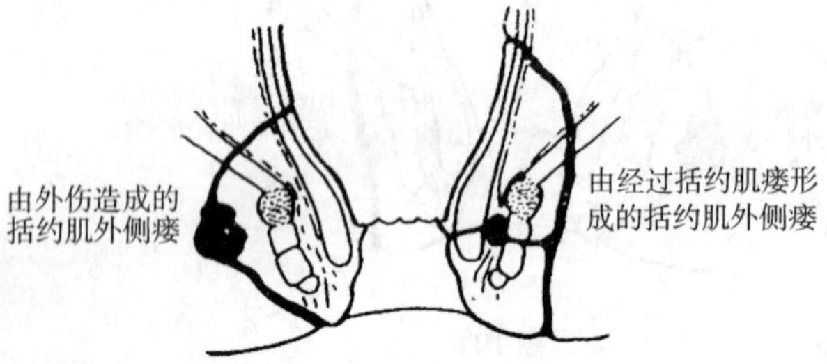

图 10

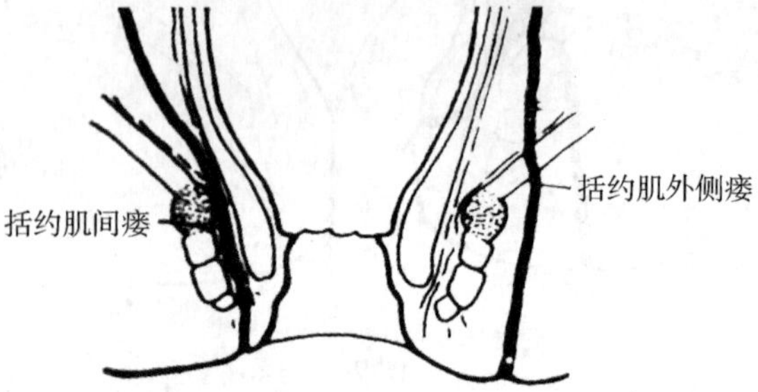

图 11

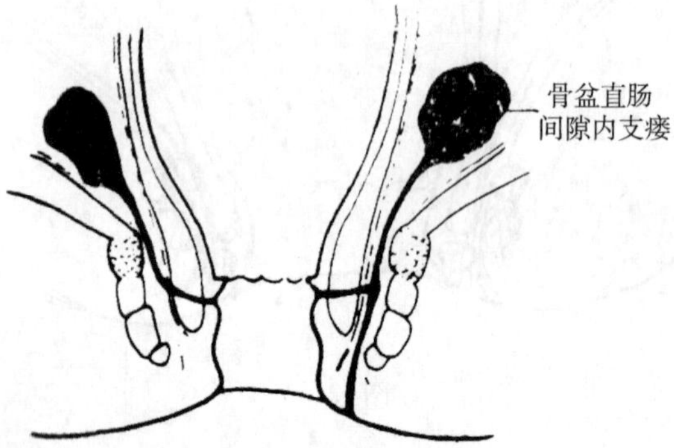

图 5

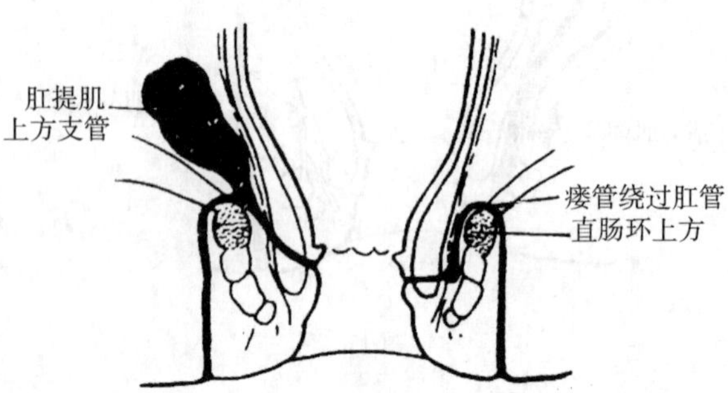

图 8

1. 如图 7、9、10、11 所示，瘘道横行垂直穿越厚实而致密的盆膈组织——即以肛提肌为主的联合体——所形成的瘘的可能性是否存在？

1. 如图 5、8 所示，瘘道沿着联合纵肌向上穿破肠壁，或穿越肛提肌与肠壁夹角之间形成肛提肌之上的瘘或脓肿的可能性是否存在？或如图 8 所示，瘘道由联合纵肌穿入骨盆直肠间隙，再由盆膈上反向下横穿过肛提肌而形成坐骨直肠窝瘘或脓肿的可能性是否存在？

2. 如图 6、7、10 所示，瘘道横穿较厚的外括约肌深部形成的高位经括约肌瘘是否存在？如画图 12 所示，联合纵肌向各方向穿越括约肌如果说沿着联合纵肌穿越外括约肌感染的话，又显得比较牵强；因外括约肌厚实而抵抗力强，我们多年来临床手术中观察，外口在肛门左右两侧的瘘，不论距肛口远近，常见的情况有以下几种：

（1）表浅的皮下瘘，由肛窦感染沿着皮下行走穿出肛周皮肤外。

（2）低位的括约肌间瘘，由肛窦感染沿肛腺走行穿过内括约肌进入括约肌间隙再向下穿出皮肤。或穿过外括约肌浅部与皮下部之间再向下穿出皮肤。

（3）高位的绕括约肌外瘘，由肛门前、后正中肛窦感染穿过内括约肌进入括约肌间隙，随着炎症发展和压力增高，由外括约肌深浅部之间穿入肛管前、后深间隙，或进入外括约肌浅部的 Minos 三角，再由肛管前、后深间隙或此三角沿着外括约肌绕行至肛门两侧皮肤穿出；或由肛管前、后深间隙进入肛门两侧坐骨直肠窝形成脓肿再穿出皮肤形成肛瘘。故肛门左右两侧肛窦感染横穿外括约肌深浅部，再穿出皮肤形成瘘的目前没有明确影像学的依据报道。

4. 如图11所示，由盆腔感染形成的瘘道向下穿过腹膜进入骨盆直肠间隙，由此间隙再垂直穿过盆膈进入坐骨直肠窝，再穿出皮肤形成的肛瘘，这种情况在临床上是否存在？多年来仍未见到具有明确影像学诊断的病例。

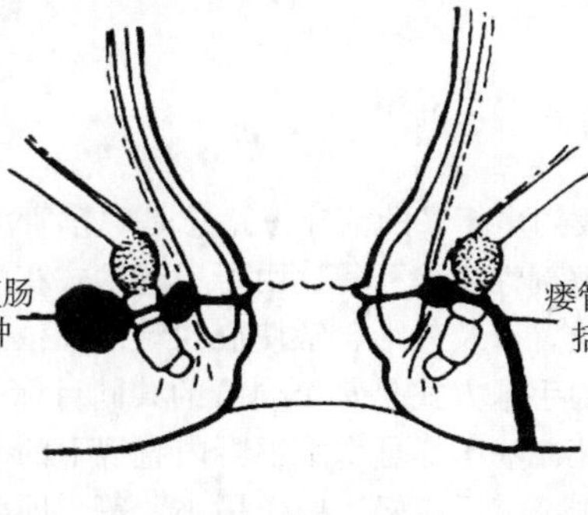

图6

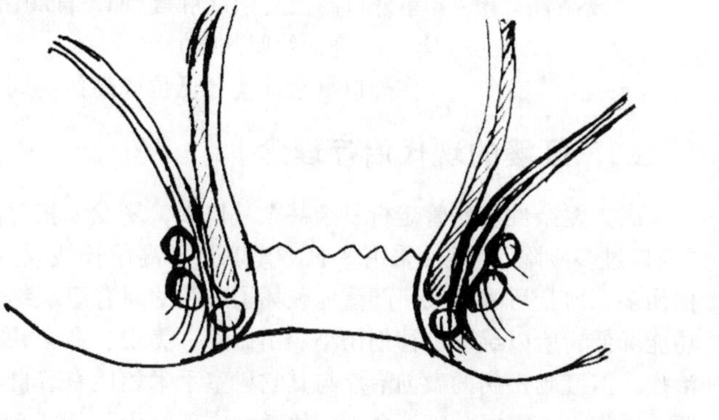

图12

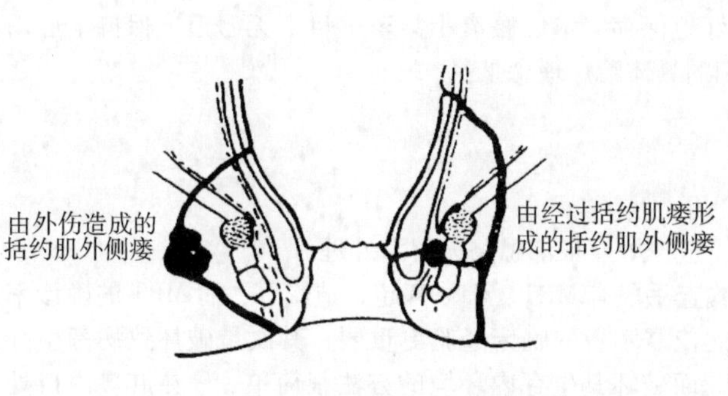

图10

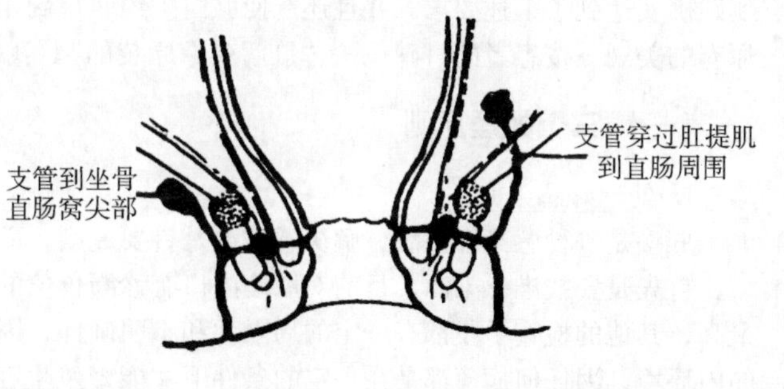

图7

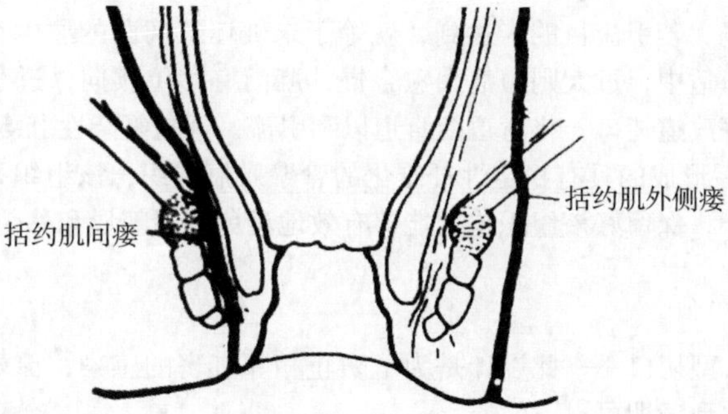

图11

故我们多年来教科书上的图示，即隐窝腺性瘘直接穿越很厚的肛提肌形成肛提肌上瘘，或横穿外括约肌深浅部形成的经括约肌瘘可能性是否存在？值得商榷。即使临床有，也应为非隐窝腺性感染所致。而目前术前诊断明确的影像学依据未见报道。另外沿括约肌间隙联合纵肌向上，穿越较厚的盆膈或穿过肠壁形成的骨盆直肠间隙瘘或脓肿，未见明确证据的报道。应多是高位的直肠壁内盲瘘或脓肿，及高位黏膜下瘘或脓肿，以及坐骨直肠窝脓肿误判骨盆直肠间隙瘘或脓肿。以上图1～11所示主要是对肛瘘的分型有示教演示意义，对瘘管的走行分析不够准确。因为括约肌间隙、联合纵肌间隙图示主要是人为的放大，如果该类间隙如此宽松、薄弱，则临床上将会见到很多的盆底疝和脏器脱垂的患者，但实际并非如此。故肛瘘分类应将隐窝腺性和非隐窝腺性分开分类。其次，肛瘘分类图和瘘管走行图也应在专业书或教学书中另行绘制以便学生更好地客观的研究其走行和了解掌握该病种的发病机制和临床诊治。

根据多年的临床观察瘘管实际走行分析肛瘘分类如下：

非隐窝腺性瘘：外伤，克隆恩氏病，肿瘤，疖 痈，藏毛窦

隐窝腺性瘘：

1 单纯性肛瘘：a 皮下楼

b 低位括约肌间瘘

2. 复杂性肛瘘：a 单外口高位复杂性肛瘘（1. 直肠后间隙瘘、2. 肛提肌上直肠壁内瘘、3. 肛提肌上黏膜下瘘、4. 绕括约肌外瘘）

b 多外口复杂性瘘（低位或高位的同上）

二、肛瘘的现代治疗理念

因为复杂性瘘瘘管走行复杂甚至外口多，复发率相对高，所以我们多年来的治疗思路总是“瘘管大切大剔”，“内口过多剜除”，然后采用“肌瓣充填”，“高位挂线”，甚至行“解剖性切除”等，由于上述术式在治疗上组织损伤多，愈合后瘢痕大，严重地破坏了肛门的原有组织结构和解剖位置以及外形，常使肛门畸形移位、排便自制功能降低，所以寻求一种创伤小、出血少、美观、愈合快、痛苦小的手术方式是每个同行的共同目标——即微创治疗。但肛肠疾病的微创治疗与其它科室手术相比有着自身的特殊性，基本都是手术视野内直视下的手技及仪器器械操作，不需要腔镜等介入，故微创应理解为“微小创伤、操作精细、反应轻、副作用小”等，即要治愈原发病又要保持肛门功能良好和原外形美观。我们于 88 年开始在传统的术式中探索技术性的改进，经 20 多年的临床实践确实达到了上述要求，并且还能使肛门扩约肌得到很好地保存。术后瘢痕小甚至举目下无瘢痕，保持了肛门原有的美观，按患者的口碑——“肛门就像原装的”。我们的具体治疗理念是：

（一）三个处理原则

1. <u>处理好感染源</u>

肛瘘是一种感染性疾病，解决感染源是首要原则，而不应按肿瘤根治思路无留术处理。

首先是要找准感染源，目前对肛瘘内口有诊断价值的检查手段有 MRT、CT、B 超、造影等，而 MRT 的确诊率最高，其他的检查手段都有一定的局限性和不明确性，因此依靠术者的临床经验更重要；其次是破坏致病菌生存的内环境，因任何病菌都是在一定的条件下才能繁殖生存，而破坏其生存内环境的方法很简单——在肛瘘内口处切开开窗并轻度刮除腐败组织即可，故不需要过多剜除内口健康组织。

2. <u>解决好引流问题</u>

感染源破坏后重在引流通畅，若引流目的未达到，就等于未破坏致病菌的原生存内环境，病菌死而复生，则肛瘘易复发。引流重在外口切口适中，过大则瘢痕大愈合慢，肛门有移位倾向，过小引流不畅则无法达到治疗目的。对复杂多弯的瘘道，应做好改道切口，将弯道变直道以利引流，这是复杂性肛瘘治愈的关键步骤。

3. <u>尽可能保留因炎性刺激后形成的具有稳定性纤维化的管壁瘢痕组织</u>，该组织是促进瘘管愈合和稳定肛周局部解剖结构的重要组织基础构架，保留好该组织构架能够有效地避免肛门畸形和移位。

（二）七个处理细节

1. 对内口只作切开或“T”型切口——此设计是为了防止相邻肛窦的感染，更好地处理感染源。注意只清除坏死组织，做到破坏致病菌的内环境即可；

2. 单纯低位瘘瘘管走行直的（<2.5cm 或瘘道长度不超出肛周自然色素沉着区）。只作切开不剔管，内口处理同上。

3. 单纯低位瘘的瘘管走行弯曲且较长的（≥2.5cm）。外口只略扩大搔刮处理，而在近内口处 2cm（即从肛窦感染源向外行 2cm）瘘管切开；尽量保留长的管桥。

4. 复杂的瘘（包括多外口的瘘）。外口间距离较近、瘘管行走表浅者，可经皮下相互打通支管使表面皮肤得以保护；外口间距离较远、瘘管走形浅者，管道各自旷置，但均使其与主管相通，而主外口略做扩大，内口必要时亦应做 T 型处理；主管近内口处同样行 <2cm 的瘘管切开或括约肌下剔管，不剜除内口过多组织。

5. 复杂的瘘（多外口且外口间的相互距离较远的瘘）。走形较浅的瘘道处理同 4。而瘘道深、弯曲者瘘管不仅行旷置或部分行皮下内切开（有别于开窗式切开），更重要的是内口处必须行改道切口使弯道变直道，符合流体特性使其自然经短而直的道引流。同样尽量保留健康的管壁支持组织而不过多切除组织。外口适当做放射状扩大。

6. 为使愈合后肛门瘢痕小，尽量保留肛门原有的外形结构及解剖位置，建议不用挂线术式。经二十年的临床

实践证明，我们以微创理念为基础而采用不挂线的术式能够最大程度地保护肛门原有的解剖结构。某些文献上曾报道：彻底剜除内口及瘘管组织是为了解决上皮细胞残留问题，以防止肛瘘复发或局部发生癌变但上皮组织细胞化生只要消除外因是可逆的。而按我们多年来对肛瘘所采用的治疗方式，对愈后进行的观察来看不曾有上述情况发生。

7. 术后专业人员定期换药及换药技巧十分重要。因每一个患者的个体差异性，对患者所用药物及用药方式也有较大的差异，所以尤其要注意专人专管。这样才能对单个患者给予系统的治疗处理，保证其治疗方式的正确性及延续性。

总结：

1. 原各种肛肠专业书中的瘘管分类走行图与实际走行有较大偏差，应给予重新探讨和修正，并将分类图和走行图分开绘制，以便于教学和临床指导。

2. 肛提肌上瘘或脓肿主要是位于黏膜下或延联合纵肌形成的直肠壁内以及直肠后间隙部位，而横穿盆隔的感染未见有影像学的确切报告。(或是非隐窝腺性的瘘或脓肿)，要用影像学手段加以证明，而不是单凭坐骨直肠窝脓腔深浅、脓液多少，就加以判定。另外，图示如肛门左右两侧的肛窦感染，其瘘管横穿较厚的外括约肌深、浅部形成的经括约肌瘘的情况是否存在也值得探讨。临床观察，外口位于肛门左右两侧的肛瘘，多为低位肌间瘘或前后马蹄形瘘是绕括约肌而不是横穿。

3. 治疗上，对肛门疾病的手术操作，其精细程度要像对眼睛的手术操作一样，要细中求精。我们只对找准的原发性内口做处理，破坏致病菌生存的内环境。同时，引流是解决好本病的根本所在。

4. 我们所采用的术式对内口及瘘道不做过多的清除，尽可能多的保留健康有用的纤维结缔组织，最大限度的保留了肛门括约肌的完整性，做到基本无损伤或微创伤，使肛门的排便功能不受影响。该手术可以防止因过大和过多的瘢痕造成的肛门移位和畸形，满足了患者的审美需求。

我们要想成为一名成功的外科医生，应有这样的追求：既要是一名合格的医学家，也要是一名完美的艺术家！

以下是我院整理的实际图例

图 13 为我院患者术后照片。我们保留了 A、B 两个外口间的管桥，肛门的外形得到很好的保护。

图 14 右上瘢痕为一年前在外院所行肛瘘手术后的切口瘢痕，左前为复发后在我院行肛瘘手术后的愈合情况。A、B 两点为保留的管桥，只见 A 点外口瘢痕，B 点处有通向内口的切口。

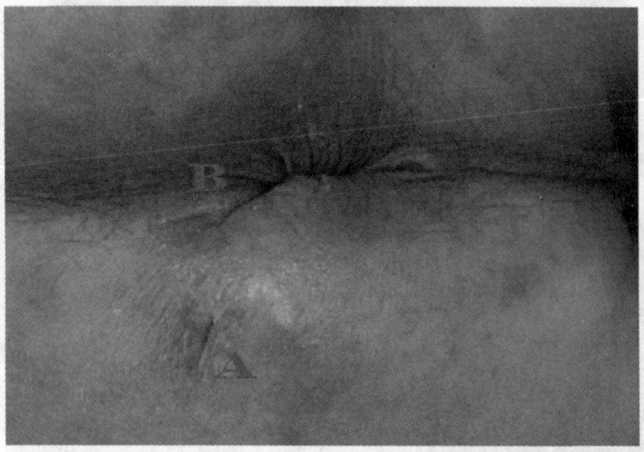

图 13

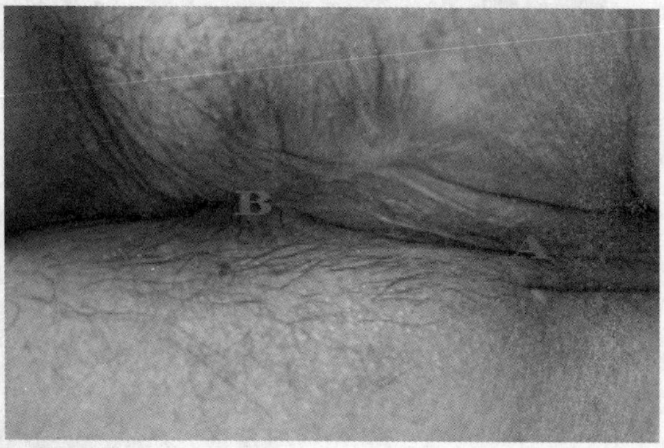

图 14

图 15 为我院员工多外口肛瘘术后愈合照片。入院时已见 4 个外口，A、B 处各一个外口，C 处有 2 个外口。只对上述外口做了必要处理，最大程度地保留了瘘管周围的健康组织，使肛门保持美观。

图 16 为肛门后间隙感染，上至直肠后间隙，同时向两侧坐骨直肠窝感染形成双侧坐骨直肠窝脓肿，脓腔左侧达到 11 点，右侧达 2 点，绕肛周 3/4。此病例只在 6 点处行放射状切口，切至肛窦感染处，扩大通向两个坐骨直肠窝的通道，不做其他任何对口引流的切口。术后肛门无任何改变。此手术已经做过几千例以上，且术后患者反应良好。

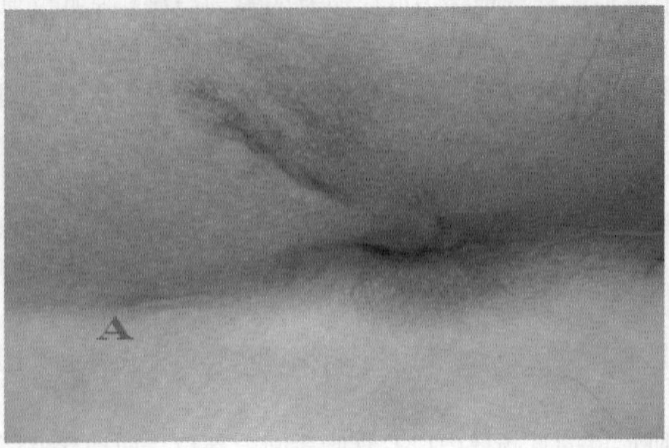

图 15

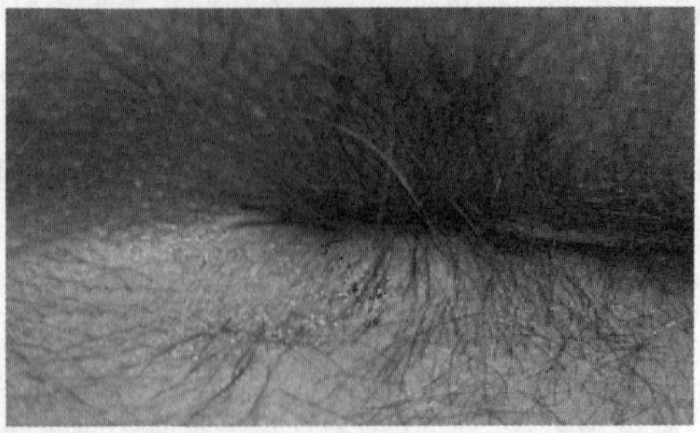

图 16

图 17 为外院所行肛瘘术后照片。

图 18 为外院所行混合痔术后照片。

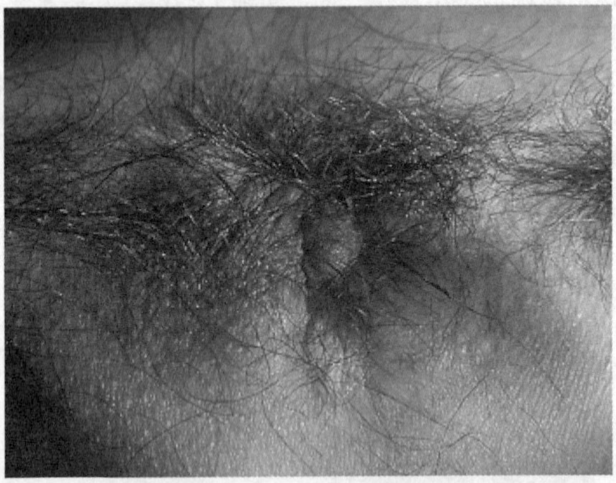

图 17

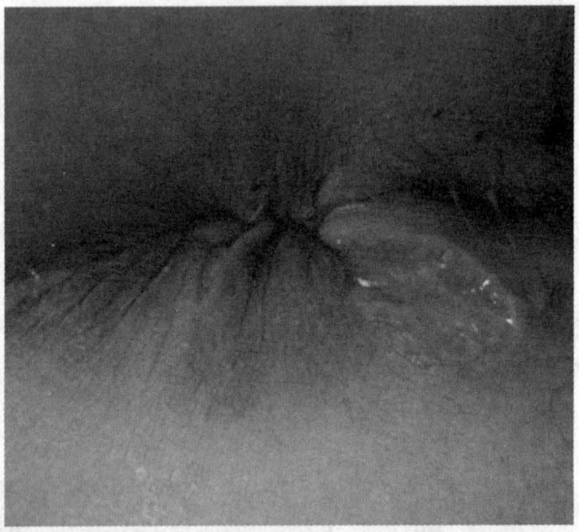

图 18

图 19 为外院混合痔手术后 1 个月的照片。经查，肛垫和肛管上皮均已行环切术。

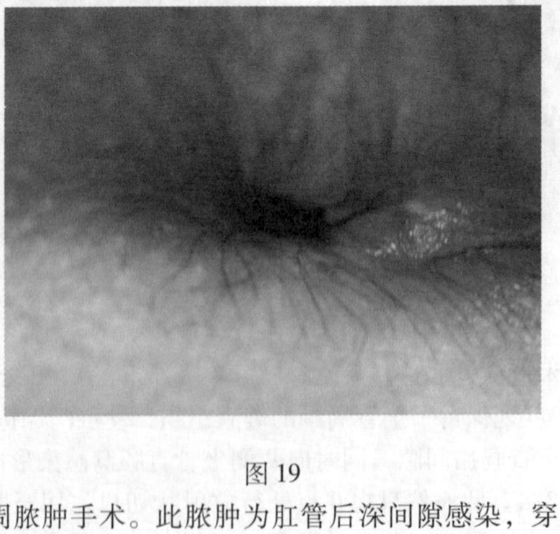

图 19

上 21、22 图为我院复杂性肛周脓肿手术。此脓肿为肛管后深间隙感染，穿越左侧坐骨直肠延至左前阴囊根部。我们只做了左前减压切口和后正中改道切口。术后 25 天如下图左图为外院肛瘘术后 15 天，我们认为创面较大。3 月 6 日来诊照

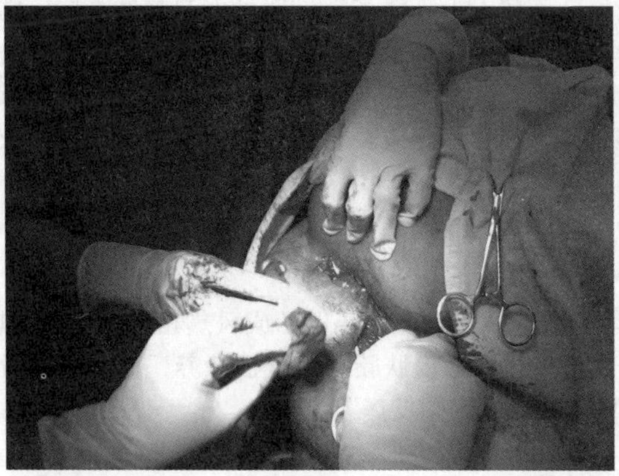

图 21

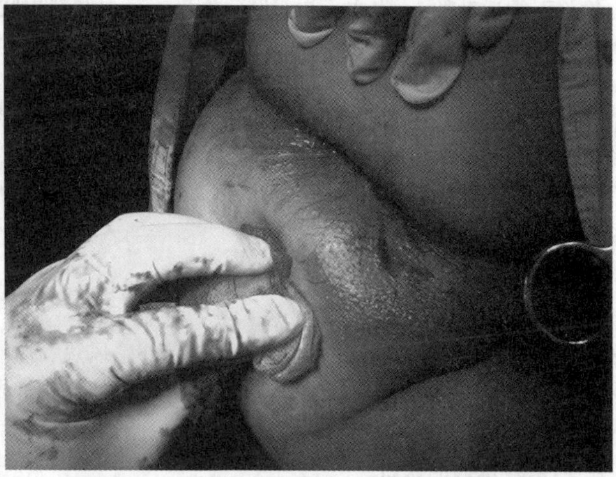

图 22

因此我们想通过此次全国性的高规格的专业学术会议提出上述疑问：首先是与到会的各位同道专家互相交流探讨上述问题；其次是想向各位同道专家求解，如果各位在临床工作中遇到有上述疑问的各种瘘、且有明确影像学诊断依据的病例，请在百忙中以电子邮件或 QQ 的形式给我们寄来，以便我们互相学习和观摩。

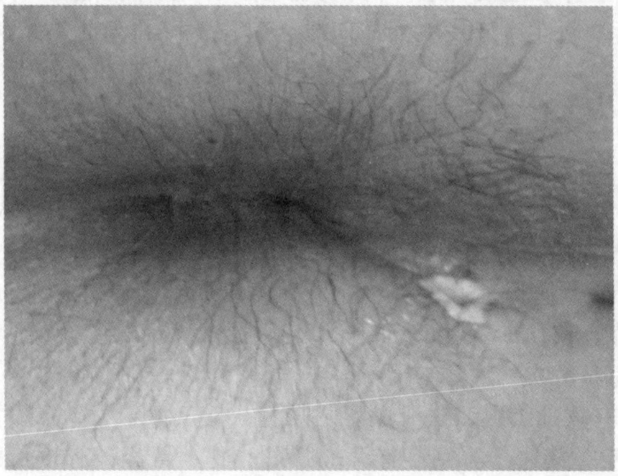

图

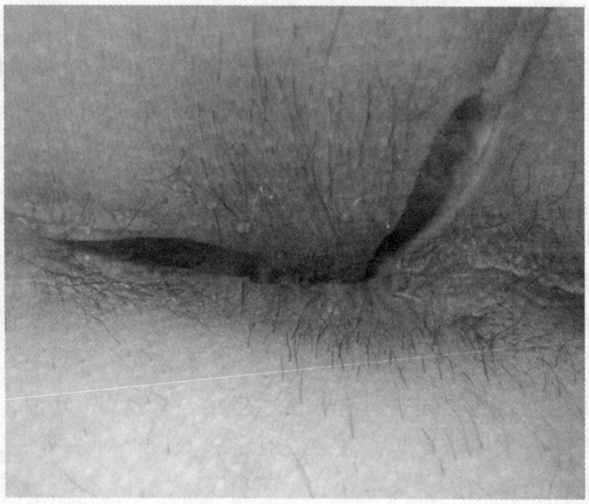

图

深圳市福田区中医院（北环大道 6001 号） 肛肠科 鲁开元 Lky20071001@163.com QQ：2329448863

田振国教授治疗肛门瘙痒症经验浅析

罗瑞娟

河南 开封市中医院（475001）

【摘要】肛门瘙痒症是一种常见的局部瘙痒症，病人十分痛苦，长期可引起神经衰弱、精神不振、彻夜难眠等。田振国教授在治疗肛门瘙痒症方面有其丰富的经验，通过多年的临床实践，认为本病的成因多由风邪湿毒留滞皮肤腠理之中结而不散所致，临床以“风湿郁结型”为多见，对本病的治疗以保守治疗为主，采用自拟方“外利汤”以利湿解毒、祛风止痒，取得了较好的临床疗效，费用低廉，易于为患者接受，值得借鉴。

【关键词】肛门瘙痒症；风湿郁结；利湿解毒、祛风止痒

肛门瘙痒症是一种常见的局部瘙痒症，是局限性神经机能障碍性皮肤病，一般只局限于肛门周围，有时可蔓延至会阴、外阴或阴囊，多为阵发性，多发生在 20～40 岁的中年人，老年、20 岁以下的青年人少见，并多见于习

惯安静、不常运动的人。[1]本病初起肛门瘙痒较轻，肛门皮肤无明显变化，多为阵发性，如长期不愈，则瘙痒较剧烈，持续时间较长，尤以夜间为甚，潮湿环境可加剧病情，常因过度搔抓或机械性刺激，致皮肤出血、糜烂、刺痛，使痛痒加剧，皮肤增生粗糙，肛门皱襞加深，重者可发生感染。病人十分痛苦，长期可引起神经衰弱、精神不振、彻夜难眠等。田振国教授从事中医肛肠专业的临床、教学、科研工作30余年，善于运用中医特色疗法治疗肛肠科疾病，对于本病的治疗他认为当利湿解毒、祛风止痒，应以局部治疗为主，采用自拟方“外利汤”先行保守治疗，效果不理想者，再考虑手术治疗。经过多年的临床应用，收到良好疗效。余随师侍诊，稍有心得，兹将其经验总结如下。

1. 祖国医学对肛门瘙痒症的认识

祖国医学认为，痒属风、湿、热、虫、血虚所致，又有“诸痒属虚、属风，热盛则痛，热微则痒”之说。肛门瘙痒症的发病原因与风邪最为密切，但又有外感风热、风湿与血虚生风之别。外感风邪或风热相聚，风湿挟热，留滞于荣卫之间，腠理皮肤之中，结而不散，时发痒出疹，而成瘙痒之症；皮肤腠理需气血荣养，血旺则光滑润泽，血虚不能充养皮肤腠理，生风生燥则发痒。前人有“血虚则生风，风聚则发痒”之说。

2. 西医对本病的认识

现代医学认为：肛门瘙痒症是由于局部炎症，使肛周皮肤充血，血液循环增加，温度上升，而肛门又不易散热，促使汗液排泄增多，湿润浸渍，引起不适和瘙痒。多是由于以下原因所致：①黄疸、糖尿病、风湿病等全身性疾病；②食用刺激性食物如辣椒、酒，或异体蛋白质如鱼、肉、虾等引起的变态反应；③肛门疾病如肛瘘、内痔、肛窦炎等致使肛周黏液分泌增多、外溢及妇女阴道分泌物等导致对肛门皮肤的局部刺激；④激素、麻药等药物刺激；⑤过度兴奋、激动、忧郁、神经衰弱等精神因素；⑥蛲虫、蛔虫等肠道寄生虫感染[1]。

临床为了便于诊断和治疗，把肛门瘙痒症分为原发性瘙痒和继发性瘙痒两大类。原发性瘙痒特点为：无明显原因，时轻时重，经常复发，不易治愈。常用排除法诊断，慢性瘙痒找不到任何原因时，常可归为此类。继发性肛门瘙痒症特点是致病原因清楚，容易根治，如：肛瘘、肛裂、内痔脱出、直肠脱垂等分泌物的刺激而致。

3. 田振国教授对本病的临证心得

对于本病的治疗有中药内服、熏洗、外敷，针灸，注射，手术等方法，而临床常用的为手术疗法。田振国教授认为对本病的治疗当以局部治疗为主，先行保守治疗，效果不理想者，再考虑手术治疗。他认为本病的成因多由风邪湿毒留滞皮肤腠理之中结而不散所致，临床症状表现为：肛门瘙痒，潮湿渗出，经摩擦活动则痛痒更甚，肛门下坠不适，困倦身重，腹胀食少，夜卧不安，舌苔厚腻，脉濡滑。治当利湿解毒、祛风止痒，方用自拟方“外利汤”。药用：大风子15克、木鳖子15克、白芷30克、明矾15克、地肤子50克、蛇床子30克。用法：将药物煎成水剂，趁热先熏后洗，然后坐浴，每次30分钟，每日一次。

其中，大风子味辛，性热，有毒，归肝、脾、肾经，有攻毒杀虫、祛风燥湿之功，《本草纲目》有云：“主风癣疥癞，杨梅诸疮，攻毒杀虫。”，用以为君。木鳖子味苦、微甘，性凉，有毒，归肝、脾、胃经，有攻毒疗疮，消肿散结之功，用以为臣。白芷味辛，性温，归肺、胃经，有解表散风、通窍、止痛、燥湿止带、消肿排脓之功；明矾味酸、涩，性温，归肺、肝、脾、大肠经，外用可解毒、杀虫、止痒，内服可化痰、止血、止泻；[2]地肤子味苦，性寒，归膀胱经，有清热利湿、止痒之功；蛇床子味辛、苦，性温，归肾经，有杀虫止痒、温肾壮阳之功；四者共用为佐。诸药共用，共奏利湿解毒、祛风止痒之功。临床随症加减，多获良效。

4. 病案举例

张某，女，42岁，2009年8月初诊。

主诉：肛门瘙痒四月余，加重半个月。

初诊：肛门瘙痒，潮湿渗出，夜间加重，肛门下坠不适，困倦身重，纳差，夜卧不安，舌苔厚腻，脉濡滑。专科检查：截石位：视诊：肛周皮肤增生粗糙，肛门皱襞加深；指诊：肛内进指4cm未触及硬性肿物；肛门镜：未见明显异常。证属风湿郁结之肛门瘙痒症。治当利湿解毒、祛风止痒，方用外利汤加减。药用：大风子15克、木鳖子15克、白鲜皮15克、白芷30科、明矾15科、地肤子50克、蛇床子30克。用法：将药物煎成水剂，趁热先熏后洗，然后坐浴，每次30分钟，每日一次。另嘱其保持肛门局部干爽、清洁卫生。

二诊：三日后复诊，自诉瘙痒明显减轻，效不更方，续用四日。

三诊：七日后复诊，自诉偶有夜间瘙痒，续用前方四日，痊愈。

两个月后复诊，自觉临床症状无反复，嘱其调节饮食，忌辛辣刺激之品，保持肛门局部清洁卫生。

5. 总结

对于肛门瘙痒症的治疗临床多采用手术疗法，常用术式为“肛周皮下神经末梢离断术”，据临床观察短期疗效肯定，长期有部分反复，且难以被大多数患者所接受。田振国教授采用中药熏洗保守治疗为主，临床疗效肯定，费用低廉，减轻了患者负担，易于为患者接受。不仅节省了大量的医疗资源，更有利于将祖国璀璨的中医药文化发扬光大，值得临床推广应用。

开窗减压剥离内痔结扎治疗环形混合痔临床观察

毛佳兴

湖南省平江县南江镇博爱中医院肛肠科，湖南　平江，414511

【摘要】目的　观察开窗减压剥离内痔结扎治疗环形混合痔的临床疗效。方法　将116例环形混合痔患者分为二组，治疗组采用开窗减压剥离内痔结扎术治疗，对照组采用外剥内扎术治疗，术后观察其临床疗效及并发症发生情况。治疗组能最大限度地保留肛管上皮，最大限度地减少直肠黏膜的损伤，对于肛门功能具有十分重要的意义；结论　环形混合痔采用开窗减压剥离内痔结扎术治疗，具有疗效好，并发症少，创面愈合时间短，恢复快等特点。

【关键词】开窗减压剥离内痔结扎；环形混合痔；临床观察；

环形混合痔是在痔病中最严重的一种，是肛肠科难治疾病之一，传统的外剥内扎术术后容易出血，外痔残留，肛缘水肿，肛门狭窄等后遗症。我院自2008年7月~2012年8月对环形混合痔采用开窗减压剥离内痔结扎术治疗，疗效满意，，术后并发症少，现报道如下：

1. 临床资料

1.1 一般资料　选择上述时期本院收治的环形混合痔患者116例，其中男65例，女51例；年龄：20~40岁26例，41~60岁52例，61~76岁38例；病程2~36年；其中伴肛乳头肥大19例，脱出嵌顿38例，血栓形成26例；

1.2 诊断标准　参照国家中医药管理局颁布的（中医肛肠病症疗效标准）中混合痔疗效标准制定，

2. 治疗方法

2.1 术前准备　术前常规检查血常规，凝血时间，肝肾功能，血糖，心电图，胸片，大便常规，尿十一项等，排除手术禁忌症，术前清洁灌肠，备皮，术前半小时肌注鲁米那0.2g，术前排空膀胱；

2.2 手术方法

（1）治疗组　患者取侧卧位，骶麻或局麻生效后，常规消毒，直肠指检，扩肛。观察外痔形态及分布情况，设计好保留肛管皮桥，用组织钳钳夹外痔向外牵扯拉，暴露内痔部分，分别用中弯钳在齿线上0.5cm处钳夹KC3.7.11点内痔基底部，勿夹到肌肉层，靠齿线钳下剪一约0.2cm“V”型小口，钳下用10号丝线结扎，剪去残余痔组织；同法处理其它内痔，结扎点不能在同一水平面上，注意保留黏膜桥。在肛缘至齿线处，皮下多点开窗减压，尤其皮肤隆起明显处着重减压，使肛门一周点状开窗，深度为0.2~0.5cm，皮肤呈蜂窝状，如果是皮下有静脉曲张或血栓，可在皮桥中间作梭形小切口，潜行剥离静脉丛或血栓，如肛缘皮桥隆起过高，可在外痔皮桥基底部作一横切口切除多余皮肤，用0号丝线对齐缝合，使之与肛缘皮肤吻合，一周左右拆线，检查无活动出血点，肛内能容纳二指，太宁栓，双氯芬酸钠栓各一粒塞肛，用甲磺酸罗哌卡因．亚甲兰．糜蛋白酶混合液封闭肛周创面，塔形纱布固定。

（2）对照组　采用外剥内扎术，具体操作方法同治疗组，

2.3 术后处理　术后控制大便6~8小时，常规静脉抗生素4~6天防止感染，大便后用复方黄柏液清洗肛门，用甲硝唑纱条换药引流，保持大便通畅。

3. 结果

手术操作简单，术后极少伴的严重并发症，116例患者均一期治愈。无肛门水肿及皮赘形成，术后无肛门狭窄和肛门失禁出现，肛门疼痛轻，无出血和感染，尿潴溜等并发症，平均愈合天数14天，其中98例一年后随访，无复发和排便异常。

4. 讨论

环形混合痔的治疗一直是肛肠学科难点之一，是临床中最严重的痔，具有外痔和内痔的特点，它使肛管失去

正常的生理结构，齿线下移消失，原有生理功能不复存在，故在临床上有一定的特殊性。环形混合痔主要是原有血液.，淋巴循环通道被阻断，局部循环障碍，肛门局部血管组织渗透压增高，加之肛门及痔组织的生理，病理特点，极易造成肛门局部水肿，血栓，静脉曲张，皮赘的形成，进面引起和加重肛门坠胀，疼痛，合并感染和残留皮赘。

采用混合痔外剥内扎术，虽解决了直肠黏膜外翻，肛门潮湿，肛门狭窄等后遗症，但由于术后保留的肛管黏膜两侧结扎后的张力而隆起，可形成残留内痔，肛缘皮桥下未切除而残留外痔，导致肛门术后不平整，患者认为手术不彻底。本人采用开窗减压剥离皮下静脉丛，皮下水份及淤血渗出，皮下压力减轻，使皮肤与皮下组织粘连。可减轻术后水肿，减轻病人术后痛苦，缩短愈合时间，肛门不平整及肛门狭窄等并发症及后遗症，改善了患者的治疗质量，值得临床推广应用。

肛周脓肿术式研究与进展

穆　云　王顺和

四川　泸州　四川省泸州市人民医院肛肠科（646000）

【摘要】目前对于如何选择手术方式，使之既消除病灶，又能最大程度地保护肛门功能，降低成瘘率，真正做到“微创”，成为肛周脓肿手术中需要重视和探讨的问题。脓肿术式具有多样化的特点，证明了医者治疗时须充分考虑脓肿多样性的特点，选择合适的“个体化”术式。

【关键词】肛周脓肿；术式；研究与进展

肛周脓肿系指肛管直肠周围软组织及其间隙内发生急性化脓感染所形成的脓肿，为肛肠科常见的疾病之一。任何年龄都可发病，20－40岁是发病高峰期。研究认为肛周脓肿的发生与肛门直肠的解剖结构及感染有关。在长期的临床实践中产生了多种病因学说，包括肛窦肛腺感染学说，中央间隙感染学说，免疫学说和性激素学说等[1]。分类则较复杂，具代表性的有Eisenhammer分类法，隅越幸男分类法等。临床上现较常用的是全国中医行业1995年标准，即分为肛提肌以下的“低位脓肿”和肛提肌以上的“高位脓肿”，此种分法对临床治疗和评价转归预后情况较有指导意义。

Kodner曾指出：“疼痛意味着需要引流”[2]。所以肛周脓肿一旦形成应该及时切开引流，缺乏波动感并不是延迟治疗的理由。手术是肛肠科医生的共识，方式则常有多种选择。本文试就肛周脓肿术式与疗效的关系，结合近年有关文献，作综述如下。

1. 肛周脓肿切开引流术

传统认为，肛周脓肿所有症状都可随切开引流而消失，但这种方法常造成术后脓肿复发及肛瘘形成，需再次手术或二期手术。现一般认为它的适应证为：①术中找不到内口所在，一次性根治可能损伤肛门括约肌功能者；②高位脓肿一次性根治有可能损伤过多的耻骨直肠肌和外括约肌深层，从而引起术后大便失禁者；③脓肿范围过大过深，一次性根治易损伤过多的正常组织，破坏肛门局部解剖结构，影响肛门功能者。在上述情况下，其治疗原则为及时排脓，使引流通畅，待术后2－3个月左右甚至半年左右在肛瘘形成时再行“根治术”治疗。该术式禁忌证很少，也是各种脓肿术式的基础。缺点是临床上往往过度强调引流通畅，创伤往往较大，使病程迁延漫长，且复发率较高。有数据显示，单纯的脓肿切开引流术，术后脓肿复发或成瘘者超过90%[3]。

2. 肛周脓肿切开挂线术

挂线疗法是中医的特色疗法，主要起到慢性勒割，异物刺激，引流以及标志的作用。肛周脓肿切开挂线术方法多样，主要包括：

短期引流挂（浮）线：对于范围波及较广的肛周脓肿，可按脓肿范围在肛门括约肌外侧作多个切口，各引流切口间予以挂线处理。

长期引流挂（浮）线：对克罗恩病，结核病，艾滋病，癌肿并感染形成的脓肿，可采用长期引流挂线替代积极的手术治疗。一般挂线时间为3－6个月，通过长期通畅的引流，使局部炎症消退。在原有疾病得到有效控制后，再拆除所挂之线，必要时可终身带线。笔者曾经处理一例直肠癌低位吻合术后发生吻合口瘘的病例，在瘘道内口较大，位置高，涉及的组织厚度极大的情况下，作外口段切开后长期挂线，取得较好效果。

切割挂线：在切开脓腔后，内口位置较深者，在脓腔顶端与肠壁最薄弱处穿出，引入橡皮筋，将切口近肛缘端至齿线之间的皮肤、皮下组织切开，勒紧橡皮筋。或在内口明显但位置较深（常包括较多的外括约肌）时，为更好的保护肛门功能，可采用此法。一般7-10天脱线。此外，对于婴幼儿型肛周脓肿，如行一次性切开术，则术后可能因婴幼儿特殊生理特点或因不配合致换药时冲洗不彻底，伤口延迟愈合。严重者日后易造成肛门失禁，畸形等后果。采用切割挂线术则一方面换药时冲洗、引流方便，另一方面通过慢性勒割，更好的保护了肛门功能，可以大大提高手术成功率。本术式由于同时处理了内口，其成瘘率较低，但对于位置较深，或较复杂的脓肿，则仍有近10%的复发率[4]。原因可能是：①脓腔未充分引流；②内口未准确找到，或脓腔可能存在多个内口；③术后换药冲洗不当。注意到以上环节，可有效降低成瘘率。

陈玉根等[5]对传统切割挂线紧线技术进行改良，设计在脓肿高位挂线组织进行紧线时，在挂入肌肉内之下方放入韧质皮垫，从而改变皮筋紧线后切割组织的受力方向，从而对所挂肌肉产生由上而下，由深及浅的定向切割作用力，称之为定向切割技术。并在临床试验取得初步效果，值得进一步实践和研究。

3. 肛周脓肿切开缝合术

1951年Ellis首创此疗法。经典术式为在脓肿明显处切开，排出脓液后搔刮脓腔壁，直至腔内为腔壁流出的血液充满。将脓腔内血块排出，用手指压迫脓腔，粗三角针绕脓腔行褥式法缝合封闭脓腔。现该术式有多种改良，有学者运用此术式或其改良术式治疗脓肿型肛瘘，认为可以缩短住院时间，减少瘢痕形成，更好保护肛门功能。但更多的学者则担心本法因无菌条件要求较高，有时不易一期愈合而失败[6]，现认为本术式可能对某些特殊类型的肛周脓肿具较大价值。张树峰[7]等报告对62例高位肌间脓肿行分段缝扎治疗，全部治愈，无窦道发生。

4. 保留括约肌术式

该法是高野正博根据肛瘘的保留括约肌术式而运用于治疗肛周脓肿的。高野氏报告于1982年-1985年的4年间用此法治疗了314例，仅5例复发。发生出血、肛周皮炎、皮赘增生、创面延期愈合等并发症8例。谷云飞等[8]对此作了较多改良，包括保留括约肌挂线术和推移皮瓣挂线术。理论上一方面清除了原发病灶，减少了成瘘率。另一方面通过推移皮瓣有效“降低”内口，使之移到与大气压相近的肛缘附近，避开肛门直肠高压区，减少感染机会。并用肛肠动力学检测结果证明其优于一期根治切开术。

5. 微创材料封堵术

微创材料封堵术的主要方法是采用各种材料封堵内口，使之封闭修复，从而达到治愈目的。1991年Hjort rup首次采用纤维蛋白封闭剂封堵瘘道的方法治疗肛瘘，其治愈率14-90%，复发率15-86%.2006年Lynn oconnor首先报导使用猪小肠黏膜下层材料填塞治疗20例因克罗恩病所致肛瘘，为治疗肛周脓肿提供了新思路。目前报导较多的封堵材料有脱细胞异体真皮基质（acellular dermal martix，ADM）和医用生物胶蛋白。前者方法是根据脓腔大小修剪材料，将材料拉入内口后缝合，外口开放。后者是作为乳白色凝胶物，经过自带导管系统输送到脓腔顶端，导管边送边退，达到封堵效果。国内赵英武等[9]有小样本报告，据称疗效达到100%。但尚缺乏大宗病例报告证实。

6. 肛周脓肿负压引流术

负压伤口治疗（NPWT）是近年来开展的一种治疗新方法，包含封闭负压引流（VSD）和负压铺助闭合伤口（VAC）两个关键技术。1993年德国外科学者Fleichmann等提出VSD并用于四肢感染性创面的治疗。1997年美国外科学者Argenta等运用封闭负压吸引原理提出VAC技术。作用机制是增加血运，减少渗液，达到抑制细菌和促进肉芽生长的作用。郑伟琴等[10]用于肛周脓肿的治疗，采用苏州麦克林医疗器械公司的材料，包括容量为200ml的负压球和引流管。每日冲洗甲硝唑并持续负压吸引，俟引流液少于每日5ml时拔除引流管。该法具备高效的引流系统，体现为全方位、高负压下被引流区的“零积聚”，具止痛，抗感染，促进创面愈合三大作用[11]。姚健等[12]采用在肛周脓肿隆起处戳微小孔（3mm）两个，置两根一次性使用14 # Fr硅胶尿管，一根持续冲洗，另一根持续负压引流，治疗15例，平均住院时间6天，全部治愈，随访1-10个月无复发，亦无肛瘘形成。并总结本法具引流彻底，痛苦小，修复快等特点，值得进一步作临床规范化研究。

7. 小结

目前对于如何选择手术方式，使之既消除病灶，又能最大程度地保护肛门功能，降低成瘘率，真正做到“微创”，成为肛周脓肿手术中需要重视和探讨的问题。脓肿术式的多样化，恰恰证明了医者治疗时须充分考虑脓肿多样性的特点，选择合适的“个体化”术式。同时也激励着今天肛肠科医者探索出更符合患者生理病理特点，更微创，更完美的术式。

参考文献：略。

纳米银医用敷料在混合痔术后应用的临床观察

李学勇　周振东　指导　韩　宝　张燕生

北京马应龙长青肛肠医院（100195）

【摘要】目的　观察纳米银医用抗菌敷料在混合痔手术后应用是否有效和安全。方法　对120例混合痔手术患者随机分为治疗组和对照组，每组60例，治疗组60例，采用纳米银医用抗菌敷料引流，对照组60例，采用传统无菌凡士林油纱引流。结果　治疗组的创面愈合时间和疼痛持续时间明显缩短，两组比较有显著性差异（$P<0.05$），治疗组的疗效优于对照组，两组均未出现不良反应。结论 新型纳米银医用抗菌敷料在混合痔手术后临床疗效显著，并且无明显副作用。

【关键词】纳米银；混合痔术后；临床观察

本文从2011年3月至2011年11月，纳入本科室混合痔术后患者120例，采用随机分组方法进行临床研究，治疗组60例术后患者采用纳米银医用抗菌敷料换药治疗，对照组60例用传统无菌凡士林油纱换药，现将结果报告如下。

1 资料与方法

1.1 临床资料　根据《中国肛肠科病症诊断疗效标准》[1]中符合混合痔诊断标准的患者纳入120例。术后创面范围2㎝2－8㎝2之间，治疗组60中，男35例，女25例，平均年龄38岁；对照组60例中，男32例，女28例，平均年龄40岁。两组患者术前营养情况良好，均无糖尿病、心脑血管疾病及血液系统疾病。两组患者性别、年龄、创面面积经SPSS17.0统计软件处理，差异无统计学意义（$P>0.05$），具有可比性。

1.2 治疗方法　两组手术当天清晨均用聚乙二醇电解质散清洁肠道，术前排便呈清水样，手术均采用PPH术联合外痔切除术，术后均口服芪蓉润肠口服液，以便质成形软便为度，术后24小时后第一次换药，以后每日换药一次。治疗组伤口采用纳米银医用抗菌敷料，对照组伤口换药用无菌凡士林油纱，两组均用普济痔疮栓纳肛、肛泰软膏外用，每日中药熏治、半导体激光照射治疗。

1.3 观察指标及方法　创面愈合时间：全程肉眼观察创面愈合情况，以肉芽组织填平、上皮完全覆盖为愈合指标，统计创面愈合时间。持续疼痛时间：每日换药时询问患者有无疼痛，记录换药时疼痛持续天数。感染：观察创面，色泽新鲜、肉芽组织生长良好为无感染，创面周围红肿硬结、分泌物增多、血象升高为伤口感染。

1.4 统计方法　将原始数据输入SPSS17.0软件进行统计学处理，计量资料采用t检验，计数资料采用X^2检验。

1.5 材料：纳米银医用抗菌敷料由深圳市爱杰特医药科技有限公司生产。

2 结果

2.1 疗效判定标准　治愈：便血及肛门脱出症状消失，外痔组织消失，创面愈合；显效：便血及肛门脱出症状消失，外痔组织缩小，创面愈合2/3以上；有效：便血及脱出减轻，外痔组织缩小，创面愈合1/3以上；无效：症状、体征均无变化。

2.2 疗效　60例纳米银医用抗菌敷料换药创面愈合时间及疼痛持续时间明显缩短，两组均无出现感染，两组均未出现局部皮疹、红肿等不良反应。治疗组的创面愈合时间及疼痛持续时间两个评价指标均明显优于对照组（$P<0.05$），有统计学意义，纳米银医用抗菌敷料对混合痔术后创面愈合及疼痛影响优于无菌凡士林油纱。结果见表1。

表1　两组创面愈合时间、疼痛持续时间比较（天，$\bar{x}\pm S$）

组别	例数	创面愈合时间	疼痛持续时间
治疗组	60	12.30±2.21	3.25±1.20
对照组	60	16.50±3.08*	5.17±2.03*

注：与对照组比较，$P<0.01$*

3 讨论

纳米银医用抗菌敷料医用脱脂纱布或医用非织造布和纳米银溶液浸渍切割后加工而成的新型抗菌敷料。纳米银医用抗菌敷料与伤口接触后，迅速并持久地释放纳米银粒子，快速有效地杀灭细菌、真菌及其他病原体，使感染得到控制，并可消炎止痛，有利于引流、保护创面、镇痛等优点，促进伤口愈合。

作用机制：纳米银抗菌谱广，不易产生耐药菌；其油性、网眼设计，能有效确保敷料下积液流畅排出，减轻更换敷料及去除敷料过程中的疼痛，预防感染的发生，并可促进创面早日愈合[2]。纳米银与细菌的 DNA 碱基相结合，彼此形成交叉链接，导致细菌 DNA 结构的变性，抑制了 DNA 复制，使病菌失活[3]。银与细菌细胞壁上的肽聚糖反应，形成复合物，从而抑制氧能量转运，阻止病菌的活动并导致病菌死亡。能与微生物细胞中的高分子结构巯基、羧基、磷酸基等结合，改变其分子结构，使之失活。创面中 MMP 活性增强，MMP 活性过高会破坏生长因子和新生组织，阻碍愈合，而银可以与 MMP 结构中的巯基结合，从而降低 MMP 的活性，促进组织修复与再生[4]。

安全性：纳米银是经过创伤创面进入血液循环，进而分布于全身各器官[5]。纳米银在各脏器的分布、蓄积，是否会产生银毒性反应有待更进一步研究。有学者研究六种不同浓度纳米载银无菌剂的细胞毒性试验，结果显示，其细胞毒性随着浓度的增加而增加，高浓度的纳米载银无菌剂对试验小鼠的成纤维细胞具有毒性，到浓度低于 25 g/L 时，已基本无毒性存在。纳米银对人体是否存在致畸作用，目前还是未知领域，有研究表明，纳米银可对鱼胚胎的早期发育产生影响，且与胚胎发育异常程度呈现剂量 - 效应关系[6]。

银属于重金属，可使细菌蛋白质变性，且机体不易产生耐药性。纳米银是利用了纳米技术将银纳米化，纳米银是结合了纳米技术的优良特征与银元素特有的杀菌作用，创造的新型功能性抗菌材料。纳米银具有强大的接触面积，在同等量细菌的状态下，与传统银制剂比较，用银含量大大降低，血清银与尿银的浓度也均明显降低，由此得出，在疗效提高的同时，银的安全性也同时被提高［7］。因纳米银强力的抗菌、杀灭微生物、消除炎症和促进组织修复与再生的作用，在医学领域中日益应用广泛。为纳米银聚集，失去纳米特性，降低抗菌效果，保存纳米银需添加保护剂，这方面的研究有待进一步开发。

通过观察结果，认为纳米银敷料是一种强效抗菌、使用方便、安全的混合痔术后外用敷料。纳米银医用抗菌敷料应用于混合痔术后创面换药后，创面愈合时间及疼痛时间缩短，无感染、出血等并发症，且无全身及局部不良反应，安全性高，病人耐受性好。

参考文献：略。

环状混合痔纵切横缝术的临床疗效

牛春安　娄爱华　王成功　周　华

山东省蒙阴县人民医院（276200）

【摘要】目的　评估纵切横缝术治疗环状混合痔的临床疗效。方法　以纵切横缝术治疗的病例为实验组，外剥内扎术治疗的病例为对照组。将治愈率、创面愈合时间、术后并发症等列为观察指标，共观察 156 例，其中实验组 104 例，对照组 52 例。结果　治愈率：实验组 98 例 95%，对照组 36 例 69%；创面愈合时间：实验组：平均 15 天，对照组平均 26 天；肛门功能测定：术后实验组无肛门狭窄，对照组 2 例肛门狭窄；术后并发症：术后肛门疼痛实验组 76 例，对照组 34 例；水肿发生率：实验组 4 例，对照组 16 例；术后出血：实验组 2 例，对照组 6 例。结论　纵切横缝术较传统的外剥内扎术治疗环状混合痔可明显提高治愈率，缩短创面愈合时间，保持肛门生理功能，减少术后并发症。

【关键词】环状混合痔；手术；临床总结

环状混合痔是痔发展的第四期，也是最严重的一期，此期痔核因环状脱出，多有嵌顿水肿，痔核内充满血栓，黏膜糜烂，部分痔核坏死。环状混合痔的治疗一直是肛肠科难治病症之一，若彻底处理，容易过多损失肛门皮肤、肛垫而影响肛门功能，发生溢液、溢气、黏膜外翻、肛门畸形、肛门狭窄等并发症；若处理不彻底，则病变组织残留，肛周不平整且易复发。以往手术，多采用分次分段切除方法，即增加了患者的痛苦，延迟了痊愈时间，又加重了患者的经济负担。同时肛门狭窄也往往很难避免。我科自 2009 年以来采用切除缝合术治疗环状混合痔取得了良好效果。

一、临床资料

参照国家中医药管理局1994年发布的《中医肛肠科病症诊断疗效标准》选择符合环状混合痔诊断且具备手术指征的患者156例。随机分为：治疗组104例，男58人、女46人，最大年龄75岁，最小年龄19岁，其中50岁以上24人，60岁以上20人；对照组52例，男32人、女20人，最大年龄73岁，最小年龄18岁，其中50岁以上12人，60岁以上10人。

二、治疗方法：

1. 术前准备：（1）术前检查：血液常规、凝血时间测定、肝功能检查、电子心电图检查，必要时做电子结肠镜、病理活检等。（2）向患者及家属交待病情，签署手术同意书。（3）术前备皮，清洁灌肠。

2. 麻醉方法：采用骶管麻醉或硬腰联合麻醉。

3. 手术方法：

3.1. 治疗组：切除缝合术是在传统混合痔外剥内扎术的基础上的改良和创新，手术前2小时温盐水800ml灌肠一次，清理肠道积便，采用骶管麻醉或腰麻，取右侧卧位于手术台上，常规消毒铺巾后，先观察内痔大小及分布，与肛管后正中做一纵行切口约1.0cm，切除外痔及静脉团，间断横行缝合切口，同法处理前正中。单纯7号丝线结扎3、7、11点内痔及痔核上1CM处黏膜，注意结扎点不要在同一平面上，弧形切除肛门两侧外痔及静脉团，间断缝合切口，观察无出血，油纱条明胶海绵填塞压迫止血，纱布包扎，丁字带固定。总之，缝合后切口呈倒置的漏斗状最佳，并保持臀中沟形状同于正常，缝合线用4/0可吸收无损伤缝合线或1号丝线，术后应用抗生素3—6天，控制排便24—48小时，每日便后常规坐浴换药，给予通便药物口服预防大便干燥，术后8—10天，拆除缝合的丝线。

3.2. 对照组：以往我科针对环状混合痔患者均采用传统的外剥内扎术，手术步骤及操作相对简单，但此手术存在术后创口疼痛、手术创面愈合缓慢、肛门自制功能及肛管精细感觉受到一定影响等缺陷，对于单发或相互之间相对孤立的痔核根治效果好，但切除痔核过多，肛管皮肤及直肠黏膜缺损，术后可伴有一定程度的肛门狭窄或肛门失禁，术后常伴有肛门部明显水肿，疼痛明显且时间长，创面愈合慢，一般需要3~4周时间。具体操作方法：手术前2小时温盐水800ml灌肠一次，清理肠道积便，采用骶管麻醉或腰麻，取右侧卧位于手术台上，常规消毒铺巾后，提起外痔部分，作一“V”形切口，在皮下静脉丛与括约肌层之间剥离至齿线上0.3cm，钳夹内痔基地部，7号丝线单纯结扎，剪除部分残端，同法处理其余点位混合痔，注意保留正常黏膜及皮桥，7号丝线结扎出血点，查无活动性出血，油纱条明胶海绵填塞压迫止血，纱布包扎，丁字带固定。术后应用抗生素3—6天，控制排便24—48小时，每日便后常规坐浴换药，给予通便药物口服预防大便干燥，术后8—10天，结扎线脱落，3周左右切开愈合。

三、治疗结果

组别	痊愈	好转	未愈	总有效率
治疗组	例数 n% 98例 95%	例数 n% 6例 5%	例数 n% 0例 0%	100%
对照组	例数 n% 36例 69%	例数 n% 10例 19%	例数 n% 6例 12%	88%

两组术式术后指标评价

组别	例数	术后疼痛	出血	水肿	肛门狭窄	愈合时间
治疗组	104例	76例	2例	4例	0例	15天
对照组	52例	34例	6例	16例	2例	26天

四、讨论

即往针对环状混合痔的手术方法是外剥内扎术，分再次（或多次）切除外痔，或是内痔结扎后大范围切除外痔，同时切断部分内括约肌松解肛门，多次手术造成患者更多的痛苦与经济负担，大范围切除外痔后，肛门或多或少都有部分赘皮残留，虽经切断括约肌，仍很容易成肛门狭窄（肛管皮肤缺损过多及大便偏稀所致），从而需再次手术扩肛。这两种方法，均使得患者肛周结缔组织增生过多出现感觉性肛门失禁，而且切口愈合时间均在25天以上，即使采用保留皮桥法也往往因外痔部分难以分界，存留多余皮桥及术后皮桥仍呈皮赘状等问题，使术者绞尽脑汁而结果不理想。本方法治疗有以下优点：(1) 一次性完成必须多次进行的手术。(2) 保留了原有外剥内扎术的优点，达到了疗效持久的目的。(3) 切口愈合后，愈合时间缩短，在很大程度上减轻了患者的经济负担。(4) 肛周切口虽为污染切口，因术中注意无菌操作，术后静滴抗生素及中药坐浴换药，因而未出现一例切口感染。(5) 最大程度上避免了环状混合痔术后肛门狭窄的问题。

该术式的创新点在于：环状混合痔切除缝合术是在传统混合痔外剥内扎术的基础上的改良和创新，它运用了最新的肛垫悬吊法，将脱出的内痔痔核重新复位并悬吊于正常解剖位置，同时阻断部分痔血流使痔体萎缩。重要的是该术式运用了纵切横缝的方法，充分利用肛管皮肤和黏膜，保护了肛管的最佳直径，避免了肛门狭窄的发生。同时切口均缝合，大大缩短了愈合时间。

环状混合痔是肛肠科的一种常见病及多发病，如治疗不当则会影响肛门功能，严重者甚至影响生活质量。纵切横缝外剥内扎术在环状混合痔的治疗上疗效显著，并发症少，有着重要的推广应用价值，具有良好的技术、经济与社会效益。

应注意的要点：(1) 做好术前准备，熟悉各个患者的具体情况，避免盲目手术，从而保证手术质量，减少再次手术的痛苦。(2) 严格无菌操作，减少感染的发生。(3) 注意充分剥离切口两侧静脉团及痔组织，使表面皮肤平整，切除多余的皮赘，皮桥断端缝合时要仔细轻柔，避免过度牵拉、钳夹、切忌缝合过紧，防止切口周围再次形成皮赘。(4) 术后换药仔细清洗创面，肛内塞入太宁栓以促进黏膜愈合，覆盖无菌纱条及敷料。

纳米银痔疮净用于多切口复杂性肛瘘引流术的治疗效果观察

潘德强[1] 黄祖仟[2] 段文志[2△] 李美荣[2] 胡 丽[1] 邓洪毅[2] 王树添[1]

[1]广东省中山市南区医院普外科（广东 中山 528455）
[2]广东省中山市陈星海医院肛肠科（广东 中山 528415）

【摘要】目的 为探讨纳米银痔疮净在多切口复杂性肛瘘术后的临床运用效果。方法：将100例复杂性肛瘘患者在采用主管切开挂线、支管旷置、对口浮线引流，每日坐浴冲洗后分为循管道仅注入纳米银痔疮净治疗50例作为观察组；另外50例仅循管道置放入适量甲硝唑纱条为对照组进行两组间治疗效果观察。结果：两组经过治疗的患者作为期一年以上的随访，两组术后复发率无明显差异（$x^2=0.211$，P〉0.05）；而术后换药治疗时患者舒适满意度与术后恢复时间优于对照组（$t=3.347$，$P<0.05$）。结论：多切口复杂性肛瘘术后应用纳米银痔疮净治疗，操作简单，疼痛轻微，舒适感明显，利于伤口修复，值得临床推广。

【关键词】纳米银痔疮净；复杂性肛瘘；疗效观察

复杂性肛瘘是肛肠科难治性常见病之一；手术治疗虽是其最主要可靠的根治途径，然而，术后创面积极换药措施的使用对该疾病的预后与转归也有着十分重要的作用：它抑或是直接关联着术后伤口恢复期的舒适程度、影响到疗程长短的关键因素。通过将纳米银痔疮净（观察组）在多切口复杂性肛瘘引流术中的应用观察，并与之传统措施治疗（对照组）进行对比分析，取得了满意效果。现报告如下。

1 资料与方法

1.1 临床资料　本课题组选取2010年5月至2012年12月收治该类病人患者100例。观察组男37例，女13例，年龄（44.3±8.6）岁，病程（6.4±1.7）年；对照组，男40例，女10例，年龄（43.5±9.4）岁；病程（6.8±0.8）年；所有病例诊断均按照1994-06-28国家中医药管理局发布的＜＜中医病证诊断疗效标准＞＞[1]执行。依据肛门视诊、肛管直肠指诊、超声影像、双氧水亚甲蓝染色或瘘管造影等确诊。两组在年龄、性别、病程或术前各项化验指标等诸方面比较均无显著性差异（P＞0.05），具有可比性。

1.2　治疗方法　术后视排便等情况每日可1～3次硝硼散坐浴后，观察组从各外口直接注入纳米银痔疮净，使各管腔内充填满纳米银痔疮净凝胶，以可见相邻各外口有纳米银痔疮净凝胶存在溢出为度；肛内每次挤入纳米银痔疮净凝胶一支。待内口橡皮筋挂线脱落后即视各瘘道肉芽生长情况遂步拔除外口间虚挂线胶圈；接着每日坐浴后择从较大外口注入纳米银痔疮净凝胶，直至无法注入该凝胶时，即表明完全治愈，该治疗结束。对照组在上述治疗中除不使用纳米银痔疮净凝胶外，管道或切口间隙视其大小情形按传统方法充填适量甲硝唑纱条，而其它方面处理均相同。

1.3 观察指标与评判方式

(1) 疼痛评估标准（VAS 评分[2]）：0 分：无痛；3 分以下：有轻微的疼痛，患者能忍受；4 分 ~6 分：患者疼痛并影响睡眠，尚能忍受；7 分 ~10 分：患者有渐强烈的疼痛，疼痛难耐。

1.4　疗效评价标准

均参照《中华人民共和国中医药行业标准——中医病症诊断疗效标准》[3]进行疗效评价：(1) 痊愈：肛瘘内外口伤口完全闭合，开放创面完全修复，症状及体征消失，一年随访无复发；(2) 好转：症状及体征改善，肛瘘内外口伤口未闭合。或闭合后一年内出现管道有分泌物流出，复发。(3) 无效：症状及体征均无变化。

2 结果　两组疗效比较见表 1

表 1　两组疗效比较

组别	例数	平均疼痛积分	创面愈合天数	肛门不适（例,%）	复发率（%）
观察组	50	2.71 ±1.33※	24.57 ±2.15 ※	2 (4.0)※	2 (4.%)◇
对照组	50	5.58 ±1.64	28.69 ±3.54	27 (54.0)	3 (6.%)◇

※ $P < 0.05$；◇ $P > 0.05$ VS 对照组。

3 讨论

复杂性肛瘘手术成败的关键在于两个方面：首先是准确无误地找到内口，并恰当合理地处理管道；其次是术后切口技术性换药[4]。然而，由于发病部位的解剖与生理功能的复杂性，肛肠科相关术后的切口疼痛、切口感染与切口恢复时间就成了医患双方迫切关注的首要问题，这也彰显了术后换药措施的合理性与必要性．如果切口换药复杂或困难，直接带给患者的就是疼痛或其它不适，势必形成对这一治疗措施的畏惧与逃避，让治疗的连续性人为地添置了障碍，甚或可直接导致最佳治疗时机的错失，提高了预后的不确定性。本课题组通过对换药措施的提升，发现观察组在术后疼痛、创面愈合时间及肛门不适诸方面较对照组有明显优势，较好地解决了复杂性肛瘘术后所面临的系列问题．而复发率抑或是治愈率均无明显差异（$P > 0.05$）．

纳米银抗菌水凝胶的运用可以明显减轻肛瘘术后患者换药的疼痛程度，提高其治疗过程中的舒适感，促进术口的修复能力，其理由可能与下列形情有关。一是纳米银抗菌水凝胶效仿于开塞露式给药路径：配有人性化光滑注入管道，操作时顺应了肛管生理活动特点，很容易使专科医师在换药操作中对肛瘘伤口实现“轻、柔、快、准”的目的，从而避免了传统式费时又费力的机械性冲洗操作及纱条留置对创面的刺激作用。二是其本身就是一种类似于生命组织的水溶性凝胶，使用后可迅速渗透到患病部位内部及静脉血管内，能为创面提供生理性湿润环境，防止痛觉神经末梢部位干燥，减少外界因素的摩擦等起到了屏障性保护作用。三是纳米银抗菌水凝胶对肛瘘术后创面的灌注式疗法，既规避了传统式的油纱填充方法，又破除了填塞而致的系列不适感，使伤口的愈合及时获得了足够的时间与空间；四是纳米银痔疮净是将纳米银超细颗粒以水凝胶为载体制作而成，由于银为带有正电荷的重金属，相互之间互为排斥，且不溶于血液，所以不受重力的作用而悬浮在静脉血管中，不断杀灭各种有害菌，改善静脉环境，促进健康血红细胞再生[5]；对可能遗漏或未彻底清除的病灶继续实予“围剿”，同时对可能发生的感染实予“防御”，达到切断感染源与杀灭病菌的作用[6]．从而起到促进受损组织修复与再生的功效．

综上所述，采用灌注式疗法把纳米银抗菌水凝胶运用于多切口复杂性肛瘘引流术的治疗，具有操作简便，疼痛少，疗效可靠等优点，确实是一种行之有效的辅助治疗方法。从临床疗效观察分析，该方法的使用提高了此类患者术后换药治疗时的舒适满意度，明显降低了肛瘘术后并发症的发生，为肛肠科术后创面的换药治疗探索出一条切实可行的新路子；基本实现了该项目课题预期的目标。

参考文献：略。

肛瘘治疗的研究进展

潘方杰　付　靓

新疆维吾尔自治区中医医院（830000）

【关键词】肛瘘；综述

肛瘘是指直肠或肛管与周围皮肤相通所形成的瘘管，也称肛漏。肛瘘多是肛痈的后遗症。临床上分为化脓性或结核性两类。其特点是局部反复流脓、疼痛、瘙痒为主要症状，并可触及或探及瘘管通到直肠。介于本病可发生于各种年龄和不同性别，是临床的多发病、常见病，本文将近几年有关肛瘘治疗的研究进展综述如下。

1. 手术方式及术后综合治疗

李丽莉[2]收集150例蹄铁型肛瘘，男102例．女48例，年龄16～75岁，病程1～15年，其中后马蹄98例，前马蹄15例，半马蹄37例。135例是低位复杂性肛瘘，15例是高位复杂性肛瘘，最多外口为6个。采用主灶改道、外口开窗、支管旷置法治疗蹄铁型肛瘘，术后辅以中药熏洗，疗效好，避免2次手术的痛苦，缩短疗程，值得推广。

李丽莉经验总结：

（1）内口要找准：可以探针探查结合肛门镜检查及指检，判断内口位置，必要时结合所索罗门氏定律，确定瘘道走向及内口位置。

（2）引流要通畅：无论是主灶切口还是开窗的外口，应保证引流通畅，换药时应注意控制组织从基底部向外生长，避免窦道形成，而致瘘复发，换药时应将凡士林纱条充分填塞，近内口处宜紧，防止污物灌人，肛外宜松，以利引流及组织修复，防止桥形愈合。

（3）辅以中药熏洗：每日便后以中药熏洗，方如下：鱼腥草30克、野菊花20克、蒲公英15克、金银花20克、苦参20克、五倍子15克、明矾30克、延胡索20克。

（4）换药是关键：应以双氧水、生理盐水冲洗，辅以膏剂换药。后期应以粉剂（散剂）换药，防止肉芽水肿、高突过剩。

换药时应注意创面是否引流通畅，必要时适当延长切口。若有肉芽水肿，可予高渗盐水纱布外敷；若有肉芽过剩，可适当剪除过剩肉芽。主灶与外口之间的双股橡皮筋应定期拆换成单股橡皮筋，并掌握好橡皮筋拆除时间，避免橡皮筋留置时间过长而形成新的窦道，导致治疗失败。

李国年，毕兴昌[3]收集21例肛肠科住院患者，男l6例，女5例；年龄l9～54岁，平均35岁；病程6个月～l2年，平均6.3年；均为低位单纯性肛瘘。患者取侧卧位或俯卧位，常规消毒，行骶管麻醉后，将探针自瘘管外口沿管道向内口探入，穿出内日，并牵引至肛外，继则沿探针切开管道，刮去管内腐烂组织，必要时可切除管壁，同时修两侧的组织，从齿线部用可吸收缝线将两侧皮肤向创面中间缝合，一般每侧缝合3～4针，缝合成袋状，使创面明显缩小，黄连油纱条敷于创面，外用纱布固定。患者术后予常规输液抗感染治疗，保持大便通畅，便后用痔瘘熏洗剂（药物组成：荔枝草30克、鱼腥草20克、黄柏20克、车前草20克、苦参20克）坐浴后，常规换药。本组2l例均1次性治愈，疗程最短12d，最长22d，平均l6.5d，随访2年无1例复发。

张少军，杨巍[5]收集30例肛肠科住院患者，男21例，女9例；年龄21～57岁，平均46.9岁；病程6个月～l3年，平均3.7年；瘘管数目：2个18例，3个8例．3个以上4例；低位括约肌间肛瘘18例，低位括约肌外肛瘘12例；外口距肛缘最短2cm，最长13.6om。手术完毕，创面电凝止血，切口用红油膏纱条填塞。垫棉法的使用在各保留皮桥下方不填塞止血敷料及红油膏纱条，而是使皮桥与皮下组织直接紧贴，在皮桥上方用药棉及纱布加压包扎，宽胶布固定。结果：本组30例，均一次全部治愈，治愈率100%。治愈时间最短21d，最长34d，平均26.7d。皮桥粘连时间最短3d，最长15d，平均6.1d。术后随访3个月，所有患者未见复发，无伤口感染等情况发生。

2. 术后药物熏洗选择

黄志夫[6]选择96例肛瘘患者，随机分为治疗组46例和对照组5O例。单日住院的为治疗组，选用中药坐浴+化腐生肌膏换药，双日住院的为对照组，选用敏感抗菌素+高锰酸钾溶液坐浴+聚维酮碘消毒凡士林油纱条换药。观察两组临床疗效、治愈时间和术后切口感染等情况。结果治疗组创面愈合时间明显短于对照组（$P<0.05$），并且术后切口感染未有明显增加。

郭俊宇[1]选择低位肛瘘术后患者100例，随机分为观察组和对照组，每组50例。观察组术后采用中药熏洗配合微波治疗，对照组按常规治疗。结果 观察组术后创面疼痛减轻、水肿消退、分泌物减少及创面愈合时间的优良率明显高于对照组（P均<0.O1）。

沈忠，俞艳艳，吴阔见[4]采集口服地奥司明及自制中药外洗方肛门坐浴应用于5O例肛门术后患者共观察140例患者，男72例，女48例，年龄l9～75岁，平均45.1岁，其中混合痔72例，肛裂21例，单纯性肛瘘27例，均排除其他如糖尿病等影响创面愈合疾病。随机分为观察组5O例、对照组1组50例、对照2组40例，手术后3组均常规应用抗感染药物。观察组：术后第2天起口服地奥司明片（马应龙药业集团股份有限公司生产，每片0.5g），每次2片，每日2次；每日便后肛门自制中药外洗方（由炉甘石、芒硝、蒲公英、黄柏、五倍子、牡丹皮、白芷等组成，由医院制剂室煎液 200ml 封袋，用时拆封加热水至 1500ml）先熏后坐浴。对照 1 组采用地奥司明片口服，每次 2 片，每日 2 次。对照 2 组单纯便后肛门中药外洗方坐浴。3 组病人坐浴后均常规换药直至创面愈合。观察患者术后第 5、10 天疼痛、出血、创缘水肿、创面渗出情况，同时记录创面愈合时间。结果 3 组间临床资料经统计学处理差异无显著性。

梁瑞文，陈辉[7] 观察 60 例病人均为 2008 年 10 月 ~2010 年 5 月的住院病人。肛瘘诊断参照 2004 年中华中医药学会肛肠分会制定的《肛肠疾病诊断标准》中肛瘘的诊断标准。按随机数字表分为观察组与对照组各 30 例，观察组男 23 例，女 7 例，年龄 20 ~65 岁，病程 1 ~24 个月；对组男 25 例，女 5 例，年龄 18 ~57 岁，病程 1 ~18 个月。两组资料在性别、年龄、病程方面的比较差异无统计学意义，具有可比性（$P>0.05$）。两组病人均在腰硬联合麻醉下行高位单纯性肛瘘切开挂线术。术后第 2d 开始坐浴。观察组用药为马齿苋 60 克、大黄 20 克、芒硝 20 克、明矾 15 克、威灵仙 15 克、赤芍 15 克、白芷 15 克、蛇床子 15 克。上述药物由医院煎药室代煎为 800ml 汤剂。将中药汤剂稀释至 3000ml，加入 DC－100 型超声雾化熏洗仪（杭州大力神医疗器械有限公司生产）外置水箱中，打开电源开关，设定水温 38 ~40℃，坐温 20 ~40℃，风温 35 ~55℃，选择手动模式、水疗功能、水状、时间（18rain），按“启/停”键进入水疗工作状态，熏洗 5mln，雾化 8min，最后烘干 5 min。对照组将复方高锰酸钾速溶片加水配制成 1：5000 高锰酸钾溶液 2000ml。待药液降至与皮肤温度相近（38 ~40℃）时，坐浴 15 rain，以浸泡肛门病变部位为度。两组病人均以雷弗诺尔纱条填塞换药。术后运用抗生素预防感染 4d。治疗期间忌吃辛辣燥热食品。用 SPSS13.0 软件处理数据。等级资料用 Wilcoxon 秩和检验，$P<0.05$ 为差异有统计学意义。结果用药后第 2、4、7、14 d 两组病人肛门疼痛积分比较见创面渗液积分比较见表 2。对照组病人创面平均愈合（27.83 ±4.54）d，观察组病人创面平均愈合（24.56 ±4.45）d，两组比较 $t=2.82$，$P=0.02$，差异有统计学意义。

3. **术后并发症处理**

肛周急性湿疹是肛瘘术后常见并发症，表现为肛周皮肤潮红、糜烂，有渗出液，自觉瘙痒难忍，尤以夜间为明显。不仅严重影响患者的日常生活，而且影响了创面的愈合。于 2003 年 ~2008 年，黄璇．李建生[8] 将 51 例住院患者随机分为 3 组。其中治疗组 20 例，男 16 例。女 4 例：年龄 19 ~67 岁，平均 41 岁；病程 1 ~7d，平均 3d。对照 1 组 15 例，男 12 例，女 3 例；年龄 30 ~60 岁，平均 42 岁；病程 2 ~5d，平均 3d。对照 2 组 16 例，男 13 例，女 3 例；年龄 25 ~63 岁，平均 39 岁；病程 1 ~6d，平均 2d。经齐同检验，3 组病例在年龄、性别、发生湿疹的病程等方面经统计学处理．差异均无显著性意义（$P>0.05$），具有可比性。所有病例均同时符合 1994 年国家中医药管理局颁布的《中医病证诊断疗效标准》中肛瘘和急性湿疹的诊断标准。中药熏洗处方：苦参 9 克、蛇床子 15 克、地肤子 15 克、白鲜皮 9 克、金银花 9 克、石菖蒲 9 克、五倍子 9 克、苍耳子 9 克、黄芩 9 克 g。

治疗组采用中药熏洗法加 TDP 照射：①将中药浓煎 100ml 倒入超声雾化熏洗治疗椅（山东中杰医疗器械公司生产，型号 TEC－150）药液杯中，打开电源开关后，患者坐在熏洗椅上。先冲洗 1 ~2min，再熏蒸 5 ~6min，反复冲洗熏蒸 3 ~4 次，时间 20min，熏洗温度控制在 42℃。每日 1 次，7d 为 1 个疗程。②熏洗后患者取侧卧位，充分暴露肛门，采用重庆新峰医疗器械公司生产的 CQ －27 落地式 TDP 治疗仪，进行照射。探头距离病变组织约 10 ~15cm，以病人感到温热为准，照射时间 30min。每日 1 次，7d 为 1 个疗程。对照 1 组单纯采用中药熏洗．熏洗处方及方法与治疗组相同，每日 1 次，7d 为 1 个疗程。

对照 2 组单纯采刚 TDP 照射，每日 1 次，7d 为 1 个疗程。与对照 1 组比较，1）$P<0.01$；与对照 2 组比较，2）$P<0.01$。

综上所述，肛瘘是肛管直肠与肛门周围皮肤之间的异常通道。其发病率高，在肛肠科仅次于痔，约占肛肠疾病的 15%。中医学对肛瘘早有记载，且论述颇多。一般认为，内伤七情，外感六淫，饮食不节，禀赋素虚，久病失养等导致机体阴阳失调，关格壅塞，气血不畅，正气内伤，毒邪乘虚而入；郁久化热，湿热下注，热腐成脓，穿肠穿臀而成脓肿，脓肿破溃形成肛瘘[9]。手术治疗的成功与正确的术后处理是密不可分的，术后运用中药煎汤外洗，并对术后伤口采用湿润烧伤膏制作的纱条以每天换药，有效地减轻了患者伤口疼痛，防止了伤口感染，加速了创面的愈合。该临床观察表明，中西医结合治疗肛瘘，能较好地保护肛门功能，具有损伤小，痛苦小，恢复快等特点。

参考文献：略。

浅析痔疮的治疗研究进展

潘方杰 付 靓

新疆维吾尔自治区中医医院肛肠科（830000）

肛肠痔瘘病俗称痔疮，是人类特有的常见病、多发病。据有关普查资料表明，肛门直肠疾病的发病率为59.1%，痔占所有直肠疾病的87.25%，占所有肛肠疾病的52.19%。男女均可发病，女性的发病率为67%，男性的发病率为53.9%，以女性发病率为高；任何年龄都可发病，其中20～40岁的人较为多见，并可随着年龄的增加而逐渐加重，故有“十人九痔”之说[1]。

一、中医辩证饮食治疗

邢丽丽，杜飞，李燕，吴颂，李琳[2]将256例疮痔患者随机分成两组。治疗组、对照组各128例。对照组采用传统方法常规护理，正常饮食；治疗组在其他常规护理基础上，根据中医辨证采取不同施膳原则。结果：治疗组满意率94.5%，对照组满意率85.9%，两组总满意率比较，差异具有统计学意义（P<0.05）。

二、中医辩证中药治疗

痔疮出血是临床常见症状，张金良[3]收集200例患者，其中男性120例，女性80例；年龄18～73岁；病程1个月～20年。本组患者均为气虚型，症见痔疮出血日久不愈，面色不华，气短乏力，头昏头晕，爪甲苍白，便血色淡红，呈滴状或喷射状，量多，伴痔核外脱，肛门坠胀不适，或疼痛，脱出物可自行还纳，或需要手法复位，舌质淡白，苔滑润或薄白，口不渴，脉象细弱或浮大无力。肛门检查：齿线上黏膜隆起，黏膜破溃，或黏膜上可见出血点，或黏膜苍白。予参芪止血汤加减治疗。药物组成：党参30g，黄芪30g，生地黄炭20g，炒地榆30g，炒侧柏叶20g，炒茜草15g，炙甘草10g，大枣20g，京墨汁2匙。加减法 i 如出血量多时，加仙鹤草30g，海螵蛸30g；如气血两虚出血者，加当归、阿胶、艾叶；如阳虚明显出血者，加附子、炮姜等。每2天1剂，水煎内服，3剂为1个疗程。1—2疗程后统计疗效。200例中痊愈176例，好转20例，无效4例。总有效率98%。

魏照洲[4]痔疮多由风、湿、热、燥、气虚、血虚等引起，气血瘀滞、筋脉横解是其基本病机。治疗痔疮，应以虚实为纲，祛瘀为本。风热壅滞者，宜疏风凉血消瘀；湿热瘀滞者，宜清热利湿散瘀；阴虚血燥者，宜滋阴润燥行瘀；气虚血瘀者，宜益气活血祛瘀；气滞血瘀者，宜行气散滞化瘀。

李国行，陈德贤[5]收集病例76例，其中男49例，女27例，发病年龄27－62岁，平均41.5岁，病程0.5～12年，平均8.4年。按诊断标准，内痔l7例.（一期内痔9例，二期内痔6例，三期内痔2例）.外痔39例.（血栓性l0例，静脉曲张性11例，结缔组织6例，炎性l2例），混合痔l0例。在l7例内痔中有经常痔核脱出者6例。76例中伴经常出血者29例。以自拟归芍二黄汤治疗，处方：当归20g、赤芍15g、黄芩12g、大黄6g、柴胡15g、栀子log、皂角刺15g、升麻6g。加减：便血加槐角 | 5g、地榆158、肿痛甚加蒲公英15g、连翘lOs、元胡15g；便秘加火麻仁lOs，郁李仁lOg、大黄可增至lOg后下；老年气虚加黄芪20g、自术30g，每天一剂，水煎服，复煎共取汁600＝1，分两次服，七天为一疗程，一疗程结束后，凡治愈者停药观察，有效者进行第二疗程，共计2个疗程判断结果。服药期间禁食辛辣之品。治疗结果治愈69例，好转7例，治愈率90.8%，总有效率百分之百。治疗后半年随访以统计远期疗效。

曾清泉[6]认为痔疮多为外风、燥、湿、热之邪下冲肛门，致肛门局部气血壅滞，经络不通，邪热与瘀血搏鲒于肛门而成。自拟痔洗剂熏蒸肛门、坐浴配合苦榆膏（苦榆膏制作：选用苦参、地榆、葛根、黄连各30g，珠片5g，分研细末，过100日筛，混匀，加凡士林配戚25% 软膏备用。另一制法是先将苦参、地榆、葛根 黄连四味药碎断，以麻油500g浸泡48小时，而后置文火上煎炸至药枯，滤除药渣，稍温再加人黄蜡100g及已研末之冰片，搅拌均匀，放玲即成。）潦敷治疗痔疮56例，其中男42例，女l4例，年龄7～65岁，病史3天至lO年。其中炎性水肿性外痔22例＋血栓性外痔4例，内痔l6例（I期7例.Ⅱ期9例），急性嵌顿内痔l2例，肛裂2例（其中l例年龄仅7岁）。痔洗剂处方：大黄、黄柏、蒲公英、红花、赤芍、鱼腥草各20g，朴硝、枯矾各30g。用法：先用痔洗荆煎水（硝、矾不必煎熬，临用时加人药液搅溶即可），趁热蒸肛门l5～20分钟，待药液降温至皮肤能耐受时，再坐浴 20 ~ 30 分钟，而后于患处涂敷苦榆膏，内痔及肛裂可用消毒棉签将药膏涂于肛内，外痔或嵌顿痔涂药后可用消毒纱布包扎。另外嵌顿痔应争取在涂药后尽可能将其复回肛内。按上法每日用药 2 ~ 3 次。结果：取得较好疗效，有效率达 98.21%。

张成元戴玉德[7]龙胆泻肝汤是泻肝胆实火上扰，清下焦湿热的良方。原方由龙胆草 6g，黄芩 9g，栀子 9g，泽泻 12g，木通 9g，车前子 9g，当归 3g，柴胡 9g，生甘草 6g，生地黄 9g，十味药组成，笔者临证加减，用于疮疡肿毒，痔疮等病证，疗效显著。本方中龙胆草大苦大寒，上泻肝胆实火，下清下焦湿热；黄芩、栀子具有苦寒泻火之功；泽泻、木通、车前子清利湿热，使湿热从水道排出；当归、生地滋阴养血，以使标本兼顾；柴胡在本方中是引诸药入肝胆而设；甘草调和诸药。使本方泻中有清，清中有补，在临床应用中，只要审明病因病理、四诊和参，八纲辨证，凡属实证，热证者都可用此方加减，灵活应用。

杨德群，刘行稳，王伟军[8]对 2002 年— 2009 年湖北省中医院肛门病患者 400 例，全部病例采用骶管麻醉或局部浸润麻醉。混合痔患者采用外剥内扎术；血栓外痔患者采用血栓剥离切除术。于术后第 2 天开始换药。换药前用（1：5 000）PP 粉温水或温生理盐水坐浴 20 min，再用无菌盐水清洗创面，最后将马应龙麝香痔疮膏或生肌玉红膏涂抹在适当大小的无菌纱条上并贴覆于创面，以无菌纱布敷盖，胶布固定。两组每天换药 1 次。用药期间不合并使用其他外用药。用药后第 3、7、11 及 15 天各观察、记录 1 次。观察创面面积、创面深度、创面水肿情况、疼痛程度及肉芽生长等指标，以上观察指标，均按程度轻重参考评分标准评分。两组患者一般术后酌情使用抗生素。现将其疗效进行回顾性分析比较。资料采用 u 检验，等级资料采用 Ridit 检验，配对计数资料采用秩和检验，以 $P < 0.05$ 为差异有统计学意义。

综上所述，传统的中药内服、熏洗、外敷疗法适应范围较广泛。这三种不同的治疗方法中，每种疗法均可单独使用，也可两种、三种治疗方法合用。据临床观察，两种合用比单独使用一种方法效果要好，若三种方法合用其疗效更为理想。采取“手术 + 中药”的治疗方法，对清除病灶、消除术后并发症有着非常满意的效果，已成为治疗肛肠疾病的一大特色，同时也为肛肠疾病治疗的发展开拓了新的思路。

参考文献：略。

自制挡板改良 PPH 术治疗环状混合痔临床应用价值

彭旭东　李　刚　陈富军　李成书　骆川云　昝朝元

成都市龙泉驿区第一人民医院肛肠科，四川成都　610100

【摘要】目的　为比较自制挡板改良 PPH 术与传统 PPH 术治疗环状混合痔的临床疗效、并发症发生和复发率情况，寻求环状混合痔手术治疗的最佳手术术式，以期提高 PPH 术临床疗效、满意度，减少并发症和后遗症，降低复发率；探讨自制挡板改良 PPH 术的临床应用的价值。方法　将环状混合痔 60 例随机分为 2 组，治疗组 30 例采用自制挡板改良 PPH 术；对照组 30 例采用常规 PPH 术。对比观察分析总体疗效、手术时间、住院时间、术后出血、术后肛门疼痛、水肿、尿潴留、术后肛门狭窄、复发率、满意度等数据。随访时间为 6 个月。结果　两组相比较，自制挡板改良 PPH 术和常规 PPH 术，在总体疗效、手术时间、住院时间、术后出血比较差异均无统计计学意义，$P > 0.05$；但是，自制挡板改良 PPH 术组在术后肛门疼痛、水肿、尿潴留，特别是术后肛门狭窄、复发率、满意度方面明显优于传统 PPH 术组，$P < 0.05$。结论　自制挡板改良 PPH 术治疗环状混合痔疗效确切，并发症少，复发率降低，患者满意度高。

【关键词】痔；自制挡板；改良 PPH 术 传统 PPH 术，疗效观察

环状混合痔是痔最严重阶段，为国家中医药管理局公布的肛肠科难治性疾病之一，伴直肠黏膜内脱垂时，临床治疗更为棘手。

吻合器痔上黏膜环切术（procedure for prolapse and hemorrhoids，PPH 术）是基于肛垫下移理论而形成，目前临床治疗痔的常用手术术式；意大利人 Longo 在 1998 年首先采用 PPH 术通过特制吻合器将直肠下端黏膜及黏膜下层组织环行切除，从而形成治疗脱垂内痔的新方法，称为 PPH 术，并取得了良好效果。但是存在一定的并发症，如肛门疼痛、尿潴留、术后出现顽固性的肛门坠胀、早期排便困难、远期肛门吻合口狭窄等[1][2]并发症并不少见，甚至见有并发直肠阴道瘘的报道。

2011 年 3 月—2012 年 8 月，我们开展自制挡板改良 PPH 术治疗环状混合痔，并与常规 PPH 手术进行临床疗

效和并发症等对比观察，以期提高 PPH 术临床疗效、满意度，减少并发症和后遗症，降低复发率，总结报道如下。

1 资料与方法

1. 1 临床资料　60 例环形混合痔均符合 1994 年国家中医药管理局制定的《中华人民共和国中医药行业标准》[3]有关环形混合痔诊断标准。男性 28 例，女性 32 例；年龄 21—65 岁，病程 2—30 年，其中合并糖尿病 8 例，冠心病 6 例，高血压 5 例，随机分为对照组和治疗组。2 组一般资料比较差异无统计学意义（ $P > 0.05$），具有可比性。

1. 2　治疗方法　2 组患者均经常规术前检查，或经内科降糖、降压等治疗，无绝对手术禁忌证，术前按肛肠科常规准备，术前 1 日进流质饮食，术前 6h 禁食物、水，术前 1 日晚及术晨清洁灌肠。均采用腰硬联合麻醉、使用一次性使用痔上黏膜环切吻合器［包括辅助件：肛肠扩张器、勾线器、缝扎器等，苏州贝诺医疗器械有限公司］。

挡板的制作：采用一次性肛肠吻合器辅助件中的缝扎器即荷包缝合用肛门镜（PSA），自行加工为长短、宽窄不同规格带刻度的挡板，等离子消毒备用。手术时根据患者病情、内痔及直肠黏膜松弛、脱垂情况灵活选择 1 个或多个使用。

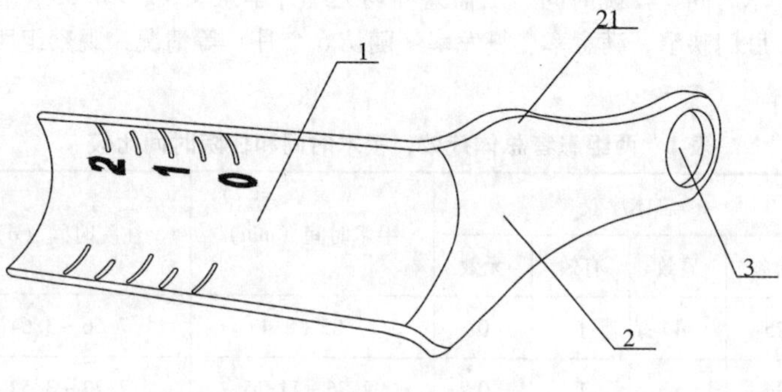

挡板示意图

1. 2. 1 治疗组：患者取截石位，常规消毒皮肤，铺巾，分别消毒肛管、直肠中下段，女性包括阴道。行指法扩肛，以容纳四指为度，以环状肛门扩肛器（CAD）内芯扩肛 15min。将 CAD 置入肛门，并固定。观察可见直肠黏膜如宫颈状脱入 CAD 中，从 CAD 后侧窗口插入自制挡板，根据患者内痔及直肠黏膜脱垂情况，选择切除吻合的范围，个体化的选择一个或多个不同长度、宽度的挡板，常规遮挡保护直肠后壁；如直肠黏膜后壁（6 点位）侧壁内痔、黏膜脱出特别明显者，则用挡板遮挡前壁或对侧肠壁，注意插入挡板时，术者以食指压迫直肠黏膜引导挡板插入，避免挡板损伤黏膜。置入荷包缝合用肛门镜（PSA），分别于截石位 9 - 3 点位距齿状线上 2.0、4.0 处黏膜下层和部分肌层做半荷包缝合，如直肠黏膜内脱垂较严重，女性直肠前突范围较宽，可再行第三个半荷包缝合，尽可能使松弛黏膜进入选择性吻合范围。将涂有润滑剂且完全旋开的痔环状吻合器（HCS）插入，吻合器头端超过最上端荷包缝合线，自内向外分别收紧荷包线，以带线器（ST）从 HCS 两个侧孔牵出荷包线并钳夹收紧结扎，确定并保持 HCS 钉缘位于肛管直肠环上方，旋紧闭合 HCS，女性患者检查并确认阴道后壁完整后，击发 HCS。持续 20s 后，旋开并移出 HCS。剪断后侧“猫耳”状的黏膜桥形连接，分别结扎止血，观察吻合口，如有出血，可行∞字贯穿结扎缝合止血，移出挡板，用 1：1 消痔灵注射液均匀注射于直肠前壁吻合口上 2 - 3cm、截石位 9 - 3 点位范围的黏膜及黏膜下层，使黏膜突起变为白色，一般需 1：1 消痔灵注射液 10ml 左右。在 5 - 7（顺时针）点位未切除部分，若直肠后壁黏膜松弛、内痔明显者，则用弯钳钳夹松弛脱垂的黏膜，并用 7 号丝线“8”字缝扎后，亦可一并注射治疗。其它合并肛门疾病的处理，如合并结缔组织外痔可行外痔切除术，合并肛裂者可行肛裂切除术，合并直肠黏膜内脱垂者可行脱垂直肠黏膜结扎术。然后根据肛门大小及有无并发耻骨直肠肌肥厚等情况，于肛门后位偏一侧行减压切口，并决定切断耻骨直肠肌的程度，最多将肛管直肠环切开近 1 /3，使扩张后肛门能同时伸入 3 指而无明显张力为宜，以亚甲蓝、利多卡因长效麻醉剂封闭肛周皮肤切口。术毕，以明胶止血海绵合灭菌凡士林纱条填入肛内并嵌入肠腔，外用纱布加压包扎，宽胶布固定。

1. 2. 2 对照组参照“《痔上黏膜环形切除钉合术（ PPH）暂行规范》修订”，[4]采用常规 PPH 手术治疗，但在荷包缝合时采用 3 /0 可吸收肠线自 3 点位开始，按顺时针方向沿黏膜下层缝合 1 周，共 5 ~ 6 针。

1.3 疗效判定标准：按1998年国家中医药管理局颁布实施的痔疗效标准判定：治愈：临床症状和体征全部消失；显效：局部出血、肿物脱出、肛门坠胀感等症状明显减轻，体征基本消失；有效：局部出血、肿物脱出、肛门坠胀感等症状有所改善；无效：临床症状体征均无改善。

1.4 观察指标：除总体疗效外，主要包括手术时间、住院时间、术后疼痛、出血、水肿、尿潴留、肛门坠胀感、肛门狭窄情况及满意率、复发率（随访6个月）等情况。

1.4.1 术后疼痛：采用视觉模拟评分法（Visual analogue scale，VAS）评定。0分为无痛，1~3分为轻度疼痛，4~6分为中度疼痛，7~10分为重度疼痛。

1.4.2 肛门水肿：<1/4肛周面积为轻度水肿，1/4~1/2肛周面积为中度水肿，>1/2肛周面积为重度水肿。

1.4.3 肛门狭窄按1995年国家中医药管理局制定《直肠肛门狭窄诊断标准》[5]执行。

1.5 统计学方法：数据采用SPSS13.0软件进行统计处理，计量资料采用t检验，其中两组的术后疼痛例数、术后水肿、出血、肛门狭窄情况及复发率等计数采用 $\chi2$ 检验进行统计学分析处理。$P<0.05$ 为差异有统计学意义。

2. 结果

两组患者总体疗效、手术时间、住院时间、出血差异均无统计学意义，$P>0.05$（表1）；但在术后疼痛、水肿、尿潴留、肛门坠胀感、肛门狭窄、满意率、复发率（随访6个月）等情况，观察组明显优于对照组，$P<0.05$（表2）

表1　两组患者总体疗效、手术时间和住院时间比较

组别	例数	总体疗效				手术时间（min）	住院时间（d）	术后出血
		治愈	显效	有效	无效			
观察组	30	25	4	1	0	21.82±8.43	7.56±3.64	1
对照组	30	24	5	1	0	22.86±11.15	7.72±3.52	2
P值		>0.05				>0.05	>0.05	>0.05

表2　两组患者术后并发症及后遗症比较

组别	例数	疼痛				水肿				尿潴留	肛门坠胀感	肛门狭窄	复发率	满意度
		无	轻度	中度	重度	无	轻度	中度	重度					
观察组	30	0	23	7	0	0	23	7	0	2	1	0	0	28
对照组	30	0	19	9	2	0	14	14	2	6	5	3	2	20
P值		<0.05				<0.05				<0.05	<0.05	<0.05	<0.05	<0.01

3. 讨论

环形混合痔的手术方式繁多，术式不断更新，手术难度在于既要保留足够的肛门皮桥及黏膜桥的同时又不残留痔组织，又要防止肛门狭窄的出现。痔手术切除范围过大易出现术后肛门狭窄，控便能力下降，创面愈合时间长，及术后肛门疼痛等不良后果，如切除范围过小，易出现肛门残余组织水肿、疼痛、复发等情况。混合痔手术改进的目的是更加符合生理，减轻或消除症状的同时，减少患者痛苦，缩短术后住院时间，减少术后可能出现的并发症[6]

吻合器痔上黏膜环切术（procedure for prolapse and hemorrhoids，PPH术）用于痔病的治疗在国内已开展10多年[7]，随着技术的日渐成熟，在临床上得到了医生的广泛应用，在痔病特别是重度环状混合痔脱垂内痔的治疗上较传统方法有不可比拟的优势。但是，术后并发症：肛门疼痛、尿潴留、术后出现顽固性的肛门坠胀、早期排便困难、远期肛门吻合口狭窄等并不少见。

大多数环形混合痔的脱出程度是不一致的，以3，7，11点为主，脱出的混合痔的齿状线也是不在同一水平面的，传统PPH手术切除黏膜环完整度不均匀，痔核回缩不完全造成早期PPH术后复发率较高。传统PPH术的荷包缝合多为单荷包或双荷包缝合，荷包缝合起点为齿线上方2 ~ 3 cm处3点位置，按顺时针方向沿黏膜下层缝合1周后进行结扎，缝合位置过高或缝合长度过长均是形成术后吻合口狭窄及继发性出血的诱因。

与常规PPH术相比，采用自制带长度刻度、宽窄不同规格挡板，根据痔的大小、直肠黏膜前突、脱垂、套叠情况，针对性地制定个体化的治疗方案。选择性用1个或多个挡板，可以在任意点位、深度、范围，选择性直接吻合切除痔核、痔上黏膜，术后吻合口保留1至多条正常黏膜桥，切除痔核、痔上黏膜位置、大小范围更准确、精细，在5-7（顺时针）点位未切除部分，若黏膜松弛则用弯钳钳夹松弛脱垂的黏膜，并用7号丝线"8"字缝扎。克服常规PPH术式环形切除过多正常黏膜组织，对肛管解剖结构的破坏以及由此导致的生理功能损伤，发生术后肛门感觉异常、顽固性的肛门坠胀、吻合口狭窄、梗阻等弊端，解决不同患者个体化差异，能保证最佳的手术效果。

PPH术治疗环形混合痔，具有符合肛门、直肠解剖结构、生理和病理特点，操作简单、手术时间短、术后疼痛少、患者恢复快等优点而得到了临床广泛应用。通过本研究观察比较，自制挡板改良PPH术和常规PPH术，在总体疗效、手术时间、住院时间、术后出血比较，二者差异虽无统计学意义，但是，自制挡板改良PPH术组在术后肛门疼痛、水肿、尿潴留，特别是术后肛门狭窄、复发率、满意度方面明显优于传统PPH术组，具有一定的临床应用价值。当然，其远期疗效、复发率等指标尚有待进一步研究观察。

参考文献：略。

自制挡板选择性痔上黏膜吻合术（改良PPH术）治疗直肠前突的临床观察

彭旭东　李　刚　陈富军　李成书　骆川云

四川省成都市龙泉区第一人民医院肛肠科（四川 成都 610010）

【摘要】目的　探讨手术疗效，完善手术方法，寻求直肠前突手术治疗的最佳手术术式。方法：对18例直肠前突患者采用自制挡板选择性痔上黏膜吻合术（改良PPH术），口服地奥司明片，观察疗效及术后随访情况。结果：全部病例均获满意疗效。结论：自制挡板选择性痔上黏膜吻合术（改良PPH术），治疗直肠前突便秘病人，效果满意。

【关键词】直肠前突，改良PPH术，自制挡板，临床疗效

直肠前突又称直肠前膨出症（Rectocele，RC），是肛肠疾病中出口梗阻型便秘常见的一种，表现为进行性排便困难，多见于中、老年经产妇女，经排便造影检查确诊。根据直肠前突的深度，一般分为三度：轻度为6 ~ 15mm；中度16 ~ 30mm；重度大于31mm，小于6mm为正常。临床上十分常见，治疗方法繁多，以往对中度以上直肠前突多采用经阴道纵切口切除膨出的阴道黏膜修补直肠筋膜，或经肛门行直肠前突修补术，其手术创伤大，术后感染发生率高，术后疗效欠佳。痔上黏膜环切术（PPH术）是近年来直肠前突手术治疗最重要进展之一[1]。

2011年6月 ~ 2012年6月 年，笔者采用自制挡板选择性痔上黏膜吻合术（改良PPH术）并耻骨直肠肌部分切断术治疗中、重度直肠前突18例，获得满意疗效，现报告如下。

1 临床资料

1.1 一般资料　本组年龄在31 ~ 65岁，均为女性。病程在2 ~ 12年，中度直肠前突6例，重度直肠前突12例。主要临床表现为进行性排便困难，排便费力，或伴有肛门堵塞感、排便不尽感、肛门下坠感、排便时间延长，一次大便需30 min以上，或有便意，大便至肛门难于排出，甚至需用手帮助排便方能排出。均作保守治疗6 ~ 24个月，效果不佳。其中4例无合并症，8例合并有混合痔，2例合并有肛裂，4例合并有直肠黏膜内脱垂。

1.2 手术方法　患者经术前检查无手术禁忌证，术前按肛肠科常规准备，术前1日进流质饮食，术前6h禁食物、水，术前1日晚及术晨清洁灌肠。腰硬联合麻醉后取截石位，常规消毒皮肤，铺巾，分别消毒肛管、直肠中下段和阴道。行指法扩肛，以容纳四指为度，以环状肛门扩肛器（CAD）内芯扩肛15min。将CAD置入肛门，并固定。观察可见直肠黏膜如宫颈状脱入CAD中，尤以直肠前壁为甚，从CAD后侧窗口插入自制挡板，根据患者直肠前突的深度，选择切除吻合的范围，个体化的选择不同长度、宽度的挡板以保护直肠后壁，注意插入挡板时，术者以食指压迫直肠后壁引导挡板插入，避免挡板损伤黏膜。置入荷包缝合用肛门镜（PSA），分别于截石位10 -

2 点位距齿状线上 2.0、5.0 处黏膜下层和部分肌层做半荷包缝合，如直肠前突范围较宽，可再行第三个半荷包缝合，尽可能使前突松弛黏膜进入选择性吻合范围。将涂有润滑剂且完全旋开的痔环状吻合器（HCS）插入至吻合器头端超过最上端荷包缝合线，自内向外分别收紧荷包线，以带线器（ST）从 HCS 两个侧孔牵出荷包线并钳夹收紧时，确定并保持 HCS 钉缘位于肛管直肠环上方，旋紧闭合 HCS，检查并确认阴道后壁完整后，击发 HCS。持续 20s 后，旋开并移出 HCS。剪断后侧“猫耳”状的黏膜桥形连接，分别结扎止血，观察吻合口，如有出血，可行∞字贯穿结扎缝合止血，移出挡板，用1：1 消痔灵注射液均匀注射于直肠前壁吻合口上 2－3cm、截石位 10－2 点位范围的黏膜及黏膜下层，使黏膜突起变为白色，一般需 1：1 消痔灵注射液 10ml 左右，如直肠后壁黏膜松弛、内痔明显者，亦可一并注射治疗。而后处理其它合并肛门疾病，如合并混合痔可行混合痔外切内扎术，合并肛裂者可行肛裂切除术，合并直肠黏膜内脱垂者可行脱垂直肠黏膜结扎术。然后根据肛门大小及有无并发耻骨直肠肌肥厚等情况，于肛门后位偏一侧行减压切口，并决定切断耻骨直肠肌的程度，最多将肛管直肠环切开近 2/3，使扩张后肛门能同时伸入 4 指而无明显张力为宜，以亚甲蓝、利多卡因长效麻醉剂封闭肛周皮肤切口。术毕，以明胶止血海绵合灭菌凡士林纱条填入肛内并嵌入创腔，外用纱布加压包扎，宽胶布固定。

1. 3 术后并发症

（1）尿潴留：5 例，手术当晚不能自行排尿，予导尿，术后 2－3d 拔除尿管后小便自解。

（2）下腹胀痛不适：3 例，多发生在吻合器击发时至术后第 1d 内，未做特殊处理，术后 2－3d 自行缓解。

（3）肛门会阴部疼痛：9 例，使用口服止痛药后第 2d 疼痛基本缓解。

（4）术后出血：2 例，均为肛门少量渗血，予以局部填塞止血材料后停止。

1.4 术后处理

术后 3d 流质饮食，忌辛辣之品。给予抗生素静脉点滴 3 天，以抑制细菌生长和预防感染，口服地奥司明片，0.9g bid，连续二周，酌情给予润肠通便药物，便后中药洗剂外洗 、坐浴，太宁栓纳肛，常规换药，5－7d 痊愈出院。

2 结果

2.1 疗效评定标准　治愈：1～2d 排便 1～2 次，每次 10min 内顺利排尽，无阻塞感症状；好转：每 2～3d 排便 1 次，症状明显改善，术后不需泻药及手助排便；显效：症状有所改善，但仍需服药，无需用手帮助排便；无效：手术前后症状无好转。

2.2 疗效　本组患者 18 例，治愈 14 例，好转 3 例，显效 1 例，无效 0 例。总有效率 100%。无并发症，术后无局部水肿、感染，无肛门失禁、狭窄，未发生直肠阴道瘘等并发症。术后进行直肠指诊，直肠袋状凹陷消失，直肠前壁能触及一片状坚韧瘢痕，无粪便积存。术后随访 6 个月～1 年，疗效满意。

3 讨论

直肠前突在女性中发病率甚高，本组均为女性，源于女性直肠前壁解剖生理性薄弱，加之分娩等原因．使肛提肌受损，肛提肌开口增大，直肠的阴道隔出现薄弱．支持前壁的组织松弛，用力排便时，促进了前壁进行性扩张，前壁纤维广泛分离，减弱变细，形成囊袋[2]，排便压力的最低点也由肛管转向阴道，作用于前壁膨出即改变了粪块的排出方向，使粪便难以排出，造成恶性循环[3]。同时由于病人的痔、肛裂形成和存在长久刺激肛门内括约肌，导致内括约肌肥厚痉挛，造成肛管功能性缩窄，加重了直肠前壁膨出而产生一系列症状，多经保守治疗效果不佳，常需要外科手术解除解剖学异常，恢复正常排便功能。手术目的是消灭突出囊袋，修补缺损，消灭薄弱区域，重建坚固的直肠阴道壁，进而恢复正常排便功能[4]。直肠前突患者往往同时存在相对性耻骨直肠肌肥厚或痉挛，自制挡板选择性痔上黏膜吻合术（改良 PPH 术）治疗直肠前突，根据患者直肠前突的深度，选择切除吻合的范围，个体化的选择不同长度、宽度的挡板以保护直肠后壁，将齿状线上方半环形切除直肠前壁前突的黏膜和黏膜下组织，并在切除同时，对远近端黏膜进行吻合[5]。消痔灵注射液注射直肠前壁吻合口上 2－3cm、截石位 10－2 点位范围的黏膜及黏膜下层和直肠后壁松弛的黏膜、内痔，悬吊、提拉松弛的直肠黏膜。根据肛门大小及有无并发耻骨直肠肌肥厚等情况，于肛门后位偏一侧行减压切口，并决定切断部分耻骨直肠肌。如此，既能增加肠黏膜的紧张度，又能加强肠壁自身牢固性，消除直肠前壁囊袋，加固松弛的直肠前壁，消除造成直肠前突的解剖缺陷，从解剖上纠正直肠前突，重建直肠壁的连续性、恢复直肠正常解剖状态、容积、顺应性和功能。同时吻合钉的异物刺激和消痔灵注射液作用，可使吻合后的直肠黏膜前壁组织产生炎症反应，形成片状坚韧瘢痕固定，进一步增加直肠前壁的强度；同时切断部分耻骨直肠肌，可重建肛管直肠角，这种修补直肠前壁、松解后壁方法（前紧后松），它改变了排便时肛管作用力的方向，增大肛直角，缩短肛管长度，更符合排便生理结构需要，使排便困难更加有效地解除，远期疗效确切。同时笔者以为，直肠前突患者往往合并有痔疮、肛裂、直肠脱垂等其他肛肠疾病，应术中一并处置，以免影响手术疗效。使用自制挡板选择性痔上黏膜吻合术（改良 PPH 术）治疗直肠前突治疗直肠前突；口服地奥司明片，0.9g bid，连续二周，其主要成份为：每片含微粒化、纯化的黄酮类化合物 500mg，其中地奥司明 450mg，以橙皮甙形式表示的黄酮类成份 50mg，具有使静脉血管系统发挥其活性作用：降低静脉扩张性和静脉血淤带；使毛细血管壁渗透能力正常化并增强其抵抗性。降低血管通透性增加静脉回流，减轻静脉郁血症状，增加血管弹性，增加血管张力防治静脉曲张。故使手术具有安全性高、时间短、术后恢复快、操作相对简单等优点，便于基层医院推广使用。

但是，排便困难原因复杂，自制挡板选择性痔上黏膜吻合术（改良 PPH 术）治疗直肠前突，术前一定要明确诊断，严格掌握手术适应证，正确及时地处理手术的并发症，方能取得最佳的疗效。

参考文献：略。

小针刀治疗肛周瘙痒的临床观察

彭作英　孙　怡

黑龙江省中医研究院（150036）

肛门瘙痒是常见的肛门周围疾病，发病率随现代人的生活作息和饮食结构的改变而又了上升趋势。临床表现为：肛门周围皮肤奇痒，阵发性发作，时轻时重，以夜间为甚。局部可见：肛周皮肤潮湿或干燥，皮肤粗糙，皮肤纹理增生肥厚，或见皲裂、糜烂、渗出。严重可有淀粉样变。

近些年来，临床采用手术、软膏、外敷、局部药物注射、激光、氖光照射等，取得了良好的治疗效果，但终其所有唯有阻断肛周神经才是从根本上解决瘙痒问题。中医药在治疗肛门瘙痒过程中总结了一套完整的治疗经验，有其独特之处，我们在研究过程中，取得了满意的疗效

1. 一般资料

60 例中男性 35 例、女性 25 例；年龄 21～64 岁；病程最长 6 年，最短 3 周，局部干燥者 46 例，潮湿着 14 例；既往局部单纯用药 38 例，中药外洗 12 例，未治疗 10 例。

2. 治疗方法

患者取截石位，局部麻醉，在 12 点位切开一微创小口，用小针刀在肛周皮下 3cm 范围内进行剥离。止血，缝合。

3. 疗效判定

痊愈：瘙痒消失，局部皮损完全消失；显效：瘙痒消失、局部皮损消失 70%。好转；瘙痒减轻，皮损消失 30%；无效：瘙痒不减，皮损无变化。

4. 观察结果

60 例中痊愈 55 例，显效 3 例，好转 2 例，无效 0 例。其中局部干燥者痊愈 44 例，占痊愈者 80%，局部潮湿者痊愈 11 例，占痊愈者 20%。

所有痊愈患者自觉患处无疼痛，无出血，不影响排便。

5. 病案举例

曲某、32 岁。女性、2013 年 1 月初诊。

主诉病程 3 年，先后使用，皮炎平，肤轻松，维生素 B6 等外用软膏。用一艘早期症状稍能减轻，但从未消失过。近年用药今本无效，奇痒无比。主要症状：肛门皮肤瘙痒难耐，夜间难忍，彻夜不眠，局部皮损灰白色，粗糙，有淀粉样变。检查：胸膝位，距肛门口 3cm 范围内皮肤粗糙干燥，皮纹肥厚，有多处皲裂。真菌检查（—）。治疗：局部麻醉，于 12 点位切一小口，小针刀于肛周皮下进行神经剥离。三日后创面无炎症，创面愈合期。2 周后复查，自述瘙痒完全消失，半年后随诊未复发。

6. 讨论

肛门皮肤瘙痒症是临床上最常见的肛门皮肤病，多见于中年男性，女性亦可发病。皮损可曼延至会阴部、女阴或阴囊皮肤，经常瘙痒，反复发作，不易治愈。因经常搔抓，肛门皱裂肥厚、可见皲裂、浸渍、苔藓样变或湿疹样变等损害。肛门瘙痒症的发生是多方面的，现代医学认为肛门瘙痒发生，有全身性原因与局部性因素两个方

面，全身性原因有内分泌和代谢性疾病，肝肾疾病、血液病、胃肠道疾病、寄生虫及药物等；局部性因素主要有肛门皮肤疾病，如湿疹、皮炎、癣及肛门直肠病，如痔、肛瘘、肛裂、直肠脱垂等。本病可分为原发性与继发性两种，原发性多与精神因素或过敏体质有关，继发性多由痔疮、肛瘘、直肠炎、前列腺炎、肛门湿疹、寄生虫等引起。过去治疗多以皮质类固醇激素制剂外涂，虽然有一定疗效，往往易复发。

肛门皮肤瘙痒症是肛肠科临床上经常遇到的疾病，若治疗不当，往往给患者带来很大痛苦，影响工作学习。此种瘙痒的根治术，优点在于从瘙痒的根本上解决，直达病所，疗效显著预后快，易被病人所接受。

黄连痔疮软膏联合外用溃疡散治疗痔术后60例临床观察

乔峰妮　曹智剑*

成都肛肠专科医院/中国PPH培训中心（610015）

【摘 要】目的　观察黄连痔疮软膏联合外用溃疡散治疗痔术后水肿的疗效。方法　将60例痔术后水肿、疼痛的患者随机分成治疗组和对照组，治疗组应用黄连痔疮软膏联合外用溃疡散外敷，对照组马应龙麝香痔疮膏外敷。观察两组术后疼痛、水肿情况。结果　治疗组在术后止痛方面显效率（80%），明显高于对照组，在消肿方面，显效率（86.7%）高于对照组，存在差异（$P<0.05$）；结论　黄连痔疮软膏联合外用溃疡散外敷能够有效减少痔术后疼痛、水肿，证明了痔术后水肿疼痛应用黄连痔疮软膏联合外用溃疡散外敷疗效显著。

【关键词】黄连痔疮软膏；外用溃疡散；痔术后；水肿疼痛

痔病为肛肠科常见病，部分患者需要手术治疗，但术后肛门疼痛、水肿常使患者痛苦不堪。为了减少术后患者疼痛、水肿，我们将2010年-2012年痔术后并发疼痛、水肿的患者分为两组，治疗组采用黄连痔疮软膏联合外用溃疡散局部外敷，对照组采用马应龙麝香痔疮膏，将两组疗效进行对比分析，总结报告如下：

1. 资料与方法

1.1 临床资料：采用简单随机分组，分为治疗组和对照组，各30例。治疗组男12例，女18例，年龄18~60岁，平均（42.2±5.2）岁，轻度水肿15例，中度水肿10例，重度水肿5例；轻度疼痛18例，中度疼痛8例，重度疼痛4例。对照组男13例，女17例，年龄20~61岁，平均（41.3±4.8）岁，轻度水肿14例，中度水肿11例，重度水肿5例；轻度疼痛17例，中度疼痛9例，重度疼痛4例。两组在性别、年龄、肛门疼痛及水肿程度方面无统计学意义（$p>0.05$），具有可比性。

1.2 治疗方法：治疗组：两组均于术后第1天开始用药，治疗组用黄连痔疮软膏（成都肛肠专科医院院内制剂）联合外用溃疡散（国药准字Z15020458）外敷，对照组用马应龙麝香痔疮膏（国药准字Z42021920），每日2次。

1.3 水肿及肛门疼痛评分标准

1.3.1 疼痛判定标准

疼痛评分标准：采用视觉模拟疼痛（VAS）评分法。0分：无疼痛；1~3分：轻度疼痛，持续或间断隐痛，但可忍受，并能正常生活，睡眠不受干扰；4~6分：中度疼痛，疼痛明显，不能忍受，要求服用镇痛药，睡眠受干扰；7~10分：重度疼痛，疼痛剧烈，不能忍受，需要镇痛药，睡眠严重受干扰，可伴有植物神经功能紊乱。

1.3.2 水肿判定标准

术区肿胀的程度以肉眼观察来描述，根据肿胀的程度，0分，无水肿；1分，轻度水肿（<1/4肛周面积）；2分，中度水肿（1/4~1/2肛周面积）；3分，重度水肿（>1/2面积）

1.4 疗效评定标准

用药7天后，对疼痛、水肿程度进行评分，并根据评分变化百分比评估疗效。评分百分比=（用药前评分—用药后评分）/用药前评分×100%。评分减少>60%为显效，评分减少20%-60%为有效，评分<20%为无效。

1.5 统计学方法：组间比较采用X^2检验，$P<0.05$为差异有统计学意义。

2. 结果

在止痛方面，治疗组显效率（80%）高于对照组显效率（60%），$P<0.05$；在消肿方面，治疗组显效率（86.7%）高于对照组显效率（63.3%），$P<0.05$。

表　两组用药7天止痛、消肿疗效比较

组别	例数	止痛			消肿		
		显效	有效	无效	显效	有效	无效
治疗组	30	24	5	1	26	4	1
对照组	30	18	6	6	19	5	6

3. 讨论

肛门疼痛、水肿是肛肠科术后常见并发症。肛门直肠周围神经、血管、淋巴结分布丰富，因手术导致血管破损，神经纤维暴露，淋巴液回流受阻，加之肛门内括约肌的收缩压迫，局部则表现为充血、炎性渗出和疼痛；疼痛反应又会反射性引起括约肌痉挛，加重血液与淋巴液的回流障碍，使疼痛加剧。另外，术后创面裸露渗出，括约肌痉挛，易引起创面感染，从而加重疼痛、水肿。

中医学认为，肛肠病的发生，多因热毒蕴结，湿热下注，瘀血阻滞而成。肛门手术又可致筋肉损伤，气滞血瘀，经脉运行受阻，故肛门疼痛剧烈，热伤脉络，气血运行受阻，血溢脉外，而见创面水肿、疼痛，影响伤口愈合。两药合用，使药物直接作用于病变部位，药物有效成分可渗透皮肤或创面而发挥作用，改善局部血液及淋巴回流，促进机体修复和清除手术区的创伤、瘀血，改善因瘀血所致的局部缺氧状态，减少术后并发症的发生和减轻术后并发症的程度。

黄连痔疮软膏为成都肛肠专科医院院内制剂，成分：黄连，辅料为菜油、黄蜡、白蜡，功能主治清热解毒、止血。外用溃疡散成分：寒水石（凉制）、雄黄、朱砂、银朱、石决明、冰片、人工麝香。功能主治：生肌收敛。诸药合用，共奏清热解毒，消肿止痛之功效。

通过临床观察发现，痔术后应用黄连痔疮软膏联合外用溃疡散止痛、消肿疗效优明确，减少了术后并发症的发生率，缩短了住院时间，提高患者的满意度，值得临床推广。

参考文献：略。

通讯作者信息　曹晢剑，男，副主任医师　地址：成都市太升南路大墙东街152号　邮编：610015.

全麻与腰麻行PPH手术的临床观察

赵艳艳[1]　胡彩莲[1]　赵新生[2]

北京马应龙长青肛肠医院麻醉科[1]，100195

首都医科大学附属北京中医医院麻醉科[2]，100010

通信作者：赵新生[2]

【摘要】目的　探讨静脉全麻+局麻与腰麻两种麻醉方法行PPH手术的安全性和手术时间。方法　选择行PPH手术患者64例，男30例，女34例，年龄20~75岁，体重49~94 Kg，ASA分级Ⅰ~Ⅱ级。随机分两组：静脉全麻+局麻组33例，选用芬太尼0.05mg~0.1mg静脉给药，3min后静脉推注丙泊酚2mg/kg，术者用1%利多卡因做肛周局部浸润麻醉，静脉麻醉维持根据手术时间和病人对手术反应追加丙泊酚0.5mg~1mg/kg；腰麻组选用0.25%罗哌卡因4ml，注入蛛网膜下腔。结果　入选患者性别、年龄、体重和术式比较，差异均无统计学意义（$p>0.05$），具有可比性；两组比较收缩压（SBp）、舒张压（DBp）、心率（HR）、呼吸（RR）、血氧饱和度（SpO_2）均无显著性差异（$p>0.05$）；手术时间两组比较有显著性差异（$p<0.05$）。结论　两组麻醉方法血流动力学平稳，无呼吸抑制；手术时间静脉全麻+局麻组比腰麻组短，利于手术量多的接台手术。

【关键词】血流动力学；血氧饱和度；手术时间

我院近两年吻合器痔上黏膜环切钉合术（PPH）逐渐增多，为了保证麻醉手术安全，缩短接台时间，我们选用静脉全麻+局麻的麻醉方法，并与腰麻方法进行比较，对血压、心率、呼吸、血氧饱和度和手术时间进行观察。现报道如下。

一、资料与方法

1. 一般资料：选择我院2010年1月～2012年1月期间行PPH手术患者64例，年龄20～75岁，体重49～94Kg，男30例，女34例，按美国麻醉医师协会（ASA）分级标准分级为Ⅰ～Ⅱ级。将64例患者随机分为两组，静脉全麻+局麻组33例，腰麻组31例。

2. 方法：静脉全麻+局麻组33例，选用芬太尼0.05mg～0.1mg静脉给药，3min后静脉推注丙泊酚2mg/kg，术者用1%利多卡因做肛周局部浸润麻醉，静脉麻醉维持根据手术时间和病人对手术反应追加丙泊酚0.5mg～1mg/kg；腰麻组31例，选用0.25%罗哌卡因4ml，注入蛛网膜下腔。

两组对外痔较大需要切除时，均用0.5%罗哌卡因10mg、0.1%亚甲蓝2mg、地塞米松10mg，局部浸润做术后镇痛[7]。

3. 观察指标：记录病人入室、麻醉后10min、麻醉后20min，手术结束时的收缩压（SBp）、舒张压（DBp）、心率（HR）、呼吸（RR）、脉搏血氧饱和度（SpO2）；记录手术时间（病人入手术室至出手术室）。

4. 统计学处理：实验结果以均数±标准差（$\bar{x}\pm s$）表示。分别采用独立样本t检验及卡方检验，所有数据均用SPSS 17.0进行统计学处理。以$p<0.05$为差异有统计学意义。

二、结果

1. 一般资料的比较：本研究入选患者性别、年龄、体重和术式比较，差异均无统计学意义（$p>0.05$），具有可比性。结果见表1。

表1　静脉全麻组与腰麻组性别、年龄、体重比较（$\bar{x}\pm s$）

	例数	男/女（例）	年龄（岁）	体重（kg）
静脉全麻组	33	17/16	50.36±15.59	68.70±11.60
腰麻组	31	12/19	50.81±14.01	68.26±14.26

$p>0.05$

2. 静脉全麻+局麻组和腰麻组患者在入室、麻醉后10min、麻醉后20min和手术结束时的血压、心率、呼吸和血氧饱和度比较均无统计学意义（$p>0.05$），说明静脉全麻+局麻组与腰麻组同样安全。结果见表2、3、4、5。

表2　静脉全麻组与腰麻组血压比较（$\bar{x}\pm s$）

		静脉全麻组	腰麻组	t	p
例数		33	31		
入室	SBp	155.29±8.46	153.81±5.57	8.532	>0.05
（mmHg）	DBp	84.23±7.35	81.76±5.27	5.639	>0.05
麻醉后10min	SBp	125.36±10.21	127.57±12.06	3.267	>0.05
（mmHg）	DBp	67.86±6.38	70.52±7.46	4.309	>0.05
麻醉后20min	SBp	119.87±12.22	121.85±13.42	3.064	>0.05
（mmHg）	DBp	74.35±4.38	77.16±5.09	2.173	>0.05
手术结束	SBp	117.69±15.95	120.91±14.39	4.325	>0.05
（mmHg）	DBp	73.52±6.53	76.85±6.31	3.268	>0.05

表 3 静脉全麻组与腰麻组心率比较（$\bar{x}\pm s$）

例数		入室（次/分）	麻醉后 10min（次/分）	麻醉后 20min（次/分）	手术结束（次/分）
静脉全麻组	33	75.49 ±0.74	71.49 ±6.61	74.21 ±7.12	75.48 ±7.20
腰麻组	31	79.19 ±13.12	54.68 ±13.61	74.45 ±13.61	75.13 ±10.87
t		−1.193	−1.204	−0.089	0.155
p		>0.05	>0.05	>0.05	>0.05

表 4 静脉全麻组与腰麻组呼吸比较（$\bar{x}\pm s$）

例数	入室（次/分）	麻醉后 10min（次/分）	麻醉后 20min（次/分）	手术结束（次/分）	
静脉全麻组	33	17.97 ±6.37	12.30 ±1.55	17.70 ±1.90	18.21 ±0.89
腰麻组	31	17.97 ±0.55	17.87 ±0.50	17.83 ±0.45	17.84 ±0.45
t		0.013	−19.073	−0.405	2.088
p		>0.05	>0.05	>0.05	>0.05

表 5 静脉全麻组与腰麻组血氧饱和度比较（$\bar{x}\pm s$）

例数	入室（%）	麻醉后 10min（%）	麻醉后 20min（%）	手术结束（%）	
静脉全麻组	33	98.58 ±1.30	99.85 ±0.36	99.89 ±0.42	99.87 ±0.42
腰麻组	31	97.61 ±1.43	99.80 ±0.48	99.93 ±0.36	99.87 ±0.72
t		2.821	0.398	−0.583	0.054
p		>0.05	>0.05	>0.05	>0.05

3. 手术时间（患者入室至出室），静脉全麻 + 局麻组与腰麻组比较，静脉全麻 + 局麻组明显优于（短）腰麻组，有统计学意义（$p<0.05$）。结果见表 6。

表 6 静脉全麻组与腰麻组手术时间比较（$\bar{x}\pm s$）

	例数	手术时间（min）
静脉全麻组	33	23.97 ±10.97
腰麻组	31	40.29 ±14.53

$t=-5.091$　$p<0.05$

三、讨论

PPH 手术对麻醉的要求是：无痛、肌肉松弛、术后镇痛。由于我院肛肠科手术量多，因此手术接台要求快，我们选择静脉全麻 + 局麻的方法，其优点如下：

1. 降低应激反应：手术可以使病人的应激反应增高[1]，原因是病人对手术恐惧和疼痛刺激所致。应激反应可引起一系列的心理、生理变化，可使心率、血压和心肌收缩力改变，冠状动脉血流明显减少，破坏心肌氧供平衡，导致心肌缺血和心律失常。椎管内麻醉（腰麻、鞍麻、骶管、腰俞穴）和局部麻醉，可以使病人无痛和肌肉松弛，但不能消除病人对手术的恐惧。丙泊酚是静脉全麻药，对中枢的作用主要是催眠、镇静与遗忘，但只能达到短时间镇痛[2]，所以在给丙泊酚之前静脉注射阿片类镇痛药芬太尼，阿片类药物对应激激素的分泌和血流动力学反应具有良好的调节作用，同时对心血管不产生明显抑制作用，常用来控制应激反应[3]。芬太尼镇痛强度约为吗啡的 75 ~ 125 倍，作用时间约 30min[4]，术者局部注射局麻药时病人无疼痛反应。静脉全麻 + 局麻即可使病人无痛又可使病人无恐惧感，让病人在不知晓的情况下完成手术，这种麻醉方法可以降低因为手术引起的应激反应，提高麻醉手术的安全性。

2. 抑制内脏牵拉反应：PPH 手术是在直肠下段齿状线上 2～5cm 处的黏膜下层行荷包缝合并牵拉此段黏膜进入吻合器中，在牵拉肠黏膜收紧吻合器和击发时可以引起明显的内脏神经反射（内脏牵拉痛）。直肠和结肠受交感和迷走神经的双重支配[5]。引起内脏神经反射的主要原因是迷走神经和副交感神经张力增高所致，迷走神经属颅神经，静脉全麻可以抑制中枢神经系统，阻断迷走神经传导，使内脏牵拉反射消失。

3. 保证肌肉松弛：肛门括约肌松弛，吻合器方可置入。静脉全麻没有肌肉松弛作用，局部麻醉可以使肛门括约肌松弛，因为局部麻醉药有神经阻滞作用，所以我们选用静脉全麻＋局麻的方法，使肌肉松弛。

4. 提高麻醉安全性：传统的 PPH 手术麻醉选择椎管内麻醉（腰麻、鞍麻、骶管、腰俞穴），是公认安全有效的，所以为临床常规使用。我们选用静脉全麻＋局麻与腰麻进行观察比较，两组血压、脉搏无显著性差异（$p>0.05$）见表 2，3；两组呼吸、血氧饱和度无显著性差异（$p>0.05$）见表 4，5。芬太尼、丙泊酚有呼吸抑制问题，其程度与剂量和注药速度呈正相关[6]，只要掌握好剂量和注入速度，不会造成呼吸抑制。本研究证明静脉全麻＋局麻对呼吸无明显抑制与腰麻同样安全有效的。

5. 缩短手术时间：静脉全麻＋局麻与腰麻进行比较，有显著性差异（$p<0.05$）见表 6，由于椎管内麻醉（腰麻、鞍麻、骶管、腰俞穴）需要实施穿刺给药，用时 10～20min 左右，而静脉全麻只需要静脉给药，用时约 5min 左右，大大缩短了手术接台时间，满足了手术量多接台快的要求。

总之，静脉全麻＋局麻是行吻合器痔上黏膜环切钉合术（PPH）麻醉的一种较好的方法，临床应用安全有效。对外痔较大需要切除时，局部可选用亚甲蓝加罗哌卡因局部浸润做术后镇痛，对减轻患者的痛苦，消除恐惧心理和促进术后康复具有重要的意义[7]。

参考文献：略。

痔炎灵浓缩液直肠点滴合微波治疗慢性肛窦炎 30 例

沙静涛

西安市中医医院肛肠科（710001）

【摘要】目的　观察痔炎灵浓缩液直肠点滴合微波治疗慢性肛窦炎的疗效。方法：将 60 例慢性肛窦炎的患者随机分成两组，观察组 30 例采用痔炎灵浓缩液直肠点滴合微波治疗，对照组采用 0.2% 甲硝唑注射液直肠点滴合微波治疗，比较两组的疗效。结果：观察组有效率为 93.3%，对照组有效率为 80%，$p<0.05$，差别有统计学意义。结论：痔炎灵浓缩液直肠点滴合微波治疗慢性肛窦炎的疗效确切，优于对照组。

【关键词】痔炎灵浓缩液；微波治疗；慢性肛窦炎

肛窦炎是指肛隐窝、肛门瓣的急慢性炎症性疾病，又称肛隐窝炎，是肛肠科的常见病与多发病，近几年发病率有明显上升趋势，是病程冗长、极易复发的疑难病之一。西医学研究表明肛隐窝炎是引起肛肠疾患的主要感染源，据统计约 85% 的肛门周围脓肿、肛漏、肛乳头肥大等是由肛窦感染所引起的[1]。此外，近年研究还发现炎症在结肠直肠癌的发生及进程中起重要作用，认为炎症可能是肿瘤形成的根源。[2]因此，对本病的早期诊断、治疗有积极的意义。临床上，我们应用痔炎灵浓缩液口服及直肠点滴配合微波来治疗慢性肛窦炎，取得了较为满意的疗效。现报道如下。

临床资料　选择 2008 年 5 月至 2013 年 5 月我科收治的肛窦炎患者 60 例，按照随机化的原则随机分为两组，观察组 30 例，男 6 例，女 24 例；年龄 26－68 岁；病程 1－7 年。对照组 30 例，男 7 例，女 23 例；年龄 24－69 岁；病程 1－6 年；两组患者的性别、年龄、病程经统计学处理无显著差异，具有可比性。

纳入标准　诊断标准参考《中西医结合肛肠病学》肛窦炎[3]诊断标准，内容如下：①肛门部不适：排便不尽感，肛门内有异物感和下坠感，严重者可伴有里急后重感。②疼痛：时有灼热、刺痛，排便后加重。③肛门潮湿、分泌物：粪便常带少量黏液及血液，肛门潮湿、瘙痒。④指诊肛门口有紧缩感及灼热感。病变肛隐窝处有明显的压痛、硬结或凹陷，可触及肿大，有压痛的肛乳头。肛门镜检查可见病变肛隐窝及肛门瓣部位充血、水肿，肛乳头肥大，隐窝口有脓性分泌物或有红色肉芽组织。

排除标准 ①不符合上述纳入标准者；②妊娠、哺乳期妇女；③对本药物过敏或不适宜使用本治疗方法者；

④合并心脑血管、肝、肾和造血系统疾病及精神疾病者。

治疗方法 治疗组采用微波加痔炎灵浓缩液直肠点滴，每次50ml，每日2次。痔炎灵浓缩液系西安市中医医院院内制剂，系贺向东主任医师的经验方，其主要成分为：黄芩、黄柏、黄连、金银花、连翘、蒲公英、紫花地丁、大黄等。直肠点滴的方法为：取痔炎灵浓缩液50ml，加入生理盐水50ml，混合均匀，盛入输液瓶内，加温至37℃左右。患者排空大便，左侧卧位，脱裤露臀，铺治疗巾，垫高臀部10cm，用1次性输液器去掉针头，连接一次性肛管，排除空气，用液体石蜡油润滑肛管及肛门周围皮肤，润滑肛管前端，插入肛门深度为6～10cm，缓慢滴入药液，10滴/分钟。拔管后轻轻按压肛门，换置右侧卧位30min以利于药物吸收。药物滴入完毕后应尽量延长保留时间。微波治疗仪生产厂家为南京仪高微波系统工程有限公司，型号为ECO－100微波治疗仪。微波治疗为患者取左侧卧位，用探头对准患处距离肛门3－5cm照射，调整微波功率，一般为25－35w，以病人感到温热为宜，时间为20min，每日一次。

对照组采用0.2%甲硝唑注射液100ml，同上法直肠点滴。余处理同上。

疗效标准 参照国家中医药管理局发布《中医肛肠科病症诊断疗效标准》[4]。治愈：肛窦炎的症状消失，指诊病变部位齿线区压痛消失，肛门镜检查肛窦充血水肿、破损恢复正常。好转：肛窦炎的症状减轻，指诊病变部位齿线区压痛减轻，肛门镜检查肛窦仍有少许充血水肿。未愈：肛窦炎的症状无改善，指诊及肛门镜检查无变化。

治疗结果 见附表

附表 两组治疗结果及疗效比较

组别	n	治愈	好转	未愈	总有效率
治疗组	30	12	16	2	93.3%
对照组	30	8	16	6	80%

与对照组比较 $p<0.05$

讨论

肛窦炎引又称肛隐窝炎，是指肛门齿线部的肛隐窝炎症性病变。常引起肛周脓肿，中医称为“脏毒”。为肛门感染的常见病症，常并发肛乳头炎。使乳头肥大。同时也是化脓性疾病的重要诱因。肛窦的解剖特点为窦底在下，开口向上，呈袋状，内有肛腺分泌，引流较差，易为粪便堵塞或为机械损伤而发生感染，且用抗菌药物治疗疗效较差。祖国医学认为，此病的发生多是由于饮食不节，过食膏粱厚味和辛辣醇酒、肥甘煎炒之品等刺激性食物致使湿热内生，浊气下注肛肠。宋．陈无择《三因极一病方论．卷十五．辩肠风论》云：“肠风脏毒，自属滞下门。脏毒，即是脏中积毒。”明．陈实功《外科正宗．脏毒论第二十九》云“脏毒者，醇酒浓味，勤劳辛苦，蕴毒流注肛门”。或大便干燥，用力努挣，肛管染毒损伤，肛肠湿毒热结，致使气血淤滞，经络阻塞而成；或虫积骚扰，湿热内生，下注肛部；或因脾虚，中气不足，或肺、肾虚而阴虚，湿热乘虚下注，郁久酝酿而成。[5]

痔炎灵浓缩液运用清热燥湿之黄芩、黄连、黄柏清热泻火解毒为君，佐以金银花、连翘、蒲公英、紫花地丁、红藤，增强清热解毒之力，用大黄泻下使湿热从大便去，腑气得通，肿痛减轻，取其“痛则不通，通则不痛”之意。大黄又有活血祛瘀之功，脉络通而痛止，诸药合用达到标本兼治之目的。现代药理研究证实，黄芩、黄连、黄柏中的有效成分小蘖碱、金银花中的氯原酸和异氯原酸、连翘煎剂对金黄色葡萄球菌、溶血性链球菌、伤寒、副伤寒杆菌、大肠杆菌、痢疾杆菌等有抑制作用。其中连翘有效成分连翘脂苷、连翘酚有抗渗出作用，可降低炎性病灶微血管壁的脆性作用。大黄中的有效成分大黄酸、芦荟大黄素可抑制菌体糖代谢，以及蛋白质和核酸合成，从而达到抗菌的效果。[6]诸药共同作用起到感染除、肿痛消之临床治愈目的。经临床应用验证治疗肛窦炎取得了显著疗效。

微波照射可穿透组织5－10cm，达深层肌肉，改善局部血液循环，促进渗出液吸收，抑制炎症发展，改善局部组织营养代谢。此外，微波具有调节白细胞和抗体，加强白细胞的吞噬功能，起到抑菌作用，控制局部感染的发生[7]，同时可降低末梢神经兴奋性，起解痉镇痛的双重效果。微波具有较强的穿透力，使辐射局部内外一起加热，受热均匀，加快局部代谢，促使血管扩张，淋巴回流，改善微循环，增强局部组织营养，防止感染，消炎、消肿、止痛，加速组织再生，改善上皮和肉芽组织的生长环境。此外，在微波磁力线的作用下，可以改变人体组织内生物电子的能极分布，改变血流及体液的物理性状，产生一种抗渗出的作用，从而达到活血化瘀，疏通经络，消肿止痛。[8]

本病易反复发生，治疗期间应注意心理咨询与指导，告知患者本病发生的原因和发展规律，解除思想顾虑，配合治疗同时保持大便通畅及肛门部清洁。及时治疗便秘、腹泻等疾病。避免饮酒或食用辛辣刺激之物。

参考文献：略。

全层缝合术在肛瘘手术中的临床应用

沈云天　张　波　冯红武

西安马应龙肛肠医院（陕西 西安 710016）

【摘要】目的　观察肛瘘术中采用全层缝合术对缩短病程、缩小疤痕方面的作用。方法　选择60例肛瘘患者，随机分为治疗组31例，对照组29例，治疗组行肛瘘切除术后，采用全层缝合，对照组仅做肛瘘切除术。结果　肛瘘术后采用全层缝合法的患者，较对照组病程明显缩短，创面疤痕小。结论　肛瘘术中采用全层缝合法，能明显缩短病程，且术后瘢痕小，在肛瘘术中是值得推荐的方法。

【关键词】肛瘘 全层缝合术

肛瘘又称"肛门直肠瘘"，大部分肛瘘由肛门直肠脓肿破溃或切开排脓后形成。脓肿逐渐缩小，但肠内容物仍不断进入脓腔，在愈合缩小的过程中，常形成迂曲的腔道，引流不畅不易愈合，日久后腔道周围有许多疤痕组织，形成慢性感染性管道。多发于20—40岁男性。肛瘘一般由原发性内口、瘘壁和继发性外口组成。内口大多位于齿线附近，多为一个，外口位于肛门周围皮肤上，可为一个或多个。本病病程长、痛苦大，而且手术后恢复时间长，病人痛苦大，尤其位于截石位9-3点范围内的病变，因大腿肌肉的牵拉，张力较大，切开后伤口大，术后疤痕较大。我院从2012年9月至2013年4月，针对31例肛瘘术中采用全层缝合术，术后发现能缩短病程，且术后疤痕小，能明显减轻病人的痛苦。现总结如下：

1 资料与方法

1.1 一般资料：60例患者肛瘘均为低位直瘘，外口位于截石位9-3点区域，均在鞍区麻醉下行肛瘘切除术，并排除合并糖尿病、乙肝、结核等全身慢性消耗性疾病的患者。60例病例随机分为治疗组和对照组，其中治疗组31例，男性22例，女性9例；年龄在12-60岁；病程5月-9年；对照组29例，男性21例，女8例，年龄12~60岁，病程3月-10年。

1.2 治疗方法：治疗组：麻醉成功后取截石位，术区常规消毒铺巾，术区0.1%肾上腺素液局部注射减少出血，探针沿外口探入，肛内对应仔细探查，自对应内口探出，沿探针依次切开皮肤皮下组织直达瘘管，彻底清除瘘管坏死组织，修整创缘至平整为度，10号丝线结扎内口两侧黏膜防止出血，暴露切口，2%双氧水、0.9%氯化钠注射液反复冲洗伤口，间断全层缝合切口，不留死腔；术毕检查伤口无活动性出血，肛门松紧度适宜，稀释亚甲蓝液肛周皮下注射，肛内置入甲硝唑栓2枚，碘伏纱条填塞，无菌纱块加压包扎，"丁"字带固定。术后给予抗感染、止血、每日换药等治疗，术后7天拆线；对照组，仅做肛瘘切除，暴露创面，除创面不做缝合外，余方法同上。术后每日换药1次，如遇排便，便后及时再次换药。

2 结果

治疗组术后肛门功能正常，部分患者于术后2-3天解便后伤口处轻度胀痛感，于术后7天拆线后症状可缓解（若术后创面水肿明显或线头反应，可提前拆线），经每日换药及便后及时换药，无1例感染，创面经缝合，一期愈合，愈合天数缩短2/3。

治疗结果（见表1）

表1　两组治疗结果对比

组别	N	愈合时间（天）	瘢痕宽度（cm）	肛门功能
治疗组	31	7±0.31	0.1±0.23	正常
对照组	29	21±0.51	0.6±0.32	轻度收缩不良

P<0.01，有非常显著性差异）

3 讨论

肛瘘又称"肛门直肠瘘"，大部分肛瘘由肛门直肠脓肿破溃或切开排脓后形成。脓肿逐渐缩小，但肠内容物仍不断进入脓腔，在愈合缩小的过程中，常形成迂曲的腔道，引流不畅不易愈合，日久后腔道周围有许多疤痕组织，形成慢性感染性管道。LoCjhart Mummery在1929年最先提出肛窦是肛门和直肠感染的病因。随后被国外许多学者研究证实。目前，现代医学较为公认的感染机理是 Eisenhammer 同 Parks 提出的"隐窝腺学说"[1]。本病以革兰氏阴性杆菌为主的混合感染，常见致病菌为大肠杆菌。肛腺开口于肛隐窝，一般情况下肛隐窝呈闭合状态，当发生腹泻时稀便易进入并积存于肛隐窝中而至肛隐窝炎；或因便秘，排便时干硬粪块擦伤肛瓣也可致发肛隐窝炎，肛隐窝一旦发生感染，便扩张、松弛，长腔污物更易进入肛隐窝内，炎症进一步发展，即可通过肛腺管穿过内括约肌蔓延至肛腺引起肛腺炎。肛腺多位于内外括约肌之间，周围有着丰富的淋巴组织和静脉，如肛腺炎经淋巴、血管向肛管直肠周围间隙扩散，即可形成相应间隙的脓肿[2]，如行肛周脓肿的一期根治[3]，则术后形成肛瘘的可能性较低。如脓肿自行破溃或仅切开排脓则形成肛瘘。现在认为一旦确诊为肛瘘，应手术治疗。

肛瘘切除术，自外口用探针寻找内口，切开内外口之间组织，创缘略修剪后填塞。尤其位于截石位 9－3 点范围内的病变，因大腿内侧肌肉的牵拉，张力大，切开后创面较大，术后疗程长，痛苦大。全层缝合术在肛瘘术中的应用，关闭创面，愈合时间缩短 2/3；因创面关闭，术后瘢痕小，不影响肛门功能，是一种对肛瘘可行、有效的方法。手术的关键：(1) 定位要准确，正确寻找内口，须防止操作用力造成人为的假内口而遗漏真正的内口，从而导致术后复发。(2) 将管壁组织完全去除，不能残留，保证创面新鲜；(3) 严密止血，以防术后创面下血肿继发感染；(4) 缝合创面下不留死腔；(5) 美兰和布比卡因混合液局部皮下注射，使痛觉迟钝，达到肛管组织及括约肌松弛，从而降低肛管腔周围的静息压，使创腔内炎症渗出液能充分引流[4]；(6) 为避免感染，应做到便后及时换药，局部清洁后，肛内放置替硝唑栓预防感染，碘伏纱条覆盖缝合创面，包扎敷料不宜过厚，应保持局部干燥透气。

参考文献：略。

虎耳草汤熏洗治疗混合痔嵌顿 358 例的临床研究

石训义

山东山东省茌平县人民医院（252100）

【摘要】在齿线附近同一方位，由痔内静脉丛和痔外静脉丛扩大曲张，彼此联合沟通，齿线沟消失，有内痔和外痔的特征，称为混合痔。混合痔的内痔部分脱垂、水肿、不能回纳时，即为混合痔嵌顿。虎耳草汤共有 13 味中药组成，配伍应用，具有清热解毒，消火散结，凉血，消肿止痛，清热泄火，清热燥湿，解毒医疮，杀虫止痒，凉血止血的作用。治疗混合痔嵌顿病人 358 例收到满意疗效。

【关键词】虎耳草汤熏洗；治疗；混合痔嵌顿

在齿线附近同一方位，由痔内静脉丛和痔外静脉丛扩大曲张，彼此联合沟通，齿线沟消失，有内痔和外痔的特征，称为混合痔。《外科大成·痔疮篇》中说："内外痔，肛门内外皆有，遇大便即出血疼痛。"扼要地叙述了混合痔是兼有内痔和外痔两型的特征。混合痔的内痔部分脱垂、水肿、不能回纳时，即为混合痔嵌顿。一部分病人痔核巨大，水肿明显，剧烈疼痛，行走困难。有时形成血栓，局部黏膜糜烂、坏死。另一部分患者由于其他原因不适合立即手术，只能用药物保守治疗。2003 年 12 月 30 日～2012 年 1 月 30 日，我们采用虎耳草汤熏洗为主治疗混合痔嵌顿 358 例，收到满意疗效，现报告如下：

1. 临床资料

1.1 性别：男性 196 例，占 54.7%；女性 162 例，占 45.3%.

1.2 年龄：最小者 17 岁，最大者 59 岁，其中 26～40 岁之间最多，详见表 1。

表 1　358 例混合痔嵌顿病人年龄范围

年龄	17～25	26～40	41～50	51～59
例数	25	216	98	19
百分比	7%	60.3%	27.4%	5.3%

1.3 病程：最长 15 天，最短 2 小时。

1.4 诊断标准

脱痔核较大，水肿明显，剧烈疼痛，坠胀，部分患者局部黏膜糜烂，坏死，有渗出，行走困难。有的患者由于多种原因不宜立即进行手术治疗，只能保守治疗。脱出嵌顿痔核相连，直径最小为 2cm，最大为 9.5cm。环状脱出嵌顿者296例，占82.7%。舌质红，苔黄，脉数。

1.5 疗效分级标准

痊愈：肛门无脱出物，无疼痛、坠胀，行走自如。

好转：混合痔明显缩小，疼痛轻微，偶有脱出。

无效：症状无缓解及消除。

1.6 治疗效果

痊愈者331例，占92.5%；好转者25例，占7%；无效者2例，占0.5%。

2. 治疗方法

2.1 药物治疗：虎耳草15g，马齿苋18g，败酱草12g，蒲公英15g，连翘12g，金银花15g，黄柏15g，黄连15g，黄芩12g，苦参15g，侧柏叶12g，槐角9g，甘草6g。将上药放入3000毫升水中，浸泡30分钟，然后文火煎至药液为1600毫升，使药液温度为39℃，先熏后洗20分钟，然后坐浴30分钟，每日2次，3日为一疗程。若症状仍存，再行第二疗程。以至痊愈。

2.2 手法复位疗法：

适用于手法复位者，立即采用手法复位疗法，使脱出嵌顿的痔核回纳至肛内。中间放入一尿管有于排气。防止因气体难以排出而用力，影响疗效。肛门口用棉球、纱布压迫固定。对于嵌顿时间较长，疼痛难忍者，可放弃手法复位疗法。

3. 病因病理

3.1 发病原因

（1）肛门部位感染：痔静脉丛先因急慢性感染发炎，静脉壁弹性组织逐渐纤维化而变弱，静脉曲张，生成痔块。

（2）遗传：静脉壁有先天性薄弱，抗力减低，不能耐受血管内压力，一家可有几个成员生痔。

（3）职业：教师服务员、民警、汽车司机因运动不足，肠蠕动力减少，粪便下行迟缓，可以压迫静脉。

（4）局部刺激：肛门局部受冷、受热、长期便秘、腹泻日久、酗酒、多吃辛辣食物或常吃泻药，影响静脉血液回流。

（5）腹内压力增加：因腹内肿瘤、子宫肌瘤、卵巢肿瘤、前列腺肥大、妊娠、饮食过饱或蹲厕过久等，都可使腹内压增加，妨碍静脉的血液回流。

（6）解剖学原因：站立或久坐时，负重远行，肛门直肠下部，静脉向上回流颇受障碍。在不同高度，穿过肌层，容易受粪块压迫，影响血液回流。黏膜下层的疏松组织，容易扩张。

3.2 病因学说

（1）肛门衬垫下移说（黏膜滑动学说）：直肠下端右前、右后及左侧中份三处，有三块增厚的组织。对协助关闭肛门和维持肛门自制起重要作用。粪便干硬、粗大，排出时衬垫向下移位，引起充血，形成痔疮。

（2）静脉曲张学说：痔的基本病理改变是由于不连续的静脉扩张引起静脉压增加，腹内压增加和重力作用，影响肛门直肠静脉回流，形成痔疮。

（3）血管增生学说：认为肛管黏膜下层有与勃起组织相似的组织增生，它由肛管直肠下端黏膜下层内的动、静脉交通枝联合组成，有勃起的特性。

（4）括约功能下降学说：由于括约功能下降，组织结构松弛，降低了肛管压力，为了使肛管压正常，局部痔静脉丛代偿性扩张瘀血而形成内痔，称为括约功能下降学说。

4. 药物组成

虎耳草、马齿苋、败酱草、蒲公英、连翘、金银花，以上6味药具有清热解毒，消火散结，凉血，消肿止痛之功效，在治疗混合痔嵌顿病人的过程中起主要作用故为君药。黄柏、黄连、黄芩、苦参，以上4味药具有清热泄火，清热燥湿，解毒医疮，杀虫止痒之功效，在治疗混合痔嵌顿病人的过程中能辅助君药发挥治疗作用，故为臣药。侧柏叶、槐角二药具有凉血止血之功效，能载诸药直达病灶故为佐药。甘草：补脾润肺，益气复脉，缓急止痛，清热解毒，调和药性之功效故为使药。虎耳草、马齿苋、败酱草、蒲公英、连翘、金银花、黄柏、黄连、黄芩、苦参、侧柏叶、槐角、甘草，以上13味药配伍应用共同起到清热解毒，消火散结，凉血，消肿止痛，清热泄火，清热燥湿，解毒医疮，杀虫止痒，凉血止血的作用，是虎耳草汤熏洗治疗混合痔嵌顿病人的最佳配方。

5. 典型病例

（1）郑XX，男，28岁，肛门有物脱出1天，嵌顿，疼痛剧烈，大便干结，溲赤，身热，口渴，心烦不寐，有时腹胀腹痛，饮食减少，嗳气，舌红，苔黄，脉弦数。治以清热解毒，消肿止痛，敛肺降火。方药：虎耳草12g，马齿苋15g，败酱草9g，蒲公英12g，连翘9g，金银花12g，黄柏12g，黄连12g，黄芩9g，苦参12g，侧柏叶9g，槐角6g，甘草6g。将上药放入3000毫升水中，浸泡30分钟，然后文火煎至药液为1600毫升，使药液温度为39℃，先熏后洗20分钟，然后坐浴30分钟，每日2次，连用5日而痊愈。

（2）吴XX，女，31岁，肛门有物脱出2天，嵌顿，疼痛剧烈，不能行走，大便干结，溲赤，身热，口渴，心烦不寐，有时腹胀腹痛，饮食减少，嗳气，舌红，苔黄，脉弦数。治以清热解毒，消肿止痛，敛肺降火。方药：虎耳草18g，马齿苋12g，败酱草15g，蒲公英18g，连翘9g，金银花18g，黄柏9g，黄连12g，黄芩15g，苦参9g，侧柏叶15g，槐角6g，甘草9g。将上药放入2800毫升水中，浸泡20分钟，然后文火煎至药液为1500毫升，使药液温度为36℃，先熏后洗20分钟，然后坐浴30分钟，每日2次，连用7日而痊愈。

6. 讨论

混合痔是痔不断加重的后果，内痔或混合痔的内痔部分脱出肛外，不能及时回纳，受到括约肌的夹持，静脉回流受阻，但动脉血仍不断输入，使脱出的痔核充血，短期内体积迅速增大，直至输入的动脉血被压闭，导致血栓形成，脱出的内痔部分肿硬疼痛，不能纳回肛内。因为痔核脱出不能回纳，时间过久还会出现坏死、感染等病理变化。混合痔嵌顿后，临床表现为水肿显著、疼痛剧烈、肛门灼热坠胀或伴有便血等。

《医学纲目》中说："肛澼为痔，如大泽之中有小山突出为痔（峙），人于九窍中，凡有小肉突出皆曰痔。"《奇效良方·肠澼痔漏门》中还说："在外面或在内，有似鼠乳者，有似樱桃者，其形不一；其病有痛有痒，有硬有软，……有肿痛便难者，有随大小便下清血不止者，有穿窍血出如线者。"说明了痔是肛门内外小肉突起的赘物，其形不一，其证各异。《素问·生气通天论篇》中说："因而饱食，筋脉横解，肠澼为痔。"《秘传外科方》中将痔分为二十四种，记述了治痔的方剂和枯痔药物。《疮疡经验全书》对痔的病因病机和辩证施治进行了系统论述，所用方药十分丰富，并在前人基础上，提出二十五痔的分类法，同时还附图说明，这充分反应了当时对痔疮研究的深入和细致。《外科启玄》中，也分痔为二十四痔，并记有里外痔（即混合痔）病名。

虎耳草：虎耳草含生物碱、无机盐。虎耳草水煎液在pH6.5时，其50%稀释浓度对变形杆菌、伤寒杆菌、痢疾杆菌、金黄色葡萄球菌，具有抑制作用。马齿苋：马齿苋茎叶含有叶酸、鞣质、尿素等，并含硝酸钾、氯化钾、硫酸钾及其他钾盐。体外实验，马齿苋对各型痢疾杆菌有抑制其发育或杀灭作用；对大肠杆菌、葡萄球菌等亦有显著抗菌作用。临床报道，马齿苋对多种细菌性痢疾及化脓性疾患，皆有良好疗效。败酱草：败酱草含有挥发性精油，黑芥子甙等。抗菌实验证明，败酱草对葡萄球菌、链球菌等有强烈杀菌作用，对大肠杆菌、痢疾杆菌亦有抑制作用。蒲公英：蒲公英对葡萄球菌、金黄色葡萄球菌和多种皮肤真菌，均有不同程度的抑制作用。连翘：连翘果壳中的齐墩果醇酸有强心利尿作用。连翘果壳中的连翘酚对金黄色葡萄球菌及痢疾杆菌的抗菌效力最大，对溶血性链球菌、肺炎双球菌、伤寒杆菌、霍乱弧菌、大肠杆菌、葡萄球菌、白喉杆菌等亦有较强的抗菌作用。金银花：金银花含有皂素、鞣酸、纤维糖等。银花皂素能调节体温中枢，有解热作用，并有解毒、消炎之效。体外实验证明有广泛抗菌作用：对金黄色葡萄球菌、溶血性链球菌、肺炎双球菌、痢疾杆菌、伤寒杆菌等皆有较强的抗菌作用；对多种皮肤癣菌亦有不同程度的抑制作用。黄柏：黄柏含有小檗碱。抗菌作用大致与黄连相同，对痢疾杆菌、布氏杆菌、葡萄球菌、琏球菌、霍乱弧菌、赤痢杆菌及结核杆菌等均有抑制作用。对葡萄球菌抑制作用最强。黄连：黄连有效成分为黄连素（小檗碱）。黄连具有广泛抗菌作用，对各型痢疾杆菌、伤寒、副伤寒等杆菌、霍乱弧菌；对结核、绿脓、布氏、百日咳等其他杆菌；对葡萄球菌、溶血性链球菌及肺炎双球菌等球菌；对金黄色葡萄球菌；对多种致病性真菌；对钩端螺旋体；对阿米巴原虫；对多种流感病毒；均有抑制作用。其中对痢疾杆菌的抑制作用最强。黄芩：黄芩含有黄芩素、贝加因及黄芩宁等。黄芩具有解热、利尿、抗菌、抗病毒、抗真菌、镇静及降压等作用。动物实验证明解热作用有效成分为黄芩素。体外实验，黄芩对痢疾杆菌、伤寒杆菌、绿脓杆菌、葡萄球菌、溶血性链球菌、肺炎双球菌等有较强的抗菌作用，有效成分为贝加因。黄芩煎剂对多种皮肤真菌亦有不同程度的抑制作用。苦参：苦参含有苦参碱。实验证明，苦参有利尿作用。煎剂或浸剂，对多种皮肤真菌皆有抑制作用。侧柏叶：侧柏叶的主要成分含挥发油，其中有杜松酸、侧柏酮等。实验证明能缩短出血和凝血时间。生用效力较好，侧柏炭的凝血作用反比生品差。侧柏叶对溃疡病并发出血，有较好疗效。动物实验已证实口服有镇咳作用。如注射液，则更有祛痰作用。侧柏叶对肺炎双球菌、金黄色葡萄球菌、白色葡萄球菌、痢疾杆菌有较明显的抑菌作用。槐角：槐角的主要成分含槐素、栎素与酚状物质。槐角能促进血液凝固的速度、减低血管壁的渗透性，有止血作用，对肠出血、痔疮出血、膀胱出血等疗效良好。甘草：本品含有甘草甜素，为甘草酸的钙、钾盐。甘草酸水解后产生葡萄糖醛酸及甘草次酸。此外，尚含有甘草甙、尿素酶等。甘草次酸有类肾上腺皮质激素作用，能促进体内水及钠盐的潴留和钾离子的排出，可用于轻症慢性肾上腺皮质功能减退症。甘草甜素有解毒作用，其机制包括葡萄糖醛酸的结合解毒作用、甘草次酸的类肾上腺皮质激素样作用、甘草甜素吸附作用等。甘草素尚有利尿作用。本品并能抑制平滑肌活动，故能缓解胃肠平滑肌痉挛而止痛，用于溃疡病对溃疡面能形成薄膜有保护作用。

古人云："气行则血行，气滞则血凝。""气为血之帅，血为气之母。""痛则不通，不通则痛。"重要熏洗，使药液充分接触病灶，既能促进血液循环，使回心血液通畅，再加之坐浴法，更能提高疗效。总之，虎耳草汤熏洗，坐浴相结合，使药物直达病灶，消火散结，凉血，消肿止痛，清热泄火，清热燥湿，解毒医疮，杀虫止痒，凉血止血是缩小痔核或消除症状的关键。

PPH10 年的手术总结和成绩报告（1999 年~2008 年）

辻 仲 康 伸

日本千葉县东葛辻仲病院

本院运用 PPH（Procedure for Prolapse and Hemorrhoids）针对痔核脱出和直肠黏膜脱出等病例的治疗到 2008 年为止有 10 年历史，PPH 在世界各国被广泛的运用，仅在日本就约有 3 万件手术病例。

本院从 1999 年开始至 2008 年 1 月为止，使用 PPH 共做手术 1671 件，对病例的内容分析和术后结果等为背景，对手术方法和对应性做了考察。

PPH 的手术件数的内容分为，内（外）痔核 3 期 1116 件，内（外）痔核 4 期 104 件，直肠黏膜脱主体 249 件，直肠脱 26 件，肛门直肠黏膜脱 100 件，直肠瘤 28 件，其他病例 38 件。针对内（外）痔核 3 期和 4 期的病例，运用 PPH01 共计 926 件，运用 PPH03 共计 294 件。

以下是我院对 PPH 治疗的痔核病例和同期间运用痔核结扎切除术治疗的 1254 病例进行的比较和对比。患者的年龄背景，男性和女性的平均年龄分别为 53. 9 岁和 52. 0 岁，没有特别明显的差异，使用 PPH 的男女比为 2. 1：1，结扎切除的男女比为 1：1. 1，可见男性选者 PPH 者居多，平均手术时间 PPH03 为 16. 1 分钟，结扎切除手术为 19. 4 分钟，两者相对比可见 PPH 所用时比较短。在术后疼痛和平均住院日的统计对比当中，PPH 也有着明显的优势。术后出血的对比当中，PPH 为 6. 5%，结扎切除手术为 5. 3%，结扎切除手术则略占优势，但在手术后出血的平均日数的对比当中，PPH 为 4. 2 日，结扎切除为 7. 2 日，PPH 明显占有优势。手术后一年的再发率 PPH 为 5. 0%，结扎切除手术为 4. 6%，这一点上两者没有明显的差异。

对手术后 2 年和 4 年的症状也进行了比较，PPH 和结扎切除两者分别为，排便时无痛比 2 年后为 94. 3%：92. 5%，4 年后为 95. 3%：94. 1%。手术后无出血对比 2 年后为 95. 7%：93. 4%，4 年后为 93. 0%：96. 1%。在排便障碍，肛门脱出感，大便失禁，屁漏等术后症状方面，两种手术方法在对比下也没有显示出明显的差异，并且在患者满意度调查的对比当中，术后 4 年 PPH 和结扎切除的占优百分比为 67% 和 69%，占良百分比为 26. 3% 和 24. 5%，两者也没有显示出明显的差异。

通过以上的对比，PPH 在对痔核脱出的手术治疗中，不仅仅能做到手术后疼痛少和患者能在短期内恢复等优点，在长期观察下也可以达到和结扎切除手术同样的效果。因此，非常推荐使用 PPH 针对内痔核 3 期全周性的脱出病例的治疗。

朱秉宜痔病临床经验

史仁杰 谷云飞

江苏省中医院肛肠科（210029）

【摘要】全国名老中医朱秉宜教授从事中医肛肠五十余载，积累了丰富的临床经验。对于枯痔散，朱师认为枯痔散的处方，以砒、矾为主药，辅助药作用不大，降低含砒量有助于减少并发症的发生；枯痔散是治疗已经溃烂的绞窄性内痔的最佳选择；严格选择适应症，同时予服用清热解毒的中药煎剂等预防措施可减少砒中毒。对枯痔钉，提出从齿线以上 0. 5cm 以上插入药钉，深插法的钉间距在 0. 5 ~ 0. 6cm；浅插法（以 1cm 计算）的钉间距在

0. 3 ~0. 4cm。对环状混合痔，提出以多个小切口外切内扎、分段结扎、断桥剥缝、消痔注射相结合的治疗方法。

【关键词】朱秉宜；名老中医；痔病；临床经验

朱秉宜，男，1930年生，南京中医药大学教授、江苏省中医院主任医师。是1991年由卫生部授予带徒传授中医药专家学术经验的500名全国名老中医之一。在长期的临床实践中，朱老对痔病积累了较为丰富的临床经验，现将其有关临床经验介绍如下。

1. 运用枯痔散疗法的经验

枯痔散疗法是祖国医学治疗痔核的传统疗法之一，长期以来枯痔散处方和用法都是父子相传或师徒相授。朱师在学习前辈经验和临床运用中，认识到古医籍中谓枯痔散“诸痔皆效”实是跨大之词，后学者若按此说而用药，必犯错误。有必要全面、准确认识枯痔散的处方、适应症、禁忌症、毒副作用及其防治[1]。

朱师发现，古医籍中的枯痔散处方众多，都是以砒、矾为主药，有的配有雄黄、朱砂、硫黄、硼砂、乳香、没药、冰片、乌梅肉、草乌、黄连、轻粉、黄丹等药，目的显然是为了减少治疗后并发症的发生。但历代仍不断有因该疗法的并发症而反对使用该疗法者，这反映出复杂的配方并不能降低并发症的发生。朱师因此认为，枯痔散处方不宜复杂，减少并发症发生的关键是降低含砒量。为此，他向丁福华前辈建议，将原有丁氏祖传处方中的含砒量分别降低至原来用砒量的40%、60%、80%，成为三个含砒量不同的处方，最初2天用含砒量较高的，中期次之，后期用最低的，这样一来使使用的砒的总量有较大的减少。丁氏采纳其言，仍然取得了与原来处方相同的疗效，但并发症发生率明显降低。

枯痔散疗法的全身并发症主要是肝肾功能的损害，甚至中毒死亡，局部并发症主要是疼痛剧烈。

对此，朱师提出的措施为：

①严格选择适应症，有肝、肾病史及肝肾功能不良者为绝对禁忌症；若内痔无脱出或外痔大于内痔时则不适宜使用枯痔散；

②治疗过程中严密观察血、尿常规和肝肾功能的变化。出现异常者，要立即停止用药。

③治疗期间，每日输液1500~2000毫升左右；同时予服用清热解毒的中药煎剂，主要药物有绿豆衣（重用）、防风、甘草、银花、连翘、黄柏、生地、丹皮、茯苓、大黄、泽泻、车前草等；

④在上枯痔散期间患者多喝牛奶，多吃高蛋白饮食，多饮茶（水）。采取这些治疗措施后，在本院采用枯痔散疗法治疗的1000多例内痔患者中，在治疗过程中出现尿常规或血常规异常而停药者不足1%，没有发生砒中毒的病例，获得了满意的结果。

朱师认为，枯痔散是治疗已经溃烂的绞窄性内痔的最佳选择。因为枯痔散治疗一般为内痔。

在枯痔阶段，要经过三个步骤：

①在药物作用下，致使发生急性无菌性炎症；

②阻断痔核局部的血液供应；

③形成干性坏死。

而绞窄性内痔已经发生炎症，且因嵌顿而发生血行障碍，药物吸收少；枯痔散有极好的杀菌作用，使坏死局限，并转变为干性坏死；嵌顿状态敷药操作很方便。因而在绞窄性内痔采用枯痔散疗法具有枯痔快、疗效好、枯痔散用药量少、更安全、操作方便的优点。朱师曾观察了45例患者，其中已接受其它保守治疗的20例，经最长22天，最短5天的治疗，均未见好转。而经枯痔散疗法治疗后，经最长24天，最短16天的治疗却均获得了治愈，无1例出现砒中毒症状。

2. 运用枯痔钉疗法的经验

枯痔钉疗法也是中医治疗痔疮的主要外治法。朱师认为，枯痔钉疗法的成败关键在于插钉操作，若操作不够妥当，不但不能取得应有的效果，还会导致肛门脓肿、大量出血等并发症；枯痔钉治疗内痔时，有的发生了坏死脱落，有的发生了硬化萎缩。术后发生继发性大量出血，感染而致脓肿的病例，绝大多数发生于坏死脱落的患者。因此，对插钉操作，应该追求达到萎缩，不发生坏死的目的。为此，朱师与邓少杰、陈忠平、李笑风、李白克、陆琦等运用枯痔散的名家进行了广泛的交流与学习，首次对枯痔钉疗法的药钉插入部位、深浅度、稀密度等提出了全面、量化、可操作性强的认识[2]。

关于插钉的部位，一般要求将药钉以痔核的中心为重点，以齿线为下界插入内痔部分。朱师发现，插枯痔钉后，在钉周0.3cm范围内都有炎症浸润的表现。因而提出，应从齿线以上0.5cm以上插入药钉，这样既有效，又能防止疼痛和肛缘水肿的发生。

关于插钉深度，一般要求将药钉插入到痔黏膜下层内，不得深达肌层，严禁贯穿肠壁。但在同一原则下，插入深度却有较大的差异，如据福建省中医研究所一般以不超过1cm为度，福建省人民医院一般以约1cm，以不超过1.5cm为度，浙江医大附属二院陆琦以1~2.5cm为度（福建与浙江所用之枯痔钉在制剂上有所不同）。朱师认为不论任何类型的痔核，凡暴露于肛门外后，由于痔静脉的回流不畅，痔核体积有一定程度的膨胀增大。在痔核回纳肛内后，由于血液的回流，痔核体积随之有一定程度的缩小。因此，插钉深度不能以痔核暴露于肛门外时的体积为标准，也不能仅以不深达肌层为限，要根据痔核脱出及肿胀的状态进行相应的调整。以药钉纵轴与肠壁呈45度方向插入，深度控制在0.5~0.8cm时，可以取得较满意的疗效。插钉深度至少距离肌层0.5cm左右，才不致误入肌层，从而避免发生治疗后大出血和感染等并发症。

关于药钉的插入间距，一般是根据痔核的大小来规定的，间距是多少则无明确认识。朱师观察发现，药钉插入痔核内后，在其周围0.3cm范围之内有炎症浸润，在插钉的孔眼部有轻度糜烂。如果用二根药钉在同一处插入，其深度在1cm左右，则在其周围0.3cm左右的痔组织出现坏死，炎症浸润亦随之扩大。因而明确提出，以萎缩为目的插钉法，深插法（以1.5cm计算）的钉间距在0.5~0.6cm；浅插法（以1cm计算）的钉间距在0.3~0.4cm。

朱师还提出应用枯痔钉疗法时，应根据痔核的具体情况，对插钉部位、深浅度、稀密度方面进行调整。如痔核下部纤维化明显而上部未纤维化者，应尽可能地将药钉插在痔核的中部及上半部。由于此类痔核的体积一般较大，在痔核中部可取0.8cm的深度，在上半部则要求浅一些，但不少于0.5cm，这样可以取得比较理想的效果。

朱师的这些认识和经验对于掌握枯痔钉疗法的机理，正确掌握、推广使用枯痔钉疗法，避免术后并发症的发生等具有重要的意义。

3. 以结扎疗法为主治疗混合痔的经验

结扎法又称系痔法、缠扎法，首载于《五十二病方》，宋《太平圣惠方》有："用蜘蛛丝，缠系痔鼠乳头，不觉自落"的记载。朱师认为，结扎疗法的治疗原理是用药线或丝线结扎痔核或息肉，以阻断病变组织的血液循环，使被扎组织因缺血而坏死脱落，创面逐渐愈合。由于以线代刀，使痔组织下丰富的血管得以栓塞，克服了由于黏膜下血管丰富而易出血的缺点。

结扎疗法用于体大蒂小，分界清楚的痔核，操作简便易于掌握，但对环状混合痔若单用结扎法则难达满意疗效。针对这个问题，朱师在应用中医传统的"结扎"、"割除"手术治疗的经验基础上，提出了以结扎疗法为主的环状混合痔的综合疗法。

这种综合疗法的要点是：①自外痔下缘至齿线作4~6个放射状切口（据痔核大小）切除剥离部分曲张静脉丛和增生的结缔组织。对肛管处尽量仅作切开不作切除，若必须作切除时，每个切口间必须保留肛管上皮不少于0.8cm。这种放射状纵形多切口、少切除的方法旨在防止术后肛管疤痕性收缩而造成的环形狭窄；

②按分段结扎法逐一结扎内痔并剪除部分痔核，分别留结扎线于肛外；

③除老年性肛管松弛者外，均于截石位5点或7点切断内括约肌头，以避免术后痉挛性疼痛；

④所留黏膜桥区注射消痔液2ml左右，旨在畅通血流；

⑤在外痔部分所留的皮桥下，如若仍有明显隆起的曲张静脉，再予在肛缘线部位作横形切开，钝性剥离曲张静脉，横向切除肛缘线外的多余皮瓣后，横向皮瓣缝合。旨在既彻底切除痔核，又保持肛门外观平整。据临床观察表明，一次治愈率为100%，疗程最短11天，最长23天。术后疼痛、发热、尿潴留、水肿、出血显著减少或减轻。无肛门狭窄、黏膜外翻等后遗症发生[(3)]。

参考文献：略。

挂线疗法的方法变革与手术技巧

史仁杰

南京中医药大学附属医院/江苏省中医院（210029）

我院长期采用挂线疗法治疗高位复杂性肛瘘，经历了四次大的方法变革，并积累了一定的运用经验，现报告如下。

1. 挂线方法的四次变革

1.1 由药线挂线向橡皮筋挂线的变革　当初采用挂线材料为药线，所谓药线就是在专门的中药液中浸泡过的粗棉线。由于药线本身不具收缩力，因此挂药线后还要在药线环上挂以铁块等重物，大多需要一个半月以上时间方能勒开瘘管，因此疗程较长。且药线挂线紧线不方便，在药线上挂重物后，严重影响患者的生活、行走等。自上世纪60年代后，挂线用线逐渐改用橡皮筋，利用橡皮筋的收缩力，慢性切割作用持续、可控、迅速。

1.2 由单纯挂线向切开挂线疗法的变革　以前运用挂线法治疗肛瘘时并不切开皮肤，所以挂线后患者疼痛难忍，挂线过程较长。后来改革为在挂线时先切开皮肤和外括约肌深部以下的瘘管部分，以减轻痛苦，缩短疗程。

1.3 由实挂线向虚挂线的变革　切开括约肌并不是治愈肛瘘的必需条件。自上世纪90年代后期起，我们开始采用挂线后不紧线的“虚挂线”利用橡皮筋的引流作用的方法治疗肛瘘。由于不勒割开瘘管，可以更好地保护肛门括约肌及其功能，患者痛苦轻，恢复快。

1.4 由挂线向置管的变革　对于瘘管位置高，或特别长的瘘（有时瘘管延伸到前列腺外前方或接近尿道），或者瘘管与直肠间的距离过大的病例，采用实挂线或虚挂线方法治疗都很困难。我们采用在高位瘘管中放置引流管并固定，术后冲洗引流，在瘘管腔内分泌物变少、变清时，将所置胶管逐日向外少量退出，直至全部退出。

2. 运用挂线疗法治疗复杂性肛瘘的技巧

2.1 挂线疗法的适应症　主要适用于高位肛瘘和复杂性肛瘘。女性前方的低位肛瘘最好也用挂线疗法治疗。对于小儿肛瘘，不管是低位还是高位，都以采用切开挂线法为好。

2.2 运用实挂法与虚挂法的技巧　虚挂法比较适用于管壁薄、管腔小、管道短、引流较畅、初次手术、或周围组织疤痕较少、无合并糖尿病、结核病等全身性疾病的患者，而不太适合于管壁较厚、管腔较大、管壁较长、引流不畅、或已经多次手术、或周围疤痕组织多、全身情况差者。对于管壁较厚或疤痕组织较多者，如要采用虚挂法，必须尽可能将管壁疤痕组织切除干净。

无论实挂还是虚挂，挂线应挂到瘘管顶端，不留死腔，即便大束也无妨。对于大束组织采用实挂线时，可以一次大束挂线适当紧线，如一次紧线勒割不开，可再次紧线勒割。

2.3 紧线的技巧　刚行挂线不宜太紧，以防止脱线过早，括约肌断端由于纤维化数量不足，粘连固定不牢而豁开，后遗不完全性肛门失禁或肛管缺损。应将挂线脱落时间控制在术后14天以后。对于位置较高的肛瘘，可延迟紧线时间，利用挂线的慢性切割、持续引流作用，炎症范围相对缩小，创腔缩小后再多次、少量紧线。

首次紧线一般在术后10天后，挂线的勒割力量以使所包绕的肌束收紧1/4宽度为宜。不要紧线过多、过紧。挂线在支管已愈合、无创腔时橡皮筋方脱落为最佳。

小儿组织柔嫩，括约肌束小，瘘管易于切断，脱线期较成人短，对于小儿肛瘘采用挂线治疗时，要防止脱线太快造成肛门失禁。

2.4 多处挂线的技巧　有两处以上瘘管需同时切开实挂线者，可先紧其中一条瘘管中的挂线，其他瘘管所挂之线暂缓紧线。待第一处紧线勒开后，再渐次逐条收紧其余的挂线。挂线橡皮筋脱落期宜间隔4~5天以上。

2.5 拆除虚挂线的技巧　虚挂线一般在7~14天拆除。拆除虚挂线的指征为：创面分泌物较少、脓腐已经脱尽、肉芽新鲜、腔道变窄、橡皮筋转动阻力较大。如系双股橡皮筋虚挂线应先拆为单股，过3~5天再拆除另一股橡皮筋。

在未拆除虚挂橡皮筋前，换药时要进行冲洗，并转动。拆除后也要根据愈合情况继续冲洗1~3天，同时配合使用填棉法，压迫拆除虚挂线后的管道创腔，加速其闭合。

PPH联合电钳外痔切除术治疗重度痔临床疗效分析

司　克

西安市中心医院肛肠外科（西安 710003）

【摘要】目的　探讨吻合器痔上黏膜环切术联合电钳外痔切除术治疗重度痔的临床价值。方法　将180例重度痔的病人随机分为研究组和对照组，研究组应用PPH联合电钳外痔切除术，对照组应用吻合器痔上黏膜环切术（PPH），观察术后尿潴留、术后肛门疼痛程度、术后便血、住院时间、术后复发、术后肛门狭窄等指标。结果：

研究组在术后复发的指标上显著低于对照组（P<0.01）。手术时间，术后尿潴留，术后疼痛程度，住院时间，术后肛门狭窄等指标两组间差异无统计学意义（P>0.05）。结论：PPH联合电钳外痔切除术治疗重度痔优于吻合器痔上黏膜环切术。

［主题词］痔/外科学；PPH联合电钳外痔切除术；对比研究

我院应用吻合器痔上黏膜环切术（PHH）联合电钳外痔切除术治疗重度痔90例，并与单纯行PPH手术90例进行比较，现将结果报告如下。

临床资料

1 一般资料　180例病人，根据中华医学会外科分会结直肠肛门外科学组制定的《痔临床诊治指南》进行分度，均为Ⅲ、Ⅳ度痔，随机分为研究组（吻合器痔上黏膜环切术（PPH）联合电钳外痔切除术）和对照组（PPH术）各90例，研究组：男46例，女44例，平均年龄40岁（21~83岁）；平均病史4.23年（1~15年）；本次发病3~9d，平均天数6d，合并严重其他系统疾病者13例（冠心病2例、高血压病4例、糖尿病3例、重度贫血4例、）。Ⅲ度65例，Ⅳ度25例。对照组：男42例，女48例，平均年龄43岁（21~73岁）；平均病史4.32年（1~16年）；本次发病3~8d，平均天数5d，合并严重其他系统疾病者8例（高血压病4例、糖尿病2例、重度贫血3例）。Ⅲ度62例，Ⅳ度28例。

2 器械　研究组采用常州市智业医疗仪器研究所特制的HG型吻合器及杭州大力神电子肛肠治疗仪；对照组采用常州市智业医疗仪器研究所特制的HG型吻合器。

3 方法　（1）研究组治疗方法：术前常规检查，手术前1日及手术当日各行清洁灌肠。腰麻或硬膜外麻醉，取截石位，0.2%的安尔碘常规消毒，指诊并扩肛后，置入肛管扩张器，由助手固定，拔出内栓，再消毒肛管直肠黏膜，确定齿状线位置，在3点位距齿状线3~4cm，用2-0可吸收缝线做荷包缝合于黏膜及黏膜下层，尽量保持进出针眼的一致性，确保缝合完整；9点位7号丝线放置一牵引线以利闭合牵拉时使两侧黏膜均匀进入钉仓，部分肛管直肠脱垂严重或痔核巨大者，在荷包下方约1cm处9点位起始加做第2个荷包[1]，最大限度张开吻合器，在其头部涂少许液体石蜡，经肛管伸入直肠，确认吻合器头部超过荷包缝合圈，然后收紧荷包线并打结，用带线器，通过侧孔，引出结扎线并打结；在向外力牵引结扎线的同时，顺时针方向旋紧吻合器，直至显示红色指针到近底部为止；此时，女性患者应行阴道检查，以保证阴道后壁未进入吻合器仓。打开保险装置，击发压榨30s。逆时针方向松开吻合器，小心退出吻合口；仔细检查吻合口情况，如有搏动性出血，用3-0可吸收缝线8字缝扎，彻底止血；退出扩张器，再用杭州大力神电子肛肠治疗仪行外痔切除术，将脱出痔核的外痔部分以组织钳牵拉，肛肠治疗仪电钳钳夹外痔根部（近端在齿状线以下），干燥纱布保护周围组织，通电5~10s后，以电刀切除外痔部分，如外痔体积较大需要电钳钳夹2次。同法处理其他外痔。术后肛管直肠内放置1枚复方角菜酸酯及止血纱布1块，放置肛管引流管后外痔创面纱布包扎。（2）对照组治疗方法：单纯行PPH术，操作同研究组。

4 观察指标手术时间，术后尿潴留，术后疼痛程度[2]，术后出血，住院时间，术后复发，术后肛门狭窄。

5 统计学处理　计数资料用x2检验，　计量资料用t检验，SPSS10.0软件系统进行统计学处理。

6 结果　（1）手术时间：研究组平均23min，对照组平均18min，两组差异无统计学意义（P>0.05）。（2）术后尿潴留：研究组平均30例占33%，对照组27例占30%，两组差异无统计学意义（P >0.05）。（3）术后疼痛程度：研究组82例为0级疼痛占91%，8例为1级疼痛占9%，对照组80例为0级疼痛占89%，10例为1级疼痛占11%，两组差异无统计学意义（P>0.05）。（4）术后出血：研究组7例占8%（均为外痔创面渗血），对照组0例，两组差异显著（P<0.01）。（5）住院时间：研究组平均为5d。对照组平均为3d，两组差异无统计学意义（P>0.05）。（6）术后复发：研究组术后5天随访、1个月随访、6个月随访肛管皮肤均正常。对照组术后5天随访3例肛管有外痔占3%，1个月随访后3例肛管有外痔占3%，6个月随访例肛管有外痔5例占6%（共11例占12%），两组差异显著（P<0.01）。研究组及对照组全部病例均无肛门狭窄及失禁。两组差异无统计学意义（P>0.05）。

讨论

肛垫组织是人体正常的解剖组织，维持人体15%~20%肛门静息压的作用，协助括约肌维持肛门正常的闭合；同时存在着丰富的感觉神经末梢，形成多种肛管内壁感受器，具有精细的辨别觉功能[3]，由于痔病患者肛垫组织动静脉吻合发生调节障碍，静脉回流阻滞，引起肛垫组织水肿[4]，手术过程易切除过多组织，造成局部的解剖结构损伤，引起直肠顺应性下降，肛门自制能力减弱。因此，近年来的观点：选择安全、快速、有效、痛苦小的疗法是主要的取舍标准。

手术到目前为止仍被认为是治疗痔最经典的方法之一，由于其损伤了齿状线，术后疼痛和肛门狭窄是其最主要的并发症。PPH是建立在肛垫学说的基础上，能够有效的保护肛垫的手术方法，其机理包括：（1）在齿状线上3~4cm处环行切除约2~3cm左右直肠末段的黏膜及黏膜下层，并一次性完成吻合，能够上提痔组织，并使其重新恢复和固定于原来的位置；（2）由于完全切除可来自直肠下动脉的血液供应，因此，显著的减少了痔的充血和肥大；（3）肛垫上提复位后，恢复了肛管区正常的解剖层次与结构，改善了恢复肛门自制功能，降低了肛管内压，使盆底肌群逐渐恢复正常的功能状态。由于其最大限度的保留了肛垫组织、肛管区域解剖及组织结构的完整性，因此其术后不仅较好地解决了术后疼痛的，而且对术后肛门功能的影响也十分轻微。

PPH不能直接切除外痔及其他肛周疾病。尽管有学者认为手术阻断了直肠下动脉的血供，并使肛垫悬吊复位，恢复了直肠下端正常解剖结构，部分外痔也可以因此萎缩并回缩至肛内而不需进一步处理[5][6]，但PPH对较大的外痔治疗是不够的[7]。简单的外痔切除有时术后易并发水肿、瘙痒等不适，会延期愈合。而应用电子肛肠治疗仪切除时，高频电容式治疗钳电极间产生内源性热，局限性强，对治疗部位以外的组织影响较小，依靠组织内带电离子和偶极子在两极间高速震荡产热，这样被治疗组织干结而不会出现炭化现象，不会因短时间内组织脱落而导致的出血及水肿。因此，其与PPH联合应用，既治疗了内痔脱垂和出血，同时也解决了外痔突起和疼痛。术后复发本资料显示研究组及对照组的差异显著（$P<0.01$）的统计学处理提供了临床依据。

术后尿潴留的发生除手术本身的因素外，同时也与选择麻醉方式有关，本资料显示研究组及对照组的术后尿潴留的发生率较传统手术明显升高，是因为180例手术均为腰麻或硬膜外麻醉。

目前，患者对痔手术效果是否满意，除了原有的出血和脱出症状有无消失或改善外，还考虑以下三点；一是术后疼痛，二是复发，三是住院时间，单纯的PPH往往术后残留外痔并有症状，而临床医师担心行PPH手术时加外痔切除会加剧术后疼痛、住院时间长而使PPH失去优势不愿联合其他术式，其结果造或使患者满意度降低，或人为的限制了PPH手术的发展。本资料显示术后疼痛程度两组差异无统计学意义（$P>0.05$），说明PPH联合电钳外痔切除术由于很好的保护了肛垫黏膜及齿状线，所以未增加术后疼痛。此外，电钳切除外痔的创面因特殊的理化因素愈合较快，住院时间资料显示两组差异无统计学意义（$P>0.05$），未延长住院时间。术后出血两组差异显著（$P<0.01$），均为外痔创面渗血，分析原因是和大便较干燥有关。

参考文献：略。

吻合器痔上黏膜环切除术后大出血的原因和处理方法（附22例临床分析）

司徒光伟

【摘要】目的　了解吻合器痔上黏膜环切除术后发生出血的原因，掌握针对不同类型、不同时间、不同量的出血处理方法。方法　系统回顾2001年6月-2012年7月共完成2314例PPH手术后发生22例出血病例。分析出血量，出血方式、出血原因、采用的止血方法等。结果　（1）出血量：200ml8例；500ml9例；1000ml2例；2000以上出血量1例。（2）出血发生时间：术后早期出血4例、延迟出血18例。（3）全身循环变化：发生出血性休克代偿期2例。（4）出血原因：缝线脱落1例；吻合口损伤8例；感染10例；凝血障碍2例。(5)处理方法：二次手术4例；吻合口压迫4例；高浓度去甲肾上腺素冰盐水14例。结论　吻合器痔上黏膜环切除术后大出血的发生率约在1%左右，可发生在术后早期及术后2周内。出血特点量大、凶猛，可导致失血性休克发生。主要原因是吻合口损伤和感染，特殊原因与凝血障碍有关。针对不同出血量和出血时间采取吻合口压迫、高浓度去甲肾上腺素冰盐水灌注、二次手术均可有效止血。

【关键词】吻合器痔上黏膜环切除术；术后大出血；原因；处理方法

吻合器痔上黏膜环切除术后危险并发症依然是手术后发生的大出血。出血一般发生在手术后的2周内，出血凶险时一次出血量可以在2000ml左右，有出血性休克的危险发生。目前临床上尚无因出血死亡病例报道，但出血依然是术后威胁最大的并发症，需引起手术者足够重视。我科开展PPH手术11年，从2001年6月至今已完成PPH手术共2314例，有记录发生出血量在200ml以上共22例，发生率约在0.9%。现将出血原因及处理方法分析如下。

临床资料

2001年6月-2012年6月共完成吻合器低位直肠黏膜环切除钉合术共2314。其中诊断为混合痔和内痔脱出2258例，直肠黏膜内脱垂54例，直肠前突2例。发生出血量在200ml以上共22例，其中男性17例、女性5例；年龄最大74岁，最小21岁。

手术方法和材料

本组手术采用美国强生公司提供爱惜康 H－33 痔圆形吻合器和常州康迪医疗器械公司提供 G－33.5 痔圆形吻合器。

在骶管和腰硬联合麻醉下，取折刀位。扩肛器扩肛后，在齿线上 4cm 位置用粗丝线在同一平面上沿黏膜层下环形缝合一周，吻合器张开后将器头部放入到荷包圈上方，收紧荷包缝合线后再收紧吻合器，击发。切除完成后对活动出血点和潜在活动出血点用细可吸收缝合线 8 字缝合止血，直到无活动出血为止。

出血原因与处理方法

本组按出血量分组，发生在术后 24 小时内出血为早期术后出血，3 天以后出血为延迟术后出血。

表 21　例出血量分析与出血原因及处理方法

	200ml	500ml	1000ml	2000ml 以上
术后 24H	2	0	1	1
术后 3－14d	6	9	2	1
休克	0	0	1	1
缝线脱落	0	0	1	0
吻合口损伤	2	4	1	1
感染	5	5	0	0
凝血障碍	1	1	0	0
二次手术	1	3	1	0
压迫	0	2	1	1
去甲盐水	7	5	0	0

分析结果

1 出血时间：22 例病例按出血时间不同也表现出不同的临床特征和出血原因，故分成早期和延迟两个阶段。在术后 24 小时内有 4 例。2 例出血量凶猛，以大量短时间内排出鲜血，其中 1 例很快出现血压降低，循环不足表现；1 例因为术后费力排小便，频繁用力后出现出血；1 例因为长期低凝血状态有关。术后 3－9 天出血，一般出血以小量排解鲜血开始，在 1－2 天内出血量突然增加。术后 2 周出血，1 例突发出血，一次出血量凶猛，在短时间内出血估计在 2000ml 以上，迅速出现循环障碍；1 例因放置心脏支架，一直在口服玻力维直到术前 1 月停服药物。

2 出血原因：二次手术中发现在 24 小时内出血 1 例因手术中止血缝合的缝线脱落，当时使用的是 2 号可吸收强生缝线，术中发现缝线线头完全松开；排便费力及术后大便团干结用力排便 5 例，术后 2 周出血在 2000ml 以上发生在早上排便后立刻出现大量鲜血涌出。早期出血以缝线脱落和吻合口渗透出血；延迟出血与排便和吻合口损伤为主。

3 处理方法：

（1）压迫：本组采用过 2 种压迫方法，制作棒状纱布团强行经肛门填压在吻合口部，对 2 例采取此法，包括 1 例出血在 2000ml 以上者；5 例使用三腔二囊管胃囊充气在 60－100ml 气体压迫在吻合口部，其中 1 例出血在 2000ml 以上者。

（2）高浓度去甲肾上腺素冰盐水：配制方法是将 500ml 生理盐水加入 1% 去甲肾上腺素液 1ml10 支－20 支。应用方法是将约 20cm 长细导管放入到吻合口上方，每次注入配制盐水 20ml，每半个小时一次，直到出血被控制为止。

（3）手术止血：5 例采用手术止血，术中 1 例在 24 小时内出血，整个吻合口上有多点出血，发现为缝线脱落；1 例术后 3 天出血，可见一个明显活动出血点；1 例吻合口有广泛渗血；2 例已经没有明显活动出血点。7 天以上病例，吻合口均有明显水肿样改变。

讨论

吻合器痔上黏膜环切除术后发生出血是仍然不可避免的并发症。因为整个手术的部位是在直肠下端的黏膜层，手术后必定会有局部组织炎性水肿导致黏膜组织变脆，在外力作用下就有可能发生撕裂性损伤导致出血。由于直肠区域血供系统丰富，主要来自肠动脉系统和髂动脉系统，一旦发生出血，就十分凶猛。

在PPH手术后，由吻合口发生的渗透性出血是很常见的现象。小量的渗血，以表现为填压的纱布被渗透或污染外裤，在24小时后这样的渗血可以自行停止。对于不断有新鲜的血液从肛门流出，或指检时指套上有鲜血时，应判定有活动性出血。对于这样的出血必须给予处理，否侧出血量会进一步增大。

PPH手术后出血一般发生在手术后的24小时内或数天至2周内都有发生。24小时内出血，与手术中处理不当有关。一是缝合止血不彻底，或缝合线脱落，也可能是吻合口钉合间隙渗透出血演变成活动出血。缝线脱落引起的出血量大且凶猛，因为缝扎线下都是搏动的动脉血管。渗透出血其出血量明显少，本组2例很少超过500ml。3天以后发生的出血与吻合口损伤和感染有关。感染性出血，出血量一般不会太大，且出血时有一个缓慢出现逐渐加重的过程。损伤性出血吻合口有撕裂可能，出血量明显大且凶猛。本组1例出血量在2000ml以上，是发生在术后14天早上排便过程时，在排除稍干结的便团后，立刻有大量鲜血涌出，不宜控制。

凝血机制障碍性出血是不常见的原因。口服玻力维或长期口服阿司匹林患者其凝血机制明显降低，对于重度贫血者或有血小板功能低下者手术后都有不宜控制的出血倾向。这些都应该引起足够重视。

对于出血的处理，应根据出血量大小，凶猛程度和出血时间来决定。在24小时内出血，往往是活动性出血，以搏动性动脉出血为主，单靠止血药物和局部用药一般不起作用。本组主要是采用填压法或二次手术直接缝合止血。3天以上出血与局部感染有关，出血量不大，高浓度去甲肾上腺素冰盐水小剂量多次灌注就可以完全控制出血。

采用三腔二囊管的胃囊在充气60－100ml后填压在吻合口处，止血十分彻底，患者没有特殊不适感，24－48小时后取出填塞物。对于早起出血和大量凶猛出血都是采用此法。一是填压止血迅速，二是止血十分可靠。

高浓度去甲肾上腺素液灌注到局部可以立刻引起局部血管收缩达到止血目的。每500ml生理盐水中，1%去甲肾上腺素1ml最多加到30支，每次20ml灌注到到肛门内，每30分钟一次，5次灌注以后基本可以达到止血目的。还可以将纱布浸泡在高浓度去甲肾上腺素液后，直接填塞在吻合口处，效果更好。因为去甲肾上腺素在黏膜中不会被吸收，故没有一例发生药物不良反应。

手术止血是最彻底有效的方法，在局部处理无效时，应尽早决定手术处理。早期出血和晚期出血原因不一样，药物和局部用药效果均较差，患者容易因为疼痛拒绝压迫止血。手术止血对于早起出血更有效，重新麻醉后可以直视下针对出血点进行缝合，这样的止血效果肯定。对于在手术后一周左右的出血慎用缝合止血，原因是吻合口有高度水肿，局部组织不利于缝合，有时会因为缝合不当导致出血创面增大。

由于术后出血一般能及时发现，所以处理都比较迅速，出现循环障碍比较少见。但患者会因出现出血时一般都有较恐惧的心里，但对于再次手术止血也会增加恐惧情绪。所以对不同时期，不同的出血量要采取不同的处理方法。

在临床中我们也碰到术后有少量便血但单次量不超过50毫升，总量不超过200毫升的病例，及时发现病人有出血后我们多采用高浓度去甲肾上腺素＋冰盐水液小剂量多次反复灌注到局部并配合复方角菜酸酯栓（太宁）＋甲硝唑栓纳肛或用蘸有上述灌注液体的纱布条纳肛可以收到及时止血，以免出血量进一步加大的效果。

参考文献：略。

应用LIFT－plug手术治疗肛瘘26例临床分析

司徒光伟

【摘要】目的　对诊断为符合设定条件的肛瘘患者应用LIFT手术并采用脱细胞异体真皮基质材料行plug瘘管填塞术。掌握LIFT－plug手术适应症，手术治愈率、复发率和手术后愈合状态。方法　2011年3月－2012年3月对26例共27条符合条件的明确诊断为肛瘘者采用LIFT－plug手术；手术后一月内定时处理创面，3－6月内随访；收集各种观察数据和资料，并分析处理。结果　（1）愈合时间：外口段平均愈合时间11±4天；肌间段平均愈合时间26±6天。（2）愈合和复发：本组27条了瘘管愈合26条，1条未愈合。随访3－6月无复发病例。（3）肛管直肠测压试验：7例在术前后结果比较。2例肛管静息压手术后明显升高大于1倍；直肠静息压变化波动范围低于20%。肛管、直肠收缩压平均值与术前比较波动低于20%；肛管有效长度和肛管最长收缩时间均无明显改变。结论　LIFT－plug手术避免了其它肛瘘手术对肛门括约肌的损伤，和造成的肛门部分的缺损可能，最大限度保护了肛门功能。由于脱细胞异体基质材料的应用，使瘘管的愈合更迅速、彻底。

【关键词】LIFT－plug术，脱细胞异体基质；肛瘘采用脱细胞异体真皮基质（Acellular Extracellular Matrix . AEM）材料应用于肛瘘的治疗约有5年的时间[1]，手术的出发点是将脱细胞基质材料填塞进肛门瘘管中，这样可以避免对肛门括约肌的破坏和损伤，对于肛瘘在手术后出现的肛门功能不全或肛门失禁的危险可以绝对避免。但Plug（肛瘘栓填塞术）手术成功率在30%－60%之间[2]，王振军将LIFT（ ligation of intersphincteric fistula tract）和plug手术结合在一起后治愈率达到95%以上[3]。我院与2011年3月起开展LIFT－plug手术治疗肛瘘，于2012年3月已经完成26例，共27条瘘管，1条被判定失败，手术治愈率达到96.3%。现报导如下。

1. 临床资料

与2011年3月－2012年3月，采用LIFT－plug手术共完成26例，共27条瘘管。男性21例，女性5例；最大年龄65岁，最小年龄27岁。单纯瘘管22条、复杂瘘管4条、高位瘘管1条，内口距肛门5cm；有过脓肿切排引流术后形成瘘管7例；有过瘘管手术史3例；盲端瘘5例；瘘管最长时间4年5例，最短时间在脓肿期后3月4例；合并重度混合痔脱垂3例。

2. 材料及对象

1.1 材料来源：由北京清源伟业生物组织工程科技有限公司制造，脱细胞异体真皮基质（AEM）医用生物组织补片，本组使用规格为3×5cm和4×6cm。

1.2 入组对象：年龄大于18岁小于80岁者，依据《肛瘘临床诊治指南（2006版）》明确诊断肛瘘患者。除外皮下瘘、瘘管短于2cm、直径小于0.2cm者；除外合并与瘘管相关肿瘤、Crohns Disease患者合并肛瘘、结核性肛瘘、肛瘘合并急性化脓性感染。

3. 手术方式

采用骶管或腰硬联合麻醉，取折刀体位。由外口注入双氧水或美兰染色剂，或根据条索状瘘管走向确定内口的位置；经外口置入探针到内口处，如与阻力不可强行穿入。第一步LIFT术：在内口外沿肛缘处弧形切开约1－2cm的切口，经内、外括约肌间分离，在此处找到瘘管；用小血管钳挑起并暴露出此段瘘管，将其切断后分成内、外两段。第二步plug术：将外口段瘘管内壁用小刮匙清刮；反复用碘伏液冲洗瘘管，最后用盐水冲洗干净；剪切AEM补片材料，到达合适要求；在已放置的探针引导下将剪切的AEM材料牵入到整个外口段。第三步内口段处理方法：瘘管在肌间切断后其内口段一般长度约0.5cm。用组织钳控制该段后用电刀完整将该段切除。如果不能完整切除者，可以用电刀烧灼内口段残留部分。第四步固定AEM材料、缝合切口：将置入材料用细可吸收缝线缝合固定在切口组织上，间断全层缝合肛缘切口。

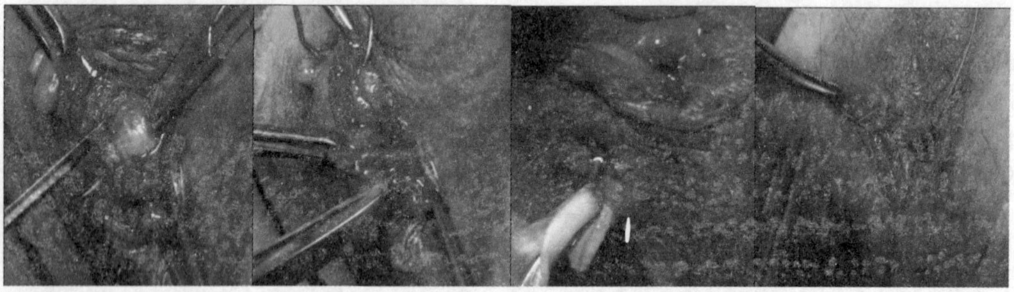

A:在肌间沟找到瘘管　　B: 切除内口段　　C:plug 法填塞 AEM　　D: 缝合切口

结果：

本组在手术后随访：1月内所有病例均按时来院做局部处理；1－3月随访18例；3－6月随访15例；6月以上随访3例。

3.1 愈合时间：根据手术过程瘘管被分割成外口段和肌间段两个创面，其愈合时间不同。

表　瘘管各段术后愈合时间（内口段切除）

	5天	10天	15天	20天	25天	30天	35天	愈合 平均天数
外口段	0	3	11	10	2		1	11±4
肌间段	0	2	0	6	4	15	0	26±6

3.2 肌间段切口愈合过程：在术中将肌间段切口缝合，术后2例7天拆线后一期愈合，其余均发生切口裂开，

11例有炎性性分泌物。处理方法局部充分引流，每日换药引流直到愈合。

3.3 愈合和复发：本组27条子瘘管愈合26条，1条未愈合，愈合率96.3%。随访3–6月无复发病例。

3.4 手术后并发症：(1) 疼痛：分4个级别无痛、轻度疼痛、中度疼痛、中度疼痛。疼痛有患者自己估量并给出分级。无痛2例；轻度疼痛23例；中度疼痛1例。(2) 活动状况：分5级0分无症状，行动自由；1分有症状，一般行动自由，活动受限；2分有症状，生活能自理，白天卧床少于50%；3分生活不能自理，白天少于50%不能下床；4分卧床。本组26例，1分者18例；2分7例；达到3分以上1例。

3.5 手术前、后肛管直肠测压试验：检测肛管和直肠静息压；肛管和直肠最大收缩压；肛管有效长度；肛管最长收缩时间等指标。本组所有患者在术前均进行肛管直肠测压试验，有7例在术后1–3月复查，本组以张东铭提供数值作为参考值[4]。(1) 术前肛管静息压均在正常或高于范围不超过2倍，11例直肠静息压高于正常2倍；肛管直肠收缩压均在正常范围；肛管有效长度4例低于正常范围不少于20%；肛管最长收缩时间均在30–45秒之间。(2) 7例在术前后结果比较：2例肛管静息压手术后明显升高大于1倍；直肠静息压变化波动范围低于20%。肛管、直肠收缩压平均值与术前比较波动低于20%；肛管有效长度和肛管最长收缩时间均无明显改变。

4. 讨论

无论是何种类型的瘘管基本上都符合两点一连线的特点。内口90%以上是在肛管的肛窦处，管道经内、外括约肌间穿过到直肠肛管周围间隙，再在肛周外形成肉芽性外口。瘘管的走向在括约肌间与各型括约肌纤维呈垂直角度，因而在行瘘管挂线术，切开、切除术时均需要切断与瘘管垂直交叉的括约肌纤维造成肛门功能损害，或愈合后形成肛门契型缺损，国内外均有资料报导约有40%左右出现肛门功能不良[5,6]。LIFT手术的最大特点有两点：(1) 选取切口时是沿肌纤维方向，故取沿肛缘的弧形切口。这样在内、外括约肌间分开时是不会造成肛门括约肌断裂损伤。切口愈合后不会出现肛门缺损。(2) 斩断了瘘管的内口，将感染源完全控制住，这是手术后不会复发的最根本原因。

瘘管在肌间被切断后分成内、外两部分[7,8]。外口段部分瘘管可以有几种处理选择。由于外口段部分是一个含有炎性肉芽组织的纤维性管道，这些纤维组织成分为AEM材料提供了一个良好的置入条件[9]。plug手术方法就是将AEM材料置入到外口段瘘管中，由瘘管提供的纤维成分条件达到愈合目的。在置入后的生长期平均在11天左右，本组最快3例在7–10天完全充填并封闭好瘘管，只有2例愈合期超过25天。AEM材料置入需根据瘘管形态、长短、直径大小等进行修剪。放置到外口段瘘管腔中，在内侧方向做简单固定即可，一般没有发生材料的滑脱可能。

内口段一般只有约0.5cm长，切除是最好的选择。用电刀烧灼切除或烧灼可以将瘘管组织清除或者使其变性，这样再也不会成为感染的源头。在切除的过程中有可能切穿致肠壁，可以经肛门将切穿口完全缝合，不影响愈合。由于切开口在肛缘部位，如果切口小且深，切开后创面出血不易完全控制，术中多采用加压缝合法可以控制活动出血，但手术后切口内极易因积血、积液造成该切口感染。这是为什么手术后容易发生切开口感染，愈合时间延长的主要原因。本组平均愈合时间达到26±6天。在充分引流后，可以完全愈合，不会形成新的瘘管。

肛管直肠测压是检查肛门直肠功能的一个客观指标，受检查方法的影响，指标不具备代表性，但变化值范围有一定的临床意义。本组7例手术前后有测试，这样提供了一定客观依据。肛管静息压和收缩压80%来自于直肠内括约肌[4]，是评价术后肛门功能的一个敏感指标。本组2例在术后肛管静息压明显升高，可能与内口段切除时在局部形成损伤有关。测压结果说明手术对肛门功能没有实质性伤害。

本组愈合最大特点：整体愈合时间明显加快；愈合后局部无瘢痕变化，外口平整光滑，几乎看不见原瘘口的痕迹；肛门形态没有任何改变及缺损；肛门功能完整无损伤；手术后的愈合过程中的疼痛明显轻微，术后活动恢复快，住院时间明显缩短。对于瘘管直径小于0.2cm者、皮下瘘、浅表瘘管均不宜置入材料。特殊感染性瘘管是否适用AEM材料尚无依据，所以本组均没有纳入治疗范围。本组1例高位肛瘘，内口在距肛门5cm，愈合期没有延长，效果十分肯定，对于高位肛瘘还需要更多的病例支持。1条瘘管外口段愈合时间超过35天被判为手术失败，原因与手术后大量AEM材料液化后从外口溢出有关。在随访期间无1例复发，但由于观察时间尚短，仅3例随访在6月以上，所以需要更长时间观察才能明确复发概率。

LIFT手术完成了在肌间段对瘘管的切断，将远端的瘘管完全旷置处理。plug手术在应用生物材料将瘘管填塞后没有阻断感染源，所以两种手术均存在明显的缺陷，且愈合率也不算高，两者手术的结合无疑更加完善和弥补了各自手术的缺陷。本组应用LIFT–plug手术治疗肛瘘愈合率明显提高，与王振军报导愈合率相似。并且肛门的形态和肛门功能的完整性没有破坏。瘘管切开、切除术及挂线术治疗肛瘘的最大弊病是对肛门括约肌的损伤和瘘管创面愈合后的肛门部分缺损等，从而造成肛门功能受损[10]，尤其是高位、复杂肛瘘手术出现以上的损伤的几率更高。因而回避破坏性手术无疑是今后治疗肛瘘的发展方向，同时生物材料的出现成应为当今治疗肛瘘的首选治疗方式。

参考资料：略。

肛门窦内藏毛致肛周马蹄形脓肿1例

宋 刚 刘丽萍

河北省曲周县中医院肛肠科（027250）

患者，男性，21岁，大学生，多毛体征，就读于青岛某学院，2008年4月因肛门肿痛来我院就诊。患者于一个月前无明显诱因而感肛周疼痛不适，口服消炎药物，症状时而得到缓解。近一周肛周疼痛加剧，脓肿向会阴部延伸隆起，触之痛甚，故前来就诊。专科检查：膝胸位，肛缘3-6点位可见一环状肿物隆起，触之有波动感，触痛明显，12-3点位可触及条索状硬结，肛内指诊：肛内12点肛窦部可触及凹陷，压痛明显，肛镜因痛未查。初诊：肛周马蹄形脓肿。遂在局麻下行脓肿3-6点位切开引流，用刮勺彻底搔刮腐烂组织，修剪创缘呈半月牙状，用探针自切口3点位向12点顺利探通，自12点位向骶尾方向做放射状切口，用探针自12点向肛门内顺利探通内口，切开内口，可见内口处一束排列整齐的黑色毛发，光亮，长约1CM，纵向排列，朝向骶尾方向。取出毛发，搔刮内口及腐烂组织，修剪创缘，并在12-3点之间窦道再切一放射切口。将12-1点、1-3点用橡皮引流条挂浮线引流，结扎活动出血点，腔内放置凡士林引流条，创面用云南白药纱布压迫止血，肛内放置肛管，纱布覆盖，胶布固定。每日大便后用本院协定方“痔瘘洗剂”熏洗坐浴，生理盐水，甲硝唑交替冲洗脓腔，中药生肌玉红膏换药，前后调治3周后痊愈出院。

讨论：肛门窦内藏毛导致肛周马蹄形脓肿，临床罕见，该患者为青年男性，为多毛体征，肛周肿疼，反复发作。发病机理可能与骶尾部藏毛窦相同，本病多生于青春期会阴、臀部多发的男性，其毛发生长与皮脂腺分泌均增加，常有感染、刺激和深部组织有毛陷入等因素存在（1）。但骶尾部窦藏毛引起的感染，多发生在骶尾部窦道的外口或窦腔中线（2），多与肛门不相通。此患者因肛门窦内藏毛而引起肛腺反复感染，脓液自直肠后间隙穿过坐骨直肠间隙向会阴部蔓延，最后形成马蹄形脓肿。

痔上黏膜吻合器的应用拓展与并发症的思考

宋能英[1] 贺 平[2]

（1、成都中医药大学 2、成都肛肠专科医院）

【摘要】痔是一种常见病，多发病。目前认为痔病发生原因与盆底动力学改变、肛垫内动静脉吻合障碍及肛垫稳定支撑结构Treitz肌变性、断裂、肛垫下移有关。痔病治疗的目的在于消除或是缓解痔的症状。痔的治疗原则是尽可能保留肛垫组织、并使下移的肛垫重新回到和固定于原来的位置，尽可能减少对肛管解剖及组织结构的损伤。痔上黏膜吻合器（PPH）是一种利用吻合器环形切除直肠下端黏膜治疗Ⅲ Ⅳ期内痔及混合痔的手术方式。目前，该手术是最符合痔治疗原则的方法。众所周知，PPH的适应症正是近几年大家一直在讨论的热点之一。傅传刚等学者提出PPH主要用于环形脱垂内痔或以内痔为主的混合痔，外痔不适用本手术，嵌顿性内痔应当等炎症消退之后再进行本手术。本文主要对PPH的适应症做进一步的探讨，起初要严格把握PPH的适应症，严格删选病例，随着对本手术技术的熟练掌握，对其治疗原理的进一步认识，在临床应用中扩大手术范围，不仅用于痔病合并肛裂、肛门 狭窄、低位单纯性肛瘘、出口梗阻型疾病、直肠息肉、肛乳头肥大等患者。同时会对PPH术后会问题也会做简单的思考与总结。旨在更好地理解PPH手术，预想可能出现的并发症，灵活地运用该技术，尽可能更好地发挥本手术。

【关键词】PPH手术；混合痔；临床应用的扩大；并发症的思考

（一）PPH手术的沿革

1975年，Thomson在解剖学及放射学研究的基础上提出“肛垫学说”。肛管血管垫是位于肛管和直肠的一种血管垫，简称“肛垫”[1]，系出生后就存在的解剖现象，当肛垫松弛、肥大、出血、脱垂时，即产生痔的症状。1998年意大利学者 Longon 根据肛垫学说提出采用 PPH（Procedure for prolapase and Hemorrhoids）对痔病进行治疗，由于效果好、创伤小、恢复快、疼痛轻、等优点，倍受青睐。2000年7月，上海中山医院姚教授在中国开展了第一列 PPH 手术。2004年中国 PPH 患者突破百万。随着该技术体系的日渐成熟，PPH 在临床上得到了更多外科医生的推进与发展。

（二）PPH 手术的临床应用

1. 混合痔的使用。

临床上常常根据患者的个体化差异选择的处理方式会有不同。单纯的 PPH 手术和双荷包等多种具体操作方法。单纯的 PPH 手术：先行扩肛，用组织钳夹住肛管环，向外牵拉，使肛门扩张和痔外翻，放入肛管扩张器病缝线固定，取出内芯和插入缝扎辅助器，距齿线上2－3cm处将直肠黏膜进行荷包缝合一圈，推出辅助器，然后张开吻合器插入直肠，结扎荷包线，用线勾通过吻合器侧孔将线带出，线外牵拉病收紧吻合器，打开保险开关击发吻合器，并使吻合器在关闭状态下禁止30秒以作压迫止血，随后松开吻合器头部退出吻合器，检查有无活动性出血，有喷射状者可用可吸收线缝扎止血。检查切下来的黏膜宽度和完整性。如果是脱垂严重的环状痔，可作双荷包缝合，加强提升的效果。若合并肛裂、肛乳头肥大、血栓性外痔、低位单纯性肛瘘等可予以相应的对症处理。

PPH 术中最关键的环节是荷包缝合，现结合临床实践，对荷包缝合的应用和技巧做简单总结：①荷包缝合应平整，不漏针，缝合线一般在齿线上2－4cm，吻合口在齿线上2cm为宜[3]。众所周知，荷包位置过高，对肛垫向上的悬吊作用不足，痔核回缩不明显，术后仍有不同程度的脱垂：如果缝合位置过底，易损伤肛垫，术后易出血，疼痛甚至影响肛门精细控制功能。缝合深度以黏膜下层为宜，如过浅，则收紧荷包时可能导致黏膜撕裂，使荷包不完整，易导致术后脱垂症状改善不明显或术后大出血的发生：位置过深，就缝合在肌肉上，易导致持久性的肛门坠胀，感染及吻合口狭窄[4]。②伴直肠前突时，为增强提拉的效果，可在直肠前壁加一个半圆形的荷包，以增强前壁的组织切割。但在击发前一定要检查阴道后壁是否被牵拉套入吻合器内，以免造成阴道后壁的损伤甚至直肠阴道瘘。③伴黏膜脱垂根据 PPH 手术机制，在患者齿线上面4－5cm环形切除肠壁的黏膜及黏膜下层，并在切除的同时对远端的黏膜进行缝合，一方面可环形切除3－4cm长的直肠黏膜，另一方面也使下移的直肠黏膜\肛管组织向上牵拉，使其不再脱垂，但由于吻合钉的异物刺激可能会使组织产生炎性反应和产生瘢痕固定，在吻合口上下的黏膜下点状注射消痔灵，使直肠脱垂的黏膜收涩、粘连、硬化、固定，从而达到治疗的目的[5]。④合并肛裂者多有内括约肌痉挛，肛管压力偏高，书中扩肛器置入困难，故选择处理其肛裂溃疡面并松紧部分内括约肌，同时需要指出的时合并肛裂者应选择单纯肛裂切除术，不宜行纵切横缝，后者因缝合较多，术后可能增加伤口的疼痛。⑤肛缘切除不宜太多的切口，把主要的问题，如突出明显、上提效果不好的赘皮外痔处理即可，不需要每个隆起的痔核追加切除，否则术后伤口疼痛，愈合时间等会明显增加，从而不能发挥 PPH 的有点。⑥荷包缝合的密度及其打结的注意事项：荷包缝合的密度就是缝合的针数，这个与操作者的个人经验和习惯有关，应根据肛垫组织下移的具体情况而定，是一个无法量化的指标。但通常缝合5－8针，原则上市宁密不疏，可以保证切除的组织比较均匀，量也较大。⑦置入吻合器收紧荷包线时，由于助手协助将吻合器整体偏向一侧，暴露出操作空间利于打结，打结时应辨清方向，用了均匀一致，边牵边收紧缝线，避免断线。要注意不能讲荷包线打结太紧。打结后的荷包缝合黏膜会出现黏膜折叠现象，为此，应采用弯钳在荷包内进行调节，使荷包尽可能均匀，平整，避免形成瘢痕张力带或是吻合口狭窄，影响排便功能。

2. PPH 治疗出口梗阻型便秘

出口梗阻型便秘主要见于经产妇女，由于盆底功能紊乱导致的便秘和直肠排空困难，妨碍粪便的正常排出。常见解剖学异常包括：直肠脱垂，直肠内套叠，直肠前突等。临床的主要表现为排便费力，肛门疼痛，排便不尽感及会阴下坠感，手指助便风症状，严重影响患者的生活质量。最初人们采用保守疗法，主要包括饮食调节、生物反馈、缓泻剂、盆底肌训练（生物反馈治疗）和结肠灌洗等。PPH 手术治疗出口梗阻型疾病的机理在于切除了脱垂、松弛的直肠黏膜，恢复了排便时肛管的通畅性：同时吻合口形成瘢痕，导致无菌性炎症可使直肠黏膜牢固的固定直肠壁肌层，从而加强了直肠阴道膈的张力，从而缓解了排便障碍，并且通过悬吊固定黏膜[6]，同时解决了直肠前突问题。

（三）PPH 术后并发症的思考

近2年内，随着 PPH 被广泛地使用，其可能产生的术后并发症；如术后出血，吻合口狭窄，肛门坠胀感，疼痛，直肠阴道瘘等也被临床医生积极讨论和研究中。尽管 PPH 手术有着众多的优点而且临床上被普遍的使用。更是要了解可能存在的并发症，进一步深化理论，提升手术的技巧和熟练程度，个体化地手术，尽可能减少并发症，更好地为患者服务。

1. PPH 术后出血的预防

术后出血特别是大出血是最为严重的术后并发症。根据出血的时间可分为原发性性出血和继发性出血。一般渗血量较少的，不需要特殊处理，多半可以自行停止，严重者可以凝血酶压迫止血，如果是活动性大出血，出血量多且急，需要急在麻醉下缝扎止血。

原发性出血一般发生在术后 24 小时内，原因多为书中吻合时击发不果断，用力不足，血不够彻底。有学者认为认为造成原发性出血的原因之一是荷包缝合组织过宽（大于 1.5cm），会使组织进入钉窗不均匀，出现钉合不完全，不严密[7]。也有人认为吻合口出血与齿线位置密切相关，吻合口愈靠近齿线，出血的机会越大。继发性出血一般发生在术后 7 天以后，多为吻合钉脱落过程，由于大便干结，用力排便撕裂伤口[8]。无论是什么原因引起的出血都应该及时处理。若是大出血有可能并未立即流出肛门外，而是逆行进入直肠壶腹，积聚一定量后在直肠内形成压力，引起排便反射，可自瞬间排出大量血液和凝血块，患者的生命体征会有明显改变。

在术前，应告知患者及其家属可能出现的情况，详细的解释机理让患者注意，减少发生的可能。张文海等学者认为，要避免术后出血，首先要保证荷包缝合需完整针距避免过大，吻合器退出时动作轻柔，以免撕裂吻合口；退出后仔细检查吻合口是否出血，若明显出血用可吸收线跨吻合口做 8 字缝合止血，而且 8 字缝合时跨度不宜太大；用小纱块轻轻放于肛门口，便于观察术后出血，切忌为了压迫止血而堵塞肛门，是出血逆行肠腔不利于观察。一旦发生大出血时，千万不要惊慌失措，首先要检查患者的生命体征是否平稳，血压，脉搏，心率，急查血常规，如果可以的话用生命体征仪检测。严重者做好输血准备。不建议在出血原因不明了时候盲目用纱布填塞，此法是愚笨的。如果发生大出血是，应该果断进入手术室，在良好的麻醉和灯光下进行彻底止血，这样才能放心。

2. 肛门坠胀

肛门坠胀多发生在吻合口过于靠近齿线或病并发吻合口炎症；此外，肛垫上提欠佳，术后易出现肛门坠胀。轻微肛门坠胀感患者多能忍受，无需处理；较为严重的肛门坠胀常常合并急便。

术后需肛门坠胀可能与以下相关因素有关：①荷包缝合位置偏低，吻合口吻合钉或是吻合口对痔核刺激性作用。操作上，缝合的高度应保证在齿线上 1cm，否则刺激肛垫去 ATZ 上皮，可诱发排便感觉。②术中行“8”字，缝扎跨度过大，缝及痔核上端或齿线，引起直肠刺激症状，吻合口附近有血肿血肿。③合并吻合口感染，这恐怕是引起肛门坠胀更主要的原因[9]。

由于影响患者术后的生活质量，故术前和术中应仔细分析患者的具体情况，个体化实施。根据病情选择性将部分黏膜缝入荷包内切除，应保护齿线，尽可能避免吻合口过低。术中应规范化消毒，减轻术后感染的风险。术后用中药熏洗或温水坐浴，促进局部的血液循环。对于术后长时间内还有肛门坠胀者，一定要回去复诊，检查一下引起肛门坠胀的原因，并积极处理。对于钉不完全脱落者，在适当的麻醉下去除吻合钉。对于吻合口水肿，糜烂，可给与灌肠治疗。

3. PPH 术后疼痛

PPH 术后多数无明显疼痛或是轻微疼痛可以忍受，一般不需要特殊处理，少数可出现严重的疼痛。PPH 术后疼痛多在术后 8 小时麻醉作用基本消退后出现，一般持续 10 小时左右，多半可以自行缓解。黄文武认为，术后肛门疼痛主要与个体痛阈值及神经分布差异，手术吻合口平面高低及炎症刺激有关。导致 PPH 术后疼痛的常见原因可考虑为：①因麻醉不充分，一方面术中患者痛苦较大的，另一方面肛门松弛不好，暴露不良，增加手术难度，也增加了术中副损伤的可能，从而引起术后疼痛。②术中操作简单粗暴，过度牵拉，过度扩肛，很容易造成肛管损伤，严重的可以形成撕裂伤，术后出现不同程度的疼痛。③合并外痔，肛裂等；在 PPH 手术的同时，增加了手术切口创面，势必会增加疼痛。④合并吻合口感染，造成括约肌痉挛性疼痛和炎症产生的急性反应.

为了更好了预防术后疼痛的发生，所以扩肛应缓慢用力，能置入扩肛器即可；术前理想的肠道清洁和术中熟练的荷包缝合技术能减轻疼痛；术中应注意预防吻合口位置过低，，距齿线不应小于 1cm；注意防止吻合口感染，抗生素的合理运用。

处理措施：①止痛。术后 24 小时内的疼痛可以口服止痛药，剧烈的话可以注射杜冷丁等止痛剂；24 小时后顽固性疼痛可采用黄伯溶液或是中药灌肠②抗感染，术后 1－2 天控制大便③切除的组织不宜过多④对于个别术后主诉肛门疼痛者检查吻合钉是否脱落，未脱落者可在肛门镜下钳夹取出；若吻合口无异常者，可按塞克症治疗，可以采用诱导、暗示、针灸等手段治疗。

4. PPH 术后肛门狭窄

吻合口狭窄是术后远期最为严重的并发症之一，其发生率不高，但是一旦发生会给患者带来较大的痛苦，有的可能要经历2次手术。吻合口狭窄多发生在术后3个月内，术后1年很少出现。吻合口狭窄可分为轻度、中度和重度。轻度一般仅仅感觉排便不顺畅感，直肠指检可以勉强通过食指；中度大便困难，大便变扁，指检是仅可以通过食指尖；重度者排便极度困难，大便不成形，需要灌肠才能拍出少量大便，伴有腹胀，腹痛等不同程度的症状，指检是食指尖无法通过。造成狭窄的原因主要是吻合口的狭窄，此外，操作不当也可以造成吻合口的狭窄。瘢痕挛缩多见于瘢痕体质，但两者指检并非必然联系。

吻合口狭窄重在预防。将预防吻合口狭窄贯穿于术前，术中和术后。术前应做好肠道准备，清洁灌肠能有效防止吻合时将污染物嵌顿如吻合口内，减少感染的发生。术中应遵循无菌原则，缝荷包钱一定要以碘伏溶液作肠黏膜消毒，把握好贯穿的深度，荷包打结时要收紧，保证吻合口对合严密。术后嘱咐患者多进食含纤维素食物，保持大便通畅，每天正常排便，对于预防狭窄有一定的意义。术后应定期进行随访，尤其是对于存在吻合口狭窄应及时给与有效地干预。手术方式常用的有瘢痕松解术，挂线术等。

结语：PPH 作为一项革新技术被广发认可和学习使用，其通过切除直肠黏膜壶腹与肛管之间的环状松弛脱垂的直肠黏膜及黏膜下层组织，上提了肛垫，同时阻断了黏膜下动静脉吻合的终末支，减轻了黏膜下的血流，并回复肛管直肠的正常的局部解剖结构，改善肛门自制的功能，降低钢管内压，调整内外括约肌的活动，最终到达有效精致痔病主要症状的目的。与传统手术相比，它具有手术时间短、恢复快等优点。

对于手术适应症的选择，不应拘泥于书本上所讲的单一的病种，可以进一步扩大手术范围。PPH 手术不仅仅用于混合痔或是三四期严重的内痔，还可以用于直肠前突及直肠黏膜内套叠，中重度的直肠黏膜脱垂等。但也不要过分的滥用，因为好所以见者皆用之。要观察患者到底适用不适用。对于 PPH 可能存在的并发症要清晰地认识及能及时处理的措施。这样才能跟好的造福于患者。

参考文献：略。

小口多点剥离结扎加皮桥整形术治疗环状混合痔

苏　云　李志鹏　刘红丽　王文军

山西中医学院附属医院肛肠科（山西 太原 030024）

环状混合痔是临床常见的肛肠疾病之一，临床多采用外剥内扎术及其改良术治疗，疗效不等，一直是临床研究的热点之一，因此，如何选择最佳术式，最大限度地祛除病灶、减少术后并发症、最大限度地保护肛门功能，成为临床治疗环状混合痔的一大难点。自 2006 年 1 月 –2012 年 1 月，我们采用小口多点剥离结扎术结合皮桥整形术治疗环状混合痔，疗效满意，现报道如下；

1 资料与方法

1.1 一般资料　入组病例共 80 例，治疗组男性患者 26 例，女性患者 14 例，年龄 60 ~ 72 岁，平均 49.1 岁，病程 4 –36 年，平均 32.8 年；对照组男性患者 22 例，女性患者 18 例，年龄 57 ~ 70 岁，平均 47.8 岁，病程 6 –37 年，平均 35.0 年。两组比较，差异无统计学意义。

1.2 治疗方法

治疗组：小口多点剥离结扎术结合皮桥整形术。

手术步骤：取左侧卧位，麻醉满意后，常规消毒，充分暴露痔的全貌，根据混合痔的分布情况选择切口，一般可达 5 –6 处，多选择截石位 3、7、11 点痔较大处为主切口，止血钳提起外痔部以梭形切口剥离切除至齿线处，拉钩充分暴露内痔部分，将其分为 2 –3 段予分别结扎，各结扎点之间黏膜如出血可缝扎。主结扎点位置应略高于齿线，余结扎点应稍低。再将余处痔行多个小切口切剥内扎，对内外痔连接不明显者，也可单独将内痔结扎或注射 1：1 消痔灵液，外痔切剥结扎在齿线处或齿线下，但结扎组织宜少。各内痔结扎点之间要尽量留有黏膜桥。于截石位 3、7、11 点结扎点上方痔动脉区注射 1：1 消痔灵液，轻柔按摩。再根据外痔切口情况进行肛门整形，将静脉丛彻底切除破坏后，主要将易形成残留痔的皮桥整形，一般皮桥宽度约 0.8cm –1cm，若皮桥皮肤过多，可横行或斜行部分剪断行对端 1 号丝线缝合，剥离静脉丛时皮桥最好不要完全游离以免愈合不佳形成皮赘；若黏膜桥也外脱，可将黏膜桥和皮桥各切除一部分直至平整后对端缝合。对术前检查肛管紧缩者可选择在 5、7 点一处切口内挑出部分内括约肌切断，使能容纳2-3指宽为度。术毕，消毒后于伤口基底注射美兰、布比卡因液，充分止血后肛内塞痔疮栓，止血纱条敷伤口，纱布包扎，丁字带固定。术后控便2-3天，中药坐浴，每日换药。

对照组：混合痔外剥内扎术

手术步骤：取左侧卧位，麻醉满意后，常规消毒，暴露内痔，钳牵外痔顶部，从外痔外缘向肛管内作梭形切口，切开皮肤至齿线。血管钳提起皮瓣，剪刀剥离痔外静脉丛至齿线。提起已游离外痔，用中弯血管钳钳夹相对应的内痔基底部。钳夹时需注意对合外痔切口，使之平整呈放射状。圆针7号丝线在血管钳下作"8"字缝合，双重结扎。如结扎内痔较大，可剪除部分残端。同法处理其它部位的痔核，一般一次可剥扎1~3处。检查无活动性出血，对合创面，术毕肛内置入凡士林油纱，塔纱压迫胶布固定。术后控便2-3天，中药坐浴，每日换药。

1.3　疗效标准　痊愈：症状（便血、脱出或疼痛）消失，检查痔已消失，肛缘平整。显效：治疗后症状明显改善，检查痔已明显缩小，肛缘欠平整。好转：治疗后症状减轻，检查痔有所缩小，肛缘不平整。无效：症状及形态与治疗前无变化或变化较小，肛门遗留痔。远期疗效标准：治疗后1~3年，检查原手术部位未见复发，为远期治愈。

2 结果

两组病例总体临床疗效比较见下表，从表中可知，治疗组小口多点剥离结扎术结合皮桥整形术的临床疗效优于对照组混合痔外剥内扎术。

两组病例总体临床疗效的比较

组别	例数	痊愈	显效	好转	无效
治疗组	40	35（87.5%）	4（10%）	1（2.5%）	0
对照组	40	25（62.5%）	9（22.5%）	6（15%）	0
			$P<0.05$		

其中，治疗组：愈合时间（天）：16.4±5.2。创缘全部水肿发生0例，创缘部分水肿者5例，3例水肿自然消退，2例形成皮赘，局麻下修剪。随访病例30例，均无肛门狭窄、便失禁发生，有1例出现便血，经用药缓解。

对照组：愈合时间（天）：21.5±6.8。创缘全部水肿者3例，创缘部分水肿者12例，5例水肿自然消退，10例形成皮赘，其中8例局麻下修剪。术后随访病例31例，均无肛门狭窄、便失禁发生，有4例出现便血，经用药缓解。

治疗组小口多点剥离结扎术结合皮桥整形术在愈合时间及水肿发生方面优于对照组混合痔外剥内扎术。

3 讨论

环状混合痔是国家中医药管理局公布的肛肠科16种难治病之一，症状明显时多需手术治疗。治疗环状混合痔的手术方法主要有痔环切术和外剥（切）内扎术及pph术等，各有优缺点。其中痔环切术切除痔较完全，但手术完全切除了齿线附近的移行上皮区，易出现肛门狭窄、黏膜外翻、漏液潮湿等术后并发症；pph术适用于环状内痔，且费用较高；外剥（切）内扎术仍是目前治疗（环状）混合痔的主流术式之一，对于非环状痔如能合理运用，可获得比较满意的疗效。但对于环状痔处理有一定难度，尤其术后多会残留肛缘皮赘，患者满意度下降，必要时需二次手术修剪。因此，临床各家多采用各自改良的外剥内扎术，疗效多较满意。本文采用的小口多点剥离结扎加皮桥整形术治疗环状痔，疗效满意，一是因切口细小呈梭形"柳叶状"对组织损伤小，故可多做切口，切除痔较彻底，又使伤口引流通畅，避免术后慢性炎性刺激增生皮赘；二是增多结扎点且上下错落，可有效保留齿线部黏膜，避免肛门狭窄，此外因各结扎点结扎组织减少，可避免坏死不全致残端难以脱落或并发大出血；三是内痔脱出较轻与外痔连接不明显处，选择内痔、外痔单独处理，可有效避免损伤齿线，减轻术后排便异常；四是合理处理切口进行皮桥整形、充分剥离痔静脉丛，避免术后水肿，使肛门功能与形态达到统一，五是切断部分内括约肌和注射长效止痛剂，可有效减轻术后疼痛。

综上所述，本术式通过对传统外剥内扎术的改进，既较彻底切除痔组织，又通过增加切口与结扎点，使切口微创化与充分保留齿线及皮肤黏膜桥等，达到损伤小、避免皮赘残留、并发症减少、复发率低，充分保护了肛门形态与功能。

笔者体会，采用本术式还应注意以下几点：

（1）麻醉前后观察痔的位置与大小形态，合理设计切口与结扎点，体现微创理念，使黏膜桥与皮桥预留充分，一般黏膜桥宽0.3-0.5cm，皮桥宽0.8-1cm，对端缝合时要保证足够宽。

（2）切剥外痔时切口要浅，勿损伤括约肌，笔者形容要像"推土机"，不要像"挖土机"。

（3）切口呈梭形像柳叶状，既充分切除了痔，又使引流通畅，笔者形容像“紫荆花”。

（4）术中减少电刀的使用，尤其避免伤及黏膜桥与皮桥，导致术后皮桥断裂，使相邻的两个痔创口就会融为一体而延迟愈合。

（5）结扎线头宜少，必要时用可吸收线。

（6）避免一味追求“美观”而过度手术，要综合考虑，达到形态与功能的最佳统一状态，是我们乃至患者的目标。

参考文献：略。

中西药结合治疗痔疮术后愈合不良30例体会

孙建新　席顺利

河南宏力医院 肛肠科（53400）

【摘 要】目的　观察硝酸甘油膏、中草药在痔疮床术后愈合不良的疗效；方法　中草药坐浴熏洗，加硝酸甘油软膏外涂肛周；结果　30例患者治愈25例治愈，3例好转，2例无效。

【关键词】痔疮术后；中草药；硝酸甘油软膏

1. 临床资料

1.1 一般资料　我科自2008年7月~2010年12月共接诊因痔疮术后长期不愈合患者30例，凡是一个月以上不愈合，常规治疗愈合迟缓，被称为愈合不良[1]；年龄20~70岁，男性患者18例，女性患者12例；其中环状混合痔20例，结缔组织外痔10例；以上病例均行常规手术治疗后愈合慢，均超过4周不愈合，最长3月余。

2. 治疗方法

每日用自配中草药坐浴熏洗，每日两次，每次30分钟，先熏后洗，中草药方（土茯苓30g、大黄15g、芒硝15g、黄柏15g、制川乌5g、制草乌5g、乳香5g、没药5g、血竭5g）常规水煎后，每日一剂，煎好后分为2分，加开水至3000ml坐浴熏洗，结束后，擦干再用马应龙麝香痔疮膏2g加硝酸甘油片研末0.5mg，调糊涂肛门周围，并按摩3~5分钟；5天一个疗程。

3. 治疗结果

便时无疼痛、出血，创面完全愈合为痊愈；便时基本无疼痛、无出血；创面愈合未完全愈合为好转；仍疼痛、出血，创面不愈合为无效；30例病人25例治愈，其中15例一个疗程治愈，10例两个疗程治愈，3例治疗2个疗程后好转，给予扩肛，继续应用硝酸甘油软膏治疗10天后治愈，2例治疗2个疗程无效，给予手术部分内括约肌切断术治疗后治愈。

4. 典型病例

蔡某，男，22岁，因“肛门肿物突出2年”为主诉入院，经过检查见于截石位3、7、11点为主的环状肿物，入院诊断：结缔组织外痔，完善相关检查后行手术治疗，术后给予抗炎、换药及对症治疗，术后15天，因肛门其他部位水肿又行手术治疗，术后继续给予抗炎，换药对症治疗，患者创面4周后仍不能愈合，便时疼痛，查创面见7、11点未完全愈合，有一约0.3*1.5cm的裂口未愈合，随后给予中药坐浴，外用马应龙麝香痔疮膏、硝酸甘油外用，治疗5天后明显好转，便时无疼痛，再治疗5天后治愈，随访半年无复发。

5. 讨论

痔疮术后愈合一般分为4期，凝血期1天，炎症反应期在术后3~5天，肉芽组织形成期在术后6~20天，皮肤愈合期，约在20~30天，正常伤口一般约需要2~4周可以完全愈合，以上任何一阶段受到影响，均可以导致愈合迟缓；原因有感染、缺血、异物、引流不畅、机械刺激，肛管皮肤缺损过多等局部因素或全身性疾病，一般认为凡是一个月以上不愈合，常规治疗愈合迟缓，被称为愈合不良[1]，而传统中医认为，痔疮术后愈合慢，多因湿热下注，气滞血瘀；治疗方法多种多样，如手术、中药坐浴、抗感染、植皮，应用生长因子等治疗。

我们经过临床观察，反复对比，认为应用中西医结合的治疗方法，疗效确切，方法简单；硝酸甘油为硝酸酯类药物，硝酸甘油在平滑肌和血管内皮细胞代谢释放NO，NO为内皮舒张因子，其在平滑肌细胞内激活鸟苷酸环化酶，增加细胞内CGMP的含量，从而激活依赖于CGMP的蛋白激酶，促进球蛋白链去磷酸化，而松弛平滑肌，局部应用硝酸甘油能使肛门内括约肌松弛，缓解痉挛，减轻症状，松弛肛门血管平滑肌，舒张血管增加肛门局部血管供血，促进创面愈合[2]。中药中的大黄、黄柏清热燥湿，泻火解毒，现代药理研究具有抗炎杀菌和促进皮下渗血的吸收，土茯苓具有解毒除湿的作用，药理研究有抑制金黄色葡萄球菌、溶血性链球菌、大肠杆菌、绿脓杆菌等作用，川乌、草乌祛风除湿，散寒止疼，现代药理研究，本品具有镇痛、抗炎、镇静局麻作用，芒硝软坚、清热，现代药理研究外用具有消肿止疼止痒，减少渗出等作用，血竭、乳香、没药，具有活血化淤止疼，止血敛疮生肌的作用[3]。以上药物熏洗是以中药性味功能和脏腑经络学说理论为依据，经过不同加热方法，利用中草药的热力和蒸汽作用皮肤、腠理，达到开泄腠理、清热解毒、消肿止痛、活血化瘀、去腐生肌的作用，改善局部血液循环，降低炎性区毛细血管通透性，减少渗出，利于药物吸收，增强疗效，加速创面修复，促进愈合。两种方法合用治疗痔疮术后愈合不良，疗效确切，值得临床推广。

参考文献：略。

跳跃式开窗、主管改道外移、虚实结合挂线治疗高位复杂性肛瘘的临床观察

孙平良　付　军　黄　艳　何国交　杨　伟

（广西中医药大学第一附属医院，广西　南宁530023）

【关键词】肛瘘；挂线治疗；瘘管改道

高位复杂性肛瘘是肛肠外科最为棘手的一个疾病，其不能自愈，必须通过手术治疗。但又存在手术创伤大，愈合时间长，一次或多次手术仍无法治愈等临床难题，甚至国内有学者提出了“带瘘生存”理念。针对以上难点，自2010年3月以来，我科采用跳跃式开窗、主管改道外移、虚实结合挂线治疗高位复杂性肛瘘79例，取得了较为理想的疗效。

1. 资料与方法

1.1一般资料　2010年3月~2012年9月我科收治高位复杂性肛瘘的住院手术患者79例，其中男56例，女32例；年龄最大者88岁，最小17岁，平均年龄（40.4 ± 11.2）岁；病程最长为28年，最短为3个月，平均病程（7.2 ± 5.3）年；入院前未曾手术治疗56例，已行一次手术治疗15例，两次及以上手术治疗8例。

1.2诊断及纳入标准　高位复杂性肛瘘的诊断标准参照中华中医药学会肛肠分会制定的“肛瘘、痔、肛裂、直肠脱垂的诊断标准”[1]，并排除结核、克罗恩氏病等病所致的肛瘘，合并有其他严重内科疾病具有手术禁忌证者。术前常规行MRI检查，初步明确内口位置和瘘管走向、主支管数量及与括约肌的关系。

2. 治疗方法

2.1术前准备　完善术前各项相关检查，排除手术禁忌，做好术前肠道清洁及术前准备工作。采用侧卧位或折刀卧位，行腰硬联合麻醉或连续硬膜外麻醉。

2.2手术方法　麻醉成功后，常规消毒铺巾。于瘘管外口处用银质圆头探针探人，另一手指伸入直肠内帮助探查内口，再行美兰染色实验，结合术前的MRI检查结果，明确内口的位置、走向、瘘管与括约肌的关系、主管与支管的关系等。明确原发性内口后，根据外口数量、主支管的长度及深浅度进行切口设计：每个切口成放射状、开窗式长宽不超过2cm×1cm、深度刚好切开瘘管底缘、切口位置在肛外缘、尽可能减少切开肛管和外括约肌皮下部及浅部、不损伤内括约肌外括约肌深部、每个切口间隔距离约为2cm。先在最远端外口作放射状切口，再依据以上原则，跳跃式逐一切开瘘管，直至内口处，不作瘘管剔除，予以瘘管腔壁刮匙搔刮并双氧水冲洗。每一切口间予以胶片浮挂引流（术后1周左右取出）。再在内口所在位置切开主管道，呈放射状延长至同点位肛缘外（若该部位有外口，则延长至外口外侧），使之引流通畅，切除内口周围坏死、纤维化组织，修剪使之成底小口大的切口，引流通畅。若内口方位瘘管高于肛管直肠环，则予以橡皮筋实挂，预计约10d~14d予以挂断。用探针从距离内口最近的切口探入瘘道，从肛门内口探出。从内口沿探针切开内口及肛管皮下瘘管，在判断不影响肛门收缩功能情况下，切断部分内括约肌或部分外括约肌浅部和皮下部，使探针顺内口处切口，外移至肛缘处，使主瘘管人为外移，再在探针引导下行胶片浮挂，胶片固定在肛缘以免滑落至肛内内口处。

2.3术后处理　术后用自拟中药熏洗，每天2次，每日常规冲洗、换药，常规抗感染等对症处理。浮挂线于术

后7～10天逐一拆除，实挂线若两周后未脱落予以再次紧线或直接剪除。

3. 结果

平均治愈时间为（27.8 ± 6.5）d。一次手术治愈率为89.9%（71例），二次手术治愈率为7.6%（6例），三次手术治愈率为2.5%（2例）。平均疼痛天数（10.2士5.5）d，75例服用止痛药可以止痛，3例需使用杜冷丁等止痛。无肛门畸形发生。有3例早期少许肛门溢液，全部3至6个月后症状消失，无肛门失禁及肛门狭窄。随访至少6个月，未见有复发病例。

4. 讨论

肛瘘是临床上常见的肛肠科疾病，手术是肛瘘主要治疗手段。高位复杂性肛瘘，其瘘管位置较深，可有许多支管存在，且走形弯曲通连，内口难以探查，使其诊断和治疗的难度大大增加。对肛瘘手术方式效果的评价，不仅仅要考虑到手术本身对病灶的去除是否彻底、手术是否成功，更应从患者角度考虑手术在远期生活质量方面对其造成的影响。常规切除瘘管，易致肛门括约肌及肛门周围组织损伤严重，容易引起肛门失禁、肛门畸形等诸多并发症。传统手术采用切开挂线术，可以较好地解决术中完全切断肛门括约肌引起的肛门失禁问题，但仍存在疼痛剧烈、且持续时间久，切口过大，愈合时间较长，易肛门畸形等问题。

采用跳跃式开窗、主管改道外移、虚实结合挂线治疗高位复杂性肛瘘，其中跳跃式开窗可将一个较大切口转为多个小切口，减轻了疼痛程度，缩短了愈合时间，减少肛门畸形的发生机会，本组病例无肛门畸形发生。主管道改道外移，使较深位置的主瘘管转移至肛缘皮下，减少了粪便污染程度，有利于引流和观察病情，最终有利于愈合；人工主瘘管予胶片固定的目的，就是充分引流，使近内口处原主瘘管先行愈合，本组病例一次手术愈合率达90%。各小切口间的浮挂保证了引流的通畅，由于拔出时间在术后1周左右，不影响各切口的肉芽生长和愈合。各个开窗切口基本不损伤或极少损伤括约肌及肛管皮肤，只有内口部位切口才可能少许损伤括约肌，基本不损伤肛门功能，本组病例无肛门失禁的并发症发生。

总之，采用跳跃式开窗、主管改道外移、虚实结合挂线治疗高位复杂性肛瘘治愈率高，术后疤痕小，疼痛轻，恢复快，不损伤肛门功能。

地奥司明片联合痔乐康栓在环状混合痔术后的应用疗效观察

孙秀娟

保定市第五医院肛肠科

【摘要】目的　为观察地奥司明片联合痔乐康栓在混合痔术后的应用疗效；方法 本研究将采用结扎术治疗的104例混合痔患者分为试验组（58例），对照组（46例），术后在常规治疗的基础上，试验组加用地奥司明及痔乐康栓，对照组给予紫草油纱条换药，对比分析两组患者用药第7天临床疗效及创面疼痛、水肿、出血等症状结果显示环状混合痔术后应用地奥司明及痔乐康栓可改善术后肛门局部微循环，促进痔静脉回流，有利于预防、减轻痔术后创面疼痛、水肿、出血等并发症。

【关键词】混合痔；术后；痔乐康栓；地奥司明；并发症；疗效

痔是一种常见的肛肠疾病，据我国文献报道，痔占所有肛肠疾病的87.25%，人群发病率高达46.26%。我们于2011年3月至2012年5月对104例混合痔患者在术后行常规治疗的基础上加用地奥司明口服和痔乐康栓（本院制剂）纳肛，以观察其对混合痔术后并发症的影响，现总结报告如下：

1 资料与方法

1.1 临床资料　选择住院的混合痔患者104例，随机分为试验组58例（在紫草油纱条换药的基础上地奥司明片联合痔乐康栓），对照组46例（以紫草油纱条换药）。试验组患者58例，男32例，女26例；年龄21～75岁，平均45岁；痔病分期：混合痔内痔部分Ⅲ期36例，Ⅳ期22例。对照组患者46例，其中男25例，女21例；年龄20～71岁，平均44岁，痔病分期：混合痔内痔部分Ⅲ期28例，Ⅳ期18例。两组患者一般资料具有可比性（$P>0.05$）。

1.2 治疗方法　两组患者均采用结扎术，术中注意分组保留皮桥。术后以塔型纱布加压包扎，酌情使用抗生素，在以上常规治疗的基础上，术后试验组予地奥司明片（南京正大天晴生产），一次2片，一天3次；痔乐康栓

2粒纳肛，一天1次，对照组予紫草油沙条换药。

1.3疗效判定标准　痊愈：肛旁肿物消失，疼痛、水肿、便血及肛门不适感完全消失；显效：肛旁肿物缩小1/3~2/3，疼痛、便血消失；有效：肛旁肿物缩小1/3，疼痛、便血减轻，仍有肛门部异物感或坠胀感；无效：症状和体征治疗后无改变。

1.4统计学方法　数据采用SPSS13.0软件包进行统计处理。$P<0.05$为差异有统计学意义。

2结果

用药第7天，试验组总有效率为91.38%，对照组总有效率60.87%，试验组总有效率$P<0.05$。

3讨论

术后换药是手术的延续，适当的术后处理可以减少或杜绝术后并发症的发生，使手术获得预期的效果。祖国医学认为，风、湿、燥等邪气侵袭肛门，相互夹杂，造成局部气血运行受阻，经络阻滞而成痔瘘，手术过后病灶虽除，但湿热血瘀尚存，这是肛肠疾病术后创面的主要病机。痔乐康栓系我院自行研制用于治疗痔、肛裂、肛窦炎、肛周疾病术后等肛肠疾病的一种栓剂，由三七、大黄、黄连、冰片、血竭、蜗牛等药物组成的中药制剂。其制作方法：上药精选粉碎，过140目筛，将豆脂水溶加温融化后将上药混合加入豆脂中，即可注入栓剂模型，独立包装，每粒1克。使用方法：便后洗净肛门后，或在术后换药时先在栓剂头端涂上少许甘油或油膏，然后用手指或栓剂助推器放进肛内。一般给药部位在距肛缘2cm最为适宜，因经此部位吸收不经直肠上静脉，可减少或防止药物被肝微粒酶作用而减效或失败，也相应减少药物对肝的毒副作用。痔乐康栓的药理作用：栓剂是通过药物的融化弥散和浓度差造成的分子扩散运动移向肠壁，由直肠黏膜缓慢吸收。肠上皮为类脂质膜，故能优先通过非离子型药物的分子。本制剂为豆脂制作易于吸收。根据痔的中医理论“外感六淫之气传里，搏结肛门成痔。”《东桓十书》云：善为痔者，皆是湿热风燥血气所伤，而热为最多也。故方中采用大黄、黄连、冰片清热解毒，祛除热邪；三七化淤止血、活血止痛。血竭外用止血生肌敛疮，促进黏膜愈合，蜗牛：味咸性寒，有小毒，能清热解毒，能起到改善症状作用。地奥司明片是微粉化的黄酮成分，对静脉有特异的亲和性，而不影响动脉系统，它可增加静脉张力，促进淋巴回流，降低毛细血管通透性，提高毛细血管的韧性。独特的微粉化技术，使胃肠道吸收率提高30%，吸收更好，起效更快。地奥司明片为增加静脉张力性药物和血管保护剂，通过降低静脉扩张和静脉血淤滞，使毛细血管壁渗透能力正常化并增强其抵抗性。改善微循环和减轻局部炎症，降低白细胞与血管内皮细胞的粘附，抑制炎症物质释放。降低局部炎症引起的组织充血水肿，缓解水肿带来的疼痛、下坠、大便异常等症；本研究表明，二者合用地奥司明重在改善局部静脉循环和淋巴循环，并提高组织抵抗力，促进炎症吸收；痔乐康栓重在消炎、镇痛、消肿、修复受损黏膜，祛除炎症，且局部用药，直达病所，更好发挥药效，快速缓解症状，标本兼治，促进创面愈合。

综上所述，地奥司明片联合痔乐康栓用于肛肠疾病术后是一种安全有效的方法，可促进创面愈合，缩短疗程，减轻患者痛苦，值得推广。

两种手术方式治疗肛裂疗效观察

孙　钊

河北省邢台市巨鹿中医肛肠医院（055250）

【摘要】目的　为探索肛裂一种较理想的手术方式。方法　我们临床中为比较后正中内括约肌切括术、侧位内括约肌切括术两种手术方法治疗肛裂的的临床治疗效果。将100例患者随机分为2组，对照组采用后正中内括约肌切括术，治疗组采用侧位内括约肌切括术，并比较其疗效。结果　治疗组在创面愈合时间、术后出血方面有显著差异。结论　侧位内括约肌切括术具有创面小、愈合快、术后疼痛轻、治愈率高。

【关键词】后正中；侧位

我院自2011年3月－2013年3月对100例肛裂患者，分别采用后正中内括约肌切括术和侧位内括约肌切括术治疗经行比较。现报告如下：

1. 资料与方法

1.1临床资料　2011年3月－2013年3月我院将收治的肛裂患者100例随机分为后正中内括约肌切括术50例，

侧位内括约肌切括术50例。其中年龄24—60岁，平均34岁，男性：42例，女性：58例。病程0.5—20年，Ⅱ期肛裂28例，Ⅲ期肛裂72例.裂口位于6点处67例，位于12点处33例，对照组50例采用后正中内括约肌切括术，治疗组50例采用侧位内括约肌切括术。2组患者性别、年龄、病程差异无统计学意义（$p < 0.05$）。

1.2 治疗方法　对照组取截石位，常规消毒，局部浸润麻醉，肛内消毒，在后正中裂口处用弯止血钳沿括约肌间沟进钳，至齿状线稍上方挑出内括约肌下缘约1cm，用剪刀切断，手指扩肛，使其容下3指，向肛缘外延伸切口，使其引流通畅，合并肛乳头肥大、皮下瘘管及皮赘者一并切除，肛内塞止血海绵、油纱条，无菌纱布固定包扎。治疗组术前准备同上，待麻醉成功后，于5点处作一长1cm的放射性切口，深达皮下，暴露处内括约肌后用弯止血钳挑起内括约肌，剪刀切断，指诊肛内已确定切至内括约肌下缘为宜。手指扩肛能容下3指。修整创面，使创面呈“v”字型切口，肛门塞止血海绵，油纱条，无菌纱布固定包扎。

1.3 观察指标　患者术后疼痛、术后出血、创面愈合情况、愈合时间及术后1年复发率。

1.4 统计学方法　采用SPSSS10.0统计软件进行数据处理，组间资料比较采用检验，$P < 0.05$为差异有统计学意义。

2. 结果

2组治疗效果比较明显，侧位内括约肌切括术（治疗组）治疗效果良好，见下表：(例,%)

组别	术后疼痛	出血	创面假愈合	愈合时间	复发率
治疗组	5（10）	2（4）	2（4）	13天	0
对照组	10（20）	6（12）	15（30）	18天	6（12）

经统计学分析，治疗组中术后疼痛5例，对照组中术后疼痛10例差异有统计学意义（$P < 0.05$）治疗组中创面假愈合2例，对照组中15例差异有统计学意义（$P < 0.05$）平均治愈时间2组比较差异有统计学意义（$P < 0.05$）术后1年随访治疗组未出现复发患者，对照组中有6例出现复发情况，后经侧位内括约肌切括术2次手术后症状消失。

3. 讨论

肛裂的发生与多种因素有关，中医学认为，肛裂因阴虚津乏，或热结肠燥，而至大便秘结，排便怒挣，而使肛门皮肤裂伤，然后染毒而逐渐形成慢性溃疡。现代医学认为，肛裂形成与肛管及其括约肌的解剖特点有关，并因局部损伤、感染而诱发，内括约肌痉挛是肛裂形成和裂口久不愈合的重要因素。除了传统的解刨学因素外，最重要的一个是高肛压、低血流学说，该学说认为肛内压力与肛管皮肤血流灌注压力呈负相关，高括约肌张力诱发肛管后正中线供血不良是原发性慢性肛裂的原因，Schouten等使用多普勒血流仪对患者进行肛管黏膜血流比对照组肛管后方联合处血流灌注量明显降低，而内括约肌正常时提供50%—80%的肛管静息性张力，病态时会更高。因此，解除内括约肌痉挛，降低肛管内压力，是治疗肛裂的关键。传统的括约肌切括术疗程时间长、疼痛重、副作用大、易出现锁洞畸形，后遗不同程度肛门溢液及经常污染内裤等并发症。后正中内括约肌切括术（对照组），手术中，术后的大出血性大，根据人体股沟的形状，创面不易暴露易出现假愈合现象，会给患者带来2次痛苦的可能性。所以我院采用侧位内括约肌切括术，选择在（截石位）5点出作切口，既避开了大出血的可能性，括约肌又松解的比较彻底，在直视下可将内括约肌挑出切除。此术式具有操作简单，容易掌握，术后创面小、愈合快、术后疼痛轻、治愈率高等特点，因此，我们认为侧位内括约肌切括术是治疗肛裂的理想术式。

参考文献：略。

消炎止痛液对混合痔术后疗效的临床观察

唐淑敏

江苏　连云港市第一人民医院肛肠科（222002）

【摘要】目的　观察混合痔外剥内扎术后给予消炎止痛液坐浴治疗的临床疗效。方法　将2009年5月~2010年04月间江苏省连云港市中医院肛肠科收治的100例混合痔需要手术的患者，按随机数字表法分为实验组（50

例）和对照组（50例）。实验组患者术后给予消炎止痛液熏洗坐浴，对照组给予温水坐浴。观察两组患者创面的疗效。结果　实验组在减轻切口疼痛、缩短切口愈合时间及肛缘水肿等方面均明显优于对照组（P<0.01）。结论　消炎止痛液能减轻混合痔术后并发症，促进伤口愈合，提高疗效。

【关键词】消炎止痛液；混合痔；术后疗效

消炎止痛液是江苏省连云港市中医院肛肠科依据多年临床经验研制的，专门用于肛肠疾病的外用洗剂，化瘀消肿，活血止痛，收敛生机、促进创面愈合的作用。笔者对100例肛肠手术患者，随机分为治疗组和对照组，前者术后采用消炎止痛液进行熏洗治疗，后者使用温水熏洗。现将临床治疗结果报道如下。

1. 临床资料

1.1 一般资料　所有患者均为住院病人，按随机数字表法分为两组。治疗组50例，男20例，女30例；年龄22～65岁，平均（42.74±12.55）岁。对照组50例，男33例，女17例；年龄26～75岁，平均（45.12±13.31）岁。经统计学分析，两组病例性别、年龄、病程等一般指标比较，无显著性差异（P>0.05），具有可比性。

1.2 诊断标准

1.2.1 纳入标准：参考《痔临床诊治指南（2006版）[1]。将符合混合痔的诊断标准、年龄在20～75岁之间的混合痔男女患者并签署手术知情同意书作为受试患者。

1.2.2 排除标准：年龄<20岁或>75岁者；单纯内痔和外痔患者；合并肛瘘、肛周脓肿及各种肛周皮肤病者；合并肛门大肠癌、直肠息肉、溃疡性结肠炎以及心、脑血管疾病，血液疾病，精神病等等严重疾病患者；瘢痕及过敏体质患者。

1.3 治疗方法

1.3.1 手术　两组患者术前一日均半流质进食，在局麻下行混合痔外剥内扎术，术后卧床休息，给予静滴抗生素预防感染、每日熏洗坐浴、专科换药等。

1.3.2 坐浴（1）实验组：予中药消炎止痛液（江苏省连云港市中医院制剂室统一煎煮，每瓶500ml），每次500ml加开水至1500ml，趁热先熏后洗患处，每次20分钟，每日一次。（2）对照组：予温水1500ml温水坐浴，每次20分钟，每日一次。

1.4 疗效评定标准

1.4.1 总体疗效评定标准

参照1994年制定的《中华人民共和国中医行业标准．中医肛肠科病症诊断疗效标准》[2]将主要症状和体征根据轻重程度进行部分量化和临床目测，然后根据治疗前后分值进行调节，判断疗效。

①治愈：症状和体征消失，创面愈合良好。

②好转：症状和体征改善，创面未愈。

③未愈：症状及体征均无变化。

1.4.2 临床症状、体征评定标准

1.4.2.1 疼痛的判定：采用视觉模拟评分法（VAS），即患者根据自己的痛觉对照VAS卡上的数字说出自己的疼痛程度。0分为无痛，1～3分为轻度痛，4～6分为中度痛，7～8分为重度痛，9～10分为极度痛。

1.4.2.2 肛门水肿的判定标准：术区无明显肿胀为无水肿；肿胀<1/4肛周面积为轻度水肿；肿胀在1/4～1/2肛周面积为中度水肿；肿胀>1/2肛周面积为重度水肿。

1.5 统计学方法　所有资料均采用SPSS16.0统计软件进行处理，计量资料以“均值±标准差”（X±S）表示，采用t检验；计数资料采用卡方（X^2）检验2结果。

a）两组在治愈率方面无明显差异，疗效一致。

表1　两组近期疗效比较（例）

组别	病例数	治愈	好转	未愈	P
实验组	50	50	0	0	P>0.05
对照组	50	50	0	0	

两组近期疗效经卡方检验，P>0.05。

表2 两组术后切口水肿情况比较（例）

组别	病例数	无水肿	轻度水肿	中度水肿	重度水肿	水肿发生率
实验组	50	31	13	6	0	38.0%
对照组	50	12	26	12	0	76.0%

注：与对照组比较，$P<0.05$。

表3 两组切口疼痛积分、平均住院时间的比较 $\bar{X}\pm S$

组别	病例数	术后疼痛积分	创面愈合时间
实验组	50	3.68±1.52	11.82±2.55
对照组	50	5.34±1.26	15.34±2.35
P		$P<0.05$	$P<0.05$

3. 讨 论

祖国医学认为，痔病的发生是主要是由于静脉壁的薄弱，失去了正常的弹性；兼因饮食不节，燥热内生，下迫大肠，以及久坐、负重、远行等，致血行不畅，而血与热相搏，则气血纵横，筋脉交错，结滞不散而成。混合痔手术虽已切除了病灶，但患者由于手术伤及血脉，致肛门局部血液、淋巴回流障碍，血管通透性增高，导致局部疼痛、出血、肛缘水肿等并发症，以致影响创面愈合。

混合痔术后温水坐浴，也可清洁创面，并通过温热作用，使肛门局部血管扩张，促进血液和淋巴循环，缓解括约肌痉挛。但对肛门切口水肿、疼痛、等并发症的防治效果并不理想。中药熏洗坐浴法是中医外治法的重要手段之一，它是以中药煎汤稀释后熏洗局部，药效直接作用于患处，痉挛的括约肌得以松弛，局部的血液循环及淋巴回流得到改善，从而使局部气血通畅，疼痛减轻，水肿吸收，是肛肠外科的传统疗法。

目前，许多中医院肛肠科都有了自己的特色制剂，如江苏省中医院的“痔瘘熏洗剂”，由大黄、虎杖、五倍子等五味中药组成，局部熏洗坐浴在缓解混合痔患者术后肛门局部的疼痛，减少肛瘘、肛周脓肿术后创面的渗液、加快创面腐肉的脱落、促进创面的修复方面疗效显著[3-5]。

本文中的消炎止痛液是江苏省连云港市中医院的特色制剂，专门用于肛肠病的外用洗剂。该制剂主要由大黄、金银花、川椒、芒硝、五倍子等组成。其中生大黄、金银花、川椒，性味苦寒，具有清热燥湿解毒、活血化瘀之功；芒硝燥湿消肿、祛腐生肌；苦参、五倍子消肿敛疮、收敛止血；地榆、生地黄清热凉血止血；枳壳理气止痛。以上诸药配伍，可谓相辅相成，相得益彰，共奏解毒化瘀、活血止痛、收敛生肌之功。

总之，消炎止痛液从传统中药机制出发，方证结合，疗效明显，临床对照观察结果显示，其治疗效果明显优于对照组，各项观察指标均具有统计学差异，说明消炎止痛液在治疗混合痔术后创面时，可达到满意的治疗效果，不仅明显缓解术后疼痛与渗血症状，而且提高了创面愈合进度，缩短了术后恢复时间，从而进一步证明了中医药的优势。

参考文献：略。

直肠阴道瘘经肛门修补术围手术期护理

陶凤杰

辽宁中医药大学附属第三医院

辽宁省肛肠医院

【摘要】目的 探讨直肠阴道瘘经肛修补术围手术期的护理。方法 总结直肠阴道瘘经肛修补术患者42例的护理。结果 全部患者排便通畅，无阴道内溢粪现象，术后恢复良好，结论 认真术前准备，采用中医护理的整体观念及辩证施护的方法，落实各项护理措施，预防并发症的发生，保证手术的成功。

【关键词】直肠阴道瘘；修补术；护理

直肠阴道瘘是直肠与阴道相通的瘘。可由先天性畸形或后天性因素所致。根据其病因，直肠阴道瘘可发生于9cm的直肠阴道膈的任何部分，一般将直肠阴道瘘分为3型：低位瘘：瘘口位于齿状线处或其上方，在阴道开口于阴唇系带处。高位瘘：在直肠的中 1/3 及阴道后穹窿近宫颈处，需经腹修补。中位瘘：即在低位及高位之间。

直肠阴道瘘的手术方式取决于瘘的位置，高位直肠阴道瘘采用经腹途径，而中、低位直肠阴道瘘可取经腹、阴道、肛门和经会阴部进行手术。反复发作的直肠阴道瘘宜加用带蒂肌瓣间隔直肠阴道间隙。

经肛门直肠阴道瘘修补术适用中、低位直肠阴道瘘，最简单的途径是经直肠，因为原发病变在直肠，直肠内压力高，尤其在排便时为 2.5 ~ 8.3kpa，阴道内却是低压，直肠阴道瘘是肠内容物通过瘘口进入阴道，因此瘘管在高压区进行暴露是合理的。同时在直肠内可提供含黏膜、黏膜下层及环状肌的肛直肠瓣片，为修补成功创造了条件。

通过对 2001 年 2 月 ~2012 年 12 月我院 42 例女性直肠阴道瘘患者进行中西医护理，取得满意效果，现将护理体会总结如下：

1. 术前护理

1.1 情志护理　中医学非常重视人的情志调养，既病之后，精神活动更是一直影响着病情的发展，不同的疾病有不同的精神改变，而不同的情志，又可以影响不同的脏腑功能，帮助病人树立战胜疾病的信心，积极配合治疗及护理，是情志护理的主要任务。

1.2 饮食护理　为了治疗的需要，入院后给予患者软质饮食，食物碎、烂、软，少油炸、少油腻、少粗纤维及强烈刺激性调料。术前 2 - 3 日给予患者全流食，使患者的食物呈液体状，易于患者喜欢，无刺激性，辅以胃肠外营养补充热量和营养。对于饮水没有限制。

1.3 肠道准备　术前三日每日给予 0.2% 温肥皂水 500 - 1000ml 灌肠，溶液温度 39 - 40℃，清除肠道内粪便，为手术做准备。在灌肠过程中应准确掌握灌肠液的温度、浓度、流速、压力和溶液的量，随时注意观察患者的病情变化，如有异常应停止灌肠并与医生联系，采取急救措施。

1.4 基础护理　术前 3 日给予生理盐水 250ml 每日一次阴道冲洗，冲洗前嘱患者用清水清洗外阴，之后患者取截石位，予会阴冲洗，对于未婚女患者插入的深度要浅，防止对处女膜的损伤，冲洗过程中观察有无粪样物质排出，排出粪样物质的颜色及量。冲洗后再一次清洗会阴。手术当日晨给予留置导尿，并妥善固定尿管，防止尿管脱落，保持会阴部的清洁，并给予会阴护理。

1.5 预防感染　遵医嘱应用抗生素，患者洗澡、更换病号服，手术当日给予术区备皮。

2. 术后护理

2.1 情志护理　耐心解答患者及家属有关于手术的疑问，详细交代术后的注意事项，取得患者的支持，积极配合治疗。

2.2 病情监测　监测术后患者的生命体征，观察患者术区敷料有无渗血，

2.3 留置导尿护理　妥善固定尿管，保持尿管通畅，防止尿管的扭曲、受压。每日会阴护理两次，保持尿道口清洁，定时更换集尿袋，鼓励患者多饮水，达到自然冲洗尿道的作用。注意患者的主诉并观察尿液情况，发现尿液混浊、沉淀、有结晶时，应及时处理。采用间歇性夹管方式，夹闭导尿管，每 3 - 4 小时开放一次，使膀胱定时充盈和排空，促进膀胱功能恢复。一般留置尿管 2 - 3 天，待病人有明显尿意时予以带尿拔管，拔管后观察排尿情况。

2.4 饮食护理　手术后患者的饮食和水分摄入，对促进伤口的恢复具有重要的意义。手术后 1 - 2 日给予禁食，不禁水，禁食期间通过肠外营养供给水、电解质和营养成分，保证热量及营养素的摄入。术后 3 - 4 日流质饮食，5 - 7 日过渡到半流质饮食，7 日以后改为普食，饮食的过渡要循序渐进，在过渡期间观察患者有无不适。

2.5 排便护理　卧床时可做床上活动或变换体位，协助患者适当下床活动，以促进肠蠕动，减轻肠胀气。轻微胀气时行腹部热敷、芒硝外敷或腹部按摩，严重胀气时，遵医嘱给予药物治疗或肛管排气。排便以术后 3 - 4 日排便为宜，术后 3 - 4 日可给予中药润肠通便剂，或耳穴压籽以利于排便，排便时勿用力过猛，必要时排便困难可给予药物注肛协助排便，排便时观察有无阴道内溢粪现象及漏气现象。排便后用生理盐水冲洗局部同时给予换药治疗，保持伤口清洁，防止感染。

3. 出院指导

3.1 出院后一个月内，患者应避免抬举重物，不能骑自行车。

3.2 饮食避免辛辣刺激性饮食，不喝酒，饮食宜清淡易消化，防止便秘。

3.3 保持大便通畅，排便时观察阴道内有无溢粪及漏气现象，如出现上述症状，及时来院复查。

3.4 排便后清洗肛门局部，保持局部清洁。

3.4 手术后避免性生活，不宜怀孕及生育。

4. **结语**

直肠阴道瘘由于成因复杂、种类繁杂、手术后感染、复发率高，要达到一次成功，术式的选择是极其重要的。中、低位直肠阴道瘘可采用经肛门直肠阴道瘘修补术，在术前进行充分的术前准备，术后不同时期给予不同的护理指导，采用中西医结合的方法促进疾病的康复，防止术后并发症，出院后按照出院指导的内容指导患者的行为，达到手术的成功，避免术后复发。

参考文献：略。

经直肠修补直肠舟状窝瘘5例治疗体会

王保学　王功友　王功山　周　勇　葛淑静　许风珍

山东省济南肛肠医院（250002）

【摘要】我院肛肠外科自2007年8月至2013年3月共收治直肠舟状窝瘘5例，均经直肠入路修补，效果满意，经随访3个月，5例病人无一例复发，发病年龄在6岁至11岁之间，直肠舟状窝瘘外口直径0.5厘米以内，内口直径0.3至0.5厘米，内口均在直肠前壁正前方距齿线1.6厘米以内。

【关键词】舟状窝瘘；经直肠修补

1. **临床资料**

1.1 一般资料　5例患者均为女性，其中6岁–8岁2例，9岁–11岁3例，以大便从会阴部舟状窝瘘口处排出而就诊，直肠舟状窝瘘外口直径0.5厘米以内，内口直径0.3至0.5厘米，内口均在直肠前壁正前方距齿线1.6厘米以内。

1.2 术前准备　给予流质饮食，术前1天禁食，补液，术前行常规肠道准备，用温生理盐水清洁灌肠，术晨用甲硝唑液保留灌肠，予气囊导尿管保留导尿，

1.3 手术方法　5例患者均为复合麻醉，患者俯卧位，臀部垫高，常规消毒手术野，肛管及直肠下段，铺无菌巾，扩肛松弛肛门后，用肛门拉钩牵开肛门，充分暴露直肠前壁正前瘘内口，用3–0强生可吸收线沿瘘内口周围黏膜缝牵引线一圈后，沿瘘内口周围用超声刀切开直肠黏膜，剥离瘘管周围组织。充分游离瘘管后，用血管钳钳夹瘘管，于血管钳下方结扎并缝扎瘘管后，血管钳上方切除多余瘘管及疤痕。将直肠前壁瘘口上方的直肠黏膜充分向上游离2~3cm，使黏膜层下移覆盖已结扎的瘘管无张力，即与远端黏膜对合，间断缝合切口上下内括约肌，使肌肉完全填充于原内口切除后留下的间隙，然后将直肠黏膜瓣拖下与远端直肠黏膜间断缝合覆盖于原瘘口，覆盖瘘口后直肠前壁仍保持平滑。同法修补外口，术毕用凡士林纱布包裹肛管填入肛门压迫止血。

1.4　术后处理　术后禁食2~3天，注意控制饮食，减少大便。静脉补充液体等。常规应用抗生素，会阴部舟状窝处呋喃西林液每日清洗，并置干棉球保持局部干燥。术后留置导尿管1周以控制尿污，管状凡士林油纱条肛内压迫。24小时后去除油纱条。

2. **结果**

5例患者均一期痊愈出院。随访时间半年，效果均佳，无复发及肛门狭窄失禁。

3. **讨论**

5例病人有以下特点：全部为女性，有正常肛门及正常排便。直肠舟状窝瘘是女孩较常见的先天性消化道畸形，比直肠阴道瘘多见，患儿解稀便时往往有大便溢出，瘘口内插入探针指向肛门，用左手食指插入肛内即能触到瘘口，这一检查方法非常简单实用，所以诊断并不困难。直肠舟状窝瘘不同于一般的肛瘘。此瘘可视为先天性发育薄弱与后天感染因素共同作用所致。实为肛瘘的一种特殊类型。直肠舟状窝瘘手术方法较多。以前多行瘘管切除，挂线方法等，该5例手术沿瘘口周围切开黏膜，游离结扎瘘管，封闭内口后，下移直肠黏膜层间断缝合，不仅在小范围创口及覆盖面内减少异物刺激，而且创缘对合后血供无影响，可促进黏膜下组织的粘合及切口的愈合，以保证手术一次成功。

综上病例，我们认为经肛门直肠黏膜下移治疗直肠舟状窝瘘手术创伤小，治愈率高，并保持会阴和阴道口的正常功能和外观完整，是治疗直肠舟状窝瘘的首选术式。

吻合器痔上黏膜环切术Ⅰ期治疗急性嵌顿

王传思* 谢贻祥 郑学海 黄鸿武 王永森 吴永军 姚 磊

【摘要】目的 观察Ⅰ期吻合器痔上黏膜环切术（PPH）治疗急性嵌顿性痔的临床疗效。方法：对40例已行手术治疗急性嵌顿痔患者的资料行回顾性分析，根据术式分为PPH组（20例）和MMH组（20例），对2组患者手术时间、术后VAS评分、术后出血、肛缘水肿、住院时间及住院费用进行比较分析。结果：手术后2组患者预后良好，无严重并发症，PPH组住院费用多于MMH组患者（$P<0.01$），但在手术时间、术后疼痛的VAS评分、术后并发症（肛缘水肿）发生率及住院时间方面PPH组优于MMH组（$P<0.01$）。结论：PPH治疗急性嵌顿痔安全有效、可行的，且近期疗效优于MMH。

【关键词】急性嵌顿痔；PPH手术治疗；临床研究

急性嵌顿痔在肛肠外科最常见，也是痔病并发症中最严重之一。在急诊行Ⅰ期手术处理上存在不同意见。吻合器痔上黏膜环切术（PPH），目前已成为外科治疗Ⅲ度或Ⅳ度环状痔的最佳选择[1]。我们自2011年1月至2013年1月共将收治的急性嵌顿痔患者40例，其中20例急诊行Ⅰ期PPH治疗，另20例急诊行Ⅰ期外剥内扎术（MMH）治疗，进行比较研究，现报道如下。

1 临床资料

1.1 一般资料 选择上述时期本院收治的急性嵌顿痔患者40例，男23例，女17例；年龄21～67（50.4±7.5）岁；嵌顿时间1d内21例，2～5d内16例，6d以上3例；混合痔22例，环状痔18例．入选时检查无代谢和内分泌疾病。按入选顺序随机分为2组：PPH组20例，男14例，女6例；年龄（51.1±7.4）岁；病程5a以内7例，5a以上13例。MMH组20例，男16例，女4例；年龄（52.7±6.8）岁；病程5a以内9例，5a以上11例。2组患者性别构成、年龄分布和病程等具有可比性。

1.2 症状与体征 两组患者均有肛门部剧痛，部分排便较难，13例便血明显，色鲜红，4例明显贫血。专科检查：全部患者均有痔核脱出于肛门外，部分痔核呈环状脱出，嵌顿均不能自行还纳，均伴肿胀、肛缘皮肤水肿，部分病例伴有血栓形成、黏膜糜烂坏死、炎性分泌物等，触痛明显。

1.3 治疗 Ⅰ期手术均于嵌顿3d内完成。PPH组：混合痔13例，环状痔7例。

手术方法：术前晚及术晨均清洁灌肠，腰麻。手术步骤：取右侧折刀卧位，常规消毒铺巾后，用3～4把艾利斯钳间隔钳夹外提肛缘皮肤，使肛管外翻，放入扩张器（CAD33），取出内芯，确定齿状线压于扩张器之下，碘伏消毒黏膜，在缝扎器（PSA33）引导下于3点位齿状线上1～2cm进针，用2-0丝线作顺时针缝合，深度位于黏膜下层，再在9点位对缝1针，宽约1cm（或在上下2cm左右再做另一荷包缝合即双荷包），便于牵引受力均匀。取出PSA33，将痔吻合器（HCS33）张开至最大，头端涂石蜡油，放入直肠腔，使头端伸入荷包线上，收紧荷包线并打结固定于中心杆上，用引线器（ST100）通过CAD33两侧孔分别拉出线头，适度用力牵引荷包线，收紧PSA33达到安全刻度（已婚女性检查阴道后壁是否被牵拉入吻合器），打开保险击发，保持击发状态30s，旋松PSA33轻柔取出，检查吻合口，有活动性出血点以2-0可吸收线跨吻合口作“8”字形缝合，去除CAD33，使皮肤回纳，观察外观，外痔较为严重部分作“V”型外剥至肛管外缘切除痔核，去除皮桥下的血栓，注意止血。

MMH组：手术方式常规外剥内扎术，注意保留皮桥及结扎点不在同一平面。

1.4 术后处理 术后给予流质饮食，控制排便2～3d，常规应用抗生素，便后予中药参黄合剂（原熏洗Ⅰ号）（我科自拟方，由苦参、黄柏、孩儿茶、五倍子、乌头、樟脑、乳香、没药等中药组成，按20:20:10:5:10:10:15:15质量比混合，量取按此比例混合的生药重180g，加水500mL，煎30min，过滤浓缩至1.0g/mL的生药煎剂，4℃保存。用时加热水稀释至2000mL，于每日便后先用热气熏蒸5min，待药液温度降至38～40℃时坐浴20min，以浸泡肛门病变部位为度，每日2次）坐浴，然后以0.2%新洁尔灭棉球消毒创面，用马应龙麝香痔疮膏换药。治疗期间禁食辛辣煎炸之品，避免过劳，后期保持大便通畅。

1.5 术后疼痛指数[2] 采用VAS（visual analogue scale）法，即以10.0cm为标尺，由患者根据疼痛程度自我选

---

* 基金项目：安徽省高校自然科学研究项目（KJ2013Z144）
作者单位：237005 安徽医科大学附属六安医院肛肠外科

择，0为不痛，10为极度疼痛。疼痛评估时间为术后第1、4、9、14天，每一阶段按照最高等级记录。

1.6 监测指标 手术时间、住院时间、疼痛指数、术后并发症发生率（出血、尿潴留、肛缘水肿）、恢复工作时间、住院费用。

1.7 统计学分析 应用SPSS13.0软件进行统计学分析，所有检验均为双测检验和具有95%的可信限，计数资料采用秩和检验，计量资料采用q检验。

2 结果

两组患者术后恢复均良好，未见严重出血，感染及门静脉炎等并发症，亦无肛门失禁及肛门狭窄发生，随访3个月未见复发。PPH组患者的手术时间明显短于MMH组（$P<0.01$），在术后24h内和第1次排便后的VAS评分均低于MMH组（$P<0.01$）。PPH组患者术后肛缘水肿发生率（20.0%，4/20）显著低于MMH组（60.0%，12/20），$P<0.01$；PPH组患者术后尿潴留发生率（55.0%，11/20）高于MMH组（50.0%，10/20），但差异无统计学意义（$P>0.05$）。PPH组患者住院时间明显短于MMH组（$P<0.01$），但住院费用多于MMH组患者（$P<0.01$）。2组术后评价结果见表1。

表1 2组术后评价结果分析（$\bar{x}\pm s$）

指标	PPH组	MMH组	t值	P值
手术时间（min）	21.75±5.74	33.4±5.11	3.423	<0.01
VAS评分（分）	3.64±0.78	7.32±0.79	5.892	<0.01
住院时间（d）	5.83±1.14	10.32±2.56	5.421	<0.01
恢复工作时间	16.73±4.53	26.72±6.28	5.452	<0.01
住院费用（元）	9736.65±583.23	5463.67±579.28	8.758	<0.01

3 讨论

自1975年Thompson提出“肛垫下移学说”这一痔的现代概念以来，针对痔的治疗观念及方法不断改进[3]。既往认为急性嵌顿痔是感染性炎症，早期手术感染易扩散，导致败血症、门静脉炎等。加之痔嵌顿后体积胀大，局部水肿，手术易致肛管损伤扩大，极易造成肛门狭窄，精细排便功能下降，且术后疼痛明显。一般均先行保守治疗，等水肿消退后再行手术。但缺点明显：疗程长，痛苦大，肿痛等症状不易缓解。孙平良等证实，嵌顿痔的症状因病变区静脉血和淋巴液的回流障碍，引起痔组织的水肿和内括约肌的持续痉挛，嵌顿后虽有大量的炎细胞浸润，但炎细胞浸润的数量、种类和深浅度与混合痔并无差异，仅是痔病理的严重阶段，病理变化与混合痔相仿，并非由细菌感染引起。初期局限于痔核内，附近黏膜和肌层均不受累[4]。因此，我们认为急性嵌顿痔的Ⅰ期手术是安全的。通过急诊手术，迅速消除病灶和嵌顿引起的剧痛、大、小便困难，避免并发症，亦未增加手术难度。早期由于回流障碍，可出现淤血、水肿，若不解除，会造成黏膜或皮下的血栓形成、溃疡和坏死，广泛性血栓形成、绞窄和坏死痔，而肛垫的Treitz肌将发生不可逆的损害。PPH手术是环形切除直肠下端2~3cm黏膜和黏膜下组织，恢复直肠下端正常解剖结构，使肛垫复位。故就痔的现代概念来讲，Ⅰ期行PPH手术处理外脱不能还纳的痔核，对尽可能保护正常的肛垫及Treitz肌，也十分有利[5]。因此，嵌顿痔的Ⅰ期PPH手术是安全的，也是合理的。我们的研究表明，急性嵌顿性痔行Ⅰ期PPH术具有以下优点：①疼痛缓解快；②无严重出血，无肛周感染及门静脉炎；③住院时间短，恢复工作时间早；④无肛门失禁及肛门狭窄，随访6个月未见复发。

PPH手术用于急性嵌顿痔，优势明显，但毕竟不同于择期混合痔PPH手术，因此，需注意：①痔嵌顿3d内及时手术，可有效防止术后感染，同时术前及时预防性应用抗生素；②吻合口位于齿线上约1cm，确保提拉效果明显，肛垫复位完全，过低，影响精确控便功能，并且易出血；③国内学者一般多采用单荷包缝合，也有双荷包缝合的尝试[6,7]。我们经验，对于强生吻合器，因钉仓容积有限，即使双荷包缝合，切除的直肠黏膜相差不大。④在牵拉荷包缝线并拧紧吻合器的过程中，要退出肛镜，使回复尽可能多，切除的黏膜才尽可能大；⑤由于急性水肿，外痔切除时到肛管皮肤即可、肛管黏膜一般不必切除，预防肛管黏膜缺损而致肛门狭窄；⑥尽可能全部去除血栓及血凝块，避免皮桥水肿；⑦吻合器拧紧后保持30s比击发后保持更能起到止血作用，吻合后检查吻合口，出血要跨吻合口做“8”字缝合，电灼或压迫止血均不可靠，尤其女性直肠前壁禁止电灼，预防直肠阴道瘘的发生；⑧有肛门内括约肌痉挛的患者，常规行内括约肌松解术，解除病因，同时减少疼痛。

术后采用清热祛湿、消肿止痛之中药参黄合剂熏洗坐浴，可使药物直达创面，加之温热刺激可使创面的血循环加快，使静脉回流改善，同时增强白细胞释放蛋白溶解酶，加速去除病灶处坏死组织。温热还能降低痛觉神经的阈值，使组织松弛，起到消肿止痛的作用。达到促进炎症消退，减轻肿痛，减少出血，促进组织修复，使术后创面愈合时间明显缩短。诸药配合，改善了局部微循环和组织营养状况，促进了肉芽生长，避免并发症的发生，促进创面愈合，且未见不良反应，疗效显著[8]。

综上所述，我们认为急性嵌顿痔行Ⅰ期PPH术是安全、有效的，明显优于Ⅱ期PPH术，值得推广。

参考文献：略。

高位肛瘘伴肛周脓肿术后併发肺炎一例

王功友　王保学　王功山　王德峰　葛淑静　周　勇

山东省济南肛肠医院（250002）

【摘要】对于高位肛瘘伴肛周脓肿术后体温在39度左右的患者，不要只考虑是否还有其它脓腔，还要多方面考虑是否还有其它引起高热的疾病，这样可以减少误诊，提高医疗质量，避免医疗纠纷的发生。

【关键词】高位肛瘘伴肛周脓肿术后；术后高热；肺炎；胸片；抗生素治疗；术后换药

1. 病历摘要

患者蔺某某，男性，34岁，1个月前在我院肛肠外科行肛瘘切除术及直肠后间隙脓肿切

开引流术，术后第5天发烧，体温在37.5度至39度之间，3个月前，曾于当地医院行肛周脓肿切开排脓引流术，但术后伤口一直未愈，并有脓性分泌物伴肛周湿疹。于2013年8月15日以高位肛瘘伴肛周脓肿入我院肛肠外科。现病史：患者3个月前曾于当地医院行肛周脓肿切开排脓引流术，至今伤口未愈，肛周流脓，色薄黄，有脓性分泌物，偶伴淡红血水，伴肛门不适，肛门潮湿、瘙痒，无便血，无恶寒发热，无腹痛腹泻。呈间歇性发作。专科检查，截石位视诊，肛门缘5点位有压痛。指诊可触及5点位有一梭状肿物通向肛内，于肛缘1厘米有一外口，压之有脓性分泌物流出。门诊检查诊断为“高位肛瘘伴肛周脓肿”收治入院。

2. 治疗方法

完善各项检查，椎管内麻醉成功后，于肛门后正中线距肛缘1.5CM以外作纵切口，用止血钳经切口向直肠后钝性分离，穿过肛尾韧带进入脓腔，横向张开止血钳，扩张肛尾韧带和脓腔，，使脓腔顺畅，该脓腔与左骨盆直肠间隙想通，并于3点位作一对口引流，置多孔橡皮管引流。病人于术后10天发烧，体温达38.5度，给于物理降温和药物治疗，并反复检查伤口有无脓腔，但持续1周体温不降，在查房时病人有少许咳嗽，无痰，听诊双肺呼吸音粗，嘱病人拍X线检查，诊断为肺炎，给于抗生素治疗后，体温降至正常。

3. 讨论

该患者肛瘘伴肛周脓性分泌物3个多月，其间有低热发生，术后有吸收热也属正常，但术后5天有高热应引起高度重视，一般情况下，在临床上脓肿术后再发生脓肿时有发生或手术时未处理好其它脓腔，但肛周应有临床症状，此例病人经我们多次检查 未见再感染征象，其间血常规检验，白细胞升高，X线检查，诊断为肺炎，通过此例病人的临床观察，在病人出现发烧时，尽早的全面检查，以免误诊。

重症环状混合痔的手术及肛门修整技巧

陕西省三原县中医院　王晓斌

【摘要】目的　探讨重症环状混合痔手术的困难原因及肛门修整的处理技巧。方法　对我院130例重症环状混合痔手术患者相关资料进行回顾总结。结果　130例患者均顺利完成手术，12例患者术后发生创缘比较明显的水肿（包括其中5例翼状切口之缝合创缘），经熏洗换药微波理疗或提前拆线后得到缓解，1例患者部分皮桥坏死，坚持换药后顺利愈合，术后无大出血病例，无肛裂、肛门狭窄及失禁病例。结论　尽管重症环状混合痔手术对手术的要求甚高，且承担的手术风险较大，但若能根据患者的具体情况，准确判断，谨慎处理，手术安全性及术后效果仍然是比较满意的。

【关键词】重症；环状；混合痔；手术

目前国内外治疗环状混合痔的方法很多，如外剥内扎、激光疗法、冷冻疗法、PPH 法等。激光及冷冻疗法不能作为环状混合痔的主流治疗方法，而 PPH 疗法因为术后的出血、肛门狭窄等并发症以及较高的治疗费用限制了在临床特别是基层医院的广泛应用。笔者通过临床反复实践，广泛吸取各家所长，针对重症环状混合痔的手术方法及肛门修整技巧进行了多次改良，总结出一套微创潜行剥离、分段剥扎、外痔或皮桥修整、硬化剂注射、必要时肛门括约肌松解等的治疗方法，在保持治疗效果的基础上最大限度地保护了肛门功能及肛门外观，取得了比较满意的临床效果。现将相关情况总结如下：

1 资料与方法

1.1 一般资料　选取我院 2009 年 3 月至 2013 年 3 月共 130 例重症环状混合痔（3 期或以上）手术患者相关资料作为本次研究对象。其中女 81 例，男 49 例；年龄为 22 - 75 岁，平均年龄 47 岁；病程时间为 1 年 - 30 年，平均 12 年。病理分型：静脉曲张型 94 例，结缔组织型 36 例，其中 38 例静脉曲张型合并血栓形成，15 例痔核表面溃破出血。既往采取过注射治疗的 26 例，采取过手术治疗的 18 例。

1.2　治疗方法

1.2.1　术前准备：术前完善常规检查，无手术禁忌症后术前常规清洁灌肠，必要时镇静。

1.2.2　手术方法：鞍麻或骶管阻滞麻醉成功后取膀胱截石位，消毒，铺巾，根据环形混合痔外痔部分的隆起情况一般将其分为 3 - 5 个自然段，大多数最突出的隆起部位于截石位 3、7、11 点母痔区域，在每一段外痔的最隆起处取细长梭形放射状切口，内端达齿线，外端超过隆起痔核之边缘，钳夹并轻轻提起切口内痔组织，用剪刀沿两侧皮下潜行剥离，以不超过本段宽度为宜，深度可达外括约肌表面，从肛外向肛内游离至齿线处予以切除或结扎。若隆起痔核较大经梭形切除后两侧皮瓣遗留较多或仍旧隆起，亦可在梭形切口基础上向两侧加做翼状切口，消除隆起或多余皮赘后间断缝合翼状切口使肛门外观恢复平整。对肛管过紧者可适当切断外括约肌皮下部、浅部和部分内括约肌以松解肛管。重症环状混合痔多伴有直肠黏膜程度不等的不全脱垂或肛垫下移，结合未接扎的内痔以 1∶1 消痔灵注射液予以多点注射，以消除内痔固定下移之肛垫及直肠黏膜，并可上提下移之皮桥。创面予以长效止痛剂注射后常规双氯芬酸钠 1 枚纳肛，凡士林纱布或加赛霉安粉覆盖创面，丁字绷带加压包扎。

1.2.3　术后处理：术后控制大便 48 - 72 小时，便后常规用本院自制痔疮洗剂坐浴，用马应龙痔疮栓纳肛、龙珠软膏或马应龙痔疮膏创面换药，短期预防性应用抗生素，口服地奥司明片。用于肛门修整如翼状切口之缝线一般于术后 4 - 7 天酌情拆线。

2 结果

本组 130 例，全部治愈，术后住院 7 - 16 天，平均 11 天。12 例患者术后发生创缘比较明显的水肿（包括其中 5 例翼状切口之缝合创缘），经熏洗换药微波理疗或提前拆线后得到缓解，1 例患者部分皮桥坏死，坚持换药后顺利愈合，无术后大出血病例，无肛裂、肛门狭窄及失禁病例。术后 3 - 5 月随访，125 例肛门外观光整，功能正常，5 例有轻微皮赘，病人满意度 99% 以上。

3 讨论

重症环状混合痔临床常见，但手术处理有较大难度，传统外剥内扎法的处理难度在于：处理 3 个以上较大痔核，切除多则肛门狭窄并发症增多，切除少则多余皮瓣水肿增大，常需再次手术，病人满意度低。PPH 疗法虽解决了环状内痔的治疗难题，但对半环状外痔等仍存在一定的困难，另外术后的出血、肛门狭窄等并发症以及较高的治疗费用也限制了在临床特别是基层医院的广泛应用。笔者通过临床反复实践，采用微创潜行剥离、分段剥扎、外痔或皮桥修整、硬化剂注射、必要时肛门括约肌松解等多种手段综合治疗，确保并提高了治疗效果，且更好地保护了肛门功能美化了肛门外观，取得了比较满意的临床效果。体会如下：（1）分段：尽量以截石位 3、7、11 点母痔区为主，有效剥扎母痔区等于消除了环状痔的病源。（2）微创：尽量采用细长梭形放射状切口，皮损少，张力小，保留皮桥充足，疼痛轻，愈合快。（3）肛门修整：采用两侧潜行剥离或翼状切口切除隆起痔核或多余皮赘以最大限度达到肛门外观光整之目的。（4）硬化剂注射：既可防治内痔出血，也可上提固定下移之肛垫及直肠黏膜，对肛门外观的整复也有重要的辅助作用。（5）并发症预防：尽量减少切口张力并保护皮桥，必要时对肛门括约肌进行适当切开松解，是防止皮桥水肿、术后疼痛和肛门狭窄的有效手段。（6）术后护理：强调术后创面丁字绷带包扎尽量在 24 小时以上，并坚持术后完整的创面护理治疗方案，这是消除水肿减轻疼痛促进愈合的重要手段。

总而言之，尽管重症环状混合痔手术对手术的要求甚高，且承担的手术风险较大，但若能根据患者的具体情况，准确判断，详细规划，谨慎处理，手术安全性及术后效果仍然是比较满意的。

作者邮编　713800 手机 135 - 7105 - 8600 邮箱 526191328@ qq. com

肛肠多功能检查治疗仪治疗混合痔的临床分析

王晓光　徐占民

辽宁省北票市中医院 122100

肛肠多功能检查治疗仪是目前治疗肛肠病的最佳选择，它具有手术时间短、痛苦少、无须住院、恢复时间短是早期治疗肛肠疾病最有效、最安全、最简单易行的治疗方法。现将我院 2011 年 3 月至 2013 年 3 月共 498 例电脑多功能治疗仪报告结果分析如下：

1. 资料与方法

1.1 一般资料　2011 年 3 月～2013 年 3 月肛肠多功能检查治疗仪治疗 498 例。其中男 298 例，女 200 例。

1.2 操作方法

1.2.1 器戒：XNG－ZZ 肛肠多功能检查治疗仪。

1.2.2 治疗前用甘油灌注液做洗肠准备，体位：侧卧位，常规碘伏消毒，铺无菌巾，局部麻醉。扩肛使痔核充分暴露，内痔部分：组织钳提起痔核，在齿线上 0.5CM 处，用电极钳夹好痔核，踏下开关，3—5 秒，听到报警，看到钳夹处痔组织干结发白，松开电容钳，再在痔核的不同平面重复钳夹干结，使组织干结成片状，对于残端较大的可以用剪刀除掉部分残端：外痔部分：用组织钳提起外痔，用电刀将外痔皮肤作倒“V”字形切开，然后钝性分离皮肤与外痔组织，分离至齿线上 0.5CM 处，电凝彻底止血。

2. 结果与分析

2.1 肛肠病变类型　经肛肠多功能检查治疗仪治疗内痔 288 例，混合痔 498 例，直肠息肉 28 例，，肛乳头肥大 158 例，肛周脓肿 53 例，肛瘘 18 例肛肠病治疗率 100%，

2.2 发病率分析　经一年的肛肠多功能检查治疗仪治疗结果显示，痔疮是人类特有的常见病、多发病，任何年龄男女均可得病，其中 30～50 岁的人较多见，并可随着年龄的增加而逐渐加重，故有“十人九痔，近年来由于便秘疾病的逐步上升，妇女在妊娠期间，由于盆腔静脉受压迫，妨碍血液循环常会发生混合痔，在肛肠病中混合痔占 25.63% 居首位，其次中青年男性由于经常酗酒患内痔较多占肛肠病的 22.11%，再就是肛乳头的按发病率比例位居第三。

3. 体会

传统的外剥内扎术是混合痔手术术式之一，其疗效确切，操作简单，因痔手术创面多为开放式创口，创口表面多为毛细血管出血渗血，难以结扎出血点，只能采用局部止血药物加压迫止血的方式止血，故术中出血量多，术中出血、肛门坠胀疼痛等并发症较多。使用：XNG－ZZ 型肛肠治疗仪术中止血彻底，出血量明显减少，术后不再用大量的敷料填塞创口进行压迫止血，使患者术后因大量填塞止血敷料而造成的肛门坠痛等不适感明显降低，住院天数明显缩短，节约了手术成本，降低了医疗费用，提高了患者的满意度。

几种肛周脓肿手术方法的探讨

王晓光　徐占民

辽宁省北票市中医院肛肠科（122100）

我院自 2010 年～2013 年共治疗肛周脓肿病人 224 例；分别采取脓肿低位一次切开术、高位切开挂线术、高位脓肿切开加胶管引流术、脓肿切开加对口引流术、均收到满意效果，现报告如下。

1 临床资料

1.1 一般资料　本组 224 例中男性 160 例，女 64 例；年龄 19～65 岁，平均 36 岁；病程 4～16 天，平均 8 天。其中低位脓肿一次切开术 150 例，脓肿高位切开挂线术 19 例，高位脓肿切开加胶管引流术 20 例、脓肿切开加对口引流术 18 例。

1.2 手术方法

1.2.1 低位脓肿一次切开术：手术方法：在肛周皮肤红肿或波动感明显处做一放射状切口，切开排脓；右手食指探查脓腔、分离脓腔间隔。然后将左手食指深入肛门做引导，右手持球头探针由脓腔插入以探查内口。经内口将探针由肛门内引出，沿探针切开内口和脓腔表面皮肤皮下组织及肛门括约肌；修剪切口及其周围组织以利引流通畅。

1.2.2 高位脓肿切开挂线术：该手术适用于高位脓肿。操作方法：找到原发病灶后，放射状切开脓肿波动最明显处，排出脓汁。用止血钳分离脓腔及肛提肌，用探针置入脓腔至肛提肌以上，另一手在肛内做引导，探出内口；将橡皮筋系于探针的另一端，由内口拉出探针及橡皮筋，将橡皮筋两端收拢，用止血钳夹住勒紧的橡皮筋，再用丝线扎紧。

1.2.3 高位脓肿切开加胶管引流术：该手术适合内口超过直肠环的高位脓肿。操作方法：切开脓肿部的皮肤及皮下组织，放出脓汁。用止血钳沿创口向深部钝性分离肛提肌，放出剩余脓汁，用橡皮管置入脓腔，最后以丝线系住胶管并固定于脓腔底部。

1.2.4 脓肿切开加对口引流术：该手术适用于低位马蹄形脓肿。手术方法：查明脓腔与内口的关系后，在与内口同一方位脓腔顶端两侧放射状切开皮肤及皮下组织，放出脓汁，用探针探出内口，并自内口至肛缘切开脓腔壁，此为主灶切口：以食指深入脓腔，沿脓腔走行方向钝性分离腔隙至脓腔的端点，该食指在腔内作为引导，另一手持刀在端点相应部位作一与肛门呈放射状切口，剪除皮肤及皮下组织。用止血钳分离切口至脓腔，对口部位不伤及肛管皮肤和括约肌，两切口之间有脓腔相通，表面有皮桥存在。

1.3 术后处理　术后常规应用抗生素一周。正常饮食、大便正常。排便后硝矾洗剂坐浴。单纯脓肿切开可用油纱条涂痔疮膏换药。置入胶管者，术后3日内换药前用双氧水、生理盐水通过乳胶管反复冲洗，3日后拔管，常规换药。对口引流术后换药时应把油纱条填于主灶切口，在对口处插入油纱条要与主灶相通，深度逐日递减，直至痊愈，挂线术术后换药时注意脱线前勿使皮筋残端与创面粘连，脱线后正常换药。

1.4 结果　本组病例治疗一次后均获痊愈。一次切开平均治愈时间为12~16天，挂线术平均治愈时间为20~26天。胶管引流术平均治愈时间为22~25天，对口引流平均治愈时间为18~25天。

2 讨论

以上任何一种手术都能明显降低术后脓肿复发率和肛瘘的发生率，缩短了疗程，降低了再次手术的概率，减轻了患者的痛苦。其手术成功取决以下几个方面：1. 良好的麻醉是手术成功的前提。2. 正确查找和处理内口是手术成功的关键，否则即使近期治愈，远期还会感染复发。3. 合理设计切口和通畅引流是保护肛门外观和预防复发的重要条件。4. 合理挂线加胶管引流是保证肛门功能的先决条件。5. 术后换药是关键的环节，换药时尽可能填充脓腔底部，使引流彻底通畅，避免形成死腔或形成假性愈合。

四联疗法治疗直肠脱垂研究

王杏国　刘　杨　赵兴明

合肥瑞金肛肠医院（230031）

【摘要】为研究四联疗法即吻合器痔上黏膜环切术加直肠周围间隙注射术加直肠黏膜点状结扎悬吊术及肛门环缩术治疗直肠脱垂的临床疗效，我们采用四联疗法治疗直肠脱垂患者23例，均一次性临床治愈，随访六至十二个月，无症状复发，术后无出血、感染、糜烂、坏死及肛门狭窄等并发症发生，取得良好疗效。

【关键词】直肠脱垂；四联疗法

我院自2010年3月至2013年2月共收治直肠脱垂患者23例，经四联疗法治疗后效果满意，现报道如下。

1. 资料与方法

1.1 临床资料　本组23例患者中，男性10例，女性13例，年龄39岁~71岁，平均年龄49.8岁，其中直肠脱出长度在3~5cm之间者7例，在5~10cm之间者13例，脱出10cm以上者3例。

1.2 治疗方法　患者术前肠道准备三天，术前一日夜间及手术当日清晨各清洁灌肠一次。在骶管麻醉达效后，患者去左侧卧位，碘伏棉球消毒脱出肛门外直肠黏膜后，还纳于肛内，再次消毒肛管及直肠下端，置入肛镜及肛管扩张器，并将肛门镜缝扎固定于肛门缘皮肤，用3-0可吸收线在齿线上2.5cm及4.5cm处分别做荷包缝合，深度达黏膜下层。两根牵引线分别位于截石位3点、9点处，其上方荷包缝合时可稍带少许肌层，可起到固定作用。将一次性肛肠吻合器张至最大，并将其底钉座插入到环扎处上端，收紧荷包缝线并打结固定于金属拉杆上，用挂线器通过吻合器侧孔道牵引出缝线末端，在荷包外再次打结。拉紧缝线，旋紧吻合器，使指示杆到达指定刻度。（女性患者需检查阴道后壁是否完整）停留30秒后击发吻合器，切除并吻合脱垂直肠黏膜，再停留30秒。旋松打开吻合器并退出，仔细观察吻合口有无出血。如有活动性出血则用2－0可吸收线行“8”字缝扎止血。再次消毒肛内，用组织钳将吻合口以上松弛的直肠黏膜提起适量，钳夹组织多少视松弛程度而定，进行结扎悬吊术，其要求是每个结扎点不能在同一个界面上，避免出现狭窄并发症，结扎完成后拆除肛门镜。用碘伏棉球再次消毒肛周皮肤，完成后行直肠周围间隙固定注射，注射液配比为：生理盐水：2%利多卡因注射液：消痔灵注射液为1：1：2。其方法如下：在截石位3点9点距肛门缘1.5cm处进针，用7.5cm腰穿针头接20ml注射器，进针4～5cm时如针尖遇到阻力即达到肛提肌，当穿过肛提肌时有落空感，针头即已进入骨盆间隙。术者此时以左手食指进入直肠壶腹，触及针头部位，确定针头在直肠外侧，以针尖可自由滑动为准再进针2.0cm，如肥胖者可加压进针8.5cm。进针完成后于每侧扇形注射15～20ml配置的消痔灵注射液。其直肠后间隙注射其方法如下：从尾骨尖至肛缘之间中点处进针，在左手引导下进针6～7cm，证实为穿入肠壁及骶前筋膜后，边注射药液边退针，此次剂量为7～10ml。双丝线肛门环缩术：于截石位3点、9点距肛门缘2.5cm处各做一长约0.5cm辐射状手术切口，以大三角针穿7号丝线从3点处切口进针，在食指的引导下，沿肛管向9点处切口引出。换丝线后以相同办法自9点处进针3点处出针，除去缝合针，双线环缩肛门至紧贴两指通过为度，并将双线分开打结，再用切口缝合。术口外用无菌纱布包扎固定，送返病房。术后要注意换药、控制饮食、且术后三天内控制排便并使用抗菌药物。

2. 结果

本组23例患者经四联疗法治疗后全部治愈，平均住院（10±2d），平均愈合时间（16±2d）。随访6～24个月，均无复发。

3. 讨论

直肠脱垂广义是指直肠及乙状结肠线段移位而脱出肛门的疾病，狭义指直肠一层或多层黏膜下移翻出或不翻出肛门外的一种疾病。临床上分为三度：一度直肠黏膜脱出长度为3～5cm，二度脱出长度为5～10cm，三度脱出长度超过10cm。在肛肠科疾病当中算较为严重的疾病。我国是世界上最早记述直肠脱垂的国家，1973年长沙马王堆汉墓出土的我国最古老的方书——《五十二病方》中就记载了此种疾病。该病是一种不常见疾病，在肛肠科发病仅占0.4～2.1%。病程长达数年乃至数十年，是一种痛苦大、影响患者生活质量的疾病。目前我国临床上对此种疾病最常采用的治疗方法是进腹行直肠悬吊固定术加切除术为主[1]。但开腹手术毕竟风险高且并发症多[2]。采用脱出肛管切除术治疗直肠脱垂，虽然手术方式简单，视野清楚，并且能及时处理脱出肠管的水肿、坏死、粘连及不能复回肛内等不适症状，但缺点是复发率高，并有一定并发症，如盆腔脓肿、直肠狭窄、膀胱炎及肾盂肾炎等。

我院采取四联疗法治疗直肠脱垂，可以改善肛门括约肌的松弛，降低复发概率，避免了开腹手术感染等问题，从而提高直肠脱垂的治愈率，减少术后并发症及后遗症。既解决了近心端直肠黏膜脱垂、远端肛门黏膜松弛及瘢痕固定作用；又避免了开腹手术中创伤大、风险高、术后并发症多的缺点，且患者术后无疼痛、坠胀感轻微、无黏液血便及里急后重等不适症状，对年老体弱者尤为适用。

使用双丝线绕肛管一周环缩术，利用丝线刺激肛周组织产生无菌性炎症，形成环状瘢痕，从而加强肛们括约肌的作用，该方法简便易行，可较长时间保留，疗效确切。临床观察双丝线保留2年以上，无不良反应。使用本术式的前提是退吹的直肠得到纠正，否则肛门失禁虽然纠正了，但松弛的直肠黏膜堆积于肛内，易出现直肠黏膜内脱垂的症状。此术式使用双丝线收缩肛门较羊肠线、硅胶管、皮筋、铜丝等具有明显的优越性，同时具有方便、简易、经济、无排异反应，可考虑终身携带，且疗效确切等优点。与肛门括约肌折叠修补成形术比较，后者除损伤较大、操作复杂，还需进行功能锻炼[3]。前者的有点事可随时调节肛门大小及松紧度，必要时可撤除，且本术式目前基本上未见不良反应。

参考文献：略。

高位肛瘘的治疗对策

王晏美　李　辉　郑丽华　王艳芝

中日友好医院肛肠科（100029）

高位肛瘘是肛肠难治性疾病，降低术后复发率，避免肛门不同程度的失禁是临床亟待解决的问题。近年来我们针对几种常见的高位肛瘘采取切开、瘘管结扎、胶管引流和瘘管旷置等多方法联合应用来治疗，取得满意效果，现介绍如下。

一、治疗方法

1. 无外口单纯高位肛瘘

肛缘外无破溃口，瘘管起点在齿线，向直肠壁延伸，可以是直上直下，也可以是起自6点，向一侧直肠斜上延伸。这是最常见的一类高位肛瘘。

手术方法：在齿线瘘管起点处做一与肛管成垂直状向外放射梭形切口，外端到肛缘处，剪除切口内皮肤。用小弯止血钳自齿线处向瘘管内钝性分离内口周围肌肉组织，到达瘘管后，改用探针探查瘘管深度。退出探针，改用中弯止血钳自分离开的内口插入瘘管，一直进入到瘘管的最上端，另一手食指进入肠腔，用指腹顶住止血钳头，用力旋转止血钳并向指腹顶，进行人工造口，打通肠壁后，止血钳头探出肠壁约1cm。准备10号丝线4根，将一端打结系在一起，用食指顶住送入肠腔，与先前探出肠壁的止血钳对接，缓慢打开止血钳并夹住线头，退钳将丝线引入瘘管，从内口拉出，收紧其中三根线予以结扎，这样，从内口到另一端之间的全部瘘管被结扎。第4根线首尾相系，松挂，作为2次紧线的引线。用带侧孔的乳胶管置入瘘管内，一端露出肛缘外约3cm，并将其固定在结扎线上，用于术后每天脓腔冲洗。

术后7天，如果瘘管没有被切开，剪除结扎线，仍然用3根10号丝线，在首次手术时留下的引线引导下穿过瘘管，并用力结扎，约3~5天瘘管被完全切开，结扎线自行脱落。

2. 有外口单纯高位肛瘘

肛缘外有溃破口，外口、内口和高位瘘管基本在一条直线上。

手术方法：在外口周围作一与肛门呈放射状的梭形切口，外端向外口外延伸1cm，内端到肛缘，剪除切口内皮肤。用探针自外口探入，沿探针切开瘘管至齿线处。创面止血。内口上高位瘘管的处理方法同“无外口单纯高位肛瘘”手术方法。

3. 有外口复杂高位肛瘘

肛缘外见2个以上外口，或低位瘘管弯曲，外口与内口不在同一点位，即低位部分属复杂瘘。齿线以上是单瘘管。

手术方法：定位内口，瘘管穿过齿线处即内口位置，临床观察到，80%的高位肛瘘内口一般都在截石位6点齿线处。选择最接近内口的一处外口，用探针探入，沿探针切开瘘管至齿线处内口，修建切口两侧皮缘，止血。扩创其它外口，在两外口间或其它外口与主灶切口间置入乳胶管或乳胶条引流，一般5~7天予以拆除。对只有一个外口的弯曲瘘，可以在瘘管表面与内口同一位置的肛缘外做一梭形切口，并切开瘘管至齿线，在外口与此切口间置入乳胶管或乳胶条引流，同样是5~7天拆除。

高位瘘管的处理方法同“无外口单纯高位肛瘘”手术方法。

4. 高位马蹄型肛瘘

低位瘘管是单纯或复杂，齿线以上有两条以上瘘管，多数为内口在6点齿线，瘘管分左右两侧向前上延伸。此种肛瘘可在肛直环位置触及半环状条索。

手术方法：齿线以下瘘管（低位瘘部分）是单纯的参照“有外口单纯高位肛瘘”手术方法，齿线以下瘘管（低位瘘部分）是复杂的参照“有外口复杂高位肛瘘”手术方法。齿线以上瘘管（高位瘘部分）一侧处理方法参照“无外口单纯高位肛瘘”手术方法。另一侧处理方法大部分同“无外口单纯高位肛瘘”手术方法，所不同的是丝线套入瘘管后暂时不结扎，采取虚挂并置入乳胶管引流，待一侧脱线后，再紧线结扎，最后剖开此侧瘘管。

二、注意事项

1. 高位瘘管盲端造口 对齿线以上的高位瘘管我们采取丝线结扎的方式，肠腔的瘘管一般没有溃口，多属于盲瘘。结扎时一端在内口，一端就需要造口。造口的位置一定要选择在瘘管的尽头。造口时切忌粗暴硬穿，防止过度损伤肠壁，造成大出血。用手指顶住瘘管盲端，旋转止血钳进行钻孔。

2. 换线与紧线 瘘管结扎时尽量系紧线头，争取一次脱线。但对较长、位置较深的瘘管一次结扎一般都不能完全剖开，需要换线再结扎。换线时先把首次结扎已经松弛的线拆掉，在先前预置的引线引导下再穿入3根10号线，结扎没有被剖开的残余瘘管，换线5天后如果仍不脱落，可以直接剪开瘘管。

3. **引流管的放置与拆除**　在被结扎尚未打开的高位瘘管内要放置引流管，置入瘘管内的引流管要剪开2～3处侧孔，外端露出肛外，便于每次便后冲洗，撤管时间视瘘管深浅和大小，一般7天左右，如果瘘管被提前剖开，撤管也自动完成。对肛缘外旷置的瘘管要放置引流管或引流条，一般放置5～7天可以拆除。

4. **冲洗与换药**　术后一周内最好每天两次冲洗与换药，一周后可以每日一次。一般的瘘管用甲硝唑冲洗，对脓腔较大，分泌物较的瘘管要先用双氧水，再用甲硝唑，但要防止双氧水流入直肠腔。换药时用多粘菌素B（也可以用其它抗菌止痛药）涂擦创口，再放入油纱条。

三、讨论

所谓高位肛瘘，是指位于肛管直肠环平面以上的肛瘘，因手术要牵涉到肛门的核心结构“肛直环”，一直以来被认为是最难治的肛肠病。目前手术治疗主要分括约肌切断与保留两类术式。

括约肌保留术式有（1）Coring－out法：Parks在1961年创立的Coring－out法治疗高位肛瘘，成了现代括约肌保存手术的基础。该法根据肛瘘形成的肛腺感染学说，从感染肛隐窝上方0.5cm到肛门上皮，对隐窝作一个卵圆形的切口，并且彻底清除内括约肌下的脓肿，从外口剜除瘘管，开放成口大底小的洞状创面，这样不切断肛门括约肌。（2）挂浮线：先切开齿线处感染肛窦，然后挂瘘管和括约肌用线，但不收紧，仅利用线的引流和异物刺激作用，充分引流瘘管和炎症间隙。当间隙和瘘管里的肉芽都填满后，旋开或橡皮筋，不勒断括约肌，保持括约肌的完整性。但虚挂法的复发率较高，StMark医院Buchaman报道他们应用短期的挂线引流法来治疗复杂性的肛瘘，随访6个月、15个月、60个月复发率较高。Williams治疗高位肛瘘14例，复发率14%。（3）肛瘘切除黏膜瓣成形术：Aguilar等最早将肛瘘切除黏膜瓣成形术应用于肛瘘的治疗上，他用探针插入瘘管切开肛管皮肤和黏膜直到内口，从内口远端处开始分离黏膜和部分内括约肌，做成一个梯形的中厚层黏膜瓣，缝闭内口，抬高黏膜瓣使之能够覆盖内口，再将黏膜瓣缝到肛管末端，外面伤口开放引流。对此术式的疗效仍存在争议，近年有研究报告其复发率较高。（4）生物补片内口修补术：Jamshidi R，Scheeter WP对6例开放性损伤导致的肛瘘病人，予以生物补片（哺乳动物的膜性材料）进行瘘口修补，有5例瘘口闭合。于是有人利用生物补片修补肛瘘内口缺损，利用生物修补片的特性，可以对抗肠内高压，防止细菌和感染物从内口进入瘘管的源头，可以封闭加固薄弱、作为底物充填、当做支架引导等作用。（5）生物蛋白胶封堵术：医用生物蛋白胶与瘘管创面接触时，能迅速形成凝块，有效地填堵、封闭缺损瘘管。组织生物相容性好，无局部异物反应，且在2周左右可被组织吸收，不需从瘘管中排出。其方法简便易行，为高位肛瘘的治疗提供了一种新方法。（6）隧道式拖线术：隧道式拖线术是用探针从瘘管外口探入，贯通内外口，把10股医用丝线根据瘘管大小而定，引入主瘘管内，两端需要打结保持丝线松弛状态。换药时把配置好的九一丹掺于医用丝线上拖入瘘管内，根据脓腐脱落的速度蚀管约10－14d。等到创面无明显脓性分泌物时，分批撤线撤除丝线，用垫棉压迫直至愈合。

值得注意的是，括约肌保留手术因为保留了括约肌，这样很难达到引流通畅，所以治愈率较低，目前国内外多数医院仍然采用括约肌切断手术。

括约肌切断术式有（1）低切高挂法：低位瘘道切开高位瘘道挂线，先部分切开肛管直肠环以下部分，肛管直肠环以上部分采用挂线法。低切高挂法避免了剖开全部组织单纯挂线的痛苦，具有缩短疗程、减少瘢痕和损伤、保持功能良好等优点。（2）切挂部分缝合术：在找好内口、瘘管的行径与数量后，支管切开，刮掉坏死的组织，切除管壁，进行全层缝合，内口切开，主管行半切开，肛管直肠环挂线。但是由于管道比较深，缝合张力高，可残留死腔，继发感染。（3）切开挂线旷置术：只清除感染的肛腺和肛窦，并采取潜行扩创对其上端感染形成的肛瘘，剥除其瘘管壁，保持瘘管引流通畅，把橡皮筋挂瘘道的中下部，这样可以较少地切割组织，挂线的主要目的是为了在后期创面缩小后起到引流作用，这样较少地损伤组织。

综合分析以上两类术式，括约肌保留意味着存在复发，括约肌切断存在肛门损伤。

我们认为，肛瘘尤其是高位肛瘘之所以难治，首先是因为它的变化性，内口不定，瘘管走形、分布与多少不定，瘘管与括约肌的关系也不定，其次才是肛直环的问题。因此，其治疗就不能单纯用括约肌的保留与否来划分。必须根据具体情况，在保证治疗效果的前提下尽量减少对肛门直肠局部组织的损伤，保护正常肛门功能。临床上我们根据大量病例的观察将高位肛瘘分成四类，提出敞开主灶和瘘管引流通畅的治疗原则，选择切开、旷置、结扎和引流四个基本方法，根据不同病情，单独或组合使用，效果满意。

主灶不单纯是内口，是内口及与之相连的一段瘘管，如果是低位瘘，主灶就是内口加上与之相连的肛管段瘘管。如果是高位瘘，主灶就是内口加上全部高位瘘管。敞开也不单纯是切开，低位瘘可以一次切开，高位瘘可以通过挂线或结扎慢敞开。引流通畅对于肛瘘愈合十分重要，无论是直接切开，还是慢敞开和旷置，都需要借助切口的设计，乳胶条和乳胶管来使其引流通畅。做到这两点，治愈肛瘘就没有问题了。

低位瘘管切开是国内外治疗肛瘘的普遍做法，但切开时应注意两点：（1）瘘管畅通可以沿探针切，瘘管不畅通就不要硬探，防止探出假道，切口偏离瘘管。这时一定要沿瘘管壁的瘢痕条索切或沿瘘管内坏死组织切。（2）如果多外口或瘘管弯曲，就不能全部切开，部分瘘管采取旷置，保护肛门不变形。旷置的瘘管两端必须通畅，形成对口引流，还可以置入乳胶条或乳胶管协助引流。但齿线上的高位瘘管尽量不要旷置，因为旷置对保护肛门功能不起作用，还有可能造成瘘管久不愈合。

高位瘘管的敞开方法以往都是采取挂线，挂线与直接切开其优势勿容置疑，但我们认为仍存在两方面缺陷。痛苦大，瘢痕沟宽。胶线对肌肉和管壁组织的持续勒割，造成肛门局部的持续疼痛和下坠，术后的二次、三次紧线也会造成剧烈疼痛。我们用丝线结扎代替胶线可以大大减轻这种痛苦，患者一般只是在术后1~2天之内有疼痛感。此外丝线的切割面较胶线小，所以术后瘢痕沟的宽度也相对较小。

引流在肛瘘治疗中的作用往往被忽视，很多肛瘘久治不愈的根源就在于没有解决好引流问题。高位瘘管，即使挂了线，也必须置入乳胶管，每天冲洗，这样才能实现边切割边生长。肛内一定要用乳胶管，而肛缘外旷置的瘘管就可以用乳胶条或乳胶线，这样可以减轻乳胶管对局部组织的刺激，减轻疼痛。

本方法在传统挂线法的基础上，辨瘘施治，多方法联合运用，互相取长补短，有效降低了复发率，减轻了对肛门的损伤，为高位肛瘘的治疗提供了新的思路和途径。

补托方并微波治疗直肠黏膜内脱垂31例*

王煜莹　周庆华　指导　黄志坚

上海市浦东新区人民医院中医痔科（201200）

上海中医药大学附属曙光医院（201203）

【摘要】目的　研究补托方并微波治疗直肠黏膜内脱垂的临床疗效。方法　对直肠黏膜内脱垂的患者随机分为治疗组和对照组，治疗组31例给予补托方并微波治疗，对照组30例仅给予微波治疗，均治疗4周，随访4周，观察疗效。结果　治疗组在排便主要症状征积分变化、中医症候积分的改善方面优于对照组（$P<0.05$）；治疗组和对照组治疗4周后排粪造影复常率分别为45.2%（14/31）、26.7%（8/30），差异有显著意义（$P<0.05$）；治疗4周时治疗组和对照组总有效率分别为87.1%、63.3%，结论　补托方并微波治疗对本组直肠黏膜内脱垂患者改善临床症候、提高临床疗效具有积极的作用。

【关键词】直肠黏膜内脱垂；治疗；补托方；微波

直肠内脱垂（internal、rectalprolapse）又称不完全性直肠脱垂、隐性直肠脱垂、直肠黏膜内套叠、黏膜脱垂等。该病病程长、病情复杂、缠绵难愈，反复发作，目前国内外尚无特效疗法[1-3]。笔者近几年采用补托方联合微波治疗的方法，对本院2008年8月~2011年3月的门诊病例31例直肠黏膜内脱垂患者进行治疗观察，取得较好的疗效，结果报道如下。

1. 临床资料

本组观察病例共61例，将患者随机分为治疗组和对照组。治疗组31例中，男12例，女19例；年龄38~71岁，平均年龄（50.8±13.7）岁；病程0.5年~15年，平均5.6±4.3年。对照组30例中，男9例，女21例；平均年龄（51.7±12.8）岁；病程0.6年~16年，平均5.9±3.9年。两组在性别、年龄及病程上经统计学处理，无显著性差异（P>0.05）。全部病例均为在排除肠道器质性病变及符合1992年第七次全国肛肠学术会议拟定的直肠黏膜内脱垂（功能性出口梗阻性便秘）的诊断标准[4]后纳入，中医辨证符合气虚下陷型。

2. 治疗方法

1.1 治疗组　中药补托方治疗并微波仪治疗。补托方（协定方）由黄芪为君、升麻为臣、五倍子、芙蓉叶等组成，上述药物按照3:1:1:1的比例研粉200目过筛，再与凡士林膏以8：2的比例制成软膏备用，（本协定方由院制剂室统一加工配置）。先将补托方软膏6克轻轻纳入肛门直肠壁，涂匀，再将微波治疗仪探头插入。具体方法：治疗时患者侧卧于治疗台，暴露肛门部位，治疗前，先做肛门指检，待确定无探头治疗禁忌症后，将清洁涂有凡士林润滑剂的微波治疗探头轻轻插入肛门约5cm，按SW-61A型微波治疗仪操作程序进行，探头以患者温热舒适为度，治疗时间每次30分钟。

1.2 对照组　微波仪治疗，具体方法同上。二组均每周治疗3次；4周为1疗程，随访4周。

3. 疗效标准

3.1 主要观察项目　直肠黏膜内脱垂治疗前后排便主要症状、中医症候积分的计算参照有关文献[4]的评分标准：排便不尽感无异常0分、偶有2分、常出现4分、长时间存在6分，一次排便周期小于等于24h为0分、24～48h为2分、48～72h为4分、大于72h为6分，一次排便时间小于等于10min为0分、10～20min为2分、21～30min为4分、大于30min为6分，协助大便情况：自然解大便0分、大便较困难，偶用轻泻药为2分、需用开塞露或常用泻药为4分、一般泻药无效，需灌肠方能排便为6分。

3.2 中医症候积分包括　肛门坠胀、倦怠乏力、头晕、心悸气短、大便情况、舌质或舌体、脉象等

3.3 主要检查指标　排粪造影[5]：松弛的直肠黏膜形成杯口状影像。按套叠深度分为三度：轻度：3～5mm；中度：16～30mm；重度≥31mm。

治疗前、每周治疗后各询问、检查1次，排粪造影治疗前和治疗4周后各检查1次。

统计学方法：采用SPSS10.0统计软件。数据资料用（$\bar{x} \pm s$）表示，疗效比较用x^2检验，组间均值比较用t检验。

4. 疗效评定标准

参照有关文献[4,5]中直肠黏膜内脱垂的疗效标准并结合症状积分拟定。治愈：排粪造影正常，症状消失或显著改善，大便情况及中医症候积分下降≥70%；

显效：排粪造影下降1个级别，症状明显改善，大便情况及中医症候积分下降≥50%；无效：排粪造影无改善，症状改善不明显，大便情况及中医症候积分下降50%以下。

5. 治疗结果

两组观察病例治疗前及治疗4周后排便主要症状积分变化情况。

治疗4周后治疗组和对照组病例的排便不尽感、排便周期、排便时间及协助大便情况等比较均有显著差异（$P<0.05$）。提示在排便不尽感、排便周期、排便时间及协助大便情况等症候改善方面的组间比较治疗组优于对照组，差异有显著意义（$P<0.05$）。见表1

表1　两组病人治疗前后排便主要症状征积分变化比较（$\bar{x} \pm s$）

组别	n	时间	排便不尽感	排便周期	排便时间	协助大便情况
治疗组	31	治疗前	3.62±0.73	3.46±0.82	4.19±0.98	3.87±0.85
		治疗后	1.26±0.83△	1.95±0.61△	2.11±0.85△△	1.63±0.77△△
对照组	30	治疗前	3.52±0.75	3.51±0.86	4.22±0.82	3.81±0.84
		治疗后	2.78±0.96	2.67±0.75	2.83±0.81	2.57±0.61

注：治疗前后比较，△$P<0.05$；组间比较，△△$P<0.05$。

6. 中医症候积分比较

治疗前治疗组和对照组病例的肛门坠胀、倦怠乏力、头晕、心悸气短、大便情况等中医症候积分分别为：13.42±3.6、13.25±3.8，治疗4周后治疗组和对照组的中医症候积分分别为：6.85±2.7、9.73±3.9，治疗组和对照组治疗前后的中医症候积分差异有显著意义（$P<0.05$）。显示治疗组对改善肛门坠胀、倦怠乏力、头晕、心悸气短、大便情况等中医症候有积极的作用。

7. 排粪造影疗效比较

治疗组和对照组治疗4周后排粪造影复常率分别为51.6%（16/31）、26.7%（8/30），差异有显著意义（$P<0.05$）。显示治疗组患者直肠黏膜内脱垂的排粪造影疗效优于对照组。见表2

表2　两组患者排粪造影疗效比较（例,%）

组别	时间	正常	轻度	中度	重度
治疗组（$n=31$）	治疗前	0（0.0）	9（29.0）	15（48.4）	7（22.6）
	治疗后	16（45.2）△	10（35.5）	3（12.9）	2（6.5）
对照组（$n=30$）	治疗前	0（0.0）	8（26.7）	16（53.3）	6（20.0）
	治疗后	8（26.7）	11（36.7）	8（26.7）	3（10.0）

注：治疗后正常病例组间比较，△$P<0.05$。

8. 两组病例疗效比较

治疗结束时，治疗组和对照组的总有效率分别为87.1％、63.3%，治疗组总有效率高于对照组，差异有显著意义（$P<0.05$）。提示中药补托方联合微波仪治疗的治疗组对本组直肠黏膜内脱垂病例具有较好的疗效。随访4周时，治疗组和对照组的总有效率分别为80.6%、56.7%，反映治疗组在停药随访4周时的病情反弹发生率明显低于对照组（$P<0.05$）。见表3

表3 两组疗效情况比较（n,%）

组别	时间	痊愈	显效	无效	总有效率%
治疗组 31	治疗4周	14（45.2）	13（41.9）	4（12.9）	87.1△
	随访4周	12（38.7）	13（41.9）	6（19.4）	80.6△△
对照组 30	治疗4周	6（20.0）	13（43.3）	11（36.7）	63.3
	随访4周	5（16.7）	12（40.0）	13（43.3）	56.7

注：两组间总有效率比较，治疗4周△$P<0.05$（P值=0.0312），随访4周△△$P<0.05$（P值=0.0432），患者治疗期间均未出现不良反应。

9. 讨论

直肠内脱垂（internal、rectalprolapse）又称不完全性直肠脱垂、隐性直肠脱垂、直肠黏膜内套叠、黏膜脱垂等。是指排便过程中近心侧直肠壁全层或单纯黏膜层折入远心侧肠腔或肛管，不超出肛门外缘，并在粪块排出后持续存在者。是出口梗阻性便秘中的常见类型之一。该病表现病程长、病情复杂、缠绵难愈，反复发作，目前国内外尚无特效疗法。近年来随着排粪造影的广泛开展，该病的诊断和治疗水平均有较大提高。目前困扰手术疗效主要问题如：高复发率、大便失禁或便秘改善率、并发症发生率、难以同时处理其他疾病等等[7-10]。

目前临床应用微波仪的生物热效应，促进直肠黏膜的功能改善，该疗法以方法简便、风险少而适宜在临床应用。本课题通过中药“补托方软膏”直肠局部给药，结合（SW-61A型微波仪）微波的生物热效应，利用直肠黏膜的生物膜特性，充分吸收药物，促进直肠黏膜功能的恢复，达到对直肠黏膜内脱垂的治疗目的。

在祖国医学中，直肠内脱垂属于脱肛、脱肛痔、截肠症等范畴。本病病位在大肠，病因较为复杂，但其根本原因是中气不足所致。临床上脱肛以虚证多见。中气不足，气虚下陷，不能提举内脏，气虚肛门固摄无力，则排便或腹压增加时直肠脱出[11-13]。治疗以补中益气，固摄升提为基本原则，据此笔者依据临床实践拟定了补托方软膏。黄芪益气升阳、升麻升阳举陷、五倍子涩肠固精、芙蓉叶利湿升阳等组成，达到补虚固托的作用。

本组观察病例通过治疗组31例给予补托方联合微波4周治疗，结果显示治疗组在排便主要症状征积分变化、中医症候积分的改善方面优于对照组（$P<0.05$）。治疗组和对照组治疗4周后排粪造影复常率分别为51.6%（16/31）、26.7%（8/30），显示治疗组患者直肠黏膜内脱垂的排粪造影疗效与对照组比较差异有显著意义（$P<0.05$）。治疗4周时治疗组和对照组总有效率分别为87.1％、63.3%。提示补托方联合微波治疗对本组直肠黏膜内脱垂患者改善临床症候、提高临床疗效具有积极的作用。

参考文献：略。

梭形切开治疗新生儿肛周脓肿的研究

王志民

山东大学附属千佛山医院肛肠科 山东省肛肠病医院 济南 250014

【摘要】目的 探讨新生儿肛周脓肿的临床特点和治疗方法。方法 回顾性分析58例新生儿肛周脓肿的临床资料，采用肛周脓肿梭形切开，联合应用抗生素。结果 58例新生儿肛周脓肿病例均治愈，随访6个月~12年，无肛门失禁和复发。结论 新生儿肛周脓肿梭形切开治疗效果可靠，且疗效高，疗程短，肛门功能无异常。

[关键词] 肛周脓肿；新生儿；梭形切开

新生儿肛周脓肿临床上是较常见的疾病，由于对肛周脓肿和肛瘘病因学的研究不深入，保守治疗效果不理想。

我们对 1995～2006 年 58 例新生儿肛周脓肿采用梭形切开，联合应用抗生素的方法，取得很好效果。

1 资料与方法

1.1 临床资料　本组新生儿肛周脓肿 58 例，均为男性；年龄 18～28d，平均 22d；病程 3～8d。局部有红肿、发硬和压痛，后期脓肿形成则波动明显，破溃后有脓性分泌物渗出，无全身感染症状。52 例为单发脓肿，6 例为 2 个部位脓肿，脓肿部位均位于截石 3 点及 9 点位连线以前。脓肿最大为 3cm×2cm，最小为 0.5cm×1cm，距肛缘 0.3～1cm。本组 58 例术前或术中做细菌培养及药物敏感试验，均有细菌生长，其中需氧菌感染 89.66%（52/58），厌氧菌感染 10.34%（6/58）。需氧菌中，革兰阴性菌 36 株：其中大肠埃希氏菌 22 株，变形杆菌 11 株，克雷伯氏菌 3 株；革兰阳性菌 16 株：其中葡萄球菌 11 株，链球菌 5 株。厌氧菌 6 株：脆弱粪杆菌 5 株，厌氧链球菌 1 株。大部分伴有非细菌性腹泻。

1.2 治疗方法　患儿术前不需肠道准备。取截石位或侧卧位，常规皮肤消毒，行肛周局部麻醉，电刀做放射状切口，其远侧切口应选在脓肿最低位置，并切至脓肿边缘，切口尽可能靠近肛门，但应避免损伤肛门括约肌，切口的长度不少于脓肿的纵轴方向，弯血管钳作分离，放出脓液，脓肿较大者要彻底搔刮脓腔的腐败坏死组织，剪刀修剪皮瓣使创口呈梭形。创面压迫止血，脓腔内填油纱条，保持引流通畅。

术后每天换药 1 次，创口脓液多者，用双氧水或灭滴灵冲洗，油纱条尽量填满创口，且不露出皮肤，以保证脓液引流通畅。由于婴幼儿排便次数多，每次大便后，伤口在中药洗剂稀释液中坐浴，每次 5～10min，不必每次坐浴后换药，注意保持伤口清洁、干燥。术后适当应用抗生素及中药清热解毒剂等，以控制炎症，促进创口愈合。

2 结果

本组 58 例全部治愈，疗程 8～15d，平均 10d。术后随访 6 个月～7 年，无肛门排便失禁及复发，无后遗肛瘘。

3 讨论

新生儿体内一段时期母体的雄激素使新生儿皮质腺雄性激素水平较高，由于雄激素作用，使新生儿皮脂腺特别发达，如有感染因素易患肛周脓肿，借此来解释绝大多数患儿为男性的现象。加之，新生儿骶骨曲尚未形成，两侧坐骨结节距离较近，加上肛门内括约肌紧张度较弱，且肛管短，皮肤黏膜娇嫩，抵抗力差，大便时肛管直肠黏膜容易外翻，翻出的黏膜及肛周皮肤易磨擦破损，细菌由此进入直肠黏膜下，使肛腺导管感染或直接进入破损的肛周皮下，形成肛周脓肿[1-2]。另外，新生儿使用纸尿裤，更换不勤、裹得太紧，很容易被尿和粪便沤着引起肛腺炎，导致急性化脓性感染。

目前国内外肛肠专家对小儿肛周脓肿的治疗持两种不同意见。一种认为保守治疗为妥，其理论根据是小儿脓肿溃破后，随着生长发育，儿童期雄激素水平下降，肛周皮脂腺萎缩，脓肿消散，有自愈的可能性，即便不能自愈，也要等到 10 岁后再行根治手术，以免损伤发育不全的肛门括约肌而影响肛门功能，并增加肛瘘发生的概率[3]。另一部分专家主张早期一次性根治手术，其理论根据是婴幼儿肛门肌肉发育不健全，发生的脓肿大部分位置表浅，如果早期及时进行恰当的手术治疗，短期内治愈率高，不会造成肛门功能障碍，免去多年不愈之苦，甚至发展成复杂性肛瘘[4-6]。

新生儿肛周脓肿基本都为单纯性，多形成皮下脓肿，皮色暗红，肿胀范围局限，易溃，脓液少而稀薄，全身症状较成人为轻，这提示对于新生儿肛周脓肿的外科治疗应该简单。新生儿肛周脓肿多由母亲换洗尿布时发现，且肿块多已明显，实际发病要比体征早 3～5d。我们认为脓肿一旦形成，应尽早切开，降低局部张力，以阻断其扩散和向四周蔓延。新生儿肛周脓肿传统采取保守治疗或在脓肿波动处单纯切开皮肤，放出浓液，使创口呈线状，也有使用针刺破脓肿放出脓液或抽出脓液。有报道切开脓肿后用探针寻找内口一并切开。我们赞同 Al－Wattar 提出的新生儿肛周脓肿脓腔与肛隐窝不相通的观点[5]，没必要用探针寻找内口一次切开，但切口应足够大，使引流通畅。我们对 58 例新生儿肛周脓肿采用梭形切开，联合应用抗生素，全部治愈，无肛门排便失禁及复发，无后遗肛瘘，此手术方法简便，引流通畅，术后只需清洗伤口，虽创面较大，一次愈合较慢，但瘘管不易复发。

新生儿肛周脓肿手术注意点：①小儿齿状线距肛缘位置较成人近，括约肌位置相对较低，术中扩约肌不要切得过多，因患儿不能控制排便，无法判断有无排便失禁。②梭形切口要足够大，脓肿中的纤维间隔要充分打开，形成一个上宽下窄的创面，不留死腔，使伤口能从基底部开始向上生长，防止引流不畅或皮肤愈合过早形成肛瘘。③换药时观察要仔细，充分暴露创口，擦洗肛周时动作宜轻柔，油纱条尽量填满创口，且不宜堵塞过紧，以免妨碍肉芽从底部生长，要防止桥形粘连，出现假愈合。④术后随时观察切口，每次便后应用温水清洗，清洗要干净，注意油纱条不要高出皮肤，以防止油纱条脱出，保证脓液引流通畅。⑤新生儿组织生长较成人快，因皮肤娇嫩，换药后勿用橡皮膏固定敷料，可用丁字带固定。

准确应用抗生素也是治疗新生儿肛周脓肿的关键[3,4,7]。肛周脓肿是以革兰阴性菌感染为主的混合性感染，常见致病菌是大肠杆菌及厌氧菌，故治疗肛周脓肿应选用抗革兰阴性杆菌、抗厌氧菌为主的抗菌药物。脓液培养对抗生素的选择更有直接的指导价值，术后应用足量有效的抗生素。新生儿应用抗生素的原则：①防治用药均应有明确的指征，即感染迹象和感染性疾病；②能用一种时尽量只用一种，对病原菌未明确的严重感染和一种抗菌药物难以控制的严重感染或混合感染，可适当联用两种；③尽可能在病原体培养和药敏试验的基础上选用；④应选择高效、低毒、价廉、使用方便的抗菌药物；⑤新生儿肌注易形成硬结，故一般感染不宜口服时最好采取静脉给药；⑥不要与其他抗生素或其他的药物在输液瓶或注射器中混合使用，以防药物相互作用，增加不良反应。临床常用的抗生素，明确禁忌的抗生素磺胺类（新诺明除外）、四环素类、多黏菌素类、呋喃类、耳毒性大的氨基糖苷类以及喹诺酮类、新霉素、杆菌肽、乙胺丁醇等属绝对禁用药物。一线应用的抗生素，针对革兰阴性菌所致感染，应选择氨苄青霉素或阿莫西林；也可应用哌拉西林、阿洛西林、美洛西林、巴氨西林等。针对革兰阳性球菌所致感染，青霉素仍是目前新生儿期感染性疾病治疗的首选药物。二线应用的抗生素，主要为头孢菌素类。第一代以抗革兰阳性球菌感染为主，以头孢唑啉最常用，其次为头孢拉定、头孢氨苄。第二代为广谱抗生素，最常用的为头孢呋辛，其次为头孢孟多、头孢克洛。第三代抗菌谱更广，特别对革兰阴性菌有效。常用的有头孢噻肟、头孢曲松、头孢他定、头孢唑酮等。第四代对革兰阳性球菌和阴性杆菌有较强作用，常用的有头孢匹罗、头孢唑喃等。大环内酯类抗生素也可作为新生儿抗感染的二线药物。常用的为红霉素，其次为阿奇霉素、美欧卡霉素，一般用于青霉素类过敏或耐药的患儿，抗菌谱类似于青霉素。

新生儿肛周脓肿采用梭形切开，联合应用抗生素，可保证引流充分、通畅，避免假性愈合，不后遗肛瘘，不影响肛门功能。

参考文献：略。

多普勒超声引导下痔动脉结扎加悬吊术治疗痔病的临床研究

翁立平　季利江

江苏省常熟市中医院中西医结合肛肠病诊疗中心（江苏 常熟 215500）

【摘要】目的　观察超声多普勒引导下痔动脉结扎加悬吊术在治疗痔病的临床疗效。方法　选取30例痔病患者，作为治疗组，采用超声多普勒引导下痔动脉结扎加悬吊术；选取同期入院进行传统内痔结扎外痔切除术的患者30例，作为对照组，进行对比观察。结果　治疗组与对照组治愈率、近期复发率分别为87%、10%和87%、7%，无明显差异（$P>0.05$），但两组间的术后并发症及住院天数上存在极显著差异（$P<0.01$），治疗组明显优于对照组。结论　在治疗以出血、脱出性内痔为主的痔病时，超声多普勒引导下痔动脉结扎加悬吊术与内痔结扎外痔切除术相比，具有术后并发症少，痛苦小，恢复时间短等优点。

【关键词】痔病；超声多普勒；痔动脉结扎术；围扎悬吊术；微创；临床观察

基金项目：南京市中医院江苏省科教兴卫重点学科开放课题资助项目（Kf200901）常熟市卫生局立项资助课题（CS200928）

痔病是一种常见病、多发病，以便血及痔核脱出为主要临床表现。随着人们对肛门直肠解剖认识的不断提高，痔病的治疗理念和方式也在不断更新和改进，总的趋向是保持肛垫和肛管黏膜完整性，消除或缓解症状。近年来我们尝试多普勒超声引导下痔动脉结扎加悬吊术治疗痔病所致出血、脱垂，通过临床实践取得了一定的疗效，现将观察结果报告如下：

临床资料与方法

1. 临床资料

1.1 资料来源　本组30例患者从2007年10月本院开展超声多普勒引导下痔动脉结扎加悬吊术开始，符合本术式适应症，且自愿接受该术式的住院痔病患者，作为观察对象。选取同期入院进行传统内痔结扎外痔切除术患者30例作为对照组。所有病例符合2006年中华医学会外科分会肛肠外科学组制订的《痔临床诊治指南（2006版）》的诊断分类标准[1]。均符合内痔诊断标准或符合混合痔诊断标准，内痔明显，外痔较小、无明显症状。

1.2 一般资料　治疗组30例，其中男18例，女12例，年龄最小34岁，最大97岁，平均年龄75岁；其中混合痔21例，内痔9例。对照组30例，其中男16例，女14例，年龄最小30岁，最大70岁，平均年龄50岁；其中混合痔23例，内痔7例。经统计学处理，2组性别、病情均无差异（$P>0.05$）。2组年龄有显著差异（$P<0.05$），这主要是因为痔动脉结扎加悬吊术较为简便、安全，因此我们选取的治疗组以高龄患者为主所致。

2. 治疗方法

2.1 术前准备　完善各项入院相关检查，排除手术禁忌，术晨排空大便。根据患者年龄体质等情况取截石位或侧卧位，采用局部麻醉或连续硬膜外麻醉。

2.2 治疗组　采用超声多普勒引导下痔动脉结扎加悬吊术。超声多普勒引导下痔动脉结扎术：麻醉成功后，指检并扩肛，将消毒的超声多普勒痔动脉检测诊断仪置入肛管直肠内，使多普勒超声探头置于齿状线上2～3厘米处，在仪器引导下寻找痔动脉，在接受到多普勒超声信号明显处，通过该窗口用2个0的可吸收缝线和坚固的1/2弯针对痔动脉进行8字缝合，在推线器的帮助下对缝合的血管进行结扎（图1），完成所有的痔动脉结扎后再次旋转肛门镜检测结扎效果，对不满意处再次缝扎，将肛门镜退出0.5厘米重复上述操作，但应保证结扎点距离齿线至少0.5～1厘米。

对内痔核脱出或较大者，可选择配合痔本体围扎悬吊术。方法是：充分暴露痔体，血管钳提起痔体，于痔体顶端取3-0可吸收带针线从痔核顶端一侧平行肛管向下紧贴肌层从对侧出针，作8字缝合，并打结；依据痔体大小，沿痔体连续做包围式缝合数针，于痔体下端出针，终止于齿线上5mm，间距视痔体大小而定，一般3-5mm（图2）；取进针线和出针线做纵行打结于进针原位，将其萎缩痔体连同部分外痔拉到肛管内（图3）。完成所有的痔核结扎后用手指来检查缝合的位置。

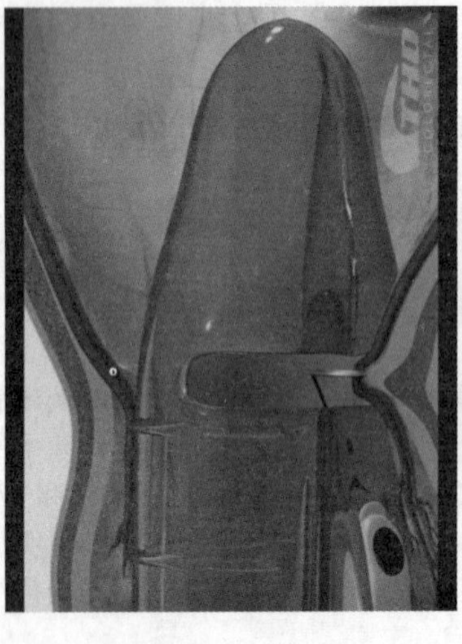

图1　超声引导下痔动脉结扎

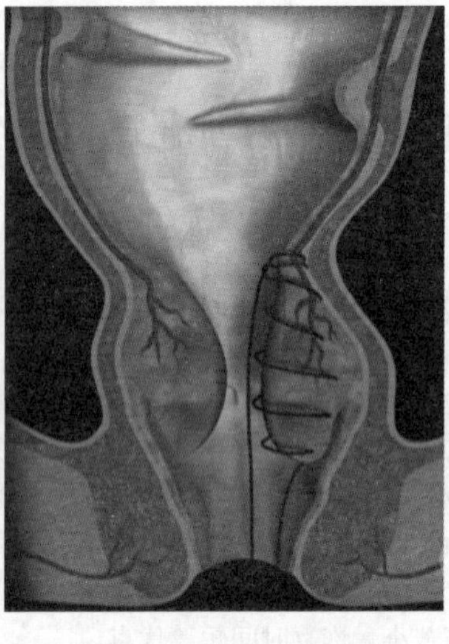

图2　痔本体围扎

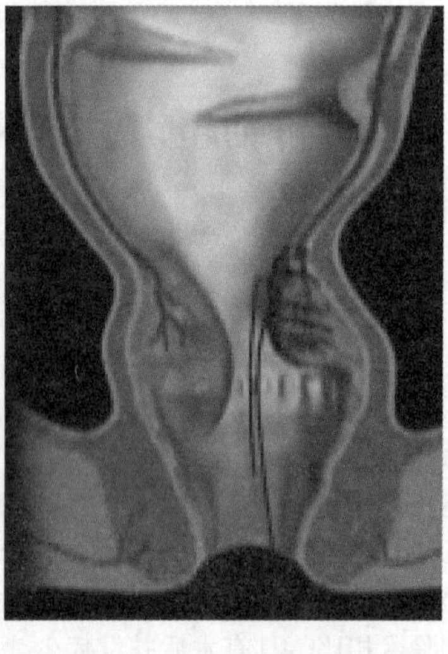

图3　痔本体打结悬吊

2.3 对照组　采用传统内痔结扎外痔切除术。麻醉成功后根据自然分界线分别处理各痔核，用组织钳提起痔核，沿其边缘切开分离至齿线上0.2厘米处，以7号线缝扎痔体根部，剪除大部份痔体，同时切除外痔部分，各切口之间留有充分皮桥，术中充分止血。

3. 术后处理

术后肛内置入太宁栓2枚，术毕以止血海绵及凡士林油纱布填塞创面，加压包扎。术后常规应用3～5天抗菌药物。按规定时间进行随访、复查。

4. 观察指标

4.1 疗效判断标准：对出血、脱垂和痔核体积分别评价。痊愈：症状及体征全部消失；显效：70%≤症状、体征消失率<100%；有效：50%≤症状、体征消失率<70%；无效：症状、体征消失率<50%。

4.2 疗效评分标准：（1）疼痛：①0分：无症状；②2分：疼痛轻微；③4分：疼痛较剧、需口服止痛药；④6分：疼痛难以忍受、需注射止痛剂。（2）出血：①0分：无出血；②2分：仅便纸沾血；③4分：排便滴血；④6分：排便时喷射状出血、便后即止；⑤8分：便后大出血、休克。（3）水肿：参照1975年河北衡水全国肛肠外科会议制定的水肿分级标准，拟定评分标准如下：①0分：术后创面未见水肿；②2分：术后创面水肿轻度，不影响活动；③4 分：术后创面水肿明显，尚能活动，无明显的情绪改变；④6 分：术后创面水肿严重，活动受限，影响情绪。（4）排便情况分类[2]：①0 分：通畅，排便顺利，无梗阻感，便时小于 5min；②2 分：较通畅，排便时有轻微梗阻感，但可排出，无需使用泻药，便时 6～10min；③4 分：困难，排便时梗阻感明显，便时超过 10min，或需借助泻药方能排便。

4.3 术后复发：术后患者发生明显内痔出血脱出，需进行药物或手术治疗。

5. **统计学方法** 用统计软件 SPSS14.0 for windows 处理。计量资料以均值±标准差（$x \pm s$）表示，采用 t 检验；计数资料以率表示，采用卡方检验；等级变量资料用 Ridit 分析[3]，以 $P<0.05$ 为显著性差异标准。

结果

1. **总疗效比较** 见表 1：治疗组及对照组治愈率均为 87%，两组间资料经采用 Ridit 分析，无显著性差异（$P>0.05$），说明两种术式对患者临床症状改善效果相似，且都取得了良好的临床疗效。

表 1 两组总疗效比较［n（%）］

组别	n	痊愈	显效	有效	无效
治疗组	30	26（87）	3（10）	1（3）	0（0）
对照组	30	26（87）	4（13）	0（0）	0（0）

Ridit 分析：$u=-0.52$ $P=0.61$

2、**两组术后首次排便情况比较** 见表 2：经统计学处理，治疗组和对照组在术后首次排便的通畅度，便时疼痛、出血，便后肛缘水肿上存在显著性差异（$P<0.01$），提示本术式与传统手术相比，具有术后并发症少，痛苦小等优点，尤其可以减轻术后排便时的痛苦。

表 2 两组术后首次排便情况比较（分，$x \pm s$）

组别	n	疼痛	排便通畅度	出血	肛缘水肿
治疗组	30	$2.3 \pm 1.6^*$	$1.1 \pm 1.3^*$	$1.6 \pm 2.0^*$	$1.4 \pm 1.9^*$
对照组	30	3.9 ± 1.2	2.4 ± 1.3	3.5 ± 1.6	3.1 ± 2.1

与对照组比较 * $P<0.01$

3、两组住院时间、复发率比较 见表 3：经统计学处理，治疗组和对照组在住院时间上有非常显著性差异（$P<0.01$），治疗组明显优于对照组；在术后随访的 6～30 个月之间，两组复发率无明显差异，且两组复发率均较低，用药后均很快缓解，提示两种术式均能较好的解决痔病的临床症状及体征。

表 3 两组住院时间、复发率比较

组别	n	平均住院天数（t/d）	P	复发率（%）	P
治疗组	30	9.3 ± 2.8	<0.01	3（10）	>0.05
对照组	30	14.9 ± 4.3		2（7）	

讨论

1. **理论基础**

1975 年 Thomson[4] 提出肛垫下移理论并逐渐为人们认可，对于痔的外科治疗也进入新的阶段。由于痔是肛垫下移而成，肛垫本身是人体正常解剖结构，在控便过程中发挥作用，故治疗痔应该抓住痔出血和脱垂两大症状的改善为目的，而非将肛垫切除，从而避免对肛门功能的必然损伤。

日本学者 Morinaga K 等[5] 于 1995 年第一次报到了超声多普勒引导下痔动脉结扎术，作为一种简便、安全、有效和低侵袭性的微创外科治疗手段，近些年在国内外取得了一定的疗效。但综合临床报道及我们的观察，其对Ⅰ、Ⅱ期内痔所致的出血疗效显著，而对Ⅲ、Ⅳ内痔所致的出血、脱出症状疗效较差，术后易复发。为了扩大 DG-HAL 的临床适应症，从 07 年起南京市中医院王业皇教授等在临床上开始尝试对脱出明显的内痔核加用痔本体围扎、悬吊，该手术方式目前临床未见报道，只偶有类似手术提及。我科在王教授指导下随即也开展了类似手术，经过三年多的临床实践及改进，取得了一定的心得体会。

2. **关键技术**

2.1 合适的手术指征至关重要

我们认为任何度数的内痔只要有出血症状都是痔动脉结扎术的适应症，尤其对年老体弱及合并有其它基础疾病的患者更有其优势。对脱出痔我们在采用 DG－HAL 治疗的同时加用围扎悬吊方法，大大改善了脱出程度。因为这种手术可以重复任意次数，另外，采用本术式后任何时间均可以转成其它手术方式，所以在同患者充分沟通后，可以适当扩大手术指征。

2.2 痔动脉精确定位以及准确、充分缝扎是手术成败的关键。

DG－HAL 用一种特别设计的带多普勒探头的肛门镜识别痔动脉，利用该技术可准确地定位痔动脉的位置及深浅，从而准确缝扎痔动脉。我们在做“8 字”缝扎时，第一针主要起到牵拉黏膜的作用，对动脉的结扎主要依靠第二针，当完成“8 字”缝合后不应立即打结，可先拉紧缝线。此时如果多普勒声音减弱或消失，说明已缝扎到动脉；反之，说明未缝扎到动脉，仍需再缝针到动脉，通过上述操作，多普勒引导痔动脉结扎手术效果可以得到保证。

2.3 对脱出内痔行痔本体围扎、悬吊是解决脱出，加强疗效，扩大 DG－HAL 的适应症的有效方法

目前，DG－HAL 在我国有一些报道，但以 DG－HAL 为主的综合微创治疗报道甚少，从而影响了 DG－HAL 的临床运用范围及降低了临床疗效。我们在采用 DG－HAL 的基础上，对内痔核较大及脱出明显者，加用痔本体围扎悬吊，对内痔核起到断流、悬吊及无菌性炎症的粘连等多重作用，使其具有和传统的痔结扎切除术相似的疗效，符合微创化、无痛化、简约化的痔治疗潮流。

3. **对本术式的评价**

我们统计了本组采用多普勒超声引导下痔动脉结扎加悬吊术的 30 例患者，结果显示其显愈率达 97%；术后大多患者无明显疼痛，只有少量患者诉稍有疼痛，无 1 例术后使用镇痛药；有 2 例发生明显肛缘水肿，出院时完全缓解；无 1 例行导尿治疗；平均住院天数为 9.3 天；患者术后首次排便不适感与传统手术相比明显减轻；术后随访 6－30 月，复发率与传统手术相似。

本组资料表明，应用多普勒超声引导下痔动脉结扎及选择性的采用痔本体围扎悬吊治疗痔病所致出血、脱垂，顺应现代外科微创化的趋势，具有手术操作简便，止血效果确切，悬吊作用明显，术中术后并发症少的优势，此手术对病人的损伤极小，与传统痔结扎切除术相比，在一些方面显示出较大的优势。DG－HAL 和痔本体围扎悬吊两者相合，取长补短，既可起到良好的止血作用，又能解除内痔的脱出症状；既保留了肛垫组织，恢复了肛垫的正常生理功能，又解除了患者痔病的临床症状。同时，也符合以消除症状为目的的微创无痛手术治疗趋势。

痔动脉结扎加悬吊术作为一项新技术，在临床开展时间不长，虽然近期效果令人满意，但远期疗效还需长期的大规模的临床实践的检验，术中术后并发症的防治也需进一步研究。

参考文献：略。

珍珠生肌膏治疗痔病的临床研究

吴定奇　毛丽珠　陈小梅　胡建文　黄杏芬

（广东省深圳市宝安中医院·518133）

【摘要】目的　探讨应用外科传统中药珍珠生肌膏治疗痔病的疗效和安全性。方法　采用开放、非对照的研究方法，对 1108 例患者确诊为伴有疼痛的Ⅰ、Ⅱ度内痔或混合痔（其内痔为Ⅰ、Ⅱ度）后使用珍珠生肌膏治疗，分别在用药后第 4、7 天观察其疗效及不良反应。结果　用药 30min 后患者疼痛即明显缓解。治疗第 4 天患者的出血、水肿、局部疼痛不适、局部瘙痒等症状明显好转，有效率达 42.2%（468/1108）。治疗第 7 天有效率高达 87.73%，进步 9.83%，无效仅占 2.43%。全组不良事件与药物有关 10 例，仅占 0.98%，均未经特殊处理而自行缓解。结论　珍珠生肌膏对于伴有疼痛的Ⅰ、Ⅱ度内痔或混合痔其内痔为Ⅰ、Ⅱ度者，有明确的疗效，未见明显的不良反应。

[关键词] 痔；珍珠生肌膏

痔病是临床上常见的多发病，其发病部位为有重要生理功能的肛垫。目前，多数学者认为对痔病的治疗目的

是解除主要症状而非根治[1-2]。珍珠生肌膏是传统中药制剂，由我院制剂室配制。本文总结2004年7月至2008年12月我院肛肠科对1108例Ⅰ、Ⅱ度内痔或混合痔其内痔为Ⅰ、Ⅱ度伴疼痛症状的痔病患者，采用珍珠生肌膏治疗的结果，观察其临床有效性及安全性，报告如下。

资料和方法

1. 研究对象：符合痔病诊断标准中Ⅰ、Ⅱ度内痔及混合痔其内痔为Ⅰ、Ⅱ度伴有疼痛症状的患者为研究对象[3]，采用数字评分法（NRS），0～10分进行疼痛强度分级，按4级评分法对出血、水肿、局部疼痛不适、局部瘙痒及脱出等主要症状进行评分。告知珍珠生肌膏主要成分并征得患者同意。共1108例患者完成全程治疗并纳入统计分析。男535例，女573例，平均年龄41岁。

2. 材料与方法：①药品：药物由宝安中医院制剂室配制的珍珠生肌膏。提供给每一个受试患者两支珍珠生肌膏，每只20克。②用法：患者每天两次塞肛用药，早、晚各一次，每次药量约3～4 g。③流程：用药第4、7天分别随访，填写记录单并评分，并指导受试患者填写疼痛记录卡。④评分标准：主要疗效指标为疼痛评分，次要疗效指标为痔出血、水肿、局部疼痛不适及局部瘙痒总积分以及治疗结束后的患者满意度评分。疼痛评分标准采用NRS评分法（1～10分）；其他症状评分采用0～3分共4级评分法，分数越高症状越重，0分代表无症状或正常体征；满意度评分由受试者根据用药后感受填写，共分5级。⑤症状总积分疗效评定：积分变化百分率计算公式：（用药前积分－用药后积分）/用药前积分×100%。显效：症状总积分下降百分率＞75%；有效：症状积分下降百分率范围在＞50%和＜75%之间；进步：症状积分百分率下降范围在＞25%和＜50%之间；无变化：症状积分下降百分率＜25%。

3. 不良反应的评价：记录患者在用药过程中出现的任何不良事件，由医生判断这些事件是否与用药有关。

4. 统计学分析：应用SAS软件对全部资料进行统计处理，定量资料用 t 检验，定性资料用 χ^2 检验。各种观察记录表由卫生部医药科技发展研究中心验收合格后，进行统一数据处理。

结果

（一）主要疗效指标与次要疗效指标结果分析

1. 疼痛评分情况：本组1108例，用药前总评分4.34分。用药后30min评分3.03分，用药30min后患者疼痛明显缓解（$P < 0.0001$）。用药后24h评分2.11分，用药后4d评分1.08分，用药后7d评分0.42分。用药后不同时间点相对基线的变化经配对 t 检验处理均 $P < 0.001$，差异有统计学意义。

2. 出血、水肿、局部疼痛不适及局部瘙痒症状评分情况：在用药前及用药后第4天、第7天随访记录各症状积分变化情况见表1～表4。各组症状在用药后第4天、第7天积分明显下降（$P < 0.0001$），差异有统计学意义。

3. 症状总积分疗效评定：将所有观察症状在第4、7天积分变化按计分标准及方法得出总疗效数据。第4天：显效145例（13.07%）、有效323例（29.13%）、进步487例（43.91%）、无变化154例（13.98%）。第7天：显效727例（65.55%）、有效246例（22.18%）、进步109例（9.83%）、无变化21例（2.43%）。

4. 受试者治疗满意度评估：评价满意或非常满意受试患者共907例（81.93%）。

表1　用药前、后在肛缘水肿积分上的分布情况

时段/积分	0分	1分	2分	3分
用药前例（%）	385（34.75）	237（21.39）	327（29.51）	159（14.35）
用药后4天例（%）	601（54.24）	382（34.48）	119（10.74）	6（0.54）
用药后7天例（%）	923（83.30）	179（16.16）	6（0.54）	0（0.00）

表2　用药前、后在肛门出血积分上的分布情况

时段/积分	0分	1分	2分	3分
用药前例（%）	196（17.69）	199（17.96）	444（40.07）	269（24.28）
用药后4天例（%）	476（42.96）	438（39.53）	171（15.43）	23（2.08）
用药后7天例（%）	912（82.31）	161（14.53）	31（2.8）	4（0.36）

表3 用药前、后在疼痛、不适积分上的分布情况

时段/积分	0分	1分	2分	3分
用药前例（%）	308（27.80）	268（24.19	357（32.22）	175（15.79）
用药后4天例（%）	529（47.74）	470（42.42）	107（9.66）	2（0.18）
用药后7天例（%）	885（79.87）	210（18.95）	13（1.17）	0（0.00）

表4 用药前、后两组病例在瘙痒症状积分上的分布情况

时段/积分	0分	1分	2分	3分
用药前例（%）	630（56.86）	258（23.29）	170（15.34）	50（4.51）
用药后4天例（%）	829（74.82）	234（21.12）	43（3.88）	2（0.18）
用药后7天例（%）	986（88.99）	117（10.56）	4（）0.36	1（0.09）

（二）安全性

在本研究中共有21例患者在治疗过程中发生不良事件，与药物相关的不良反应10例，发生率为0.98%。不良反应主要表现为便次增多、肛周皮肤感觉迟钝，肛周皮肤感觉异常考虑和利多卡因的表面局部麻醉作用有关。

讨论

3.1 自20世纪70年代Thomson提出肛垫学说之后很多学者的研究对其进一步充实、完善和发展，认为肛垫是由肛管内壁黏膜、血管、纤维支持结构共同构成的一正常解剖结构，对维持肛门自制功能有着重要的无法替代的作用，当其发生病理改变而出现临床症状时才可称为痔或痔病[1-2]，这个概念已被临床医师普遍接受。目前，在肛垫学说指导下，非手术治疗的地位提高了，特别是Ⅰ、Ⅱ度内痔和部分Ⅲ度内痔多采用非手术治疗[3]。导致痔的重要原因之一是局部一些特定的化学物质和机械性的刺激和损伤，可对肛管黏膜产生不良刺激和不同程度的损伤而产生痔的症状。

3.2 基质的作用　二十世纪六十年代就有人提出：封闭敷料造成湿润环境有利于创伤的愈合。Varghese等[4]的研究表明：密闭湿性剖面局部的氧分压很低，pH值亦很低，可抑制延缓细菌的生长。珍珠生肌膏以凡士林为基质，具有良好的亲脂性和渗透力，其亲脂性导致创面渗出物在局部聚集及与外周空气的隔绝、被覆受损的痔黏膜表面，有效地将粪便与痔黏膜隔离开，为已有病理改变的黏膜提供一个减轻粪便机械性刺激和化学性刺激的良好的康复环境[5-7]，故珍珠生肌膏具有保护直肠肛管黏膜的作用。酸性环境中，细菌活力下降，组织水解酶活化、自溶增强，导致化腐清创，为修复细胞组织准备条件。珍珠生肌膏可能是通过解除微血管的收缩，改善微循环[8]，从而发挥了促愈合作用。

3.3 珍珠生肌膏较强的杀菌作用　本研究对三种国际标准菌株（金黄色葡萄球菌、大肠杆菌、绿脓杆菌）和临床培养致病菌的抑菌实验提示：在珍珠生肌膏中发挥主要抑菌作用的是红粉，尤其对金黄色葡萄球菌和大肠杆菌均有强力杀伤作用，朱砂作用则较弱。

3.4 珍珠生肌膏中汞的毒性作用探讨　珍珠生肌膏的主要成分为珍珠粉、朱砂和红粉等。二者的主要成分分别为硫化汞和氧化汞，长期以来，一直是化腐生肌的主药。朱砂为《神农本草经》上品之一，性微寒、味甘，功专解毒。红粉辛热有互，功专化腐。二药相伍，药性相反，一文一武，既互相配合，又相互制约。1997年《药典》规定朱砂用量（口服）为0.1～0.5g\d。现代医学证明，红粉有抗菌消炎作用，能有效地抑制细菌生长、繁殖、控制局部感染作用，可促进创面愈合[9][10]。陈荣明等对外用粉末状红粉做过毒理学研究[11]，发现对小鼠表现出一定程度可逆性肾损害，但未发现对以凡士林为基质的含汞药物毒性研究报道。陈荣明[12]等研究31例外用升降丹制剂的疮疡患者，监测BUN、CK、LPO、SOD等指标：发现九一丹、天王丹、白降丹每日应用少于1g、0.2g、0.07g时对人体无明显毒副作用。珍珠生肌膏临床制成纱条应用，每平方厘米含0.018g药膏。其0.018g药膏中行药的含水银量为0.0034g（3.4mg）。本临床研究患者在开始治疗一个月后分别测定血汞、尿汞浓度，其两项指标均在深圳地区正常范围之内（深圳市预防研究中心现行标准：血汞＜2mg\dl、尿汞＜ug\dl）。临床化验证实，治疗前后均未出现肝肾功能及血细胞的异常改变。

3.5 本次研究是针对Ⅰ、Ⅱ度内痔及混合痔的内痔为Ⅰ、Ⅱ度伴有疼痛症状的患者，主要观察出血和疼痛。在发生出血时，痔黏膜表面靡烂、充血。珍珠生肌膏可在痔黏膜表面同样形成一层保护层。在使用珍珠生肌膏后与第4天，3分总例数下降了约20%，第7天仅有4例保持3分。珍珠生肌膏止血效果好。痔病疼痛是患者比较敏感的症状，导致痔病疼痛原因非常复杂，主要的疼痛原因有炎性、水肿的刺激和肠内容物刺激以及反射性肛门括约肌痉挛。本组观察数据显示，在用珍珠生肌膏后 30 min 疼痛评分 3.03（$P<0.0001$）。不同时间点相对基线的变化经配对 t 检验处理，差异均有统计学意义。说明珍珠生肌膏能快速有效缓解痔病引起的疼痛，尤其对于水肿疼痛明显的患者可能优于栓剂。本研究发现，珍珠生肌膏对于痔水肿、肛门局部瘙痒、肛门疼痛不适等症状有明显的疗效（治疗第 4 天症状积分有效率达 42. 2%，第 7 天高达 87. 73%）。1108 例中 81. 93% 的患者对于珍珠生肌膏治疗表示满意甚至非常满意。在本研究中仅有 10 例（0. 98%）患者出现与药品相关的不良反应，主要表现为便次增多，肛周皮肤辛辣感，停药后自行消失。这可能与其复方成分中冰片的局部作用有关，且大多与其纯度不足有关，停药后很快自行恢复。便次增多考虑与珍珠生肌膏覆盖在肛管黏膜表面，起到润滑作用相关，便秘可导致痔病加重，而痔病也可引起便秘，本研究证实珍珠生肌膏对于Ⅰ、Ⅱ度内痔和混合痔的Ⅰ、Ⅱ度内痔部分有很好的疗效，尤其对于痔病疼痛的缓解更加具有优势。不良反应发生率低，是伴有疼痛症状的痔病局部治疗的最佳选择。

参考文献：略。

痔瘘洗剂熏洗治疗湿热下注型混合痔术后肛缘水肿的临床研究

吴定奇　陈小梅　毛丽珠　胡建文　黄杏芬

（广东省深圳市宝安中医院·518133）

【摘要】目的　观察痔瘘洗剂在湿热下注型混合痔术后肛缘水肿中的作用。方法　60 例湿热下注型混合痔术后肛缘水肿患者随机分为治疗组 30 例，对照组 30 例。治疗组患者自术后第二天开始使用痔瘘洗剂熏洗；对照组患者自术后第二天开始使用 1 ：5000pp 液熏洗。分别记录两组患者术后第 2、4、6 天肛缘水肿、疼痛及出血情况积分并进行统计；术后第 6 天观察统计两组治疗的综合总体疗效；记录术后第 14、21 天创面愈合率；观察术后创面愈合时间；结果　治疗组总有效率 96. 67%，对照组总有效率 83. 33%，用统计学方法处理，两组总疗效比较有显著性差异（$P<0.05$）；两组间症状疗效比较，在减少肛缘水肿、疼痛、出血及创面愈合时间方面存在显著性差异（$P<0.05$）。结论　痔瘘洗剂能明显改善术后肛缘水肿，减轻疼痛，减少出血，促进术后创面愈合。且疗效优于复方高锰酸钾速溶片。

［主题词］痔/中医药疗法；痔/外科学；湿热下注/中医药疗法；复方/治疗应用；痔瘘洗剂

痔是外科常见病、多发病，在痔的发病人数中，混合痔占 24. 13%[1]。近年来有资料显示痔患者中混合痔患者约占 65. 9%[2]。混合痔手术治疗目前国内外以外切内扎术为主要的手术方法，混合痔手术后常并发肛缘水肿，影响创面愈合，给患者造成极大的痛苦。因此，如何减轻混合痔术后肛缘水肿是肛肠学科的一项重要课题。

中医外治是最古老的治法之一，尤其对肛肠疾病，外用中药使药性直达病所，比内服更有优势。痔瘘洗剂是我科治疗肛肠疾病的经验方。本课题通过大量的文献复习和临床实践，通过观察用药前后混合痔术后的临床表现及对常见的症状、体征进行分级量化评分，以及痔瘘洗剂的主要药理作用，阐明痔瘘洗剂在促进湿热下注型混合痔术后创面愈合及减轻术后肛缘水肿、疼痛、出血等常见症状、体征的相关药理和临床意义，初步探讨痔瘘洗剂在减轻湿热下注型混合痔术后肛缘水肿的有效性，现总结报告如下。

一、材料与方法

（一）一般资料

1. 入选病例基本资料

本研究观察的 60 例湿热下注型混合痔术后肛缘水肿患者均为宝安中医院肛肠科 2006 年 1 月至 2007 年 12 月份住院病人，其中男性患者 30 例，女性患者 30 例，男女比例 1∶1；年龄 20 岁～69 岁。按随机数字表将其随机分成治疗组 30 例、对照组 30 例，各组患者性别、年龄、病程、手术范围、创面面积、用药前患者症状体征积分等情况均无显著性差异（$P>0.1$），具有可比性。

2. 病例选择标准

参照 1994 年国家中医药管理局制定的《中华人民共和国中医药行业标准·中医肛肠科病证诊断疗效标准》[3]

为准，拟定混合痔的诊断及证型标准。

（二）治疗方法

1. 将60例患者随机分成治疗组与对照组各30例。

2. 术前准备：肛周备皮，开塞露2支灌肠，清洁肠道。

3. 手术方法：在结扎法痔核根治术的基础上，采取剥离曲张静脉团块，外痔部分予修剪增生的结缔组织，切口上下纵形缝合，内痔部分于痔核上段行黏膜下贯穿缝合并结扎。

4. 两组患者术后当天均用止血芳酸防止术后出血，常规用头孢唑林3～5天预防感染，每日坐浴后以1：20碘伏消毒创面，珍珠生肌膏外敷创面，治疗期间禁食辛辣煎炸之品，保持局部清洁卫生。

5. 熏洗方法

治疗组：术后第二天开始使用痔瘘洗剂熏洗。

中药组方：马齿苋60g，大黄15g，芒硝20g，明矾20g，威灵仙25g

上述中药均由我院煎药室代煎成四袋，每袋200ml，将四袋中药汁加热水稀释至2000ml，先用热气熏蒸10分钟，待药液降至38～40^{0}C时，再坐浴15分钟，以浸泡肛门病变部位为度，每日一次，连续7天为一个疗程，观察四个疗程。

对照组：术后第二天开始使用复方高锰酸钾速溶片（济南清华消毒用品厂批准文号：卫消字（2005）第0294号）加水配制成1：5000PP液2000ml，先用热气熏蒸10分钟，待药液降至38～40^{0}C时，再坐浴15分钟，以浸泡肛门病变部位为度，每日一次，连续7天为一个疗程，观察四个疗程。

（三）观察指标

1. 一般观察

观察两组患者创面愈合时间、创面愈合率、用药后两组主要症状、体征改善情况。

2. 安全性指标

（1）一般体格检查；

（2）血、尿、粪常规检查；

（3）肝、肾功能；

（4）治疗期间不良反应。

3. 疗效性观察

于术后用药第2、4、6天分别记录两组病例患者疼痛、肛缘水肿及出血情况

积分；术后第6天观察总体疗效为以上几个症状的积分之和；术后第14天、第21天测算创面愈合百分比率；两组病例创面平均愈合时间。

（四）疗效性评定指标

1. 创面愈合率

测算术后第14天、第21天创面愈合百分比率，自手术当日测算原始手术创面面积，分别于第14，21天测算创面面积大小，测算方法：用直尺测量创面最大长径和宽径，多个切口者，计算较大切口面积为准，出现上皮后，以上皮爬行的边缘为界进行测量。

计算：创面面积＝最大长径×最大宽径；

创面愈合率＝（原始创面面积－目前创面面积）/原始创面面积×100%。

2. 创面愈合时间

从应用外治药物之日起到创面完全愈合所需时间。

3. 术后常见症状、体征

选定混合痔术后最常见的症状和体征肛门疼痛、肛缘水肿、便血三项作为观察指标。为使临床疗效判断更准确，将主要症状及相关体征根据轻重进行量化，以评定分值，然后根据前后分值进行统计，判断疗效。其中疼痛效果采用目前国际通用的视觉模拟评分法（visual analogue scale，VAS），结合1975年河北省衡水市全国中西医结合肛肠外科会议制定的标准及临床实际情况，将各项指标量化如下：

（1）肛门疼痛：

0分　无疼痛；

2分　疼痛呈间歇性，可耐受，不影响睡眠；

4分　持续性疼痛，影响睡眠，口服一般镇痛药物可缓解；

6分　持续性疼痛，影响睡眠，需肌注度冷丁、吗啡等药方能止痛。

（2）肛缘水肿

0分　无水肿；

2分　水肿仅限一处，水肿范围直径≤1cm；

4分　水肿一处以上，1cm＜水肿范围直径≤2cm；

6分　水肿呈弥漫性，水肿范围直径＞2cm。

（3）便血

0分　无便血；

2分　排便后便纸染血，无滴血；

4分　排便时滴血，但便后出血可自行停止；

6分　排便时滴血，便后不能自行停止，需压迫止血。

详细记录疼痛、水肿、便血三项症状、体征治疗前、后的变化，并按评定标准计分分别记录，症状、体征总积分为以上三项的积分之和。

4. 综合总疗效判定标准

参照1975年河北省衡水市全国中西医结合肛肠外科会议制定的标准，拟定以下标准

痊愈：症状、体征消失或基本消失，积分值减少≥95%；

显效：症状、体征明显改善，积分值减少≥70%；

有效：症状、体征有好转，积分值减少≥30%；

无效：症状、体征未见好转，积分值减少＜30%。

注：计算公式（尼莫地平法）为：[（治疗前积分－治疗后积分）/治疗前积分]×100%

5. 统计学方法

计数资料采用卡方检验，等级资料采用秩和检验，用SPSS13.0软件处理比较分析后得出研究结果。

二、结果

两组病例各项观察指标，有关结果统计分析如下。

表1　用药后第2、4、6天两组病例在肛缘水肿积分上的分布情况（例）

组别	n	用药第2天				用药第4天				用药第6天			
		0分	2分	4分	6分	0分	2分	4分	6分	0分	2分	4分	6分
对照组	30	0	2	18	10	5	6	13	6	7	15	8	0
治疗组	30	0	8	17	5	8	13	9	0	16	14	0	0

注：经Mann－whitney秩和检验，用药后第2天 $P<0.05$，用药后第4天 $P<0.05$，用药后第6天 $P<0.05$

表1可见用药后第2、4、6天两组病例的水肿积分有显著性差异（$P<0.05$），痔瘘洗剂组在缓解术后肛缘水肿方面明显优于复方高锰酸钾速溶片组。

表2　用药后第2、4、6天两组病例在肛门疼痛积分上的分布情况（例）

组别	n	用药第2天				用药第4天				用药第6天			
		0分	2分	4分	6分	0分	2分	4分	6分	0分	2分	4分	6分
对照组	30	0	3	26	1	4	10	16	0	9	17	4	0
治疗组	30	0	12	17	1	7	17	6	0	15	15	0	0

注：经Mann－whitney秩和检验，用药后第2天 $P<0.05$，用药后第4天 $P<0.05$，用药后第6天 $P<0.05$

表2可见用药后第2、4、6天两组病例的疼痛积分有显著性差异（$P<0.05$），痔瘘洗剂组在缓解术后肛门疼

痛方面明显优于复方高锰酸钾速溶片组。

表3　用药后第2、4、6天两组病例在出血积分上的分布情况（例）

组别	n	用药第2天				用药第4天				用药第6天			
		0分	2分	4分	6分	0分	2分	4分	6分	0分	2分	4分	6分
对照组	30	2	10	18	0	6	12	12	0	8	16	6	0
治疗组	30	6	15	9	0	10	18	2	0	16	14	0	0

注：经Mann－whitney秩和检验，用药后第2天 $P<0.05$，用药后第4天 $P<0.05$，用药后第6天 $P<0.05$

表3可见用药后第2、4、6天两组病例的出血积分有显著性差异（$P<0.05$），痔瘘洗剂组在缓解术后出血方面明显优于复方高锰酸钾速溶片组。

表4　用药6天后两组病例的总疗效比较

组别	n	显效（例）	有效（例）	无效（例）	总有效率（%）
对照组	30	8	17	5	83.33
治疗组	30	19	10	1	96.67

注：经Mann－whitney秩和检验，$P<0.05$

表4可见用药6天后痔瘘洗剂组的总有效率为96.67%，复方高锰酸钾速溶片组的总有效率为83.33%，经Mann－whitney秩和检验两组疗效有显著性差异（$P<0.05$），痔瘘洗剂组明显优于复方高锰酸钾速溶片组。

表5　术后14天两组病例在创面愈合率上的分布情况

组别	n	50%	55%	60%	65%	70%
对照组	30	9	10	5	3	3
治疗组	30	4	5	8	2	11

注：经Mann－whitney秩和检验，$P<0.05$

表5可见术后14天后两组的创面愈合率有显著性差异（$P<0.05$），痔瘘洗剂组在创面愈合率方面明显优于复方高锰酸钾速溶片组，痔瘘洗剂组创面愈合速度明显快于复方高锰酸钾速溶片组。

表6　术后21天两组病例在创面愈合率上的分布情况

组别	n	80%	85%	90%	95%	100%
对照组	30	2	2	154	7	
治疗组	30	1	1	1	8	19

注：经Mann－whitney秩和检验，$P<0.05$

表6可见术后21天后两组的创面愈合率有显著性差异（$P<0.05$），痔瘘洗剂组在创面愈合率方面明显优于复方高锰酸钾速溶片组，痔瘘洗剂组创面愈合速度明显快于复方高锰酸钾速溶片组。

表7　两组病例在创面愈合时间上的分布情况

组别	n	19天	20天	21天	22天	23天	24天	25天	26天
对照组	30	1	3	3	11	9	1	1	1
治疗组	30	1	6	12	8	2	1	0	0

注：经Mann－whitney秩和检验，$P<0.05$

表7可见两组病例在创面愈合时间有显著性差异（$P<0.05$），痔瘘洗剂组在创面愈合时间方面明显优于复方高锰酸钾速溶片组，痔瘘洗剂组创面愈合时间明显短于复方高锰酸钾速溶片组。

表8 两组病例创面平均愈合时间比较

组别	n	平均愈合时间（天）
对照组	30	22.20±2.84
治疗组	30	21.23±2.10

注：经t检验，P<0.05

表8可见两组病例在创面平均愈合时间有显著性差异（P<0.05），痔瘘洗剂组创面平均愈合时间明显短于复方高锰酸钾速溶片组。

三、讨论

（一）中医熏洗疗法的治疗作用

熏洗疗法以中医的整体观念和辨证论治思想为指导，利用药物煎煮后的蒸汽熏疗，待温后再用药液淋洗、浸浴全身或局部患处。可以说，熏洗疗法是以温度、机械和药物的作用，对机体发挥治疗效能的，其中外治药物的治疗作用占有重要地位。

（二）痔术后肛缘水肿的认识

中医认为肛肠病术后肛缘水肿是湿热下注，经络阻滞，气血凝滞所致；湿热血瘀是术后肛缘水肿的病理基础。针对这一病理基础，局部使用清热利湿活血中药能减轻肛缘水肿。大多数的文献报道也肯定了外用清热利湿活血中药能够减轻混合痔术后肛缘水肿。

现代医学认为，手术对组织的机械损伤或局部感染所致的炎症反应，常造成肛缘局部的微循环障碍，组织液渗出或毛细血管破裂出血，从而形成肛缘水肿。另一方面由于内括约肌产生反射性痉挛，肛管压力增高，使穿过内括约肌达直肠黏膜下层、肛管内层、皮下的动静脉和相应的淋巴循环受阻，从而产生肛门内括约肌的闸门关闭效应而形成肛缘水肿[7]；混合痔术后一旦发生肛缘水肿，不但加重创面疼痛，而且使正常的肉芽组织及上皮细胞生长环境恶化，淋巴回流障碍，造成组织细胞坏死，严重的还会继发血栓或造成感染，影响切口愈合。

（三）痔瘘洗剂的组方、方解

方从法出，以法统方。广东地处东南沿海，患者易感湿邪、热邪，湿性趋下，肛肠疾病病位属下焦，多为湿热下注而致，因此治疗上多从湿热论治。痔瘘洗剂是宝安中医院肛肠科的经验方，体现了“清热利湿，凉血解毒，活血祛瘀”这一法则。痔瘘洗剂由马齿苋、大黄、芒硝、白矾、威灵仙等组成。

方中以马齿苋为君药。马齿苋[8]，味酸，性寒，归大肠、肝经。功能清热解毒，凉血止痢，除湿通淋。主治热毒血痢，痈肿疔疮，湿疹，丹毒，蛇虫咬伤，便血，痔血，崩漏下血等。

大黄、芒硝共为臣药。大黄，性味苦，寒，主归胃、大肠、肝经，有泻下攻积，清热泻火，止血，解毒，活血祛瘀，除湿退黄。芒硝[9]，味苦、咸，性寒，归胃、大肠经。功效泻下软坚，泻热解毒，消肿散结。治疗湿热积滞，腹胀便秘，痈肿痔疮。二味合用，清热、散瘀、消肿止痛之功更甚。

白矾、威灵仙为佐药。白矾[9]，味涩、酸，性寒，归肺、脾、肝、大肠经。功效祛痰燥湿，解毒杀虫，止泻止血。威灵仙，辛咸，温，有毒，功效祛风湿，通经络，消痰涎，散癖积。

以上诸药合用，共奏清热利湿，凉血止血，解毒消肿，活血祛瘀之功。

（四）痔瘘洗剂的临床疗效分析

1. 痔瘘洗剂对术后肛缘水肿的影响分析

从表1上可见在用药后第2、4、6天痔瘘洗剂治疗组对肛缘水肿的疗效明显优于复方高锰酸钾速溶片组（P<0.05）。痔瘘洗剂中的大多药物均可通过抑菌消炎，减少炎症反应，而达到消肿的作用。方中的马齿苋为抑菌效果较好的药物，其黄酮类物质对细菌有较强的抑制作用[10]，其鲜品榨汁后稀释到12.5%时仍有一定的抑菌作用，尤以对大肠埃希菌、金黄色葡萄球菌、沙门菌、变形杆菌、志贺菌、枯草芽胞杆菌等菌的作用较强。张秀娟等[11]进行了马齿苋体外抗菌实验研究，经实验证明了马齿苋在较低浓度时对大肠埃希菌和金黄色葡萄球菌均有较强的抑

制作用。此外，马齿苋含大量的去甲肾上腺素和多巴胺，所以它具有收缩小血管[12]，减少皮肤渗出，减轻皮肤红肿的作用。大黄对多种细菌均有不同程度的抑制作用，大黄所含蒽醌衍生物中之大黄酸、大黄素和芦荟大黄素有较强的抑菌作用，能抑制细菌体糖及糖代谢中间产物的氧化、脱氢和脱氨，并能抑制其蛋白质和核酸的合成[13]。大黄酸还可显著抑制内毒素激发的巨噬细胞内钙离子升高，并提高细胞内cAMP水平，从而抑制巨噬细胞脂类炎性介质活化过程，提示可能为大黄抗炎作用机制之一[14]。芒硝的主要成份是硫酸钠和少量氯化物，其没有抑制细菌作用，但在外用熏洗时，由于其晶体渗透压明显高于组织渗透压，而使组织水份向体外渗出，减少了肿胀组织对局部血管的压迫，从而减少了静脉回流阻力，加之外洗时的温热作用能使患处的血管扩张，促进了局部的血液循环和淋巴循环，从而改善了水肿，并能改善局部组织的营养供应，加速创面愈合[15]。现代药理研究也证实：10%～25%芒硝外敷可加快淋巴循环，增强网状内皮细胞吞噬功能，减少局部白细胞浸润，减轻炎性反应，并可利用其高渗性使组织水分渗出体外，减轻肿胀，从而达到减轻局部肿痛、降低血液中性粒细胞计数的目的[16]。柏亚妹等[17]利用芒硝冰袋外敷创伤肿痛患者，结果取得了显著的止痛、消肿效果。威灵仙对金黄色葡萄球菌、志贺痢疾杆菌等有抑制作用。抗菌有效成分可能是原白头翁素及其聚合物白头翁素。威灵仙煎剂能显著减轻二甲苯致小鼠耳廓肿胀（$P<0.05$），具抑制毛细血管通透性作用[19]。大剂量灌服对用10%蛋清所致大鼠足跖部致炎模型有一定的保护作用。具有起效快、作用强、持续时间长[19]，其抗炎作用由所含皂苷的种类及含量决定[20]。明矾主要成分是硫酸铝钾[12]，对多种革兰阴性、阳性球菌和杆菌都有抑制作用；对常见化脓菌有较强抑菌作用。王建文等用明矾对兼性厌氧菌、厌氧菌进行了药敏实验，结果明矾对产生黑色素杆菌、核酸杆菌、变异链球菌、和其它口腔杂菌抑制作用强，对破伤风杆菌和淋病双球菌也有明显抑制作用，对毒皮癣菌、毛霉菌、白色念珠菌等真菌高度敏感。同时铝是一种收敛剂，能使黏膜表面收缩，使局部水肿，炎症和渗透性减轻。由上可见痔瘘洗剂中的各种药物在消肿方面具有良好的疗效，临床上也提示了痔瘘洗剂在改善肛缘水肿方面优于复方高锰酸钾速溶片组。

2. 痔瘘洗剂对术后肛门疼痛的影响分析

从表2上可见在用药后第2、4、6天痔瘘洗剂治疗组对肛门疼痛的疗效明显优于复方高锰酸钾速溶片组（$P<0.05$）。中医认为“不通则痛”，威灵仙有除湿通络、理气止痛之功，大黄、芒硝均有散瘀、消肿止痛功效，能改善局部微循环，间接起到缓解疼痛的作用。现代医学认为疼痛是由于肛缘水肿压迫或炎性反应物质刺激局部末梢神经所引起。威灵仙含有异阿魏酸、β－谷甾醇、白头翁素、胡萝卜甙等成分[12]。关于威灵仙的镇痛作用，耿宝琴等[19]研究证实其水煎剂可显著抑制醋酸引起的小鼠扭体反应。李振彬等[21]研究发现威灵仙水煎剂可明显提高热板法所测小鼠痛阈（$P<0.01$），其作用强度与哌替啶组相似（$P>0.05$）；其水煎醇沉液则能明显抑制醋酸所致小鼠扭体反应，大、小剂量组的镇痛百分率分别为86.67%和73.33%，说明威灵仙对浅表和深部疼痛均有镇痛作用。大黄能抑制细胞膜Na^+、K^+－ATP酶活性，提高血浆渗透压，使组织内水分向血管内转移，使血液稀释，血容量增加，有利于解除微循环障碍，间接起到缓解疼痛的作用[22]。芒硝在外用熏洗时，由于其晶体渗透压明显高于组织渗透压，而使组织水份向体外渗出，减少了肿胀组织对局部血管的压迫，从而减少了静脉回流阻力，减轻肿胀，从而达到减轻局部肿痛。柏亚妹等[16]利用芒硝冰袋外敷创伤肿痛患者，结果取得了显著的止痛、消肿效果。可见痔瘘洗剂的威灵仙直接通过影响活体的痛阈水平，大黄和芒硝通过改善局部微循环直接或间接的地缓解疼痛症状，因而痔瘘洗剂具有缓解疼痛的作用，该研究也提示上述作用。

3. 痔瘘洗剂对术后创面出血的影响分析

从表3上可见在用药后第2、4、6天痔瘘洗剂治疗组对创面出血的疗效明显优于复方高锰酸钾速溶片组（$P<0.05$）。混合痔术后出血多为金创外伤血络，血溢脉外；瘀血阻滞，血不循经或血热迫血妄行，血溢脉外。痔瘘洗剂的大黄、明矾分别有活血止血、收敛止血的功效，共同起到减少创面出血的作用。大黄能缩短凝血时间，降低毛细血管的通透性，改善血管脆性，能使血小板、纤维蛋白原增加，血管的收缩活性增加，促进血液凝固而止血[23]。大黄的止血有效成份则主要是d－儿茶素和没食子酸。有学者[24]经过实验证明，此两种单体能增加血小板的粘附和聚集功能，有利于血栓形成，而且可降低抗凝血酶的活性；没食子酸还能增高a_2－巨蛋白的含量，降低纤溶活性，这些均有利于促进血液凝固。明矾主要成分为碱性硫酸铝钾，明矾与蛋白质相遇，使成难溶性的化合物而沉淀。明矾水在体外能使血清立即沉淀，有强烈凝固蛋白的作用，故本品可用于止血[13]。陈普望[25]对98例扁桃体切除患者，术中采用1%热明矾棉球压迫扁桃体窝进行止血，效果良好。痔瘘洗剂的大黄能影响活体的凝血机制，明矾直接凝固蛋白起到止血作用，该研究也提示痔瘘洗剂在止血方面优于复方高锰酸钾速溶片组。

4. 痔瘘洗剂对创面愈合的影响分析

从表5、6、7上可见痔瘘洗剂治疗组在创面愈合速度及愈合时间方面明显优于复方高锰酸钾速溶片组（$P<0.05$）。创面愈合是一个复杂的病理过程。外用中药通过改善创面的血液循环，加速创面的新陈代谢，使伤口新生

毛细血管数目增多，管腔扩大，血运旺盛，这些再生血管为伤口修复提供了丰富的氧与必需的营养物质，也为伤口肉芽组织迅速生长，或纤维细胞增殖分化提供了必要条件。外周血中性粒细胞和淋巴细胞是创面免疫活性细胞的主要来源。外用中药可激活中性粒细胞、淋巴细胞，使之向伤口趋化，释放巨噬细胞趋化因子等免疫活性物质，使巨噬细胞聚集于创面，发挥吞噬细胞，包括坏死组织与细胞碎片的能力。另外，氨基酸是肉芽组织生长的重要物质，肉芽组织生长的好坏与肉芽组织的各种氨基酸含量有关，如果游离氨基酸不足，结缔组织的增生和胶原纤维的合成则减弱[26]。大黄能抑制细胞膜 Na^{+}、K^{+} – ATP 酶活性，提高血浆渗透压，使组织内水分向血管内转移，使血液稀释，血容量增加，有利于解除微循环障碍，加速创面的新陈代谢[22]。大黄素可通过抑制脂多糖（LPS）刺激的大鼠腹腔巨噬细胞分泌 TNF – a，抑制过度的炎症反应，而对于未经 LPS 刺激的大鼠，大黄素可促进 TNF – a 的分泌，且大黄素也能抑制炎症反应中的 NO 的大量合成和释放，提示大黄素对机体的免疫功能，可能具有双向调节作用[27]。TNF 和创面愈合中起重要作用的几个细胞因子相互作用，可促进创面的愈合。马齿苋含有丰富的氨基酸和糖类物质，为创面愈合提供了重要的营养物质。马齿苋有免疫增强作用，对家兔正常和 PHA 诱导的淋巴细胞都能显著提高其增殖能力[28]。该研究提示了痔瘘洗剂在创面愈合速度及愈合时间方面明显优于复方高锰酸钾速溶片组。

四、结语

本文通过对痔瘘洗剂在湿热下注型混合痔术后肛缘水肿的临床疗效观察，证实了痔瘘洗剂有缓解术后肛缘水肿、肛门疼痛、创面出血，促进创面愈合的作用。

参考文献：略。

综合疗法治疗痔术后切口感染的疗效观察

吴 揭　周海娟　段 洪　程 乔　廖建松

湖北省松滋市中医院肛肠外科（湖北 松滋 434200）

【摘要】为探讨痔术后切口感染的治疗方法，将 60 例痔术后切口感染患者随机分为治疗组和对照组各 30 例。治疗组采用苦参汤熏洗、甲硝唑保留灌肠、西瓜霜散剂外用等综合疗法；对照组采用高锰酸钾液熏洗、甲硝唑纱条伤口换药等常规疗法。对比观察两组治疗周期、治疗效果及后遗症发生情况。结果显示治疗组在各方面均明显优于对照组，具有推广应用价值。

【关键词】痔；切口感染；综合疗法

2008 年 1 月至 2012 年 2 月，我科对痔术后切口感染患者采用苦参汤熏洗；甲硝唑保留灌肠；西瓜霜喷剂、重组人表皮生长因子凝胶行伤口换药；微波照射等综合治疗，取得满意疗效。现与行常规治疗的患者进行对比分析，总结报告如下：

1. 资料与方法

1.1 临床资料　选择 2008 年 1 月至 2012 年 2 月间与我院就诊的 60 例痔术后切口感染患者，随机分为治疗组和对照组，各 30 例。治疗组男 17 例，女 13 例；年龄 35 – 72 岁，平均年龄 51.3 岁；术后 13—21 天。对照组男 16 例，女 14 例；年龄 37—70 岁，平均年龄 50.9 岁；术后 13—20 天。

1.2 治疗方法　两组患者入院后统一行血常规、传染性疾病筛查、创面分泌物细菌培

养及药敏试验等检查，视创面情况行切开排脓、扩创引流、止血等处置，合理选用抗生素等。（1）治疗组：每日患者排便后以苦参汤（苦参、芒硝、艾叶、荆芥、甘草，疼痛明显者加黄柏、明矾；瘙痒者加蛇床子、地肤子）熏、洗各 15 分钟，以生理盐水棉球清洁创面后，将 0.5% 甲硝唑注射液 50 毫升行保留灌肠（可酌情加入地塞米松 10 毫克），创面喷洒西瓜霜喷剂（国药准字 Z45021599，桂林三金药业股份有限公司）后以 10% 氯化钠纱条覆盖创面，换药完毕后行微波照射 10 分钟。5—7 天创面急性炎症反应好转后改西瓜霜喷剂、10% 氯化钠纱条为重组人表皮生长因子凝胶（国药准字 S20020112，桂林华诺威基因药业有限公司）涂抹创面同时行指法扩肛至伤口痊愈。（2）对照组：每日患者排便后以 1：5000 高锰酸钾溶液熏洗伤口，以甲硝唑或雷夫努尔纱条换药，微波照射 10 分钟。待创面急性炎症反应好转后，以京万红软膏涂抹创面同时行指法扩肛至伤口痊愈。

1.3 疗效判定标准　记录治疗周期；观察肛门狭窄、肛门失禁等后遗症发生情况；参照 1994 年国家中医药管

理局制定的《中华人民共和国中医药行业标准》[1]判定疗效：治愈指症状及体征消失，创口愈合；好转指症状及体征改善，创口愈合；无效指症状及体征无改善，创口未愈。

1.4 统计学方法　数据以 SPSS13.0 软件包进行统计分析。

2 结果

2.1 疗效　治疗组治愈 28 例，好转 2 例，治愈率 93.3%；对照组治愈 21 例，好转 9 例，治愈率 70%。两组治愈率有显著统计学差异，$P<0.05$。

表1　两组治愈率对比

组别	例数	治愈（%）	好转（%）	无效（%）
对照组	30	21（70）	9（30）	0
治疗组	30	28（93.3）	2（6.7）	0

$P<0.05$

2.2 治疗周期　治疗组平均治疗周期为（12.66±0.70d），对照组平均治疗周期为（21.94±0.64d）。治疗组平均治疗周期明显短于对照组，$P<0.05$.

2.3 后遗症　治疗组发生肛门狭窄 1 例，后经手术治愈；肛门失禁 1 例，后经功能锻炼等治疗后治愈。对照组发生肛门狭窄 4 例，后经手术治愈；肛门失禁 1 例，后经功能锻炼等治疗后治愈。

3 讨论

痔术后切口感染率较低，但由于近年来部分医疗机构开展所谓“随治随走”“激光治疗”等治疗手段，且手术者技术水平参差不齐等因素，痔术后切口感染发病率呈上升趋势。其发生多为抗生素使用不当、无菌观念不强、术中操作粗暴，损伤过大、创面引流不畅等原因造成[2]。切口感染后创面延迟愈合、肛门狭窄及肛门失禁等并发症发生率成倍增高，如何有效防止痔术后切口感染应受到足够的重视。

苦参汤以苦参清热燥湿为君；芒硝辛苦咸寒以加强燥湿的作用；荆芥、艾叶辛温以佐苦寒加强燥湿消肿作用，并可祛风止痒；甘草调和诸药，且能甘缓止痛。诸药共奏清热燥湿，凉血活血，解毒疗疮，消肿止痛之功。另有现代中药药理学实验证明[3]，复方中苦参、黄柏具有清热燥湿，杀虫、抗炎及调节免疫功能，其有效成分可通过抑制 T 细胞功能，抑制特异性组胺释放来抗炎，从而提高免疫活性细胞的功能。使用苦参汤熏洗，能明显减少切口分泌物，减轻炎性反应。

西瓜霜主要成分为西瓜霜、锻硼砂、黄柏、黄连、山豆根、射干、浙贝母、青黛、冰片、大黄、木汉果（炭）黄芩、甘草、薄荷脑。其中的黄芩、黄连、黄柏具有抗炎作用；硼砂具有解毒、防腐之功效；西瓜霜清热解毒、消肿止痛；山豆根解毒、消肿止痛；浙贝母抗炎消肿；冰片、薄荷脑均具有泻火解毒，消肿止痛的作用，因此诸药合用具有抗炎、解毒、消肿止痛，促进黏膜再生之功。现代药理学实验证明西瓜霜等对多种急慢性炎症具有抑制作用，对炎症引起的毛细血管通透性增高、肿胀、渗出以及纤维组织增生等具有明显的改善作用[4-5]。外用重组人表皮生长因子可促进动物皮肤创面组织修复过程的 DNA、RNA 和羟脯氨酸的合成，加速创面肉牙组织的生成和上皮细胞的增殖，从而缩短创面的愈合时间。

甲硝唑治疗有效的原因可能与某种免疫抑制作用有关；亦可能与结肠内菌群密集，硝基还原中间代谢产物形成，对病变黏膜有修复作用有关。甲硝唑可拮抗肠道内厌氧菌，具有影响白细胞趋化性作用和免疫抑制作用对病变黏膜有修复作用，且不易产生耐药及菌群失调。直肠黏膜血液循环丰富，吸收能力强，药物通过直肠吸收后，于病变部位直接发挥作用，最大程度利用了药物。

炎症往往是由于受伤、受细菌感或病毒感染，某种维生素缺乏和过敏等引起的局部病变。病变的主要特征是血液循环不畅。适当的微波功率照射肌体，肌体局部会有明显的升温，能加速肌体血液循环，增进组织新陈代谢，改善微循环，有利于血管和神经功能的恢复，达到活血化瘀、消炎、消肿止痛的作用。同时，微波还有非热生化效应，微波的非热生化效应能抑制细菌生长，消炎，消肿。

综上所述，以苦参汤熏洗；甲硝唑保留灌肠；西瓜霜喷剂、重组人表皮生长因子凝胶行伤口换药；微波照射的综合疗法治疗痔术后切口感染简便有效，缩短治疗周期，减少了后遗症的发生，值得在临床上推广应用。

参考文献：略。

外剥内缝扎悬吊联合皮桥整形在环状混合痔中的应用体会

吴 揭

湖北省松滋市中医院肛肠科 湖北松滋 434200

环状混合痔由于整体相连成环状，部分痔体之间无明显分界，导致术中处理难度加大，切除过多易造成肛门狭窄，切除过少则易导致切口水肿、赘皮残留。我院从2009年7月至2013年6月外剥内缝扎悬吊联合皮桥整形治疗环状混合痔332例，取得满意疗效，并与同期行外剥内扎术患者进行对比分析，现总结报告如下：

1. 资料与方法

1.1 一般资料 选取2009年7月至2013年6月我院收治的环状混合痔患者共650例，纳入标准参照《痔临床诊治指南（2006年版）》[1]。排除标准：1. 合并严重全身疾病者，如肺结核、冠心病、糖尿病、恶性肿瘤等；2. 凝血功能障碍，有出血倾向者；3. 妊娠期及围产期妇女；4. 伴有其他肛门直肠疾病者，如肛瘘、肛周脓肿，直肠癌等；5. 合并性传播疾病者，如梅毒、尖锐湿疣等。将650例患者随机分为治疗组和对照组，治疗组332例，男187例，女145例，年龄32岁—72岁，平均年龄46岁，病程1—40年；对照组328例，男180例，女148例，年龄33岁—71岁，平均年龄45岁，病程1—40年。两组患者性别、年龄、病程无统计学差异（$P>0.05$），具有可比性。

1.2 治疗方法 治疗组：采用外剥内缝扎悬吊联合皮桥整形。骶管麻醉，取胸膝位，指法扩肛至可容纳四指。观察痔核大小、数量、位置，根据各痔核之间自然分界线或设计的分界线决定切口和需保留的皮肤黏膜桥。于设定切口处外痔皮肤缘做“V”形切口，向切缘两侧皮下潜行剥离曲张静脉团至与相邻切口切缘1/2距离处，以行切口之间皮下剥离会师。向上剥离至齿线上约0.5cm处，以弯血管钳将剥离的外痔部分连同对应的内痔部分一起钳夹，切除所钳夹组织后在切除痔核上方0.5cm处以圆针0号可吸收线穿过黏膜下层缝扎打结并留置长线备用，将可吸收线另一端向下行连续绕钳缝扎至齿线上0.5cm外痔剥离处，缝扎时需注意将皮肤黏膜桥多余或松弛组织一并缝扎，退出血管钳，收紧缝线，与预留长线打结，在结扎顶端注射1：1消痔灵液，同法处理其他部位痔核，一般一次可取3—5处切口，切口之间皮下曲张静脉团通过两侧会师全部剥离，必要时可翻转皮桥进行剥离，曲张静脉团清除完毕后，将皮桥以1号丝线缝扎固定，必要时可缝扎在括约肌上以加强固定，注意彻底止血和修整皮缘，术毕以亚甲蓝混合液（亚甲蓝2ml、2%利多卡因5ml、0.75%布比卡因5ml、0.9%氯化钠8ml）于创面行点状注射，肛内放置双氯芬酸钠栓、肛管、明胶海绵和凡士林纱条，外用塔形纱布加压包扎固定。

对照组：采用传统的外剥内扎术。骶管麻醉，取胸膝位，指法扩肛至可容纳四指。观察痔核大小、数量、位置，根据各痔核之间自然分界线或设计的分界线决定切口和需保留的皮肤黏膜桥，提起外痔，于外痔皮肤缘做“V”形切口，剥离至齿线上约0.5cm处连同内痔部分一起钳夹，于钳下结扎，修剪切口，同法处理其它痔核，切口之间保留足够的皮肤黏膜桥，彻底止血，术毕以亚甲蓝混合液（亚甲蓝2ml、2%利多卡因5ml、0.75%布比卡因5ml、0.9%氯化钠8ml）于创面行点状注射，肛内放置双氯芬酸钠栓、肛管、明胶海绵和凡士林纱条，外用塔形纱布加压包扎固定。

术后处理：术后两组患者均按照骶管麻醉术后常规护理，麻醉过后给予半流质饮食，控制排便48小时，术后静脉滴注抗生素6天预防感染，第一次排便给予清洁灌肠辅助排便，排便后即正常饮食，便后中药薰洗，伤口换药，术后7天拆除缝扎固定皮桥的缝线。

1.3 观察指标 观察两组疗效、住院时间、创面愈合时间、术后并发症情况（出血、疼痛、水肿、肛门狭窄、赘皮残留）、肛门功能（排便通畅情况、精细控便功能）

1.4 评判标准

（1）疗效判定标准[2] 治愈：症状消失，痔明显缩小或消失；好转：症状改善，痔缩小；无效：症状体征无变化。

（2）疼痛：Ⅰ度：轻度疼痛，不必处理；Ⅱ度：中度疼痛，服用止痛药可缓解；Ⅲ度：重度疼痛，需要用哌替啶类药物方能止痛。

（3）水肿：0度：无水肿；1度：轻度水肿，不影响活动；2度：明显水肿，活动受限。

（4）肛门狭窄：轻度：可通过检查者食指第二指关节，有勒紧感；中度：可通过检查者食指第一指关节；重度：不能通过检查者食指第一指关节，有孔状感。

1.5 统计学方法　所有数据所有 spss13.0 软件包进行统计分析，计数资料比较以 X2 检验，计量资料比较以 T 检验，$P<0.05$ 为差异有统计学意义。

2 结果

2.1 疗效　两组治愈率、好转率对比，无统计学差异，$P>0.05$；肛门功能（排便通畅，控气控液等精细功能）对比，治疗组优于对照组，有统计学差异，$P<0.05$，见表 1.

表 1　两组疗效及肛门功能对比

组别	例数	治愈（%）	好转（%）	无效（%）	排便通畅（%）	精细功能（%）
治疗组	332	305（91.8）	27（8.1）	0	316（95.1）	309（93.1）
对照组	328	299（91.1）	29（8.8）	0	287（87.5）	282（85.9）
P 值	>0.05	>0.05	>0.05	<0.05	<0.05	

2.2 术后并发症　两组对比术后大出血、疼痛无统计学差异，$P>0.05$；而术后肛门狭窄、水肿、赘皮残留对比，治疗组明显优于对照组，$P<0.05$，见表 2.

表 2　两组术后并发症对比

组别	例数	大出血 n（%）	疼痛 n（%）			水肿 n（%）			肛门狭窄 n（%）				赘皮 n（%）	
			Ⅰ度	Ⅱ度	Ⅲ度	0 度	1 度	2 度	无	轻	中	重	有	无
治疗组	332	9（2.71）	39（11.7）	276（83.1）	17（5.1）	282（84.9）	43（12.9）	7（2.1）	280（84.3）	41（12.3）	11（3.3）	0	27（8.1）	308（91.8）
对照组	328	9（2.74）	38（11.5）	269（82）	21（6.4）	205（62.5）	84（25.6）	39（11.8）	205（62.5）	97（29.5）	29（8.8）	1（0.3）	69（21）	259（78.9）
P 值		>0.05		>0.05			<0.05			<0.05			<0.05	

2.3 住院时间和愈合时间 两组平均住院时间和平均创面愈合时间对比，治疗组优于对照组，有统计学意义，<0.05，见表 3.

表 3　两组平均住院时间和愈合时间对比

组别	例数	平均住院时间（天）	平均创面愈合时间（天）
治疗组	332	11.24	22.57 30.43
对照组	328	14.73	
P 值		<0.05	<0.05

3 讨论

环状混合痔一直以来都是肛肠外科治疗的难点，以往大多采用都是传统的外剥内扎术（Milligan - Morgan hemorrhoidectomy），存在损伤大，愈合时间长及术后肛门狭窄、赘皮残留等诸多弊端。1975 年 Thomson 提出肛垫下移学说［3］成为目前较为公认的痔概念，国内外学者对于痔手术中肛垫的保护和复位日益重视。1998 年意大利学者 Longo 在此理论基础上采用一种特殊吻合器进行痔切除术，即吻合器痔上黏膜环切钉合术（，Proceedure for Prolapse and Hemorrhoids　PPH）［4］。我国引进此术式十余年来，在环状混合痔的治疗中应用较多，但相当一部分环状混合痔环状病程长，外痔部分为纤维化的结缔组织或曲张静脉团，PPH 并不具备优势。

我们采用的外剥内缝扎悬吊联合皮桥整形其核心在于悬吊和皮桥整形技术。制作皮桥采用狭长小切口向两侧切缘皮下潜行剥离曲张静脉团，并在切口之间行皮桥下会师，必要时翻转皮桥以彻底清除曲张静脉团和血栓，当曲张静脉团和血栓清除后，皮肤黏膜桥往往处于松弛、堆积的状态，有的学者采取切除松弛的皮桥后行断端吻合［5］，但术中如操作不当或术后排便均易造成皮桥断裂、外翻，形成赘皮。本术式以痔核顶端为悬吊点，其悬吊作用有二，一是悬吊病理性下移的肛垫，二是提拉皮桥，所以，在行连续绕钳缝扎时，选择每一针的进针点和出针点尤为关键，以能有效提拉松弛的皮肤黏膜桥和缝扎皮桥上方多余组织为度，必要时可先行固定皮桥，再行钳夹缝扎，类似于胆囊手术中的逆行切除法，固定皮桥时可将皮桥固定在括约肌上以加强固定效果。悬吊缝扎的深度需达到黏膜下层至肌层，否则难以达到有效悬吊的作用。在我们早期的临床研究中，对钳夹组织只切除外痔部分，保留内痔部分，将内痔部分一起绕钳缝扎，以最大限度保护肛垫和微创化，但相当一部分患者会因为形成的瘢痕团块造成排便不畅和长久的肛内不适感，改进后，相应的不良反应减少。另外，我们在悬吊点的上方行消痔灵注射，起到双重悬吊，固定下移肛垫的作用。

据本文研究数据表明，采用外剥内缝扎悬吊联合皮桥整形治疗环状混合痔，其治愈率与传统手术一致，在住院时间，愈合周期、术后并发症发生率及肛门功能的保护等方面均优于传统手术，值得推广应用。

参考文献：略。

折叠结扎留桥法在环状混合痔手术中的应用（附60例报告）

吴　盟[1]　袁义燕[2]　焦敬美[2]

[1]郑州丰益肛肠医院（河南　郑州 450000）

[2]郑州市第七人民医院（河南　郑州 450000）

【摘要】目的　观察折叠结扎留桥法在环状混合痔手术中的临床效果。方法　回顾性分析60例在环状混合痔手术中应用折叠结扎留桥法患者的临床资料。结果　60例患者全部治愈，创面愈合时间平均20天，术后无一例创缘和皮桥水肿，无皮赘形成，肛管无狭窄，皮桥无回缩现象，肛门外形平整。结论　折叠结扎留桥法在环状混合痔手术中作为保留皮桥的一种方法效果确切，且操作简单、方便，值得推广。

【关键词】折叠结扎留桥法；环状混合痔；手术

环状混合痔的手术治疗关键是留桥的问题。如何在彻底治疗的同时保留更多的皮肤黏膜桥，防止术后肛门狭窄，不残留皮赘平整美观，是我们研究的目的。目前文献报道的留桥的方法不少，各有优势，而用折叠结扎留桥的方法未见报道。我院2010年2月－2010年6月，采用折叠结扎留桥的方法治疗环状混合痔60例取得满意效果，现报告如下。

1. 临床资料

1.1 一般资料

2010年2月—2010年6月在本院接受手术治疗的60例环状混合痔患者。均符合中华医学会外科分会肛肠外科学组制定的《痔诊治暂行标准》[1]。其中，结缔组织型36例，静脉曲张型24例；男25例，女35例；年龄25－68岁，平均44.5岁；均采用折叠结扎留桥法加常规外剥内扎术[2]。

1.2 手术方法

骶管麻醉或加局麻，常规消毒，铺巾，先常规外剥内扎较大痔核，保留相对凹陷处和较小的痔核，作为折叠皮桥结扎预留的位置。将预留的相对凹陷处的皮桥和较小子痔的皮桥下痔组织潜行剥离摘除干净，并分别向上和向下游离皮桥，目的是防止所折叠的皮桥张力大和防止术后皮桥回缩。剥离摘除加游离完毕后，此时，皮桥呈悬空、松弛、游离状态。用小弯钳挑起皮桥，用组织钳横行钳夹折叠皮桥，暂不扣紧钳子，顺皮桥上下移动钳夹位置，调整折叠位置的高低，注意要与母痔结扎的位置错开。皮桥的张力可以通过调整折叠程度来进行调节，使皮桥张力适中，平整覆盖在皮下组织上面，且皮桥无内翻、外翻、卷曲现象。此时，扣紧钳子，用1号丝线结扎皮桥，也可“8”字缝扎皮桥，进针深度以稍带内括约肌筋膜为宜。皮桥折叠结扎处应与两侧痔核结扎点上下错开。检查无活动出血，创面覆油纱条加压包扎术毕。术后24h可排便，常规应用抗生素，便后1：5000高锰酸钾溶液坐浴，每日换药一次，7天左右折叠结扎处自行脱落，无需拆线。

1.3 结果

60例患者全部治愈，创面愈合时间平均20天，术后无一例创缘和皮桥水肿，无皮赘形成，肛管无狭窄，皮桥无回缩现象，肛门外形平整。没有需要修剪病例。

2 讨论

重度环状混合痔肛门一圈形成大小不等的痔组织，并下移、脱出，痔核之间无明显分界，给留桥带来很大困难。重度环状混合痔手术的留桥方法较多，如断桥缝合术等。[3]折叠结扎留桥法利用脱出下移的肛管皮肤和较小痔的皮肤黏膜，较好、较多的保留更多的皮桥，省事，简单，操作方便。在应用过程中笔者体会如下：①皮桥结扎前可通过调整折叠程度，调节皮桥张力，是张力适中，皮桥平整。②可通过调整折叠结扎部位，是其与常规外剥内扎痔核的结扎部位上下错开，防止形成环状瘢痕引起肛门狭窄。③结扎法代替切断缝合法，结扎皮桥的基底部形成瘢痕，起到粘连固定皮桥的作用。防止游离的皮桥因大便时挤压摩擦而移位、回缩。④不用拆线，自动脱落，减少病人疼痛，无需控制饮食及大便。⑤操作简便、易于掌握，方便控制皮桥张力，提高手术速度，缩短手术时间。总之，通过观察笔者认为折叠结扎留桥法，不但可保留更多皮桥，而且无水肿，无皮赘形成，肛门外形平整美观，防止肛门狭窄，愈合时间快，同时可减轻病人痛苦。操作简便，易于掌握。究其与其他留桥法相比优劣如何，还有待进一步对比研究。

参考文献：略。

肛肠脱垂的中医治疗经验介绍

吴作会　方　程

西安民生医院（710033）

中医学早在秦汉、隋唐时期就对肛肠脱垂的病因、病机、治疗就有明确的阐述、《诸病源候论》记载有“脱肛者，肛门脱出也，多因久病，大肠虚冷所致。”《内经》《本草备要》中记载了“下者举之”“酸可收敛”“涩可固拖”的治则。肛肠脱垂多数是因其他肛肠病引起的，肛肠脱垂中医称之为脱肛，是指肛缘有肿物隆起或肛管直肠内肿物脱出肛门外。临床根据肿物脱出与排便的关系，如便时脱出，便后能自行回纳入肛门内；有的便后不能回纳或经常性在肛门外，尤其是老年人小孩和体弱多病的人，遇见之种病大家习惯用补中益气汤或升陷汤加减，取升陷之意，但是，验之临床有效者不多，这就要找原因，而不是一味的加大补气药物的计量。中医讲究治病求本，那就从病因里找方法。

本病为什么老年人和小孩子和体弱多病的人多，这些人往往体质素弱，加上长期患有各种肛肠疾病，久治不愈，迁延所致。中医理论，肝主疏泄，脾主升清，肾主二便，人体是一个有机联系的整体，如果就事论事，见脱肛治脱肛就违背了中医的脏腑是一个相生相克相互联系的特点，往往见到大便干燥就通便，见到腹泻就止泻，见到肛周脓肿就清热解毒，见到肛周湿疹就清热利湿，而全然不顾为什么便秘，为什么腹泻，多问几个为什么心里就清楚了，现在举例说明：

一小孩年方3岁，因脱肛就诊，一般情况下，一见脱肛医生就会想到中气不足，气虚下陷，不是补中益气就是建议小孩手术治疗。我经过诊察发现小孩目光呆滞，山根发青，细问病情，结果发现小孩是由于受到了惊吓，大声哭泣而致的脱肛，于是先用这镇静安神，健脾益气，收敛肾气的药很快就恢复了。还有一老者，有70余岁，长期患有腹泻，近来又兼脱肛，久治不愈，我通过问诊了解到老人有三个儿子没有一个赡养老人，老人长期心情抑郁，不与他人交流，也不愿意出门，怕别人问询，久而久之就只能独坐不语，也不运动身体越来越瘦然后就造成脱肛，我了解到这个情况就主动跟老人攀谈，先树立治好病的信心，然后采取疏肝和胃，加强吸收，调理睡眠，然后用中药外用外洗脱肛，渐渐的患者饮食增加，腹泻减少，继而用中药热敷，身体慢慢恢复体重慢慢增加，最后用健脾益肾法收功。有一个妇女40岁，曾经做过三次剖腹产，身体比较胖，体重170斤，因长期便秘，用了多种通便的药物，开始还有效，慢慢的上厕所的时间越来越长，她又有在厕所听广播的习惯，以至于时间久了导致脱肛，中医认为胖人气虚，肯定大家会想到用补中益气汤，但患者曾服用100余付毫无功效，而且腹部更胀，排便更困难，我观察患者舌苔，发现胎厚胎腻，遂用三仁汤加减除湿，再用和胃健脾药消胀，再用疏肝理气养胃补肾的方法收功，患者先是大便顺畅，继而体重减轻，再用外用药热敷肛门脱肛慢慢就回缩了。

我把我常用的方药说明如下：

脱肛方：生黄芪15克、白术10克、茯苓10克、陈皮10克、木香10克、砂仁10克、杜仲10克、川断10克、寄生15克，以补气健脾，疏肝行气，补肾益气。

此方用黄芪健脾益气，白术健脾和胃，茯苓健脾利湿，陈皮健脾理气，木香疏肝和胃，砂仁醒脾开胃，杜仲补肾益气，川断补肾强骨，寄生补肾敛气，诸药合用能疏肝健脾补肾，气血旺则自能升提，只要随证加减，自会生效。

脱肛外用方：五倍子60克、枳壳120克、金樱子30克、黄芪60克、防风30克，水煎服，且可外敷，也可坐浴。

全程虚挂一次性肛周脓肿根治术临床观察

伍桂友　汪　校　胡焱晶　刘姝君

湖北黄冈 黄冈市中医医院肛肠科（438000）

【摘要】目的　观察全程虚挂一次性肛周脓肿根治术的临床疗效；方法　回顾性分析68例全程虚挂一次性肛周脓肿根治术病例资料；结果　全组病例一次治愈67例，治愈率98.5％，术后复发1例。全部病例术后未形成肛瘘、肛门狭窄、肛门失禁，住院时间为16～27 d，平均19 d，1年随访，67例治愈无复发。结论　全程虚挂一次性肛周脓肿根治术能较好地保护患者肛门功能，减少术后并发症，手术操作简便，安全可靠。

【关键词】全程虚挂一次性肛周脓肿根治术；肛周脓肿

肛周脓肿是肛肠科常见疾病，患者痛苦大，治疗复杂，容易出现并发症，常见的如肛瘘等。通常采用的手术方法有脓肿切排术、一次性根治术或脓肿预期根治术。患者常常因为剧烈疼痛等不适导致治疗不规范或中断，往往出现肛瘘等并发症。2009年开始，我们设计使用全程虚挂一次性肛周脓肿根治术治疗肛周脓肿，取得良效，总结分析如下：

1. 一般资料

本组患者共68例均符合国家中医药管理局《中医肛肠病诊疗标准》中肛门直肠周围脓肿的诊断标准，其中男47例，女21例，病程最短8日，最长29日，平均24.5日。年龄17～61岁，平均31.8岁；其中肛周皮下脓肿19例（27.9％），肛旁括约肌间脓肿21例（30.8％），肛管后间隙脓肿9例（13.2％），坐骨直肠间隙脓肿17例（25％），直肠后间隙脓肿2例（2.9％）；内口位于齿线部位61例（89.7％），内口位于齿线上7例（10.3％）；

2. 方法

2.1 手术方法　1788258893 骶管麻醉或腰麻，患者取患侧卧位，常规消毒铺巾，消毒肛管直肠。在肛周脓肿区域选择脓肿波动感最明显部位，向肛缘作放射状切口，长约2～2.5厘米（设计为切口A），透入脓腔；再在脓腔引流最低点、距离A切口2厘米左右，作平行于A切口的另一切口（设计为切口B），长2～2.5厘米，透入脓腔，排尽脓液。以双氧水冲洗脓腔，清除脓腔分隔及坏死物，再用生理盐水反复冲洗脓腔。找到脓肿内口，从A切口向内口引入第一根橡皮筋，挂虚线并结扎固定（设计为A线）。再从B切口向内口引入第二根橡皮筋，挂虚线并结扎固定（设计为B线）。从A切口经脓腔到B切口引入第三根橡皮筋，挂虚线并结扎固定（设计为C线）。再次冲洗脓腔。肛内置入甲硝唑栓剂一枚，肛门留置油纱条，手术区域加压包扎。

2.2 术后处理　1788258894 静脉使用抗生素5～7天；每日硝矾洗剂冲洗清洁创面、中药熏洗2次；冲洗时，用手掌按压脓腔处数次，排除积液；10～20天后，分泌物干净，拆除各橡皮筋；观察1～2天，无异常体征时，术区加压包扎24～48小时，继续中药熏洗，直至创面愈合。

3. 结果

3.1 疗效标准　按国家中医药管理局《中医肛肠病诊疗标准》。治愈：症状、体征消失，病灶彻底清除，创面愈合；好转：症状消失或明显改善，病灶基本清除；未愈：症状体征均无明显好转，病灶存在或后遗肛瘘。

3.2 治疗结果　67例（98.5％）一次性治愈，住院时间为16～27天，平均19天，愈合后肛门外仅留有条形或梭形瘢痕，肛门外观无变形移位，无缺损溢液，1～2年随访，无后遗肛瘘、肛门狭窄、肛门失禁。有一例患者形成假性愈合，行二次手术，一周后愈合。

4. 讨论

肛周脓肿是肛肠科常见疾病，研究认为肛周脓肿的发病与肛门直肠的解剖结构以及感染有关，其中包括肛腺肛窦感染学说，中央间隙感染学说等。通常采用的手术方法有脓肿切排术，术后复发和形成肛瘘比率大，达42％～65％，患者痛苦大。目前较推荐肛周脓肿处理方法为一次性根治术。在此基础上，我们开展的“全程虚挂一次性肛周脓肿根治术”，较好解决了诸多并发症及后遗症，有效地保留了肛门皮肤、保护了肛管括约肌，最大限度地减少了肛管上皮缺损、变形、肛门失禁等。通过本次临床研究，认为治疗的关键在于以下几点：（1）正确寻找内口以及处理内口，内口是否寻找到是肛周脓肿一次性根治术的关键，虽然内口寻找十分困难，但仍有规律可循：①肛门镜检查法：原发灶处的肛隐窝局部明显充血，隐窝深大，脓性分泌物溢出或肛乳头增大。②压迫排脓法：即用肛门镜显露脓肿部位的肛隐窝，压迫脓肿，如有脓液溢出即为内口所在。③双合指诊法：将食指插入肛内，拇指压迫脓肿波动最明显处，食指感到冲击感或黏膜最薄弱处即为内口位置。④探针探查法：用肛门镜显露出肛隐窝，用圆形带钩探针探查疑似内口，探针容易进入或有脓液溢出的肛隐窝，即为内口；（2）关于挂线：挂线疗法是一种古老而简单有效的方法，在保护肛门功能治疗肛周脓肿的手术有着重要作用。在两条肛周切口与脓肿内口之间用乳胶橡皮条悬空挂线，即挂“虚线”。虚线能更好实现切口两侧脓液的引流，方便换药，换药时只需拖动乳胶橡皮条，即可将脓腔内分泌物和坏死组织带出，采用乳胶橡皮条作为切口间的引流可防止切口皮肤的过早愈合；（3）术后换药：术后换药在肛周脓肿术后至关重要，每日抽动“虚线”清洁伤口，冲洗脓腔，观察创面肉芽生长情况，防止伤口坏死组织不能通畅引流，伤口外皮肤愈合过快而形成假性愈合。

本术式取用了挂虚线而不慢性勒割括约肌，全程不会损伤括约肌，避免术后剧痛和疗程的延长，改变了以往传统挂线疗法必须切断肌肉组织的思维定式，并从理论和实践上证实。在清除原发感染病灶的同时，挂线而不勒断括约肌，避免医源性肛门肌肉组织的损害，肛门生理功能得到最大限度的保留或修复，可以一次性治愈瘘管性肛周脓肿，且有治愈率高，疗程短，明显优于一期根治术。2009年开始，我们设计使用全程虚挂一次性肛周脓肿根治术治疗肛周脓肿，取得良效，本手术理念先进，对部分肛瘘病人也适用，值得推广。

小儿直肠脱垂的临床诊疗现状

夏航校　杨丽敏　指导　毛宽荣

西安马应龙肛肠医院（710016）

【关键词】直肠脱垂；临床；肛疡病

直肠脱垂（中医称：脱肛）是指直肠壁或有肠黏膜脱出肛门以外者。可分为隐匿性脱垂（内脱垂）、黏膜脱垂和完全性脱垂。隐匿性脱垂不涉及肛管，常是完全性脱垂的早期表现。黏膜脱垂仅累及黏膜，而肌肉层位置正常。完全性脱垂是一种涉及肛管的直肠套叠。脱肛可分为轻症与重症，轻症脱肛，是指排便时直肠从肛门脱出，便后能自行还纳；重症脱肛，是指因咳嗽、走路、久立或稍用力时，直肠即可脱出而不能自行还纳。患儿常有肛门处坠胀、排便未净等感觉。脱出的直肠如不及时还纳，可因受刺激而导致慢性炎症、出现黏膜红肿、糜烂和溃疡。

1. 病因

1.1 小儿直肠脱垂的解剖因素。正常成年人的骶尾骨有一定的弯曲度，直肠从骶部转弯进入肛门管时就形成了一个近90度的大转弯，叫做直肠尾骨弯曲。这种弯曲能够减轻粪便和直肠压力对肛门括约肌的负荷，有利于直肠的固定。小儿骶骨弯曲尚未形成，因此直肠处于比较垂直的状态，而且比较活动，与周围组织固定不充分，这样肛门括约肌负荷量比较大。因小儿肛门括约肌较松弛，若有营养不良和支持直肠的组织变得软弱的情况，直肠就容易脱出。小儿容易出现腹泻、便秘、咳嗽、呕吐等情况，这使腹腔内压力增加，也会造成肛门脱出。

1.2 腹泻是引起小儿直肠脱垂的重要原因。黄乃健教授采集了兔、犬、猪、鸡、鸭、豚鼠等动物直肠脱垂的自然标本36例和人工建立的兔、犬直肠脱垂的模型26例进行实验，结果显示，在自然标本中，获得了近似人类直肠脱垂的珍贵资料。研究发现，腹泻是直肠脱垂始发病的重要原因，并与年龄有很大关系。人类小儿、幼犬、幼兔直肠脱垂的发生与慢性腹泻密切相关，成年后，则很少引起直肠脱垂。在幼兔的实验中，说明单纯的腹泻并不能造成直肠脱垂，而由于腹泻引起的全身虚弱，才有直肠脱垂的可能，从而证实了中医认为直肠脱垂为正气虚损是很正确的，也说明直肠脱垂不是一种单纯的局部病变，其脱垂的发生是在全身内环境失衡的基础上发生的。该实验揭示的这一发病机理，对指导临床包括检查、诊断和治疗均有重要意义。

1.3 目前有两种被认可的理论。第一种认为直肠脱垂是直肠突出部通过盆底缺陷形成的滑动疝，于1912年首先由Moschcowitz提出。第二种认为直畅脱垂是直肠上段和直乙交界部大肠的环状套叠，1968年由Broden和Snellman提出。两种理论的共同基础是，多数直肠脱垂病人在手术和造影检查时都发现较深的直肠团通或直肠膀胱陷凹，小肠坠入其中并压迫直肠引起脱垂。直肠脱垂常始于轻度内套叠，经一定时间发展成为完全性脱垂。

直肠脱垂典型的解剖特征应包括：

①直肠自身套叠；

②深陷凹或深 Douglas 凹；

③直肠与骶骨岬不固定；

④直扬和乙状结肠冗长；

⑤盆底和肛门括约肌薄弱；

⑥可能存在甲直肠膨出和其他异常。

2. 临床表现

直肠脱垂常见于3岁以下儿童和60岁以上成人，儿童发病与性别无关，但成人中女性较常见，约占80%～90%。临床表现取决于脱垂类型和程度，完全性外脱垂的病人经常诉说排便时直肠脱出、便失禁、粪便或粘掖污染内裤。内脱垂常表现为慢性便秘、便失禁、黏液或血便，其中便秘和排空障碍最为常见。小儿脱肛初期，在排便后肠管从肛门内脱出，随后会自动缩回。反复发作后，每次便后都需要用手托回，常有少量黏液从肛门流出，患儿肛门处有明显的不适感，十分怕解便，常伴有身体乏力、食欲不振、面色萎黄和消瘦。以后每当腹内压增加时，如哭闹、咳嗽、用力时就会脱肛。患儿的肛门括约肌松弛，只要让孩子蹲下来就会看到脱肛。如果脱肛久不能复位，被嵌顿的直肠会充血、肿胀、出血，甚至造成坏死等严重后果。

3. 诊断

诊断标准 根据国家中医药管理局发布的《中医病证诊断疗效标准》[4]为诊断标准。Ⅰ度脱垂：多见于排便或努挣时，直肠黏膜脱出，色淡红，长度小于4cm质软，不出血，便后能自行回纳，肛门功能良好者，为不完全性脱垂。Ⅱ度脱垂：排便或腹压增加时，直肠全层脱出，色红，长度在4cm～8cm，圆锥形，质软，表面为环状有层次的黏膜皱襞。便后需手法复位，肛门括约功能可下降，为完全性脱垂。Ⅲ度脱垂：排便或增加腹压时，直肠全层或部分乙状结肠脱出，长度大于8cm，圆柱形，表面有较浅的环状皱襞，触之很厚，需手法复位，肛门松弛，括约功能明显下降，为重度脱垂。

直肠脱垂起病缓慢，无明显全身症状，早期大便时直肠或肛管脱出肛外，便后能自行回纳，以后逐渐不能自行回纳，需用手托回。日久失治，脱出物逐渐增长，甚至咳嗽远行时也可脱出。病情严重时可伴有大便不尽，或下腹坠胀感，因直肠黏膜反复脱出，常发生充血、水肿、糜烂、渗液，甚至渗血。查体可见肛门松弛，收缩力减弱，肛门镜检可看到直肠内黏膜折叠。

直肠脱垂临床分为三度：工度脱垂：为直肠黏膜脱出，脱出物色较红，长约3～5cm，触之柔软，无弹性，不易出血，便后可自行还纳。Ⅱ度脱垂：为直肠全层脱出，长约5～l0cm，呈圆椎状，色淡红，表面为环状而有层次的黏膜皱襞，触之较厚有弹性，肛门松弛，便后有时需用手托回。Ⅲ度脱垂：直肠及部分乙状结肠脱出，长达l0cm以上，色淡红，呈圆柱形，触之很厚，便后需用手托回。

早期直肠前壁内脱垂可引起局部黏膜缺血损伤和孤立性溃疡，诱发排便困感、便秘、排便时紧迫感和排便不净。随着排便困难加重和完全性脱垂的发生，进一步损伤括约肌，引起大便失禁、黏液分泌、直肠出血和肛门瘙痒。部分病人为解除便秘反复使用泻药和灌肠。因慢性扩张和括约肌拉长，直肠脱垂也可继发大便失禁。

4. 内科治疗 分为中医内治法和外治法

4.1 内治法　补中益气汤加减、黄芪葛根口服液治疗小儿肛管直肠脱垂。传统中医认为，儿童气血未旺，若兼后天失养，则脾胃虚弱，中气不足，固摄无权，而下陷致脱。早在《巢氏病源》就有“因吐泻脾虚，肺无所养，故大肠气虚而下陷”。治疗以调补脾胃，升阳益气为基本。用补中益气汤益气升提，合五味子滋肾固脱，枳壳行气除胀，使其后天得养，中气充足，固摄有力，则病体康复。现代药理亦认为黄芪、党参、白术等健脾补气药，能促进人体的消化吸收作用及增强机体的代谢，增加胃肠肌肉的紧张性，提高肌张力。

4.2 多采用中药外敷或熏洗的方法，选用收敛固涩的药物组方治疗小儿直肠脱垂，另外还有针灸疗法。针灸能加强肛门括约肌功能，特别是对小儿直肠脱垂，疗效较好。

5. 手术治疗

目前，已有百余种手术方法，常用的也有数十种，应采用何种手术方法一直存在争议。目前倾向根据脱垂的严重程度、病人对治疗的渴望程度、可耐受程度和是否存在盆底疾病选用不同的方法。治疗目的：①固定直肠使脱垂症状消失；②改善大便失禁或便秘。

根据小儿生理特点，手术分经会阴部手术和直肠肛周注射治疗两种。

5.1 经会阴部手术

5.1.1 Delorme 术：1900 年 Delorme 报道此术，到 70 年代末得到广泛使用。Delorme 认为，缩短黏膜长度、使折叠的直肠纤维化，可控制直肠脱垂。方法是用双叶窥镜显露肛管直肠，将脱垂直肠拉出肛外。齿线上 1～1.5cm 环形切开直扬黏膜．沿粘膳下向上分离，直至黏膜无法进一步拉出，常可分离出 10～15cm 的黏膜。从分离项到肛管黏膜切缘，在四个象限垂直折叠直肠肌肉并缝合，其闻各加 1 针，共达 8 针。当缀线收紧时，直肠被折叠。切除过多的黏膜，远近端黏膜作间断缝合。该术式改善失禁作用较好，46%～75% 的失禁和脱垂获得改善[11]，无形成便秘的危险，适用于直肠外脱垂成低位内脱垂。对严重心血管疾病、便失整和一般状况较差的病人可考虑行此术。

5.1.2 A1tmeier 术：Mikulicz 于 1889 年首先报道此术，但直到 1971 年 Altmeier 报道他的结果前并未得到推广，因此在美国该手术被称作 Altmeier 手术，适用于全层外脱垂。将脱垂的直肠尽力下拉，距齿线 1.5cm 环形切断脱垂直肠的外层。分离直肠和乙状结肠系膜，仔 细结扎以防血管回缩盆底并出血。通常可切除长达 15～30cm 肠管。缝合修复提肛肌。用 2－0 可吸收线间断缝合完成吻合。该术的优点是不剖腹，术后便秘发生率低。缺点是有吻合口瘘和狭窄的危险．因减少了直肠容积、损伤了原已病变的括约肌，失禁可加重。

5.1.3 直肠黏膜折叠术：Jacobs 认为该术适用于直肠脱垂伴直肠膨出者。方法是区城麻醉下以双叶窥镜显露直肠肛管，可行三或四个象限的折叠．从前壁开始，修补直肠膨出。用腰穿针在黏膜下注射稀释肾上腺素溶液，在分离的顶端缝一长的标志线。切除一椭圆形黏膜，尽可能向上，但不能超过直乙状结肠交界处。用可吸收单丝线行直肠肌肉壁垂直折叠缝合，缀合黏膜覆盖折叠肌肉。

5.1.4 Gant 术：通常用于黏膜脱垂的病人。方法是对脱垂的黏膜用橡皮带结扎，使脱垂的黏膜短缩。手术刺激组织炎症反应，导致宜肠壁增厚和瘢痕增生，特别适于直肠全层脱垂术后又发生黏膜脱垂的病人。可在区域麻醉下进行，并发症低，经少数病人应用，尚未见复发者。

5.1.5. 肛门环缩术（Thiersch）：适用于肛门收缩无力或肛门已呈松弛的直肠脱垂，常与其他手术相辅应用。也可用来治疗肛门失禁。用尖刀在肛门前、后距肛缘 2～3cm 处各作一纵行小切口，长 0.4～0.5cm。用动脉瘤针或大弯圆针，或弯成半圆形的长穿刺针，从后侧切口插入，通过肛门一侧括约肌外缘的皮下组织，到前侧切口处穿出，将 20 号银丝（或不锈钢丝）穿过针孔（或穿刺针的针芯），退出动脉瘤针或穿刺针，引起银丝。对侧穿针引起银丝 按同法将银丝的另一头从肛门前侧切口插入，经对侧皮下在后侧切口引出，使银丝在皮下形成环状。紧银丝，缩小肛门 先嘱助手将示指放入肛内，然后逐渐拉紧银丝两端，使肛门缩小至紧贴示指的程度，在后侧切口处拧紧银丝。

5.2 注射治疗。适用于Ⅰ度、Ⅱ度直肠脱垂。

5.2.1 药物及剂量：

①95% 酒精：行直肠周围注射，每例儿童 1～3ml，成人 3～8ml；

②6% 明矾注射液：行双重注射，一次总量 25～45ml；

③消痔灵注射液：行双重注射，以 1：1 浓度一次总量 60～80ml；

④5% 石炭酸植物油：行黏膜下注射，每次注药 2ml[]。此外，还有收固注射液、矾连液、291－4 号枯痔液等。作用机理：通过药物的致炎作用和异物的刺激作用，使脱出的直肠黏膜与肌层、直肠与周围组织产生纤维化而被粘连固定[]。

5.2.2 注射方法：

①直肠黏膜下注射法[：黏膜下点状注射法是在脱出的直肠黏膜行间隔 0.5～1cm 的点状注射，每点注药 0.1～0.5ml，黏膜下柱状注射是针头刺入直肠黏膜下层，从上到下边注药边退针，使黏膜呈柱状隆起，一般可注药 3～5 条；

②直肠周围注射法：把药液注入双侧骨盆直肠间隙和直肠后间隙；

③双层注射法：行直肠黏膜下及直肠周围双重注射；

④两次四面注射法：第一次行直肠黏膜下两侧注射，间隔 2～3 天再行黏膜下前后左右四面及直肠后间隙注射。

5.2.3 注射事项：

①注药前应按手术要求准备；

②严格无菌操作；

③若不慎针头穿破肠黏膜，应立即注药少许，然后拔出，换针头后再注肠黏膜，应立即注药少许，然后拔出，换针头后再注药；

④术后控制排便 5～7 天，卧床休息 1 周；⑤半月后开始进行肛门括约肌功能锻炼。

5.2.4 疗效及预后：冯兰馨等 1956～1962 年对 246 例直肠脱重进行直肠周围 95% 酒精注射，其中儿童近期治愈率100%，成人治愈率70%[]。孙浩海等以8%复方明矾注射液行黏膜下注射治疗直肠黏膜内脱垂80例。一次治愈78例，好转2例。1～5年随访71例，痊愈64例（90.14%），复发2例（2.82%）。黄乃健用7%明矾注射液注射治疗60例成人完全性直肠脱垂，60例近期全部治愈。40例随访9～20年，远期治愈29例（72.5%），好转6例，复发5例。李雨家收治349例各度直肠脱垂。直视下注射治疗159例，肛缘进针直肠黏膜上注射178例，沿肛管黏膜下进针13例，直视黏膜下注射结合直肠后间隙注射39例。其中Ⅰ度脱垂132例，治愈131例；Ⅱ度脱垂156例，治愈154例；Ⅲ度脱垂66例，治愈47例，无效8例。闫补成以50%葡萄糖行直肠黏膜下或直肠周围注射配合长强穴维生素B_{12}封闭治疗直肠脱垂62例，治愈率100%。陈飞云以消痔灵注射治疗小儿直肠脱垂26例全部一次治愈[]。赵树生以小剂量复方枯黄液注射治疗小儿直肠脱垂12例，一次治愈率达100%[]。

5.3 此外，还有三联术即直肠黏膜近心端结扎注射术、两侧骨盆直肠间隙注射术、肛门环缩术治疗完全性直肠脱垂、ZT医用粘涂胶直肠周围粘合术、消痔灵注射加直肠黏膜多点结扎法治疗直肠脱垂等等。

6. 小结

小儿直肠脱垂是小儿消化系统常见病，多发于婴幼儿，治疗方法很多，应根据病情加以选择。目前尚无单一一种方法可解决直肠脱垂的，多数均采用联合治疗，中药口服外用配合注射或手术、注射配合缩肛和（或）黏膜结扎固定等等。笔者认为小儿直肠脱垂首选应用非手术疗法，如不见效再采用注射疗法。手术治疗只适用于少数严重完全性直肠脱垂的病儿，宜慎重选择，并注意防止并发症的发生。随着人们对盆底解剖结构的深入研究，药物及手术器械的更新，腔镜等微创手术的日益完善，小儿直肠脱垂治疗将会出现新的曙光。

参考文献：略。

术后复发性肛瘘31例治疗体会及复发原因分析

肖兰福 李俊忠

贵州省黔东南州人民医院痔瘘外科 邮编（556000）

肛瘘是肛肠外科常见病，因病因病理复杂，诊断治疗存在一定困难，尤其是高位复杂性肛瘘诊治难度更大，术后易复发。临床上把术后半年内复发或者肛瘘根本未愈而再次手术者称复发性肛瘘，有人统计高位复发性肛瘘手术复发率高达50%，再次手术失败率仍有10%［1］。我院肛肠外科从2005年1月至2012年12月收治肛瘘术后复发病例31例，行再次手术，术后采用中西医结合治疗外加中药熏洗坐浴等，结果全部临床治愈，其中25例随访6个月未见复发，现报告如下。

1. 一般资料

1.1 本组病例共31例，男27例，女4例，年龄平均16－67岁，第一次手术前病程3个月至18年，其中有一次手术病史者17例，二次手术病史者8例，三次手术病史者6例，合并糖尿病史者3例，结核病1例。根据2006年版肛瘘临床诊治指南的诊断标准，低位单纯性瘘2例，低位复杂性肛瘘7例，高位单纯瘘4例，高位复杂瘘18例，1个内口者12例，2—4个内口者19例。

1.2 治疗：包括心理治疗、全身治疗、局部治疗和中西医结合治疗等。

2. 治疗及体会

2.1 心理治疗　复发性肛瘘患者都有过治疗的经历，甚至多次手术治疗经历，部分病人都失去信心，具有恐惧心理，心里负担重，也有些病人对本次手术有很高的期待，故我们体会医患沟通很重要，要实事求是的把病情与患者和家属告知清楚，让病人对病情有充分了解，避免不必要的医疗纠纷。

2.2 全身性治疗　一些肛瘘复发是因全身性疾病没有发现或者没有处理好，如糖尿病、结核病、克隆病等。术前应认真询问病史，全身检查，局部病理检查和肠镜检查都很重要，只有把全身性疾病治疗好或治疗稳定，机体抵抗力增强，才有可能治好肛瘘。

2.3 局部治疗

2.3.1 复发性肛瘘再次手术的主要困难在于以前手术形成的疤痕导致局部解剖不清，瘘管位置改变，单纯性变成复杂性，寻找内口困难，或有多分支瘘管等故增加了手术的难度，术前应充分准备，特别是内口和瘘管的确定，我们采用5%美兰加双氧水混合由外口注入，再用探针寻找瘘管和内口，用此法大都能找到瘘管。必要时X线瘘管造影、肠腔内超声、CT、核磁共振等。

2.3.2 手术方法　我们灵活采用高挂低切、主挂次切、开窗引流、切挂选择缝合的治疗原则。

（1）低位单纯瘘，采用从外口至内口全部管道连固疤痕一并切除缝合，加快伤口愈合，缩短了辽程。内口两侧可疑肛窦组织结扎有利于内口通畅引流。

（2）低位复杂马蹄形瘘根据走行方向将内口、主瘘管和疤痕组织全部切除，清除支管坏死组织，主管与支管截口挂松线引流或一次性切除缝合。

（3）高位单纯瘘，沿外口找到内口后，低部位瘘管和疤痕组织切除缝合、高部位肛管直肠环挂紧线。内口两侧组织结扎以避免桥形愈合。

（4）高位复杂马蹄形瘘，瘘管内口复杂，每个病人差异很大，不能用一种模式治疗，但内口的正确处理，支管的畅通引流，肛门的功能保护是治疗高位复杂瘘的基本要求，但挂线治疗仍是其重要的治疗方法，我们根据病情灵活选择手术方式，大部分采用切挂选择缝合的治疗，少部分选择主管和内口部分切开挂紧线，支管开窗引流挂松线治疗。

3. 复发原因分析

3.1 术前对全身性疾病检查不重视而误诊；肛瘘虽然是局部性病变，但与某些全身疾病有密切联系，不能忽视全身疾病的检查，如患者有活动性结核、肺结核、结核性胸膜炎、骨结核，糖尿病，克隆病等。，本组 1 例合并胸椎结核，经抗结核治疗后，积极处理局部病变而愈。3 例合并糖尿病。再者不能将骶尾部囊肿、畸胎瘤破溃，肛管癌等认为是肛瘘，对某些可疑病变应作活组织病理检查等，以便做出正确的诊断和治疗。

3.2 肛瘘内口检查不准确而导致肛瘘复发；正确判定原发内口的位置所在是手术成败的关键。我们在手术中发现既往作过手术复发的病人有相当一部分病人手术疤痕不是我们找到内口的位置，肛瘘内口是肛瘘发生的原发病灶，术中对内口部位数量应准确找出，进行彻底清除才能根治。如果没有找到内口而盲目手术切开瘘管暂时治愈，但感染源没有清除必然导致手术失败，内口是感染的肛门腺，是原发病所在，在肛门后部比较集中，据 st - mark 医院统计占%66［2］，我们在手术中也证明了这一点。手术前应仔细检查内口瘘管的走向，除触诊外，需结合探针检查，必要时借助美兰染色和碘酒造影等均可正确找除肛瘘内口。术中可观察肛窦和附近部位的组织有无充血、水肿、硬结、凹陷、糜烂及内瘘口流脓等情况来判断和找准内口的真正位置，切不可用探针硬性探查形成人为假道，误伤正常组织。另有人报告复发性肛瘘高位复杂肛瘘占 90%[2]。复杂肛瘘往往管道纵横交错，支管丛生或内口位置高，检查易将复杂误诊为单纯肛瘘，未将瘘管全部切除或遗留支管使感染源存在应引起高度重视。

3.3 内口两侧黏膜组织未结扎造成桥形愈合而复发：我们常规将切开内口两侧黏膜和组织结扎有利于止血和通畅引流又避免桥形愈合，有人报道未对内口两侧缘结扎造成再次手术的病例占%16、67。

3.4 瘘管处理不彻底，支管脓腔残留感染及坏死组织可造成感染复发，复杂肛瘘管道多且弯曲，常有支管和死腔手术如不彻底清除支管死腔、窦道使感染物和坏死组织残留将导致手术失败和复发。

3.5 挂线位置不当：未明确内口部位瘘管的走行及两者的关系，即行挂线，使挂线的位置不在内口或瘘管上端挂线不完全没有达到完全彻底剖开内口和管道的目的。致使原发内口清除不彻底管腔引留不充分导致复发。

3.6 手术切口引留不畅，形成假性愈合：术前诊断明确，手术操作严谨，正确固然重要，但术后保持手术切口引流通畅清结是不可复视的。特别是术后换药不清除创面储留的粪便残渣等感染物，致使引流不畅，污物不能顺利排除，伤口经久不愈。也可致创面基底部粘连造成假性愈合引发重复感染。

3.7 手术分层缝合线头异物反复染感造成伤口长期不愈：本组 2 例在外院术后 7 个多月切口不愈，在术中无法正确找到内口，切开清除坏死组织时发现深部有线头，经通畅引流换药而愈。

原位皮瓣留置或移行术治疗环状混合痔的临床价值

徐　飞　唐迎春　刘国宝　吴正勇

武汉市第八医院肛肠科（430010）

武汉市第八医院南院（430012）

［内容提要］环状混合痔的临床手术治疗中，由于传统手术的术后并发症及后遗症较多，改良术式的研究一直被肛肠学界所重视，近年来，痔的病因学的新认识以及 PPH 手术的广泛的临床研究和应用，促使我们更加重视痔

手术中对肛门功能的保护，尤其是肛垫及Treitz肌和ATZ上皮的保护。而PPH术适应症所存在的一定的局限性，通过借鉴PPH手术原理，我们运用原位皮桥留置或移行术对环状混合痔的治疗进行了大量的临床探讨，疗程明显缩短，收到了较为满意的疗效

【关键词】环状混合痔；手术；原位皮瓣留置移行；微创

环状混合痔是肛肠科临床的常见病和多发病，自1919年MILES提出，1937年由英国圣·马克医院的Millegan－Morgan发表20世纪肛肠科的经典之作—外剥内扎术一直是肛肠科临床手术治疗的首选方式。但是其所存在的问题也一直困饶着临床，我们通过外剥内扎术基础上自2000年始至今在采用的改良原位皮瓣留置或移行术治疗环状混合痔取得了较为满意的临床疗效，明显的缩短病程，从很大程度上降低了临床并发症和后遗症，现予以总结分析。

Ⅰ一般资料

随机选取2000－2008年住院的环状混合痔患者450例，其中男性222例，女性228例，年龄最小19岁，最大85岁，平均年龄48.97岁。双盲分组治疗组（改良原位皮桥留置或移行术）230例，对照组（传统分段外剥内扎术）220例，经统计学分析两组具可比性（$p>0.05$）。

Ⅱ治疗方法

1. 术前准备：两组均常规术前准备。

2. 麻醉方式：两组患者均采用腰俞麻，部分效果不满意患者结合局麻方式。

3. 手术方式：对照组：采用改良分段外剥内扎术（在此不另加阐述），治疗组：患者麻醉满意后，取常规手术体位，视患者痔体分布做分别作环状混合痔的分段钳夹后，需要注意的是一般以内痔分布决定手术切口的设计，尽量以下象限开始作肛缘旁开1.5－2cm痔体部的V行切口（注意是痔体部的切口保留尽量多的肛缘皮肤组织），至肛缘改纵行切口至齿线，钝性及锐性剥离外痔区痔组织，尽量彻底清除皮肤区痔组织，尤其需要注意保护残余皮肤组织，双10号线结扎内痔区后，分别以相同方式处理其他庤组织，注意在操作中尽量多保留相邻庤与庤组织之间的原位皮瓣，原位皮瓣的保留一般以KC位3－4点、6－8点、10－12点之间为宜。以组织钳钳夹原位皮瓣，在皮瓣张力允许的情况下可外翻原位皮瓣，清理皮瓣下方痔组织和血管袢后，视皮瓣张力作V形切口残余皮瓣的全层缝合或皮瓣2侧的锁边缝合至肛缘，缝合间距以0.5cm以下为宜，注意缝合的解剖对位和勿留死腔，其它痔区作同法处理，一般环状混合痔手术中肛管内留置2－3个完整的纵行皮瓣桥即可。对于外痔区过多或者过长皮瓣可采取“Z”形或“L”形进行移行缝合定位。原则上尽量多的保留肛缘和肛管的上皮组织。需要注意的是皮瓣下方的痔组织尤其是血管性组织应尽量予以清除。对于皮瓣下方庤组织较少的可以组织剪行破坏处理。

Ⅲ治疗效果

1. 术前后两组近远期疗效评价见表一 表二（2组均完成2年回访）

表一两组近期疗效对比

	围手术期出血例数（%）	疼痛Ⅰ－Ⅲ度例数（%）	肛缘水肿例数（%）	围手术期排便失常例数（%）	尿潴留例数（%）	平均愈合时间（天）
治疗组（n＝230）	12（5.2）*	108（46.9）*	38（16.5）	21（9.1）*	39（17.0）*	18.35±6.8#
对照组（n＝220）	48（21.8）	158（71.8）	45（20.5）	68（30.9）	68（30.9）	25.5±8.7

注：与对照组比较，$P<0.01^*$ $P<0.05^\#$

表二两组远期疗效对比

	黏膜外翻例数（%）	痔核及赘皮残留例数（%）	排便困难例数（%）	肛门狭窄例数（%）	肠液外溢例数（%）	术后复发例数（%）
治疗组（n＝230）	3（1.30）*	9（3.91）*	12（5.22）*	7（3.04）*	2（0.08）*	
对照组（n＝220）	28（12.7）	65（29.5）	48（21.8）	33（15.0）	38（17.27）	2（

注：与对照组比较，$P<0.01^*$

2，组别的肛门侧压对比性研究（注：因各方面因素整个课题研究组患者只有部分患者完成术前后肛门测压检查，但测压结果能从统计分析具可比性）

	肛管静息压（mmHg）		肛管收缩压（mmHg）	
	术前	术后	术前	术后
治疗组（n=180）	110.88±33.35	68.22±20.32	92.33±39.65	91.18±37.89
对照组（n=178）	111.58±34.12	88.23±21.11	89.54±37.39	87.94±37.36

讨论：

1. 目前肛肠科治疗环状混合痔多采用传统分段外剥内扎术进行临床的手术治疗，由于手术中对肛缘及肛管皮肤的保护不够，较多数的临床医生手术中为避免术后的肛管狭窄，合并在术中进行肛管的后正中的纵切横缝处理，术后的肠液外溢、黏膜外翻、肛门功能不全等并发症和后遗症较多，也较为常见，而且由于肛管纵切横缝的把握尺度问题，继发性的肛管狭窄也并不少见。极大的困扰临床治疗。随着临床盆底解剖学的进一步发展，肛垫学说从一定角度上得到了肛肠学界的较为广泛的认同，对肛管特殊上皮组织（ATZ上皮）的保护，不仅对患者术后肛门精细控便，以及肛管感知能力的保护，尤其是原位肛管上皮的原位愈合使十分有利的，其次由于手术中对于肛垫平滑肌及支持性和稳定性的弹性纤维的纵形连续性保护，也更为符合现代盆底动力解剖学观念更新的潮流。可以这样理解，目前得到广泛认同的PPH手术是环状的保护肛垫组织而原位皮桥留置或移行术是对肛垫组织纵形的保护。

2. 手术相关技巧

2.1 原位皮瓣留置及移行手术的关键在于手术切口设计以及缝合技巧，我们知道环状混合痔与直肠肛管脱垂的鉴别诊断就在于前者的痔区之间有着正常的皮肤与黏膜，那么手术的切口设计原则就是尽量多的保留和保护正常的皮肤和黏膜面，手术切口应以内痔分布定位，即使外痔与内痔分布不在一条纵轴，我们也可以将外痔下方庤组织剥离切除以后原位缝合固定或移行为肛缘的闭合切口；

2.2 从远期疗效考虑，我们知道：从现代血管照影研究表明痔区的主要血供来源于庤上动脉，那么内痔区结扎点应尽量在庤上动脉的3个分支也就是KC位1、5、9点处为宜，当然手术操作前对庤上动脉分支搏动点的指诊定位对于手术具体操作也具有相当重要的价值。痔上动脉镜下缝扎术等相关研究也证实针对庤上动脉分支的结扎可导致患者痔区的萎缩。

2.3 手术中应对术后原位皮瓣水肿进行相关的预防性处理：现代肛肠病理学研究表明血管性衬垫是庤组织的主要组成部分，对原位皮瓣下方的血管性衬垫以及结缔组织应适当加以清除和破坏，在手术操作过程中应以开放和半开放，闭合与半闭合相结合的方式加以缝合皮瓣，既达到缝合固定皮瓣避免术后因肉芽组织增生所导致的皮瓣外翻，又可防止因过于追求全闭合而引起缝合张力过大而导致原位皮瓣的撕裂性损伤。缝合应尽量避免过深伤及肌层引起术后疼痛加重，还应避免残留死腔导致术后伤口感染而缝合失败。对于结缔组织外痔区较为明显甚至冗长的患者可采取"Z"行的方式进行移行皮瓣固定或者做部分皮瓣切除后的皮皮解剖对位性缝合固定。在外痔区庤组织剥离过程中应尽量精细，避免过于粗暴操作导致原位皮瓣术后继发性血肿。对于外痔部分较为严重的混合痔科酌情考虑以三角皮瓣留置缝合或者进行皮瓣部分切除以后的对位低张力缝合。

3. 从统计分析来看，2组的病程时间具有显著差异（$P<0.05$）。这是与治疗组手术创伤较小，闭合半闭合伤口愈合时间较短，皮瓣的保留较好，利于患者后期恢复。手术前后的肛门测压结果分析证实手术均降低了肛门静息压，正常人肛门静息压为52mmHg，主要有内括约肌张力形成，我们知道1990年LONE就已经提出任何降低肛门内压和减小肛垫体积的治疗手段都是正确的，所以2组手术对肛门内压的改善都是确切的。

4. 从疗效评定分析我们可以看到，尤其是2组分析证实治疗组的术后常见并发症发生率远低于对照组，原位皮桥留置或移行术术后的并发症后遗症与传统的分段外剥内扎术有着较为明显的优势，而且由于患者肛管的手术创面较小，部分（外痔区）为闭合伤口，术后重视换药治疗的基础上由较高的一期愈合率，病程明显短于对照手术治疗组，而且较大一部分肛管基础条件好的患者由于术中勿须作后正中的纵切横缝治疗，肛管的功能与术前差异较小，痛苦也较低，值得临床进一步研究与推广运用。

运用指法扩肛结合外剥内扎术治环状混合痔临床价值探讨

徐　飞[1]　涂圣兵[2]　张　毅[2]

[1]武汉市第八医院（湖北 武汉 430017）
[2]湖北武汉第八医院南院（湖北 武汉 430017）

【摘要】为探讨运用指法扩肛结合分段外剥内扎治疗环状混合痔的疗效。回顾2009年1月至2012年10月期间在我院接受治疗的环状混合痔患者资料240例，其中运用指法扩肛结合分段外剥内扎治疗140例（治疗组），另一部分病例单纯采用分段外剥内扎术治疗100例（对照组），对两组患者手术时间、术后住院时间、术后并发症、复发等情况进行对比分析。结果显示治疗组手术时间和术后住院时间短于对照组，$P<0.05$；术后肛门狭窄、黏膜外翻、肠液外溢、痔核及赘皮残留、术后疼痛、肛门失禁等并发症方面明显低于对照组，$P<0.05$；术后复发率明显低于对照组，$P<0.05$；在术后出血、尿潴留方面，两组差异无统计学意义，$P>0.05$。结论，运用指法扩肛结合分段外剥内扎治疗环状混合痔可以缩短疗程、减轻术后疼痛，减少术后各种并发症，是一种较为理想的传统外剥内扎术的改良。

【关键词】指法扩肛；外剥内扎；临床价值

环状混合痔是肛肠科常见病与多发病之一，目前手术方式很多，各有利弊，我院运用指法扩肛结合分段外剥内扎术治疗以痔核脱出为主要症状的环状混合痔140例，效果满意，现与同期行传统外剥内扎术治疗的患者疗效进行对比分析，总结报道如下。

1 资料与方法

1.1 一般资料　我院运用指法扩肛结合分段外剥内扎治疗以痔核脱出为主要症状的环状混合痔140例，（治疗组），其中男78例；女62例，年龄26~72岁，平均（41.26±13.18）岁，病程1~32年，平均12年，内痔Ⅲ期者94例，Ⅳ期者46例，同期单纯采用分段外剥内扎术治疗者100例（对照组），其中男57例；女43例，年龄29~65岁，平均（39.37±10.62）岁，病程1~25年，平均14年，内痔Ⅲ期者69例，Ⅳ期者31例，两组患者一般资料差异无统计学意义（$P>0.05$），具有可比性。

1.2 纳入及排除标准　所有纳入病例诊断均符合2000年4月中华医学会外科学分会肛肠外科学组讨论制定的《痔诊治暂行标准》[1]中混合痔严重呈环状脱出的诊断标准。排除标准：痔合并肛周脓肿、肛裂、肛瘘、直肠息肉、直肠恶性肿瘤或肠道感染性疾病者；合并心脑血管、肝、肾、造血系统等严重疾病者；精神病患者；妊娠期或哺乳期妇女。

1.3 手术方法　手术前晚行清洁灌肠，术晨禁食，术前排尿，肌注镇静剂（苯巴比妥钠或安定），均采用骶管麻醉，取膝胸位。治疗组采用运用指法扩肛结合分段外剥内扎术治疗：麻醉满意后，常规消毒铺巾，并用碘伏反复消毒肛管及直肠下段，先用一食指轻柔肛周，感觉患者适应后再单指轻柔扩张肛管，待其无特殊不适后，接着依次纳入中指及另一首食指、中指，四指均纳入第二指节，当四指第二指节纳入后，两手外旋分开，先向左右两侧反方向用刚柔相济的手法扩肛3-5分钟，同样再向前后方向扩肛，要求用钝力拉断病理性栉膜带，使病理粘连的纤维性组织断裂而又不损伤肛管黏膜，使充分扩张肛管直肠环，用单手四指伸入肛门内左右旋转，表示扩肛满意。扩肛时避免使用暴力，以免损伤肛管。此时肛管松驰良好，混合痔的痔核分界相当清楚，其痔核形态与肛管内外的病变关系一目了然，用目测或用双叶扩肛器查清痔核数目、大小、形态及分布，合理设计切口，用弯止血钳沿直肠纵轴方向夹起痔核，在相应外痔部分作延长“V”型切口，钝性加锐性剥离痔底静脉丛及血管袢至齿线上0.3cm，双10号丝线双重结扎痔核基底部，清理皮瓣下方痔组织，修剪多余的皮瓣及皮赘，以小圆针1号丝线行留置皮瓣两侧的锁边缝合至肛缘，要求缝合后的皮瓣既可平整覆盖组织，又不至张力过大及不影响创面引流，以固定皮瓣及减少创面。同法处理其他部位的痔组织（一般选择4~6个手术切口），剪除结扎线上痔组织，检查创面，缝扎或压迫止血，术毕常规使用双氯芬酸钠栓、马应龙痔疮栓、凡士林纱条纳肛，塔形纱布加压包扎固定。对照组采用传统外剥内扎术治疗。术后控制排便24h，便后给予中药熏洗坐浴，每日2次。术后第6-7天拆线。常规使用抗生素5天，止血针2~3天。

1.4　观察指标　观察两组疗效；术后伤口愈合时间、疼痛指数及术后并发症情况；术后并发症主要包括术后尿潴留、肛门狭窄、黏膜外翻、肠液外溢、痔核及赘皮残留、术后疼痛、肛门失禁等。其中术后出血指出血量在

50ml 以上，术后疼痛用疼痛指数评价：术后疼痛但无需另服止痛药记 0 分，疼痛但服一般止痛药可缓解记 1 分，疼痛重需使用杜冷丁或吗啡栓等类药物记 3 分。

1.5 统计学方法　计量资料为正态分布时，采用 t 检验，方差分析；计量资料为非正态分布时，采用秩和检验；计数资料比较采用 x2 检验，P<0.05 为差异，有统计学意义。

2 结果

治疗组手术时间和术后住院时间短于对照组，P<0.05；术后肛门狭窄、黏膜外翻、肠液外溢、痔核及赘皮残留、术后疼痛、肛门失禁等并发症方面明显低于对照组，P<0.05；术后复发率明显低于对照组，P<0.05；在术后出血、尿潴留方面，两组差异无统计学意义 P>0.05。见表 1。

表 1　两组患者手术及术后并发症等情况比较

组别	例数	手术时间（d）	术后住院时间（d）	术后并发症									复发（例）
				术后出血	术后疼痛指数	术后出血	尿潴留	肛门狭窄	黏膜外翻	肠液外溢	痔核赘皮残留	肛门失禁	
治疗组	140	40.3±12.4	8.28	2	1.4±0.5	4	8	0	1	2	3	0	3
对照组	100	53.4±14.5	12.17	9	2.6±0.4	3	6	8	9	11	9	4	7
P 值		<0.05	<0.05	<0.05	<0.05	>0.05	>0.05	<0.05	<0.05	<0.05	<0.05	<0.05	<0.05

3 讨论

环状混合痔是肛肠科常见的重症痔病，治疗难度大，所以国家中医药管理局将其界定为 16 种难治性疾病之一[2]。由于其发病机理复杂，症状和体征典型，治疗稍有不慎，往往会并发剧烈疼痛、尿潴留、大出血、肛门肛管狭窄、肛门肛管皮肤缺损、黏膜外翻、肠液外溢、大便失禁等严重并发症和后遗症，影响肛门功能和功能的完整性。随着对环状混合痔各方面研究的进一步深入及新技术的产生，创伤小、痛苦轻、恢复快的手术方式将成为今后多发性混合痔手术的发展方向[3]。在此基础上如何提高肛门光滑度，注重肛门的整复效果无疑是重点和难点。

对于重度混合痔的治疗，仍以手术为佳。环形Ⅲ~Ⅳ期混合痔的手术方法有多，关键在于能一次切得干净又不造成肛门失禁、狭窄，所以目前多采用分段外剥内扎结合内括约肌切断术或行 PPH 术。分段外剥内扎术的术式对于孤立脱垂性痔的效果较好，缺点是一次最多只能处理 4-5 个痔块，否则手术后容易引起肛门狭窄[4]。同时因遗留痔核，忽视肛门整复导致术后水肿的发生率高，肛门光滑度差，肛门清洁度难以改善，粪污长期刺激遗留的赘皮及痔核易引起痔病症状反复发作，甚至需多次手术。对于 PPH 术，术后肛门外观常平整，但是术后患者有排便次数多及排便急迫感、吻合口裂开、盆腔感染、肛门狭窄、术后形成新的肛门肌瘤，并且价格昂贵，近期疗效肯定，远期疗效亦有待于观察论证[5]，

运用指法扩肛结合分段外剥内扎治疗环状混合痔，理论来源于"栉膜带理论"。指法扩肛在治疗肛裂的运用，其原理是齿线附近动脉直接沟通连续的血管易发生瘀血而扩张成痔，加上肛管的肌层较薄弱，弹力纤维少，胶原纤维多，痔进一步发展致结缔组织松弛堆积，常呈环状改变，并使栉膜带形成病理性环缩[6]。临床上有一重要的指标就是麻醉后括约肌可以松弛而栉膜带对麻醉没反应。只能通过暴力才能解除束缚。那么我们采用"内括约肌松解术"就涉嫌过度治疗，在切断栉膜带时损伤了内括约肌，同时给患者留下了"匙孔现象"，导致肛门闭合不全，稀便控制差以及溢液，肛门潮湿，肛门湿疹等后遗症。栉膜带理论的重新确立可能对肛肠手术的微创化和减少后遗症做出重大贡献[7]。根据上述特点，采用指力扩肛与外剥内扎术治疗，对预防术后并发症起到积极作用。

我们在临床工作针对肛裂、混合痔、直肠型便秘的手术过程中，于麻醉状态下肛门在两手各一指的对抗扩肛中发现的几乎每一例上述疾病患者均存在 2-3mm 环状纤维环，就其在上述肛肠疾病的病因病理及其临床意义进行一些理论上的探索。方法就是手术中利用指尖的力量拉断该纤维环，肛门的紧缩感立刻消失，喇叭型肛门镜才得以深入肛门。结果术后肛门基本无创，除肛裂伴哨兵痔、浅皮瘘、肛乳头肥大需局部修整外，不需做所谓的内括约肌切断术，大大缩短了治疗周期，减少了病人的疼痛，避免了"匙孔现象"的产生。而肛门括约肌功能保持正常。手法部分离断内括约肌术的机理是通过将病理性纤维组织增生断裂，部分内括约肌切断，降低肛管静息压，减轻括约肌痉挛，促使肛后中线血供增加，加快术后伤口恢复，减少术后肛门狭窄等并发症，同时术中混合痔的痔核分界变得相当清楚，以利于行分段外剥内扎及保留皮桥的设计。

本法能一次手术而不造成肛门重大损伤，关键在于注意以下几个方面：（1）扩肛的掌握：扩肛时，先伸入双

食指，轻轻揉松肛门，再伸入两中指。指力作用于6点位，向下、向外方向，以揉压之力，有选择地扩断外括约肌皮下部及内括约肌下部表层，与普通意义上的扩肛不同，传统扩肛法3、9点位施力，括约肌扩断不彻底，肛周广泛撕裂，效果差而损伤大。我们所用四指扩肛术，作用力点精确，扩肛彻底，损伤小，绝不造成肛周广泛撕裂。只有指感须长期锻炼方能运用自如。（2）分段外剥内扎术的掌握：分段外剥内扎术已有多种较成熟的术式，总体原则不外保留皮桥、黏膜桥，和各结扎点不处于同一水平面。因为肛管固有组织破坏较大，术后黏膜受肛外皮肤牵拉而下移，原来的肛周皮肤损伤创面一般已下移至外括约肌皮下部以下，所以不会造成肛门狭窄，因此在已呈花瓣状创面处理外痔时，可以切得多一点。若为结缔组织赘皮性外痔，可依花瓣状创面布局一次性切除。（3）对于环形静脉曲张性外痔，要依其自然皱褶形态，分段以小切口，于皮下剥离至根部结扎，皮桥可以根据情况保留1-2条即可。本组有3例未保留皮桥，也未发生肛门狭窄。本组病人均未因残留皮肤而发生术后水肿。术后伴随肛内瘢痕的收缩，肛门外皮肤亦随之内移，因此亦未发生肛门黏膜外翻。

4 结论

运用指法扩肛结合分段外剥内扎治疗环状混合痔疗效满意，术后肛门狭窄、黏膜外翻、肠液外溢、术后疼痛、肛门失禁等并发症少而轻；术后残痔存留、肛门赘皮残留均很少，肛门光滑度高，肛门整复效果好，是一值得推广的改良外剥内扎术式。

参考文献：略。

切开引流挂线术加中药治疗复杂性肛瘘疗效分析

徐占英

河北省衡水市第四人民医院肛肠科 053000

【摘要】为提高复杂性肛瘘的临床疗效，缩短愈合时间，减轻患者痛苦，减少后遗症的发生。采用切开对口引流挂线术加术后中药熏洗、外敷，治疗100例复杂性肛瘘。结果表明：该治疗方法具有创伤小、疼痛轻、愈合时间短，切口瘢痕小、保持肛门功能及外形等优点。

【关键词】肛瘘；切开引流；挂线；中药熏洗、外敷

复杂性肛瘘是临床上常见、多发病之一，因其走形复杂手术后创面大，愈合时间较长，是患者痛苦较大的病症之一。中医中药通过辩证论治，予以施方用药。术后配合中药熏洗中医外科药物换药，减轻了术后水肿、疼痛，通过去腐生肌，减少了肛门瘢痕及损伤，缩短了疗程。取得满意疗效，现报道如下。

1 资料与方法

1.12009年-2011年，在医院就诊的复杂性肛瘘病人中进行病史采集、病例筛选，根据患者的临床症状和病程确定病例分型，按同一诊断标准选择200例复杂性肛瘘患者。200例患者，男114例，女86例；年龄10--75岁，平均45岁；病程2—35个月，平均7个月余；有手术史37例；伴糖尿病3例。随机分为两组，其中100例做为切开引流挂线术加中药治疗组，和100例仅采取切开引流挂线术对照组。其疗效标准、手术方法统一，随访时间均为一年。

1.2 手术方法　采用低位硬膜外麻醉或局麻。取截石位或俯卧位。常规消毒、鋪巾。自外口注入适量亚甲蓝，并探针引导找到内口。然后将探针从主管道外口缓缓插入至内口穿出，同时从其他外口用探针引导切开与主管道会合。再沿探针自离外口1cm处作一梭形切口，将主管道与周围组织切开并用隧道切除法尽可能切除瘘管管壁，自近内口肛缘处纵向垂直切开皮肤及皮下组织至主管道，向外穿浮条作隧道式对口引流，向内切开至齿线处探针自内口拖出橡皮筋挂线。同时彻底清除瘘管管壁及腐烂组织，处理内口，查无活动出血，内敷凡士林纱条，外塔纱压迫、固定，术毕。

1.3 术后处理　仅手术组：术后半流质饮食2天后改普食。静点抗菌药物3天。保持大便通畅，根据伤口愈合情况，术后7-14天撤浮条。内口挂线术后7-21天间隔紧线。注意保持创面引流通畅；加中药治疗组：在上述治疗的基础上，增加采取便后中药坐浴（组成：苦参、金银花、黄柏、黄芩、地榆、蒲公英、甘草），生肌玉红膏纱条换药。

2 结果

2.1 疗效标准　治愈：症状及体征消失，创面愈合；复发：症状及体征均无变化，创面久不愈合或愈合后不久

溃破溢脓水或血水；肛门功能受损：肛门变形、括约肌收缩无力、肛门溢液、失禁或不完全失禁。

2.2 两组疗效对比分析

统计学处理：各计数数据以 x ±s 表示，采用 t 检验，所有数据均输入 SPSS12.0 统计软件进行统计学处理，以 P<0.05 有统计学意义。结果见表 1

表 1　两组疗效比较

组别	平均愈合时间（天）	痊愈率	复发率	肛门功能受损
加中药组	25.10±2.43	99%	1%	0
仅手术组	31.35±1.97	83%	7%1	

加中药治疗组与仅手术组比较，P<0.05，符合统计学差异。

从表 1 可以看出，加中药治疗组平均愈合时间缩短了 6 天左右，痊愈率高于对照组，复发率小于对照组，肛门功能无损伤。两组对比，具有明显差异。

3 讨论

高位复杂性肛瘘，由于病变位置高管道多而弯曲，走行复杂，且手术是治愈的唯一办法。若处理不当，可致久治不愈，甚至造成肛门失禁、肛门畸形等后遗症。手术成功的关键在于寻找到真正的内口，并正确处理；彻底清除瘘管管壁及深部死腔。对于开窗对口引流不能切开的瘘管管腔，要搔扒干净硬化组织，并掌握好撤浮条的时机。对通过内口的挂线要把握好紧线的时机，过快的紧线，使提早脱落，在勒割的括约肌与周围组织未充分纤维粘连时，切记不可割断，以防因损伤括约肌而影响肛门功能。另外对有两个深部内口的肛瘘，注意不可同时切断两处，要根据内口的深浅，先使稍浅的内口挂线脱落，再让较深的内口挂线脱落。以通过挂线的慢性勒割、引流作用，使括约肌断端与周围组织充分粘连，以保证最大限度的保护肛门括约肌的功能，避免肛门失禁和变形。

治疗高位复杂性肛瘘，减少创损，加快创面愈合速度，避免肛门失禁、肛门畸形等后遗症，是临床治疗的关键。通过手术后配合中药坐浴以取得清热燥湿、活血化瘀、祛毒消肿的功效，进而减轻疼痛水肿、缩小创口瘢痕，减小了复发率，避免肛门功能受损。生肌纱条（生肌玉红膏）换药可起到去腐生新、生肌敛口的作用，从而加速创口愈合、缩短疗程、保护肛门外形及功能。临床观察表明，加中药治疗组平均愈合时间 25.10±2.43 天明显小于对照组 31.35±1.97 天，痊愈率由 83%提高到 99%，复发率由 7%减少到 1%，由肛门功能有损伤提高到无肛门功能损伤。两组对比，具有明显差异。我院通过临床观察显示，采用中西医结合的治疗方法治疗复杂性肛瘘，可以最大限度的保护肛门括约肌的功能，减少后遗症和复发率，同时缩短创面愈合时间，进而减少了病人的痛苦，降低了治疗费用，临床上取得较佳疗效。

婴幼儿肛周脓肿治疗方法探讨

徐占英

（衡水市第四人民医院肛肠科，河北 衡水 053000）

【摘要】婴幼儿肛周脓肿作为临床上常见病之一，其治疗方法，是选择手术还是保守治疗，是家长十分关心的问题，为探讨婴幼儿肛周脓肿治疗经验，通过临床观察，对采用切开引流或切开挂线术，和采用温水坐浴及抗生药物治疗婴幼儿肛周脓肿的病例进行比较，结果表明：两种治疗方法的疗效未发现显著差异，只要根据具体情况选择恰当的治疗方法，就能达到较理想的治疗效果。

【关键词】婴幼儿；肛周脓肿；手术；保守治疗

1 资料与方法

将 60 例婴幼儿肛周脓肿分为治疗组与对照组，治疗组 32 例，对照组 28 例，60 例患儿均小于 2 周岁，男婴 49 例，女婴 11 例。对症状较重，伴发热、脓肿面积较大、病程稍长的 32 例患儿作为治疗组采用切开引流或切开挂线术；对症状较轻，无明显发热、脓肿面积较小、病程较短的 28 例患儿作为对照组采用温水坐浴及抗菌药物治疗。观察两组治疗情况。

2 结果

治疗组、对照组治愈率分别为 91.5%和 86.9%；复发率分别为 8.5%和 13.1%。两组疗效差异无统计学意义。

3 讨论

3.1 肛周脓肿在小儿、尤其是新生儿或婴幼儿亦较为多见。因年龄不足导致患者肛周神经发育不完全，且婴幼儿肛周脓肿大多数为浅表性肛周脓肿[5]，治疗方式比较简单。发现小儿肛周脓肿应早期应用抗菌药物或清热解毒的药物治疗，若温盐水坐浴后即感有局限性，便可保守治疗。如局部已有波动感，应行切开引流或切开挂线术，引流应做放射状切口，弧度与脓肿大小一致，切开脓肿后，并将切口边缘皮肤做部分切除，以保证引流通畅。小儿肛周脓肿不但手术简单，而且创口愈合较快。因此，发现小儿肛门周围脓肿应及早治疗，以免贻误治疗时机而加重病情。

3.2 肛管直肠周围软组织内或其周围间隙内发生急性化脓性感染，并形成脓肿，称为肛管直肠周围脓肿[3]。其特点是起病急，发展快，治疗不及时可自行破溃，或在手术切开引流后常形成肛瘘。是常见的肛管直肠疾病，也是肛管直肠炎症病理过程的急性期。临床以肛门周围皮下脓肿最常见，多由肛腺感染经外括约肌皮下部向外或直接向外扩散而成[2]。一旦发生肛门直肠周围脓肿，应早期医治，以防其蔓延、扩散。

3.3 婴幼儿肛周脓肿多由肛窦内感染，出现化脓性炎症并不断向周围组织间隙扩散的肛周急性炎症[1]。研究表明，小儿肛腺感染与体内雄性激素水平密切相关。通常认为婴幼儿从母体内获得的激素水平较高可诱发肛腺感染；加之婴儿皮肤娇嫩免疫机能低下，皮脂腺相对分泌旺盛，也易导致肛周皮下感染，形成脓肿[3]；或因肛门护理不当，小儿肛门周围尿布皮炎，致使毛囊、汗腺、皮脂腺感染，而导致皮下脓肿。婴幼儿肛周脓肿须早发现早治疗。如果能早期发现可行保守疗法坐浴、抗感染治疗，症状缓解进而渐渐痊愈；如症状不能缓解，且有加重趋势，应及早行手术治疗。婴幼儿的肛周脓肿一般为皮下感染[4]，可根据不同情况采用保守治疗或手术治疗，即使是手术治疗，也应是创伤小、痛苦小、恢复快。如果没有及时治疗或者治疗不当，可使病程经久不愈，继而引起复杂性肛瘘或肛门直肠瘘，这将给患儿造成更大的痛苦。

参考文献：略。

切开挂线结合旷置引流成功治疗外口在坐骨结节区肛瘘1例

徐振东

辽宁省丹东市肛肠病医院 肛肠科 118000

1 病历摘要

患者，男性，42岁，因“臀部外口反复流脓水1年半”入院，无明确的外伤史，3个月前曾于外院以“粉瘤感染”手术治疗，术后创面不愈合。专科检查见结石位右坐骨结节区有一开放性外口，外口下隐约可及条索状物呈后蹄形通向肛内6点处，美蓝探查内口位于6点肛隐窝处。CT检查：肛门括约肌偏右侧向臀部皮下软组织内延伸见条形密度增高影，边缘毛糙，密度均匀，CT值约为5－34Hu，长度约为25cm，周围软组织密度增高，余未见明显异常改变。骨盆X线检查：骨盆形状正常，各部骨质未见破坏和增生，骨盆未见异常。结核菌素试验：阴性。

2 方法

美蓝探道，分段，骶尾方向开口与坐骨结节区外口旷置引流，用刮匙彻底清除管道腔内腐坏组织，双氧水、生理盐水反复冲洗，虚挂皮筋引流，骶尾方向开口与6点肛隐窝内口切开挂线（实挂），修剪创面，使引流通畅，彻底止血，创面置碘伏纱条引流，外敷敷料，包扎固定，术毕。术后抗炎，支持及对症治疗，便后以复方荆芥薰洗剂熏洗坐浴，专科换药。术后7天开始实挂线紧线，10天拆除虚挂引流皮筋，术后40天创面痊愈。

3 讨论

该例患者外口距离内口有14厘米远，如若彻底切开管道部分，肯定是创面大、痛苦大，并且容易导致肛门直肠畸形，对肛门及臀部外形影响大，愈合后瘢痕也大。而采用切开挂线结合旷置引流术治疗，既保护了括约肌功能，维护了肛门主体结构，又彻底地清除了病灶，达到了根治的目的。其优点是保留了足够的正常组织结构，有效的减少了臀部重要神经、血管的损伤，使肛门直肠的功能和外形免受更大的破坏，手术后患者痛苦相对较小，恢复较快，愈后瘢痕少，缩短了痊愈的时间。

油脂类物质过敏致肛周湿疹影响术后切口愈合1例

徐振东

辽宁省丹东市肛肠病医院 肛肠科 118000

1. 患者，女性，48岁，因“肛门疼痛伴便血半年”于2012年5月17日入院，专科检查：结石位6点有一梭形裂面并有肛乳头肥大和哨痔，裂面有出血。诊断：肛裂。完善入院检查及术前准备后，于2012年5月18日骶管麻醉下行：肛裂按摩扩肛+部分内括约肌下缘离断术，术后抗炎 支持及对症治疗，肛泰软膏，四黄油纱条 专科换药，术后2天出现肛周湿疹，经皮肤科会诊后给予氧化锌软膏+炉甘石洗剂治疗，缓解不明显，术后5天改用龙珠软膏换药治疗，术后10天湿疹仍无好转，切口创面愈合缓慢，改用美宝湿润烫伤膏换药治疗，术后15天，切口创面愈合依然缓慢，湿疹好转不明显，停用一切含有油脂类物质的膏剂和纱条，改用康复新液换药治疗，术后20天肛周湿疹明显好转，切口创面愈合恢复正常，术后35天切口创面痊愈。

2. 讨论 伤口愈合缓慢的因素有很多，如手术方法不正确，皮肤缺损大，皮缘水肿，引流不畅，缝线拆除不及时，异物残留，肉芽组织过度增生，每日大便次数过多，清洗伤口过勤，局部感染，缺血，血液循环不良，肛周湿疹，全身性疾病，体质虚弱，营养不良，糖尿病，贫血，结核病等等。肛周湿疹是其中的一个因素，病因也很多，但因应用肛肠科常用膏剂引发的并不多见，临床应用中应加以留意。

熏洗1号对肛瘘术后创面促愈作用的临床研究

许向彤

徐州市中医院（221009）

肛瘘是肛肠科常见疾病，其病变部位特殊，术后创面不易清洁干燥，创面又多为开放性，故病程较长。我院肛肠科自制“熏洗1号”洗剂，已在科内使用20余年，尤其对促进肛瘘术后创面的愈合有明显作用，现报告如下。

1. 资料与方法

1.1 临床资料 诊断标准参照1994年国家中医药管理局颁布的《中医病症诊断疗效标准》，选取近一年来我科住院病人76例、符合低位单纯性肛瘘的诊断，肛瘘切除术后开放创面面积在5cm^3～15cm^3。

1.2 病例分组 将76例住院病人分为治疗组和对照组，治疗组病人每天大便后用熏洗1号液加入热水坐浴熏洗，对照组病人每天便后用高锰酸钾半片融入热水中坐浴熏洗，时间均为20分钟。两组在性别、年龄、术后第2天创面面积等方面基本一致，具有可比性，见表1。

表1 76例肛瘘术后患者临床资料

组别	例数	性别		年龄	术后第2天
		男	女		创面面积（cm^2）
治疗组	40	27	13	40.5±7.1	7.3±2.1
对照组	36	25	11	39.6±6.3	7.7±2.5

1.3 药物组成 熏洗1号洗剂主要有虎杖、金钱草、黄柏、明矾、冰片、赤赭石等组成，由本院制剂室生产和提供。高锰酸钾稀释液则为一般非肛肠专科医院常用术后洗剂。

1.4 治疗方法 两组从术后第2天起，治疗组用熏洗1号液坐浴，对照组则用高锰酸钾稀释液进行创面清洗处理并坐浴，，每天早晚各坐浴一次，尽量让患者早上或晚上坐浴前排便，换药则统一用碘伏消毒、凡士林纱条引流，直至创面完全愈合。

1.5 观察指标

1.5.1 创面症状：经过问诊和临床观测，评定出术后第2、5、10、14天的创面疼痛、渗液程度。评价标准见表2。

表2 创面评价标准

项目	-	+	++	+++
疼痛程度	无	疼痛能忍，饮食、睡眠基本不受影响	持续疼痛，睡眠受影响，病人主动要求用镇痛药	持续强烈疼痛，饮食及睡眠受影响，需镇痛用药
渗液程度	渗液浸透纱布<2层	渗液浸透纱布≥2层，但<4层	渗液浸透纱布≥4层，但<8层	渗液浸透纱布≥8层

1.5.2 创面修复指标：（1）创面面积：记录手术后第2、5、10、14天的创面面积，方法用透明薄膜直接均匀敷贴于创面上，以极细记号笔描绘创缘，再将薄膜铺于心电图描记纸上，计算出具体数值；（2）愈合天数：以创面完全上皮化之日作为最后愈合时间；（3）创面愈合率：以术后第2天创面面积作为原始面积，计算出第10、14天的创面愈合率。公式为：

$$第n天创面愈合率（\%）=\frac{术后第2天创面面积-术后第n天面积}{术后第2天创面面积}\times 100\%$$

1.6 统计方法

计量资料用F检验和t检验，等级资料用Ridit分析和x？检验。

2. 结果

2.1 创面渗液程度比较见表3

表3 术后第10天各组不同创面渗液程度例数比较

组别	总例数	-	+	++	+++	R值95%可信区间		P值
						下限	上限	
治疗组	40	22	15	3	0	0.4705	0.6801	<0.05
对照组	36	18	11	6	1	0.2101	0.4689	<0.05

2.2 创面疼痛程度比较

经Ridit分析和x？检验，在术后第2、5、10、14天4个时间点中，治疗组的疼痛者明显少于对照组。表4

表4 术后第2，5，10，14天创面疼痛程度≥++例数比较

组别	术后第2天	术后第5天	术后第10天	术后第14天	P值
治疗组	3	1	0	0	<0.01
对照组	6	2	1	0	<0.01

2.3 创面面积比较

经F检验和t检验，术后第2天两组创面面积具有可比性，术后第5、10、14天，治疗组创面面积小于对照组，尤其在第10、14天治疗组创面面积明显小于对照组。

2.4 创面愈合率比较

术后第10，14天治疗组愈合率明显高于对照组（$P<0.01$），见表5.

表5 术后第10，14天创面愈合率（x±s，%）

组 别	总例数	术后第10天愈合率	术后第14天愈合率
治疗组	40	49.95±11.5	81.51±7.62
对照组	36	37.11±6.12	67.89±9.96

2.5 创面愈合天数

经 t 检验，治疗组与对照组的差别有统计学意义（$P<0.05$），见表6。

表6　两组创面愈合天数比较（$\bar{x}\pm s$，天）

组别	总例数	愈合天数
治疗组	40	20.01 ± 2.77
对照组	36	23.60 ± 3.49

3. 讨论

肛瘘在中医又称为“肛漏”、“漏疮”，和痔等肛门疾病一起被古时中医称为“痔疮”。清代吴谦在《医宗金鉴》中说“夫痔瘘者，肛门边内外有疮……，由风热湿燥而至也”。李东垣也在《兰室秘藏》中认为“痔漏之病因是湿热风燥四气相合所致”。《疡科选粹》中说“痔疮绵延不愈，湿热淤久，乃穿肠透穴，败坏肌肉，销损骨髓而为之漏焉”。一般对肛瘘的中医辨证多为“湿热下注”，“气血淤滞”，中医临床外用药治疗大法为清热利湿、祛腐生肌、活血止痛。现代医学一般将开创性创伤分为炎症期、肉芽组织增生期和疤痕形成三个阶段[1]，肛瘘术后创面为开放性、污染性创面，术后清洗换药至关重要。中药熏洗是中医肛肠科的特色疗法，不仅适用于非手术患者，更适用于手术后患者，尤其是肛瘘手术创面一般较大、本身即为污染创面再加粪便每天污染，更需通过熏洗以生肌、止痛、消炎。

熏洗1号是由虎杖、金钱草、黄柏、明矾、冰片、赤石脂等水煎后，并过滤、消毒、防腐制作而成。虎杖性寒、味苦，具有清热利湿、收敛生肌、活血定痛之效，据研究虎杖煎剂对烫伤创面有收敛、防止感染和消炎的作用，又具有良好的镇静、镇痛作用[2]。金钱草性平、味甘，具有利水除湿、解毒消肿生肌功效，现代研究认为它对动物急性炎症渗出与慢性炎症反应有非常显著的抑制作用，并有镇痛作用[3]。黄柏性寒、味苦，具有清热燥湿、解毒敛创功效，其有效成分小檗碱，体外实验对金黄色葡萄球菌、溶血性链球菌及破伤风杆菌等均有抑制作用[4]；其粉剂外敷可治疗烧伤、下肢溃疡等开放性有菌创面。明矾性寒、味酸，具有解毒燥湿、收敛止血功效。冰片清热止痛并可生肌；赤石脂以甘温敛疮为主，兼能化湿生肌。诸药合用，收敛生肌而不留邪、活血止痛兼防出血。

熏洗1号的促愈作用，中医主要表现在它具有清热解毒、燥湿敛创、活血止痛三个方面的功效，而正好分别对应了现代医学的炎症期、肉芽组织增生期和疤痕形成期三个阶段。清热解毒即抗炎作用，适于炎症期；燥湿敛创即生肌收口作用，促进肉芽组织增生；活血止痛又可促进疤痕形成、减少疤痕面积、减轻疤痕疼痛。综合现代医学的药理研究证实，熏洗1号的抗炎、活血作用能清除肛门创面污染细菌，并解除肛门直肠的血管及内括约肌的痉挛，扩张肛门直肠小血管，从而改善肛门直肠的血流量，还能对血小板起凝聚作用，促进血栓的溶解，使增生性病灶软化和吸收，从而促进了肛门创面的愈合[5]。通过临床研究和对比，熏洗1号在控制感染、缓解平滑肌痉挛、改善肛门微循环方面疗效确切，无不良反应，相比单纯抗炎作用的高锰酸钾洗液具有明显的促进肛瘘创面愈合作用，并能减轻创面疼痛，值得临床推广使用。

参考文献：略。

中西医结合治疗急性嵌顿性混合痔186例

薛勇宏　李秦岭

陕西省渭南秦岭肛肠病医院（714000）

【摘要】目的　探讨目前急性嵌顿性混合痔的理想手术方法和疗效。方法　采用扩、剥、扎、注术及术后中药熏洗、外用的中西医综合治疗方法。结果　186例一次性治愈率100%，随访1～3年未发现并发症和后遗症。结论　该疗法具有疗效确切、伤口愈合快、住院时间短等优点。

【关键词】嵌顿性混合痔；中西医结合；综合疗法

急性嵌顿性混合痔是肛肠科常见的一种急症之一，易受过度劳累、剧烈运动、喜食辛辣、便秘、腹泻等因素的影响而急性发作，以肛门口有肿块、疼痛剧烈、坠胀不能还纳肛内为主症。局部检查可见肛门处有大小不等的肿块脱出并伴有水肿、色暗红或青紫，肿块脱出肛门外3—5天者均有不同程度糜烂、坏死、渗血、渗液且伴有血栓形成。近年来，我们采用扩肛、剥离、结扎、注射术及中药熏洗换药的中西医结合综合疗法治疗该病86例，均取得了满意的疗效，现报道如下。

1. **临床资料**

1. 本组186，男157，女29例，年龄18~62岁，平均年龄41.5岁，病程3~25年，均为环状混合痔，急性嵌顿期为3小时~8天，疗程最短12天，最长17天。

2. **治疗方法**

2.1 手术方法

术前清洁灌肠、备皮，腰俞穴麻醉后，取截石位，肛周常规消毒铺巾，待麻醉充分后，以纱布轻柔肿块，使肿胀痔体缩小，首先进行肛门手法扩肛，注意手法要轻柔、缓慢，扩至肛门可容纳四指为宜。观察痔核的位置、大小、形状、数量。首先对较大痔核进行外痔剥离至齿线处，以大弯钳钳夹内痔部分行“8”字结扎，在结扎线上方0.2cm注射1：1消痔灵注射液至充盈发白，并剪去结扎痔块的2/3，同时清除外痔内的血栓及静脉丛，使外痔部分的创面呈V字形，延长切口至肛缘外1.0~1.5cm处，修剪两侧皮瓣使其自然状态下伤口对合呈“线”型并缝合。同法处理其余痔核。术间一定要注意内痔结扎时以截石位3、7、11点母痔区为主，各结扎点部位不能在同一水平线上，且留有0.5~1.0cm皮桥。对于外痔部分较宽的痔核，可采取横切口，清除血栓和静脉丛后，再在皮瓣自然状态对和整齐后横缝合，这样不致形成肛门狭窄。术后肛周皮下注射长效止痛液，肛内放入二枚美辛唑酮红豆栓及凡士林纱条，塔形纱布压迫，宽胶布、“丁”字带固定。

2.2 术后处理

术后抗炎、止血、对症输液治疗，口服地奥司明片，每日便后中药金玄痔科熏洗散熏洗（马应龙药业生产）及生机玉红膏药捻换药至痊愈，我们在术后3~5天内根据创面愈合情况，间断拆除外痔缝合线。

3. **治疗结果**

本组186例均一次性治愈，治愈率100%，无1例术后大出血及明显水肿，术后尿潴留需导尿18例(9.68%)，肛门坠胀明显94例（50.54%）。住院天数10~15天，愈合时间15~20天，术后无肛门狭窄及缺损，无二便失禁等现象，也无污物沾湿内裤等肛门自制功能下降现象发生。

4. **讨论**

4.1 关于急性嵌顿性混合痔的治疗

急性嵌顿性混合痔属肛肠疾病的常见病、疑难病，到目前为止，虽然治疗此病的方法多种多样，术式也在不断更新，手术难度在于保留足够的肛门皮桥及黏膜桥，同时又不残留痔组织，并防止术后肛门狭窄的发生，手术改进的目的是在更加符合生理、减轻或消除术前症状的同时，减少患者的痛苦，缩短术后住院时间，减少术后可能出现的并发症[1]。急性嵌顿性混合痔患者就诊时已痛苦不堪，坐卧不宁，临床上一般先抗感染、复位、保守治疗，而后再择期手术治疗，这样延误了时间，增加了患者痛苦。混合痔手术保留齿线，可有效地避免术后排便失禁、黏膜外翻及肛门畸形等后遗症的发生[2]。实践证明一旦发生痔嵌顿，且明确诊断后就应首先手术治疗，这样可以迅速解除肛门括约肌痉挛，降低肛管直肠的压力，促进血液和淋巴回流，有利于水肿和炎症的吸收，使疼痛减轻。正如肛门脓肿一旦形成就应尽早切开排脓一样的道理。

4.1 关于急性嵌顿性混合痔术中和术后注意事项

①要尽量保护肛管皮肤和肛垫组织，以免影响肛门功能；

②要尽量剥离外痔静脉丛及血栓块，可避免术后水肿；

③“8”字结扎应牢固，可避免术后出血；

④注意内痔结扎点不能在同一水平线上，尽可能多保留肛管皮肤及肛垫；

⑤外痔切口必须呈“线”性缝合，可避免肛门狭窄。

本院近年来采取中西医结合综合疗法治疗急性嵌顿性混合痔取得了很好的疗效，具体优点同仁一看都很了解，不再在此叙述，总之我们认为该疗法不失为治疗急性嵌顿性混合痔的确切方法。

参考文献：略。

PPH 术并发肠黏膜下血肿两例临床报道及防治体会

杨成蓉

四川省绵阳市肛肠病医院　邮编 621000

【摘要】PPH 术后出血是此术式最主要的并发症。其出血方式分为显性出血、隐性出血（直肠黏膜下血肿）两种，以前者居多，后者少见但却凶险。术中预防、术后早期发现、及时制止是最佳防治措施。

【关键词】直肠黏膜下血肿；PPH 手术；防治

PPH 手术是近 10 余年来在我国肛肠科迅速广泛开展起来的一种专科术式，适用于内痔、混合痔、直肠前突、直肠黏膜内套叠、直肠脱垂等多种肛肠专科疾病的手术治疗。其具有操作简单，术中出血少，肛管皮肤无损伤，术后疼痛轻微或无痛，康复过程短等优点，易于被肛肠科医生和患者所选用。但任何一种具有创伤性质的手术，或不可避免会发生因组织损伤而引起的术后并发症的可能性，PPH 手术也不例外。其中，术后吻合口出血就是较常见的 PPH 手术并发症。根据我们临床观察，吻合口出血有两种表现形式：一种是显性出血，即血从吻合口表面处渗入肠腔内；一种是隐形出血，即血从吻合口深部渗入肠黏膜下与肌层之间，形成血肿。显性出血较为常见，也易于发现；隐性出血甚为少见，早期不易发现，若没此经验的医生，容易延误诊断和治疗，引起更为严重的并发症和生命危象，导致医疗纠纷和事故的发生。我院就出现过两例 PPH 术后并发肠黏膜下巨大血肿、且其中一例致肠穿孔危象的罕见病例，在此作一临床报道并总结一下防治体会，共与同仁探讨。

病例一　唐 x x，男，35 岁。2011 年 2 月 10 日因“环状混合痔”收入我科，经全身系统查体和相关辅助检查，排除手术禁忌症后，于 2 月 12 日 11 时在腰俞穴麻醉下行 PPH 手术，术中顺利，观察吻合口 5 分钟后未发现有渗血现象，于 11 点 40 分结束手术，患者步入病房卧床休息。测血压 110/80mmHg。下午两点（术后 2 小时）述小腹有些胀痛，测血压 100/60mmHg，值班医生考虑因手术牵拉引起腹部不适，给予阿托品 2mg 肌注，血压下降可能与使用麻药有关，继续观察。此后患者腹痛程度时轻时重，血压无明显变化。到晚上 10 点 30 分，又述小腹胀痛小便难解，给予保留导尿处理，小腹胀痛又有所缓解。到 13 日凌晨 2 点述小腹疼痛加剧，翻身困难，呈强迫右侧卧位，值班医生查体发现腹肌紧张，有压痛和反跳痛，血压 80/64mmHg，神智清楚，查血常规 WBC15.4 × 10^9，Hb98g/L（术前 124g/L），考虑有出血征象。检查肛门和肠腔却未发现任何血迹，考虑是否因 PPH 吻合时击穿肠壁，致肠穿孔引起了腹膜炎，即作腹部 X 线平片检查，提示“肠道胀气明显”而为发现腹腔有积液，医生很困感（但始终未想到作直肠指诊检查，也就是说当时根本没向直肠黏膜下出血这个方向去想）。B 超检查提示“下腹部见一 5.3cm 条状混合回声，考虑来源于肠道：粪便？其他待排”，值班医生认为可能是粪便。继续给予补液、抗感染、止血等治疗。患者腹痛无缓解，每 2 小时复查血常规均有持续下降，到 13 日下午 4 点，血色素降到了 76g/L，血压 80/58mmHg，经院内会诊考虑转普外科。于下午 5 点转入外科。外科于晚上 8 点进入手术室行“解腹探查术”，发现直肠后壁自吻合口处向上至少 8cm 长的黏膜下巨大血肿，血肿上端一处肠壁已被胀破一条裂口，腹腔内有大量积血，血肿处的肠黏膜与肌层呈剥脱状，而患者以处于休克危象，急经输血、扩容、纠正电解质平衡等抗休克处理，同时进行淤血清理、横结肠造瘘、直肠壁缝扎止血等手术，术程 8 个小时结束。患者转危为安。

病例二　黄 x，女，40 岁。2011 年 4 月 25 日 10 时，因“静脉曲张外痔并三期内痔”收入我科，经全身系统查体和相关辅助检查，排除手术禁忌症后，于 4 月 26 日 10 时 30 分在腰俞穴麻醉下行 PPH 手术，术中顺利，观察吻合口 5 分钟后未发现有渗血现象，于 11 点 5 分结束手术，患者步入病房卧床休息。常规给予一联抗生素和一联止血药物静滴。术后 3 小时小便自解畅通，其他未诉不适。至 28 日下午 5 时，诉有便意感，蹲厕解出少量大便，29 日凌晨 2 点，便意感明显而排解不出，值班医生给予直肠指诊检查，发现有大便储留，给予开塞露 40cl 纳肛，仍排解不出，医生再予以手抠大便后，患者解除大便。此后，患者感便意较频繁，3—4 小时蹲厕一次，无大便排出。症状持续至 30 日上午 9 点无缓解，蹲厕更为频繁，予以直肠指诊检查，发现直肠后壁吻合口上方有一较大的圆形包块突向肠腔，约有 5 x 6cm 大小，压之微有波动感，已将肠腔基本封堵，疑为血肿。即查血常规，HB 91g，比术前的 105g 明显下降了，血压无明显变化。CT 检查结果提示“肠后壁有一 6 x 6 x 7（cm）大小的类圆形血肿，已向前挤压子宫向左前移位”。经院内会诊讨论，决定仍经肛门行“血肿低位切口、淤血清除术”，于 30 日下午 3 点 30 分开始手术，在血肿靠近吻合口的上方，纵向切开约 2.5 cm 长的切口，再将切口修整成梭型，术者用右手食指进入血肿腔内，剥离出淤血，直至全部清理干净后，用甲硝唑液冲洗淤血腔两遍，油纱填入，吻合口处渗血点缝扎止血一针，观察10分钟无出血现象后结束手术。术后卧床休息，保留导尿两天，半流质饮食3天，输液抗感染7天。2天后开始在肛门镜下每日用甲硝唑液冲洗血肿空腔、并更换引流条，观察生长状况。术后第4日开始正常排便，再无出血现象。半个月后患者康复，无任何后遗症。

诊治体会：

PPH术后出血，究其原因，有器械质量的因素，有术者操作技术的因素，还有患者活动过度或大小便不畅的等因素。显性出血以渗入肠腔从肛门流出为主要症状，易于早期诊断和及时制止，危险性不是太大。而隐性出血（即：黏膜下血肿）肠腔内和肛门无血迹，患者表现出的症状是以左下腹或小腹持续性疼痛不能缓解，或便意感强烈频繁蹲厕而排解不出，矢气不通，早期生命体征无明显变化，所以容易延误诊断和治疗，造成更为严重的并发症，如肠穿孔，失血性休克，甚至危及生命

通过本院这两例病例，本人对这种PPH术后并发直肠黏膜下血肿的预防、诊断、治疗体会有如下4点：

（1）术中预防：手术过程中，最易造成黏膜下血肿形成是在进行荷包缝合的时候和切割吻合过程中。当发现吻合口上方有血肿时，在距吻合口上方1—2cm处血肿形成的位置，与吻合口平行缝扎黏膜连带黏膜下浅肌层1针，缝扎的宽窄视血肿的宽度而定，如血肿向上方延伸较高，还可以在第一针的上方1cm处再如此缝扎一针。这样可起到压迫血肿和阻断血管出血的作用，防止血肿扩大。

（2）早期发现：术后密切观察患者症状和生命体征变化。有相当一部分PPH手术的患者，术后诉小腹胀痛不适或疼痛感，但正常情况下这种症状在术后0.5—1小时后逐渐缓解，且无压痛和反跳痛。而本案第一例唐姓男患者，术后呈进行性加重的腹痛，强迫右侧卧位，稍后有压痛和反跳痛，后期血压和血色素不断下降，由此可判断有失血现象，晚期则出现休克危象。第二例黄姓女患者，主要表现为频繁的便意感而排解不出，小腹坠胀，矢气不通，且口服泻药或开塞露纳肛无效，由此可判断非大便储留引起的肠梗阻现象。

（3）早期诊断：直肠指诊是最简单和直接的诊断方法，通过指诊可直接扪到血肿，明确诊断，便于早期采取措施。腹部B超也可协助诊断，但早期灵敏度不是太高。CT扫描是较准确的诊断依据，可判断血肿的位置和大小。血压和血常规变化也是重要的参考依据。

（4）治疗：只要做到了早期发现和早期诊断，治疗就相对容易一些，即行血肿切开淤血清除引流术。术后视情况给予抗感染、对症治疗，密切观察生命体征和血常规变化。局部换药注意腔内清洁和引流情况，肠壁不能遗留感染死腔，否则后果也堪严重。出院后随访1—3个月左右。

切开、挂线、缝合术式治疗高位肛瘘临床观察

杨成蓉

四川省绵阳市肛肠病医院　邮编　621000

【摘要】近20年来，笔者采用主管及内口挂线，支管切开缝合的手术方法治疗高位复杂性肛瘘5683例，具有创伤小、疗程短、疗效可靠、无后遗症等优点。

【关键词】高位复杂性肛瘘；挂线；切开；缝合；手术

肛门直肠瘘是肛门直肠部常见的疾病，发病率约占肛门直肠疾病的8%－25%，占外科疾病的3—5%。其中：瘘道穿过外括约肌深层及耻骨直肠肌的高位瘘占肛瘘病的1－3%。高位肛门直肠瘘，由于治疗较为困难，国内外有学者称为难治性肛瘘，若治疗不当则很难治愈，或引起肛门缺损、黏膜下移、肛门移位、肛门失禁等后遗症。

从20世纪九十年代初开始，笔者开始采用主管及内口挂线，支管切开、组织清理后全层缝合的手术治疗方法，治疗高位复杂性肛瘘5683例，获得肯定的疗效。现将临床观察结果资料统计如下：

一、一般性资料

（一）性别：男性4660例，占82%；女性1023例，占18%，男女比例为4.5：1，与国内外报告本病多发于男性的观点是一致的。

（二）年龄：最小的为15岁，最大的为69岁。其中，15～20岁以内的405例，占总数的7.1%；21～49岁的4091例，占总数的72%；50岁～59岁的886例，占总数的15.6%；60岁以上的301例，占总数的5.3%。由此可见，此病主要好发于青壮年。

（三）职业：机关干部 2273 例，约占 40%，；工人 2045 例，占 36%，农民 852 例，约占 15%，学生 227 例，约占 4%，军人 286 例，约占 5%.

（四）病程：最短 2 个月，最长 20 年。其中，2 个月 ~1 年以内 2659 例，约占 46.8%；1 年 ~3 年 2119 例，约占 37.3%；3 年 ~5 年 750 例，约占 13.2%；6 年 ~10 年的 154 例，约 6.6%；10 年以上的 1 例。

（五）既往手术治疗情况：5683 例中，经手术者 2091 例，占 36.8%。2091 例曾经手术者中，经过 1 次手术 1840 例，2 次手术者 188 例，3 次及以上手术者 63 例。

二、检查

（一）术前系统查体：排除各系统影响手术的病变。

（二）术前辅助检查：重点排查有无糖尿病，活动性肺结核等疾病。本组病例中，发现伴有有活动性肺结核病者 182 例，伴有糖尿病者 853 例，这些病人均予以先治疗系统疾病，待系统疾病控制后再行肛瘘手术治疗。

（三）局部检查：本组病例均通过视诊、指诊、探针、肛镜检查，部分病例做了双氧水、龙胆紫药水（1% 双氧水 100 毫升、龙胆紫药水 2 克）瘘道显影检查等，少数病例进行了以 40% 碘油瘘道造影检查。经检查，5683 例患者中，1 个外口者 3637 例；占 64%；2 个外口者 1420 例，占 25%；3 个外口者 511 例，占 9%；3 个以上外口者 115 例，占 2%。内口在肛门后侧截石位 6 点附近的 4944 例，占 87%；内口位于肛门前侧位 227 例，占 4%；内口位于肛门左或右侧方位的 512，占 9%。

三、诊断标准

根据 1975 年全国中西医结合防治肛肠疾病经验交流会议规定统一的标准。

四、手术程序

（一）麻醉方法：全部病例均采用腰腧穴麻醉，部分病例（约占 30%）在腰腧穴麻醉的基础上加了静脉强化麻醉。

（二）手术方法：

术前准备：手术前一晚大便后，给予清洁灌肠；肛周备皮。

手术过程：在麻醉下取截石位，铺巾，常规消毒术区，运用指诊、美兰液瘘道染色、探针探查等方法再次确定内口及瘘管走向，然后开始手术。

1. 切开：切开位于肛门外括约肌深部以外瘘管：沿探针从外口开始，全层切开瘘管远段直至肛管直肠环外侧的管道，彻底清除管道壁纤维化变硬或腐烂的组织，然后再切开瘘管穿越的肛管皮肤、皮下组织、外括约肌皮下层、浅层和部分内括约肌浅层，修整结扎内口两侧处的黏膜，使内口黏膜处敞开以利引流。

2. 挂线：用 10 号丝线或橡皮筋结扎在近肛门内口处探针球头部，再将带线的探针头从内口沿管道慢慢抽出至已切开的瘘管处，在提拉紧线，将括约肌深层肌及部分耻骨直肠肌用次挂线紧紧地结扎住，使之逐渐缺血，以达到慢性切割的目的。每隔 5~7 天紧线一次，直至瘘道挂开脱线。

3. 缝合：将位于肛管直肠环以外已切开的远端瘘管伤口进行修整、对合皮瓣，妥善止血，然后用 7 号丝线做全层缝合，若伤口过于深、大，可分层缝合。缝合时须注意从伤面底部穿过，以免残留死腔。视情况可于伤口缝隙内放置引流条。

术毕，肛门外伤口处无菌纱方加压，宽胶布。固定。

五、术后处理

（一）术后当日控制大便，以免敷料松脱引起创面出血，清淡软质饮食 3 天后改普食。

（二）术后酌情服用润肠通便药物，保持大便通畅。

（三）术后根据病情选用抗菌药物。

（四）换药：挂线缝合创面术，大便后一般不采用不坐浴疗法，以免缝合的伤口感染造成手术失败。缝合的伤口处每日换药时用碘伏消毒，无菌纱布覆盖，内口处伤口紫草油纱条覆盖创面引流。挂线每 5 天左右紧线一次；缝线一般 6~10 天拆线，如有感染现象者，须提前拆线，视伤口情况适当敞开缝合创面，每日用高渗盐水或甲硝唑液冲洗感染伤口，化腐、生肌中药砂条填塞刨口，必要时做清创处理。

六、治疗结果

（一）疗效标准：

痊愈：全身症状及临床体征消失，伤口愈合。

未愈：临床体征未消失或伴有全身症状，伤口不愈合，伴有疼痛流脓等症状。

（二）疗效观察：

5683 例病例中，全身症状及临床体征消失，伤口一期愈合者 5484 例，占 96.5%；伤口感染后经清创、引流处理，延期愈合者 193 例，占 3.4%；以上愈合的病例中，按 30% 比例追宗随访 3 年，均述肛门感觉和功能正常，无明显后遗症。

另有 6 例未愈，行多次手术后康复。

（三）疗程统计：

痊愈的 5677 例病例中，术后 16 天内愈合者 3065 例，占 54%；21 内天愈合者 2327 例，占 41%；另外的 285 例愈合时间从 28 天—2 个月不等

七、讨论

（一）肛门直肠瘘，多由肛窦感染后发展为肛周脓肿，经切开或自行破溃后，细菌及感染物质仍可由原发感染肛窦继续进入感染脓腔，造成了感染反复发生，日久脓腔周围纤维组织增生，脓腔缩小，形成弯曲管道，如外口闭合引流不畅，脓液聚积，可扩散到耻骨直肠肌上、下间隙，成为高位肛瘘。

（二）高位肛门直肠瘘病变范围较大，肛门括约肌受累较多，特别是波及外括约肌深层及耻骨直肠肌，是肛肠科治疗难度高的一种疾病，国外对本病的治疗，概括起来存在以下问题：

1. 手术切断肛门括约肌和耻骨直肠肌易引起肛门失禁。

2. 对侵犯括约肌深层及耻骨直肠肌的病变广泛的高位肛瘘，主张先在腹部作人工肛门后进行肛瘘局部治疗。如此，对患者肉体及精神均存在较大的创伤。

3. 为防止术后发生肛门失禁，近年来采用保留括约肌手术，但治疗效果不理想，复发率达 50% 左右。

（三）从上世纪 90 年代初开始，我们即采用切开、挂线、缝合术式治疗高位复杂性肛瘘，共计 5683 例，具有损伤小，疗程短，疗效可靠，无明显后遗症的有点，值得临床广泛推广应用。

（四）运用本术式的关键步骤：

1. 掌握好适应症：适用于已经形成了瘘道的高位肛瘘，而深部急性脓肿期或瘘管感染性脓肿期不宜采用此术式，缝合不易成功。

2. 术前或手术过程中，必须要明确内口位置和管道走向，已使挂线能准确通过病理性管道和内口。

3. 对须缝合的切口，必须彻底清除管道壁的病变组织，才能保证缝合的伤口能很好的粘连愈合。

4. 缝合时最好是全层缝合，不留死腔。

5. 挂线时要松紧合适；并适时紧线，一般 5 天左右紧线一次，不宜切割太快或太慢，一般 12 天左右脱线为宜。

6. 如缝线伤口有感染现象，视情况予以提前拆线或做清创、引流处理。

TST 术与 PPH 术治疗痔病的临床对比研究

杨小毛[1]　李远志[2]　杨向东[1]

（1 成都肛肠专科医院 610015；2 成都中医药大学 610075）

【摘要】目的　比较选择性痔上黏膜切除吻合术（TST 术）与吻合器痔上黏膜环切术（PPH 术）治疗痔病的临床效果。方法　将 492 例痔病患者随机分为两组，实验组采用 TST 术治疗，对照组采用 PPH 术治疗。对比观察

两组病人的手术治愈率，术后疼痛、肛门水肿、尿潴留、出血、肛门坠胀、吻合口狭窄等并发症的发生情况。结果　实验组术后疼痛、尿潴留、出血、肛门坠胀、吻合口狭窄等并发症的发生与对照组比较，差异有统计学意义（$P<0.05$），但术后肛门水肿情况两组差异无统计学意义（$P>0.05$）；两组的手术治愈率比较差异无统计学意义（$P>0.05$）。结论　TST 术治疗Ⅲ～Ⅳ度痔病的疗效与 PPH 术相似，但 TST 术术后并发症少，创伤小，手术安全、有效、微创，是符合肛门直肠生理的治疗痔病的新技术。

［关键词］痔病；TST 术；PPH 术

痔病是一种临床常见、多发的肛肠疾病。痔病的治疗方法较多，目前总的趋向是采用中西医结合、非手术疗法与手术疗法结合、微创无痛的治疗方法。1998 年意大利学者 Longo[1] 首先提出了吻合器痔上黏膜环切术（PPH 术）治疗脱垂性内痔，为痔病的治疗开创了一个新纪元。选择性痔上黏膜切除吻合术（TST 术）则是在传统的分段结扎手术理论基础上结合 PPH 技术发展而来的一种操作更简便、疗效肯定、并发症少的微创治痔方法。本研究对 2011 年 5 月至 2012 年 5 月我院采用 TST 术治疗的 246 例痔病患者与采用 PPH 术治疗的 246 例痔病患者进行了临床疗效对照观察，疗效满意。现报告如下。

1 临床资料

1.1 一般资料

本研究纳入病例共 492 例，采用随机设计方法分为实验组（TST）和对照组（PPH）。实验组 246 例，男 126 例，女 120 例，年龄 28～64 岁，平均 45 岁，病程 3～22 年；痔Ⅲ度 212 例，Ⅳ度 34 例。实验组 246 例，男 124 例，女 122 例，年龄 26～66 岁，平均 44 岁，病程 4～23 年；痔Ⅲ度 208 例，Ⅳ度 38 例。两组一般资料比较差异无统计学意义（$P>0.05$），具有可比性。

1.2 治疗方法

1.2.1 术前准备术前详细了解病史，完善术前相关检查，做好术前沟通工作，术前 8 h 禁食，6 h 禁饮，术晨清洁灌肠。

1.2.2 麻醉方式 均采用 15% 利多卡因 20mL 行骶管麻醉（腰腧穴麻醉）。

1.2.3 体位麻醉满意后，两组均采用膀胱截石位。

1.2.4 器械实验组：采用苏州天臣国际医疗科技有限公司生产的一次性使用开环式微创肛肠吻合器（TST）及附件。对照组：采用强生（中国）医疗器械有限公司生产的 PPH 圆形痔吻合器及附件。

1.2.4 手术方法 实验组：观察痔核的形态、数目和大小，选择合适的肛门镜（单孔、双孔或三孔）。适当扩肛，以顺利插入肛门镜为准，拔除内筒，旋转肛门镜，使要切除的痔区黏膜得以充分暴露，固定肛门镜。选用 2－0 带针可吸收线行点状牵引缝合，缝合位置一般为齿线上 3－4 cm 为宜，缝合深度达黏膜下层。将 TST 吻合器完全旋开，顺着肛门镜的轴线将吻合器头部纳入直肠内，且位于缝合线的上端，收紧荷包线，将缝线用带线器分别从吻合器两侧孔中拉出。持续牵拉缝线，同时旋紧吻合器，到达保险刻度后进行击发。吻合后固定吻合器关闭状态 30 s，可起到压迫止血的作用，后将吻合器尾翼反向旋转，取出吻合器。仔细检查吻合口有无出血，如有搏动性出血或可疑出血，需用可吸收线行“8”字缝扎止血。剪断耳朵处，并在断端处作结扎，防止出血。如肛缘有残留外痔可同时行剥离切除。对照组：适当扩肛，置入并固定透明肛镜，半月镜暴露下于齿线上 2～3 cm 处黏膜下作一圈荷包缝合，取吻合器张开到最大限度，吻合器头部伸入到荷包线上端，收紧荷包并结扎，用持线器通过吻合器侧孔道钩出荷包线用血管钳夹持，拉紧荷包线的同时旋紧吻合器，击发吻合器，保持吻合器关闭状态约 30s 可起到压迫止血作用[2]。退出吻合器，仔细检查吻合口，如有明显出血，用可吸收线行“8”字缝扎止血。若肛缘有残留外痔可同时行剥离切除。

1.2.5 术后处理 手术当天静卧休息，进流质饮食，控制大便，术后第一日晚睡前口服润肠通便剂，第一次大便后正常饮食；术后止血药静滴 3 d，选择适当、足量抗生素静滴 3～5 d 预防感染；便后中药坐浴、常规换药。

2 结果

2.1 疗效标准 按照 1995 年国家中医药管理局颁布实施的痔疗效标准判定。痊愈：临床症状和体征全部消失。显效：出血、脱出等症状明显减轻，体征基本消失。有效：出血、脱出等症状有所改善。无效：临床症状和体征均无改善。

2.2 术后疼痛评分标准：采用视觉模拟评分（VAS）评估疼痛程度。0 分为创面完全不痛，排便、换药时亦无疼痛，10 分为创面极度疼痛，1～3 分为轻度疼痛，4～6 分为中度疼痛，7～9 分为重度疼痛。分别于术后 6、12、24、48、72h 对患者的疼痛程度给予评分。

2.3 术后水肿程度评分标准：分别于术后第 2d、5d 观察创面水肿情况。按四级评分法[3] 分级计分。0 分：无水肿；1分：轻度水肿，临床可自行消退；2分：中度水肿，中药坐浴可消退；3分：重度水肿，需局麻下切除。分别于术后第2d和第5d对患者的水肿程度给予评分。

2.4 统计学方法 应用SPSS 17.0统计软件对数据进行处理，组间比较采用t检验和χ^2检验，等级资料采用Ridit检验，$P<0.05$为差异有统计学意义。

2.5 治疗结果

2.5.1 手术疗效比较

实验组治愈率为96.75%，对照组治愈率为97.15%。无统计学意义（$P>0.05$）。见表1。

表1　术后1月两组手术疗效比较（例）

组别	痊愈（n）	显效（n）	有效（n）	无效（n）	治愈率（%）
实验组（n=246）	238	7	1	0	96.75
对照组（n=246）	239	5	2	0	97.15
P值					>0.05

2.5.2 术后常见并发症情况比较

两组病人术后不同时间的VAS评分结果见表2。从VAS评分来看，术后6、12、24、48、72h各时段实验组与对照组之间差异有统计学意义（$P<0.05$），说明实验组较治疗组术后疼痛轻。

表2　两组术后疼痛VAS评分比较（$\bar{x}\pm s$）

分组	n	术后6h	术后24h	术后48h	术后72h
实验组	246	4.68±0.93	3.62±0.87	2.87±1.03	1.98±0.96
对照组	246	5.83±1.04	4.65±1.28	3.82±1.06	3.03±0.98
P值		<0.05	<0.05	<0.05	<0.05

两组病人术后第2d、第5d肛门水肿评分见表3。术后第2d和第5d两组比较，P值均大于0.05，差异无统计学意义，说明实验组和对照组的患者术后水肿情况无差别。

表3　两组术后水肿积分比较（$\bar{x}\pm s$）

组别	术后2d	术后5d
实验组	1.20±0.19	0.76±0.19
对照组	1.44±0.22	0.92±0.16
P值	>0.05	>0.05

实验组病人术后尿潴留、出血、肛门坠胀、吻合口狭窄等其他常见并发症的发生与对照组比较，差异有统计学意义（$P<0.05$）。见表4。

表4　术后常见并发症情况比较（例）

组别	n	尿潴留	出血	肛门坠胀	吻合口狭窄
实验组	246	12	9	15	0
对照组	246	32	20	29	15

3 讨论

1975年Thomson[4]在痔的发生机制的研究方面提出了革命性理论，即肛垫学说，奠定了痔的现代概念基础。痔由肛垫病理生理性下移而成，肛垫本是人体的正常解剖结构，是高度特化的血管性衬垫，内含血管、平滑肌和弹力结缔组织，在协助括约肌维持肛管的正常闭合以及精细控便等方面起着重要的作用。故痔的治疗应该抓住其出血和脱垂两大症状的改善为目标，而非将肛垫切除，从而避免了对肛门功能的损伤，PPH术和TST术在这一点上都具有明显优势，完整地保留了肛垫组织。以上临床对比研究表明，两组在痔病的症状改善上疗效相似，但在术后尿潴留、疼痛、出血、肛门坠胀、吻合口狭窄等并发症上TST组却优于PPH组，且在手术操作中TST术操作更简便。

两组均未出现感染、肛门失禁等常见并发症，也无直肠阴道瘘、腹膜炎等严重并发症发生。

PPH术是环形切除一段直肠黏膜，从而达到向上提升松弛脱垂的直肠和肛管、断流的作用，经过十余年的发展，已经广泛运用于痔病的手术治疗。但在临床中我们发现，PPH术仍然有需要弥补改进之处：①手术操作带有盲目性，荷包完成后痔上黏膜牵入吻合腔后不能准确预知被切除的标本量及钉合深度，这也是并发直肠阴道瘘、肠瘘的主要原因。②一次性环形切除痔上黏膜，部分患者会出现肛管直肠狭窄，且狭窄位置高，松解难度大。黏膜切除过多，部分患者术后肛门坠胀感明显。③对数目不同、大小不同的痔处理没有针对性，可能出现对痔核数目少、痔核小的痔切除组织过多，失去了微创的意义。④对环状混合痔及重度痔效果较好，但适应证范围窄。

TST术是以中医分段齿形结扎术为理论基础，运用分段齿形结扎术合理保留了皮桥、黏膜桥，使结扎区呈齿形分布，在继承PPH手术"悬吊"、"断流"、"减积"理论依据的基础上，采用只纠正痔病病变部位病理结构改变的方式，恢复其正常的解剖生理结构，从而减少了术后并发症的发生，有效预防了肛门狭窄。同时减少了植入钛钉的数量，可降低术后肛门坠胀的发生率，维系了肛门的精细功能，较PPH术更符合当代痔病手术微创化的理念，同时也是祖国传统医学与现代医学在肛肠外科微创治疗痔病的有益结合。

当然TST术较PPH术也有一些不足，在针对环状混合痔，尤其是痔核间无明显分界，环形脱出的重度痔的治疗效果上TST术不及PPH术。同时TST术和PPH术一样对外痔仍需结合传统剥离切除处理。两种术式在临床运用时，关键是掌握好手术适应证，针对病情合理选择适应的术式，才能取得最优的效果。TST术是一种疗效确切，术后并发症少，创伤小，操作简单的新术式，是一种符合肛门直肠生理的治疗痔病的新技术，具有很高的临床应用和推广价值。

参考文献：略。

注射固脱、肛门紧缩术治疗重度直肠脱垂1例

杨玉瀚

（1成都中医药大学2011级硕士研究生，四川 成都610075；2成都肛肠专科医院，四川 成都610015；546729596@qq.com；15202867732）

［关键词］直肠脱垂；注射固脱；肛门紧缩

直肠脱垂是指肛管、直肠黏膜、直肠全层甚至部分乙状结肠向远侧移位而脱出于肛门外的一种疾病。中医称之为"脱肛"、"脱肛痔"、"截肠"等。该病早期无明显全身症状，大便时肛门肿物脱出，便后能自行回纳，但因长期反复脱出，直肠黏膜充血，溃疡或糜烂，后期脱出不能回纳，日久肛门括约肌松弛，血性黏液从肛门流出，刺激肛门周围皮肤，引起瘙痒[1]，甚者肛门失禁，直肠出血坏死。任何年龄皆可罹患，尤见于儿童、经产妇及体质虚弱的老年人，其发病率约为0.4%—2.1%[2]平均患病时间长达20年。

1 诊断标准

1.1 中医诊断标准[3]

中医症候诊断：①气虚下陷证：便后肛门有物脱出，甚则咳嗽，行走，排尿时脱出，劳累后加重，伴有脘腹重坠，纳少，神疲体倦，气短声低，头晕心悸，舌质淡体胖，边有齿痕，脉弱。②肾气不固证：直肠滑脱不收，伴有肛门下坠，腰膝酸软，面白神疲，听力减退，小便频数或夜尿多，久泻久痢，舌淡苔白，脉沉弱。③气血两虚证：直肠脱出，伴有面白或萎黄，少气懒言，头晕眼花，心悸健忘或失眠，舌质淡白，脉细弱。④湿热下注证：直肠脱出，嵌顿不能还纳，伴有门肿痛，面赤身热，口干口臭，腹胀便结，小便短赤，舌红，苔黄腻或黄燥，脉濡数。

1.2 西医诊断标准[4]

I度脱垂：排便或增加腹压时，直肠黏膜脱出肛门外，长度约3cm，触之柔软，便后脱出部分可自行回纳，外观呈放射状。

II度脱垂：排便或增加腹压时直肠全层脱出，长度可达4-8cm，呈圆锥状，手法复位，触摸脱出的包块肥厚有弹性，肛门括约肌较松弛。

III度脱垂：排便或增加腹压时，肛管和直肠或部分乙状结肠脱出肛外，长达8cm以上，呈圆桶状，手法复位困难，触之肥厚，失去弹性，肛门括约肌松弛无力。

2 临床资料

患者蔡某，女，53岁，因“肛门内肿物脱出20余年，加重1年”为主诉入院。大便时肿物脱出肛门，便后肿物不可自行还纳，大便规律，排便通畅，无便血及肛门疼痛，无腹胀、腹痛，未做系统治疗。视诊：左侧卧位，肛门呈散开状，蹲位直肠全层脱出，脱出物长达10cm，呈圆柱状。指诊：肛门松弛无力，脱出物触之较韧。入院症见：肛门肿物脱出肛外，无疼痛，纳眠可，二便调，体重近期无明显变化。

入院查体：患者入院查体心肺腹及辅助检查等未见明异常。专科检查：肛门居中，肛门口可见圆形、红色、便面光滑的直肠黏膜成“螺旋状”皱襞，脱出物大小约10cm×2cm×1cm，触之柔韧，余（—）。根据患者的病史、症状、体征和专科检查可诊断为III度直肠脱垂。

3 治疗方法

3.1 注射固脱术：（1）直肠黏膜下注射：麻醉成功后患者取截石位，常规消毒铺巾，适度扩肛，嘱患者用力摒气做排便动作，使直肠尽可能多的脱出肛外，碘伏棉球反复消毒脱出直肠，将消毒后的直肠纳入肛门复位，复位后使直肠平整，取消痔灵注射液1∶1稀释液（消痔灵：0.5%利多卡因1∶1），用5ml注射器装满药液连接6号针头（心内科注射针头，长约10cm－15cm），选择皮肤与黏膜交界处进针，同时避开截石位3、7、11点位，左手食指伸入肠管作引导，使针体在左手食指引导下循黏膜下层上行，当针体完全进入，边推药边退针，在黏膜下层行柱状注射，每点注射约2－4ml，点与点的距离约0.5cm－1cm，每次注射操作左手食指必须伸入肛门作引导，以防穿破肠壁，保证行针在黏膜下层均匀注药，注射完毕后再次消毒肠腔。

3.2 缩肛术：在肛门前方和后方约1.5cm处，分别纵行切开皮肤0.5 cm，以探针从前方切口穿人，沿肛缘牵引双股0号羊肠线在后位切口穿出，两侧同法进行，然后收紧肠线，以仅容示指为准双重打结，小切口缝合。

3.3 术后7天予以流质饮食及控制大便，静脉滴注抗生素3天，卧床休息，第一次排便前口服福松，嘱患者严禁用力排便以巩固手术疗效。

4 讨论

直肠脱垂属肛肠科常见病和疑难病症，常见于小儿及老年体质虚弱者，目前直肠脱垂有两种学说为主，主要以1912年Moschcowitz提出的滑动性疝学说[5]和1968年瑞典Broden肠套叠学说[6]。①滑动性疝学说：是指直肠与膀胱（女性为子宫）之间形成的Douglas陷凹很深，在腹内压增加的情况下，加上盆底组织松弛，将覆盖于腹膜部分的直肠前壁压于直肠壶腹内，直肠前壁突然肠腔，形成滑动疝，经肛门脱出。脱出直肠主要为直肠前壁。②肠套叠学说：认为直肠脱垂非滑动性疝，而是乙状结肠、直肠套叠。先是直肠乙状结肠交界处和直肠上段出现环形套叠，由于反复向下牵拉，乙状结肠、直肠的固定点损伤下降，直肠逐渐移向远端，当肠套叠到达直肠侧韧带时，因有筋膜附着，套叠通过较为困难，反复的腹内压增加，久而久之侧韧带松弛，套叠不断下行直至脱出肛门。脱出直肠前壁和后壁等长，呈圆筒形。Theuerkouf（1970年）采用特殊的X线活动摄影术，观察了2例患者，证实了套叠发生在直肠正常固定点最高点的近端。美国直肠病学会（1975年）也提出，直肠全层脱出多在乙状结肠和直肠交界处。黄乃健等[7]提出直肠脱垂的实质是直肠与直肠套叠，位置比较恒定，脱垂平面多在直肠壶腹部。刘建宁[8]提出直肠脱出一则需要有一定长度和游离度的乙状结肠方可产生叠套及滑动；二则冗长的肠管要没有过大阻制力的通道方可脱出。

直肠长期反复的脱出，导致肛门周围括约肌松弛，肌力下降，即使在直肠脱垂的早期亦会发生，所以常用针对加强缩窄肛门的手术配合治疗[9]，以增强肛门括约肌的张力，恢复肛门正常大小，提高了肛管对直肠的支撑作用，进一步防止直肠脱出。

参考文献：略。

外剥内扎术结合消痔灵注射术治疗混合痔的体会

杨中明

重庆市潼南县中医院肛肠科

【摘要】混合痔的治疗方法很多，目前手术是较为理想的方法，但其传统的外剥内扎术，不但手术时间长，术中出血较多，术后疼痛明显等并发症较多。笔者运用外剥内扎结合消痔灵注射术治疗混合痔，减少了上述并发症，使混合痔的治疗变得简单易行，痛苦小，疗效确切，止痛和康复都较满意。

【关键词】混合痔；外剥内扎；消痔灵

混合痔是肛肠科较常见的多发病，其特点是指内外静脉丛曲张、相互沟通吻合，使得内痔部分和外痔，在同一方位的相互贯通融合，括约肌间沟消失，形成一整体者，其主要症状是痔核脱出，便血，肛门疼痛，黏液流出，瘙痒等。我院采用外剥内扎结合消痔灵注射术治疗1325例，疗效满意，现总结如下：

1 临床资料

本组为全部为住院病例1325例患者中，男性720例，女性605例；年龄16-84岁，平均年龄59岁；病程5年以下的986例，5年至10年205例，10至15年69例，15年至20年55例，20年以上10例。

2 手术方法及术后处理

2.1 手术方法　术前排尽大便，清洁肛门，进半流质饮食，有便秘史者清洁灌肠，术中取侧卧位，肛周局部麻醉，麻醉成功后，铺消毒巾，用碘常规消毒肛周和直肠下段。结合3、7、9、11点的关系选择首先要处理的痔核，设计切口，预留皮桥，作“V”字形皮肤切口，锐性剥离外痔皮下静脉丛至齿状线上0.1cm到0.3cm，结扎或用电凝止血，保持引流通畅，用中弯止血钳挟持内痔核基底部，在钳下正中用圆形针及7号丝线贯穿作“8”字形结扎，在距结扎线处0.5cm剪去远端痔组织，使其在肛门呈一放射状切口。依次处理其余痔核，结扎一定要牢靠，遵照“不同大小、不同平面、不同深浅”的原则，结扎得当，肛门无紧束感。然后，在喇叭肛门镜下暴露较高位的内痔核，于痔核表面中心隆起部位，以1:1的消痔灵注射液斜刺进针，遇肌性抵抗感后，退针注射药物，均匀给药，剂量多少取决于痔的大小，一般2ml-3ml注射一个痔核，以注射后痔核均匀饱满充盈，表面黏膜颜色呈粉色为度，目的达到消炎收敛，减少渗出，减少痔核的动脉，静脉供血，待痔核萎缩。如果伴有轻度直肠黏膜内脱垂者，可以在直肠镜下，在注射治疗混合痔后，同时进行直肠黏膜内脱垂以1:1的消痔灵注射液作点状注射治疗。用亚甲蓝和布比卡因为主要成份的长效止痛液点状注射创面、齿线周围及结扎点，以减轻术后病痛，用塔形纱布压迫包扎固定。

2.2 术的处理　术后使用抗生素3-5天，手术当天禁止排大便，大便后用金玄痔科熏洗散先熏后洗，用碘伏棉球清洗伤口，用马应龙痔疮膏换药，鼓励患者多食粗纤维食品，保持大便通畅，麻仁丸口服预防便秘，换药处理至痊愈。

3 结果

3.1　疗效标准

治愈：痔核脱出，出血、大便坠胀等临床症状安全消失，肛管光滑，肛缘平整，肛镜检查内痔黏膜恢复正常。

显效：临床症状减轻，便后无出血，无脱出，肛缘皮桥轻度隆起，肛镜检查痔核萎缩>50%，黏膜轻度充血无水肿。

有效：痔核脱出和出血等症状较前减轻，肛镜检查痔核萎缩<50%，黏膜轻度充血水肿。

无效：痔核脱出和出血等症状较前无明显改变，甚至加重。

3.2　治疗结果：1325例患者中，临床痊愈1221例，临床显效者74例，临床有效者30例，无1例无效。1325例患者均手术后第二天或者三天解出大便，8天左右结扎线脱落，肉芽组织生长良好，15天左右痊愈。嘱患者1月内忌酒及辛辣饮食，注意休息，避免剧烈运动，随访1年，无1例复发。

4 讨论

混合痔在人群发病率很高，所以在我国有“十人九痔”的说法。临床上混合痔的治疗方法较多，传统的外剥内扎是最常规的术式，因剥扎程度及范围不易掌握，从而出现较多肛门狭窄，肛门疤痕，肛门缺失等并发症。采用外剥内扎结合消痔灵注射术，术式简单易行，外痔剥离保持肛门外形的光整、彻底清除了赘生物，最大限度保留了黏膜。内痔部分行1:1消痔灵注射液时，需要严格掌握浓度和剂量，若浓度过高，药量过大，可致组织坏死或形成硬块状斑痕；若浓度过低、药量过小，则痔核萎缩不彻底，一般选用1:1浓度的消痔灵，每枚痔粒注射2-3ml。对于较大的内痔或内痔部份已纤维化者，不宜注射消痔灵，而需结扎切除，结扎时应避免在同一水平面上，以免造成肛门环形狭窄。手术与注射相结合治疗混合痔，达到了损伤小，痛苦少，疗程短，无并发症及后遗症的目的。消痔灵注射液由五倍子、明矾等中药为主要成份，无色透明的液体，根据祖国医学“酸可收敛，涩可固脱”的理论及现代医学的观点，参考了肛垫学说、黏膜滑动学说精制而成，对组织有较强的收敛作用，使蛋白凝固，血管收缩，对多种细菌有抑制和有较强抗渗出作用，并有一定的体外抗菌作用。可使直肠黏膜下层与肌层产生和导致组织纤维化，进一步对局部的血管产生无菌性动静脉血管炎、动静内膜增生，对痔血管产生栓塞，使痔核萎缩。消痔灵行内痔注射术，既然可以收缩血管，结扎内痔核变小，甚至部分较小的内痔可以不结扎，减少了术后出血等并发症的发生，是目前注射治疗痔疮的首选药，对血管作用有亲和性，是一种较理想的血管闭塞剂和粘连剂，从而对保证疗效和防止复发有重要意义。

消痔灵双层注射肛门紧缩术治疗全层直肠脱垂的临床观察

杨中权 赵英武

佛山市中医院肛肠科（广东 佛山 528000）

【摘要】目的 探讨消痔灵双层注射肛门紧缩术治疗全层直肠脱垂的临床应用。 方法：回顾分析了我科 2006 年 5 月 ~ 2010 年 6 月，采用消痔灵双层注射肛门紧缩术治疗全层直肠脱垂 15 例临床病例。 结果 术后超过半年随访，15 例无复发。结论 消痔灵双层注射肛门紧缩术治疗全层直肠脱垂有较好的效果，创伤小，实用经济，为全层直肠脱垂的治疗开辟了一条新的途径。

【关键词】直肠脱垂；注射术；肛门紧缩术

直肠脱垂是指肛管、直肠甚至乙状结肠下端向外突出而脱垂于肛门外。分为黏膜脱垂和全层脱垂两类。全层脱垂脱出部分为肠壁全层，常超过 10cm，甚至 20cm 以上，呈宝塔型。[1]全层脱垂病变较黏膜脱垂严重，治疗更为复杂。目前国外治疗直肠全层脱垂以手术为主。我科自 2005 年 3 月 ~ 2010 年 07 月间，采用消痔灵双层注射肛门紧缩术治疗Ⅲ度直肠脱垂 15 例有较好的效果，能减少手术创伤，减轻手术疼痛，总结如下。

1. 资料与方法

1.1 一般资料 患者 15 例，男性 3 例，女性 12 例，年龄 49 ~ 68，平均 61 岁。病程 3 ~ 5 年，平均 3.8 年，均为全层直肠脱垂，脱垂长度 11 ~ 13cm，平均 11.8cm。15 例均有肛门括约肌松弛。

1.2 手术方法 术前晚及术晨常规行清洁灌肠，采用低位腰麻麻醉，取右侧卧位。用黏膜钳轻夹肠壁，向下拖拽，将直肠完全暴露在肛门外，达到平时脱垂状态。严格消毒后用注射器吸取消痔灵原液，加装球后 5 号细长针，先对脱垂最低点口端黏膜每隔 60？进针，于黏膜下行柱状注射，边注射边退针，每针注射约 4ml，换皮试细短针头后对暴露的肛端黏膜于黏膜下行点状注射，各个注射点间距 1cm，每针约 0.5 - 1ml。注射完毕后将脱出的直肠还纳入肛内。以上为直肠壁内层注射。再换用腰穿针，用消痔灵原液，在 3 点肛旁距肛缘约 1.5cm 处垂直进针，并以左手食指伸入直肠内做引导，穿过皮肤、皮下、坐骨直肠间隙及肛提肌，达到骨盆直肠间隙，通过肛提肌时，针头有落空感。进针约 5 - 7cm 的深度。达到骨盆直肠间隙后，将药液缓慢呈注入，注入 3 - 5ml 后边退针边注射，在坐骨直肠间隙扇形注射，一侧总量约 15 - 20ml。再换一腰麻针，同法注射 9 点位。最后在肛门后侧做后正中注射，沿尾骨及骶骨前缘和直肠后壁进入，刺入约 6cm，到达直肠后间隙，注入药液约 8 - 10ml。3 个部位注入药液总量约 40 - 50ml。以上为直肠壁外层注射。于肛管齿线截石位 4 点经后侧到 8 点，作一弧形切口，在后正中垂直于该切口向外切开约 2cm，分离皮肤和黏膜，暴露其下之肛门内外括约肌，将 4 点和 8 点处括约肌缝合，使得括约肌折叠，括约肌的宽度有多少就缝合多少，尽量使之坚固。然后将 4 点和 8 点皮肤对合缝合，再逐一将黏膜和皮肤缝合，形成横切纵缝，达到紧缩肛门之目的。术后予全流饮食、全静脉营养、抗炎治疗，控制大便 5 日、多卧床。

2. 结果

本组 15 例，治愈 15 例，治愈率 100%。上述患者术后随访半年以上没有出现直肠再次脱出肛外症状，无肛门狭窄及肛门失禁等后遗症。15 例患者住院时间最长 12 天，最短 10 天，平均住院天数 11.2 天。

3. 讨论

直肠脱垂是指肛管、直肠甚至乙状结肠下端向外突出而脱垂于肛门外的一种疾病。直肠脱垂的发生发育缺陷有关，如小儿骶骨弯发育不全、直肠前陷凹腹膜反折过低、老年性肌肉松弛。生育过多及分娩时会阴撕裂等也是致病因素。近年来认为还与乙状结肠、直肠交界处的肠套叠及滑动性疝有关。[2]在祖国医学上被称为“脱肛”、“脱肛痔”、“人洲出”等。由于长期的直肠脱垂可以造成肛门括约肌的损伤使得肛门松弛，直肠更易脱出和肛门控便能力下降。治疗直肠脱垂多采取手术方式，开腹手术或经肛门切除缝合治疗直肠脱垂创伤较大，且并发症较多，效果不甚理想。消痔灵注射液主要成分是明矾，即十二水硫酸铝钾，其中铝离子能使蛋白质、胶体变性凝固，产生出血性凝固性坏死、瘢痕增生，形成较强的粘连而达到治疗目的。[3]铝离子少量能被血液吸收，但很快被肾脏排出。双层注射是指在直肠肌层内的黏膜层和外的肛周间隙内注射。药物注入直肠黏膜下层产生无菌性炎症反应，使黏膜与肌层粘连；药物注入直肠周围间隙，产生无菌性炎症反应，使松弛的直肠与周围组织粘连固定，从而恢复正常的解剖结构。消痔灵注射治疗直肠全层脱垂为史兆岐氏所创，疗效可达100%[4]，但单纯注射术不能解决直肠全层脱垂引发的肛门括约肌松弛。因此，肛门紧缩术合并注射术不仅能减轻手术创伤，亦能解决直肠全层脱垂所致肛门括约肌松弛。注射术有以下要点：注药若使黏膜呈灰白色可能为注药过浅或过多，易发生坏死，此时应行按摩使药液散开；为防止黏膜穿透或因刺激回缩，术前用黏膜钳夹住黏膜，并可用食指伸入肛内控制并引导针头。肛门括约肌的折叠选在肛管后侧，是因为术后可增加肛直角的角度，更好的控制排便，并且术中操作方便。为加强术后组织固定，术后控制排大便5天，多卧床，防止排便用力或重力作用致固定的组织又脱垂。术后可予全流饮食，可予全静脉营养提供热量，加强抗炎，5天后可予半流饮食。保持术后大便通畅，勿形成干结大便，避免用力排便而致组织脱垂。

参考文献：略。

急诊手术中应用RPH术并术后九华膏换药治愈嵌顿痔95例

杨周雨　指导　何永恒

湖南中医药大学第二附属医院肛肠一科（410005）

湖南中医药大学第二附属医院肛肠一科主任 博士生导师

【摘要】目的　观察嵌顿痔手术加痔RPH术的急诊手术疗效，及术后配合九华膏换药的临床疗效。方法　紧急外痔梭形剪口并结扎后切除，继加RPH术，并术后用九华膏每日肛门换药直至伤口完全愈合。结果　95例患者全部治愈。结论 急诊嵌顿痔手术加痔RPH术可明显改善下垂症状，预防再次脱出，术后九华膏换药能明显减轻伤口水肿、疼痛，加速伤口愈合。

【关键词】嵌顿痔；痔；RPH术；九华膏

肛肠科急诊因痔疮嵌顿引起发炎并剧痛而紧急手术的多见，如不及时处理，会引起脱出－痉挛－嵌顿－血液循环障碍的恶性循环[1]。连发式痔疮套扎术（RPH）是近几年开展的一种治疗痔疮的新手段，其消除痔体出血和脱垂等效果显著，且可以将已经下移的肛垫上提固定在较高位置，这对预防痔疮再次脱出嵌顿有很大帮助。九华膏术后换药能消肿、止痛、生肌、润肤等，加快伤口愈合。现报告如下：

1. 资料与方法

1.1 临床资料 2012年9月～2013年8月我科收治的嵌顿痔患者95例，其中男性56例，女性39例；年龄21～70岁，平均45.6岁；病程1～7d，平均3.4d。诊断标准[2]：痔核脱出不能回纳，嵌顿于肛门口，引发肿胀、剧痛难忍；肛查：肛门有物脱出，色紫暗，肿胀明显，质硬，触痛明显，严重者脱出物表面糜烂、充血坏死、表面有分泌物。

1.2 治疗方法

1.2.1 急诊手术：入院后完善相关检查，无明显手术禁忌后，于当日下午行急诊手术，腰麻显效后取侧卧位（依据痔疮的位置选取左/右侧卧），充分暴露术野，络合碘棉球常规消毒肛周三遍，铺无菌孔巾，肛内消毒三遍。依据脱垂痔核的大小、形态、位置、数目，做好手术设计方案。于嵌顿痔体外缘基底部行一“V”字形皮肤切口，剥离结缔组织至齿状线附近，用弯钳夹住同点位内痔基底部，钳下用7号线双重结扎，于结扎线上0.5cm处将外痔连带已被结扎的内痔残端切除。嵌顿痔不止一个时，于最大最严重者先做，钳夹时，要求沿痔核的自然分隔处松弛钳夹。结扎各个痔核时应注意保留痔核之间0.5cm以上的黏膜桥。同时注意结扎的痔核不要在一个平面上。保证肛管容纳2指。痔核较大可以4－0丝线做8字形贯穿缝扎结扎痔核基底部以免结扎线脱落。

1.2.2 痔RPH术：用肛门镜充分暴露视野，分别予以一次性痔套扎器在－0.09MPa套扎脱垂点及痔核，并注意结扎部位不在同一水平面上，所套扎黏膜上注射1：1消痔灵利多卡因。注意若内痔出血，要套扎痔块基底。于脱垂而致嵌顿的痔核根部套扎一个套圈，其对侧稍上方痔上黏膜套扎两点，使呈倒三角形。对于剪口结扎后的嵌顿痔部位，若上提不理想，可在其同方位齿线上做两次套扎，使之呈垂直状的串联。同时需注意套圈不要过高，也不能打在齿线处，以避免产生疼痛。

1.2.3 九华膏换药：术后第2或第3日，患者解完大便，中草药坐浴之后，开始换药，每日2次。换药时要做到使涂抹九华膏的纱条能充分覆盖手术剪口。

疗效标准：依据国家中医药管理局颁布的相关标准[3]。治愈：症状消失，创面平整，痔核全部消失，肛门功能正常，肛门无充血、水肿、坏死、糜烂等。好转：症状改善，疼痛、出血等好转，痔核缩小或遗留部分痔核，或仍脱出，但能自行回纳或能用手回纳。无效：症状及专科检查均未见变化。

2. 结果

95例全部治愈，治愈时间10～17d，平均13.5d。术后均未再见到脱出、水肿、感染、大出血等情况，术后随访无1例出现肛门狭窄及肛门失禁。仅2例因环状嵌顿痔严重脱出而手术者，术后因正后方肛缘赘皮，而感肛门外异物感。肛门复查，其赘皮体积较小，质软，无触痛，未发炎，不需特殊处理。

3. 讨论

肛肠科急诊因痔疮嵌顿引起发炎并剧痛而紧急手术的多见，如不及时处理，会引起脱出－痉挛－嵌顿－血液循环障碍的恶性循环。但对其是否应予以急诊手术仍有分歧：一种为先消炎并中药坐浴及换药等保守治疗，待水肿和炎症消退后再行根治术；认为经保守治疗，嵌顿状态解除后，患者的肿胀疼痛等症状得到缓解，就没有必要做手术；一种认为需急诊手术，消除症状，认为与一般痔疮手术无异，均能获得手术成功；还一种认为，嵌顿痔难度大，急诊中只需手法复位，配合药物内服外敷治疗[4]。笔者认为先保守治疗，多数患者症状难以缓解，使患者失去耐心并增加医疗费用。因此手术宜早不宜迟，可以避免痔绞窄坏死的可能及感染的发生。同时《痔临床诊治指南（2006版）》[5]明确指出：嵌顿痔是痔的急症，根据患者情况可选择手法复位或手术治疗，早期手术并不增加手术风险及并发症。

RPH术保护了肛垫，达到解剖“复位”，适用于各期内痔及混合痔内痔部分。嵌顿痔是内痔下垂脱出，久之病情加重发展而来，脱垂的组织还有部分直肠黏膜。外剥内扎术加痔RPH术，能上提组织，明显改善下垂症状，防止再次下垂，尤其对环状或半环状脱出嵌顿者，能明显上提下垂组织，减少剪口过多对肛门的创伤。

嵌顿痔术后为开放性切口，创面容易感染，若因嵌顿痔数量多而增加手术切口，成为感染性伤口机率更大，进而疼痛、创面缺血而导致创面延迟愈合[6]。九华膏主要成分为滑石粉、硼砂、川贝母、银朱、龙骨、冰片等，滑石祛湿敛疮；冰片清热解毒，生肌敛疮；朱砂清热解毒；川贝母清热散结消肿。诸药合用，共奏消肿、止痛、生肌、收口的作用。现代药理研究表明[7]，川贝母具有抗溃疡和镇痛作用，冰片主要成分为右旋龙脑，有明显的抗炎、抗菌作用。朱砂外用能抑制病菌，杀灭寄生虫。

参考文献：略。

消痔灵注射加改良外剥内扎术治疗环状混合痔的疗效观察

姚　健　黄德铨　王顺和*　穆　云　王　玉　刘纪锋　牛苏剑

四川省泸州市人民医院肛肠科，四川泸州，646000

【摘要】目的　比较外剥内扎术（即Milligan－Morgan术）与消痔灵注射加改良外剥内扎术治疗环状混合痔的临床疗效。方法　2010年3月到2011年3月间在本院肛肠科的120例环状混合痔住院患者，采用外剥内扎术组（对照组）与消痔灵注射加改良外剥内扎术治疗环状混合痔组（治疗组）疗效的比较。结果　治疗组与对照组均临床治愈。两组在术后出血、术后疼痛差异无统计学意义（$P>0.05$），但治疗组在疗程、术后水肿、术后光滑度，并发症发生率、及满意度上均优于对照组，差异有统计学意义（$P<0.05$）。结论　消痔灵注射加改良外剥内扎术式治疗环状混合痔较外剥内扎术术后并发症更少，肛门整复效果好，满意度高。

【关键词】消痔灵注射加改良外剥内扎术；环状混合痔；疗效观察

环状混合痔是晚期重症痔病，由于其占据了齿线附近直肠下段及肛管肛缘一整圈，痔核之间常常没有自然的分界，给临床外科处理带来了较大的困难。2010年3月到2011年9月间在本院肛肠科的120例环状混合痔住院患者，采用外剥内扎术（即Milligan－Morgan术）组（对照组）与消痔灵注射加改良外剥内扎术治疗环状混合痔组（治疗组）疗效的比较，观察临床疗效，随访1年现报告如下。

1. **资料与方法**

1.1 纳入标准　所有病例均符合2006年中华医学会外科学分会结直肠肛门外科学组讨论制定的《痔临床诊治指南》中环状混合痔的诊断标准，内痔段融为一体或齿线不清，外痔段静脉曲张型为主或以结缔组织增生型为主。患者知情同意。

1.2 排除标准

①患有下列疾病之一：原有肛门手术或外伤史，心脑血管病，血液病，糖尿病，恶性肿瘤，精神疾病；②合并有肛瘘、肛裂、肛周湿疹等疾病；③妊娠或哺乳期妇女；④患者不同意选择推荐的手术方式。

1.3 临床资料　将120例环状混合痔患者，随机分为治疗组和对照组。单日入院者为治疗组，采用消痔灵注射加改良外剥内扎术，本组共60例，男25例，女35例，年龄30~64岁，平均（48.41±7.4）岁。病程0.7~40年，平均（18. 2±9.2）年，伴有肛乳头肥大者2例，大便秘结者15例。病理分型及分期：外痔段为静脉曲张型为主者30例，其中内痔Ⅲ期12例，内痔Ⅳ期18例；外痔段为结缔组织增生型为主者30例，其中内痔Ⅱ期20例，内痔Ⅲ期10例；双日入院者为对照组，采用外剥内扎术，即Milligan-Morgan术，本组共60例，其中男27例，女33例，年龄26~68岁，平均（44.9±6.6）岁。病程0.5~39年，平均（19. 2±8.3）年，伴有肛乳头肥大者4例，大便秘结者12例。病理分型及分期：外痔段为静脉曲张型为主者24例，其中内痔Ⅲ期11例，内痔Ⅳ期13例；外痔段为结缔组织增生型为主者36例，其中内痔Ⅱ期14例，内痔Ⅲ期22例。两组在年龄、性别、病程和病情方面无统计学差异（$P>0.05$），具有可比性。

1.4 疗效标准　参照1994年国家中医药管理局制定的《中华人民共和国中医药行业标准·中医肛肠科病症诊断疗效标准》[1]。痊愈：症状，体征消失，创口完全愈合；显效：症状消失，体征改善，创口未愈；有效：症状体征改善，创口未愈；无效：症状体征无改善或虽有改善，创口不完全愈合。

1.4.1 术后观察指标：参照1975年全国肛肠会议（衡水会议）的标准

①术后疼痛：

Ⅰ度：肛门疼痛轻，尚能忍受；

Ⅱ度：肛门疼痛时间长，服药才能减轻；

Ⅲ度：肛门疼痛较重，持续，需经特殊处理。

②术后水肿：

Ⅰ度：局部轻度水肿，不影响活动；

Ⅱ度：局部有明显水肿，活动受限。

③术后出血：

Ⅰ度：便后手纸带血或粪便上少许带血；

Ⅱ度：便时排出较多的血液和血块，经一般处理可止血；

Ⅲ度：除上述症状外，还出现出血性休克，需经特殊处理。

④术后肛门光滑度：

Ⅰ度：肛门光滑，无赘皮；

Ⅱ度：肛门不光滑，有赘皮残留；

1.4.2 随访1年，了解复发情况及患者对术式的满意度（很满意，满意，不满意）。

1.5 治疗方法

1.5.1 术前准备　完善术前各项检查，评估病情，排除手术禁忌症。告知手术方法，争取患者积极配合。术前鼓励患者排空大便（便秘者予以通便灌肠），清洁肛门。

1.5.2 手术方法　两组均取侧卧位，适度扩肛，充分暴露痔核，腰俞穴麻醉。

治疗组：采用按照消痔灵注射加改良外剥内扎术。以1∶1消痔灵在肛门镜下作内痔黏膜下层注射，以内痔充盈为度。分段原则尽量以内痔间沟作为分段依据，对间沟不明显者则作人为分段，一般分4~6段；在分好段的内痔相对应的肛缘外痔底端根据外痔形状开始向肛管作“V”、“W”、“∧”等形状的皮肤切口，并剥离其皮下静脉丛及结缔组织达齿线，用圆针引7号丝线在内痔隆起的最高处偏上偏下或内痔上1/3处进针缝扎，切除残端，依法逐一处理其他混合痔。内痔段的结扎点要高低错落，并注意保留足够的黏膜桥，行皮肤切口时要注意两切口间的皮桥应保留0.6~1.0cm，保留的肛管皮桥如果肥厚或皮桥下静脉丛显著要作皮下“掏空”处理，然后于齿线下缘离断皮桥，修剪过长的皮桥，对无法保留皮桥（保留皮桥将会造成赘物、赘皮，影响手术疗效或肛门光滑度）的则应将赘皮修切制作成皮瓣，皮瓣形状视该点位伤口所需而裁剪成“∧”形、“W”形、柱状、梯形等几何图形，加以转移修补悬吊、固定，或线性对位缝合等，一般一个皮桥只需 1 ~ 2 针，各几何图形切口酌情缝合 1 ~ 4 针。对伴有肛乳头肥大者予以结扎切除。

对照组：采用按照外剥内扎术，即 Milligan - Morgan 术。消毒，指法扩肛，检查痔核的位置，大小，用钳夹起外痔，取 V 形切口剥离痔核组织至齿线上约 0.5cm，钳夹痔核根部并用 7 号丝线 “8” 字缝扎，修剪切缘。对伴有肛乳头肥大者处理同上。

1.5.3 术后处理　静脉给抗生素 4 ~ 5 日，术后第 2 日即鼓励排便，正常进清淡、高膳食纤维饮食。便秘者予以麻仁丸、小麦纤维素等调理大便，便后以本院自拟中药荆黄汤坐浴，肛门伤口换药。

1.6 统计学处理　统计学分析计数资料采用 χ^2 检验，计量资料采用 t 检验。$P>0.05$ 为无统计学差异，$P<0.05$ 有统计学差异。

2. 结果

2.1 治疗结果　治疗组 60 例与对照组 60 例均全部治愈。疗程分别为（16.2 ± 3.5）d 与（20.6 ± 5.5）d，两组比较有统计差异（$P<0.05$）。

2.2 治疗组与对照组术后观察指标比较，治疗组在水肿及肛门光滑度上明显优于对照组，两组比较结果 $P<0.05$，具有统计学意义。结果见表 1。

表 1　治疗组与对照组术后观察指标比较

组别	n	疼痛（n）			水肿（n）		出血（n）			肛门光滑度（n）	
		Ⅰ度	Ⅱ度	Ⅲ度	Ⅰ度	Ⅱ度	Ⅰ度	Ⅱ度	Ⅲ度	Ⅰ度	Ⅱ度
治疗组	60	15	40	12	21	5	59	8	0	55	5
对照组	60	10	36	22	37	13	52	16	0	44	16
P			P > 0.05		P < 0.05			P > 0.05		P < 0.05	

2.3 治疗组与对照组随访情况比较

电话随访 1 年，治疗组 5 例出现肛门坠胀，3 例出现大便不尽感，2 例出现偶有便血（后经中药调理后治愈）；对照组 11 例出现肛门坠胀，6 例出现排便不尽感，间歇性便血 4 例（后经中药调理后治愈）。两组比较在肛门坠胀及不良反应发生率上治疗组优于对照组，具有统计学意义（$P<0.05$）。结果见表 2。

表 2　治疗组与对照组随访情况比较

分组	肛门坠胀（例）	排便不尽感（例）	偶有便血（例）	不良反应发生率（%）
治疗组	5	3	2	16.6
对照组	11	6	4	35.0
P	P < 0.05	P > 0.05	P > 0.05	P < 0.05

2.4 综合评价指标：治疗组中 52 例患者对该术式的较满意，明显优于对照组。结果见表 3。

表 3　治疗组与对照组满意度比较

分组	很满意（例）	满意（例）	不满意（例）
治疗组	40	12	8
对照组	35	10	15
P		P < 0.05	

3. 讨论

环状混合痔是肛肠科常见病疑难病之一，目前治疗环状混合痔的手术方法繁多，主要有 Milligan - Morgan 术，Ferguson 术，Milligan - Morgan 术的多种改良术式及 PPH 术等。临床上最常用的外剥内扎术即 Milligan - Morgan 术开始于 1937 年[2]，其占据痔手术治疗中心位置达几十年，被视为圭臬。到目前为止仍被视为环状混合痔的经典术式。但该术式临床上常见的问题集中在术中皮肤损伤过多，对肛垫区破坏较大，同时肛周皮肤缺损，瘢痕增多。

或结扎点往往位于同一平面而有肛管直肠环周瘢痕型狭窄之虞，临床上的多种并发症和后遗症，严重影响了肛门形态及功能的完整性，大大降低了人们对传统手术的认同度。同时，多种改良术式缺乏统一的诊治标准，手术疗效良莠不一，也带来了认识上的混乱甚至误解。所以又学者提出应该完全用 PPH 术替代该术式在环状混合痔中的使用[3]，我们认为这一观点是值得商榷的。PPH 术式是由意大利医师 Longo[4] 于 1998 年首先使用，迅速在全球应用。但该术式需要特殊器械，可能造成严重的并发症如大出血、盆腔脓肿、败血症、直肠阴道瘘[5] 等。近年有研究[6] 表明，术后早期（6 个月内）PPH 和传统痔切除术的症状复发率两者之间差别无统计学意义，但在术后 1 年或 1 年以上，PPH 术后痔脱垂复发率明显高于传统痔切除术组（OR 4.34；95% CI：1.67，11.28；$P=0.003$；13RCTs）。

我们认为，临床上对于环状混合痔手术方式的选择应遵循“个体化”和“微创化”的原则，同时需考虑卫生经济学等因素，权衡各种术式的优劣，才能为患者推荐适合的术式。所以在此基础上，为提高环状混合痔的临床疗效，减少和消除术后并发症和后遗症，我们在痔的新概念、痔的解剖新进展的指导下，遵从痔的新的治疗原则，参考国内外经验，总结多年的临床工作，设计出具有中西医结合特色治疗混合痔的一种组合性手术方式——消痔灵注射加改良外剥内扎术治疗环状混合痔。在该术式与外剥内扎术的对比研究中，治疗组在疗程、术后水肿、术后光滑度，及并发症发生率、满意度上均优于对照组。

消痔灵硬化注射疗法在临床我们已经运用了 30 余年，疗效确切。消痔灵的主要成分为中药五倍子、明矾等及稳定剂组成。五倍子主要成分是鞣酸，具有较强的收敛性，能使组织蛋白凝固、微血管收缩而达到止血目的；明矾有较强的致炎性，使组织纤维化，其中的稳定剂能增强其疗效；甘油、低分子右旋糖酐有延缓组织吸收并轻度硬化作用。故消痔灵具收敛、止血、致炎、止痛、抑菌作用。该药物注射后可迅速损伤血管内皮细胞，使红细胞凝集、蛋白凝固、血栓形成，因而致管腔闭塞，引起注射局部组织纤维化，使松弛的 Parks 韧带产生无菌性粘连固定，从而达到悬吊肛垫，恢复其正常解剖位置，保护直肠肛管生理功能的目的。同时，我们强调，注射时需确保注射到黏膜下层，以饱满为度。在操作时注意利用肛镜的推挤作用，使之粘连固化在理想位置。

我们认为，本术式既汲取了中医药硬化注射萎缩痔核的优点，又结合了西医切除缝合的长处，术中尽量保护肛管皮肤及齿状线敏感区，手术方案个体化，将切除、注射、缝合有机结合。切口设计原则为沿肛周皮纹走行及外痔形状设计，注意保留痔间的黏膜桥和肛缘切口间的皮桥（以避免术后肛门狭窄）。保留的肛缘肛管皮桥如果肥厚或皮桥下静脉丛显著者要作皮下“掏空”处理，然后于齿线下缘离断皮桥，修剪过长的皮桥，对无法保留皮桥（保留皮桥将会造成赘物、赘皮，影响手术疗效或肛门光滑度）的则保留足够的皮瓣。皮瓣形状视该点位伤口所需而裁剪成“∧”形、“W”形、柱状、梯形等多种几何图形，加以转移修补悬吊固定或线性对位缝合等，达到既能覆盖所有的创面，又能有效防止肛门肛管狭窄，同时达到理想的肛门光滑度的满意效果。

我们认为该术式遵循了现代外科治疗痔的重要原则[7]，保护肛垫，并使病理性肥大、移位的肛垫恢复正常，维持和恢复了肛管解剖结构，保护了肛管的生理功能，有效的避免了临床并发症的发生，有效缩短愈合时间。该术式显然也适用于单个或半环状脱垂痔的治疗，且疗效可靠，操作方便，费用低廉。同时，该术式操作简单，术者只需具备普外科和肛肠外科基本操作经验即可施术，无医疗设备器械的限制，医疗费用也低于 PPH 术或 TST 手术，宜于推广。

参考文献：略。

RPH 结合剪口结扎术治疗混合痔临床观察

易佳敏[1]　胡响当[2]

（1. 湖南中医药大学研究生院，湖南　长沙，410208；
E－mail：249352063@ qq. com；
2. 湖南中医药大学第二附属医院国家重点肛肠科，湖南 长沙 410007；
E－mail：656714298@ qq. com）

【摘要】目的　观察和评价自动痔套扎术（RPH）结合剪口结扎术治疗混合痔的临床疗效。方法 将 300 例符合纳入标准的病例随机分为三组并分别行 RPH 结合剪口结扎术、剪口结扎术、RPH 术，比较三组术式的临床疗效。结果：RPH 结合剪口结扎术组疗效显著优于两对照组（$P<0.05$）。结论：RPH 结合剪口结扎术能很好地保护

肛垫组织，保持肛管正常的解剖结构，有更高的临床疗效。

【关键词】RPH结合剪口结扎术；混合痔；临床观察

混合痔是临床常见病，其发病率占肛肠科疾病的85 % 以上，主要是由于肛垫病理肥大、下移和肛周皮下血管丛血流疲滞形成的团块。我科于2012年11月引进自动套扎器，实施自动痔套扎术（RPH），并将之与剪口结扎术相结合，在临床中治疗混合痔，取得了满意的效果，现报道如下。

1. 资料与方法

1.1 一般资料　选取我科2012年11月至2013年8月收治的300例诊断为混合痔并完善相关术前检查，拟行手术治疗的患者。随机分为3组，治疗组100例，男65例，女35例，年龄20－－68岁，平均42.2岁，对照组A（RPH组）100例，男64例，女36例，年龄20－－72岁，平均43.5岁，对照组B（剪口结扎组）100例，男64例，女36例，年龄20－－70岁，平均42.6岁，三组在年龄、性别、痔病程度方面差异无统计学意义具有可比性。

纳入标准：研究病例均按照中华医学会外科学分会结直肠肛门外科学组、中华中医药学会肛肠病专业委员会、中国中西医结合学会结直肠肛门病专业委员会2006年联合发布的《痔临床诊治指南》[1]。

排除标准：合并其他肛肠疾病如肛裂、脓肿、肛瘘等，合并严重心肝肾等疾病，不能耐受手术者。

1.2 治疗方法

1.2.1 术前准备、麻醉与体检参照《实用肛肠外科手册》[2]。

1.2.2 RPH结合剪口结扎组：

①肛管内置入肛窥器，显露齿状和内痔块。②将负压吸引接头与外源负压抽吸系统相接，并确认负压释放开关处于关闭状态。③经肛窥器置人枪管并对准目标，在负压抽吸下组织即被吸入枪管内。当负压值达到一0.08一一0.1mpa时，即可转动棘轮。一般转动7～9个刻度即可释放胶圈，同时将目标组织牢牢套住。④打开负压释放开关，释放被套扎的组织（约小指尖大小）。⑤充分暴露残留痔核，弯海绵钳夹住痔核部分，固定。手术剪沿相应方位，与肛缘呈放射状，从外痔基底部按“V”形剪口剪到齿线，修剪剪口边缘，使引流通畅。⑥用两手食指将丝线顶入痔核尽头，绕痔核一周，在钳下剪口处进行结扎，然后剪去结扎部分约2/3痔核组织。同法处理其余混合痔。⑦检查结扎线是否扎紧，创面有无活动性出血点，用九华膏纱条置肛内，填塞压迫，无菌纱布胶布压迫固定。

1.2.3 RPH组：参照文献[3]中的操作步骤进行。

1.2.4 剪口结扎术：①充分暴露混合痔，尤其是内痔部分，弯海绵钳夹住内痔部分，固定，如系环状混合痔则人为地划分为合适的几个痔核区域，同法处理。②手术剪沿相应方位，与肛缘呈放射状，从外痔基底部按“V”形剪口剪到齿线，修剪剪口边缘，使引流通畅。③用两手食指将丝线顶入痔核尽头，绕痔核一周，在钳下剪口处进行结扎，然后剪去结扎部分约2/3痔核组织。同法处理其余混合痔。④检查结扎线是否扎紧，创面有无活动性出血点，用九华膏纱条置肛内，填塞压迫，纱布胶布压迫固定。

1.2.5 术后处理：所有经以上三组方案治疗的病例术后均予3天常规止血、7天常规抗炎治疗，每日予中药坐浴，九华膏换药至痊愈。

1.3 观察指标

1.3.1 愈合时间：记录术后至出院之间的天数。

1.3.2 肛门镜检：观察术后1个月的内痔回缩不良及赘皮残留情况。

1.3.3 术后并发症发生情况

①直肠阴道瘘：参照《实用肛肠外科手册》[4]。②直肠尿道瘘：参照《大肠肛门病治疗学》[5]。③术后大出血：参照《实用肛肠外科手册》[6]。④急性尿潴留：参照《外科学》[7]。⑤肛门狭窄：记分标准参照《现代肛肠诊疗外科学》[8]。⑥肛门失禁：参照《实用肛门手术学》[9]。

1.4 统计学分析

应用SPSS 16.0统计软件，计量资料以$\bar{x} \pm s$表示，采用t检验，计数资料采用X^2检验，$P<0.05$为差异有统计学意义。

2. 结果

2.1 3组术后愈合时间、术后1月随访肛镜下内痔回缩不良及赘皮残留情况比较

RPH结合剪口结扎术组愈合时间较剪口结扎术组短（$P<0.05$），与RPH术组相当（$p>0.05$）；在术后1月随访肛镜下内痔回缩不良及赘皮残留方面均优于两对照组（$P<0.05$）。见表1。

表 1　3 组术后愈合时间、术后 1 月随访肛镜下内痔回缩不良及赘皮残留情况比较

组别	愈合时间（d）	内痔回缩不良（例）	赘皮残留（例）
RPH 结合剪口结扎组	10.5 ±1.3▲	3▲	3▲
RPH 组	9.9 ±1.3	14	14
剪口结扎组	17.6 ±1.7	7	4

注：与 RPH 术组比较 P<0.05：与剪口结扎术组比较 P<0.05

2.2 3 组术后并发症情况比较　3 组术后均没有发生直肠阴道瘘、直肠尿道瘘等严重并发症，复查肛门镜显示 3 组患者肛门直肠的黏膜完整连续，形态正常。

由表 2 可知，术后肛门失禁评分情况，RPH 结合剪口结扎组与 RPH 组相比较，差异无统计学意义（P>0.05），但 2 组均明显低于剪口结扎术组（P<0.05）。术后急性尿潴留的情况，RPH 结合剪口结扎组与 RPH 组相比较，差异无统计学意义（P>0.05），但 2 组均明显低于剪口结扎术组（P<0.05）。RPH 结合剪口结扎组与 RPH 组术后虽均发生了大出血病例，但差异无统计学意义（P>0.05）；剪口结扎术组术后发生大出血者所占比例较 RPH 结合剪口结扎组高（P<0.05）。

表 2　3 组患者术后并发症情况比较

组别	肛门狭窄（分）	肛门失禁（分）	术后大出血（例）	急性尿潴留（例）
RPH 结合剪口结扎组	0.0 ±0.0▲	0.1 ±0.3▲	2▲	17▲
RPH 组	0.0 ±0.0	0.0 ±0.0	1	16
剪口结扎组	0.8 ±1.2	0.6 ±1.2	10	24

注：与剪口结扎术组比较 P<0.05

3. 讨论

混合痔手术治疗的发展趋势是既尽量保护肛垫不受破坏，同时又能有效消除混合痔的症状。

剪口结扎术手术简单，根治效果好，复发率较低，但术后肛门部位疼痛时间延长，创面愈合慢，并且手术后肛门失禁及肛门狭窄等并发症发生率较多。因此，越来越多的临床医生对剪口结扎术进行改良，包括配合应用新式医疗器械，以求尽可能的保留肛垫及肛门皮肤，最大限度的保护肛门功能，减少术后并发症，减轻患者的痛苦。

RPH 是痔病治疗的一项重大创新，在众多非手术疗法中被认为是疗效最理想的这已得到很多学者的肯定。但临床实践发现，单纯 RPH 术后仍会有部分痔块残留造成肛门部不适，患者术后多有负面影响，因此有必要采取联合手术的方法从而达到恢复肛门正常解剖状态的目的。

RPH 结合剪口结扎术是在汲取 RPH 术与剪口结扎术的优点的基础上发展而来的。本术式是在行 RPH 的基础上，对悬吊效果欠佳的痔核和外痔行剪口结扎术，虽增加了个别切口，但由于肛垫大部分已经上提复位，外痔部分减小，故较单纯行剪口结扎术而言，切口就减少了很多，损伤也并不大，恢复较快，且行 RPH 术后，因胶圈的弹性压力阻断了直肠黏膜下血管与痔动静脉的交通吻合支血运，使套扎点发生缺血、坏死脱落、局部纤维化增生、瘢痕形成，而达到使周围组织固定脱垂，使肛垫被向上悬吊和牵拉效果满意，肛门外观平整，符合大部分患者的心理，将使 RPH 术治疗痔的适应证得到拓展。

综上所述，本术式治疗混合痔与以往术式相比，不仅其疗效更高，而且有效地保护了肛垫组织，保持了肛管正常的解剖结构，具有更好的安全性。

参考文献：略。

肛门直肠周围脓肿治疗研究概况

殷绪胜

（广西　钦州广西钦州市中医医院）

【摘要】肛周脓肿是肛肠疾病中的一种急症，治疗该病时，首先需要对其病变过程进行充分的了解，并参照脓肿的不同时期，选择最为合适的时机有针对性的选取中西医结合的治疗方法对患者进行治疗。一般来说，脓肿早期主要是内服、外用药等非手术治疗手段；脓肿形成之后，就应该及时进行手术，选择合适的方案，彻底治疗。

如何进一步总结出一种疗效高，损伤小，疗程短且简便易行的方法，减少患者的并发症及后遗症的理想术式，还需广大医学工作者不断的努力。

【关键词】肛门直肠周围脓肿；治疗；研究概况

一般来说在临床上肛门直肠周围脓肿主要指的是肛门腺体感染及化脓并蔓延至肛管直肠周围所形成的脓肿。此病普遍存在发病急骤，伴有剧烈疼痛、发热的临床症状，若不能及时发现并进行治疗会造成病情加重，此症病变较为复杂，在临床上列为一种急症，要注意及早进行对症治疗，以防止免病情加重，最终引起肛瘘发生[1]。肛门直肠周围脓肿的临床治疗方法相对较多，本文对其临床治疗研究概况做如下综述：

1. 基本治疗方式

基本治疗主要指非手术治疗，对于肛门直肠周围脓肿初期、炎症浸润，没有发生明显红肿化脓的患者较为适用。如果发现已经出现红肿化脓现象要及时切开进行排脓。消炎镇痛、症状改善、促进炎症局限化为这一阶段治疗的基本原则[2]。

1.1 中药治疗　中医治疗需达到清热解毒、软坚散结、凉血祛瘀的目的，主要以消法为主。治疗方法为内服中药、外敷、熏洗等，经实践表明均有良好的临床疗效。据有关文献记录，[1]赵岳使用黄连解毒汤并五味消毒饮，水煎服用，同时病灶部位使用复方荆芥洗剂进行熏洗、外敷金黄膏，取得了良好的临床效果。陈民藩认为肛门直肠周围囊肿为湿热下注导致的，所以使用龙胆泻肝汤对患者进行治疗，方药：龙胆草、炒山栀、黄芩、柴胡、当归、车前子、生大黄、木通、泽泻、生甘草。对于大便秘的患者加用川大黄、芒硝，对于病灶较硬并发热的患者加用皂刺、银花、蒲公英，对于病灶焮红伴疼痛的患者加用大青叶、元胡水煎服用，获得了较为满意的临床治疗效果。本人用自拟"银花三黄愈疡汤"内服和外洗，该方主要成分为：银花、黄柏、黄芩、黄连、大黄、皂角刺、地榆、连翘、乳香、蒲公英、泽泻、生地、没药。体现清热解毒、祛湿排脓、软坚散结、凉血祛瘀的治法。也临床效果疗效满意。另有记录用仙方活命饮配黄连膏进行外敷、内服黄连汤配合 CO_2 进行激光治疗的方法，均取得就满意临床效果。以上几种治疗方式都体现了中医药辨证论治的基本特点，达到了消除临床症状的目的。

1.2 西药治疗　根据患者具体的临床表现，对其炎症类型进行判断，并分析致病菌的种类，有针对性的选择对症的抗生素及磺胺类药物，如需要可做细菌培养，后按照药敏试验的相关结果选择药物。为增强患者的抵抗力可以适当补充维生素 C[4]。

1.3 局部处理　使用外用坐浴药物进行熏洗或局部热敷，并加用栓剂进行配合治疗，如消炎止痛栓、外敷消炎止痛软膏等。如患者脓肿破溃要使用灭滴灵液及双氧水等进行冲洗。[5]

2. 手术治疗

肛门直肠周围脓肿患者在进行早期保守治疗后若无效，形成脓肿后手术切开引流是最为有效的治疗方法，患者所有的症状会随着切开引流而消退。

2.1 单纯脓肿切开引流　此术式的治疗原则是进行及时的排脓，促使引流通畅。对患者的不同脓肿部位进行仔细分析，并根据囊肿部位选择相应切口，脓肿波动最明显的部位及最低位因为较利于进行引流所以多在此处切开。切口形状为梭形放射状，与肛缘保持 2.5cm 的距离，骨盆直肠间隙脓肿处做切口，弧形且脓肿需完全敞开，若患者的脓肿过大，可以同时作多个切口进行引流。切开后进行排脓，之后医护人员使用手指沿着切口部位插入到脓腔中，以脓肿的具体部位及走行进行详细的探查，同时破坏掉脓腔纤维隔，增大引流，使用刮匙清除干净坏死组织。注意在操作时要小心轻柔，防止造成出血或是破坏脓腔的自然保护壁，导致炎症扩散[6]。后对切口边缘进行修剪，以使切口为梭形，最后进行消毒，使用双氧水及灭滴灵液对脓腔进行冲洗，在伤口内置放胶管引流。手术之后患者在每日便后坐浴并换药，根据其具体情况使用静脉抗生素。之前的临床治疗一般使用此种术式，但是手术后患者的脓肿复发率或导致肛瘘的患者超过了90%，患者需行再次手术，所以目前有研究认为，[7]对感染的原发病灶进行彻底清除能在防止肛瘘的同时根治脓肿，所以建议多使用一次切开引流根治术，取得了较好的临床效果，减少了脓肿单纯切开引流术。脓肿单纯切开引流术仅需在处理病情重、发展快的患者、可疑内口找不到或高位脓肿一次根治可能引起术后大便失禁的情况时使用。

2.2 脓肿一期切开根治术

2.2.1 脓肿一期切开根治术指的是在对排脓进行切开的同时正确处理内口以及内、外括约肌以达到一次根治又不会对肛门功能带来损伤的目的。在临床上此术式对皮下脓肿、坐骨直肠间隙脓肿、肛门后间隙脓肿及直肠黏膜下脓肿较为适用。能否成功操作该术式的关键就在于寻找内口。相关文献报道，[5]吕建国等使用用一期根治术对213 例肛门直肠周围脓肿患者进行治疗，有 207 例患者一次治愈，治愈率达 97.18%，住院时间平均为 18.5 天，另外其指出在进行手术时要注意全部切除内口周围的组织、疤痕及硬结节，并将切口修剪成为上宽下窄的行状，对于直肠环以上的脓肿置直肠环行部分切开，这样可以使环以上的脓肿进行充分引流。

2.2.2 脓肿一期切开加挂线疗法：此法指的是在进行切开排脓时要将低位括约肌同时切开，对在肛管直肠环以上的和内口相通的腔道部位使用橡皮筋进行挂线，注意挂线要松紧适度，一般来说，观察患者脓腔局限，且没有明显浸润，要从紧挂线；患者脓腔炎性浸润相对严重时要从松挂线；若脓腔内侧与肛门的距离远可紧挂线，距离近可松挂线。[8]在手术后的2到3晚将患者的肛管直肠环缓慢勒开，以使勒开部分的肌肉边修复，防止出现大便失禁的状况。此法的作用机制是通过慢性勒割、异物刺激及引流达到治疗的目的。此手术方法成功的关键同样在于准确找到内口。文献记录使用一次切开挂线的方法对290例肛周脓肿患者进行治疗，治愈率达到了99.7%，术后对患者进行随访，成功161例，远期治愈率达到了96.9%。分析认为这种治疗方法在临床有显著的优点：能够通过一次手术治愈肛周脓肿，不遗肛瘘；副作用较小，没有炎症扩散、术后出血、假性愈合以及肛门失禁等问题出现；手术后不需要每天更换引流条，对于婴幼儿的治疗较为便利，另外治疗时同时注射美兰止痛剂，能够有效的解决术后剧痛。王永德等曾使用激光将脓腔一次性切开，在脓腔内使用甲硝唑液冲洗，准确找到内口后挂紧线，同时将橡皮筋结扎处的皮肤切开的方法，治疗216例肛周脓肿患者，均治愈，且随访5年无一例后遗肛瘘。

2.2.3 脓肿切开加胶管引流术：此种手术方法对于内口在肛管直肠环以下并且脓腔超过直肠环的高位脓肿较为适用。研究记录，将患者的脓肿皮肤以及皮下组织做梭形切口，并将脓液放出，后进行探查并修剪内口，以使其保持通畅状态，使用中弯钳沿患者创口部位向深部行纯性分离肛提肌。使用8到10cm的橡胶管放入脓腔内，之后用丝线将胶管系住并固定在脓腔的底部。8例高位脓肿患者经此种方法治疗后均痊愈。分析认为在行手术时，将患者部分括约肌或者是一半耻骨直肠肌切除后亦不会导致大便失禁。此法与挂线术相比，有患者的痛苦小、治后愈合快、手术简单等优点。[9]王学彬使用三腔管闭式冲洗引流法对坐骨直肠脓肿进行治疗取得了较好的临床疗效。主要方法为行常规切开脓肿并排脓、清除脓腔坏死组织、处理好内口的同时，使用生理盐水对冲洗脓腔进行反复冲洗，从原切口放置三腔管到脓腔底部位置，之后将其固定在皮肤上，患者切口一期愈合。手术完成后使用持续负压吸引装置，同时选用另外一管接到滴注冲洗液瓶内，抗生素以及液体量的多少要根据脓腔大小和脓液的多少而定。在手术后的第10天开始退管，直到观察患者的脓腔有明显缩小的迹象且没有脓液时将管拔掉。此种治疗方法亦简单易行，还具有以下优点：①将敞开的感染创口更为闭合式，这样不但能够防止发生感染，而且可以又充分引流，能在很大的程度上促使伤口早期愈合；②与常规脓肿切开引流脓腔内填塞纱布引流相比，此方法更为简单、方便，而且并发症少，能够避免手术后患者换药带来的痛苦；③使用冲洗滴注管，不但可以冲洗，将稠脓液稀释，促使血块及坏死组织液化，吸除脓液，而且能够持续注入抗生素，有效控制感染并预防其余外源性感染；④治疗时使用持续负压吸引管，可将脓液及坏死组织引流吸除，减轻患者中毒症状。

2.3 不损伤括约肌手术　对于如骨盆直肠间隙脓肿及直肠后间隙脓肿等高位脓肿，按照上述治疗方法进行挂线治疗会对患者组织造成较多的损伤，给患者带来很大痛苦，而且病程较长，而且因为治疗时需要切断整个括约肌以及提肛肌，经常会有较大的肛管缺损遗留，引发肛门失禁，为了防止上述不良情况出现，很大研究总结了不损伤括约肌的手术治疗方法，分析如下。

2.3.1 内口缝闭提脓化腐法：使用手术缝合内口的方法来防止粪便等对创面产生刺激减少术后发生污染的机会。使用中医提脓化腐药——复方紫草油纱条、化腐生肌丹，将腐脓组织清除干净，以促进肉芽组织的生长，加快创面愈合的速度。此种治疗方法不需要切断外括约肌，而且对内括约肌也有较小的损伤，能够很好地保存肛门括约肌及其相应的功能。此法治疗后患者的肛门功能正常，少见并发症及后遗症，临床疗效良好。[10]

2.3.2 直肠内壁挂线术：此种方法的挂线途径为原发内口、中央间隙、括约肌间隙、直肠周围间隙，按照这样的先后顺序全程切开，因为挂线只需要将直肠内壁进行切割，有效的避开了肌束，能够在最大限度的保存括约肌的重要功能。此种治疗方法比较适用于高位脓肿如骨盆直肠间隙脓肿及直肠黏膜下脓肿等。经徐氏对24例患者进行临床治疗验证，患者均治愈，没有脓肿复发及后遗肛瘘的问题存在，肛门功能正常，临床治疗效果满意，此种方法对于直肠周围脓肿的早期根治有重要意义。

2.3.3 不损伤括约肌挂线法：此方法是蒋云鹏等最先提出的，其主要的特点就是首先行脓肿引流，引流充分，脓腔缩小后挂线。这样的治疗方法不对能够直接避免整个肛门直肠环肌群受到损伤，而且能够很好的对肛门的功能起到保护作用，另外在脓腔底部作内口挂线，将脓腔最大限度敞开，引流较为通畅，不会因为遗留内瘘而导致治疗失败。

综上所述，肛周脓肿是肛肠疾病中的一种急症，治疗该病时，首先需要对其病变过程进行充分的了解，并参照脓肿的不同时期，选择最为合适的时机有针对性的选取中西医结合的治疗方法对患者进行治疗。一般来说，脓肿早期主要是内服、外用药等非手术治疗手段；脓肿形成之后，就应该及时进行手术，选择合适的方案，彻底治疗。尤其是高位、复杂性肛周脓肿，如何进一步总结出一种疗效高，损伤小，疗程短且简便易行的方法，减少患者的并发症及后遗症的理想术式，还需广大医学工作者不断的努力探索。

参考文献：略。

活血化瘀法治疗血瘀型痔疮的临床观察

殷绪胜

（广西钦州市中医医院肛肠科，535000）

【摘要】目的　观察中医活血化瘀治法在血瘀型痔疮病症中治疗的效果。方法　选择我院收治140例痔疮病人为对象，其中80例行中医活血化瘀治疗（Ⅰ组），另外60例以成药麝香痔疮膏治疗（Ⅱ组），从疼痛、肿胀及便血入手，观察两组患者痔疮改善情况，对比其疗效。结果　1组80例痔疮病人有效者78例，有效率97.50%，Ⅱ组46例有效，有效率76.67%，Ⅰ组比Ⅱ组有效率高，P<0.05。结论　以活血化瘀方法为痔疮患者进行治疗，可有效改善其肿胀、疼痛及便血症状，使患者痛苦降低。

【关键词】痔疮；活血化瘀；观察

痔疮为临床上痔这一疾病的俗称，常于肛管、直肠末端黏膜、肛门边缘皮下这几个部位的静脉丛发病，表现为静脉丛曲张、扩大成为柔软的团状，除此之外，肛门部位静脉破裂，形成的血液瘀滞型血栓，以及肛门边缘皱襞皮肤出现肥大、增生或发炎病变，也被成为痔疮[1]。在肛门直肠各类疾病中，痔疮约占87.25%的比例[2]，分为内痔、外痔及混合痔多种类型，常见于久坐的成年人，对患者的生活影响极大[3]。我院以中医活血化瘀方法为80例患者实施保守治疗进行疗效对比研究，研究结果如下：

1. 资料与方法

1.1 一般资料　本组140例痔疮患者，为我院在2010年10月~2013年6月收治，男109例，女31例，年龄在21岁~62岁之间，平均为35.8岁，血栓外痔127例，内痔嵌顿13例。表现出疼痛、便血、便秘、肿物脱出等症状。随机分组，Ⅰ组80例，Ⅱ组60例，对比其年龄、性别、痔疮类型、病情，P<0.05，差异不显著，有可比性。

1.2 治疗方法　1组患者接受中医辨证诊断，由医师拟定基本方剂，治以活血、化瘀、止痛，根据患者症状，对方药实施加减处理。基本方药物如下：桃仁20g、泽泻、红花、元胡、秦艽、乳香、没药、白芷、木通、赤芍各15，丹皮、牛膝、制大黄、丹皮、皂荚各10g，若患者证属燥热，加入火麻仁、玄参、麦冬及瓜蒌仁；若患者有明显的热毒证，加入蒲公英、地丁、双花，若患者便血严重，减掉赤芍、桃仁及红花，另加入仙鹤草与地榆。上诉药物以水煎成1剂，分两次各于早、晚口服，6d为一疗程，连续服用两个疗程。另外，以银花、黄柏、黄芩、黄连、连翘、丹皮、赤芍、乳香、没药在内的十二味中药制取银花三黄愈疡汤洗剂，进行坐浴治疗，具有祛湿解热、活血、化瘀、止痛、清洁肛门的作用。每次取洗剂量为125ml，将其加入1000ml的开水，待洗剂温度达到45℃，于早起后、晚睡前分两次进行坐浴治疗，每次持续20min，同样以6d为一个疗程，治疗两个疗程。Ⅱ组患者以麝香痔疮膏进行外敷治疗，涂抹于肛内，或者是症较为严重的外部，2次/d，以6d为一疗程，连续用药两个疗程。在本次治疗期间，两组患者均不再接受其他药物的治疗，于治疗12d后，对其效果进行统计分析。

1.3 疗效评定　以患者疼痛、肿胀及便血症状为指标，评定其治疗效果。痊愈：红肿、疼痛与便血彻底消失，血栓组织消失；显效：各类症状均基本消失，血栓组织明显缩小；好转：各类症状大部分消失，血栓组织部分被吸收；无效：症状无缓解，血栓组织未被吸收。

1.4 统计学方法　以SPSS12.0实施统计分析，组间数据进行t检验，P<0.05，为本次治疗有统计差异。

2. 结果

本次治疗结果如表1所示，Ⅰ组80例患者、Ⅱ组60例患者各自的总有效率为97.50%、76.67%，Ⅰ组治疗效果更加显著，$P<0.05$。

组别	痊愈	显效	好转	无效	总有效
Ⅰ组（n=80）	27（33.75）	35（43.75）	16（20.00）	2（2.50）	78（97.50）＊
Ⅱ组（n=60）	12（20.00）	16（26.67）	18（30.00）	14（23.33）	46（76.67）

注：＊与Ⅱ组进行比较，$P<0.05$

3. 讨论

中医学理论认为脏腑积热过多，迫使气血瘀滞、血液妄行，或者患者虚弱时受到风湿燥热四气联合侵扰，为痔疮发作病因，患者肛门部位的局部经络在上诉因素的影响下，受到阻塞，致使血液无法巡经而动，因而流出脉外，产生积液、水肿、淤血，最终发病。在临床治疗时，应当以活血化瘀、清热燥湿、解毒消肿、止血凉血、止痛作为治疗原则，而活血化瘀在其中最为主要，因此，采用内与外结合的活血化瘀方法，为痔疮患者加以治疗，从理论上讲是较为有效的。

我院以自拟活血化瘀内服汤方及银花三黄愈疡汤洗剂外浴方案，治疗 80 例痔疮患者，相比于单纯用麝香痔疮膏的患者，具有更为显著的疗效（总有效率达 97.50%）。具体来讲，方药中的桃仁、红花、没药、乳香均能够消除淤血，达到消肿止痛之功效，而丹皮与赤芍则可以在活血化瘀的基础上发挥清热凉血的作用，另外白芷可以祛腐生新、消毒排脓，制大黄与皂荚可清热泻火、活血止痛，秦艽、木通与泽泻消肿利湿、通利小便、可促进水湿外渗，牛膝则可以引领诸药下行，这些药物都有利于痔疮病症的治疗。而银花三黄愈疡汤洗剂则可直接对患部施加作用，使该部位的血液受热力鼓动而恢复正常循环，以辅助患者吸收内服药物，达到治疗功效。

综上所述，以中医活血化瘀的方法，治疗气滞血瘀型痔疮，具有良好疗效，值得临床推广。

参考文献：略。

现代与传统医学治疗肛门直肠脓肿研究进展

殷绪胜

（广西钦州市中医医院肛肠科，535000）

【摘要】肛周脓肿是肛肠疾病中的一种急症，治疗该病时，首先需要对其病变过程进行充分的了解，并参照脓肿的不同时期，选择最为合适的时机有针对性的选取中西医结合的治疗方法对患者进行治疗。一般来说，脓肿早期主要是内服、外用药等非手术治疗手段；脓肿形成之后，就应该及时进行手术，选择合适的方案，彻底治疗。如何进一步总结出一种疗效高，损伤小，疗程短且简便易行的方法，减少患者的并发症及后遗症的理想术式，还需广大医学工作者不断的努力。但结合传统中医药全程治疗可辨证施治，缩短病程，疗效肯定，值得现代医疗推广。

【关键词】肛门直肠周围脓肿；治疗；研究概况

一般来说在临床上肛门直肠周围脓肿主要指的是肛门腺体感染及化脓并蔓延至肛管直肠周围所形成的脓肿。此病普遍存在发病急骤，伴有剧烈疼痛、发热的临床症状，若不能及时发现并进行治疗会造成病情加重，此症病变较为复杂，在临床上列为一种急症，要注意及早进行对症治疗，以防止免病情加重，最终引起肛瘘发生[1]。肛门直肠周围脓肿的临床治疗方法相对较多，本文对其临床治疗研究概况做如下综述：

1. 基本治疗方式

基本治疗主要指非手术治疗，对于肛门直肠周围脓肿初期、炎症浸润，没有发生明显红肿化脓的患者较为适用。如果发现已经出现红肿化脓现象要及时切开进行排脓。消炎镇痛、症状改善、促进炎症局限化为这一阶段治疗的基本原则[2]。

1.1 中药治疗　因临床本病以热毒蕴结或热毒炽盛证型多见，故中医治疗，需达到清热解毒、软坚散结、凉血祛瘀的目的，主要以消法为主。治疗方法为内服中药、外敷、熏洗等，经实践表明均有良好的临床疗效。据有关文献记录，[1]赵岳使用黄连解毒汤并五味消毒饮，水煎服用，同时病灶部位使用复方荆芥洗剂进行熏洗、外敷金黄膏，取得了良好的临床效果。陈民藩认为肛门直肠周围囊肿为湿热下注导致的，所以使用龙胆泻肝汤对患者进行治疗，方药：龙胆草、炒山栀、黄芩、柴胡、当归、车前子、生大黄、木通、泽泻、生甘草。对于大便秘的患者加用川大黄、芒硝，对于病灶较硬并发热的患者加用皂刺、银花、蒲公英，对于病灶焮红伴疼痛的患者加用大青叶、元胡水煎服用，获得了较为满意的临床治疗效果。本人用自拟“银花三黄愈疡汤”内服和外洗，该方主要成分为：银花、黄柏、黄芩、黄连、大黄、皂角刺、地榆、连翘、乳香、蒲公英、泽泻、生地、没药。体现清热解毒、祛湿排脓、软坚散结、凉血祛瘀的治法。也临床效果疗效满意。另有记录用仙方活命饮配黄连膏进行外敷、内服黄连汤配合 CO_2 激光理疗机进行激光治疗的方法，均取得就满意临床效果。以上几种治疗方式都体现了中医药辨证论治的基本特点，达到了消除临床症状的目的。

1.2 西药治疗　根据患者具体的临床表现，对其炎症类型进行判断，并分析致病菌的种类，有针对性的选择对症的抗生素及磺胺类药物，如需要可做细菌培养，后按照药敏试验的相关结果选择药物。为增强患者的抵抗力可以适当补充维生素 C[4]。

1.3 局部处理　使用外用坐浴药物进行熏洗或局部热敷，并加用栓剂进行配合治疗，如消炎止痛栓、外敷消炎止痛软膏等。如患者脓肿破溃要使用灭滴灵液及双氧水等进行冲洗[5]。

2. 术治疗

肛门直肠周围脓肿患者在进行早期保守治疗后若无效，形成脓肿后手术切开引流是最为有效的治疗方法，患者所有的症状会随着切开引流而消退。

2.1 单纯脓肿切开引流　此术式的治疗原则是进行及时的排脓，促使引流通畅。对患者的不同脓肿部位进行仔细分析，并根据囊肿部位选择相应切口，脓肿波动最明显的部位及最低位因为较利于进行引流所以多在此处切开。切口形状为梭形放射状，与肛缘保持 2.5cm 的距离，骨盆直肠间隙脓肿处做切口，弧形且脓肿需完全敞开，若患者的脓肿过大，可以同时作多个切口进行引流。切开后进行排脓，之后医护人员使用手指沿着切口部位插入到脓腔中，以脓肿的具体部位及走行进行详细的探查，同时破坏掉脓腔纤维隔，增大引流，使用刮匙清除干净坏死组织。注意在操作时要小心轻柔，防止造成出血或是破坏脓腔的自然保护壁，导致炎症扩散[6]。后对切口边缘进行修剪，以使切口为梭形，最后进行消毒，使用双氧水及灭滴灵液对脓腔进行冲洗，在伤口内置放胶管引流。手术之后患者在每日便后坐浴并换药，根据其具体情况使用静脉抗生素。之前的临床治疗一般使用此种术式，但是手术后患者的脓肿复发率或导致肛瘘的患者超过了 90%，患者需行再次手术，所以目前有研究认为[7]，对感染的原发病灶进行彻底清除能在防止肛瘘的同时根治脓肿，所以建议多使用一次切开引流根治术，取得了较好的临床效果，减少了脓肿单纯切开引流术。脓肿单纯切开引流术仅需在处理病情重、发展快的患者、可疑内口找不到或高位脓肿一次根治可能引起术后大便失禁的情况时使用。

2.2 脓肿一期切开根治术

2.2.1 脓肿一期切开根治术指的是在对排脓进行切开的同时正确处理内口以及内、外括约肌以达到一次根治又不会对肛门功能带来损伤的目的。在临床上此术式对皮下脓肿、坐骨直肠间隙脓肿、肛门后间隙脓肿及直肠黏膜下脓肿较为适用。能否成功操作该术式的关键就在于寻找内口。相关文献报道[5]，吕建国等使用用一期根治术对 213 例肛门直肠周围脓肿患者进行治疗，有 207 例患者一次治愈，治愈率达 97.18%，住院时间平均为 18.5 天，另外其指出在进行手术时要注意全部切除内口周围的组织、疤痕及硬结节，并将切口修剪成为上宽下窄的行状，对于直肠环以上的脓肿置直肠环行部分切开，这样可以使环以上的脓肿进行充分引流。

2.2.2 脓肿一期切开加挂线疗法：此法指的是在进行切开排脓时要将低位括约肌同时切开，对在肛管直肠环以上的和内口相通的腔道部位使用橡皮筋进行挂线，注意挂线要松紧适度，一般来说，观察患者脓腔局限，且没有明显浸润，要从紧挂线；患者脓腔炎性浸润相对严重时要从松挂线；若脓腔内侧与肛门的距离远可紧挂线，距离近可松挂线[8]。在手术后的 2 到 3 晚将患者的肛管直肠环缓慢勒开，以使勒开部分的肌肉边修复，防止出现大便失禁的状况。此法的作用机制是通过慢性勒割、异物刺激及引流达到治疗的目的。此手术方法成功的关键同样在于准确找到内口。文献记录使用一次切开挂线的方法对 290 例肛周脓肿患者进行治疗，治愈率达到了 99.7%，术后对患者进行随访，成功 161 例，远期治愈率达到了 96.9%。分析认为这种治疗方法在临床有显著的优点：能够通过一次手术治愈肛周脓肿，不遗肛瘘；副作用较小，没有炎症扩散、术后出血、假性愈合以及肛门失禁等问题出现；手术后不需要每天更换引流条，对于婴幼儿的治疗较为便利，另外治疗时同时注射美兰止痛剂，能够有效的解决术后剧痛。王永德等曾使用激光将脓腔一次性切开，在脓腔内使用甲硝唑液冲洗，准确找到内口后挂紧线，同时将橡皮筋结扎处的皮肤切开的方法，治疗 216 例肛周脓肿患者，均治愈，且随访 5 年无一例后遗肛瘘。

2.2.3 脓肿切开加胶管引流术：此种手术方法对于内口在肛管直肠环以下并且脓腔超过直肠环的高位脓肿较为适用。研究记录，将患者的脓肿皮肤以及皮下组织做梭形切口，并将脓液放出，后进行探查并修剪内口，以使其保持通畅状态，使用中弯钳沿患者创口部位向深部行纯性分离肛提肌。使用 8 到 10cm 的橡胶管放入脓腔内，之后用丝线将胶管系住并固定在脓腔的底部。8 例高位脓肿患者经此种方法治疗后均痊愈。分析认为在行手术时，将患者部分括约肌或者是一半耻骨直肠肌切除后亦不会导致大便失禁。此法与挂线术相比，有患者的痛苦小、治后愈合快、手术简单等优点[9]。王学彬使用三腔管闭式冲洗引流法对坐骨直肠脓肿进行治疗取得了较好的临床疗效。主要方法为行常规切开脓肿并排脓、清除脓腔坏死组织、处理好内口的同时，使用生理盐水对冲洗脓腔进行反复冲洗，从原切口放置三腔管到脓腔底部位置，之后将其固定在皮肤上，患者切口一期愈合。手术完成后使用持续负压吸引装置，同时选用另外一管接到滴注冲洗液瓶内，抗生素以及液体量的多少要根据脓腔大小和脓液的多少而定。在手术后的第10天开始退管，直到观察患者的脓腔有明显缩小的迹象且没有脓液时将管拔掉。此种治疗方法亦简单易行，还具有以下优点：①将敞开的感染创口更为闭合式，这样不但能够防止发生感染，而且可以又充分引流，能在很大的程度上促使伤口早期愈合；②与常规脓肿切开引流脓腔内填塞纱布引流相比，此方法更为简单、方便，而且并发症少，能够避免手术后患者换药带来的痛苦；③使用冲洗滴注管，不但可以冲洗，将稠脓液稀释，促使血块及坏死组织液化，吸除脓液，而且能够持续注入抗生素，有效控制感染并预防其余外源性感染；④治疗时使用持续负压吸引管，可将脓液及坏死组织引流吸除，减轻患者中毒症状。

2.3 不损伤括约肌手术　对于如骨盆直肠间隙脓肿及直肠后间隙脓肿等高位脓肿，按照上述治疗方法进行挂线治疗会对患者组织造成较多的损伤，给患者带来很大痛苦，而且病程较长，而且因为治疗时需要切断整个括约肌以及提肛肌，经常会有较大的肛管缺损遗留，引发肛门失禁，为了防止上述不良情况出现，很大研究总结了不损伤括约肌的手术治疗方法，分析如下。

2.3.1 内口缝闭提脓化腐法：使用手术缝合内口的方法来防止粪便等对创面产生刺激减少术后发生污染的机会。使用中医提脓化腐药——复方紫草油纱条、化腐生肌丹，将腐脓组织清除干净，以促进肉芽组织的生长，加快创面愈合的速度。此种治疗方法不需要切断外括约肌，而且对内括约肌也有较小的损伤，能够很好地保存肛门括约肌及其相应的功能。此法治疗后患者的肛门功能正常，少见并发症及后遗症，临床疗效良好[10]。

2.3.2 直肠内壁挂线术：此种方法的挂线途径为原发内口、中央间隙、括约肌间隙、直肠周围间隙，按照这样的先后顺序全程切开，因为挂线只需要将直肠内壁进行切割，有效的避开了肌束，能够在最大限度的保存括约肌的重要功能。此种治疗方法比较适用于高位脓肿如骨盆直肠间隙脓肿及直肠黏膜下脓肿等。经徐氏对24例患者进行临床治疗验证，患者均治愈，没有脓肿复发及后遗肛瘘的问题存在，肛门功能正常，临床治疗效果满意，此种方法对于直肠周围脓肿的早期根治有重要意义。

2.3.3 不损伤括约肌挂线法：此方法是蒋云鹏等最先提出的，其主要的特点就是首先行脓肿引流，引流充分，脓腔缩小后挂线。这样的治疗方法不对能够直接避免整个肛门直肠环肌群受到损伤，而且能够很好的对肛门的功能起到保护作用，另外在脓腔底部作内口挂线，将脓腔最大限度敞开，引流较为通畅，不会因为遗留内瘘而导致治疗失败。

综上所述，肛周脓肿是肛肠疾病中的一种急症、重症，治疗该病时，首先需要对其病变过程进行充分的了解，并参照脓肿的不同时期，选择最为合适的时机有针对性的选取中西医结合的治疗方法对患者进行治疗。一般来说，脓肿早期主要是内服、外用药等非手术治疗手段；脓肿形成之后，就应该及时进行手术，选择合适的方案，彻底治疗。尤其是高位、复杂性肛周脓肿，如何进一步总结出一种疗效高，损伤小，疗程短且简便易行的方法，减少患者的并发症及后遗症的理想术式，还需广大医学工作者不断的努力探索。西医要求根据浓液药敏结果行抗炎治疗，等待时间约4~7天，不等待，凭经验用药有不合理性存在；但治疗肛周脓肿中医全程可辨证施治，无需等待。结合中医中药内服和外洗，可减轻病人痛苦增加疗效，缩短病程，疗效肯定，减少抗生素的用量，减少耐药菌种的产生，减轻患者和社会经济负担，蕴藏正能量，值得现代医疗推广。

参考文献：略。

鱼刺致肛周脓肿1例

余洪艳　韦俊武

2012年2月我院收治鱼刺致肛周脓肿1例，随访1年余已治愈，现报道如下：

病历介绍：

患者，女，46岁，因“肛旁肿痛3天”入院，入院查体：体温38℃，血压、呼吸、脉搏均正常，心肺腹无异常。专科检查见：肛缘外9点位距肛门约5cm见一红肿包块，大小约2cm□3cm，中央有波动感，局部皮肤潮红，皮温较高，压痛（+++）。化验检查：白细胞13.0□10^{12}/L，中性粒细胞比率86%。无明显手术禁忌症，肠道准备充分后在骶麻下行一期脓肿根治术，术中引出脓液约80ml，脓腔较深，挂以实线，双氧水及甲硝唑先后冲洗脓腔。术后给予抗炎补液、每日换药、甲硝唑冲洗伤口。橡皮筋按时紧线术后15天脱落，20天出院，按时换药，35天伤口完全愈合。术后4个月患者再次出现原伤口肿痛，遂来院。肛周检查原疤痕处边缘见红肿包块，类似第一次情况。经会诊后二次给予骶麻下行肛周脓肿根治术，术中见脓腔与第一次脓腔相似，扩创时见脓腔边缘正常组织内鱼刺样异物，长约3cm。追问病史，患者在第一次手术前有进食草鱼史。术中挂线。术后给予抗炎消肿、换药、甲硝唑冲洗等对症支持治疗。术后12天橡皮筋脱落，25天出院，伤口40天愈合。随访1年无复发。

讨论：

肛周脓肿是肛肠科常见疾病，较易诊断。但引起肛周脓肿的病因较多。本例为鱼刺样异物引起。异物引起肛周脓肿的途径有：①经口进入：绝大多数为此类途径。②经肛门进入：多被他人伤害或者自虐、自慰而塞入自慰器等。③医源性：手术中遗留手术材料等。

该患者在二次手术时发现鱼刺样异物，追问病史，患者有进食鱼类史，考虑患者在吃鱼时不慎咽下了鱼刺，运行至直肠下端经粪便的挤压而嵌入直肠黏膜，鱼刺刺入肛周组织而发病，继发形成肛周脓肿。

本例第一次术中未能探及鱼刺样异物，考虑异物的可移动性，异物在手术时已经移动到周围正常组织内。4个月后鱼刺随肌肉的运动至原伤口位置，再次引起感染，脓肿形成。故在对病因诊断时，结合本实例，应仔细询问病史，术中认真探查。

超声刀痔切除术治疗混合痔26例临床分析

袁学刚　谭信菊　杨向东*

（成都肛肠专科医院/中国PPH技术培训中心，成都，610015）

【摘要】目的　评价超声刀痔切除术治疗混合痔的临床疗效。方法　将26例采用超声刀法和随机抽取的30例外剥内扎术（对照组）治疗混合痔对比，比较两种方法的临床疗效。结果　超声刀组的术中出血量减少（$P<0.05$），差异有统计学意义。术后愈合时间延长、术后疼痛时间延长以及患者满意度较低（$P<0.05$），差异有统计学意义。且超声刀组在卫生经济学方面明显差于对照组。在手术时间、术后水肿、术后出血量及术后肛门功能恢复方面超声刀组与对照组差异无统计学意义（$P>0.05$）。结论　超声刀痔切除术的术中出血量减少，但术后恢复慢、疼痛时间长，卫生经济学及患者满意度方面明显差于传统的痔切除术。

【关键词】超声刀；外剥内扎术；混合痔

混合痔临床上以手术治疗为主，以外剥内扎术最为常见。随着外科手术中超声刀使用的逐渐普遍化，超声刀已用于肛门混合痔的手术切除。我院（成都肛肠专科医院）在2011年3月至2011年6月运用超声刀痔切除术共计26例，随机抽取该时期我院使用外剥内扎术治疗混合痔30例对比，其临床疗效对比报告如下：

1 资料与方法

1.1 临床资料　超声刀组26例，男10例，女16例，年龄24～75岁，平均41岁；外剥内扎术（对照组）30例，男13例，女17例，年龄21～78岁，平均45岁。所有患者均符合2000年中华医学会外科学分会肛肠外科学组制定的《痔诊疗暂行标准》[1]。所有患者的内痔区脱出均在二～四度，包括部分环状混合痔，手术切口根据痔核位置决定，两组患者的病情无显著差异（$P>0.05$），具有可比性。

1.2 治疗方法　超声刀组：骶麻满意后取截石位，常规消毒铺巾，碘伏棉球消毒直肠下端及肛管。止血钳钳夹混合痔外痔区痔核顶端，超声刀V形切开外痔区痔核下缘至齿线，沿内痔区痔核基底部切除内痔，内、外痔切口处分别用2-0可吸收线缝扎对合切口；同法处理余下混合痔。术后予抗生素、止血药静滴抗炎止血3天，术后第1d进半流质饮食、第2d改普食，术后第2d开始常规痔科换药，术后3-5天拆除外痔区切口缝线。对照组：骶麻满意后取截石位，常规消毒铺巾，碘伏棉球消毒直肠下端及肛管。止血钳钳夹混合痔外痔区痔核顶端，手术剪V形切开外痔区痔核下缘、潜行分离至齿线，弯止血钳钳夹对应内痔区痔核基底部，用10号丝线沿弯钳下缘结扎内痔基底部，剪除残端，用2-0可吸收线缝扎外痔切口止血、对合切口；同法处理余下混合痔；术后予抗生素、止血药静滴抗炎止血3天，术后第1d进半流质饮食、第2d改普食，术后第2d开始常规痔科换药，第一次解便后拆除外痔区切口缝线。

1.3 观察指标　根据疗效判定标准对二组患者的手术时间，术中出血量，术后疼痛情况，术后出血量，术后肛门水肿情况，愈合时间、术后肛门功能恢复情况、卫生经济学意义及患者满意度进行比较。

1.4 疗效判定标准　手术时间：20min以下（0分）；20～24min（2分）；25～29min（4分）；30min及30min

以上（6分）。手术出血量计算方法：取1张大小为6cm×8cm×12层的医用纱布，均匀吸收血液饱和至不滴时约吸收8ml血液，评分标准：止血时使用1张纱布（0分）；2张纱布（2分）；3张纱布（4分）；4张及4张以上纱布（6分）。术后疼痛评分，采用视觉模拟评分（VAS）进行疼痛评价，向患者充分介绍VAS的相关知识，记录相应时点的VAS值，评分标准为：0分，无痛；10分，强烈疼痛；1～3分，轻度疼痛；4～6分，中度疼痛；7～10分，重度疼痛[2]。术后出血量评分：无便血（0分）；手纸染血或大便带血少许（2分）；便时滴血较多，一般止血药可止血（4分）；大出血，缝合后止血（6分）[3]。术后水肿评分：以出现肛缘水肿及肿物计算，无肛缘水肿及肿物（0分）；肛缘周围局部水肿，肿物1枚（2分）；肛缘局部水肿，肿物2枚以上（4分）；肛缘呈环状水肿，肿物环状（6分）[3]。愈合时间评分：患者均常规出院，以出院时间计算，10天以下（0分）；10～14天（2分）；15～18天（4分）；18天以上（6分）。患者满意度评分，非常满意（0分）；满意（2分）；不满意（4分）；非常不满意（6分）。

1.5 统计学方法 采用SPSS17.0软件进行统计处理，计量资料比较采用t检验，$P<0.05$为差异有统计学意义。

2. 结果

两组手术时间比较见表1；术中出血量比较见表2；术后疼痛情况、肛门水肿情况、术后出血量比较见表3－5；术后愈合时间及患者满意度比较见表6－7。

表1 两组手术时间比较* （$\bar{x}\pm S$）

组别	例数	手术时间（min）	P
超声刀组	26	22.65±3.9	0.711
对照组	30	22.27±3.87	

* P>0.05 VS 对照组

表2 两组术中出血量比较* （$\bar{x}\pm S$）

组别	例数	术中出血量得分	P
超声刀组	26	0.38±0.8	0.000
对照组	30	3.33±1.42	

* P<0.05 VS 对照组

表3 两组术后疼痛情况比较* （$\bar{x}\pm S$）

组别	超声刀组	对照组	P
术后1d得分	4.38±1.17	6.07±1.2	P10.000
术后3d得分	5.04±1.04	5.1±0.96	P20.820
术后1周得分	4.5±0.91	2.63±0.76	P30.000

* P1、P3<0.05 P2>0.05 VS 对照组

表4 两组术后肛门水肿比较情况* （$\bar{x}\pm S$）

组别	例数	术后肛门水肿得分	P
超声刀组	26	0.85±1.16	0.880
对照组	30	0.8±1.13	

* P>0.05 VS 对照组

表5 两组术后出血量比较* （$\bar{x}\pm S$）

组别	例数	术后出血量得分	P
超声刀组	26	1.08±1.16	0.705
对照组	30	1.2±1.24	

* P>0.05 VS 对照组

表 6　两组术后愈合时间比较 *　($\bar{x} \pm S$)

组别	例数	术后愈合时间（d）	P
超声刀组	26	17.04 ±1.56	0.000
对照组	30	8.8 ±2.27	

* P<0.05　VS 对照组

表 7　两组患者满意度比较 *　($\bar{x} \pm S$)

组别	例数	患者满意度得分	P
超声刀组	26	2.54 ±1.07	0.015
对照组	30	1.87 ±0.9	

* P<0.05　VS 对照组

3. 讨论

超声刀全名为“接触式超声切割止血刀”，其工作原理是通过超声频率发生器使金属刀头进行机械振荡，使内部细胞相互摩擦产生热量，从而使组织内的水分子汽化，蛋白氢键断裂和蛋白结构重组，细胞崩解、组织被切开，同时蛋白凝固闭合小管腔，蛋白受振动产生 2 级热量，深度凝固闭合较大的管腔。其切割速度快，其刀头温升会促进凝血反应机制，有明显止血作用[4]。

传统的外剥内扎术治疗混合痔在临床上的使用极为广泛，其技术已相当成熟，各临床医生采用熟练的操作技巧使手术时间明显缩短，与超声刀比较，超声刀在术中的切割速度快的优越性未得到充分体现。表 1（$P>0.05$）说明二者在手术时间上差别不大。超声刀在切割软组织时产生的较低热效应，使被切割的生物组织产生局部温升，提高了该组织凝血酶的活性，激活了凝血因子，加速了凝血反应过程；另外，在切割组织过程中所产生的大量空化泡堵塞于血管的断端。同时超声刀依靠压力和对组织施加最大的能量来连结血管，血管会在与刀头接触面不出血的情况下封闭。从而保证了术中不出血或少出血[4]。表 2（$P<0.05$）说明超声刀在术中有良好的止血作用。我们在传统的外剥内扎术中，由于严格止血操作及彻底破坏痔下血管丛，对有明显的搏动性出血点仔细结扎或缝扎，术后出血量明显减少，术后水肿率明显降低。而超声刀组因其较大的创面及良好的止血作用使术后水肿量及出血量明显减少。表 4－5（$P>0.05$）说明二者的术后出血量及术后水肿情况临床差异不大。虽然超声刀刀头在机械振动时向侧方的凝固带 <1mm，刀头温度在低于 80℃，极少产生烟雾、焦痂[4]，但我们发现：在对混合痔切除这种相对精细的手术操作中使用超声刀，其切割创面深度及范围仍不易控制，且创面存在不同程度的坏死组织，类似深度烧伤创面。深度烧伤创面由于存在明显的坏死组织，在创面愈合早期的炎症反应阶段，炎症细胞除通过多种介质或细胞因子的释放以启动和调控修复细胞参与创面修复外，炎症细胞还分泌多种酶以溶解坏死组织，使坏死组织分离，并结合炎症细胞的吞噬作用清除坏死细胞碎片，使创面坏死组织得以清除，形成有利于创面修复的健康基底组织。这一“祛腐生新”的愈合环节是烧伤创面愈合过程有别于皮肤擦伤和皮肤切割伤的特点[5]。经我们观察：这一炎症反应时期大概需 3－5d。虽然手术中切口缝合后闭合良好，但随着坏死组织的分离，切口裂开，缝线松脱，皮缘对合失效。随后进行新鲜肉芽生长的二期愈合过程，总愈合时间在 14－20d。而外剥内扎术为锐性切割伤，创面新鲜，缝合后皮肤对合良好，第一次解便后拆除缝线切口不易裂开，因内痔脱落时间在 4－7d，总愈合时间在 6－14d。表 6（$P<0.05$）说明超声刀痔切除术术后愈合时间明显延长。因超声刀组术后前 3－5d 为坏死组织脱落，其疼痛不明显；5－7d 后新鲜肉芽生长。其裸露的神经组织受大便刺激或周围组织摩擦产生明显的痛感。表 3（$P<0.05$）说明超声刀组的术后疼痛时间延长。超声刀作为外科微创手术中的先进治疗仪器，其成本价上万元，患者在使用时需增加上千元手术费；而传统的外剥内扎术成本价明显降低，其手术费仅在数百元。同时，超声刀在使用过程中采用一次性切割刀头，患者在报销时提高了医保报销费用，明显浪费了社会资源，在卫生经济学方面超声刀组明显差于传统的外剥内扎术。我们观察：超声刀痔切除术及外剥内扎术的术后肛门功能恢复情况无差别。但超声刀痔切除术的花费高，术后疼痛时间延长及术后恢复慢，表 7（$P<0.05$）说明超声刀痔切除术的患者满意度降低。

虽然超声刀的术中止血效果好，但因超声刀痔切除术的术后疼痛时间延长、恢复慢、卫生经济学不合理及患者满意度较低，在治疗混合痔时，我们仍推荐使用传统的外剥内扎术。而超声刀作为体现外科手术微创理念的重要角色，其开发利用的价值有待进一步体现。

参考文献：略。

后位挂线、支管浮线引流术治疗高位复杂性肛瘘的体会

昝久斌　武　华

（内蒙古乌兰察布市第三医院肛肠科　集宁，012000）

【摘要】目的　明确后位挂线、支管浮线引流治疗高位复杂性肛瘘的优异性。方法　将70例高位复杂性肛瘘患者随机分为治疗组35例，采用“后位挂线、支管浮线引流”；对照组35例，采用传统切开挂线引流术进行对比观察。结果　治疗组与对照组显愈率分别为95%和90%，无明显差异，但两组间的创口愈合时间、肛门功能情况、肛门畸形及术后复发率存在显著差异。结论　在治疗高位复杂性肛瘘时，采用“后位挂线、支管浮线引流”与传统切开挂线引流术相比，具有创伤小、痛苦少、痊愈快、并发症少、复发率低及肛门功能保护好等优点，该术式的应用，使高位复杂性肛瘘的治疗更加安全、有效。

【关键词】高位复杂性肛瘘；后位挂线；支管浮线引流；临床研究

高位复杂性肛瘘是指管道有两条以上，位于肛管直肠环以上，而且有两个以上外口或内口。其常见类型包括高位坐骨直肠间隙瘘、骨盆直肠间隙瘘等，其中又以高位“蹄铁型”肛瘘最具代表性。由于高位复杂性肛瘘根治率低、复发率高，并且疗程长、痛苦大和后遗症多，所以被认为是肛肠科疑难疾病。为解决上述问题，我科根据既往经验与教训[1]，设计了“后位挂线、支管浮线引流”的手术方法，并于2008年1月到2012年1月采用随机分组的方法，将该术式与传统切开引流进行进行比较，取得满意疗效，现报告如下。

1. 临床资料

1.1 一般资料　共计70病例，年龄在20岁到65岁之间，按单盲法随机分为治疗组及对照组。其中治疗组35例，男27例，女8例；年龄21岁到65岁，平均43岁，病程1周到10年，平均4年。对照组35例，男29例，女6例；年龄20岁到58岁，平均39岁，病程1周到12年，平均4.5年。经统计学处理，两组性别、年龄、病程均无明显差异。

1.2 纳入及排除标准　所有病例均符合1994年国家中医药管理局发布的《中医病症诊断疗效标准》中的高位复杂性肛瘘诊断标准[2]，经B超或MRI确定高位复杂性并属于蹄铁或半蹄铁型肛瘘；按《新药审评办法》的要求，排除各种禁忌症的患者。

1.3 治疗方法

1.3.1 术前准备　完善各项入院相关检查，排除手术禁忌症，术前做好肠道准备，备皮。

1.3.2 治疗组　采用“后位挂线、支管浮线引流术”。腰俞麻醉后，取截石位，常规消毒肛门术野皮肤及肛管直肠，铺置无菌巾。再次用亚甲蓝加双氧水染色，或用探针探查等方法确定主瘘管及支管的走向及内口的位置，主管与支管的关系及瘘管与肛门括约肌的关系。探针自瘘管外口探入瘘道，向后至肛尾线处距肛缘3厘米放射状切开皮肤及皮下组织制作新外口，在此处显露出探针，并保证在与其同间隙处，另用圆头探针或弯钳向肛管内口探查，在外括约肌深部下缘从内口穿出，旷置环绕肛管直肠环瘘管，切开新外口与内口之间的表面皮肤，用探针或弯钳引导双股橡皮筋穿入瘘管并引出，抽紧橡皮筋后用弯钳与其基底部钳夹，用10号丝线在钳下结扎；再用探针引导单股橡皮筋经由新外口穿入瘘管，由原外口引出后，用10号丝线进行无张力固定，即挂浮线引流，所有支管均采用此法引流。如支管较长或弯曲者，在支管的中间或弯曲处予以开窗引流。术毕，肛门内放置止痛栓，红油纱条；肛外用塔形纱布盖护，并用胶布固定。

1.3.3 对照组 采用传统的切开挂线术。在腰俞麻醉下，齿线以下即外括约肌浅层以下管道全部切开，齿线上通过肛管直肠环的瘘管采用橡皮筋挂线术。

1.4 术后处理（1）静脉使用广谱抗生素5－7天，或用清热解毒中药口服，以控制炎症发展，促进伤口愈合；（2）便后用盐水坐浴；（3）局部创口、深部瘘道和盲腔，每日用生理盐水和甲硝唑稀释液冲洗至基本愈合为止；（4）要随时注意结扎橡皮筋的张力，保证勒割组织按时离断；（5）注意活动浮线引流的皮筋，确保引流通畅避免假性愈合，避免桥型愈合，减少复发的几率，浮线撤出的时机应掌握浮线周围腔隙基本消除，分泌物很少，触摸周围组织质地较硬；（6）冲洗后伤口用红油条填塞，也可用美宝烧伤膏纱布条填塞。（7）除禁食辛辣，一般没有其他饮食限制；（8）保证大便通畅。

2. 结果

2.1 疗效评定标准 按照1994年6月28日国家中医药管理局发布的《中医病症诊断疗效标准》中肛瘘的疗效评定标准如下：①治愈：症状及体征消失，创面愈合；②好转：症状及体征改善，创口愈合；③未愈：症状及体征均无变化，创面未愈合。

2.2 治疗结果

2.2.1 总疗效比较 治疗组好转、治率为95%，对照组好转、治愈率为90%，说明两种术式在好转、治愈率方面无明显差异。但治疗组的复发率仅2.9%，而对照组的复发率高达8.75%，可见“后位挂线、支管浮线引流术”能明显降低复发率。

2.2.2 住院时间及创面痊愈时间比较 治疗组住院时间为23±5.7天，创面痊愈时间为26±6.2天，而对照组的平均住院时间为28±6.5天，平均创面痊愈时间为35±7.4天，两者存在明显的差异，说明“后位挂线、支管浮线引流术”治疗高位复杂性”蹄铁或半蹄铁型”肛瘘，有效地缩小了手术创伤的范围，缩短了创口愈合时间。

2.2.3 后遗症比较 高位复杂性肛瘘术后愈合时间较长，后遗症较多，很容易导致肛周潮湿、瘙痒、流脓、伤口瘢痕生成等，甚至引起肛门狭窄、肛门畸形、盆底肌松弛、肛门完全或不完全性失禁。随访显示治疗组后遗症发生率为3.2%，对照组后遗症发生率为12.5%，两者存在非常显著的差异。说明”后位挂线、支管浮线引流术”对减少肛门括约肌的损伤，保护肛周皮肤的完整性具有较好优势，故对肛门功能及肛门外观具有较好的保护作用，减少了上述并发症的发生。

3. 讨论

高位复杂性肛瘘是常见的肛肠外科难治性疾病，手术是治疗高位复杂性肛瘘的有效手段之一。近年来，国内外专家在治疗高位复杂性肛瘘方面进行了广泛的研究，并积累了丰富的临床经验，对高位复杂性肛瘘的手术疗法可划分为括约肌切断与保留两类术式[3]。国内外肛肠科专家正朝着一种组织损伤少、避免损伤肛门括约肌、保护肛门功能及减少复发的理念迈进。[4]

但是高位复杂性肛瘘手术操作难度大，如处理不慎，常可造成一定程度的后遗症，如肛门狭窄、肛门畸形、肛门完全或不完全性失禁，并且容易形成假性愈合、复发或迁延不愈，有时还需要分期手术，这些均给患者的身心及家庭带来极大的痛苦。本术式对经B超或MRI明确诊断的高位复杂性”蹄铁或半蹄铁型”肛瘘采用后位挂线、支管浮线引流术，即在中医挂线的基础上，结合微创理念，将瘘管“由弯取直，支管引流”为原则，从而最大限度上避免了损伤肛门括约肌，维护了肛门主体结构及外观的完整，达到了治愈率高、复发率低、伤口愈合时间短、后遗症少等优点，经临床观察该方法优于传统的切开挂线引流术。

滥用抗生素导致肛周坏死性感染1例报告

张 波 马巧玲 毛宽荣

（西安马应龙肛肠医院，710016）

【关键词】肛周感染；耐药；抗生素；滥用

患者女，44岁，以“肛旁包块肿胀疼痛15天”为主诉，于2013年02月22日来院就诊。门诊以“肛周脓肿”收住。15天前患者因大便干燥出现肛旁包块肿胀疼痛，伴有肛门憋胀及灼热感，无发热，在当地医院就诊，诊断为“肛周感染”，服用“槐角丸及麻仁丸”等无效，后在当地卫生所静滴8天头孢类抗生素（具体药名及剂量不详）后疼痛较前稍有减轻，余症状无缓解。查体：肺心腹未见异常。舌红，苔黄，脉弦滑。专科检查（截石位）：肛门居中，右侧臀部及右侧大阴唇红肿明显，皮温升高，右侧臀部触之质硬，触痛明显，右侧大阴唇红肿，触之质软，轻度压痛，分肛见6、9点肛管皮肤缺损，凹陷，深约1cm，表面色发黑，可见部分括约肌坏死，无明显压痛；指检：进指顺利，肛管温度升高，括约肌环及右侧肛直环发硬，轻度压痛。血细胞分析：WBC 6.10 ×10^9/L、RBC 3.08 ×10^12/L↓、HGB 77.00 g/l↓、Gran% 77.00 %↑。

入院后按“肛周脓肿”，行切开引流术，于肛周行放射状切口，发现内外括约肌色发白，弹性差，未见明显脓液，组织内压力升高，切口外翻，手指脓腔内探查，见病变范围波及右侧坐骨直肠间隙、肛管后浅间隙。术后患者出现进行性肛周坏死，以括约肌为著。两次细菌培养及药敏试验结果回报：为大肠埃希菌感染，仅对阿米卡星、头孢哌酮/舒巴坦、亚胺培南及美罗培南四种抗生素敏感，对其他常用9种头孢类、磺胺类、大环类脂类、氨基糖甙类、喹诺酮类抗生素均耐药。两次病理检验军报告：化脓性炎伴坏死，未发现肿瘤细胞。全身CT未发现其他脏器及部位异常。经阿米卡星、亚胺培南等敏感抗生素静点，全身营养支持治疗，及多次扩创，乙状结肠造瘘，感染情况仍不能控制，出现间歇热，白细胞低下及重度贫血，和皮肤感染性皮疹等症状。后转入西安交通大学附属二院血液科，经骨髓穿刺、再次病检、细菌培养等检查，仍确定为大肠杆菌感染，排除肿瘤可能，后患者长期发热消耗死亡。

住院期间追问病史，患者家庭经济情况较好，每于身体不适，就经常注射高档头孢类抗生素。半年前曾因无名发热在当地卫生院静点抗生素20余天无效，后在唐都医院就诊，考虑为“EB病毒感染”，出院后发热自愈。

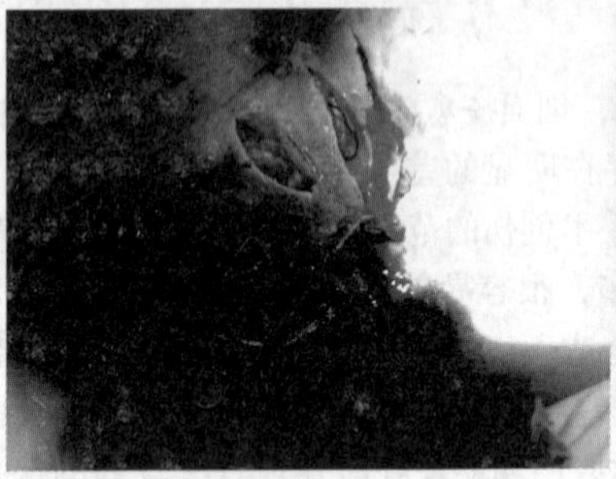
第一次手术后

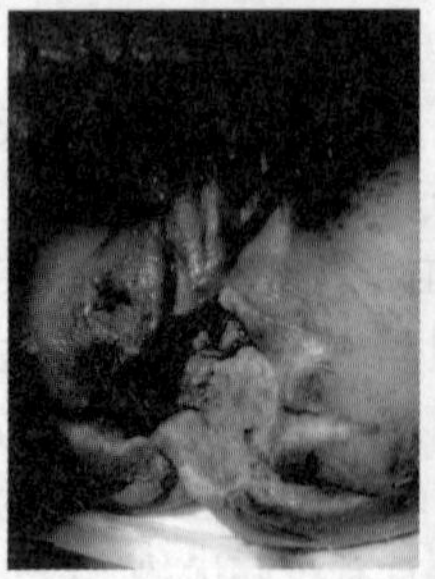
术后一月

病理：出血坏死性组织

讨论 该患者主要表现的是感染症状，其感染源来自于肛周，属于外科感染范畴。肛周感染及肛周脓肿作为一种常见的外科感染性疾病，主要是由大肠杆菌感染所致，其治疗原则为切开引流结合抗感染治疗，其中又以切开引流为主。绝大多数肛周脓肿患者经过切开引流，甚至不需要使用抗生素，局部感染都会好转。有部分严重的感染，可以导致坏死性筋膜炎，虽然病情危重，但经过充分切开引流和抗感染、营养支持治疗仍可治愈。

该患者从症状、体征以及细菌培养均支持肛周感染的诊断。其感染菌为大肠埃希菌，也是常见的肛周感染的致病菌。大肠埃希氏菌（E. coli）通常称为大肠杆菌，是Escherich在1885年发现的，在相当长的一段时间内，一直被当作正常肠道菌群的组成部分，认为是非致病菌。直到20世纪中叶，才认识到一些特殊血清型的大肠杆菌对人和动物有病原性，尤其对婴儿和幼畜（禽），常引起严重腹泻和败血症。致病性大肠埃希菌被分为产肠毒素性大肠埃希菌、肠道侵袭性大肠埃希菌、肠道致病性大肠埃希菌、肠集聚性黏附性大肠埃希菌和肠出血性大肠埃希菌5种，而其中就有引起出血坏死性病变的种类，其致病物质之一是血浆凝固酶，可以通过血浆中的激活因子变成凝血样物质后，使血浆中的纤维蛋白原变为纤维蛋白因而血浆凝固，从而导致局部组织缺血坏死。

近年来，随着三代头孢菌素的广泛使用，发现大肠埃希菌及克雷伯菌属可以产生一种超广谱β2内酰胺酶（ESBLs）。ESBLs能水解绝大多数的头孢菌素类、青霉素类和单酰胺类抗生素，且对氨基糖苷类、氟喹诺酮类和磺胺类交叉耐药。由于ESBLs的基因编码位于质粒上，可以通过转化、转导、接合转移等多种方式在不同细菌之间传递，因此易造成流行。根据临床推断，本例患者感染就是属于这种多重耐药性菌株，从而导致了临床抗生素治疗的失败和患者的最终死亡。

根据患者的既往病史，该患者属于典型的抗生素滥用患者。凡超时、超量、不对症使用或未严格规范使用抗生素，都属于抗生素滥用，该患者在既往史中均有体现。长期滥用抗生素是导致本次疾病和死亡的根本原因。本病案报道在于提醒医务人员和群众再次注意抗生素的合理使用，否则会导致耐药细菌出现，从而造成治疗无效，最终导致患者死亡的严重后果发生。

微控操作对PPH手术效果和并发症的影响观察

张 波 沈云天 李向武 指导老师：毛宽荣

（西安马应龙肛肠医院 陕西省 西安市，710016）

【摘要】目的 观察微控操作能否提高PPH手术质量和降低术后并发症。方法 将采用微控操作的112例病例为观察组，148例未采用微控操作的PPH病例为对照组，比较两组切除效果状况，吻合口状况和术后3月内并发症情况。结果 观察组在观察的3方面明显优于对照组，具有显著性差异。结论 微控操作可作为一种可行的

PPH 规范化操作，可以有效提高吻合质量，降低术后并发症。

【关键词】外科学；PPH；手术；规范化

PPH 作为一种微创手术，目前在肛肠科已经得到广泛使用。我院自 2005 年开展 PPH 手术以来，在治疗痔和出口梗阻性便秘方面收到良好疗效，但也遇到一些手术并发症和治疗效果欠佳的病例。随着手术例数的增多，笔者发现规范手术操作，增加微控操作，对于提高 PPH 手术效果和减少并发症的发生有着重要意义。回顾性分析 2008 年至 2013 年开展微控操作前后的 PPH 手术效果和术后并发症，现现报道如下：

1. 资料与方法

1.1 一般资料　以 2012 年 1 月，明确微控操作步骤为界，分为观察组和对照组。对照组为 2008 年 1 月至 2011 年 12 月手术，共 148 例，其中男性 62 例，女性 86 例。年龄 22－84 岁，平均年龄 48.02＋12.42 岁，均诊断为痔病，其中 48 例合并出口梗阻性便秘。观察组为 2012 年 1 月至 2013 年 4 月手术，共 112 例。其中男性 48 例，女性 64 例。年龄 18－72 岁，平均年龄 47.67＋12.17 岁，均诊断为痔病，其中 52 例合并出口梗阻性便秘。

1.2 手术方法　两组均按照 PPH 手术步骤操作，均采用单荷包缝合，两点牵引。共用标准：（1）荷包缝合原针进原针出针眼；（2）荷包缝合线位于黏膜下，不深及肌层；（3）激发切除钉合后，维持闭合状态 30 秒。对照组荷包缝合距齿状线 3－5cm 左右。微控操作标准：（1）荷包部位选择，根据患者个体差异，选择肛垫和直肠壁形成的浅沟处；（2）闭合吻合器前，保持牵引线紧张，将钉头自内向外滑动 2－3 次，将黏膜固定在透明肛镜和钉头之间；（3）保持牵引线紧张，旋转闭合吻合器，钉头固定，将枪体自外向内向钉头靠近，感觉闭合黏膜，旋钮有抗力时，将枪体推入直肠内，保持枪体处于中位无张力状态，旋紧闭合旋钮；（4）女性患者吻合前必须阴道指诊，明确阴道黏膜未夹入吻合器中；（5）助手保持肛镜处于无张力正位，术者保持吻合器在肛镜内处于正位，前后亦无张力状态激发切除钉合。（6）取出吻合器，必须原位将吻合器全部打开，直视下取出钉头。

1.3 分析方法　比较切除效果状况（切除黏膜平均宽度、切除黏膜宽度差异、切除组织深度、切除完整度），吻合口状况（吻合口位置、吻合口出血、吻合口上下由于黏膜纵行折叠吻合形成盲袋情况、吻合口周围血肿）和术后 3 月内并发症（大出血、狭窄、需要镜下取钉解决的脱钉不全症状严重者、肛门下坠例数）发生情况，对宽度和位置进行均数 u 检验，对于发生例数进行发生率的 u 检验。

2. 结果

260 例手术均顺利完成，住院时间 3－9 天。两组观察指标详见表 1－表 3，观察组较对照组在切除黏膜平均宽度、切除黏膜宽度差异、吻合口位置、吻合口出血、吻合口盲袋、吻合口周围血肿、肛门下坠感 7 方面具有非常显著性差异，在切除组织深度、切除完整度、术后大出血、术后吻合口狭窄 4 方面具有显著性差异，脱钉不全方面无显著性差异。证明微控操作可以提高 PPH 手术质量，降低术后并发症发生几率。

表 1　切除效果比较

	切除黏膜平均宽度（cm）	切除黏膜宽度差异（最宽－最窄 cm）	肌层切除（>1/2 圈）例数	切除不完全例数
观察组	2.95＋0.76	0.29＋0.16	2	0
对照组	3.57＋0.61	1.01＋0.53	13	6
u 值	7.08	15.61	2.40	2.16
P	<0.01	<0.01	<0.05	<0.05

表 2　吻合口情况比较

	吻合口距齿状线距离（cm）	吻合口出血例数	吻合后黏膜盲袋例数	术中血肿例数
观察组	1.55＋0.29	16	0	0
对照组	2.54＋2.87	44	19	22
u 值	4.17	2.93	3.94	4.26
P	<0.01	<0.01	<0.01	<0.01

表3　术后并发症比较

	术后大出血	吻合口狭窄	术后镜下取钉	肛门下坠感
观察组	1	0	12	34
对照组	9	5	22	84
u 值	2.15	1.96	0.98	4.23
P	<0.05	<0.05	>0.05	<0.01

3. 讨论

PPH 手术是意大利学者 Longo 首先提出并应用于临床，与传统痔手术相比最大限度地保留了正常的肛垫，有效地保留了肛管的精细控便能力。但是随着病例数的不断增多，关于 PPH 术后并发症的报道逐渐增多，除了常见的出血、肛门狭窄、肛门下坠等之外，甚至还有直肠阴道瘘、大便失禁等严重并发症。分析并发症的发生原因，除患者生活习惯、疾病本身因素影响外，很重要的一点是手术医师的技术操作水平[1]。笔者结合自身多年手术经验，提出 PPH 的微控操作，通过临床病例分析，发现该规范可以明显提高吻合质量，降低术后并发症。同时便于教学，帮助初学者迅速掌握 PPH 技术。

3.1 吻合口部位对手术的影响　对于荷包缝合部位与齿状线的距离目前一般认为对重度痔，以在齿状线上 3～5cm 处为宜，即吻合后吻合口在齿状线上 1～2cm 才能达到悬吊肛垫的目的。对直肠黏膜脱垂，应以在齿状线上约 4～6cm 处或脱垂最明显部位缝荷包为宜，才能切除较多的黏膜组织。

荷包缝合的位置较低，会导致缝合部位处于痔区，缝合时易出血，甚至造成局部血肿，影响切除吻合效果，造成吻合口部位出血增多。位置过低甚至会造成肛垫切除过多，患者术后常出现肛门部不适，大便次数增多，甚至部分患者会出现感觉障碍引起的大便失禁或因感染等因素形成瘢痕性肛门狭窄。荷包缝合的位置较高，则手术所产生的对肛垫的向上的牵拉和悬吊作用明显减弱，手术效果不明显，甚至于无效。适合的荷包缝合，是使吻合口位于直肠下端向肛管的移行区，即“L 角”，既可以有效上提肛垫，又不至于造成直肠术后“葫芦状”改变[2]。

虽然众多文献，介绍了荷包的位置，但是由于患者个体差异，手术者的目测差异，在实际操作中均会出现荷包位置不理想的情况。据笔者观察，选择肛垫和直肠壁形成的浅沟处进行荷包，正处于齿状线上 3～5cm，该处缝合一般不会造成血肿，且吻合后吻合口位置合适，上提效果良好，术后并发症发生较低。选择该处，是患者的自然体表标志，即符合患者的实际情况，又避免了手术者的目测误差，更有利于初学者的掌握。

3.2 微控操作提高吻合口质量的机理分析　使用微控操作，可以更好的规范手术操作步骤。闭合前自内向外滑动钉头，可以将荷包上的黏膜捋顺，防止黏膜纵向褶皱。钉头固定，用枪体自外向内闭合，可以避免以前将枪体置于直肠内，以钉头自内向外闭合时，由于牵引线和枪体内置时的对抗和枪体摆放偏斜导致的切除黏膜宽窄不一的缺陷。根据笔者观察，采用该闭合步骤，基本可以避免由于操作误差导致的切除黏膜不理想，并且预防了黏膜折叠吻合，使吻合口更加均匀，减少了出血，也避免了吻合口上端盲袋的形成，减少术后下坠干的发生。同时采用此闭合规范，未发现将阴道黏膜纳入吻合器的情况。闭合未旋紧前，再将枪体推入直肠内，有时会有阻力，考虑为闭合组织内有肌层所致，但此时闭合未完全旋紧，一般通过前后推移，可将肌层从闭合处移出，顺利将枪体放入直肠，保证闭合组织主要为黏膜。无张力吻合，减少了吻合口两端的牵拉，有效减少吻合口出血的情况。结合符合个体性差异的荷包部位选择，有效提高吻合口质量。观察组 112 例患者切除后均感满意。其中 9 例患者为指导下级医师完成，其手术效果无差异。

3.3 微控操作降低术后并发症的分析　在我院进行的 PPH 手术，无一例出现直肠阴道瘘和大便失禁，因此对于直肠阴道瘘和大便失禁，笔者个人认为是手术不按照规范，切除过深，扩肛过猛导致的手术失败，其主要原因应归咎于手术医师，不能认为是 PPH 手术方法的并发症。其他吻合时和术后 8 小时内出现的下腹部不适、尿潴留等并发症，考虑和手术牵拉，刺激植物神经等有关，但症状轻微，予以对症治疗很快能够消失，亦不作为 PPH 手术术后并发症的主要观察指标。

术后大出血、吻合口狭窄、脱钉排异反应、肛门下坠，或由于症状较重，或为 PPH 术后特有异常症状，将其作为 PPH 术后主要预防和观察的并发症指标。

传统手术术后大出血，主要为内痔结扎线脱落，创面未愈，有搏动性出血所致。而 PPH 手术术后大出血，吻合口搏动性出血较为少见，一般发生在术后 3 天内。多见的是吻合口上下黏膜渗血，其原因分析有：（1）术中止血不严密；（2）术后大便干燥，或粪便内粗纤维成分牵拉吻合钉，造成吻合口撕裂；（3）吻合口上方有盲袋形成，积存粪便，引起局部炎症；（4）吻合钉脱落时划伤黏膜。由于吻合口处于直肠内，为低压部位，一旦发生渗血，无法得到压迫，出血量亦会较多。因此为了预防术后出血，PPH 吻合口尽量要平整均匀，而且术中止血需要严密。吻合口出现渗血均应“8”字缝扎，术中要消除盲袋，保证吻合口通畅。术后关注患者排便，可长期使用复方角菜酸酯栓。[3]

吻合口狭窄。根据笔者观察和术中切除肌层过多、吻合口较高、术后排便紊乱、患者个体体质有关。[4][5]其中切除肌层过多和吻合口较高可在术中预防。黏膜属于修复程度较高的组织，而肌肉属于修复较差的组织，因此过多的切除肌层，可以导致瘢痕增厚。通过微控操作，可以很好的降低肌层切除率。吻合口较高和术后排便紊乱都是由于吻合口处粪便不成形，无有效的扩张效果，并且粪液容易引起局部炎症反应导致瘢痕增厚挛缩。微控操作利用人体自然标志作为荷包缝合定位，使吻合口部位适宜。并且通过钉头滑动，枪体内移，吻合口无张力等操作降低了肌层被切除的几率，从而有效预防吻合口狭窄。

由于 PPH 吻合钉为医用钛钉，组织相容性较强，吻合钉可以包埋体内，也可随粪便脱落，一般不会造成患者不适。但是由于患者个体差异，一些患者会出现脱钉不全、排异反应，导致出血、肛门下坠等症状。在适宜时期可予以肛门镜下取出。微控操作可以使吻合口均匀，会降低部分脱钉不全情况的发生，但无显著性差异。

肛门下坠是 PPH 术后出现最多的并发症，早期考虑是吻合口炎症反应，后期考虑是瘢痕形成所致。早期可用局部黄连液保留灌肠，后期可用肝素乳膏外用治疗。使用微控操作后，肛门下坠的出现几率明显降低，并且笔者观察到，肛门下坠出现的严重程度也有所降低。这考虑是微控操作的吻合口位置更适合，吻合更均匀，术中对吻合口周围组织的牵拉损伤更小所致。

综上所述，PPH 是一种肛肠科常用的微创手术，在治疗痔病和一些出口梗阻性便秘疾病方面具有良好疗效。但是由于手术医师操作的原因，会引发一些术后并发症。通过规范操作步骤，注重细节操作，可以有效提高手术质量。笔者总结的 PPH 微控操作是在规范化治疗的思路指导下，总结临床经验，提出的一种简单有效，易于传授的手术规范方法，可以很好的预防 PPH 术后并发症的发生。

参考文献：略。

美沙拉嗪联合中药治疗 PPH 术后吻合口愈合疗效观察

张金恩　赵萍仙

（云南省玉溪市中医院肛肠科，653100）

【摘要】目的　观察美沙拉嗪联合中药愈肠灵灌肠治疗 PPH 术后吻合口愈合疗效。方法　将符合病例入选标准的 PPH 患者 40 例按就诊先后顺序随机分为观察组和对照组各 20 例。观察组在局部塞院内制剂五黄消痔软膏的 2 次/d，同时口服艾迪莎 1.0g/ 次，2 次/d，同时以院内制剂愈肠灵 50 毫升兑 0.9% 生理盐水 50 毫升保留灌肠，每日 1 次。对照组单纯院内制剂五黄消痔软膏 2 次/d，2 组均以 1 周为 1 个疗程，治疗 2 个疗程后观察疗效。结果　治疗组较对照组之比差异有统计学意义（$P<0.05$）。结论　美沙拉嗪联合中药愈肠灵灌肠治疗 PPH 术后吻合口愈合，可迅速改善症状、体征。

【关键词】美沙拉嗪；中药愈肠灵；直肠滴入；PPH 术后

痔疮大部分均以手术治疗为主，并发症以出血、尿潴留、疼痛、排便异常最常见，手术后排便异常主要表现为腹泻、便秘、黏液血便、腹部隐痛部分伴有里急后重等；治疗较为棘手，对患者吻合口愈合造成威胁。因此要及时给予患者治疗，避免出现并发症，笔者结合多年科室 PPH 手术术后大出血原因，自 2013 年 1 月至 201 年 3 年 10 月采用美沙拉嗪联合中药灌肠治疗 PPH 手术后吻合口创面愈合 20 例，取得了较好的临床疗效，现报道如下：

1. 临床资料

1.1 临床资料选择在玉溪市中医医院肛肠科住院治疗的 40 例 PPH 手术［1］患者为观察对象，按照就诊的先后顺序将其随机分为观察组、对照组。治疗组 20 例，其中男 11 例，女 9 例；年龄最小 25，最大 68 岁；病程最短 0.4 年，最长 11 年，平均（2.52 ± 1.26）年；对照组 20 例，男 9 例，女 11 例；年龄最小 24 岁，最大 60 岁，平均（48.2 ± 4.38）岁；病程最短 0.5 年，最长 10 年，平均（2.35 ± 1.12）年；二组患者性别、年龄、病情等临床资料相比差异无统计学意义（$P>0.05$），具有可比性。

1.2 治疗方法　二组均是 PPH 手术，术后均预防感染三天、止血、对症支持三天，肛门局部上院内制剂五黄消痔软膏，治疗 1 周为 1 个疗程，治疗 2 个疗程后观察疗效。

观察组　口服艾迪莎1.0g/次，2次/d，同时以院内制剂愈肠灵50毫升兑0.9%生理盐水50毫升保留灌肠，每日1次。

对照组　肛内塞入院内制剂五黄消痔软膏。

1.3 观察指标　观察二组治疗大便次数、黏液便、里急后重、吻合口炎变等症状的改善情况，并结合直肠镜检查结果评价临床疗效。

1.4 疗效评价　标准参照《的诊断及疗效标准》疗效评价标准［2］。

1.4.1 临床疗效标准

痊愈：临床症状消失，饮食恢复正常，大便正常、无黏液便、里急后重、直肠镜复查吻合口未发现异常。

显效：临床症状明显减轻，偶尔有黏液便、里急后重；直肠镜检查发现吻合局部炎症明显好转。

有效：临床症状有所减轻，大便时干时泄、时有黏液血便、里急后重、直肠镜复查发现吻合黏膜轻度充血、水肿。

无效：未达到上述标准。

1.4.2 症状积分标准：根据患者临床表现大便次数、黏液便、便秘、里急后重、吻合口炎变等症状症状分为无、轻、中、重4级，分别计0、1、2、3分。

1.5 统计学方法采用SPSS）12.0软件包进行数据处理，计量用均数±标准差表示，采用t检验；计数资料用χ2检验。$P<0.05$表示差异有统计学意义。

2. 结果

表　二组临床疗效比较

组别	例数	治愈	显效	有效	无效	总有效率（%）
治疗组	20	14	4	3	0	100
对照组	20	10	4	6	0	100

本表提示，新方法的住院时间缩短，并发症减少。

3. 讨论

Longo1997年提出吻合器痔上黏膜环形切除钉合术（procedure for prolapse and hemorrhoids，PPH）概念。2000年6月，姚礼庆教授完成国内首例PPH手术。之后国内相继开展大量PPH手术，继之发现术后排便异常的并发症，表现为排便次数增多，每次排便少，反复多次排便，一般可持续7~10 d，临床上此类并发症也颇为常见｛3｝。

PPH手术后吻合口局部组织病理提示，局部组织提示均为黏膜和黏膜的下层炎，术前各种检查均是无特异性病菌感染，多数学者认为其病因和发病机理多与遗传、感染、精神因素有关，其中最主要的因素就是感染和免疫，目前认为肠黏膜正常的防御作用减弱，从而造成了免疫调节的失常，临床治疗中不够彻底，容易复发。因此需在临床治疗中对有效地治疗方法进行不断探索，才能够提高患者生存质量。美沙拉嗪是治疗溃疡性结肠炎的活性成分，能够明显对肠壁的炎性反应作用起到抑制作用，能够抑制前列腺素合成以及炎性介质的形成［3］［4］，本课题应用于治疗PPH手术患者，对促进吻合口具有良好的治疗疗效。

中医学认为：吻合口炎属“肠澼湃”“泄痢”范畴，主要病因为感受外邪、饮食所伤、七情不调、脏腑虚弱等，病机主要以大肠湿热壅滞为主，病症以热毒瘀阻为多见。正如《沈式尊生书》所云：“大抵痢之疾病，皆由湿蒸热蕴，以致气血凝滞，施治者当逐邪，清热，利湿导滞，调气行血。”本方苦参清热解毒燥湿，清除脾胃之湿热；紫草、黄柏凉血活血利湿，清利大肠之湿浊瘀毒；五倍子止血收敛生肌。诸药合用，共奏清热解毒化湿，凉血涩肠止泻，祛腐收敛生肌之功效。现代药理研究表明，苦参有抗炎杀菌作用；五倍子所含鞣酸有沉淀作用，可使肠黏膜溃烂局部蛋白凝固成胶状，与紫草合用，可以收敛止血生肌，促进溃疡愈合，从而促进肠黏膜修复。

以上研究表明，PPH手术后给予美沙拉嗪、中药保留灌肠治疗取得的临床疗效显著，具有良好的抗溃疡、抗炎和修复效果，是一种安全有效地治疗方法，值得在临床上广泛使用和推广，美沙拉嗪联合自拟中药灌肠治疗结肠直肠炎疗效显著，可迅速改善患者症状、体征，且不良反应低。

参考文献：略。

1563例PPH手术临床总结及体会

张淑芹　刘亚新　白淑芬　唐晓梅　王锡佳　韩　建　彭邦月

（内蒙古自治区赤峰都市肛肠医院　内蒙古，024000）

【摘要】目的　探讨应用吻合器痔上黏膜环切术（PPH）治疗混合痔及并存疾病，分析手术操作技巧及操作注意事项；结果　1563例（部分患者同时并存肛裂、肛瘘、脓肿、直肠黏膜内脱垂、直肠前突）病人内痔回缩，出血消失，并存疾病痊愈，平均住院时间7—9天；结论　PPH手术治疗痔疮及并存疾病具有安全、有效，创伤小、痛苦少、恢复快、疗程短并发症少等优点。

[关健词] 吻合器痔上黏膜环切术；痔；并存疾病

我院自2010年8月应用吻合器痔上黏膜环切技术，至2013年7月应用该技术手术治疗1563例混合痔病人，术后效果良好，现总结如下：

1. 资料与方法

1.1 一般资料　本组患者1563例，其中男性866例，女性697例；最大年龄82岁，最小年龄18岁，平均年龄46岁，病史3个月到30年，平均10.2年；均为II—IV期内痔及混合痔，其中内痔合并大量出血13例；痔脱出嵌顿32例，同时并存疾病：肛裂：348例，肛瘘：97例，肛周脓肿：61例（均为低位）直肠黏膜内脱垂：426例，直肠前突123例，肺部占位2例。

1.2 应用器械　美国强生公司一次性吻合器52例，法兰克曼一次性吻合器256例 国产一次性吻合器1255例

1.3 术前准备 常规术前检查，包括血常规、尿常规、肝肾功能、血糖、凝血四项、感染4项、心电图、胸片等。术前禁食水，大肠水疗，术区备皮。

1.4 麻醉与体位　采用骶管、骶管加静脉复合麻醉。部分患者骶尾部畸形穿刺困难采用腰麻。体位根据术者习惯，采取仰卧截石位，或左侧卧位。

1.5 手术方法　常规消毒，铺巾，碘伏棉球消毒肛管及下段直肠腔，女性患者消毒阴道。如并存肛裂、低位肛瘘、脓肿，先行常规手术处理，然后扩肛使肛门括约肌松驰，指诊阴道、了解直肠前壁与阴道后壁情况及厚度，将透明肛门扩张器置入肛门内，拔除内筒后，检查透明肛镜的深度，与齿状线的距离，分别于右前右后左前右后缝扎固定，常规于齿状线上2cm至4cm之间作单荷包缝合，将吻合器旋开至最大位置，检查无异常后将吻合器前端置入荷包线上方，将荷包线收紧打结，通过带线器于侧孔将牵引线拉出，将引出的牵引线用止血钳钳夹向外牵拉，顺时针方向旋紧吻合器至安全刻度后，打开保险击发并握紧持续30秒，旋松并缓慢退出吻合器，检查有无活动性出血、吻合是否完全,，如有吻合不确切处或有活动出血，使用3/0可吸收线跨吻合口“8”字缝合止血，检查无活动出血后消毒吻合口，拆除扩肛器。之后处理肛周并存疾病，如齿线处肛乳头瘤电刀切除，打完吻合器后肛裂之哨兵痔及纤维结缔组织外痔明显回缩，如突出明显者取“V”形小切口剥除，使外痔切口呈线形，低位肛瘘剔除瘘道及瘢痕组织，彻底消毒后，一期缝合。术毕消毒肛周，肛门内放置剪侧孔橡胶管，术后禁食24小时，给与抗感染、对症治疗，排便控制在术后24—48小时。

2. 手术体会

2.1 PPH手术包括扩肛置入扩肛器、荷包缝合、吻合器吻合切割和吻合口检查止血四个步骤，术前指诊要仔细，详细了解肛门直肠与子宫、阴道及盆底的关系。

2.2 扩肛操作应轻柔，持续用力，使肛门能容纳3指，避免强行扩肛，否则会使肛门皮肤、括约肌受损，导致术后顽固性疼痛。如麻醉原因肛门括约肌松弛效果欠佳，采用3点注射法行局麻药括约肌麻醉，再行扩肛。部分因肛裂出现肛门狭窄患者先行部分括约肌松解。扩肛器置入不满意时，可用两把组织钳钳夹牵拉左右位肛缘皮肤置入。本组合并肛裂患者先行括约肌松解；低位脓肿切开引流；低位肛瘘先行肛瘘切开瘘管剔除，完成PPH手术操作后，视情况行一期缝合。

2.3 荷包缝合　无论是单纯内痔，还是有合并症的痔疮，缝荷包操作很重要，进针前指诊了解血管波动感，走行部位，缝合时避开动脉，以免引起黏膜下出血，形成血肿。以脱出为主的内痔缝荷包时进针点选择在最大痔核之上，距齿状线约2.0cm—2.5cm之间，针距小于0.5cm，缝合过程中视痔核情况掌握好荷包缝合位置，可获得良

好的回缩效果。荷包高度适当降低，以完成吻合后吻合口在齿线上方1.5cm为目的，黏膜松弛病人荷包位置适当提高，直肠前凸荷包线要横穿前凸凹陷中央，均为单荷包缝合，进针时挑起黏膜在黏膜下层潜行进针，感阻力一致，防止缝合过深，影响牵拉，导致环切效果差及吻合钉钉入过深引起术后肛门下坠感或疼痛，甚至吻合口瘘。缝合过程中尽量使用半筒缝扎器，边缝边压，可有效的防止血肿形成。女性患者荷包前应指诊直肠阴道壁厚度，在激发前要用组织钳子轻轻提起阴道后壁，避免阴道损伤。

2.4 置入吻合器收紧荷包线时勿用力向外牵拉，防止进针点与出针点处黏膜撕裂，造成不必要的出血，应保持原处打结，松紧适度，过度牵拉时直肠黏膜和吻合器中心杆摩擦力过大，影响环切效果，将引出的牵引线用止血钳钳夹均匀向外牵拉，观察牵拉后的黏膜呈“伞状”，防止环切不完整，旋紧吻合器旋扭，至安全刻度后，继续用力旋紧，女性病人指诊阴道后壁无异常后，端正吻合器，不要使吻合器与肛门及直肠形成角度，激发吻合器的瞬间手一定要握稳平衡，使肛门直肠和吻合器不要形成张力，激发后要握紧停顿30秒，旋松、缓慢退出吻合器，不要强行向外牵拉，此操作能明显减少吻合口的出血，

2.5 检查吻合口，是否有活动出血，标本是否完整。慢性渗血压迫观察，如有活动出血用3-0可吸收线跨吻合口8字缝扎，出血点一定要观察仔细，明确进出针位置，动作轻柔，防止黏膜撕裂，尽可能一针缝合止血。术后出血13例，发生时间为5-7天11，9—11天2例，骶麻下缝扎止血，未发生失血性休克等严重并发症。吻合口狭窄17例，6例在麻醉下行狭窄环松解，11例扩肛后治愈。

2.6 治疗并存疾病时，如外痔、肛裂、肛瘘，由于使用了吻合器，外痔上提，所以在做外痔剥离时切口明显缩小，肛瘘患者，彻底剔除瘘管及瘢痕组织后，行一期缝合，明显缩短了愈合时间，前凸的病人荷包线横穿凹陷中央，术后前凸彻底消失，疗效非常满意，住院时间2-9天，平均住院8天，术后疼痛程度明显减轻，约30%患者术后无镇痛治疗，60%患者口服1—2次镇痛剂，10%患者应用口服镇痛和注射镇痛。约10%丨患者术后3—5天出现下坠感，多数有合并症的患者，因术区疼痛，恐惧大便，出现大便崁塞，吻合口炎症所致，经对症治疗后症状不同程度缓解。总满意度达97%以上。(有合并症的病人愈合时间稍长，平均12—14天）手术时间7-40分钟，平均15-25分钟。

3. 治疗结果

本组共1563例病人全部治愈，随访病人967例，随访时间3个月—12个月，术前脱出或便血症状消失，并存疾病痊愈，无复发、无大便失禁、肛门狭窄17例均经对症处理获得满意效果，

4. 讨论

PPH手术是将痔上黏膜、黏膜下组织环形切除的同时，进行瞬间吻合。即阻断了痔的血液供应，又将滑脱组织悬吊固定，将病理状态的肛管直肠恢复到正常的解剖状态，pph最大的优势①安全，：无需切除肛垫，保留肛垫及齿状线的完整，最大程度上保留肛门正常功能；②无痛：将脱出的内痔拉回原位，同时阻断向痔提供血液的血管，使痔核萎缩，不损伤肛周皮肤，故疼痛轻微；③创伤小，恢复快，pph手术为非开放性切口，可很快恢复正常生活因为使用了pph对内痔的环切，在治疗同时并存疾病特别是外痔、肛裂，使外口明显缩小，明显缩短了治疗时间，通过对1563例pph手术后的观察及总结：pph术安全、微创、痛苦小、疗程短，是值得推广的一种术式，也是被广大患者接受的术式。

肛瘘切开挂线与瘘管切除清创缝合疗程比较

张淑芹　白淑芬　刘亚新　唐晓梅　王锡佳　韩　建

（内蒙古赤峰市都市肛肠医院，内蒙古　赤峰市，024000）

【摘要】对于复杂性肛瘘的治疗临床上治疗方法很多，多数采用传统手术，治疗时间长，痛苦大，有的病人甚至出现肛缘皮肤缺损，控便气功能减退，给病人造成不可逆的痛苦，我们采用瘘管切除，合并有感染的彻底清创后缝合，通过和传统手术进行对比，发现疗程有明显差异，是肛瘘治疗可行的一种术式。

【关键词】肛瘘切开挂线；切除缝合；疗程比较

我院肛肠科在肛瘘治疗术式的选择上对传统手术和瘘管切除缝合进行了比较，发现疗程有明显差异，现报告如下。

1. **一般资料**

本组70例，男62例，女8例，最小7个月，最大60岁，平均36、6岁，病程最长10年，最短一个月，4个外口1例，3个外口6例，2个外口11例，其中合并混合痔28例，内痔15例，肛乳头瘤9例，肛周湿疹3例。

2. **手术方法**

2.1 将70例病人分两组，传统手术、清创缝合组病人各35例，术前行血常规、凝血、尿常规、感染四项、肝肾功能，血糖、心电图等常规检查，术区备皮，术晨禁食水，术前大肠水疗洗肠清洁肠道，采取骶管麻醉或鞍麻，体位采取截石位或左侧卧位，常规消毒术野，铺无菌单，指诊，仔细触诊明确瘘管走行方向，内口的位置，是单发还是复杂性肛瘘，有无支管。传统手术组，切开外口，持球型探针从外口沿窦道准确找到内口，切开窦道走行之肛周皮肤及皮下组织至括约肌处挂橡皮线，松紧度适宜结扎之，根据创口大小修剪创缘皮肤，使之呈V型切口，以利引流通畅，支管道切开或开窗视窦道长度及走行情况而定。

2.2 瘘管切除挂线缝合组，术前检查、准备、麻醉同传统手术组，切开外口及其周围组织，持探针从外口沿着瘘管走行方向缓慢探向肛门内，准确找到内口，用食指勾出肛门内侧探针另一端，提起探针，顺着瘘管走行方向切开肛周皮肤、皮下组织至瘘管周围，低位瘘彻底剔除之，高位瘘将瘘管组织剥离至括约肌处挂橡皮线并结扎，将主管道支管道彻底剔除，切除窦道周围瘢痕组织，合并感染者彻底清除炎性组织，依次用3%双氧水，0.9%生理盐水冲洗创面，使创面新鲜，修剪创缘使之整齐，间断缝合切口，低位肛瘘由外口处缝合到内口，高位肛瘘缝到肛缘近挂线0、5CM处结束，传统组和缝合组创缘基底部注射长效止痛剂，同时合并其他疾病的作相应手术处理，碘伏棉球保护缝合创面，无菌纱布覆盖创面固定。术后禁食2—3天，应用抗生素一周，6—9天间断拆线。

3. **治疗结果**

3.1 传统挂线组橡皮线于7—12天脱线，创面12—49天愈合，平均28天，随访3—6个月，肛门皮肤轻度缺损3例，复发1例，缝合组28例，除3例4—6天感染及时拆线敞开切口，同切开挂线处理，其余创面均于9 | —13天愈合，平均11天，无复发，无肛门皮肤缺损，两组控便功能均良好，

3.2 术后疼痛程度比较，根据病人主诉及应用止痛药情况，影响睡眠情况来判断疼痛程度，传统手术组12例应用止痛剂肌注，24例口服止痛剂，重度疼痛占5、2,%轻度疼痛占10、08,%，肛瘘切除缝合组4例止痛剂肌注，8例口服止痛剂，此组重度疼痛占0、9%，轻度疼痛占1、8%，两组比较缝合组疼痛程度明显低于传统手术组。

4. **论论**

肛瘘切除缝合术是去除病灶和解剖重建一次完成的肛瘘术式，也是肛肠科临床医生一直在追求、病人最愿意接受的术式，但是由于局部切口易污染，致使术后一期愈合率低，很少被采纳，我院通过临床实践和对术式的相互结合，一期愈合率达到了预想的效果，首先在术式的选择上，我们把复杂性肛瘘，外口距肛缘远，超过3CM以上，多外口多支管，合并感染范围较大，局限皮下的作为缝合组，把位置低、单发、括约肌以下或涉及一部分括约肌，无支管或支管单一，特别复杂的肛瘘合并感染脓肿范围较大的作为传统手术；首先术式选择要正确，不能缝合的不要勉强，我们把复杂高位肛瘘进行切缝挂相结合，瘘管剔除到括约肌处，不要切断括约肌，尽量多剔除瘘管组织至括约肌处挂橡皮线，括约肌束尽量要小，才能做到和缝合的组织同期愈合，有的病人病程较长加之反复感染、支管多，瘘管周围瘢痕及纤维化组织多，要彻底剔除主管道和支管道及其瘢痕组织，使创面新鲜，合并皮下感染者彻底清创，缝合前用盐水双氧水依次冲洗创面，修剪创缘时要注意切口张力，避免张力过大，缝合时绝对不留死腔，近肛缘距挂线处留0、5CM距离，此处要分层缝合，使创面形成一个坡度，彻底剔除瘘管走行区瘢痕组织及感染的炎症组织，使创面新鲜，血运良好。这是避免缝合切口感染的绝对条件

术后换药及护理，缝合组病人术后应用抗生素5—7天，便后无须坐浴，换药时要特别注意缝合创面有无红肿，有无分泌物渗出，配合红光治疗保持术区清洁干燥，间断拆线，如有感染及时拆线敞开切口，传统手术组每次大便后要用中药熏洗坐浴，配合中药熏蒸机熏蒸和术区红光治疗，术区换药时要仔细观察创腔有无假性愈合，橡皮线松紧度，引流是否通畅，创面是否新鲜，通过临床观察及比较，肛瘘缝合组损伤小，保留了肛门括约肌及肛周正常组织，创口封闭避免了开放切口换药时直接刺激创面出现的疼痛，治疗时间明显缩短，平均11天痊愈，最大限度减少了病人的痛苦，减轻了病人的经济负担，是值得开展的手术术式。

外治法治疗肛周湿疹的研究进展

External therapy in perianal eczema treatment

张欣宇　杨全甫　李华山

（辽宁中医药大学附属第三医院，辽宁　沈阳，110000）

【摘要】肛周湿疹是肛肠科常见病、多发病，治疗较为棘手，其治疗重点在于缩小皮损范围，缓解患者肛周瘙痒、渗出等不适症状和解决肛周湿疹易复发等问题。外治法在肛周湿疹的治疗上具有作用直接，起效迅速，不良反应少等优势，目前在临床上使用较广泛。外治方法较多，并且各有优势，对于难治性肛周湿疹，可采取几种外治法或与内治法联合应用的治疗策略，对于存在复发问题的患者，以外治法反复治疗效果较好。外治法为肛周湿疹的治疗难题提供了新的思路，在治疗上具有一定优势。

【关键词】肛周湿疹；外治法；研究进展

肛周湿疹是肛门周围最常见的皮肤疾患[1]，约占肛门疾病的1/10左右[2]，以瘙痒剧烈，皮损多形性，渗出及易复发为特点，严重影响患者的生活质量。外治法是指运用药物、手术、物理方法或使用一定的器械，直接作用于患者体表患部或病变部位而达到治疗目的的一种方法。[3]外治法作为肛周湿疹的常用治法，具有作用直接，起效迅速，不良反应少等特点，可缩小皮损范围及缓解肛周湿疹患者的不适症状，对于存在复发问题的患者，反复治疗亦效果较佳，患者易于接受，在治疗肛周湿疹方面具有一定的优势。现将近年来用以治疗肛周湿疹的外治法总结如下。

1. 药物外治法

1.1 中药外用

1.1.1 中药制剂外用　外用中药制剂，无应用激素、抗生素等的不良反应，并且使用方便，剂型也较为多样。倪绍军等[4]以浓茶水调敷如意金黄散，治疗30例肛周湿疹，总有效率为96.7%。近年来，许多新剂型的中药制剂应用于肛周湿疹的治疗，如杨金鸽等[5]用清开灵注射液浸润无菌纱布后贴敷于肛周患处，治疗老年慢性肛周湿疹，1日2次，7日一疗程，治愈率为93%。杜文敏等[6]用消炎止痒喷雾剂治疗肛周湿疹60例，总有效率为94.3%，该喷雾剂是以消炎止痒熏洗剂改进而来，使用方便，操作简单，药液易吸收。中药提取物如复方甘草酸苷等对某些患者有一定疗效。[3]但中药制剂的个体化优势欠佳，比较适用于特定证型的患者。

1.1.2 中药熏洗疗法　近年来，中药熏洗疗法较广泛的用于治疗肛周湿疹，熏洗的方药众多，多取清热燥湿、凉血解毒、祛风通络、杀虫止痒、养血活血之功。刘金城[7]运用参柏汤治疗肛周湿疹60例，方中苦参、黄柏清热燥湿，野菊花、银花藤凉血解毒，蛇床子、地肤子、白鲜皮、川椒杀虫止痒，牡丹皮、丹参养血活血，苍术、防风祛风止痒，治疗第一周总有效率为81.7%，第二周总有效率为96.7%，不良反应少。临床中多根据病情缓急、皮损形态、患者体质等论治，体现个体化治疗思路。如何健忠[8]运用止痒洗剂治疗肛周湿疹，对皮肤糜烂渗液、潮湿明显者，加明矾、生大黄、地榆、黄柏以加强燥湿收敛、解毒凉血，对皮肤增厚、皲裂者则加艾叶、白芍以温煦气血、养血敛阴，治疗78例肛周湿疹患者，总有效率为94.87%。熏洗过程中，药物煎煮后的有效成分作用于皮肤发挥治疗作用，部分中药还具有促进透皮吸收的作用，熏洗时的温热作用能够改善循环、促进药物吸收、刺激神经末梢感受器等，相比其他外治法具有方药灵活、个体化优势突出，药物作用发挥充分，患者易于接受，安全性高等优点。

1.2 西药外用

1.2.1 外用糖皮质激素　治疗肛周湿疹最主要的药物仍然是外用糖皮质激素[9]，然而其易出现停药后复发，皮肤黏膜萎缩、色素沉着，继发感染等严重不良反应，更不宜长期反复应用。有报道称联合用药治疗肛周湿疹，可降低糖皮质激素的浓度及不良反应，且起效快、疗效好，认为联合用药值得临床推广[10]。对于急性期无水疱、糜烂、渗出及亚急性期、慢性期均可应用，临床应考虑实际情况的需要，可根据皮损性质选择合适强度的药物，如轻度者建议选用弱效药物，如氢化可的松等；重度肥厚者建议选用强效药物，如哈西奈德等[11]。

1.2.2 外用抗菌药物　湿疹皮损处的细菌、真菌感染率较高，往往可诱发或加重疾病的发生，因此抗菌药物也是外治治疗的重要方面。对于合并细菌感染者，常联合外用抗生素，如仝敏等[12]用复方益康唑乳膏治疗34例肛周湿疹患者，金葡菌检出率为46%，应用2wk后细菌清除率为100%，肛周湿疹的痊愈率为56%，有效率为97%。

合并真菌感染者，陈小军等[13]用炉甘石洗剂联合酮康唑治疗肛周湿疹，临床疗效可靠。皮损处细菌学培养、真菌检查可帮助诊断。

1.2.3 外用其他西药制剂临床上外治较为常用的其他西药制剂包括角质松解剂如20%－40%尿素软膏等，止痒剂，钙调神经磷酸酶抑制剂如他克莫司、吡美莫司软膏，或复合制剂等[11]。如邓列华等[9]以0.1%他克莫司治疗肛周湿疹，与哈西奈德对比，疗效无显著性差异（$P>0.05$），且安全性较激素类为佳。卢燕玲[14]以复方磺胺氧化锌软膏外涂治疗肛周湿疹47例，总有效率达98.0%，疗效显著。

2. 肛周封闭疗法

封闭疗法是指将治疗药物注入到病变部位或与病变有关的神经附近，以达到治疗目的。治疗药液以亚甲蓝配布比卡因或利多卡因常用，亚甲蓝与神经组织有强亲和力，作用于神经末梢，使其可逆性的坏死修复，而达到止痒作用。布比卡因、利多卡因可消除注射后肛门的疼痛不适。王晓琼[15]以亚甲蓝局部封闭治疗肛周湿疹60例，以1%亚甲蓝配0.5%利多卡因以1：5比例混合，于肛管皮肤及肛周病变部位行斜刺均匀点状注射，至皮肤呈蓝色，疗效满意。有报道称，布比卡因比利多卡因强约4倍，亚甲蓝与布比卡因合用药效维持在72h以上[16]。也有应用激素注射治疗者，如刘新华[17]应用曲安奈德局部封闭治疗肛周湿疹，与亚甲蓝局部封闭对比，疗效确切且持久。多种药物封闭治疗亦有一定的疗效，如李建平[18]以地塞米松、亚甲蓝、利多卡因及甲磺酸罗哌卡因配制成蓝罗液性肛周皮下封闭术治疗164例，总有效率达95.12%。

3. 穴位埋线疗法

穴位埋线是将可吸收性外科缝线等置入穴位内，利用线体对穴位产生的持续性刺激作用以防治疾病的方法[19]。郭广华[20]运用穴位埋线方法治疗肛周湿疹，将羊肠线埋于天枢、关元、大肠俞、脾俞、三阴交等穴位及肛门前后点位，15天一疗程，3个疗程后治疗组总有效率为90.6%，疗效满意。穴位埋线于埋线初期刺激强，克服阴阳偏亢，后期刺激弱，弥补阴阳之不足，使人体达到“阴平阳秘”状态；埋线应用的特殊针具及所埋线体，产生比一般针刺更为强烈的针刺效应，持久而温和；所埋线体作为异体蛋白，能提高人体应激能力，激发免疫功能。但埋线法具有针时疼痛、操作后会出现全身乏力，线体作为异体蛋白可能产生的排异反应，埋线处因无菌性炎症刺激而出现皮下硬结等不良反应[20,21,22]。

此外，与穴位埋线疗法相似，穴位注射是将一定剂量、一定浓度的药物注入某穴位以达治疗作用，药物与针刺穴位的协同效应可增强刺激，提高疗效，穴位多取曲池、长强等。如周建清等[23]利用曲安奈德注射液5ml注射双侧曲池穴，于穴位处进针，当患者有针感后，回抽无回血注入药液，疗效显著。

4. 理疗

理疗是通过物理因素对局部直接作用，调整血液循环，改善营养代谢，提高免疫功能，调节神经系统功能，促进组织修复，从而消除致病因素，改善病理过程，达到治病目的。如何琴等[24]用电吹风结合3%硼酸湿敷治疗肛肠病术后肛周湿疹者，治疗组28例，5d治愈23例，12d治愈4例，28d治愈1例，疗效满意。权亚玲等[25]等以紫草油外涂联合红外线照射治疗腹泻所致肛周湿疹，与单用紫草油外涂对比，疗效显著。卢志宏[26]以还氖激光治疗肛周湿疹49例，治愈率、显效率及有效率分别为79.7%、9%与7.9%，疗效满意。理疗在肛周湿疹的外治中主要作为辅助手段，可配合多种其他外治法的治疗，但临床应用多需医疗器械的支持，不易于推广使用。

5. 外治法的综合治疗

对于难治性肛周湿疹，临床上多采取几种外治法综合治疗的方法。李新仓等[27]以三联疗法治疗慢性肛周湿疹，即直肠内滴注0.2%环丙沙星配合复方醋酸地塞米松乳膏局部外用加中药坐浴的方法，治疗组61例，总有效率为96.72%，疗效确切，复发率低。亦可结合内治法综合治疗，郭茂华等[28]以裸花紫珠片内服联合皮肤康洗液坐浴、肤痔清软膏外擦综合治疗慢性肛周湿疹患者50例，总有效率为98%，疗效满意。有时外治法也作为辅助疗法，如袁小英等[29]以四妙丸联合氯雷他定，结合抗敏止痒霜外用，治疗慢性肛周湿疹患者45例，总有效率为91.1%。

6. 讨论

肛周湿疹是一种常见的过敏性皮肤病，以皮损多形性，伴有瘙痒、局部分泌物增多等不适，易反复发作为特点。属特定部位湿疹，任何年龄均可发病。其病因复杂，常由变态反应、疾病因素、精神与神经功能障碍、内分泌功能失调等原因引起[30]。祖国医学则认为肛周湿疹与风、湿、热邪客于肌肤有关。肛周湿疹在临床中治疗较为棘手，目前尚无满意药物治疗肛周湿疹[9]。临床上以外治法治疗肛周湿疹较为常用，并且疗效较好，笔者在查阅文献过程中发现，以外治法治疗肛周湿疹的文献最多。外治法在治疗上的应用较为灵活，并且外治的方法较多，治疗上各有侧重，其中以中药熏洗疗法具有作用直接，发挥药物成分、温热等多重作用，可进行辨证加减、个体化治疗优势突出，安全性高，痛苦较少、患者易于接受等优点，在治疗肛周湿疹方面有较为突出的优势。但对于目前的研究，大多停留在临床观察层面，对作用机制的研究相对较少，缺乏科学性。就临床观察而言，现有的临床研究样本量偏少，无随访或随访时间偏短，即尚缺少大样本、长期的随机对照研究。并且，具体熏洗方法未形成统一的规范，尤其是浸洗时间，万坤华[31]应用苦参汤加减治疗肛周湿疹时，熏蒸后的浸洗时间为30min，而张永刚等[32]等则强调熏蒸时间不宜过久，否则可致组织渗透性水肿，推荐熏蒸时间5－10min，最多不超过15min。提倡从组织、细胞、分子等多水平阐明中药熏洗的作用机理，制定出相对统一的熏洗规范，筛选有效中药，选择作用稳定的方药配伍，为提高临床疗效及安全性提供依据，为肛周湿疹的治疗难题提供新的思路。因此，对外治法尤其是中药熏洗疗法的深入研究，是今后肛周湿疹研究的一个重要方向。

参考文献

[1] Kranke B, Trummer M, Brabek E, et al. Etiologic and causative factors in perianal dermatitis results of a prospective study in 126 patients [J]. Wien Klin Wochenschr, 2006 (118): 90－94.

[2] 王春霞. 肛门湿疹中医治疗近况 [J]. 时珍国药研究, 1998, 9 (3): 277－278.

[3] 黄乃健. 中国肛肠病学 [M]. 山东: 山东科学技术出版社, 1996.

[4] 倪绍军, 战广茂. 如意金黄散治疗肛周湿疹30例 [J]. 中国民康医学杂志, 2005, 17 (7): 346.

[5] 杨金鸽, 徐玉华. 清开灵湿敷治疗慢性肛周湿疹72例 [J]. 实用中医药杂志, 1999, 15 (7): 38－39.

[6] 杜文敏, 郑雄彦. 消炎止痒喷雾剂治疗肛周湿疹60例疗效分析 [J]. 齐齐哈尔医学院学报, 2010, 31 (6): 983－984.

[7] 刘金城. 参柏汤与三九皮炎平软膏治疗肛周湿疹疗效比较 [J]. 长春中医药大学学报, 2010, 26 (3): 395－396.

[8] 何建忠. 止痒洗剂治疗肛周湿疹78例 [J]. 陕西中医, 2009, 25 (12): 41－42.

[9] 邓列华, 万建勳, 胡云峰, 等. 0.1%他克莫司软膏治疗肛周湿疹的临床疗效观察 [J]. 中国医院药学杂志, 2011, 31 (2): 132－134.

[10] 罗焕琴. 丁酸氢化可的松联合莫匹罗星软膏治疗肛周湿疹30例疗效观察 [J]. 吉林医学, 2011, 32 (18): 3700.

[11] 中华医学会皮肤性病学会免疫学组. 湿疹诊疗指南 (2011年) [J]. 中华皮肤科杂志, 2011, 44 (1): 5－6.

[12] 仝 敏, 陈凤云. 复方益康唑乳膏治疗肛周湿疹 [J]. 中国新药与临床杂志, 2002, 21 (11): 667－669.

[13] 陈小军, 李少枝, 庞建萍, 等. 炉甘石洗剂混合酮康唑治疗肛周湿疹急性期的临床护理观察 [J]. 中外医学研究, 2011, 9 (13): 92－93.

[14] 卢燕玲 复方磺胺氧化锌软膏治疗肛周湿疹的效果观察 [J] 吉林医学 2013, 34 (5): 867.

[15] 王晓琼. 亚甲蓝局部封闭配合中药熏洗治疗肛周湿疹60例疗效观察 [J]. 云南中医中药杂志, 2011, 32 (3): 23－24.

[16] 李 晶. 复方亚甲兰肛周皮下注射治疗慢性肛周湿疹50例 [J]. 广西中医学院学报, 2004, 7 (2): 35.

[17] 刘新华. 曲安奈德局部封闭应用于肛周湿疹的临床研究 [J]. 中国实用医药, 2011, 6 (14): 151－152.

[18] 李建平. 蓝罗液肛周皮下封闭术治疗肛周湿疹的临床研究 [J]. 中国医药指南, 2012, 10 (31): 269.

[19] 谭 红, 欧阳小琳, 廖飞玮, 等. 围刺埋线配合体穴埋线治疗慢性肛周湿疹的临床研究 [J]. 右江医学, 2012, 40 (6): 774－776.

[20] 郭广华. 穴位埋线治疗肛周湿疹临床观察 [J]. 中国社区医师·医学专业, 2011, 22 (13): 210.

[21] 关 岭, 左 芳. 穴位埋线技术标准化研究——国家标准《针灸技术操作规范第10部分: 穴位埋线》的制定说明 [J]. 中国针灸, 2009, 29 (5): 401－405.

[22] 闫海飞, 王 莉. 埋线疗法引起不良反应10例 [J]. Shanghai JAcu－mox, 2012, 31 (5): 350.

[23] 周建清, 季利江. 穴位注射加中药外洗治疗慢性肛周湿疹临床观察 [J]. 结直肠肛门外科, 2009, 15 (2): 93－95.

[24] 何 琴, 彭美红, 郭慧琪. 电吹风加3%硼酸湿敷治疗肛肠病术后肛周湿疹效果观察 [J]. 现代中西医结合杂志, 2011, 20 (8): 1007－1008.

[25] 权亚玲, 黄惠玲, 高亚梅. 紫草油外涂联合红外线照射治疗腹泻所致肛周湿疹的疗效观察 [J]. Journal of Nursing Science, 2010, 25 (5): 38.

[26] 卢志宏. 氦氖激光联合除湿止痒软膏治疗肛周湿疹49例 [J]. 浙江中西医结合杂志, 2012, 22 (7): 567－568.

[27] 李新仓, 张小娟, 张磊. 三联疗法治疗慢性肛周湿疹临床观察 [J]. 层医学论坛, 2008, 12: 834－835.

[28] 郭茂华, 王心吉, 陈兰芳. 三联疗法治疗肛周慢性湿疹临床观察 [J]. 结直肠肛门外科, 2009, 15 (1): 23－24.

[29] 袁小英, 庞晓文, 郑伟. 四妙丸联合氯雷他定治疗慢性肛周湿疹疗效观察 [J]. 山东中医杂志, 2009, 28 (10): 695－696.

[30] Lenhard BH. The diagnosis and treatment of perianal dermatitis [J]. Wien Med Wochwnschr, 2004 (154): 88－91.

[31] 万坤华. 苦参汤治疗肛周湿疹63例临床观察 [J]. 《求医问药》下半月刊, 2012, 10 (3): 497.

[32] 张永刚, 谷云飞. 中药熏洗疗法在肛肠疾病中的应用 [J]. 现代中西医结合杂志, 2007, 16 (12): 1676－1677.

通讯作者: 李华山 中国中医科学院广安门医院肛肠科 100053 电话010－88001025 lihuashan@263. net

30 弧形吻合器在 STARR 手术中的研究进展

张学明

（河北省唐山市工人医院，063000）

【摘要】本文就 30 弧形吻合器在 STARR 手术中的研究现状做一综述。国内主要将弧形吻合器运用于低位直肠癌的手术，关于其在 STARR 手术中的使用尚无报道。国外已有关于弧形吻合器运用于 STARR 手术的报道。弧形吻合器 STARR 手术（Transtar）将会成为临床医生治疗排便障碍综合症的选择之一。

【关键词】30 弧形吻合器；STARR；排粪障碍综合症

近年来，随着生活水平的提高，生活节奏的加快，排便障碍综合症已成为常见的临床症状，对此，医学界不断提出治疗方案，从简单的 PPH 手术到 STARR 手术，到现在将弧形吻合器运用于 STARR 手术，宗旨都是为病人减轻痛苦，术后得到最好的功能恢复。弧形吻合器为近几年出现的一种新的手术器械，并且逐渐被广泛运用于临床中。弧形吻合器运用于 STARR 手术是近来国外较关注的一种新方法，国内尚未有相关的报道。现将弧形吻合器 STARR 的特点介绍如下。

一、弧形吻合器简介

强生公司首创 CS40G 型凯途弧形吻合器（大凯图），其主要特点是切割缝合同步完成，独特的弧形头端设计，可被切断的垫片，易置入盆腔，可更换的钉仓，可进入盆腔较低的位置，主要应用于直肠癌超低位保肛手术[1-4]，国内外已经广泛应用。

随着 STARR 手术广泛开展，强生公司又发明了专门用于 STARR 手术的 30 型弧形吻合器（小凯图），但始终未在国内上市，今年国内华森公司生产了专门用于 STARR 手术的 HQY-30-D 型弧形吻合器，但国内尚无弧形吻合器 STARR 的相关报道。

二、弧形吻合器 STARR 手术的国外报道

有关弧形吻合器在 STARR 手术中的使用，国内尚无相关报道，国外有关报道也是近几年发出的，但是对于此种手术方法的报道，国外学者尚有分歧，主要的讨论热点就在于其是否会造成严重的并发症。

有学者指出弧形吻合器与传统的使用 PPH 的 STARR 手术同样安全有效，同时弧形吻合器真正做到了肠套叠周缘的切除[5]；还有学者报道弧形吻合器半圆形的头部可以切除直视下肛管的下部，在 STARR 手术中，弧形吻合器较使用两把 PPH 更易调整组织，更易调节直肠内套叠切除的深度，并且术后的创面和肠管的容积恢复更好，研究者相信弧形吻合器更有利于功能的恢复[6]；另外使用弧形吻合器的病人术后排便紧迫感的发生率要明显低[7]。另有学者通过对比 STARR 手术中应用弧形吻合器和线形吻合器指出：应用弧形吻合器是一项更复杂的技术，并发症较多，并且在治疗梗阻性便秘患者时，较大范围的切除并非总是最有效的[8]。虽然 STARR 手术使用弧形吻合器是一种有效的治疗出口梗阻性便秘的方法，但是严重的并发症可能会发生[9]。有研究显示使用弧形吻合器的 STARR 治疗出口梗阻性便秘术后发生了纵膈和腹膜内的气肿[10]。

虽然各学者的意见不尽相同，但是临床研究证明使用弧形吻合器的 STARR 手术在治疗出口梗阻性便秘时是安全有效的，并且病人术后的生存质量和排便功能均有明显的改善和提高[11,12]。该术式可同时解决直肠前突、直肠黏膜脱垂及内套叠、内痔及混合痔，从而消除上述疾病引发的临床症状，辅助提高疗效。

可认为，术前联系排粪造影给予正确的诊断，明确把握手术适应症，熟练地操作是临床使用弧形吻合器进行 STARR 手术的保证。

三、弧形吻合器 STARR 手术的适应症

弧形吻合器的适用范围还包括 STARR 手术治疗直肠前突、直肠内套叠、直肠脱垂、孤立性直肠黏膜脱垂、孤立性痔脱垂、直肠息肉等。

在第四届结直肠肛门外科论坛暨结直肠肛门外科新技术、新进展研讨会上，法国 pigot 教授发表演讲 STARR & TRANSTAR new options for constipation associated with low rectal redundancy，表示 STARR 和 TRANSTAR（使用弧形吻

合器的 STARR）是治疗便秘和直肠冗余的新方法。

从目前的情况来看，在我国开展弧形吻合器 STARR 手术尚存在以下两个问题：1 患者对于此种手术可能发生的合并症和术后的功能恢复并不了解，国内尚缺少相关的报道。2 手术操作要求医生对器材达到一定的熟练程度，由于手术费用较高，增加了患者的经济负担。但是随着人们认识水平的提高，消费水平的增长，我们相信在不远的未来弧形吻合器 STARR 手术将成为临床医生在治疗排便梗阻综合症的选择之一。

参考文献：

[1] Branagan G，Finnis D；Wessex Colorectal Cancer Audit Working Group. Prognosis after anastomotic leakage in colorectal surgery. Dis Colon Rectum. 2005 May；48（5）：1021 -6.

[2] Peeters KC，Tollenaar RA，Marijnen CA，et al. Risk factors for anastomotic failure after total mesorectal excision of rectal cancer. Br J Surg. 2005；92：211 - 216.

[3] 杨猛，黄林平，刘质泽，等．弧形切割吻合器和直线型闭合器在低位直肠癌前切除术中应用的比较研究．肿瘤学杂志．2009，15（1）

[4] 胡俊川，潘华，王前清，等．弧形切割吻合器在低位直肠癌保肛手术中的应用．中国普外基础和临床杂志．2009，16（10）．

[5] Isbert C，Reibetanz J，Jayne DG，et al. Comparative study of contour transtar and STARR procedure for the treatment of obstructed defecation syndrome（ODS）- feasibility，morbidity and early functional results. Colorectal Disease 2010 May Volume 12，Issue 9，page 494.

[6] Naldini G，Cerullo G，Menconi C，et al. Resected specimen evaluation，anorectal manometry，endoanal ultrasonography and clinical follow - up after STARR procedures. World J Gastroenterol. 2011 May 21；17（19）：2411 -6.

[7] Boccasanta P，Venturi M，Roviaro G. What is the benefit of a new stapler device in the surgical treatment of obstructed defecation? Three - year outcomes from a randomized controlled trial. Dis Colon Rectum. 2011 Jan；54（1）：77 -84.

[8] Savastano S，Valenti G，Cavallin F，et al. STARR With PPH -01 and CCS30 Contour Transtar for Obstructed Defecation Syndrome. Surg Innov. 2011 Nov 10.

[9] Martellucci J，Talento P，Carriero A. Early complications after stapled transanal rectal resection performed using the Contour（©）Transtar device. Colorectal Dis. 2011 Dec；13（12）：1428 -31.

[10] Schulte T，Bokelmann F，Jongen J，et al. Mediastinal and retro -/intraperitoneal emphysema after stapled transanal rectal resection（STARR - operation）using the Contour Transtar stapler in obstructive defecation syndrome. Int J Colorectal Dis. 2008 Oct；23（10）：1019 -20.

[11] Wolff K，Marti L，Beutner U，et al. Functional outcome and quality of life after stapled transanal rectal resection for obstructed defecation syndrome. Dis Colon Rectum. 2010 Jun；53（6）：881 -8.

[12] Lenisa L，Schwandner O，Stuto A，et al. STARR with Contour Transtar：prospective multicentre European study. Colorectal Dis. 2009 Oct；11（8）：821 -7.

PPH 联合套管针电凝术治疗老年重度混合痔的临床观察

张志明

（商丘市第一人民医院，河南　商丘，476100）

【摘要】目的　观察 PPH 联合套管针电凝术治疗老年重度混合痔临床疗效。方法　将 107 例老年重度混合痔患者随机分为治疗组 51 例，给予 PPH 联合套管针电凝治疗和对照组 56 例，给予传统 Milligan - Morgan 手术治疗，观察其手术相关指标及术后恢复指标、术后症状及体征评分、术后并发症情况。结果　治疗组与对照组相比较，治疗组手术时间短、出血量少、创口愈合时间短、住院天数少，P 均 <0.05；术后疼痛、出血、水肿、分泌物等症状体征评分低，P 均 <0.05；术后尿潴留、排便困难、肛门坠胀、肛缘肿物突出等后遗症少，P 均 <0.05。结论　PPH 联合套管针电凝术治疗老年重度混合痔，肛门功能损伤小、疼痛轻、恢复快、并发症少、操作简单、安全有效。

【关键词】混合痔；PPH；电凝；老年人

混合痔是老年人的常见病、多发病，老年混合痔患者多因病史长和老年人自身的生理特点而痔核突出外翻严重。痔上黏膜环切钉合术（procedure for prolapse and hemorrhoids，PPH）治疗痔病，因其操作简单、肛门功能损伤小、术后疼痛轻已得到广泛应用。但 PPH 术主要针对的是内痔或伴有轻度外痔的患者，对于混合痔术后往往痔核消失不理想，多数混合痔患者术后肛缘仍有痔核突出。我们自 2001 年 6 月—2009 年 10 月，采用 PPH 术联合套管针电凝治疗老年重度混合痔，取得满意效果，现报告如下。

一、资料与方法

1. **一般资料** 选择Ⅲ、Ⅳ度老年混合痔患者107例，随机分为治疗组51例，其中男22例，女29例，年龄（70.3±8.1）岁，病史（15.6±6.6）年，合并心脑血管系统疾病、呼吸系统疾病、糖尿病等慢性疾病者22例（43.5%）；对照组56例，其中男26例，女30例，年龄（71.5±6.7）岁，病史（16.7±5.9）年，合并心脑血管系统疾病、呼吸系统疾病、糖尿病等慢性疾病者25例（44.6%），两组病例年龄、性别、症状、体征、合并症等资料经统计学处理均无明显差异（P>0.05），具有可比性。

2. **纳入标准**：（1）年龄>60岁。（2）符合痔诊断标准［1］，（3）患者知情同意。

3. **排除标准**：（1）混合痔伴有肛周脓肿、肛瘘者；（2）长期患有非痔源性便秘、腹泻者；（3）有结肠、直肠器质性病变者；（4）合并有严重的心脑血管、肝、肾或造血系统等疾病不能耐受手术者。

4. **手术方法**：两组患者术前均行肠道准备。

4.1 治疗组：采用常州华森医疗器械有限公司生产的常胜牌一次性管型吻合器。患者取侧卧位，腰硬联合麻醉。充分扩肛后，肛内置入环形扩肛器，并用7号丝线将其与肛周皮肤缝扎固定。观察齿线及直肠黏膜情况，在半窥缝扎器引导下，于齿线上约3—4cm处，行直肠黏膜下荷包缝合一周，深度达黏膜下层略带肌层。取出缝扎器，置入吻合器，使吻合器头端到达荷包缝合上方，收紧缝合线并打结，将缝合线从吻合器侧孔引出，适当牵引缝合线，同时关闭吻合器，击发后，保持关闭状态30S。旋开退出吻合器，检查吻合口有无出血情况，如有出血，于出血处缝扎止血。套管针电凝治疗：用输液套管针从突出的痔核最下缘穿刺进针，针体进入痔核内，针头前端至齿线上0.5—1cm处，将电凝器头部抵在针座内针管末端，启动电凝器，输出功率为30—40W，时间为1—2秒，较大的痔核可多次穿刺电凝，有多个痔核突出时可逐个进行。术后处理：手术当日半流质饮食，次日正常饮食。术后抗生素治疗3天，1/5000高锰酸钾液坐浴、太宁栓1粒塞肛，每日一次。

4.2 对照组：采用传统的Milligan－Morgan手术，术前准备、手术体位、术后处理均同治疗组。

5. **观察指标及评估标准**

5.1 手术相关指标 包括手术时间及术中出血量。

5.2 术后恢复指标 包括术后首次无痛排便时间、换药次数、术后镇痛需求、创口愈合时间、住院天数、恢复正常活动时间。

5.3 术后症状、体征评分 包括疼痛、出血、水肿、分泌物等情况，分别于术后第1天、第3天记录（采用4级3分法）。

5.4 术后并发症 包括尿潴留、肛门坠胀感、肛缘肿物突出。

6. **统计学处理** 采用SPSS11.0软件分析，计数资料采用X2检验，计量资料采用t检验。

二、结果

1. 手术相关指标及术后恢复指标比较。见表1。
2. 术后症状、体征评分比较，见表2。
3. 术后并发症比较 见表3。

表1 手术相关指标及术后恢复指标的比较（X±S）

临床资料	治疗组（$n=51$）	对照组（$n=56$）	P值
手术时间（min）	21.8±8.1	37.7±8.6	<0.05
术中出血量（ml）	48.9±10.3	96.5±18.2	<0.05
术后首次无痛排便时间（d）	3.2±1.2	11.7±3.5	<0.05
术后应用镇痛药物［n（%）］	20（39.2）	50（89.3）	<0.05
创口愈合时间（d）	11.2±3.0	17.5±3.2	<0.01
术后住院天数（d）	4.0±1.3	14.6±5.1	<0.05
恢复正常活动时间（d）	10.6±3.9	15.3±4.0	<0.01

表 2　术后症状、体征评分的比较（X ± S）

症状、体征		治疗组（n = 51）	对照组（n = 56）	P 值
疼痛	第 1 天	1.3 ± 0.4	2.5 ± 0.9	<0.05
	第 3 天	0.5 ± 0.3	1.6 ± 0.8	<0.05
出血	第 1 天	1.3 ± 0.6	2.7 ± 0.9	<0.05
	第 3 天	0.8 ± 0.3	1.9 ± 0.7	<0.05
肛缘肛肿	第 1 天	1.3 ± 0.5	2.3 ± 0.7	<0.05
	第 3 天	0.7 ± 0.2	2.1 ± 0.8	<0.05
分泌物	第 1 天	1.1 ± 0.6	2.1 ± 0.9	<0.05
	第 3 天	0.5 ± 0.3	1.9 ± 0.6	<0.05

表 3　术后并发症的比较［n（%）］

并发症		治疗组（n = 51）	对照组（n = 56）	P 值
尿潴留	术后第 1 天	9（17.6）	17（30.4）	<0.05
	术后第 3 天	1（2.0）	7（12.5）	<0.05
排便困难	术后第 1 天	1（2.0）	8（14.3）	<0.05
	术后第 3 天	1（2.0）	7（12.5）	<0.05
肛门坠胀感	术后第 1 天	6（11.8）	18（32.1）	<0.05
	术后第 3 天	2（3.9）	12（21.4）	<0.05
肛缘肿物突出	术后第 1 天	5（9.8）	17（30.4）	<0.05
	术后第 3 天	3（5.9）	12（21.4）	<0.05

讨　　论

目前学术界比较公认的是，痔是一个多因素疾病，至少有 2—3 个因素引起，多种因素相互促进而加重［2］。其中最重的两种学说是肛垫下移学说和静脉曲张学说；肛垫下移学说认为：痔的主要结构成分是黏膜上皮、血管及纤维—肌性组织。肛垫上皮具有一定的免疫及内分泌功能，有精细的辨别觉，有多种化学性和机械性受体，可以引发保护性肛门反射，对维持正常排便活动具有重要意义；痔的发生是由于固定肛垫的悬韧带 Treitz 肌和 Park 韧带发生损伤或断裂，导致肛垫脱垂和下移引起［3］。基于肛垫下移学说：吻合器痔上黏膜环切钉合术（PPH）得到迅速开展和普及，并取得良好效果。PPH 术主要解决了内痔及肛垫下移问题，按 PPH 暂行规范［4］，单纯 PPH 术仅适用于环状脱垂的Ⅲ、Ⅳ期内痔和反复出血的Ⅱ期内痔，对于环状混合痔，尤其是环状外痔部分不适合。因为单纯 PPH 术不能有效解决肛周松驰变性的组织及屈曲扩张的痔静脉丛，术后外痔部分消失不彻底，仍残存有部分外痔隆起，而这些残存的赘物常导致患者肛门潮湿、坠胀、瘙痒和污染内裤等不适症状。为了弥补 PPH 治疗环状混合痔中的不足，目前多采用 PPH 加外痔切除术治疗环状混合痔，而这种手术方法，在手术创伤、术后疼痛、恢复时间、并发症等方面无异于传统的外剥内扎术，失去了 PPH 微

创的意义，也与老年人手术尽量遵循操作简单、创伤小、痛苦少的原则相违背。

本研究将 PPH 与套管针电凝术相结合，对 PPH 术后屈曲扩张的痔静脉丛用套管针穿刺电凝，使其萎缩、变性，最大限度的减少了手术创伤，且彻底消除了痔组织，符合微创概念，且安全有效。其优点突出表现在以下几个方面：（1）穿刺电凝破坏了皮肤黏膜下的痔静脉团，但不损伤肛管皮肤、齿状线及黏膜，保留了较多的肛管皮肤感觉神经，避免了术后排便感知降低而引起的肛门漏便、漏水症状。（2）高温凝固可直接引起痔静脉丛血管内皮损伤、蛋白变性使痔核萎缩，电凝过程基本无出血。术后止血效果好。（3）电凝产生的高温热效应，使局部毛细血管和淋巴组织凝固，减少了体液渗出，避免了术后水肿。（4）肛管肛缘皮肤无缺损，术后恢复快，肛管无狭窄，肛门无变形，肛门功能损伤小，愈后复发率低。⑸操作简单，可控性强，疗效可靠。

参考文献：略。

高切低挂术治疗高位肛瘘的研究

赵 彬[1] 安海伟[1] 孙美玲[1] 刘文泉[1] 刘彦才[1] 张殿林[2] 李明辉[3]

（1. 辽宁省葫芦岛肛肠医院，辽宁 葫芦岛，125001；
2. 辽宁省肿瘤医院，辽宁 沈阳，110042；
3. 大连大学附属新华医院，辽宁 大连，116021）

【摘要】高位肛瘘治疗术式众多[1]，目前国内外专家绝大多数认为低切高挂术是治疗高位肛瘘主流术式、重要的首选术式。但是国内报导其疗效不甚理想，治愈率较低，复发率高达10%左右[1][2]，术后疼痛重且时间较长，切口愈合时间及住院时间均较长，经济负担也较重。同时高位肛瘘个体差异大，各个不同，其手术具有显著不定型特点，不能规范，因此，此法有很多不足和弊病。所以我院认为此法作为治疗高位肛瘘主流术式的合理性、必然性有待进一步研究和商榷。我院自2001年1月至2012年6月将收治200例高位肛瘘，采用随机分组各100例，治疗组采用高切低挂术，对照组用传统的低切高挂术治疗。对比分析两组疗效，观察两组在术后治愈率、疼痛积分、术后创面愈合时间、术后创面瘢痕宽度，结果显示，治疗组显著优于对照组，$P<0.05$，结果表明高切低挂术的新术式治疗高位肛瘘治愈率高，复发率低等，疗效非常理想和满意。

【关键词】高位肛瘘；低切高挂术；高切低挂术；疗效观察

2001年1月至2012年6月，我院将200例高位肛瘘（复杂性高位肛瘘）患者采用随机分组，各100例，治疗组用高切低挂术式，对照组用传统的低切高挂术。临床观察疗效比较，治疗组取得非常满意效果，现报告如下。

1. 资料与方法

1.1 临床资料 按1975年衡水会议制定的诊断标准[1]，采用随机双盲法，治疗组采用高切低挂术式，100例患者，对照组用低切高挂术式100例。治疗组，男性76例，女性24例，年龄18至64岁，平均年龄41岁。病程6个月至8年。高位单纯性肛瘘29例，高位复杂性肛瘘71例，其中复发病例为31例。对照组，男77例，女性23例，年龄17－61岁，平均年龄39岁，病程6个月至7年，高位单纯肛瘘26例，高位复杂性肛瘘74例，其中复发病例为33例。两组患者基本资料检验无差异，具有可比性（$P>0.05$）。

1.2 治疗方法

1.2.1 术前准备 完善相关检查，排除手术禁忌症。术前排尽大便；未排便者肛门内注射开塞露60ml或温生理盐水1000ml灌肠1－2次。

1.2.2 手术方法（1）治疗组采用骶管麻醉，取截石位，常规消毒，铺放无菌单。通过指诊、美兰注射或球头探针、瘘刀等方法，查清确定内口位置、主瘘管、支瘘管、盲瘘管的走行、数目和位置，与肛门括约肌的关系。术中用球头探针或瘘刀从外口导入，沿主瘘管管道探查，顺利通过肛管直肠环瘘道至内口探出。用电刀或手术刀沿探针或瘘刀方向切开皮肤、皮下及瘘道至肛门括约肌外缘，用瘘刀从肛门括约肌外缘瘘管至内口向肛门外皮肤侧平行切开三分之二肛管直肠环和直肠黏膜及肛管皮肤，用电凝或缝扎止血。余下皮肤、皮下及肛门外括约肌浅及皮下浅部虚挂线（橡皮筋）。电刀切开支瘘管或瘘管盲端。10天后，沿橡皮筋一次切开余下肛门外括约肌及皮肤，皮下组织、止血，碘伏纱布块填塞切口内48h。（2）对照组手术：麻醉及检查方法与上相同，手术方式采用传统的低切高挂方法。

1.2.3 术后治疗两组术后均控制大便24－48h，便后坐浴，每日换药一次，用消炎药5－7天。

1.3 统计学原理 根据采用SPSS12.0软件包进行统计分析，计量资料比较采用t检验，计数资料比较采用x^2检验。

2. 结果

2.1 临床疗效比较 临床疗效指标评价：参照国家中医管理局《中医肛肠病证诊断疗效标准》[3]。治愈：症状体征消失，创面愈合；显效：创面愈合，流脓，肿痛消失，仅肛周潮湿、瘙痒；有效：创面未愈，流脓、肿痛，瘙痒改善；无效：症状及体征均无变化。两组疗效见表1。

表 1　两组患者临床疗效比较

组别	n	治愈	显效	有效	无效	治愈率
治疗组	100	95	0	2	3	95
对照组	100	82	0	8	10	82

治愈率治疗组与对照组比较，$P<0.05$

2.2 察术后两组疼痛积分和创面愈合时间如表 2。疼痛积分参照 1992 年全国肛肠学术会议制订的标准[4]。根据患者主诉，应用止痛药情况，影响睡眠情况制订标准，并计算每个患者平均疼痛分值。0 级（0 分）：无疼痛感，稍感下坠不适；I 级（1 分）：轻度疼痛可忍受，无需用止痛药；2 级（2 分）：疼痛较重或肛门有下坠感，口服止痛药缓解，轻度影响睡眠；3 组（3 分）：疼痛重不能忍受，严重影响睡眠，口服止痛药效果差，肌肉注射止痛药方法缓解。创面愈合时间，自术后第 1d 至创面愈合天数。

表 2　术后疼痛积分和创面愈合时间比较

组别	n	术后疼痛积分（分）	创面愈合时间（d）
治疗组	100	1.35 ±0.741※	30.2（29 -39）※
对照组	100	1.91 ±0.766	38（31 -55）

治疗组与对照组比较，※$P<0.05$。

由表 2 可见两组术后疼痛积分及创面愈合时间比较差异明显均有统计学意义（$P<0.05$），疼痛明显减轻，愈合时间亦明显缩短。

2.3 两组高位单纯性肛瘘和高位复杂性肛瘘术后创面瘢痕宽度比较，术后 3 个月门诊专门医生测量创面瘢痕宽度，若多个瘢痕取平均值，详见表 3。

表 3　高位单纯性肛瘘和高位复杂性肛瘘，术后的创面瘢痕宽度比较

组别	高位单纯性肛瘘（n）	创面瘢痕宽度（cm）	高位复杂性肛瘘（n）	创面瘢痕宽度（cm）
治疗组	29	1.5 ±0.16※	71	2.1 ±0.3※
对照组	26	2.7 ±0.8	74	4.3 ±0.5

由表 3 可见治疗组的高位单纯性肛瘘和高位复杂性肛瘘，术后的创面瘢痕宽度均明显窄于对照组，有统计学意义（$P<0.05$）。

3. 讨论

高位肛瘘是肛肠科常见的比较复杂的疾病，已被国内外医学界列为现代外科的难题之一。发病率占肛肠病的 1.67 -6%[5]，治疗方法繁多，众说纷纭。迄今为止，国内外观点一致，手术是主要治疗方法，是治愈高位肛瘘的最有效的手段[6][7]。但目前每一种术式均有一定的局限性，由于瘘管穿行不同，个体差异较大，其手术具有不定型的特点，故难以规范。长期以来国内大多数专家学者一致认为，高位肛瘘或高位复杂性肛瘘治疗低切高挂术当推首选、是主流术式，主要术式[8][9][10]。但是，笔者认为低切高挂术术式，是否合理有待进一步研究和商榷。

从所有的切口愈合规律来看，所有敞开式切口（肛瘘、肛裂、肛周脓肿、痔）的愈合过程均是由切口的基底部到表浅，即由深至浅，由两侧向中央，依序肉芽组织生长填塞切口愈合[11]。

低切高挂术和高切低挂（虚挂）术在处理肛管直肠环外部的瘘道是一致的，不同的是低切高挂术是先切开肛管直肠环一侧的浅部组织，包括皮肤、皮下和部分肛门括约肌，再将深部余下的肛管直肠环挂线，而笔者的高切低挂术（虚挂）与低切高挂术式完全相反。低切高挂术切开了浅部组织，将深部组织挂线，挂线是一种慢性切割过程，挂线处组织完全断裂的，平均时间需要 15.6d[12]。挂线处组织完全断裂至挂线处切口愈合过程中，浅部切开处组织在等待深部组织完全断裂，并逐渐修复至浅部后，浅部切口才逐渐愈合，所以切开浅部组织只能起到切口引流的作用，但增加了患者疼痛时间，切口炎症期时间延长，另外切口敞开时间长，愈合时间延长瘢痕增大。

高切低挂术切开瘘道上方三分之二肛管直肠环，余下浅部挂虚线（浮线），10d 后切开挂线处组织，此种手术术式切口符合切口从深至浅的愈合规律[11]。切口宽敞术野暴露好、手术直视、能保证完全彻底的切除主瘘道以及主瘘道内可能存在残腔、窦道内口炎症坏死组织。此种术式切口是一次性切开瘘道上方的肛管直肠环，而非挂线慢性切割，浅部切口挂线，不切开，对切口起到牵拉的作用，切口敞开相对缩小，肉芽组织填塞相对减少，故创面炎症期时间短、愈合时间明显缩短，疼痛明显减轻和疼痛时间也明显缩短，切口瘢痕亦明显缩小，治愈率提高，P<0.05，有统计学意义。住院天数缩短，经费明显减少，复发率极低等优点更加明显。

低切高挂术采用高位即深部组织挂线，通过紧线，阻断组织血液供应，缺血坏死，慢性切割来达到挂线组织完全断裂，此方法由于手术视野小，手术操作模糊，非直视下，可能造成挂线处瘘道内残腔、支瘘或窦道等病变组织被忽视。故治愈率较低，复发率高达10%左右[1][2]。此法的高挂线处组织要经紧线1-2次，平均需15.6d左右才能切断[12]，因此，术后炎症期间延长、愈合时间延长、疼痛严重、创面瘢痕面积较大、肛门形态和功能均有一定改变等[13]，住院时间长、费用高，并发症较多。

本文两组临床资料比较结果有力表明，治疗组采用高切低挂术式治疗高位肛瘘和复杂性高位肛瘘疗效理想，提高了治愈率，达95%，术后半年至1年随访无肛门失禁等并发症。术后创面愈合时间明显缩短、减轻疼痛、创面瘢痕减小显著，住院时间较短、费用较少。手术简单易行、术野宽敞、暴露的好，手术直视操作，能够清楚的完全彻底切除内口，炎症坏死组织、内括约肌下脓肿、肛腺导管、肛缘，出血少，止血容易可靠，手术时间短、安全可靠，为国内外新的独创的手术方法，值得推广。

参考文献：略。

中西医结合治疗肛周脓肿合并糖尿病46例

赵高斯　李淑霞　张小元

（甘肃中医学院附属医院肛肠科，730020）

我科自2010年至2012年1月收治肛周脓肿合并糖尿病的患者46例，采用中西医结合治疗方法，取得了较好效果，现简要分析如下：

1. 对象与方法

1.1 临床资料　本组46例，其中男30例，女16例；年龄25~78岁，平均53岁。其中肛周皮下脓肿8例，坐骨直肠窝脓肿18例，低位肌间隙脓肿7例，直肠黏膜下脓肿10例，直肠后间隙脓肿3例。46例患者中已确诊糖尿病30例，16例住院检查后确诊，均为Ⅱ型糖尿病。入院查空腹血糖为6.92~23.12mmol/L，平均为14.31mmol/L，早餐后2h血糖为12.60~26.12mmol/L，平均为16.20mmol/L。

1.2 诊断标准　依据《中国糖尿病防治指南》[1]。（1）糖尿病症状+任意时间血浆葡萄糖水平≥11.1mmol/l（200mg/dl），或（2）空腹血浆葡萄糖（FPG）水平≥7.0mmol/l（126mg/dl），或（3）OGTT试验中，2小时PG水平≥11.1mmol/l（200ng/dl）。

1.3 临床疗效标准　参考《中医肛肠科病证诊断疗效标准》[2]。治愈：症状、体征消失，创面愈合；好转：症状、体征改善，创面未愈合；未愈：症状、体征均无变化。

2. 治疗方法

2.1 手术治疗　46例中32例行肛周脓肿一期根治术，6例高位脓肿行一期切开橡皮筋挂线术，3例高位马蹄形脓肿行内口切开挂线对口旷置引流术，5例先行脓肿切开引流，约1月后行肛瘘根治术。

2.2 控制血糖　胰岛素泵或皮下注射胰岛素，口服降糖药。同时制定糖尿病饮食，适当运动，定时监测血溏，使随机血糖水平控制在11mmol/L以下。

2.3 抗感染　早期足量选用敏感抗生素，（选用对大肠杆菌、厌氧菌有效的抗生素），其中40例，做脓培养和药敏实验，根据细菌的种类及药敏结果选择用药。

2.4 中医药治疗　坐浴、换药　方用肠风散（院内制剂），20克加温开水1500 mL溶解，坐浴，每日一次，每次10~15min。坐浴后，用甲硝唑冲洗创口，放置生肌玉红膏药纱条换药引流，中药汤剂以大剂量黄芪和仙方活命饮加减：黄芪30g、金银花15g、防风10g、白芷10g、陈皮10g、赤芍10g、乳香15g、没药15g、皂角刺10g、枳壳10g、地榆10g、当归10g、生甘草10g，口服5~7剂，每日换药一次至创口愈合。

3. 结果

46例患者术后肛门功能全部正常。随访3个月一5年。仅1例术后1年因停用降糖药半年，再发肛周脓肿，再次手术治疗。其余一次治愈。愈合时间20~62天，平均31.5天。与单纯肛周脓肿愈合时间基本相同。

4. 讨论

4.1 治疗上首先要积极控制血糖　应首选胰岛素控制血糖。尤其首次发现糖尿病，形体较胖，血糖较高的患者，用胰岛素泵控制效果较好。血糖控制水平的原则是尽量将血糖控制至接近或正常水平。血糖得到控制后，抗生素才能发挥作用，单纯依赖抗生素而忽视血糖的控制，常难以控制感染。因高血糖有利于细菌繁殖，糖尿病血管神经病变引起血流缓慢，周围组织供氧减少，不仅影响了局部组织对感染的反应，也有利于厌氧菌生长和降低白细胞依赖氧的杀菌作用[3]。反过来，由于感染存在，患者处于应激状态，又极易造成血糖升高，如此形成恶性循环。应用胰岛素可以较快地控制血糖，治疗期间口服降糖药不宜选用。

4.2 及时行脓肿切开引流术　肛周脓肿合并糖尿病时，由于中性粒细胞吞噬和杀菌能力低于正常人，直肠肛管周围间隙较多，皮下组织疏松，更利于炎症扩散，所以脓肿量多，味奇臭，脓腔往往更大，发展速度快，给治疗增加了难度，因此，早期切开引流是有效控制感染的根本手段。手术关键在于处理好内口，切口宜大，保持创口引流通畅，切开脓肿后要彻底分离脓腔纤维隔。对于脓腔较大，延伸位置超过5cm以上的，采用拖线旷置疗法，减少肛周损伤，防止创面过大，瘢痕挛缩，引起肛门狭窄。脓腔穿过耻骨直肠肌以上者，采用橡皮筋挂线疗法，起到早期引流、后期慢性勒割，从基底部生长从而保护肛门括约肌功能的作用。定期适当的紧线，一般7天后进行第一次紧线，以保持橡皮筋张力，发挥慢性切割、引流作用。挂线14d左右脱落为宜。过早脱落因失去慢性勒开作用可致肛门失禁及形成沟状瘢痕；脱落过晚可致创面愈合延迟；一般以橡皮筋脱落后创面基本愈合为宜。

4.3 抗生素的使用原则是早期、足量、广谱以控制感染　据我们40例细菌培养及药敏实验的结果是：大肠埃希菌为主要致病菌，其次为克雷伯菌属、金黄色葡萄球菌、肠球菌、链球菌、奇异变形杆菌、绿脓杆菌。糖尿病机体蛋白合成减少，分解加快，使免疫球蛋白及抗体生成减少，淋巴细胞转换率降低，导致机体免疫力下降，大肠杆菌、肺炎克雷伯菌便易侵犯肛窦，而金葡球菌易从肛周皮肤表面侵犯肛周的组织，引发直肠肛管周围脓肿。药敏实验方面，革兰氏阴性菌感染对亚胺培南、丁胺卡那敏感率达到了100%，对头孢他定、头孢西丁、头孢吡肟的敏感率均在80%以上，革兰氏阳性菌较为敏感，其他均存在不同程度的耐药。首先采用经验用药，然后根据脓液细菌培养及药敏试验选择有效的抗生素。

4.4 中医辨证论治是治疗本病的特色　坐浴药肠风散由硼酸、芒硝等组成，具有清热燥湿、消肿止痛，祛腐生肌、促进切口愈合等功效。生肌玉红纱条使药物均匀渗透于纱条，不仅有利于药物的吸收和利用，有引流作用，而且避免了换药时的痛苦，润肤生肌，解毒止痛，促进创面愈合。并配合口服中药汤剂，仙方活命饮前人称为“疮疡之圣药，外科之首方”，方中重用黄芪益气养阴、脱毒外出，金银花清热解毒，当归、赤芍、乳香、没药活血散瘀止痛；地榆凉血止血；防风、白芷疏散外邪，使热毒从外透解。陈皮健脾理气、燥湿疏痈，皂角刺通行经络，透脓溃坚。枳壳行气通便，热毒下泄。生甘草化毒和中。诸药共凑清热利湿、托毒透脓、益气养阴之功。

总之，中西医结合治疗肛周脓肿合并糖尿病，具有既有效控制血糖水平，又能促进手术切口早日愈合的优点，值得临床推广应用。

参考文献：略。

全麻与腰麻行PPH手术的临床观察

赵艳艳[1]　胡彩莲[1]　赵新生[2]　通信作者：赵新生[2]

（北京马应龙长青肛肠医院麻醉科[1]，100195；
首都医科大学附属北京中医医院麻醉科[2]，100010）

【摘要】目的　探讨静脉全麻+局麻与腰麻两种麻醉方法行PPH手术的安全性和手术时间。方法　选择行PPH手术患者64例，男30例，女34例，年龄20~75岁，体重49~94 Kg，ASA分级Ⅰ~Ⅱ级。随机分两组：静脉全麻+局麻组33例，选用芬太尼0.05mg~0.1mg静脉给药，3min后静脉推注丙泊酚2mg/kg，术者用1%利多卡因做肛周局部浸润麻醉，静脉麻醉维持根据手术时间和病人对手术反应追加丙泊酚0.5mg~1mg/kg；腰麻组选用0.25%罗哌卡因4ml，注入蛛网膜下腔。结果　入选患者性别、年龄、体重和术式比较，差异均无统计学意义（$p>0.05$），具有可比性；两组比较收缩压（SBp）、舒张压（DBp）、心率（HR）、呼吸（RR）、血氧饱和度（SpO2）均无显著性差异（$p>0.05$）；手术时间两组比较有显著性差异（$p<0.05$）。结论　两组麻醉方法血流动

力学平稳，无呼吸抑制；手术时间静脉全麻 + 局麻组比腰麻组短，利于手术量多的接台手术。

【关键词】血流动力学；血氧饱和度；手术时间

我院近两年吻合器痔上黏膜环切钉合术（PPH）逐渐增多，为了保证麻醉手术安全，缩短接台时间，我们选用静脉全麻 + 局麻的麻醉方法，并与腰麻方法进行比较，对血压、心率、呼吸、血氧饱和度和手术时间进行观察。现报道如下。

一、资料与方法

1. **一般资料**：选择我院 2010 年 1 月 ~2012 年 1 月期间行 PPH 手术患者 64 例，年龄 20 ~ 75 岁，体重 49 ~ 94 Kg，男 30 例，女 34 例，按美国麻醉医师协会（ASA）分级标准分级为 Ⅰ ~ Ⅱ 级。将 64 例患者随机分为两组，静脉全麻 + 局麻组 33 例，腰麻组 31 例。

2. **方法**：静脉全麻 + 局麻组 33 例，选用芬太尼 0. 05mg ~ 0. 1mg 静脉给药，3min 后静脉推注丙泊酚 2mg/kg，术者用 1% 利多卡因做肛周局部浸润麻醉，静脉麻醉维持根据手术时间和病人对手术反应追加丙泊酚 0. 5mg ~ 1mg/kg；腰麻组 31 例，选用 0. 25% 罗哌卡因 4ml，注入蛛网膜下腔。

两组对外痔较大需要切除时，均用 0. 5% 罗哌卡因 10mg、0. 1% 亚甲蓝 2mg、地塞米松 10mg，局部浸润做术后镇痛[7]。

3. **观察指标**：记录病人入室、麻醉后 10min、麻醉后 20min，手术结束时的收缩压（SBp）、舒张压（DBp）、心率（HR）、呼吸（RR）、脉搏血氧饱和度（SpO2）；记录手术时间（病人入手术室至出手术室）。

4. **统计学处理**：实验结果以均数 ± 标准差（$\bar{x} \pm s$）表示。分别采用独立样本 t 检验及卡方检验，所有数据均用 SPSS 17. 0 进行统计学处理。以 $p < 0.05$ 为差异有统计学意义。

二、结果

1. **一般资料的比较**：本研究入选患者性别、年龄、体重和术式比较，差异均无统计学意义（$p > 0.05$），具有可比性。结果见表 1。

表 1　静脉全麻组与腰麻组性别、年龄、体重比较（$\bar{x} \pm s$）

	例数	男/女（例）	年龄（岁）	体重（kg）
静脉全麻组	33	17/16	50. 36 ± 15. 59	68. 70 ± 11. 60
腰麻组	31	12/19	50. 81 ± 14. 01	68. 26 ± 14. 26

2. 静脉全麻 + 局麻组和腰麻组患者在入室、麻醉后 10min、麻醉后 20min 和手术结束时的血压、心率、呼吸和血氧饱和度比较均无统计学意义（$p > 0.05$），说明静脉全麻 + 局麻组与腰麻组同样安全。结果见表 2、3、4、5。

表 2　静脉全麻组与腰麻组血压比较（$\bar{x} \pm s$）

		静脉全麻组	腰麻组	t	p
例数		33	31		
入室	SBp	155. 29 ± 8. 46	153. 81 ± 5. 57	8. 532	>0. 05
（mmHg）	DBp	84. 23 ± 7. 35	81. 76 ± 5. 27	5. 639	>0. 05
麻醉后 10min	SBp	125. 36 ± 10. 21	127. 57 ± 12. 06	3. 267	>0. 05
（mmHg）	DBp	67. 86 ± 6. 38	70. 52 ± 7. 46	4. 309	>0. 05
麻醉后 20min	SBp	119. 87 ± 12. 22	121. 85 ± 13. 42	3. 064	>0. 05
（mmHg）	DBp	74. 35 ± 4. 38	77. 16 ± 5. 09	2. 173	>0. 05
手术结束	SBp	117. 69 ± 15. 95	120. 91 ± 14. 39	4. 325	>0. 05
（mmHg）	DBp	73. 52 ± 6. 53	76. 85 ± 6. 31	3. 268	>0. 05

表3　静脉全麻组与腰麻组心率比较（$\bar{x}\pm s$）

	例数	入室（次/分）	麻醉后10min（次/分）	麻醉后20min（次/分）	手术结束（次/分）
静脉全麻组	33	75.49±0.74	71.49±6.61	74.21±7.12	75.48±7.20
腰麻组	31	79.19±13.12	54.68±13.61	74.45±13.61	75.13±10.87
t	-1.193	-1.204	-0.089	0.155	
p	>0.05	>0.05	>0.05	>0.05	

表4　静脉全麻组与腰麻组呼吸比较（$\bar{x}\pm s$）

	例数	入室（次/分）	麻醉后10min（次/分）	麻醉后20min（次/分）	手术结束（次/分）
静脉全麻组	33	17.97±6.37	12.30±1.55	17.70±1.90	18.21±0.89
腰麻组	31	17.97±0.55	17.87±0.50	17.83±0.45	17.84±0.45
t	0.013	-19.073	-0.405	2.088	
p	>0.05	>0.05	>0.05	>0.05	

表5　静脉全麻组与腰麻组血氧饱和度比较（$\bar{x}\pm s$）

	例数	入室（%）	麻醉后10min（%）	麻醉后20min（%）	手术结束（%）
静脉全麻组	33	98.58±1.30	99.85±0.36	99.89±0.42	99.87±0.42
腰麻组	31	97.61±1.43	99.80±0.48	99.93±0.36	99.87±0.72
t	2.821	0.398	-0.583	0.054	
p	>0.05	>0.05	>0.05	>0.05	

3. 手术时间（患者入室至出室），静脉全麻+局麻组与腰麻组比较，静脉全麻+局麻组明显优于（短）腰麻组，有统计学意义（$p<0.05$）。结果见表6。

表6　静脉全麻组与腰麻组手术时间比较（$\bar{x}\pm s$）

	例数	手术时间（min）
静脉全麻组	33	23.97±10.97
腰麻组	31	40.29±14.53

$t=-5.091$　$p<0.05$

三、讨论

PPH手术对麻醉的要求是：无痛、肌肉松弛、术后镇痛。由于我院肛肠科手术量多，因此手术接台要求快，我们选择静脉全麻+局麻的方法，其优点如下：

1. **降低应激反应：** 手术可以使病人的应激反应增高[1]，原因是病人对手术恐惧和疼痛刺激所致。应激反应可引起一系列的心理、生理变化，可使心率、血压和心肌收缩力改变，冠状动脉血流明显减少，破坏心肌氧供平衡，导致心肌缺血和心律失常。椎管内麻醉（腰麻、鞍麻、骶管、腰俞穴）和局部麻醉，可以使病人无痛和肌肉松弛，但不能消除病人对手术的恐惧。丙泊酚是静脉全麻药，对中枢的作用主要是催眠、镇静与遗忘，但只能达到短时间镇痛[2]，所以在给丙泊酚之前静脉注射阿片类镇痛药芬太尼，阿片类药物对应激激素的分泌和血流动力学反应具有良好的调节作用，同时对心血管不产生明显抑制作用，常用来控制应激反应[3]。芬太尼镇痛强度约为吗啡的75~125倍，作用时间约30min[4]，术者局部注射局麻药时病人无疼痛反应。静脉全麻+局麻即可使病人无痛又可使病人无恐惧感，让病人在不知晓的情况下完成手术，这种麻醉方法可以降低因为手术引起的应激反应，提高麻醉手术的安全性。

2. **抑制内脏牵拉反应：** PPH手术是在直肠下段齿状线上2~5cm处的黏膜下层行荷包缝合并牵拉此段黏膜进入吻合器中，在牵拉肠黏膜收紧吻合器和击发时可以引起明显的内脏神经反射（内脏牵拉痛）。直肠和结肠受交感和迷走神经的双重支配[5]。引起内脏神经反射的主要原因是迷走神经和副交感神经张力增高所致，迷走神经属颅神经，静脉全麻可以抑制中枢神经系统，阻断迷走神经传导，使内脏牵拉反射消失。

3. **保证肌肉松弛**：肛门括约肌松弛，吻合器方可置入。静脉全麻没有肌肉松弛作用，局部麻醉可以使肛门括约肌松弛，因为局部麻醉药有神经阻滞作用，所以我们选用静脉全麻+局麻的方法，使肌肉松弛。

4. **提高麻醉安全性**：传统的PPH手术麻醉选择椎管内麻醉（腰麻、鞍麻、骶管、腰俞穴），是公认安全有效的，所以为临床常规使用。我们选用静脉全麻+局麻与腰麻进行观察比较，两组血压、脉搏无显著性差异（$p>0.05$）见表2，3；两组呼吸、血氧饱和度无显著性差异（$p>0.05$）见表4，5。芬太尼、丙泊酚有呼吸抑制问题，其程度与剂量和注药速度呈正相关[6]，只要掌握好剂量和注入速度，不会造成呼吸抑制。本研究证明静脉全麻+局麻对呼吸无明显抑制与腰麻同样安全有效的。

5. **缩短手术时间**：静脉全麻+局麻与腰麻进行比较，有显著性差异（$p<0.05$）见表6，由于椎管内麻醉（腰麻、鞍麻、骶管、腰俞穴）需要实施穿刺给药，用时10~20min左右，而静脉全麻只需要静脉给药，用时约5min左右，大大缩短了手术接台时间，满足了手术量多接台快的要求。

总之，静脉全麻+局麻是行吻合器痔上黏膜环切钉合术（PPH）麻醉的一种较好的方法，临床应用安全有效。对外痔较大需要切除时，局部可选用亚甲蓝加罗哌卡因局部浸润做术后镇痛，对减轻患者的痛苦，消除恐惧心理和促进术后康复具有重要的意义[7]。

参考文献：略。

肛瘘术后创面愈合的中医学研究进展

郑春菊　王业皇

（南京中医药大学研究生部，210029；
南京中医药大学第三附属医院 南京市中医院，210001）

【摘要】将近5年来肛瘘术后创面的中医学治疗作一总结，主要从中药口服，中药注射液，中药熏（洗），中药掺药，油膏外敷及温和灸学六方面进行分别论述，最后总结中医药目前的治疗概况及存在问题。

【关键词】肛瘘术后；中医治疗；综述

肛瘘的治疗，手术仍是目前国内外治疗肛瘘的主要手段，手术方法虽多，但因肛门特殊的解剖位置，术后开放性的创伤是不可避免的，其愈合过程为二期愈合，即先由肉芽组织填补创口，继之新的上皮覆盖创口表面，在创口愈合过程中，肉芽组织的生成、成长速度及其质量是愈合过程的关键之一，如何加速肛瘘术后创面的愈合，是肛肠科医师亟待解决的问题，中医中药治疗在肛瘘术后的治疗有独特的理论基础和临床特色，现将近5年来中医药在加速肛瘘术后创面愈合的治疗作综述如下：

1. 中药内服

1.1 中药口服　肛瘘术后创面虽在局部，然其发生、发展和变化均与脏腑功能失调密切相关。肛瘘术后湿热余毒未清，加之创面久不愈合，肺脾两虚，气血不足，多属本虚标实之证，中医主要以消，托，补三法治之。消法有托里消毒饮[1]（黄芪，银花，连翘，白术等）可促进血液循环，改善创口局部微循环，从而促进肛瘘术后开放性创口的愈合；止痛如神汤[2]（秦艽，防风，桃仁，黄柏等）可明显减轻术后疼痛，促进创面愈合。补托法有愈创汤[3]（黄芪，怀山药，炒白术，丹参等）通过益气生肌药物与和营托毒药物的合理配伍，起到健脾、和营、托毒的功效；八珍创愈汤[4]（党参，白术，茯苓，黄芪等）具有益气健脾、养血生肌的功效，可促进创面愈合；十全大补汤[5]气血双补，助阳固卫，促进创面愈合；银芪合剂[6]（金银花，黄芪，炮山甲，川芎等）可益气解毒，活血止痛，促进创面愈合等，这些体现了其肛瘘术后“早期补托生肌不致成瘘”的学术观点，对肛瘘术后创面组织修复有一定的促进作用。

1.2 中药注射剂　虽然中药注射剂的不良反应发生率相对较高，但其仍在《国家基本药物目录》中占有一定地位。在中医辨证施治理论指导下科学合理的使用中药注射液为患者的治疗带来方便，如黄芪注射液[7]治疗肛瘘术后患者，结果显示能明显缩短创面愈合时间，减少术后并发症的发生；丹红注射液[8]治疗肛瘘术后可明显缩短创面愈合时间，减轻肛门疼痛，消退水肿。

2. 中药外治

《医学流源》指出：“外科之法，最重外治”，即是用中药使有效药物直接用于创面，促进术后创面愈合，即“药达病所，投之可致”，可达到清热解毒，祛瘀止痛，化腐平胬生肌的作用，中药外用通过发挥多靶点、多环节、多层次的综合调控作用来促进创面愈合的疗效是确切的。

2.1 中药熏（洗）法　最早见于《五十二病方》，古文献中称之为“气熨”、“塌渍”、“淋洗”等，是指用熏蒸和洗涤的方法，借药力和热力直接作用患处达到治疗疾病的目的。并且药物的温热刺激可使创面周围的血液循环加快，使血液的回流改善，从而促进局部炎症的消退性反应及渗出的作用所以肛瘘术后坐浴熏洗有利于药物的吸收，充分发挥其药疗效。

目前临床上熏洗的重要主要以清热燥湿、活血祛瘀、生肌敛疮、消肿止痛为主，多项临床研究如愈康洗液[9]（紫草，熟石膏，大黄，槟榔等）；促愈熏洗方[10]（虎杖、蒲公英、苦参、五倍子等））；乳没外洗方[11]（乳香、没药、生山栀、半枝莲等）；硝苦洗剂[12]（芒硝，苦参，蛇床子，五倍子等）；熏洗1号[13]（虎杖，金钱草，黄柏，明矾等）；痔瘘洗剂[14]（红花，乳香，没药，五倍子等）；紫参合剂[15]等，研究结果提示中药熏洗直达病所，荡涤瘀肿，肿退痛消，在术后创面愈合时间，疼痛消失时间均有良效。部分学者[16]认为肛瘘术后创面较疼，或是年老体弱不能长时间耐受，建议采用湿热敷（将药液倒在湿热毛巾中央，将毛巾直接敷于肛门，外用热水袋保持温度，维持10～15 min）治疗能够明显减少创面分泌物，促进手术切口的愈合，软化瘢痕保护肛门术后功能。

2.2 中药掺药外敷　首见于《外台秘要》，掺药古称散剂，现称粉剂，掺药可掺布于膏药，油膏上，或直接掺布于疮面上，或黏附在纸捻上再插入疮口内，或将药粉扑于病变部，主要起活血散瘀、消炎止痛、收敛止血、生肌敛疮作用，如白竭散[17]（白及、白竭等份）等促进创面愈合减少术后疤痕形成；月白散[18]观察月白散（煅石膏6份，冰片1份）总体疗效及创面愈合时间均好于对照组；复方甘石创愈散[19]（甘石，血竭，乳香，紫草等）对创面的细菌具有较强的杀灭作用，可明显降低伤口炎性反应，减少创面渗出，促进肉芽生长；复方珍珠散[20]（珍珠粉、冰片、炉甘石、血竭、等）能减轻患者痛苦，缩短创面愈合时间；金玄痔科熏洗散[21]（玄明粉、马齿苋、金银花、枯矾等）可改善局部血循环，促进创面愈合；痔瘘宁散[22]（海螵蛸，枯矾，冰片）通过减轻创面炎症，减少炎症介质的释放可以减轻创面疼痛，并对生肌、复皮各阶段均有促进作用，加速了肛瘘切口的愈合过程；生肌散[23]（炉甘石，乳石，滑石，冰片等）可促进创面愈合，缩短愈合时间。

2.3 中药油膏外敷　将药物和油类煎熬或捣匀成膏的制剂，现称为软膏。油膏的调剂有用猪脂、羊脂、松脂、麻油、黄蜡、白蜡以及凡士林等不同。在应用上，其优点有柔软、滑润、无板硬粘着不舒的感觉，尤其对病灶凹陷折缝之处，或大面积的溃疡，使用油膏更为适宜。如复方蛋黄油膏[24]（蛋黄，煅石膏、炉甘石、血竭）可止血镇痛、清热解毒、生肌愈创，减少术后创面渗出；生肌凤雏膏[25]（轻粉，乳香，血竭，鸡蛋等）可补充创面营养，加速愈合；生肌玉红膏[26]（当归，白芷，白蜡，轻粉等）可以有效地酸化创面，降低创面的pH值，与创面的p物质含量存在着一定的正相关性；新生玉红膏[27]在此基础上改良，其剂型更能够保护创面，使裸露的神经末梢免受外界刺激，从而减轻疼痛；湿润烧伤膏[28]（黄芩、黄柏、黄连等）既能有效缩短创面愈合时间，又能有效防止术后肛门瘢痕性狭窄的形成；紫草膏[29]能有效缩短创面愈合时间、红肿消退时间、脓性分泌物消失时间、便血时间；红油膏[30]（九一丹，铅丹，凡士林膏）可祛腐生肌、消肿止痛，加速炎症消散，促进创面局部的微循环，同时具有调节机体免疫功能的作用；其他如：九华膏[31]（滑石，川贝母，冰片，朱砂等），龙珠软膏[32]（麝香、珍珠、琥珀、硼砂、炉甘石、硇砂），愈创膏[33]均能算短创面愈合时间，减轻术后并发症的发生。

3. 温和灸

早在先秦时期《针灸甲乙经》已有关于针灸治疗痔瘘的记载：“属性：痔痛，攒竹主之。痔，会阴主之……”，《疮疡经验全书》载：“治之（疮疡）须以温补之剂补其内，生肌之药补其外。”即充分认识到补虚对治疗的重要性。温和灸即可温阳补虚，又可温经通络，以其温热作用、药物作用以及通过经络对全身的调节作用，对术后创面的修复尤为适宜。

王玉凯[34]等对低位单纯性肛瘘术后患者性温和灸治疗，结果显示，温和灸组创面愈合率明显提高，愈合时间缩短。治疗组在术后疼痛，水肿均优于对照组。动物实验研究亦证实[35]在创面修复初、中期，温和灸能增加创面成纤维细胞含量、巨噬细胞含量、Ⅰ型胶原、Ⅲ型胶原含量及提高Ⅰ、Ⅲ型胶原比例；在创面修复后期，温和灸能降低创面成纤维细胞含量、巨噬细胞含量、Ⅰ型胶原、Ⅲ型胶原含量。

4. 讨论

肛瘘的治愈与手术方案的选择和术后创面的管理是密不可分的，肛瘘术后创面的修复是复杂的生物学过程，存在着污染与修复，再

污染再修复的矛盾，加快创面的快速愈合才能到到真正的微创治疗。

本文通过整理近5年中医学通过六方面对肛瘘术后创面的治疗可见中医学在促进肛瘘术后创面治疗方面有其独特的优势，但我们在传承中医经典的同时需正视目前存在的不足：（1）中医药治疗的选方多为经验方，缺乏明

确的配伍准则，缺乏靶向药物，造成不必要的医疗资源的浪费；（2）中医药促进创面愈合的具体机制不明确，应加强基础性研究，且临床研究缺乏大规模的临床随机对照研究（3）中药外敷药制作工艺缺乏一定的量效指标，甚至对人体有一定的毒副作用（4）目前临床研究对象主要以单纯性肛瘘为主，对复杂性肛瘘术后创面管理方案仍处于空白状态。这些都激励着我们年轻一代的肛肠医师继续去探索新的促进创面的治疗方案。

参考文献

[1] 卢渠，陈映标．托里消毒饮促进肛瘘术后创口愈合临床观察［J］．实用中医药杂志，2010，03：153－154.

[2] 孟德霞．止痛如神汤对肛门手术病人术后并发症的影响［J］．辽宁中医药大学学报，2008，04：102－103.

[3] 畅立强，陆金根，曹永清．愈创汤对低位单纯性肛瘘术后创面愈合及肛门直肠功能的影响［J］．上海中医药杂志，2012，06：80－82.

[4] 郑文彬．八珍创愈汤治疗肛门病术后创面愈合迟缓60例［J］．福建中医学院学报，2009，05：11－12.

[5] 金艳玲．十全大补汤促进肛痈及肛瘘术后切口愈合的临床观察［J］．吉林中医药，2012，02：173－174.

[6] 韩丽君，董岩平，张效君，李鹏．银芪合剂治疗肛瘘术后创面30例疗效观察［J］．山西中医学院学报，2009，06：48－49.

[7] 黄辉．射液在肛瘘、肛周脓肿术后的临床应用［J］．中外医学研究，2013，08：40－41.

[8] 杨风利，张丽萍，邵雅斐，于婧辉．丹红注射液治疗肛瘘术后创面的效果［J］．宁夏医学杂志，2011，11：1080－1081.

[9] 刘海泉．愈康洗液对低位单纯性肛瘘术后创面愈合的临床观察［J］．中医药导报，2010，03：59－60.

[10] 瞿胤，杨巍，郑德，汪庆明，张巍．促愈熏洗方在肛瘘术后应用［J］．中成药，2012，12：2298－2301.

[11] 吴炯，孙建华，王振宜，金炜，李盈，张海岩．乳没外洗方促进肛瘘术后创面修复随机对照临床研究［J］．辽宁中医杂志，2011，02：276－278.

[12] 杜位良，高恒清，李俊，万川，岳朝驰，陈显韬．硝苦汤坐浴对痔瘘术后创面愈合影响的临床观察［J］．中国医药导报，2012，26：112－114.

[13] 王传思，谢贻祥．熏洗Ⅰ号方治疗肛瘘术后疗效观察［J］．陕西中医，2011，32（4）：450

[14] 刘佃温，李敏．痔瘘洗剂促进肛瘘术后创面愈合的临床观察［J］．光明中医，2012，02：277－278.

[15] 汪良会．参合剂对肛瘘术后创面愈合的影响［J］．中医药导报，2009，07：35－36.

[16] 张菁蔷．肛瘘术后创面应用中药湿热敷的疗效观察［J］．护理研究，2011，25（32）：2970－2971.

[17] 毛细云，张利容，王建民．白竭散促进肛瘘术后创面愈合的临床研究［J］．中医药临床杂志，2012，12：1183－1185.

[18] 曹雷，姚瑜洁，姜建昌，李沁轶等等．月白散（改良）对肛瘘术后创面愈合的疗效观察［J］．中成药，2013，05：922－925.

[19] 李渭华，李锋．复方甘石创愈散促进肛瘘术后创面复合的临床观察［J］．航空航天医学杂志，2011，10：1277－1278.

[20] 封以生，吴诗诚，王业皇．复方珍珠散促进肛瘘术后创面愈合的临床观察［J］．现代中西医结合杂志，2011，18：2253－2254.

[21] 刘星，仲继光，齐玉玺．金玄痔科熏洗散在肛瘘术后的临床应用［J］．山东中医杂志，2010，09：604－605.

[22] 龚建明，范建明，徐琴，顾俊，须海丰．痔瘘宁散促进肛瘘伤口愈合的临床观察［J］．南京中医药大学学报，2010，02：151－152.

[23] 周红林，周辉，邱小春．生肌散促进肛肠科术后创面愈合54例分析［J］．深圳中西医结合杂志，2012，04：256－258

[24] 唐智军，刘淳，孔祥建，张远华，李群芝，刘春斌，任军华，谢德安．复方蛋黄油膏对低位单纯性肛瘘术后创面愈合影响的临床研究［J］．湖南中医药大学学报，2011，10：12－14＋2.

[25] 吴一曼，郭文涛，曾智辉，黄晓东，李一兵．生肌凤雏膏改善肛瘘术后切口愈合情况的临床观察［J］．河南中医，2011，10：1185－1186.

[26] 刑国良，曾智辉，邓红添，李一兵，沈启莹．生肌玉红膏促进肛瘘术后创面愈合的作用及与P物质含量的相关性研究［J］．河南中医，2012，11：1463－1464.

[27] 鲍虎豹，吴春晓，王延峰．自制新玉红膏促进肛瘘术后创面愈合分析［J］．河北医药，2011，11：1732－1733.

[28] 宋旭辉，李德凤，王霞．湿润烧伤膏对肛瘘术后创面愈合的临床观察［J］．黑龙江医药科学，2009，03：96.［29］王晓燕．紫草膏配合中药熏洗治疗肛瘘术后创面恢复疗效观察［J］．四川医学，2013，01：114－115.

[30] 姚玉乔，张全辉，邓永文．红油膏纱条促进低位单纯性肛瘘术后创面愈合的临床观察［J］．实用中西医结合临床，2012，05：62－63.

[31] 李春生，邹占全．九华膏加减在肛瘘术后应用的临床观察［J］．医药导报，2008，07：795－796.

[32] 陈晓飞，周继勇．龙珠软膏促进肛瘘术后创面愈合的疗效分析［J］．中外医学研究，2013，01：17－18.［33］朱军，王秋枫，魏会珍，张昊，丁健华，赵克．愈创膏促进肛瘘术后创面愈合的效果观察［J］．人民军医，2012，01：17－18.

[34] 王玉凯，杨秀英．温和灸促进低位单纯性肛瘘术后创面愈合临床观察［J］．中医药临床杂志，2013，06：520－521.

[35] 董青军，孙彦辉，郭修田，曹永清．温和灸促进肛瘘术后创面组织修复的实验研究［J］．时珍国医国药，2011，07：1764－1766

＊通讯作者

王业皇，男，教授，南京市中医院全国中医肛肠专科医疗中心主任医师，硕士研究生导师．

TST治疗内痔脱垂的临床疗效

钟继发　杨红艳　张　龙　鲍奇菲

（汉川市人民医院/武汉大学人民医院/汉川医院　肛肠科，431600）

【摘要】重度内痔脱垂在传统的外剥内扎术和PPH术中都存在着不同程度的痛苦和并发症，手术创面损伤较大，影响肛门控便、精细感觉、破坏了肛门括约肌和肛隐窝的生理功能，导致肛门坠胀、疼痛，肛门狭窄、直肠瘘、阴道瘘、术后出血、水肿等问题。现应用特制开窗肛门镜和吻合器行选择性痔上黏膜切除钉合术（TST）治疗重度内痔脱垂，更大程度上减少了切除肛管上皮和直肠下段黏膜组织，减少了植入钛钉的数量，损伤更小，更多的的保护了正常粘膜组织，更有效的保护了肛管、肛垫的精细关闭感觉和控便功能及肛门的生理功能，坠胀感，不适感更轻，术后疼痛明显减轻，更有效的满足了患者需求。手术时间短，操作更容易掌握，简单、方便、可行。术中出血少，痛苦轻，术后恢复快，并发症少，满意度高等优点。

【关键词】TST；内痔脱垂；临床疗效

我科从2010年以来，收治III、IV度内痔患者100例，通过应用特制开窗肛门镜和吻合器行选择性痔上黏膜切除钉合术（TST）治疗重度内痔脱垂，对其疗效进行观察和复查、随诊，疗效满意。现总结报告如下：

1. 资料与方法

1.1 一般资料　本组100例重度内痔脱垂患者，男性患者53例，女性患者47例。年龄30岁—65岁，平均45岁，病程5—20年。III度内痔68例，IV度内痔32例，其中轻度贫血9例。主要症状：有大便带血，排便或久站及咳嗽、劳累、负重时有痔脱出，需用手还纳，少数患者痔核脱出不能还纳或还纳后易脱出，须经手法还纳或复原困难。诊断标准符合痔的诊疗指南，（中华中医药学会肛肠专业委员会；中国中西医结合学会肛肠专业委员会；世界中医药联合会肛肠专业委员会；中医药高管教育学会临床教育研究会肛肠分会联合制定）

1.2 使用器械　应用常州三联星海医疗器械制造有限公司生产的一次性肛肠吻合器，包括附件（肛管扩张器，内套栓，肛镜缝合器，带线器。）专用7号带线园针荷包缝合线和2—0或3—0可吸收带线园针缝合线。

1.3 治疗方法

1.3.1 术前准备：局部导泻或结肠灌洗，清洁肠道，备皮，术前1天晚饭后禁饮食。

1.3.2 取胸膝位或截石位，在骶管麻醉和腰俞麻醉下，待麻醉效果满意后，常规肛周皮肤、会阴部手术野消毒，铺无菌巾。

1.3.3 充分扩肛后，肛管直肠腔内消毒，较大痔核用止血钳钳夹挤压和部分表面切除，保证牵引痔核黏膜入吻合腔切割槽内不受影响。术前常规肛门直肠指诊，排除直肠占位性病变。根据痔疮部位选择合适的肛门镜（单孔、双孔、或三孔窗口）涂液体石腊油于TST特制肛管扩张器和内栓，将其纳入肛内，取出内栓，固定扩张器，

1.3.3 取出荷包缝合肛镜，用组织钳将脱垂痔上黏膜充分牵拉至特制开窗肛门镜内，进一步消毒直肠下段黏膜，置入半弧形肛镜缝扎器。通过旋转荷包缝合肛器在肛门镜的开窗部位齿线上方约2—3cm处用专用7号带线园针于黏膜下层贯穿缝合要切除部位，（专用荷包带线园针缝合线张力强度合适，减少了直肠下黏膜及黏膜下层的损伤，黏膜下的血肿明显减少。）按顺时针旋转做黏膜下荷包缝合，对较大痔核可加缝1圈，取出缝扎器。

1.3.4 将吻合器张开到最大限度，其头端置入荷包缝线上方，使头顶端钉座深入荷包线上方，保持与肛门镜在同一轴线，适当收紧荷包缝线围绕吻合器中间杆并打结。用带线器经吻合器侧孔将缝线拉出肛外，牵拉缝线，将被缝合结扎的痔上黏膜引入底座吻合仓内，尽可能使脱垂黏膜进入切割槽内，术者始终维持吻合器与肛门镜在同一轴线上，收紧荷包缝线，女性患者须做阴道指诊确定直肠阴道隔的阴道后壁无损伤后，同时旋紧吻合器，方可打开保险装置，击发吻合器，要干脆利落，使其保持关闭状态30—60秒，使吻合口充分闭合，达到有效止血目的后，松开把手，轻轻的反方向旋转吻合器尾翼，使头端完全松开，轻轻取出吻合器。

1.3.5 再次置入肛镜缝合器，检查吻合口部，剪断吻合口部之间的搭桥缝合钛钉线，两端突起部位分别用止血钳夹起突起处，7号丝线钳下结扎，确保其光滑完整，吻合口可用2—0可吸收带线园针“8”字缝合止血。有外痔可做切割术，肛裂者可做扩肛术及其它相对处理。仔细检查吻合口并彻底止血。术毕，清点器械、纱布块、针线均无误后，肛内纳入止痛栓2枚和痔疮栓1枚。凡士林纱条肛管放置肛内压迫引流，无菌纱布塔形覆盖。

1.4 术后处理　常规应用头孢类抗生素和甲硝唑注射液（有胃病患者和用药后胃肠反应过重者停用甲硝唑）

与止血药。手术当日如患者是腰麻或骶麻下手术，须麻醉恢复后方可进食和下床活动，入厕时避免努挣、久蹲，必须有人陪同，大便后常规肛门换药。术后尿潴留的处理：术后6小时未小便者，先嘱患者热敷膀胱区域和听水流声诱导排尿，必要时新斯的明0.5-1.0 mg，ih。如6-8h仍不能解小便，予导尿。(保留导尿管至次日能自行排尿为止)；术后疼痛的处理：晚上可口服双氯芬酸钠缓释胶囊1粒，严重者可注射杜冷丁50-100 mg，im.；术后伤口的处理：换药不便者：大便后应用金玄痔科熏洗散清洗肛门（常规坐浴5-10 min)，清洗后肛周涂药膏(龙珠软膏)，肛内塞消炎止痛栓各1粒。定期换药复查。术后饮食：注意饮食卫生，清淡饮食为主，多食新鲜蔬菜、水果、瘦肉、鸡蛋、财鱼类食物，禁辛辣、肥甘厚腻、牛肉、海鲜、虾类食物。保持大便通畅，防止便秘腹泻发生，如有便秘腹泻，对症处理。

2. 结果

1.1 手术时间15~25分钟，平均20min。吻合口需缝合止血者32例，术中出血量约10~50ml，平均约为25ml。

1.2 术后疼痛持续时间2~3天，常规肛内塞止痛栓、1~2粒。住院时间1周左右，恢复工作时间10~15天。

1.3 并发症发生率，少量出血10~20ml左右、6例，无继发性大出血，肛门狭窄、直肠阴道瘘等严重并发症发生，尿潴留发生8例、其中3例行导尿、5例通过膀胱区热敷后好转。肛门坠胀5例，应用甲硝唑栓后好转。随诊：半年和2年后复诊及电话随访，效果满意，无肛门狭窄，直肠瘘、阴道瘘、无肿物脱出和便血及内裤污染，肛门括约肌功能正常。

3. 讨论

3.1 由于痔是直肠下端肥厚，组织增大，充血、水肿等因素导致肛垫下移。Treitz肌变性，断裂，盆底组织松弛，肛垫内动静脉吻合障碍，是肛垫脱垂移位。肛周皮下血液淤滞形成内痔脱垂。根据发病特点，纠正其病理性改变，我院采用TST手术治疗重度内痔脱垂。根据中混合痔外剥内扎术和分段齿形结扎术后理论基础，发挥分段齿形结扎，间断保留皮桥和黏膜桥的优点，有效的避免了术后肛门狭窄，肛门坠胀，直肠瘘，阴道瘘等严重并发症。通过结合PPH术的优点和缺点，不断思考、总结、改良。PPH的原理是环形切除齿线上直肠膨大部的黏膜组织，应用吻合器将直肠黏膜吻合，使滑脱的肛垫向悬吊恢复其正常解剖位置，同时阻断其痔疮的动脉分支，血流量减少，使痔核逐渐萎缩。

3.2 TST术和PPH术比较：更大程度上减少了切除肛管上皮和直肠下段黏膜组织，减少了植入钛钉的数量，损伤更小，更多的的保护了正常粘膜组织，更有效的保护了肛管、肛垫的精细关闭感觉和控便功能及肛门的生理功能，是治疗痔病向微创发展的又一新突破，术后满意度均高于PPH术。

3.3 TST的优点：由于生活水平的改善，经济条件的好转，患者舒适性要求更高。为了满足就医需求，我们通过应用TST改善了治疗措施，坠胀痛，不适感更轻，术后疼痛明显减轻，更有效的满足了患者需求。其优点是：手术时间短，操作更容易掌握，简单、方便、可行。术中出血少，痛苦轻，术后恢复快，并发症少，满意度高。缺点：经济费用高，一般条件患者难以承受，对外痔、混合痔患者需结合外痔切除术治疗，长期疗效还有待观察，TST手术优点乐于广大患者接受，是目前较为理想的手术方式，值得学习推广应用。

切开挂线开窗留桥术治疗高位复杂性肛瘘

周　洪

（北京市昌平区中医院外科）

【摘要】为了更好地提高高位复杂性肛瘘的临床疗效，缩短愈合时间，减少术后后遗症的发生，对21例高位复杂性肛瘘分成两组，试验组12例，采用切开挂线开窗留桥术，对照组9例，采用常规的切开挂线术。对两组术后疗效情况、愈合时间、术后后遗症进行分析对比，结果显示：试验组与对照组在愈合时间、后遗症上有显著性差异。

【关键词】高位复杂性肛瘘；切开挂线开窗留桥术

我科于2004年2月-2006年6月采用切开挂线，开窗留桥术治疗高位复杂性肛瘘12例，并与传统的低位切开，高位挂线相比较疗效显著。现报告如下：

1. 临床资料

我们以单日入院为试验组，双日入院为对照组。所有入选病例均符合高位复杂性肛瘘的诊断标准。试验组12例，其中男10例，女2例，发病年龄为18-51岁。病程最短为23天，最长7年，平均1.5年，其中半马蹄型肛瘘9例，全马蹄型3例，2个外口者8例，3个外口者1例，1个外口者3例。对照组9例，其中男8例，女1例，发病年龄为16-55岁。病程最短者30天，最长者5年，平均2年。其中半马蹄型5例，全马蹄型4例，2个外口者6例，三个外口者2例，1个外口者1例。

2. 治疗方法

2.1 手术方法　骶麻成功后取截石位，充分暴露肛门区，常规消毒，铺巾，先用探针、止血钳进行探查、了解瘘口间的关系，瘘管的长度、高度，瘘管与原发内口的关系，上行瘘管转折的部位，有无继发内口，瘘管、瘘管盲端与直肠壁的关系。然后用球头探针从外口探入，沿瘘管切除外口及周围病变组织。刮匙沿瘘管搔刮性探入，每隔2.5cm切一放射状切口，深达管道将其切断，并修剪切口成“V”型，所有支管均应截断搔刮，避免留有死腔，相临两切口间穿橡皮筋挂浮线以利引流。以同法向近端探切，直至管道拐弯沿肛管上行处，即左后或右后臀中缝旁1.5cm处为终了截管。使诸段瘘管从各切口充分引流，而各切口间的正常皮肤为切口创面的连桥。

用探针自一外口纳入寻找内口，然后于后方距肛缘1.5cm处皮肤做切口与探针相交，并沿探针切至齿线处内口，把此切口修剪成“V”型，并将内口周围病变组织切除，切除范围为$1cm^3$。然后用小号弯止血钳从此切口探至上行瘘道盲端，瘘道均穿通肛提肌或肛提肌后间隙，选择盲端顶点，止血钳穿通直肠壁，从直肠内拉出，橡皮管引线，拉紧橡皮筋结扎，其拉紧度以8～12d脱落为宜。

2.2 术后处理　术后当日进流质饮食，静脉点滴抗生素5-7天，第2天即开始换药，换药前先排大便，以金银花15g、大黄15g、黄柏15g、苦参15g组成的术后洗剂，水煎坐浴15min，创面用生肌玉红膏纱条换药，每次换药要仔细检查创口，防止创缘内翻和桥形愈合。对创缘水肿，肉芽组织生长过快等要及时恰当地处理。术后2周内挂橡皮筋仍不脱落者，可剪除残留在挂线内的组织。所挂浮线7-10天拆去。

对照组采用肛瘘切开挂线术，术前准备，术后处理同试验组，其不同点在于主管与支管全部切开。

3. 结果

3.1 试验组12例全部治愈。疗程18-36天，平均22±2.5天。对照组9例全部治愈，疗程28-56天，平均31±3.6天，经x^2检验分析$P<0.01$，两组差别显著。术后试验组无任何后遗症和并发症，对照组有3例肛门畸形愈合。

3.2 伤口疼痛情况分三类：优（轻度疼痛）良（中度疼痛），差（重度疼痛）。

观察伤口疼痛标准：

轻度疼痛：仅排大便时或换药时轻度疼痛。

中度疼痛：排大便时或换药时疼痛，并持续疼痛，1h以内疼痛消失。

重度疼痛：排大便时或换药时疼痛，并持续疼痛，1h以后疼痛消失。

与对照组比较两组疼痛程度差异有显著性意义，试验组明显轻于对照组，见表1。

表1　两组术后疼痛比较

n	优（轻度疼痛）	良（中度疼痛）	差（重度疼痛）	优良率	
试验组	12	6	5	1	91%
对照组	9	3	4	2	58%

注：两组间疼痛程度比较，x^2检验$P<0.01$

4. 讨论

高位肛瘘是指瘘管超越肛管直肠环以上者，其中复杂性肛瘘是指有1个内口，两个或两个以上外口者。肛瘘由原发性内口、管道、继发性外口组成。原发性内口95%左右位于齿线区平面的肛隐窝内，其中80%左右又处于肛管后部正中线两侧。两组病例原发性内口均在肛管后正中齿线区稍偏左或稍偏右处。经过临床实践，我们发现治疗肛瘘时正确外理好原发内口、瘘管顶端及残腔是手术成功与否的关键。通过对内口的充分清创，彻底清除病变的肛腺导管、腺体及肛隐窝，并向肛外充分扩创引流。

高位部分采用挂线是依靠挂线逐渐收缩的机械作用，可使挂线内的组织因缺血逐渐坏死，瘘管被慢性切开，使引流通畅，从而防止急性感染的发生。被挂线以内的组织，在逐渐被切开的过程中，基底创面逐渐愈合，肛门括约肌被慢性切断，断端已被纤维化组织粘连固定，不致分离太大，不会引起肛门节制功能受损。造口引流损伤小，可缩短愈合时间，有利于保存肛门括约肌，减轻术后疼痛，避免肛门移位畸形。支管道粘连愈合时间一般在术后10d左右。

通过12例临床实践证明，以内口切开挂线开窗留桥术治疗高位复杂性肛瘘具有安全可靠、肛周组织损伤少、愈合时间短、疗效满意、不易复发、术后不遗留肛门节制功能障碍及肛门移位变形等特点。配合中药外用，可清热解毒、活血化瘀、消肿止疼，促进创面愈合，使肌体早日康复。

此疗法的主要优点有：(1) 肛瘘原发内口、上行瘘道及其盲端通过切扩、开窗、留桥、挂线同时解除，肛瘘病不愈的根本矛盾迎刃而解，确实把肛瘘的复发完全杜绝在手术台上。(2) 切扩开窗留桥与瘘管挂线相结合，创口设计合理，生理解剖结构破坏轻，能使多个创口基本同步生长，所以手术后痛苦轻、愈合快、疤痕小。(3) 引流通畅，换药彻底。切口大小适中，创腔分泌物引流通畅，同时换药方便彻底。(4) 创口之间，皮桥相连，损伤由重变轻，所以肛门无畸形、失禁及并发症。

5. 相关文献报道

中国中西结合外科杂志2000年4月第6卷第2期山东姜春荣报道《顶端旷置对口引流术治疗高位肛瘘30例》，其中1次治愈27例，2次手术治愈3例。其中7例患有轻度肛门坠肿或疼痛，2例患有轻度肛门畸形，创口愈合时间平均26d。

中国中西结合外科杂志2000年4月第6卷第2期湖北戴宗林报道《中西医结合治疗高位肛瘘》，128例均经1次手术治愈，平均愈合时间为31.5d。

中国肛肠病杂志2000年第22卷第5期天津章小建报道《改道挂线加对口引流治疗高位复杂性肛瘘20例》，全部治愈，疗程平均32d。

中国肛肠病杂志2002年第22卷第5期北京中日友好医院范学顺报道《非挂线一次治愈高位肛瘘312例临床分析》。312例全部治愈，平均愈合时间27±2d。

嵌顿环状混合痔行PPH术致失血性贫血1例

周　亮　洪流东　陈　富

(杭州市萧山区中医院，浙江　杭州，311200)

2012年7月，我们收治一嵌顿环状混合痔病人，入院4天予以对症治疗后行PPH手术，术后病人出现大出血致失血性贫血，现报道如下。

患者潘xx，男，26岁，四川达州人，在萧山务工2年。因“反复便后肛门肿物脱出5余年，不能还纳3天”由门诊收治入院。入院查体：左侧卧位，视诊肛周可见环状肿物，色紫暗，肿胀明显，指诊：触痛（+），予以手法复位，肛门镜示三母痔区黏膜明显充血、增大，以左侧、右前、右后为主。入院检查血常规HB：149g/L、生化、凝血功能正常，心电图及胸片无异常。入院后3d予以消肿止痛等对症治疗后，疼痛明显缓解，嵌顿基本消失。入院第4d于硬膜外麻醉下行PPH术加血栓剥除术。采用改良Jack－Knife体位[1]，术中吻合器（常州安克32号，直径32.5mm）击发后退出吻合器，见右侧吻合口少量渗血，无明显搏动性出血，用1：10000去甲肾上腺素棉球填塞，术毕，送回病房。术后3h，患者诉头晕，乏力，面色苍白，查血压：117/77mmHg，指尖血糖：5.6mmol/L，术区敷料包扎完好，无明显渗血。术后7h，术者查房，患者自诉便意强烈，去除敷料，见自肛门有喷射状新鲜血液溢出，约800ml，静脉予以补液扩容止血等对症治疗，同时行肛门探查，见吻合口完整，无明显搏动性出血，吻合口右侧渗血，予以1：10000去甲肾上腺素棉球及纱布填塞，急查血常规：92g/L，病情平稳。术后第二天，病人便少许黑便，无便鲜血，复查血常规，HB：96g/L，继续予以血凝酶止血治疗，术后第6天，病人出院，出院后门诊复查，无再出血发生。

讨论：嵌顿性混合痔是肛肠科常见的急症之一，具有发病急、坏死快、痛苦重的特点，保守治疗效果不佳[2]。对于此病行PPH手术尚存争议，争议主要在手术时机及疗效，并发症。①嵌顿性混合痔手术时机选择：对于此病的手术时机一直都存在争议，早在1961年，Ackland报道了25例因混合痔嵌顿行急诊手术的病例，其结果与普通混合痔择期手术的对照组类似，因此认为混合痔嵌顿急性期的手术治疗与对照组一样安全有效，两者术后疼痛发生率方面无显著性差异[3]。Marvin L. Corman指出采取保守治疗，使患者较长时间失去劳动力，经济负担加重，因此对于这些患者应急诊手术治疗[4]。但是对于急诊行 PPH 术的报道较少，尚无大样本的调查结果及理论依据。我院目前先行复位、抗炎、消肿、止痛等对症治疗 3 ~ 7 d，再行 PPH，手术 20 余例，经临床证实，较为安全有效。②嵌顿性混合痔手术方法的选择：目前嵌顿性混合痔手术治疗方法主要有：Milligan - morgan 术，PPH，胶圈套扎术[4]，内痔注射外痔剥脱术等。有学者对吻合器在嵌顿痔的应用持反对意见[5]。随着正确的外科技术的应用，嵌顿环状混合痔 PPH 目前也被大家接受[2]。笔者总结了国内 PPh 治疗嵌顿环状混合痔共 129 例病人，与其他手术相比，肛门失禁，狭窄，疼痛，出血，感染，水肿等并发症的发生率并未增加[2,6,7]。

PPH 可因术者操作经验、器械等因素可以引起严重的并发症，对于急性嵌顿环状混合痔因炎症充血水肿明显，手术时机选择不当及术中仔细程度不够往往会酿成大祸。本例病人术中止血不详细，术后因患者肛门填塞棉球及肛门敷料包扎，例病人因存在慢性失血，生命体征得以代偿，血囤积在肠腔内，不易被发现，因此术后病人主诉不容忽视。

参考文献：略。

肠　炎

针刺配合中药灌肠治疗溃疡性结肠炎68例疗效观察

白　岩　王　波

（辽宁中医药大学附属第三医院，110003）

【关键词】溃疡性结肠炎；针药并用；临床观察

溃疡性结肠炎（UC）是近年来临床较常见的大肠炎症性疾病。亦称为慢性非特异性溃疡性结肠炎。该病以结肠黏膜的溃疡性病变为主，多发于直肠或远端结肠，严重者可累及全结肠。其临床特点为腹泻、腹痛、黏液脓血便反复发作，病程缓慢。目前该病的病因尚不明确，一般认为免疫机制的异常是导致本病的主要因素之一；另外，遗传因素、精神因素、食物过敏及感染等也是发生本病的原因所在。该病属中医的久泻、久痢范畴，主要是湿热、寒湿、损伤胃肠之络，久病伤正，脾肾虚弱导致腹泻、腹痛、便下脓血。笔者在临床中运用中医理论对该病进行辩证分析，采用针刺疗法配合中药保留灌肠进行治疗，疗效显著，现将结果报告如下。

1. 临床资料

所有观察对象均为2006年1月~2009年12月来我院经检查确诊为UC的住院患者。按2：1的比例随机分为治疗组和对照组。

1.1 治疗组　共34例，采用针刺与中药保留灌肠并用的方法治疗。其中男性14例，女性20例，年龄18~69岁，平均33岁，病史1~23年，平均3.9年。辨证分型：偏湿热型。患者病情均处在慢性活动期，平均日排便次数在4~15次之间，可见肉眼血便，并伴有不同程度的腹痛，个别患者有低热。临床症状典型，结肠镜检查诊断明确。（急性爆发型不在观察之例）

1.2 对照组　共17例，单纯用中药保留灌肠治疗，经统计学处理，本组男女比例、年龄范围、病程、症状轻重程度及结肠镜检查情况与治疗组无显著差异，具有临床可比性。

2. 观察方法

2.1 中药灌肠　两组病例均给予中药汤剂保留灌肠。药物组成有：白头翁20g、苦参15g、生地榆20g、五倍子20g、仙鹤草20g、白及15g、甘草20g。药物常规水煎后装瓶备用。灌肠时药温设在38~40℃之间，推药后患者应卧床休息1~2h，药液以保留时间越长越好。治疗组患者每日晚上中药保留灌肠1次，每次给药100~150ml，根据结肠镜检的病变范围选择药量。对照组患者同法每日早晚中药保留灌肠2次，药量同样为100~150ml。

2.2 针刺治疗　治疗组从灌肠之日起同时施行针刺治疗。患者取卧位，施穴部位常规消毒。取手足阳明、太阴及任脉经穴为主。

主穴：足三里（双）、上巨虚（双）、天枢（双）、脾俞（双）、肾俞（双）、阴陵泉（双）。

酌加：合谷（双）、太冲（双）、曲池（双）、丰隆（双）。

选用0.3mm×0.4mm华佗牌不锈钢针灸针治疗。各穴平补平泻，留针30分钟，每日针刺1次，10天为1个疗程，休息2天，三个疗程为一个治疗周期。

3. 疗效标准

3.1 临床症状　以大便次数，粪便成形与否，便中有无黏液、脓血及腹痛等作为观察疗效的指标。自身比较，患者便次恢复到发病前状态，便质成形或基本成形，腹痛及脓血消失为痊愈。便次明显减少，便质基本成形，无或偶见少量黏液、无便血、腹痛消失或明显减轻为显效。便次减少，但每日仍在2~4次之间（不超过4次），腹痛减轻，便中无或可见少许黏液，或偶见少许暗红色血丝为有效。症状无明显改善为无效。

3.2 结肠镜观察　每个病例治疗前后均做结肠镜检查，观察项目主要是病变范围和黏膜形态，如溃疡、充血、糜烂、脓性分泌物等，以治疗前后肠黏膜病变的改善情况作为观察疗效的指标。肠黏膜基本恢复正常，或仅留有陈旧性瘢痕为痊愈，大部分肠黏膜得到修复，仍可见少许陈旧出血点或孤立而浅的小溃疡面，局部轻度充血，无黏液覆盖为显效。肠黏膜病变范围缩小，病变程度减轻，但仍存在小部分糜烂溃疡面，或覆少量黏液，局部有充血或见少许新鲜出血点为有效。两次镜检肠黏膜无明显改善为无效。

4. 治疗结果

4.1 临床症状比较

表1示：治疗组治愈率为35.3%，总有效率为100%；对照组治愈率为11.6%，总有效率82.3%。两组疗效比较有显著差异（$P<0.05$），治疗组疗效优于对照组。

表1　两组症状疗效比较

	例数	治愈例（%）	显效例（%）	有效例（%）	无效例（%）
治疗组	68	24（35.3）	34（50）	10（14.7）	
对照组	34	4（11.6）	6（17.7）	18（53）	6（17.7）

4.2 肠镜结果比较

表2示：治疗组治愈率为14.7%，总有效率为100%。对照组治愈率为0，总有效率为76.4%，两组肠镜结果比较有显著差异（$P<0.05$），治疗组疗效优于对照组。

表2　两组肠镜检查情况比较

	例数	治愈例（%）	显效例（%）	有效例（%）	无效例（%）
治疗组	68	10（14.7）	42（61.7）	16（23.5）	
对照组	34	0	10（29.4）	16（47）	8（23.5）

5. 典型病例

××，女，31岁，2007年8月来诊，自述间歇性脓血便近10年，6年前，经电子结肠镜检查诊断为UC。近一年半病情加重，出现持续性血性腹泻，且伴有左下腹痛、腹胀、里急后重，乏力消瘦，多虑少寐等。中西药物治疗基本未间断，停药即复发。半月前，患者再次发病，大便为黏液血便或脓血便，每日排便少则6～7次，多则10余次，质粘稠、量少，呈暗果酱色。除上述伴随症状外，时有低热，舌尖红、苔厚腻微黄。实验室检查轻度贫血，肠菌群失调。结肠镜检查见降结肠中下段，乙状结肠、直肠黏膜广泛不规则溃疡、水肿、血管网走行不清，部分结肠袋消失，管腔略窄。依据辩证结果用湿热型中药方保留灌肠并配合针刺治疗一周期。患者大便恢复到日2次，基本成形，无肉眼血便，所有伴随症状消失。结肠镜复检，除部分管腔略窄及血管网走行不清外，黏膜溃疡面全部修复，未见新鲜出血点。该患者视为临床治愈，治疗后随访半年仍未复发。

6. 讨论

近年来，UC的发病率呈上升趋势，这与疾病诊断水平的提高和人们生活方式的改变有很大关系[2]。越来越多的临床研究表明，溃疡性结肠炎的发病除饮食情志等因素外，更与人体的免疫功能紊乱有关[3]，体液免疫的亢进，使肠道B淋巴细胞致敏而产生自体排斥反应，导致肠黏膜上皮细胞损伤形成溃疡。根据其临床症状特点，属祖国医学“久泻”、“久痢”范畴，乃湿邪为患。因脾失健运，湿浊内生，久郁肠道，致肠络受损而发生本病。中药保留灌肠，对局部病灶可起到收涩、止泻、化湿、止血的作用，但仍属治标。而针灸的双向调节作用不仅能有效的调节机体免疫功能[4]，且有良好的止泻效果。主穴组足三里、上巨虚、天枢、脾俞、肾俞、阴陵泉合用有健脾利湿、扶阳益肾之功，即针对久泻之本虚标实证而设。足三里、上巨虚、天枢调节肠道传导之功，通行腑气。脾俞、肾俞温扶先后天之本，阴陵泉为利水要穴，共奏扶土治水之用。偏温热型为标实明显，故加合谷、太冲以通畅气机，曲池以泻虚热，丰隆利湿化浊。由此可见，针刺配合中药保留灌肠治疗偏湿热型溃疡性结肠炎，与药物疗法相比具有治疗效果好，疗程短，无副作用，减少复发等诸多优点。

参考文献：略。

222例溃疡性结肠炎患者发病与节气关系的统计分析

高记华[1]　宋金忠[2]　陈雪清[1]　王　娜[3]　吉利军[4]

（1. 河北省中医院　2. 石家庄市中医院　3. 河北医科大学研究生　4. 邢台县西黄村卫生院）

【摘要】目的　探讨溃疡性结肠炎发病与节气的关系。方法　回顾性分析222例溃疡性结肠炎患者的发病节气，进行统计分析，观察溃疡性结肠炎发病特点。结果　222例溃疡性结肠炎患者的发病在节气上有一定集中性，发现惊蛰、大暑、寒露三个节气前后是溃疡性结肠炎发病高峰期。结论　溃疡性结肠炎患者的发病在惊蛰、大暑、寒露三个节气前后有一定的发病高峰期，可在相应发病高峰期积极治疗并加强在发病高峰期的预防，以降低溃疡性结肠炎的发病率。

【关键词】溃疡性结肠炎节气发病率；三季论

溃疡性结肠炎（UC）是一种慢性非特异性的结肠炎症性病变，与克罗恩病同属于炎症性肠病。其发病可能与感染、免疫和遗传因素有关。临床表现为持续性或反复性的腹泻、黏液脓血便伴腹痛、里急后重以及不同程度的全身症状，可有肠外表现。病变可累及直肠和乙状结肠，也可侵及到其他部分或全部结肠[1]。现代医学认为本病的病因和发病机制相当复杂，至今尚未完全阐明，也无远期疗效肯定的治疗方案，且病程缠绵，复发率高，与结肠癌关系密切，被世界卫生组织列为现代难治病之一。随着社会的发展，环境因素和人类生活方式的改变，此病的发病率呈现出逐年上升的趋势[2]。近几年，我科根据溃疡性结肠炎发病与某些季节呈相关规律指出“三季论”因时论治溃疡性结肠炎取得满意效果。

现对我院2006～2009年诊治的溃疡性结肠炎门诊病例作回顾性分析，以探讨溃疡性结肠炎发病与节气的关系，为溃疡性结肠炎的治疗提供流行病学数据及以此为依据为临床工作提供指导。

1. 资料与方法

1.1 一般资料　本文222例为2006～2009年河北医科大学附属中医院肛肠科门诊患者。其中男性116例，女性106例；年龄19－67岁，平均（58.1±14.4）岁；全部病例均符合2000年中华医学会成都会议溃疡性结肠炎诊断标准。

诊断标准（2000年中华医学会成都会议）

（1）临床表现　有持续或反复发作的腹泻，黏液脓血便伴腹痛、里急后重和不同程度的全身症状。可有关节、皮肤、眼、口及肝胆等肠外表现。

（2）结肠镜检查　病变多从直肠开始，呈连续性、弥漫性分布，表现为：

①黏膜血管纹理模糊、紊乱，充血、水肿、易脆、出血及脓性分泌物附着。亦常见黏膜粗糙，呈细颗粒状；

②病变明显处可见弥漫性多发糜烂或溃疡；

③慢性病变者可见结肠袋囊变浅、变钝或消失，假息肉及桥形黏膜等。

（3）钡剂灌肠检查　主要改变为

①黏膜粗乱及（或）颗粒样改变；

②肠管边缘呈锯齿状或毛刺样，肠壁有多发性小充盈缺损；

③肠管短缩，袋囊消失呈铅管样；

2. 结果

表 2006－2009年222例慢性非特异性溃疡性结肠炎病人发病时间与某些农历节气的关系

节气	月份	门诊腹泻病例数	诊断为慢性非特异性溃疡性结肠炎病例数	慢性非特异性溃疡性结肠炎发病率%（p'）
小寒	1	173	6	3.47
立春	2	182	7	3.85
惊蛰	3	185	47	25.41
清明	4	177	7	3.95

续表

节气	月份	门诊腹泻病例数	诊断为慢性非特异性溃疡性结肠炎病例数	慢性非特异性溃疡性结肠炎发病率%（p'）
立夏	5	160	5	3.13
芒种	6	205	9	4.39
大暑	7	220	57	25.91
立秋	8	193	8	4.15
白露	9	201	7	3.48
寒露	10	210	58	27.62
立冬	11	181	6	3.31
大雪	12	162	5	3.09
合计		2249		222

惊蛰、大暑、寒露发病率分别于其他九个节气发病率比较，$*p<0.05$；惊蛰、大暑、寒露三个节气发病率互相比较，▷$p>0.05$

由上表可见，慢性非特异性溃疡性结肠炎在惊蛰（三月）、大暑（七月）、寒露（十月）三个节气前后发病率较其他九个节气明显增高（$p<0.05$），而三个节气之间比较没有明显的差异（$p>0.05$），另外这三个节气的慢性非特异性溃疡性结肠炎发病人数达162例，占确诊慢性非特异性溃疡性结肠炎病例数的72.52%，比例较高。

3. 讨论

节气实际上是指太阳在黄道上的位置，也表示地球在公转轨道上的位置，以及地球自转轴和公转轨道斜交而成的角度。二十四节气的名称，反映了天文、气候、物候等自然现象。如二分、二至、四立，反映四季变化；小暑、大暑、处暑、小寒、大寒，反映气温变化；雨水、谷雨、白露、寒露、霜降、小雪、大雪，反映雨量变化；惊蛰、清明、小满、芒种，反映物候现象[3]一年划分为二十四个节气，每个节气更加细致地反映了一年之中不同的时间自然环境的变化。中医学对溃疡性结肠炎的认识：根据本病的临床表现，溃疡性结肠炎多属中医学的“大瘕泻”、“泄泻”、“痢疾”、“肠风”、“肠澼”等疾病范畴[4]。中医学整体观念理论认为，人与环境有密切的联系，人生活于天地之间、六合之中、自然环境之内，是整个物质世界的一部分，也就是说，人和自然是一个整体。所以自然环境发生变化时，人体也会发生与之相应的变化，随着中医时间医学研究的深入，发现许多内科疾病的发病、转归、死亡的时间分布有着明显的规律性。内科疾病的发病及其演变，与年、季、月、日、时的阴阳盛衰消长变化有着一定的内在联系。从中医时间医学角度出发，以节气的变化来分析疾病的发病，更能合适地反应疾病在一年之中的发病特点[5]惊蛰在每年阳历3月5日或6日。反映自然物候现象的惊蛰，含义是春雷乍动，惊醒了蛰伏在土中冬眠的动物，这时，气温回升较快，但气温波动频繁；寒露在每年阳历10月8日或9日。寒露时节已是露气寒冷，将凝结为霜了。此时气温更低，气候从凉爽逐渐转寒，早晚温差更为明显。《素问太阴阳明篇》：“饮食不节，起居不时，则阴受之。阴受之则入五脏，入五脏则满闭塞，下为飧泄，久为肠澼。”说明肠澼不但和饮食有关，而且还和气候变化有关。惊蛰左右气温由寒转暖，寒露左右气温由暖转寒，气温变化较剧烈故易致溃疡性结肠炎患者发病。大暑在每年阳历7月23日或24日。“暑”是炎热的意思，表明它是一年中最热的节气，陈士铎《石室秘录痢病治法》：“痢疾之证，多起于暑天之郁热，而又感以水湿雨露之气以成之。”认为痢疾病因主要是暑湿为患。明末清初喻昌所撰《医门法律卷五痢疾门痢疾论》：“在《黄帝内经》冬月伤寒，已称病热，至夏秋热暑湿三气交蒸，互结之热，十倍于冬月矣！外感三气之热而成下痢……”认为外感热、暑、湿三气，三气交蒸，互结之热而成痢，这都说明溃疡性结肠炎的发病和大暑关系密切。

综上所述，通过对222例溃疡性结肠炎患者发病与节气关系的统计分析可以看出，河北地区溃疡性结肠炎患者的发病在惊蛰、大暑、寒露三个节气前后有一定的发病高峰期，可在相应发病高峰期积极治疗并加强在发病高峰期的预防，以降低溃疡性结肠炎的发病率。

参考文献：略。

结肠宁加肠道微生态制剂治疗溃疡性结肠炎80例临床总结

高记华 魏绍兴 牛丽辉 王 娜 王 超

（河北医科大学附属中医院）

溃疡性结肠炎（Ulcerative colitis，U C）是一种慢性非特异性结肠炎症，重者发生溃疡，病变主要累及结肠黏膜和黏膜下层。主要临床症状有腹泻、腹痛和黏液脓血便等，多呈反复发作过程。2011－10—2013－9，我们应用结肠宁加肠道微生态制剂治疗溃疡性结肠炎脾肾阳虚型80例，结果如下。

1. 资料与方法

1.1 诊断标准　参照《慢性非特异性溃疡性结肠炎中西医结合诊断、辨证和疗效标准（试行方案）》[1]中溃疡性结肠炎脾肾阳虚型诊断标准。

1.2 一般资料　全部160例均为河北省中医院肛肠科门诊患者，随机分为2组。治疗组80例，男36例，女44例；年龄30～60岁，平均（43.4±2.0）岁；病程0.6～2.1年，平均（1.1±0.3）年。对照组80例，男38例，女42例；年龄28～59岁，平均（41.2±1.2）；病程0.8～1.9年，平均（1.1±0.2）年。两组一般资料比较差异无统计学意义（$P>0.05$），具有可比性。

1.3 治疗方法

1.3.1 治疗组：予结肠宁方联合双歧杆菌三联活菌肠溶胶囊（晋城海斯药业有限公司，国药准字S19993065），结肠宁基本药物组成：太子参12g，麦冬12g，黄连10g，木香10g，防风10g，茯苓12g，炒白术12g，炒山药12g，桂枝10g，扁豆10g。上方由河北省中医院制剂室煎取为150mL药液塑封包装备用。结肠宁饭后半小时口服，每次150mL，早晚各一次。双歧杆菌三联活菌肠溶胶囊210mg＊3粒，一日两次，饭前一小时温水送服。

1.3.2 对照组：予盐酸小檗碱片（山东仁和堂药业有限公司，国药准字H37022610）联合双歧杆菌三联活菌肠溶胶囊（晋城海斯药业有限公司，国药准字S19993065），盐酸小檗碱片0.1g＊3粒，一日三次，饭后半小时口服；双歧杆菌三联活菌肠溶胶囊210mg＊3粒，一日二次，饭前一小时温水送服。

1.3.3 疗程及其他：两组均14d为1疗程，3个疗程后评定疗效。治疗期间均禁食辛辣刺激食物及酒类，保持心情舒畅。

1.4 疗效标准

1.4.1 临床治愈：a临床主要症状消失，次症消失或基本消失，舌、脉基本恢复正常；b肠镜复查黏膜病变恢复正常或溃疡病灶已形成瘢痕；c大便常规镜检3次正常。

1.4.2 显效：a临床主要症状基本消失，次症改善程度达两级以上（3＋→＋），舌、脉基本恢复正常；b肠镜复查黏膜病变恢复程度达二级及以上（3＋→＋）；c大便常规检查红，白细胞数每高倍视野在3个以下。

1.4.3 好转：a临床主要症状改善程度达一级以上（3＋→2＋或2＋→＋）；b肠镜复查黏膜病变恢复程度达一级以上；c大便常规检查红，白细胞数在5个左右。

1.4.4 无效：达不到有效标准的病例，而未恶化者。

1.4.5 恶化：有下列指标之一：a主要和次要症状明显加重；b肠镜检查黏膜病变加重。

注：溃疡性结肠炎主要症状及肠黏膜病变轻重分级见表1

表1　溃疡性结肠炎主要症状及肠黏膜病变轻重分级

主要症状及肠黏膜病变	一级（＋）	二级（2＋）	三级（3＋）
腹泻	<3次/d	3～5次/d	>6次/d
脓血便	少量脓血	中等量脓血	多量脓血或便新鲜血
腹痛	轻微隐痛偶发	中等隐痛或胀痛每日数次	重度剧痛或绞痛反复发作
下坠	轻，便后消失	中等，便后略减轻	明显，便后不减
充血水肿	轻度	中等度	重度
糜烂	无或轻	中等度，可伴有出血	重度，触之有明显出
溃疡	无或散在分布<3个周边轻度红肿	散在分布>3个周边明显红肿	分布多，表面布满脓苔周边显著红肿

1.5 统计学方法　应用 SPSS13.0 统计软件进行统计学分析，计数资料率的比较采用 x^2 检验。

2. 结果

2.1 两组临床疗效比较见表 2

表 2　两组临床疗效比较

组别	n	临床治愈	显效	好转	无效	恶化	总有效率（%）
治疗组	80	25	35	15	5	0	93.8
对照组	80	10	16	29	21	4	68.8

与对照组比较，* $P<0.05$

由表 2 可见，两组总有效率比较差异有统计学意义（$P<0.05$），治疗组临床疗效优于对照组。

3. 讨论

溃疡性结肠炎属中医学“泄泻”、“痢疾”、“肠澼”范畴。历代医家对其病因病机解释各不相同，我们根据多年临床经验就溃疡性结肠炎脾肾阳虚型从泄泻论治。中医学认为“湿”是泄泻主要病理因素，脾为湿困则气机阻遏，湿邪内蕴，阳虚失运则清浊不分。《素问·脏气法时论》曰：“脾病者……虚则腹满肠鸣，飧泻食不化。”《景岳全书·泄泻》：“凡泄泻之病，多由水谷不分，故以利水为上策。”结肠宁方中炒白术、茯苓、平补脾肾之气配以扁豆、炒山药之甘淡既可健脾又能渗湿止泻，桂枝行气利水，通阳和胃。黄连、木香清热化湿，行气止痢。太子参、麦冬，防风滋阴以防利湿太过。全方共奏醒脾通阳，利湿止泻之效。对照组应用盐酸小檗碱联合双歧杆菌三联活菌肠溶胶囊作用尚可但长期应用敏感性差，疗效不及结肠宁联合双歧杆菌三联活菌肠溶胶囊突出。结肠宁联合双歧杆菌三联活菌肠溶胶囊治疗溃疡性结肠炎，起到了清热燥湿、醒脾通阳，利湿止泻、扶正固肠之效，调节肠道菌群平衡，促进肠黏膜修复，提高机体免疫力，促进新陈代谢，巩固疗效，防止复发。

参考文献：略。

溃疡性结肠炎的浊毒观与三季论

高记华　牛丽辉　陈雪清　许建成　王　娜

（河北河北省中医院，050011；
河北医科大学研究生，050017）

【摘要】探讨溃疡性结肠炎发病在脾虚湿热之外与浊毒、节气的关系。提出浊毒既是致病因素，又是病理产物，浊毒贯穿于疾病的始终。“三季论”因时制宜，未病先防，既病防变，瘥后防复，发作期化浊解毒、清热利湿，缓解期补脾益气，兼清余邪。

【关键词】结肠炎溃疡性；浊毒观；三季论

溃疡性结肠炎是一种发生于直肠、结肠黏膜的慢性炎症性疾病，以腹泻、便下黏液脓血、腹痛、里急后重等症状为主要临床表现，属中医学“春温”、“泄泻”、“下痢”等范畴。传统以治泻治痢为主，疗效不甚满意。笔者在临床中发现，按传统的脾虚湿热的病机观尚不能全面解释本病的病机关键，认为其发病与浊毒密切相关，我们在参阅有关文献资料和临床实践的基础上，提出溃疡性结肠炎的浊毒观，浊毒为溃疡性结肠炎发病之关键。且发现该病是一个特殊的难症痼疾，常于惊蛰、大暑、寒露三季发病，并从浊毒与三季论立法论治溃疡性结肠炎，取得了满意的临床效果。

1. 浊毒为病机之关键，并贯穿于疾病的始终

1.1 浊毒既是致病因素，又是病理产物

浊毒的产生多由饮食不节，或感受外邪，致脾胃受损，脾失健运，胃失和降，湿浊内生，阻滞气机，日久化热蕴结所致。浊毒互结，浊以毒为用，毒以浊为体，胶着难愈，邪壅经络，气机不畅，邪不得散，血不得行，津不得布，津血停留，化生痰浊瘀血，日久痰浊、瘀浊相互搏结，反复日久，耗伤脏腑气血津液，从而造成浊毒内壅、气滞络阻、阴血耗伤、气虚血郁的证机变化，而浊毒相干为致病的关键。《内经》对浊的认识有二：一是指浓浊的饮食精微物质；二是指排出的污浊之物。汉代张仲景《金匮要略》认为浊与湿同为邪气。因湿性重浊黏腻，

每于病位停留滞着，阻碍轻清阳气的运行，故名浊。湿邪为浊邪之源，浊邪为湿邪之甚，二者均为体内津液代谢障碍所形成的病理产物。笔者认为毒有广义和狭义之分。广义的毒，凡“物之能害人者皆谓之毒。”《说文解字》训为“毒，厚也，害人之草”。《广雅·释训》云：“毒，犹恶也。”《中医药大辞典》谓毒指“毒物、毒害、疫毒”。狭义的毒指内生毒邪，系脏腑功能和气血运行失常，致使体内的生理或病理产物不能及时排出，蕴积体内过多，以致邪气亢盛，败坏形体而转化为毒。《金匮要略心典》曰：“毒者，邪气蕴结不解之谓。”它既是致病因素，也是贯穿于疾病发生、发展、转归过程的病机。我们所说的毒，常指狭义之毒。因此浊毒是一种致病因素，同时也是一种病理产物。浊毒内蕴，常侵犯人体上、中、下三焦。据其临床表现，溃疡性结肠炎可归属中医“痢疾”、“泄泻”、“腹痛”等范畴。我们认为溃疡性结肠炎多由于脾胃虚弱，湿浊内生，加之饮食不节、情志失调，导致湿浊内蕴，阻滞气机，气机不畅；气郁日久化热、化毒，浊毒互结于肠道，阻滞肠道气机而致腹痛，湿浊下注而致泄泻，浊毒内蕴肠道致肠道肉腐化脓而见痢下赤白黏液。

1.2 浊毒贯穿于疾病的始终

本病病位在肠，脾虚为本，浊毒为标。《景岳全书》早就记载“泄泻之本，无不由脾”。脾虚则不足以运化水湿，脾胃升降功能失调，顽痰宿湿阻滞肠间，大肠传导功能失常，缠绵难愈，痰湿久羁大肠而不去，水湿内蕴化为浊，郁热内生，浊热弥散入血而为毒。浊毒滞积于肠腑，与气血胶结，肠络瘀滞，浊瘀毒相干为害，遂成本病。由此可见，浊毒在溃疡性结肠炎的发生和发展中起着关键性的作用。同时浊毒相干，如膏如脂，难解难分，终使胃热阴伤，气滞络阻，肠络瘀滞，气不布津，血不养经，浊毒相干为害加之与气血相胶结也是溃疡性经久不愈之关键。

溃疡性结肠炎的发病分为发作期和缓解期，发作期临床可见腹痛、腹泻、便下脓血、里急后重等症，多因内伤湿毒与时毒之气相博，如惊蛰季将暖还寒之“春瘟”、大暑季酷暑阴雨之“暑湿”、寒露深秋雾露之“寒湿”等以邪实为主，浊毒之邪壅滞肠中，气血壅滞，血败肉腐成脓，脂络受损，而见脓血便；滞于脾胃，积于肠中，气血壅滞，肠腑传导失司，肠中气机阻滞不通，而见腹痛、里急后重。正如《类证治裁．痢疾》：“痢多发于秋…症由胃腑湿蒸热蕴，致气血凝结，夹糟粕积滞，进入大小肠，倾刮脂液，化脓血下注…”

溃疡性结肠炎不只是结肠局部病变，而是一种全身性疾病，与脏腑功能障碍、阴阳平衡失调关系密切。缓解期以脾气亏虚为主，浊毒之邪未清，留恋于肠道。”因此溃疡性结肠炎的活动期浊毒为其发病关键。在溃疡性结肠炎的缓解期乃浊毒与正气相持阶段或因毒成虚、浊毒留恋不去的阶段。

2. “三季论”因时制宜，未病先防，既病防变，瘥后防复

笔者在多年的临床中发现，溃疡性结肠炎常于春之“惊蛰”、夏之“大暑”、秋之“寒露”高发或加重。“三季论”即在这三个节气之前提前进行干预性治疗，以降低溃疡性结肠炎的发病率，或缓解病情，减少临床并发症，缩短疗程，防止复发。在溃疡性结肠炎的治疗过程中起到了重要作用。中医学很早便认识到二十四节气周而复始的阴阳变化将会引起人体相应的节律性改变，并与人体生理病理和诊治用药有着密切关系，因此依据二十四节气能将气候与医学更为紧密的结合起来，从而掌握疾病的发病规律，防患于未然。如《素问·生气通天论》提出：“天地之间，六合之内，其气九州、九窍、五脏、十二节，皆通乎天气。”明确地指出人体的气血津液、五脏六腑、经络腧穴、形体官窍等生理活动都与天时的运动变化保持着极其密切的联系，气候的每一重要变化都会在人体内引起相应的变化，产生不可忽视的影响。《灵枢·本脏》则云：“五脏者，所以参天地，副阴阳，而连四时，化五节也。”同时二十四节气在治疗方面也起着相当大的作用。故《内经》要求医者必须“审察病机，无失气宜”，认为诊治病患不仅需要辨证论治，对症下药，尚要注重病患所处的四时气候，明察节气，方可药到病除。

3. 谨守病机，结合发病规律综合治疗

浊毒致病的“难治性、迁延性、反复性”决定了其致病在溃疡性结肠炎的发作期和缓解期虽有程度轻重之不同，但始终存在，因此治疗上笔者在临证中化浊解毒贯穿于治疗全过程，时以药石，时以调起居节饮食进行干预。发作期化浊解毒，通因通用。发作期以腹泻，便下脓血，里急后重，腹痛，口干口苦，小便黄；舌红、苔黄厚腻，脉滑数者。多由湿热中阻，浊毒内蕴大肠，致肠道肉腐化脓。治以化浊解毒、清热利湿。药用黄芩、黄柏、大黄苦寒燥湿化浊；白花蛇舌草、白头翁、败酱草、半枝莲清热解毒。便脓血黏液者，加地榆、槐花；出血多者，加三七粉、血余炭。腹痛、腹泻，脓血便，便紫暗或黑，腹内包块，压痛明显，痛处不移；舌紫暗或有瘀点、瘀斑，苔黄，脉弦细。本型多由浊毒下注、瘀血内结而成。治宜化浊解毒，同时佐以活血化瘀。药选蒲公英、黄连、虎杖、红藤、白蔻仁、薏苡仁化浊解毒；伍以当归、红花、赤芍药、三七粉等活血化瘀通络。缓解期补脾益气，兼清余邪。许多学者认为本病多因脾胃虚弱或饮食不节、情志疾患等损伤脾胃，导致肠腑传导失司。脾气虚弱在缓解期中具有非常重要的地位，但基于浊毒的“难治性，迁延性，反复性“，浊毒在此期仍然存在。故此期以脾气亏虚为主，浊毒之邪未清，留恋于肠道。症见腹痛绵绵、面色少华、纳食不香、黏液便及脓血便夹杂、舌淡苔薄白、脉细弱。治当益气健脾，化浊解毒。药用太子参、黄芪、茯苓、当归、薄荷、白术、干姜、山药、扁豆等药膳调理预防，往往事半功倍。同时溃疡性结肠炎又有其独特的发病规律，每于春之“惊蛰”、夏之“大暑”、秋之“寒露”高发或加重。故治疗上不能顾此失彼，有所偏颇。需要将两者紧密结合，谨守病机，并结合发病规律综合治疗，临床上往往能取得更为满意的疗效。

4. 讨论

溃疡性结肠炎是消化系统中一种慢性反复迁延性疾患，其病程较长，虚实夹杂，浊毒是其发病的重要因素，又贯穿了溃疡性结肠炎发生发展的整个过程，导致本病缠绵难愈。且本病以惊蛰、大暑、寒露三个节气高发或加重。笔者以化浊解毒为大法，并结合本病的发病特点在三个节气之前提前进行干预性治疗，从而降低了溃疡性结肠炎的发病率，或缓解病情，减少临床并发症，缩短疗程，防止复发。

参考文献：略。

孤立性直肠溃疡综合征的诊断和治疗

龚文敬　杨向东　蓝海波　安　辉　任叔阳　赵希忠

（成都肛肠专科医院便秘科　四川　成都）

孤立性直肠溃疡综合征（solitary rectal ulcer syndrome，SRUS）是一种以血便、黏液便、排便困难及肛门坠胀疼痛为主要症状的慢性非特异性肛肠疾病，多见于成人，无性别差异［1］。特征性改变是直肠远端孤立性溃疡、红斑、息肉样损害。1830 年 Cruveilhier 首次报道了 4 例不常见的直肠溃疡，1937 年 Lloy – Davis 命名为“孤立性直肠溃疡”，也有人将其称为“深部囊性结肠炎”、“隐性直肠脱垂”、“直肠良性溃疡”。1969 年 Madigan 和 Movson 对本综合征做了明确的描述，以后认识到本综合征与直肠脱垂有密切关系，且溃疡可有多个，也可无溃疡而有息肉或炎性病变，1975 年 Rutter［2］提出“孤立性直肠溃疡综合征”的名称，并得到广泛接受。

一、病因

本病的病因不明确，慢性便秘和粪便梗阻可能在其发病中有作用。Rutter 和 riddell 于 1975 年提出 SRUS 与直肠脱垂有密切关系，并指出 SRUS 中所见的组织学改变可能是黏膜脱垂、组织缺血和损伤共同作用的结果。1977 年以来，已有多位学者支持该观点，SRUS 与直肠脱垂的密切关系得到广泛的认同。直肠脱垂所产生的直肠内压力升高可以导致静脉充血和溃疡形成，而且在这些患者中，外括约肌的提升可以使直肠内的压力升高。排便费力或排便困难、便秘也可以导致黏膜损伤和溃疡的形成。1966 年，有人提出了“瓣阀”理论，即耻骨直肠肌收缩产生一个瓣阀作用，在其收缩时增加腹内压，直肠前壁被压在肛管的上部，导致出口梗阻，造成直肠黏膜的直接损伤和缺血，导致溃疡发生。而我国学者朱丽音［3］报道 8 例 SRUS，大部分有排便次数增多及排便困难等便秘症状，但无直肠脱垂。另外，以下一些因素也应考虑：（1）缺血：①脱垂的黏膜顶端嵌顿于肛管，加之外括约肌的强力收缩，可致黏膜缺血、压迫性坏死；②黏膜大量脱垂时，黏膜下血管伸展、破裂而缺血；③固有层纤维化及肌层的填充，使黏膜下毛细血管闭塞。（2）外伤：病人使用手指或器械插入直肠使脱垂黏膜复位时造成损伤。（3）其他：可能与肠道炎症、血管异常、细菌或病毒感染等有关。

二、临床表现

本病的病程多数为慢性，临床表现多种多样，几乎任何肛肠疾病的症状都可出现，亦可无症状。Tjandra［4］等报道 80 例，26% 的病人无症状。最常见的症状是便血，色鲜红、量少，偶有大量便血；疼痛及黏液便，排出少量黏液便后疼痛可缓解。用力排便时肛管梗阻感。频繁排便仍不能排净，病人有时需用手指插入肛门协助排便，几乎每例均有过度用力排便史。Thomson 等［5］综合 183 例资料，其中 83.1% 有便血，68.3% 有黏液便，51.9% 有便秘或排便困难，40.0% 有里急后重、直肠肛门疼痛，26.2% 有腹泻、自行手指插肛诱导排便，17.5% 有大便失禁，其中 1.1% 出现大出血。血便、黏液便是最常见的一个症状，血便色鲜红，量一般较少，偶有大量出血。国内外文献报道的 277 例中，血便 201 例（72.6%）。Tjandra［4］等统计血便病人占 56% ~84%，黏液便占 18% ~28%。出血病人中 80% 为轻度出血，需输血治疗者小于 20%。SURS 的出血可能与下列因素有关，①直肠黏膜内脱垂造成黏膜固有层纤维化，造成缺血、坏死，黏膜浅溃疡的形成。②炎症刺激加剧了溃疡的加深，创面扩大，侵及血管造成大出血。③外界暴力如手指入肛协助排便亦有可能导致浅溃疡的形成。因此，用力摒便、外界暴力。缺血等是导致 SURS 并发出血的相关因素。

三、诊断

由于 SURS 发病率低，人们对其综合征缺乏足够的认识。北爱尔兰 10 年的调查研究发现 SURS 的每年发病率为 1/100 000［6］。在多项研究中发现，从症状出现到明确诊断时间是 3 个月到 30 年（平均为 5 年）。SURS 临床表现多样，部分病人无临床症状，同时伴随的疾病较多，容易误诊，影响疾病的诊断。

本病的诊断主要靠内镜检查和组织活检。直肠指检及其他辅助检查手段亦有助于诊断。

1. 直肠指诊

肛管直肠交界处可触及增厚而活动的黏膜，有压痛，有时硬变区呈结节状或绒毛状，易误诊为息肉或癌。

2. 内窥镜

镜下可见直肠壁黏膜充血、溃疡和息肉状改变等。①溃疡位置：溃疡下缘距肛缘 3 - 15cm，多在 7 - 10cm 处，高位少见。70% 位于前壁，20% 位于后壁，10% 呈环形，常骑跨于直肠瓣膜处。亦有报告病变位于直肠前壁及前侧壁占 60 - 70%；②溃疡数目：70% 为单个，30% 为多个，高位溃疡常为多个。③溃疡外形：溃疡均较浅表，1/3 为不规则葡萄形或卵圆形，1/3 为数毫米到 2cm 的直线形，1/3 为圆形或卵圆形；④溃疡大小：大小不等，可自火柴头到 3cm × 5cm，多数直径在 2cm 左右。⑤其他：多数溃疡较浅表，边界清楚，基底覆盖有灰白色坏死物，溃疡周围黏膜呈轻度炎症，也可无溃疡而呈结节样息肉增生。其典型表现为：直肠腔内有黏液，血迹，黏膜充血水肿。

3. 钡灌肠检查

Millward 等（1985 年）认为钡灌肠检查可显示溃疡、息肉、狭窄和结节等直肠壁的慢性病变。Niv 等（1986 年）检查 13 例直肠孤立性溃疡综合征，7 例显示正常，3 例被疑为直肠癌，1 例发现憩室，仅 2 例疑有直肠溃疡，提示此检查效果欠佳。

4. 排粪造影

SRUS 行排粪造影检查可发现直肠内脱垂、直肠前突、盆底痉挛、会阴下降、肠疝和直肠脱垂等变化。Kuijpers（1986）提出，排粪造影可明确 SRUS 排便障碍的原因，并可指导治疗。Womark［7］认为排粪造影可提高直肠脱垂（尤其是内脱垂）的诊断率。Halligan［8］等还报道了 53 例组织学确诊的孤立性直肠溃疡综合征，68% 伴有直肠脱垂（内脱垂 45%，外脱垂 23%），会阴下降的程度明显大于正常人，75% 的病人排粪时间延长。

5. 直肠测压和肌电图测定

Rnooks 报道 20 例 SRUS 患者，肛管静息压均无变化，但肛管最大收缩压降低，50% 模拟排便动作时有耻骨直肠肌反常收缩，75% 肛门外括约肌单根纤维密度增加，60% 阴部神经终末运动潜伏期延长，认为存在外括约肌神经性损伤。肌电图测定可发现模拟排便动作时有耻骨直肠的反常活动。Keighley［9］报道 16 例测压结果，其中 8 例不能忍受 200ml 空气扩张直肠，6 例缺乏直肠肛门抑制反射，2 例直肠感觉阈值下降。

6. 病理学检查

这是 SRUS 区别于肿瘤、炎症肠病及其确诊的唯一可靠依据。SRUS 最明显的组织学改变是固有层血管闭塞，由纤维化及黏膜肌层的纤维向肠腔生长所致。黏膜下可能有异位腺体，内有黏膜充填及衬有正常结肠上皮。此外，常可见浅表性黏膜溃疡、腺管组织不规则及上皮增生等。根据国内学者病理学的研究指出［3］，SRUS 的典型组织学改变为：（1）黏膜表面糜烂或浅溃疡形成；（2）黏膜肌层增生肥厚、平滑肌细胞向固有膜内生长，并围绕肠腺；（3）固有膜内纤维组织增生；（4）腺体变性、破坏及增生反应；（5）部分有黏膜层及黏膜下层黏液池形成。

根据 SRUS 的病理变化，可分为 2 期：（1）溃疡前期：表现为黏膜固有层由成纤维细胞和排列规则的肥大黏膜肌层代替，以后黏液腺间平滑肌进一步肥厚并排列不规则，黏膜肌层和固有层增厚；（2）溃疡期：始为肠腔表面息肉样变及上皮下毛细血管扩张，继之溃疡形成，伴纤维蛋白等渗出物，类似伪膜性肠炎，并出现典型黏膜固有层纤维化闭塞、黏膜肌层排列紊乱增厚，以及黏膜下腺体异位或形成囊性扩张。

四、治疗

孤立性直肠溃疡综合征是一个相当复杂的问题，许多病人还具有明显的精神问题，目前尚无特效的治疗方法，大多数患者保守治疗效果欠佳，手术治疗的疗效也不十分肯定。

（一）保守治疗

1. **一般措施**：可针对患者排便困难应用高纤维素饮食、容积性泻剂等一般治疗，让患者养成避免用力排便的习惯，其不但可软化大便，使便柱增粗，减轻用力排便及肛门疼痛等，而且减少或避免直肠脱垂的发生，达到促进溃疡愈合的效果［10］，必要时也可应用糖皮质激素、抗生素、水杨酰柳氮磺吡啶。硫糖铝也有促进溃疡愈合以及细胞保护作用，但长期效果不明确。

2. **生物反馈治疗**：Bleijenberg 等认为生物反馈治疗可改善盆底功能紊乱，适用于盆底功能有障碍的病人。Keihgley 等［9］应用生物反馈治疗 13 例，9 例一年后溃疡愈合。

3. **药物灌肠**：硫糖铝灌肠有促进溃疡愈合以及细胞保护作用，但长期效果不明确。中药苦参汤、紫草油等灌肠治疗也有一定疗效。我们运用连霉液，也称连栀矾溶液（成都肛肠专科医院院内制剂）进行保留灌肠治疗取得了较好疗效。

（二）手术治疗

1. **手术适应症**：SURS 是一种慢性非特异性良性疾病，通常保守治疗有效，症状顽固或恶化的病例才需手术治疗，故对手术适应证应严格掌握。SRUS 的手术适应症应包括：①SRUS 诊断明确，除外恶性疾病；②伴随直肠脱垂或直肠黏膜内脱等排便困难疾病；③经半年以上非手术治疗无效，症状严重者。

2. **手术方式**：目前文献报道手术方式较多，主要有直肠黏膜局部切除术、Delorme 术、经腹直肠固定术等。由于本病发病率低、手术例数少、病因复杂，因此文献报报道的手术效果不尽相同，有些文献相差甚远。我们认为 SRUS 的治疗主要有两个矛盾，一是直肠脱垂（或黏膜内脱垂），另外就是局部孤立性的溃疡，因此我们采用吻合器直肠黏膜环切吻合术（PPH 术）治疗，在解决脱垂因素的同时一次性切除溃疡，取得了较好疗效。

参考文献：略。

经方加减治疗腹泻型肠易激综合征 80 例疗效观察

黄文武

（江西吉安井冈山大学附属医院肛肠科，343000）

【摘要】目的　观察经方参苓白术散联合痛泻要方加减治疗腹泻型肠易激综合征（D－IBS）的临床疗效。方法　将 160 例 IBS 患者按就诊顺序随机分为两组各 80 例，治疗组给予参苓白术散合痛泻药方口服治疗，对照组给予谷维素片联合补脾益肠丸治疗。结果　显示治疗组总有效率为 90%，对照组为 70%，治疗组总有效率明显高于对照组 $P<0.05$。结论　治疗组疗效明显优于对照组，疗效确切。

【关键词】肠易激综合征；参苓白术散合痛泻药方；疗效观察

肠易激综合征（IBS）是一种十分常见的胃肠功能紊乱性疾病，临床上以腹痛和排便习惯性改变为主要特征[1]，其中以腹泻型肠易激综合征（D－IBS）最常见，约占 35.4%（2）2005 年 1 月到 2012 年 12 月我科应用参苓白术散合痛泻药方加减口服治疗肠易激综合征 80 例取得较好疗效，现总结报道如下：

1. 资料与方法

1.1 病例纳入标准　所有病例均按 2006 年美国胃肠病学协会正式发布的功能性胃肠病罗马Ⅲ标准执行

1.2 临床资料

选择 2005 年 1 月～2012 年 12 月共 8 年在我院就诊且符合上述标准的 D－IBS 患者 160 例，并且分两组，治疗组 80 例，其中男性 46 例，女性 34 例，年龄 18～62 岁平均 42.3 岁病程 3 个月～10 年，平均 6.8 年。对照组 80 例，男 45 例，女 35 例，年龄 18～62 岁，平均 41.2 岁，病程 4 个月～11 年，平均 6.9 年。

1.3 治疗方法

1.3.1 治疗组

口服参苓白术散合痛泻药方加减，基本方：党参 30g、茯苓 15g、白术 15g、陈皮 15g、薏苡仁 30g、砂仁 15g、桔梗 20g、肉豆蔻 20g、山药 30g、神曲 15g、扁豆 15g、白芍 30g、防风 10g。每日一剂水煎分早晚两次口服。

1.1.2 对照组

口服谷维素两片，一日三次，联合补脾益肠丸（广州白云山陈李济药厂）一次 6g 一日三次。

两组皆治疗两周。

2. 结果

2.1 疗效判定标准

(1) 治愈：大便成形，排便规律，每天一到两次，腹痛，腹胀消失。

(2) 显效：排便次数减少，但每日仍多于三次，大便不成形，腹痛腹胀症状减轻。

(3) 无效：排便次数，大便形状，以及腹痛腹胀无明显变化。

2.2 疗效：两组疗效比较，见下表。

组别	例数	治愈	显效	无效	总有效率%
治疗组	80	42	30	8	90%
对照组	80	30	26	24	70%

经统计学分析，治疗组总有效率（90%），明显高于对照组（70%）$P<0.05$

3. 讨论

IBS是一种以腹痛或腹部不适伴排便习惯改变为特征的功能性肠病。其发病机理尚不明确，目前认为，其发病可能与肠道动力异常，炎症、感染、神经、内分泌、遗传、饮食等各种因素有关，但缺乏可解释症状的形态学改变和生化异常指标[2]。流行病学调查显示，我国人群IBS患病率约7.26%且有逐渐增加趋势[3]，患者常伴有明显的焦虑和抑郁，而这些情绪因素刺激机体使结肠和小肠的运动功能改变以及分泌功能失调，又常使IBS症状反复，病情加重，严重影响其生活质量。

中医学认为，IBS属于“泄泻”、“腹痛”、“郁证”等范畴，临床上以D-IBS为多见，本病多与情志因素有关，病机主要是肝气郁结，疏泄不畅，横逆犯脾，脾失健运，胃失和降，系脾虚肝郁，《医方考》说：“泻责之脾，痛责之肝，肝责之实，脾责之虚，脾虚肝实，故令痛泻”。此外，饮食、劳倦、感受外协等因素也可应其脾胃升降失调、运化失职、概而言之。其病因在外为情志刺激，在内多为脾胃虚弱，正如《景岳全书、泄泻》所云：“泄泻之本，无不由于脾胃”我科采用两方治疗D-IBS取得满意疗效，方中党参甘补脾胃，健运中气，茯苓渗湿健脾，白术苦温燥湿健脾，参、苓、术配合，健脾除湿之功更强，薏苡仁、山药、肉豆蔻、神曲、扁豆合用，健脾运湿，消食和胃；砂仁辛温芳香醒脾，促进中州运化，使上下气机贯通而止泻；桔梗为手太阴肺经，引经药，配入本方，如舟楫载药上行，达于上焦以益肺；陈皮辛散苦降，芳香醒脾，擅长理气燥湿健脾，调中快膈；白芍酸寒柔肝，缓急止痛，能“止泻”“为腹痛之主药”；与白芍相配可土中泻木；配防风聚升散之性“风能胜湿”，与白术白芍相伍，辛能散肝郁，香能舒脾气，具有燥湿以助止泻之功。两方合用，共奏补气健脾，柔肝止泻之效。

参考文献：略。

青黛珍珠散合剂灌肠配合康复新口服治疗溃疡性结肠炎58例

姬中清　姬后君　姬　璐　曹秀清　宋　磊　姬兴隆

（安徽省蚌埠市姬氏肛肠医院，233000）

我院自2001年至今共收治溃疡性结肠炎58例，均采用青黛珍珠散合剂灌肠配合康复新液口服治疗，并辨证施治用汤药内服，取得满意效果，现将结果报告如下。

1. 临床资料

本组病例男35例，女23例；年龄19~70岁；病变累及乙状结肠、直肠50例，降结肠及其以上8例。病程3个月~半年者21例，7个月~1年者17例，1年以上~3年者10例，3年以上~5年者7例，5年以上者3例。

主要症状为脓血便、便频、里急后重感。结肠镜检查45例均有不同程度的溃疡、糜烂，其余者有不同程度的充血、水肿、触之易出血。活检为炎症性变化。

中医辨证；属脾虚者18例，脾虚挟郁者12例，大肠湿热者12例，脾肾阳虚者11例，肠风下血者5例。

2. 治疗方法

青黛珍珠散合剂配制含青黛散0.5g、珍珠散1.5g、山莨菪碱5mg、地塞米松5mg、氯化钠水100ml混匀，取左侧卧位，根据病变部位垫高臀部，每天排便后灌肠1次，用输液管滴入直肠，每分钟60滴，两周为一疗程。间歇1周进行下一疗程，一般治疗1～3个疗程即可治愈或见效。配合康复新口服液，饭前空腹口服一次10ml，一日3次。根据病情辨证用汤药；脾虚者服参苓白术散或补脾益肠丸，脾虚挟郁者服参苓白术散加木香、蒲黄等，大肠湿热者以白头翁汤加减，脾肾阳虚者用真人养脏汤加减，肠风下血者用槐花散加减。

3. 治疗结果

我们以症状消失，粪便成形或软便，每日1次，镜检复查无异常为临床治愈；已无症状，便次正常，但镜检仍有轻度充血或水肿为基本治愈；仍有轻度症状，镜检局部病变亦见轻为好转；仍有轻度症状，镜检无好转为无效。据此标准治愈者30例，基本治愈20例，好转5例，无效者3例，总有效率达94%以上。

4. 讨论

慢性溃疡性结肠炎临床较为常见，现代医学认为病因不明，故缺乏特效疗法。因非特异性炎症，使用抗菌素无效，本组病例均曾使用各种抗生素治疗效果不佳。根据中医辨证，本病大多数有脓血便，次数多并有腹痛，时轻时重，部分患者还有里急后重感，故属中医“久疾”“休息痢”范涛，发作期有大肠湿热之表现。此外病人还常有纳差、脘胀、乏力、舌淡、脉弱等同时存在，为脾胃虚弱之症，有的还有膝软腰酸，常黎明入厕等累及肾阳之虚表现，故多为寒热夹杂，虚实互见之症。本病成因多由饮食不洁或起居失常，脾失健运，使水化为湿，而谷反为滞，外邪乘虚而入，导致湿蕴肠道、清浊不分、气血凝滞，故见腹痛、泻痢、下血等症。如反复发作迁延日久则正气不足，脾病累及肾、皆脾肾双虚，本组即有此例。故治疗宜温清并用，因此采用青黛珍珠散合剂灌肠能清利湿热，结合内服康复新可以通利血脉，养阴生肌，促进肉芽组织生长，促进血管新生，加速坏死组织脱落，迅速修复各类溃疡创面。提高机体免疫功能，抗炎、消除炎性水肿。并根据病情辨证治疗内服汤剂，调整脏腑功能，多数以扶正为主。而青黛珍珠散合剂具有清热解毒、解痉止痛，止血止痢、祛腐生肌，收湿敛疮等作用，对结肠溃疡糜烂能收到较好效果。这种温清并用、内外结合的方法取得较好疗效。本病是慢性难愈之疾，因此，较长时间的连续治疗服药及症状消失后还需注意调养，乃是治疗成功之关键所在。另外忌食生冷、辛辣、油腻等刺激性食物，加强体育锻炼，增强机体抗病能力，也是治疗过程中的重要问题。

溃疡性结肠炎的中医药治疗研究进展

宋红旗　叶道冰

（河南宛西制药中医院，473003；
河南中医学院，450002）

【摘要】本文从中医辨证论治、专方专药、中药灌肠、针灸推拿、中医综合治疗、中西医结合治疗6个方面综述了溃疡性结肠炎的中医药治疗研究进展。

【关键词】溃疡性结肠炎；中医药治疗；研究进展

溃疡性结肠炎（Ulcerative colitis，UC）[1]，是一种慢性非特异性结肠炎症，病变主要累及结肠黏膜和黏膜下层，甚至可累及全结肠及末段回肠，呈连续性分布，临床主要表现为腹泻、腹痛和黏液脓血便。本病缠绵难愈、反复发作、病程较长，且有癌变倾向，被WTO认定为难治疾病之一。其发病原因及机理尚不完全清楚，西药主要采用氨基水杨酸、皮质类固醇、免疫抑制剂等治疗，但疗效不佳，药物副作用大。近年来中医药工作者在治疗UC方面也积累了丰富的临床经验，现将国内有关研究进展综述如下。

1. 病因病机

中医学本无溃疡性结肠炎病名，依据症状可归属于“泄泻”、“痢疾”、“便血”、“腹痛”、“肠风”、“肠澼”等范畴。本病病因尚不明确，多数学者认为本病病机多与饮食不节、情志不调及先天禀赋不足等有关，病位在肠，与脾、肝、肾密切相关。中医各家对病机也有很多见解。王幼立等[2]认为脾虚“不及游溢”是UC发生的主要病机。周晓青[3]认为肝郁乘脾是UC的主要病机。于玫等[4]认为瘀血是UC发病的始动因素，气血壅滞是发作期的核心病机，瘀血内阻是缓解期的主要病理因素，是复发的宿根。李毅等[5]认为UC的基本病机为阳虚血瘀，脾阳虚为发病之本，瘀血阻滞为治病之标，强调运用温阳活血法治疗本病。

2. 临床治疗

2.1 辨证论治　辨证论治是中医治疗UC主要方法，各医家依据各自经验分型各异。张氏[6]将本病分为六型，脾虚夹湿型宜补气健脾、和胃渗湿，采用肠健平加减；湿热蕴结型宜清热利湿、调气行血，采用肠清舒加减；血瘀肠络型宜活血化瘀、理肠通络，采用理肠宝加减；脾肾两虚型宜温补脾肾、涩肠止泻，治采用肠怡舒加减；肝脾不和型疏肝健脾、止血止痛，采用肠舒安加减；气血两虚型宜益气补血化滞，采用肠谷康加减。治疗69例，总有效率97.09%。曹景龙[7]将UC分为4型：大肠湿热型，治宜清热解毒、止血排脓，方用解毒汤加味；肝郁化火型，治宜疏肝解郁、凉血止血，方用龙胆泻肝汤和逍遥散；脾不统血型，治宜补中益气、养血统血，方用补中益气汤加味；阴虚内热型，治宜滋阴清热、凉血止血，方用滋阴脏连丸加味。治疗36例，总有效率83.3%。孙松生等[8]治疗UC患者40例，临床辨证分3型：湿热困脾型，治宜化湿除热、健脾和胃，方用葛根芩连汤合参苓白术散加减；肝脾不和型，治宜疏肝健脾，方用四逆散合痛泻要方加减；脾肾阳虚型，治宜健脾益肾，方用何人饮加味。治疗2个疗程，治愈29例，显效11例，有效率100%。

2.2 专方专药　近年来，诸多医家根据各自对UC认识以及自身临床实践经验制定了专方专药，取得了较好的疗效。如李惟民[9]认为，UC的发病机制为脾失健运，以致腹泻不止，治疗宜收敛固涩止泻，自拟参芪汤（人参、黄芪、枸杞、白术、防风、生地、白芷、升麻、诃子）治疗。赵玉兰[10]认为UC在治疗上多从清热利湿、活血化瘀入手，自拟方（白术、茯苓、木香、车前子、地榆、葛根、败酱草、薏苡仁、白头翁、炙甘草）治疗湿热蕴结血瘀型，疗效满意。贺海辉[11]观察清肠化湿方（黄连、黄芩、白头翁、煨木香、炒当归、炒白芍、肉桂、生甘草）治疗UC活动期湿热内蕴证30例，疗效可靠，未见不良反应。

2.3 中药灌肠　中药保留灌肠，可使药物直接被直肠黏膜吸收，局部药物浓度高起效快，疗效显著，是中医药治疗UC的重要手段。如魏富堂[12]根据中医辨证分型治疗UC湿热内蕴型、脾肾双虚型、气滞血瘀型各20例，湿热内蕴型方用苦参汤，脾肾双虚型方用白芨吴萸汤（白芨、吴萸、青黛、黄芪、党参），气滞血瘀型方用理肠宝（当归、赤芍、桃仁、丹参、肉豆寇、白及、厚朴、木通）。诸方均水煎睡前灌肠。治疗60例，总有效率91.6%。王昌勇[13]采用自拟中药溃结宁煎（黄连、红藤、秦皮、黄芪、太子参、儿茶、乌梅、五倍子、白芨、三七粉等）浓煎灌肠治疗UC50例，总有效率98%。左艳敏等[14]自制中药灌肠液（黄芩、黄柏、苦参、紫花地丁、白芍、仙鹤草、蒲黄、赤石脂、血余碳、白芨、五倍子、冰片等），保留灌肠治疗UC72例，总有效率为90.24%。

2.4 针灸推拿　针灸治疗对UC患者机体有整体良性调节作用，且无不良反应，应用前景广泛。付宝庚[15]将UC分为四型，湿热郁结型治宜清热利湿止泻，以督脉捏脊以促进气血运行，穴取天枢、足三里、曲池以清热理肠止泻；气血瘀滞型治宜活血祛瘀、补气健脾，艾灸天枢、足三里，行督脉捏脊，针刺肾俞、肝俞、脾俞；脾虚气陷型治宜温肾健脾、补气升阳，灸百会穴升举阳气，取长强以调节肛门括约肌功能，针刺天枢、上巨虚、内关，沿督脉、膀胱经走向施以捏脊治疗；脾肾阳虚型治以宜温补脾肾、温肠止泻，取天枢调腑气，足三里益脾胃、温中焦，肾俞、命门、关元益命门火、壮肾阳。治疗UC患者50例，总有效率为98%。魏超博[16]采用温针灸治疗UC，主穴取：天枢、腹结、足三里、上巨虚；脾俞、大肠俞、肾俞。随证配穴：寒湿重的配三阴交、阴陵泉温中祛湿；大便赤白脓血的配隐白止血；热重加内庭、合谷清利湿热；少腹疼痛配阳陵泉、太冲疏肝理气止痛；肾阳虚腰膝冷痛、便溏加关元、命门温补肾阳。59例中治愈44例，总有效率为97%。

2.5 中医综合治疗　局部治疗和整体治疗相结合的综合治疗是中医药疗效显著的一大亮点。贾一波等[17]采用电针配合穴位贴敷治疗UC45例，电针+穴位贴敷组穴取①中脘、天枢、关元、气海和②上巨虚、脾俞、大肠俞、足三里两组穴位，轮流采用电针和药物贴敷的方法；西药组口服美沙拉嗪。研究发现电针+穴位贴敷组总有效率为91.1%（41/45），优于西药组的73.3%（33/45）。孙智霞[18]以自拟方（党参、炒白术、茯苓、肉豆蔻、补骨脂、木香、白芍、乌梅、炙甘草等）口服，脐中外敷药物（五倍子、吴茱萸小药饼）治疗UC68例，有效率97.06%。王艳辉[19]以自拟经验方（附子、干姜、补骨脂、吴茱萸、茯苓、白术、黄连、党参、薏苡仁、木香、白芍等）口服，外用保留灌肠药物（白头翁、五倍子、白芨粉、三七粉）浓煎取汁，将药液高位缓慢滴入，治疗UC90例，总有效率为97.8%。

2.6 中西医结合治疗　中西医结合治疗是近年来UC治疗的新特点。高萍[20]采用柳氮磺胺吡啶片口服联合自拟结肠炎散（黄连、青黛、白芨、乌贼骨、贝母、赤石脂、珍珠粉，大便不带血者去白芨，加罂粟壳、冰片；腹痛者加三七参）制成混悬液保留灌肠，疗效满意。曹桂芳等[21]采用溃结2方液（马齿苋、黄连、败酱草、土茯苓、半枝莲、槐花、厚朴、木香、白芍、蒲黄、猴头菌、苍术等）保留灌肠联合柳氮磺吡啶口服治疗UC30例，取得良好的疗效。

3. 总结及展望

综上所述，近年来中医药治疗溃疡性结肠炎研究较多，治疗方法多采取中医辨证分型、专方专药、中药灌肠等，辨病与辨证相结合，局部与整体相结合。给药途径包括中药内服、灌肠、针灸推拿、电针、穴位贴敷等，单独应用或多种方式相联合。近期和远期观察均表现出疗效可靠、复发率低、无明显毒副作用等特点，显示出中药治疗 UC 的独特优势。然而中医药治疗 UC 也存在一些不足，如：①对 UC 的病因、病机、证型没有统一的标准，难以对临床治疗起到规范化指导；②古方、自拟方多且杂，临床应用缺少规范；③临床观察较多，实验研究缺乏；为进一步发挥中医药治疗本病的优势，笔者认为今后应从以下几点着手：①继续探索 UC 的病因、病机，完善中医诊断标准和分型依据；②继续治疗 UC 有效方药的研究，整合出针对标准证型有确切疗效的方药及用药途径；③践行现代化实验研究与临床观察相结合，寻找规范化的治疗方案，为 UC 的临床治疗提供可靠依据。相信在广大中医药工作者的推动下，中医药在 UC 治疗方面有更广阔的前景。

参考文献：略。

溃疡性结肠炎肠道外表现 172 例分析

孙克敏

（赤峰都市肛肠医院　内蒙，9024000）

【摘要】目的　分析溃疡性结肠炎（UC）肠道外表现与原发病之间的关系。方法　通过 298 例 UC 病人肠道外表现的分析，总结其各种肠道外表现发生率。结果　伴发泌尿系病变 19 例、口腔溃疡 28 例、肝胆病变 16 例、结节性红斑 9 例、贫血 64 例。结论　伴发肠道外表现者占 57.7%，多数发生于慢性反复发作型[1]，常见于肠道内表现之后。原发病好转，肠道外症状亦减轻，甚至痊愈。

【关键词】溃疡性结肠炎；肠道外表现

溃疡性结肠炎（ulsrative colitis. US），主要侵犯结、直肠黏膜与黏膜下层，是特发于大肠特别是直肠的非特异性炎症病变。发病原因不明，一般认为与免疫病理机制[2]及心理因素有关。通常有出血性腹泻和各种全身性症状，病变侵及全部大肠时有恶变倾向。近年来国内报道明显增多，尤其是其伴发的肠道外表现，越来越引起业内人士重视。本文回顾性分析 2001～2012 年之间，我院及部分外院经结肠镜检并病理学证实为溃疡性结肠炎患者伴有各种肠道外表现的特点。

1. 临床资料

1.1 溃疡性结肠炎 298 例，伴有各种肠道外表现 172 例，具体情况见下表。

表现	例数	发生比例%	男：女
泌尿系病变	19	6.37	12：7
口腔复发溃疡	28	9.39	7：21
外周关节炎	24	8.05	21：3
眼病	12	4.02	3：9
结节性红斑	9	3.02	3：1.2
贫血	64	21.47	12：52

未见胸膜炎、肾盂炎、杵状指等临床表现[3]。

1.2 肠道外表现与原发病表现发生顺序　先于肠道内表现者，泌尿系疾病 3 例；肝胆疾病 3 例；外周性关节炎 5 例。其中，肝胆病变均为酒精性肝硬化，肝硬化可以有腹胀、消化不良等表现，但行结肠镜和病理检验证实为溃疡性结肠炎。外周性关节炎有关节炎症状，但未经抗“O”等特异性检验确诊。后发于肠道表现者，泌尿系疾病 16 例；口腔复发性溃疡 28 例；肝胆疾病 13 例；外周性关节炎 19 例；眼病 12 例；结节性红斑 9 例；贫血 64 例。

1.3 性别分析　从列表统计，溃疡性结肠炎男性患者发生肠道外症状为 58 例，女性为 93.2 例，男：女 =1：1.61. 与其他免疫相关性疾病相同，在溃疡性结肠炎肠外症状，女性发生率也高于男性。

1.4 临床分型与肠道外表现　溃疡性结肠炎临床分为 4 型即：初发型、慢性复发型、慢性持续型与急性爆发型。本组肠道外表现绝大多数并发于慢性复发型，仅外周性关节炎 5 例发生于初发型。

1.5 治疗效果　本组病人都经过不同方式治疗，治疗时间多超过 3 个月，治疗方法大致可分为：口服药、保留灌肠、中蒙药治疗，多数 2 种以上方法联合应用。治疗结果表明，口腔溃疡、贫血随肠内症状减轻或加重。12 例眼病中有11例为前葡膜炎，该病早已被认定为与免疫因素有关[4]，眼病、结节性红斑随肠内症状缓解而完全消失。外周性关节炎关节炎变化无规律性。

2. 讨论

溃疡性结肠炎肠外症状发生率为57.7%，其发生率依次为贫血、口腔溃疡、外周性关节炎、泌尿系疾病、肝胆病变、眼病、结节性红斑。肠外表现多发生于肠内表现之后，少数发生于肠内表现之前，大多数发生于慢性复发型，一定程度说明肠道病理改变的严重性与广泛性。结节性红斑、眼病随肠内表现缓解而完全消失。因为这些肠道外表现，有时成为一些病例的主要症状，对此有足够认识，才能提高本病的诊断、治疗水平。

参考文献：略。

中西医治疗缺血性肠炎1例治验

王书奇 王彦峰 杨杰 张天鹏

（石家庄市中医院肛二科，050000）

患者张某，男性，73岁，以“腹痛腹泻伴便血3天”为主诉于2013年5月20日入院。患者于5月17日无明显诱因出现腹痛，阵发性发作，以脐周为主，全腹阵发性痉挛性疼痛，疼痛较剧烈，有恶心感，出冷汗，无呕吐、呕血、发热，便意明显，便后疼痛缓解，大便溏稀，带有黏液及暗红色血液。在当地医院查粪常规示：红细胞++，潜血+。予抗生素（具体不详）静点3天治疗后症状未见好转而入院。既往有“高血压病”5年，间断口服罗布麻片，血压控制在140/90mmHg。查体：T：36℃，P：84次/min，R：21次/min，BP：140/90mmHg，神志清楚，皮肤巩膜未见黄染及出血点。浅表淋巴结未触及，双肺呼吸音稍粗，未闻及干、湿性罗音。心界不大，心率84次/min，心律不齐，未闻及明显病理性杂音。腹平软，未见肠形及蠕动波，脐周轻压痛，无反跳痛，肝脾未及，肠鸣音8次/min。直肠指检未见异常。舌质红，边齿痕，苔黄腻，脉细滑。入院诊断：中医诊断：便血（脾虚湿热）；西医诊断：①下消化道出血；②高血压病。入院后查血常规示：白细胞：9. 6×109/L，中性粒细胞：0.7，血色素：145g/L，血小板：148×109/L，红细胞：4.63×1012/L。粪常规示：红细胞++，潜血+。电解质：K：3.32mmol/L，Na：134.0mmol/L，Cl：103.0mmol/L，Ca：1.25mmol/L。入院结肠镜检查示：横结肠近脾区侧、降、乙状结肠可见黏膜下广泛出血灶，并可见散在点片状糜烂，血管纹理不清，未见溃疡及赘生物。直肠黏膜光滑，血管纹理清晰。镜下诊断考虑为缺血性肠炎。

患者入院后按消化内科常规护理，予以禁食、补液及营养支持治疗，采用中西医、内外治相结合的治疗方案。西医治疗：①选用左氧氟沙星、奥硝唑静点防治感染；②予以Vc、VB6、氯化钾静点补液及纠正电解质紊乱；③予以丹红注射液、低分子右旋糖酐促进血液循环、改善局部血供；④控制血压，治疗原发病。中医治疗：①内服采用益气健脾、清热利湿中药，处方：党参20克、丹参12克、陈皮12克、炙甘草12克、黄连10克、黄芩10克、白术15克、白芍15克、淡竹叶9克、醋青皮12克、茯苓12克、赤芍15克，每日1付，分2次内服，并辅以云南白药胶囊（2粒，日四次）口服；②外用灌肠采用党参15克、陈皮15克、炙甘草6克、白术15克、白芍12克、白头翁15克、炒白扁豆12克、茯苓15克、败酱草15克、赤芍12克、白花蛇舌草12克，浓煎汤150ml，混入云南白药5g、双料候风散3g每日保留灌肠2次。

按上述方法治疗7d后腹痛腹泻及便血症状消失，复查大便常规加潜血正常。2013年5月28日复查肠镜示：所见肠段未见明显病变。

按：缺血性肠炎（ischemical colitis，IC）是由于各种原因使肠壁血流灌注不良，引起缺血性肠道损害，使肠壁营养障碍的一种综合征，多见于老年人[1]。其早期病变局限于黏膜层和黏膜下层，腹痛、血便、腹泻被称为缺血性肠炎的三主征。严重者可导致肠坏死、穿孔、腹膜炎及感染性休克，是下消化道出血的常见原因之一[2]。

缺血性肠炎的发病主要有两方面因素：①血管因素：如动脉粥样硬化，血管栓塞等所致的肠黏膜血供减少可造成肠段缺血性损伤。②肠管因素：肠腔压力增加及肠蠕动过快也可导致肠黏膜血流减少，造成肠黏膜缺血性损伤。发病部位以肠系膜下动脉供血的左半结肠多见，累及降结肠及乙状结肠者最多，少数发生在肠系膜上动脉供血的升结肠或肝曲，极少数发生在直肠[3][4]。

结肠镜检查为确诊缺血性肠炎的主要方法之一，特别对便血期的患者，急诊内镜检查为早期诊断的关键手段之一。如果能在发病48小时内即行结肠镜检查，更有利于鉴别诊断[5]。内镜下缺血性肠炎的突出特点是病变呈节段性分布，病变与正常黏膜分界清晰，急性期表现为黏膜不同程度的充血、水肿、淤斑、黏膜呈暗红色，局部黏膜由于严重水肿、皱襞增厚呈隆起性改变，形态如肿块，称假瘤征，发病几天后内镜下可出现明显溃疡。慢性期可见肉芽组织形成及含铁血红素细胞。选择性肠系膜下动脉造影可见部分血管腔狭窄，分支末梢充盈不满意或完全不显影[6]。

因缺血性肠炎的病理基础主要是血管本身的病变和血流量的不足，故对其的治疗主要在于改善局部肠管血供，同时给予肠道休息、营养支持、防治感染、纠正水电解质平衡等治疗，若能充分恢复肠道的血液供应，则病变黏膜在短期内即可恢复，这也是缺血性肠炎与其它炎症性、非特异性肠病鉴别的关键之一[7]。

目前对于缺血性肠炎的治疗，可通过休息、禁食、胃肠减压、支持疗法、补液、应用血管扩张药后症状可基本缓解，必要时应用谷氨酰胺、氧自由基清除剂等促进肠道屏障恢复。避免使用血管收缩药物，防止肠道麻痹，合并感染者可应用抗生素治疗。对于坏死型伴有肠穿孔、腹膜炎、肠梗阻、持续性出血等严重并发症者，往往要进行手术切除坏死肠管，预后欠佳。

缺血性肠炎证属中医“便血”、“痢疾”范畴，病机多为湿热、气滞血瘀、脾肾阳虚等。临床上采用清热利湿、活血化瘀、温阳健脾等中药治疗，可起到抑制血小板聚集、降低血液粘稠度、促进纤维蛋白原的降解、改善血液高凝状态、促进局部血液循环的作用。经过临床验证，中西医结合治疗缺血性肠炎可取得较好的临床疗效。

参考文献：略。

浅谈中药治疗溃疡结肠炎的难点分析及解决思路

王仙锐　李　平

（吉林市中西医结合肛肠医院，132001）

1. 概论

溃疡性结肠炎，是消化道常见疾病，除一般称为慢性非特异性溃疡性结肠炎，溃疡性结肠炎外，尚有原发性溃疡性结肠炎，慢性远端溃疡性结肠炎，血栓性溃疡性结肠炎，国外又称“溃疡性结肠炎”。或特发性大肠炎，目前世界卫生组织正式命名为“特发性结肠炎”。本病1875年由wilks及moxon首先描述，1920年被医学界所公认，1956年我国文士域首先报告国内病历，此病在欧美比较常见，且病势严重，死亡率高，据治疗所载，各国10万人口中该病率依次为，英国79．9，美国（白人）42、新西兰41.3、瑞士17.5、法国11.0、德国10.9、西班牙6.4、奥地利5.6、日本3.0、国内发病较国外低，但近几年来，由于生活习惯，饮食结构的改变，卫生知识的普及，纤维电子结肠镜的临床应用等，发现本病率有升高的趋势，据国内报道1980—1984年报告的病例比1975～1979年高达8倍，现在约在10倍以上，因此，已引起医学界的普遍重视。国内该病的症状相对比，较欧美国家轻，国外女性发病率较高，男女患者之比1：1.3～1：1.5，国内统计男性多于女性，各年龄组均可发病，但以青壮年为多，本病病变主意限于结肠的黏膜，且以溃疡为主，多累及直肠和远端结肠，但可向近端扩展，以致遍及整个结肠，主要症状有腹泻、脓血便、腹痛和里急后重，具有病程慢长，逐年加重，经久不愈的特点。并可伴有多种肠外表现及并发症，严重危害人们的身心健康。

关于本病的原因，目前现代西医学尚不明确。一般有遗传、感染、细菌变态反应、肠道酶失调，保护物质缺乏，精神应急等多种学说。国内外越来越多的研究表明，本病与自身免疫反应有关。

中医医籍中并无结肠炎的病名，但据其临床表现，本病应属“泄泻”“痢疾”“便血”“肠澼”等症状范畴。远在两千多年前，《素问．至真要大论》提出“火淫所胜……民病淫泻赤白，小腹痛溺赤，甚则便血”。《素问．太阴阳明篇》云：“饮食不节，起居不时者‘阴受之。阳受之则入六腑，阴受之则入五脏。……入五脏则满闭塞，下为飧泄，久为肠澼。”此可谓类似本病的最早记载。到东汉张仲景《伤寒杂病论》有“热痢下重”，“脓血便”和“下痢赤白”的描述，将痢疾和泄泻统称为“下痢”。其在辨证论治上有很大发展，提出了“治痢”的法规。其中所创清肠的葛根芩连汤，黄芩汤，白头翁汤；通下的大小承气汤；温化的理中汤、白通汤、四逆汤；收涩的桃花汤、訶黎勒散、禹余粮丸；和解的乌梅丸等。至今仍在临床上广泛应用。随《诸病源侯论》提出“冷痢”、“熱痢”、“赤白痢”、“水谷痢”、“休息痢”、“久痢”等几十种，在认识上有了进步。及宋代后始将痢疾和泄泻分开看待。朱丹溪《金贵钓玄》附录“滞下辩论”，云：“若泻痢不分两证，滒言湿热……，非其治也。夫泄者，水谷湿之象。滞下者，垢瘀之物，同于湿热而成。治分两岐，而药亦异”。《局方发挥．滞下篇》中说：“泄泻之证，水谷或化不化，并无怒责，惟觉困倦。若滞下则不然，或脓或血，或脓血相杂，或肠垢或糟粕，或糟粕相杂”，虽有痛与不痛之，然皆里急后重，逼迫恼人。随后，对痢的认识在证候分类上，也开始趋于统一。《丹溪心法．痢病》对痢疾的辨证提出“赤痢属血，白属气”，“血痢久不愈者属阴虚”。又指出“湿、热、淤积”为病因之一，并指出“壮实初病宜下，虚弱衰老久病宜升”的原则。明清以来，对泻痢的认识更加深刻，在病因病机和辨证论治上得以进一步阐发。在病机理论方面，比较突出的是强调痢疾与脾肾的关系。李中梓《一宗必读．痢疾》明确提出“愚按痢之为证，多本脾肾……”然而尤有至要者，则在脾肾两脏，如先泻而后痢者，脾传肾，为贼邪难疗，先痢而后泻者，肾传脾，为微邪易医。是知在脾者病浅，在肾者病深，肾为胃关，开窍于二阴，未久痢而损者，故治痢比知补肾，非其治也。这些颇有见地的认识，使痢疾的治疗从治湿热，治胃消积，治肠利湿等原则，扩大到治脾肾学说，推动了痢疾辨证论治的发展。对于久患泄泻，叶天士《临证指南医案》认为“阳明胃士已虚，厥阴肝风振动”创泄毋安土之法，由此亦发展了泄泻的辨证论治内容。由此可见，中医学经历了数千年的临床实践，形成了完整的行之有效的治疗痢疾，泄泻的理论和经验，然而今天正是将他熔汇于认识和治疗溃疡性结肠炎的过程中，才使得中医在治疗本病上具有独特而卓越的低位。

中医学认识本病多属本虚标实之证，从近年国内外其诊治状况来看，在诊断方面多倾向于辨病于辨证相结合，采用电子结肠镜检查及病理组织学检查十分直观可靠，同时运用中医理论，结合中医辨证以辨明其致病因素，病变部位，疾病性质，以及邪正增长的变化情况，这样辨证为主又参以辨病的诊断之法，既顾及到了整体的变化，又对局部病变进行了深入的分析。因而使之能较全面地了解疾病的本质。在治疗方面，目前西医多采用静脉营养法，抗生素，激素，免疫抑制剂及手术治疗。但是这些治疗方法，均有一定副作用，特别是需长期维持用药，在实际应用上存在难题，而中医药治疗本病具有辨证灵活、治法多样，疗效显著，无毒副作用，并可抑制减少西药的毒副作用等优点，所以上临床上治疗本病较为理想的方法。目前在治疗方面虽然出现了中西医结合等多种有机的结合形式。并以显示出良好的发展前途，但以中医药为主占绝对优势。随着时代的不断的发展，中医将运用自己的理论也必将运用更现代的科学研究方法和手段，不断地，深入地探讨其证治规律，为本病的治疗展现出更美好的前景。

2. 溃疡性结肠炎的复发因素及应对措施

本病缠绵漫长，尤其易反复发作，使病情复杂，治疗较为棘手，因此有效的防止其复发是当前研究本病所面临的一个重要课题。中医学非常重视对疾病的预防，积累了许多行之有效的预防措施，今用之本病，同样具有着重要的预防工作。其主要从掌握先兆征象，饮食、起居、顺赢自然、劳逸、情志加锻炼及药物等方面进行预防，并采取相应措施加以控制。

2.1 掌握先兆征象　先兆征象是预示疾病要发生的信号，如果能掌握本病的先兆征象的规律，就可采取措施防止其发生，起到预防的目的。

本病的原因复杂而广泛，就脏腑而言，五脏六腑都能致本病，尤以脾胃的关系密切，因此本病的先兆征象的出现，必然立足于脏腑，故首先应从脏腑着手，且调整脏腑的功能是阻截预防止本病发生的重要途径。

2.1.1 寒湿型和湿热型的先兆征象和阻截预防

先找征象：本病必因于湿，非兼寒即兼热。其中寒湿型多出现于冬秋，湿热型则常见于夏秋。

属寒湿的多呈脾胃寒先兆证型，症见：胸闷纳呆，腹胀食少，舌苔白腻，舌质淡胖，大便时溏，感寒或伤食则易诱发。属湿热的则呈脾胃湿热先兆证型，症见口干、口臭、腹胀、恶心、苔黄腻，舌质偏红，脉象濡数，大便臭秽，不爽。感遇夏秋湿热，湿邪则易出现，表现为舌苔黄腻，大便不爽。

现代医学认为，在缓解期如 2 球蛋白增加时，常为复发的信号。

阻截治则属寒湿先兆证型的宜温化寒湿阻截，方予理中汤加二陈汤，人参，白术，炮姜，甘草，茯苓，法半夏，陈皮。如有感寒诱因用理中汤加胃苓汤化载，人参，白术，炮姜，炙甘草，茯苓，白术，桂枝，猪苓，泽泻，苍术，厚朴。风寒甚者，用藿香正气汤，藿香，苏叶，半夏，甘草。白术，厚朴，白芷，神曲，茯苓，干姜，大枣，甘草。

伤食者用保和丸导滞，神曲山楂，茯苓，法夏，陈皮，连翘，莱菔子。

属湿热先兆证型的宜清热利湿阻截，方予，葛根芩莲汤合六一散，葛根，黄芩，黄连，甘草，滑石。或以黄连香饮合六一散；黄连，香，鲜扁豆花，厚朴，甘草。

2.1.2 肝脾失调型的先兆征象和阻截方法：七情失调，肝气不舒致肝脾失调，也易导致大便次数增加，多见于青年女性，忧郁，焦虑为腹泻的先兆症状，由于胃肠功能紊乱，因此，常以腹泻，便秘交替出现。方予逍遥散加味；柴胡，白芍，白术，茯苓，当归，薄荷，生姜，甘草，郁金阻截。

2.1.3 水湿阻滞型的先兆征象和阻截方法：信号为“肠中漉漉”，“素盛今瘦”；由于肠蠕动加快，肠泌物增多，故多为水浊稀便。阻截治疗以健脾化湿为原则，方用，苓桂术甘汤，茯苓，白术，桂枝，甘草，或四逆四君子汤；附子，干姜，人参，白术，甘草，柴胡温阳化湿。

2.1.4 肠络瘀阻型的先兆征象和阻截方法：前驱症为腹部疼痛，痛区固定，舌质偏暗或有瘀点。阻截方予少腹逐瘀汤，当归，川芎，官桂，赤芍，蒲黄，五灵脂，干姜，延胡索，小茴香。

2.1.5 脾气不升型的先兆征象和阻截方法：为脾虚久泄，由于脾受损不能健运升清而致。特征为乏力不坠，常伴脱肛，食少，腹胀是其信号，常有完谷不化特征，方宜桂附理中汤加味：肉桂，附子，人参，白术，茯苓，甘草等，脱肛用补中益气汤升提。

2.1.6 脾肾阳虚型的先兆征象和阻截方法：为肾阳不足，命门火衰微，脾土失煦运所致。信号为五更泻，并伴有畏寒，肢冷，腰酸膝软，面白头晕等症。方宜桂附理中汤或四神丸：补骨脂，肉豆蔻，五味子。

2.1.7 在治疗和预防上也可应用发明的外用制剂，溃疡油和消炎油效果也比较满意，此种药物作为适宜推广技术于2011年被省中医药管理局立项，今年10月份就可以推广使用，我科自2003年开始，应用此药治疗溃疡性结肠炎，一般2—3个疗程，就可以见显著疗效，该药属纯中药制剂，适用于各类人群，每晚15—20毫升直肠内灌入，不影响工作，生活，学习，次药也可以用于预防复发的药物，在病人有复发的前兆时可预防性用药1疗程，达到防止复发的目的。

2.2 饮食做到适宜　饮食直接影响着人体生命活动，正如古代医学家孙思邈所说：“安生之本，必贤于食，——不知食宜者，不足以生存也”。可见饮食是人类赖以生存的基本条件之一。各宜的饮食能够化生精气，滋养人体，强化脾胃，抵御外邪，防止本病的发生和复发。所以适宜饮食又是预防本病的基本要求。

饮食适宜以预防本病的基本要求为：

2.2.1 饮食宜贵有节：做到定时定量，不可饥饱过度，饮食所伤常常是本病发生和复发的诱因。饥饿太过则精微物质来源不足，是正气不足，抵抗力弱，易于引发本病或使本病复发；暴饮暴食，过量饮酒，过食肥甘，乃伤脾败胃，五谷不化，水湿不运，水谷走于肠，诱发本病。尤其是本病初愈时，脾胃功能尚未能健全，勿使脾胃强纳，应少食多餐，有利病后恢复，可防复发否则必令饮食停滞，损伤脾胃，酿成本病，初愈又发。《素问病论篇》示：“饮食自倍，脾胃乃伤”足以说明饮食节制对预防本病的重要性。

2.2.2 饮食性味不偏：为防止本病的发生或复发，饮食温度及寒热属性均不宜寒凉温热失度。过失寒冷，易伤脾阳，则使寒湿内生，过失辛热之品，则使胃肠积热，阴液损伤，由此而使本病发生。食物有辛甘酸苦咸五味，五味又可归属五脏，可影响脏腑之阴阳，故不可偏食五味，若偏食五味，食入过甘，甘者助湿生满，影响脾胃的受纳运化之功，则内生水湿，水谷杂下而生腹泻；食入过咸，咸入肾，过咸则伤肾，肾阳虚则命门不固，脾阳亦损，水谷内停；食过酸易致肝气乘脾；食入过辛，易伤阴耗津损肺，肺虚不能下注大肠，大肠传导失职；由此可见，饮食五味也不可偏颇，才能使脏腑功能旺盛，本病则无由产生。

2.2.3 饮食适宜卫生：饮食要新鲜，洗净，不食腐烂变质食物，否则必会损伤脾胃，使病从口入。因此对本病的预防同样不忘饮食要卫生。

2.3 生活起居有常　生活起居不规律是本病发生和复发的主要诱因之一，如过度疲劳，连续熬夜，严重失眠等，因此建立合理的生活制度，对于本病的治疗，早日康复及预防是很重要的。所以要求病人按时休息，保证充足睡眠，形成一定的生活规律，每日保证8—10小时

2.4 顺应自然环境　养成顺应季节气候的变化，注意摄身体的习惯，平素纳凉取暖皆应适度。对风、寒、署、湿、燥、火六淫邪气，避之有时，特别对反复发作的病人和老年患者，尤当注意，可减少复发。

总之，遵循着顺时调养，才能保持人与自然的高度协调状态，增进人的健康，脾胃等脏腑功能健旺，防止本病的发生。

2.5 劳逸适中讲究结合　有劳有逸，劳逸适度，能够增强体质，预防疾病的发生，此亦为本病预防中遵循的重要原则之一。

2.6 调节精神情况　情志活动产生脏腑精气，与人体健康关系非常密切。情志正常，则脏气调和，情志异常则内伤脏腑，因此，要预防本病发生或复发。

2.7 坚持运动锻炼　运动健身的方法很多，最简单易行的如徒手操，散步，慢跑步，其它如气功，太极拳，八段锦等，只要长期坚持，适时适量，定能增强脾胃等全身脏腑功能，达到预防本病的目的。

痔瘘消瘘管灌注治疗克罗恩病肛瘘37例疗效观察

吴　志

（香港中医痔瘘医院）

【摘要】目的　回顾性的总结评价中药痔瘘消瘘管灌注治疗克罗恩病肛瘘的临床疗效及安全性，探讨中药痔瘘消是否有多功能、多靶点的效果？方法　采用以生物技术生产的中药痔瘘消治疗液，给1990.8～2011.8月37例克罗恩病肛瘘患者瘘管灌注。结果　26例低位复杂性肛瘘，一次灌药治愈者21例，二次灌药治愈者3例，三次灌药治愈者2例。高位复杂性肛瘘11例，一次灌药治愈者5例，二次灌药治愈者3例，三灌药治愈者3例。37例全部痊愈，总痊愈率为100%。随访观察2年，病情稳定。结论　以生物技术生产的中药痔瘘消治疗克罗恩病肛瘘的疗效确切可靠，安全，无任何后遗症。充分显示本药具有多功能、多靶点、多用途的药效，具有可量化和重复的特性；为克罗恩病肛瘘的治疗提供了有效的新方法。

【关键词】克罗恩病肛瘘；痔瘘消；瘘管灌注；临床观察

克罗恩病是一种以腹痛、腹泻、发热、腹部肿块、瘘管形成和肠梗阻为临床特点，病程迁延，易复发，病因至今未明，可能与免疫功能失调、感染、遗传因素等有关，到目前为止尚无特效药。作者采用以生物技术生产的免疫强生因子和平癌灵治疗肠道症状，特效痔瘘消治疗肛瘘，取得了满意疗效，现报告如下。

1. 临床资料

本组37例来自1990年8月～2011年8月经各大医院娄治不愈的慢性患者，35例为男性，2例为女性，年龄20～45岁，病程最短1年，最长22年，13例曾经做过肠手术，长期口服类固醇，但仍经常有腹痛、腹泻、或烂便，肛瘘均多次手术过未能治愈，合并有不同程度的肛门狭窄、失禁、畸形等后遗症。

2. 诊断标准

按1975年衡水会议肛瘘统一标准分类法，分为低位、高位单纯性肛瘘，低位、高位复杂性肛瘘。

3. 治疗方法

痔瘘消（痔消草、五倍子、枯矾、乳香、没药……等中草药组成），灌注瘘管。合并有肠道症状者加用免疫调节剂（免疫强生因子）和舌血化瘀、清热解毒的平癌灵（当归、赤芍、川芎、莪术、熟地、桃仁、红花、三棱、地榆、槐花角等）；以上药品均以生物技术生产。37例均在门诊治疗。

4. 疗效标准

痊愈：肠道症状消失，肛瘘治愈，体质显著改善，拆除一切西药，随访观察2年无复发。

好转：肠道症状消失，但肛瘘未能彻底治愈。

无效：治疗前后病情未改变。

5. 治疗结果

26例低位复杂性肛瘘，一次灌药治愈者21例，二次灌药治愈者3例，三次灌药治愈者2例；高位复杂性肛瘘11例，一次灌药治愈者5例，二次灌药治愈者3例，三次灌药治愈者3例；痊愈37例，总痊愈率为100%。

6. 病案举例

刘先生，43岁，文员，患克罗恩病22年，曾经在香港玛丽医院做过肠切除，长期口服类固醇控制病情，开始每天服8粒，后来慢慢减至每日3粒，全身雍肿，食欲减退，疲乏无力，间中偶有低热，肛瘘已经做过两次手术均未治愈，长期流脓，因肛门狭窄，无法再做手术。2006年7月23日找余求诊，见患者面色苍白，全身浮肿，满月脸，舌淡胖，苔白腻，脉滑弱，一派虚寒夹湿证。肛门1、3、5、7、9、11点处均有瘘管外口，9、11、3点距肛门口5.5cm，放屁及腹泻均从瘘管外口排出；其余为3.5cm，用大棉球一压，流出乳白色带血丝的脓液，肛门指诊仅能通过食指，小号的肛门镜无法通过。从瘘管外口灌痔瘘消治疗液，同时并用免疫强生因子和平癌灵。7天后开始逐量减服类固醇，15天后来复诊，见患者全身明显肿消，食欲增加，自觉体质较前提升，腹痛、腹泻较前减轻，瘘管除了9、1点未愈，其余的瘘管均已愈合，棉球挤压无痛，无分泌物排出。9、1两点行第二次灌药，15天后复诊，见9点瘘管已经闭合，棉球挤压无分泌物排出，1点处的瘘管仍有脓液流出，行第三次灌药后，体质显著提升，腹痛腹泻消失，22年来大便第一次成形，患者精神奕奕，类固醇减至1片。2个月后减至半片，3个月后复诊，一切恢复正常，随访3年未复发。

7. 讨论

克罗恩病（Crohn's disease)，为局限性肠炎，又称节段性肠炎、肉芽肿性肠炎。是一种病因未明，目前均认为可能与免疫功能失调、感染、遗传因素等有关的胃肠道肉芽肿性疾病。病变多见于迴肠未端和结肠，临床上以腹痛、腹泻、发热、腹部肿块、瘘管形成和肠梗阻为特点；病程迁延难愈，易复发。克罗恩病应属于祖国医学“伏梁”范畴。慢性病程为机体气虚及寒凝，致使气滞血瘀，寒湿蕴结过久则化热而损伤血络，道致肠黏膜溃疡、解黏液脓血便、胃肠道肉芽肿性病变、肛瘘。尽管多年来中西医均极力探索各种治疗方法，但始终未能找到一种理想的特效药。肛瘘反复流脓、肿痛，严重影响了患者的日常生活和工作。手术是治疗肛瘘的主要手段，但难免存在创面损伤大、愈合周期长、术后易复发、不同的肛门失禁、狭窄、畸形等后遗症。本组病例采用具有清热解毒、活血化瘀、收敛的痔瘘消灌注瘘管，并籍以具有显著健全和增强免疫功能的双向免疫调节剂——免疫强生因子，以及具有活血化瘀补血、清热解毒的平癌灵治疗，收到非常显著的效果。临床证实本组药物具有多功能、多靶点，一药多用，见效快，作用持久、安全可靠等特点；且还可治疗内痔、肛瘘、低位息肉、肛乳头瘤、肛乳头肥大等疾病，较好地解决了中医药的量化问题，对我们今后治疗克罗恩病肛瘘开创了一条新的路向！

作者信息

香港铜锣湾渣甸街5 - 19号京华中心7楼707室；手机：（00852）65111108 内地：15018939940；网址：www.hemorrhoid.com.hk；邮箱：ngchiyung@ymail.com

吴志勇

23/8—2013

新型免疫抑制剂在炎性肠病中的应用

徐子鹏　胡金玉

长春长春鹏程胃肠医院　吉林，130022

【背景】5 - ASA类一直作为治疗IBD常规药物。三十年来，多种荟萃性文章报告有效率在55%左右且仅对轻中度溃疡性结肠炎（UC）有效，大多数临床学者仅把它作为"维持缓解"药使用。目的：为了探索高效免疫抑制剂在IBD方面的疗效、耐受性及不良反应。方法：本文以大样本、开放式、随机选择300例中重度UC并将其分为三组，分别观察吗替麦考酚酯、他克莫司、环孢菌素A的疗效差异、耐受性与不良反应率。结果：三组患者的疾病活动指数（Sutherland DAI）分别从$\bar{x}$8.70下降至3.53，$\bar{x}$8.68下降至3.77，$\bar{x}$7.64下降至4.81（$p<0.001$），都具有显著差异。内镜下完全缓解率分别是60%、52%、45%，疗效显著。不耐受掉队者和不良反应分别是9%、30%、10%，但其毒副作用都是可逆性的。结论：揭示高效免疫抑制剂对IBD有卓越的疗效并且具有较好的安全性，为IBD的药疗提供了又一条途径。

【关键词】新型免疫抑制剂；炎症性肠病；吗替麦考酚酯；他克莫司；环孢菌素A

1977年Azad等人报道柳氮磺胺吡啶治疗炎性肠病（IBD）的有效成份为5 - 氨基水杨酸（5 - ASA）以来[1]，多种5 - ASA缓释剂型（美沙拉嗪系列）相继问世并广泛被用来治疗IBD，但5 - ASA的化学性质活泼，其缓释剂型受个体差异和制剂工艺水平的影响，表现出疗效的差异性[2]。1982年Willoughby等报道两分子的5 - ASA的氮键偶联物——奥柳氮的药代学与药效学，显示奥柳氮有较低的血药浓度（60ug/ml）和较高的粪便浓度（35%），但仍有较多的尿回收率（44%）[3]，提示奥柳氮有可能在回肠裂解并有较多的吸收，因而出现较多的不耐受患者[4]。因此，二十余年来没有得到广泛的临床使用。1998年Green等报道了巴柳氮的药代学及药效学，认为巴柳氮的裂解速率与裂解部位较为适宜，因而有较好的耐受性[5]，但在这些依从性较好的患者群中，疗效仍没有突破性进展[6]。2006年Lichtenstein等系统回顾生物制剂英夫利昔（IFX）临床疗效数据，这种昂贵的生物制剂也只有56%的缓解率，并出现死亡等严重的不良后果[7]。因此，寻找和发现治疗IBD的化学制剂是医药学者的主要课题。

1. 材料和方法

按入院顺序随机将中重度300例UC患者分成三个治疗组，前100例为吗替麦考酚酯（MMF）治疗组，中100

例为他克莫司（TCL）治疗组，后100例为环孢菌素A（C_SA）治疗组，上述药品均为国药集团川抗制药有限公司生产。

本试验全部使用口服剂型，MMF组为0.5g Bid，TCl组为2mg Bid，CsA组为100mg Bid，是常规剂量的1/2量。口服三天之内出现食欲不振、腹痛、腹泻、手足麻木，全身酸痛者视为不耐受者，剔除出治疗组；治疗7天以上、15天以内出现白细胞下降至正常值以下、肝肾功能异常、神经系统异常者视为不良反应，也剔除出治疗组。根据黏膜上皮细胞的生长周期，设定40天为一疗程。所有治疗组患者均在治疗后第一周，第二周，第五周进行血常规、肝肾功能检查。

疗效评估：三组观察病例治疗前后均按中华医学会IBD诊疗规范共识进行Sutherland DAI计分评估[8]，这种数值化评估虽利于计算和统计，但欠缺主体概念，本文特加一项内镜黏膜像单一指标。内镜下黏膜溃烂愈合，水肿消退，色泽基本正常者为完全缓解（临床治愈）；尚有黏膜色红肿脆为显著缓解；仍有散在出血点者为部份缓解；只要还有点片状糜烂者均列为无效。

2. 结果

不耐受者与不良反应率：100例MMF治疗组中有91例顺利完成40天疗程观察，掉队的9例患者中有5例服药后出现头痛、腹痛、腰腿痛等不适症状被列为不耐受者，另有4例服药7天出现肝肾功能异常、手足麻木、共济失调等神经症状，故被列入药物不良反应。100例TCL治疗组掉队30例，出现19例不耐受者（19%）和7例不良反应率（7%），大多是腹痛、腹泻加重及7例肝肾功能和血常规异常，另有4例因经济原因而中断用药，但在坚持40天治疗者中还是体现出很好的治疗价值。100例CsA治疗组中有90例顺利完成40天疗程观察，掉队的10例中有3例疗效不佳而停药，另有7例出现肌肉酸痛，皮肤丘疹等震颤原因而停药掉队。值得一提的是本文三组患者出现的毒副作用都是可逆性的，停药后很快恢复，300例患者因不耐受和不良反应掉队者42人，但进入40天疗程观察的251人当中未发现有严重的毒副反应，因此，就其安全性而言是值得推荐的。三组掉队原因详见表1。

表1 MMF、TCl、CsA治疗组掉队原因一览表

	total	不耐受	不良反应	其他原因	剩余
MMF	100	5	4	0	91
TCL	100	19	7	4	70
CsA	100	4	3	3	90

疗效观察：91例MMF组在治疗前后的疾病活动指数（DAI），分别从$\bar{x}$8.70下降至3.53（$p<0.001$），具有显著差异，内镜下完全缓解率高达60%，说明MMF治疗中重度溃疡性结肠炎的疗效是令人满意的；70例TCL组的DAI也从$\bar{x}$8.68下降至$\bar{x}$3.77（$p<0.001$）；CsA组的DAI从$\bar{x}$7.64下降至4.81（$p<0.001$），也都具有显著差异。三个治疗组组间的疗效比：按完全缓解率60% vs 52% vs 45%，配对t检验也具有一定的差异性。

MMF治疗组中有两例待手术的重度UC，经40天治疗后复查肠镜见广泛肉芽肿性结节基本吸收。在TCL治疗组中有4例克罗恩氏病，本文没有单列统计，患者接受40天TCL治疗后腹部包块、不全梗阻、发热、贫血等症状都明显改善或消失，说明TCL治疗克罗恩氏病的疗效是卓越的。具体结果参见表2、表3、表4。

表2 疾病活动指数（Sutherland DAI）

项 目	计分			
	0	1	2	3
腹泻频次	正常	1-2次/d	3-4次/d	5次以上/d
肠道出血	无	黏液血便	脓血便	血水样便
黏膜表现	正常	糜烂出血点	散在溃疡	弥漫性溃疡
医师综合评估	正常	轻度	中度	重度

计分范围0-12分，3-5分为轻度，6-10分为中度，11-12分为重度。

表 3 三组患者治疗前后的 DAI 变化

治疗组	DAI	0	1	2	3	4	5	6	7	8	9	10	11	12	total	$\bar{x}$
MMF 组	治疗前病例数	0	0	0	0	2	4	8	12	12	16	19	14	4	91	
	治疗前 DAI	0	0	0	0	8	20	48	84	96	144	190	154	48	792	8.70
	治疗后病例数	0	23	17	15	9	8	6	5	3	2	2	1	0	91	
	治疗后 DAI	0	23	34	45	36	40	36	35	24	18	20	11	0	322	3.53
TCL 组	治疗前病例数	0	0	0	0	2	2	5	9	11	15	16	6	4	70	
	治疗前 DAI	0	0	0	0	8	10	30	63	88	135	160	66	48	608	8.68
	治疗后病例数	0	0	25	13	13	8	3	3	2	2	1	0	0	70	
	治疗后 DAI	0	0	50	39	52	40	18	21	16	18	10	0	0	264	3.77
CsA 组	治疗前病例数	0	0	0	0	8	8	10	15	17	16	8	5	3	90	
	治疗前 DAI	0	0	0	0	32	40	60	105	136	144	80	55	36	688	7.64
	治疗后病例数	0	0	0	24	35	10	5	4	4	3	2	2	1	90	
	治疗后 DAI	0	0	0	72	140	50	30	28	32	27	20	22	12	433	4.81

表 4 三组病例的内镜下疗效统计

	完全缓解	显著缓解	部分缓解	无效
MMF 组 N = 91	55（60%）	21（23%）	12（13%）	3（3.4%）
TCL 组 N = 70	36（52%）	14（20%）	13（18%）	7（10%）
CSA 组 N = 90	41（45%）	30（33%）	12（13%）	7（7.8%）

3. 讨论

在治疗中重度 IBD 过程中，临床医生首先要尽快诱导病情缓解，在最短的时间内控制急性活动期症状，阻止免疫性损伤的持续进展；当疾病得到缓解后要解决第二道难题是如何避免反跳，维持长期缓解、促使疾病转归。Blonski 等系统地回顾了几十年来 IBD 的药物治疗概况，5 - ASA 类药物在治疗急性活动期 IBD 很难奏效，是公认的“维持缓解药”（Maitain remission drug）[9]，5 - ASA 类属于抑制白细胞三稀（LTB4）生成的抗炎药，不具备阻断免疫途径中的 T 淋巴细胞增殖与炎性因子的释放效应[10]，故在临床上常借助甾体和抗生素联用来控制急性活动期症状。

MMF、TCL、CsA 是用来抑制器官移植后的排斥反应，在 I、II 期临床试验中没有应用到炎性肠病方面。它们作为高效免疫抑制剂是通过多种方式影响人体免疫系统而发挥强大效应。首先，它们对淋巴细胞具有高度的选择性、非竞争性和可逆性的抑制效能、而对其他快速分裂的细胞抑制作用较弱，就安全性而言远远胜过 MTX、6 - MP、AZA。MMF 特异性地抑制淋巴细胞的嘌呤从头（JMP）合成途径中的次黄嘌呤核苷酸脱氢酶（IMPDH）的活性，因而具有强大的抑制淋巴细胞增殖作用，一旦出现毒副作用，停药后很快恢复[11]。本项临床试验中总共出现 14 例具有临床证据的不良反应，无一例遗留中长期不良后果。

本项临床试验表明 MMF 的依从性最好，不良反应率最低，疗效也最佳，同国外个别小样本零星报告不相一致[12]，可能与起始剂量有关，每天 2g 以上的 MMF 高剂量容易把药物的不耐受性、剂量相关性毒副反应纳入疗效观察，得出不准确的结论。对于这种细胞毒性药物在临床实践中不仅要观察它的药理、毒理、药效学特征，还要探索最低的有效剂量与疗程以及个体化差异，尽量做到理论与实践相结合，用药剂量与个体差异相结合[13]，因此，样本太小很难反映临床真实效应。本实验的疗程设计仅为 40 天，实际上是不够的，患者还需要继续治疗及为了预防复发或反跳而用安全性更好的药物进行更替，做好长期的缓解维持治疗。

MMF 等高效免疫抑制剂治疗 UC 并取得满意的疗效，这是 IBD 药物疗法的一个进展，不仅观察到它对急性活动 UC 有效，本试验还观察到对广泛性肉芽增生的纤维化阶段的 UC 也有转归作用，使得一部分难治疗性 UC 免除手术之苦。

参考文献：略。

穴位敷贴治疗肠易激综合征166例

干安建 肖小珠 陈展翔 王荣芳

宁波健民肛肠医院 浙江 宁波，315040

【关键词】穴位敷贴；肠易激综合征；疗效

2010—2013年6月，我院用穴位敷贴治疗肠易激综合征166例，效果满意，现报道如下。

1. 资料与分析

1.1 一般资料 本组共306例，平均年龄（48.3±16.7）岁，病程6个月~20年，平均4.5年，愿意接受穴位敷贴166例为治疗组，其余140例为对照组，两组性别、年龄及病程比较，差异元统计学意义（P>0.05）。

1.2 治疗方法 治疗组腹泻型用复方谷氨酰胺肠溶胶囊及匹维溴铵片，便秘型用小麦纤维素颗粒，焦虑型用黛力新，再加用穴位敷贴。用远红外理疗贴（山东世纪通医药科技有限公司）贴于天枢穴。神阙穴、关元穴、足三里及大肠俞穴等穴位，按摩1分钟，贴48小时，每周1次，8次为一个疗程。对照组只用药物治疗。

（注：对医用橡皮胶过敏者慎用，创伤性皮肤、孕妇禁用，出现过敏现象者停用）。

1.3 疗效判定标准 参照国家中医药管理局《中医病证诊断疗效标准》评定，治愈：腹痛、腹胀及植物神经功能紊乱症状和腹部压痛体征消失。腹泻型大便1次/d，大便成形，排便通畅。好转：腹痛、腹胀及植物神经功能紊乱症状明显好转，腹部压痛明显消失。腹泻型大便<3次/d，大便性状松散、糊状、黏液或水样便均有好转，排便急迫、不尽感均有减轻；便秘型排便<3次/周，粪便坚硬或呈羊粪状好转，排便较费力。未愈：症状、体征无明显改善。

1.4 统计学方法 全部资料采用SPSS13.0软件进行统计处理，计量资料采用t检验，计数资料采用Chi－Squre。

2. 结果

治疗组治疗治愈132例79.5%，好转24例14.5%，总有效率94%；对照组治愈60例42.9%，好转28例20%，总有效率62.9%。两组比较P<0.05，治疗组优于对照组（见表1）。

表1 两组疗效比较

组别	例数	治愈	好转	无效	总有效率
治疗组	166	132	24	10	94%
对照组	140	60	28	52	62.9%

3. 讨论

现代医学认为肠易激综合征是一种身心因素有关的易质性肠道功能紊乱性疾病。这种神经、体液、免疫与肠道生理变化互为因果，形成不良循环，出现植物神经紊乱和腹痛、腹胀、腹泻或便秘，常迁延不愈，易于复发。肠易激综合征是一种终身的疾病，症状发作期与健康期交替出现。治疗的切入点，主要在于调整脑－肠互动平衡，着力于脑肠同治，建立肠道正常运动功能。传统医学认为，机体体表经穴，与相应内脏间存在着相对特异性的功能联系。内脏的功能情况，可以有一定信息反应到体表，经穴德适宜刺激又可通过这种联系在一定程度上影响内脏的功能活动。因此穴位药物疗法可起到调整功能、激发机体精气、疏导气血、调整神经功能的作用。足三里是足阳明经合穴，取穴足三里有健脾化湿、调节肠道功能和治疗泄泻的作用；大肠俞通常无滞，是治疗要穴；天枢穴是阳明胃经的腧穴，关元穴是任脉的腧穴，两穴均为治疗调节肠功能紊乱要穴。

远红外理疗贴由远红外陶瓷粉、医用压敏胶、纳米级的远红外白金陶瓷微粉以及几十种天然制剂（铝、镁、钙、铁、钛硅等氧化物及多种碳水化合物）共同组成。现代纳米材料—远红外陶瓷微粉，结合现代科技医学和传统中医外治理论；是集光学、热学、医疗技术于一体的完美结合。当它吸收到皮肤的热能后，释放出5－15微米的远红外光制痛介质合成。它可以迅速止痛，缓解痉挛，消炎消肿，改善血液循环，加强代谢作用，增强肌体细胞活力，调节内脏功能，调节自律神经，提高了人体的代谢功能，成功的实现了真正的内痛外治。

总而言之，穴位敷贴配合药物治疗肠易激综合征优于单纯药物治疗。现采用现代科技手段和传统中医经络理论相结合的方法，方法简单、无副作用，是治疗肠易激综合征的一种有效中西结合的治疗。

白头翁汤加味内服兼保留灌肠治疗溃疡性结肠炎58例

赵文周　安巧花　吴瑞芬

河南新郑肛肠病医院，451100

【摘要】目的　为探讨白头翁汤加味内服兼保留灌肠治疗溃疡性结肠炎的临床疗效。方法　我院将116例患者分为两组，治疗组给予白头翁汤加味内服并保留灌肠，对照组给予柳氮磺砒啶常规治疗，对比观察两组患者治疗前后的临床症状改善情况及结肠镜检查结果。结果　结肠镜检查结果表明，白头翁汤加味内服兼保留灌肠治疗溃疡性结肠炎疗效明显优于对照组。结论　白头翁汤加味内服兼保留灌肠治疗溃疡性结肠炎58例，疗效比较满意，现报告如下：

【关键词】加味白头翁汤内服；保留灌肠；治疗；溃疡性结肠炎

1. 资料与方法

1.1 临床资料　2007年6月至2012年12月，符合诊断标准的溃疡性结肠炎患者116例。

治疗组58例，男32例，女26例；年龄24～65岁，平均41.2岁；病程2.1～8.4年，平均3.2年。

对照组58例，男28例，女30例；年龄26～71岁，平均43.2岁；病程1.8～7.9年，平均2.8年。两组患者一般资料具有可比性（$P>0.05$）.

1.2 治疗方法　治疗组58例采用白头翁汤加味内服兼保留灌肠治疗。白头翁汤加味（白头翁15g、黄连6g、黄柏12g、秦皮12g、茯苓15g、败酱草15g、苍术10g、椿皮10g、山楂15g、神曲15g、麦芽30g、甘草10g、槟榔15g、木香10g、生白芍15g）水煎取液300ml，分早晚各100ml内服，另外100ml每晚保留灌肠，15天为一个疗程。

对照组58例口服柳氮磺砒啶治疗。给予柳氮磺砒啶，每天4g，分4次口服，病情缓解后改为每天2g，也分4次口服，15天为一个疗程，随访1/2～1年，观察临床疗效。

2. 诊断标准

参照2000年成都全国炎症性肛肠学术研讨会制定的标准执行。、

2.1 临床症状及体征　有持续性或反复发作的腹泻、黏液血便、脓血便，3－8次/天，伴腹痛、里急后重和不同程度的全身症状。可有关节、眼、皮肤、出血、口及肝胆等肠道外表现。

2.2 辅助检查　结肠镜检查显示病变从直肠开始，至升结肠，甚至盲肠，呈连续性、弥漫性分布，表现为黏膜血管模糊、紊乱、充血、水肿、出血及脓性分泌物附着，亦常见黏膜粗糙，成细颗粒状。病变明显处可见弥漫性多发性糜烂或溃疡。慢性病变者可见结肠袋囊变浅、变钝或消失，假性息肉及桥型黏膜。

3. 结果

3.1 疗效判定标准　疗效判定分治愈、显效、好转和无效四级。

3.1.1 治愈：主要临床症状消失，次要症状消失或基本消失；结肠镜复查结肠黏膜病变恢复正常，或者溃疡病灶已形成瘢痕；大便常规镜检3次均正常。

3.1.2 显效：主要临床症状消失，次要症状改善程度达二级以上：结肠镜检查结肠镜黏膜病变恢复程度达二级以上；大便常规检查每高倍镜视野红、白细胞数在3个以下。

3.1.3 好转：主要临床症状改善达一级以上；结肠镜复查结肠黏膜病变恢复程度达一级以上；大便常规检查每高倍镜视野红、白细胞在3个以上。

3.1.4 无效：临床症状未改善，结肠镜复查肠黏膜病变未改善。

3.2 疗效

3.2.1 治疗组：58例，痊愈28例（48.3%），显效20例（34.5%），有效9例（15.5%），无效1例

(1.7%)，总有效率98.3%。

3.2.2 对照组：58 例，痊愈 19 例（32.8%），显效 17 例（29. 3%），有效 10 例（17.2%），无效 12 例(20.7%)，总有效率79. 3%。

3.2.3 两组对比：治疗组总有效率明显高于对照组。治疗1年后治疗组复发1例（1.7%）。

不良反应：治疗组在治疗过程中曾有1例出现恶心、呕吐，其余患者没有不良反应。

4. 讨论

溃疡性结肠炎是肛肠科常见病，是一种病因不明的直肠和结肠的炎性疾病。病变局限在大肠黏膜与黏膜下层，且以溃疡为主，一般呈慢性发病。大多数专家认为本病与免疫密切相关。而中医学认为，本病的主要致病因素为湿邪，病位在肠。与肾、肝关系密切。感受疾病初起以实证为主而见湿热内蕴之侯，久则伤及脾肾，入络，病程漫长，病势缠绵。淤血在发病过程中起重要作用。本病病因主要与感受外泄、饮食内伤、情志失调、脾胃虚弱有关。六淫之邪中以湿热、脾虚湿盛为本病发生的最常见因素，湿热郁久化热，湿热与气血互搏，导致肠腑传导失司，热迫肠络，络脉受伤而便血，热盛肉腐而痢下赤白。白头翁汤（白头翁、黄连、黄柏、秦皮）清热解毒、凉血止痢，加茯苓、败酱草、苍术，椿皮、山楂、神曲、麦芽、甘草、木香、生白芍等疏肝理气，健脾理湿止泻，清热解毒，消痈排脓之血，综合调整机体免疫机能，改善植物神经紊乱状态，对机体起到明显的保护作用；从而达到治疗目的。同时白头翁汤加味保留灌肠，使药物直达病灶，起到消炎、收敛、消痈排脓止血之功效；并可避免消化道酸碱度和酶对药物的影响，最大限度的保持了药物性能，延长了药物的作用时间，促进了溃疡性愈合。

临床实践证明，白头翁加味内服兼保留灌肠既能清热解毒、凉血止痢、消痈排脓止血、健脾利湿止泻，又能改善机体免疫机能、调整失调的肠道菌群，多渠道阻断溃疡性结肠炎的发病，是治疗溃疡性结肠炎比较有效的方法之一。

参考文献：略。

“治未病”思想与慢性结肠炎之防治浅谈

朱 哲

陕西省宝鸡市肛肠病研所，721000

【摘要】中医治未病思想经历五千年，始于《黄帝内经》，其核心是“不治已病治未病”的预防调养理念，在实践中逐步形成完整的理论体系，包括“未病先防、已病防传、病盛防危、新愈防复发”等方面，这些构成了中医传统健康文化的核心理念。

【关键词】治未病慢性结肠炎；中医的治与防

注重整体惯穿于脏腑各个方面，肛肠病之慢性结肠炎是脾胃之重要范筹，四季脾旺不受邪、脾胃内伤，百病由生、肛肠病首当其冲。笔者40余年中医临床，自90年代初注重浅析了治未病在肛肠方面运用，取得了较为满意疗效，与同行分享十分快乐。且对发挥弘扬中医在治未病方面有所发展是吾久已梦想之所在。

1. 中医“治未病”思想的形成

历代医家在临床实践中发挥了“治未病”思想并且丰富了“治未病”的理论与具体方法。汉代张仲景《金匮要略》云“见肝之病，知肝传脾，当先实脾”，提出了实脾防治肝病的指导原则。华佗创五禽戏健身法，晋代葛洪强调气功摄生，均为增强体质以防疾病。唐代孙思邈将疾病分为“未病”、“欲病”、“已病”三层次，并日“上医医未病之病，中医医欲病之病，下医医已病之病”。他反复告诫人们要“消未起之患，治未病之疾，医之于无事之”，其所著《千金要方》中载有一整套养生延年的方法。清代喻嘉言《医门法律》以未病先防、已病早治的精神贯穿于临床实践，清代叶天士《温热论》中指出治温热病“务在先安未受邪之地”，是控制其发展的积极措施；并充分体现在护阴保津的治疗原则。

2. 慢性结肠炎多为湿热藏于肠避的难病，怪病

近年来发病呈逐年上升趋势，且有年轻化之势，久之易伤及脾胃伤津伤气，大多认为与饮食，环境感染，免疫，精神诸多因素有关。在辨证方面可分为六种即：湿热，寒湿，肝：郁脾虚，气滞夹郁，脾胃虚弱，脾肾阳虚等证型；在治疗上首当注意保护胃气，叶天士谓“留一分胃气，便有一分生机”即指治疗湿热温热之病，当以顾

护脾胃之气为要。脾胃健运，能进饮食与药物，气血生化有源；脾胃健运，生化阴平阳秘，阴阳平衡，方能康复。

3. “治未病”思想在慢性结肠炎防治中的具体应用

本病多为综合症状统称功能性胃肠病，是以胃肠道功能失调而无器质性病变为主。

3.1 运用治未病之饮食调养

本病是泄泻范筹病症，如肠易激综合征、溃疡性结肠炎，功能性腹泻等。患者往往反复检查，就医，造成经济和精神负担，以及医疗资源浪费。对这类患者按照“治未病”思想给予饮食、情志、劳逸等方面的综合调理与健康教育，预防其发病或复发等情志精神指导尤为重要，笔者将此类病症视与精神有关的综合症。医者应认清治疗上以思想精神指导为主，药物为辅的理念。同时运用中医“天人相应”、“四时养生”理论，指导患者如何避邪气，扶正气。春季风气主令，毋食辛辣发物；夏季炎热，当适当进食绿豆、西瓜等降暑之品；秋季干燥，注意补充水分；冬季寒冷，当注意保暖，可食羊肉、大枣等温阳阳气之品。

3.2 运用以“五神脏”理论及情志学说指导患者调节精神情志

如喜、怒，忧，思，悲，恐、惊等七情生于五脏，太过、持久、郁抑均可伤五脏动六腑，致百病丛生。故告告患者一定深刻认识本病的慢长及恢复要领需要保持良好的心态，防止过激情绪，达到“恬淡虚无，精神内守”目的。

3.3 强调注重精神情志的调养

生活饮食作息要有规律，即饮食有节，起居有常，不妄劳作。饮食有节，是指饮食宜定时、定量，不宜偏嗜、过食、过饥等如“肥者令人内热，甘者令人中满”。同时注重食疗，认为“药食同源”。《黄帝内经》日：“毒药攻邪，五谷为养，五果为助，五畜为益，五菜为充，气味合而服之，以补精益气”。饮食合理搭配即“气味合而服之”有利于改善体质或辅助药物治疗疾病。如健脾消食白萝卜、益胃润肠吃香蕉、温中助阳扁韭菜、暖胃散寒大茴香等。此外中医独特的太极拳、八段锦、五禽戏、导引、气功、按摩等养生保健方法以锻炼身体增强体质对该病恢复，保持预防反复发作确有较好作用。

4. 讨沦

笔者数十年的临床研究探索总结出以下感悟：

4.1 结肠炎是一种肠道非特异性炎症，早期临床用药疗效较好，尤其在维持治疗、预防复发方面有明显的优势。慢性结肠炎多在先天禀赋不足或脾胃功能失健基础上感受湿热之邪所致。

4.2 生活节奏加快，人们生活习惯不规律的改变，如过度饮食，过食油腻或肥甘厚味而伤及脾胃。

4.3 化肥，农药广泛使用，空气污染，食品添加剂，菜类肉类等污染对胃肠道的刺激。

4.4 社会经济过快发展，使人们精神压力加大，过度劳累对胃肠气血运行不畅而致胃气不足，则酿生湿热；或寒湿化热客于肠腑，致肠道气机不畅，通降不利，血行淤滞，肉腐血败，脂络受伤而成内疡，久之反复无常，患者失去信心，医者便无良策而失治。

5. 总结

综合以上所述，本病虽属难病，但精心辨证。灵活辨病，正确运用，合理指导，在用药的前提下，充分发挥治未病的独到作用 90.% 的患者在 1~2 年内能得到满意的疗效。特别在此一提的是，近年来由于医疗制度的欠完善，受市场经济利益的驱动，抗生素的滥用对胃肠病的治疗影响极大。所以需回归自然，恢复正常的用药，充分发挥“治未病”思想，是防治慢性结肠炎的关键所在。

肠愈膏穴位贴敷治疗溃疡性结肠炎的临床研究

邹国军　刘作龙　戴必霞　邹　敏　方　芳　龙　辉　张　禹

湖南省岳阳市中医医院肛肠科，414000

【摘要】目的　观察肠愈膏穴位贴敷治疗大肠湿热型溃疡性结肠炎（UC）的临床疗效。方法　选取 60 例大肠湿热型溃疡性结肠炎活动期患者，随机分为治疗组和对照组各 30 例，分别给与肠愈膏穴位贴敷及口服柳氮磺胺吡啶治疗 30d，观察治疗前后 2 组临床综合疗效、中医证候疗效、黏膜病变疗效、黏膜病理疗效等情况。结果　治疗组临床综合疗效、中医证候疗效优于对照组（$P<0.05$）；2 组黏膜病变疗效及黏膜病理疗效相当（$P>0.05$）。结论　肠愈膏穴位贴敷能提高大肠湿热型溃疡性结肠炎的临床疗效，减轻临床症状，提高免疫力。且操作方便简单，安全有效。

【关键词】肠愈膏；穴位贴敷；溃疡性结肠炎

慢性溃疡性结肠炎（UC）是一种非特异性的炎性肠病，属于祖国医学的“久泻”、“休息痢”范畴。其主要临床特征为反复发作和持续发作的腹泻，黏液脓血便，腹痛，里急后重[1]。现代医学对本病病因尚未完全明了，一般认为主要与自身免疫和遗传因素有关，多因感染、饮食不节、精神刺激等因素所诱发。目前临床上多通过传统给药途径（口服、肌注、静注）进行治疗[2]。如用水杨酸柳氮磺胺吡啶加激素治疗，虽然可暂时获效，但药物的副作用大，停药后多有复发。笔者采用穴位贴敷药膏治疗溃疡性结肠炎，临床上取得了较好的疗效，现报道如下：

1. 临床资料收集

1.1 一般资料 60例均为2011年2月～2012年10月湖南岳阳市中医医院住院和门诊UC患者，采用随机数字法随机分为2组。单盲法观察。治疗组30例，其中男18例，女12例；年龄21～62岁，平均（34.72±10.22）岁；病程最短3个月，最长12年，平均（5.3±4.25）年。对照组30例，其中男17例，女13例；年龄18～66岁，平均（35.78±11.66）岁；病程最短10个月，最长11年，平均（5.26±3.78）年。2组患者性别、年龄、病程及病情程度比较，差异无统计学意义（$P>0.05$），具有可比性。

1.2 诊断标准 参照1993年卫生部制定的《中药新药治疗慢性非特异性溃疡性结肠炎的临床研究指导原则》[3]及1978年中华医学会杭州全国消化系疾病学术会议制定的诊断标准。

1.3 纳入标准

①经结肠镜及病理活检确诊；②临床类型属于慢性复发型UC活动期患者；③腹泻每日6次以下，腹痛、黏液便、脓血便、里急后重、腹胀、肠鸣，无明显发热及水、电解质紊乱者；④中医辨证属大肠湿热型；⑤年龄18～68岁；⑥签署知情同意书。

1.4 排除标准

①年龄在18岁以下或68岁以上者，妊娠或乳期妇女；②重型溃疡性结肠炎或伴中度以上发热及水、电解质紊乱者；③合并有心血管、脑血管、肝、肾和造血系统等严重原发性疾病，精神病患者；④凡不符合纳入标准，未按规定治疗，无法判断疗效或资料不全等影响疗效判断者。

2. 方法

2.1 实验药物制备

2.1.1 肠愈膏：取黄连120g，黄芪240g、大黄60g、赤芍120g、肉桂120g，经捣烂后加黄丹煎熬凝结成药肉，再用竹签将药肉摊在敷贴片上而成。由岳阳市中医院药剂科负责监制。

2.1.2 柳氮磺胺吡啶：批准文号：国药准字H11020818；规格：0.25g×60粒×1盒；生产企业：山西晋新双鹤药业有限责任公司。

以上2组治疗期间停用一切与本病有关的中西药物，注意休息，调畅情志，低纤维高营养饮食，忌烟酒、辛辣、生冷食物。

2.2 治疗方法

2.2.1 治疗组：选足三里、神阙、脾俞为第1组穴位，中脘、天枢、大肠俞为第2组穴位，每次1组，两组穴位交替使用，以肠愈膏贴于穴位，每日1次，贴敷6小时后揭去，30日为一疗程

2.2.2 对照组：口服柳氮磺胺吡啶，每日3次，第1周从0.5g每次递增0.25g至2g，第2周每次2g，第3周每次递减0.25g至1g，连续30日为一疗程。

2.3 观察指标

2.3.1 中医临床症状：主症：①久泻不愈，大便夹脓带血或为黏液便；②里急后重；③腹痛；④舌红，舌苔黄腻，脉滑数。次症：①肛门灼热，大便秽臭；②腹胀肠鸣；③身热④小便短赤。将症状分别于治疗前与治疗后进行评分，主症按无症状、轻、中、重分别计0、2、4、6分，次症按无症状、轻、中、重分别计0、1、2、3、4分。

2.3.2 电子结肠镜：治疗前后各检查1次，根据改进的Baron内镜下UC活动度分级标准来记录：0级为结肠黏膜无充血、水肿、糜烂、溃疡；Ⅰ级为轻度充血、水肿，无或轻度糜烂，溃疡无或散在分布，数量少于3个；Ⅱ级为中度充血、水肿，中度糜烂或伴出血，溃疡散在分布大于等于3个，；Ⅲ级为重度充血、水肿，重度糜烂，触之明显出血，溃疡分布多，表面布满脓苔，根据其程度不同，分别计0、1、2、3分。

2.3.3 病理检查：治疗前后各检查1次，参照Truelove－Richards分级法记录：0级为无明显炎症，无隐窝脓肿或黏膜上皮的破坏；Ⅰ级为轻度炎症，有充血水肿；Ⅱ级为中度炎症，有充血水肿，血管纹理紊乱，炎性细胞增

多，但黏膜上皮完整；Ⅲ级为重度炎症，急慢性炎性细胞明显浸润，有脓肿隐窝及黏膜表层溃疡形成。按其严重程度Ⅰ级、Ⅱ级、Ⅲ级分别计0、1、2、3分。

2.3.4 安全性指标：治疗前后定期检查血、尿、便常规检查，肝、肾功能。

2.4 疗效判定标准

2.4.1 临床综合疗效判定标准：参照中国中西医结合学会消化系统疾病专业委员会2003年制定的“溃疡性结肠炎中西医结合诊治方案”标准进行评定。

临床痊愈：临床症状消失，结肠镜检查肠黏膜恢复正常，停药6个月后无复发；

显效：临床症状基本消失，结肠镜检查肠黏膜轻度炎症反应或部分假息肉形成；

有效：临床症状好转或结肠镜检查肠黏膜病变有好转；

无效：临床症状及结肠镜检查均无明显改善。

2.4.2 中医证候疗效判定标准：参照2002年《中药新药临床研究指导原则（试行）》。

治愈：证候、体征基本消失，证候积分减少≥90%

显效：证候、体征明显改善，证候积分减少≥70%

有效：证候、体征均有好转，证候积分减少≥30%

无效：证候、体征均无改善，甚则加重，证候积分减少≤30%

（疗效指数 = （治疗前积分 - 治疗后积分）/治疗前积分 ×100%）

2.4.3 肠镜像疗效标准、黏膜病理疗效标准参照2002年《中药新药临床研究指导原则（试行）》进行评定。

2.5 统计分析

2组病人治疗1个疗程后，通过回访将收集资料用统计法进行疗效统计分析。数据运用统计软件SPSS13.0进行处理，记数资料采用 $\chi 2$ 检验，等级样本资料比较用秩和检验，两样本均数比较采用t检验或秩和检验，自身前后比较用配对t检验或秩和检验。

3. 结果与分析

3.1 临床综合疗效比较

表1 两组临床综合疗效比较

组别	例数	治愈	显效	有效	无效	治愈率	总有效率
对照组	30	3	10	12	5	10.0%	83.3%
治疗组	30	6	11	9	4	20.0%	86.7%

注：2组治愈率比较，$*P<0.05$，提示治疗组明显优于对照组。

3.2 中医证候疗效比较

表2 中医证候疗效比较

组别	例数	治愈	显效	有效	无效	总有效率
对照组	30	4	11	10	5	83.3%
治疗组	30	8	15	5	2	93.3%

注：2组总有效率比较，$*P<0.05$，提示治疗组与对照组有明显差异，治疗组优于对照组。

3.3 肠镜像积分比较

表3 两组肠镜像积分比较

组别	例数	治疗前积分	治疗后积分
对照组30	2.15 ±0.52	1.76 ±0.39	
治疗组30	2.23 ±0.46	1.58 ±0.46	

注：2组治疗前后自身比较，经t检验，$*P$ 均<0.0.5，提示两组对肠镜像均有明显改善。两组治疗后结果比较，经t检验，$\triangle P$ 均>0.0.5，提示两组对肠镜像黏膜改善无明显差异。

3.4 肠黏膜组织病理学疗效比较

表4 两组肠黏膜组织病理学疗效比较

组别	例数	治疗前积分	治疗后积分
对照组	30	2.33 ±0.58	1.65 ±0.43
治疗组	30	2.41 ±0.46	1.57 ±0.44

注：2组治疗前后自身比较，经t检验，＊P均<0.0.5，提示两组对黏膜组织病理学均有明显改善。两组治疗后结果比较，经t检验，△P均>0.0.5，提示两组药物对改善黏膜组织病理学疗效接近。

4. 讨论

穴位疗法与透皮吸收经络穴位理论是祖国医学的精髓之一。现代医学研究认为，经穴对药物具有外敏性和放大效应，经络系统是低电阻的运行通路，因此，药物贴敷于特殊经穴，迅速在相应组织器官产生较强的药理效应，起到单相或双相调节作用[4]。穴位贴敷疗法是以中医理论为基础，以整体观念和辨证治为原则，根据经络学说，选取一定的胎穴，并采用适当的药物进行贴敷，通过经络与药物的刺徽作用，调理脏腑阴阳，疏通经络气血，从而达到预防和治疗疾病的一种疗法。它避免了胃肠道及肝的首过作用，比口服给药更稳定地直接进入血流，保持血药水平稳定在治疗有效浓度范围内，生物利用度高，是目前国际上重点开发的给药途径[5]。

现代医学认为感染因素与免疫缺陷为慢性溃疡性结肠炎发病的主要原因[6]。研究表明，足三里、中脘、神阙等穴能增强机体免疫力，与天枢、脾俞、大肠俞等穴相配，能改善肠道微循环及各组织器官的功能活动，从而消除炎症，修复病损的组织器官[7]。肠愈膏选用黄连、黄芪、大黄、赤芍、肉桂组成，共奏清热利湿、活血化瘀、健脾止泻之功。药理研究表明，黄连肠外给药利于吸收，具有抗菌、抗溃疡、保护胃肠黏膜等活性；黄芪及大黄均有提高非特异性免疫和细胞功能；大黄还具有抗炎、抗氧化作用；赤芍对肠道平滑肌有解痉、抑制肠管收缩及镇痛作用；肉桂能促进肠运动，使肠管兴奋，并能抑菌，改善微循环，抑制溃疡形成[8]。

本研究正是在上述理论前提下，在中医整体观念的指导下，将药物贴敷于穴位表面，一则通过透皮吸收而发挥药物本身的治疗作用；二则通过对相关经络腧穴的刺激而发挥经络系统的调节作用，更加有效地治疗疾病[9]。研究结果表明，肠愈膏穴位贴敷具有解痉、镇痛、抗炎、改善微循环及增强免疫的作用，能有效的改善改善结肠内环境，使肠黏膜充血、水肿、糜烂溃疡等病变在良好的环境中得以修复，达到改善病理变化，消除症状的目的。具有毒副作用较小，操作简单方便等特点，为临床治疗慢性溃疡性结肠炎提供一种新思路。

参考文献：略。

护　理

熏洗坐浴器应用于肛肠疾病术后的疗效观察及护理

郭　莉　魏志芳

武汉市新洲区人民医院

【摘要】目的　探讨熏洗坐浴器应用于肛肠疾病术后的疗效。方法　观察对象为我科肛肠疾病术后患者155例，随机分为观察组85例和对照组70例，观察组在常规康复指导的基础上给予熏洗坐浴器上中药坐浴，对照组在常规康复指导的基础上常规温盐水局部清洗，观察两组患者治疗后切口疼痛，水肿，出血，创面愈合情况。结果　总有效率观察组为98%，对照组为71%，观察组优于对照组（$P<0.05$）结论　肛肠疾病术后应用熏洗坐浴器中药坐浴的各种临床疗效较好。

【关键词】熏洗坐浴器；肛肠疾病术后；中药护理

肛肠疾病在人群中的发病率是相当高的，1977年的全国普查表明：肛肠疾病总的发病率为59.1%常见于痔疮，肛裂，肛周脓肿，肛瘘，便秘等等，手术治疗是其主要手段，而出血，疼痛，肛缘水肿往往是术后的常见并发症。自2013年01－3月，我科对术后85例给予熏洗坐浴器上中药坐浴。疗效显著，现报告如下。

1. 资料与方法

1.1 一般资料 155例患者均为（痔疮，肛周脓肿，肛瘘）手术后患者，按入院时间随机分为两组：

观察组	男47女38	年龄18－68岁	病程1－20年
对照组	男40女30	年龄18－68岁	病程1－20年

两组患者在年龄，性别，病情，手术方式，治疗方法等一般资料比较，差异无统计学意义。

1.2 治疗方法：两组均从术后次日开始，坐浴前排空大小便。

1.2.1 观察组便后先用清水清洗局部伤口，再将我院中药自配的坐浴一号100ml加入适量的温水倒入一次性薄膜盆里，将薄膜盆置于熏蒸坐浴器上，设置温度37－41℃左右，时间15－20分钟，每天坐浴1－2次，七天为一疗程。

1.2.2 对照组便后取适量食用盐于盆里温水中搅拌均匀，将盆子置于搁架上，时间15－20分钟，每天坐浴一次，七天为一疗程。

1.3 护理方法

1.3.1 心理护理将患者的自身调整到最佳状态，增加手术创伤的耐受性，减少术中、术后并发症，有利于机体恢复。

1.3.2 一般护理术前一天进少渣饮食，术前晚灌肠、备皮，术后观察肛管、引流条松紧、出血，指导坐浴。

1.3.3 熏洗坐浴的注意事项①向患者讲明坐浴的目的、要求，确保生命体征稳定无内出血的情况下；②坐浴前洗净伤口，避免大便污染伤口；③水温调控适宜，避免烫伤；④熏蒸时专人护理，防止滑倒；⑤经期避免坐浴；⑥坐浴时间不宜过长，防止虚脱，坐浴时间过长不利于创面肉芽生长，同时长时间坐浴使血口创面的凝块及痂皮软化脱落，失去保护切口的作用而影响切口愈合的速度；⑦使用一次性盆套避免交叉感染。

1.3.4 饮食术前一天半流质饮食，术后六小时可进半流质食物，如粥、面条，当天以清淡、产气少为易，量比平时稍减，术后当天不宜进大量粗纤维食物，术后第一天晚开始可进助排便食物（香蕉、蜂蜜）。

2. 结果

显著效果：疼痛减轻、无需服止痛药，创面愈合时间明显缩短；有效：切口无感染、无渗液，轻度水肿、瘙痒、轻度影响睡眠；无效：切口局部无明显改善。

组数	例数	显效	有效	无效	总有效率
观察组	85	81	3	1	98
对照组	70	17	33	20	71

注：两组总有效率 $P<0.05$

3. **讨论**

肛肠疾病术后使皮肤创面开放，中医认为伤口易感染外来之邪，同时手术破坏了肌肤的完整结构，使其不能连通，造成气血淤滞，不通则痛，肿胀，以致影响伤口愈合，所以利用中药，药力和热力直接作用患处熏蒸坐浴的诸药，有清热燥湿、活血消肿、祛腐生机、润肠通便、祛风杀虫的功效，还可使肛门括约肌和韧带松弛，而减轻疼痛，可使血管扩张，改善局部血液循环，促进局部组织的新陈代谢，有利于炎症的消散和吸收，加速组织细胞的再生能力，熏蒸坐浴器设计人性化，水温调控恒定，患者坐浴稳固舒适，而传统的盐水坐浴，盆子放置搁架上，生缺乏舒适感，盐水的浓度不易掌握。

总之，经临床验证：熏蒸坐浴器中药坐浴对肛肠疾病术后的恢复起到显著的疗效。

白血病患者肛周脓肿手术后的护理体会

李 璐 张盛美 段 莉 王功友 王立元 苏小珊

山东省济南肛肠医院，250002

【摘要】探讨白血病合并肛周脓肿手术患者的有效护理措施。分析白血病合并肛周脓肿患者的护理过程及效果。结果白血病合并肛周脓肿患者经过手术治疗与精心护理全部治愈康复出院。结论在护理过程中，对患者进行心理护理，密切观察感染情况，做好术前准备，加强术后护理，做好感染的预防是减少并发症和提高白血病治愈率的前提。

【关键词】白血病肛周脓肿；手术；患者；护理

白血病是一种造血系统的恶性疾病，极易并发全身各部位的感染，白血病患者造成肛周脓肿疾患临床上是比较多见，白血病并发的肛周脓肿常表现为肛周炎及肛周脓肿，是肛管，直肠周围软组织内或其周围间隙内发生急性化脓性感染并形成脓肿，也称为直肠周围脓肿，是常见的肛管直肠疾病。

1. **典型病历**

【摘要】

患者李某某，男，21岁，学生，3年前因患急性粒细胞白血病住院治疗，化疗5个疗程后肛周脓肿形成，在某三甲医院行肛周脓肿切开引流术，一直未愈。排大便时疼痛难忍，该病人于2013年9月1日以肛瘘伴肛周脓肿入我院肛肠外科。专科检查：截石位视诊，6点距肛缘1厘米处见一外口，有脓性分泌物。触诊6点位肛管周围硬化，无弹性，压痛明显。

2. **治疗方法**

完善各项检查，血常规均在正常范围。复合麻醉成功后，用探针先从6点位距肛缘1CM处外口轻轻插入，通向6点位直肠后间隙，并用电刀切开并切除瘢痕组织，用手指探查并通向左右骨盆直肠间隙，3点位9点位骨盆直肠间隙窦道切开，做对口引流，开放伤口，流出脓液约50毫升，内口和瘘管周围的瘢痕组织一并切除，修整创缘皮肤，双极电凝充分止血。用3%过氧化氢冲洗伤口，再用生理盐水洁净伤口，切除组织送病理。

3. **护理方法和体会**

术前护理病人，由于疼痛，病人有紧张、焦虑、急躁情绪，护士要对待病人热情主动、关心体贴，安慰病人，使其消除恐惧感，应把病情及手术过程详细告知病人，说明手术治疗的重要性及必要性，，使病人消除紧张心理，使其积极配合治疗，保证手术顺利进行。术前进行常规检查，包括血常规、凝血四项、、血糖、心电图、血压等检查。注意是否合并有其他内科疾病，护理麻醉及手术开始后，及时给予安慰和鼓励。护士应关心尊重病人，术后常到病房看望，了解病情，如有不适，及时报告医生，及时处理，与患者聊天，及时提供各种治疗信息。患者在一个陌生的环境，需要帮助他尽快的熟悉。使病人有家的感觉，医护人员就是患者的亲人，只有这样，病人心情舒畅，机体的抵抗力及免疫力增加，有利于病人的康复。

痔瘘围手术期护理

李素萍　王　丽　赵　菊　周晓焕

新郑肛肠病医院，河南　新郑，451150

【摘要】目的　观察痔瘘手术患者经护理后的情况。方法　以痔瘘患者术前实施心理护理以及做好充分的术前准备，术后观察每天切口出血、疼痛及尿潴留并做好相应预防措施，加强饮食调护，做好排便、中药坐浴、换药、微波照射，坚持肛门功能锻炼，做好出院指导。结果　经过细心的护理均取得良好的临床治疗效果。结论　痔瘘患者必须在积极配合医护治疗的同时对术后的护理及出院后的自我护理，引起足够的重视痔瘘痊愈及预防复发的问题。

【关键词】痔瘘；围手术期；护理

痔瘘是痔疮和肛瘘的合称，痔疮是直肠末端的黏膜下层和肛管、肛缘皮下静脉血管的曲张和淤血，慢性炎症刺激纤维结缔组织包裹增厚形成的静脉瘤样团块组织，按部分分为内痔、外痔、混合痔 3 种，按轻重程度分为：Ⅰ度（期）Ⅱ度（期）Ⅲ度（期）Ⅳ度（期）。肛瘘是肛管直肠同肛门周围邻近组织，器官因病理原因形成的不正常通道。我院肛肠科在 2012 年 1 月—2012 年 12 月共收治痔瘘患者 238 例，现将围手术期护理如下：

术前护理：

（1）应热情接待入院患者，向他们介绍病区环境、医院规章制度，使他们尽快熟悉住院环境，进入病人角色。

（2）有的病人会感到不好意思，此时护士应给患者讲述有关知识，使患者正确对待疾病。

（3）指导患者进有营养，易消化，无辛辣刺激物的食物。

（4）认真执行医嘱，做好各种术前准备工作，清洁灌肠时护士应向病人解释清楚目的、意义及要求病人如何配合，操作时给予适当遮挡，注意操作轻巧，用石蜡油润滑肛管，与病人交谈分散病人注意力，因减轻插管而引起的疼痛。

（5）患者感到焦虑，恐惧，主要是由于害怕疼痛，担心手术是否顺利，护士应关心体贴病人，多和病人交流，鼓励病人提出问题，然后有针对性进行解释和积极疏导。消除病人的顾虑，使病人情绪稳定。

术中护理：

（1）仔细认真做好查对制度，热情接待手术病人，让病人感到满意，放心，消除紧张情绪。

（2）注意观察病人的情绪变化，随时给予安慰，并指导病人配合手术。

（3）要熟练的配合医生手术，使手术时间缩短，以减少病人痛苦。

（4）不要高声喧哗，窃窃私语，避免对病人的不良刺激。

术后护理：

（1）术后患者回病房后，护士要询问术中情况，包括术式，患者的心理状况，做好患者的心理护理，及时认真执行术后医嘱，注意用药后的不良反应，告诉病人手术成功。预先告知患者术后可能发生的一切不适，使病人心情愉快。积极配合恢复期的治疗。

（2）术后应注意切口有无出血，敷料有无渗血等情况，并及时测生命体征，并观察患者的面色，如有异常及时通知医生，如果有切口渗血备好纱条，填塞压迫止血。

（3）术后观察有无尿潴留，因为肛门内敷料填塞过多，手术后肛门疼痛可反射性地引起膀胱肌痉挛，再加上手术麻醉的反射性抑制作可导致膀胱肌松弛，从而引起尿潴留。因此护士应努力使病人精神放松，出手术室后就鼓励患者多喝水，此法可预防尿潴留的发生，如发生尿潴留应解除患者心理压力，使患者精神放松，体位合适，用手顺时针方向按摩下腹部，并配合热敷、听流水声等促进排尿。对女病人应告诉正确的排尿姿势，以免尿液污染伤口。

（4）嘱病人卧床休息，避免频繁过强的活动，指导患者适当的室内活动。患者术后进流质饮食，然后根据伤口及大便情况进易消化，无辛辣刺激的半流和普食，有的患者由于害怕大便时伤口疼痛而数日不进食物，以致出现低血糖反应，护士应理解病人心情，说明进食的重要性，鼓励患者进食，以利伤口恢复。

（5）术后患者肛门可有下坠感，切不可让患者频繁蹲厕，只要让其卧床休息，将臀部抬高，并同时给予交替冷敷，可减轻或消除肛门下坠感。

（6）注意患者有无排便困难，大便变细或大便失禁，肛门括约肌松弛现象。若肛门括约肌松弛，术后3天进行肛门收缩舒张运动，为防止肛门狭窄，术后5—10天可手指扩肛，每日一次。

（7）指导患者自我护理，使患者保持良好的心态，正确面对疾病，注意肛门部的清洁卫生，养成每日排便的习惯，多食蔬菜，水果，保持排便通畅。

12例先天性无肛手术患儿的护理体会

李雪梅 叶晓霞

成都肛肠专科医院，四川 成都，610015

【摘要】目的 探讨总结12例先天性无肛手术患儿的护理体会。方法 采用手术治疗先天性无肛患儿12例，总结分析临床资料及护理体会。结果 12例患儿均治愈，无一例死亡，无出血感染、肛门或直肠狭窄、完全失禁、复发等。结论 先天性无肛患儿需及时手术治疗，可以挽救患儿的生命，术后的护理对疾病的康复及术后的生活质量有一定的保证。

【关键词】先天性；无肛手术；患儿；护理体会

先天性无肛，即先天性肛门闭锁，是较为常见的新生儿外科疾病。因胎儿发育异常所致，常伴有直肠尿道瘘、会阴瘘或直肠舟状窝瘘等。表现为患儿生后无胎便排出或异位排胎便或会阴局部肿胀，随着病情的加重逐渐出现：腹胀、呕吐、精神萎靡脱水、腹部高度膨隆可见肠型，延误时间长病情会迅速恶化，最终死亡。我科自2013年1月至3月，共收治了12例，均经肛门行手术治疗，治愈率100%，死亡0例。现将个人护理体会总结如下：

1. 临床资料

1.1 一般资料12例中，男8例，女4例，年龄最小为21小时，最大为7天，高位无肛者（距直肠肓端肛门约3cm）1例，低位无肛者7例，临床表现主要为肛门闭锁，无胎粪，腹胀、呕吐、腹部高度膨隆可见肠型等肠梗阻表现，听诊可见肠鸣音亢进。均未见异常开口。

1.2 手术方法及结果术前明确诊断，完善一定检查后，做好术前准备后，及时手术。手术方法大体步骤为：经会阴部直接分离至直肠，与皮肤缝合行肛门成形术，手术成功率100%，术后常规消毒冲洗、抗生素等预防使用，随访无无出血感染、肛门或直肠狭窄、完全失禁、复发等。

2. 术前护理

2.1 护患沟通应主动与患儿家属交流，向其讲解一定的相关知识及手术成功案例，语言要温和委婉，以家属打消疑虑。

2.2 病室要安静清洁，空气新鲜，温湿度适宜；入院后给患儿适当吸氧，注意避免氧气直接接触患儿眼睛；保持呼吸道通畅，必要时放置胃管，保持胃肠减压通畅，放置尿管等各项术前准备。

2.2 根据患者一般情况决定是否行肠道准备。具体操作如下：术前用适当量的生理盐水清洁灌肠，注意温度要适宜，避免发生腹泻或损伤肠黏膜，灌肠器一般选用软硅胶管，在其前端适当涂润滑油，插入遇有阻力时改变方向再行灌肠。一般灌液量根据患者体重选择为50ml/kg。

3. 术后护理

3.1 监测患儿生命体征变化，保持呼吸道通畅，防止误吸，吸痰器备好（此需家属配合，告知其观察要点），主管护士详细记录患儿血压、脉搏、呼吸和尿量，患儿苏醒时间，24小时出入量等。

3.2 患儿完全清醒后可采取俯卧位防止大小便污染伤口，局部观察会阴部直肠黏膜有无出血及突出、回缩、外翻、水肿、坏死等情况，发现异常及时报告医生。

3.3 胃管、尿管的护理，固定尿管以防脱落，定时开放，观察尿的颜色、量、夹杂物，以防肠尿瘘。如行胃肠减压，需观察胃液的颜色、量，做好记录，

3.4 严密控制观察输液速度、用药时间及疗效，保持静脉输液通畅，防止输液管阻塞、血液返流，甚至挤压、扭曲、脱落等。

3.5 会阴肛门护理①保持伤口处皮肤清洁干燥，定时跟换敷料，如渗液较多时可让家属购置外用柔软吸水性

强无刺激性的尿布，浸湿后及时跟换②术后第二天，伤口如无出血征象，可行红光灯照射切口。如肛门周围皮肤如出现发红或有散在皮疹，应及时停止照射，涂以黄连痔疮软膏防止尿布疹出现。术后7天如局部伤口生长良好，可为患儿扩肛，防止肛门或直肠狭窄，扩肛时应用小指轻柔扩肛，防止暴力，损伤切口及肛门括约肌。

3.6 加强营养支持，根据情况可给予母乳喂养，指导患儿母亲进一些高营养、易消化、清淡食物，不可食用过油过腻之物，防止引起患儿腹泻，注意患儿母亲局部卫生情况。如需人工喂养可给予高热量高蛋白高营养奶粉，少量多餐，密切观察患儿大便情况，如有异常及时跟换奶粉。适当加饮白开水，防止便秘。

4. 心理护理

因世俗偏见部分患儿家属可出现自卑感、焦虑感，主管护士应用情感化，用心交流，告知其此病的发病机理、发病诱因及临床治疗等，注意交流时掌握语言技巧，必要时可提前准备组织语言。有效额沟通，耐心的解释，可让他们感受到被理解，更温暖，会更加信任护士。

5. 出院指导

5.1 宣传预防疾病的医学知识，健康卫生宣教。

5.2 合理科学饮食喂养，提倡母乳喂养；非母乳喂养者要做好饮食卫生；根据年龄增长添加辅食；多晒太阳补充钙质防止佝偻病发生。

5.3 及时扩肛，15天后每星期2次，2月后每月1次。

5.4 注意局部伤口清洁，大便后及时冲洗。

5.5 防止大便干燥或稀溏，及时调整饮食或用药物干预。

6. 结果：手术时间12—24min，平均18min。8例患儿均治愈，无一例死亡，住院时间6－9d，平均8d。术后无大出血、感染、直肠或肛管完全狭窄、完全失禁、复发等。

7. 讨论：先天性无肛属新生儿外科较为常见的疾病，及时手术治疗不止可挽救患儿生命，对患儿以后的生活质量也有一定的保证。在一定手术基础上，精心的护理对患儿疾病的康复有极大的帮助。因此对此类患儿的护理要求护理人员有过硬的专业技术及超常的耐心，我们因多总结，多探讨才能为患儿家庭带来更多的希望和幸福。

参考文献：略。

探讨直肠脱垂术后的护理体会（附56例报告）

刘晓娟　党红民　席艳君

西安电力中心医院肛肠科，710032

【摘要】直肠脱垂的治疗方法很多，[1]但没有一种方式可以应用于所有病例，任何单一的治疗都很难达到满意的效果．我科采用消痔灵注射配合手术治疗直肠脱垂，具有方法简便，创伤较小，疗效肯定等优点．现将我科采用直肠黏膜环切，消痔灵注射，肛门括约肌折叠术[2]治疗Ⅱ、Ⅲ度直肠脱垂56例，疗效满意，现将直肠脱垂的治疗方法及术后的护理体会报告如下：

【关键词】直肠脱垂；痔灵注射；护理

1. 资料和方法

1.1 临床资料依据1975年全国肛肠外科会议制定的关于Ⅲ度直肠脱垂的中西医统一分度标准。本组56例，男32例，女24例，年龄20岁到60岁，病程5－15年，Ⅱ度直肠脱垂33例，Ⅲ度直肠脱垂23例，脱垂长度最长15cm，最短5cm。

1.2 治疗方法

治疗取截石位，在硬腰联合麻醉下实施。

1.2.1 直肠黏膜环切术：嘱患者屏气并佐以腹部加压使肠管脱出到最大程度，在直肠脱出最高点处用10号丝线作以深达黏膜下层的荷包缝合线，借助PPH吻合器完成约2－5cm的直肠黏膜环形切除吻合。

1.2.2 消痔灵注射术：我科使用的消痔灵注射液为吉林省集安益盛药业股份有限公司生产，批号：0711012。它的的主要成分为医用明矾和中药五倍子提取的鞣酸经特殊工艺制成，是较理想的硬化剂和组织粘连剂。②使用时以等量0.5%的利多卡因混合成1∶1溶液实施注射。

（1）直肠黏膜下点状注射：取1∶1消痔灵20－60ml以4号针头点状黏膜下注射，由远而近，每点0.5ml，注药点环绕肠管呈轮状，每轮注射4－6个点，各轮刺点相间而不平行。边注射边将肠管还纳肛内。

（2）直肠间隙注射法：在肛门9点距肛缘1.5cm刺入骨盆直肠窝，穿刺时另一手食指伸入肠腔内以作引导，刺入部位适当时，手指感到与刺针仅有薄膜之隔，触得明显，进针约7.5cm回抽无回血边退针边注入，使药液成扇形分布，注入药液10－15ml，禁止药液进入括约肌。以同样方式行三点位直肠骨盆窝注射。直肠后间隙注射：在尾骨与肛缘中心点刺入，在左手食指引导下，沿骶曲方向进针约6cm，证实未穿过直肠壁后，边退针边于直肠后间隙注入消痔灵5－10ml，总量一般为30－50ml。

1.2.3 肛门括约肌折叠术：于肛门后距肛缘2－3cm处作弧型切口，长度由肛门松弛程度而定，切开皮肤及皮下组织，游离皮瓣至齿线，显露肛门外括约肌和内括约肌，用可吸收线缝合两侧外括约肌，闭合肛管后三角间隙，然后将肛门皮肤作全层纵向对口缝合，以肛管内可伸入2手指为度，最后将游离的皮瓣从肛门拉出，作棱形切除，使肛管内切口对合良好。肛内塞入太宁栓1枚无菌纱布包扎，丁字带固定，术后抗感染、支持、平卧休息、禁食控便3—5d后进食流质饮食，术后第7天拆线。

2. 结果

疗效标准：

治愈：直肠恢复正常位置，大便或增加腹压时直肠不脱出肛门外；

好转：大便时有轻度直肠黏膜或全层脱出肛门外；

无效：与治疗前无明显变化。

本组56例患者均为1次性治愈，平均治愈时间7－10d，本组手术无其他反应和并发症，全部病例随访1－5年，未见复发，无后遗症，治愈率100%。

3. 讨论

直肠脱垂发病机理较为复杂，各种学术观点各有千秋。但腹压增高、直肠上端附着点松弛、直乙肠管套叠、排便困难、直肠侧韧带、肛提肌及肛门括约肌松弛是导致直肠脱垂的公认发病原因。直肠脱垂的治疗方法很多。传统的手术有经腹、经会阴、经骶等多种。但没有一种手术可以应用于所有病人，而且存在较大的危险和并发症。我们针对直肠脱垂的病理变化过程及消痔灵“酸能收敛，涩能固脱”的药理作用，采用消痔灵注射液行直肠黏膜点状注射及直肠周围间隙注射，其目的就是要在局部引起无菌性炎症反应，产生粘连而固定脱垂。因其操作简便、安全实用、疗效确切、费用低廉而备受青睐。但它对高达50%以上的合并肛门失禁的病人无法达到满意的疗效。而肛门折叠术则有效地弥补了这一缺陷。我们发现：直肠脱垂一般黏膜脱垂程度均大于肌层脱垂，硬化剂注射及肛门紧缩术后仍有部分患者出现直肠黏膜内脱垂现象，我们将PPH痔上黏膜环切治疗肛垫下移的方法应用于直肠脱垂，切除了冗长的黏膜，使其短缩并与直肠壁产生粘连固定，弥补了上述手术的缺陷，有效地防止了黏膜内脱垂的发生。该手术操作简单、安全、不良反应少、无并发症、后遗症，尤其对年老体弱病例，术后不从事重体力劳动者，不失为一种安全、理想的治疗方法。

首先，直肠脱垂的患者主要表现为肛门口扩大，可见到发红的直肠黏膜，嘱病人屏气，直肠脱出，可见表面黏膜有同心环皱壁，肠黏膜充血水肿，有的也可见溃疡面，需用手脱出直肠方可还纳，指检，肛管扩张而肌松弛无力，固需行手术治疗，围手术期的护理也尤为重要，以下是护理体会。

护理体会：

（1）心理护理：该患者一般病程长，自觉症状重，且一部分病人有反复治疗病史，心理负担重，继而出现孤独，自卑，抑郁等情绪反应，缺乏对治疗及护理的积极配合，所以要针对性对患者进行心理疏导，尊重，理解，告诉病人该病并非不治之症，可通过手术完全治愈，恢复正常生活，增加病人的信心，术后尽管手术已顺利结束，但病人的心情往往不能很快平静下来，担心术后复发，以及手术后会引起大出血，术后疼痛，影响进食等，针对病人复杂的心理，护理人员应根据不同情况采取有效的措施，使病人保持平静，减轻心理负担，更好地配合治疗。

（2）饮食护理：因术中注射硬化剂为使脱垂的直肠黏膜较长时间更好的粘连固定，故术后3日内控制排便，绝对卧床休息，可禁食3天但不禁饮，静脉补充营养及能量，全身应用抗生素预防感染，保证伤口一期愈合，3天后逐渐给流食，半流质高热量，高维生素为主，少量多次饮食，为保持大便通畅，不干燥。鼓励下床活动，给予口服石蜡油或灌注生理盐水，以刺激病人定时排便。

（3）皮肤及伤口护理：为保持手术的成功，减少复发，病人需卧床3—5日，必要时床上活动，所以皮肤护理尤为重要，定时翻身，避免皮肤受压时间过长，2—3小时更换体位一次。防止褥疮发生，易受压部位如头枕，耳郭，肩胛，股骨大粗隆，骶尾部，内外踝及根部垫气圈，按压受压部位，给予温水擦浴每日一次，涂爽身粉，保持皮肤干燥，床铺平整，无皱褶。密切观察肛门部伤口有无渗出液，伤口敷料保持干燥，便后换药。如有潮湿及时更换，密切观察生命体征的变化。如发现异常及时报告并处理。

（4）呼吸道护理：定时给病人翻身，拍背，指导有效排痰方式，以防坠积性肺炎，重要事给予雾化吸入。

（5）尿潴留及留置导尿：术前应训练病人床上排尿，术后若有尿潴留，可给予诱导（如听流水声）腹部热敷，按摩，穴位封闭，必要时给予留置导尿，密切观察尿液颜色及量。

患者出现疼痛时，可给予心理安慰，分散其注意力，适时给予止痛药物对症治疗，出院前应告知病人有效的预防方式，做好健康宣教。嘱咐病人多饮食，勿久坐，久站，久蹲，保持大便通畅，及肛周卫生，避免过度劳累，多做提肛运动，注意休息。

参考文献：略。

耳穴压豆治疗肛肠病术后疼痛的护理体会

田建萍

新疆医科大学附属中医医院，830000

耳穴压豆法，是用胶布将药豆准确地粘贴于耳穴处，给予适度的揉、按、捏、压，使其产生酸、麻、胀、痛等刺激感应，以达到治疗目的的一种外治疗法。又称耳廓穴区压迫疗法。疼痛是肛肠病术后最常见的症状之一，疼痛可使患者产生恐惧感，还可影响患者饮食、睡眠，最终影响患者的伤口愈合。因此，减轻患者术后疼痛是非常重要的。我科自2011年10月~2012年10月对260例肛肠手术后患者，采用耳穴压豆对因痔疮、肛瘘、肛裂以及肛周脓肿等术后疼痛进行了止痛观察，效果明显，现报道如下：

1. 资料与方法

1.1 一般资料本组全部患者均来源于我科住院病人，其中160例为男性患者，100例为女性患者，因肛瘘术后疼痛的有120例，痔疮术后疼痛的为50例，肛周脓肿疼痛90例。平均年龄35岁。

1.2 治疗方法

1.2.1 取穴根据病人病情，并遵照中医辨证特点选择神门、直肠、皮质下，肛门穴等穴位。神门：在三角窝后的上部1/3；直肠：在耳轮脚棘前上方耳轮处，肛门穴：在三角窝前方的耳轮处，皮质下：在对耳屏内侧面。

1.2.2 药粒选用王不留行籽，直径在1.5mm大小为宜：选择时应以表面光滑为度。

1.2.3 胶布选用普通的胶布即可，剪成0.5cm×0.5cm为宜。

1.2.4 操作方法将筛选的王不留行籽一粒放在胶布的中央，然后进行耳廓望诊，操作者左手持患者耳背，右手持探棒或者棉棒，以均匀而柔和的力量寻找所需穴的压疼点，选用的是肛门穴，直肠穴，皮质下及神门穴，然后用75%的酒精对操作部位进行脱脂，待干后，将王不留行籽对准敏感点贴压好，贴压时要施加一定压力，并按揉片刻以加强刺激，力度以病人能耐受为度。

为尽快达到止痛效果，每日按压3~5次，隔1~3天换1次，两组穴位交替贴压。两耳交替或同时贴用。

1.2.5 注意事项

贴压耳穴应注意防水，以免脱落；夏天易出汗，贴压耳穴不宜过多，时间不宜过长，以防胶布潮湿或皮肤感染；如对胶布过敏者，可用粘合纸代之；耳廓皮肤有炎症或冻伤者不宜采用；对过度饥饿、疲劳、精神高度紧张、年老体弱、孕妇按压宜轻，急性疼痛性病症宜重手法强刺激，习惯性流产者慎用；根据不同病症采用相应的体位，如胆石症取右侧卧位，

2. 护理体会

耳穴压豆的治疗机理要从耳与经络的关系来解释。早在《内经》就有比较详细的记载，耳与经络的关系非常密切。如《素问·缪刺论》载：手足少阴，太阴，阳明之络，此五者皆会于耳中。故按压耳穴，神门肛门直肠等止痛穴位，再配合大肠，小肠，以及肝肾等穴位能够在止痛的基础上，更好的调理机体的各种功能，有助于肛肠术后其他并发症的治疗。只要取穴准确，并嘱病人采取正确的操作方法，一般都会有效，只是止痛的程度是因人而异的。

耳穴压豆治疗疼痛，取材方便，而且操作简单，比较容易让患者接受。从临床观察，耳穴压豆治疗肛肠术后疼痛没有任何副作用，而且对于一些术后尿潴留，术后恶心等症状的患者采取对应的穴位进行耳穴压豆，效果极佳，该方法操作简单，成本低、疗效好，便于推广应用。

慢性传输型便秘的饮食护理

王 硕

河北省唐山市工人医院肛肠科

慢性传输型便秘是指由于各种原因造成的肠道运动功能障碍、内容物传输延迟。“慢性”是指便秘症状持续1年以上，以大便次数减少、便意消失、伴腹胀和排便时间延长等为主要表现。慢性传输型便秘治疗方法很多，效果多不理想而长期应用刺激性泻药可以引起结肠黑变病可能增加结肠癌的发病率，结肠全切或次全切除术虽然增加了排便次数，但远期也存在粘连性肠梗阻、腹泻、肛门失禁等3方面问题，所以通过增加活动，饮食调节等改善慢性传输型便秘是最安全的方法

1. 饮食护理

1.1 多食粗粮，最好食用麦子面（内含麦麸）制作的食品，也可以去超市买全麦饼干、面包，麦麸是目前为止唯一一种可以长期服用而用没有副作用的通便药物。

1.2 多饮水，建议每天饮水在1500ml以上，大口快喝，白开水或蜂蜜水，晨起空腹喝一大杯水，刺激排便反射最强烈，禁止喝茶水、咖啡饮、可口可乐类饮品。

1.3 合理进食

多食蔬菜水果，香蕉越熟越好，未成熟的香蕉可导致便秘，还可多食烤红薯。

1.4 增加易产气食物，多食易产气食物，促进肠蠕动加快，有利排便如洋葱、萝卜、蒜苗等

1.5 禁止长期连续服用刺激些泻药如番泻叶、大黄、芦荟胶囊、果导片、三黄片、排毒养颜胶囊等。

1.6 晨、晚间逆时针按摩腹部10分钟，适当增加活动，保持生活、饮食、起居规律。

1.7 供给足量的B族维生素及叶酸，含B族维生素丰富的食物，可促进消化液分泌，维持和促进肠管蠕动，有利于排便。

参考文献：略。

一例坏死性筋膜炎合并中毒性休克的护理体会

王 硕

河北省唐山市工人医院肛肠科，063000

坏死性筋膜炎是一种罕见的潜在威胁生命的以软组织广泛性坏死为特点的进行性感染性疾病，此病发病急，进展凶险，全身重中毒症状重，常出现脓毒血症，甚至损害肝、肾、肺等重要脏器，若未及时治疗病死率较高，2012年8月日30，我科收治了一例坏死性筋膜炎合并中毒性休克的患者，通过及时的手术治疗、积极的术后换药、精心的护理已痊愈出院，现将护理体会报告如下。

1. 病例简介

患者，男性，67岁，缘于入院前7天无明显诱因发现肛周出现一肿物，约“黄豆”大小，略疼痛，肿物逐渐增大，表面皮肤红肿，为行进一步治疗，门诊以“肛周脓肿”收入院。既往史：糖尿病病史5个月，一个月前因气胸行胸腔闭式引流术，无食物及药物过敏史。查体：T37.2℃，P101次/分，R25次/分，BP86/49mmHg，神志清楚，步入病房，表情淡漠，神清语利，查体合作，全身皮肤黏膜未见黄染、出血点、瘀斑及皮疹，双肺呼吸音清晰，未闻及干、湿性罗音，各瓣膜听诊区未闻及病理性杂音，腹平坦，对称，全腹无压痛、反跳痛及肌紧张，肝脾未触及肿大，听诊肠鸣音正常存在，专科检查（截石位）：视诊：肛周左侧皮肤红肿，触痛明显，皮温高，未触及明显波动感，肛周右侧皮肤触痛，未触及波动感；指诊：肠腔内触及大量粪块，未触及明显肿物，诊断“肛周脓肿”，于当日在骶麻下行肛周脓肿切开扩创术，术中诊断：肛周脓肿、坏死性筋膜炎、感染中毒性休克，术后给予一级护理，心电监护、血氧饱和度监测，给与两次坏死性筋膜炎清创引流术，两次血浆置换术，高压氧治疗，行血培养+药敏，静脉输入广谱抗菌素，控制血糖，提高机体免疫力，密切监测血常规、肝、肾功能、离子、血

浆蛋白及血糖并及时对症治疗，给予雷夫奴尔纱条填塞引流伤口，现患者病情平稳，住院53天后痊愈出院。

2. **护理**

2.1 心理护理：坏死性筋膜炎起病急，病情发展迅速，全身症状重，患者常感到恐惧不安，心理压力大，因此，我们对患者要给予理解、同情，热情接待患者，主动解答患者疑问，介绍治疗方案，手术的必要性，讲解成功治疗的病例等，有针对性的给与安慰和心理疏导，使其树立战胜疾病的信心。

2.2 基础护理

2.2.1 患者病情凶险，抵抗力低，坏死组织有特殊臭味，应给予安置单人病房，每天定时通风，每次30min，保持室内空气清新；紫外线消毒每天2次，每次不少于60min；病床、床旁桌、椅及地面每天用含氯消毒液擦试2次，限制陪床人数，减少交叉感染机会。

2.2.2 因患者创面分泌物多，应及时更换衣物，保持床单位清洁、干燥、无皱褶，做好皮肤护理，防止压疮的发生。

2.2.3 防止泌尿系感染：留置尿管要定时开放，会阴护理每日两次，鼓励患者多饮水.

2.3 创面的护理

2.3.1 严密观察创面分泌物的颜色、气味、量，注意有无铜绿假单胞菌感染，正常创面应该是新鲜红润的，如创面灰黑色说明创面已坏死应进一步清创。

2.3.2 彻底清创切除坏死组织，每日用3%双氧水冲洗创面后用雷夫奴尔纱条填塞以利伤口引流，根据伤口渗出情况更换敷料。

2.4 疼痛的护理

2.4.1 患者创面大而深，术后疼痛剧烈给其带来了极大痛苦，应主动关心体贴患者，加强与患者沟通交流，分散患者注意力。

2.4.2 遵医嘱给予镇静、止痛药。

2.4.3 保持病房安静、整洁，为患者创造良好的休息环境。

2.5 高压氧的护理

2.5.1 Fink［1］报道坏死性筋膜炎的患者清创后接受高压氧治疗伤口愈合时间为28天，未接受治疗的愈合时间为42天，为加快伤口愈合该患者接受了15天的高压氧治疗。

2.5.2 嘱患者进高压氧舱前严禁携带易燃易爆物品及香烟，更换全棉衣服，教会患者做好咽鼓管调压动作。

2.5.3 治疗期间宜食富含热量、蛋白质、维生素等易消化食物，忌食辛辣刺激性及胀气的食物。

2.6 血浆置换的护理

2.6.1 预防凝血和出血，密切观察穿刺点及皮肤黏膜有无出血点，定时监测凝血指标、保持管路的通畅性，观察有无凝血现象。

2.6.2 预防并发症的发生，密切观察有无低血钙、低血压、过敏反应等并发症。

2.6.3 预防感染，严格执行无菌操作，避免交叉感染血浆置换开始连接动静脉动静脉回路时，应严格接头消毒。

3. **体会**

坏死性筋膜炎是一种罕见的潜在威胁生命的以软组织广泛性坏死为特点的进行性感染性疾病，此病发病急，进展凶险，全身重中毒症状重，常出现脓毒血症，甚至损害肝、肾、肺等重要脏器，若未及时治疗病死率较高，因本病临床少见，大多数护理人员缺乏对疾病特点的了解和认识，我科年轻护士较多临床经验不足，加强对护士相关知识的培训，使护士掌握本病的观察要点才能做到及时发现、及时救治，护理上要严密观察，特别是创面的观察和护理，及时处理异常情况，这样可以防止和减少并发症的发生，为医生的治疗提供依据，使患者早日痊愈。

参考文献：略。

浅谈肛肠疾病手术护理体会

王燕燕　刘　银

（河南省济源市妇幼保健院肛肠科，459000）

【摘要】探讨肛肠疾病手术患者的有效护理措施；选取了我院行肛肠手术治疗的患者256例，随机分为实验组

121例，对照组135例，给予对照组一般术前、术后护理，实验组在一般护理的基础上给予综合护理措施；结果对照组并发症发生率为8.9%，而实验组并发症发生率为3.3%，两组间差异具有统计学意义（p0.05）；给予肛肠手术患者综合护理能够有效地提高治疗效果，预防并发症的发生，改善患者的生活质量，取得令患者满意的疗效，为我科的护理质量赢得良好的评价和患者的肯定，值得在临床护理中推广应用。

【关键词】肛肠；手术；护理

肛肠疾病在临床上是常见病多发病，男女均可发生在不同的年龄阶段，其种类主要包括痔疮、肛裂、肛瘘等，其主要临床治疗方法是手术治疗，随着社会的进步，人们对健康的要求越来越高，对肛肠疾病手术前后护理质量的要求也越来越高，直接影响到肛肠手术的顺利进行及患者术后的康复。现将本人的护理体会介绍如下：

1. 临床资料

1. 一般资料和方法

1.1 临床资料：选取2011年2月至2012年3月，在肛肠科住院并行肛肠手术治疗的256例患者，男119例，女137例，年龄20－65岁，平均年龄：42.5岁，病程1月－36年，256例患者入院后行相关检查后均行手术治疗，其中内痔手术131例，外痔手术189例，混合痔手术59例，肛周脓肿68例，直肠脱垂7例，肛瘘手术52例，肛裂手术17例，痔疮合并肛瘘36例，肛乳头肥大37例。将以上患者随机分为两组，实验组121例，对照组135例，排除了心、肝、肾、血液等严重疾病的影响，均可耐受手术治疗，两组一般资料差异在统计学上无意义（$p > 0.05$），具有可比性。

1.2 治疗　除混合痔、肛周脓肿、痔疮合并肛瘘等复杂手术采取腰椎麻醉外，其余痔、瘘、裂等肛肠疾病在局部麻醉下手术。术前行正常肠道手术准备（如备皮、灌肠等），术中严密监测患者生命体征和病情变化。

1.3 护理方法

1.3.1 给予对照组一般护理，做好术前、术后基础护理工作，严密监测患者生命体征（血压、呼吸、脉搏、体温）、饮食、病情变化等。

术前需对患者进行生命体征检测汇报，如果患者体温高于38℃，则应考虑感染的可能，及时告知医生采取相应的治疗措施，考虑是否还进行手术治疗。术前晚上还应进行清洁灌肠，做好药敏试验，并嘱咐好患者术前排空肠道及膀胱，做好术前准备。

术后应密切观察患者生命体征变化，观察伤口有无渗血、有无化脓等，对于肛肠手术术后患者来说，疼痛、换药、扩肛、排便、饮食、行步等6个方面是最难克服的。此时需要医护人员认真的热情关心患者，不要不耐烦，可以试图转移患者的注意力，减轻患者痛苦，减少麻醉药品的用量。术后三天仍未排便者，应及时告知管床大夫考虑便秘的发生。

1.3.2 在给予实验组患者一般护理的基础上，给予以下特殊护理：

1.3.2.1 心理护理：肛肠患者往往因病来便血、疼痛难忍等不适症状而变得心情烦躁，情绪不稳，同时手术对于患者来说又是一个很大的心理负担，会因惧怕手术及手术可能会影响术后肛门排便功能，影响生活质量，让患者及家属有一个感性的认识，预先做好心理准备，同时给予患者鼓励和人性化关怀，告知以往手术成功病例，以增强患者战胜病魔的信心，增加患者的依从性，提高治疗的效果。

1.3.2.2 营养、饮食护理：肛肠术后患者一般情况下是可给予普食，进食过程中如出现腹胀、不排气等不适症状时应及时向管床大夫汇报，以便及时给予处理。

1.3.2.3 术后并发症的预防和护理：肛肠疾病患者往往会因为术后肛门局部循环障碍、感染发炎、大便不易排出等引起肛门局部水肿，在日常护理中，鼓励患者用金玄痔科熏洗散液进行坐浴；护理人员应该在患者术后给予各种诱导排尿、排便方式，以免患者出现术后排尿排便困难，如果患者出现排尿、排便困难时，可给予按摩穴位或者针剂、导尿等对症处理；

1.4 统计学方法：应用统计学软件spss12.0进行数据处理。采用计数资料的卡方检验，$p < 0.05$为差异有统计学意义。

2. 结果

256例肛肠疾病患者手术治疗后，共出现肛周局部水肿、发烧、渗血等并发症16例，其中，实验组4例，对照组12例。所有患者经手术治疗3个月－2年后随访，结果实验组复发1例，复发率0.08%，对照组复发，3例，复发率2.2%。

3. 讨论与小结

在临床实践中，肛肠疾病是常见病之一，大部分严重的肛肠疾病均需要手术治疗，而肛肠疾病治疗效果的好坏在很大程度上影响着患者今后生活质量，因此，肛肠手术的术前术后护理就显得格外重要。根据肛肠患者的临床病情及特点，严密监测化验、检查等指标和生命体征等，做好患者及家属的心理工作，结合患者的手术切口、饮食、并发症、排便、排尿等各方面的实际情况，给予患者人性化的综合护理服务，让患者在医院内享受到人文关怀，树立其战胜病痛的信心，提高患者的生活质量。

复方亚甲蓝长效麻醉剂与同杜叮（双氯芬酸那栓Ⅱ）合用改善肛肠术后疼痛临床观察

徐云峰[1]　杨　荣[2]　杨新娟[1]

1. 河北省石家庄市正定永安肛肠专科门诊部，050800；
2. 河北省石家庄市消防队卫生队，050000

1. 临床资料

2010年6月—2012年10月临床观察病例460例。男性238例，女性222例；年龄17－71岁；病程1－25年；混合痔280例，肛裂93例，肛瘘87例。

治疗所用药物：

（1）复方亚甲蓝长效麻醉剂组成：甲磺酸罗哌卡因、亚甲蓝、醋酸曲安奈德、肾上腺素配比而成。

（2）同杜叮（双氯芬酸钠栓Ⅱ），剂型：栓剂　规格：50mg（以双氯芬酸那计），生产企业：武汉同药药业有限公司。

治疗方法：手术结束使用以亚甲蓝为主的复方长效麻醉剂局部封闭，在创缘皮下浸润或注射于痔核结扎根部，常用量5－10ml. 注射后按揉注射部位，使药液均匀浸润，以创面呈蓝色为宜。最后取同杜叮（双氯芬酸钠栓Ⅱ）栓一个沾盐水润滑推入肛内，常规包扎。

治疗结果：本组380例患者中有43例病情严重者术后当天需口服氯芬待因片40－80mg，337例患者除换药或大便时有可耐受之疼痛，静息状态下无明显疼痛，无尿潴留出现，未服用其他止痛药物。

2. 讨论

肛肠术后疼痛的原因：

肛肠术后疼痛是患者比较痛苦的常见并发症之一，术后止痛问题一直是肛肠科需攻克的一大难题。现代医学研究发现，混合痔外痔部分位于齿线下，受脊神经支配，对痛觉极其敏感，手术刺激可产生剧烈疼痛，引起肛门括约肌的痉挛，导致局部血液循环受阻，引起疼痛加重。混合痔外剥内扎术对肛管皮肤和直肠黏膜同时造成损伤，外痔剥离时造成肛管皮肤的机械性损伤，内痔结扎，可以造成局部黏膜的缺血和坏死以及炎性介质的释放。因此，混合痔术后疼痛不同于一般的生理性疼痛，除外科伤口对末梢神经机械性损伤引起伤害性感受外，组织损伤后周围和中枢神经系统敏感性改变是引起术后疼痛的主要原因。损伤刺激引起外周神经细胞轴突中胞浆逆向流动，导致神经末梢释放P物质，引起局部血管通透性增高，组织水肿；同时受损组织释放的炎性致痛物质，如缓激肽、组织胺、白三烯、前列腺素和其他一些花生四烯酸代谢产物，引起炎症反应，既可直接刺激伤害感受器，又可造成周围神经活化和敏感化，使正常的阈下刺激产生疼痛。最近研究表明，由于手术损伤和围手术期其他一些有害刺激，引起相关神经元的敏感性升高，形成中枢敏感化，使中枢神经疼痛刺激的反应强度增加，时限延长，而一些非疼痛刺激也会引起剧烈疼痛。

药物药理特性：

（1）复方亚甲蓝长效麻醉剂配方合理，可取的满意的镇痛效果。亚甲蓝与神经组织有较强的亲和力，可腐蚀神经纤维的髓质并发生可逆性的损坏，可直接阻滞神经纤维疼痛的传导，且能参与糖代谢，促进丙酮酸继续氧化，改变神经末梢内外的酸碱平衡和膜电位，从而影响其兴奋性和神经冲动的传导，使局部感觉迟钝、括约肌松弛、痛觉减轻或消失，从而达到持续镇痛的目的，可持续2周左右，但用药前期2～4h有灼痛反应，患者常难以忍受，。所以稀释亚甲蓝时加用局麻药，可延长局部麻醉时间，消除亚甲蓝注射后的局部灼热痛，不留麻醉间隙，达到术后无疼痛的目的。

本组局麻药采用罗哌卡因毒性反应、不良反应比布比卡因、利多卡因更低，局部麻醉时间可达2～6h，亚甲蓝浓度为0.1%，加入醋酸曲安奈德减轻创面的炎性反应避免术后水肿，加入肾上腺素，使吸收减慢，既可延长麻醉时间，又能减轻麻药毒性反应。

（2）双氯芬酸那的药理作用：本品的钠盐具有良好的抗炎、镇痛、解热作用。它有抑制炎症反应中的环氧酶和脂氧酶的双重作用。从而阻断花生四烯酸向前列腺素的转化。同时，它也能促进花生四烯酸与甘油三脂结合，降低细胞内游离的花生四烯酸浓度，而间接抑制白三烯的合成，使局部炎症反应、组织的充血肿胀、对缓激肽等的疼痛敏感性就减轻，发挥其抗炎镇痛的作用。

（3）同杜叮（双氯芬酸纳栓Ⅱ）与双氯芬酸钠栓的区别

①同杜叮（. 双氯芬酸钠栓Ⅱ）是新药

同杜叮（双氯芬酸钠栓Ⅱ）是国家食品药品监督管理局于2005年8月31日批准的新药，证书编号：国家证字H20051155，当前由研制单位——武汉同药药业有限公司生产。

双氯芬酸钠栓是已上市销售近10年的老药，其缺点是维持药效时间较短，对部分患者的副作用较大，同杜叮（双氯芬酸钠栓Ⅱ）就是针对双氯芬酸钠栓的上述二点不足之处而研制的新药。

②质量标准不同

中国药典二00五年版附录XD释放度测定法指出："释放度系指药物从缓释制剂、控释制剂……在规定条件下释放的速率和程度。"同杜叮（双氯芬酸钠栓Ⅱ）质量标准项下有释放度检查，证明本品是缓释制剂。

③同杜叮（. 双氯芬酸钠栓Ⅱ）为什么不能叫双氯芬酸钠缓释栓

根据我们的调查国内外至今尚无直肠用缓释栓上市，国家药典委员会为慎重起见，将双氯芬酸钠缓释栓暂定名为同杜叮（双氯芬酸钠栓Ⅱ），以区别无缓释作用的双氯芬酸钠栓。

④人体生物利用度研究

同杜叮（双氯芬酸钠栓Ⅱ）与双氯芬酸钠栓的人体生物利用度研究证明同杜叮（双氯芬酸钠栓Ⅱ）是缓释栓。

双氯芬酸钠的人体吸收百分率与体外释放百分数比较

时间/t	血药浓度百分率%	释放度百分率%
第一小时	42.7	26.09
第二小时	68.76	39.88
第四小时	88.57	55.90
第六小时	91.63	64.09
第八小时	94.28	67.52
第十小时	100	72.29
第十二小时	100	74.75

同杜叮（双氯芬酸钠栓Ⅱ）在人体吸收率与体外释放率成正相关，相关系数 $r = 0.9763$。同杜叮（双氯芬酸钠栓Ⅱ）体内血药浓度平稳、释药时间延长，就可减少毒副反应，就达到了研制缓释栓的目的。

体会：复方亚甲蓝长效麻醉剂经多年的临床使用疗效是肯定的，但直肠肛门的生理特性及诸多因素决定了肛肠术后不可能完全无痛，除疼痛外还会出现坠胀、尿潴留等不良反应。双氯芬酸那栓也应用于临床多年，同杜叮（双氯芬酸那栓Ⅱ）是缓释栓，比双氯芬酸那栓作用时间长，不良反应少，剂量小，个体差异小，副作用小，与复方亚甲蓝长效麻醉剂合用能更好的解决肛肠病术后疼痛问题。

参考文献：略。

肛肠疾病围手术期疼痛护理临床路径探讨

张 英 王晓玲 徐 飞

（武汉市第八医院 武汉市肛肠医院，430010）

【摘要】目的 探索一种经济有效，可操作性强，具有推广意义的肛肠疾病围手术期疼痛临床路径，以减轻患者疼痛，提高疗效。方式 根据每个阶段疼痛的原因采取相关的护理措施。结果 该肛肠疾病围手术期护理临床路径是一种镇痛效果好，操作性强，值得推广应用的疼痛护理临床路径。

【关键词】围手术期；疼痛护理；临床路径

随着肛肠手术术式及技术的进步，术后疼痛虽有所减轻，但对于患者而言疼痛仍是很大的问题。因手术，肛门仍不断舒缩，创面易为粪便污染，加之肛门部的感觉灵敏，所以容易发生疼痛，一旦发生某种术后并发症，有时还会进一步加重疼痛［1］。

1. **临床资料** 2013年5月－6月间，在我科住院的手术病人共有260例，其中男158例，女110例。其中痔疮96例，肛瘘84例，肛裂50例，肛周脓肿30例。

2. **方法** 在完善术前检查的前提下，所有患者均采取骶麻方式，取开放式切除术。对照组130例以常规的处理方法管理病人。路径组130例细化病人疼痛，根据不同疼痛时间、疼痛诱发因素、疼痛特点等，按照制定的临床路径来采取措施，并进行观察与记录。

临床路径管理流程

疼痛分期	原因分析	护理措施
术前	水肿，炎症及分泌物刺激	给予心理护理，自主按摩臀部，中药坐浴，外敷肛泰膏
术中	手术创伤	骶管麻醉术毕给予双氯芬酸钠栓、硫酸吗啡栓塞肛，亚甲蓝混合液注射局部
术后2－6h	麻醉药效降低，小便困难，疼痛阈值降低	交谈以转移注意力，按压合谷；适量饮糖水，口服新斯的明，针灸，指导首次排尿
术后12h	肛门填塞过多的纱布，肛门胀痛，手术创伤，评估并记录疼痛程度	适当松开纱布，给予止疼栓塞肛，口服去疼片，必要时遵医嘱肌肉注射杜冷丁
术后第一天（首次排便）	自身敏感，肛门括约肌收缩引起疼痛，创面大儿深，创面引流不畅，大便干结	排便前盐水坐浴，便前给予肛泰软膏润滑，使用缓泻药，便后中药坐浴
首次换药	心理因素，换药操作中引起疼痛	心理护理，音乐疗法，加强换药技巧，换药后微波理疗
肛缘水肿（术后3－5天）	因局部循环障碍使组织内渗透压增高而引起的充血性水肿，因肛管及肛缘感染引起的炎性水肿［2］，感染，便秘，评估并记录疼痛程度	高渗盐水坐浴，口服地奥司明片，换药时用高渗盐水纱条压迫，保持大便通畅
拆线（术后5－7天）	拆线时的牵拉，创面难以愈合，评估并记录疼痛程度	拆线前30min用双氯氛酸钠塞肛，丁卡因胶浆挤入肛内，拆线时动作轻柔

3. **疼痛判定标准** 按视觉模拟评分法对围手术期疼痛进行评分。0分为无痛，1～3分为轻度疼痛，4～6分为中度疼痛，7～10分为重度疼痛。

4. **结果** 路径组的较对照组的疼痛明显减轻，术后并发症明显减少。是一种镇痛效果好，操作性强，值得推广应用的疼痛护理临床路径。

5. **讨论** 临床路径是由医生，护士和其他相关专业人员共同制定的，针对某种疾病或手术具有顺序性和时间性的临床服务计划［3］。临床路径对护理人员预见性和主动性开展工作起到指导作用，对患者自觉参与和主动配合疾病的护理起到积极的推动作用，可提高医疗护理水平。

肛肠疾病围手术期疼痛一直是临床比较棘手的问题，不但可引起排便困难、尿潴留等诸多并发症，还可以产生一系列的病理生理改变，使患者情绪紧张，呼吸急促，心率加快，血压升高，严重的可导致心脑血管意外，直接影响到手术质量。

分析肛肠疾病围手术期的疼痛特点我们发现，治疗过程中的疼痛通常是可以预见的，容易形成标准的管理模式，同时治疗中的变异容易被发现。这是临床路径管理制定与实施的先决条件。通过对疼痛的细化，形成一个框架式规范条理的管理路径，关注到每一个痛点，并根据疼痛产生的诱因、疼痛特点分别采取处理措施，使疼痛管理过程流程化、标准化，顺畅医疗过程，提高工作效率。通过详细的疼痛管理路径设计，可以弥补个人知识的不足，避免医疗处置失当，提高镇痛效果。

参考文献：略。

其 他

局麻下直肠异物取出术1例

陈 勇

安徽省阜阳中西医结合肛肠医院，安徽 阜阳，236000

患者，男，67岁，因肛门疼痛、憋胀不适5h入院，直肠指诊：肛周无异常，距肛缘2cm处可触及似球形、表面光滑、坚硬异物，且周围与直肠黏膜无明显缝隙。询问病史，患者5h前自慰寻求刺激，将老年健身球塞入肛门，自觉有欣快感，1h后肛门出现憋胀、坠痛不适，在当地就诊，未予治疗，为进一步治疗急诊入院，诊断：直肠异物。局麻下取患者蹲位，扩肛后，肛管内注入少许石蜡油，将左手食指伸入肛门内作引导，右手持持骨复位钳放入肛内并张开，固定球体，嘱患者应用腹压做排便动作，适量使用外力牵拉，取出肛门内异物为老年健身球，呈暗灰色、花斑样，直径约5cm，重约1kg，肛门镜检查见：直肠黏膜下段稍有充血水肿，留院观察4h，排便正常后出院。

讨论：肛门直肠异物是临床常见病，一般不难诊断，诊断时应详问病史，肛门指诊是首选方法。一旦确诊为直肠异物，就应该在充分麻醉下选择正确的治疗方案。该球体表面光滑，体积较大，肠腔扩张，活动范围大，不易固定，根据临床经验，使用骨科器械持骨复位钳，采取相应措施，避免造成误损伤，减轻患者痛苦。

“魄门亦为五脏使”与肛门坠胀分脏论治

贺 平 党 萍

成都肛肠专科医院，610015；成都中医药大学，610075

【摘要】本文以“魄门亦为五脏使”作为理论指导，从五脏与魄门的相互影响探讨肛门坠胀的分脏论治，希望能为肛门坠胀的中医临床辨治提供一种新思路。

【关键词】魄门；五脏；肛门坠胀；分脏论治

“魄门亦为五脏使”语出《素问·五脏别论》[1]。“魄门”，其释有二：其一，日本·丹波元简在《素问识》中亦云：“魄，粕通。……盖肛门传送糟粕，故名粕门[2]。”其二，马滴云：“肺藏魄，肛门上通于大肠，大肠与肺为表里，故亦可称之魄门[3]。”注语虽异，其论则一，即魄门，指肛门，排泄糟粕之门。“使”，这是理解“魄门亦为五脏使”的最关键一字。以往，多将其理解为“使用”或“差使”，但这会忽略肛门也会将身体状况信息反馈给五脏的功能，故有学者提出“使”应当理解为“使者”之意：既受“上级”（五脏）的命令而“出使”（藏与泻），又随时地将“所见所闻”（魄门器质性或功能性的异常）反馈给上级（五脏），影响上级，进而进行调节活动。换言之，魄门受五脏之气支配而为其行使排泄糟粕、浊气的职能，且魄门出现器质性或功能性的异常时既能反映出五脏的病变，又反过来影响五脏的功能[4]。

从中医的整体观出发，五脏六腑、气血精津都是相互影响，那么魄门和五脏亦关系密切。一方面，五脏之气正常，魄门的启闭才能正常；另一方面，魄门能够正常启闭，才会使五脏气机正常的出入，相互影响。总之，五脏主司魄门启闭，如心神主则魄门行，肺气降则魄门通，脾气升则魄门约，肝气疏则魄门畅，肾气摄则魄门固，是以魄门病变，常从五脏治疗。纵观古今医家，运用此思想指导肛肠临床疾病的治疗，均有所获效，如慢性便秘，其中医治疗就重视从五脏论治。刘红燕[5]等提出临床对便秘的论治，不能仅仅单纯通便，而要从整体出发，辨证论治从五脏调理，才是治本之法。那么，作为肛肠疾病中常见却又比较难治的肛门坠胀，在其中医治疗过程中亦应考虑到肛门与五脏的密切联系，应分脏论治，而不是单纯拘泥于肛门这一点。

此类患者临床具体可表现为：常感觉肛门坠胀难忍，有时放射到腰骶、臀部及大腿，可伴有里急后重、便意频繁。既可单独存在，也可伴发于其他疾病，反复发作，轻则数日，重则数月数年，久治难愈。中医对其病因病机的认识大致有：一是外感六淫，内伤七情，饮食不洁，过劳损伤，致使脏腑、阴阳、气血失和，经络阻滞，瘀血浊气下注而发；二是体弱年高、脾胃虚弱，中气不足，气机升降异常；三是外感风热入里，湿热搏结气血下注或肛门直肠手术后引起。其西医学病因复杂，直肠炎症、自主神经功能紊乱、手术刺激、出口梗阻型便秘以及妇科疾病、腰椎间盘突出等都可以引起肛门坠胀[6]。

由于肛门坠胀在临床上仅是一种症状，它可出现在许多疾病中，如肛乳头瘤、内痔、混合痔[7]、更年期综合症、盆底肌肉松弛、结直肠息肉、慢性结肠炎、结直肠癌等。有学者[8]分析了86例肛门坠胀患者，其中肛门直肠疾病55例，泌尿系统疾病1例，妇产科疾病3例，腰骶部疾病2例，不明原因25例。本病成因复杂，致病因素不确定，目前尚未形成一个完整的治疗方案，临床疗效欠佳[9]。因此，对肛肠科医生来说，如运用辨证施治与局部检查相结合的方法，做到辨病与辨证相统一。故有学者[10]指出临床上有些患者以肛门坠胀为主诉，通过肛门指诊、肛门镜、直肠镜及钡剂造影等检查，排除肛肠科手术之征后，分型论治而效果颇佳。基于"魄门亦为五脏使"理论的指导，分脏论治肛门坠胀就可以很好地做到分型论治。

《类经·脏象类》云"心者，君主之官也？神明出焉"，心神主宰和协调人体的生理活动。若心神正常，人体各部分的功能互相协调，互助互用。但心神的正常生理功能需依赖气机出入升降，若魄门开阖有度，气机升降有序，则思维敏捷，脏腑活动协调。当心失所主，则脏腑气机逆乱，百病乃生。故通过调理心神，使情志得以恢复，则自觉症状自然可以消除。临床上有些患者自感肛门坠胀，但无阳性体征，且多与情志变化有关。贾美华[11]临床观察后得出：其中近70%的患者为女性，与多疑善感、恐癌心态有关。对于这些患者，就可从心论治。临床多见心胆气虚型，可选安神定志丸加减。此外，此类病人心理调适亦十分重要。

魄门为大肠之末端，肺与大肠相表里，肺气的肃降有助于大肠的传导排泄，肺主治节，有调节全身气机的作用，气机通畅，则魄门开阖有度。若肺失肃降，肺气郁逆则大肠腑气壅滞，终致气血凝滞，就会出现咳喘，肛门坠胀，便秘等症，故要宣降肺气以调肛门气机，临床以肺热下迫型亦多见，当清肺降火，通畅气机，可选葶苈泻肺汤加减。

魄门与脾（胃）有着非常密切的关系。脾气宜升清，则能保持内脏恒定固托，不致下垂。若脾虚失养，中气亏虚，脏器出现不同程度的下垂，则会出现肛门坠胀、脱肛、腹泻、腹胀、便秘等症。针对此型，可用补中益气汤或益气升阳降气汤加减。辨为此型的患者坚持提肛运动也是非常必要的。此外，脾失健运，水湿内生，湿蕴化热，湿热下注，亦可有肛门坠胀、灼热疼痛，故可通过清热利湿，健脾升清来治疗此类原因引起的肛门坠胀，方可选三仁汤加减。若为痰湿互结，可选苦参汤加减。

肝主疏泄，调达气机，肝的疏泄功能正常，能使全身气机生发条达，不致过亢或内陷，有利于肛门舒闭有度。同时，肝的疏泄功能正常，有助于脾胃的健运，脾胃升降有度，亦有利于肛门舒闭。肝失疏泄，气机不利，肛门坠胀，疼痛，排便过程不能一气呵成；肝郁气滞，气不利则血不行，日久而成瘀血，亦可致肛门坠痛，故要疏肝理气以疗肛门坠胀。临床多见肝郁气滞型，选柴胡疏肝散加减。同时，此类患者与心胆气虚型患者类似，亦应注意情志的调理，保持心情愉悦。另外还可见肝胆湿热型，可用龙胆泻肝汤加减。

肾主精，久劳致肾精亏虚，亦可致气血虚损，如此脏器失荣，无力托举，自然会有肛门坠胀之感。肾司二便，主开合，肾气固摄，开合协调，则魄门启闭有序，排泄正常。若肾阳亏虚，命门火衰，温煦无权，肾失固摄，魄门之气血运行失司，日久气滞血瘀而见肛门坠胀、便秘、形寒怕冷、小便清长、手足不温、腰膝无力、腰腹冷痛、舌淡苔白、脉沉迟等症，故可通过固肾以治肛门坠胀。临床多见肾气亏虚型，可选用金匮肾气丸。阳虚明显的，可改用右归丸。

总之，以"魄门亦为五脏使"作为理论指导，在辨证时亦要辨脏，希望能为肛门坠胀的中医临床辨治提供一种新思路。由于笔者认识尚表浅，临床经验亦不足，探讨不当之处，敬请指正。

参考文献：略。

湖南省部分离退休老干部5年肛肠疾病病谱分析

胡　捷①　方德刚

（湖南长沙　解放军第163医院，410003）

【摘要】目的　通过对2684例离退休老干部肛肠疾病病谱分析，探讨某一地区特定老年人群肛肠疾病发病规

①　胡捷（1962—　），男，湖南长沙人，主任医师，主要从事肛肠疾病诊治工作

律，分析并提出预防建议。方法　采用现况研究方式，将2009年～2013年在我院体检的离退休老干部肛肠疾病患者检出情况，进行分类归总，分析总发病率和病谱，以及日常生活习惯与肛肠疾病发病率的关系，并与同期体检的在职干部进行对比分析。结果　老干部肛肠疾病发病率45.86%，共检出各类肛肠疾病18种；在职干部发病率25.23%，检出肛肠疾病12种；老干部与在职干部肛肠疾病病谱有一定差异。结论　通过对离退休老干部对肛肠疾病病谱分析，能指导临床医生加深对不同人群肛肠疾病发生率的认识，对老年人群肛肠疾病的预防和治疗有一定的指导意义。

【关键词】老干部肛肠疾病谱；流行病学；调查分析

肛肠疾病是普通人群的常见病和高发病，但老年人肛肠疾病发病的流行病学调查，国内较少报道，军队离退休老干部作为相对特殊的人群，尚未见有其肛肠疾病流行病学专题研究，为了解部队离退休老干部肛肠疾病发病情况，我们对2009－20013年在我院体检的驻湘部分离退休老干部的肛肠疾病发病情况进行了统计，并与同期体检的在职干部进行了对比分析，以期探讨老年人肛肠疾病发病规律：

1. 对象与方法

1.1 研究对象　由我院负责保障的湖南省内军队离退休老干部，共检诊2684人次，其中男2417人次，女267人次，年龄61岁～103岁。同期检诊59岁以下在职干部6726人次，其中男6367人次，女359人次，年龄22～59岁。

1.2 研究方法　以首次体检接诊人员为研究对象，同一患者多次体检诊断为相同疾病，只记一人次，再次检诊发现不同疾病按首次接诊计算，体检前发放肛肠疾病症状及生活方式调查表，由接受肛肠专业知识培训的医务人员指导完成表格填写，表格内容包括年龄、性别、离休前职业、日常生活方式、饮食习惯、排便习惯及对肛肠疾病相关知识认知程度等。体检由我院高年资主治医师以上肛肠专科医师进行检查，按问诊、肛门视诊、直肠指检、肛镜检查、结肠镜检查顺序进行，必要时进一步行组织病理学检查或肛肠动力学检查。

1.3 诊断标准　按解放军总后卫生部编《临床疾病诊断依据治愈好转标准》[1]，并参照《现代肛肠外科学》[2]有关章节以及国内相关专业委员会疾病指南[3]进行诊断，若一人同时伴发多种疾病，只计最主要一种。

1.4 统计学方法　按体检登记资料进行统计，剔除就诊无异常者。各组数据以均值±标准差（$\bar{x}\pm s$）表示，计数资料比较用x^2检验，统计软件SPSS 19.0。

2. 结果

2.1 病种分类　离退休干部组（简称老干组）检出患肛肠疾病者1231人，占体检人数45.86%，平均年龄81.51±7.74岁，包括痔（内痔、外痔、混合痔）、肛裂、肛瘘、直肠息肉（直肠腺瘤）、直肠癌、结肠癌、缺血性肠炎、放射性肠炎、慢性功能性便秘、直肠内套叠、直肠前突、耻骨直肠肌肥厚、盆底失迟缓综合症、盆底松弛综合症、会阴下降综合症、结肠黑变病、肛门湿疹、肛门搔痒等18种疾病，其中单病种572例，复合病种659例。在职干部组（简称在职组）检出患肛肠疾病者1697例，占体检总人数25.23%，，平均年龄37.38±8.1岁，病种包括痔（内痔、外痔、混合痔）、肛裂、肛门直肠周围脓肿、肛瘘、直肠息肉（直肠腺瘤）、溃疡性结肠炎、慢性功能性便秘、直肠前突、直肠内套叠、肛门湿疹、肛门搔痒、结肠冗长等12种疾病，单病种317例，复合病种1380例。各疾病分布见表1。

2.2 病谱分析

2.2.1 从表1中可以看出，离退休老干部肛肠疾病发病率占体检总人数的45.86%，其中痔发病率约为48%，占总发病率第一；便秘人群为20%，加上与便秘密切相关的出口处功能性病变患者，约占总体检人数的31%，为体检人群肛肠疾病发病率第二。排在肛肠疾病前三位的主要是痔、慢性功能性便秘、肛门湿疹，此三种疾病约占体检总人数的85%。值得注意的是，离退休老干部病例中，每年都发现有一定比例的结直肠恶性肿瘤发生。

2.2.2 从表1中可以看出，在职干部肛肠疾病发病率为25.23%，较老干组低，以痔（59%）、肛裂及肛窦炎（22%）、肛门湿疹（11%）为多，占所有肛肠疾病病谱的92%。

表1　体检肛肠疾病病谱表

诊断	老干组		在职组	
	例数	发病率（%）	例数	发病率（%）
内痔	221	17.96	271	15.97
外痔	97	7.88	112	6.6

续表

诊断	老干组		在职组	
	例数	发病率（%）	例数	发病率（%）
混合痔	283	22.99	356	20.98
肛裂	91	7.39	203	11.96
肛窦炎（肛乳头增生）*	26	2.11	169	9.96
肛门直肠周围脓肿*	0	0	17	1
肛瘘*	17	1.38	85	5.01
直肠息肉（直肠腺瘤）	16	1.29	17	1
直肠癌	4	0.32	0	0
结肠癌	7	0.57	0	0
溃疡性结肠炎	0	0	17	1
缺血性肠炎	4	0.32	0	0
放射性肠炎	2	0.16	0	0
慢性功能性便秘*	252	20.47	129	7.6
直肠内套叠	27	2.19	16	0.94
直肠前突	13	1.06	16	0.94
耻骨直肠肌肥厚	2	0.16	0	0
盆底失迟缓综合症	4	0.32	0	0
盆底松弛综合症	2	0.16	0	0
会阴下降综合症	3	0.24	0	0
结肠黑变病*	37	3.01	0	0
结肠冗长	0	0	1	0.06
肛门湿疹*	74	6.01	187	11.1
肛门搔痒*	42	3.41	34	2
股癣*	7	0.57	67	3.95
合计	1231	100	1697	100

注：* $P<0.05$

2.2.3 从表1中显示，老干组与在职组肛肠疾病发生有一定差异，老年患者以痔、慢性功能性便秘、肛门湿疹发生率高，而在职干部患者以痔、肛裂及肛窦炎、肛门湿疹发病率较高，这与两类人群年龄、工作性质、生活习惯、饮食结构有一定关系。

2.2.4 日常生活习惯与肛肠疾病发生的关系，本研究共发放调查问卷3000份，收回2124份，有效问卷2073份，将调查问卷进行单因素分析，得知老干部文化程度、离休前职业、饮食、运动、排便等生活习惯与肛肠疾病的发生相关性较大，文化程度高、从事专业技术工作尤其是从事医疗专业技术的离退休老干部肛肠疾病发生率相对较低，活动量小、食物精细，少食高纤维饮食、喜食煎炸辛辣食物、长期饮酒、吸烟，不喜饮水，每日端坐时间长、排便时惯于看书报、或不按时排大便者肛肠疾病发生率较高。

3. 讨论

肛肠疾病是人类常见病、多发病，有统计显示，正常人群肛肠疾病发生率达59.1%[4]，随着生活水平的提高，国内人群膳食结构和生活习惯发生了一定的变化，疾病病谱也会随之发生改变。不同人群因为生理、解剖结构、饮食习惯、生活习性不同，肛肠疾病病谱也不同[5,6,7]。

从此组样本分析，我们发现，离退休老干部肛肠疾病发病率为总体检人数的48%，其中以痔发病率最高，各型痔相加占总病例的48%，；便秘患者占总发病率的20%，加上与便秘密切相关的出口处功能性便秘患者，占发病率的31%，为体检人群肛肠疾病发病率第二，便秘成为此年龄段高发疾病，有调查统计显示，国内老年人便秘发生率高达15%～20%[8,9]，排在肛肠疾病前三位的主要是痔、慢性功能性便秘、肛门湿疹，此三种疾病约占体检总人数的85%。此三种疾病与老干部年龄大、活动量小、进食少、肠道运动功能减退、肛门括约肌松驰等有一定关系，值得注意的是，离退休老干部病例中，每年都发现有一定比例的结直肠恶性肿瘤发生，此为严重危及老干部生命及生活质量的疾病，此阶段肿瘤发生率明显高于中青年时期，与国内相关报道一致[10]，提示老年患者定期进行肛肠专科检查，而体检时做肛门指检就能早期发现，老年人定期进行肛肠专科检查，能早期发现肠道肿瘤，早期治疗，提高生活质量。因此，做好老干部的工作，使老干部知晓肛门指检的重要性，配合检查非常重要。

在职干部肛肠疾病发生率占总体检人数的25.23%，较老干组低，此与该年龄段军人既不像老干部处于衰老阶段，也不像战士处于大运动量训练阶段，加之目前部队干部文化素质已普遍提高，对身体保养有一定的认识有关，因此肛肠疾病发病率相对较低，以痔（59%）、肛裂及肛窦炎（22%）、肛门湿疹（11%）为多。但在职干部因为活动范围较大，饮食方面多食酒类和辛辣刺激食物，加之工作劳累，以及配偶、子女就业、家庭负担等精神压力刺激，因此多易发生痔、肛裂、肛窦炎、肛门湿疹。

体检样本调查还显示，老干部与在职干部肛肠疾病病谱亦有差别，老年患者以痔、慢性功能性便秘、肛门湿疹常见，因此作为肛肠专业医务工作者，要根据不同年龄、不同人群病谱发生规律，对疾病的治疗和预防做出相应的调整。以期达到更好的预防和治疗效果。

参考文献：略。

直肠腔内超声、MRI联合应用在肛肠疾病诊疗中的价值

黄忠诚　周　轲

随着经直肠超声（transrectal ultrosound，TRUS）、磁共振（magnetic resonance irllaging，MRI）、CT等影像学设备及技术的发展，它们在肛肠疾病中的应用日益引起临床医师和学者们的关注。而以治疗前精准的解剖学分期为基础，确定组织病理学类型及分子类型特点是提高直肠肛门疾病治愈率，降低复发率并实施个体化治理的关键。

1. 直肠腔内超声

直肠腔内超声是近些年来飞速发展的一种介入性超声检查新技术，它主要是采用专门制作的柱形超声探头直接引入人体的肛管直肠腔内，进行超声探查。直肠腔内超声探头分类：1. 双平面直肠腔内超声探头 2. 端扫式直肠腔内超声探头。

直肠腔内超声肛肠外科适应症 1. 肛周脓肿 2. 肛瘘 3. 直肠肿瘤 4. 肛门括约肌形态学检查

直肠腔内超声注意事项：1. 检查前应排空大便。操作应轻柔，避免盲目性，不可使用暴力，以免由于疼痛造成检查失败或引起出血、穿孔等并发症；2. 检查前应了解病史，明确检查目的，并争取患者的合作；3. 根据肛管与直肠的解剖特点进行操作是成功的关键；4. 在行直肠腔内超声检查前检查医生最好亲自行肛门指诊以初步了解病灶位置；5. 检查前必须抽吸净探头与乳胶套内的气体；6. 使用双平面超声探头，扫查平面应尽量超越病灶，使检查全面完整；7. 在检查中如探头伸入遇到较大阻力时，不能过分用力强行前进，经缓慢调整方向与角度仍不能前进时应停止检查退出探头，以免引起穿孔或大出血；8. 检查完毕，嘱患者休息片刻，行细针活检后应子卧1～2小时，并嘱患者注意当日有无便血；9. 如有剧烈疼痛或出血等发生应给予适当止痛与止血治疗。

2. 盆腔MRI

盆腔MRI是一种快速、无损伤及具有相当高准确性的检查方法，能为医生提供外科手术所需的解剖图像资料。由于盆腔解剖位置相对固定，器官与周围脂肪组织之间形成良好的对比，且很少受到呼吸运动所造成的伪影的干扰，使之成为MRI检查应用比较理想的部位。随着高场强MR及表面相控阵线圈技术的不断成熟，高分辨率MRI已成为肛肠疾病术前分期、评估的有效手段。MRI能多平面、多角度和高分辨率显示病变，准确描绘肛门内外括约肌、肛提肌、耻骨直肠肌的解剖结构并显示肛肠疾病与肛门周围肌肉的关系，并对术后疗效作出正确评估，且无并发症及电离辐射。

相控阵线圈的应用：体部相控阵线圈，图像信噪比高，清晰度佳，无“侵入性”，患者能耐受。而直肠内线圈，直肠线圈能数倍提高肛管括约肌群的信噪比，但由于视野有限可以使远处的病灶遗漏掉，对复杂型肛肠疾病的敏感性低于体线圈，此外，插入的直肠线圈可能压迫组织，影响病变部位的显示，导致产生假阴性结果。

3. 直肠腔内超声、MRI 在肛周脓肿、肛瘘中的联合应用

直肠腔内超声检查可清晰、整体地显示肛周脓肿的形态、大小、范围、与周围组织的关系及内口位置、明确肛瘘瘘管的走行、分支及与括约肌之间的关系，对于临床制订手术方案、选择手术切口具有重大意义。直肠腔内超声在肛门括约肌形态学检查中的应用。直肠腔内超声可检测肛管括约肌的形态完整性，对肛管齿状线上 1.5cm 以下括约肌损伤诊断率较高。

MRI 有任意方位扫描及对软组织分辨力高的优点，在顺应肛管走行所行的扫描序列可以清晰显示肛周肌肉的解剖关系。发现较为隐蔽的瘘管、脓肿等，区分水肿、炎症及炎性纤维组织的各层次关系。肛周脓肿的具体形式及具体炎症时期诊断更为明确。

4. 直肠腔内超声、MRI 在直肠癌中的联合应用

根据卫生部结直肠癌诊疗规范、NCCN 直肠癌临床实践指南、日本大肠癌诊疗规范提示：目前直肠癌治疗前的临床分期更加细化，并成为实施精准治疗的基础。应合理运用 CT、MRI 和直肠腔内超声等影像学手段，以获得准确的肿瘤 TNM 分期。这对于直肠癌而言尤为重要。

联合结直肠外科、医学影像科、肿瘤化放疗科和病理科等多学科专家完成患者整体状况以及局部肿瘤状态的全面评价，是达到直肠癌个体化诊治的关键。科学的选择 CT、MRI、TRUS 以及 PET－CT 等影像学见擦汗方法使其诊断流程达到规范化，是各相关科室医生共同关注的热点问题。

2011 年 NCCN 直肠癌临床实践指南术前检查推荐：TRUS 和 MRI 评价肿瘤浸润肠壁深度。

感性高（94%）；TRUS 需要依赖操作者经验，其评价肿瘤浸润深度特异性（86%）高于 MRI（69%）；

MRI 能够提供直肠系膜准确的软组织结构图像，包括直肠系膜筋膜（mesorectal fascia，MRF）CT 不是肿瘤浸润深度评价的适宜方式。CT、ERUS 和 MRI 对局部淋巴结转移评价敏感性和特异性分别为 55% 和 74%、67% 和 78%、66% 和 76%；MRI 和 CT 可以评价髂部、肠系膜或腹膜后淋巴结，而 ERUS 由于视野所限，不能评价远处转移的淋巴结。指南特别指出，MRI 可以对进展期直肠癌提供预测环周切缘（circumferential resection margin，CRM）的有用

信息。

直肠癌治疗前分期（小肿瘤或浅表肿瘤）

方法	评价（分）a	注释	相对辐射水平 b
经直肠腔内超声	8		0
X 线胸片	8		*
腹、盆腔 CT（强化或不强化）	6		* * * *
FDG－PET（全身）	6		* * * *
盆腔 MRI（强化或不强化）	6	包括内镜超声	0
腹部 MRI（强化或不强化）	4		0
腹部 B 型超声波	2	为评价同时性病灶，腹、盆腔 CT 可以联合 CT 结肠成像（CT Colonography，CTC）检查	0
钡剂灌肠	4	结肠镜检查者或行 CTC 检查者可以不做	* * *

注：a 评分：1～3，一般不推荐；4～6 可以选择；7～9 推荐选择；b 相对辐射水平：0 无辐射；＊～＊＊＊＊为辐射逐渐增高

直肠癌治疗前分期（大病灶）

方法	评价（分）a	注释	相对辐射水平 b
X 线胸片	8	评价转移病灶	*
腹、盆腔 CT（强化或不强化）	8	为评价同时性病灶，腹、盆腔 CT 可以联合 CTC 检查	* * * *
FDG－PET（全身）	8	联合 CT 可以对分期进行修正	* * * *

续表

方法	评价（分）a	注释	相对辐射水平 b
盆腔 MRI（强化或不强化）	8	选择直肠内线圈	0
腹部 MRI（强化或不强化）	6	选择不能接受 CT 者（如碘剂过敏）	0
腹部 B 型超声波	4		0
钡剂灌肠	4		* * *
经直肠腔内超声	6		0

注：a 评分：1～3，一般不推荐；4～6 可以选择；7～9 推荐选择；b 相对辐射水平： 0 无辐射；* ～ * * * * 为辐射逐渐增高

由此看出，对于直肠癌原发病灶浸润深度以及淋巴结转移的评价，ACR 也集中推荐了经直肠腔内超声（transrectal ultrasound，TRUS）、CT 和 MRI 3 种检查方式（评分 6～8 分）。

经直肠腔内超声可显示肿瘤轮廓，明确显示肿瘤的大小、侵犯的层次、范围、淋巴结肿大情况，可术前对肿瘤进行精确分期，评估淋巴结转移。因此术前检查可以明确制订手术方案，术中应用可以准确寻找病灶进行彻底切除，术后复查可以观察手术疗效。

MRI 软组织分辨力高，能行轴位、冠状位和矢状位成像，并且直肠相对固定，因此对直肠癌的显示效果较好。无辐射损伤，既可以发现肿瘤病灶及其是否有淋巴结和远处脏器转移，又可分析肿瘤浸润肠壁的深度和范围，特别是 MRI 用于对原发性直肠癌患者术前肿瘤局部浸润程度及分期准确性最有重要意义。有助于指导新辅助化疗。MRI 在评价术后复发与否时，优于 CT 与超声。尤其在鉴别复发与纤维瘢痕时具有优势。

参考文献：略。

加味秦艽苍术汤并微波治疗肛窦炎 94 例临床观察

靳胜利

（河南开封市中医院，475000）

【摘要】目的 观察加味秦艽苍术汤配合微波治疗肛窦炎的临床效果。方法 采用加味秦艽苍术汤口服配合微波治疗肛窦炎 94 例，治疗 1～2 个疗程，每疗程 6 天。结果 治疗总有效率 85.11%，治愈 38 例，好转 42 例，无效 14 例，随访 3 月无复发。结论 加味秦艽苍术汤配合微波治疗肛窦炎具有安全、痛苦小、无损伤、疗效显著及复发率低等优点。

【关键词】肛窦炎；加味秦艽苍术汤；微波

肛窦炎是肛隐窝、肛门瓣发生的急、慢性炎症性疾病，又称肛隐窝炎，易诱发肛乳头炎、肛乳头肥大、肛瘘、肛痛等。近年来我们采用加味秦艽苍术汤口服配合微波治疗肛窦炎 94 例，对疗效进行观察，现报告如下：

1. 一般资料

1.1 病例资料 2007 年 9 月～2009 年 9 月，在我院和濮阳市中医院治疗的肛窦炎患者共 94 例。女 51 例，男 43 例；年龄 19～71 岁，平均 46.3 岁；病程 2 个月～8 年，平均 7.6 个月；急性期 23 例，慢性期 71 例，合并其他肛门疾病 36 例。

1.2 诊断依据 根据《中国肛肠病学》[1] 制定的诊断标准：排便不尽感，肛内隐痛坠胀，排便时加重；肛内灼热刺痛，发胀，下坠感；放射到臀部及会阴部的疼痛；肛门潮湿不洁，痒感；指诊齿线处有触痛；窥肛镜下可见肛瓣充血水肿；轻压肛窦可见有分泌物流出。

2. 治疗方法

2.1 治疗方法

秦艽苍术汤加减处方：秦艽 12 克、苍术 15 克、黄柏 12 克、当归 12 克、桃仁 9 克、泽泻 12 克、槟榔 9 克、黄连 9 克、牡丹皮 9 克、升麻 9 克、葛根 9 克。水煎服，每日 1 剂，日 2 次。

微波治疗方法：患者排净大便后，取右侧卧位，先在 MTI－5 型微波治疗仪（南京长城信息系统有限公司生

产）的治疗头上套上避孕套，然后插人肛门 2～4cm，调节输出功率 10～15w，以病人感到温热适应为度，每次 20min，早晚各 1 次。

6 天为 1 个疗程。治疗期间禁食辛辣、酒、煎炒、海腥等刺激性食物。经治疗 1 疗程后未愈者，停 1 天，进行第二个疗程，共治疗 2 个疗程。

2.2 统计学方法：使用 SPSS17.0 软件，计数资料采取 x2 检验，计量资料采取 t 检验。

3. 治疗结果

3.1 疗效标准：治愈：肛窦炎的症状消失，指诊病变部位齿线区压痛消失，肛门镜检查肛窦充血水肿破损恢复正常。好转：肛窦炎的症状减轻，指诊病变部位齿线区压痛减轻，肛门镜检查肛窦仍有少许充血水肿。无效：肛窦炎的症状无改善，指诊及肛门镜检查无变化。

3.2 治疗结果治疗 1～2 个疗程后，本组治愈 38 例，好转 42 例，无效 14 例，总有效率 85.11%。随访 3 月，未见反复。

4. 讨论

本病多因饮食不节，过食醇酒厚味、辛辣；或虫积骚扰，湿热内生，下注肛门；或因肠燥便秘，破损染毒，以致气血受阻，故见肛门坠胀疼痛，潮湿瘙痒，局部红肿并见分泌物，舌质多红苔黄腻脉滑，治疗上当以清热利湿，活血行气立法。秦艽苍术汤出自《兰室秘藏》，原方由秦艽、桃仁、皂角仁、苍术、防风、黄柏、当归梢、泽泻、槟榔、大黄等 10 味药物组成，具有祛湿热，消肿坠之功。正如《兰室秘藏》说："其疾甚者，当以苦寒泻火，以辛温和血润燥，疏风止痛，是其治也。"根据肛窦炎的病因病机，我们在原方基础上去皂角仁、防风、大黄，加丹皮凉血活血，黄连清热燥湿，升麻、柴胡清热兼升举阳气以消坠胀。

本病是肛隐窝、肛门瓣发生的急、慢性炎症性疾病，具有疼痛、水肿、充血等炎症表现。采用微波肛门直肠腔内照射，利用微波对水较强的吸附作用，使组织内的水分子发生剧烈摩擦，产生很强的热效应，以加快局部血液循环，改善毛细血管的通透性，缓解平滑肌痉挛，减轻疼痛，减少渗出。微波具有较强的穿透力，使辐射局部内外一起加热，受热均匀，加快局部代谢，促使血管扩张，淋巴回流，改善微循环，增强局部组织营养，加速组织再生，改善上皮和肉芽组织的生长环境，带走代谢物及致痛炎性物质，减轻对末梢神经的刺激，防止感染，消炎、消肿、止痛。此外，在微波磁力线的作用下，通过改变人体组织内生物电子的能极分布，从而改变血流及体液的物理性状，达到活血化瘀，疏通经络，消肿止痛的效果。

水垫技术在大肠镜下治疗小息肉中的临床应用

康立强

（沈阳市肛肠医院，辽宁 沈阳）

大肠息肉是大肠癌发生的一个高危因素，积极治疗大肠息肉对预防大肠癌有重要意义。但如何确保大肠息肉在摘除过程中的安全性，预防出血和穿孔等并发症的发生，一直是消化内镜医生关注的课题。在电凝切除大肠小息肉过程中使用生理盐水等液体黏膜下注射形成液体垫，对预防息肉切除术中发生肠穿孔、肠出血等并发症具有重要的临床应用价值，是大肠小息肉先进的治疗方法。此项技术的关键点是对无蒂大肠小息肉基底部注射生理盐水，它可以使黏膜下层抬高，使小息肉从大肠皱襞缝隙中隆起突出。避免了粪水黏液存留，增加了视野的清晰度，易于用热活检钳准确切除病变和观察术后创面有无出血，形成水垫的同时有压迫止血的作用，避免切除时损伤肌层及浆膜层，避免穿孔的发生。更重要的是通过注射生理盐水可以判断病变是否有黏膜下层浸润，使病变切除彻底。

此项技术的创新点是使用热活检钳治疗 0.5cm 以下小息肉时，在息肉下方注射生理盐水使黏膜下层抬高，使小息肉从大肠皱襞缝隙中隆起突出，避免了粪水黏液存留，增加了视野的清晰度，易于用热活检钳准确切除病变和观察术后创面有无出血；在以往的 0.5cm 以下小息肉用高频电热活检钳切除时，不注射生理盐水等液体，直接采用热活检钳钳夹切除，如果息肉位于大肠皱襞处，则视野不清，操作困难，术后屡有发生肠穿孔的病例报告，经检索近年来文献资料，尚未查阅到注射生理盐水等液体在大肠镜下用高频电热活检钳治疗大肠小息肉的文献资料。我院消化内科内镜中心 2011 年 7 月至 2013 年 7 月采用高频电热活检钳水垫技术在大肠镜下对 1000 余例大肠小息肉患者进行治疗，用一次性黏膜注射针注射生理盐水或 50% 葡萄糖注射液 5－10 毫升，使病变充分隆起，采用ERBE80高频电凝电切设备，电切功率40w，电凝功率30w，电凝电切交替，每次通电1-2秒，直至息肉切除，其中两例发生术中出血，电凝止血无效，金属钛夹止血成功，一例在术后5天因荷重物，暴饮暴食发生迟发性肠出血，金属钛夹止血成功，本组资料无肠穿孔病例发生，术后病理结果分别为炎性息肉，增生性息肉，管状腺瘤，绒毛状腺瘤和类癌。本组资料中一例0.5cm大小病变经反复注射不能隆起，提起征阴性的病例，后经病理证实为浸润癌。我们认为此项技术具有创新点，其创新受经典的内镜下黏膜切除术EMR的启示，用热活检钳替代了圈套器，对大肠腔内病变不容易圈套的部位，热活检钳钳夹则相对容易，对0.5cm-1.0cm的病变也可分次切除，此项技术可看做改良的EMR或EPMR，增加了大肠小息肉在摘除过程中的安全性，对预防息肉切除术中发生肠穿孔、肠出血等并发症具有重要的临床应用价值，是治疗大肠小息肉先进的方法，值得推广应用。

中西结合治疗肛窦炎

李德伟

（福建省邵武市人民医院，354000）

本科近年收治肛窦炎40例，经中西结合治疗取得较好疗效。现报告如下：

1. 资料和方法

1.1 一般资料　病例共40例；本组男6例，女34例；年龄22~46岁，平均34岁；病程最短7天，最长半年，平均78天。临床症状：患者肛门坠胀，疼痛，排便不尽感，肛门灼热疼痛，或伴有肛门潮湿不适、心烦、易怒等症状。肛门镜检查：肛窦局部均有不同程度水肿、充血色红及局部均有明显触、压痛等；或见少量淡黄色分泌物，且或伴有肛乳头肥大等征象。

1.2 治疗方法　每日便后先清洁肛门直肠，插入肛门镜，检查炎性肛窦位置，拟碘酒、酒精直接消毒肛窦病位，予紫白膏药条蘸上利福平药粉，直接将药物按压在炎性肛窦上，退出肛门镜。再让患者平卧15分钟，使患者肛门异物感消失或适应。同时予中药龙胆泻肝汤合仙方活命饮加减（代茶饮）。3天为一疗程。

2. 结果

	例数（%）	3天治愈（%）	1周治愈（%）	明显好转	稍有好转
病例	40（100%）	32（80%）	5（12.5%）	2（5%）	1（0.25%）

1个疗程治愈32例，治愈率达80；2疗程治愈5例，治愈率90%，明显好转2例，1例稍有症状改善。

3. 讨论

肛窦炎在肛肠病中，以女性明显多于男性；但不论是中医还是现代医学都是易诊断，而难治、易反复的病，许多最后采取手术疗法，极大地影响人们的学习、工作及生活。中医将其归为“脏毒”范畴，认为病因主要是饮食不节、过食肥甘辛辣刺激之品，有时又因正气不足，排便时染毒而成，治疗上以清热解毒、化湿为主，辅以活血消肿等。西医认为肛窦炎本身与生理解剖结构有关，又以机体功能失调，加之排便次数增多；如：痢疾、肠炎，或大便秘结等，以肛窦损伤、感染等有关。

中医采用龙胆泻肝汤合仙方活命饮加减，予以清热解毒、利湿，辅以活血消肿止痛等。现在医学认为龙胆泻肝汤、仙方活命饮具有杀菌、消炎、及调节免役功能、促进组织正常生长等双向调节。加上应用碘酒、酒精、紫白膏蘸上利福平药粉等直接作用在病患处，增强了疾局部的杀菌、消炎、消肿及促进炎症的吸收等效果。因此该治疗方法临床效果明显、简单，值得一试。

注明：有几年我都没有收到会议通知书。请将开会的通知书即邮往邵武市人民医院　李德伟收　手机：15860979569

首论《中国肛肠病类案》主体资料搜集与整理

李德应

（秦岭特效医药研究所）

【摘要】本文第一次介绍了笔者正在进行主笔编写的《中国肛肠病类案》一书梗概，论述了肛肠病类案文献的重要意义和本书问世的必要性；初拟了本书编写目的、内容框架；归纳了本书五大特点，总结了本书不仅具有较大的临床实用价值，同时也具有较强的科研学术价值，它将进一步丰富我国肛肠病类案文献知识库；叙述了编撰思路和主体资料的搜集、整理工作基础：文末提出了笔者期盼全国同道积极参与，勇跃献稿的热忱希望。

【关键词】肛肠病；类案；主体资料；搜集整理

一、编写目的与意义

全国普查资料表明，我国人群肛肠发病率为59.1%，足见此类疾病已成为严重危害广大人民身体健康的常见病、多发病。数千年来，祖国医学对肛肠病的治疗积累了丰富的经验．解放后几十年又取得了许多新的进展，形成了具有中华民族特色的理论与临床体系，在世界肛肠病治疗领域独树一帜，有着重要的地位。

医案是反映中医药学精华的重要方面，是医家综合运用诊治技术于临床的实践结晶。它最能具体体现中医学术经验。正因为如此，建国后我国中医、出版界陆续将《名医类案》、《续名医类案》等古代医案专著重新出版，大力组织编写现代、近代名中医医案，一批又一批临床医案书籍不断问世，或个人治验专辑，或地区性、全国性医案汇编，或横向选取某一时期的各科医案综合成书，如《清代名医医案精华》；或纵行集历代医家的专科专病医案类而聚之，如《历代儿科医案大全》等。这些多种多样的医案专著对促进中医学术交流，推动临床与科研的发展，弘扬祖国医学起到了非常重要的作用，已成为中医学宝库中重要组成部分。

类案是医案中一种独特的形式，它最能体现专科专病医案治验临床技术，学术水平的系统性，也最受广大医生人群的青睐，能最大限度地满足专科专病临床工作者的实用参考与借鉴需求。纵观医林著述，古今这方面书籍甚多。

然而，遗憾的是，迄今国内竟无一本比较全面系统、囊括古今的反映祖国医学肛肠病治疗经验的类医案专著。目前，全国先后出版了数十种肛肠、痔瘘学方面的书籍，它们极大地丰富了我国肛肠病文献知识库，有力地推动了祖国医学肛肠病专科医术学术的发展。但广大专业工作者迫切需要的系统性类医案治验专著却长期缺如。因此，整理编汇一本历代中医学治疗肛肠病的类案专著，实属必要。

时代在呼唤此类专著的问世，广大专科医生在期盼此类专著的付梓。

《中国肛肠病类案》正是试图进行这一开拓性工作，它将成为我国肛肠病类案领域的一项垦荒工程，争取为进一步丰富祖国医学肛肠病学知识库作出一定贡献。本书编写目的，一是为广大专科医生提供可资应用，借鉴的临床治病方法、康复手段；二是为科研学术工作者提供大量方药医验实证，增添科研利器；三是通过此书促进肛肠学科的知识库内涵建设，使之得到更好的弘扬和发展。

二、编写内容与结构

（一）编写内容

1. 选录古代、近代、现代如《名医类案》、《续名医类案》、《全国名医验案汇编》等60余本医案专著中大量肛肠病验案；

2. 收集历代医案以外的医药书籍（包括医话、医论、医史、中草药等）如《本草纲目》、《古今图书集成·医部全录》、《近代名医学术经验选编》等90余种书籍中有关医案；

3. 收载建国后至今全国各省、市、自治区和国家级中医、中西医结合方面的100余种、3000多册学术期刊、杂志中的有关医案；

4. 汇辑《中国肛肠病杂志》1983年创刊以来至今的专科医案；

5. 摘抄解放后至今历届全国性、地区性或专题肛肠学术交流会议论文资料中有关医案；

6. 搜集迄今全国肛肠专科医院，驰名专科专病临床基地、著名和知名肛肠病专家、民间医药非遗项目传承人治疗肛肠病的有关医案。

（二）编写结构

分上、下两大部分，上编为历代肛肠病类案；下编为现代肛肠病类案，共约100多万字。

三、本书特点

1. 选案标准高：本书收入的大部分医案均系在书刊上公开发表过，或在省以上学术会议上交流过的有关验案。历代名医的有关医案数量颇丰，现代各地专科肛肠、痔瘘医家的医案甚多。选案取材中特别重视疗效真实、辩证、投方、用药、阐发有独特之处，案例的首尾完整，诸庸常者，不予收载。

2. 案例容量大：本书自秦汉时期我国最早的一部医案《诊籍》始，共收集古今肛门大肠病中医医案初选2.6万例左右（精选后定稿），时间跨度2000余年，地域上案例来自全国（包括台湾在内）的三十个省市、自治区，全医案120－160万字（正在进一步筛选中），集我国肛肠医案之大成，亦为同一类型专科类案中之洋洋大观者。

3. 收集范围广：取案不拘一格，有历代名医的，也有普通医生的，有肛肠专科医生的，也有他科医生的；凡有此类医案，内、外、妇、儿各科书刊，少数民族医药资料中有关内容，力图融合古今，包罗万家。

4. 治法病种多：本书案例中的肛肠病治疗方法十分丰富，应有尽有。如内治法中有汤、丸、散、丹、膏、食疗、气功、心理疗法等，外治法中有枯痔、挂线、敷贴、结扎、手术、切除、注射、薰洗、坐药、灌肠、针刺、药线条、拨罐、挑治、割治、挤压、按摩推拿、浴疗、磁疗等60余种治法。翻开此书，如同进入一座珠宝纷陈的殿堂，仿佛游览一条祖国医学肛肠病治疗技术的演示长廊，在这里既有古代的传统疗法，又有现代的中医最新科研成果。从病种论，既有常见病、多发病，又有疑难病、少见病，共60余种病证（症）。历代医案患者中，有古代皇帝、大臣、有名医、文人、商贾、黎庶。而现代医案的医者，有许多是全国第一流肛肠医院或专科的巨匠高手，他们有的学术著作等身，有的医术饮誉国内外，有的科研成果辉煌；有的领军一方肛肠专科队伍。类案中，临证者或应手立取桴鼓之效，或几经曲折迂回，挽狂澜于既倒，终于起死回生，攻克顽症，屡起沉疴，奇案、奇法、奇方、奇效比比皆是。案中辩析丝丝入扣，阐发透辟精警，真可谓名案荟萃，令人叫绝。

5. 历代类案前画龙点睛地加注提要，部分案后附以按语，提示本案辩证之纲，立法之据，选方之理，用药之意，使读者开卷，翻阅其中任何一案，一眼望去，廖廖数字，既可明了要领和梗概。查阅借鉴，十分方便省力，此为同类医案专著所未有者。部分选自古书原本的医案未标点、分段，又有很多古、繁、异体字，为使今人容易阅读，作者一一予以校点整理。书后有医案方药附录，古今药物重量单位换算表、医案文献索引，可供不同需要的读者查用。因而本书有较强的实用性、可读性。

四、《中国肛肠病类案》的临床实用价值

（一）肛肠学科是一门专业性很强的学科，有许多不同于其他学科的临床特点。临床医生大都有过这样的困惑：翻开治疗学书本，似觉理、法、方、药心中有数，一遇变化多端的病情，既感应变斡旋手下乏术。本书通过古往今来大量专科专病具体医案，充分体现了我国历代众多医家在肛肠病临床辩证时如何掌握治疗规律，进行独立思考和辩证用药，选择实施适当疗法的，它对初学者富有指导性和启发性。

一些中医前贤有言："读书不如读案"。秦伯未说："合病理治疗于一，而融合贯通，卓然成一家言，为后世法者，唯厥医案！"很多名老中医总结其成功经验，都提到曾得益于研读揣摩古今各家医案。如姜春华教授说："我学习每家医案都能收到或多或少的养料，如王孟英的养生方法，薛立斋的平淡疗法，吴鞠通的用药剧重，在临床中各有用处。"肛肠临证医生手头备此一书，可以指点迷津，常学习、借鉴，举一反三，往往读毕相类一案而茅塞顿开。师前车之鉴，方少走弯路；明终南捷径，可多树奇功。它对提高临床技术水平有直接的帮助。

本书是初学者释疑解难的良师，临证有素者求得更深造诣的桥梁。

本书汇集了古今大量简便易行的民间肛肠病单方、秘方、验方医案，特别是许多非损伤性、非药物治疗方法的验案，如针灸、食疗、按摩、磁疗、气功、拔罐等疗法，在不能及时就医、住院治疗等许多情况下，患者对照书中一些医案、根据自已的病情和各方面情况，按图索骥地自行选择使用适宜的治疗方法，往往也可以安全而轻松地自疗顽疾，解除痛苦，尤其对老、孕、稚、弱患者，或因各种手术禁忌病不能手术，或药物与胃气格拒而不

能受纳药物，十分适宜。对需要手术、药物根治的患者，本书也能给予就医、治疗方面许多有益的提示和帮助，单就选用手术疗法的术式而言，患者可籍此书了解各种手术的特点，起到导医的作用。服中药者，病人可根据自己的病情选用合适的方药，并在医生指导下随病情发展变化而随时作以必要而适当的调整方药。本书将给许许多多肛肠病患者带来福音，并将产生可观的社会效益和经济效益。

本书是广大的肛肠病患者自疗的顾问，就医的向导。

五、《中国肛肠病类案》的学术开拓价值

著名学者章太炎曾指出："中医之成绩，医案最著"；梁任公说："治学重在真凭实据"。秦伯未强调："夫医案皆根据病理，而治疗之成绩，亦中医价值之真凭实据也"。本书正是比较系统而全面地第一次展示了我国肛肠病临床学术的大量"真凭实据"。它对研究中医肛肠病临床实践的宝贵经验有极其重要的意义，是国内有关肛肠病医案目前唯一的、也是不可多得的一部类案文献专集。

丰富祖国医学肛肠病治疗经验文献知识库，发掘整理古今著名医家的肛肠病验案，这是我国《中长期中医药发展纲要》所强调的一项重点战略方针。本书的编撰将着力践行"在传承中发展，在发展中创新"的宗旨，把长期以来大量的、分散的、零星的、局部的、一时的肛肠病医案，进行比较全面、系统的归纳分类，统一体例，去粗取精，筛选整理，汇集成册，力图丰富祖国医学肛肠病类案知识库，为后世同道留下具有临床实用和科研学术价值的文献。

医案具有较高的学术研究价值，已为中医界所公认。因为历代医家的学术思想，除了少数是用专著论述外，绝大多数是通过医案反映出来的，从而在各个方面丰富了祖国医学的理论体系，演变为各种学术流派。此书有相当多理、法并重的高质量医案，发前人所未发，补前人之不足，审证、求因、选法、投方、用药皆匠心独具，这些医案是中医基础理论和肛肠病临床实际相结合的上乘产品。通过这些医案，可以理解古今名医家的学术特点，溯究其学术源流。或理论上探微索幽，或实践上推陈出新，启发科研思路，发掘精蕴，古为今用，对继承和发展中医肛肠病学宝贵遗产作出更大的贡献。

六、《中国肛肠病类案》的科研发掘价值

本书将集我国古今肛肠病类案之大成，具有较高的科研发掘价值。其缘由有三：

一是纵向辑载的历代肛肠病类案中，有许多系名垂后世的伟大医学家的悬壶医验，他们的一些肛肠病验方医案无疑有着极为珍贵的研究价值，当代已有若干肛肠专科特色疗法、特效药物皆渊源于此；还有许多未获发掘的珍贵宝藏尚蕴于其中；

二是横向收集的现代全国各地肛肠病类案中，包含有一些数百例，数千例的成组高效验案，其中一些大样本临床观察报道极有可能经筛选、组合、实验，进而开发出专病新药的苗子；

三是选辑了部分已正式发表，或参加过省以上学术会议交流的民间医药"非物质文化遗产保护"项目的传承人医药专病治疗方法和药物。这当中也潜藏着一些有待开发的稀世珍宝。

因此，深度发掘利用这些高效类案，独具慧眼的科研工作者可在其中培育出一株株大放异彩、济世救人的医药奇葩。

本书是学术工作者的重要参考资料，肛肠病医药科研人员开发新药的利器。

综上所述，本书的出版、问世，将显然有着较高的社会效益和实用价值，必将对弘扬中医肛肠病学产生积极的推动作用。

七、本书主体资料的收集与整理

笔者从事肛肠医疗临床30余年，怀着争取为祖国医学肛肠学科春色满园的杏林医苑增添一片绿叶的崇高使命感，在已经成功地首次系统全面发掘整理了肛肠病药膳、气功两大疗法，使其已跻身我国肛肠病学科（见《中国肛肠病学》食疗、气功疗法两大章节）众多传统疗法之林后，不揣荒陋，多年来，一直致力于本书的资料搜集与整理。

笔者曾在全国10余处著名肛肠医院和专科观摩、见习、进修、深造的同时，到各处的大型图书馆查阅、摘抄、复印、拷贝了大量有关书刊资料；曾在多次全国性肛肠学术交流资料中选取不少相关案例；曾在多处省市肛肠学会、学科带头人处借阅抄录有关验案资料……

当我们站在祖国医学博大精深、肛肠专科专病医术源远流长的角度来审视这本类案专著，它虽未能尽睹全豹，或可籍此窥其一斑。如果能使几千年来中医肛肠病临床经验类案方面的主要结晶，在这本专著中得以踢尽可能较

全面系统地展示和传承，笔者就可感到十分慰籍了。

目前，本书的主体资料搜集已有100多万字（可供筛选），基本纲目架构已初步形成，部分内容正在搜集整理中，并接洽了有关出版社。

笔者热忱期望，全国同道能积极参与，共襄盛举，多提好建议，多献好验案，为本书的编写、出版、发行而助力。

本文不足之处敬祈同道指教，本书其他问题将另文讨论。

说明：本书编写"肛肠病现代医案"有关内容，已经正式发表见诸书刊文献的文字，录用时，文后按原作者署名；未发表的约稿、征稿、按本书统一体例（另文介绍），投稿文字（须有真实性证明资料）选用后将按有关稿酬标准，付给相应稿费，欢迎投稿，欢迎参与。

本书编写投稿热线电话：13991461658　联系人：李德应

长强穴为主治疗肛门坠胀35例

李济川　李天冲

（河北省永年县肛肠病研究所/永年县吉川肛肠专科门诊，057151）

肛门坠胀为肛肠科常见的一种由多种原因引起的肛门症状，因病因复杂，病情缠绵难愈，有时候临床治疗颇觉棘手，笔者用中医长强穴封闭结合中药灌肠和口服药物治疗，取得了较好的疗效，报告如下。

1. 临床资料

本组共35例患者，其中男12例，女23例；年龄35~72岁。平均53岁。其中通过pph手术后患者6例；直肠前突患者4例；直肠炎病史者8例；慢性肛窦炎患者11例，肛周神经官能症或其他原因者6例。经本门诊术后患者6例，外院转来者23例。所有患者均表现为不同程度的肛门或直肠坠胀感。或以肛门直肠为中心异物感、疼痛感、里急后重感、小虫爬行感、麻木奇痒不适感或腰腹不适等症状。无响应的阳性体征，实验室检查为阴性。多数患者表现不同程度的精神萎靡、食欲不振、头晕乏力、情绪不佳等。

2. 治疗方法

2.1 长强穴封闭疗法：患者取侧卧位或膝胸位。常规消毒肛门后缘，取"长强穴"位。用10ml注射器抽1%利多卡因8ml加当归注射液2ml混合，垂直刺入，有酸沉胀痛感后，回抽无血，缓缓注入。每日一次，10d一疗程。

2.2.1 对pph手术后和有直肠前突术后及肛门神经官能症者，在长强穴封闭后，均口服补中益气汤和内置太宁栓，每日2次，10天一疗程。部分肛门神经官能症配合维生素b1和谷维素、地西伴片剂口服。

2.2.2 有慢性直肠炎和肛窦炎病史者，给予中药灌肠：地榆20g、大黄10g、紫草20g、当归10g、五倍子5g、荔枝草20g、茜草10g、白芍10g、明矾3g，煎至100ml，保留灌肠，每日两次，20天一疗程。口服头孢类抗生素20天。

3. 治疗结果

治愈29例，好转4例。无效1例。1例中途放弃治疗。治愈率为82.8%，有效率为94.2%。无效率0.03%。

4. 体会

肛门坠胀是肛肠科一种常遇到的疑难病症，因症状反反复复，时轻时重，病人觉肛门坠胀难忍，并有异物脱出感、里急后重、便意频频、登厕努挣无便，每天下午和晚间加重，轻则数周，重则数年，严重影响了病人的工作和生活。据本组资料显示，女性较多见，患者偏向高龄，应与妊娠、分娩、盆底肌迟缓、手术、局部慢性炎症、排便异常或劳累等好多因素有关，笔者考虑，不管何种原因，从表现症状，都与肛门骶神经反射有关。"长强穴"是中医督脉与足少阳、足少阴经交合穴，在尾骨端与肛门之间，布由骶尾神经后枝与肛门神经，是治疗肛门直肠病的首选要穴。利多卡因为酰胺类局麻药，对于中枢神经系统有明显的兴奋和抑制双向作用。当归是补血理气、营养镇痛、调节神经的基本药物，两药相伍，直注穴内，使药物直达病所，局部经络之气通畅，血液循环改善，疼痛坠胀缓解，结合清热解毒之类中药灌肠，进一步消除局部病因，和对术后中气下陷盆底肌松弛等进行补益气血的调制，使中焦之气充盈，神经异常症状渐渐消失，而病症得愈。

浅谈中医药在治疗肛肠疾病中的应用

李　平　王仙锐

（吉林市中西医结合肛肠医院，132001）

祖国医学在治疗肛肠疾病运用中医药已有千年的历史，中医药在治疗肛肠疾病过程中作出了巨大的贡献，近年来随着中医诊疗方案和临床路径的开展实施，国内肛肠界同仁归纳整理了一整套治疗肛肠疾病的方药，为更好落实中医药治疗肛肠疾病打下了坚实的基础，本人通过临床实践结合现临床常用方药归纳整理了有关，痔、肛漏、肛裂、肛痈，直肠脱垂的有关方剂并附加了方解，使之在临床应用上有可循之处，也有望对西医运用中医药在治疗肛肠疾病上有所帮助。其中可能有不妥之处，望同道批评指正。

1. 痔

本组方药以改善缓解症状为前提，一般情况下对无症状者无需特殊治疗，对于症状明显者，有选择地进行治疗，治疗时须遵循，先保守，后手术和微创的原则。此类方剂多适用于Ⅰ、Ⅱ期内痔，内痔嵌顿伴有感染者或年老体弱者，内痔兼有其他严重慢性疾病而不宜手术治疗者，也适用痔手术病人有其临床表现和外痔，反复发作影响正常学习、生活工作者。

方剂如下：

1.1 凉血地黄汤

［组成］生地15克、当归15克、槐角15克、天花粉15克、地榆15克、升麻10克、荆芥10克、黄连10克、黄芩15克、枳壳15克、生甘草5克。

［功效］凉血止血，清热祛风。

［主治］痔（风伤肠络证）。

［方解］本方所治之痔乃因风伤肠络而引起。方中以生地、当归、槐角、地榆、天花粉凉血止血，养阴为主；黄连、黄芩、枳壳升麻清热祛风通便为辅佐药；使以生甘草泻火调和诸药。诸药合用共奏凉血止血，清热祛风之功。主治因风伤肠络而致的痔病。证见大便带血，滴血或喷射状出血，血色鲜红，大便秘结，或有肛门瘙痒，舌质红、苔薄黄、脉数等临床表现者。

1.2 萆薢渗湿汤

［组成］萆薢15克、茵陈15克、苍术15克、黄柏10克、丹皮15克、银花15克、连翘15克、苦参20克、茯苓15克、制大黄5克、生甘草5克。

［功效］清热利湿，凉血通便。

［主治］痔（湿热下注证）。

［方解］本方所治证之痔乃因湿热下注而引起，方中以萆薢、茵陈、苍术、黄柏清热利湿为主；辅以丹皮、银花、连翘清热凉血；佐以制大黄、苦参、茯苓既可使二便通畅，又可防因便秘使痔脱出加重；使以生甘草泻火解毒，调和诸药；（围手术期患者如便血量多可加槐花、地榆各15克，用于凉血止血）。诸药合用共奏清热利湿、凉血通便之功，主治因湿热下注而致的痔证见：便血，肛内肿物脱出，肛门灼热，重坠不适，苔黄腻，脉弦数等临床表现者。

1.3 血府逐瘀汤

［组成］当归10克、川芎15克、桃仁10克、生地20克、牛膝15克、枳壳10克、地榆15克、地龙10克、槐角15克、生甘草5克。

［功效］活血化瘀，行气止痛。

［主治］痔（气滞血瘀证）。

［方解］本方所治证之痔病因气滞血瘀所致。方中当归、川芎、桃仁、

牛膝通血脉，活血化瘀，为方中主要组成部分为君药；以生地凉血清热，配当归又能养血润燥，使祛瘀而不伤阴血。枳壳行气，气行则血行。槐角、地榆凉血、止血、止痛共为臣药；佐以地龙通络利尿防痔嵌顿而引起小便不利；生甘草泻火调和诸药为使；诸药合用可奏活血化瘀、行气止痛之功效。主治因气滞血瘀而致肛门肿物脱出甚或嵌顿，肛管紧缩，坠胀疼痛或血栓形成，肛缘水肿，疼痛明显，舌质红，苔白，脉弦细涩的痔病。

1.4 补中益气汤

[组成] 黄芪25克、党参20克、炙甘草5克、白术15克、陈皮10克、升麻15克、当归15克、白芍15克。

[功效] 补中益气，升阳举陷。

[主治] 痔（脾虚气陷证）。

[方解] 本方所治证之痔病乃因脾虚气陷所引起，方中以黄芪为主补中益气、升阳举陷、固表止汗；辅以党参、炙甘草、白术、白芍益气健脾合主药以益气补中；佐以陈皮，理气和胃；当归养血；更用升麻协助主药以升提下陷之阳气。诸药合用，使脾胃强健，中气充足。可治痔病临床见肛门松弛，内痔脱出不能自行还纳，便血色鲜或淡，伴头晕，气短，面色少华，神疲自汗、纳少，便溏，舌淡，太薄白，脉细弱者。

2. 肛瘘

通过药物治疗控制感染，减轻症状，控制病情的发展，但不能彻底治愈，也适用于手术患者的术前、术后用药

方剂如下：

2.1 萆薢渗湿汤

[组成] 萆薢15克、茵陈15克、苍术15克、黄柏10克、丹皮15克、银花15克、连翘15克、苦参20克、茯苓15克、制大黄5克、生甘草5克。

[功效] 清热利湿。

[主治] 肛漏（湿热下注证）。

[方解] 本方所治证之肛漏病乃因湿热下注而引起，方中以萆薢、茵陈、苍术、黄柏清热利湿为主；辅以丹皮、银花、连翘加强主药清热功效，佐以大黄、苦参、茯苓可使二便通畅；使以生甘草泻火解毒调和诸药。诸药合用共奏清热利湿之功效。主治因湿热下注而引起的肛漏，证见：肛门有溃口，经常溢脓，脓质稠厚，色白或黄。局部红、肿、热、痛明显，伴有纳呆，大便不爽，小便短赤，形体困重，舌红，苔黄腻，脉滑数等湿热下注型的肛漏病人。

2.2 透脓散

[组成] 黄芪20克、当归20克、银花15克、公英20克、地丁15克、牛膝15克、川芎15克、白芷15克、甘草5克、皂角刺15克。

[功效] 扶正祛邪，活血止痛。

[主治] 肛漏病（正虚邪恋证）。

[方解] 本方所治证之肛漏乃因正虚邪恋所致。方中以黄芪、当归补气补血用以恢复正气为主；辅以银花、公英、地丁清热解毒以祛除邪气；白芷、甘草排浓解毒祛除余毒；佐以牛膝、川芎活血止痛；以皂角刺为使能贯穿经络，溃破漏管，又能引药到病处。诸药合用，共奏扶正祛邪清热活血止痛之功。主治因正虚邪恋而引起的肛漏病。证见，肛周漏口流脓，脓质稀薄，肛门隐痛，外口皮色暗淡，时溃时愈，伴有神疲乏力，面色无华，气短懒言，舌淡苔薄，脉濡等临床表现者。

2.3 一贯煎

[组成] 生地30克、当归20克、沙参15克、麦冬10克、枸杞子15克、山药10克、甘草15克。

[功效] 养阴托毒。

[主治] 肛漏（阴液亏虚证）。

[方解] 本方所治证之肛漏，病因阴液亏虚所致。方中重用生地、当归养阴补血清热为君；辅以沙参、麦冬、枸杞子养阴而柔肝合主药以加强滋阴生津之功，辅以山药补脾胃、益肝肾又防滋阴不达；甘草为使既可清虚热解毒又能调和诸药。诸药合用使阴液亏虚得复。起到养阴托毒的功效。主治因阴液亏虚而致的肛漏，证见：漏管外口凹陷，周围皮肤晦暗，脓水清稀，伴有潮热盗汗，心烦不寐，口渴，食欲不振，舌红少津，少苔或无苔，脉细数无力等临床表现者。

3. 肛痈（肛门直肠周围脓肿）

肛痈的治疗在于早期切开引流，这是控制感染的关键，中医药辩证治疗可减轻其症状。

具体方剂如下：

3.1 五味消毒饮

[组成] 银花15克、公英30克、地丁15克、野菊花10克、天花粉20克、当归10克、白芷15克、生甘草5克、乳香15克、没药10克。

［功效］清热泻火解毒，消散痈肿。

［主治］肛痈（火毒蕴结证）。

［方解］本方所治之肛痈乃因火毒蕴结所致方中银花、公英、地丁、野菊花为主要成分组成君药，可清热泻火解毒，消散痈肿；臣以天花粉清热泻火、当归活血、白芷散风消肿、甘草化毒和中以加强清热解毒之功；以乳香、没药可贯穿经络溃壅破坚又能引药到病处为佐使药；各药合用，清热泻火解毒力甚强。主治因火毒蕴结所致肛痈。证见肛门周围突然肿痛，伴恶寒，发热，便秘，溲赤，肛周红肿，触痛明显，质硬，表面灼热，舌红，苔薄白，脉数等临床表现者。

3.2 透脓散《肛痈》

［组成］银花15克、公英20克、地丁15克、当归15克、牛膝15克、川芎15克、黄芪15克、白芷15克、甘草5克、皂角刺15克。

［功效］清热解毒，活血止痛透脓。

［主治］肛痈（热毒炽盛证）。

［方解］本方所治证之肛痈乃因热毒炽盛而引起。方中以银花、公英、地丁清热解毒为君药；辅佐以当归、牛膝、川芎活血止痛；黄芪补气用于气血不足脓成不溃；白芷、甘草排脓解毒，共同配合君药达到清热解毒，活血止痛透脓的目的；皂角刺为使能贯穿经络溃壅破坚，又能引药到病处。诸药合用，共奏清热解毒，消肿散结活血止痛透脓之功效。主治因热毒炽盛而引起的肛痈。证见：肛门疼痛剧烈，痛如鸡啄，夜寐不安，伴有恶寒，发热，口干，便秘，小便困难，肛周红肿按之有波动感，舌红，苔黄，脉弦滑者。

3.3 一贯煎

［组成］生地30克、沙参15克、麦冬10克、当归20克、枸杞子15克、川楝子5克、山药10克、生甘草10克。

［功效］养阴清热解毒。

［主治］肛痈（阴虚邪恋证）。

［方解］本方所致证之肛痈因阴虚邪恋所致。方中重用生地为主养阴清热；辅以沙参、麦冬当归枸杞子养阴而柔肝；合主药以滋阴清热、益气生津；更配以生甘草清热解毒，少量川楝子性虽苦燥仅能疏肝气配以山药补脾胃益肝肾又防滋阴太过为佐使药，诸药合用使阴虚得复。主治因阴虚邪恋所致的肛痈，证见有肛门肿痛，证见：肛门肿痛灼热，表皮色红溃后难敛，伴有午后潮热，心烦口干，夜间盗汗，舌红少苔，脉细数等临床表现者。

4. 肛裂

软化大便、保持大便通畅、止痛，解除括约肌痉挛阻止恶性循环，促进溃疡愈合为目的，区别不同病变合理施治。急性早期肛裂可用中药治疗Ⅱ、Ⅲ期或是慢性陈旧性肛裂也可配合中药治疗，原则上以润肠通便为主，在大便通畅的前下，再结合其他治疗。

具体方剂如下：

4.1 凉血地黄汤

［组成］生地15克、黄连10克、黄芩15克、当归15克、槐角15克、地榆15克、天花粉15克、枳壳15克、升麻10克、荆芥10克、生甘草5克。

［功效］清热泻火，凉血通便。

［主治］肛裂（血热肠燥证）

［方解］本方所治证之肛裂乃因血热肠燥而引起，方中以生地、黄连、黄芩清热泻火为君药；辅以当归、槐角、地榆、天花粉凉血止血通便佐以枳壳升麻荆芥理气止血通便，使以甘草清热泻火，调和诸药。诸药合用共奏清热泻火，凉血通便之功。主治因血热肠燥而致的肛裂。证见：大便二、三日一行，质干硬，便时滴血或手纸染血，肛门疼痛，腹部胀满尿黄，早期肛裂裂口色红，舌质偏红，苔黄燥，脉弦数者。

4.2 一贯煎

［组成］生地30克、沙参15克、麦冬10克、当归20克、枸杞子15克、山药10克、甘草5克。

［功效］凉血养血，增液通便。

［主治］肛裂（阴虚津亏证）。

［方解］本方所治证之肛裂乃因阴虚津亏而引起，方中重用生地为主凉血养血、滋阴，辅以沙参、麦冬、当归、枸杞子养阴而柔肝，合主药以滋阴养血生津、增液通便，配以山药补脾胃益肝肾又防滋阴太过。炙甘草调和诸药，共为佐使药。诸药合用，使阴虚得复。主治因阴虚津亏而致的肛裂。证见：大便干燥，数日一行，便时疼

痛，点滴下血，口干咽燥，五心烦热，裂口深红，舌红少苔或无苔，脉细数者。

4.3 血府逐瘀汤

［组成］当归 10 克、川芎 15 克、桃仁 10 克、生地 20 克、牛膝 15 克、枳壳 10 克、地榆 15 克、地龙 10 克、槐角 15 克、生甘草 5 克。

［功效］活血祛瘀，行气止痛。

［主治］肛裂（气滞血淤证）。

［方解］本方所治证之肛裂乃因气滞血瘀而引起。方中当归、川芎、桃仁、牛膝活血祛瘀通心脉为方中主要组成部分为君药；辅以生地凉血清热，配当归又能养血润燥，使祛瘀而不伤阴血；枳壳行气，气行则血行；槐角、地榆凉血止血止痛；佐以地龙通络利尿防裂痛而致排尿不利，生甘草调和诸药为使，诸药合用可奏活血祛瘀，行气止痛之功，主治因气滞血瘀而致的肛裂。证见：肛门疼痛，便时便后尤甚，肛门紧缩裂口色紫暗，舌质紫暗，脉弦或涩。

4.4 补中益气汤

［组成］黄芪 30 克、甘草 10 克、党参 20 克、当归 15 克、陈皮 10 克、升麻 10 克、柴胡 10 克、白术 10 克。

［功效］补中益气，升阳举陷。

［主治］脱肛病（脾虚下陷证）。

［方解］本方所治证是由于脾胃气虚中气下陷所致的脱肛。临床可见舌淡苔白，脉软弱者，治以益气升阳，调和脾胃。故方用黄芪为主，补中益气，升阳固表止汗；辅以党参、甘草、白术益气健脾，合主药以益气补中；佐以陈皮理气和胃；当归以养血；更加升麻柴胡协助主药以升提下陷之阳气。诸药合用，使脾胃强健中气充足，气陷得升，脱肛可治。临床可用于证见：便后肛内有物脱出，劳累后加重，伴脘腹重坠，纳少，神疲体倦，气短声低，头晕心悸，舌质淡舌体胖，边有齿痕，脉弱者。

4.5 金匮肾气丸《脱肛病》

［组成］干地黄 20 克、黄芪 15 克、山茱萸 15 克、山药 15 克、附子 5 克、桂枝 10 克、茯苓 15 克、泽泻 10 克、牡丹皮 10 克。

［功效］健脾益气，补肾固脱。

［主治］脱肛病（肾气不固证）。

［方解］本方所治证之脱肛乃因肾气不固而致直肠滑脱不收。方中干地黄滋阴补肾黄芪健脾益气为主；辅以山茱萸、山药补益肝脾经血；并以少量附子、桂枝温阳补肾，，意在微微生火，以鼓舞肾气；佐以茯苓、泽泻、丹皮调协肝脾。诸药合用，共有健脾益气、补肾固脱之功效；主治因肾气不固而致的脱肛。证见：直肠滑脱不收，伴有面白神疲，听力减退，腰膝酸软，小便频数或夜尿多，久泻久痢舌淡苔白，脉细数等临床表现的病人。

4.6 八珍汤

［组成］党参 20 克、熟地 15 克、升麻 15 克、黄芪 20 克、茯苓 15 克、白术 15 克、当归 20 克、白芍 10 克、炙甘草 5 克、川芎 10 克。

［功效］益气养血，升阳举陷。

［主治］脱肛病（气血两虚证）。

［方解］本方所治证之脱肛因气血两虚，气虚下陷所致的脱肛病。方中以党参、熟地、升麻、黄芪为主药，甘温益气养血，升阳举陷；辅以茯苓白术健脾燥湿；当归、白芍养血和营；更用炙甘草和中益气；川芎活血行气，共为佐使药合以气血双补，升阳举陷。主治因气血两虚而致的脱肛病。证见：直肠脱出，伴有面白或萎黄，少气懒言，头晕眼花，心悸健忘或失眠，舌质淡白，脉细弱的临床表现者。

4.7 萆薢渗湿汤

［组成］萆薢 15 克、银花 15 克、连翘 15 克、丹皮 15 克、苦参 20 克、茵陈 15 克、苍术 15 克、黄柏 10 克、茯苓 15 克、制大黄 5 克、生甘草 5 克。

［功效］清热利湿

［主治］脱肛病（湿热下注证）

［方解］本方所治之证脱肛病乃因湿热下注而引起。方中萆薢、茵陈、苍术、黄柏清热利湿为主；辅以银花、连翘、丹皮清热解毒；佐以制大黄、苦参、茯苓可使二便通畅，解除腹胀，便秘、溲赤的困扰；使以生甘草泻火解毒，调和诸药。诸药合用共奏清热利湿之功。主治因湿热下注而致的脱肛病。证见：直肠脱出，嵌顿不能还纳，脱垂黏膜糜烂、溃疡，肛门肿痛，面赤身热，口干口臭，腹胀便结，小便短赤，舌红，苔黄腻，脉滑数的临床表现者。

盂县10－20岁中小学生肛肠疾病调查研究报告

李喜才　武艳阳　高　鹏　李鹏飞　张海燕

（山西盂县中医医院肛肠科，山西　盂县，045100））

【摘要】2013年4月－5月在盂县部分小六学生及全县初中学生中进行肛肠疾病的普查。共发实名制问卷10453份，筛查肛肠病学生1957人，占18.7%。病种12种，其中腹泻1319人居首位，占12.6%。便秘554人，占5.3%。

为了研究盂县中小学生肛肠疾病的调查，我们于2013年4月－5月开展了《盂县中小学生肛肠疾病调查研究》活动，分别对盂县的部分小学六年级和全部初中学生共计10453人进行了实名制问卷调查，普查肛肠疾病做病情基线调查，宣传肛肠疾病防治和护理知识，进行健康指导，增强自我保健知识。现将调查结果报告如下：

1. 资料与方法

1.1 一般资料　2013年4月－5月我们对盂县乡．镇．村的部分小学六年级及全部初中学生10453人进行了实名制问卷调查。年龄10－20岁平均15岁，其中男性5080名，占48.6%。女性5473名，占52.4%。10－13岁部分小学六年级学生463人，其中男性255人，女性208人。14－20岁初中学生10090人，其中男性4825人，女性5165人。详见表1

表1　全县10－20岁中小学生肛肠疾病总人数

年龄	10	11	12	13	14	15	16	17	18	19	20
男	5	11	29	210	602	1259	1629	1110	204	20	1
女			48	160	698	1458	2002	847	152	8	
总计	5	11	77	370	1300	2717	3631	1957	356	28	1
合计						10453人					

1.2 分析项目：对所调查的中小学生肛肠疾病情况进行统计分析（详见表2表3表4表5）

表2　全县10－20岁中小学生肛肠疾病调查表

年龄	10	11	12	13	14	15	16	17	18	19	20
男	1		1	8	44	133	404	292	89	4	
女	1		1	3	46	175	473	219	61	2	
总计	2		2	11	90	308	877	511	150	6	
合计						1957人					

表3　分性别、分年龄肛肠患者占全部调查人数比例

年龄	10	1	12	13	14	15	16	17	18	19	20
男	0.009		0.009	0.076	0.417	0.417	1.26	2.77	0.483	0.038	
女	0.009		0.009	0.028	0.436	1.66	4.48	2.08	0.578	0.019	

表4　全县10－20岁中小学生肛肠疾病调查表

年龄病种	便秘（554）	腹泻（1319）	便秘腹泻（6）	溃疡性结直肠炎（1）	结肠直肠炎（51）	血栓性外痔（3）	内痔（1）	肛裂（14）	肛周脓肿（3）	肛门湿疹（2）	肠梗阻（1）
10	男	1									
	女	1									

续表

年龄病种		便秘（554）	腹泻（1319）	便秘腹泻（6）	溃疡性结直肠炎（1）	结肠直肠炎（51）	血栓性外痔（3）	内痔（1）	肛裂（14）	肛周脓肿（3）	肛门湿疹（2）	肠梗阻（1）
11	男		1									
	女											
12	男											
	女		1									
13	男	2	5			1						
	女	2	1									
14	男	6	38									
	女	9	37									
15	男	24	107						1			1
	女	43	128	2								
16	男	116	235	3		49			2			
	女	81	379	1	1	1	2		5		2	
17	男	60	232									
	女	63	149				1	1	6			
18	男	25								3		
	女	15										
19	男	60	4									
	女	46	2									
20	男											
	女											

表5　分性别、分年龄、分病种肛肠患者占全部调查人数比例

年龄性别	病种	便秘	腹泻	便秘腹泻	溃疡性结直肠炎	结肠直肠炎	血栓性外痔	内痔	肛裂	肛周脓肿	肛门湿疹	肠梗阻
10	男	0.009										
	女	0.009										
11	男		0.009									
	女											
12	男											
	女		0.009									
13	男	0.018	0.047			0.009						
	女	0.018	0.009									
14	男	0.057	0.36									
	女	0.085	0.351									
15	男	0.227	1.01						0.009			0.009
	女	0.407	1.21	0.018								
16	男	1.099	2.23	0.028		0.464			0.018			
	女	0.768	3.59	0.009	0.009	0.009	0.018		0.047		0.018	

续表

年龄性别	病种	便秘	腹泻	便秘腹泻	溃疡性结直肠炎	结肠直肠炎	血栓性外痔	内痔	肛裂	肛周脓肿	肛门湿疹	肠梗阻
17	男	0.569	2.198									
	女	0.597	1.41				0.009	0.009	0.057			
18	男	0.239								0.028		
	女	0.142										
19	男	0.589	0.038									
	女	0.436	0.018									
20	男											
	女											

2. 讨论

肛肠疾病是临床中的常见病多发病，国内流行病学调查显示，肛肠疾病的发病率是59.1%，痔病占所有疾病的87.2%，且其中又以内痔为常见，占所有疾病的52.2%①。本次数据调查人数：10453人，检查出肛肠疾患1957人，发病率占18.7%，其中腹泻1319人次，占12.6%居首位．便秘5.3%居第二位。这样不仅给青少年带来身体痛苦和精神压力，且严重影响生活学习，还增加了医疗费用。

本次普查研究各类肛肠疾病的预防，应以加强乡．镇．村健康宣教，对乡．镇．村医务人员进行简便易学、实用高效，便于推广的培训。加强肛肠疾病的乡村干预，广泛动员基层卫生资源，从防入手，改变患者防病和就医观念，做到早发现早治疗，切忌有病乱投医，从源头上降低肛肠疾病的患病率，以减少并发症，降低本类疾病的医疗费用，提高总体健康水平的目的。

生物—心理—社会医学模式在肛肠外科中的应用体会

李又耕　杨玉刚　靳胜利

（开封市中医院，河南　开封，475000）

【摘要】目的　探讨生物－心理－社会医学模式在肛肠外科用的应用方法及效果。方法　回顾分析2009年1月~2010年1月间我们收治的肛肠疾病患者177例的临床资料。结果　177例肛肠疾病患者中，应用生物－心理－社会医学模式，在Ellis理性情绪行为治疗方法的辅助治疗下，治疗组创面愈合时间明显低于对照组，住院时间明显低于对照组；治疗组总有效率达97.18%。结论　在肛肠外科的诊疗和预防过程中，应用生物—心理—社会医学模式能够更快的使患者康复。

【关键词】肛肠外科；生物－心理－社会医学模式；理性情绪行为疗法

肛肠疾病是一种常见病，多发病。随着医学技术的发展，人们逐渐认识到，肛肠疾病不仅仅是一种身体健康的损害，而且常常合并精神心理上的伤害。因此，对肛肠疾病的认识已不限于生物医学模式，而发展成为生物—心理—社会医学模式。自2009年1月以来，我们对177例肛肠外科患者应用生物—心理—社会医学模式进行治疗，效果明显。现报道如下。

1 资料与方法

1.1 纳入标准　符合中医肛肠科病证诊断疗效标准者[1]。

1.2 排除标准　①年龄在18岁以下或75岁以上，妊娠或哺乳期妇女；④合并有高血压、结核病、糖尿病或严重的精神心理障碍等疾病，影响切口愈合或治愈时间的。⑤不符合纳入标准，无法判断疗效、资料不全或随访丢失的病例。

1.3 疗效标准　符合中医肛肠科病证诊断疗效标准[1]：治愈：症状及体征消失，肛门括约功能良好。好转：症状及体征改善。未愈：症状及体征均无变化。。

1.4 病例　选择开封市第一中医院肛肠科和成都肛肠专科医院2009年1月至2010年1月间的住院病例，其中开封市中医院 89 例，成都肛肠专科医院 88 例，包括痔 47 例、肛周脓肿 35 例、肛瘘 32 例、直肠脱垂 40 例、肛裂 23 例，不同肛肠疾病的患者根据疾病的种类、病情、伴随症状细分成组，各组患者再随机分成治疗组和对照组。治疗组 177 例，男 87 例，女 90 例，年龄 18～75 岁，平均 45.4 岁；对照组 175 例，男 86 例，女 89 例，年龄 18～75 岁，平均 45.6 岁。

1.5 治疗方法

1.5.1 外科治疗：按照常规手术疗法进行治疗治疗[2]。

1.5.2 心理治疗：在患者手术前后，给予心理治疗和辅导，根据具体患者采用 Ellis 理性情绪行为疗法（rational emotive behavior therapy，REBT）进行治疗，它的基本方法中包括认知改变技术、情绪改变技术、行为矫正技术。认知改变技术主要处理病人生活中那些完美化和绝对化的“应该”信念。重点放在手术前后的糟糕程度与病人想象的糟糕程度之间的精确区分。与非理性信念辩论是认知改变技术的核心，辩论的方法有解说、苏格拉底式辩论、幽默、创造性的说服、自我暴露等。情绪改变技术重点是关注“价值偏好”与“必须”信念之间的区分，使病人能够做到心理上的分化。医师可以通过想象消极事件、体验预期事件、标签法、角色扮演等方法达到目标。行为矫正技术需要各种操作条件反射，使病人改变其不恰当行为，强化其适应行为，而且要改变病人对自己行为的认知。家庭作业、满灌疗法、惩罚、练习并强化积极的认知等是有效的策略。让患者树立战胜疾病的信心和勇气，早日重新融入社会，恢复正常人的生活[3]。

1.5.3 对照组：按照常规外科手术进行治疗，手术前后没有给予生物－心理－社会医学模式治疗和辅导，或者仅给予简单的心理辅导和护理。

1.6 统计方法　使用 SPSS15.0 软件进行 x^2 检验。

2. 结果

记录术后患者创面愈合时间、住院时间，从而评价治疗效果。治疗组创面愈合时间明显低于对照组，住院时间明显低于对照组；治疗组总有效率高于对照组。两组总疗效见表 1、表 2。

表 1　两组换药疗效比较（$\bar{x}\pm s$）

分组	总例数（n）	创面愈合时间（d）	住院时间（d）
治疗组	177	6.60 ±1.53 ①	15.86 ±2.26 ②
对照组	175	10.57 ±1.44	22.84 ±2.87

注：与对照组相比，①$P<0.01$，②$P<0.05$。

表 2　两组临床疗效比较（例）

分组总例数（n）	治愈（n）	好转（n）	未愈（n）	总有效率（%）
治疗组	177	135	37	5	97.18*
对照组	175	104	58	13	92.57

注：与对照组比较 * $P<0.05$

3. 讨论

对于肛肠疾病的治疗，常规以手术治疗为主，只注重患者生物机体的修复，却忽视了患者的精神心理变化，忽视了社会、精神心理因素对患者康复的影响。近年来，随着医学技术的发展，随着人们对保护健康和防治疾病的认识深化，人们逐渐认识到心理社会因素对肛肠疾病的发生、发展及转归起着非常重要的作用。于是，当生物－心理－社会医学模式的提出后，很快就被肛肠医师引入到了肛肠外科的诊疗及预防过程中。

生物－心理－社会医学模式是由美国罗切斯特大学医学院精神病学与内科学教授恩格尔（O. L. Engel）于 1977 年在《科学》上提出的[4]。又称现代医学模式，它认为人类健康与疾病取决于生物、心理及社会等各种因素，保护与促进人类健康，要从人们的生活环境、行为、精神及卫生服务等多方面努力。它是一种从生物、心理和社会等方面来观察、分析和思考，并且处理疾病和健康问题的科学观和方法论。它不仅关注人的生物性，同样关注人的社会性，充分认识到环境因素、社会因素、心理因素对健康的综合作用，是对“生物医学模式”的更正与补充，它不仅重视生物个体本身，更重视影响个体和群体健康的社会、心理和精神状态。在这种新的医学模式中，健康的概念也发生了巨大的变化。传统的健康观是“无病即健康”，健康新观念是指一个人在身体、精神和社会等方面都处于良好的状态。现代人的健康观是整体健康，世界卫生组织提出“健康不仅是躯体没有疾病，还要具备心理健康、社会适应良好和有道德”。我们通常应用理性情绪行为（REBT）疗法来调节患者的社会、精神心理状态，理性情绪行为治疗（REBT）是一种相对短程的、综合的治疗和教育方法，适用于治疗各种情绪问题，如焦虑、抑郁、适应不良、社交障碍和低挫折耐受性等。

由于肛肠疾病所处的特殊位置，使很多患者有害羞心理。尤其是女性患者，对各种检查如肛镜、指诊等存在恐惧心理。发病初期人们多不重视；但它却又是一种常常将人们折磨得苦不堪言的疾病。严重时使人产生痛苦、疑病、悲观等感知、思维障碍。感知活动障碍者多为病情反复发作、久治不愈或平素有神经衰弱症状及更年期患者。思维障碍者多因分析事物缺乏具体性、目的性、逻辑性和实践性，对医学资料断章取义，对道听途说信以为真，个性敏感多疑，对自己的健康过分关注，如听说某人患了肠癌，就仔细打听情况并牵强附会地将自己对号人座。因此，在检查前须向患者及家属说明检查的目的和必要性，介绍检查方法并采取必要的私密性保护措施，尽可能由同性医生去进行检查，以减轻或解除患者的顾虑及羞涩心理，使患者由被动思维识别为自动思维，这有利于有助于减轻病情，缩短病程[5]。术前恐惧和焦虑反应往往能降低患者的痛阈及耐痛阈，结果在手术中和手术后产生一系列的心理、生理反应，从而影响手术预后。我们采用 Ellis 理性情绪行为疗法，包括心理指导和行为训练等，可以调节患者的焦虑情绪，增强心理应对能力，使之尽快地在心理和行为上适应手术，并促进术后躯体和心理的康复。通过对肛肠手术患者的心理行为干预，使患者术后避免焦急、紧张，保持平稳情绪配合手术，可明显减轻患者的心理负担，稳定情绪，消除紧张，提高疼痛阈值，明显减少肛肠病术后疼痛、尿潴留等并发症的发生，加快伤口的愈合，有利于患者的早日康复。

生物 - 社会 - 心理医学模式在肛肠外科中的应用，尚处于初级阶段，虽然已经取得了一定的成效，但尚需要广大肛肠外科医护人员继续推广，把医学进步的福音造福于广大患者。同时，生物 - 社会 - 心理医学模式和传统医学中“治未病”的观点不谋而合，对肛肠疾病的康复及防治具有很好的指导作用。

参考文献：略。

祖师麻长强穴封闭并内服补益中成药治愈肛门直肠虚证痛 1 例治验

梁尚勤　梁方向　梁方魁　梁卫武

（河南兰考县中医院肛肠医院，475300）

本病据统计，有上升趋势，它是以肛门疼痛，坠胀不适为主诉症状，但临床检查无相应阳性体征发现，术前术后都可发生，临床以女性术后为多，文献多以肛门直肠神经官能症统之，祖国医学属“脏燥、郁证”范畴。

1. 病案

王某，女 50 岁，开封县罗王村人，门诊号 2000518，1999 年元月因肛门疼痛，流脓血，分别就诊于某市医院、某县医院两次手术治疗，术后一月内自觉肛门部位疼痛、坠胀不适、坐卧不安、肛内烧灼、彻夜难眠、面色无华、食欲减退、神不守舍、心情懊悔、悔不该做两次手术。体检：T37 摄氏度，P20 次/分，BP130/75mmhg，心音弱，率整，肺（－）肝脾未触及。专科检查，截止为 10 点距肛缘 4cm 处，有一手术疤痕，无明显触痛和压痛，指诊，截石位 3、7、11 点痔黏膜凸起，可触及柔软之团状物，指套染血，B 超显示子宫及附件正常，X 线钡灌肠摄片未发现阳性病变，诊断：1、肛门直肠痛（虚证型）；2、内痔，

2. 治疗

2.1 首先暗示治疗　解除病人疑虑与紧张，树立治病信心，与此同时行内痔消痔灵注射术。

2.2 行长强穴药物封闭注射术　患者取左侧卧位，长强穴络合碘常规消毒、铺巾，用 10ml 注射器 6 号封闭专用针头抽取 0.25% 布比卡因 3ml，利多卡因 3ml、祖师麻 2ml 平行骶骨方向刺入 3cm，待有酸、麻、胀、沉感后缓慢推药，每日两次，七次一疗程。

2.3 内服补益中成药　补中益气丸、人参养荣丸、刺五加片、五味子糖浆、养血安神丸等均可选用。经治疗三周后，临床治愈。

3. 讨论

肛门直肠痛，中西医文献未见此病名，本病术前术后均可发生。祖国医学认为：病人起居失慎、思虑过度、情志失调、肝郁气滞，而伤及心脾所致。因心主血脉，统司神明，在志为喜；脾为资生之本，气血生化之源，在志为思，心脾肝三脏都与人体情志活动有关。如内伤劳倦、中气受伤，思虑伤脾、脾血亏损、健运失职、气血生

化乏源、无以养心、加之忧愁烦躁、暗耗心血、则意识紊乱，发为“脏燥症”又由于久病伤肾，怒气伤肝，肝血亏损，肝肾阴虚而致心肝火旺，出血阴虚火旺之症。此外寒湿、饮食、劳倦也为其诱发因素。

现代医学认为：对本病发病机理，迄今尚有不同看法，但精神因素在发病上起到重要作用。如遇突发事件，肛门神经机能失调或手术损伤肛门直肠神经而致病，不良因素影响，如因恐惧手术或因手术导致病人精神受到刺激产生悲惧悲观或疑惑，引起持续性精神紧张，造成高级中枢神经系统兴奋和抑制过程的失调，以致植物神经功能紊乱致病。临床主要表现以精神兴奋，情绪波动和意识朦胧为主。常有哭笑无常，精神恍惚，不能自主，并提出许多主观而离奇的主观症状，如肛门部有难以忍受坠胀、麻木、烧灼异物感、肿痛等症，多数随着情志活动的改变而起伏。久而久之，因自觉症状加重而造成便秘、腹痛、头晕乏力、纳呆、失眠、悲观等症状，但临床检查局部并无客观的病理改变，不难作出明确诊断。

本病的治疗，除暗示疗法、精神疗法、对症治疗外，尚采用长强穴封闭治疗。本病因大脑神经功能失去平衡，肛门直肠神经机能失调而致病。长强穴位于尾骨尖端与肛门连线的中点，是自主神经密集部位，有尾神经及肛门神经通过，针刺麻醉可以调整肛门神经功能，促进自主神经兴奋而使肛门恢复正常生理功能，达到治疗目的，收到了满意疗效。

围手术期快速康复计划的应用

林富林　何　瑾　杨铁军　鲁明良

（解放军117医院大肠肛门病中心）

现代外科正在经历手术技术微创化、监护与治疗精细化的深刻变革。在胃肠外科领域，以腔镜手术和内镜治疗为代表的微创外科技术已得到广泛应用，尤其在早期消化道肿瘤的外科治疗方面发展势头迅猛，不仅保持了良好的治疗效果，而且创伤小、恢复快。传统的胃肠肿瘤外科在如何彻底切除病变方面已经取得了相当的发展和进步，可以安全实施联合脏器切除、扩大淋巴结清扫术等各种根治性手术，手术死亡率和并发症率显著降低，而且针对特定疾病的手术方式日益规范化。但外科学的宗旨不仅要清除病变，还要保护组织和恢复功能，理想的外科治疗应该是以最小的创伤来获得最大的治疗效果。要达到这一目标，不仅要开展合理的功能保留手术，还需要创新围手术期的管理和处置流程。因为外科病人遭受的创伤打击或应激因素并不仅仅来源于手术本身，焦虑、紧张、疼痛、低温、缺氧、饥饿、恶心、呕吐、睡眠障碍、各种引流管和导管放置、活动障碍等等因素，会协同加重术后创伤和应激反应。机体的应激反应受以糖皮质激素释放为标志的下丘脑－垂体－肾上腺轴系统和以儿茶酚胺升高为代表的外周交感神经系统的调控，它们之间相互影响，导致机体产生炎症反应和神经－内分泌反应，过度的应激反应还会造成器官功能障碍，并影响伤口愈合和术后康复[1]。因此，如何有效减轻众多择期胃肠外科病人围手术期的应激反应，加快病人术后康复速度，成为胃肠外科领域的热点问题之一。

丹麦胃肠外科医生 Henrik Kehlet 最早在2001年提出“快速康复（fast track，FT）”计划的概念。FT计划的对象是大量的择期手术病人，方法是通过多种模式相结合的综合管理模式和处置流程来更好地控制机体的病理生理变化，核心是要减少围手术期的应激因素、减轻病人的应激反应，目标是要加快术后康复速度，缩短住院时间[2]。临床实践中，无论是风险较高的髋、膝关节置换、前列腺根治性切除、结肠手术、肺切除、肾切除等择期大手术，还是在伴有系统性疾病的高危人群中，FT计划都已经被小规模的随机对照试验证实是安全有效的，特别是在结肠手术中，系统分析已经证实FT计划是安全有效并可以明显缩短住院时间[3]。

随着循证医学（evidence－based medcine，EBM）的蓬勃发展和日益广泛的应用，在实施FT计划的过程中，EBM研究成果成为完成这一重要临床实践的理论依据。按照EBM的要求，在疾病的诊治过程中，要将病人的选择意愿、医生的临床专业知识和经验与当前可得的最好研究证据结合起来，为病人作出最佳医疗决策。因此，为了实施FT计划，我们首先从当前的EBM研究成果中去筛选那些影响患者康复的应激因素的证据。结果发现：围手术期低温可以导致在复温过程中产生应激，损害机体的凝血机制和白细胞功能，增加心血管负担，有研究表明，术中及术后早期保温可以减少术中出血量、术后感染和心脏并发症的发生率，并降低分解代谢[4]；外科输血不仅会带来常见的并发症，还可以显著降低机体的免疫功能，加重应激反应，大量研究表明，肿瘤病人围手术期输血导致的免疫抑制，可以造成术后感染率和肿瘤复发率增加，同时会显著提高病人促炎细胞因子和应激激素水平，导致器官功能损害[5]；此外，胃肠外科中既往一些所谓“常规”处理措施也被认为会加重应激反应，例如：

术前过早禁食禁水容易导致病人出现低血糖，增加术中及术后静脉补液量[6]；机械性肠道准备不仅给病人带来不适和心理负担，还容易导致肠道菌群易位、水电紊乱，增加术中血压波动和静脉补液量，更有研究表明，肠道准备后病人术后腹腔感染和吻合口漏发生率显著增加[7]；手术后常规放置腹腔引流管的目的是为了早期发现消化道瘘、帮助治疗并避免再次手术，虽然仅在长期使用时才会导致各种并发症，但还是明显影响了病人术后的早期活动，增加病人术后康复的心理障碍[8]，一项小规模的随机对照试验甚至证实全胃切除术后常规放置腹腔引流管组病人的术后并发症发生率、死亡率显著高于未放置引流管组，住院时间也显著延长[9]；荟萃分析（meta－analysis）结果显示择期腹部手术术后常规放置鼻胃管并不能降低手术并发症的发生率，反而增加了肺部并发症的发生率[10]。

同样的，EBM 数据库也提供了如何减轻术后应激反应的证据。例如，一项荟萃分析表明，胃肠道择期手术后 24h 内早期进食可以降低各类感染的发生率，缩短住院时间[11]。一项小规模的随机对照研究发现，与传统的排气后再进食组相比，胃切除术后 48h 开始口服饮食不会增加恶心、呕吐、吻合口漏等并发症的发生率，而留院时间却显著缩短[12]。硬膜外麻醉及镇痛（epidural anesthesia/analgesia，EAA）已经被一项包括 141 项报道、9559 例病人的系统分析证实不仅止痛效果更好，而且局麻药物还能够完全阻断交感神经传递，减轻创伤应激，并显著降低低氧血症、肺炎、肺不张等术后并发症的发生率[13]，而鸦片类的止痛剂却只能阻断疼痛刺激。而且，目前认为预防和治疗术后肠麻痹的最有效措施就是 EAA，它可以阻断疼痛的传入刺激及交感神经兴奋，避免使用过多吸入麻醉剂和鸦片类止痛药物，并保留迷走神经的作用。研究表明，EAA 病人术后肠功能恢复时间比全麻＋鸦片类药物止痛病人提前 2～3 天，并有利于改善肠吻合口血供，促进吻合口愈合[14]。由此可见，EAA 应该是 FT 计划中的一个关键环节。

特别值得注意的是，很多制约手术病人康复的因素都是相互影响的。以腹部手术后肠麻痹为例，这常常是影响胃肠外科病人术后早期进食和早期活动的重要原因之一，造成肠麻痹的相关因素包括疼痛、组织水肿、交感神经兴奋、止痛药物和吸入麻醉药的使用等等[15]；而导致组织水肿的原因又包括创伤导致抗利尿激素分泌，以及术后过度补液等；可是，如果要追溯过度补液的原因，又是与严格的术前肠道准备、过早的禁食禁水密切相关的。因此，在实施 FT 计划过程中应坚持多种模式并举，从整体水平上控制围手术期的病理生理变化，实现手术病人预后的改善。

目前，围手术期 FT 治疗在择期大肠手术中已逐步开展，它由一系列项目组成，其目的在于减轻患者术后的应激并增进其康复。换句话说 FT 治疗可以使机体的代谢、神经系统和其它器官功能得到明显改善，从而使得术后并发症发生率降低、恢复加快、住院时间缩短[16]。Kehlet[17] 等在择期大肠手术患者中实施一组 FT 治疗以期增进患者术后恢复并避免出现阻碍患者早期出院的因素，如对镇痛药及输液的依赖、延迟下床活动、发生并发症及缺少家庭关怀等。其主要项目包括深入详细的术前告知、无肠道准备、无麻醉前用药、无术前禁食、制订特定的麻醉方案（包括硬膜外及短效麻醉）、术中吸入高浓度氧、避免术中液体过多、缩小手术切口、应用非阿片类镇痛药、不常规留置引流管及鼻胃管、早期拔除尿管、使用缓泻药及肠道动力药以及术后早期进食和早期活动等。Kehlet 对 6 份材料共 512 位择期结肠手术患者进行了临床对照实验分析，结果发现，与传统治疗方法相比，实施 FT 治疗组患者的住院天数和并发症发生率均显著降低，而再入院率及死亡率没有明显增加。分析表明择期结肠手术实施 FT 计划是安全的，并且能明显缩短住院天数。当然，FT 计划的主要目的是使患者术后恢复更快并减少并发症发生率，而不是单纯着眼于让患者早日出院，它的顺利实施依赖于有经验的临床医师进行。FT 治疗的应用发展到现在时间并不长，临床应用的过程中也具有一定的局限性，且临床病例数不够多，其应用证据尚显缺乏，所以仍需要多中心随机实验加以进一步证实。

参考文献：略。

改良生肌玉红膏在肛肠科中的应用

刘俊强　刘当玉　韩青科

（河南黄金建筑安装公司职工医院，471003
洛阳市肛肠病研究所，471002）

【摘 要】改良生肌玉红膏是我院肛肠科老主任韩青科教授根据自已 50 多年临床经验，在实践中，根据专科用药特点，在古方“外科正宗”生肌玉红膏的中医理论基础上、筛选，配制而成，经临床长期应用，效果颇佳，值得推广运用。

【关键词】改良生肌玉红膏；肛肠科；应用

1. 一般资料

1.1 药物组成

当归90g、紫草90g、生地30g、黄连90g、甘草60g、地榆30g、五倍子30g、白芷10g、血竭粉10g、明矾10g、乳香10g、没药10g、片10g、轻粉24g、鲜槐枝鲜柳枝各7节（每节一寸长）凡士林，黄腊各90g麻油2000毫升。

1.2 配制方法　将当归、紫草、生地、黄连、甘草、地榆、五倍子、白芷、乳香、没药、鲜槐枝、鲜柳枝等12味药，放入2000ml麻油锅内浸泡3日后，将其放置文火上熬煎至微枯为度；用三层新净纱布将药渣过滤至净，再将药油回锅内煎至滚沸时加入黄蜡，待其熔化后加入凡士林搅均化开，再加入轻粉、明矾粉搅均，待温度降至20度时加入冰片、血竭粉充分拌匀，配制成油膏状，俟至1日，收瓶备用即可。

2. 治疗范围

①便秘；②急性直肠炎，结肠炎，结直肠溃疡，肛窦炎，乳头炎；③肛肠病术后出现出血、疼痛、分泌物多、术后伤口愈合迟缓等；④肛门潮湿，肛门瘙痒；⑤肛裂等病症及各种肛肠病术后常规换药等。

3. 使用方法

2.1 肛内注入保留灌肠法　适用于内痔，息肉，直肠脱垂术后等治疗及换药。嘱病人排空大便，侧卧于换药床上，肛门常规消毒后，用甘油灌肠器由肛门注入5～100ml油膏，其用量据患者耐受程度而定。灌入后嘱患者侧卧垫高臀部，应尽量使保留时间延长，以增强疗效。

2.2 术后局部换药　适用于肛肠病术后，尤其是伤口长期不愈者，使用纱条蘸药膏敷于伤口即可。

4. 讨论

生肌玉红膏原方首见于明代陈实功编著的《外科正宗》卷一，是外科肿疡收敛药中的神药，用药后可使腐肉易脱，新肉即生，疮口自敛。我门结合临床实践根据肛肠科特点筛选出十余味适合专科应用的药物，经过改良，加入原古方中配置成紫红色油膏，通过保留灌肠或用油纱条敷贴，作为肛肠科常见病及术后伤口的生肌收敛药。经长期临床应用效果颇佳，该方针对肛肠科疾病发病的机理及临床症状对痔疮出血脱出，术后疼痛瘙痒，肉芽生长状况等疗效好。

4.1 方效中医解义　方中主药当归补血活血止痛，白芷消肿止痛，紫草凉血活血清热解毒，黄连清热燥湿消肿抗炎，血竭散淤定痛止血生肌，冰片芳香开窍清热解毒消肿止痛。诸药应用共凑清热解毒凉血活血消肿止痛防腐止痒生肌敛疮保护创面吸收分泌物，使新生肉芽旺盛，促进伤口愈合的作用，且药膏中含有黄蜡，麻油覆盖于创面润而不干作用时间持续较长。

4.2 方效现代药理分析　现代医学证明，方中白芷具有解热，镇痛，抗炎及抗菌等作用，对大肠杆菌，绿脓杆菌，变形杆菌有一定的抑制作用。当归具有改善微循环作用，可是血流速度增快，血细胞解聚，血液液态改善，扩张血管。当归对大肠杆菌，痢疾杆菌，伤寒杆菌，绿脓杆菌，变形杆菌有一定的抑菌作用。血竭中含有血竭皂甙，是一种新的甾体皂甙，而甾体也叫类固醇，是合成肾上腺皮质激素的原料，具有强大的抗炎镇痛，止血消肿作用，能改善微循环，促进创面愈合。紫草含有紫草素，乙酰紫草素等，具有止血及促进凝血作用，紫草素对大肠杆菌，痢疾杆菌，绿脓杆菌，伤寒杆菌及金黄色葡萄球菌等均有明显的抑制作用。轻粉，甘草，香油具有活血化瘀，去腐生肌作用，可促进创面愈合。但关于轻粉国家药典禁止使用含汞制剂，长期使用可引起肝肾危害，另外个别患者用药后可出现药物性皮疹，但轻粉为低氯汞化合物，具有很强的杀菌作用，且不会产生耐药性，能杀灭感染菌株，有利于控制感染，因此不能去除。生甘草具有清热解毒作用，类似糖皮质激素样及盐皮质激素样作用，并具有抗病毒，抗过敏作用，我们通过加大甘草，黄连解毒防过敏等药物的剂量，在治疗过程中尚未发现不良反应，疗效也明显提高。

该药膏制作简单，价格低廉，携带方便，患者易于接受。经过我们临床改良，增减了各种药物配比量，效果明显提高，值得临床推广应用。

一次性刻度活检钳测量内镜下息肉大小的准确性研究

刘　萍※　章　秀※　林慧萍※　金黑鹰　冷　强　张金浩　章　阳　姚　航　吴崑岚

【摘要】目的　研究一次性刻度活检钳测量内镜下息肉大小的准确性，探讨提高内镜下息肉大小的估计方法；方法　在传统一次性活检钳的基础上，在活检钳钢丝的起始部开始，以医用颜料刻画上间隔为1mm的刻度，作为在内镜下评估肿瘤大小的标尺，对南京中医药大学全国肛肠医疗中心结肠镜操作年限在3年以上、完成肠镜下检查治疗2000例以上的4名内镜医师作为研究对象，比较其直接估计、使用活检钳估计和息肉圈套切除后大小；结果　共收治43例病人的58枚结直肠息肉纳入本研究，男性32例、女性11例，平均年龄59.81±19.81岁（28－80）岁，切除后息肉实际测量的平均最大径为1.02±0.84cm（0.3－3.5cm），其中<1cm息肉36枚、1－2cm息肉15枚、>2cm息肉7枚，单纯在内镜下估计的平均值为1.29±1.07cm，与实际测量值差异有统计学意义（p=0.000）；使用内镜下活检钳估计，平均值为1.02±0.82cm，与实际测量值差异无统计学意义（p=0.775）；内镜下活检钳估计和单纯估计之间差异有统计学意义（p=0.000）；将常规估计和内镜下活检钳估计与实际测量值相比，常规估计与实际测量之比为1.29±0.31，而内镜下活检钳估计与实际测量相比1.02±0.11，二者差异有统计学意义（p=0.000）；结论　在内镜下单纯凭经验进行“估计”，测量的准确度较低，使用内镜下刻度活检钳作为“标尺”，对息肉大小判断的准确性明显提高；尽管对于超过2cm以上较大隆起性可能判断有一定误差，但是其差异值明显减小，对于选择治疗和随访模式不产生明显影响。

【关键词】一次性刻度活检钳；息肉大小测量；内镜；准确性

作者单位：南京中医药大学第三附属医院全国肛肠医疗中心　江苏省中西医结合结直肠癌诊疗中心　江苏南京，210001（刘萍　章秀　林慧萍　金黑鹰　冷强　张金浩　章阳　姚航　吴崑岚）

通讯作者：金黑鹰 jinheiying@hotmail.com

＊共同第一作者

基金资助：国家自然科学基金资助课题（30973837，81273944）本课题获“十二五”南京市医学科技发展重大项目资助（NJYX201203）

结肠镜下肿瘤大小与肿瘤的性质和治疗方案的选择密切相关，如果肿瘤小于3cm结肠息肉可以通过内镜下EMR或ESD切除达到完全切除、而且并发症较低[1-2]；大于3cm息肉内镜下切除风险较大，需要进行肠段切除。对于3cm以下的息肉，2－3cm、1－2cm和1cm以下其内镜切除时的风险和采用方式也不一样[3-4]。许多指南在制定结肠息肉内镜下治疗时均将肿瘤大小和范围作为一个重要的判断指标，也就是说，结肠镜下息肉大小的准确测量对确定结肠息肉的治疗策略非常重要[5-7]。但是目前在内镜下判断肿瘤大小没有统一的判断标准，多数医师根据自己的经验判断进行判断，但这种判断和实际肿瘤大小有时相差甚远。Eichenseer等[8]对15位内镜专家对内镜下估计大小在10－25mm的息肉与组织病理学固定后的标本进行了比较测量，发现内镜下息肉估计大小和病理标本大小的平均变异为73.6%（13－127%）。62.6%（0－91%）的息肉的大小被不准确估计，而且过大估计息肉大小比过小估计息肉大小更普遍，而且一些内镜医师不准确的息肉估计导致对了结直肠肿瘤不恰当的随访监测建议。为了解内镜医师判断与实际测量之间的差别大小，本组设计制作了一次性刻度活检钳，对内镜医师的“估计”进行评价，以了解内镜医师在肿瘤大小判断中的准确性。

一、资料与方法

（一）刻度活检钳制作

刻度活检钳（ZL 201120237898.6；ZL200920044468.5）是在传统一次性活检钳的基础上，在活检钳钢丝的起始部开始，以医用颜料刻画上间隔为1mm的刻度，共3cm长。作为在内镜下评估肿瘤大小的标尺。（图1）

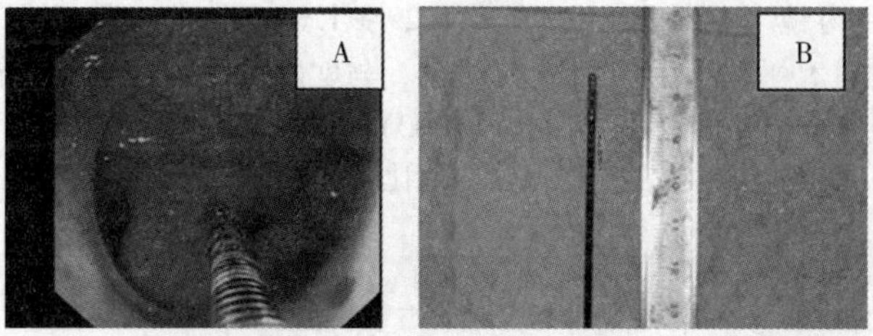

图1 刻度活检钳图（A为内镜下表现，B为肉眼所见）

（二）研究对象

以南京中医药大学全国肛肠医疗中心内镜操作年限在3年以上、完成肠镜下检查治疗2000例以上的4名结肠医师作为研究对象。首先由医师根据常规在发现息肉或肿瘤后，根据以往经验判断肿瘤最大径的宽度；然后插入刻度活检钳，在直视下量取肿瘤最大径的宽度（图2）；待肿瘤通过内镜下切除或手术切除后，以游标卡尺准确测量肿瘤最大径的宽度，作为测量的“金标准”。

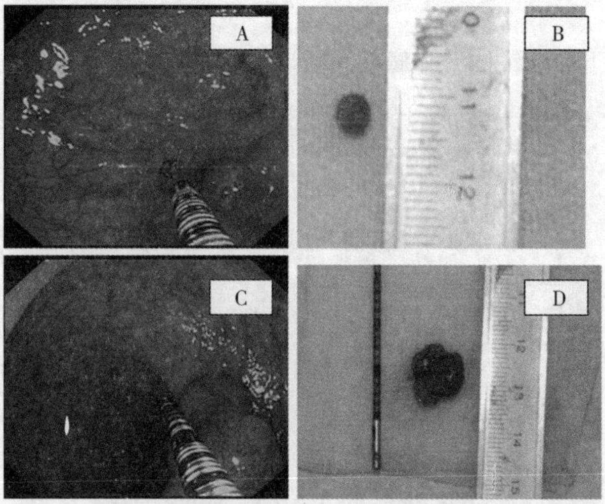

图2 内镜下测量和实际测量比较
（A图内镜下测量0.6cm，B实际测量0.6cm；
C内镜下测量1.4cm，D实际测量为1.4cm）

（三）统计方法

以spss17.0对数据进行处理，采用配对student－t test进行内镜医师比较估计肿瘤大小和刻度活检钳测量肿瘤大小与切除后标本的比值，多组比较以方差分析比较各比值之间的差异，以 $p<0.05$ 作为有统计学意义的标准。

二、结果

（一）内镜下发现息肉的基本临床特征

本组共收治43例病人的58枚结直肠息肉纳入本研究，男性32例、女性11例，平均年龄59.81±19.81岁（28－80）岁。其中直肠息肉28枚、乙状结肠息肉14枚、降结肠息肉3枚、横结肠息肉5枚、盲肠和升结肠息肉8枚。2例患者息肉行腹腔镜结肠切除术，其余患者息肉均行内镜下黏膜切除术（EMR术）。病理检查管状腺瘤37枚，绒毛状腺瘤4枚、其中1例为部分癌变，管状绒毛状腺瘤16枚、1枚为神经内分泌肿瘤（类癌）。

（二）实际测量肿瘤最大径与常规估计、内镜下活检钳估计的肿瘤最大径比较

切除后息肉实际测量的平均最大径为1.02±0.84cm（0.3－3.5cm），其中<1cm息肉36枚、1－2cm息肉15

枚、>2cm 息肉 7 枚。单纯在内镜下估计的平均值为 1. 29 ± 1. 07cm，与实际测量值差异有统计学意义（p = 0. 000）；使用内镜下活检钳估计，平均值为 1. 02 ± 0. 82cm，与实际测量值差异无统计学意义（p = 0. 775）；内镜下活检钳估计和单纯估计之间差异有统计学意义（p = 0. 000）。(图 3)

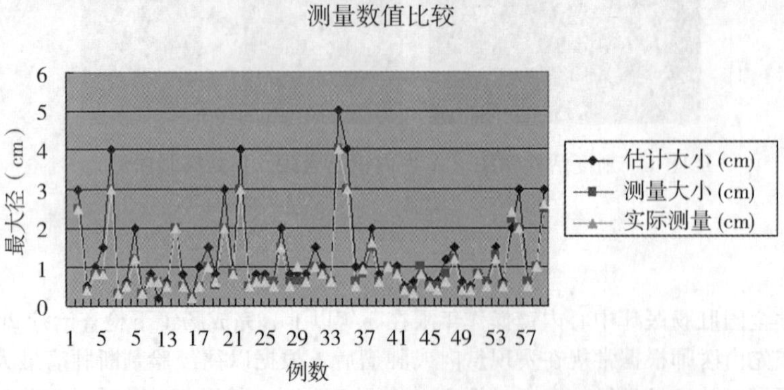

图 3　实际测量肿瘤最大径与常规估计、内镜下活检钳估计的肿瘤最大径比较

（三）常规估计、内镜下活检钳估计肿瘤最大径与实际测量值之间比值的比较

将常规估计和内镜下活检钳估计与实际测量值相比，常规估计与实际测量之比为 1. 29 ± 0. 31，而内镜下活检钳估计与实际测量相比 1. 02 ± 0. 11，二者差异有统计学意义（p = 0. 000）；说明内镜下活检钳估计与实际测量之间差异最少。(图 4)

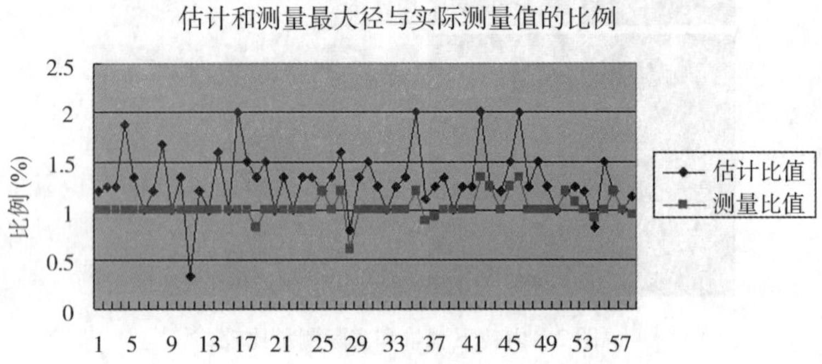

图 4　常规估计、内镜下活检钳估计肿瘤最大径与实际测量值之间比值的比较

（四）不同肿瘤大小对肿瘤大小判断的影响

从实际测量 < 1cm 息肉测量来看，单纯在内镜下估计平均值为 0. 71 ± 0. 27cm，与实际测量值差异有统计学意义（p = 0. 000），使用内镜下活检钳估计，平均值为 0. 58 ± 0. 17cm，与实际测量值差异无统计学意义（p = 0. 139）；从实际测量 1 - 2cm 息肉测量来看，实际测量值为 1. 36 ± 0. 41cm，单纯在内镜下估计平均值为 1. 75 ± 0. 67cm，与实际测量值差异有统计学意义（p = 0. 003），使用内镜下活检钳估计，平均值为 1. 33 ± 0. 45cm，与实际测量值差异无统计学意义（p = 0. 0. 37）；从实际测量 > 3cm 息肉测量来看，实际测量值为 2. 92 ± 0. 54cm，单纯在内镜下估计平均值为 3. 57 ± 0. 98cm，与实际测量值差异有统计学意义（p = 0. 018），使用内镜下活检钳估计，平均值为 2. 89 ± 0. 58cm，与实际测量值差异无统计学意义（p = 0. 20）。

以估计值与实际测量的比值来看，实际测量 < 1cm 息肉测量，单纯在内镜下估计与实际测量的比值为 1. 30 ± 0. 48，使用内镜下活检钳估计与实际测量的比值为 1. 02 ± 0. 18，二者差异有统计学意义（p = 0. 000）；从实际测量 1 - 2cm 息肉测量来看，单纯在内镜下估计与实际测量的比值为 1. 28 ± 0. 11，使用内镜下活检钳估计与实际测量的比值为 1. 04 ± 0. 04，二者差异有统计学意义（p = 0. 028）；从实际测量 > 3cm 息肉测量来看，单纯在内镜下估计与实际测量的比值为 1. 20 ± 0. 04，使用内镜下活检钳估计与实际测量的比值为 1. 02 ± 0. 03，二者差异有统计学意义（p = 0. 011）。

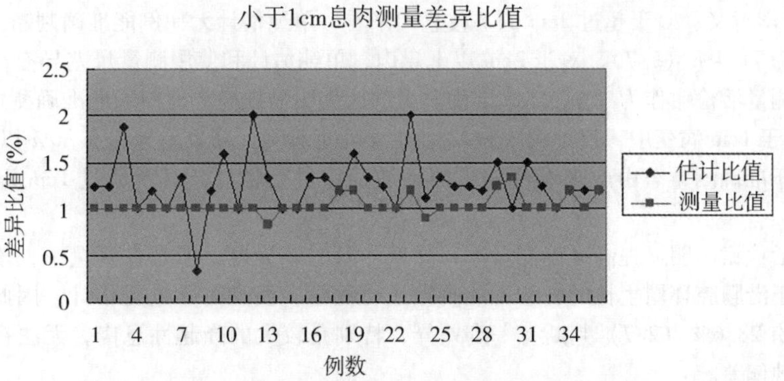

图5 <1cm 息肉估计与实际测量的比值

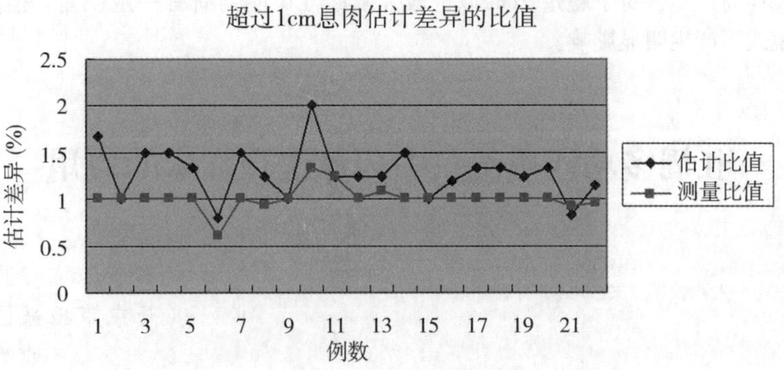

图6 ≥1cm 息肉估计与实际测量的比值

二、讨论

内镜下诊断治疗时，息肉的大小对治疗的选择有重要的意义，目前许多关于内镜下黏膜切除、内镜下黏膜下剥离术治疗指南均以肿瘤大小作为一个重要的诊断指标[5-7]，但是在内镜下我们的肿瘤大小是如何判断的呢？目前在内镜下的所有的肿瘤大小的判断均根据医师的“经验”进行估计，这种大概估计和实际肿瘤大小相差有多少呢？一些研究认为结肠息肉潜在恶变与其大小而不形状相关，提示息肉大小的测量对判断息肉的类型也非常重要[9-10]。在本组研究中，发现对于肿瘤大小的判断和实际差异较大，特别是超过1cm息肉，其实际测量值和估计值差别更大，差异有显著统计学意义。在内镜下估计息肉的大小，其差异的主要原因在于内镜下估计时缺乏一个可以比较的“标尺”，所有的估计都是通过临床经验进行判断，一些有经验的人其判断的准确度可能就高一些，而一些经验较少的人其判断差异可能较大，因此在内镜下放置一个“标尺”可能提高准确性[11]。Morales 等[12]使用活检钳开口作为标尺进行内镜下息肉大小估计，但是仍有3/4息肉与切除后有息肉大小有差异。Gopalswamy 等[13]使用线状刻度探针、活检钳开口、直接估计比较发现，线状刻度探针与实际测量符合性最好，活检钳开口估计差异最大，但是该线状刻度探针需要特殊软件才能进行评估，增加了内镜检查时间、增加了费用。近年来使用CT仿真肠镜进行息肉大小估计，其准确性较好，但是CT仿真肠镜检查前病人需要进行肠道准备、费用也较高，难以广泛开展[14-16]。还有什么更好的简便、快捷又不增加费用的方法吗？

我们在一次性活检钳的基础上，使用医用颜料在活检钳的前部制作了3-5cm刻度，每个刻度1mm，用以估计在内镜下息肉的大小。我们使用了一次性可测量活检钳后，对于息肉估计的准确度明显增加，估计的息肉的平均值为1.29cm，而实际测量值为1.02cm，差异有统计学意义，而使用内镜下可测量活检钳估计的息肉大小为1.02cm，差异无统计学意义，而且从图来看与实际测量数值高度一致。从估计息肉最大径和实际测量的最大径相比，其平均差值为1.29，而使用刻度活检钳钳比值为1.02，二者差异有统计学意义，说明一次性可测量活检钳使用确实能增加内镜下肿瘤判断的准确度。

从不同大小息肉大小对于准确测量影响来看，本组小于1cm的36枚息肉中，单纯估计仅22.2%（8/36）大小能准确判断，而使用可测量活检钳后其准确判断者为80.5%（29/36），二者差异有统计学意义；对于1-2cm的15枚息肉来看，单纯估计仅20%（3/15）大小能准确判断，而使用可测量活检钳后其准确判断者为73.3%（11/

15），二者差异有统计学意义；对于超过2cm的7枚息肉来看，单纯估计无一例能准确判断大小，而使用可测量活检钳后其准确判断者为71.4%（5/7）、对于2cm以上息肉，单纯估计和使用测量尺差异有统计学意义。从肿瘤不同大小来看，使用可测量活检钳作为“标尺”，准确测量的比例明显提高，即使未能准确测量，其与实际测量数据差异很小，在22例大于1cm病变中，仅1例（1/22）差异超过30%，其余差异均在30%以内，如果以Eichenseer等[8]标准来看，均属于准确测量。由此来看使用可测量活检钳进行估计，对于超过1cm以上息肉准确判断意义更大。

尽管使用可测量活检钳能明显提高准确测量率，降低测量的差异度，但是在测量中，该测量标尺仅仅能沿肠道纵轴方向测量，对于沿肠腔环周生长的肿瘤不能直接进行测量，而是需要进行估计，因此估计有一定差异，本组超过2cm息肉中，有28.6%（2/7）判断有一定差异，特别是较大的隆起性息肉，无法在一个视野中测量其大小时，判断就可能出现偏差。

总之，在内镜下单纯凭经验进行“估计”，测量的准确度较低，使用内镜下刻度活检钳作为“标尺”，对息肉大小判断的准确性明显提高；尽管对于超过2cm以上较大隆起性可能判断有一定误差，但是其差异值明显减小，对于选择治疗和随访模式不产生明显影响。

参考文献：略。

肛周多功能熏洗仪中药薰洗在临床的应用

刘岩松　何　伟

（丹东市振兴区医院，118000）

我们应用肛周多功能熏洗仪中药熏洗治疗肛门疾病术后疼痛、肛门水肿85例，效果满意，现报告如下。

1. 临床资料

本组男53例，女32例；年龄25~76岁；病程3d~11年。

2. 药物组成及用法

苦参，五倍子，蒲公英，生侧柏叶，川椒，朴硝，苍术，地榆，防风，黄柏。赤芍，生甘草加水300ml煎成100ml浓缩液，真空塑封备用。用浓缩液1包（100ml）加1500ml凉水置于治疗仪的水箱内，同时将一包（100ml）浓缩液置于治疗仪的储药杯内，打开电源开关，1~2min指示灯由红转绿，示水箱内温度已达到水疗所需温度，嘱病人坐于治疗仪上，按开始键，仪器将自动完成整个水疗（15min）、雾化（10min），暖风烘干等操作。该治疗于患者术后首次排便后开始进行，每日早晚各一次，7d为1个疗程，连续2个疗程。

3. 疗效

本组有效84例，无效1例，有效率98.8%。

4. 讨论

痔术后常见疼痛、肛缘水肿等症状，多因创伤、炎症等使内外括约肌痉挛，气血运行不畅，经络阻滞所致。

中药薰洗坐浴疗法是中国传统疗法之一，其主要作用原理是在熏洗坐浴过程中，药物一方面直接作用于肛周局部，有效成分通过皮肤或创面组织吸收发挥作用；另一方面，药物借助热力作用，是肛周局部气血经络得到温通，促进血运，增强局部组织的抗病能力，是局部功能改善和恢复；可保持局部清洁，减少刺激，促进创面修复愈合。同时熏洗坐浴可使肛门括约肌松弛，皮肤温度升高，毛孔开放，毛细血管扩张，血液和淋巴液循环加快，痔静脉、淋巴管回流通畅，创面组织炎症吸收加快。熏洗可使药力和热力直接作用于患处。中药熏洗疗法主要是通过中药的熏洗、坐浴达到清热解毒、活血化瘀、消肿止痛之目的。

4.1 应用肛周多功能熏洗仪中药熏洗的优势

（1）通过药物的配伍而发挥治疗作用，熏洗过程中，药物的有效成分可透过皮肤或创面的肉芽组织而发挥药效。

（2）利用中药煎煮产生的药雾对病灶部位进行治疗，根据病人需求温度高低可任意调节。

（3）通过自动加热、控温作用，达到持续的温热物理疗效效果；配合中药冲洗创口周围，保持局部清洁，促进局部血运，减少不良刺激，促进创面修复愈合。

(4) 熏洗完后用热风烘干，是病人减少了用纸或布擦拭的痛苦，热风烘干也起到了治疗作用，更避免了二次感染。

(5) 冲洗液一次使用后直接排除，不再重复使用，一次性坐垫采用微电脑控制更换，避免了交叉感染。

4.2 中药方中苦参取其清热燥湿之功效

五倍子（固涩收敛、益气生津），蒲公英（清热解毒），生侧柏叶（凉血止血），川椒（杀虫止痛），苦参（清热燥湿、杀虫止痒），朴硝（清热卸火），苍术（燥湿健脾），地榆（凉血止血解毒敛疮），防风（祛湿止痛、解表祛风），黄柏（清热燥湿、泄火解毒），赤芍（活血补血），生甘草（清热解毒、益气补中）。

中药熏洗能够松弛痉挛的肛门括约肌，促进血液及淋巴液回流，从而达到消除肛门水肿的目的。应用多功能熏洗椅配合中药熏洗在痔术后能有效的改善肛门水肿、疼痛，促进康复；雾化配合熏洗，创面清洗效果好。多功能熏洗椅具有功能齐全、操作简单、安全有效、性能稳定的特点。

肛肠病多功能熏洗椅集熏蒸、烘干、消毒、温水冲洗等多功能为一体，具有消炎、消肿、止血、镇痛、活血化瘀、去腐生肌，促进微循环，调节机体神经等功能，具有疗效好、操作简单、适应性广等特点。

自拟痔科外洗方在肛肠科术后的临床疗效观察

龙印国

（云南省石屏县中医医院肛肠科）

【摘要】目的　探讨肛肠病术后疼痛的处理；方法　对62例肛肠病术后患者给自拟痔科外洗方坐浴，观察术后1—6天及排便后的疼痛，结果　治疗组术后疼痛较对照组明显减少，经统计学处理，有显著性差异（$P<0.05$）

【关键词】肛肠病术后；疼痛；自拟痔科外洗方；坐浴

痔疮、肛周脓肿、肛瘘是肛肠科收住院治疗的主要病种，也是临床中的常见病、多发病之一。特别是近年来随着人们生活水平的提高，以及户外活动的减少，加上人们对健康要求的增高，以上几个病种的发病率及就诊率在临床中逐年呈增高趋势，我科2003年收住院手术为20余例，到2013年每月收住院手术病人平均在30例以上，10年时间，上涨了15倍以上。

1. 临床资料

我科自2003年开展肛肠科手术以来，于2003年3月—2005年12月共收住院手术治疗肛肠病患者113人，随机将患者分为两组，治疗组术后每日均采用自拟痔科外洗方煎汁坐浴熏洗，早晚或大便后各一次；对照组给高锰酸钾液坐浴熏洗，早晚或大便后各一次；其他治疗相同，均给四黄膏、痔疮宁栓换药，每日1次，同时给预防抗感染、补液、对症治疗。治疗组62人，年龄最小21岁，最大84岁，平均46.1岁，男35例，女27例；对照组51人，年龄最小22岁，最大80岁，平均44.6岁，男30例，女21例；两组在年龄结构及性别上无明显差异。

2. 治疗方法

治疗组术后第二天起每日给自拟痔科外洗方煎汁坐浴熏洗，早晚或大便后各一次。组方：草乌10g 川乌10g 芒硝30g 五倍子12g 大黄15g 薄荷10g 地榆15g 红花12g 甘草10g。给四黄膏、痔疮宁栓换药，每日1次，同时给预防抗感染、补液、对症治疗。

对照组术后第二天每日给高锰酸钾液坐浴熏洗，早晚或大便后各一次。其他治疗同治疗组。

3. 疗效评价与治疗结果

3.1 疗效评价　显效：坐浴后疼痛消失或明显减轻；有效：坐浴后疼痛减轻，但仍诉有疼痛；无效：坐浴后疼痛不减轻，需服止疼药以止痛。

3.2 治疗结果　治疗组62例，显效53例，有效9例（其中有一例于第五天出现局部皮肤过敏后停用），无效0例，总有效率100%；对照组51例，显效5例，有效28例，无效18例，总有效率64.5%。治疗组明显优于对照组。经统计学处理，有显著性差异（$P<0.05$）。

自2006年起，我科所有痔科术后患者均采用自拟痔科外洗方煎汁坐浴熏洗，只有过敏者（2006年后曾出现4例对该药过敏者）才用高锰酸钾液坐浴熏洗。

4. **讨论**

肛门会阴部位血管神经丰富，手术后疼痛明显，尤其是第一次排大便时，疼痛更加明显，是肛肠科医生最头疼、也最难解决的问题，我科通过10余年来的临床观察与实践，认为该方对减少肛肠科术后患者局部疼痛、促进创口愈合，均有较好的临床效果，方法简单，经济实用，适宜临床推广应用。方解分析如下：

草乌、川乌消肿止痛为君药；五倍子收敛止血、解毒，地榆凉血止血、泻火敛疮，薄荷疏风清热，解毒透疹，共为臣药；芒硝润燥软坚、消肿，红花活血通络、祛瘀止痛，大黄泻热行瘀共为佐药；甘草缓急止痛、调和诸药为使药。诸药合用，共奏活血消肿止痛、凉血止血、敛疮收口之功，以达到缓解术后疼痛，促进创面愈合的功效。

切实有效健康教育有助治疗顺利进行——记肛肠外科病人的健康教育

陆海英 赵浩翔 朱桂凤

（广西桂林市中西医结合医院肛肠外科，广西 桂林，541004）

【摘要】目的 探讨肛肠外科健康教育对肛肠患者的影响。方法 在患者入院时、术前、术后、出院四个阶段选择适当场合，宣教护士或责任护士一对一反复口头交谈等方式实施有目的、有计划的健康教育指导进行临床观察及临床护理。结果 621病例仅出现1例术后出血，26例尿潴留，出院后随访，5例复发，经对症治疗护理均痊愈。平均住院天数为14.3天，提高了治愈率，减少了住院天数，降低了复发率。结论 健康教育在肛肠病患者的防病、治病、康复中具有重要作用。

【关键词】肛肠外科；健康教育；临床护

随着护理模式的不断改革，健康教育在防病、治病、康复中的重要作用日益显现，我科医护人员始终将健康教育贯穿于整体护理的全过程。我科针对肛肠外科患者的特点，通过对患者心理行为、生活行为，对手术前、后注意事项、饮食指导、出院指导等有目的有计划分期进行健康教育，提高患者和家人参与治疗的积极性，使临床护理和治疗顺利的进行，从而减少疾病痛苦和复发以及意外事故的发生，增强了患者对医务人员的信心和满意度，取得了一定的效果。

1. **一般资料**

1.1 临床资料 2009年1–12月收治621例手术患者，男323例，女298例，年龄18～80岁。其中混合痔197例，肛裂85例，肛周脓肿101例，肛瘘107例，肛乳头瘤35例，结、直肠癌根治术96例。

1.2 结果 患者平均住院天数14.3 d。无围手术期死亡病例，术后发生尿潴留26例，术后大出血1例，腹部切口感染6例，切口裂开2例，均延长愈合，肺部感染2例，加强护理和抗感染治疗后恢复，经保守治疗症状缓解。

2. **方法**

2.1 健康教育的制定 依据肛肠专科标准护理计划健康教育内容，结合患者的健康教育需求制定教育路径，对患者从入院到出院进行连续、动态、有针对规范的健康教育，包括健康教育参考时间、实际教育时间、教育内容、教育方式、教育对象、实施者签名、实施效果评价，在应用的过程中根据患者的需求不断修改、补充、完善。

2.2 确定健康教育使用规范 科室成立健康教育小组，宣教护士在每次实施健康教育前评估病人及家属接受健康教育的需求和接受能力，一般按健康路径的时间和内容执行，讲解过程中根据实际情况适当调整。教育方式①个案教育：采取由宣教护士一对一的个案教育方式为主介绍疾病相关知识，并将健康教育手册发放给患者。护士长在每日护理查房时评估护士对健康教育的执行情况，同时评估患者对健康教育的接受程度、注意事项的实施情况，再次给予强化。②随机教育：责任护士利用进入病房进行评估、执行操作或巡视病房的机会，根据病人当时实际情况依据健康教育路径进行健康教育。护理过程中如发现患者不正确的健康行为或有疑问时随时纠正行为或提供教育咨询。这种方式大大增加了护士与患者沟通的机会，而且患者易于接受，记忆牢固，效果好。③宣传栏教育，科内编写出版“肠造口的护理”，“中医、西医治疗肛肠病的诊疗知识”等板报，病人和家属可随时阅读，以增强其对健康教育的理性认识。④模仿教育：医护人员对肠造口患者的术后护理的某些方法、行为进行示范，讲解，病人及家属在感官印象前提下能简单的自己操作，为出院后的正常社会生活打下基础。

3. **入院时期教育**

3.1 评估患者及家属接受健康教育的需求及接受能力。患者入院时护理人员主动热情相迎，做好入院时的病房环境介绍，如介绍科主任、护士长、主管医生、责任护士及病房的床位、贵重物品的保管、住院规章制度、卫生制度，告知作息时间及饮食注意事项等消除患者的陌生感。

3.2 向患者讲解术前检查的内容包括（心电图、胸片、血常规、凝血功能、转染病九项、血糖及肝肾功能）目的及注意事项。

4. 术前护理

4.1 心理护理　心理状态的好坏直接关系到患者对医疗、护理的配合的程度，亦关系到患者病情是否能够顺利康复。恶性肿瘤患者认为自己得了“绝症”，害怕手术后肿瘤复发和转移扩散；拟行肛门部手术的患者惧怕疼痛、大便失禁等，所以肛肠病患者多数在手术前顾虑重重，心态较差。作为医护人员，在手术前要根据患者的心理状态，耐心向病人解释手术的必要性和可行性，手术方式和术后恢复的一般程序，手术与麻醉的一般知识等，术前准备的目的及注意事项，进行饮食指导。而且要做到态度和蔼，稳重细心，从而消除患者的恐惧和焦虑，提高其战胜疾病的信心和勇气，争取主动配合治疗。

4.2 术前肠道护理　清洁肠道是术前准备的重要环节，清除肠腔内积粪，使之空虚，最大限度地降低肠道内细菌的数量和毒力，有助手术吻合口的愈合和减少术后感染的机会。一般肛门手术不需要口服泻剂和清洁灌肠，仅在术前排空粪便或给予一般灌肠即可。对于需要行结直肠吻合手术的则需要进行严格的肠道准备，无肠梗阻的患者术前1－2天进流食，术前6小时禁食，术前晚上口服复方聚乙二醇电解质以清洁肠道。术前1－2天给予口服肠道消毒剂，主要选择不经胃道吸收，对大肠内厌氧和需氧菌都有效的抗生素，如灭滴灵，链霉素等。肛门手术多数采用局麻，局麻不需要禁食。其他准备小毛巾及面盆，以便术后坐盆用。告知患者术晨更衣，及排空大小便，给予肌注术前针。

5. 术后护理

手术后护理是肛肠外科疾病治疗、护理的延续，对疾病的顺利恢复、预防并发症的发生非常重要。肛肠外科患者的术后护理应重点注意以下几个方面。

5.1 观察出血迹象　对于手术创面在齿状线附近的，如混合痔外剥内扎术、PPH手术、良性肿瘤局部切除术、肛瘘、肛裂手术等，重点观察患者的面色、脉搏、血压以及是否出冷汗等情况观察有无出血，因为这部分患者的出血在直肠内，由于肛门括约肌的阻力而使出血集聚在大肠内，不易由肛门处观察到。有的医师喜欢对这类患者在手术时留置的碘伏或凡士林纱条来进行观察。术后7－10天是痔核脱落的时间，也容易发生继发性出血，如出血量为少许时则无需处理，如出血量较多则要及时通知医生处置。经腹手术主要通过观察患者的脉搏、血压和引流管的引流液来判断出血情况。

5.2 尿潴留　肛门部手术患者由于手术所采取的麻醉方式，术后肛门部疼痛、盆底肌痉挛、创面局部水肿、肛管内过多填塞敷料等可引起排尿功能障碍，发生尿潴留时，应针对不同的病因进行处理，此时护士要做好思想工作，消除紧张情绪，鼓励患者自行小便，也可以采取热敷、按摩小腹、针刺、听流水声等，以诱导患者自行排尿，必要时予导尿。对于行Miles手术或低位Dixon手术的患者，由于手术对盆腔神经的损伤，尿管留置的时间可达术后5－7天，在拔尿管的前2天开始可以间断夹闭导尿管，每1－2小时放一次，以达到恢复膀胱张力及感觉功能，防止拔管后发生尿潴留。

5.3 术后便秘　痔结扎术后第1周因痔核未脱落及肛瘘、肛裂患者术后第1周每日换药时用油纱布填塞，因此患者肛门部疼痛坠胀较明显，心理压力较大不敢排便，大便在直肠内存积易干结，感到不适有便意而不易排出，此时可给予润肠灵、麻仁丸、复方聚乙二醇电解质等缓泻剂以减轻便秘症状，避免因大便结燥导致创面出血、疼痛加剧等发生。如已发生便秘不易排出时可给予用开塞露40ml纳肛或通便灌肠等治疗。

5.4 引流管的护理　结直肠手术的患者术后常有胃管，导尿管及腹腔引流管，各种导管应接引流袋或负压器，并妥善固定，防止受压、扭曲、脱出。术后随时观察引流管是否通畅，准确记录引流液的量、性状、色泽，发现异常及时向医生报告，并协助做出处理。

5.5 体位的护理　采用全麻、连续硬膜外麻、腰麻的手术患者，安全返回病室后予去枕平卧位，病人完全清醒，生命体征平稳后约术后6小时可改半卧位，此种卧位可减轻呼吸困难，有助于腹腔及盆腔引流，使炎症局限，并可减轻伤口缝合处的张力，有利于愈合。护理巡视时要加强留意是否正确做到半卧位，协助和指导家属做好此项工作。同时，鼓励患者早期床上活动，术后2－3天协助其下床活动，以促进肠功能恢复。对于肛门部手术的患者要指导其避免久坐、久蹲，以免加重局部水肿疼痛。

5.6 肠造口护理　对于肠造口术后24－72小时内要注意观察造口处肠管黏膜的色泽，判断有无出血、缺血、水肿，嵌顿。72小时后，肠蠕动功能逐渐恢复，要注意观察有无造口回缩、造口脱出、造口旁疝等的发生。造口有粪便排出时要及时更换造口袋，尽量减少对伤口的污染，造口周围皮肤由于肠液刺激、腐蚀造成糜烂、充血、水肿和疼痛时可用氧化锌软膏涂擦。

5.7 手术合并症的预防和护理　术后严密监测患者生命体征的变化，特别是中老年患者免疫力低下，术前多数伴有高血压、冠心病、糖尿病、慢性支气管炎等慢性疾病，护理中应特别细致，发现异常变化及时处理。对病情严重患者予以吸氧、心电监护，加强血糖的监测。加强呼吸道护理是防止肺部并发症的有效措施。由于较多病人年龄较大，常伴有慢性肺部疾病，肺功能减退，手术可引起呼吸容量减少，造成呼吸增快变浅。同时切口疼痛，患者怕咳嗽，呼吸道痰多而稠难以排出，易引起肺部感染，因此，术后患者生命征平稳后应协助病人定时翻身、拍背，并配合雾化吸入、使用化痰药，促进呼吸道痰液及时排出减少肺部并发症。

6. 出院指导

①对于康复出院的患者也要做好回家后有关注意事项的交代，提高病人对肛肠疾病预防的重要性的认识。鼓励患者养成按时排便的习惯，多饮水，多吃蔬菜或摄入适量粗纤维，保持大便通畅。禁烟、酒及辛辣等刺激饮食。②复查时间及指征：一般 7－10 天复查，如发现肛门大量出血或排便时大便变细排便困难，出现腹痛、腹胀应及时到医院就诊。

7. 体会

通过 621 例住院患者在手术治疗的同时进行健康教育措施的实施，取得了较好的效果。我们感觉到健康教育不但可以作为医务人员与患者的沟通桥梁，增强患者对医务人员的理解和信任，而且可以让患者正确的理解疾病的发生、发展、预后和保健。健康教育也是一种治疗方法，进行健康教育宣传非常必要，医务人员不仅要不断丰富自己的专业知识，提升自己业务水平，还要学习人文科学知识，学会人与人之间的交流技巧，拓宽知识面，去适应新的护理模式。健康教育是整体护理目标不可缺少的组成部分，通过实施健康教育，患者可提高自我护理的知识和技能，减少病人的焦虑和不安。不但可以有效的减少和预防并发症的发生，还可以加强医患之间的交流和合作，但是实施过程中要有针对性，不仅要让患者知其然，更要让患者知其所以然。这样才能使患者更有积极性和主动性。通过有计划、有目的地对肛肠患者进行健康教育，密切了医患关系，使患者和家属满意。

田振国教授从“瘀”论治肛门直肠神经官能症

罗瑞娟

（开封市中医院，475001）

【摘要】肛门直肠神经官能症是以肛门直肠异常感觉为主诉的神经系统机能性疾病。患者主诉多为离奇、主观、幻想的症状，常是以肛门直肠为中心的异常感觉。田振国教授通过多年的临床实践，从“瘀”论治本病，取得了较好的临床疗效。

【关键词】肛门直肠神经官能症；肝经血瘀；活血化瘀、疏肝理气

肛门直肠神经官能症是指病人由于植物神经功能紊乱、肛门直肠神经失调而发生的一组症候群。本病是以肛门直肠异常感觉为主诉的神经系统机能性疾病。多见于平时精神较紧张多疑，情志不畅、心情急躁、或性格内向的人群。它与精神因素和周围神经反射作用有关。一般是由情志不畅、心情急躁或者局部刺激、衣裤摩擦等因素而诱发，并逐渐加剧。女性的发病率高于男性，多见于更年期或接近更年期妇女易为发生。

患者主诉多为离奇、主观、幻想的症状，常是以肛门直肠为中心的异常感觉，如自觉肛门直肠有特殊臭味、怪异声响、小虫爬行、疼痛、灼热、坠胀难忍、便意频频、直肠异物、麻木、奇痒等，常伴有精神萎靡、悲观、食欲减退、消化不良、失眠、头晕、疲乏无力等全身症状。症状多呈阵发性发作，时好时差、情绪抑郁或急躁多语，甚者几欲轻生，严重影响个人及家庭生活、工作与学习。

此类病者最大特点是，虽然主诉症状明显但临床进行肛门直肠局部一系列的物理及化验检查，均无与自述症状相应的器质性病理改变存在。部分患者可能还经过多次手术或局部注射封闭治疗等，但疗效差，无法解除相关症状。

田振国教授在多年的临床实践中，对本病的治疗积累了丰富的经验，认为本病当归属“郁证”范畴，多由肝经血瘀所致，其治疗当以活血化瘀兼疏肝理气为主。笔者有幸师从田振国教授，并将其经验推广应用于临床，每多获效。

1. 中医病因病机及历代医家治疗观念

祖国医学认为本病多由精神紧张，情志失调，引起肝郁气滞，甚则化火；或因劳思伤脾，心血不足，阴虚火旺所致。寒湿、饮食、劳倦等也可成为诱因。对本病的治疗，历代医家多从清热利湿、清热疏肝、滋阴安神论治，并有结合用针刺疗法等[1]。

2. 西医病因病理

西医学认为精神因素在本病的发病中有重要作用，因患有慢性、顽固性肛门直肠疾病，在诊治中又有失误，或其它各种不良因素影响导致病人精神受到刺激，产生恐惧、悲观和疑惑，引起持续性精神紧张，高级中枢神经系统兴奋和抑制过程失调，植物神经功能紊乱，肛门直肠神经活动失调而发病[2]。

3. 田振国教授之"肝经血瘀论"

《灵枢·本藏》云："人之血气精神者，所以奉身生而周于性命者也"。《内经》亦有云："五藏之道，皆出于经隧，以行气血，血气不和，百病乃变化而生。"王清任认为："治病之要诀，在明白气血。无论外感内伤，要知初病伤人何物，不能伤脏腑，不能伤筋骨，不能伤皮肉，所伤者无非气血。"

田振国教授认为：因"肝脉绕后阴"，若情志不遂，肝失调达，气失疏泄，致肝气郁结，气滞血瘀，瘀血聚于后阴，则发为本病，当归属中医"郁证"范畴。郁有广义狭义之分。广义的郁，包括外邪、情志等因素所致的郁在内。狭义的郁，即单指情志不舒为病因的郁。元代《丹溪心法·六郁》已将郁证列为一个专篇，提出了气、血、火、食、湿、痰六郁之说，创立了六郁汤、越鞠丸等相应的治疗方剂。《古今医统大全·郁证门》说"郁为七情不舒，遂成郁结，既郁之久，变病多端。"《临证指南医案·郁》所载的病例，均属情志之郁，治则涉及疏肝理气、苦辛通降、平肝熄风、清心泻火、健脾和胃、活血通络、化痰涤饮、益气养阴等法，用药清新灵活，并充分注意到精神治疗对郁证具有重要的意义，认为"郁证全在病者能移情易性"。王清任对郁证中血行郁滞的病机作了必要的强调，对于活血化瘀法在治疗郁证中的应用做出了贡献。

对于本病的治疗，田振国教授认为当于活血化瘀之中伍以疏肝理气之品，如此则"气通血活，何患疾病不除。"处方用药"活血不忘行气，理气必兼化瘀"。方用桃红四物汤加减。基本方药组成：丹参30g、桃仁15g、红花15g、赤芍15g、川芎15g、元胡15g、厚朴15g、滑石15g、柴胡15g、川楝子10g、郁金10g、甘草6g。用法：水煎服，日一付，早晚分服。

丹参又名赤参，紫丹参，红根等。味苦、微辛，性微寒；归心、脾、肝、肾经。有活血调经，祛瘀止痛，凉血消痈，清心除烦，养血安神之功。《本草汇言》："丹参，善治血分，去滞生新，调经顺脉之药也。主男妇吐衄、淋溺、崩血之证，……或瘀血壅滞而百节攻疼，……故《明理论》以丹参一物，而有四物之功。"方中用以为君。

桃仁苦、甘，平。归心、肝、大肠经。活血祛瘀，润肠通便，止咳平喘。用于经闭，痛经，癥瘕痞块，跌扑损伤，肠燥便秘。《用药心法》："桃仁，苦以泄滞血，甘以生新血，故凝血须用。又去血中之热。"红花性温，味辛，活血通经、散瘀止痛。用于经闭、痛经、恶露不行、癥瘕痞块、跌打损伤。二者皆为活血祛瘀之药，作用均甚广泛，往往配合应用。赤芍为肝经血分要药，苦，微寒。清热凉血，散瘀止痛。用于温毒发斑，吐血衄血，目赤肿痛，肝郁胁痛，经闭痛经，癥瘕腹痛，跌扑损伤，痈肿疮疡。《别录》云："通顺血脉，缓中，散恶血，逐贼血，去水气，利膀胱大小肠，消痈肿，时行寒热，中恶腹痛，腰痛。"《药品化义》云："泻肝火。"三者共用，取其活血化瘀之功，为臣。

川芎，原名芎藭。辛温香燥，走而不守，既能行散，上行可达巅顶；又入血分，下行可达血海。活血祛瘀作用广泛，适宜瘀血阻滞各种病症；祛风止痛，效用甚佳，可治头风头痛、风湿痹痛等症。昔人谓川芎为血中之气药，殆言其寓辛散、解郁、通达、止痛等功能。《纲目》有："燥湿，止泻痢，行气开郁。芎藭，血中气药也，肝苦急以辛补之，故血虚者宜之；辛以散之，故气郁者宜之。"元胡又名延胡索、玄胡，性温，味辛苦，入心、脾、肝、肺，是活血化瘀、行气止痛之妙品，尤以止痛之功效而著称于世。李时珍在《本草纲目》中归纳元胡有"活血，利气，止痛，通小便"四大功效，并推崇元胡"能行血中气滞，气中血滞，故专治一身上下诸痛"。厚朴苦、辛；性温。归脾、胃、大肠经。功能：温中下气；燥湿除满；降逆平喘；散结消瘀。此方中主要取其"通腑散瘀"之用。滑石甘淡，入胃与膀胱经。清热渗湿通淋，利六腑，除邪毒，利窍敛疮，消暑止泻，散热结，除胀满。配厚朴并用通利气机，消瘀散结。四者共用，取其行气散瘀之功，为佐药。

柴胡苦，微寒。归肝、胆经。功能：疏散退热，升阳舒肝。主治：感冒发热、寒热往来、疟疾，肝郁气滞，胸肋胀痛，脱肛，子宫脱落，月经不调。川楝子又名金铃子，性寒，味苦。主入肝经。疏泄肝热，行气止痛。有除湿热、清肝火、止痛、杀虫的功能。郁金辛、苦，寒。归肝、心、肺经。行气化瘀，清心解郁，利胆退黄。用于经闭痛经，胸腹胀痛、刺痛，热病神昏，癫痫发狂，黄疸尿赤。三者共用，取其疏肝理气之功，亦为佐药。

甘草性平，味甘，归十二经。方中用之调和诸药而为使。

诸药共用，共奏活血化瘀、疏肝理气之功，使瘀血去，郁结散，而病自除。

4. 病案举例

张某，女，42岁。

主诉：肛门坠胀不适两年余，加重四个月。

初诊：患者两年前因家庭变故，始发肛门坠胀不适，阵发性发作，时轻时重，曾多方求治，无明显疗效。四个月前症状逐渐加重。就诊时诉肛门坠胀难忍，纳眠差，精神萎靡，舌暗红，苔薄黄，脉弦涩。专科检查：截石位：视诊、指诊及肛镜均未见明显异常。证属气滞血瘀之郁证。治当活血化瘀，兼以疏肝理气。方用桃红四物汤加减。药用：丹参30g、桃仁15g、红花15g、赤芍15g、川芎15g、元胡15g、厚朴15g、滑石15g、柴胡15g、香附15g、郁金15g、丹皮10g、陈皮10g、甘草6g。水煎服，日一付，早晚分服。同时为其进行心理疏导，嘱其调畅情志。

二诊：七日后复诊，自诉肛门坠胀明显减轻，纳眠较前好转。效不更方，续用七日。

三诊：半月后复诊，自诉肛门已无明显不适，纳眠佳。

两个月后复诊，自觉临床症状无反复，嘱其调畅情志，多参加群体活动。

5. 总 结

肛门直肠神经官能症患者主诉多为离奇、主观、幻想的症状，常是以肛门直肠为中心的异常感觉，虽然主诉症状明显，但临床进行肛门直肠局部一系列的物理及化验检查，均无与自述症状相应的器质性病理改变存在。患者常痛苦不堪，严重影响个人及家庭生活、工作与学习。中医归属于“郁证”的范畴。因病程长久，常气滞与血瘀并见。故对本病的治疗，需重视活血化瘀，同时伍以疏肝理气之品，每多获良效。

参考文献：略。

Peutz－Jeghers综合征7例治疗体会

骆　波　于　鹏　鲁明良

Peutz－Jeghers综合征（黑色素斑－胃肠多发性息肉综合征，曾称为黑斑性息肉，简称PJS），于1863年由Hutchinson首先报道，是一种家族性非肿瘤性胃肠息肉病。常染色体显性遗传，表现为伴有黏膜、皮肤色素沉着的全胃肠道多发性息肉疾病。我院自2004年至2012年7例患者采用内镜下息肉电切术，治疗效果满意，报告如下。

1. 临床资料

1.1 一般资料

本组男6例，女1例，年龄11－26岁，平均16岁，7例患者临床表现均为口唇、口腔黏膜和手足掌侧等处不同程度的色素沉着，间歇性腹痛4例，肠梗阻2例，有明显家族史3例。

1.2 辅助检查

内镜检查：结肠、胃内可见分布大小不一息肉；吞钡或气钡双重造影X线检查发现全胃肠分布大小不一息肉；切除息肉的病理特征是错构瘤。

1.3 诊断

根据典型的皮肤黏膜色素斑、胃肠道息肉及家族史，结合病理即可诊断。吞钡或气钡双重造影X线检查、内镜检查加息肉活检有利于确诊和了解息肉分布范围及特点。

1.4 治疗及结果

目前尚无抑制息肉增长的药物，内镜下切除息肉和手术治疗是主要的治疗方法。

我院主要行内镜下息肉电切术，反复多次治疗。5例每半年随访、治疗一次，随访4－6年无明显并发症；1例因严重肠梗阻、坏死行部分肠段切除；1例因反复肠梗阻，1导致短肠综合征的发生。

2. 讨论

少数患者色素沉着不明显，无明显家族史，诊断较困难[1]，其中1例肠套叠行小肠息肉切除术后病理报告才得以确诊。电镜下电凝切除术可有效地防止短肠综合征的发生。息肉易术后复发，应每半年至1年复查内窥镜，并行息肉再切除、活检[2]，在随访期间若出现腹痛、便血等症状，提示有肠道梗阻的可能，应及早诊治，必要时行外科手术治疗。该综合征癌变率为2%～5%，癌变以小肠部位多见，随着年龄的增长癌变率逐渐增加，有报道年龄在55岁以上癌变率为100%[3]，故应长期随访，防止癌变。如果息肉超过100枚，建议尽早行全结肠切除。影响美容的色素斑可行激光、CO2冷冻等皮肤科常规治疗。

目前对PJS的发病机制尚无定论。近年发现染色体19p13.3上编码丝氨酸－苏氨酸激酶的STK11是PJS的易感基因，能否行转基因治疗尚待进一步研究。

参考文献：略。

浅谈肛肠科对艾滋病的防护

毛　红　李　薇　唐　平　赵　强　杨军义　张　翠

（四川省第二中医医院/四川省中医药科学院中医研究所）

艾滋病（AIDS）是获得性免疫缺陷传染病的简称，由人类获得性免疫缺陷病毒（HIV）引起的性传播疾病。是威胁全人类生存的“第一杀手”，被称为“超级瘟神”、“癌中之王”。据联合国世界卫生组织报告，截止2006年10月全球艾滋病毒携带者人数为3950万，2006年新增艾滋病感染者430万，其中40%为15岁至24岁的年轻人。2006年全球有290万人死于艾滋病。[1]在我国自1985年6月发现第一例艾滋病人后，在经历了传入期、扩散期后已进入了快速增生期。据国家卫生部发布的资料看，截至2006年10月31日，全国累计报告艾滋病183733例，其中艾滋病人40667例，死亡1246例，因此正如解放军302医院周志平教授所讲的一样，“艾滋病一直以难以控制之势在全球范围内蔓延，全世界无一角落能够幸免。”[2]肛肠科由于所处的特殊位置与这一疾病更是密切相关，作为肛肠科的医务工作者更应高度重视，积极对其防护，既对人类健康负责也对自已负责和对病人负责，现将个人对相关文献的学习体会，谈谈肛肠科对艾滋病的防护。

1. 艾滋病的传播途径

艾滋病病毒（HIV）主要存在于HIV感染者和AIDS病人的体液中，包括血液、精液、阴道分泌物、乳汁、伤口渗出液等，能引起这些体液交换的行为都有传播HIV的可能，尤其是艾滋病病毒感染者在发病前其外表和正常人一样。但他们体液里含有大量HIV，具有很强的传染性有以下接触行为则感染HIV的机率很大。

1.1 性接触传播　性接触传播是全球主要的艾滋病病毒传播途径，大约占70%—80%，尤其是无保护性接触，生殖器有破损，或肛交等更易发生，同性恋、暗娼、嫖客性紊乱这些高危人群易发，而且现又向周围的一般人群传播，据统计在我国男男同性恋人群中的HIV感染率已超过1%，在1%－4%成为仅次于静脉吸毒的第二大高危人群。在接吻特别是深吻HIV感染者口腔出血口腔溃疡时其渗出液也可传染给对方。据统计2005年新发艾滋病感染者中性传播达到49.8%，吸毒传播为48.6%。因此，洁身自爱是远离艾滋病的一个重要预防措施。

1.2 血液传播　经血液传播主要是吸毒者经静脉吸毒，共用注射器所致。另外在接受血液或血制品、献血员感染等也可导致血液传播，据报导我国2000年对2万名艾滋病感染者的资料分析：72.1%是注射毒品感染上的，经性传播占6.8%，输血及血制品感染占0.6%，母婴传播占0.2%，还有20.3%不详。

1.3 母婴传播　母婴传播也是艾滋病传播的一个主要途径，其传播途径包括宫内感染，产道感染和乳汁感染。据相关报导，我国2005年新发生艾滋病病毒感染约7万人，母婴传播占1.6%。欧洲、美国约15%—20%，非洲约为30%—50%。

2. 艾滋病的临床表现和诊断

从HIV感染发生到出现艾滋病临床症状的确切潜伏期还不完全清楚。一般认为把“HIV感染期”也视为潜伏期的条件下是6个月到5年，成人平均29个月，儿童平均12个月，个别人长达15年，一般情况下人体感染HIV后要经过6－8年的无症状期（也称为潜伏期）才进入艾滋病期，并经过3个临床期，即急性感染期，艾滋病相关综合征期和艾滋病期，无症状期一般没有明显症状，从感染者外表看也无任何表现，绝大多数感染者并不知道自己已经感染了HIV，仅在血液中可以查到抗HIV的抗体，这时可以通过不同途径不知不觉地传染给他人。加之已感染者虽自己已经知道，但由于害怕受到社会歧视而隐瞒病情，这就增加了传染给他人的机会。临床若不高度重视，作好相关检查而贸然进行手术，可能会造成极严重的后果。故而术前对患者作全面体检是完全必要的。

2.1 艾滋病的临床表现

2.1.1 急性HIV感染期，疾病突然发生，开始象伤风流感，发热，汗出，疲乏无力，纳差，体重减轻，疲倦嗜睡，或关节疼痛，头痛，腹泻，或身有红斑样皮疹，全身淋巴结肿大，一般持续3-14天，血液检查、血小板减少，T_4细胞正常，T_4/T_8细胞比降低，随着疾病的进一步发展，表现为慢性淋巴结综合征，在感染HIV后6周出现HIV抗体阳性，据统计这一期患者为新近感染HIV总人数的75%—95%。

2.1.2 艾滋病相关综合征期：此期表现为一定的免疫缺陷所表现的临床症状和持续性淋巴结病淋巴结肿大，出现病毒、细菌、真菌感染引起的皮肤黏膜损害、持续性腹泻、持续5—6个月，体重明显减轻。持续（3个月）发热38℃以上。出现疲乏、盗汗等到，血液检查T_4细胞计数降低T_4/T_8比例下降。

2.1.3 艾滋病期：这一期主要表现为不明原因的严重细胞免疫缺陷发生条件性感染和（或）恶性肿瘤。出现不明原因发热、头痛、头晕，幻觉等全身症状持续加重，全身淋巴结肿大，或发生卡氏肺囊虫肺炎、隐孢子虫病性腹泻，弓形体感染的中枢神经系统神经损害，以及皮肤黏膜的感染和卡波济肉瘤等而腹痛腹泻便血肠黏膜病变形与肛门包块等。

2.2 诊断

2.2.1 艾滋病病毒抗体阳性，又具有下述任何一项者，可为确诊艾滋病病人。

2.2.1.1 近期内（3~6个月）体重减轻10%以上，且持续发热达38℃一个月以上。

2.2.1.2 近期内（3~6个月）体重减轻10%以上，且持续腹泻（每日达3~5次）一个月以上。

2.2.1.3 卡氏肺囊虫肺炎（PCR）。

2.2.1.4 卡波济肉瘤。

2.2.1.5 明显的霉菌或其他条件致病感染。

2.2.2 若抗体阳性者体重减轻、发热、腹泻症状接近上述第1项时，可为实验确诊艾滋病病人。

2.2.2.1 CD_4/CD_8（辅助/抑制）淋巴细胞计数比值<1，CD_4细胞计数下降。

2.2.2.2 全身淋巴结肿大。

2.2.2.3 明显的中枢神经系统占位性病变的症状和体征，出现痴呆，辨别能力丧失，或运动神经功能障碍。

3. 对艾滋病的防护

专家认为我国的艾滋病疫情不容乐观，如果平时不重视对艾滋病的预防，不规范自身行为，则很容易感染艾滋病病毒，因此必须予以高度重视。研究认为HIV主要存在于感染者的血液、精液、阴道分泌物、乳汁等体液中，以及皮肤黏膜破损或炎症溃疡的渗出液里。如果人们与HIV感染者有无保护性接触，又患有伴有生殖器溃疡的性病或有损伤、包皮过长或输入HIV的血液或血液制品以及骨髓或器官移植、吸毒共用未消毒的注射器、针头、或其它医用器具，生活用品等都可能感染艾滋病病毒；而礼节性的握手、拥抱、及与其同桌进餐，共用浴池、泳池，谈话，使用公共电话，同室办公，同乘一辆车等只要体表没有破损直接接触一般不会传染。因此在对艾滋病的防护上一方面不能草木皆兵，违背人道主义，将其一概排斥在外而予以歧视，另方面也不能麻痹大意，疏于防护，应采取积极的正确的态度和措施防患于未然。

3.1 一般防护

3.1.1 熟悉了解其传播途径阻断其传播源头。宣传提倡健康文明的生活方式作好预防工作。如前所述，艾滋病的传播途径主要是性传播，血源传播，和母婴传播，因此在其一般防护上首先应加强自身思想的修养，提倡文明，树立正确的性爱观，洁身自好，避免卖淫嫖娼，不洁性交，在性行为中自觉和正确使用安全套。切断性传播途径。同时避免血液接触感染，不到非正规采血单位献血，不盲目使用血液和血液制品，在确需时使用经过严格检测的血液和血液制品，使用一次性或经过严格消毒的器械，在处理伤口时，避免皮肤、眼睛或口腔接触到人的血液，不要随意拔牙，不与他人共用牙刷、剃刀、还要拒绝毒品、远离毒品。为防止母婴传播，可以通过产前使用抗病毒药物，选择剖宫产、避免母乳喂养等方法以阻断HIV的母婴传播途径。如果女性已明确感染HIV后应主动避免怀孕。

3.1.2 积极正确对待艾滋病病毒感染者和艾滋病患者。对于HIV感染者和AIDS患者一旦确诊，不应歧视要给予热情、关怀、让其树立生活的勇气和信心。研究认为在工作和生活中与艾滋病人和HIV感染者的一般接触不会传染艾滋病。但应加强对其治疗和防感染扩散，并积极作好宣传教育工作。

3.2 肛肠科的防护　艾滋病为世界性的“超级瘟神”，已蔓延到世界的各个角落，由于肛肠科所处的特殊位置，这一疾病在肛肠科的出现已毫无例外，如何对待患有肛肠疾病的艾滋病病人也成了一个严峻的问题。因此面对这一问题，医务工作者一方面必须了解熟悉这一疾病的特征；另一方面必须严格执行医院管理制度和严格操作规范，加强自身防护，杜绝感染艾滋病，并对患艾滋病的肛肠病病人给以合理的处理。

3.2.1 肛肠医务工作者要熟悉艾滋病的临床表现和特征，防止误诊，力争早诊，早处理。由于艾滋病性传播途径与肛肠科密切相关，肛交、男男同性恋直接表现为有肛门肛管直肠的损伤，因此对于肛肠医务工作者在当代从事肛肠疾病的防治工作中一定要提高警惕，随时要考虑到这一疾病，同时还要了解和熟悉这一疾病的临床表现与特征，提高识别能力，力争早诊，防止误诊。对就诊病人要仔细详细询问既往病史，输血史，献血史。

3.2.2 严格执行医院管理制度，作好对肛肠病患者的体检，作好预防工作。

如前所述，艾滋病病毒感染者早期可无任何症状，而且由于多种因素患者又常常隐瞒病情，给临床诊断与防护带来了很大难度，患有肛肠疾病的HIV感染者到肛肠科就诊，也是只谈肛肠疾病，不讲HIV之感染。肛肠科医生一方面根据临床体征对其进行了解，另一方面，毫无例外的按规定常规作艾滋病病毒抗体检查，以排除和确定有无HIV感染，并作好相关按规定体检，作到早诊，防止误诊，杜绝漏诊，并为进一步的治疗和处理提供科学的依据。如果检查为HIV感染者，在肛肠疾病不危及生命的情况下，应劝其到专门医疗机构进行治疗，同时电话作好疫情报告，按规定和制度作好相应的处理，不能将病人拒之门外。更不能不负责任将其推向社会，放任自流，给社会、国家、人民造成更大的损失。

3.2.3 在诊治患肛肠疾病的HIV感染者时应采取严格合理的防护措施。

解放军302医院赵敏教授认为，艾滋病职业性感染大多是被病人血液污染的针头或器械刺伤或血液进入眼睛，口腔等所传染。如注射器、手术刀、缝合针及其它可能刺入皮肤和黏膜的器械，在使用或整理清洗时被意外损伤。因此防护的关键是防止被病人的血液、体液和分泌物所污染，更不能被其污染的器具所损伤。

3.2.3.1 对艾滋病患者诊治前后的防护工作：与艾滋病人接触前后都要用肥皂水和流动水洗手，戴手套，口罩，穿隔离衣，必要时戴护目镜，对其进行手术时，手术前应严格进行自身体检，尤其是对手、前臂皮肤的检查，如有破损，原则上禁止参加手术，并互相监督。还有保护皮肤的完整。避免被病人的血液、体液和分泌物、肠液等污染。抢救病人时不能口对口呼吸，伤口处理和心脏按摩时防止血液的喷溅，所用物品尽量使用一次性，医疗垃圾要严格按传染污染物品处理。参与手术的医生要充分利用各种防护用具，除物品、手术常规要求外，还应戴防目镜，加强眼睛防护，穿橡胶围裙，戴防水袖套，加强手臂和身体前侧的防护。最好穿长筒胶靴，戴双层手套，术中避免直接擦拭锐利器械上的血渍、及时取下所有不必要的锐利器械，放于固定的位置。防止锐器刺伤而被血液体液 肠液污染。

3.2.3.2 加强隔离与消毒。对于患肛肠疾病的艾滋病病人原则上是送其到专门医疗机构进行治疗和处理，若遇特殊情况需要处理者，必须与其它肛肠病人隔离，对其诊治的器械应尽量专用，用过的器具应先以0.5%次氯酸钠浸泡30分钟后清洗，然后再送高压蒸汽灭菌，严格按消毒——清洁——消毒或高压灭菌进行处理。一次性器材和固体废弃物以及病人排泄物装在专用容器中与0.5%过氧乙酸充分混合30分钟后始可倒入专用污物池中，并要严格分类，进行登记，由专人经污染通道运出进行处理。

3.2.3.3 对意外事故的处理。在诊治艾滋病病人过程中若不慎被其血液、体液、肠液、粪便等污染或被锐器所伤，应尽快清洗，对伤口应轻轻反复挤压，尽可能挤出损伤处的血液，让其充分流出，用艾力克（聚维酮碘）液消毒浸泡，用肥皂水清水反复彻底冲洗伤口，再用艾力克或0.2%－0.5%的过氧乙酸浸泡或外搽消毒，如果血液或体液、肠液溅入眼中尽快用大量生理盐水或蒸馏水冲洗，并用弱蛋白银滴眼，若进入口腔，鼻孔可立即用艾力克（聚维酮碘）消毒后再用蒸馏水反复冲洗后用艾力克消毒，事故发生后应作抗HIV抗体检测，并分别在6周、3个月、和6个月连续复查，若发生抗体为阳性应为职业性感染，则需进一步治疗。

总之在由于肛肠科所处的特殊位置，肛门直肠又为性传播疾病的一个不可忽视的部位，HIV感染在所难免，患有艾滋病的肛肠疾病患者也时有出现，而且易被忽视，作为肛肠科的医务工作者必须高度警惕，对其充分认识和作好认真防护工作。

皮瓣推移移植术治疗肛周皮肤缺损二例

缪红卫

（文山州中医医院，云南　文山，663000）

【摘要】本文较详细地介绍了不同原因导致的二例肛周皮肤缺损的病例，以及其诊治要点和手术经验，通过采用皮瓣推移移植术取得了很好的临床疗效，有临床参考和借鉴的价值。

【关键词】肛周皮肤缺损；皮瓣推移移植术

1. 临床资料

（1）患者杜××，男，23岁，农民，因" 涂药后肛门疼痛1月" 于2012年05月07日14时26分，由门诊以混合痔伴有并发症收入院。

患者1个月前无明显诱因出现便后肛内出血，色鲜红，量时多时少，在砚山县平远街私人诊所诊为" 痔疮"，给外涂药膏（具体不详）治疗，经治疗后加重，自行在当地医院输液治疗（青霉素类），无明显好转，为求系统诊治，于今日到我科就诊，经门诊检查后收住院。入院症见：涂药后肛门疼痛，有分泌物，时有出血，色鲜红，量少，大便偏干，小便通畅，纳眠及精神可。既往无特殊病史，否认有药物、食物及其他物质过敏史。

体温：36.3℃，脉搏：85次/分，呼吸：20次/分，血压：100/60mmHg。

一般情况可，神志清楚，对答切题，心肺腹（-）。舌质红，苔薄黄，脉弦，专科检查：1. 视诊：肛周见环状皮肤缺损，深达脂肪，直径约13cm，中间有部分褐色坏死皮肤及皮下组织，分泌物多，肛缘5点位有约2＊2cm痔核突起，表面溃烂；2. 指诊：肛内可及数个质软黏膜隆起，直肠下段未及硬性包块。

患者入院后予完善各项检查回报：全血细胞计数回报：RBC：5.19T/L，WBC：6.2G/L，HGB：157g/L，PLT：360G/L，“O”型血；血生化回报：肝功：谷酰转肽酶：74.0U/L，肾功、血脂、血糖：未见异常；传染病五项检查均为阴性；凝血功能：活化部分凝血活酶时间：39.6秒，凝血酶原时间：15.4秒，纤维蛋白原：4.297g/L；尿分析回报：酮体+-，白细胞+-，蛋白质+-，潜血+2；大便常规回报：未见异常；碳14呼气试验：阴性；心电图：1. 窦性心律，2. 心电轴右偏；DR胸部正位片：正常；腹部及泌尿系彩超检查：未见异常。根据患者的病史、症状、体征和专科检查可诊断为肛周皮肤缺损。

入院后嘱患者完善各项检查，并请外科医师会诊后建议患者创口肉芽生长时再考虑植皮手术治疗，故目前局部予中药涂擦治疗、中药熏洗治疗、痔疮栓塞肛以清热解毒，去腐生肌；西药予奥硝唑注射液、乳酸左氧氟沙星注射液以防治感染；口服双氯芬酸钠缓释胶囊、地奥斯明片以消肿止痛。待术。

（2）患者年××，男，14岁，学生，因" 肛周术后疼痛4月" 于2012年09月12日15时15分由门诊以肛痈术后收入院。

患者2年来时感肛门疼痛，无流脓流血，今年5月曾到马关某医院住院手术治疗，出院后仍肛门灼热疼痛，术口不愈合，今日来我科门诊求治，经查后以" 肛痈术后" 收住院，入院症见：肛门灼热疼痛，创面不愈合，有分泌物，二便调，纳眠及精神可。既往体健，无其他病史。

体温：37.3℃，脉搏：78次/分，呼吸：20次/分，血压：110/80mmHg。

一般情况可，肥胖，神志清楚，对答切题，心肺腹（-），舌质红，苔薄黄，脉弦。专科检查：肛缘12点位至会阴两侧各有约5＊6cm的蝶形创面，肉芽生长与周围皮肤平齐，创面不愈，肛内未及异常。患者各项辅助检查和影像资料回报无异常，根据患者的病史、症状、体征和专科检查诊断为肛门会阴部皮肤缺损。

2. 治疗方法

2.1 术前准备

患者杜某，经治疗后23天，诸症减轻，查：肛周环状缺损处可见肉芽生长，分泌物减少，5点位有约1＊1cm的痔核突起，表面充血。拟定次日上午在麻醉下行移植术；患者年某，入院后第二天安排手术，做好肛肠科常规术前准备。

2.2.1 局部“V”形皮瓣推移移植术（杜某手术）

手术步骤：患者术前准备完毕，步入手术间，麻醉起效后取截石位，碘伏棉球消毒术区，铺无菌洞巾，肛门松弛，碘伏棉球反复消毒创面、肛管及直肠下段后，见缺损面范围约12cm，肛管皮肤保存良好，指力扩肛，可容纳3指。修剪肉芽平整，3、9点位正常皮肤分别向外切成“V”形皮瓣，周边潜形剥离约1cm，9点位“V”形向肛缘推移，在6、12点位缝合固定，周边缝合数针固定，尖口拉拢缝合。3点位皮瓣作同样处理。侧卧位后予肛门成形术，部分肛管皮肤与“V”形切口对接，成放射状纵行缝合，3点位切口予缝合，消毒后指诊，肛管可容纳2-3指；痔疮栓、止血海绵，排气管、凡士林纱条塞肛，外敷碘伏纱布，敷料塔形包扎固定，患者术程顺利，安返病房。

2.2.2 皮瓣带蒂推移移植术（年某手术）

2012年09月14日第一次手术

手术步骤：患者术前准备完毕，步入手术室，取截石位，麻醉起效后，肛门松弛，用碘伏棉球反复清洁消毒肛内，然后指力扩肛，可容四指。见创面距12点位肛缘有约6cm，呈蝴蝶状创面，12点位肛管术口未愈，见一1*1CM黏膜突起，探针探查从12点位黏膜穿出，延探针剪开，刮匙搔刮未净的脓腔壁，内口两侧结扎，修剪皮瓣，以利引流。刮匙搔刮蝶状创面，术口深达会阴处2cm，予切开修剪后全层缝合，皮下潜形游离，设计术口后纵形缝合，留下肛缘3cm以利引流，缝合后在术口两侧行1cm减张口。术毕止痛栓1枚塞肛以止痛，凡士林纱条，止血海绵，排气管填塞肛内，塔形棉垫加压包扎固定。术程顺利，安返病房。

2012年09月27日行第二次手术

第一次手术处理了内口，但皮瓣缝合多处撕裂，故拟第二次手术。

手术步骤：麻醉起效后，肛门松弛，用碘伏棉球反复清洁消毒。见撕裂的创面距12点位肛缘有约6cm，呈蝴蝶状创面，分布在会阴两侧，12点位肛管术口未愈，创面正常。设计术口，刮匙搔刮蝶状创面并修剪，分别在一侧皮肤潜形切开并游离，游离端皮瓣对角拉到肛缘并缝合固定，依次全层缝合对齐，对侧依法操作，形成肛缘。术毕止痛栓1枚塞肛以止痛，凡士林纱条，止血海绵，排气管填塞肛内，塔形棉垫加压包扎固定。术程顺利，安返病房。

2.3 术后处理

术后予肛肠科护理常规，二级护理，禁饮禁食6小时后改半流质饮食七天，术后第一天开始予每日肛门中药涂擦、熏洗治疗以活血止痛、清热利湿，每日痔疮栓塞肛各一到二次。西医予静滴头孢哌酮钠舒巴坦钠注射液、奥硝唑氯化钠注射液以抗感染治疗3天，止血敏针以止血；能量合剂、复方氨基酸注射液、乳酸钠林格注射液以支持治疗7天。口服双氯芬酸钠胶囊以止痛，云南白药胶囊止血。7天后普食，控制大便3天以上，两周后拆线。

3. 讨论

皮肤移植是现代外科学关于创伤外科的重要章节，是烧伤、创伤、整形等外科治疗常用方法，用以修复大片皮肤缺损以及矫正瘢痕挛缩所致畸形，从而修复创面，改善功能及外观。皮肤移植分为游离植皮 和皮瓣植皮2种，后者又可分为带蒂皮瓣和游离皮瓣(1)移植。本文中因感染、手术、药物性损伤导致的肛周和会阴部较大面积的皮肤缺损临床少见，我科较多见的是肛门尖锐湿疣皮损严重的患者，需行肛门尖锐湿疣切除带蒂移行植皮术(2)。本文的局部推移移植术就是带蒂皮瓣移植术的一种，推移后皮瓣血供丰富，易于存活。患者杜某于术后23天出院，术口恢复达临床治愈；年某术后一周自动出院，一月后随访有少部分术口撕裂处未愈，嘱患者自用康复新涂擦，一月后术口完全愈合。治疗注意事项有：① 创面肉芽生长鲜活，分泌物减少才是移植时机；② 针对皮损情况，灵活设计皮瓣移植；③ 皮瓣游离充分，减少张力；④ 在行周边游离时，如本文的" V" 形皮瓣，要保留中间的蒂，不可完全游离，这叫带蒂游离；⑤手术初期控制饮食、活动和排便，减少缝合口撕裂。⑥ 术中注意止血彻底，皮瓣修剪对齐缝合；⑦ 肥胖者和会阴、肛周部位更应该关注张力、摩擦、血供、感染等因素。皮瓣推移移植术适用于因肛周感染、手术、药物损伤、尖锐湿疣、外伤等引起的皮肤缺损，也是年轻的肛肠科医师应该了解和掌握的手术。

参考文献：略。

肛肠科中药熏洗研究进展

潘方杰　付　靓

（新疆维吾尔自治区中医医院肛肠科，830000）

【关键词】中药熏洗；中医药治疗；外用；综述

熏洗法是肛肠疾病的常用外治法之一。使用时根据不同的证型，选用不同的中药配伍，加水煎汤后，倒入坐浴盆内，先熏后洗及坐浴，也可用毛巾蘸药汁热敷患部。每日便后及睡前应用，每次10~20分钟。可达到清热解毒，活血祛瘀，燥湿消肿，软坚散结，收敛生肌，止痛止血，杀虫止痒等目的。中药熏洗法是中医传统的外治法，在肛肠科运用较为普遍，熏洗可疏通经络，调和气血、活血化瘀、燥湿杀虫，从而达到消肿、止痒、止痛的治疗目的。摸索一套安全有效，加速创面愈合的中药熏洗处理方法，是临床应该解决的问题。为此，本文将近几年中医中药熏洗的研究进展综述如下。

1. 根据中医症候，针对性治疗

1.1 冯锦伦，陈红锦[1]用药五法

1.1.1 清热解毒法：适用于肛门创面感染，有脓性分泌物，红肿疼痛等症。多见于肛周脓肿，肛瘘术后感染，炎性外痔，肛裂慢性溃疡及痔嵌顿合并感染。常用药物：荔枝草，黄芩，黄柏，银花，地丁草，败酱草，鱼腥草，野菊花，大黄。

1.1.2 清热利湿法：适用于肛门部坠胀，水肿，疼痛等症。多见于肛缘水肿，外痔红肿，血栓性外痔初起等。常用药物；车前草，枳壳，苦参，马齿苋，苍术，泽泻，朴硝。亦可外用田螺水。

1.1.3 活血化瘀法；适用于肛门肿痛，瘀血肿块，硬结等。多见于血栓性外痔，内痔脱出嵌顿，肛旁结节肿块。常用药物；虎杖，红藤，鸡血藤，川芎，挑仁，红花，丹皮，赤芍。

1.1.4 祛风燥湿法：适用于肛周皮肤潮湿，瘙痒，有分泌物，糜烂，渗液。多见于肛周湿疹，肛门瘙痒症、神经性皮炎等。常用药物：苦参，荆芥，防风，蛇床子，地肤子，白蘚皮，椿根皮，萹蓄，土槿皮，苦楝根皮。

1.1.5 止血生肌法：适用于痔瘘术后出血，肛裂，肛门部出血及局部肿痛，渗液等。常用药物；地榆，槐花，茜草，紫草，侧柏叶，白芨，明矾，乌梅，五倍子，石榴皮。

2. 根据临床症状及表现

陈海生[2]结合自己多年临床经验，利用中药熏洗疗法采用自拟的消肿止痛洗剂、止脱洗剂、敛疮洗剂、燥湿止痒洗剂，广泛应用于痔科的临床，取得了较好的效果。

2.1 消肿止痛洗剂

组成：朴硝 30 g，黄柏 30 g，五倍子 30 g，荆芥 15 g，归尾 15 g，冰片 3 g（后下）。功效：清热解毒，消肿止痛。适应症：外痔炎症、混合痔、内痔脱出嵌顿、肛周脓肿初期肿痛明显者，脓肿后期肿痛不消者。加减：红肿明显加蒲公英 30 g，地丁 30 g，马齿苋 30 g，痛甚者加木鳖子 30 g，细辛 10 g，毕拨 15 g，肛周皮肤潮红瘙痒者加苦参 30 g，川椒 15 g。

用法：上方除冰片外加水煎 40 min 后滤液，加入冰片后熏蒸，待水温适度后坐浴 30 min，每日一次，重者每日两次。

2.2 止脱洗剂

组成：石榴皮 30 g，五倍子 30 g，明矾 15 g，枳壳 30 g，茜草 30 g。功效：收敛固脱。适应症：内痔脱出，小儿及成人直肠脱垂，肛门松弛及大便不全失禁的患者。加减：水肿明显者加朴硝 30 g，黄柏 30 g，肛门瘙痒者加苦参 30 g，地肤子 30 g。用法同上。

2.3 敛疮洗剂

组成：黄柏 30 g，白及 30 g，红花 1O g，当归 10 g，海螵硝 15 g。功效：解毒化瘀，生肌敛疮。适应症：肛裂初期、肛瘘、痔瘘术后切口愈合迟缓者。用法同上。加减：局部肿痛明显者加消肿止痛洗剂，伤面渗出明显者加五倍子 30 g，苍术 15 g，切口愈合迟缓者加苏木 30 g，寄生 15g。

2.4 燥湿止痒洗剂

组成：苦参 3O g，川椒 15 g，地肤子 30 g，蛇床子

30 g，百部 20 g，生甘草 6 g。功效：清热利湿，祛风止痒。

适应症：肛周急慢性湿疹。加减：渗出、红斑、丘疹明显者加黄柏 30 g，茵陈 30g；皮肤皲裂或苔蘚样变者加当归 15 g，红花 15 g，桃仁 15 g。用法同上。

2.5 术后肛门水肿、疼痛伴便血

手术损伤肛管皮肤，或内痔结扎后淋巴、血液回流障碍，或切口感染，或粪便刺激创面等。主要是消肿止痛、收敛止血。用五倍子汤加味：五倍子 30g，朴硝 30g，桑寄生 30g，莲房 30g，荆芥 30g，皂角刺 30g，艾叶 30g，苍术 15g，黄柏 15g，冰片 lg（后下）。

2.6 术后尿潴留

由于术后疼痛反射，或粪嵌塞引起尿道括约肌痉挛，或年老体弱，膀胱收缩无力等。以清热燥湿、消肿止痛为主，用黄柏、苍术、苦参、当归、白芍、蒲公英、朴硝、甘草各 12g。

3. 根据中医证型组方

周小龙[3]结合中医辨证分型，根据不同证型组方，运用于肛肠科以疼痛、水肿、出血、脱垂等为主症的疾病，都能使症状缓解或消失。

3.1 气滞血瘀型

局部脉络交错，气血纵横，血不循经，溢于脉外，瘀于肌肤，阻塞气机而致局部肿胀、疼痛、血栓形成等。主要以清热凉血、消肿止痛为主。方用洗痔消肿方：鱼腥草、苦楝皮、朴硝、马齿苋、瓦楞子各30g。伴局部糜烂、流滋者，可加用乌梅、枯矾、苍术、黄柏各10 g；伴疼痛较甚者，加用川乌、草乌、当归各10g；出血较重者，加用荆芥穗、五倍子各30g。

3.2 湿热交阻型

平素湿热偏胜，又因大便干结或劳伤耗气，或泻痢等，局部复染湿毒，与热交结，阻于局部，或导致气机不畅，引起局部皮肤黏膜水肿，灼热样疼痛，以及黏膜脱垂；或灼伤络脉致便血、色鲜红等。以清热燥湿、祛毒消肿为主。以局部皮肤水肿、疼痛为主伴便血者，用祛毒汤：瓦松30g 马齿苋30g，甘草10g，五倍子30g，川椒15g，防风15g，苍术15g，枳壳15g，侧柏叶15g，葱白10g，朴硝、透骨草各10g。若为痔核黏膜水肿外翻或伴有出血者，用大黄15g，地榆15g，枯矾15g，花椒10g，五倍子15g。单纯为直肠黏膜脱垂者，用五倍子10g，白矾15g，朴硝30g，生甘草10g，薄荷log（后下）；若同时伴有糜烂、肿痛、流滋或出血者，用乌梅10g，五倍子10g，草河车30g，生甘草10g。局部炎症较重者，用苦参汤：苦参15g，黄连10g，黄芩10g，枳壳15g，甘草10g，荆芥10g，赤芍15g，车前子10g，白茅根10g。

3.3 湿热下注

嗜食辛辣肥厚，湿热内盛，肝经湿热下注，浸淫肛周皮肤致肛周瘙痒等。主要是清热燥湿止痒，用蛇床子30g，苦参30g，地肤子15g。

4. 病例对照研究及临床经验

4.1 胡智亮，肖 航[4]将2008年6月—2009年12月环状混合痔、低位单纯性肛瘘、肛裂患者各60例，将3个病种患者随机分为治疗组和对照组各30例。两组手术前后均常规处理，治疗组术后24h予中药消肿止痛方（消痛止痛方的组成：马齿苋30g，制大黄30g，鸭跖草30g，蒲公英30g，芒硝15g，乳香15g，没药15g，白芷15g，五倍子15g，赤芍20g，黄柏20g。药材由无锡市中医医院制剂室供应，采用高压煎制而成，真空包装，每包约200mL，每日1剂。两组术后均静滴抗生素5d，治疗组术后第1日起用中药消肿止痛方200mL（30—35℃），加开水至1500mL熏洗坐浴20min，2次/日。用药期间忌食辛辣刺激性食物，保持大便顺畅。对照组用温水1500mL熏洗坐浴20min，2次/日，两组均以3日为1个疗程。每次熏洗坐浴治疗结束后，两组局部均用碘伏棉球消毒，凡士林纱条引流，无菌敷料覆盖。分别在第1个疗程和第2个疗程结束后记录疼痛、水肿评分。）熏洗坐浴，对照组使用温水熏洗坐浴，观察两个疗程后肛门周围局部疼痛和水肿的变化情况。结果治疗组在术后第1疗程（术后3d）肛门局部疼痛积分低于对照组，两个疗程后（术后6d）肛门局部疼痛、水肿积分均低于对照组，在观察期间共发生不良反应4例。各病种治疗组和对照组资料差异无统计学意义（$P>0.05$），具有可比性。

4.2 邱燕飞[5]收集门诊、混合痔患者151例，男86例，女65例；年龄20~65岁；病程3天~23年；均在骶麻下行混合痔外剥内扎术。排除心、肝、肾、肺功能不全及低蛋白血症。151例随机分为观察组76和对照组75例。两组具有可比性。治疗组：予中药痔洗剂，方由苦参、蒲公英、大黄、黄柏、川椒、芒硝、赤芍、乳香、没药等按一定比例组合而成，每剂加沸水2000ml（或水煎沸10分钟效果更好），待温度适宜时坐浴30分钟，每天2次，5天为1疗程。对照组：取1:5000高锰酸钾溶液约2000ml，温度适中，坐浴20~30分钟，每天2次，5天为1疗程。两组术后病人都选择有效抗生素静滴3—5天。两组肛门疼痛、肿胀治疗组与对照组比较分别为$P<0.05$，$P<0.01$。

4.3 肖振球，肖柳华[6]收集417例患者随机分为两组，其中住院患者338例，门诊患者79例，均符合1992年全国肛肠学术会议制订的统一诊断标准。其中治疗组251例，男135例，女116例；年龄最小17岁，最大76岁，平均41岁；炎性外痔32例，嵌顿痔20例，血栓性外痔48例，混合痔术后76例，肛瘘术后25例，肛裂术后32例，Miles术后会阴切口感染18例。对照组166例，男89例。女77例；年龄最小19岁，最大72岁，平均38岁；炎性外痔22例：嵌顿痔13例，血栓性外痔30例，混合痔术后51例，肛瘘术后17例，肛裂术后18例，Miles术后会阴切口感染15例。两组性别、年龄、病情、分类基本相似。坐浴安洗剂药物组成：五倍子、大黄各4.2kg、两面针3.6kg、苦参6.3kg、十大功劳7.5kg、明矾1k异、芒硝15kg、冰片3kg、血竭，3kg制法：先将冰片、芒硝、明矾、血竭混合打粉，过60目筛为A粉。将五倍子、大黄、两面针、苦参、十大功劳等药加水煎煮2次，合并煎液过滤，滤液浓缩至稠膏状后烘干，打粉过60目筛为B粉。把A粉与B粉混合均匀，分装每袋70g，即得成品。治疗组每次取坐浴安1袋，用开水1500mL提泡，溶化后先熏洗肛门部，后坐浴15～20分钟，每天2次，大便后即给坐浴。对照组用高锰酸钾与开水配成1：5000浓度的溶液1500mL坐浴，每天2次，大便后即给坐浴，坐浴时间同上 两组均坐浴7天为1疗程，术后患者坐浴后用马应龙痔疮膏换药至愈。经Ridit分析，$U=3.42$，$P<0.01$。两组症状平均消失时间比较有显著性差异$P<0.01$。治疗组术后伤口愈台时间与对照组比较有非常显著性差异$P<0.01$。

4.4 孙继芬，刘建花，刘秀红[7]选择患者共170例，其中男性120例，女性50例；年龄最小者27岁，最大者69岁，以36～60岁患病者最多；单发者70例，双发或多发者为100例。熏洗药物组成：川芎20g，红花20g，苏木20g，当归尾20g，赤芍20g，三棱15g，艾叶lOg，葛根花15g，蒲公英15g，黄柏20g。170例中，中药坐浴治疗3天而愈者50例，4～5天而愈者80例，7～9天而愈者39例，1例配合手术而愈，痊愈率为99.4%，总有效率达100%。经半年或1年的随访，无复发。

4.5 王筑[8]经验介绍：1. 黄硝柏草汤：大黄30g、芒硝30g、忍冬藤30g、蜂房20g、苍术20g、黄柏30g、白藓皮30g、甘草15g。功效与主治：清热解毒，消肿止痛，用于炎症性疾患，如炎性外痔、内痔嵌顿、术后肛缘水肿。2. 硫矾洗剂：硫磺25g、枯凡25g、地丁30g、艾叶20g、红花15g。功效与主治：温经活血，散瘀止痛，用于血栓性外痔。3. 苍术白矾洗剂：苍术30g、白矾15g、苦参30g、黄柏20g、蛇床子30g、地肤子30g、川椒20g、五倍子20g、白藓皮30g。功效与主治：清热燥湿，祛风止痒，用于肛门湿疹、肛门瘙痒、肛门癣及肛门局部药疹等。4. 术后坐浴方：花椒30g、食盐30g、苍术20g、白藓皮30g。功效与主治：清洁伤口，散瘀止痛，除湿止痒，收敛生肌，用于肛肠科各种手术后、换药前坐浴。

综上所述，中药熏洗疗法是作为传统治疗肛肠疾病的一种重要外治方法，是利用药物加水煎汤煮沸，趁热在皮肤或患部进行熏蒸及洗涤的一种治疗方法。坐浴时借助药力和热力直接作用于局部病变，湿润蒸腾的热气可使肛门括约肌松弛，皮肤温度升高，毛孔开放，微小血管扩张，血液和淋巴循环加快，静脉、淋巴管回流畅通，药液中的有效成分就容易透过皮肤附属器官和创面组织吸收，直达病所，促进水肿消散而发挥最佳治疗效应。因此，中药熏洗在治疗肛肠科疾病方面具有较多的优势和发展潜力，值得进一步深入研究并积极开发。

参考文献：略。

中医药治疗肛肠病

丘营旺

（福建省上杭县营旺痔瘘诊所，364200）

中医药治疗肛肠病，主要痔瘘方面，历史悠久，经验丰富。在药物治疗上可分为内治法和外治法两大类。

1. 内治法

内治法基本上与内科相同，即从整体观念出发，遵循审证求因，辩证施治的法则。根据肛肠疾病其致病因素多为风、热、燥、湿等。内治法可以归纳为消法，托法，补法三大法则。但由于发病的原因不同，病情变化不一，所以在临床具体运用上，又以上述三大法则，但衍变成多种多样，常用归纳起来有下列十法。

1.1 清热凉血法　适用于因血热妄行而致的出血。如：便血，内痔出血。临床常用中药：槐花、槐角、玄参、椿皮、赤芍、枝子、生地、紫草等。

1.2 清热利湿法　适用于肛门直肠湿热诸症。如：肛窦炎与肛乳头炎，炎性外痔，肛瘘，肛门部湿疹，瘙痒，炎症性大肠病。临床常用中药：滑石、扁蓄、白头翁、地肤子、萆薢、虎杖、车前子、泽泻、杠板归等。

1.3 清热解毒法　适用于感受热毒之邪而致的病症。如：肛门直肠周围脓肿，肛乳头炎，内外痔感染，手术后感染，肛门部性病。临床常用中药：金银花、连翘、地丁、白蔹、黄连、公英、鱼腥草、败酱草、鬼针草等。

1.4 清热攻下法　适用于热结肠燥而引起便秘的病人。如：以热盛为主的便秘，以燥盛为主的便秘。临床常用中药：大黄、芒硝、番泻叶、芦荟等。

1.5 养阴润燥法　适用于血虚津乏而引起的病症。如：血虚内结型便秘，肛裂。临床常用于中药：玄参、麻仁、当归、黑芝麻、郁李仁、蜂蜜等。

1.6 滋阴清热法　适用于阴虚有热等诸症。如：肛隐窝炎和肛乳头炎，结核性肛瘘肠结核。临床常用于中药：地骨皮、白蔹、胡黄连、青蒿、别甲、龟板、生地、旱莲草等。

1.7 活血化瘀法　适用于气滞血瘀，经络淤阻的病人。如：内痔嵌顿，静脉曲张性外痔；血栓外痔；肛痈初起；肛瘘；大肠息肉；肛门直肠损伤；尖锐湿疣；直肠癌。临床常用于中药：丹参、红花、桃仁、半枝莲、诃子、白花蛇舌草、生苡米、板兰根、莪术、紫贝齿、山甲、珍珠母、水蛭、乳香、没药、延胡索等。

1.8 补中益气法　适用于小儿，年老体衰或产妇等虚下陷诸症。如：直肠脱垂；内痔脱出；肛乳头炎；肛门失禁；便秘。临床常用于中药：黄芪、白术、人参、升麻、甘草、黄精等。

1.9 扶正补虚法　适用于气血不足或久病气血虚弱的病人。如：术后大出血，内痔长期便血，溃疡性结肠炎，直肠癌。临床常用于中药：当归、阿胶、菟丝子、党参、熟地、白芨等。

1.10 温阳固涩法　适用于大肠虚寒之症。如：便秘；慢性溃疡性结肠炎，克隆氏病。临床常用于中药：吴茱萸、补骨脂、肉蔻、肉苁蓉、菟丝子等。

2. 外治法

外治法的运用与内治法一样，也要从整体观念出发，进行辩证施治，根据疾病的不同情况，选用不同的治疗方法。外治法分为外敷法，熏洗坐浴法，塞药法。外治法在肠科占有非常重要的地位，它不但可以配合内治法提高疗效，缩短疗程，而且许多病可以专用外治法收效。

2.1 外敷法　是由膏药，油膏，箍围，掺药等，直接作用于病体表部或病变部位。通过药物吸收过程，它具有滋润皮肤，防止干燥，皲裂，防止细菌侵入，防腐，消毒，收敛等局部治疗作用，从而达到治愈目的。

2.2 熏洗坐浴法　是肛肠科最为常用的治疗方法之一，是利用药物煎汤乘热在皮肤或患部进行熏蒸及洗涤的一种治疗方法。

主要作用于：

①疏通腠理，解毒消肿；

②消毒杀菌，清洁伤口；

③活血通络，行气止痛；

④祛风燥湿，杀虫止氧。注意：急性传染病，高血压病，动脉硬化症，肾脏病及妇女妊娠，月经期间等，均不宜进行洗浴或坐浴。

2.3 塞药法　是药物制成栓剂，纳入病者肛门内能迅速溶化，逐渐释放药物而发挥药效，是肛肠科应用更为普及，取得了，简、便、廉、验的功效。

中华胃肠保健操——“济川捭阖术”

任叔阳　龚文敬　辛　华　赵希忠　安　辉　蓝海波

（成都肛肠专科医院/中国 PPH 技术培训中心，610015）

“济川捭阖术”是中国痔瘘泰斗黄济川老先生预防、治疗痔瘘、便秘等胃肠肛门疾病一生经验的总结，也是其本人及再传弟子临床实践经验集体智慧的结晶。1956 年黄济川老先生曾经受到周恩来总理的亲切接见，当时周总理握住黄老的手叮嘱说：“老中医经验丰富，要多带徒弟……”。成都肛肠专科医院的前身就是黄老于 1884 年在泸州创办的痔漏诊所，经过几代人的努力，现在已经成为一所集临床、科研、教学为一体的大型专科医院。自去年医院专门成立便秘科以来，在院领导的精心安排下，组织便秘科团队深入挖掘济川文化遗产，经过收集、整理、筛选后确定为现在的“济川捭阖术”。此术属中医导引术范畴，集太极拳、八段锦、五禽戏、易筋经、调息助基功、少林内功等多种功法之精华，动静结合，刚柔相济，寓意深刻，能愉悦身心、开悟益智，调理气血，对预防及治疗痔瘘、便秘等胃肠肛门疾病有非常好的作用，尤其对慢性顽固性便秘患者更有其独到的功效。目前已经在我院广泛地应用，受到了广大患者的热切关注和高度赞扬，取得了非常好的临床效果。

“济川捭阖术”开始有起势动作，中间九个招式，结束有收势动作，浑然一体，寓意深刻，有深厚的传统文化底蕴，每个招式名称响亮，气势雄伟。具体内容如下：

1. 起势（调整身心、渐入佳境）

动作要领：两脚分开，与肩同宽，含胸拔背，提臀收腹，沉肩坠肘，掌心相对，双腿微屈，双眼微闭，目视前方，舌顶上颚，意守丹田，自然呼吸。

1.1 第一式：双手托天（寓意“天人合一”）

动作要领：在起势的基础上，双手在小腹前交叉，引领气机慢慢上抬，眼随手动，手掌向上，到达最高点时掌根用力上顶做拔伸动作，停顿三秒后双手同时放松于体侧缓慢落下。两臂上举之时，于吸气同步，双腿慢慢直立，两臂下落之时，与呼气同步，双腿慢慢恢复微屈。如此反复进行九次。

作用：此式借助大自然的力量灌注全身。配合呼吸，有升有降，与大自然充分融合，畅通气机，使全身放松。

1.2 第二式：猛虎出世（寓意“初出茅庐”）

动作要领：在起势的基础上，左手缓慢上举，右手下按，两掌根用力，停顿三秒后撤力回位恢复为起势的动作，然后换右手同法作上述动作，臂上举之时，于吸气同步，双腿慢慢直立，臂下落之时，与呼气同步，双腿慢慢恢复微屈。如此反复进行九次。男子先抬左臂，女子先抬右臂。

作用：此式通过双手上撑下按对拉拔长，对腹腔脏器进行按摩，具有压缩腹腔和舒展腰腹的功能，特别是对脾胃消化系统，具有增强胃肠蠕动，提高消化吸收的作用。

1.3 第三式：太极云手（寓意“抛除杂念”）

动作要领：在起势基础上，左手经腹前向左上划弧至左肩前，手由脸前向左侧运转，手心斜向后，眼看左手，上体慢慢左转，重心随之左移，然后翻掌下压，此时右手从左下向右上划弧，脸转向右侧，然后再翻掌下压，周而复始。左右手交替在两侧划圆形。如此反复进行九次。男子先出左手，女子先出右手。

作用：此式能使精神放松、神游太虚，所有的烦恼忧愁在云手之时均抛诸九霄云外，以获得轻灵安静之心。

1.4 第四式：指穴禅功（寓意“潜心修道”）

1.4.1 头部——百会——法定乾坤

动作要领：双臂从体侧缓慢上抬，双手中指点揉百会穴。从前往后划圈按压，共作九拍。

1.4.2 胸部——膻中——观音祈福

动作要领：双手掌自面前合十放下，致胸前两乳之间而止。双手拇指顺时针方向点揉九拍。

14.3 腹部——天枢——两虎交战

动作要领：双手继续向下，平脐旁开两寸，双手拇指分别点揉左右天枢穴。双手相向用力按压，共九拍。

1.4.4 腰部——大肠俞——伟人叉腰

动作要领：双手由身前平向后，平髂后上脊，脊柱旁开 1.5 寸处双手大拇指相向用力点揉大肠俞，同时配合脚后跟抬起、落下，共九拍。

1.4.5 上肢——合谷——虎口生辉

动作要领：左腿向左前方斜跨出一步，左腿微躬。左臂上抬沉肩，坠肘，左手自然伸开，右手自然伸开后大拇指贴于虎口合谷穴处，顺时针用力按压以酸胀为度。共九次，之后换右侧，动作同上。动作完成后，双手收回，右脚收回，恢复直立位。男子先迈左腿，女子则先迈右腿。

1.4.6 下肢——承山——双手揽鱼

动作要领：左腿向外横跨一步，左手由体侧弧形向后滑至小腿后侧约中点处，中指稍用力按压承山穴，共九次。之后动作收回换另一侧，亦作九次。动作完成后，身直立，稍停顿，放松，深呼吸。男子先迈左腿，女子则先迈右腿。

作用：此式在人体头、胸、腹、腰、四肢精选六个穴位进行点揉，能以点带动全身经络的运行，有助于激发经气，调畅气机。

1.5 第五式：白鹤亮翅（寓意“整装待发”）

动作要领：伸出左臂，沿手臂外侧面手阳明大肠经手太阴肺经的走行，分别拍打左侧手部腕关节、桡骨中段、肘关节、上臂中部、肩关节，然后依次是右侧肩关节、上臂中部、肘关节、桡骨中段、腕关节，继而双手从腰部沿足太阳膀胱经用力向下拍打，途径髋关节、大腿中部、膝关节、小腿中部、踝关节，以臂带动身体慢慢抬头挺身。如重复动作九次。男子先伸左臂，女子先伸右臂。

作用：此式着重拍打手阳明大肠经和手太阴肺经，取肺与大肠相表里，二者共同推动肃降之气运行。此外，腰部前俯后仰、双手攀足可以提高腰腿柔韧性，防止腰肌劳损等症状。“腰为肾之府”，“腰强健则肾固秘”，而肾司二便，故对二便不调奏效。

1.6 第六式：摇棹远航（寓意“雄心壮志”）

动作要领：身体直立，左腿前跨成弓步，两手握拳，自然垂于体侧，屈肘做摇橹动作，手心虚空，想像自己驾驶一叶扁舟行于广阔的海洋之上，头顶蓝天白云，目光所见是一片蔚蓝的大海和冉冉升起的红日。之后动作还原，向回拉时配合深吸气，向前推时配合深呼气。如此反复进行九次。男子跨左腿，女子跨右腿。

作用：此式为放松身心之法，来源于舒心平血操，可以愉悦身心，缓解腹胀不适，还具有降血压的作用。

1.7 第七式：静海生波（寓意“遭遇挫折”）

动作要领：双手掌贴在右下腹，以此为起点，通过脐上方、左下腹到肚脐下方，像画圆一样慢慢地进行按摩，最后返回右下腹。如此反复进行。每按摩三圈进行一次腹式深呼吸并提肛，待呼气时放松肛门，吸气时夹闭肛门。共作九拍。

作用：此式通过对腹部按摩和腹式呼吸可以直接作用于肠管使结肠管腔的形态发生变化，使结肠蠕动加快和力量增大，从而加快肠内容物的排泄，有推陈纳新之功。

1.8 第八式：龙升虎降（寓意“天降神助”）

1.8.1 龙升虎降之“神龙摆尾”

动作要领：在起势基础上，两手叉腰，弯腰俯身，右膝微屈，运动髋关节使臀部向左侧摇摆，同时头转向左侧，眼看左上方。接下来换另一侧做，如此反复做九次。男子先向左侧摇摆，女子先向右侧摇摆。

作用：此式通过腰部的左右运动带动腹腔脏器的被动运动，可以促进肠蠕动，放松整个盆底肌群，同时可以预防颈腰椎疾病的发生。

1.8.2 龙升虎降之“猛虎扑食”

动作要领：双膝跪地，臀部抬高，腰部下压，双手向前平放，头部紧紧贴在双手掌上，默数九下后起立，其间想象老虎捕捉猎物前的场景，平时练习时可适当延长时间。

作用：此式通过抬高臀部使腹腔内脏器包括胃、小肠、结肠等向上回位，可以缓解肛门坠胀不适及脏器下垂。

1.9 第九式：谷道游舟（寓意“得道升仙”）

动作要领：在起势的基础上，意念引导向下至丹田，想象气机回旋（在脑中想象气流汇聚大肠，快速流动，类似卫星云图），此时开始进行意念训练即回忆以前顺利排便的情形，可以想象食物进入胃中，经过胃的初步研磨化为食糜，缓缓流入小肠，如一条秋风下的小河，一直向下流淌。然后到达盲肠，进入升结肠、横结肠、降结肠，乙状结肠，最后进入直肠，到达肛门，如此反复意念引导九次。

作用：此式为意念引导环节，是济川捭阖术的精华所在，意念引导可以调动身体蕴藏的巨大潜力，可以使局部的血液加速流动，增加局部肠管的营养及血液供应，通过自我调节来治疗疾病，有益于肠蠕动及解除便秘。

2. 收势（功到事成，极乐世界）

动作要领：双手交叉，覆于丹田，男左手下，女右手下，气沉丹田，搓手浴面。

2.1 练习注意事项：

2.1.1 动作男女有别，一般规律是男左女右；

2.1.2 学者先领会其意境及寓意，然后再学习动作效果更佳；

2.1.3 练习时周围环境宜安静；

2.1.4 为了保证气血流通，头不宜戴帽，衣服宜宽大舒适，最好穿平底布鞋；

2.1.5 为了保证安全，身体过度虚弱者不宜；

2.1.6 为了保证疗效，做的过程要全身心投入，全程面带微笑；

2.1.7 训练时间：每天早上 5－7 点（卯时——手阳明大肠经当令之时）进行练习，每一招式做九拍，构成九九八十一拍，每次练习时间大约 20－30 分钟。

随着人们饮食结构的改变，各种社会、工作、生活、学习、家庭等多方面的压力的形成，慢性功能性胃肠疾病无论在国内，还是在国外都已经成为一种常见病、多发病。“济川捭阖术”集中华养生之智慧，由中国痔瘘泰斗黄济川老先生所独创，因历史原因一直未公布与众，现经我院专门整理及推广，目前已经初步取得了令人满意的成绩，我们还与四川广播电视台、四川科技出版社合作一起录制了光盘，在民间广泛推广，对促进广大人民群众的健康，尤其是功能性胃肠疾病的防治方面起到了较好的作用。

中医肛肠专业国家级重点专科建设的内涵、目标与条件

史仁杰

（南京中医药大学附属医院　江苏省中医院，210029）

【摘要】“直肠指诊”可以指供疾病的寒、热、虚、实、燥、湿等信息，从而指导辨证与治疗。因而，直肠指

诊可作为中医四诊法之一的“切诊”法的补充和发展，而成为“直肠切诊”。作者初步总结了“直肠切诊”的正常征象和热、凉、湿滑、燥、涩、硬、厚、包块、宽、窄、松弛、挤压、前突、敏感、迟钝、疼痛、残便等征象及其辨证意义。认为“直肠切诊”具有简便、易行的特点，需要得到认识和重视，值得进一步推广。

【关键词】诊法；切诊；“直肠指诊”；辨证；征象

切诊乃中医望、问、闻、切“四诊”之一。传统中医切诊包括脉诊和触诊两个部分，脉诊所诊部位乃寸口脉，触诊所诊部位主要是肌肤、四肢、胸腹、肛周。对直肠腔内的触诊，中医古今文献均无记载。笔者在长期临床中体会到，“直肠切诊”所得资料可以为中医辨证提供依据；“直肠切诊”可作为中医切诊法的补充用于指导临床辨证施治。

为有别于西医单纯诊查病变的直肠指诊法，笔者称将用于指导辨证的直肠指诊叫做“直肠切诊”。现就笔者的临床经验和体会，对“直肠切诊”的正常象（表现）及病理象（表现）进行初步探讨。

1. “直肠切诊”的正常象

直肠指诊时，正常人的肠腔温度适中，直肠肠壁柔软光滑，不干不湿，肠壁厚薄均匀；手指在肠腔内活动自如，无粘滞及受压感；肠腔通畅，无狭窄，肠腔内无明显粪便残留；检查时，患者稍有作胀感或便意等不适但能忍受。退出指套时，指套不带黏液和血迹等，且无明显臭味。

“直肠切诊”象有一定的个体差异，如高大者肠腔宽长，矮小者肠窄短；肥人肠腔窄，瘦人肠腔宽。

2. “直肠切诊”的病理象

2.1 热象　热象是指“直肠切诊”时感觉到直肠腔内的温度高于常人。这时的温度高，大多为感觉，而非肛表测得的温度升高，或有轻度肛表温度上升但体温不升。但部分患者（如发热等），“直肠切诊”为热象时，其肛表温度可以高于正常人。

热象主热证，有实热和虚热之不同。辨别实热、虚热需结合四诊。热象常见于发热、肛周脓肿、便秘、直肠炎等病。大热见于热毒炽盛或里热积滞，微热为阴虚内热和湿热。

2.2 凉象　凉象是指“直肠切诊”时感觉到直肠腔内的温度低于常人。多数情况下为检查者感觉到的凉感，有时亦可为肛表测得的温度下降。在临床上可见到肛温下降的例证是，有些患者诉塞进直肠腔内的栓剂在长时间后被完整排出。

凉象主虚寒证。常见于虚寒性体质患者，如阳虚便秘或虚寒性腹痛时。

2.3 湿滑象　湿滑象是指“直肠切诊”时感觉到直肠腔内过于潮润，腔壁湿滑。

湿滑象主湿、主虚、主寒。主要见于寒湿内盛、脾虚湿盛者。常见于炎症性肠病、肛窦炎、直肠黏膜下脓肿、腹泻等病变，多与直肠腔内有较多黏液、脓液、渗出液等分泌物有关。直肠腔内使用了栓剂、油剂或灌肠剂后，亦可表现为湿滑象，需要注意鉴别。

2.4 燥象　燥象是指“直肠切诊”时感觉到直肠腔壁干燥少津。

燥象主热、主燥、主阴血不足、津液耗伤。主见于实热内结、血虚肠燥、燥热内结、阴血不足或津液不足患者。多见于大便干结难解，炎症性肠病等时。

燥象可与热象、涩象相兼，而为燥热象、燥涩象。燥热象主燥热，多见于热结便秘，燥涩象主阴血、津液不足，多见于虚人便秘。

2.5 涩象　涩象是指“直肠切诊”时感觉到直肠腔壁粘滞，进退或转动手指时阻力较大，甚至手指如裹（裹指感）。

涩象主燥，主湿滞。多见于热结肠燥或脾虚湿热内蕴的便秘患者，可能与直肠壁过于干燥或肠腔内分泌物过于粘滞有关，临床常见患者大便干结难解或粪便胶粘，排出不爽。常见于便秘和炎症性肠病患者。

涩象可与燥象、湿象相兼。燥涩象主阴血、津液不足性便秘。湿涩象主湿滞、脾虚湿热。

2.6 硬象　硬象是指“直肠切诊”时感觉到直肠壁较硬而失于柔软。

硬象见于湿热积滞、瘀热互结、热毒郁结、痰浊结聚证。常见于炎症性肠病、肛管直肠炎、肿瘤、黏膜下脓肿、血吸虫病性直肠炎、放射性肠炎、直肠术后不久等病症。

硬象多与厚象同见，而成硬厚象。硬厚象主痰浊、瘀血、湿浊、湿热、虫积、癌瘤。

2.7 厚象　厚象是指“直肠切诊”时感觉到直肠壁部分或全部增厚。

厚象主湿热、热毒、虫疳、癌瘤。多见于湿浊积滞、瘀血凝聚、热毒积滞之证。多见于直肠炎性病变特别是克罗恩氏病、血吸虫直肠病、黏膜下瘘、黏膜下脓肿、直肠肿瘤等病。

厚象多与硬象合见。硬厚象扪不到明显的包块，有别于包块象。

2.8 包块象　包块象是指“直肠切诊”时感觉到直肠壁内可扪及包块。

包块象主痰、瘀、积聚、热毒。见于痰瘀互结、痰浊积聚或热毒、湿热积滞之证。常见于直肠息肉、肛管直肠癌、直肠平滑肌瘤和平滑肌肉瘤、直肠间质瘤、黏膜下脓肿、前列腺肥大等病症。包块软者多为痰湿或痰浊，包块硬者多为痰瘀互结；质软光滑、均质、根脚收束，边界清者者多为实证和良性病变，预后较好；质硬不平、根脚散漫，边界不清者多为虚证、虚实夹杂证和恶性病，预后较差。

2.9 宽象　宽象是指“直肠切诊”时感觉到直肠腔过于宽大空虚。

宽象多主正常，亦主阴血及津液不足。在正常人多见于形体高大者或瘦人。临床亦见于阴血及津液不足时，常见于习惯性便秘、血虚便秘等病。

2.10 窄象　窄象是指“直肠切诊”时感觉到直肠腔窄小，甚至手指难以插进。

窄象主瘀滞、主痰浊、癌瘤、外伤。常见于瘀热互结或痰浊积滞或手术、外伤所致者。多见于直肠克罗恩氏病、直肠癌瘤、医源性肛管直肠狭窄、直肠结核、先天性直肠狭窄、便秘等病。

2.11 松弛象　松弛象是指“直肠切诊”时感觉到直肠壁松弛、叠积、移动性大。直肠黏膜虽松弛，但患者并感觉不到手指受挤压，所以有别于挤压象。

松弛象主气虚、阳虚、气血不足。多见于气虚、阳虚、气血不足所致的直肠脱垂、直肠黏膜内脱垂、老年性肛管直肠松弛、肛门失禁患者。

2.12 挤压象　挤压象是指“直肠切诊”时感觉到插入直肠腔中的手指受到周围的明显挤压。

挤压象主虚，亦主湿。多见于气血阴阳不足之证，尤其是中气下陷证。亦见于脾虚湿热、湿热下迫、脾虚湿盛、气虚气滞证。常见于便秘（出口梗阻性便秘）、炎症性肠病、直肠脱垂或直肠黏膜内脱垂患者。有挤压象时患者常有排便困难和排便不畅、肛门坠胀等症状。

2.13 前突　前突象指“直肠切诊”时感觉到女性直肠前壁松弛，移动度大，稍用力即向前凹陷呈囊袋状突出。

前突象主正常，亦主虚。前突象常可于正常女性尤其是经产妇中见到。在便秘患者，多为气虚、气血不足或肾虚。多见于出口梗阻性便秘患者。通常直肠前突见于女性便秘患者时，如需手指伸入阴道内向后抵压帮助排便方有临床意义。

2.14 敏感象　敏感象是指“直肠切诊”时，患者对指诊检查感觉敏感，非常不适，难以忍受。尤其当直肠内手指作触摸动作时患者反应更为激烈，难以忍受，作出抵抗反应（如不由自主向后退缩）等。

敏感象多主实，主风、主痛、主热。主见于风热下迫、气滞血瘀、热毒炽盛证。常见于炎症性肠病、肛管直肠炎、肛窦炎、放射性肠炎、急慢性腹泻、肠易激综合征腹泻型等病症。

2.15 迟钝象　迟钝象是指“直肠切诊”时，患者对指诊检查感觉迟钝，或直肠腔内有大量粪便积存患者却无便意。

迟钝象多主虚。主见于与阳虚、肠燥、血虚、气虚证。常见于阳虚便结、血虚便结、肝郁脾虚、脾虚气滞所致的直肠性便秘、老年性便秘、习惯性便秘。

2.16 疼痛象　疼痛象是指“直肠切诊”时，患者感觉肛门疼痛不适，甚至拒绝进指检查。

疼痛象主热、主瘀滞。常见于燥热内结、风热下迫、热毒炽盛、气血瘀滞证。多见于肛裂、肛周脓肿、肛管直肠炎、肛窦炎、放射性肠炎、血栓性外痔、子宫肌瘤等病症。

疼痛象多与敏感象常同见。

2.17 残便象　残便象是指“直肠切诊”时能感觉到直肠腔内残存粪便较多，甚至整个直肠腔均为粪便堵塞。残便以干硬粪便为多，亦有软、溏便者。

残便象主虚、热结、湿滞。多见于阳虚里结、阴虚肠燥、血虚肠燥、燥热内结、脾虚湿滞证。常见于各类便秘病症。通常，少量小颗粒硬便残留多为阴虚肠燥；大量干硬粪块留存多为燥热积滞或血虚肠燥；大便软便或先干后软便留多为阳虚便结；如有溏便残留多为脾虚或气虚；溏便粘腻则为湿热之象或脾虚夹有湿热。

以上也是作者运用“直肠切诊”指导辨证的一些体会和经验总结，有待进一步完善。

笔者体会到：“直肠切诊”可以有效指导临床辨证，尤其是症状少、症状及四诊资料不典型时，“直肠切诊”往往成为辨证的关键依据。

“直肠切诊”法简便易行，不需设备，具有较好的推广使用价值。

另外，“直肠切诊”必要时还要结合望、闻诊，如“直肠切诊”结束退出手指时，若指套上带血鲜红多为风热或湿热；带血紫红或酱红多为瘀滞或癌瘤。指套所带臭味秽浊，多为湿热；气味不臭带腥，多为虚寒。

虽然直肠指诊一直在临床使用，但绝大部分医生都没有认识到其对辨证的指导意义，都是应用于辨病而没有应用于辨证中。所以对于“直肠切诊”，目前除了笔者的文章[(1)(2)]有相关内容外，尚无相关文献报道。希望更多的人对此予以关注，在临床开展研究并加以推广、运用。

肛肠科名老中医朱秉宜学术流派研究

史仁杰

（南京中医药大学附属医院 江苏省中医院，210029）

朱秉宜（1930—　），江苏苏州人，现为南京中医药大学附属医院肛肠科教授、主任医师，全国名老中医之一。年过八旬，仍精神矍烁，思维敏捷，临证不倦。朱秉宜教授从事中医工作六十余年，从事中医肛肠科医、教、研工作五十余年，致力于肛肠科临床、教学和科研工作。朱老秉承朱丹溪、李东垣、叶天士、曹沧洲、高秉钧学术思想，主张辨证与辨病结合，内外治法结合运用。首创了治疗内痔、混合痔、肛裂的以松弛肛管平滑肌、改善局部血液循环为治疗机理的药物“消痔液”以及“消痔液的局部注射方法”。其学术源流，内科可追溯至清代名医曹沧洲，外科可追溯至清代名医高锦庭。

朱秉宜教授的父亲朱竹云在苏州行医，同时亦为画家。朱秉宜在其父的影响下，对中医产生了浓厚的兴趣，乃立志学医。进入初中以后，其父在课余授以医学书籍。先以《古文观止》、《易经》、《诗经》、《论语》、《孟子》等教之，再嘱其背诵《药性赋》、《汤头歌诀》、《经络歌诀》、《濒湖脉诀》、《医学三字经》等入门书籍，然后再读《内经》、《伤寒论》、《金匮要略》、《难经》、《神农本草经》等经典著作，几易春秋，奠定了朱老坚实的中医学基础。朱老的中医内科方面的一些诊疗知识和思想亦为其父所授。

朱秉宜的父亲朱竹云（1902—1952），名鼎，师从苏州名医吴子深习医习画。1927年苏州美术专科学校成立后，受聘为国画科教授，乃专职从事艺术，成为一代名画师，其一生创作甚多，都为当今收藏精品。

朱竹云先生的老师吴子深（1893—1972），江苏苏州人，生於苏州桃花坞。原名华源，初字渔邨，後字子深，号桃坞居士，家为吴中望族。吴子深十七岁随舅父曹沧洲学习医术和国画，渐渐成了著名的国医兼国画家。曹沧洲为清末名医，曾应召入宫为光绪帝和慈禧太后治病。吴子深经过四年的学医，已有小成。1917年，吴子深23岁，他学医出师，返回苏州，准备挂牌行医。当他在家休息的一段日子里，他发现家里常常有书画家聚会，观赏作品，切磋书道画艺，于是对书法产生了浓厚兴趣。受父亲吴砚农影响，拜苏州画师刘临川、周乔年、李醉石为师，亦医亦画。吴子深富而且仁，1927年斥巨资五万四千银元在苏州“沧浪亭”创建苏州美术专科学校。1949年吴子深赴香港定居，凭借精良的医术，在港挂牌行医。1966年经张大千介绍，赴台湾任国立台湾艺术学院国画系教授。1972年5月24日，吴子深无疾而终，享年七十九岁。

吴子深的舅父兼老师曹沧洲，名元恒，沧洲为其号，江苏吴县人。据《（民国）吴县志》等资料记载，曹家世代以医为业。兄弟三人，元恒居长，次弟元福，官至河南巡抚，幼弟元弼，官至内阁中书。元恒于光绪末年被征召至京城为御医。清《清实录》光绪三十四年戊申冬十月癸酉（1908年10月21日）载：“上疾增剧……谕令各省将军、督抚，保荐良医。旋据直隶、两江、湖广、江苏、浙江各督抚，先后保送陈秉钧、曹元恒、吕用宾、周景涛、杜钟骏、施焕、张鹏年等来京诊视。”同时被征召进京的还有陈莲舫先生。

曹氏身为御医，诊务繁忙，远近求诊者，日以百计，生平著作不多，故鲜为人知。《曹沧洲医案》，刊于1924年，现存稿本及初刊本。曹氏《医案》共分上下两卷。上卷主要记录了内科疑难杂症，下卷侧重记录了外科部分危症、重症以及沉疴痼疾。全书共涉及43个病种，自中风、伤寒以及内、外科杂证，分门别类，包罗不紊，案句典雅，用药神妙，诚可谓医学之圭臬，临症之指南。曹氏善治时症，论治多效法于叶天士。

曹氏医案除了保持明、清时期的文法体例外，更重要的是继承和保留了汉·张仲景所提及诊“人迎脉、气口脉”的宝贵经验及传统的诊断方法，为较为复杂的病症及其临床辨证、处方、用药提供了综合分析的理论依据，拓宽了诊断沉疴痼疾的方法与思路。同时也是曹氏“上溯仲圣，直造轩岐，洞恒一方，尽见症结。历治内外各症，多着奇验”高超医术的真实写照。

综观曹氏医案，用药灵活多变，选方用药精当，且亦体现了《内经》有诸内必形诸外的论点。外症内治，古来有之，而曹沧洲《医案》，论精治妙，是该《医案》独具之特色。曹沧洲的弟子有吴子深、余伯陶、张祖泽、曹惕寅等。其长孙曹鸣高先生是江苏省中医院已故名医。

在朱老15岁初中即将毕业时，其父让其拜苏州名医王寿康为师。王寿康先生内外兼修，尤擅外科，其临床经验丰富，医学造诣亦深，治学严谨，教授有方。他要求学生不但要随师侍诊、抄方、试诊，而且还要自己动手配方、熬膏药、摊膏药、搓药捻、收药面、打丹等，注重临床实际动手能力的培养。并规定，每天晚上读书不少于3小时。拜师后，朱秉宜教授每天清晨背书，白天随师诊病抄方、配方、熬膏、炼丹、上药，并随手将老师的脉案摘记下来，一般病例简录，疑难危重病则详记。遇疑难病或立法处方无把握者，则随时求教于老师，或查阅有关文献，务求诊断明确，立法处方合理有效。诊余之暇，细察认证识病，处方用药有无差错，有无药不对症之处，以及治疗效果如何，细究其中的得与失，如此反复验证，从中省悟老师的学术经验。晚间读书，多带着白天的问题，有的放矢地阅览医书。一方面复习以前读过的医书，温故知新，精思冥悟个中三昧；另一方面深入研读李东垣、朱丹溪、张景岳、王清任、叶天士等名家医论和一些名家医案，如《名医类案》、《柳选四家医案》、《临证指南医案》、《寓意草》等，以提高辨证分析能力，从前人的学术观点和验案中得到启发。经过五年的学验结合，视野遂广，意境渐上，悬壶开业。

王寿康，苏州市第四人民医院主任医师，全国第一批老中医药专家学术经验继承工作指导老师。王寿康对外科疾病尤其是瘰疬、乳腺疾病、甲状腺疾病、痛风等疾病具有丰富的临床经验，疗效卓著。

据朱老介绍，王寿康的老师为章志芳，而章志芳的师承来自于外科“心得派”代表人物高锦庭。

高锦庭，名秉钧，清·太学生。生于乾隆二十年七月（1755），卒于道光七年三月（1827）。《疡科心得集》（1805年）一书为其主要代表作，书中特别倡导对疮疡的鉴别诊断，指出证相似，而治不同，治相同而症候不同；另外他以温病学说来充实外科学术内容，以上、中、下三部分属风、郁、湿为病的辨证，类似于三焦辨证的论治方法，这些观点对临床辨证具有很大应用价值；再有他不反对针、刀之法在外科中的应用。因其能集各家之大成，不偏不倚，在临床实践中结合自己心得经验恰当地运用前人的有效方法和方剂。故被后世尊崇为“心得派”代表，也有称“三焦辨证派”代表。

朱秉宜教授数十年来为国内外肛肠界培养了数百名肛肠专业人才，这些人大多已经成为各地的肛肠科学科带头人。作为全国首批名老中医学术经验继承指导老师先后带徒6名徒弟。1988年10月获中国中西医结合研究会授予荣誉证书，表扬其“三十年来为培养我国中西医结合人才做出贡献”；2007年10月获国家中医药管理局授予“全国老中医药专家学术经验继承工作优秀指导老师”荣誉称号。朱秉宜教授医德高尚，先后荣获多项奖励和称号：1987年1月获江苏省卫生厅《优质服务先进工作者》；1987年12月获卫生部授予《全国卫生文明建设先进工作者》称号；1989年8月获南京市人民政府授予《南京市劳动模范》称号。

自1997年起，朱秉宜教授作为指导老师，先后指导了史仁杰、李国年和陈玉根、钱海华和何雯玉、孙桂东和杨柏林等四批国家级名老中医药专家学术经验继承人。

聚桂醇液在兔胃壁组织中硬化病理过程观察

司徒光伟[1]　周珞华[2]　孙远昌[2]

（1. 武汉肛肠医院　1. 武汉科技大学医学院）

【摘要】目的　了解聚桂醇原液（Lauromacrogol Injection）在组织中的病理变化过程和硬化剂的病理机制。方法　取标准健康成年日本大耳白兔，在兔胃壁组织中分别注入1%、3%聚桂醇原液0.5ml，根据试验设定的时间，在标注的胃壁组织上取出注射过的全层胃壁组织，经固定、切片、染色后，显微镜下观察其成纤维细胞及胶原纤维的变化，找到组织纤维硬化的基本病理变化过程。结果　F组在第5天开始可见浆膜有炎症反应并有着色较深的成纤维细胞增生；成纤维细胞数量第6天达高峰，以后逐渐减少，同时纤维细胞逐渐增多，胶原纤维也逐渐增多；第12天大量形成胶原纤维。H组在第3天黏膜下有少量成纤维细胞增生,；到第4天达最高峰，以后逐渐减少，同时胶原纤维逐渐增多；第8天以后，成纤维细胞逐渐减少，变成纤维细胞，胶原纤维平稳增加。结论　聚桂醇液在兔胃壁组织中可以产生明显的炎性反应过程，并最终产生大量的胶原物质，形成组织纤维化；这个过程与药物浓度无关；药物浓度与在组织中产生成纤维细胞的时间有关。

【关键词】聚桂醇液；兔胃壁组织硬化病理过程

硬化剂作为治疗痔的一种疗法已经使用多年。硬化剂种类较多，乙氧硬化醇（Lauromacrogol Injection）其商品名称为聚桂醇注射液，属于聚氧乙烯月桂醇醚类化合物，作为一种新型硬化剂，已批准上市并在血管科和消化科广泛应用。其在血管壁上可以瞬间产生硬化作用，从而闭塞血管。但在黏膜组织中的硬化过程还需要进一步的经过动物验证。本组试验是将聚桂醇注射液注射在兔胃壁组织间，在设定的时间取出注射后的胃壁组织，并观察聚桂醇在胃壁组织中的病理变化，从而明确硬化剂在黏膜组织中的硬化病理过程，现将试验过程及病理发现报导如下。

一、材料与方法

1. **试验药品：**聚桂醇（Lauromacrogol Injection）注射液，化学名：聚氧乙烯月桂醇醚；分子式：C12H25（OCH2CH2）nOH（n=9）；分子量：582.8。由陕西天宇制药有限公司提供原液为1%、3%两种浓度聚桂醇液。

2. **动物：**取武汉生物制品研究所有限责任公司实验动物室提供的健康成年日本大耳白兔80只，普通级，雌雄随机，雌兔未孕，分别称重并编号，体重1.8－2.0kg。

3. **麻醉药品：**依托咪酯注射液（恩华制药股份有限公司）规格：20mg：10ml。

枸橼酸芬太尼注射液（宜昌人福制药有限公司）规格：0.1mg：2ml。

4. **地点：**武汉科技大学动物实验中心

5. **试验设计思路及要求：**根据不同原液浓度聚桂醇注射液，将试验组分成1%组为F组和3%组为H组。在规定时间内完成活体标本制作并记录标本制作时间，每组完成40例标本并作组别记号，同样剂量做两只标本以便死亡备用。制作完成后将活兔放入饲养笼饲养。设定在术后24小时取出已标记标本，并于每24小时取1只制作标本1个，直到取完为止。每一个被取标本，在取出后放置到已对应标记好的标本瓶中，用10%福尔马林液固定，送病理组取材制片。将病理切片，在40、100和400倍镜下观察病理组织变化，并作定性定量分析。

6. **试验步骤**

（1）麻醉管理

①麻醉方式：静脉全身麻醉。②注药部位：耳缘静脉头皮针穿刺。③用药剂量和方法：依托咪酯0.5mg/kg，20～30s内注完，芬太尼5ug/kg，20s注完，8min后如手术尚未结束追加依托咪酯0.5mg/kg。④苏醒时间：术毕1～8min。⑤注意事项：依托咪酯呼吸、循环影响小，故可用于保留自主呼吸的麻醉，但无镇痛作用，故需追加一定剂量的阿片类镇痛药；芬太尼作用时间为20～40min，适合短时间手术麻醉；目前尚无与依托咪酯混合注射的临床研究，故需分别用药。

（2）标本制作方法

①麻醉后，将兔上腹部毛发剃净，取正中切口，切开腹壁进入腹腔。②将兔胃壁提起，在前壁正中肌层组织与浆膜层间注射规定浓度原液0.5ml，原液中每10ml加入1ml美蓝注射液。③每个注射原液的胃壁均可见1.0×1.0cm大小浸润灶，在注射灶两端约0.5cm处分别用细丝线缝合打结标记。④全层缝合腹壁，在兔耳上作组别标记。

（3）取材：①在设定时间，将已制作完成的兔从饲养笼中取出，在心前区注射2ml空气后标本兔死亡。②切开腹壁原切口，将胃组织提起，在前壁出将已标记的部位胃壁组织全层完整切除。③将切除标本放入与之同标记号的10%福尔马林瓶中。

（4）病理取材：取丝线标记组织，去除周围多余组织，于组织中央部位切片，常规石蜡包埋切片，HE染色。

（5）大体观察：

标记处组织颜色稍深，呈淡蓝色，质地较硬，随时间推移，有较明显的丘状隆起，略高出于浆膜。

（6）观察指标：①大体观察，②成纤维细胞数密度NA（Numerical density on area）：400倍光镜下观察HE染色切片，每个标本随机选5个视野（0.0052mm^2/视野），目测计数并计数切片内单位面积成纤维细胞数量，结果取均数。

（7）统计学方法：所得数据用均数±标准差（$x \pm s$）表示，用SAS6. 12统计软件处理，t检验，$P<0.05$即认为差异有显著的统计学意

二、结果

（1）实验早期，因温度、湿度控制不当及饲料问题导致实验动物死亡5只，因术后切口感染死亡2只。除去预计的死亡因素及其它不可控因素外，将实验观察时间均确定在21天。大体观察：标记处组织颜色稍深，呈淡蓝色，质地较硬，随时间推移，有较明显的丘状隆起，略高出于浆膜。以下表格为每张标本的病理报告和成纤维细胞计数。

表1 病理报告及成纤维细胞计数

F组		H组	
成纤维细胞数/mm^2	病理	成纤维细胞数/mm^2	病理
30	0	30	0
1h	0	1h	0
2h	0	2h	0
F1	0	H1	0 黏膜下血肿
F2	0	H2	0 全层（胃壁四层组织）弥漫性炎性反应
F3	0 仅见黏膜下血肿	H3（1108）	黏膜下出血，成纤维细胞增生
F4	0 见血肿	H4（8908）	浆膜下见少量成纤维细胞增生
F5（4965）	浆膜有炎症反应及成纤维细胞增生	H5（5161）	见成纤维细胞增生，产生胶原纤维
F6（11760）	见浆膜下成纤维细胞增生，有少量胶原纤维	H6（6860）	见成纤维细胞增生，产生胶原纤维
F7（5227）	见浆膜下成纤维细胞增生，有少量胶原纤维	H7（6011）	见黏膜下血肿
F8（4886）	见浆膜下成纤维细胞增生，有少量胶原纤维	H8（5608）	黏膜下少量成纤维细胞增生
F9（3920）	浆膜下有炎性反应及成纤维细胞增生	H9（3855）	黏膜下少量成纤维细胞增生
F10（4443）	浆膜下有炎性反应及成纤维细胞增生	H10（3986）	成纤维细胞增生，产生胶原纤维
F11（4312）	黏膜下血肿	H11（3854）	成纤维细胞增生，产生胶原纤维
F12（4443）	浆膜下成纤维细胞增生，胶原纤维产生	H12（4050）	黏膜下大量成纤维细胞，产生牢固胶原纤维
F13（3071）	浆膜下成纤维细胞增生，产生胶原纤维	H13（1960）	纤维组织增生，产生胶原纤维。
F14（3080）	浆膜下成纤维细胞增生，胶原纤维产生	H14（1788）	浆膜下纤维组织增生，产生胶原纤维
F15（3060）	浆膜下成纤维细胞增生产生多量胶原纤维	H15（1684）	浆膜下成纤维细胞增生，产生胶原纤维
F16（2809）	浆膜下成纤维细胞增生产生多量胶原纤维	H16（1666）	大量成纤维细胞增生，胶原纤维增多并与肌层附着
F17（2708）	产生胶原纤维，有纤维组织增生	H17（1456）	大量成纤维细胞增生胶原纤维增多并与肌层附着牢固
F18（2614）	产生胶原纤维，有纤维组织增生	H18（1467）	浆膜成纤维细胞增生，产生胶原纤维
F19（2323）	产生胶原纤维，有纤维组织增生	H19（1329）	浆膜下成纤维细胞增生，产生胶原纤维
F20（2200）	有坏死组织其周围胶原纤维增粗融合排列紧密	H20（1330）	浆膜下成纤维细胞增生，产生胶原纤维
F21（2110）	浆膜下大量成纤维细胞，产生大量胶原纤维	H21（1223）	浆膜下成纤维细胞增生，产生胶原纤维

（2）成纤维细胞数密度分布见图1、2；两组数字统计学处理见表2。

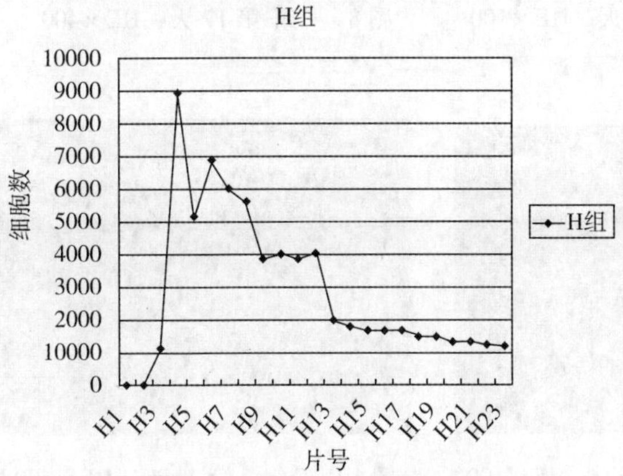

图1 H组成纤维细胞密度

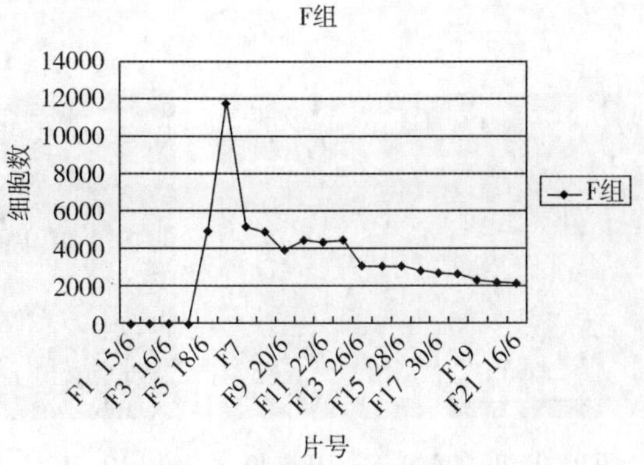

图2 F组成纤维细胞密度

表 2　两组成纤维细胞密度均数

组别	n	X（均数）± S	t	P
F 组	21	3234. 8 ±2577. 4		
H 组	21	3036. 1 ±2382. 7	0. 25941	>0. 05

（3）主要病理变化：

①出现反应的时间及病理变化：F 组在第 5 天开始可见浆膜有炎症反应并有着色较深的成纤维细胞增生，成纤维细胞胞体较大，毛细血管生成较多，血管内皮细胞肥大；成纤维细胞数量第六天达高峰，以后逐渐减少，同时纤维细胞逐渐增多，胶原纤维也逐渐增多，第 12 天大量形成胶原纤维。

H 组在第 3 天黏膜下见出血、水肿、有炎症细胞浸润，有少量成纤维细胞增生。毛细血管增多。成纤维细胞逐渐增多，到第 4 天达最高峰，以后逐渐减少，同时胶原纤维逐渐增多。第 8 天以后，成纤维细胞逐渐减少，变成纤维细胞，胶原纤维平稳增加。

图 3 – 10：F 组典型时间病理图片

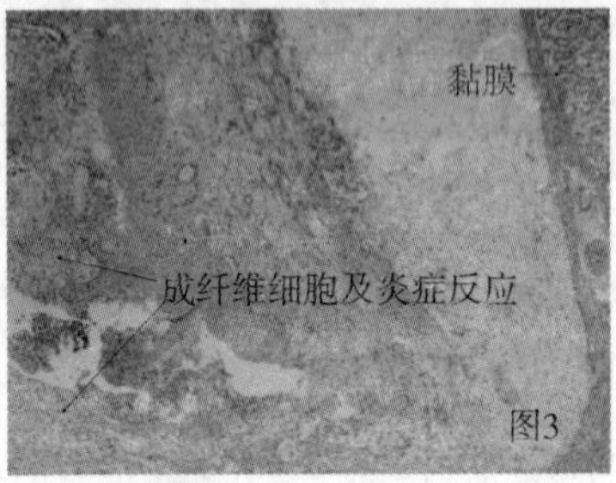

图 3　F 组第 5 天 HE ×40

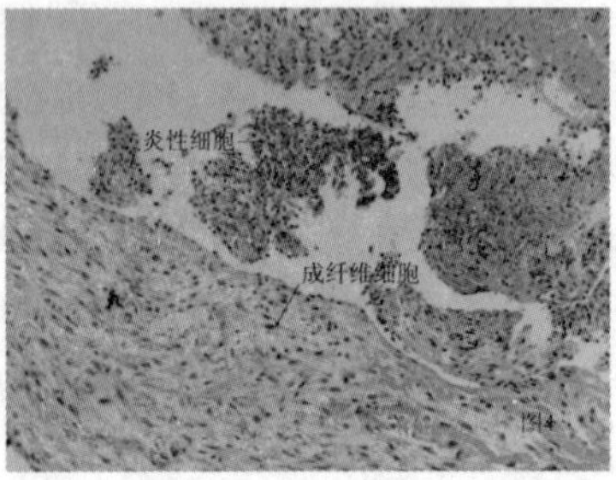

图 4　F 组第 5 天，HE ×100

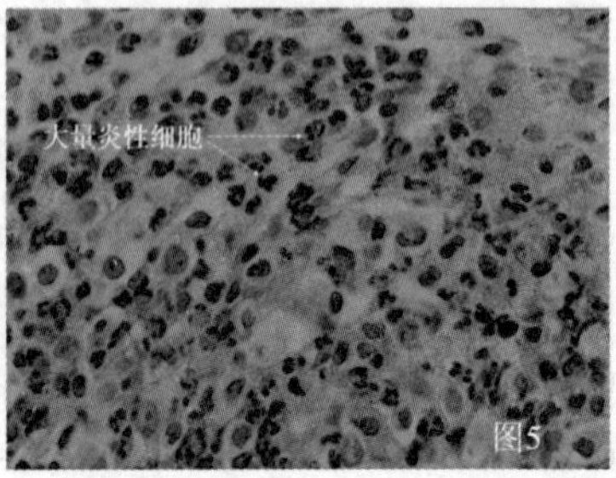

图 5　F 组 第 5 天，HE ×400

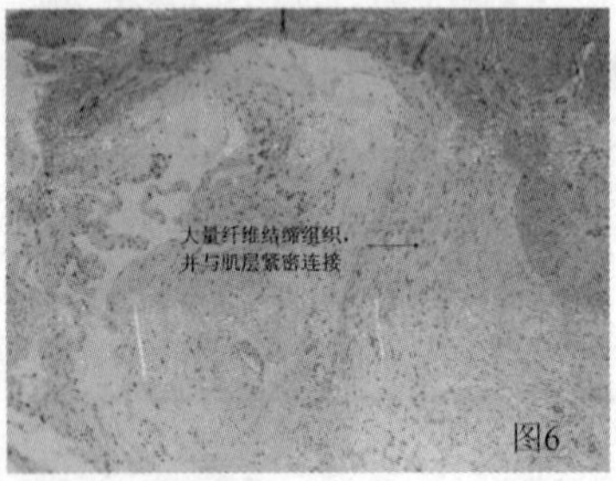

图 6　F 组 第 17 天 HE ×40

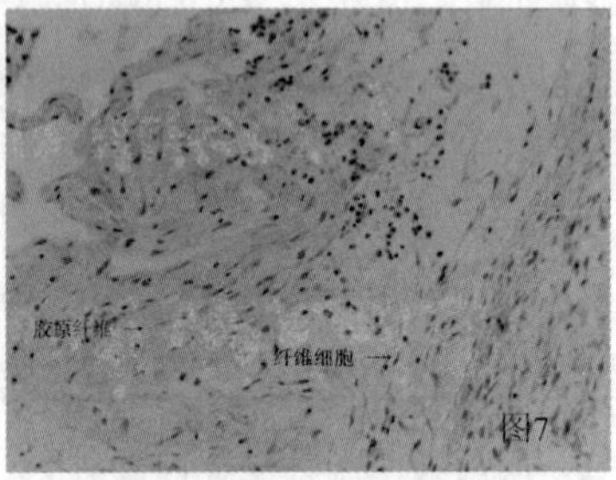

图 7　F 组 第 17 天，HE ×100

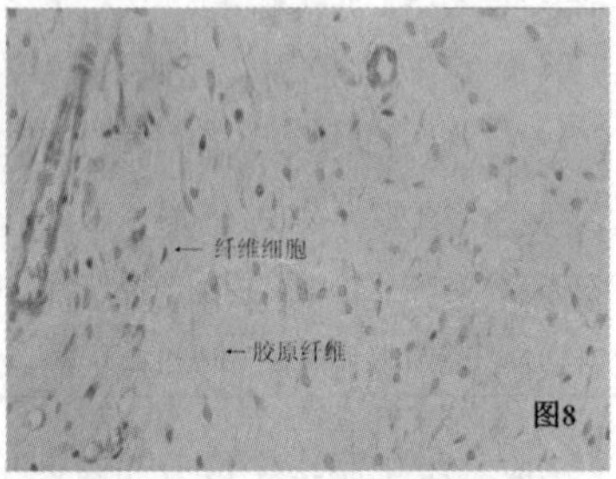

图 8　F 组 第 17 天，HE ×400

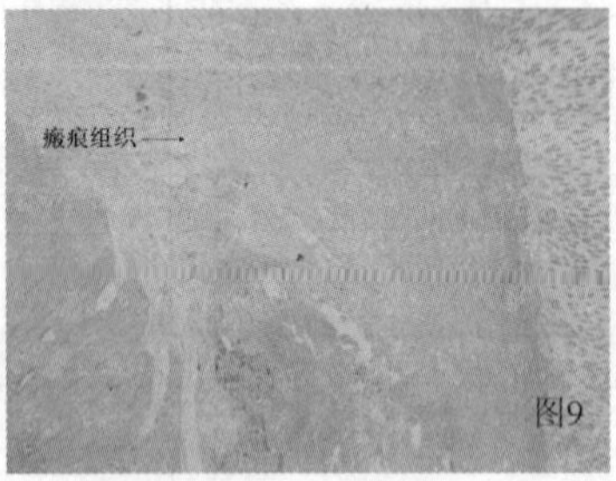

图 9　F 组，第 20 天，HE ×40

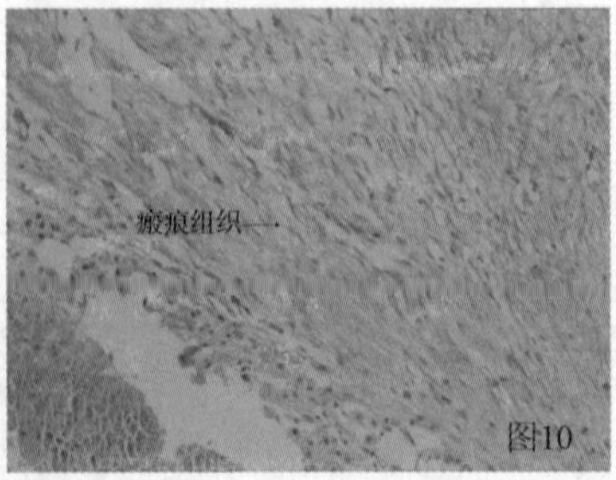

图 10　F 组，第 20 天，HE ×100

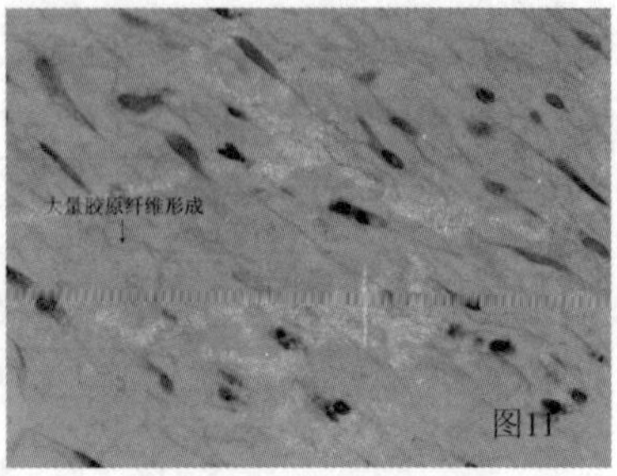

图 10　F 组，第 20 天，HE ×400

图 12 - 17：H 组典型时间病理图片

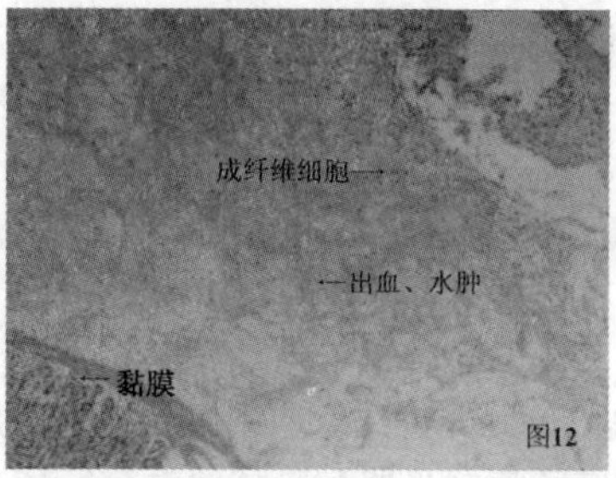

图 12　H 组，第 3 天 HE×40

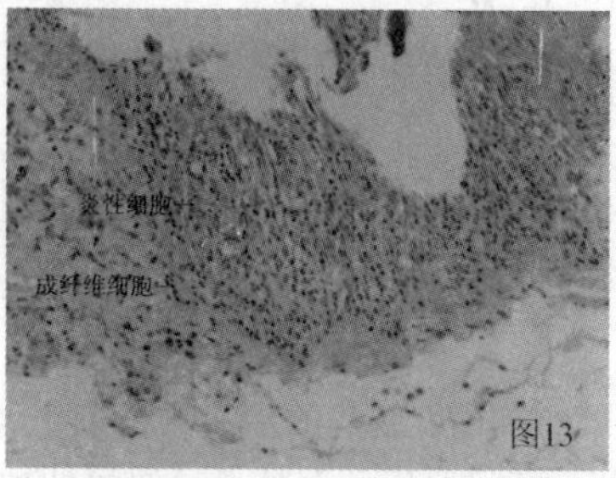

图 13　H 组，第 3 天，HE×100

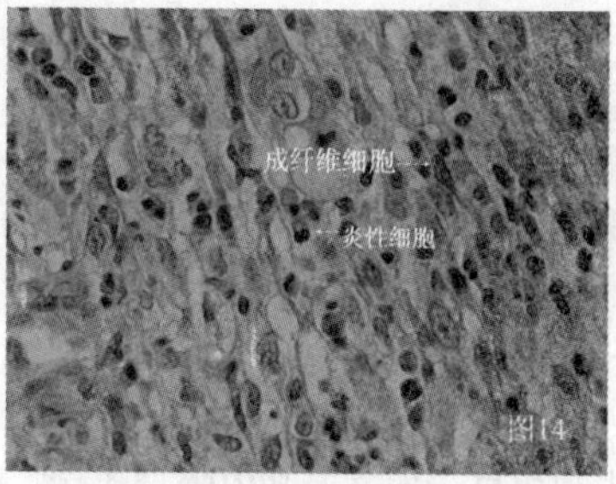

图 14　H 组，第 3 天 HE×400

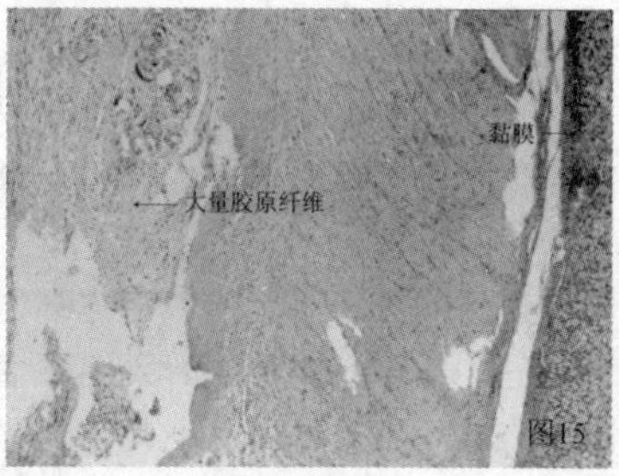

图 15　H 组，第 18 天 HE×40

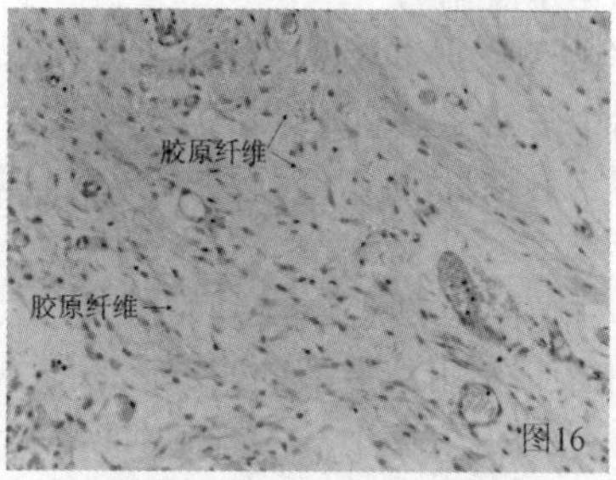

图 16　H 组，第 18 天 HE×100

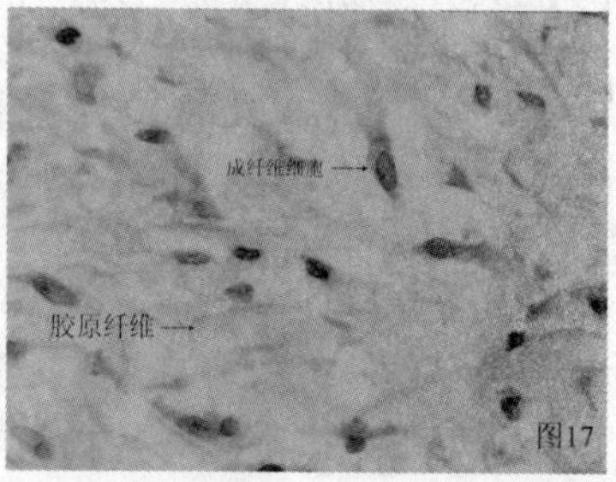

图 17　H 组，第 18 天 HE×400

三、讨论

聚桂醇原液被认为有致组织硬化作用。根据其硬化原理已广泛应用于临床治疗，如治疗食管下端、胃底曲症或破裂急性出血，下肢静脉曲张症等，这些治疗效果已被充分地临床验证[1,2,3]。在这些临床治疗中一般是将聚桂醇液体注入到管腔内，其主要病理原理为：聚桂醇为一种两性分子，液态时聚集成胶体束，一旦与细胞表面膜脂相互作用即可发生细胞损伤[4]。血管内皮细胞损伤后迅速启动凝血反应，同时伴有大量胶原纤维形成，在局部形成团块状凝聚，致硬化形成[5]。

聚桂醇液注射在黏膜组织中是否会形成硬化现象与在腔内硬化过程是否一致？我们将兔分成两组，选取其胃壁组织作为观察载体。按照设计思路，在注射完成后，保证实验兔一定成活，并在规定的时间内按时去取出标本。

在取出的标本中首先观察组织中与聚桂醇集中的部位里组织结构的变化。两组中与注射第 5 天和第 3 天开始出现炎性反应和成纤维细胞出现，明显与药物浓度有相关性。出现成纤维细胞的第 2 天开始都有成纤维细胞计数突然猛增的过程，其后 1 周左右出现成纤维细胞数逐渐减少，在 10 天后细胞数保持平稳状态。随着成纤维细胞出现，开始有少量胶原纤维成分出现，与细胞数量多少无明显关系。约 10 天后，在成纤维细胞增加不明显的时，胶原纤维成分在逐渐增多。15 天后胶原纤维成分多量产生，并增粗呈紧密排列现象。炎性反应逐渐降低。在胶原纤维产生过程中，组织中的血管闭合，及萎缩，无坏死现象发生。这组病理现象与在其它组织中发生的反应相一致[6]。

在注射过聚桂醇的组织中 20 天内完成了一次完整的炎性反应过程，在产生大量胶原纤维后，压迫局部血管，导致局部血液循环成分减少组织并机化，局部组织变硬却又不发生坏死。这个病理现象说明聚桂醇液在黏膜组织中也可以产生明显肌化的硬化反应。痔的治疗时是将硬化剂注入到痔核组织中，有完整的黏膜层结构，因黏膜组织肌化后可导致痔体萎缩。如果注射到食管下段黏膜组织中，同样因为组织肌化压迫曲张的静脉达到止血目的。

实验过程中对两种不同浓度原液做对照观察。镜下所见整个硬化过程与药物浓度无关，有一定时间关系，浓度高者出现硬化时间稍早。在整个硬化过程中，在组织中出现的时间一般在注射后 3～5 天开始，7～10 开始组织硬化，15 天后硬化过程才完成。在组织中的硬化时间与血管腔内发生硬化的时间有明显差异。由于硬化发生时必须要有成纤维细胞增值，组织中的成纤维细胞来自于组织中静止的纤维细胞和未分化间充质细胞，因而硬化时间一定慢于在血管中的时间。

参考文献：略。

通讯作者：周珞华 武汉科技大学医学部

《医心方》肛肠病治法初探

苏　平

（陕西省中医医院，710003）

【摘要】《医心方》荟萃了中国唐代以前有关肛肠病的治法的精华，反映了公元九世纪以前中医治疗肛肠病的进步和成果。本文对其中治疗痔病、脱肛、肛门湿疹、直肠炎、便秘便血等肛肠病的思路和具体治法进行了初步探讨，认为至今仍有重要的参考和借鉴价值，值得进一步研究和开发。

【关键词】肛肠病；治疗应用；中医学术发掘

《医心方》是日本现存最早的汉医学名著，日本汉医学家丹波康赖氏撰于公元984年。《医心方》取材宏富，编研得体，汇集了公元10世纪以前中国中医药名著200余种的精华内容，其中不少奇书秘籍在中国大陆早已失传。《医心方》被日本以及国际汉医学界视为稀世珍宝，其中有关临床医学、养生学以及性医学的内容，更被认为“具有无法估量的价值”。(1)

《医心方》有关肛肠病治法的载述，主要集中在卷第七治脱肛方第九、治谷道痒痛方第十、治谷道赤痛方第十一、治谷道生疮方第十二、治湿䘌方第十三、治疳䘌方第十四、治诸痔方第十五，以及卷第十二治大便下血方第十六、治大便难方第十八，卷二十一治妇人脱肛方第十八，卷二十五治小儿脱肛方第八十四、治小儿谷道痒方第八十五、治小儿谷道疮方第八十六、治小儿疳湿方第八十七等篇章，兹简要探讨如下。

1. 诸痔治法

《医心方》中所说的诸痔，包括牡痔、牝痔、肠痔、脉痔、血痔以及酒痔和瘘等。凡“肛边生肉如鼠乳”者为牡痔；“肛边肿，生疮而血出”者为牝痔；“肛边生疮，痒痛”者为脉痔；“肛边肿核痛，发寒热血出”者为肠痔；“因便而清血随出”者为血痔。酒痔为“肛边生疮，有血出”；瘘则为“痔久不瘥，变为瘘也。”与现代医学相对照，《医心方》中所说的诸痔，业已包括了肛门直肠疾病中的多数病症。其牡痔、牝痔、酒痔可能为肛周脓肿或肛瘘，其肠痔可能为混合痔、外痔以及脱肛、低位直肠带蒂息肉，脉痔多指肛裂，血痔多为内痔，瘘则与肛瘘大同。

《医心方》中所载述的诸痔治法，大致可分为内服法、外治法、单验方及咒禁法四种。

1.1 内服法　主要方剂有《小品方》五痔散（赤小豆、蜀黄芪、蜀附子、夕药、白蔹、黄芩、桂心，捣末内服，主治诸痔），《医门方》疗五痔下血不止无问冷热者方（黄芪、猪后悬蹄、发灰、青布灰、绯布灰、藁本、大黄、、猬皮、露蜂房，蜜丸，空腹服）等。

1.2 外治法　主要有坐浴法、坐药法及药物外涂法。如“治痔下部出脓血，有虫旁出孔窍中方：槐白皮一担，纳釜中煮，令味极出，置木盆中，适寒温，坐其中……。”此为坐浴法。“治痔方：生槐皮一物捣熟，丸如弹丸，绵裹之，纳谷道中。”此为坐药法。“五痔方：涂熊胆，取瘥乃止。”此为药物外涂法。

1.3 单验方　《医心方》收载治痔的单验方计有13首之多，诸如治肠痔大便出血的常服蒲黄方、疗五痔取苍耳子茎叶阴干为末水服方等。

1.4 咒禁法　如引《疗痔病经》咒禁法。咒禁是一种原始的心理疗法，其方现已废用，但其法仍不无参考意义。

2. 脱肛治法

《医心方》对脱肛的认识主要来源于《诸病源候论》和《备急千金要方》：“《病源论》云：脱肛者，肛门脱出也。多由久利大肠虚冷所为。”“《千金方》云：脱肛禁举重及急带衣，断房室周年乃佳。”说明脱肛的发生与久泻久痢、举重、便急、房劳等因素有关。在治疗上提出灸方3首，外洗方1首，膏涂方3首，熨方2首，其他外治方9首，内服方1首。可见当时治疗脱肛病，主要是采用外治的方法。其中膏涂方有引用《小品方》治脱肛验方，用蒲黄二两。加猪膏三合，捣合调匀后涂在脱出的肛门上，同时再用手法按摩推纳，使之回复。据称连用三次便可以治愈。熨方中有一种用枳实涂蜜热熨的方法，是用枳实一枚，磨光枳实的表面，涂上蜂蜜，再加热使之温暖，用其热熨。枳实味苦性微寒，功能破气，行痰，消积，散痞。据药理研究，枳壳和枳实的水煎剂能兴奋家兔子宫，能使动物胃肠蠕动加强而有节律。②其治疗脱肛的机理是否与此有关，值得进一步探讨。

用灸法治疗脱肛，《医心方》分别选取“顶上回发中”、龟尾及脐中三处。“顶上回发中”即百会穴，龟尾即尾穷骨，脐中即神阙，经验证明，此三穴均有治疗脱肛的功用。

《医心方》还载有妇女及小儿脱肛的治法。妇女脱肛分别用铁精或蛇床子热熨，小儿脱肛则用鳖头或蜗牛鳖头烧为灰外涂，或用蒲黄调入猪膏中外涂。亦可用灸法灸百会。

3. 其他肛肠疾病治法

3.1 肛门湿疹治法 《医心方》中所称的“湿䘌”及部分“痔䘌”，其病情与现代所谓的肛门湿疹类似。治法有外敷、坐药、食疗多种。外敷常用的药物为胡粉、水银、黄柏、槐皮、桃皮、练（楝）子等。坐药的组成多为胡粉、水银、雄黄，以及瓜蒌根、葶苈子、艾叶。亦有用鳝肠捣涂绵上，制成坐药以外用者，从用后有“虫出”的效果来看，可能对蛲虫感染所致的肛门湿疹有效。《医心方》载有治疗肛门湿疹食疗方一首，其方为：“常炙猪胴肠，食之佳。”猪胴肠即猪洞肠，亦即猪大肠，《本草纲目》谓其有补虚损，杀劳虫，治人洞肠挺出、血多等症。(3)

3.2 直肠炎治法 直肠炎的治法，《医心方》治谷道痒痛、治谷道赤痛、治谷道生疮诸方中可见记载。谷道痒痛多与蛲虫感染有关，其法多以外用为主，所用诸药如胡粉、水银、雄黄、杏仁、桃叶等，大多有杀虫止痛的作用。谷道赤痛是直肠炎的主要表现，所选两方均出自中国南北朝时期的方剂名著《集验方》。一方为用菟丝子炒黄黑为末，鸡蛋黄调和涂患处；一方用杏仁炒黄，捣作脂涂患处。谷道生疮的治法多以外治内服相互配合，外治用蛴螬、豆豉、豆汁等渍洗，内服则用乌梅、举（榉）皮等煎汤。

3.3 便秘便血治法 相当部分的便秘、便血可由肛肠病引起，诸如各种痔病、肛门直肠肿瘤、炎症等等。《医心方》治疗便秘便血的方法甚多，不少是针对肛肠疾病而设。如治疗“近血”的赤小豆散，方出《小品方》，由赤小豆、当归二味组成。方中赤小豆渗湿清热，解毒排脓；当归活血润燥，去瘀生新。是治疗肛肠病湿热下注、大便下血的效方。除用内服法之外，《医心方》还用灌肠法治疗便秘。如载《千金方》治大便难方：“单用豉、清酱、清羊酪、土瓜根汁灌之，立出。”

4. 结语

本文简要探讨了日本汉医名著《医心方》中有关肛肠病的治法。笔者认为，《医心方》荟萃了中国唐代以前有关肛肠病的治法的精华，反映了公元九世纪以前中医治疗肛肠病的进步和成果。其中许多思路和具体治法，至今仍有重要的参考和借鉴价值，值得进一步研究和开发。

肛肠科围手术期全程无痛技术的临床运用的优化

涂圣兵[1] 徐 飞[2] 张 毅[3]

（1. 汉川市第二人民医院 2. 武汉第八医院 3. 武汉第八医院南院）

肛肠科病人围手术期特别是术后的疼痛，非常痛苦，一直是困扰肛肠科手术病人及医生的一个突出问题．常被称为“第一大疼痛手术”，术后疼痛也往往是肛肠病患者惧怕手术的主要原因之一。近年来，肛肠科手术病人疼痛引起医学工作者的足够重视，也创新了许多无痛、减痛治疗方法，随着现代医学观念的更新，患者生活质量及手术要求的提高，肛肠科围手术期疼痛的处理已成为肛肠科诊疗技术的重要组成部分，有效及优化的无痛技术为及时控制和缓解肛肠科病人围术期疼痛提供了保障，优化好肛肠科的镇痛问题已逐渐受到高度的重视。

随着对疼痛的卓有成效的研究，如何有效地减轻肛门疾病围术期疼痛及相关并发症是肛肠医师所研究的一个课题。我们近十年采用围手术期综合镇痛的方法，并进行全方位优化，加强了全程无痛的理念，对减轻肛门病术后疼痛，减少相关并发症的发生收到了满意的效果，已广泛应用于我院肛肠手术治疗中。现报告如下。

1. 肛肠手术围术期全程无痛原理

疼痛是人体受到伤害刺激而产生的一种不愉快的感受和情绪体验，疼痛反应的个体差异极大。肛门解剖和生理有别于人体其它部位的特殊性，肛门和直肠的运动和感觉神经来自于脊神经和内脏神经，齿线以上为内脏神经，齿线以下为脊神经。肛门直肠神经末梢丰富，神经反射敏捷，在心理因素作用下，肛门直肠病变或创伤引发的疼痛往往十分剧烈，疼痛的表现复杂多样，常规的镇痛治疗疗效不佳，为镇痛治疗方案的选择增加了难度。麻醉界公认，阻断伤害刺激产生的“疼痛信息”向脊髓和大脑的传递和表达及神经反射的形成是治疗围术期疼痛的关键。阻断“疼痛信息”传递的任一环节，均能达到镇痛的目的。目前学界主张开展多环节多途径联合镇痛（平衡镇痛），以提高镇痛疗效，减少镇痛不良反应，从达到安全、舒适、无痛的目标。由于对疼痛机理及其危害认识偏差，肛肠科医师对围术期疼痛的处理不重视、不规范，麻醉师和手术医师各自为政，术中的镇静镇痛不充分，疼痛治疗一般在疼痛发生后或剧烈时开展，大多采取单次口服或肌注镇痛药物止痛，镇痛不持续、疗效差。因此有必要对围术期无痛方案行优化治疗。全程无痛方案的要求不是仅仅术后镇痛，而是基于肛门直肠疼痛发生的机理和特点，多学科参与从术前、术中、术后全时空实施疼痛干预和治疗，不是唯痛治痛，而是从解除疼痛病因入手，实施超前镇痛、持续镇痛、平衡镇痛。

2. 细化肛肠手术术前相关准备工作

2.1 术前多数肛肠病患者惧怕手术，情绪焦虑不安。因此积极做好术前准备，安定情绪、增强信心及配合治疗对预防术后疼痛有重要意义。全面评估病人情况及对疼痛的耐受性，术前应以既坚定又缓的语气向每一位患者详细介绍手术方案、术后效果、麻醉和围手术期镇痛措施和疼痛程度，以消除其紧张、惧怕、焦虑及担心等疑虑情绪，必要时手术前晚临睡前口服安定5mg，手术前30分钟肌注苯巴比妥钠0.1，或给予曲马多片口服。

2.2 术前个体化选择麻醉方案　术前访视后确定个体化全程无痛方案，通常大部分肛肠科手术以骶麻麻醉为常规麻醉方法，对于年老体弱或PPH术中内脏牵涉痛可以加用芬太尼强化麻醉或行丙泊酚静脉全麻行优化；较小或简单的手术可以选局麻或加用丙泊酚静脉全麻；婴幼儿肛管直肠手术以骶管麻醉 + 氯胺酮麻醉优选；肠镜检查和治疗选丙泊酚静脉全麻为优选；较复杂重症或时间较长的可选用连继硬膜外麻醉或同时加用丙泊酚静脉全麻为优选；大型肛肠手术以气管插管全身麻醉为优选。

2.3 可酌情选择超前镇痛，超前镇痛是指术前即对伤害性感受加以阻滞而达到术后止痛或减轻疼痛的目的。例如术前50分钟硫酸吗啡栓20mg/粒（马应龙药业集团股份有限公司生产）纳肛，可以预先阻断背根神经节上阿片受体即达到超前镇痛的目的。

3. 手术中精心操作，术毕予以长效止痛剂。

3.1 术中操作要规范，讲求稳、准、快、细，尽量减少组织损伤，为了缓解术后内括约肌痉挛性疼痛，可以常规在对痔裂手术后进行部分内括约肌切断术。

3.2 术毕予以局部注射长效复方亚甲兰制剂，常用配方为耐乐品（7.5mg/ml）5 ml + 亚甲兰（20mg/2ml）2 ml + 注射用水5ml作于术毕作切缘皮下点状注射。亚甲蓝具有较强的亲神经性，可直接阻滞疼痛的传导，参与糖代谢，促进丙酮酸继续氧化，改变神经末稍的酸碱平衡和膜点位，影响兴奋性和神经的传导，同时有可逆性的损害神经髓质作用。亚甲蓝出现麻醉作用前有2－4 h的潜伏期，此期间有亚甲蓝刺激的灼痛反应，随着新型药物逐渐普及，耐乐品（盐酸罗哌卡因注射液）起效快、持续时间长（5～8小时）及其中枢和心脏毒性小的特点，配合亚甲兰使用，有效的消除术后2～6小时内的皮肤灼痛期，达到术后3周内基本无痛或微痛的满意效果。

4. 术后采取多途径多种药物多靶点协调灵活镇痛。

4.1 口服药物　可以有多种选择，如曲马多或氨酚曲马多片，吗啡缓释片（美施康定），解热止痛药双氯酚酸钠片，芬必得等，使用时需注意防范消化道副作用。

4.2 肛门栓剂　硫酸吗啡栓，术后每日1～2次，每次1粒，术前即可使用，具有超前镇痛效果，还可以有通用的双氯酚酸钠栓，消炎止痛栓均可予换药时直接纳肛。

4.3 肌肉或静脉注射用药　可酌情选择曲马多针：50～100mg/次，杜冷丁异丙嗪合剂：杜冷丁50～100mg/次、异丙嗪25～50mg/次。解热镇痛药：安痛定2ml/次。

4.4 硬膜外自控镇痛（PCEA）　在实施了硬膜外麻醉后PCEA为优先选择，常用芬太尼 + 布比卡因或罗呱卡因 + 其他。

4.5 静脉自控镇痛（PCIA）　在实施了局麻或骶管麻醉或全麻后优先选择，早期单纯使用镇痛药物时常有头晕，恶心，呕吐等反应，现优化药物组成，既降低了副作用，又加强了镇痛效果。常用①芬太尼十氟哌利多或格拉斯琼 + 其他②舒芬太尼 + 氟哌利多或格拉斯琼 + 其他。

4.6 表面麻醉剂：喷剂或膏剂。如复方丁卡因胶浆，利多卡因乳膏、利多卡因喷剂，常于换药前或者拆线时使用。

5. 综述

自从20世纪80年代初我国开展疼痛治疗以来，很多医院已将镇痛技术应用于肛肠手术术后，我院于近十年来开始对各种镇痛技术运用于临床并进行优化，形成一系列无痛肛肠技术。各种较小剂量的镇痛药物组合的镇痛效果常常等于或优于单方使用的效果，同时，因为降低了各种药物的剂量而使不良反应的发生率也降低。这种多模式疼痛治疗策略代表了疼痛治疗的发展方向。

肛肠病术后的剧烈疼痛主要与局部解剖特点有密切关系。作者认为，在肛肠病围手术期镇痛治疗中，除了要选择有效的镇痛技术外，还应该给予术前、术中和术后的全程无痛的综合镇痛治疗，才能达到有效的镇痛效果。本院采用各种无痛减痛方法综合的全程无痛技术，并对术前，术中，术后整个流程进行了优化，取得了满意的效果。术前详细询问病史和解释疾病情况，耐心做好每一个病人的心理疏导工作，仔细排除其他病变和诊治术前不利因素，积极做好术前准备。术中选择良好的麻醉方法，操作轻柔，尽量减少不必要的组织损伤，注意扩肛和部分内括约肌切断松解以缓解术后括约肌痉挛性疼痛，术中止血要彻底，术后给予复方亚甲蓝长效止痛剂创缘封闭镇痛治疗，达到术后长效止痛目的。并且根据病情需要采用口服，注射，纳肛，局部外用以及 PCEA、PCIA 予以多靶点协调灵活镇痛，使肛肠病患者痛苦大大减轻。所以，肛肠疾病围术期采取优化的综合镇痛措施，效果明显，值得临床推广运用。

全程无痛方案需要具有全科意识，除肛肠医生外，还需要麻醉科，药剂科，护理人员共同参与，体现了多学科，多部门联合协作的过程。抛弃唯手术麻醉和唯“止痛”理念，优化各项流程，加强多学科医师的配合，使肛肠科手术围术期具有“安全、舒适、有效”的全程无痛方案才是终极目标。

关于重新制定肛肠病手术名称编码的建言

汪草原

（湖北武汉马应龙中西医结合肛肠医院，430071）

【摘要】肛肠病手术因肛门常合并有几个病变体征的同时存在，决定了其常常是需要见招拆招及变招来施行手术治疗，因此容易创新出一些新的手术方式，因而它是一个非常活跃的领域，而现有的肛肠病（尤其是肛门病）手术名称的编码制却严重阻碍了新术式价值的体现和它们的推广运用，因此，笔者建言，重新建立起一套新的肛肠病手术名称的编码制，已到了刻不容缓的时刻了。

【关键词】肛肠病手术名称；重新制定编码；建言；收费新模式

自肛肠疾病被逐渐受到重视而在综合医院独立成科，特别是在社会上风起云涌般地成立肛肠专科医院后，肛肠病理论的创新在上世纪七十年代起是不断获得重大突破，随之而带动了肛肠病治疗新技术的不断涌现，肛肠科领域已成飞速发展的势态（国内外近几年肛肠或结直肠专科学术呈井喷式地增加，使会议的规模不断扩大，就是一个有力的证明）。由此可见，肛肠科领域只有不断地创新，肛肠科事业才能不断发展壮大，才能体现出“三力”——使肛肠医院（或科室）才有活力；使肛肠医院（或痔瘘专科）在社会上及在综合医院里才有实力；肛肠医院（或专科）对病人和愿从医者才有感召力！而且，从现有的许多报道文献资料来看，肛肠科领域里手术治疗的创新，普遍向着安全、少出血、微痛乃至无痛及做完就可走的趋势发展，但现有编码的肛肠病手术名称和与其相对应的收费标准却与这些创新手术显得是很不适合。故笔者建言，有必要对现正在制定的肛肠病手术名称的编码模式进行修改。

1. 提出此建言的原由

1.1 现已确定的有编码的肛肠病手术名称和与其对应的收费标准使产生的创新手术无所适从，它体现不出来创新手术的价值。

1.1.1 肛肠科领域里不断出现的创新手术（哪怕是一点小小的创新）都难以准确套用上现已有编码的肛肠病手术之名，使收费变得较为困难，这易使医患双方的利益都受到影响。

1.1.2 对不断出现的创新手术用现正在制定的手术治疗临床路径的这种一术一式的模式来建立，待建成其有了名称编码，则周期太长而跟不上创新手术发展的脚步，故而显得很不适用（用研制感冒疫苗之例来说明此问题）。

1.1.3 因创新手术之名（这里仅指全新手术）无现有编码可依而难以收费，进而使其难以推而广之地运用开来。

1.2 多数需手术的肛肠病人的心理状态难以适应现有编码的手术方式对他们的禁锢

1.2.1 现已有编码的术式显得比较陈旧，且多数创面比较大，术后痛苦也较大，令病人难以接受。

1.2.2 现已有编码的某些泊来品术式，因器材较为昂贵，令多数低收入患者难以承受。

1.3 肛肠病的犯病特点及形态特征并不适完全合现有编码的某一固手术方式对它的运用

1.3.1 肛肠病的特点是多为合病，常不是一个什么术式就搞定的。

1.3.2 肛肠病的另一特点是，除症状有轻、中、重区别以外，其形态也比较多变（如痔疮），且有单纯和复杂之别（如肛瘘），也常不是一个什么术式的临床路径所能对应解决的。

2. 重建肛肠病手术名称之新编码的几点思路

2.1 破因循守旧、一术一式编码的模式

2.1.1 以往有编码的手术名称我们都已耳熟能详地说得出来

2.1.2 现正在制定的手术治疗的临床路径，也都是根据以往有编码的手术名称来一术一式给它们建模的。

2.2 立合理创新、借鉴衍生之道来建新的肛肠病手术名称的编码模式

2.2.1 因肛肠病手术常需要随症变招，故它是一个非常活跃的手术领域。因此，笔者建议对肛肠病手术疗法名称编码，可先制定出一个有包容性的分门别类的顶层设计方案（结合书法中学楷书用的方格、“田”字格、“回宫”格等各自法度要求的优缺点及所谓“标准行书的管格体”的“米”字格之弊端的例子来说明此问题）：

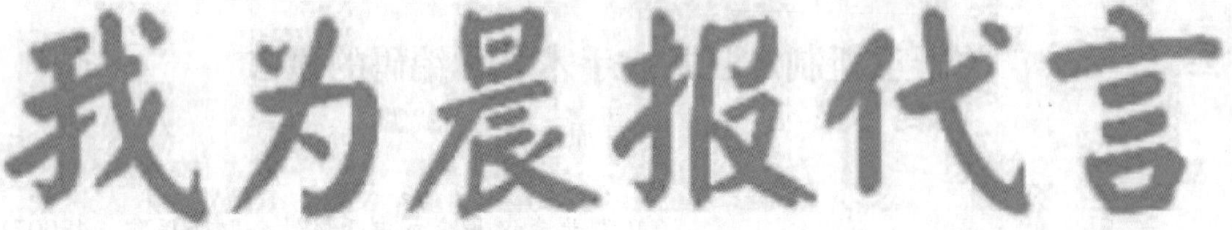

图1　不宜规范约束书写的无格型

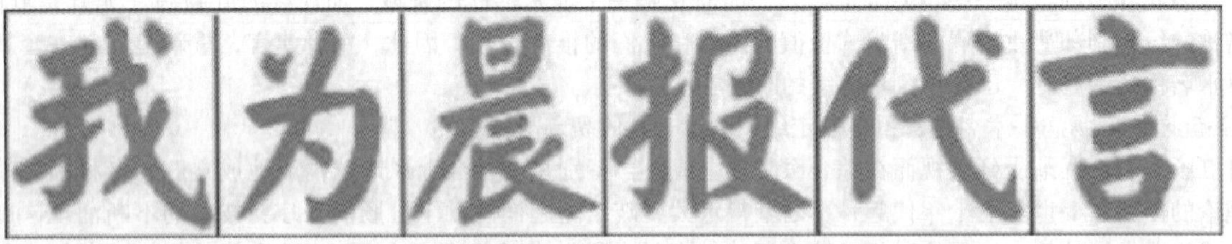

图2　有一定约束书写的方格型，但初学字者觉得不易规范操作

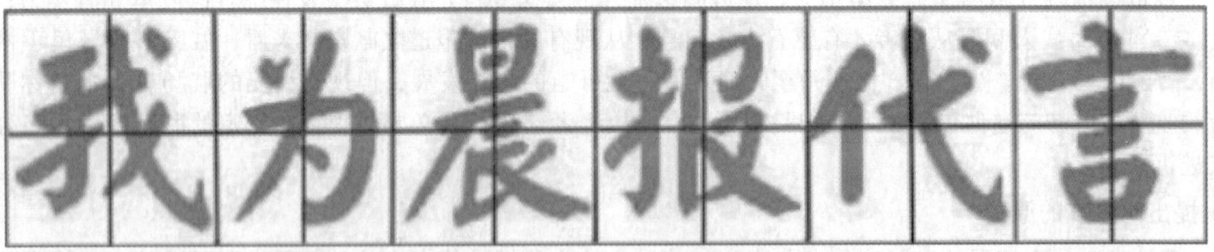

图3　字分为上下左右四部分而有相当约束力能规范书写而教学呆板的“田”格型

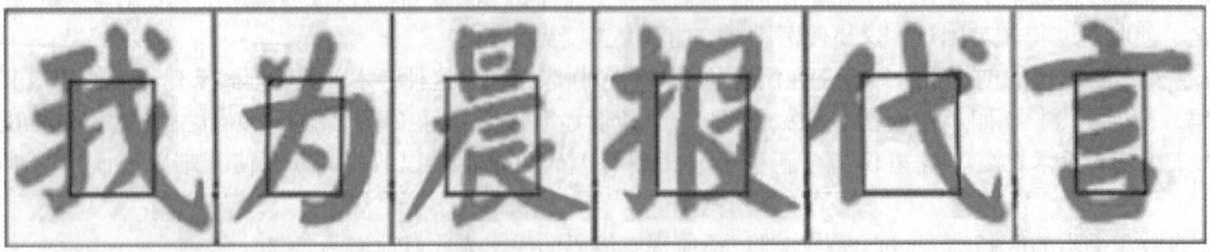

图4　以中间口字为中心安排笔画、搭构建架之要求而显教学活跃的“回”格型

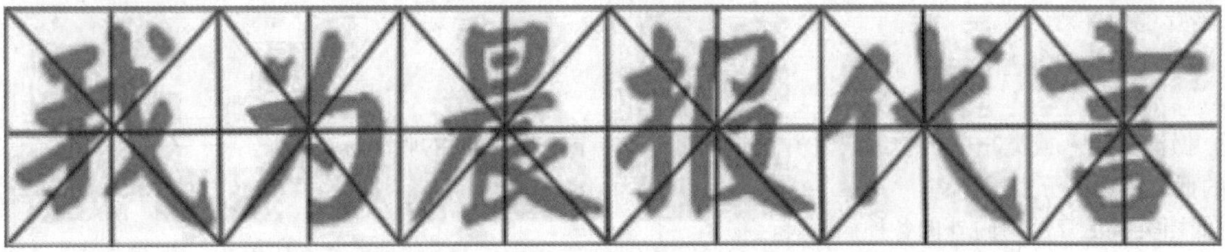

图5 教学中笔画不能越雷池一步而最为拘束呆板的“米”格型（俗称管格体）

如：

（1）切缝术门（或类）的名称编码（含结扎和剥扎术及切开挂线或切开旷置术等）

它们适用于：

A. 内痔结扎、肛门外伤缝扎术

B. 混合痔外剥内扎术

C. 肛瘘切开挂线术、或切开缝合术

……

（2）注射术门（或类）的名称编码

它适用于：

A. 内痔消痔灵液或芍贝液注射术

B. 肛裂丹参（或含丹参、当归等中药材）注射液术

C. 肛周湿疹（或肛癣）液注射术

……

（3）肛管直肠腔内器械吻合术或悬吊术门（或类）的名称编码

它们适用于：

A. PPH 术（含治疗直肠脱垂、内痔、直肠前突等）

B. TST 术（含治疗直肠脱垂、内痔、直肠前突等）

C. DGHAL 术（含治疗内痔、直肠前突等）

……

（4）皮筋套扎术门（或类）的名称编码

它适用于：

A. 治疗内痔脱垂

B. 治疗直肠内脱垂

C. 直肠前突

……

（5）电灼术门（或类）的名称编码

它们适用于：

A. HCPT 术治疗各种外痔、肛乳头瘤等

B. 电钳术治疗肛管或直肠黏膜下痈、瘘，肛裂等

C. 电烙器械治疗肛瘘、肛裂等

……

（6）激光术门（或类）的名称编码

它适用于：

A. 治疗各种外痔

B. 治疗肛裂、浅表肛瘘

C. 治疗肛乳头瘤等

……

（7）冷冻术门（或类）的名称编码

它适用于：

A. 治疗各种外痔

B. 治疗肛乳头瘤等

……

（8）微波术门（或类）的名称编码（并制定出低、中、高三个档次的收费标准）

它的低、中、高分类用于：

A. 低档类：治疗肛门内外的各种病变突起物

B. 中档类：治疗肛周痈、瘘

C. 高档类：切除结直肠的各种占位性病变和溃疡、坏死等组织

……

（9）其他创新术门（或类）的名称编码

说明：若是不同于上述任何一种术式治病原理的完全性创新术，可建立新术式门（或类）的临床路径（如“夹针治痔术”、发明瘘管铣刀治疗肛瘘的“铣瘘术”等等）；若是没有突破上述八种术式的治病原理的创新术，而是接近上述哪一门类术式的，就应归于这一类术式的临床路径，并按该类术式的临床路径收费标准进行收费。

3. 关于按肛肠病术式门类的名称编码进行收费的几点思路

3.1 只建立以上九大项治疗肛肠病术式门类的名称和编码，并制定其收费标准，不要也无需在以上九大项术式门类下再细化建立各一招一式的什么手术名称和编码及收费标准。

3.2 若某一病种同时使用了以上两大门类的术式，则建议以其主要术式的名称和编码为大头收取费用，合并用的另一术式再加收该大头费用的2/3。

3.3 若某一病人同时患有两至三种以上的肛肠疾病而都需同时施行手术，则建议除了以其主病为大头按主要术式的名称编码收取费用外，次一等病的术式再按主手术名称编码费用的2/3来加收，再次一等病的术式再加收前2/3费用中的1/3费用，以此类推。

联合镇痛用于肛肠病术后镇痛效果观察

王飞鸿　刘同喜

（浙江省宁波市第九医院肛肠科，315020）

【摘要】目的　本研究内容为在肛肠病术后采用联合镇痛方案，比较其与目前明确有效的镇痛方案对肛门手术后疼痛防治的疗效，观察此试验镇痛方案是否能达到其术后全治程无痛，寻求最佳镇痛方案。方法　本研究依据联合镇痛的原理，不同种止痛药物协同作用以达到充分镇痛效果的镇痛疗法，针对肛肠病术后疼痛特点而设计的。选取需手术的肛管直肠疾病患者60例，分为A、B、C 3组，每组20例，A组为实验组，B组为对照组，C组为空白组。对照组为本院先前使用的比较有效的镇痛方案，空白组为安慰剂。术后3h、6h、12h、24h、48h、72h、5天，前3次换药和前3次排便时观察患者疼痛情况。疼痛的评分采用视觉模拟评分法（Visual analogue scale，VAS）。结果　术后3～72h，试验组镇痛方案是安全有效，并且优于对照组镇痛方案，在术后12～72h优势显著。试验组对于术后前3次换药和排便均有显著镇痛疗效，显著优于对照组。试验组的总有效率显著优于对照组。结论　实验组的联合镇痛方案能安全有效地防治肛管直肠术后的疼痛，其有效率优于创面注射利多卡因亚甲蓝混合液，为临床肛管直肠手术治疗提供了一个更加有效的镇痛方案，但尚未完全实现全治程无痛的目的。

【关键词】肛管直肠术后；联合镇痛；全程；视觉模拟评分法

1. 资料与方法

1.1 一般资料　选择本院2012年3月—2013年3月收治的60例24－74岁（41.63±16.57）岁需手术的肛管直肠疾病患者。其中Ⅲ－Ⅳ度混合痔42例（70.0%），其中伴肛裂13例，伴单纯性肛瘘2例；肛周脓肿5例（8.3%）；复杂性肛瘘13例（21.7%）；入选标准：ASA Ⅰ—Ⅱ级，患者体检无直肠糜烂，无消化道溃疡病史，无阿司匹林或其他非甾体抗炎药引起哮喘、荨麻疹或其他变态反应病史，无肝、肾及凝血功能异常，用药前24 h未使用非甾体类抗炎药，无孕妇及哺乳期妇女，无精神疾病及理解障碍。

1.2 方法　将符合纳入标准的病例随机分为3组：研究组20例，男13例，女7例；年龄28～73（41.35 ±

10.13）岁；混合痔16例，肛周脓肿2例，复杂性肛瘘4例。对照组20例，男14例，女6例；年龄24 ~ 72（42.25 ± 11.51）岁；混合痔14例，肛周脓肿2例，复杂性肛瘘6例。空白组20例，男11例，女9例；年龄26 ~ 74（41.3 ±10.88）岁；混合痔12例，肛周脓肿1例，复杂性肛瘘3例。组一般情况具有可比性。

（1）麻醉方法：所有患者不给予术前用药，采取腰麻联合硬膜外阻滞，取L3 ~4间隙穿刺，蛛网膜下隙给予0.75%罗哌卡因1.2mL加50%葡萄糖0.2 mL，硬膜外向下置管3 ~ 4 cm备用，如手术时间较长，硬膜外给予0.75%罗哌卡因维持，手术结束前10 min不再追加硬膜外药物。

（2）手术方法及术后处理：混合痔查清痔核部位、数目、形态及肛管内外病变关系，根据痔核的形态设计痔核分段以及保留肛管皮桥、黏膜桥的部位及数量，均采用传统的外剥内扎法；肛旁脓肿一期切开引流后，二期行肛瘘切除术；低位肛瘘行肛瘘切除，高位肛瘘予以挂线术，对肛管紧缩及肛内压高者，作侧方肛门内括约肌切断使肛门松解，以使肛门顺利通过2指半或3指为度，实验组手术结束时创面均匀点状注射速卡亚甲蓝的混合液（0.25%速卡10mL加1%美兰2mL），创面敷以黄连油纱条，无菌纱布加压包扎，胶布固定。术后处理：24h内控制排便，术后予抗生素静滴预防感染，每日大便后以高锰酸钾洗液熏洗坐浴，黄连油纱条换药。

（3）术后镇痛：实验组采用联合镇痛疗法，病人于手术结束离室时启用PCEA，镇痛药液配置：0.15%罗哌卡因+曲马多注射液0.5 g，用生理盐水稀释成100 mL。负荷剂量5 mL，单次给药2 mL，锁定时间10 min，维持剂量1.5 mL/h。PCEA两天后拔出，给以帕瑞昔布钠（批号：J20080045，辉瑞制药有限公司）40 mg加生理盐水4 mL稀释静脉注射qd，再给三天；每次换药前30min肛塞双氯芬酸钠栓1粒。对照组术后予以杜冷丁0.1肌注，口服布洛芬缓释胶囊（芬必得）1粒，一天两次；空白组不采取任何镇痛措施，只予以安慰剂。所有病人在使用规定的镇痛方案后若镇痛效果不佳，患者无法耐受疼痛可选用其他镇痛药，通常选用肌注杜冷丁50mg或100mg，口服其他止痛片，若是换药后疼痛明显可在换药时创面涂利多卡因胶浆。

1.3 观察指标　记录术后3h、6h、12h、24h、48h、72h、5天；前3次换药换药前、换药中及换药后0.5 h、2 h；前3次排便排便前、排便中、排便后0.5h患者疼痛情况。疼痛的评分采用视觉模拟评分法（Visual analogue scale，VAS）。

1.4 统计学处理　采用SPSS 11.0进行统计分析，计量资料以均数±标准差（$x \pm s$）表示，采用t检验，计数资料采用X^2检验，配对资料采用成组t检验，$P<0.05$为有显著性差异。

2. 结果

按第7次全国肛肠学术会议讨论标准［3-4］评定疼痛程度，结合量化评分标准，拟定评定标准如下。显效：术后创面完全不痛，排便、换药时亦无疼痛（0<VAS ≤ 3分）。有效：术后创面基本不痛，排便、换药时稍有不适感（3<VAS≤5分）。无效：术后创面仍有疼痛，排便、换药时则疼痛更甚，需服镇痛药或肌注度冷丁类药方能止痛（VAS>5分）。试验组的VAS评分均小于对照组，并且都在3分以下。试验组线性较空白组与对照组平缓，说明试验组的疼痛能被控制得比较稳定。各个观察时间有效率的比较，试验组在术后3 ~72h的有效率比空白组高，对照组在术后12 ~24h有效率比空白组高，在术后3 ~72h试验组的有效率优于对照组，在12 ~72h优势显著。经统计学分析术后3次换药排便A与B均P <0.01，A与C均P <0.01，B与C均P >0.05。表明术后试验组的有效率显著高于空白组，但比较A与B，A与C换药前跟换药时，排便前跟排便时疼痛的增幅无统计学差异，对照组的有效率与空白组无统计学差异，试验组的有效率显著优于对照组。从从总体来看，若整个治疗过程中所有观察点的评分均在3以下视为显效，都在5以下视为有效，有一个数字大于5则视为无效的话，结果经统计学分析在总有效率上A与B间P <0.01，A与C间P <0.01，B与C组间P>0.05。从全治程角度看试验组显著优于空白组，试验组显著优于对照组，对照组达不到全治程无痛。在整个治疗过程中试验组各个观察点的有效率在87% ~100%，总体有效率为73%，尚未完全实现全治程无痛。

表1　术后疼痛VAS评分均值

组别	术毕	术后3h	术后6h	术后12h	术后24h	术后48h	术后72h	术后5天
A	0.000 ±0.000	1.580 ±2.266	2.200 ±2.318	2.140 ±1.949	1.873 ±1.449	1.813 ±1.222	1.660 ±1.203	0.793 ±0.946
B	0.000 ±0.000	4.013 ±2.558	4.567 ±2.252	4.987 ±1.691	4.593 ±1.681	3.960 ±1.903	3.787 ±1.752	1.580 ±1.171
C	0.000 ±0.000	5.727 ±1.325	6.293 ±1.178	6.967 ±1.237	5.873 ±1.087	5.893 ±1.507	5.240 ±0.605	1.443 ±0.929

表2 换药后疼痛 VAS 评分均值

换药前	换药中	换药后 0.5h	换药后 2h	换药后 12h
1.56 ±0.37	4.38 ±1.14①	2.06 ±0.54①	0.64 ±0.16①	0.79 ±0.15①
4.11 ±0.34	7.56 ±1.93	5.34 ±1.73	4.68 ±0.19	3.82 ±0.18
5.24 ±0.34	8.45 ±1.63	5.87 ±1.83	5.24 ±1.60	5.34 ±0.94

注：①与对照组相应时间段比较，P < 0.05

表3 换药后疼痛 VAS 评分均值

便前	便中	便后 0.5h	便后 2h	便后 12h
1.47 ±0.52	3.24 ±1.56①	2.06 ± 0.54①	0.64 ±0.27①	0.79 ±0.32①
4.51 ±0.35	6.36 ±1.39	4.34 ±1.57	4.38 ±0.78	3.82 ±0.43
5.33 ±0.47	6.45 ±1.34	4.87 ±1.38	4.24 ±1.23	5.34 ±0.90

注：①与对照组相应时间段比较，P < 0.05

3. 讨论

肛门病术后伤口换药是产生疼痛的重要因素之一。WHO 提出疼痛是继血压、脉搏、呼吸、体温的第五生命体征，疼痛可给患者带来巨大痛苦和心理恐惧，同时疼痛可引起尿潴留等进一步增加患者的痛苦和恐惧。伤口换药有着与手术同等重要的地位，特别是肛肠病治疗过程中换药更有其特殊性和重要性，换药的好坏关系到患者伤口愈合的快慢及质量、住院时间、经费、复发几率等。患者可能因疼痛和恐惧拒绝换药或不能很好地配合换药，影响伤口愈合。疼痛是由于特殊的病理生理状态和精神因素共同造成的，肛门周围血管和神经非常丰富，齿线以下受体神经支配，对痛觉极为敏感。创伤性术后，前列腺素、缓激肽等致痛物质释出，刺激肛门括约肌，使之不断收缩痉挛，加重局部水肿，形成恶性循环；尤其是肛门部多采用开放式手术，术后括约肌痉挛，组织水肿，排便、换药及炎症等刺激，在外周和中枢神经敏感化条件下，产生持久性疼痛，给患者带来巨大痛苦，加之患者心理恐惧，更易产生痛觉过敏［1－2］。全程无痛是针对不同个人利用不同种止痛药物协同作用以达到充分镇痛效果的镇痛疗法，针对肛肠病术后疼痛特点而设计的［4］。采用联合镇痛法对在术后 3～72h 镇痛是确切有效的，并且采用综合镇痛方案优于术后肌注杜冷丁加口服非甾体镇痛药法，在术后 12～72h 优势显著。在术后 12～24h 肌注杜冷丁联合非甾体类抗炎药镇痛法是有镇痛效果的。采用联合镇痛于术后前 3 次换药和排便均有显著镇痛疗效，显著优于对照组及空白组，但疼痛的增幅与对照组及空白组无差异，可能与对照组及空白组病人长期处于疼痛状态而对疼痛的耐受度增高有关；口服非甾体类抗炎药法并不能抑制术后排便换药的疼痛。总疗效判定：在总有效率上试验组优于空白组，试验组优于对照组。试验组各个观察点的有效率在 87%～100%，总有效率在 73%，所以在全治程角度上看，试验组尚未实现全治程无痛。

参考文献：略。

肛门直肠疾病 20 例术后大出血的救治

王海潮

（海南省农垦总医院东湖肛肠外科，海南　海口，570203）

【摘要】为观察肛门直肠疾病术后大出血的救治效果，回顾性分析我科 20 例术后大出血的救治资料。结果显示，肛门直肠疾病术后大出血抢救成功率 100 %，无身体重要器官功能严重伤害。结果表明，肛门直肠疾病术出血抢救只要发现及时，抢救措施得当，抢救成功率高，极大地减少医患纠纷。

【关键词】肛门直肠疾病；活动性出血；救治方法

我科于 2000～2012 年共各种手术治疗肛门直肠疾病 2187 例，发生大出血 20 例（指出血量大于 400ml），经及时给以抢救止血，纠正休克状态而痊愈，现报告如下。

1. **资料与方法**

1.1 临床资料

男12例，女8例，其中即时性出血16例，继发性出血4例，混合痔出血17例，直肠息肉出血1例，直肠肿物活检出血1例，慢性陈旧性肛裂1例，继发性出血4例中，注射术后出血2例，多发生在术后7~15天，术后便秘处理不当2例，多是通便过度或不足所致。

1.2 救治方法

在肛门直肠疾病20例术后大出血的抢救过程中，结扎缝合救治16例，明矾保留灌肠法2例，局部压迫止血法救治2例，均取得了满意的疗效。

1.2.1 结扎缝合法　对肛肠病术后即时性大出血，病人在及时纠正病人的休克状态后，尽快送手术室，在硬外麻醉下行肛门直肠手术伤口探查，找出伤口出血点，对伤口出血点用可吸收肠线作8字结扎缝，合必要时一并结扎痔上动脉，反复观察伤口有无继续出血。

1.2.2 明矾液保留灌肠法　根据黄乃健教授发明的明矾灌肠法[1]，用8％的明矾液300ml灌肠治疗2例，均为注射术后继发性出血的病人，经1~3次灌肠后病人活动出血性出血明显减少。灌肠液保留时间以病人的忍耐度为准。明矾液浓度以8％为宜，量以50ml为佳，不要一次灌肠太多，使病人无法忍耐，减少了药液在肠内保留时间，影响止血效果。

1.2.3 局部压迫止血法　我们主要采用纱布块加止血药压迫止血法，将医用纱布泡入血凝酶注射液中，2分钟取出，将其缕成条状，外涂马应龙麝香痔疮膏，于此粗纱条中间系一根粗丝线，以止血钳加纱条一端，送纱条入直肠内，而线头留肛门外，然后以右手食指伸入直肠内将纱布推入直肠壶腹，向外牵拉丝线，将纱块由直肠壶腹慢慢拉入肛门齿线附近，因丝线牵拉，纱布块被折成两段，压迫于手术伤口上，为防止压迫纱条上移，将牵拉丝线固定由于肛门外纱块上。肛门直肠齿线纱布纱条既有压迫止血作用，又有纱布上的凝血酶局部止血作用，因此，止血效果理想。术后应控制饮食和大便，以防因大便而影响止血效果。

同时，我们在紧急用上述3种方法对患者局部伤口处理时，迅速采取吸氧、升血压、稳定全身情况，为手术治疗创造条件，提高抢救成功率。

1.3 结果

20例肛门直肠病术后大出血病人经不同的抢救处理止血而痊愈，未给病人造成重大的器官功能损伤，未引起医疗纠纷。

2. **讨论**

肛门直肠病术后大出血是一种严重的术后并发症，如果不及时发现，及时正确处理将给患者身体健康造成严重的影响，甚至危及生命，在目前医患关系紧张的情况下，正确及时的处理好肛门直肠病术后大出血这一种严重的术后并发症，具有重要的现实意义。

2.1 正确分析原因，采取适当的处理方法 经过对20例肛肠病术后大出血原因分析，及时性出血多是手术过程中结扎不牢，结扎组织残留较少，术前准备不好，术后不久排便等原因所致，这种情况引起的出血要在第一时间对病人的全身状态作出判断，迅速进入手术室，在硬外麻醉下充分暴露手术伤口，寻找出血点，采用结扎缝合法处理出血情况，迅速的止血对于纠正病人的全身性的血容量，防治休克状态大有裨益；同时，建议在结扎缝合时不要采用局部麻醉[2]，因局麻常不能使肛门括约肌完全松弛，伤面暴露不充分，不利手术操作，影响止血效果。对于继发性出血一般不主张采用结扎缝合法紧急处理出血，因这类出血多因伤面感染而剧烈活动，用力排便等，致使组织坏死，血栓脱落而致出血，出血区多不平整，组织因炎症而变脆，无法结扎缝合，甚至加重出血。因此，采用局部加压止血法和明矾液保留灌肠法止血效果较理想。

2.2 处理好局部与整体的关系是关键 肛门直肠病术后大出血是严重的并发症，因病人大量出血，病人可表现为心慌、头晕眼花、冷汗、四肢无力、面色苍白、心率加快、血压下降，甚至休克。对这种情况，应迅速进行吸氧、心电监护、多通道补充血容量。同时，要根据出血的原因进行伤口局部的止血处理，因为，仅大量输液只能暂时维持病人的有效血容量，伤口继续出血可以很快使病人有效血容量不足，只有伤口不再出血，输入的液体才能持久维持病人的有效血容量，防止休克的发生或纠正病人的休克状态。

2.3 局部加压止血法以加压为前提 用局部加压止血法止血，建议手术时不做麻醉，因为麻醉后病人肛门括约肌松弛，病人局部感觉消失不利于加压止血，不利于观察止血效果。因此，对继发性出血病人，加压止血时不必在手术室进行手术操作，随时在病床进行手术。手术时纱布条上可以投放血凝酶、马应龙痔疮膏、肾上腺素、云南白药等药加强止血作用。

综上所述，肛门直肠病术后大出血是一种严重的急性并发症，处理过程中既要重视患者的全身情况，又要快速准确的处理局部伤口的出血。根据病人的出血原因采取正确的止血方法，防治病人出血休克状态是抢救成功的关键。

参考文献：略。

骶神经电刺激治疗功能性肛门直肠痛

王志民

（山东大学附属千佛山医院肛肠科　山东省肛肠病医院　济南，250014）

【摘要】目的　观察骶神经电刺激（Sacral nerve stimulation，SNS）治疗功能性肛门直肠痛（Functional anorectal pain，FAP）的疗效。方法　选取2011年3月至12月经骶3（S_3）神经孔行SNS治疗FAP患者32例，观察SNS治疗前和治疗后的临床疗效、疼痛视觉模拟评分（Visual analogue scale，VAS）、肛门测压变化及健康调查简表（The MOS item short from health survey，SF－36）评分，并对所得数据进行统计学分析。结果　经一个疗程的SNS治疗后，3个月时复查：治愈19例，好转12例，无效1例，总有效率为96.9%。治疗后患者疼痛视觉模拟评分（VAS）显著降低，与治疗前相比差异有统计学意义（$P<0.01$）。肛门直肠测压显示直肠肛门反射（Rectal anal reflex，RAR）阈值容积上升，肛管最大收缩压（Anal maximum contraction pressure，AMCP）、肛管静息压（Anal rest pressure，ARP）显著降低，与治疗前相比差异有统计学意义（$P<0.01$）；肛管最长收缩时间（Anal longest contraction time，ALCT）、直肠静息压（Rectal rest pressure，RRP）与治疗前相比，差异均无统计学意义（$P>0.05$）。治疗后患者健康调查简表（SF－36），除一般健康外，其余维度的评分明显升高，差异均有统计学意义（$P<0.05$或$P<0.01$）。结论　SNS治疗FAP的效果确切，症状改善明显，是值得临床推广的治疗方法。

【关键词】电刺激；功能性肛门直肠痛；疗效观察

功能性肛门直肠痛（functional anorectal pain，FAP）[1]是发生在肛门和（或）直肠的非器质性的特发性疼痛。FAP的发病机制尚不清楚[2-3]。FAP治疗方法有物理疗法、药物、神经阻滞、生物反馈技术等[4-6]，但效果均不理想。目前骶神经电刺激（sacral nerve stimulation，SNS）在肛门失禁[7-8]、神经源性膀胱[9]报道较多，治疗FAP国外已见报道[10-11]。自2011年3月至2011年12月我院收治32例FAP患者，取得了良好效果，现报告如下。

一、资料与方法

（一）一般资料

1. **临床资料**：本组FAP患者32例，其中男性12例，女性20例；年龄21－72岁；病程0.5－10年。临床表现为坠胀疼痛者28例，每次疼痛时间持续≥20分钟者21例，牵拉耻骨直肠肌有触痛者11例。32例FAP患者中，诊断为肛提肌综合征（levator ani syndrome，LAS）者12例，非特异性功能性肛门直肠痛（unspecified functional anorectal pain，UFAP）者6例，痉挛性肛门直肠痛（proctalgia fugax，PF）者14例，同时合并有出口梗阻型便秘者10例，有不同程度的心理障碍者6例。

2. **纳入标准**：根据功能性胃肠疾病罗马Ⅲ诊断标准，诊断前症状出现至少半年，且近3个月符合FAP的诊断标准。一般治疗无效，影响正常工作和生活。填写疼痛问卷并完成健康调查简表（the MOS item short from health survey，SF－36），同时需完成肛管直肠压力测定、结肠镜等检查，坚持配合治疗并定期随访的患者。

3. **排除标准**：肛门直肠疾病如肛裂、肛瘘、肛周脓肿、痔、肛门直肠肿瘤、肠易激综合征、炎性肠病等；泌尿生殖系疾病如子宫内膜异位症、盆腔炎、阴道/宫颈炎、前列腺炎、尿路感染、间质性膀胱炎等；术后疼痛；骨盆、脊髓外伤。

（二）治疗方法

治疗前所有患者均已签署知情同意书。

采用德国宝雅（Pajunk）公司生产的MultiStim Sensor神经刺激器（图1）。

1. **体位**：患者取俯卧位，腹部垫枕，使躯干与下肢呈30°，暴露骶尾部及肛门。

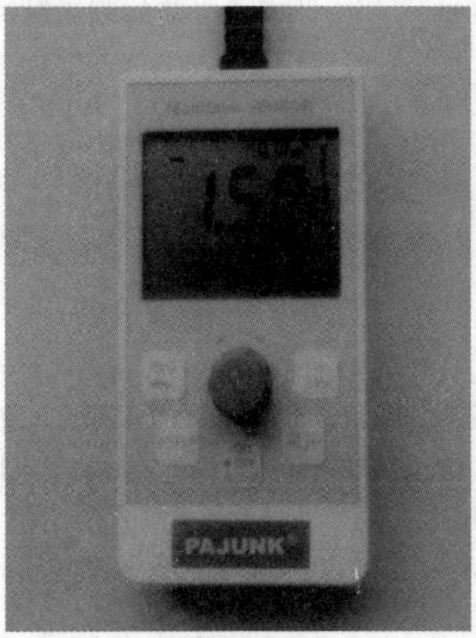
1A：骶神经电刺激仪

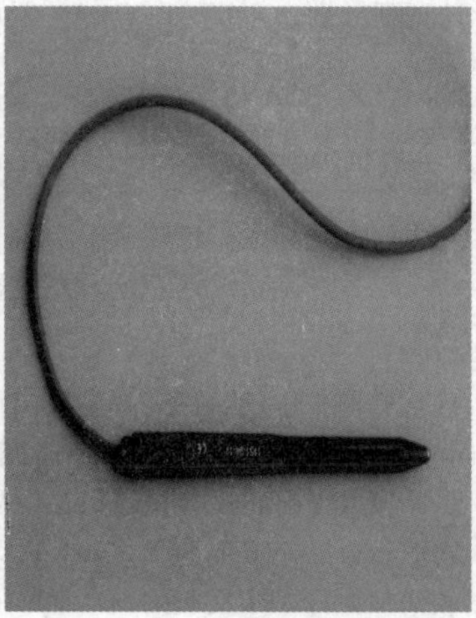
1B：骶神经探测笔

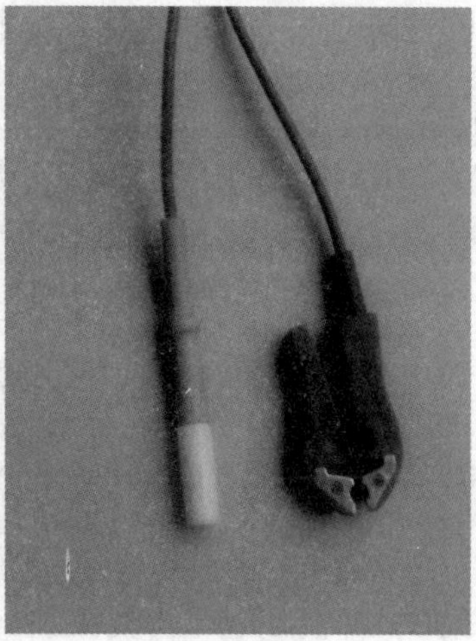
1C：电极

图1 神经刺激器

2. **神经定位、标记位置：**选择探头模式电笔，约在骶骨上缘和尾骨连线的中点向左右各旁开一横指，即骶3（S_3）神经孔（图2A）。刺激频率、电流、脉冲宽度分别为1HZ、lOmA、0.50ms。（操作时旋转键旋转可调整大小。一般建议是10mA，根据部位及患者对电流反应强弱可适当加减）。当电笔在体表探测到相应的神经后，在皮肤上做记号。

3. **刺激方法**

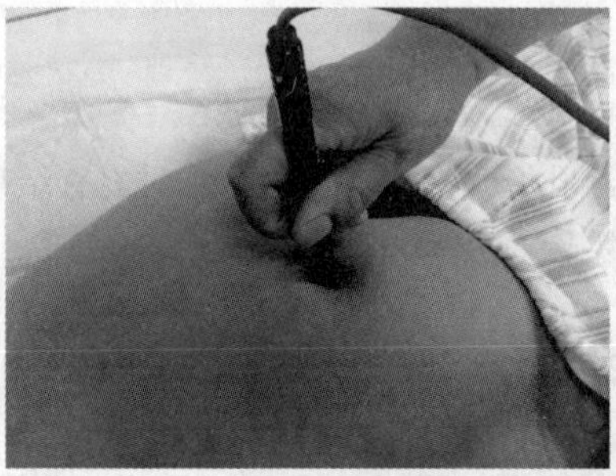
2A：探测笔探测骶神经

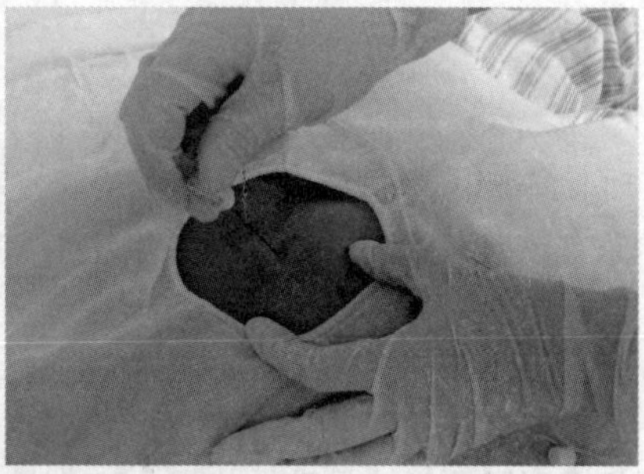
2B：经皮穿刺进入S_3神经孔

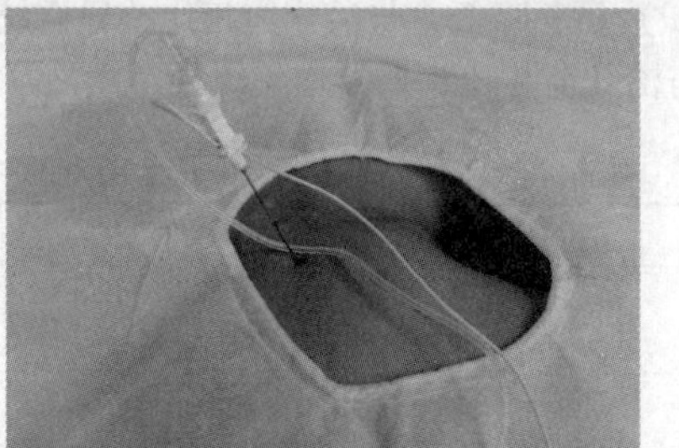
2C：神经刺激阻滞针找到目标神经

图2 刺激方法

对骶尾部进行消毒、铺巾，按PEG/针键，将刺激器直接切换到针尖模式。当屏幕出现“人形”图标闪烁并听到声音时，表示已进入刺激针的实际操作状态，此时在做好记号的穿刺点进针，局麻下将神经刺激阻滞针与体表呈60^0，经皮穿刺进入S_3神经孔后再进针1~3cm（图2B），观察电刺激反应，找到相应的目标神经反射的肌肉跳动。确认为S_3神经孔并有有效电刺激后，在此范围内能找到呈现典型反射的适合深度[12-13]（图2C）。S_3电刺激典型的反射为肛门括约肌收缩感和小腹酸胀感。

刺激针模式时：刺激频率、电流、脉冲宽度分别为2HZ、1.50mA、0.10ms。刺激针模式当前的刺激脉冲宽是0.10ms、探头当前的预设刺激电流为1.50mA（操作时旋转键旋转可调整大小。一般建议是1.50mA，根据部位及患者对电流反应强弱可适当加减）。

SNS治疗5次为1个疗程，隔日1次。一般每次刺激一侧S_3神经孔，对症状严重者可一次刺激两侧S_3神经孔。

（三）评价指标

1. 疼痛视觉模拟评分（Visual analogue scale，VAS）：VAS临床评定以“0－2”分为“优”，“3－5”分为“良”，“6－8”分为“可”，＞“8”分为“差”。

2. 肛门直肠测压：治疗前、后各行直肠肛管测压1次，记录直肠肛门反射（rectal anal reflex，RAR）、肛管最大收缩压（anal maximum contraction pressure，AMCP）、肛管最长收缩时间（anal longest contraction time，ALCT）、直肠静息压（rectal rest pressure，RRP）、肛管静息压（anal rest pressure，ARP）。

3. SF－36量表：健康调查简表（The MOS item short from health survey，SF－36量表）由美国波士顿健康研究发展而来。1991年浙江大学医学院社会医学教研室翻译了中文版的SF－36。

（四）疗效判断标准

参考2004年卫生部颁布的《中药新药临床研究指导原则》，根据VAS症状记分评定疗效，记分方法：（治疗前总分－治疗后总分）/治疗前总分x100%：①治愈：症状完全消失，症状评分为0分；②显效：症状评分减少70%以上；③有效：症状评分减少在30%－69%之间；④无效：症状评分减少低于30%。

（五）统计学处理

采用spss16.0软件系统，计量资料采用t检验，用均数±标准差（$\bar{x} \pm s$）表示，计数资料采用χ^2检验。以$p \leq 0.05$为差异有统计学意义。

二、结果

根据疗效评定标准，本组32例患者经一个疗程S_3神经孔SNS治疗后，3个月时复查结果：治愈19例，好转12例，无效1例，总有效率为96.9%，无1例并发症（腹痛、腹泻、疼痛、出血、不适感、尿路感染、神经根损害等）发生。

1. **治疗前后VAS情况比较**：VAS评分治疗前为（6.26±1.48）分，治疗后为（3.62±1.86）分，治疗后VAS评分明显降低，差异有统计学意义（$P<0.01$）。

2. **对治疗前后肛门直肠测压结果进行分析**：32例患者治疗后直肠肛门反射（RAR）阈值容积上升，肛管最大收缩压（AMCP）、肛管静息压（ARP）显著降低，与治疗前相比差异有统计学意义（$P<0.01$）；肛管最长收缩时间（ALCT）、直肠静息压（RRP）与治疗前相比，差异均无统计学意义（$P>0.05$），见表1。

表1 治疗前后肛门动力学变化（$\bar{x} \pm s$）

	RAR	AMCP（kpa）	ALCT（s）	RRP（kpa）	ARP（kpa）
治疗前	下降22.63±3.46	33.64±3.54	3.46±0.42	16.32±1.21	
治疗后	上升20.27±3.32	31.42±3.36	2.44±0.52	11.25±0.83	
t值	-	3.25	1.81	1.47	3.35
P值	-	<0.01	>0.05	>0.05	<0.01

3. **治疗前后健康调查简表**（SF－36）**情况比较**：FAP患者治疗后，除一般健康外，其余维度的评分明显升高，差异均有统计学意义（$P<0.05$或$P<0.01$），见表2。

表2 32例FARP患者治疗前后SF－36评分比较（$\bar{x} \pm s$）

	生理机能	生理职能	躯体疼痛	一般健康	情感职能	社会功能	精力	精神健康
治疗前	66.12±11.20	46.48±12.69	65.12±18.14	36.58±10.89	45.86±22.40	75.00±16.12	69.12±10.23	68.84±11.67
治疗后	70.86±12.69	52.13±16.12	71.22±16.42	39.06±11.14	59.22±26.38	78.96±22.26	71.24±11.35	70.05±11.08
t值	2.312	2.516	3.372	1.486	2.866	3.224	2.392	2.187
p值	0.003	0.016	0.002	0.188	0.003	0.028	0.032	0.042

三、讨论

功能性肛门直肠痛（FAP）是包括慢性肛门痛（chronic proctalgia，CP）和痉挛性肛门直肠痛（PF），前者又分为肛提肌综合征（LAS）和非特异性功能性肛门直肠痛（UFAP）。FAP患病率为7.7%，以女性多见，病因尚不明确[2-3]，可能与肛肠科、妇科、泌尿科等多系统疾病有关，还与精神心理因素有关，属于神经官能症。FAP大大影响患者的生活质量，11.5%的患者因疼痛而不能工作或学习。临床上诊断FAP主要依据患者特殊的疼痛病史和临床症状，肛门直肠指诊一方面可诊断肛提肌综合征（LAS），另一方面排除肛门直肠的器质性病变（肛裂、痔、肛瘘、肿瘤等），实验室检查主要用来排除其他相关病变，目前FAP还没有一种特异性的诊断评估方法。在治疗方面[4-6]，一般治疗如温水坐浴、局部按摩、扩肛、短波透热治疗可缓解疼痛；有些药物（如钙离子拮抗剂、非甾体类药、肌松剂、抗抑郁药等）也可用于FAP的治疗；国外SNS治疗肛门直肠痛的报道也较少[10-11]。

SNS是指将一种短脉冲刺激电流施加于特定的骶神经，以此剥夺神经细胞本身的电生理特性，人为激活兴奋性或抑制性神经通路，干扰异常的骶神经反射弧，进而影响与调节膀胱、尿道括约肌及盆底等骶神经支配的效应器官的行为，起到“神经调节”的作用[14]。SNS[15]可以降低肛门、直肠、盆底的压力，刺激运动神经增强括约肌收缩和促进外括约肌转为耐疲劳型肌肉；刺激感觉神经提高对疼痛的耐受，这其中的机制尚不明了，可能是因为刺激S_3或S_4神经可以导致盆底及括约肌力量增强，纠正盆底及直肠的不恰当松弛，进而阻止或减少肛门括约肌不稳定收缩。S_2～S_4神经根主要分布和支配盆底、直肠、尿道、膀胱，因此SNS通过抑制或兴奋S_2～S_4，使肛门及直肠恢复正常的贮粪和排便功能。另外骶神经根部可能存在大量的抑制和兴奋盆底肌关联的物质，经SNS加强了盆底和括约肌收缩，降低了盆底和直肠的“不适当反射”和“不稳定性”。

SNS经骶神经背侧骶孔穿刺达S_3神经根，典型的应答主要是震颤感或牵拉感，运动应答则为提肛肌的收缩，致臀沟变深。刺激S_3神经根，会有缩肛运动，同侧足大拇指向足心侧弯曲，偶尔有其余足趾的活动，女性患者可能有阴唇区域的震颤感，男性患者可能有阴囊区域的震颤感。本组32例FAP患者经SNS有28例患者出现震颤感或牵拉感，17例患者出现同侧大拇趾背曲。疼痛视觉模拟评分（VAS）治疗后较治疗前明显降低（$P<0.01$）。肛门测压显示，SNS能改善直肠感觉和协调盆底肌运动，使直肠肛门反射（RAR）阈值容积上升，肛管最大收缩压（AMCP）、肛管静息压（ARP）显著降低。经SNS治疗后FAP患者治疗前后健康调查简表（SF－36）除一般健康外，治疗后其余维度的评分明显升高。本组3个月时复查治愈19例，好转12例，无效1例，总有效率为96.9%。

SNS为治疗FAP提供了一种新的治疗方法，安全性高，不但改善了患者的疼痛症状，而且提高了患者的生活质量，具有广阔的应用前景。同时，随着对FAP病理生理的不断认识，将为FAP的诊断和治疗提供可靠依据。本组病例数较少，SNS治疗FAP的远期效果仍需进一步的研究。

参考文献：略。

银芷肛肠熏洗剂对大鼠痔相近模型iNOS、VEGF、CD68的影响

杨　阳　宫　毅

（南中医学院第一附属医院，云南　昆明，650021）

【摘要】目的　观察银芷肛肠熏洗剂对大鼠痔相近模型iNOS、VEGF、CD68的影响。方法　采用肛门外周注射冰醋酸法制作大鼠痔相近模型，造模成功后将建模成功的大鼠随机分为银芷肛肠熏洗剂高、中、低剂量组，马应龙金玄痔科熏洗散对照组和空白组，连续给药7天，于第8天处死动物，通过免疫组化染色检查，观察药物对动物模型iNOS、VEGF、CD68的影响。结果　给药后银芷肛肠熏洗剂高、中剂量组抑制iNOS表达的作用均优于空白组及金玄痔科熏洗散对照组（$P<0.01$），低剂量组与对照组的作用不具有可比性（$P>0.05$），但均优于空白组（$P<0.01$）；银芷肛肠熏洗剂高、中剂量组抑制VEGF表达的作用均优于空白组及金玄痔科熏洗散对照组（$P<0.01$），低剂量组与对照组的作用不具有可比性（$P>0.05$），但均优于空白组（$P<0.01/0.05$）；银芷肛肠熏洗剂高、中、低剂量组抑制CD68表达的作用均优于空白组及金玄痔科熏洗散对照组（$P<0.01/0.05$）。结论　银

芷肛肠熏洗剂能明显抑制动物模型的 iNOS、VEGF、CD68 表达，其对痔的治疗作用可能与抑制 iNOS、VEGF、CD68 有关。

【关键词】银芷肛肠熏洗剂；大鼠痔相近模型；细胞因子

银芷肛肠熏洗剂具有清热解毒，活血化瘀，行气去湿，消肿止痛止血之功。为研究其治疗痔急性发作的疗效，特进行本实验研究，现将结果报告如下：

1. 资料与方法

1.1 动物　健康清洁级 SD 大鼠，由成都达硕生物科技有限公司提供。饲养环境要求室内洁净、安静、自然采光，通风良好，湿度温度适中。高压灭菌鼠用配合饲料，由成都达硕生物科技有限公司提供。饮水：高压灭菌瓶装水。

1.2 实验药物与试剂　银芷肛肠熏洗剂（银花、白芷、昆明山海棠、生大黄、荆芥、生艾叶、细辛、花椒、三棱、莪术），500ml/瓶，云南中医学院第一附属医院制剂中心提供。金玄痔科熏洗散：由马应龙药业集团股份有限公司生产，规格 55g×1 袋。冰醋酸：分析纯，由天津市化学试剂三厂生产。高压灭菌水，由云南中医学院第一附属医院提供。iNOS 兔多克隆抗体、VEGF 兔多克隆抗体 、CD68 鼠单克隆抗体均由美国 Thermo 公司提供，均为浓缩型抗体，iNOS 产品编号：042308Q，用 PBS 液稀释为 1：150 浓度备用；VEGF 产品编号：032309F，用 PBS 液稀释为 1：100 浓度备用；CD68 产品编号：093004J，用 PBS 液稀释为 1：50 浓度备用。即用型快速免疫组化 Max-Vision™ 试剂盒，由福州迈新生物技术开发有限公司提供，产品编号：KIT－5001。

1.3 主要仪器　梅特勒 AL－204 电子天平：梅特勒－托利多仪器（上海）有限公司；德国徕卡微系统 Nussloch GmbH 公司的 Leica ASP200 脱水机、LeicaRM2255 切片机、Leica HI1210 摊片机、Leica HI1220 烤片机、Leica ST5020 染色机、Leica CV5030 盖片机、Leica DM6000B 显微镜；电热恒温水温箱，北京福绥境医疗器械厂生产。

1.4 方法

1.4.1 大鼠痔相近模型的建立：参考文献[1,2]方法，选用健康清洁级 SD 大鼠 50 只，雌雄各半，体重 180－220g，常规碘伏棉球消毒肛周皮肤后，采用 75% 冰醋酸 0.05ml 注射于每只大鼠肛门外周皮下，于注射后 24h 肛门局部形成溃疡，伴有红肿、炎性渗出。参照局部症状四级评分标准（见表 1），按标准评分，分值在 4 分以下的动物排除实验。

表 1　局部症状四级评分标准

分值	0	1	2	3
红肿	无	勉强可见	边缘高出皮肤	红肿隆起≥1mm 并超过溃疡面
炎性渗出及溃疡	无	有炎性渗出 溃疡面≤0.2cm²	有炎性渗出 溃疡面>0.2～0.3cm²	炎性渗出多 溃疡面≥0.3cm²

1.4.2 实验分组：造模后 50 只大鼠均符合实验要求。动物称重后随机分为 5 组：空白对照组，金玄痔科熏洗散对照组，银芷肛肠熏洗低剂量组，银芷肛肠熏洗剂中剂量组，银芷肛肠熏洗剂高剂量组，每组 10 只。

1.4.3 实验给药：按大鼠与人的体表面积换算关系及中药药理剂量设计 1：2：4 的方法换算动物剂量。剂量设置及试验动物分配见表 2。从造模后第一天即开始给予银芷肛肠熏洗剂和金玄痔科熏洗散局部涂抹，空白组给高压灭菌水局部涂抹，每次 1.0ml，2 次/d，间隔 4h，连续 7d。

表 2　剂量设置及试验动物分配表（$\bar{x} \pm s$）

组别	剂量（g/kg）	动物总数	体重（g）
空白对照组	—	10	200±13
金玄痔科熏洗散对照组	4.95	10	198±13
银芷肛肠熏洗剂低剂量组	15.3	10	199±12
银芷肛肠熏洗剂中剂量组	30.6	10	199±10
银芷肛肠熏洗剂高剂量组	61.2	10	197±12

统计分析：体重各组间比较无统计学意义（$P>0.05$），具有可比性。

1.4.4 实验方法：上述动物于第8天观察后处死，取各组模型动物创面组织，固定于10%中性缓冲福尔马林液中，脱水，石蜡包埋，组织连续切片，HE染色，进行常规病理学检查，并行免疫组化染色后分析阳性率。免疫组化预处理：iNOS采用柠檬酸高压修复，VEGF采用EDTA修复，CD68采用酶修复。免疫组化染色方法按试剂盒说明书在专业实验人员的指导下进行。iNOS、VEGF、CD68表达均为细胞浆着色，以出现棕黄色颗粒为阳性。选取每张切片中阳性细胞最集中区域，随机取互不重叠的5个20倍视野，用数码分析系统Motic Med 6.0（免疫组化自动分析）分别计算不同视野的阳性细胞率，取平均数进行对比。并参考Takahashi Y评分标准[3]进行评分（见表3），比较各组的差异有无统计学意义。

表3 免疫组化阳性率评分

计分	阳性细胞率
1	<25%
2	≥25%～50%
3	≥50%～75%
4	≥75%

1.5 统计学处理 数据统计分析均采用SPSS17.0统计分析软件计算，所有数值均采用均数±标准差（$\bar{x}\pm s$）进行统计描述，用单因素方差分析后有统计意义，再用LSD法进行组间比较，P值小于或等于0.05将被认为所见的差异有统计学意义。

2. 结果

2.1 常规病理学检查结果 大鼠痔相近模型常规病理学检查光镜所见：部分上皮细胞坏死脱落，呈“溃疡样”改变；组织间隙疏松水肿；黏膜层、黏膜下层可见广泛的出血，黏膜肌层断裂；间质出血，可见大量嗜中性粒细胞、浆细胞、淋巴细胞、巨噬细胞等浸润；小动脉、小静脉明显扩张，以小静脉扩张为主，血管腔内充满红细胞粘集呈淤滞状态，形成血栓，符合急性炎症病理学改变（见图1－2）。与文献［4］报道人类急性嵌顿性痔的病理形态特征相似。

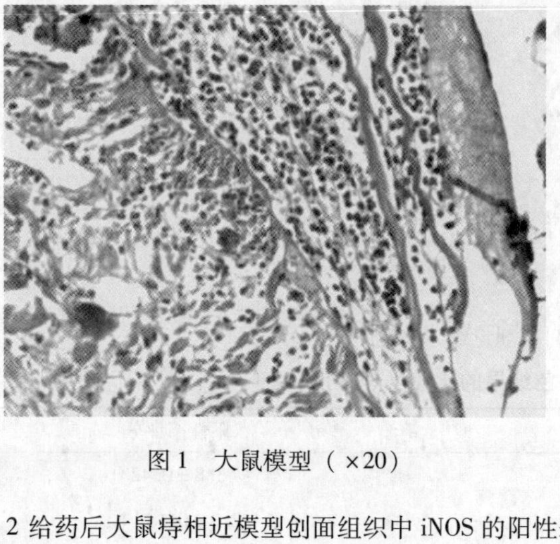

图1 大鼠模型（×20）

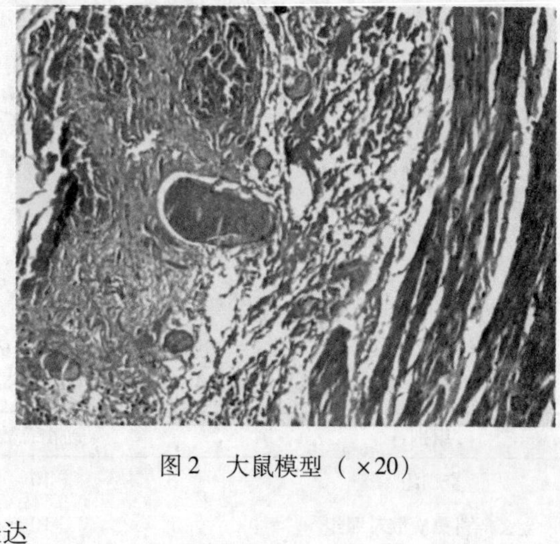

图2 大鼠模型（×20）

2.2 给药后大鼠痔相近模型创面组织中iNOS的阳性表达

按照结果分析方法计算阳性细胞率后按评分标准评分，结果表明：银芷肛肠熏洗剂高、中、低剂量组及金玄痔科熏洗散对照组抑制iNOS表达的作用均优于空白组，差异均有统计学意义（$P<0.01$）；银芷肛肠熏洗剂高、中剂量组抑制iNOS表达的作用均优于金玄痔科熏洗散对照组，差异均有统计学意义（$P<0.01$），银芷肛肠熏洗剂低剂量组与金玄痔科熏洗散对照组抑制iNOS表达的作用不具有可比性，差异无统计学意义（$P>0.05$）（图3－7、表4）。

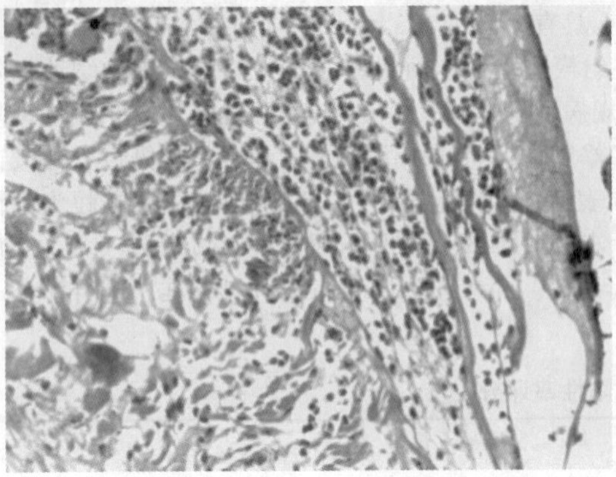

图3 空白组（×40）

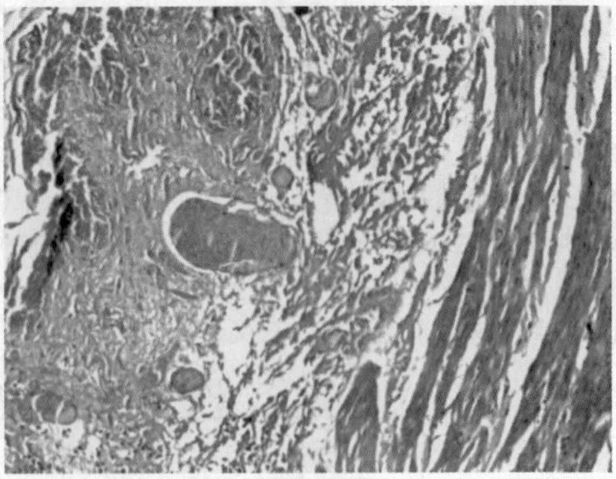

图4 金玄痔科熏洗散组（×40）

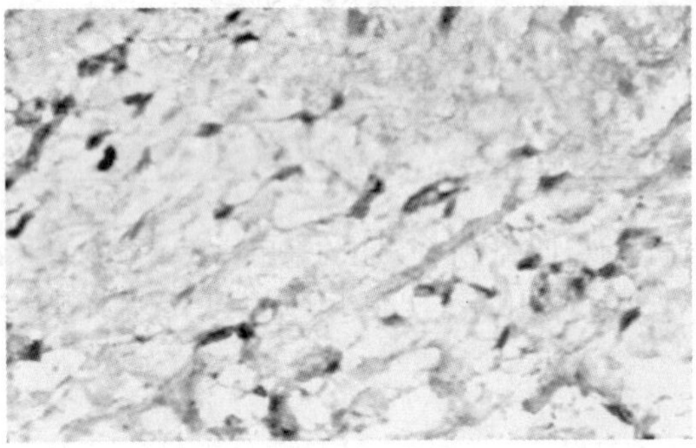

图5 银芷肛肠熏洗剂低剂量组（×40）

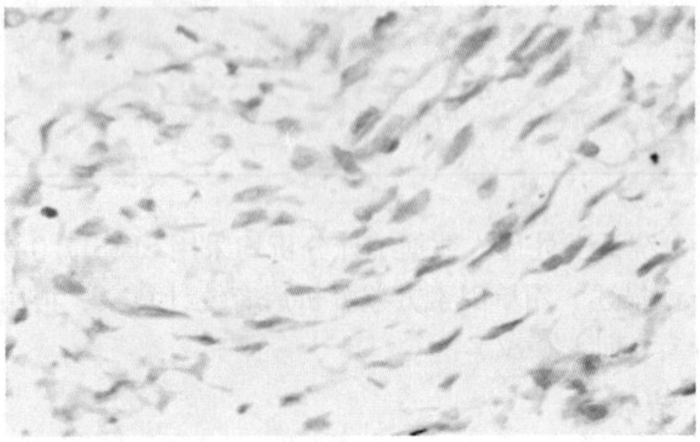

图6 银芷肛肠熏洗剂中剂量组（×40）

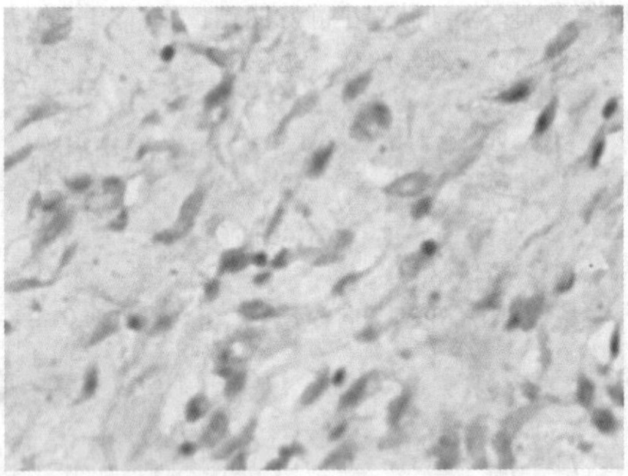

图7 银芷肛肠熏洗剂高剂量组（×40）

表4 五组动物 iNOS 染色结果的比较（$\bar{x} \pm s$）

组别	动物总数	阳性率评分
空白组	10	3.8 ±0.42
金玄痔科熏洗散对照组	10	2.7 ±0.48**
银芷肛肠熏洗剂低剂量组	10	2.2 ±0.42**
银芷肛肠熏洗剂中剂量组	10	1.9 ±0.57**/ΔΔ
银芷肛肠熏洗剂高剂量组	10	1.3 ±0.48**/ΔΔ

统计分析：*/**与空白组比较有统计学意义（$P<0.05/0.01$）；

Δ/ΔΔ 与模型对照组比较有统计学意义（$P<0.05/0.01$）。

2.3 给药后大鼠痔相近模型创面组织中 VEGF 的阳性表达

按照结果分析方法计算阳性细胞率后按评分标准评分，结果表明：银芷肛肠熏洗剂高、中、低剂量组及金玄痔科熏洗散对照组抑制 VEGF 表达的作用均优于空白组，差异均有统计学意义（$P<0.01/0.05$）；银芷肛肠熏洗剂高、中剂量组抑制 VEGF 表达的作用均优于金玄痔科熏洗散对照组，差异均有统计学意义（$P<0.01$），银芷肛肠熏洗剂低剂量组与金玄痔科熏洗散对照组抑制 iNOS 表达的作用不具有可比性，差异无统计学意义（$P>0.05$）（见图 8－12、表 5）。

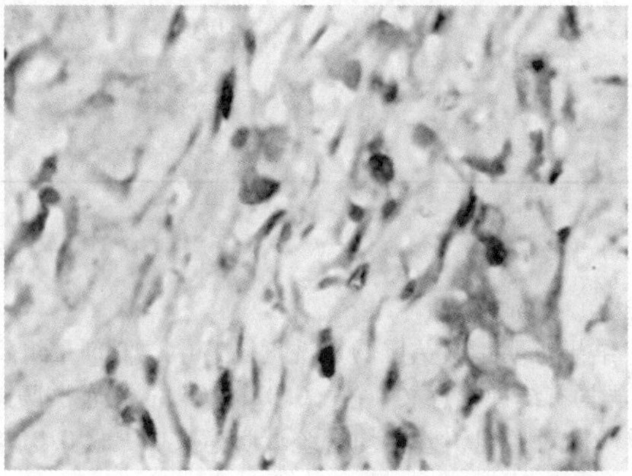

图 8　空白组（×40）

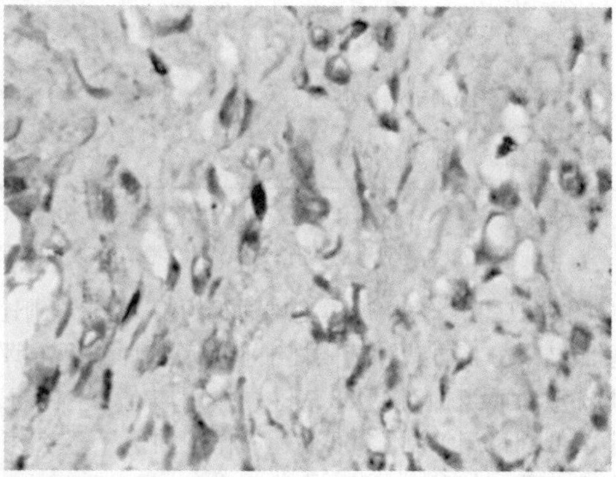

图 9　金玄痔科熏洗散组（×40）

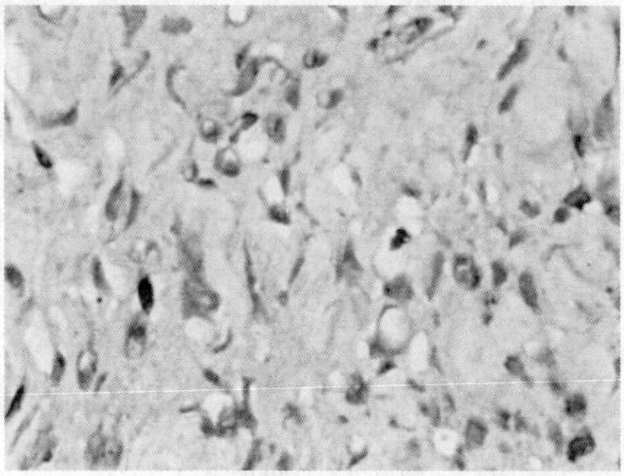

图 10　银芷肛肠熏洗剂低剂量组（×40）

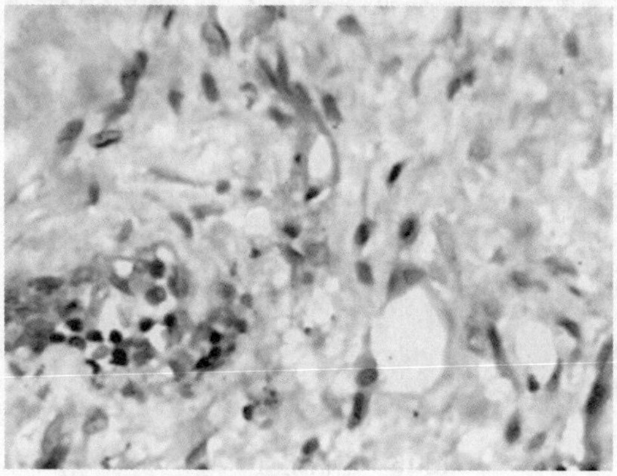

图 11　银芷肛肠熏洗剂中剂量组（×40）

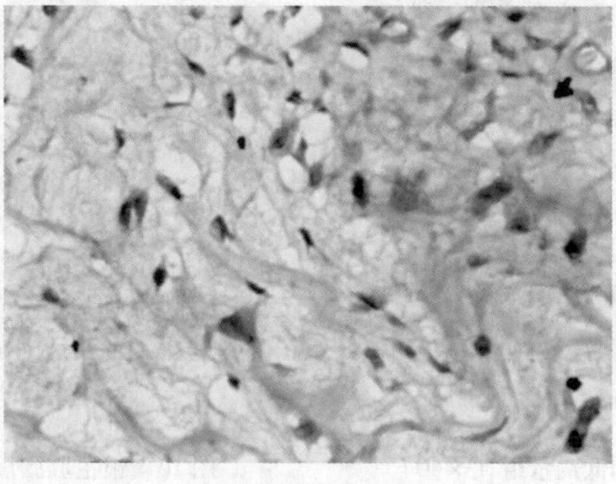

图 12　银芷肛肠熏洗剂高剂量组（×40）

表 5　五组动物 VEGF 染色结果的比较（$\bar{x} \pm s$）

组别	动物总数	阳性率评分
空白组	10	3.7 ±0.48
金玄痔科熏洗散对照组	10	3.1 ±0.58 *
银芷肛肠熏洗剂低剂量组	10	2.8 ±0.63 * *
银芷肛肠熏洗剂中剂量组	10	2.3 ±0.48 * */ΔΔ
银芷肛肠熏洗剂高剂量组	10	1.4 ±0.52 * */ΔΔ

统计分析：*/ * * 与空白组比较有统计学意义（$P<0.05/0.01$）；
Δ/ΔΔ 与模型对照组比较有统计学意义（$P<0.05/0.01$）。

2.4 给药后大鼠痔相近模型创面组织中 CD68 的阳性表达

按照结果分析方法计算阳性细胞率后按评分标准评分，结果表明：银芷肛肠熏洗剂高、中、低剂量组及金玄痔科熏洗散对照组抑制 CD68 表达的作用均优于空白组，差异均有统计学意义（$P<0.01/0.05$）；银芷肛肠熏洗剂高、中、低剂量组抑制 CD68 表达的作用均优于金玄痔科熏洗散对照组，差异均有统计学意义（$P<0.01/0.05$）（见图 13－17、表 6）。

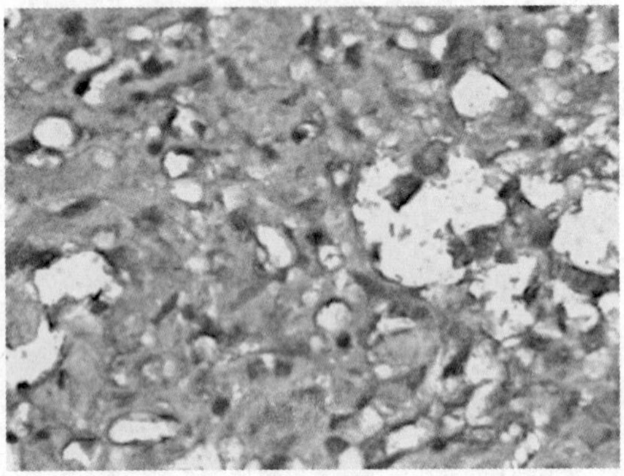

图 13　空白组（×40）

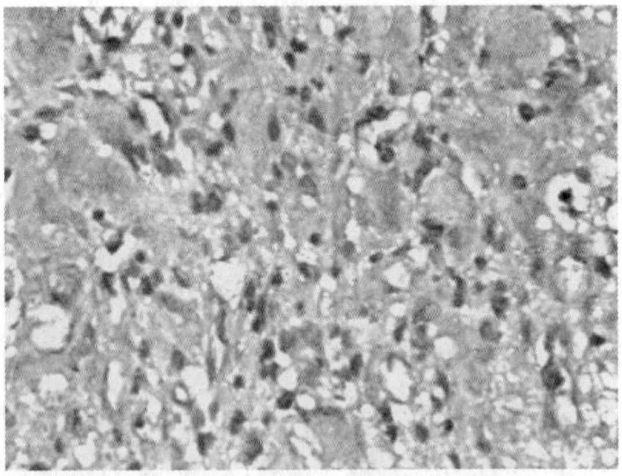

图 14　金玄痔科熏洗散组（×40）

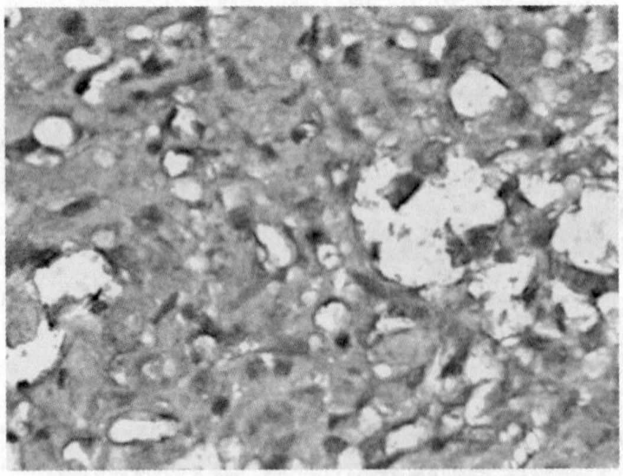

图 15　银芷肛肠熏洗剂低剂量组（×40）

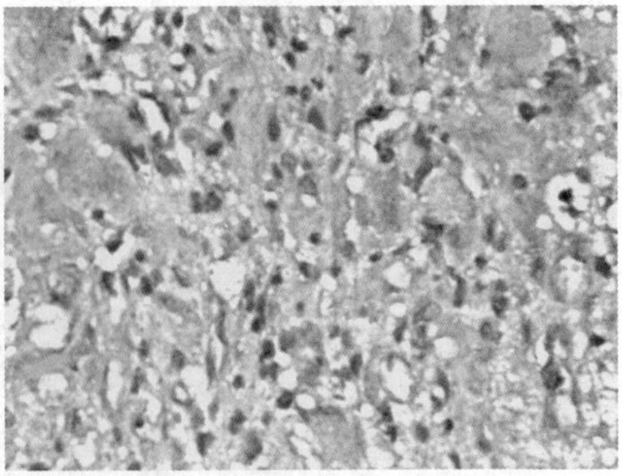

图 16　银芷肛肠熏洗剂中剂量组（×40）

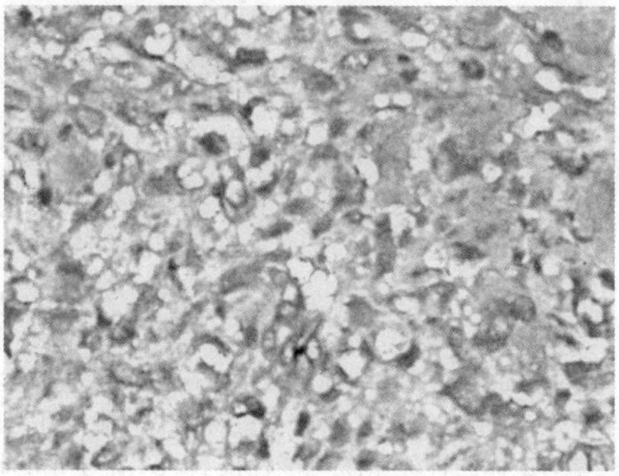

图17 银芷肛肠熏洗剂低剂量组（×40）

表6 五组动物 CD68 染色结果的比较（$\bar{x} \pm s$）

组别	动物总数	阳性率评分
空白组	10	3.5 ± 0.53
金玄痔科熏洗散对照组	10	$2.9 \pm 0.57^{*}$
银芷肛肠熏洗剂低剂量组	10	$2.4 \pm 0.52^{**/\Delta}$
银芷肛肠熏洗剂中剂量组	10	$1.9 \pm 0.57^{**/\Delta\Delta}$
银芷肛肠熏洗剂高剂量组	10	$1.2 \pm 0.42^{**/\Delta\Delta}$

统计分析：*/**与空白组比较有统计学意义（$P<0.05/0.01$）；
Δ/ΔΔ 与模型对照组比较有统计学意义（$P<0.05/0.01$）。

3. 讨论

痔急性发作表现为病变部位炎症和循环障碍，近年来一些学者对痔的发病机制进行深入的研究，一系列资料表明某些创伤或炎症性因素可使各种细胞及细胞因子表达和活性增强，造成微血管壁及内皮细胞的过氧化损伤。一方面导致痔血管生成继续增加，纤维支持结构的进一步破坏，另一方面也导致痔出血、水肿、脱出等临床症状，并进一步加重，而增大和脱出的痔更易于发生创伤和炎症，从而形成痔发病中的恶性循环[4-6]，认为痔的形成与 iNOS、VEGF、CD68 等有着密切的相关性。

在临床上以经验方银芷肛肠熏洗剂治疗痔急性发作起效快，疗效显著。本方组方由银花、白芷、昆明山海棠、生大黄、荆芥、生艾叶、细辛、花椒、三棱、莪术构成，方以银花清热解毒，白芷消肿止痛；昆明山海棠除湿消肿止痛，生大黄消肿散瘀止血，荆芥散风止血消疮，艾叶行气止血止痛，细辛祛风止痛，助银花白芷清热解毒，消肿止痛，佐以花椒活血通络，三棱、莪术破血行气，消积止痛，调和诸药出入于气分、血分，全方共奏清热解毒，活血化瘀，行气去湿，消肿止痛止血之功。方中应用了芳香走窜类药物如银花、白芷、荆芥，此类药物挥发油成分多，易入机体，使药物有效成分加速渗入。活血化瘀类药物如大黄、三棱、莪术，有活血祛瘀和加速药物渗透转运以及畅通经气的作用。辛辣温热类药物如花椒、艾叶、细辛除自身具备作用外，还可增加皮肤渗透力，用以助它药渗入体内。方中昆明山海棠有较好的抗炎、免疫调节作用。全方组方合理，具有抗炎、促愈的作用，临床治疗痔急性发作起效快，疗效显著。

本研究在建立大鼠痔相近模型的基础上，选取 iNOS、VEGF、CD68 作为观察指标，通过观察银芷肛肠熏洗剂对以上细胞因子的影响，探讨银芷肛肠熏洗剂治疗痔急性发作的作用机制。

本次研究采用注射醋酸致肛门溃疡法建立大鼠痔相近模型，光镜下所见符合急性炎症病理学改变，与文献报道人类急性嵌顿性痔的病理形态特征相似，表明模型复制成功。给药后发现，银芷肛肠熏洗剂高、中、低剂量组均能抑制痔相近动物模型的 iNOS、VEGF、CD68 表达。三者与炎症反应及血管生成均有密切的关系，银芷肛肠熏洗剂可能通过减轻 iNOS 过氧化损伤、VEGF 的促血管通透性及抑制了巨噬细胞的分泌炎症因子功能从而抑制炎症，并且可抑制三者的血管生成作用，这些作用有效的改善了痔急性发作时的病理改变。

综上所述，痔的发病过程中，iNOS、VEGF、CD68 等细胞因子的表达增强。银芷肛肠熏洗剂使这种细胞因子失衡状态得以调整，这可能是其治疗痔急性发作的作用机制之一。

参考文献：略。

幻肛痛的理论探讨

杨玉刚　杨向东

（开封市中医院肛肠科，河南　开封，475000；
成都肛肠专科医院，四川　成都，610000）

【摘要】幻肛痛；肛门直肠神经官能症；感觉诱导障碍；理论探讨

肛门直肠神经官能症（Anorectal Neurosis）是指病人由于植物神经功能紊乱、肛门直肠神经失调而发生的一组症候群。本病是以肛门直肠异常感觉为主诉的神经系统机能性疾病。多见于平时精神较紧张多疑，情志不畅、心情急躁、或性格内向的人群。主诉症状常随情绪波动而进退，意志转移或暗示治疗症状可缓解[1]。然而，有些患者，如直肠癌经腹会阴联合切除术后患者，肛门直肠病术后半年以上的患者，甚至未做过任何肛门直肠手术，主观感觉肛门、肛周疼痛、灼痛、坠胀痛、放射痛等以疼痛不适为主的症候，我们不能简单的归结为肛门直肠神经官能症。于是，在著名肛肠病专家曹吉勋教授的指导下，成都中医药大学教授杨向东提出了"幻肛痛"的概念。此理论一经提出，就迅速在学术界得到广泛认可和传播。

幻肛痛（Phantom Pain Anal）是指主观感觉肛门、直肠、会阴部及肛周疼痛，并有不同程度、不同性质肛门及肛周不适的幻觉现象，而客观检查未发现明显的器质性病变。患者主诉离奇古怪，有的诉说回到家就痛，有的在闻到异常气味即感疼痛，有的疼痛定时发作，有的看到别人穿红色的衣服就肛门坠痛，甚至有的因直肠癌切除直肠肛门的人感觉欲解大便而肛门胀痛不适，多伴有肛周麻木、蚁爬样、臀部大小不一等幻觉。

1 解剖生理学基础

1.1 肛门直肠神经[2]　肛门直肠神经之特点是齿线以上为植物神经，齿线以下为脊髓神经。它主要来自下腹下丛（盆丛），位于腹膜返折部以下至提肛肌之间的腹膜外组织内，居髂内动脉与直肠之间。主要由来自腹主动脉丛的骶前神经、来自交感干骶节的骶内脏神经（交感纤维）和来自骶3—4的盆内脏神经（副交感纤维）组成。

直肠神经：由植物神经，即交感神经和副交感神经支配。交感神经：由骶前神经和骶内脏神经而来，骶前神经在第四、五腰椎体和骶一椎体前方，分出一对腹下神经，在直肠两侧经侧韧带向下、向外到膀胱底后方盆丛，并与副交感神经相连，由此发出神经纤维，分布到直肠、肛门内括约肌、膀胱和外生殖器。有抑制肠蠕动并使内括约肌收缩的作用。副交感神经：由来自骶3—4的盆内脏神经组成，是阴部神经的脏支，随直肠下动脉分布到直肠、膀胱、阴茎血管、阴蒂和内括约肌。有增加肠蠕动，促进分泌，使内括约肌松驰的作用。副交感神经对直肠的机能调节很重要。直肠的痛觉，是由盆内脏神经传入，与交感神经无关。

肛管和肛周皮肤神经：由植物神经和脊神经支配。植物神经主要有盆丛和骶神经节而来。分布于肛管、肛周皮肤内的腺体、血管和皮肤、脊神经主要由骶3-4神经和尾神经而来，合成肛门神经，支配齿线下肛管、肛周皮肤、外括约肌和肛提肌，也有纤维分布于会阴部和阴囊皮肤。

1.2 肛门直肠的感觉功能　肛门能够保持正常的节制功能部分源于肛门直肠的感觉。肛管由游离的神经末梢和感觉器官共同支配。肛管隐窝、隐窝头侧的黏膜、肛管移行区是游离神经末梢分布最密集的地方。这些区域远端的肛管上皮对痛觉、温度觉、触觉敏感。这些区域的近端没有痛觉纤维，但是有很多对压力变化敏感的高—马小体（Golgi—Mazzoni body）帕西尼体（paciniam corpuscle）。肛周皮肤的感觉通过脊神经直接受大脑支配。

2. 病因病理

2.1 肛门直肠手术损伤　因肛门直肠疾病在检查、诊治过程失误、失败使病人精神受到刺激产生恐惧、悲观、疑惑而引起持续性紧张，长期内心冲突的精神因素，造成中枢神经系统活动过度紧张而导致本病。或者患者术后对肛门直肠过分关注，致使微小的疼痛放大化也易导致本病。

2.2 神经内分泌异常　任何手术，都不可避免损伤血管、神经，但人体自身有一个正常的修复机制，能够很快的修复损伤。人体的反射活动是由反射弧构成的，包括感受器、传入神经、神经中枢、传出神经和效应器，任何一部分损伤都会产生疾病。肛肠手术损伤肛门及肛周的感觉神经（感应器）、传入、传出神经、运动神经（效应器），部分患者不能很快的修复和适应，从而任何刺激都可能使患者产生幻肛痛等感觉诱导障碍。更年期妇女性激素分泌异常，更易诱发本病。

2.3 精神心理因素　精神心理因素在本病的发病过程中起着非常重要的作用。心理因素如注意力分散、心情放松、恐惧、压抑、以前的疼痛经历和家庭、文化背景等，影响着疼痛感受的方式[3]，精神紧张、情绪压抑、心理矛盾、社会环境变化等因素可导致本病发生。随着生活水平的提高，人们的精神压力也与日俱增，人长期处于高压的工作状态，使中枢神经系统的兴奋与抑制过程失调，植物神经功能紊乱，肛门及肛周皮肤感觉功能失常而导致本病。或精神压力过大，患者胡思乱想，自我感觉肛门、肛周疼痛不适，转移注意力时可自愈。

2.4 中医学认识　幻肛痛在中医学中属郁证、脏躁、虚劳病症。其主要病机有郁怒不畅、肝脾失调、心肾亏虚、阴虚火旺等。

3. 发病机理

目前尚无确切机理可以完全解释幻肛痛，可能与精神心理变化、术前疼痛、术中损伤性刺激、术后疼痛有关；与神经传导的各个环节发生变化有关。

3.1 “外周—中枢性”机制学说　神经中枢与外周神经的相互作用在幻肛痛的产生、维持方面，起着重要作用，在部分或完全性外周神经、后根或后根神经节细胞损伤，引起严重及持续脊髓机能障碍的慢性疼痛综合征中，可能由于“外周—中枢性”机制[4]引起的。其机制为：(1) 肛门或肛周感受伤害的纤维、背根神经节细胞受到损害，从而对机械、热、化学刺激异常敏感；(3) 脊髓后角中枢感受肛门或肛周伤害性冲动神经元延迟敏化、兴奋性增高，对非伤害刺激也出现反应；(3) 感受肛门或肛周伤害的神经元变性，引起低阈值的机械敏感性末梢解剖性出芽，从而与中枢感受伤害性神经元形成联系，这将导致后角功能性突触重构[5]。

3.2 “生物—心理—社会”模式学说　运用生物－心理－社会模式来认识疼痛非常重要[6]。人体是由生物因素、心理因素、社会因素三者共同构成的一个统一整体，生物因素、心理因素、社会因素三者共同制约着人的健康和疾病，有时其中某个因素起主导作用，但三者总是相互影响的。此类病人过分注重自身的感受，对改变生活习惯非常敏感。当社会、精神、心理等因素发生变化而超出了个人的应激能力时容易产生本病。有些患者当听到或看到别人患病时，可感觉自己也有类似症状，平时喜欢阅读医学书籍，往往似懂非懂，且容易受此类书籍的影响而感到不适。身体患病时，过分焦虑和着急，疑病恐癌，如遇精神创伤、局部疼痛刺激等，均可引起大脑功能暂时失去平衡，植物神经功能紊乱，肛门直肠神经活动失调而发病。

3.3 神经内分泌学说　人类不同于其他动物的重要特点是人类有感情。所以，各种心理、社会因素以及性激素的变化，对全身各个系统都可直接或间接的产生重大影响，肛门直肠也不例外。典型的学说有“神经内分泌学说”学说，即精神心理变化，影响到神经系统和内分泌系统的变化，使肛门直肠的感觉功能产生感觉诱导障碍。所谓感觉引导障碍是指机体感受系统对外界刺激不能产生正常的感觉反应。临床实践证明幻肛痛的发病率女性高于男性，特别是女性更年期时更容易发生。实验室检查发现绝大多数女性患者雌激素和孕激素的分泌明显减少。尤其是雌激素的减少程度与患者的病情成正比。

4. 临床特点

4.1 常因心理和社会压力因素等而诱发或加重。可表现为多种症状，包括躯体和精神症状如离奇的幻感症状如肛内有持续或陈发性的疼痛甚至剧痛，有的甚至用强烈的止痛针药也无法缓解，但进行有相关检查时无法发现有相应的阳性体征与病变。

4.2 病人意识清楚思维正常，没有行为紊乱；但病人个体心理素质较差，情绪易低落，常伴有失眠、多梦、头痛、胸闷不适、善叹息等神经弱及胃肠功能紊乱症状。

4.3 病程较长，病人自觉有病并积极要求治疗，病情虽长，但一般没有明显消瘦。这类疾病女性的发病率高于男性，多见于更年期或接近更年期妇女易为发生。

5 治疗

幻肛痛的治疗同肛门直肠神经官能症一样，以心理治疗为主，尤其是对一些症状较轻的患者来说，一般无需服药。对一些症状严重，病程较长的患者则可适当的配合药物治疗。

5.1 精神心理疗法　明确本病的诊断后，应解除患者的疑虑，减轻其思想负担和精神紧张。其次患者应建立乐观的情绪、良好的生活制度，注意劳逸结合，保证充足的睡眠。参加各种文化娱乐活动和体育锻炼，调整神经系统功能，改善体质和精神状态，对本病的治疗十分有益。从心理上充分打消其此病难治的顾虑。转移其注意力。解除其思想负担。而不把精力专注于病情上。保持愉快，平和的心境[7]。医生必须热情关心体贴病人，治疗期间配合暗示疗法，并向患者说明疾病的性质，起病的原因和良好的预后，使患者在主观绝望中得到最大的慰藉，从而解除病人的思想顾虑，提高治愈信心乃是治疗中的重要环节。

5.2 药物疗法　全身治疗：精神紧张不安、失眠时，可服用镇静剂，如安定、利眠宁等；腹痛、腹泻时，可用解痉挛剂，如阿托品等；植物神经功能紊乱，可服用谷维素、维生素 B1，复合维生素 B 等。局部治疗：肛周亚甲蓝或消炎止痛剂局部封闭，或黄连溶液保留灌肠等。但药物治疗必须结合其他治疗，否则效果不佳。

5.3 饮食疗法　应避免吃油腻、生冷、刺激性食物，不吸烟，不喝酒；多吃清淡、易消化、易吸收的食物，如水果、蔬菜、瘦肉、豆制品等。

5.4 激素替代治疗　更年期妇女根据激素水平补充性激素进行治疗。

5.5 中医药治疗　中医辨证施治，郁怒不畅者柴胡疏肝散加减，肝脾失调者逍遥散加减，心肾亏虚者天王补心丹加减，阴虚火旺者知柏地黄丸加减。也可针刺天枢、气海、关元、足三里、内关等穴，对本病也有较好效果。

6. 小结

幻肛痛是一种主观性疾病，各种辅助检查很难发现器质性病变。人们对幻肛痛有一定的认识，但非常局限，幻肛痛的机理还在进一步研究之中。因患者描述的症状与客观不符，常被医者认为无病，而拒之门外，患者自觉非常痛苦，常怀疑医生的检查结果而到处求医。有的患者常患有长期的慢性病，或由于长期的工作、学习过度紧张所致。关注患者躯体和心理功能的恢复也相当重要，所以要认真分析每一位就诊者的具体情况，对不同患者采取相应的多种治疗方法[8]，这就要求各学科（肛肠病学、疼痛学、内外科学、精神病学、康复医学、行为医学和护理学）之间的配合。分别辨证治疗，并认真做好说服解释工作，消除病人种种疑虑，不要用简单的方法来对付病人，是治好本病的关键。

参考文献：略。

灌肠剂在肛肠科疾病中的应用

尹　骅　贺　平

（成都中医药大学，610075；
成都肛肠专科医院，610015）

【摘要】对近年来有关灌肠剂在治疗肛肠科疾病中的临床应用进行概述，以期对中药灌肠剂在肛肠科疾病中的临床应用及制剂研发提供参考。

【关键词】中药灌肠剂；直肠给药；肛肠科疾病；综述

灌肠剂是将中药或中成药或西药制成能直接灌入或滴入直肠而起全身或局部治疗作用的液体制剂。灌肠剂在我国具有悠久的应用历史，汉代张仲景所著《伤寒论》中就有“用猪胆汁和醋少许，灌谷道排宿食恶物”的记载。与传统口服给药法相比，中药灌肠剂既可避免肝脏“首过效应”，使药物直达病所，又可避免对胃肠道的刺激及损害。现将其研究应用进展概述如下。

1. 痔

痔是一种常见病和多发病，男女皆可有，任何年龄都可发生，随着年龄的增长而逐渐加重。临床主要以脱出、出血、肛门不适、疼痛瘙痒、潮湿坠胀为主要症状表现。廖治先[1]等研究报道将采取相同手术方式治疗三四期内痔伴外痔的患者随机分为两组，治疗组260例在给予常规痔科换药上，均以10～15ml的黄氏连霉液（黄连、栀子、白矾）保留灌肠，对照组272例仅予常规痔科换药，结果：治疗组用黄氏连霉液保留灌肠后明显改善术后出血、肛缘水肿、肛门坠胀、疼痛等临床症状，优于对照组，疗效显著。宋炳跃[2]应用药物（将一清胶囊4g，云南白药4g，庆大霉素16万u加入含80mlNS的液体瓶中，滴入肾上腺素0.5g，轻摇使药物混合均匀，暖至37.0℃）灌肠治疗痔出血患者560例，其中痔出血500例，痔术后痔核脱落期出血者60例，疗效观察为痔出血痊愈482例，治愈率96.40%，有效18例，有效率3.60%；术后痔核脱落期出血痊愈56例，治愈率93.33%，无效4例，改为手术缝扎止血，总治愈538例，总治愈率96.07%。提示药物灌肠具有直达病所，起效迅速，疗效显著之特点。伍静等[3]报道治疗混合痔术后并发症，治疗组61例运用常规痔科术后坐浴换药配合每晚予20ml燥湿止痒水保留灌肠。对照组62例在常规术后坐浴换药基础上每晚纳入吲哚美辛呋喃唑酮栓1粒，两组均治疗2个疗程，每个疗程7d，观察2组的临床疗效。结果表明治疗组治愈率90%，好转率10%，对照组治愈率92%，好转率5%，治疗组切口愈合时间11.40±4.93d，术后14d连续排便疼痛评分2.29±1.52分，对照组切口愈合时间15.40±5.67d，术后14d连续排便疼痛评分24.31±1.26分，术后14天治疗组纸上带血率74%，便时滴血率26%，无出血>=100ml者，对照组纸上带血率52%，便时滴血率47%，出血>=100ml者1例，占总病例中2%，14d后肛门坠胀治疗组痊愈率66%，好转率25%，无效率10%，对照组痊愈率50%，好转率19%，无效率31%，2组比较有显著差异（p<0.05）．得出中药制剂灌肠保留灌肠治疗混合痔术后并发症临川疗效确切，方法安全，痛苦小，无损伤，是一种治疗混合痔痔术后并发症的较好方法，值得推广使用的结论。

2. 肛窦炎

肛窦炎是肛肠科的常见多发病。85%肛门直肠病变与肛窦感染有关，如肛周脓肿、肛瘘、肛乳头肥大、肛周瘙痒等，故积极有效的治疗肛窦炎，对预防肛门直肠疾病有着重大的意义。徐伟等[4]将153例门诊病人随机分为治疗组和对照组，治疗组81例，取黄连解毒汤为主方加减，水煎浓缩200ml，分早晚2次灌肠，每次40~60ml，肛内保留20min，同时口服氟哌酸0.2g，每日3次，灭滴灵0.4g，每日3次；对照组72例，口服氟哌酸0.2g，每日3次，灭滴灵0.4g，每日3次。均治疗7天一个疗程，治疗组治愈60例，有效19例，无效2例，总有效率96.2%，对照组治愈33例，有效30例，无效9例，总有效率8.5%，提示中药汤剂灌肠与口服西药有协同作用，提高疗效。马志雄[5]对60例肛窦炎患者以五味消毒饮辨证加减保留灌肠治疗，2次/天，药液温度控制在35℃左右，药液注入后卧床休息20~30分钟，以治疗一周为1个疗程，治疗2个疗程后评价疗效，结果治愈30例，占50.00%，显效15例，占25.00%，有效10例，占16.67.00%，无效5例，占8.33%，总有效率90.675%；疗程最短7天，最长14天，平均（9.82±0.56）。结论、；中药汤剂保留灌肠治疗肛窦炎临床疗效显著。朱国平等[6]自拟肛愈汤（黄柏、黄连、枯矾、败酱等）配合左氧氟沙星胶囊治疗肛窦炎60例，对照仅口服左氧氟沙星胶囊治疗42例。结果治疗组总有效率96.67%，对照组71.43%，治疗组疗效明显优于对照组（P<0.01）。结论本方法治疗肛窦炎，患者的症状消失快，疗效显著。

3. 溃疡性结肠炎

溃疡性结肠炎[7]是一种病因尚不清楚的直肠和结肠慢性非特异性炎症性疾病。病变主要限于大肠黏膜与黏膜下层，范围多自远端结肠开始，课逆行向近段发展，甚至累积全结肠级末段回肠，呈连续性分布，临场主要表现为腹泻、黏液脓血便、腹痛，可合并不同程度的全身症状。《素问》：“饮食不节，起居不时，则阴受之，阴受之则入五脏，入五脏则满闭塞，下为飧泄，久为肠澼”。岑戎等[8]将90例肠镜确诊溃疡性直肠炎的患者随机分为3组，A组柳氮磺吡啶联合布地纳德与中药灌肠，B组口服柳氮磺吡啶，C组柳氮磺吡啶栓剂纳肛，疗程4周。结果，A组起效时间，临床完全缓解率及总体有效率均高于其余3组；直肠局部用药患者不良反应发生率皆显著低于口服用药组，P<0.01。结论 溃疡性结肠炎治疗局部用药较口服疗效快，不良事情发生率较低。中西药联合应用灌肠效果单独用药效果好。周秦汉等[9]随机设速效溃结散治疗组156例和口服柳氮磺胺吡啶对照组78例，对两组患者治疗前后主要症状和体征几分值作对比观察，并进行了动物实验。结果：临床总有效率治疗组与对比组分别为98.7%、70.5%；临床治愈率分别为78.2%、6.4%；复发率分别为5.2%，20.0%，治疗组疗效明显优于对照组（P<0，01）。实验研究证明速效溃结散能使肠黏膜充血水肿迅速消失，促进溃疡修复愈合，对痉挛结肠抑制明显，有显著止泻和抗过敏介质组胺作用。结论：速效溃结散保留灌肠有良好的抗溃疡性结肠炎作用，复发率低，无毒副作用。姜挺等[10]共纳入23个中药保留灌肠治疗溃疡性结肠炎的堆积对照试验（rct）。短期结果显示中药灌肠组比对照组疗效好，8个rct结果显示中药灌肠组有效率92。8%高于口服柳氮磺吡啶组89.9%，3个rct结果显示中药灌肠组有效率93.1%，高于庆大霉素加皮质激素灌肠组71.6%，4个rct结果显示中药灌肠组有效率94.2%高于柳氮磺吡啶加皮质激素组74.9%。中药灌肠治疗未发现明显不良反应。结论 该研究所纳入试验的方法学质量均较低，虽显示中药灌肠疗法在改善溃疡性结肠炎近期临床疗效指标方面优于常规西药疗法，但因无评价远期疗效的试验，尚不能对其疗效得出可靠的结论。

4. 结直肠息肉及良恶性肿瘤

结直肠息肉始见于《灵枢．水胀篇》：“寒气客于肠外，与卫气相搏，气不得荣，因有所系，癖而内著，恶气乃起，息肉乃生。”凡大肠黏膜表面凸向肠腔内的隆起物，可有蒂、也可以广基。按组织学分类可将其分为肿瘤性、错构瘤性、炎症性和化生性及其它共5类。在祖国医学中，凡因瘀血、浊气或痰湿凝滞留于经络组织之中，而产生的赘生物，称为瘤。按病理学分类，有良性肿瘤及恶性肿瘤之分。结直肠肿瘤可发生在结直肠的任何部位，但均以直肠和乙状结肠常见。常见症状为便血及大便习惯的改变，少数患者早期可无症状，仅在指检或内窥镜检查时发现。张凤清等[11]将66例肠息肉摘除术后患者，随机分成观察组级对照组，观察组33例手术后1周内用捂被子乌梅汤保留灌肠，每晚睡前一次，12天为一疗程，共2个疗程，中间间隔一周，半年后重复治疗第二疗程。对照组22例未行保留灌肠，半年后均复查肠镜一次，共追踪2年，2两后观察组共复发3例，对照组复发9例，复发率分别为9，09%和27.27%（P<0.01）．提示五倍子乌梅汤保留灌肠对预防肠息肉复发疗效好，对肠癌的防

治具有中药意义。陈爱飞[12]将56例大肠癌晚期，预计生存期超过3个月，且无化疗禁忌症的患者，随机分为两组格28例，均给予标准化化疗方案化疗2个周期，治疗组家用清肠消癌方灌肠，结果有效率治疗组53.6%，对照组32.1%（P<0.05）。白细胞下降发生率级恶心呕吐反应发生率治疗组低于对照组（P<0.05），生活质量提高率治疗组高于对照组（P<0.05）得出结论：中药灌肠能提高化疗的有效率，降低白细胞下降发生率级恶心呕吐反应发生率，提高生活质量。龚淑芳[13]对30例均为失去手术机会的晚期直肠癌，均为腺癌有不同程度的病灶转移的患者采用中药保留灌肠为主配合中药内服治疗，其中18例患者治疗10日后，便血净除占60%，9例用上法10后便血量较前减少2/3以上，占30%，1例经上法10后效果不佳，继续用5日，便血量较前减少1/3左右，占3.3%，2例反复用上法20日后便血无明显减少，占6.6%。

5. 其他

李德朝[14]应用榴弹磺胺嘧啶、甲硝唑、强的松、思密达保留灌肠治疗32例肛周克罗恩病患者，12例高位肛瘘28内治愈，5例肛周脓肿16天痊愈，10例肛裂14天内痊愈，1例伴肛周瘙痒且腹泻、便血较重，1个月后复发，同前治疗1个月后痊愈。药物保留灌肠治疗肛周克罗恩病效果满意。唐莎、李伟彬[15]将110例宫颈癌根性放疗后出现放射性直肠炎患者按就诊序号单双号分为对照组观察组，每例55例。对照组行常规静脉输液+口服用药治疗，灌肠组行常规静脉输液+红藤汤100ml+地塞米松5mg+蒙脱石散3g温度保持37~40℃，用一次性灌肠器于每晚睡前行保留灌肠。一个疗程后近期疗效结果为观察组的临场治愈率达78.2%，对照组为61.8%（P<0.05），得出中药小剂量滴注保留灌肠可提高放射性直肠炎疗效的结论。

6. 结语

综上所述，药物保留灌肠是直肠给药的一种中药方式，是中医外治发的一个中药分支。灌肠可以使病灶局部含有较高的药物浓度，从而发挥快速有效的治疗作用，并且病灶局部作用浓度高，毒副反应小。中药内服与外用相结合，治疗上整体与局部相兼顾，对多种肛肠科疾病的治疗均有较好的临床疗效，尤适宜于肛肠科疾病的治疗，且给药方法简便，无创伤，患者乐于接受，药源易得，价格低廉。总之，中药灌肠剂在肛肠科疾病治疗中有广阔的应用前景，值得临床提倡推广。

参考文献：略。

基于Access数据库技术研究中医肛肠方剂高频药物分类关系

袁学刚[1]　杨向东[1]　张　昱[2]

（1. 成都肛肠专科医院/中国PPH技术培训中心 610015；
2. 成都市高新区桂溪社区卫生服务中心 610041）

【摘要】目的　应用计算机数据库（Access数据库）技术对晋代至金元时期中医肛肠科常用方药信息进行科学、系统研究，探索中医肛肠古代方剂中高频药类，以期为肛肠科医师临床辨证、选方用药提供客观依据。方法　应用Access数据库规范、录入原始方药信息数据并归类、分析。结果　补气、收涩、止血、清热、活血、温里、理气、攻毒杀虫止痒、解表、补血、开窍醒脑止痛、化瘀药类药物居于全库高频药类的前12位；结论　本研究结果能够为肛肠科临床医生选方用药提供可靠的客观依据。

【关键词】数据库技术；中医肛肠；方药信息

中医肛肠学科是中医药学伟大宝库中的重要组成部分，具有很高的实用价值和学术价值，数千年来，先贤们在辨证论治和整体观指导下辨证施治、遣方用药，积累了丰富的经验，创制了一大批有肛肠专科特色的经方、验方，对肛肠疾病起到了良好的防治作用，为解除广大肛肠疾病患者的病痛，改善和提高患者的生活及生存质量作出了巨大贡献。本研究以Access数据库为载体，通过收录晋代至金元时期中医古代典籍中有关肛肠方剂、药物的相关信息，建立中医肛肠方药临床信息数据库，参照《中华人民共和国药典》[1]、《中药大辞典》[2]、《中药学》[3]、《中华本草》[4]对原始文献中药物名称、分类等术语进行规范、统一。全库共收录中医肛肠方剂480首中，共使用药物2332频次，涉及药物540种，对全库药物进行分类研究可以发现，药物分类高频前12位如下表（表1）：

表 1 全库药物分类频数表

分类	频数	占全库药物频次百分比（%）
补气药	183	7.85
收涩药	180	7.72
止血药	151	6.48
清热药	130	5.57
活血药	120	5.15
温里药	107	4.59
理气药	103	4.42
攻毒杀虫止痒药	99	4.25
解表药（发散风寒、疏散风热）	93	3.99
补血药	89	3.82
开窍醒脑、止痛	72	3.09
化痰药	62	2.66

分析表 1 信息可以看出，中医对肛肠疾病的诊治体现了对因治疗、对症治疗和肛肠专科特色治疗三方面特色。

1. 对因治疗 补气、清热、温里、补血类药物体现了中医审证求因的对因治疗的观点。

1.1 补气、补血类药物居于全库药类前列 肛肠科常见、多发疾病中不乏大量虚性疾病。或因气虚不摄导致便血，或因长期便血导致气随血脱，或因气血虚而致脱出、便血、疼痛、流脓血等症候群。治疗上通过补气、补血类方药“益气固脱”、“益气摄血”、“补血益气”、“益气温中止痛”、“益气托里透脓生肌”等针对病因辨证施治，常能获得满意疗效。本数据库中补气、补血药物如黄芪、蜂蜜、人参、当归、阿胶、芍药等使用频率非常高，提示治疗肛肠科多种疾病应该考虑到“本虚”实质，所谓“邪之所凑，其气必虚”。若能“真气内守”，则“病安从来”？故而齐德之感叹：“皆由房酒过度，久嗜甘肥，不慎醉饱，以合阴阳劳扰，血脉肠澼渗漏冲注下部，肛边生疮，变为痔疾”[5]。因此，在治疗疾病过程中不能单纯“对症治疗”，整体观念、对因治疗、辨证论治才是指导中医肛肠学科的基本法则。

1.2 清热类药物在全库药物分类中居第 4 位 该类药物中，黄连、黄芩、苦参、黄柏、连翘、龙胆草使用频率较高。这一结果印证了长期以来，我们普遍认为的湿热邪气与肛肠疾病发生、发展息息相关的理论。所谓“痔疮生于谷道肛门之边，乃五脏七腑受湿热之毒而生者也。…虽痔之形状甚多，而独湿热则一也…”[6]。多种因素导致患者湿热壅盛，下注大肠、肛门，导致肛门血络灼伤、气血不畅，则临床出现便血、脱出、疼痛、肿胀等系列病理表现。因此，清热燥湿、清热解毒、清热凉血类药物在肛肠科还需要进一步开发研究。

1.3 温里药在药物分类中高频出现 本研究显示，温里药物在古代中医肛肠疾病中使用频率很高，尤其是性味“辛、甘、热”的附子、肉桂、干姜等热性药物被广泛使用于痔疮、脱肛、肛瘘等肛肠科各类疾病，在治疗“便血”、“疼痛”、“脱肛”、“流脓血”等肛肠科常见症状的方药配伍中都能见到。这似乎与当前许多肛肠科医生对痔、漏成因的认识和临床用药习惯不符。陈实功在《外科正宗》里如此论述痔漏成因：“夫痔者，乃素积湿热，过食炙煿，或因久坐而血脉不行，又因七情而过伤生冷，以及担轻负重，竭力远行，气血纵横，经络交错；又或酒色过度，肠胃受伤，以致浊气瘀血流注肛门，俱能发痔[7]。”该段论述表明，除了湿热致病以外，气血不畅、过度劳逸、七情、酒色等因素致“浊气瘀血流注肛门”也是痔漏发病的重要机理。《素问·举痛论篇第三十九》更进一步论述了疼痛产生的机理及治疗原则。“寒气客于脉外…外引小络，故卒然而痛，得炅则痛立止。”[8]“炅”者，热也。这说明疼痛乃卫气不入，寒气薄之，脉急不纵所致，得热则卫气复行，寒气退辟，故痛止。另外，温里药物与补气类药、补血类药等协同作用，共凑“温阳益气摄血”、“温阳益气固脱”、“温中补虚，托里透毒”之功；与清热类药物配伍，则能避免苦寒药物损伤脾胃正气；与理气、活血、止痛等药物配伍，则能进一步增强上述药类理气、活血、止痛的功效。故能有效针对痔疮、脱肛、肛瘘等肛肠科疾病，治疗“便血”、“疼痛”、“脱肛”、“流脓血”等症状。本研究结果表明：温里药物可以广泛应用于治疗肛肠科各种疾病，辨证论治是指导临床遣方用药的“金标准”，诊治过程中必须始终如一地坚持这个标准。

2. 对症治疗 收涩、止血、活血、理气类药物高频出现体现了古代中医肛肠在辨证施治的同时注重对主要症候的处理，与现代肛肠病学关于痔病的治疗原则即“在于减轻或消除症状[9]”相吻合的。

2.1 收涩药在全库药物分类中居第2位　对于肛肠科常见的如脱出、腹泻、便血等症状，本研究反映出与之相应的涩肠固脱、涩肠止泻、酸敛止血等治法及选方用药。该类药物中白矾、刺猬皮、五倍子、乌梅等药物频率排前，说明本研究中高频药物和高频症状是呈对应关系的。

2.2 止血药居第全库药物分类第3位　便血是肛肠科最常见症状之一，也是广大患者最苦恼和担心的问题之一。因此，治疗便血往往是肛肠科临床医生追求的目标。在前述治病求本的基础上，医者还应重点考虑影响患者生活质量的重要症状。本类药物中槐实、血余炭、荆芥穗、槐白皮、槐花、炮姜等使用频率较高。

2.3 活血药和理气药高频出现　中医理论认为，气、血是一切生命活动重要的物质基础，分别具有十分重要的生理功能，二者紧密关联。气为血之帅，血为气之母，气滞则血瘀，气行则血行。若“营气不从，逆于肉理，乃生痈肿”[10]；“经脉流行不止，环周不休，寒气入经而稽迟，泣而不行，客于脉外则血少，客于脉中则气不通，故卒然而痛”[11]。由上述经文可见，肛肠学科的许多常见症状如“脓肿”、“疼痛”等均与气血不畅有关。因此，行气活血治法不但体现了中医辨证论治的精髓，也体现了古人对困扰患者的主要症状的重视。例如活血类药物“川芎”，性味辛、温，功效活血行气，祛风止痛，《本草纲目》谓之“血中气药”，既能活血化瘀，又能行气止痛。《圣济总录》中“枳壳汤方”（枳壳、黄芪、川芎、丹参、当归、槟榔、芍药、黄芩），主治症状为：肿胀、疼痛、痔核、恶寒、发热。该方即完美体现了活血药、理气药的配伍特点。

3. 中医肛肠专科用药特色鲜明

攻毒杀虫止痒、解表、开窍醒脑止痛、化痰类药物高频出现。如攻毒杀虫止痒药物蜂房、雄黄、硫磺、雷丸、苦楝子等；解表类（发散风寒或疏散风热）药物防风、荆芥、白芷、升麻、葛根、木贼等；开窍醒脑止痛类如麝香、冰片等；化痰药物如皂荚、南星、桔梗等。体现了鲜明的肛肠专科用药特色。

4. 讨论

本研究运用数据库技术研究中医肛肠方剂高频药物分类关系，发现古代中医对肛肠疾病的诊治体现了对因治疗、对症治疗和肛肠专科特色治疗三方面特色，而且理法方药一线贯通。研究结果为广大肛肠科医生提供了选方用药的科学依据。提示我们在坚持辨证论治的前提下，结合辨病因及辨症状，适当应用专科特效药物，在中医肛肠学科是必要的、有益的尝试和探索，必须投入更大的人力、物力对中医肛肠特色专科、专病、专药进行深入研究，以发现用药规律和作用机理。

参考文献：略。

中医肛肠学科发展现状及对肛肠方药进行现代化研究的必要性

袁学刚　杨向东　张　昱

（成都肛肠专科医院/中国PPH技术培训中心，610015
成都市高新区桂溪社区卫生服务中心，610041）

【摘要】中医肛肠学科是中医药学伟大宝库中的重要组成部分，具有很高的实用价值和学术价值，如何更好地继承和发扬中医肛肠学科？如何在肛肠疾病的治疗中恰当地运用中医药？笔者从方药临床信息入手，通过搜集、整理、规范、录入相关方药临床信息，建立起了中医肛肠古方临床信息数据库，并利用计算机软件对数据进行分析、研究，达到了规范中医肛肠学科病名、证名、症状名及药名的目的。研究结果是，能为肛肠类疾病的中医临床治疗提供可靠参考，为临床医生在诊治肛肠疾病时提供更多的选择和指导。

【关键词】中医肛肠学科；古方临床；规范整理；建立数据库；信息研究

“痔”早在甲骨文中即有记载，汉代的《神农本草经》首先提出“痔瘘”病名，后经历代医家不断发展而延绵至今，形成中医肛肠这样一个完整、独立的学科。中医肛肠学科是中医药学伟大宝库中的重要组成部分，具有很高的实用价值和学术价值。数千年来，中医肛肠学在辨证论治和整体观念指导下辨证施治、遣方用药，对肛肠疾病常常能起到良好的治疗作用。中医药有“简、便、廉、验”的特点，实用性强，易于推广应用，在肛肠领域内发挥着重要的作用，为解除广大肛肠疾病患者的病痛，改善和提高患者的生活及生存质量作出了巨大贡献。因此如何更好地继承和发扬中医肛肠学科，如何在肛肠疾病的治疗中恰当地运用中医药，如何更好地为广大肛肠疾病患者服务，是一个摆在我们中医肛肠人面前的课题。

随着科学技术的不断发展更新，新的理论学说不断涌现，新的治疗技术、器械、治疗药物和材料被成功应用于肛肠领域，走中西医结合的道路，为广大肛肠疾病患者解除病痛，是我们努力的方向和动力。然而综观中医药典籍，中医对肛肠疾病的病名诊断较为具体，但对辨证却显得不足，缺乏特异性。如现有的八纲辨证、脏腑辨证、卫气营血辨证、六经辨证等主要都是适应于内、妇、儿科，特别是适合于内科疾病的辨证[1]，对于肛肠疾病的特异性反映不够，很难体现辨证论治这一基本法则在肛肠学科的具体体现。所以，要提高中医临床对肛肠疾病的防治水平，有必要在中医辨证论治思想的指导下，反映具有肛肠科特色的辨证论治的基本规律，建立规范的肛肠科临床辨证基本模式[2]。而方剂（方药）是中医治疗肛肠疾病的重要手段，在中医学文献中记载颇为丰富，所含信息量大，每一首方剂都是对中医临床诊疗过程的记录，都体现了中医理、法、方、药各方面的信息。蕴含着前人宝贵的组方思想和经验，是辨证论治法则在肛肠专科的具体运用。因此，通过对肛肠疾病相关方剂的研究，我们不难找出中医基本理论在肛肠科的应用规律。

然而，目前肛肠学科的研究现状则在很大程度上体现了“去中医化”，对中医肛肠疾病的理论认识仍然停留在古代水平，“筋脉横解、肠澼为痔”仅仅是在许多中医肛肠人脑中的一个概念。而西方关于肛肠疾病的理论、学说几乎主宰了大部分肛肠科医生对肛肠疾病本质的认知。就对疾病的认知和诊断上看，肛肠学科存在详细辨病，忽略辨证的现象；就治疗手段而言，绝大部分临床医生追求手术治疗的效果，中医内治、外治等疗法严重萎缩。本研究通过规范、整理历代文献中有关肛肠疾病的方药相关临床信息，进而收录和建立有关肛肠疾病的方药病证数据库，研究分析中医肛肠的辨证和用药规律，为中医药更好地服务于肛肠临床提供理论支持和用药指导。

1. 研究现状

1.1 理论研究

中医学认为，肛肠疾病常见的发病因素有：风、湿、热、燥、气虚、血虚[3]，与外感六淫、内伤七情、饮食劳倦、酒色房劳所伤等因素相关。通过四诊合参，辨清寒热虚实，指导遣方用药。近年来中医肛肠学界的理论创新性研究报道较少，针对当今中医对肛肠疾病重辨病、轻辨证，中医肛肠疾病证候规范化研究缺乏的现状，有学者从肛肠疾病证候规范的原则、思路和方法等方面进行探讨，认为肛肠疾病证候的规范应当反映专科特色，从证候命名、概念、术语及诊断标准、辨证模式等方面进行规范[2]。提出证候的规范除了必须遵循科学性、实用性、继承性等原则外，尚应体现辨证的完整性、系统性、发展性、专科性、特异性和稳定性。在辨证模式方面，认为肛肠科除八纲辨证、脏腑辨证外，首先应对肛肠疾病的常见症状如：便血、肿痛、脱垂等进行辨证，这是分析症状的辨证方法。在此基础上结合一些肛肠科的现代检查指标。这样既拓展了辨证内容，更具有专科特点。因而在临床表现不典型、不全面，症状表述欠缺的情况下，通过实验室诊断指标来辅助辨证，是全身辨证与局部辨证、宏观辨证与微观辨证相结合的一种模式。在肛肠疾病方药临床信息研究方面，尚未有应用计算机软件方法进行研究的相关报道。

1.2 临床研究

在中医肛肠疾病的临床研究方面，陈峰[4]等指出，中医特色是中医肛肠学科有别于西医肛肠学科的标志，只有建立在以整体观念为主导，脏腑经络为基础，辨证论治为特点的中医肛肠学科，才能在未来医学发展中占有优势。没有中医特色的临床研究，仅仅不过是“为西医肛肠科增加一些内容”。要采取扬弃的观点来学习继承中医肛肠事业。田振国等[5]认为，中医肛肠学科是以中医基础理论为指导，以中医外科学为基础，以中西医结合的研究方法为手段，研究肛门及大肠部位疾病的基础理论及临床实践的一门学科。许多肛肠科临床医生在这方面做出了尝试，如陈雪清[6]等运用五苓散加减治疗肛肠病术后尿潴留60例与对照组采用甲基硫酸新斯的明对照。结果治疗组总有效率96.7%，对照组总有效率51.4%，两组疗效比较差异有显著意义（$P<0.01$）。这类研究为临床提供指导意义，也为今后进一步研究肛肠方药临床信息提供了实验素材。

1.3 实验研究

目前的许多临床试验研究，基本是停留于某一味药物或某一首方剂对肛肠疾病某一个方面的作用研究，类似于对原生药的成分研究。笔者认为，对中医肛肠疾病进行实验研究，必须而且只能是在中医基本理论的指导下开展才有意义。离开中医基本理论的所谓实验研究，不过是对西医方法的一种微不足道的补充。就中医肛肠方药临床信息研究而言，坚持中医特色尤其重要。忽视中医基本原理，用所谓现代科学的手段和方法研究中医肛肠疾病，割裂中医整体观，违背了辨证论治、具体问题具体分析的中医特色，只能得到片面、孤立、静止的所谓规律和结论，这样不但不能还原中医肛肠学科的本貌，反映中医肛肠学科的特色，甚至完全可能得出相反的结论。因此，本研究始终立足于中医基本理论，在中医特色框架下进行，对古代文献中相关信息进行整理、搜录，利用计算机软件进行客观分析、得出结论。最大限度地保留了文献原貌，保证了研究结果的科学性和合理性。

2. 结 论

笔者从方药临床信息入手，通过搜集、整理、规范、录入相关方药临床信息，建立中医肛肠古方临床信息数据库，以方为单位，将方、药、病、证、症、用法等信息整理规范，分条目储存。可以高效地实现资料的录入、查询和统计等功能。并利用计算机软件对数据进行分析、研究，展示中医肛肠学科的病、证、症、治法、用药等各方面的规律，同时也达到了规范中医肛肠学科病名、证名、症状名及药名的目的。研究结果是，能为肛肠类疾病的中医临床治疗提供可靠参考，为临床医生在诊治肛肠疾病时提供更多的选择和指导。本研究的结果，更能把握中医肛肠学科的本质，找出规律，而且能使其具有鲜明的中医特色，为肛肠类中药复方新制剂的研发提供方药依据。为下一步将数据挖掘方法运用于肛肠疾病的临床诊疗规律的研究，奠定了坚实基础。

参考文献：略。

瘀毒致痔学说理论框架初步探索

张飞春　王延峰

（国家中医药管理局痔病外治法研究室 石家庄市中医院肛肠科，050051）

1. 瘀毒致痔学说的研究思路

我们从《痔临床诊治指南》（2006 版）解读、从中医局部辨证看痔的几种特殊情况的病因、血瘀概念演变、毒内涵总结及瘀、毒作为病因之间的关系提出了瘀毒作为病因存在于痔发病的整个过程，其思路如下：

1.1《痔临床诊治指南》（2006 版）解读

1.1.1 关于痔的定义及分类：内痔是肛垫（肛管血管垫）的支持结构、血管丛及动静脉吻合发生的病理性改变和移位；外痔是齿状线远侧皮下血管丛扩张、血流淤滞、血栓形成或组织增生。混合痔是内痔和相应部位的外痔血管丛的相互融合。

1.1.2 关于内痔的临床表现及外痔的病理类型：内痔主要临床表现是出血和脱出，可并发血栓、嵌顿、绞窄及排便困难。根据内痔的症状，其严重程度分为4度。Ⅰ度：便时带血、滴血，便后出血可自行停止；无痔脱出。Ⅱ度：常有便血；排便时有痔脱出，便后可自行还纳。Ⅲ度：可有便血；排便或久站及咳嗽、劳累、负重时有痔脱出，需用手还纳。Ⅳ度：可有便血；痔持续脱出或还纳后易脱出。

根据组织的病理特点，外痔可分为结缔组织性、血栓性、静脉曲张性炎性外痔4类。

1.2 从中医局部辨证看痔的几种特殊情况的病因。

经我们临床观察发现内痔嵌顿、外痔血栓或炎性外痔三种情况是痔的急危重症，其发病机理同样遵循外科疾病总的发病机理，即由于各种致病因素的作用，形成了气血凝滞，经络阻塞，营气不从，脏腑失和等病理变化，从而产生各种外科疾病。当内痔嵌顿、外痔血栓或炎性外痔时，肛门局部望诊可见痔表面为青紫色，肿胀，严重时可有痔表面皮肤破溃坏死，触之有肿块，重按剧痛拒按。应用中医外科局部辩证方法，从阴阳辨证看，三者多为急性发作、肿胀范围局限，根脚收束，疼痛剧烈，应为阳证；从局部肿痛情况及局部望诊所见来看，为内有瘀血之症；从三者疮面污浊不清，腐肉不易脱落，四周紫暗来看，根据王永炎院士对毒邪的诠释：“邪气亢盛，败坏形体即转化为毒，毒系脏腑功能和气血运行失常使体内的生理或病理产物不能及时排除，蕴积体内过多而成”，当痔表面皮肤破溃时即应有毒存在。因此，我们认为在内痔嵌顿、外痔血栓或炎性外痔时，其共同的病因是既有瘀血形成，同时有毒邪存在，即瘀毒作为病因存在于内痔嵌顿、外痔血栓或炎性外痔。

1.3 血瘀概念分析

从中医病因学来看，血瘀是病理产物形成的病因，即血瘀既是病理产物，又是致病因素。产生血瘀的原因包括内因、外因及其他因素。从血瘀证概念内涵来看，又有狭义与广义之分。狭义的血瘀是指血液运行不畅而停滞；广义的血瘀是指各种原因导致血液流行不畅，或积于脉内，或溢于脉外，或形成血栓，以及血液相关系统出现异常，使血液功能、性质、成分发生改变者。

血瘀概念的内涵及外延的演变是渐进的，体现了从表象到实质的认识过程。表现在：①最初人们是从血液运行不畅、停积于身体某处来理解血瘀的。如《说文解字》云：“瘀，积血也”，段玉裁注：“血积于中之病也”。历代医籍关于血瘀的描述甚多，如“血凝泣”、“留血”（《素问·调经论》）、“干血”（《金匮要略·妇人妊娠病篇》）、“败血”、“旧血”、“紫血”（《血证论》）、“结血”（《诸病源候论·卒被损伤候》）、“血瘕”（《千金要方》）、“死血”（《医宗必读》）等，以上文字虽异，其大义概未出“瘀为积血”之范围。②此后，认识逐渐发展。

古字“瘀”与“淤”通，“淤”之原意是流水为淤泥所阻，既有水流不畅，又有水被泥污之意。以此类比血液流动，则血瘀可引申为血液流行不畅或停滞，亦可以表示血液的“污浊”。日本汤本求真甚至认为：血瘀之“瘀”即污浊之意，瘀血即非生理性的污秽血液。血液变得“污浊”也就是其组成成分发生了明显的变化。③现代学者郑义侯提出：“凡瘀血表现出一定的症状体征，通过中医四诊可确定者，称为有形之瘀，凡瘀血无症状体征表现，需借助现代检测手段或应用活血化瘀治疗有效来证实者，称为无形之瘀。”

人们对血瘀的认识从血液运行不畅、停滞到血液成分的改变，拓宽了血瘀证的范围，也为深入研究血瘀证提供了思路。从以上分析可以得出如下结论：①血瘀是病理产物形成的病因，即血瘀既是病理产物，又是致病因素。②血瘀证根据是否有血栓形成可分为无形之瘀和有形之瘀两种状态。

1.4“毒”概念分析

中医学中毒含义有四，一指发病之因，即指对机体产生毒害作用的各种致病因素。(《灵枢·寒热》：“寒热瘰疬在于颈腋者，……皆属瘘寒热之毒气也。”）二指病症，一般多指比较凶险的疾病。(如“温毒、疫毒痢”。)三指药物或药物的毒性。(《素问·脏气法时论篇》曰：“毒药攻邪，五谷为养，五果为助。”)四指治疗方法和方剂名称。(《鉴药》：“用毒以攻疹，用和以安神。”)五指临床判定毒的标准。“邪气亢盛，败坏形体即转化为毒。”

从中医病因学来看，毒作为病因又分为外受毒邪和内生毒邪。作为内生毒邪时，毒是病理产物形成的病因，既是病理产物，又是病因。内生毒邪是一种在疾病发展过程中由于机体阴阳失调，气血运行失序，脏腑功能紊乱，使机体生理生化和病理产物不能及时排出体外，蕴积于体内而化生的致病物质。王永炎院士对毒邪的诠释：“邪气亢盛，败坏形体即转化为毒，毒系脏腑功能和气血运行失常使体内的生理或病理产物不能及时排除，蕴积体内过多而成“应是此意。

有关毒的局部辨证方法未见记载。我们可从丹毒的临床表现看出确定毒邪存在的依据，“局部皮肤红赤，色如丹涂脂染，焮热肿胀，迅速扩大，发无定处。”王永炎院士总结的“败坏形体”也是毒邪辨证要点之一。

根据以上分析我们可以得出如下结论：①毒是病理产物形成的病因，即毒既是病理产物，又是致病因素。②毒根据是否有机体败坏可分为无形之毒和有形之毒两种状态。

1.5 瘀、毒作为病因之间的关系

瘀血与毒邪作为病因时均是作为病理产物形成的病因。瘀血与毒邪两者之间不但可以相互兼夹，而且还往往相互转化，从而形成毒瘀同病。瘀可化毒，毒可致瘀。瘀血作为病理产物又能成为新的致病因素，日久郁而化热，酿成热毒。而毒邪亦可致瘀。毒邪致瘀的机制有五：一是毒邪煎熬熏蒸，血被煎炼为瘀。《圣济总录》中有“毒热内壅，则变生为瘀血”的论述，王清任在《医林改错》中说：“温毒在内烧炼其血，血受烧炼，其血必凝。”二是毒邪伤络，血溢成瘀。三是毒邪伤津耗阴，阴伤血滞为瘀。四是毒壅气机，血脉凝滞。如陈平伯认为：“热毒内壅，络气阻遏。”五是热毒损脏，血行失司。热毒炽盛，可使脏腑的功能或结构严重受损，从而可使营血运行无力，血流缓慢，或使血溢脉外，形成瘀血。

从以上分析可以得出如下结论：从几种特殊情况痔的中医局部辨证看，瘀毒作为病理产物产生的病因存在于的痔的某些病理阶段。根据中医对瘀毒的新的认识，即血瘀作为病理产物形成的病因存在着无形之瘀和有形之瘀两种状态，分期依据为有无血栓形成；而毒作为病理产物形成的病因也存在着无形之毒和有形之毒两种状态，分期依据为是否败坏形体，瘀毒作为病理产物产生的病因有两种状态，即无形瘀毒和有形瘀毒两种状态；瘀血与毒邪作为病因时均是作为病理产物形成的病因，瘀血与毒邪两者之间不但可以相互兼夹，而且还往往相互转化，从而形成毒瘀同病。因此可以认为瘀毒作为病理产物产生的病因存在于痔发病过程的始终。

2. 瘀毒致痔学说的内涵

各种致病因素引起的瘀毒作为病理产物形成的病因存在于痔发病的整个过程。在这里，各种致病因素可以是内因、外因和不内外因。而瘀毒是作为病理产物形成的病因存在于痔发病的整个过程，瘀可致毒，毒可化瘀。该理论可以用来指导中医痔局部及全身辨证。

3. 瘀毒致痔学说的研究内容

痔概念演变反应了痔内涵的不断丰富过程，亦即痔研究不断深入的过程，我们通过对痔概念演变反应出的痔本质的分析搞清了瘀毒致痔学说的研究内容。

3.1 痔的概念是不断演变的。

①中医痔概念三层含义：五官九窍突出物、肛肠科总称、现代意义上的痔。②西医痔的概念。是古希腊希波克拉底在描述肛门静脉出血时提出的，“Hemorrhoids”中 haema = blood rhoos = flowing. ③现代痔概念。1. 痔静脉曲

张学说：痔是直肠下段黏膜下和肛管皮肤下的静脉丛淤血、扩张和屈曲所形成的静脉团。2. 肛垫学说：内痔是肛垫的支持结构、静脉丛及动静脉吻合支发生病理性改变或移位。外痔是齿状线远侧皮下静脉丛的病理性扩张或血栓形成。3. 痔微循环障碍学说：生理调节下，肛垫微循环在形态和功能上具有两大特征：一是通过动静脉吻合管的启闭调节肛垫大小，维持肛门自制。二是调节毛细血管通透性，保证肛垫组织代谢的正常进行。痔的症状主要表现为上述两方面的调节失常。有学者指出痔病是一种超出正常调控范围的一种反应，痔病的轻重仅仅是这种反应程度的不同而已。调控障碍的早期表现为循环动力学紊乱，若长期得不到纠正，将会引起一系列的血液流变性障碍，最后导致肛垫组织不可逆性损害。

3.2 痔的本质分析

根据痔概念的演变，我们可做出如下分析：从症状学上来看，痔主要表现为肛门肿物脱出和便血；从解剖学上来看疾病的位置在直肠末端黏膜下和肛门皮下；从病理学上来看内痔是直肠黏膜下血管及其支持组织的病变，外痔是肛门皮下血管的病变；从病理生理学上来看，痔主要是各种原因造成的直肠末端和肛门皮下血管的微循环障碍；从中医的角度看痔的概念强调了肛门肿物的突出，而忽视了痔血管、微循环障碍及微循环障碍引起的炎症反应的内容，而中医将血管、微循环障碍及炎症反应方面病变归于血瘀证和毒症。

综合目前痔研究的各项成果，我们认为痔瘀毒理论研究的内容是：在肛垫学说、静脉曲张学说、微循环障碍学说基础上，以肛门络脉为主要研究对象，主要涉及微循环脉管形态、血管内皮细胞、血流变、血液成分、炎症反应等研究领域。

4. 基于瘀毒理论的痔概念

痔是由各种原因引起的肛门脉络系统及其支持组织病理改变引起的微循环障碍及炎症反应，形成以肛门肿物脱出、便血为临床主要表现的综合症。

5. 瘀毒致痔学说与其他痔学说的关系

痔瘀毒学说综合了中西医古代及现代痔概念的研究成果，包括中医“肿物突出”、西医“便血”、肛垫学说、静脉曲张学说、微循环障碍学说，概括为痔血瘀概念，并将中医“毒”的概念引入到痔的概念中，形成了包容目前各种痔发病学说的瘀毒致痔学说。

参考文献：略。

心脑通配方对大鼠颈总动脉粥样硬化斑块中 TIMP－2 的影响

张和平　王敬敏

（焦作市中医院，河南　焦作，454150；
焦作市人民医院，河南　焦作，454002）

【摘要】目的　应用心脑通配方对颈动脉粥样硬化大鼠干预治疗，通过检测血脂、TIMP－2 的表达的变化，为动脉粥样硬化的预防、治疗开辟新的途径。方法　50 只 SD 大鼠随机分 5 组，分别给予正常饲料喂养、左侧颈总动脉血管钳夹术加高脂饮食喂养、及血管钳夹术加分别含有低、中、高三个剂量浓度心脑通配方的高脂饲料喂养。于 3 周、8 周、12 周测血脂水平；应用免疫组织化学染色法观察 TIMP－2 在颈动脉中的表达和分布。结果　1. 血清学观察 与模型组相比，心脑通三个剂量组能够降低大鼠血清 TC、TC、LDL－C 水平，提高 HDL－C（$P < 0.05$）。2. 免疫组化检测 TIMP－2 在正常对照组大鼠颈总动脉组织内很低水平表达，在钳夹高脂饲养组大鼠颈总动脉组织中表达水平明显升高，且明显高于正常对照组（$P < 0.01$）。TIMP－2 各组均有表达，而以中剂量组表达较强。结论：　1. 动脉粥样硬化模型大鼠颈总动脉组织粥样硬化斑块中有 TIMP－2 的表达。2. 心脑通配方可能通过上调 TIMP－2 的表达而抑制斑块增殖和破溃，从而抑制动脉粥样硬化斑块的形成。

【关键词】动脉粥样硬化；高脂血症；基质金属蛋白酶－2；心脑通组方

动脉粥样硬化是近年来严重威胁人类健康的疾病，他汀类等西药长期应用易产生毒副作用，中药单味制剂或配伍组分在治疗动脉粥样硬化方面取得了较为理想的效果，本研究山楂为主的配方对动脉粥样硬化大鼠的治疗干预作用。

1. **材料与方法**

1.1 实验对象

清洁级雄性 SD 大鼠 50 只，6 周龄，体重（140g～160g），由新乡医学院实验动物中心提供。

1.2 主要仪器与试剂

1.2.1 主要仪器：Nikon Eclipse80i 荧光显微镜，日本 Nikon 公司；Leica RM 2235 轮转式切片机；德国 Leica 公，SZ-93 自动双重纯水蒸馏器；不锈钢手提压力蒸汽灭菌器，上海申安医疗器械厂；UNIVERSAL320/320 冷冻离心机，德国 Hettich 公司等。

1.2.2 主要试剂：水合氯醛，重庆化学制剂厂；多聚甲醛，重庆化学制剂厂；胆盐，上海蓝季科技发展有限公司；蛋黄粉，郑州成果食品添加剂公司；心脉通组方粉剂，自主研制；PBS 干粉包（0.01mol/l），北京博奥森生物技术有限公司；抗大鼠 MMP-2 多克隆抗体，北京博奥森生物技术有限公司；SP 系列免疫组化染色试剂盒，北京博奥森生物技术有限公司；浓缩型 DAB 显色试剂盒，北京中杉金桥生物技术公司；无水乙醇，郑州中天实业仪器有限公司等。

1.3 研究方法

1.3.1 颈总动脉狭窄大鼠模型制作及实验分组：选用健康雄性 Sprague-Dawley（SD）大鼠 50 只，体重（140g～160g），由郑州大学实验动物中心提供，常规饲养 1w 后将动物随机分为 5 组，每组各 10 只，除空白对照组外，其余四组均空腹 12 小时后，实施动脉夹闭损伤手术：大鼠腹腔注射 10% 水合氯醛（0.3ml/100g）进行麻醉，仰卧固定于手术台上，沿颌下正中线祛毛备皮、消毒颈部皮肤，于颈部正中皮肤切口 2～3cm，用玻璃分针沿甲状软骨上方水平向下钝性分离出左侧颈总动脉约 2.5cm，而后使用自制血管钳钳夹左侧颈总动脉，钳夹长度为 1.5cm，强度一扣（图 1-2），20 分钟后取下血管钳，使用庆大霉素局部滴加消炎，缝合皮肤创口并酒精消毒后包扎。

术后正常对照组采用普通颗粒饲料喂养，AS 模型组以高脂饲料喂养（含 10% 蛋黄粉、8% 猪油、0.5% 胆盐、5% 食盐、76.5% 基础饲料），心脉通高、中、低三组分别用高脂添加心脉通高、中、低剂量的饲料喂养，五组均采用自由饮食，每只每日进食约 25g 饲料。

1.3.2 取材：术后 3 周末、8 周末和 12 周末断尾取血 1ml 用于检测血脂浓度并处死各组大鼠，取血 2ml 用于检测血中 SOD、MDA 含量，并取大鼠左侧颈总动脉进行免疫组化染色。

1.3.2.1 采血 于实验第 3 周末、8 周末和 12 周末取血前一晚各组大鼠禁食 12 小时（不禁水），于次日早晨称重后大鼠经腹腔注射 10% 水合氯醛（0.3ml/100g）进行麻醉，于尾端 2cm 处断尾取血液 1ml，注入含有肝素的 EP 管中，低温离心机 4℃，3000r/min，离心 10 分钟，用移液器将析出血清抽吸到一次性移液管中（注意不要吸入血细胞），在焦作市中医院检测血脂浓度。

1.3.2.2 免疫组化染色所需标本制备于 12 周末，水合氯醛麻醉大鼠后，打开胸腔由心尖处插入尖端磨平的针头至左心室主动脉处，以血管钳固定针头，剪开右心耳。以 4℃ 的 0.9% 氯化钠约 500ml 快速灌注，直至流出液体变清亮，再以 4% 多聚甲醛约 400ml 灌注固定，当大鼠四肢抽搐，肌肉颤动时，放慢速度，继续灌注 2～3 小时，取出所需左侧颈总动脉，置于 4% 多聚甲醛后固定 24 小时后，标本冲洗 0.5h→浸入 70% 酒精 24h→80% 酒精 2h→95% 酒精Ⅰ30min→95% 酒精Ⅱ30min→100% 酒精Ⅰ30min→100% 酒精Ⅰ30min→100% 酒精Ⅱ30min→100% 酒精与二甲苯混合液（1：1）20min→二甲苯Ⅰ20min→二甲苯Ⅱ20min→腊Ⅰ30min→腊Ⅱ30min→包埋制成蜡块→静置晾干→连续切片（厚度为 5μm）→摊片→60℃ 烤片 2h→石蜡切片室温保存备用。病理切片，每份标本非连续取 4 处切片，间断均匀切片 6～8 张，切片厚度约 5μm。

1.3.3 实验步骤

1.3.3.1 血脂检测 采用全自动生化分析仪检测总胆固醇（TC）、甘油三酯（TG）及低密度脂蛋白（LDL）。

1.3.3.2 颈总动脉斑块中蛋白表达的免疫组织化学染色 常规脱蜡至水→PBS 漂洗 5 min×3 次→3% H_2O_2 室温孵育 10min，阻断内源性过氧化物酶→PBS 漂洗 5 min×3 次→热修复抗原：切片完全浸入 0.01M 柠檬酸盐缓冲液（pH6.0），微波加热，维持温度 92℃～98℃，持续 20min，取出自然冷却至室温→PBS 漂洗 5 min×3 次→滴加山羊血清封闭液，37℃ 孵育箱 30min，甩去多余液体，不洗→滴加 1：200 稀释的 TIMP-2 一抗于切片上，湿盒内 4℃ 过夜→PBS 漂洗 5 min×3 次→滴加生物素化兔抗大鼠二抗，湿盒内恒温培养箱 37℃ 孵育 lh→PBS 漂洗 5 min×3 次→滴加辣根酶标记的链霉卵白素工作液，湿盒内恒温培养箱 37.0℃ 孵育 lh→PBS 漂洗 5 min×4 次→DAB 显色：整个显色过程避光，取 1 ml 蒸馏水，加试剂盒中 A、B 试剂各 1 滴，混匀后加至切片，室温显色，显微镜下控制显色时间 10min 左右，自来水终止显色反应→复染，脱水，透明（苏木素复染 2min→自来水冲洗 5min→过梯度酒精→二甲苯两次，15s/次→中性树胶封片，晾干）。镜下观察胞浆、核膜出现棕黄色细颗粒为阳性。

统计学方法：以均数±标准差（$\bar{x}\pm s$）表示，两组间比较采用 T 检验，组间比较采用单因素方差分析，以 $P<0.05$ 表示差异显著。

2. 结果

2.1 各组血脂变化　与正常对照组相比，模型组和心脉通各剂量组的 TG、TC、LDL－C、HDL－C 的水平均有提高（$p<0.05$）；3 周末时，模型组与心脉佳低剂量组各项指标有差异，但差别并无统计学意义，心脉通各剂量组与正常对照组及模型组均有统计学意义差异（$p<0.05$）。表明心脑通可明显调节高脂饮食加动脉损伤条件下可发展成为动脉粥样硬化大鼠的血脂浓度，提示心脉通具有降血脂、抗动脉硬化作用。（见表 1）

血脂浓度的增加也明显影响大鼠体格和运动反应能力，12 周末可见模型组与心脑通高剂量组大鼠的差别（见图 2）。由于模型组体格较大、反应迟滞；而心脑通高剂量组大鼠体格较为均衡，反应也较为机敏。

表 1　各组大鼠血脂水平比较（mmol/L，n＝10，$\bar{x}\pm s$）

Table 1 Serum lipids in the five groups at different time points

组别	时间点（周）	TC（mmol/L）	TG（mmol/L）	HDL－（mmol/L）C	LDL－C（mmol/L）
正常对照组	3w	1.98±0.25	0.78±0.19	0.33±0.15	2.57±0.43
	8w	1.94±0.21	0.74±0.22	0.31±0.10	2.62±0.55
	12w	1.89±0.20	0.77±0.21	0.30±0.09	2.58±0.49
模型组	3w	4.42±1.62#	1.34±0.56#	1.21±0.27#	2.96±0.34#
	8w	6.07±1.12#	1.72±0.24#	1.95±0.17#	3.01±0.42#
	12w	7.80±0.62#	2.02±0.19#	2.03±0.16#	3.08±0.21#
低剂量组	3w	3.16±0.56	1.01±0.19	0.96±0.14#	2.88±0.54
	8w	5.59±0.39*#	1.63±0.22#	2.52±0.19*#	3.16±0.37#
	12w	5.79±0.24*#	2.00±0.19#	1.84±0.05#	3.02±2.02#
中剂量组	3w	3.43±1.02*#	0.66±0.19*	1.23±0.25#	3.32±0.76
	8w	4.49±0.29*#	1.41±0.56*#	2.59±0.19*#	3.16±0.62*#
	12w	4.60±0.37*#	1.97±0.19#	2.77±0.51*#	3.00±0.60#
高剂量组	3w	2.84±0.66*#	0.63±0.32*	0.95±0.28#	2.79±0.63
	8w	4.16±0.29*#	1.39±0.23*#	2.01±0.17#	2.83±0.61#
	12w	4.53±0.11*#	1.96±0.21*#	3.19±0.32*#	2.50±0.51*

与模型组相比 * $P<0.05$，与正常组相比 # $P<0.05$

2.2 颈总动脉斑块中 TIMP－2 蛋白表达的免疫组织化学染色结果　TIMP－2 蛋白的免疫组化染色显色为棕黄色颗粒，主要在内膜泡沫细胞、巨噬细胞、平滑肌细胞的泡浆、内皮细胞的胞浆中表达。结果显示，正常对照组 TIMP－2 仅有少量基础表达；心脑通组 TIMP－2 表达量高于模型组且蛋白表达（$P<0.05$），而心脑通中剂量组表达量最高；高剂量组的 TIMP－2 均微量表达。（详见表－2 和图 3－7）

表 2　左侧颈总动脉 TIMP－2 阳性表达结果（$n=6$，$\bar{x}\pm s$）

Table2 The protein expression of TIMP－2

组别	TIMP－2（%）
正常组	17.09±0.23
模型组	86.05±0.15

续表

组别	TIMP－2（%）
心脑通低剂量组	78.95±0.24##
心脑通中剂量组	45.65±0.31**#
心脑通高剂量组	28.85±0.03**

与模型组相比* $P<0.05$，与正常组相比# $P<0.05$

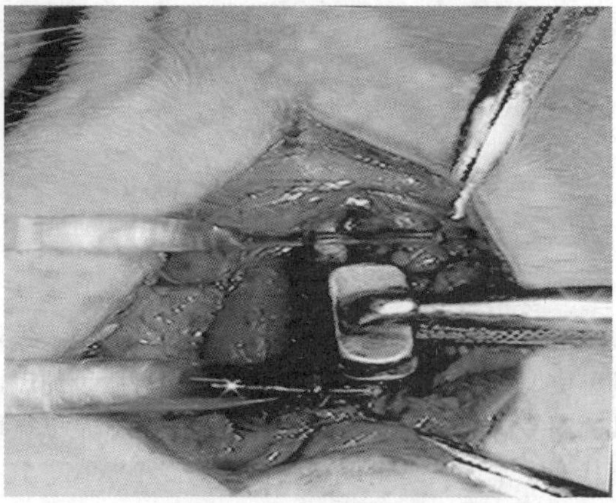

图1　钳夹左侧颈总动脉图

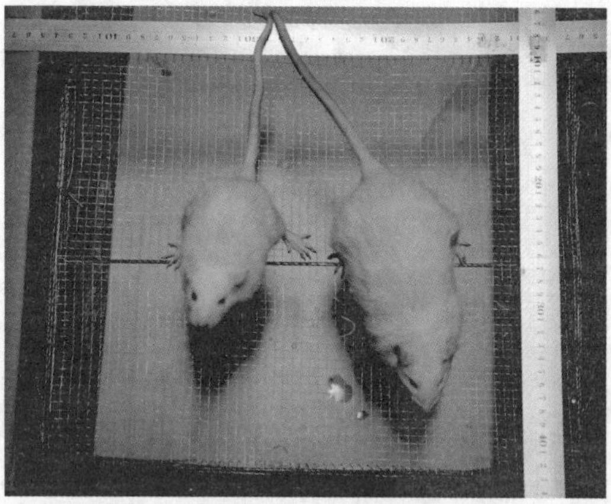

图2　心脑通高剂量组与模型组大鼠

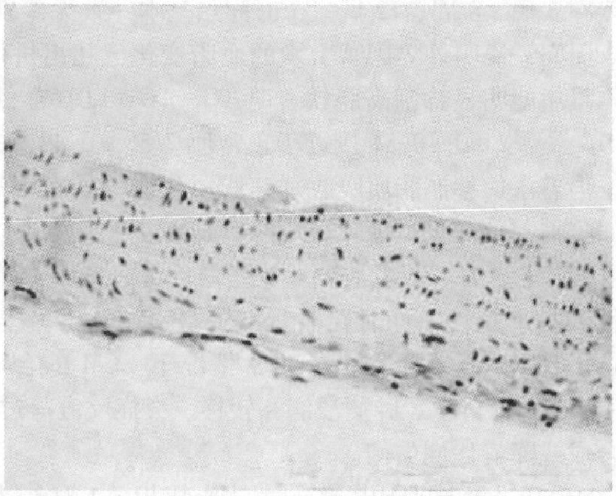

图3　TIMP－2正常组（400×）

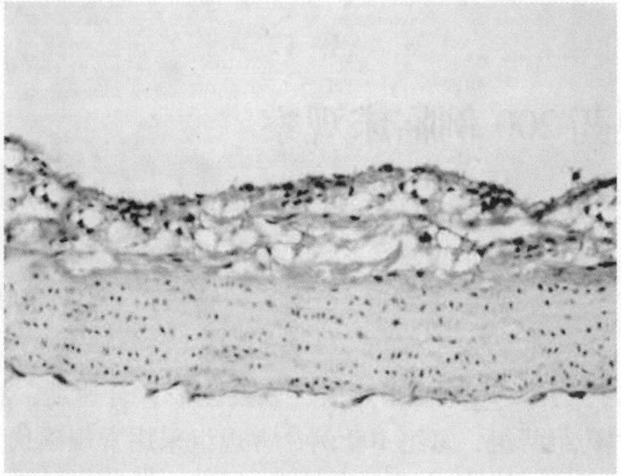

图4　TIMP－2模型组（400×）

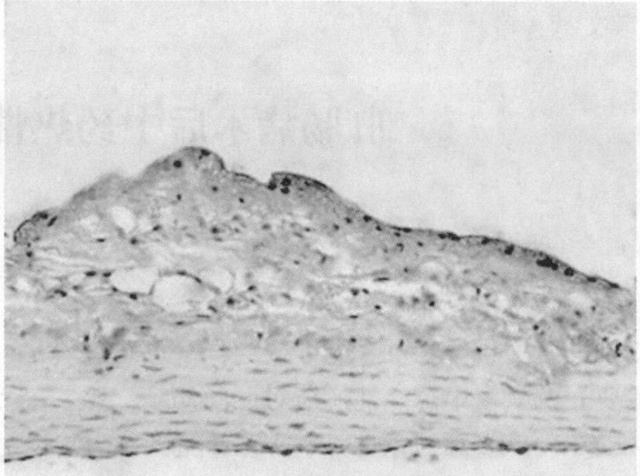

图5　TIMP－2低剂量组（400×）

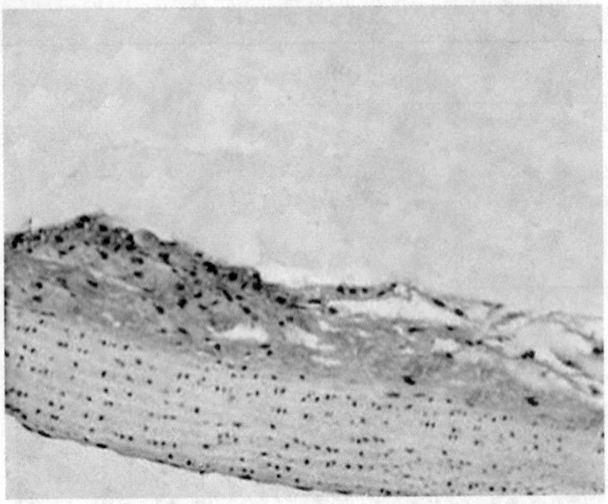

图 6　TIMP－2 中剂量组（400×）

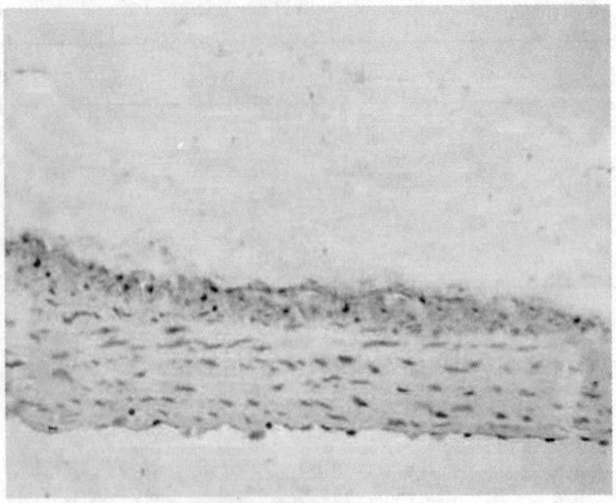

图 7　TIMP－2 高剂量组（400×）

3. 讨论

动脉粥样硬化[1,2]是主要累及大动脉和中动脉的慢性炎症过程，其作用机制复杂涉及多种因子，但大致可将其发展过程分为四个阶段：①脂纹期；②纤维斑块期；③粥样斑块期；④继发性改变期。[3,4]这四种阶段的斑块可发生在同一血管区域的不同时间点，也可发生在不同血管区域的同一时间点。而这四个阶段的划分则是以斑块中脂质内核及其上覆盖的纤维帽的发展变化为依据的，因此血脂代谢紊乱尤其是出现高脂血症情况下，TC、TG、LDL过高而 HDL 降低会更易诱发 As 发生发展。本实验中，经血管钳夹并以高脂喂饲的模型组大鼠，在 3 周、8 周、12 周三个时间点上的血脂浓度均明显高于正常对照组且差异明显（$p<0.05$），证明高脂喂饲确实能迅速且大幅度提高血脂浓度；正常对照组血脂浓度在 3 周、8 周、12 周三个时间点基本一致无差别，而模型组却随着时间的累积，血脂浓度逐步升高，尤其在 3 至 8 周间，说明外界因素引发的血脂变化已超出机体依靠自身调控所能稳定的正常范围。而与模型组相比心脉佳各剂量组能明显抑制高脂饮食时 TC、TG、LDL 含量的上升速度并提高 HDL 浓度水平，且高剂量心脉佳 10 周组的 LDL 水平 2.50 ± 0.51 接近于正常值 2.58 ± 0.49，二者间无明显差别，说明虽然高脂饮食仍是控制血脂的主导因素，但若添加抑制脂质吸收加速脂质代谢的外在因素，还是可以协同帮助机体控制高脂血症发生发展的速率，从而间接抑制动脉粥样硬化斑块的形成或进一步发展。

ECM 是血管壁的“骨架”，由Ⅰ、Ⅱ、Ⅲ、Ⅳ型胶原及糖蛋白、蛋白多糖、弹性蛋白等组成[5,6]，它维持着血管壁的完整性并保证血管壁的弹性和抗牵拉性，同时在血管细胞增殖、分化、迁移和凋亡过程中起着重要作用。而影响 ECM 合成降解的是 MMPs 与 TIMPs 这对蛋白酶，正常情况下 ECM 的合成与降解处于稳定的动态平衡，MMPs 与 TIMPs 表达量也较低，只有在血管再生、肿瘤浸润和转移、炎症反应等过程中 MMPs 表达上调与 TIMPs 的关系失衡从而导致的细胞外基质合成或降解代谢失衡。

本实验表明，大鼠 AS 模型的发生和进展与 TIMP－2 的表达密切相关，适当上调 TIMP－2 表达可以延缓或阻止 AS 的发生促进 AS 发展。

参考文献：略。

肛肠病术后中药热性换药 200 例临床观察

张建国

（山西省灵石县红十字肛肠医院，031300）

【摘要】为观察中药热性换药对肛肠病痔、瘘、裂术后常见并发症的临床疗效，以及创面愈合速度，将 2011 年 1 月～2012 年 12 月的 200 例术后患者随机分为常规组、中药组两组，每组 100 例，常规组采用常规碘伏、盐水清洁消毒、涂痔疮膏、纳痔疮栓，无菌敷料包扎固定。中药组则采用自拟中药“促愈煎 1 号”，药液加热后直接清洁创面并热敷创口 5～10 分钟，之后涂膏、纳栓，无菌敷料包扎固定。观察两组患者，其术后极易出现的疼痛、水肿、出血、皮疹等并发症以及术后肉芽生长、创面愈合速度进行比较，结果发现中药组术后患者并发症大大减少，且愈合期明显缩短。

【关键词】痔、瘘、裂术后；中药热性换药

肛肠病痔、瘘、裂Ⅱ、Ⅲ期以上一般临床均采取手术治疗（手术直接切除、激光、电刀、或套扎注射）以其见效快，消除症状及时，治疗相对彻底等优势，临床诸多采纳。然而由于术后肛周皮肤组织损伤且又多为开放性伤口，致使皮肤组织缺损、表皮神经裸露、组织液外渗等，极易引起术后疼痛、炎性水肿、伤口愈合迟缓、肛门皮肤湿疹甚至局部感染等等，因此也是直接影响患者接受手术治疗的重要因素之一，同时也困扰着我们临床医生！临症偶得与同道共享。

1. 资料与方法

1.1 临床资料 200例中混合痔80例、肛裂70例、肛瘘50例，其中男性患者90例，女性患者110例。年龄最大82岁，最小17岁。平均年龄38岁。病程2个月～48年。

1.2 药物组成 槐花20克、地榆20克、花椒20克、黄柏20克、苦参30克、防风12克、金银花20克、乳香10克、没药10克、五倍子30克、当归15克、川芎15克、红花10克、赤芍20克、白芍20克、贝母15克。诸药每五剂一煎，入密闭煎药机加水5500毫升，水温120度，煎40～60分钟，自动包装机密闭包装、低温保存备用，约（160×30）毫升/袋。

1.3 使用方法 患者取左（右）侧卧位，铺一次性检查垫，取（电热杯中）已加热药液30～50毫升，倒入无菌换药碗中，投无菌棉球数个，右手持钳夹持热药棉先至于术者左手背试温，趁热清洁并热敷肛门包括全部创面，温度约40度～60度，以患者能承受为宜，（温度尽量偏热但不致烫伤）反复5～10分钟，以局部皮肤潮红，肛门肌肉松弛为度，涂马应龙痔疮膏、纳美辛唑酮红古豆醇脂栓，无菌辅料包扎固定。若需特殊处理的伤口，如纱条填充，扩口引流等则如法施之。

2. 讨论

2.1 方解 方中当归、川芎、红花、赤芍、地榆、槐花，活血凉血止血；苦参、黄柏、花椒、防风、金银花，祛湿解毒、消肿止痛；五倍子、白芍、浙贝母、乳香、没药，蔹疮行瘀止痛。共凑活血止血，消肿止痛，生肌愈疡之功效。再则，药液热性使用的热效应（热敷疗法具有扩张血管、改善局部血液循环、促进局部代谢的解痉、镇痛、消肿作用）能使周围肌肉松弛，血管扩张，血液循环加快，有益于创口的愈合；热敷本身还有缓解肌肉痉挛，促进炎症及瘀血的吸收；药物热敷还可使药物通过局部直接吸收，达到直达病所的目的，使治疗更直接、更有效，避免了常规碘伏换药所致的过敏、刺激皮肤黏膜、刺激创口疼痛等。

2.2 中药热性换药有别于熏洗坐浴 中药热性换药源自中药的熏洗坐浴，但又有别于熏洗坐浴。中药的熏洗坐浴源远流长，近代诸多采纳，多以患者自行熏洗坐浴为主，往往医不亲临，患不得法，过程虽然有了，但实际效果并不理想，更有甚者草草洗之、了之，药液根本不敢直接接触伤口致使效果不佳。而中药热性换药则是由医护人员按照专业的换药程序和要求亲自操作，因此效果也就不同。一次偶然的机会，一混合痔患者（男性、46岁）术后剧烈疼痛数日且多种方法用之不效，吾等倍感愧疚、痛之以痛！随即采用中药热性敷护试之……患者当即疼痛大减，次日身轻神爽。言；“有此良方何不早用”？方悟：热性换药乃神法也！之后临床屡屡使用，每每收效并沿用至今，达到非常满意疗效，且无换药感染及其他并发症出现。

《小品方》的肛肠学术成就及对后世的影响

张延德

（四川万源市第五人民医院肛肠科，636350）

【摘要】目的 解读《小品方》[1]之《疮疡门·疗痔、脱肛诸方》，来探究其肛肠病的学术成就以及对后世肛肠病学发展的影响。结论 理法方药具备、用药特点突出、治疗手段丰富，凸显作者（陈延之）对肛肠病的深刻认识和较高的学术水平，后世诸家援引流传，对肛肠病学的不断发展产生巨大了作用，至今仍有参考、借鉴、研究、开发的重要价值。

【关键词】肛肠病；文献研究；临床价值

《小品方》是东晋陈延之总结前人医学成就并充实发展而著，原书分十二卷，言简意赅、内容丰富，囊括临床各科。观览高文柱老师所辑校的《小品方辑校》[1]中“疗痔、脱肛诸方”篇，其著书、立学、治病以弃虚理、求真知、务实效为根本的作风值得学界广泛推崇。

1. 学术成就

1.1 方少而精，特点突出，针对性强。

1.1.1 共有方剂仅8首，有方名的3首：五痔散、紫参丸、槐皮膏，其它有："又方 藜芦 大黄 黄连……"、"治脱肛验方"、"疗脱肛熏方"、"疗若肠随肛出，专广不可入..... 捣生栝楼……"、"若肠随肛出方"，有丸、散膏剂型。

1.1.2 组方特点：繁简祥略各有、简便效验突出，如紫参丸有15味药物而"疗脱肛熏方""肠随肛出方"等仅1味药物；寒热并治、补泻敛散兼配，如"五痔散"中赤小豆、黄芩与附子、桂心和黄芪，芍药与酒；兼顾全面、依重化瘀攻毒，"紫参丸"之紫参、蛀虫、虻虫，其它方中如"又方"的藜芦、大黄、黄连、巴豆。从方名及药物组成来看。不同方剂针对不同疾病，用药简练，单味极多，重点突出，针对性强，如"治脱肛验方"："蒲黄二两，猪膏三合，凡二物捣，合和傅肛上……"，槐皮膏主要针对痒痛而设："槐皮膏，疗谷道中痒痛痔疮方"。

1.1.3 选药精炼，剂型简单，用法科学。共有药物44种（包括辅料），除五痔散和槐皮膏均有赤小豆外，所有方中其它药物无一个品种相同，每方立法对病也无重复，参看该书其他章节基本如此，因此认为是治方立意的匠心独运的结果；赤小豆、槐皮、藜芦、紫参、蒲黄、女萎、白蔹、大黄、白芷、巴豆等解毒清热、消肿止痛、祛湿止痒，至今均是治疗痔病等恶疮要药，还充分认识到猪肉汁的润滑保护作用。剂型分丸、散、汤、膏类，制作简单，用法有内服、外用，内外兼用，外用分外涂、熏蒸、热熨、手法复位，其手法复位如"疗如肠随肛出，转广不可入……以猪肉汁洗手，随抑按，自得入"。特别注重局部治疗，"疗脱肛熏方。以女萎一升，以器中烧，坐上，熏肛门，即愈。"，熬石灰令热，布裹熨之，随按令入，冷即易。"，熏法、熨法治疗肛肠病的记载可能算是最早之一了，这些用法目前仍然是治疗肛肠疾病的重要手段。

1.2 疾病症状体征典型，命名准确规范。

1.2.1 症状体征典型，突出重点，全部篇幅中体现出肛门疾病的特异性症状体征：出血、痒、痛，简明扼要。出血又分"起居血纵横出"和脓血，也就是大便时滴血、贱血和脓性带血分泌液。

1.2.2 疾病定性定位分类清楚，记有"下部""肛边""肛门""起居血纵横出""鼠乳"（肛周赘皮）"脓血""肠随肛出"即可窥见。把肛门疾病分列痔及脱肛两类，把痔按症状体征不同分两种：出血者称痔病和痒痛者称痔疮，把脱肛按解剖部位不同也分两种：肛管区域的脱出性痔病和"肠随肛出"的直肠脱出。

1.2.3 疾病命名准确规范，"痔病"、"痔疮"、"脱肛"、"肠随肛出"（直肠脱出）。

1.3 论述病因病理论少扼要、一言中的。

书中仅有"五痔散，主酒客劳及损伤"一句，古人"五痔"即肛门痔（分五类）的总称。这句话应解释为：酒食、房事（客即房事）和（久坐、久站等）五劳过度而损害伤及直肠肛门。由此看出，对病因病理的认识已达到相当高的水平。

2. 对后世的影响

2.1 后世录用、转引并加以丰富发展。

2.1.1 国内历代倍加推崇，广泛转引。特别是《外台秘要卷·二十六》录用了五痔散、紫参丸、槐皮膏等肛肠方面的6首方剂，《千金要方》原方收录3首并在紫参丸方后加入饮食忌宜"忌鱼猪肉"。还有《本草图经》、《本草纲目》、《景岳全书》等十多部医书收录《小品方》内容。该书被陈修园列为四大经典之一，认为"方诸举业家，与四子书无异。"，实不为过。

2.1.2 流传海外，影响朝日。日本人的《医心方》及朝鲜的《医方类聚》都广泛引录《小品方》，一段时期，朝日两国将此书作为以学生必读之教材。特别是《医心方》引用《小品方》五痔散治疗诸痔、"治脱肛验方"治脱肛和熏法、热熨治疗肛肠病且加以推广、丰富和延伸，并在五痔散之"起居血纵横出"后接加"及有肉者"四字，对痔的描述更加形象和完整。

3. 现代药理研究

仅举几种药物为例。"女萎"全草含槲皮素、有机酸、甾醇及少量生物碱[2]。这些物质能防止机体脂质过氧化反应，具有抗菌、抗病毒、抗炎作用。其中植物甾醇对皮肤渗透性高，可促进皮肤新陈代谢。"紫参"所含原儿茶醛能降低组织器官纤维化、溶解血中纤维蛋白、促纤维化细胞再生、修复病变静脉瓣膜、防止血液的倒流、从而达到治疗曲张的静脉之目的。"槐皮"含槲皮素、葡萄糖苷等，其中葡萄糖苷对皮肤保湿、发挥屏障作用。"蒲黄"含甾醇、烟酸、胸腺嘧啶，其中烟酸有较强的扩张血管作用、胸腺嘧啶有促进皮肤再生、延缓皮肤衰老作用。

学术界公认的：肛门直肠皮肤、肛垫、括约肌的病理改变与血液循环障碍、炎症刺激这一密切关系，这些药物化学成分及药理作用也正十分符合这一观点，为《小品方》之“疗痔、脱肛诸方”的临床作用在理论上提供了更加有力的科学依据。

4. **结 语**

综上所述，一方面反映出《小品方》中《疮疡门疗痔、脱肛诸方》荟萃了东晋及以前对有关肛肠病的认识、治疗的精华以及对后世包括海内外深远广阔的影响，中医药治疗肛肠疾病可谓源远流长；另一方面用科学理论为依据也证实了这些方药存在、推广运用和进一步研发的价值。

参考文献：略。

老年患者肛肠病围手术期处理

张志明

（商丘市第一人民医院，河南　商丘，476100）

【摘要】目的　探讨老年患者肛肠手术围手术期处理。方法　回顾性分析我院2000年1月—2009年1月收治的660例70岁以上含有合并症的肛肠病手术患者的围手术期临床资料。其中并存呼吸系统疾病231例（35.0%），心血管疾病386例（58.5%），糖尿病125例（18.9%），肝功、肾功能异常29例（4.4%），贫血、低蛋白血症33例（5.0%）。结果　无手术死亡、无严重并发症，所有病例均顺利度过围手术期。结论　老年患者术前合并症增加手术的风险，完善术前评估，加强围手术期处理，可提高手术的安全性，减少并发症的发生。

【关键词】肛肠手术；围手术期；并发症

随着社会老龄化、高龄患者手术日趋增多，且大多数存在合并症，围手术期合并症的处理直接关系到手术成败。加强围术期的监测和处理，改善患者重要器官的生理功能，是减少术后并发症和降低病死率的重要措施。我院2000年1月—2009年1月收治70岁以上有合并症的肛肠病手术患者660例，现将围手术期处理报告如下。

一、对象与方法

1. **对象**　本组患者660例，其中男273例，女387例。年龄70—92岁，平均76.6岁。肛瘘151例，肛周脓肿102例，痔182例，肛裂62例，直肠良性肿瘤76例。直肠脱垂87例，术前均有内科合并症，其中呼吸系统疾病231例（35.0%），心血管疾病386例（58.5%），糖尿病125例（18.9%），肝肾功能异常29例（4.4%），贫血、低蛋白血症33例（5.0%），术前常规检查胸透、心电图、血、尿、粪常规，凝血四项，肝功生化等，并进行全面体检、筛查出潜在并发症，做好术前全面评估及充分准备。

2. **方法**　本组660例患者，根据病情不同选用肛周局部麻醉66例，硬膜外麻醉233例，腰硬联合麻醉228例，骶管麻醉133例。肛周脓肿切开引流术35例，肛周脓肿切开挂线术67例，肛瘘切开术52例，肛瘘切开挂线术99例，痔外剥内扎术85例，痔上黏膜环切钉合术72例，痔消灵注射术25例，肛裂内扩约肌松解术37例，肛裂切除术25例，肛门环缩术22例，肛门环缩联合直肠黏膜结扎术65例，直肠良性肿瘤切除术76例。手术力求简单有效，尽量不扩大手术，手术遵循创伤小，手术时间短的原则。在手术过程中尽量采用新技术、新材料和新方法，提高手术的安全性，缩短手术时间。术后加强监测和支持治疗，并常规止痛、吸氧、抗感染治疗，部分病例进行动态监测CVP、SaO2、血压、血糖、心电图、电解质及肝肾功能。

二、结果

本组660例均顺利度过围手术期，治愈639例（96.8%），无死亡病例，术后并发肺部感染8例，心功能不全16例。

三、讨论

老年患者由于全身组织器官退行性改变，生理储备功能降低，代偿能力和免疫功能低下，重要脏器功能处于边缘状态，并存疾病增多，因此术中及术后发生并发症和死亡率均较全年龄组患者明显增多。所以术前充分掌握病情做好术前准备，并对合并症予以合理有效的治疗是手术成功的关键。

1. **术前充分掌握病情，完善术前准备** 老年患者病情往往较为复杂，有时可同时出现肺部疾病、心血管疾病、糖尿病等多种疾病并存。有时并存疾病平时症状较轻微，但在麻醉和术中及术后症状可能突然加重，甚至成为致死的原因。因此，对老年并存疾病要有充分的认识。对疑有心肺疾病者，除常规检查外，必要时进行动态心电图检查、呼吸功能测定。要重视并存隐性糖尿病的可能，必要时多次查尿糖、血糖和糖耐量试验。另外老年人机体反应能力差，临床表现与病理改变不相符合，所以，必需详细询问病史，全面体检，完善各种辅助检查，对患者的手术耐受性做出正确评估。

2. **心血管疾病的处理** 老年人合并心血管疾病会对手术产生不利影响，甚至成为手术禁忌证，手术可能导致原有心血管疾病恶化，进而成为围手术期的主要危险。提高老年围手术期心血管疾病治疗水平，已成为改善老年人手术预后的一项重要内容。对高血压患者，除收缩压大于180mmHg或舒张压大于110mmHg外，并不是一个独立风险因素［1］。如果心血管疾病的患者血压持续在180/110mmHg以上宜推迟手术。老年高血压患者往往合并血管硬化，不要盲目追求降压，应以本人的基础血压为基准下降30%，将血压控制在180/100mmHg以下的水平为宜。老年高血压的用药首选利尿剂和钙离子通道阻滞剂，切忌造成血压剧烈下降，除非高血压急症或术中出现严重高血压，一般不主张静脉应用降压药［1］。术中可保持血压略低于术前水平，波动范围不超过原来血压水平的20%。术后注意止痛及排尿，因疼痛或尿潴留会导致严重的高血压［2］。对冠心病人应积极改善心肌供血，扩张冠脉；心律失常者给予控制心律，必要时请心内科会诊协助治疗。待心功能明显好转能耐受手术时再行手术治疗。术后充分止痛、吸氧、保温，控制输液量和输液速度，加强监护，防止心肌缺血、心肌梗死。本组合并高血压236例，冠心病150例，均安全度过围手术期，无危象发生。

3. **肺部疾病的处理** 老年吸烟病人应术前禁烟，减少痰液分泌，术后常规吸氧，减少低氧血症。对存在呼吸道感染者，应尽早应用抗生素，在未明确致病菌以前，一般选用广谱抗生素，如头孢二、三代抗生素［3］。本组有231例并存有呼吸系统疾病，均无严重并发症发生。

4. **糖尿病的处理** 糖尿病患者免疫功能低下，糖尿病性微血管病变致使组织循环障碍，能量供应不足，造成全身和局部抵抗力下降，容易发生局部和全身感染，若伴发糖尿病的患者围手术期血糖控制不佳可导致对手术耐受力差，给术中麻醉和术后治疗增加许多难度，术后恢复受到影响，术后并发症增加，易出现刀口愈合，肺部感染、酮症酸中毒、酸碱平衡失调等，严重影响疾病转归。Pomposelli等［4］报道术后第1天血糖大于12.2mmol/L与伤口高感染率密切相关。因此，在围手术期，有效地控制血糖及其合并症使病人平稳顺利度过此期显得尤为重要。肛周感染性疾病可使原有的糖尿病加重，在应激情况下会出现酮症酸中毒及高渗性昏迷等危象，因此，术前应检查心、肺、肾功能及血糖、尿糖、尿酮体、心电图、电解质等，必要时查血气分析，根据病情轻重缓急进行处理。对于择期或限期病人入院后即停用口服降糖药或停用长效胰岛素，给予短效胰岛素三餐前皮下注射，术前血糖控制程度目前尚无统一的标准，黎介寿［5］认为术前血糖应控制在7.28～11.1mmol/L。对于急诊手术病人，应权衡糖尿病的程度及有无糖尿病急性并发症如酮症酸中毒等，尽量争取时间做必要的准备，如术前血糖较高应根据血糖结果给予适量的短效胰岛素静脉滴注，使血糖控制在13.9mmol/L以下方可手术。

5. **加强术中监护及合理选择术式** 老年人的麻醉安全界限狭窄，循环和呼吸系统易出现剧烈变化而发生意外，麻醉的选择应以对生理干扰少，效果好，并发症少为原则。麻醉过程力求平衡，充分供氧，常规心电监护，加强生命体征监测，及时处理各种心血管异常变化，在保持血压平衡的情况下，避免输液过多过快，防止发生肺水肿。本文多采用硬膜外麻醉，骶管麻醉或局部麻醉，均取得良好效果。手术方法的选择必须根据患者的具体情况做到个体化选择术式，应力求简单、安全、有效，尽量不要扩大手术，手术要遵循创伤小，手术时间短的原则。在手术过程中尽量采用新技术、新材料和新方法，提高手术的安全性，缩短手术时间。

6. **加强术后监测及护理** 由于老年患者并存病较多，抵抗力差，病情随时都可能有突发变化。术后的正确处理非常关键，应严密监测患者生命体征情况，及时处理各种术后并发症。应选择容易消化而不产气，不油腻的饮食，并鼓励患者及早进行下床活动，防止下肢静脉血栓形成及肺部感染。

7. **术后并发症的防治** ①肛门疼痛：由于肛门部位神经非常丰富，疼痛十分敏感，术后疼痛一直是临床工作者观注的问题［6］。除术中操作力求做到轻、准、巧、快外，术后常规使用镇痛药物也是必需的。②尿潴留：尿潴留是肛肠术后常见的并发症，发生率高达52%，尽量采用热敷、按摩、诱导、针灸等保守疗法，促进排尿。前列腺肥大患者术前置留导尿管，减少术后痛苦［7］。③便秘：鼓励患者多食粗纤维及润肠食物，可适当应用缓泻药物，保持大便通畅。④术后出血：少量出血可用纱布压迫止血或电凝止血，效果良好。如出血量较多可用Foley尿管的气囊压迫止血。⑤肛门狭窄：较少见，多数行指法扩肛即可治愈。

总之，对于有手术指征的老年肛肠病患者，手术仍是最好的治疗方法，年龄不是老年人手术治疗的禁忌症，但老年人由于各种脏器的生理功能减退及随着衰老过程出现的一些合并症，为围手术期增加了风险。但如果能做好充分的术前准备，术中采取适当的麻醉手术方法，术后严密监测患者生命体征情况，及时处理各种手术并发症，仍能取得良好治疗效果。

参考文献：略。

肛肠病术后疼痛机制研究现状

智从从 张书信

（北京中医药大学东直门医院肛肠科，北京市，100700）

【摘要】临床中疼痛是肛肠疾病术后最常见的并发症，严重影响着患者术后的恢复及生活质量。肛肠病术后疼痛不仅对患者造成了较大痛苦，还对机体循环、呼吸、内分泌等系统的功能造成一定的影响，不容忽视。因此，详析其发生的基本病因机制，方可有的放矢，采取有效措施，改善术式、择优用药，防治术后疼痛的发生或减轻其程度，提高疼痛的控制质量，具有非常重要的临床意义。

【关键词】肛肠病；术后；疼痛；综述

疼痛，是一种复杂的生理心理活动，是大多数疾病具有的共同症状，是临床上最常见的症状之一。现代医学将疼痛确定为“第五大生命体征”，可见对其重视程度。肛肠疾病自身具有其特殊性，而肛肠病术后的疼痛更是让肛肠疾病成为了患者的难言之隐，亦是患者不选择手术治疗甚至延误就诊的一个重要原因。术后疼痛可引起排便困难、尿潴留等诸多并发症、产生一系列的病理生理改变而影响到手术质量，严重者还可以导致心脑血管等意外，直接威胁患者的生命安全。近年来，对肛肠病术后疼痛的研究[1-3]颇多，并取得了一定的进展。

1. 疼痛产生的相关因素及机制

1.1 手术损伤[4-5] 肛肠疾病手术可伤及肠、肛管皮肤以及局部组织，致使伤口创面神经纤维末梢暴露外界，受到理化因素的刺激便可产生疼痛。根据巴甫洛夫神经学说中“刺激—兴奋—疼痛”的客观规律，肛肠疾病术后疼痛难以避免。疼痛是由一定的刺激（伤害性刺激）作用于外周感受器（伤害性感受器）换能后转变成神经冲动（伤害性信息），循相应的感觉传入通路进入中枢神经系统，经脊髓、脑干、间脑中继后直到大脑边缘系统和大脑皮质，通过各级中枢整合后产生疼痛感觉和疼痛反应。伤害性感受器是游离于外周的神经末梢，广泛分布于机体的皮肤、肌肉、关节和内脏组织，直接接受伤害性刺激或间接被致痛物质所激活。而肛门部的生理解剖特殊，神经丰富，皮肤菲薄，是机体痛觉最敏感的部位之一，即使轻微刺激，也会产生敏感的反应。

1.2 致痛因子[6] 肛肠疾病术后手术损伤是疼痛产生的最初因素；继而是细胞因子（致痛因子）即组织损伤后释放的炎症介质引起的疼痛。这些致痛因子主要包括钾离子、组织胺、缓激肽、P 物质、前列腺素等，主要由肥大细胞、巨噬细胞、淋巴细胞等释放。这些物质自身引起疼痛的同时也可增强对疼痛传入神经系统的刺激，使高阈值的纤维感受器发生外周敏感化，并进一步导致中枢敏感化，而加重和延长疼痛效应。

1.3 组织水肿[5,7,8]

1.3.1 感染 肛门部位于躯干最低处，位置凹陷，汗腺发达，很少暴露，空气不流通，同时又是粪、尿以及阴道分泌物的出口处，术后最易污染而使肛缘、肛管等局部感染，造成炎性水肿，可引起疼痛。

1.3.2 微循环障碍 肛肠疾病术后创缘损伤，局部循环障碍，血管渗透压增加，淋巴回流障碍，使组织内渗透压增加而引起水肿，造成肛门局部组织肿胀，导致疼痛的产生。

1.3.3 麻醉 局部浸润麻醉时药液注射过于集中或药量过大、位置较浅可引起皮下水分潴留，同时药液刺激作用可加重局部循环障碍，形成水肿。

1.3.4 手术 包括外痔剥离时扩张静脉清除不彻底、内痔结扎位置不恰当（过深或结扎组织）等。

1.3.5 排便 术后排便不畅致使排便时间过长、排便用力过大以及排便次数频繁等均可在一定程度上造成或加重局部水肿。

临床上往往多种原因同时存在，互相影响。同时，疼痛可刺激内括约肌收缩、痉挛，反过来又使疼痛和水肿加剧，形成水肿—疼痛—内括约肌痉挛—疼痛—水肿的恶性循环。

1.4 括约肌痉挛[5]　括约肌的痉挛被认为是引起肛肠疾病术后疼痛的一个主要原因。肛门部本身的括约肌长期处于生理的收缩状态。手术损伤内外括约肌、联合纵肌，会引起损伤—疼痛—括约肌痉挛—加剧疼痛的恶性循环，这在组织水肿致痛方面也有所提到。故缓解内括约肌的痉挛被认

为是止痛的有效方法，近年来相关方面的研究也较多。

1.4.1 内括约肌部分切开术 研究已经证明痔切除术联合内括约肌部分切开术，能够显著缓解术后肛门疼痛。

Diana[9] 等观察699例患者术后并发症情况，共分为A、B两组，A组行常规MMH手术，B组行MMH手术联合内括约肌切开术即在手术末期行内部括约肌切开约1cm。结果显示B组患者在术后1个月疼痛程度明显较A组减轻，且两组在其他并发症方面及长期随访中不存在差异。

Kanellos[10] 等也进行了相似的研究，观察78例患者术后疼痛情况，在第一次排便后，行括约肌部分切开术组患者有三个（7.7%）病人没有经历任何痛苦，而在非内括约肌切开术组所有患者出现轻度或中度疼痛，进一步观察结果也验证了行括约肌部分切开术在缓解术后疼痛方面的作用。

1.4.2 药物治疗[11]　除了以上手术解痉方法之外，临床尚有利用肉毒毒素、硝酸甘油、钙离子通道阻滞剂等药物解痉法，也能够显著减轻术后疼痛的程度，提高患者的满意度，改善患者术后的生活质量。

1.5 其他　手术麻醉不理想或者患者自身精神紧张，对疼痛过度敏感；术后创面敷料不平、填塞过紧以及创面疤痕压迫神经[12] 等均可引起疼痛。

2. 治疗措施

2.1 中医辨证论治　中医学理论认为，有损伤必有气血瘀阻不通，不通则痛。肛肠病术后，金刃创伤，经络受损，气血运行不畅，气滞血瘀。治疗当行气活血，通络止痛为主，具体辨证施治。

在以上理论指导下，临床中积累了很多值得借鉴的中医药及针灸镇痛[13-14] 经验，中药外用为主，如熏洗剂、泡沫气雾剂、膏剂等。赵宝明[15-16] 等研究观察纯中药组成的新型（广痛消泡沫气雾剂）肠道外用止痛药物，经临床观察及相关实验证实其对肛肠疾病手术后疼痛及肛门直肠急慢性疼痛病症均有良好的止痛效果。广痛消泡沫气雾剂由延胡索、白芍等中药提取有效成分制成，延胡索能活血利气止痛，白芍能柔肝缓急止痛，临床上常用于治疗各种疼痛性疾病。其特点为起效快，维持时间较长，无明显毒副作用及不良反应，安全可靠。泡沫型气雾剂经肛门直肠应用，通过皮肤黏膜吸收，发挥有效作用，在镇痛治疗上颇具优势。

2.2 现代镇痛药物的运用[5]

2.2.1 术后初期疼痛较轻者，常用口服止痛药物如奇曼丁、去痛片、罗痛定等口服镇痛。对于疼痛较重者可予以肌注阿片类镇痛剂如杜冷丁等，可肌内注射哌替啶50－100mg。镇痛药大多情况可以起到缓解疼痛的效果，但由于个体差异性，也存在效果不理想情况。根据局部情况，可外敷有消炎镇痛作用的软膏及消炎痛栓纳肛治疗等。同时注意其他症状对症治疗。

2.2.2 长效止痛剂的应用 临床常用亚甲蓝长效止痛注射液，其作用机理是与神经组织亲和力高，可侵蚀神经髓质导致神经纤维发生可逆性坏死，使局部感觉疼痛减轻，是目前临床上常用的一种镇痛手段。

2.2.3 生物制碱剂[17]　目前常用的主要是复方高乌甲素注射液，它的主要成分是一种来源于乌头的活性生物碱，有很强的镇痛效果，镇痛效果维持时间长、无成瘾性，主要适用于中度以上疼痛。但存在荨麻疹、头晕、心慌、胸闷等不良反应。

2.3 自控镇痛　现在临床中较常用的就是镇痛泵，其技术也日趋成熟。镇痛泵在一定程度上实现了可以根据患者个体差异、疼痛敏感性来调节止痛这一目标。药剂配以局麻药、镇静药经硬膜外间断注入，镇痛效果多数比较显著。但在临床中绝不可滥用，镇痛泵存在诸如置管所致血管及硬膜外腔感染和血肿以及所用药物的毒副作用等不良反应。所以临床需考虑具体利弊决定是否应用。同时，该方式相对价格昂贵，会相应增加患者的经济负担。

2.4 手术术式改进 如前面机制中所论述的内括约肌部分切开术在一定程度上缓解术后疼痛。但手术毕竟有利有弊，关于术后缓解内括约肌痉挛的研究较少，多是局限在术后短期的临床观察，缺乏系统的对照研究及对术后临床疗效的长期随访。手术对肛门自制功能的远期影响也尚不能确定等问题也应引起我们的重视。

3. 讨论

肛肠部位的特殊解剖生理特点是对肛肠手术的一个不利因素，肛肠病术后的疼痛问题无疑又向肛肠科医师提出一个更严格的要求。手术操作时需要掌握好麻醉技术，具备熟练的稳、准、轻、快外科基本功，避免粗暴、随意，避免损伤过大，尽可能的去避免术后并发症的发生。肛肠病术后疼痛的解除有赖于各种镇痛技术的应用，越

来越多的新药剂、新技术的开发，为这一领域开拓了更好的前景。肠病疾病术后疼痛机制的研究和明确有助于指导术后疼痛的防治，并为术式的改进和药物的研究提供了新的方向，最终改善患者术后恢复和生活质量。中医药在此方面存在巨大的优势，临床中有待进一步去研究探索。

参考文献：略。

背景音乐在肛肠手术中的应用效果探讨

朱银香

（陕西中医学院附属医院肛肠科，陕西 咸阳 712000；
Tel：13891086651）

【摘要】目的 探讨术中听和谐音乐对肛肠手术的良性效应。方法 将100例肛肠病病人随机分为音乐组和对照组，每组50例，音乐组病人手术时播放病人喜欢的音乐，对照组病人按常规方法手术，监测两组病人的心率、血压，焦虑程度、对手术的满意度，并进行统计学分析。结果 两病人血压、心率、焦虑程度、对手术的满意度比较有统计学意义。结论 病人喜欢的音乐可缓解其手术时的紧张状态，提高手术的满意度。

【关键词】手术；音乐

肛管直肠疾病是一种难言之隐的疾病，虽然不至危及生命，但因肛周痛觉神经丰富及敏感，病人均采用骶管阻滞麻醉或局部浸润麻醉，在手术过程中保持清醒，大多数会产生恐惧心理，引起血压升高、心动过速、焦虑等。我院自2006年起手术室安装了音乐系统，使手术室更显人性化。为了消除病人的恐惧心理，探讨音乐在肛肠手术病人中的应用效果，随机选取部分病人在术中播放背景音乐，并与不听音乐的手术病人进行比较，现报告如下。

1. 资料与方法

1.1 对象与分组 随机选取100例肛肠手术病人，分为两组，即音乐组与对照组，各50例，年龄18岁~68岁，排除高血压、心脏病等疾病，除外术前使用对血压、心率有影响药物的患者，并排除有精神系统疾病者，年龄18岁以上，文化程度为小学或小学以上，能正确表达主观感受的患者，并填写知情同意书。两组间年龄、性别、血压、心率无统计学差异，

1.2 方法 术前1 d探访手术病人，对病人进行心理护理，介绍手术过程和麻醉方法，对音乐组病人介绍手术听音乐，并了解病人的音乐爱好，结合文化程度、职业特点，术日为被调查者精心选择其熟悉或喜爱的乐曲，音乐曲目均选择恬静、柔和、舒缓的民乐和世界名曲。这些曲目包括古典音乐、流行音乐、旋律优美的轻音乐、美声及民族音乐等，如《梁祝》、《春之奏鸣曲》、《田园交响曲》、《古筝曲》、《葫芦丝曲》、《二泉映月》、《春江花月夜》等，播放音量的强度为25~30 dB，符合国际噪音委员会建议的医院内紧急部门噪音低于45 dB的标准。患者进入手术室，经常规核对后，安置好患者的体位，开始播放已选择好的音乐，音量控制在45dB以下，直至手术结束。在手术过程中监测病人的血压与心率，并做好记录。焦虑评分：手术过程中两组患者分别应用焦虑自评量表[1]，测定焦虑程度，并记录。术后第2天对病人进行访视，了解病人对手术经过的评价，分为满意、基本满意、不满意。

1.3 统计学方法 两组病人术中血压、心率的比较及两组患者焦虑评分比较实验数据以 $\bar{x} \pm s$ 表示，计量资料采用t检验，$P<0.05$ 为差异有显著性，两组病人手术满意度比较经秩和检验，$P<0.01$ 为差异有显著性。

2. 结果（见表1、表2、表3）

表1 两组病人术中血压、心率的比较 $\bar{x} \pm s$，$n=100$

组别	例数	收缩压 kPa	舒张压 kPa	心率/min
音乐组	50	15.80±3.12	9.20±1.78	86±16
对照组	50	19.50±4.12	10.40±2.34	94±18

注：$P<0.05$

表 2　两组患者焦虑评分比较 $\bar{x} \pm s$，$n=100$

组别	焦虑评分	
	入室时	入室 10min 后
实验组	37.98 ±7.69	34.17 ±2.41
对照组	40.80 ±7.36	48.69 ±5.37

注：$P<0.05$

表 3　两组病人手术满意度比较例　(%)

组别	例数	满意	基本满意	不满意
音乐组	50	18 (72)	7 (28)	0 (0)
对照组	50	11 (44)	12 (48)	2 (8)

注：$P<0.01$

3. 体会

手术作为重大的躯体性应激源作用于人体，交感神经兴奋，儿茶酚胺分泌增加，使血压升高、心率增快[2]。手术患者普遍存在比较严重的心理问题，尤其在焦虑、恐惧等方面问题明显；如果反应过强会干扰麻醉和手术顺利进行。音乐是利用人与音乐的特殊关系为患者创造愉悦的心情面对手术，是一种非常理想的“自然疗法”，同时可为患者、医护人员营造舒适、轻松的环境，这与我们当今倡导的以人为本的整体护理理念显示了高度的一致性。

3.1 音乐有稳定情绪的作用　音乐作为一种身心并调的手段，具有影响心理和生理的独特作用，能提高患者的心理、生理健康水平，缓解躯体和精神痛苦；能使患者心境平和，内分泌调节正常，肾素—血管紧张素分泌减少，血压下降[3]轻松的乐曲能影响机体大脑右半球，使脑垂体分泌具有止痛作用的内啡呔、降低儿茶酚胺水平，使心率、血压下降[4]。和谐的音乐旋律能直接改善精神状态，转移人的注意力，使人放松、减轻紧张、焦虑状态，从而调节呼吸、循环、内分泌系统的生理功能[5]。音乐组病人在手术过程中听音乐，分散了注意力，精神放松，情绪稳定，血压平稳，心率稳定。

3.2 音乐疗法可为手术病人消除不良环境刺激　在手术过程中，监护仪的机器声、吸引器的噪音、电刀的烧灼声、器械的碰撞声，这些声音对清醒的手术病人是一种不良刺激，音乐疗法可减轻病人对这些噪音的注意力，从而减轻病人的心理创伤。

3.3 背景音乐在肛肠手术中的应用有助于提高手术的满意度，手术过程中存在的不良影响，如噪音、谈话声，尤其是手术医生探讨手术发生分歧，谈论病情的轻重，这些都会严重影响病人对手术的满意度，成为病人投诉的依据。音乐使病人分散了注意力，消除不利因素的影响，使音乐组病人的满意度比对照组增高。

“以患者为中心”的医学服务模式应该包括一体化服务，多层次和全面性服务[6]。音乐护理安全无痛苦，是利用人与音乐的特殊关系来改善人的健康状态，为患者创造愉悦的心情，并且经济实惠，不需要增加患者的经济负担，患者容易接受，并以积极的身心状态配合医疗护理工作。

肛肠手术过程中，各种应激源作用于患者，不但影响患者的机体内环镜稳定，而且还会增加手术的难度（肛门松驰不好），在手术中采用音乐护理干预措施，帮助患者提高适应能力，减轻患者躯体性及心理性应激反应，可以起到缓解焦虑、稳定血压的作用，在缩短手术时间方面也具有重要的临床意义。另外，护理人员也应该提高自己的音乐修养，掌握音乐疗法的基本知识，以保证护理干预的效果。

参考文献：略。

出口要轻松，生活更美好

曲卑文（中国中医科学院广安门医院）

身体的“入口”和“出口”，是同等重要的，不能单单重视口腔卫生，却不重视肛肠保健。

随着现代社会生活方式和饮食结构的改变，肛门直肠疾病发病率逐渐上升，在中国，就有3000多万人承受着慢性顽固性肠道疾病的困扰；每年有超过10亿人次出现腹泻或便秘症状；新增大肠癌患者达40万。肠道问题不仅给人们生活带来不便，而且会诱发糖尿病、过敏性疾病甚至癌症，使国人身体素质和生活质量严重下降。导致肛肠疾病的原因主要是饮食不规律、久坐不动以及肛门局部卫生不好等不良的生活方式等，其实，这其中大部分病例都是可以通过改善生活习惯、注意肠道保健来避免的，只是人们在这方面的认识还需要从头培养罢了。例如，“刷牙”已经成为人们的生活习惯，大家知道刷牙时除了要刷门牙，更要注意里面磨牙、智齿等的清洁。同样，臀部清洗不仅要注意肛门口的清洗，更要关注肛门口往上十几厘米直肠这一段人体消化道末端的保健，因为，体内食物经过消化道吸收养分后，到达直肠的这些废弃物实在不宜久留体内，如果宿便每天都能顺畅地排出体外，也是非常快乐的享受呀！

目前便秘的患病率呈现明显上升趋势，据《生命时报》调查显示，每10个中国人中就有1人受肠道问题影响，已成为影响现代人生活质量的重要原因之一。每当看到许多到医院就诊患者生不如死的痛苦表情，我都感同身受。其中，中壮年人士，往往是因为不重视排便甚至压抑“便意”所导致，例如不少人因为工作忙所以经常忍着不上厕所，结果久而久之身体就真的习惯且不想上厕所了。而对于年龄较大的老人，则往往因为肠道松弛、肌肉乏力，更加容易导致便秘。不幸的是，一旦形成顽固性便秘，就会带来人体难以忍受的痛苦，寝食难安，其排泄废物长期滞留肠道内，毒素被再次吸收，让人没精神、脸上长痘、肤色暗沉，毒素刺激肠壁还容易导致肿瘤发病率的增高。不少患者发展成抑郁症甚至选择自杀，严重地影响了人们的工作和生活。

所以说，人体“出”和“进”同等重要，人们对“出口”也应细心呵护，排便后有条件的最好用温水清洗肛门甚至直肠，例如在家里使用具备非接触式温水洗肠功能的地尔水洗机就很好，自己拿个遥控器就能温暖舒适的清洗肛门，还能轻松的灌洗直肠保持肠道清洁畅通，即方便又享受。记住，一旦遇到便秘，尝试调整生活习惯，例如有便意时及时如厕、如厕时不宜看书看报、多吃长纤维丰富的食品、多饮水、适当运动等，严重时应及时到正规医院就诊。

临床工作中，我们发现目前尚无公认的治疗便秘的最佳方法。许多患者常常自行口服一些缓泻药，而这些药只能暂时缓解便秘，长期使用产生依赖，一旦停药又可复发，甚至加重病情、形成恶性循环，达不到治疗的目的。面前有许多结肠灌洗的设备也已经广泛地应用在临床，虽然临床效果很好，但不论是怎样的器械，都需要直接插入肛肠，患者感到的不适甚至痛苦暂且不说，仅是治疗过程中在众人面前脱光的那种尴尬、尊严尽失的感受就令人难以承受。

现在由中日韩联合研发，能清宿便、排肠毒的产品——地尔水洗机已经成功上市，并在北京、上海、广州等各大城市得到应用，它借鉴“洗肠”理念，将电子自动马桶与肠道水疗仪完美结合，通过非接触的方式向直肠内喷入约37℃的温水，将直肠内残留宿便清除干净，达到直肠清洗、清除肠道宿便及毒素，恢复肠道正常蠕动功能，解决便秘问题，有效地预防痔疮等疾病的产生，同时也加速了人体新陈代谢，增强自身免疫力。地尔水洗机还有独创的温水座圈、舒适的暖风烘干，多种按摩水流、多档强劲的温泉冲洗可以按摩肛门周围穴道，特别是对长强穴的刺激，帮助排便，更能润滑肠道，软化和分解干燥结块之大便，帮助解决人们的痛苦与不便！试想人们在自家的卫生间内，自己就能轻松完成排泄及肠道水疗，整个过程既非常享受，又避免了需要别人来插管、服务等尴尬场面，有效地保护了自己的隐私。由于地尔水洗机能达到清除宿便的效果，因此，这种洗肠通便的生活方式不但能降低了肛肠疾病的发生率，还有助于排毒养颜、延年益寿。

地尔水疗仪治疗便秘的机理主要有以下几点：①通过将温度适宜的水注入直肠肠腔，将大便软化后排出，能够明显减轻排便困难的症状。②清空直肠肠腔中残留的有害物质，有助于恢复肠腔内部粘液的正常分泌。③通过喷出的水柱按摩肛门及周围组织，有利于缓解肛门内括约肌和耻骨直肠肌的紧张，降低直肠尧肛管内压力。④通过刺激肛门收缩，有意识地锻炼自主性肛门外括约肌的功能，形成正常的排便运动。⑤通过刺激肛门收缩，促进局部静脉血液回流，阻断因排便困难而长时间排便－直肠静脉丛充血扩张直肠粘膜下移－排便困难进一步加重的恶性循环。⑥应用地尔水疗仪治疗便秘，能使患者建立意识性排便反射，即经肛门注入一定量的水，使直肠内压力达到阈值后引起“便意反射”，当患者产生便意时将水排出，这样反复注入一定量的水，使直肠的牵张感受器逐渐得到刺激，同时使大脑便意刺激信号得以加强，起到调整中枢植物神经通路的作用。

可以说，地尔水洗机的开发应用是人类生活史上一次革命性的创新，牙病因牙刷而却步，肛肠疾病会因“水洗机”得到有效地预防。地尔水洗机不仅能用温水清洗、按摩肛门口，而且还能将温度适宜的水注入直肠肠腔，从而有助于排便、清空直肠肠腔中残留有害物质，操作简便，无痛苦、无副作用，而且安装方便，普通家庭也可安装，方便人们进行肛肠保健或护理，明显提高便秘患者的生活质量，值得在临床和日常生活中推广应用。

总之，还是那句话：人不仅“入口”要吃好，还要“出口”轻松，生活才能更美好！

信诺
信诺威尔®

企业简介

信诺医疗器械有限公司是专业从事肛肠医疗设备研究、开发、生产和销售的高新技术企业。自2000年成立至今，把“责任、荣誉”做为企业核心文化，从而迅速打造出富有巨大生命力与竞争力的卓越企业。

由于对肛肠医疗事业的卓越贡献，被中国医师协会肛肠专业委员会选举为顾问单位；全国高教肛肠协会副会长单位；中华中医药肛肠分会常务理事、副秘书长单位；山东省医师协会肛肠病学医师分会副会长单位；德州政协委员单位；市人大代表单位。

企业理念

我们注重公司、医疗单位、患者三者的内在联系，秉承“为客户创造价值，让患者享受健康”的理念，准确把握市场脉搏，始终坚持行业高标准，立足行业巅峰，依靠诚信和专注，追求实用和完美，不断以技术优势和突破性创新，致力于肛肠设备的研发与制造。

公司荣誉

卫生部中国医学装备评估入选推荐产品
国家中医药管理局诊疗项目推荐产品
国家中医药管理局生产示范基地建设单位
质量、信誉双保障示范单位
发展中医肛肠事业突出贡献奖
XNECR专利防出血合金镀膜电极钳
市“双十”企业培植单位
中国医疗器械十大知名品牌
中国医疗服务十大放心品牌
中国医疗器械行业十大影响品牌
山东省中小企业一企一技术研发中心
山东创新型民营企业
德州市肛肠诊疗设备重点实验室
德州市重点培植科技成长型企业

诚信　创新　友爱　厚德

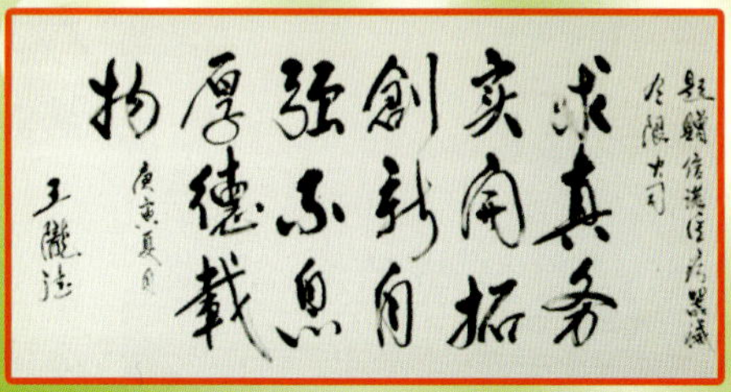

卫生部王陇德副部长为信诺公司题词勉励

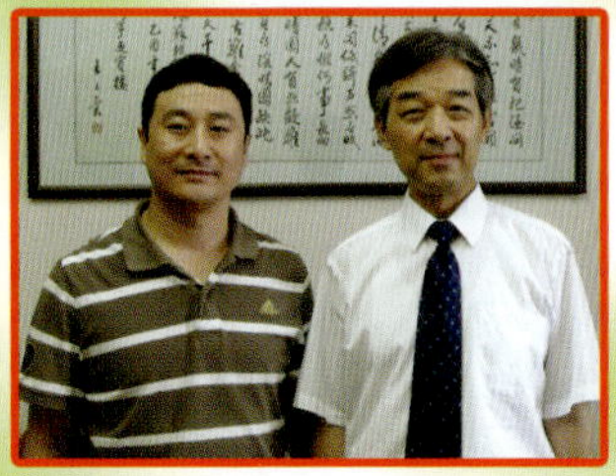

李总与卫生部王陇德副部长

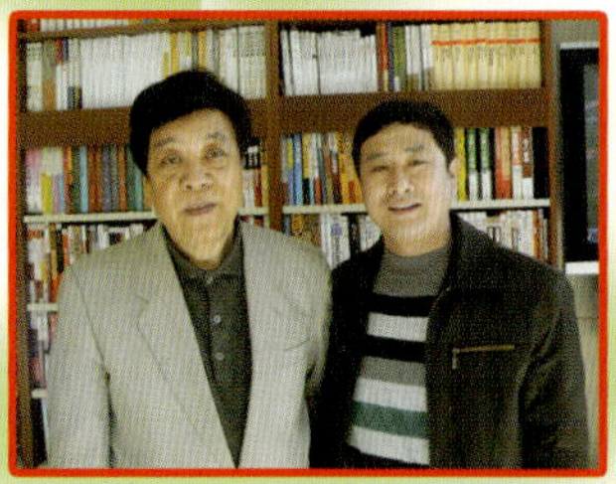

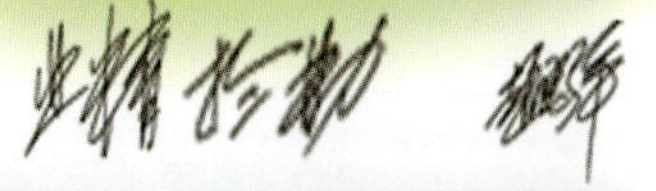

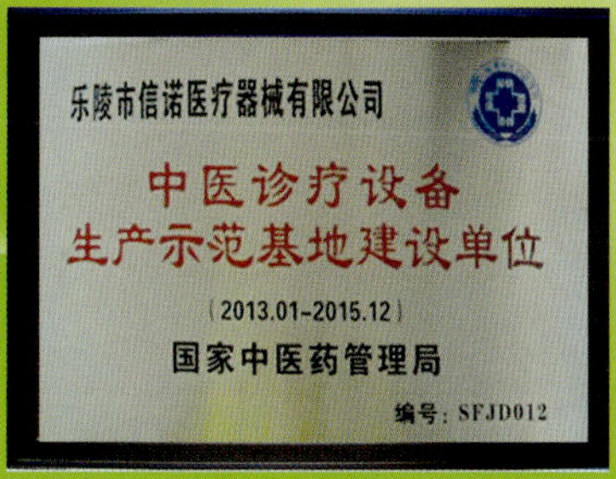

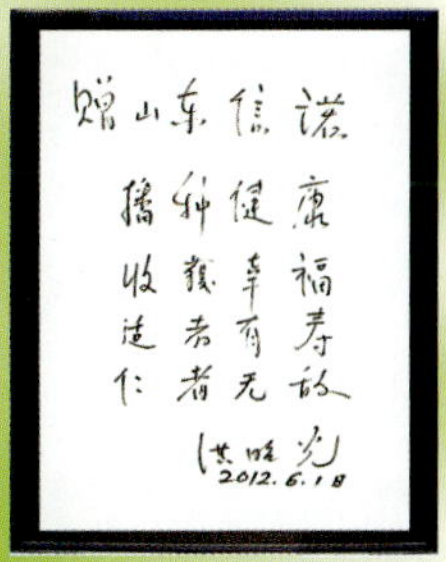

洪昭光教授为信诺公司题词

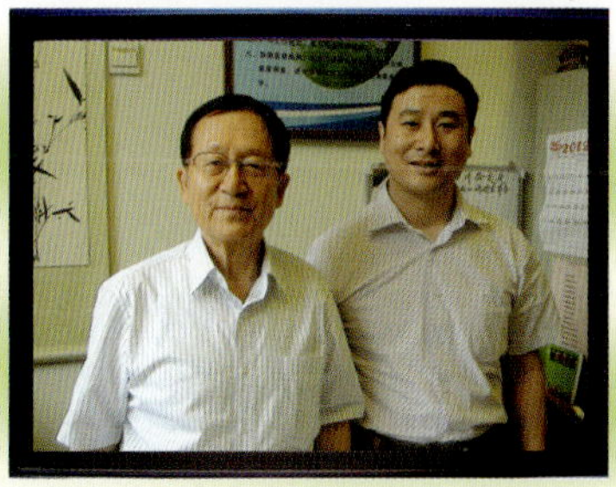

与卫生部首席健康专家洪昭光教授

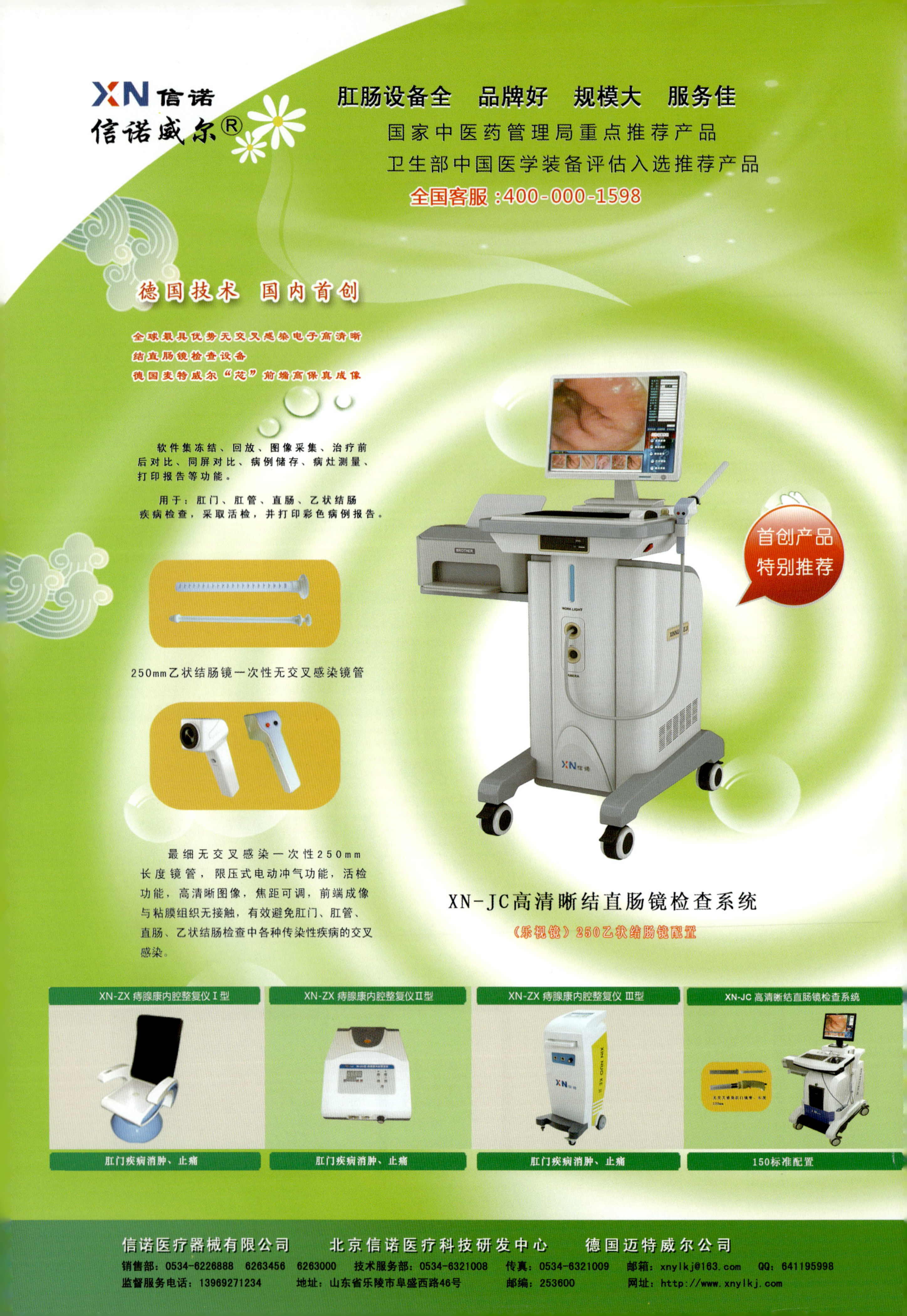
XN 信诺
信诺威尔®
肛肠设备全 品牌好 规模大 服务佳
国家中医药管理局重点推荐产品
卫生部中国医学装备评估入选推荐产品
全国客服：400-000-1598
德国技术 国内首创
全球最具优势无交叉感染电子高清晰结直肠镜检查设备
德国麦特威尔"芯"前端高保真成像
软件集冻结、回放、图像采集、治疗前后对比、同屏对比、病例储存、病灶测量、打印报告等功能。
用于：肛门、肛管、直肠、乙状结肠疾病检查，采取活检，并打印彩色病例报告。
首创产品
特别推荐
250mm乙状结肠镜一次性无交叉感染镜管
最细无交叉感染一次性250mm长度镜管，限压式电动冲气功能，活检功能，高清晰图像，焦距可调，前端成像与粘膜组织无接触，有效避免肛门、肛管、直肠、乙状结肠检查中各种传染性疾病的交叉感染。
XN-JC高清晰结直肠镜检查系统
（乐视镜）250乙状结肠镜配置
XN-ZX 痔腺康内腔整复仪 I 型
肛门疾病消肿、止痛
XN-ZX 痔腺康内腔整复仪 II 型
肛门疾病消肿、止痛
XN-ZX 痔腺康内腔整复仪 III 型
肛门疾病消肿、止痛
XN-JC 高清晰结直肠镜检查系统
150标准配置
信诺医疗器械有限公司 北京信诺医疗科技研发中心 德国迈特威尔公司
销售部：0534-6226888 6263456 6263000 技术服务部：0534-6321008 传真：0534-6321009 邮箱：xnylkj@163.com QQ：641195998
监督服务电话：13969271234 地址：山东省乐陵市阜盛西路46号 邮编：253600 网址：http://www.xnylkj.com

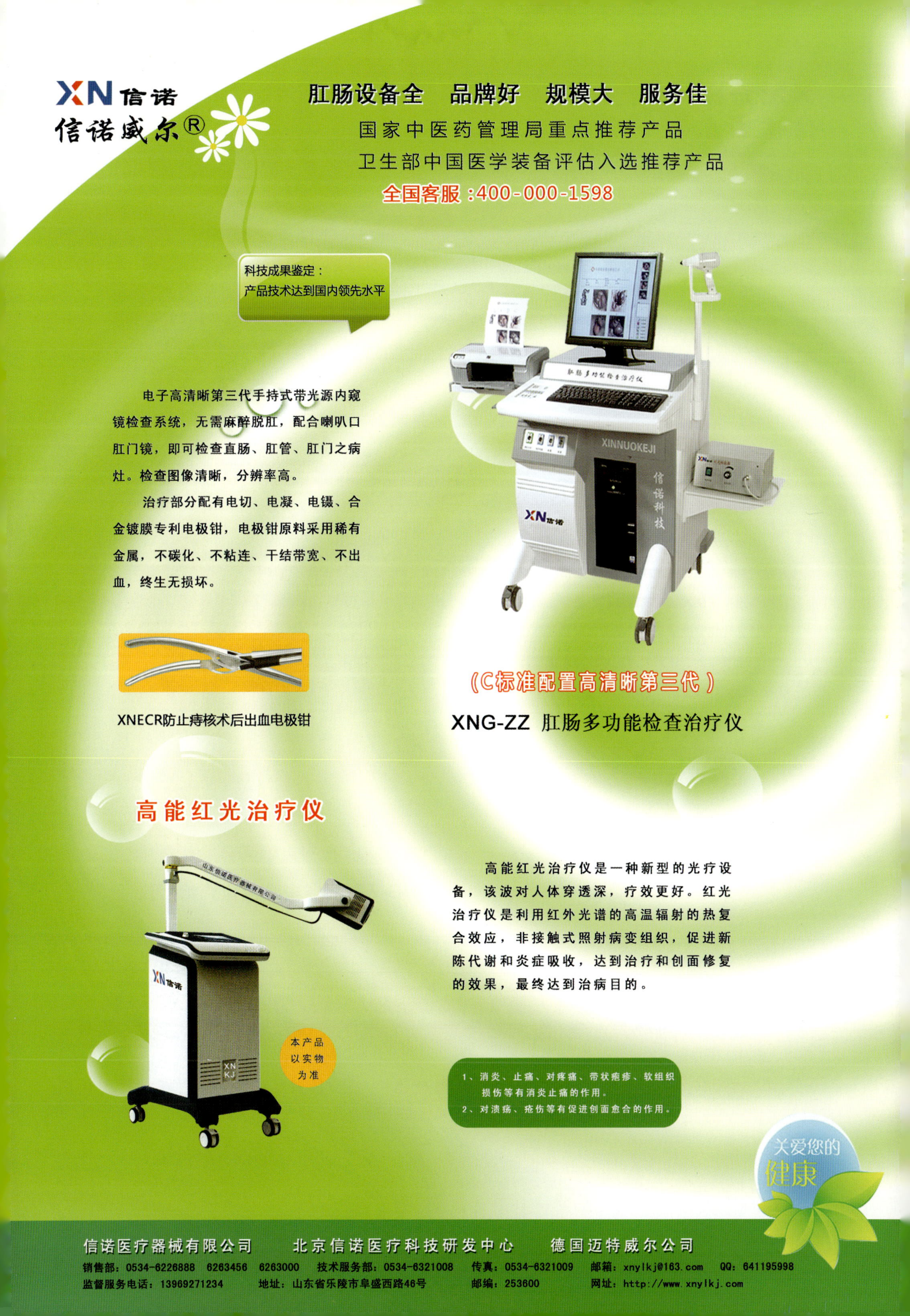
XN 信诺
信诺威尔®
肛肠设备全　品牌好　规模大　服务佳
国家中医药管理局重点推荐产品
卫生部中国医学装备评估入选推荐产品
全国客服：400-000-1598
科技成果鉴定：
产品技术达到国内领先水平
电子高清晰第三代手持式带光源内窥镜检查系统，无需麻醉脱肛，配合喇叭口肛门镜，即可检查直肠、肛管、肛门之病灶。检查图像清晰，分辨率高。
治疗部分配有电切、电凝、电镊、合金镀膜专利电极钳，电极钳原料采用稀有金属，不碳化、不粘连、干结带宽、不出血，终生无损坏。
XNECR防止痔核术后出血电极钳
(C标准配置高清晰第三代)
XNG-ZZ 肛肠多功能检查治疗仪
XINNUOKEJI
信诺科技
XN 信诺
高能红光治疗仪
高能红光治疗仪是一种新型的光疗设备，该波对人体穿透深，疗效更好。红光治疗仪是利用红外光谱的高温辐射的热复合效应，非接触式照射病变组织，促进新陈代谢和炎症吸收，达到治疗和创面修复的效果，最终达到治病目的。
本产品以实物为准
1、消炎、止痛、对疼痛、带状疱疹、软组织损伤等有消炎止痛的作用。
2、对溃疡、疮伤等有促进创面愈合的作用。
关爱您的健康
信诺医疗器械有限公司　北京信诺医疗科技研发中心　德国迈特威尔公司
销售部：0534-6226888　6263456　6263000　技术服务部：0534-6321008　传真：0534-6321009　邮箱：xnylkj@163.com　QQ：641195998
监督服务电话：13969271234　地址：山东省乐陵市阜盛西路46号　邮编：253600　网址：http://www.xnylkj.com

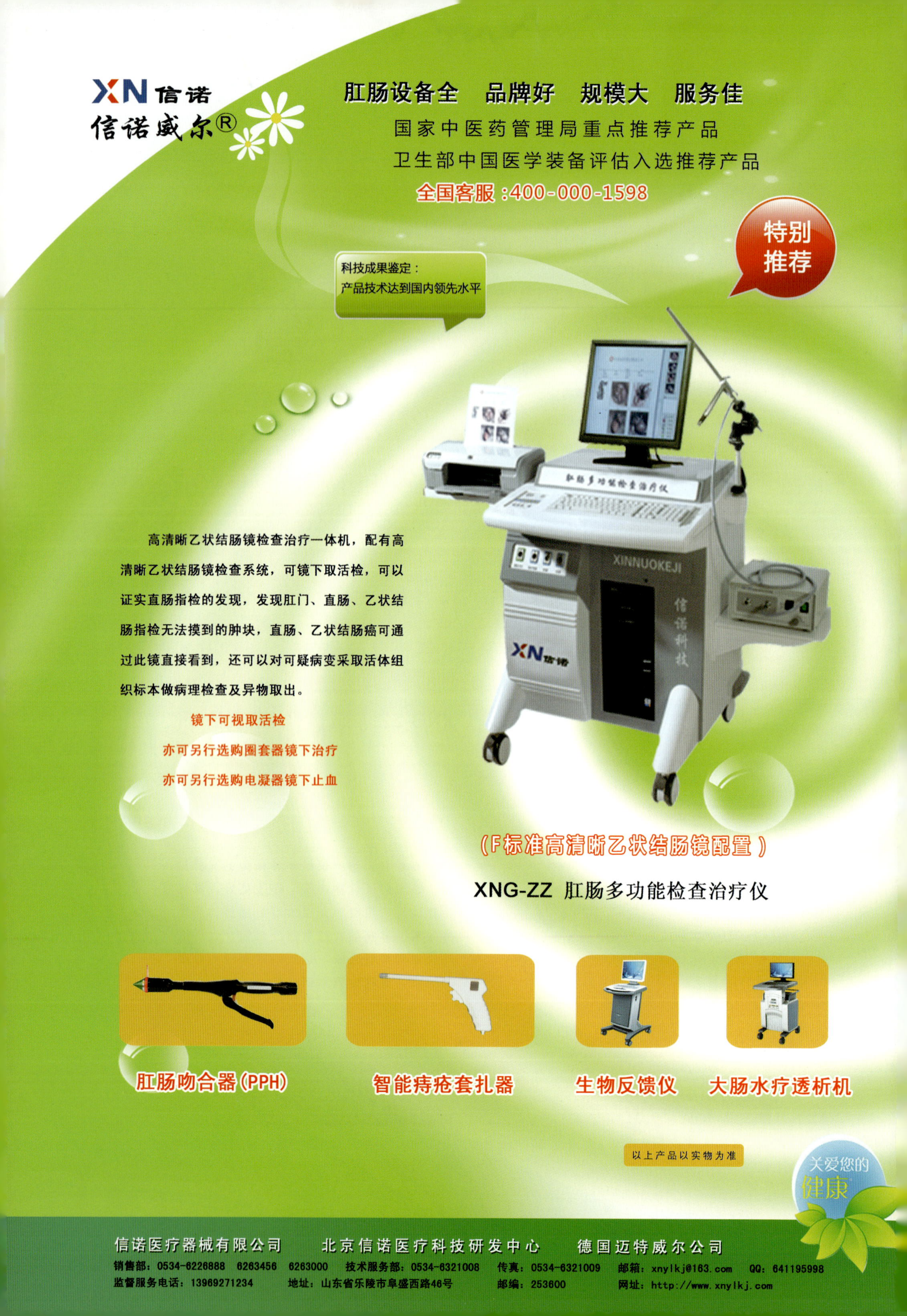
XN 信诺
信诺威尔®
肛肠设备全 品牌好 规模大 服务佳
国家中医药管理局重点推荐产品
卫生部中国医学装备评估入选推荐产品
全国客服:400-000-1598
特别推荐
科技成果鉴定：
产品技术达到国内领先水平
高清晰乙状结肠镜检查治疗一体机，配有高清晰乙状结肠镜检查系统，可镜下取活检，可以证实直肠指检的发现，发现肛门、直肠、乙状结肠指检无法摸到的肿块，直肠、乙状结肠癌可通过此镜直接看到，还可以对可疑病变采取活体组织标本做病理检查及异物取出。
镜下可视取活检
亦可另行选购圈套器镜下治疗
亦可另行选购电凝器镜下止血
XINNUOKEJI
信诺科技
(F标准高清晰乙状结肠镜配置)
XNG-ZZ 肛肠多功能检查治疗仪
肛肠吻合器(PPH)
智能痔疮套扎器
生物反馈仪
大肠水疗透析机
以上产品以实物为准
关爱您的健康
信诺医疗器械有限公司 北京信诺医疗科技研发中心 德国迈特威尔公司
销售部：0534-6226888 6263456 6263000 技术服务部：0534-6321008 传真：0534-6321009 邮箱：xnylkj@163.com QQ：641195998
监督服务电话：13969271234 地址：山东省乐陵市阜盛西路46号 邮编：253600 网址：http://www.xnylkj.com

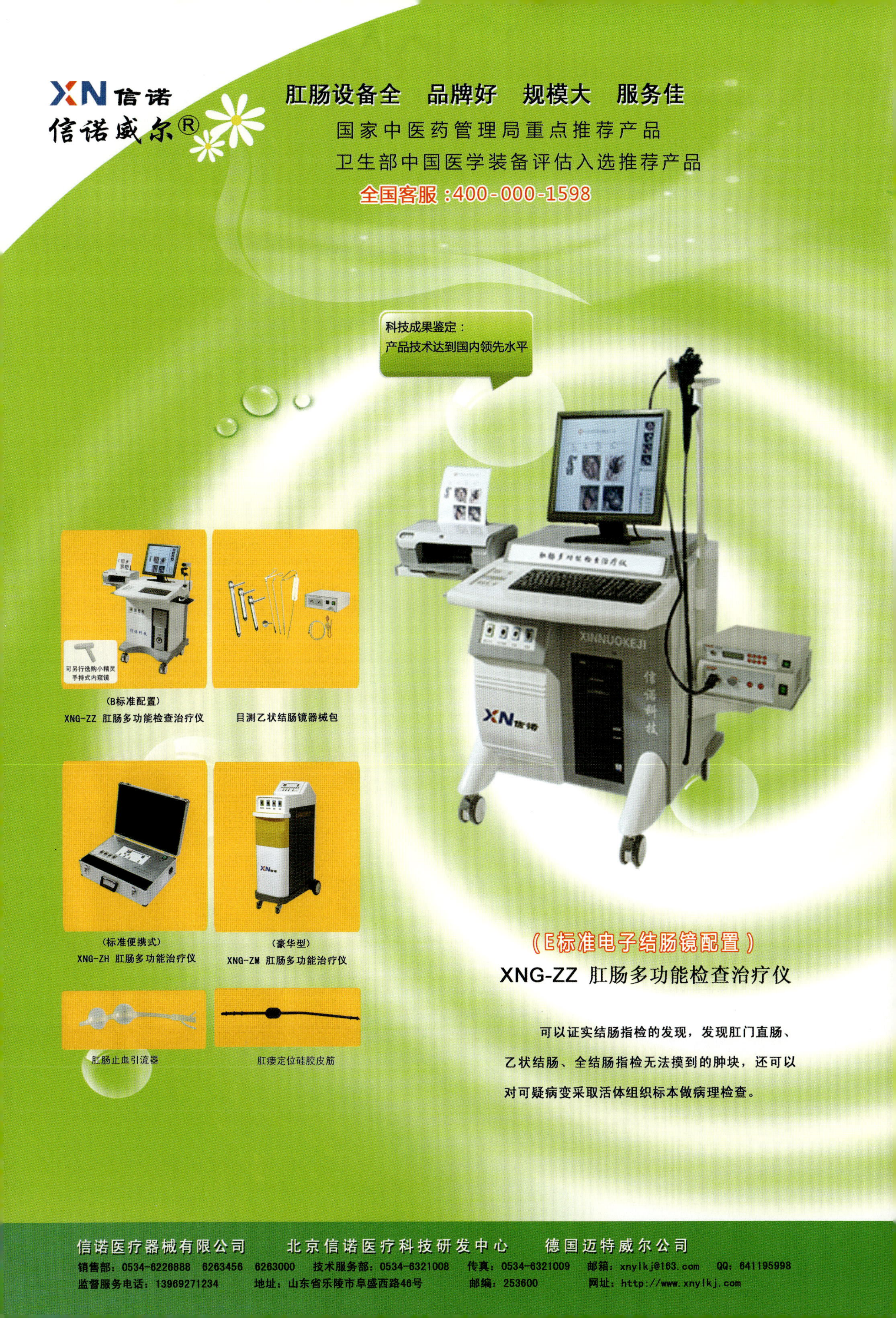
XN 信诺
信诺威尔®
肛肠设备全　品牌好　规模大　服务佳
国家中医药管理局重点推荐产品
卫生部中国医学装备评估入选推荐产品
全国客服：400-000-1598
科技成果鉴定：
产品技术达到国内领先水平
XINNUOKEJI
信诺科技
可另行选购小精灵手持式内窥镜
（B标准配置）
XNG-ZZ 肛肠多功能检查治疗仪
目测乙状结肠镜器械包
（标准便携式）
XNG-ZH 肛肠多功能治疗仪
（豪华型）
XNG-ZM 肛肠多功能治疗仪
肛肠止血引流器
肛瘘定位硅胶皮筋
（E标准电子结肠镜配置）
XNG-ZZ 肛肠多功能检查治疗仪
可以证实结肠指检的发现，发现肛门直肠、乙状结肠、全结肠指检无法摸到的肿块，还可以对可疑病变采取活体组织标本做病理检查。
信诺医疗器械有限公司　北京信诺医疗科技研发中心　德国迈特威尔公司
销售部：0534-6226888　6263456　6263000　技术服务部：0534-6321008　传真：0534-6321009　邮箱：xnylkj@163.com　QQ：641195998
监督服务电话：13969271234　地址：山东省乐陵市阜盛西路46号　邮编：253600　网址：http://www.xnylkj.com